Aorta und große Arterien

Pathophysiologie, Klinik, Röntgenologie und Chirurgie

Professor Dr. G. Heberer
Direktor der Chirurgischen Universitätsklinik Köln-Lindenthal

Dr. Gerhard Rau
Wiss. Assistent der Chirurgischen Universitätsklinik Köln-Lindenthal

Professor Dr. Hans-Horst Löhr
Radiologische Universitätsklinik und Strahleninstitut Hamburg-Eppendorf

Unter Mitarbeit von
K. Bonhoeffer · K. G. von Buch · F. W. Eigler · R. Giessler · H. Kristen · H. J. Peiper
Chirurgische Universitätsklinik Köln-Lindenthal

Mit Beiträgen von H. G. Borst und R. Gross

Mit 296 Abbildungen

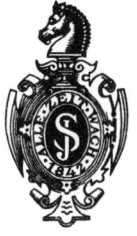

Springer-Verlag Berlin Heidelberg GmbH 1966

ISBN 978-3-642-49156-6   ISBN 978-3-642-49155-9 (eBook)
DOI 10. 1007/978-3-642-49155-9

© by Springer-Verlag Berlin Heidelberg 1966.
Library of Congress Catalog Card Number 65-25012.
Ursprünglich erschienen bei Springer-Verlag Berlin Heidelberg New York 1966
Softcover reprint of the hardcover 1st edition 1966

Titel-Nr. 0377

Professor Dr. R. Zenker

in Dankbarkeit gewidmet

Vorwort

Viele grundlegende experimentelle Erkenntnisse der Gefäßchirurgie, der Ausarbeitung der Nahttechnik und der Gefäßtransplantation reichen in die Jahrhundertwende zurück. Zur Überbrückung von Defekten an großen peripheren Arterien haben sich die autoplastischen Venentransplantate seit ihrer ersten klinischen Anwendung durch LEXER 1907 bisher am besten bewährt. Durch zahlreiche arteriographische Untersuchungen wurde an der Rehnschen Klinik in Freiburg i. Br. anhand großer Erfahrungen aus dem zweiten Weltkrieg der Beweis für die Durchgängigkeit der verpflanzten Venen erbracht. Obwohl die ersten Versuche der Arteriohomoioplastik schon kurz nach der Jahrhundertwende ausgeführt wurden, blieb das Verfahren ohne klinische Bedeutung, bis R. E. GROSS u. Mitarb. 1948 die ersten erfolgreichen Transplantationen bei der Aortenisthmusstenose und bei der Fallotschen Tetralogie mitteilten. Damit waren auch Transplantationen an der Aorta und den großen Stammgefäßen möglich. Durch die Weiterentwicklung der klinischen und röntgenologischen Diagnostik, die bekannten Fortschritte der allgemeinen Chirurgie und Anaesthesie und durch die erweiterte klinische Anwendung der Arteriohomoioplastik erlebte die Chirurgie der Aorta und der großen Arterien einen neuen Aufschwung und gewann zunehmende Bedeutung in Klinik und Forschung. Im letzten Jahrzehnt wurden die Möglichkeiten der Gefäßchirurgie durch Entwicklung weiterer Hilfsmittel wie Hypothermie, extrakorporale Kreislaufumleitungen, Verbesserung des Nahtmaterials und Instrumentariums und besonders durch die klinische Anwendung des alloplastischen Gefäßersatzes in einem solchen Ausmaß erweitert, daß heute die meisten Erkrankungen der Aorta und der großen Arterien einer erfolgversprechenden operativen Therapie zugeführt werden können. Selbst die rekonstruktive Chirurgie des Aortenbogens und der Aorta ascendens mit der Aortenklappe wurde mit Hilfe von bestimmten künstlichen bzw. extrakorporalen Kreislaufanordnungen erschlossen. Auf diesem Gebiet haben besonders DEBAKEY und seine Mitarbeiter Pionierarbeit geleistet. Die Folge dieser Fortschritte war eine geradezu überstürzende Entwicklung der Gefäßchirurgie während der letzten Jahre, wobei grundlegende Ansichten über Operationsverfahren, Wahl des Arterienersatzes an den verschiedenen Gefäßabschnitten, aber auch über die klinischen Indikationen innerhalb verhältnismäßig kurzer Zeit mehrfach wechselten. Heute lassen sich Möglichkeiten und Grenzen der Gefäßchirurgie weitgehend übersehen; auch ihre Entwicklungstendenzen zeichnen sich inzwischen mit genügender Deutlichkeit ab.

Es war daher mein Bestreben, in engster Zusammenarbeit mit Angiologen (Dr. G. RAU) und Röntgenologen (Professor Dr. H.-H. LÖHR) — unterstützt durch Mitarbeiter meiner Klinik und ergänzt durch Beiträge von Privatdozent Dr. H.-G. BORST und Professor Dr. R. GROSS — eine zusammenfassende Darstellung über die angeborenen und erworbenen Erkrankungen der Aorta und der großen Arterien zu geben, wobei Physiologie, Pathophysiologie, Klinik, röntgenologische Diagnostik und operative Behandlung in gleicher Weise berücksichtigt werden sollten.

Da die interne Angiologie bereits in mehreren Werken deutscher Sprache vorliegt [E. A. SCHRADER (1955), M. RATSCHOW (1959), H. HESS (1959), A. KAPPERT (1960, 1964), G. SCHETTLER (1961), W. SCHOOP (1964)], wurde die Betonung auf die vorwiegend chirurgisch zu behandelnden Erkrankungen gelegt, wobei bereits erschienene chirurgische Monographien [K. KREMER (1959), H. EUFINGER (1961), G. MEYER-BURGDORFF und R. WANKE (1963), A. SENN (1963)] berücksichtigt werden konnten.

Bei dem Rückblick auf das bisher Erreichte und angesichts der Fülle des zu bearbeiten-
ten Stoffes war es weiterhin mein Ziel, trotz aller Bemühungen um eine gründliche Darstellung den Charakter eines Gebrauchsbuches für die Klinik zu wahren, um dem angio-
logisch tätigen Arzt und Chirurgen die Möglichkeit zu geben, sich schnell zu orientieren,
überall die Verbindungen zum Schrifttum für Einzelprobleme rasch zu finden und sich
jederzeit den Stand einer Spezialfrage zu vergegenwärtigen. Daß dabei persönliche
Erfahrungen aufgrund einer sorgsamen Prüfung und Kritik der Ergebnisse des eigenen
Krankengutes der Chirurgischen Universitätsklinik Marburg a.d.Lahn von 1951—1959
(Direktor: Prof. Dr. R. ZENKER) und seit 1959 der Chirurgischen Universitätskliniken
Köln einen großen Einfluß haben, liegt in der Natur der Sache. Damit soll aber auch gesagt sein, daß die persönlichen Ansichten durch weitere Erfahrungen in Zukunft ergänzt
bzw. revidiert werden müssen. Das Gebiet ist in vollem Fluß. Andererseits sollen aber
auch Ärzte anderer Fachdisziplinen, die sich ebenfalls mit Gefäßerkrankungen befassen,
und in deren Hände die Kranken in der Regel zuerst kommen — vor allem Internisten,
Röntgenologen, Neurologen und Dermatologen —, sich über die Möglichkeiten diagnostischer und therapeutischer Maßnahmen orientieren können. Möge damit ein Beitrag geleistet werden zur engeren Zusammenarbeit zwischen Chirurgen und Vertretern anderer
Fachdisziplinen, deren Dispositionen oft für das Schicksal der Kranken entscheidend sind.
Es sollte damit der Versuch gemacht werden, ein chirurgisches Pendant zu dem Werk des
Altmeisters der Angiologie M. RATSCHOW (1959) zu schreiben, in dem bereits alle Spezial-
disziplinen der Angiologie, vor allem auch Pathologie, diagnostische Methoden und konservative Therapie ausführlich dargelegt wurden.

In dem vorangestellten physiologisch-pathophysiologischen Teil sind die allgemeinen
Grundlagen in Auswahl und Anordnung so erörtert, daß zahlreiche Beziehungen zu den
Problemen der speziellen Kapitel aufgezeigt werden. Dies trifft im allgemeinen Teil auch
für den Beitrag von Privatdozent Dr. H. G. BORST „Möglichkeiten der künstlichen Kreislaufumleitung in der Chirurgie der großen Arterien" und das Kapitel von Professor
Dr. R. GROSS „Gerinnungshemmende und thrombolytische Behandlung" zu. In den
klinischen Abschnitten des speziellen Teils sind Klinik, Diagnostik und Behandlung
besprochen. Dabei ist besonderer Wert darauf gelegt, zu zeigen, welche diagnostischen
und operativen Maßnahmen in der Praxis an einem kleinen, einem mittelgroßen und
einem großen Krankenhaus ausgeführt werden können, aber auch darauf hinzuweisen,
was in jedem Fall getan werden sollte. Gerade dem Grenzgebiet zwischen interner und
chirurgischer Behandlung bei den akuten und chronischen arteriellen Durchblutungsstörungen wurde besondere Aufmerksamkeit geschenkt.

Auf die Mitteilung von Krankengeschichten wurde verzichtet. Damit aber der Leser
Anzeigestellungen und interessante Beobachtungen miterleben kann, sind entsprechende
Röntgenaufnahmen in die speziellen Kapitel aufgenommen und der Legende wichtige
Hinweise aus dem Verlauf beigefügt. Die Eigentümer fremder Röntgenaufnahmen, denen
ich auch an dieser Stelle für die Erlaubnis zur Publikation danken möchte, wurden auf
S. XXIII aufgeführt. Für die Einteilung des Buches waren praktische Gründe entscheidend.
Um den Text nicht mit zu vielen Autorennamen zu überladen, sind die meisten Literatur-
hinweise als Zahlen eingefügt. Das Schrifttumsverzeichnis ist nach Abschnitten gegliedert,
um eine raschere Orientierung zu ermöglichen.

Durch die stete Förderung meines hochverehrten Lehrers Professor Dr. R. ZENKER
konnte ich mich während meiner Marburger Jahre von 1951—1959 neben der Chirurgie
der Bauch- und Brustorgane besonders der Wiederherstellungschirurgie am arteriellen
Gefäßsystem widmen. Ich möchte Herrn Professor ZENKER deshalb auch an dieser Stelle
Dank sagen, zumal die Grundlagen des Buches bereits in Marburg a.d.Lahn geplant
wurden. Das Buch stützt sich dann weitgehend auf eigenes Erleben an dem vielseitigen
Krankengut der Chirurgischen Universitätsklinik Köln-Merheim, deren Leitung mir von
1959—1963 anvertraut war, und der Chirurgischen Universitätsklinik Köln-Lindenthal
seit 1963. Eine stets harmonische Zusammenarbeit mit verschiedenen Direktoren und

Röntgenologen der Medizinischen Kliniken und Krankenhäuser gab mir die Möglichkeit, eigene Erfahrungen im letzten Jahrzehnt zu erweitern und damit die Ergebnisse zu verbessern. Ich möchte daher vor allem auch den Herren Professoren H. E. BOCK, R. GROSS, G. SCHETTLER, P. SCHÖLMERICH, H. W. KNIPPING sowie den Herren Chefarzt Dr. H. M. HASSE, Privatdozent Dr. M. HETTLER, Prof. Dr. W. HÖFFKEN und Chefarzt Dr. H.-G. SCHMITZ-DRÄGER meinen besten Dank aussprechen für manche fruchtbare Anregung und für die Überweisung vieler interessanter Beobachtungen. Mein tief empfundener Dank für die unermüdliche Förderung unserer Arbeit gilt auch den beiden leider inzwischen verstorbenen Professoren H. SCHULTEN, Köln, und M. RATSCHOW, Darmstadt, dessen Schüler mein Mitarbeiter Dr. G. RAU war.

Zu besonderem Dank bin ich auch ausländischen Chirurgen verpflichtet, an der Spitze den Herren Professoren DEBAKEY und COOLEY, Houston, GERBODE und WHYLIE, San Francisco, KIRKLIN, Mayo-Klinik, Rochester, und LINTON, Boston. Durch ihr großzügiges Entgegenkommen konnte ich in den letzten Jahren während mehrerer Auslandsaufenthalte Einblick in den hohen Stand ihrer klinischen Forschung und Operationstechnik gewinnen. Hinweise und persönliche Mitteilungen weiterer Fachkollegen im In- und Ausland hoffe ich, gemeinsam mit meinen Mitarbeitern, in den entsprechenden Abschnitten des Buches ausreichend berücksichtigt zu haben.

Dem Springer-Verlag, besonders Herrn Dr. GÖTZE, schulde ich besonderen Dank für sein Vertrauen und für seine große Geduld bis zur Fertigstellung des großzügig und vorbildlich ausgestatteten Buches.

Den wissenschaftlichen Zeichnern, Herrn F. MAZUR und Herrn H. BRANDT, München, danke ich für ihre verständnis- und hingebungsvolle Mitarbeit. Sie lösten die bildliche Darstellung in hervorragender Weise, wobei die Operationsfotografien von Herrn KRAUSS, Marburg a.d. Lahn, und Fräulein FECHER, Köln, als Grundlage der Zeichnungen dienten.

Es ist mir weiterhin ein Bedürfnis, meinen Mitarbeitern, den Herren Dr. K. BONHOEFFER, Dr. K. G. VON BUCH, Dr. F. W. EIGLER, Dr. R. GIESSLER, Dr. H. KRISTEN und Privatdozent Dr. H.-J. PEIPER für ihre wertvolle Unterstützung bei der Bearbeitung spezieller Kapitel sowie meinen Assistenten Dr. H. VON BREHM und Dr. F. W. SCHILDBERG für ihre Mühe bei der Durchsicht der Korrekturen zu danken.

Möge das vorliegende Buch ein guter Ratgeber auf dem Gebiet der Gefäßchirurgie werden: der Röntgenologe diagnostische und technische Anregung finden, der praktizierende und der im Krankenhaus tätige Arzt sich über die Klinik und besonders über die Indikationsstellung und Ergebnisse eingreifender diagnostischer Maßnahmen und chirurgischer Behandlung orientieren und schließlich der Chirurg Einzelheiten der technischen Durchführung von Gefäßoperationen sofort zur Hand haben können.

Köln-Lindenthal, Ostern 1966   G. HEBERER

Inhaltsverzeichnis

Allgemeiner Teil

XX   Inhaltsverzeichnis

Seite

Quellennachweis der Röntgenabbildungen

BAITSCH, R., Dr. med., Leitender Arzt des Thermal- und Mineralkurbades St. Marienhaus, 788 Säckingen

Abb.-Nr. 123a

BENNHOLDT-THOMSEN, C., Professor Dr. med., Direktor der Universitäts-Kinderklinik Köln

Abb.-Nr. 192a u. b

BETTE, L., Privatdozent Dr. med., Kardiologische Abteilung der Medizinischen Universitätsklinik Homburg a. d. Saar

Abb.-Nr. 281a u. b

DIETHELM, L., Professor Dr. med., Direktor des Instituts für klinische Strahlenkunde der Universitätskliniken Mainz

Abb.-Nr. 172, 239a u. b

FISCHEDICK, O., Dr. med., Chefarzt der Röntgen- und Radiologischen Abteilung des Knappschaftskrankenhauses Dortmund

Abb.-Nr. 219a

FRIEDHOFF, E., Dr. med., Chefarzt des St. Antonius-Krankenhauses Köln-Bayenthal, Leiter der Chirurgischen Abteilung

Abb.-Nr. 157a

GADERMANN, E., Professor Dr. med., II. Medizinische Universitätsklinik Hamburg-Eppendorf

Abb.-Nr. 226, 257a u. b

HASSE, H. M., Dr. med., Chefarzt der Angiologischen Klinik (Max Ratschow-Klinik) der städtischen Krankenanstalten Darmstadt-Eberstadt

Abb.-Nr. 82a, 105a, 126a, 131a u. b, 175, 238

HETTLER, M., Privatdozent Dr. med., Leiter der Röntgenabteilung der Chirurgischen Universitätsklinik Marburg/Lahn

Abb.-Nr. 89a u. b, 189a—c, 209a, 220a u. b, 246, 267a u. b

HOEFFKEN, W., Professor Dr. med., Leiter der Röntgenabteilung der Medizinischen und Chirurgischen Universitäts-Poliklinik Köln

Abb.-Nr. 78b, 81a u. b, 104a, 113a u. b, 154, 158, 200a—d, 201, 208a u. b, 210, 219b—d, 235, 250a u. b, 256b, 269b, 274b, 278, 279, 292a—c, 294a u. b, 296a u. b

KALLENBERG, A., Dr. med., Leiter der Röntgenabteilung der Chirurgischen Universitätsklinik Köln-Lindenthal

Abb.-Nr. 27, 82b, 88, 90a u. b, 91a u. b, 118a, 127, 157b, 165a u. b, 182, 211, 242, 256a, 265a—c

KAUTZKY, R., Professor Dr. med., Leiter der Neurochirurgischen Abteilung der Neurologischen Universitätsklinik Hamburg-Eppendorf

Abb.-Nr. 178a u. b

KOCHSIEK, K., Privatdozent Dr. med., Medizinische Klinik und Poliklinik der Universität Göttingen

Abb.-Nr. 261 a

MÜLLER, A., Dr. med., Leiter der Röntgenabteilung des Städtischen Krankenhauses Wuppertal-Ronsdorf

Abb.-Nr. 227 a—c

SCHMITZ-DRÄGER, H. G., Dr. med., Chefarzt des Röntgeninstitutes und der Strahlenklinik der Städtischen Krankenanstalten Köln-Merheim

Abb.-Nr. 48 a u. b, 52, 78 a, 107 a u. b, 110 a u. c, 115 c, 116, 123 b, 125 a u. b, 132, 141 a—c, 144, 151 a u. b, 166 a—c, 167 a u. b, 168, 169, 180, 193 a u. b, 194, 215, 221 A, 228 a u. b, 240 a u. b, 241 a u. b, 266, 274 a, 282, 284 a u. b

SCHULZE, W., Professor Dr. med., Direktor des Radiologischen Zentralinstituts des Krankenhauses Nordwest, Frankfurt a. M.

Abb.-Nr. 147

A. Anatomie der Aorta und der großen Arterien

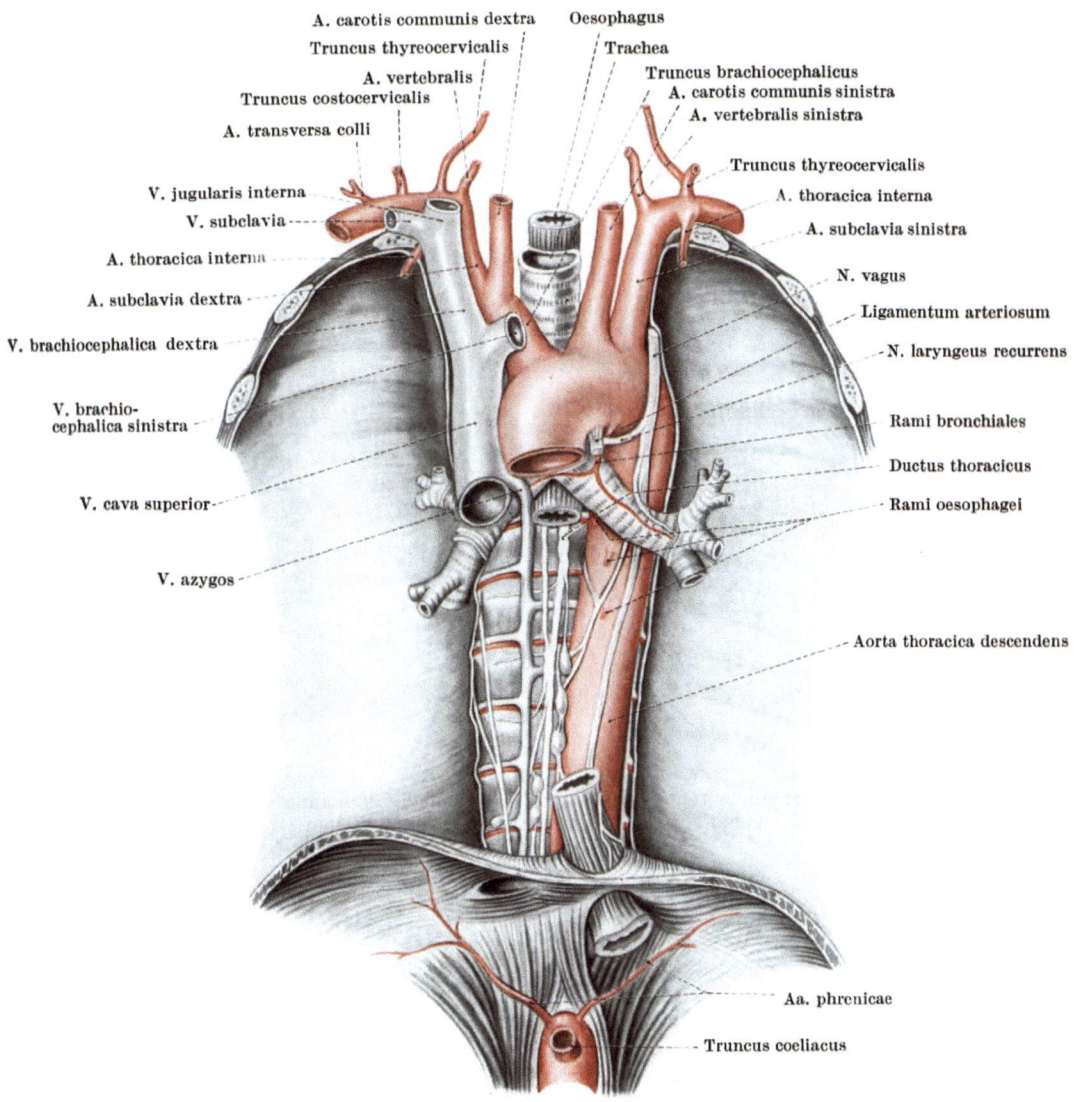

Abb. 1. Anatomie der Aorta thoracica und ihrer Äste von ventral

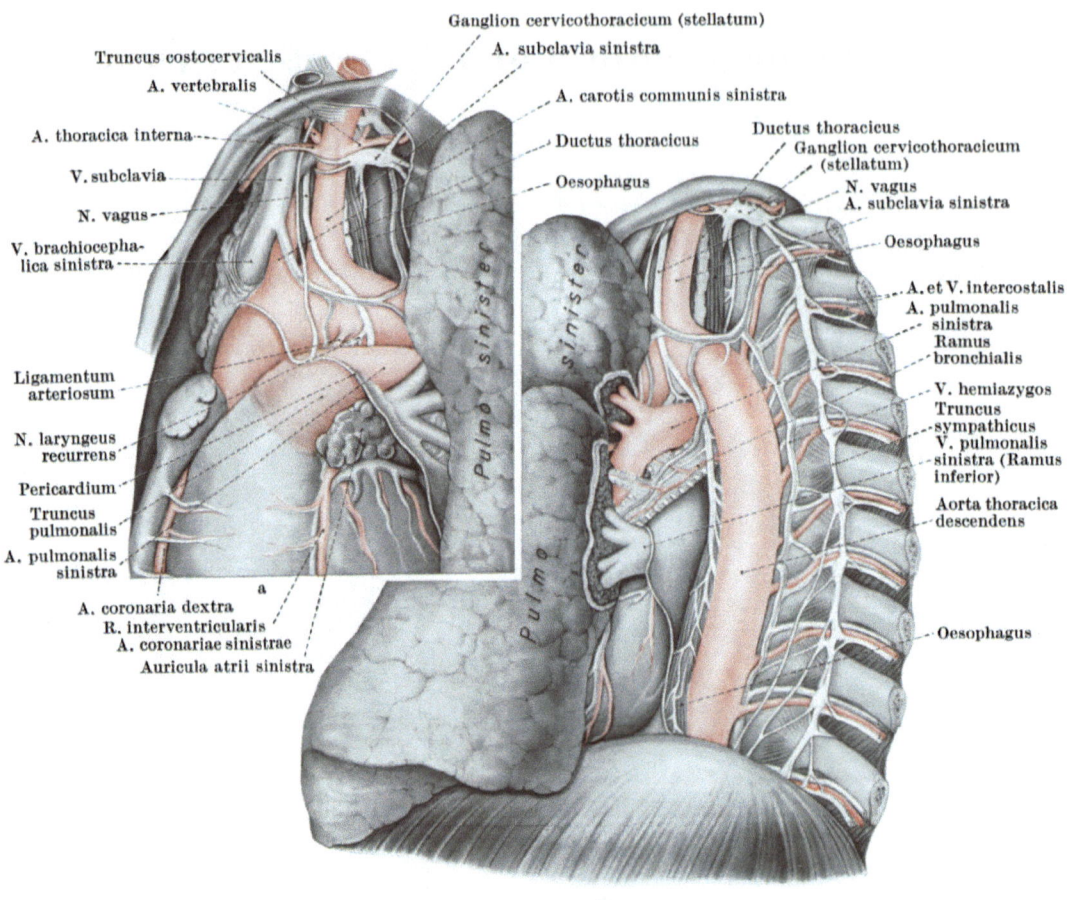

Abb. 2a u. b. Anatomie der Aorta thoracica und der A. pulmonalis von links. a linke Lunge nach dorsal gehalten; b linke Lunge nach ventral gehalten

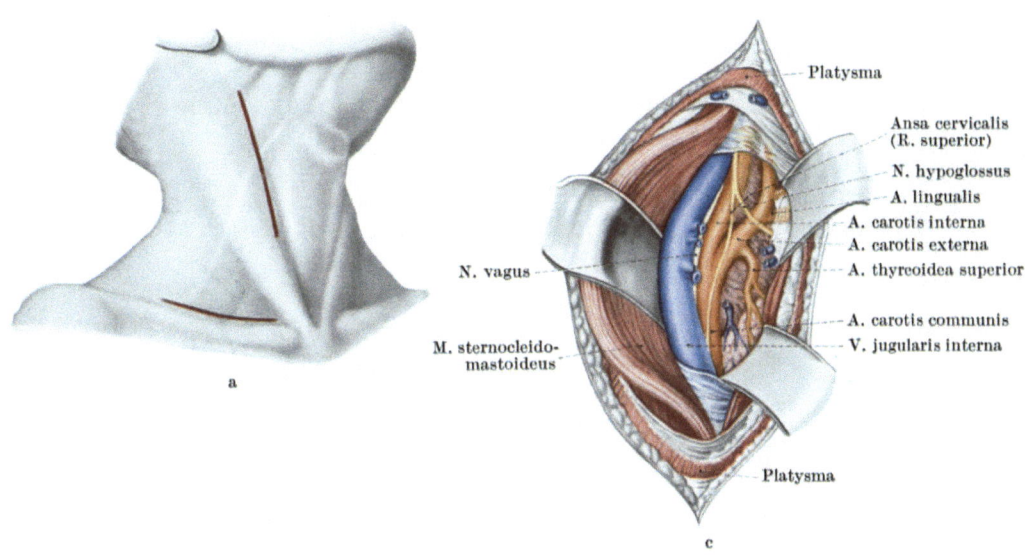

Platysma

Ansa cervicalis
(R. superior)

N. hypoglossus

A. lingualis

A. carotis interna

A. carotis externa

A. thyreoidea superior

A. carotis communis

V. jugularis interna

N. vagus

M. sternocleido-
mastoideus

Platysma

a

c

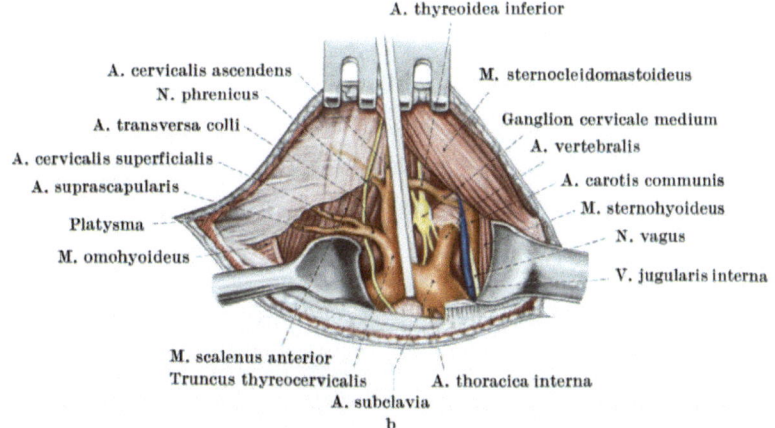

A. thyreoidea inferior

A. cervicalis ascendens

N. phrenicus

A. transversa colli

A. cervicalis superficialis

A. suprascapularis

Platysma

M. omohyoideus

M. sternocleidomastoideus

Ganglion cervicale medium

A. vertebralis

A. carotis communis

M. sternohyoideus

N. vagus

V. jugularis interna

M. scalenus anterior

Truncus thyreocervicalis

A. subclavia

A. thoracica interna

b

Abb. 3. a Schnittführung zur Freilegung der A. subclavia in der Fossa supraclavicularis und der Carotisgabel.
b Operationssitus der freigelegten A. subclavia. c Operationssitus der freigelegten Aa. carotis communis,
externa und interna

1*

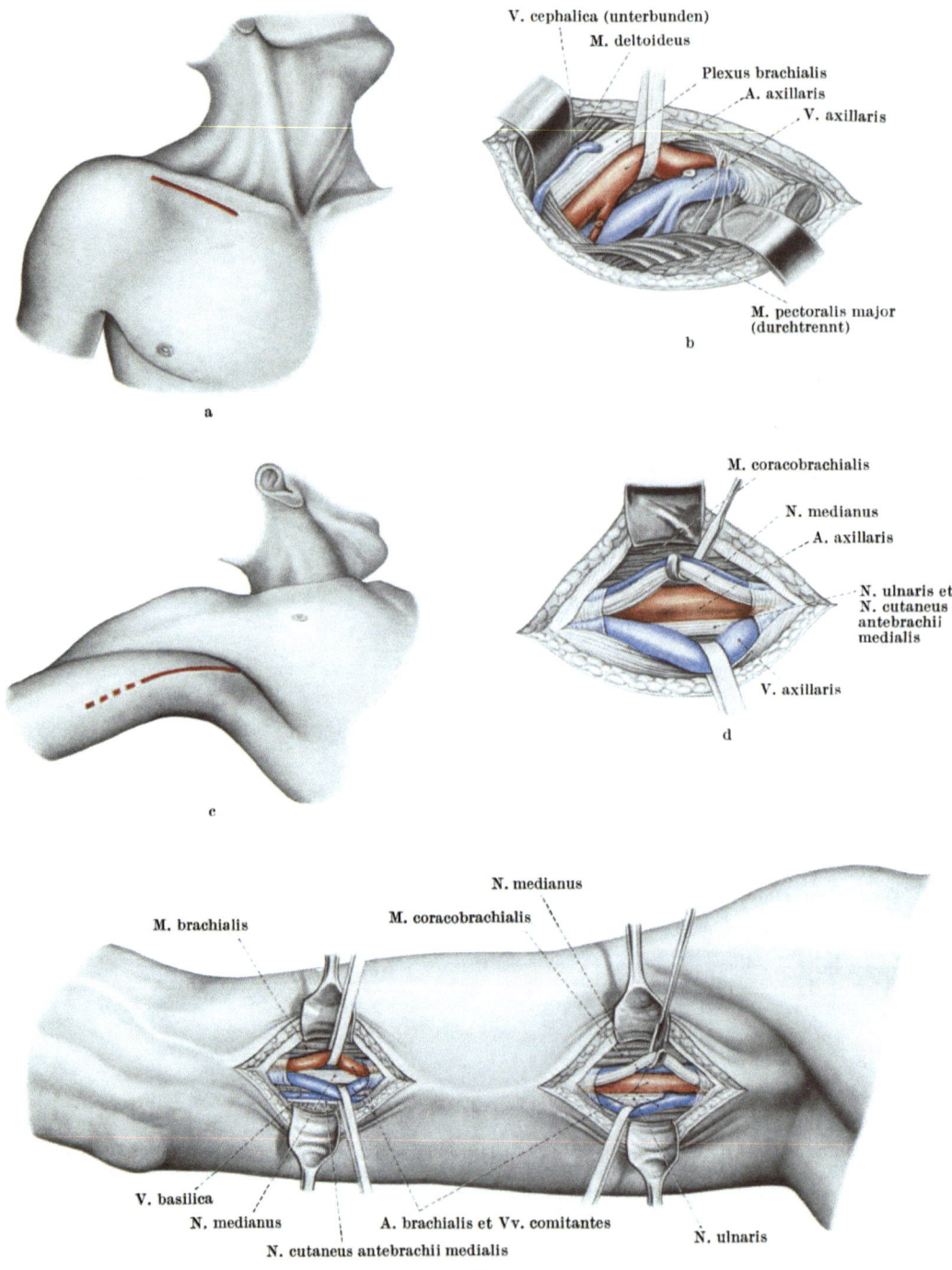

Abb. 4. a Schnittführung zur Freilegung des proximalen Abschnitts der A. axillaris in der Fossa infraclavicularis. b Operationssitus nach Freilegung der A. axillaris in der Fossa infraclavicularis. c Schnittführung zur Freilegung des distalen Abschnitts der A. axillaris in der Axilla. d Operationssitus nach Freilegung der A. axillaris in der Axilla. e Operationssitus nach Freilegung der A. brachialis im oberen und im unteren Drittel des Oberarms

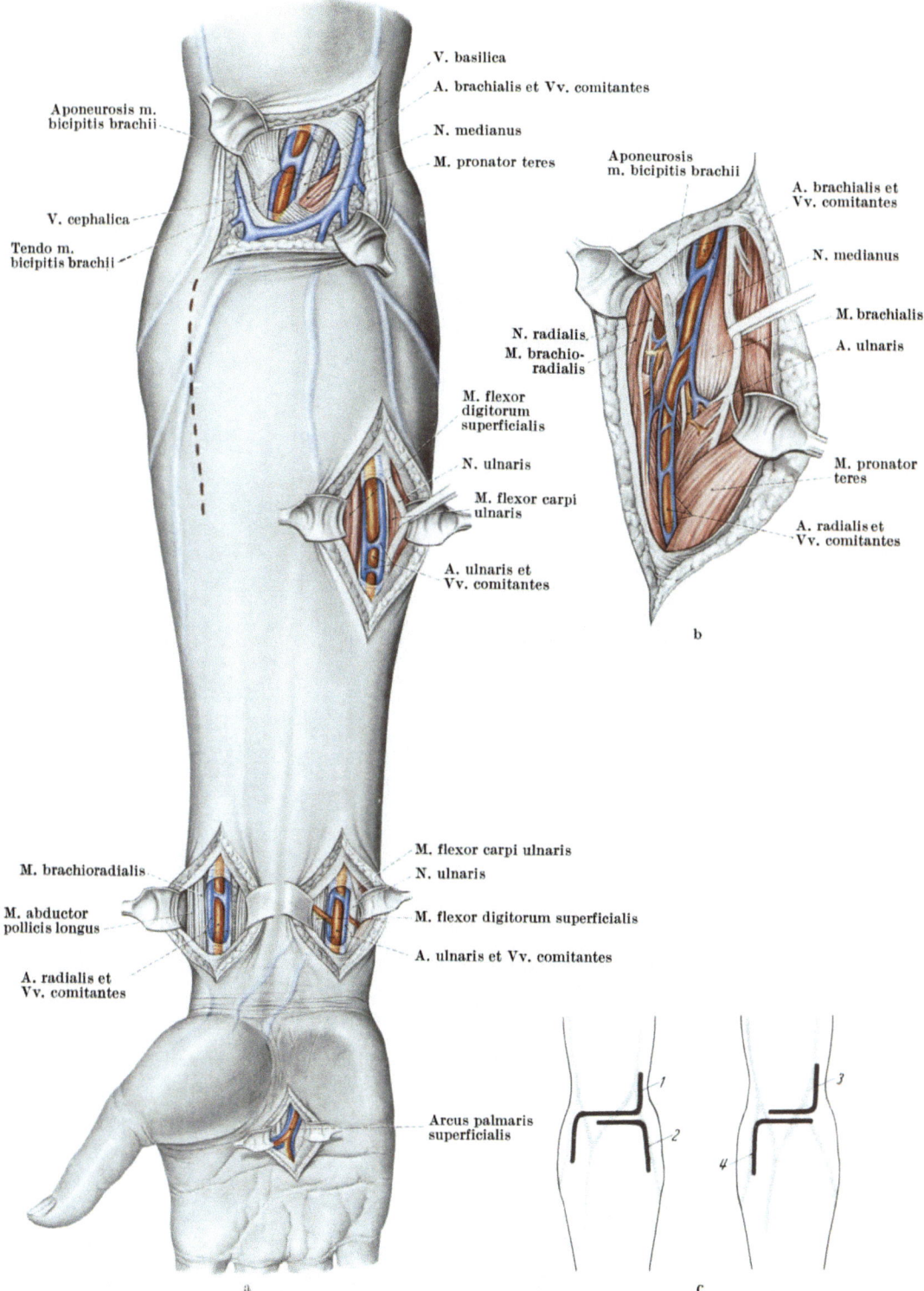

Aponeurosis m.
bicipitis brachii

V. cephalica

Tendo m.
bicipitis brachii

M. brachioradialis

M. abductor
pollicis longus

A. radialis et
Vv. comitantes

V. basilica

A. brachialis et Vv. comitantes

N. medianus

M. pronator teres

Aponeurosis
m. bicipitis brachii

A. brachialis et
Vv. comitantes

N. medianus

M. brachialis

A. ulnaris

N. radialis
M. brachio-
radialis

M. flexor
digitorum
superficialis

N. ulnaris

M. flexor carpi
ulnaris

A. ulnaris et
Vv. comitantes

M. pronator
teres

A. radialis et
Vv. comitantes

b

M. flexor carpi ulnaris

N. ulnaris

M. flexor digitorum superficialis

A. ulnaris et Vv. comitantes

Arcus palmaris
superficialis

a

c

Abb. 5. a Operationssitus nach Freilegung der A. brachialis in der Ellenbeuge, der A. ulnaris in der Mitte des
Unterarms, der A. radialis und der A. ulnaris nahe der Handwurzel und des Arcus palmaris superficialis in der
Hohlhand. b Operationssitus nach erweitertem Schnitt in der Ellenbeuge (gestrichelte Linie in a). c *1—4*:
Typische Schnittführungen in der Ellenbeuge

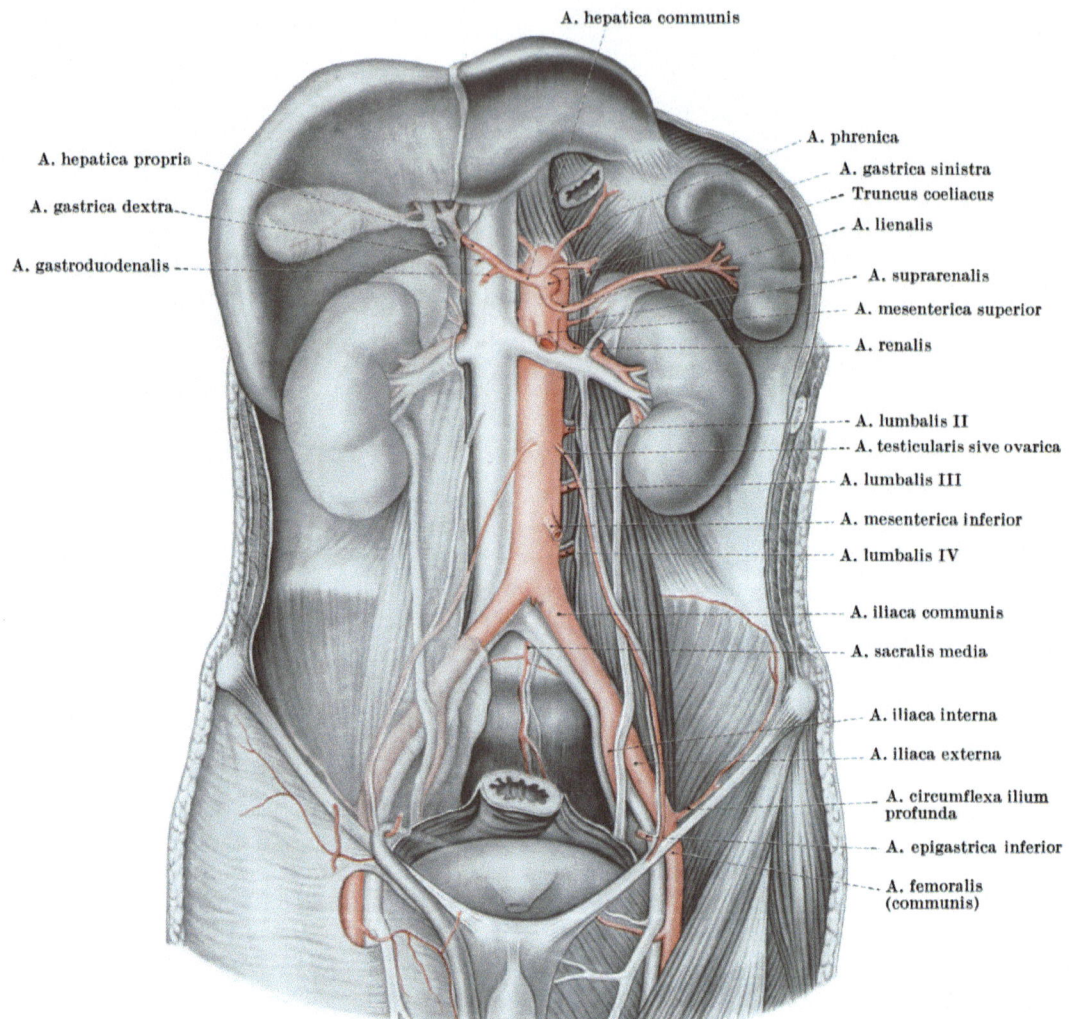

Abb. 6. Anatomie der Aorta abdominalis und ihrer Äste von ventral

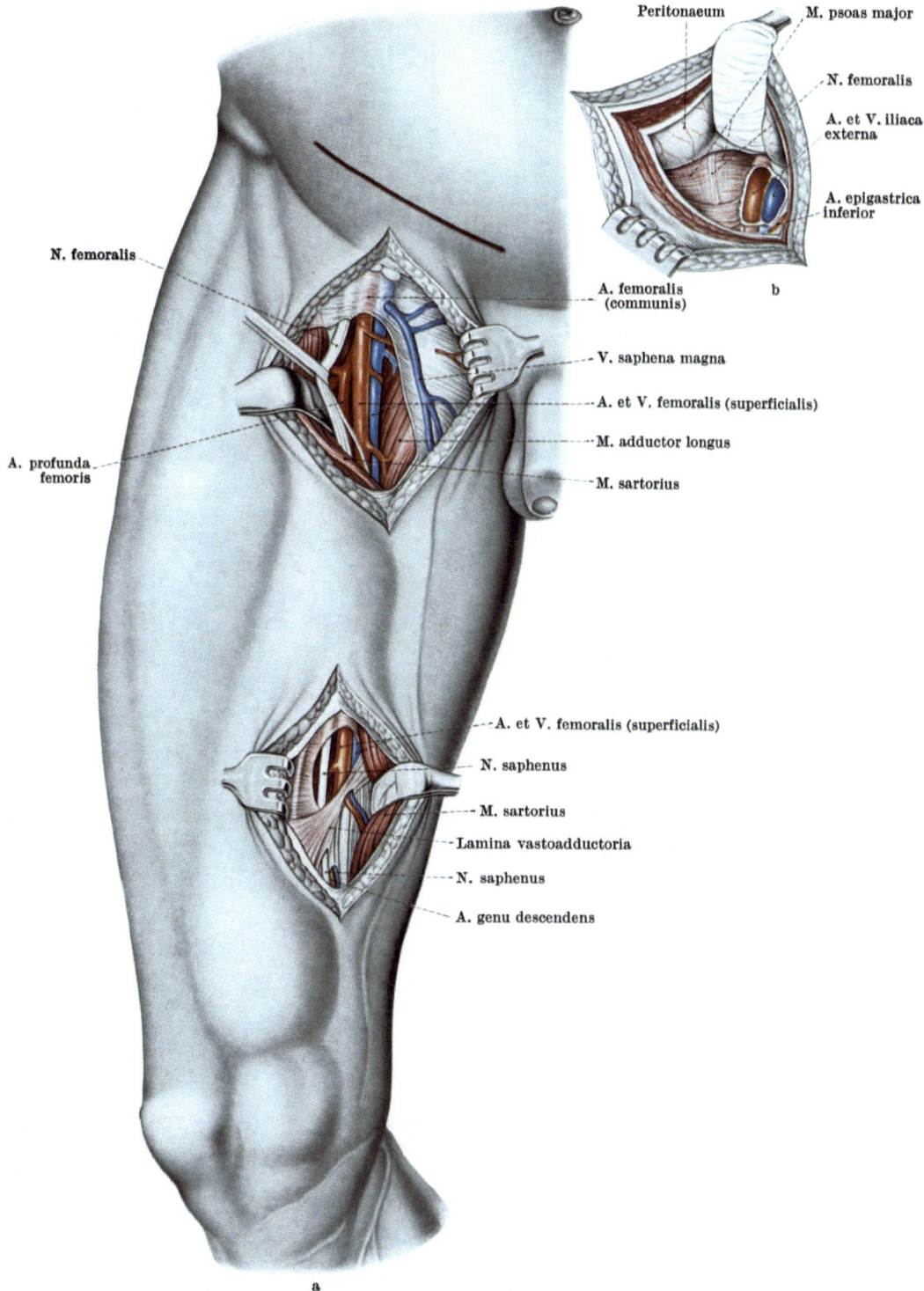

Abb. 7. a Oben: Schnittführung zur extraperitonealen Freilegung der A. und V. iliaca externa. Mitte: Operationssitus nach Freilegung der Teilungsstelle der A. femoralis unterhalb des Leistenbandes. Unten: Operationssitus nach Freilegung der A. femoralis superficialis vor ihrem Eintritt in den Hunterschen Kanal (Canalis adductorius). b Operationssitus nach extraperitonealer Freilegung der A. und V. iliaca externa (Schnittführung s. a oben)

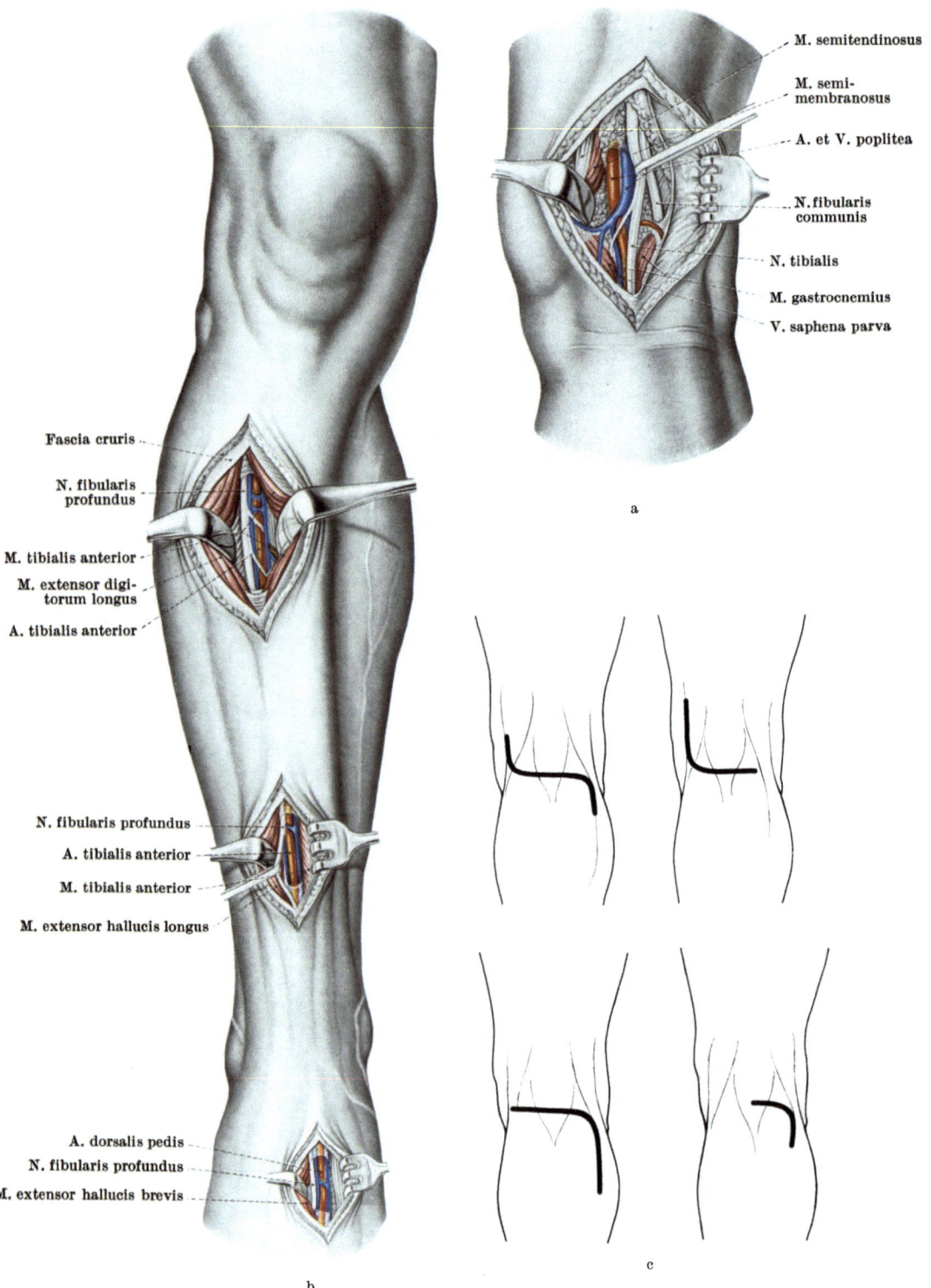

M. semitendinosus

M. semi-
membranosus

A. et V. poplitea

N. fibularis
communis

N. tibialis

M. gastrocnemius

V. saphena parva

a

Fascia cruris

N. fibularis
profundus

M. tibialis anterior

M. extensor digi-
torum longus

A. tibialis anterior

N. fibularis profundus

A. tibialis anterior

M. tibialis anterior

M. extensor hallucis longus

A. dorsalis pedis

N. fibularis profundus

M. extensor hallucis brevis

b

c

Abb. 8. a Operationssitus nach Freilegung der A. poplitea in der Kniekehle. b Oben: Operationssitus nach
Freilegung des proximalen Abschnitts der A. tibialis anterior. Mitte: Operationssitus nach Freilegung des
distalen Abschnitts der A. tibialis anterior. Unten: Operationssitus nach Freilegung der A. dorsalis pedis.
c Typische Schnittführungen in der Kniekehle

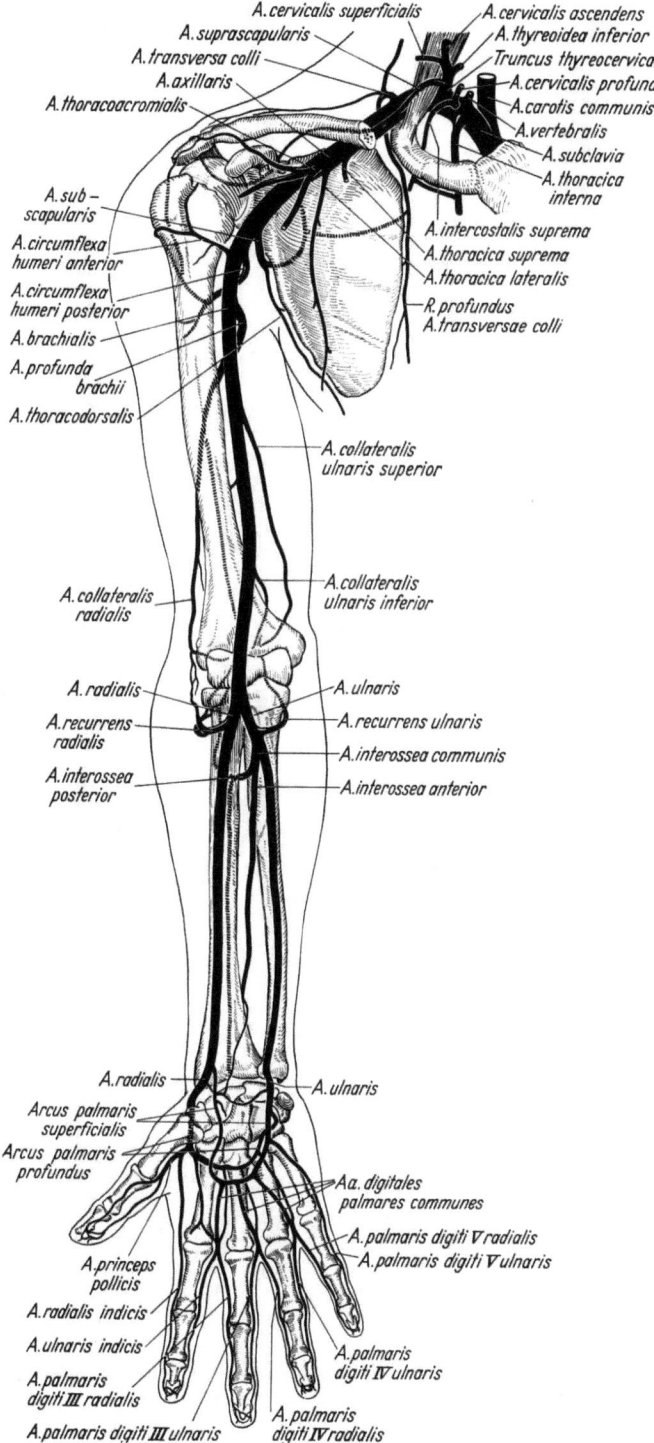

Abb. 9. Anatomie der Arterien des Armes

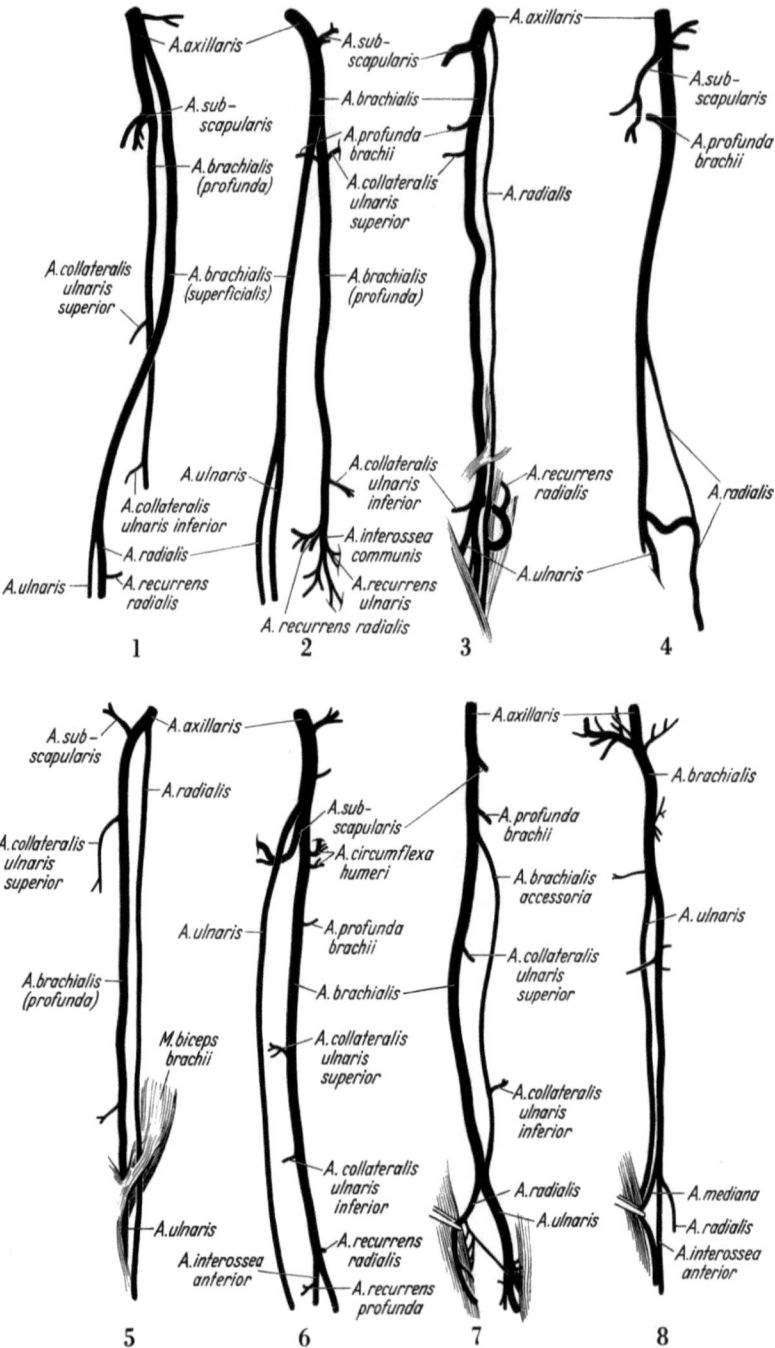

Abb. 10. Varianten der Arterien des Oberarmes. [Nach McCormack u. Mitarb.: Surg. Gynec. Obstet. **96**, 43 (1953)]

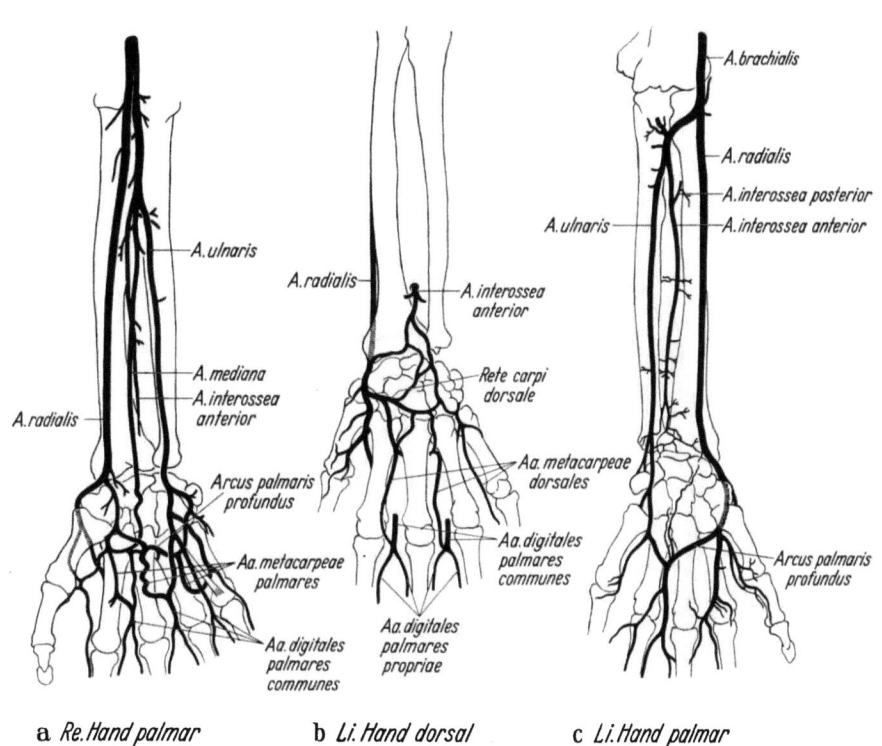

a *Re.Hand palmar*   b *Li.Hand dorsal*   c *Li.Hand palmar*

Abb. 11. Varianten der Arterien des Unterarmes und der Hand. [Nach McCormack u. Mitarb.: Surg. Gynec. Obstet. **96**, 43 (1953)]

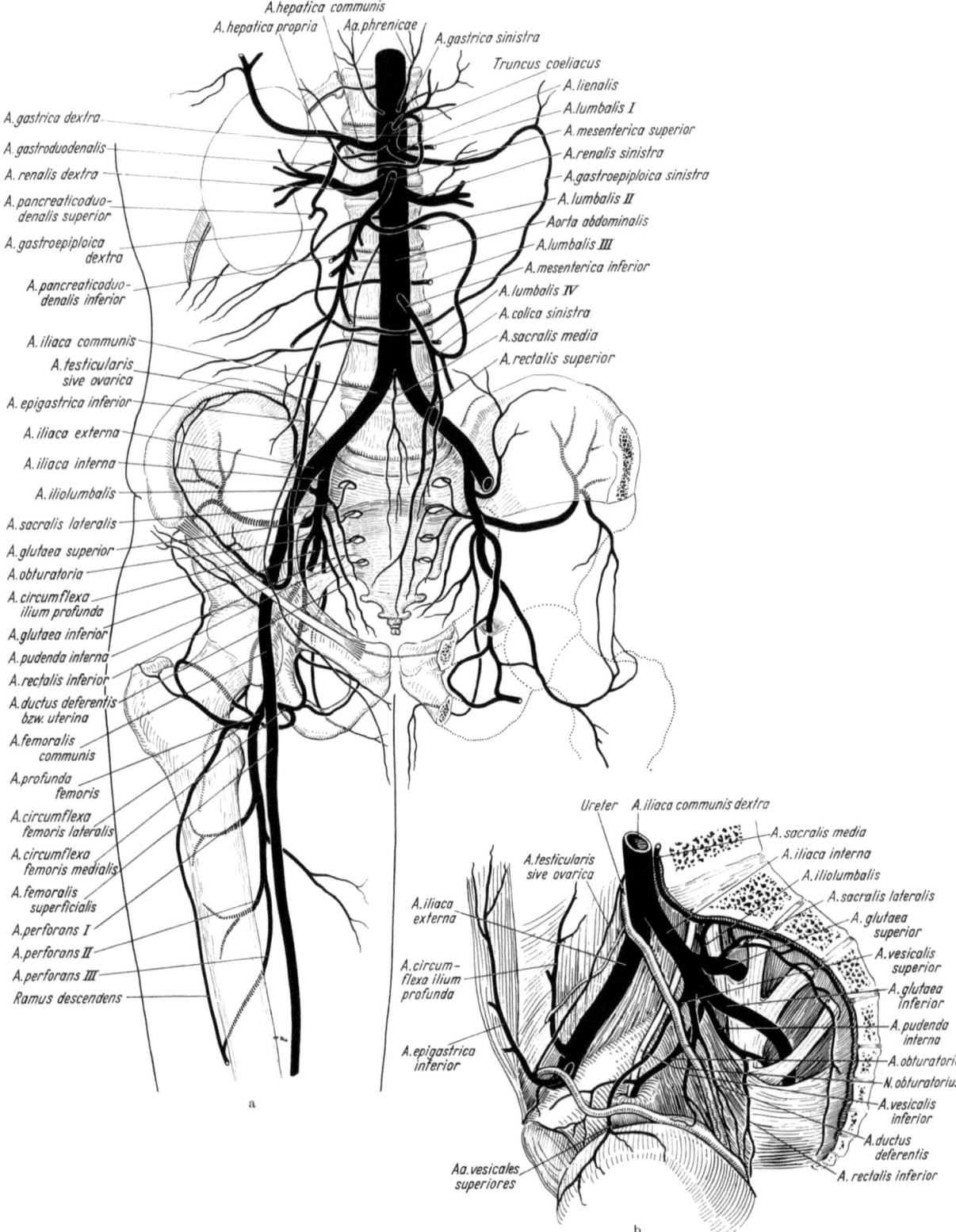

Abb. 12. a Anatomie der Aorta abdominalis, der Aa. iliacae, der A. femoralis und ihrer Äste von ventral.
b Anatomie der rechtsseitigen Beckenarterien von links

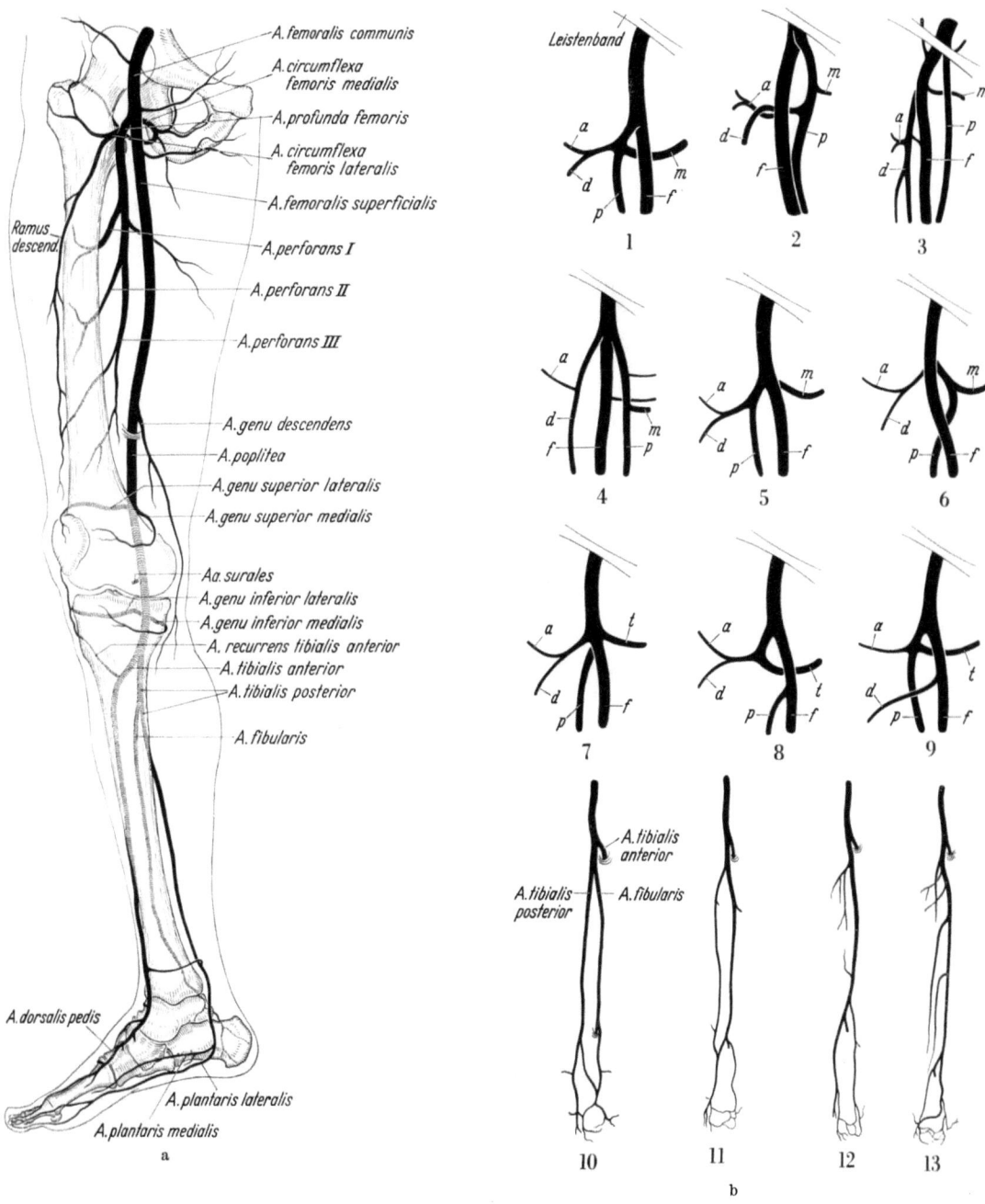

Abb. 13. a Anatomie der Arterien des Beines. b 1—9: Aufzweigungsvarianten der A. femoralis (1 häufigste Form). *a* A. circumflexa femoris lateralis; *d* Ramus descendens der A. circumflexa femoris lateralis; *f* A. femoralis superficialis; *p* A. profunda femoris; *m* u. *t* A. circumflexa femoris medialis. b 10—13: Varianten der Arterien des Unterschenkels. (Nach LANZ-WACHSMUTH: Praktische Anatomie, Bd. I/4, Bein und Statik. Berlin: Springer 1938)

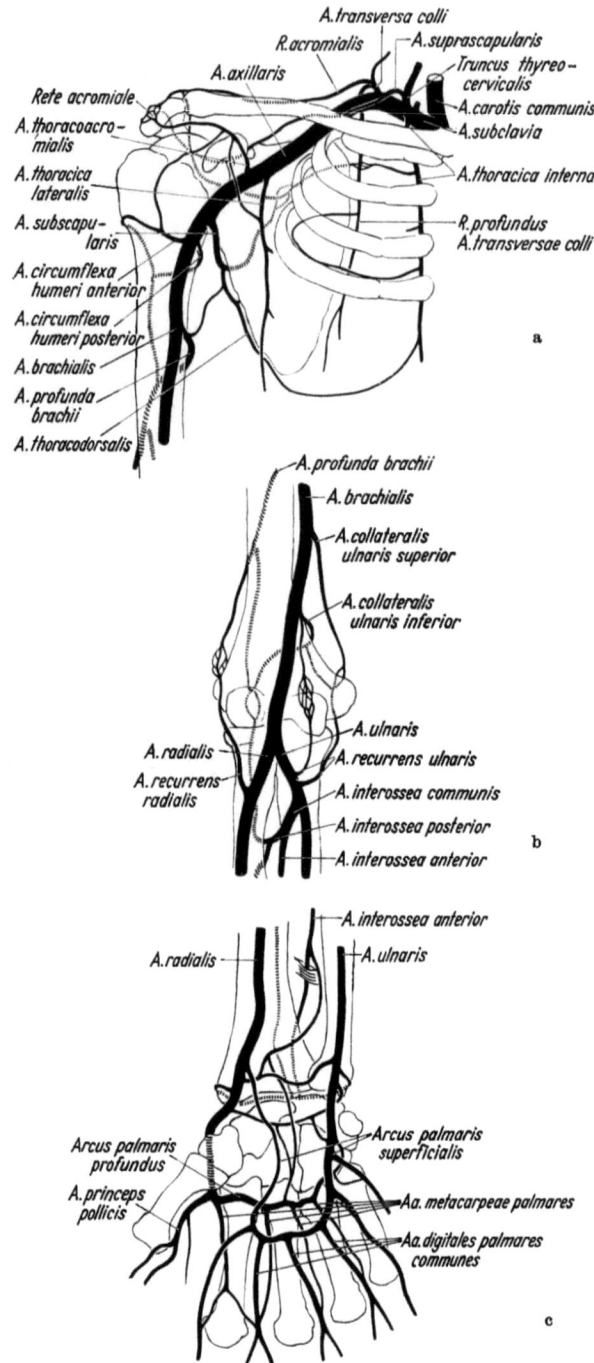

Abb. 14a—c. Präformierte Kollateralbahnen a am Schultergürtel; b an der Ellenbeuge; c am Unterarm und an der Hand

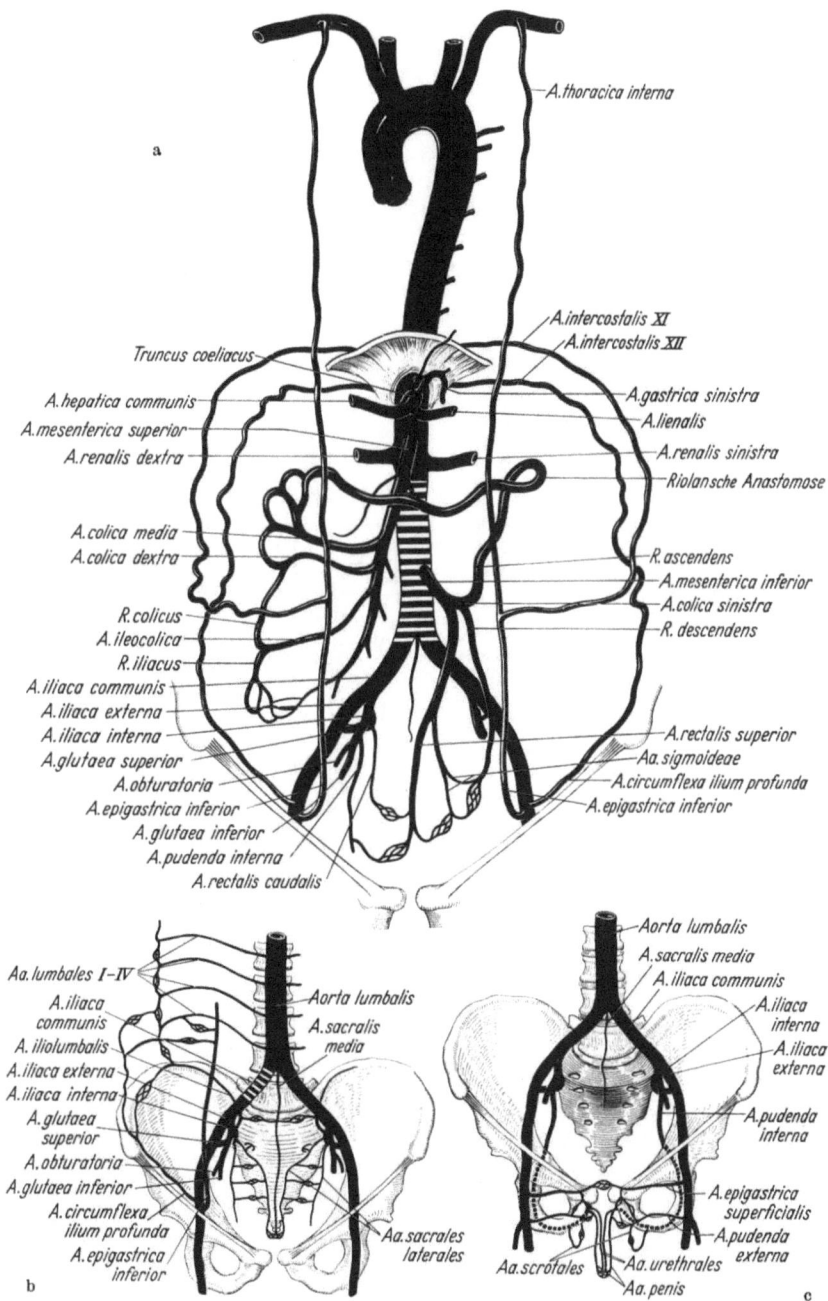

Abb. 15. a Kollateralbahnen beim sog. hohen Aortenverschluß (Verschluß schraffiert). b Kollateralbahnen beim Verschluß der rechten A. iliaca communis (Verschluß schraffiert). c Kollateralbahnen über die beiderseitigen Aa. pudendae externae et internae und die Aa. epigastricae superficiales

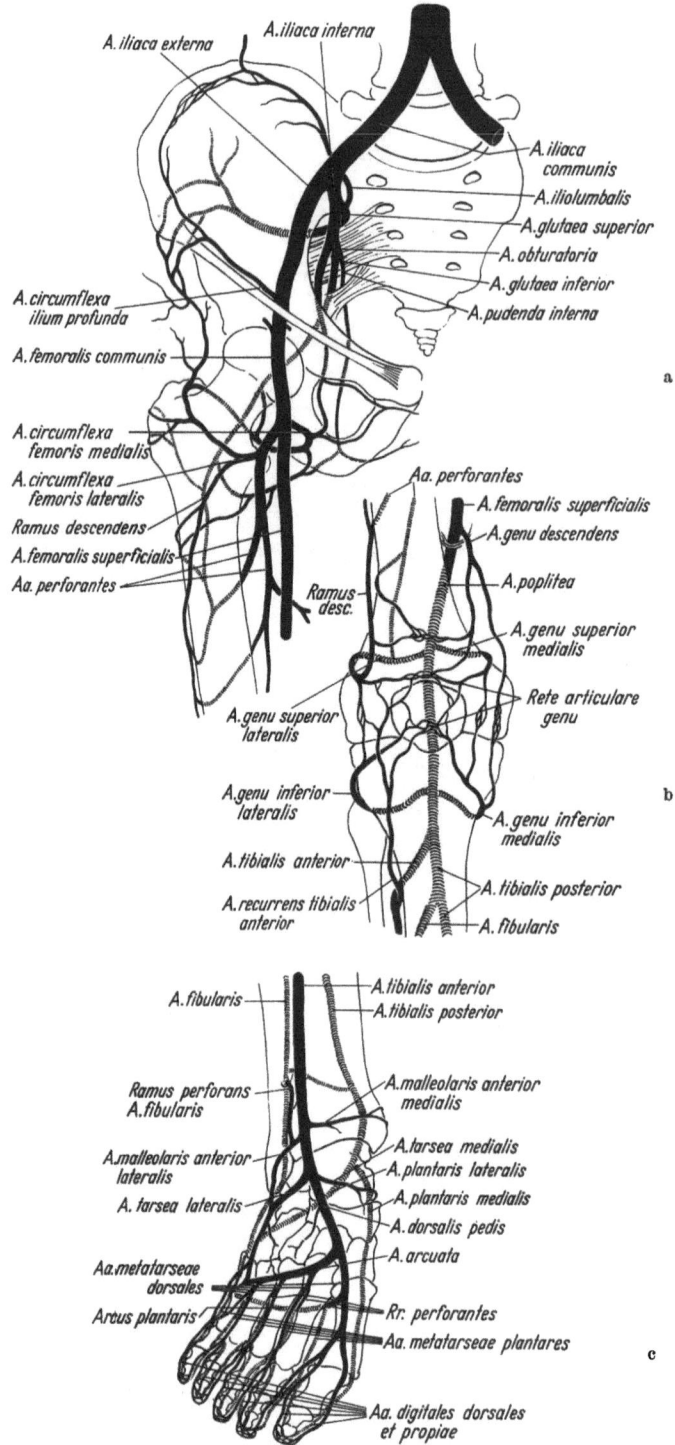

Abb. 16a—c. Präformierte Kollateralbahnen. a Im Becken und am Oberschenkel; b am Knie; c am Fuß

B. Physiologie des Kreislaufs und der Gefäße

Die zahlreichen, im Kreislauf des Warmblüters zu einem übergeordneten Funktionskomplex zusammengefaßten Einzelfunktionen sind so vielfältig miteinander verknüpft, daß eine sie aus dem Zusammenhang lösende Darstellung Gefahr läuft, die Verhältnisse in unerlaubter Weise zu vereinfachen. Trotzdem ist eine Gliederung der physiologischen Gegebenheiten und Abläufe unter dem Gesichtspunkt der Einzelfunktion unumgänglich, wenn die Vielfalt der Probleme übersichtlich besprochen werden soll.

Der Kreislauf hat die Aufgabe, bestimmte Stoffe und Energieformen an einer Stelle des Körpers aufzunehmen, sie weiterzutransportieren und an anderer Stelle wieder abzugeben. Dabei ändern sich die Anforderungen der einzelnen Organe und Körperteile an die verschiedenen Transportfunktionen des Kreislaufs in weiten Grenzen. Eine jederzeit ausreichende Blutversorgung ist nur dann gewährleistet, wenn die Durchblutung der einzelnen Endstrombahngebiete mit dem Bedarf Schritt hält und sich ihm ohne wesentliche Verzögerung anpaßt.

Zwischen dem maximalen Fassungsvermögen des gesamten Gefäßbetts und dem darin zirkulierenden Blutvolumen besteht ein ausgeprägtes Mißverhältnis. Die normale Blutmenge von 5—6 Liter reicht nicht aus, alle Gefäßabschnitte gleichzeitig maximal zu füllen. Unter normalen Verhältnissen bleibt die adäquate Blutversorgung der Gewebe trotzdem auf folgende Weise gewährleistet: Durch die Pumpleistung des Herzmuskels wird mit einem relativ kleinen Anteil von 20% der Gesamtblutmenge im arteriellen Gefäßsystem, dessen Kapazität nur rund 10% des gesamten Gefäßraums ausmacht, ein Druckspeicher geschaffen, von dem aus ein Gefälle zu allen Punkten der verbrauchenden Kreislaufperipherie besteht. Mit Hilfe einer ausgewogenen Regulation des Abstroms aus dem Druckspeicher ist es möglich, das Reservoir nur nach den bedürftigen Gewebsgebieten hin zu öffnen, den Blutstrom zu anderen Bezirken aber zu drosseln („kollaterale Vasoconstriction" [61], „borrowing and lending" [32]) und auf diese Weise die Druckreserve und damit das für den Blutstrom notwendige Druckgefälle aufrechtzuerhalten. Droht der Druck im arteriellen System bei gesteigertem Abstrom trotz dieser Maßnahme abzufallen, so kann das notwendige Druckniveau durch eine regulative Steigerung des Herzminutenvolumens so lange gehalten werden, wie das Herz zu der vermehrten Leistung fähig und das venöse Blutangebot genügend groß ist. Dabei dient das Kapazitätssystem des venösen Raums, in dem sich bis zu 80% der Gesamtblutmenge des großen Kreislaufs befinden können, als Volumenreservoir, aus dem durch Änderung der Kapazität über eine Zunahme des Gefäßwandtonus beträchtliche Blutmengen mobilisiert werden können (intravasale Flüssigkeitsmobilisation [39]).

Dieses raum- und energiesparende Funktionsprinzip wirft eine Reihe von Problemen auf, die in den folgenden Abschnitten besprochen werden sollen.

I. Physik der Strömung und des Kreislaufs

Gerichtete Strömung ist in einem System verzweigter Rohre nur möglich, wenn zwischen Anfang und Ende des Systems ein Druckgefälle besteht und aufrechterhalten wird. Vermehrt man in einem geschlossenen, dehnbaren Rohr (Abb. 17a) das Füllvolumen um den Betrag dV (Abb. 17b), so steigt der Innendruck auf der ganzen Länge um einen Betrag dP an, der von der Größe des Volumens dV, von der Kompressibilität der Flüssigkeit und der Dehnbarkeit der Rohrwand abhängt. Da hierbei kein bleibendes Druckgefälle entsteht, bildet sich keine Strömung.

Geschieht das gleiche bei offenem Rohrende (Abb. 17c), so kann sich nach Zugabe des Volumens dV ein zur Rohröffnung hin gerichtetes Druckgefälle bilden, das zum raschen Abfluß des gleichen Volumens dV und damit zur Wiederherstellung der ursprünglichen Druckverhältnisse im Rohr führt. Denkt man sich das Rohr auf halber Länge umschrieben eingeengt, so sind die beiden Situationen in einem System vereinigt (Abb. 17d).

Durch die Zugabe von dV wird der Druck P_A im weiten Anfangsteil des Rohrs über den Druck P_E im weiten Endabschnitt erhöht. Infolge des entstehenden Druckgefälles setzt über den widerstandsreichen mittleren Rohrabschnitt eine Strömung ein, die so lange anhält, bis dV abgeflossen ist. Die Größe des Druckanstiegs im Anfangsteil der Rohrs ist (abgesehen von den physikalischen Eigenschaften der Flüssigkeit und der Rohrwand) abhängig von der Volumenzugabe dV und dem Strömungswiderstand der Rohrenge:

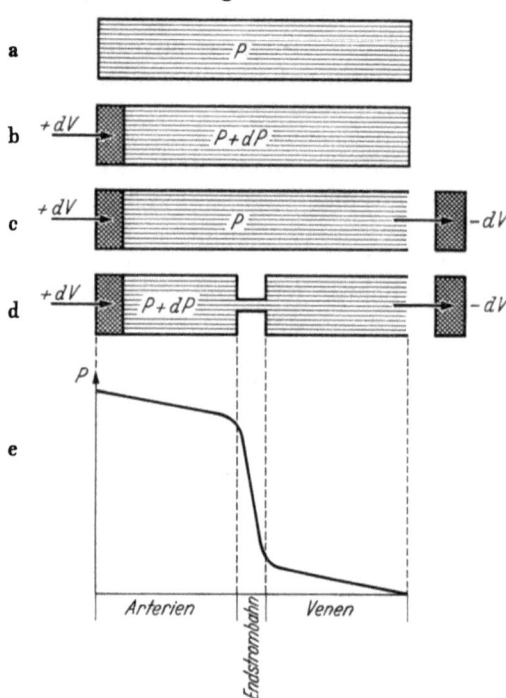

$$dP = dV \cdot R \qquad (1)$$

(dP = Druckdifferenz, dV = Volumendifferenz, R = Strömungswiderstand).

Auf den Kreislauf übertragen entspricht der erste weite Rohrabschnitt dem arteriellen, der zweite dem venösen Gefäßraum, die Rohrenge stellt die widerstandsreiche Endstrombahn dar (Abb. 17e). Mit jeder Kontraktion entleert das Herz sein Schlagvolumen in den arteriellen Raum und läßt dort den Druck gemäß der Formel (1) ansteigen. Der hohe Strömungswiderstand der Endstrombahn verhindert den Druckausgleich zwischen Arterien und Venen. Der Druckspeicher des arteriellen Raums erschöpft sich unter normalen Bedingungen nicht. Dadurch ist ein kontinuierlicher Blutstrom durch die Endstrombahn auch während der Diastole gewährleistet.

Abb. 17. Zustandekommen der Druckverhältnisse im Kreislauf. Erklärung im Text

Hagen-Poiseuillesches Gesetz. Unabhängig voneinander publizierten der deutsche Ingenieur HAGEN (1839) und der französische Arzt POISEUILLE (1842) ihr Strömungsgesetz, das von WIEDEMANN (1856) und HAGENBACH (1860) zu der heute üblichen Form erweitert wurde. Es sagt aus, daß die in der Zeiteinheit durch ein Rohr fließende Flüssigkeitsmenge *proportional* ist

1. der 4. Potenz des Rohrradius,
2. dem Druckgefälle zwischen Anfang und Ende des Rohrs
   und *umgekehrt proportional*
1. der Rohrlänge und
2. der Zähigkeit der Flüssigkeit.

$$\dot{V} = \frac{\pi\, r^4 \cdot dP}{8 \cdot \eta \cdot l} \qquad (2)$$

($\dot{V}$ = Durchflußvolumen, r = Rohrradius, dP = Druckgradient über l, η = Viscositätskoeffizient der Flüssigkeit, l = Rohrlänge).

Die Gültigkeit der Formel ist an bestimmte Bedingungen geknüpft:

1. Es muß sich um reine Flüssigkeiten handeln, die keine corpusculären oder kolloidalen Elemente enthalten.
2. Die Strömung muß laminar, also frei von Wirbelbildungen sein.
3. Die Flüssigkeit muß die Rohrwand benetzen.
4. Die treibende Kraft muß konstant, der Strom kontinuierlich bleiben.
5. Das Strombett muß ein starrwandiges, zylindrisches, horizontal verlaufendes Rohr kleinen Querschnitts sein.

Abgesehen von dem dritten Punkt sind diese Voraussetzungen am menschlichen Kreislauf nicht oder nur teilweise erfüllt.

WEZLER und SINN [126] haben versucht, die Dehnbarkeit der Gefäßwand, bzw. die Druckabhängigkeit des Gefäßumfangs, die auch POISEUILLE bereits bekannt war, in ihrem „Strömungsgesetz des Blutkreislaufs" zu berücksichtigen und den druckpassiv veränderlichen Gefäßradius in die Gleichung einzuführen, um dem Gesetz allgemeine, auch für die Blutgefäße gültige Form zu geben. Auch A. MÜLLER [86] hat sich um eine Anpassung der Formel an die Verhältnisse des Organismus bemüht. Bedenkt man, daß sich ein großer Teil der Gefäße, besonders aber die widerstandreiche Strecke der Arteriolen, ohnehin nicht rein druckpassiv verhält, sondern auf wechselnde Innendrucke aktiv reagiert, so scheint es unmöglich, das Hagen-Poiseuillesche Gesetz in eine Form zu bringen, die für jeden Gefäßabschnitt zu jedem Zeitpunkt gültig ist, zumal neben der Dehnbarkeit der Gefäßwand die übrigen, nicht erfüllten Voraussetzungen, besonders die diskontinuierliche Strömung, Berücksichtigung finden müßten.

Trotz dieser Einschränkungen ist das Hagen-Poiseuillesche Gesetz durchaus geeignet, über wesentliche Fragen der Strömung im Gefäßbett zu orientieren. Von größter Bedeutung ist die Tatsache, daß der Gefäßradius in 4. Potenz in den Zähler der Gleichung eingeht, daß also *das Stromvolumen mit der 4. Potenz des Radius bzw. mit der 2. Potenz des Gefäßquerschnitts zu- und abnimmt.* Verdoppelt sich der Radius eines durchströmten Rohrs, so steigt das Stromvolumen auf das 16fache, verdreifacht er sich, auf das 81fache an. Die Vergrößerung des Gefäßradius um den kleinen Faktor $\sqrt[4]{2}$, d.h. um nur $^1/_5$ des ursprünglichen Werts, genügt, den Durchfluß zu verdoppeln. *Geringe Änderungen der Gefäßweite führen demnach bei sonst konstant bleibenden Bedingungen zu beträchtlichen Änderungen der Durchblutungsgröße;* eine Tatsache, die für die Kreislaufregulation größte Bedeutung hat (Verg. S. 56: Hämodynamik der Arterienstenose).

Setzt man Gl. (1) und (2) miteinander in Beziehung, so läßt sich für den *Strömungswiderstand R* die Formel ableiten:

$$R = \frac{dP}{\dot{V}} = \frac{8 \cdot \eta \cdot l}{\pi \cdot r^4}. \tag{3}$$

Der reziproke Wert entspricht der *Leitfähigkeit L:*

$$L = \frac{1}{R} = \frac{\pi \cdot r^4}{8 \cdot \eta \cdot l}. \tag{4}$$

Sind Gefäße unterschiedlicher Weite und Länge mit den Einzelwiderständen R_1, R_2, $R_3 \ldots R_n$ hintereinandergeschaltet, so ist ihr *Gesamtwiderstand* gleich der Summe der Einzelwiderstände:

$$R_{\text{total}} = R_1 + R_2 + R_3 \cdots + R_n. \tag{5}$$

Liegen dagegen die Einzelwiderstände *parallel,* so errechnet sich der *Gesamtwiderstand* nach der Formel:

$$\frac{1}{R_{\text{total}}} = \frac{1}{R_1} + \frac{1}{R_2} + \frac{1}{R_3} \cdots + \frac{1}{R_n}. \tag{6}$$

Der Gesamtwiderstand wird bei Parallelschaltung kleiner als der Einzelwiderstand, während er größer wird, wenn die Einzelwiderstände hintereinandergeschaltet sind.

Besteht zwischen dem Querschnitt zweier Rohre die Größenrelation 2:1, so verhalten sich die Widerstände, gleiche Länge vorausgesetzt, wie 1:4. Will man das durch ein Rohr mit dem Querschnitt 2 fließende Stromvolumen ohne Widerstandserhöhung durch Rohre mit dem Querschnitt 1 weiterführen, so braucht man, obwohl der Querschnitt nur um die Hälfte kleiner ist, vier solche Rohre. Noch eindrucksvoller wird das Beispiel, wenn man vom Radius ausgeht: Soll das unter gegebenen Bedingungen durch ein Rohr mit dem Radius 2 fließende Stromvolumen unter gleichen Bedingungen in der gleichen Zeit durch Rohre mit dem Radius 1 geleitet werden, so benötigt man 16 Rohre vom Radius 1.

Aus dieser einfachen physikalischen Beziehung ergibt sich die wichtige Konsequenz, daß der Gesamtwiderstand einer Gefäßkategorie (z.B. sämtlicher Capillaren) durch entsprechende Vermehrung der parallelgeschalteten Einzelgefäße klein gehalten werden kann, auch wenn der Strömungswiderstand des Einzelgefäßes sehr groß ist. Hierbei muß es zu einer Strömungsverlangsamung kommen, da der Gesamtquerschnitt zunimmt.

Nicht der Radius des Einzelgefäßes bestimmt den Gesamtwiderstand (R_G) der Gefäßstrecke, sondern das Verhältnis des Einzelgefäßwiderstandes (R_E) zur Gesamtzahl (n) der parallel geschalteten Einzelgefäße:

$$R_G = \frac{R_E}{n}. \tag{7}$$

So kann der Gesamtströmungswiderstand bei Aufzweigungen in Abhängigkeit von der Anzahl der Äste größer oder kleiner werden als der Strömungswiderstand des Stammgefäßes.

Es scheint zunächst ein Widerspruch in der Tatsache zu liegen, daß bei Aufzweigungen der Gefäße an einer Stelle eine Zunahme des Gesamtquerschnitts ohne wesentliche Steigerung des Gesamtströmungswiderstands erfolgt, an anderer Stelle aber eine Zunahme des Gesamtquerschnitts mit einem exzessiven Gesamtströmungswiderstand verbunden ist. Man muß jedoch bedenken, daß der gleiche Gesamtquerschnitt von einem großen oder von zahlreichen kleinen Gefäßen gebildet werden kann, während der Strömungswiderstand proportional der durch die strömende Flüssigkeit berührten Oberfläche zunimmt, also um so größer wird, je kleiner die den Gesamtquerschnitt bildenden Gefäßeinheiten sind.

Tatsächlich entscheidet an jedem Abschnitt des Kreislaufs die Gesamtzahl der Einzelgefäße ganz wesentlich die Größe des Gesamtwiderstands. Der Druckabfall von der Aorta bis zu den kleinen Arterien ist gering, der Gesamtströmungswiderstand der Verteilerarterien trotz der z.T. beträchtlichen Länge dieser Gefäße auffallend klein, so daß der größte Anteil der als Druck in Erscheinung tretenden, potentiellen Energie des Blutes bis zu den Arteriolen erhalten bleibt. Dieser drucksparende Transport bis zur Peripherie ist nur möglich, wenn die Zunahme des Einzelströmungswiderstands in der kleiner werdenden Arterie durch eine entsprechende Steigerung des Gesamtquerschnitts kompensiert wird.

60% des Gesamtdruckgefälles entfallen auf die Arteriolen, 15% auf die Capillaren, 15% auf die Venen und 10% auf die Arterien. Die an den einzelnen Kreislaufabschnitten gemessenen Druckgefälle entsprechen den betreffenden Strömungswiderständen:

$$\frac{dP_1}{dP_2} = \frac{R_1 \cdot V}{R_2 \cdot \dot{V}} = \frac{R_1}{R_2}. \tag{8}$$

Trotz nur geringer Querschnittsdifferenzen der Einzelgefäße ist der Gesamtwiderstand der Arteriolen beträchtlich größer als derjenige der Capillaren, da die Zahl der Capillaren um ein Vielfaches größer ist als die der Arteriolen, die auf einer Gefäßlänge von nur wenigen Millimetern einen widerstandsbedingten Druckabfall von etwa 50 mm Hg herbeiführen.

Da der Gesamtdurchfluß eines Rohrsystems bei konstanten Druckverhältnissen immer von der engsten Stelle, also der Strecke mit dem größten Strömungswiderstand bestimmt wird, muß die Gefäßstrecke der Arteriolen auch ohne jede nervale Regulation die Durchblutung der Peripherie in entscheidender Weise bestimmen. Es erweist sich nicht nur als sinnvoll, sondern geradezu als notwendig, daß die Kreislaufregulation an dieser engsten Stelle ansetzt. Nur hier, am Ort des größten Strömungswiderstands, ist eine wirkungsvolle Beeinflussung der peripheren Durchblutungsgröße möglich. In der zu Anfang umrissenen Funktionsweise des Kreislaufs nimmt die „arterioläre Stenose" eine zentrale Stellung ein, da erst durch sie der vorgeschaltete arterielle Raum seine Bedeutung als Druckspeicher und Windkessel erhält und die nachgeschaltete capilläre Strecke die Aufgabe der Gewebsernährung übernehmen kann.

Bei gegebenem Durchflußvolumen ist die Strömungsgeschwindigkeit (v) in einer unverzweigten Rohrleitung allein von dem Rohrquerschnitt (Q) abhängig und diesem umgekehrt proportional:

$$v = \frac{\dot{V}}{Q}.$$ (9)

Nach der „Kontinuitätsbedingung" ist das Produkt aus Strömungsgeschwindigkeit und Rohrquerschnitt unter der Voraussetzung eines gleichbleibenden Durchflußvolumens stets konstant:

$$Q_1 \cdot v_1 = Q_2 \cdot v_2 \quad \text{oder} \quad \frac{Q_1}{Q_2} = \frac{v_2}{v_1}.$$ (10)

Soll diese Gesetzmäßigkeit auf den Kreislauf übertragen werden, so ist zu berücksichtigen, daß für den Querschnitt Q der Gesamtquerschnitt jeder Gefäßkategorie einzusetzen ist, also für die Strecke der Arteriolen die Summe aller Arteriolenquerschnitte, für die der Capillaren die Summe aller Capillarenquerschnitte.

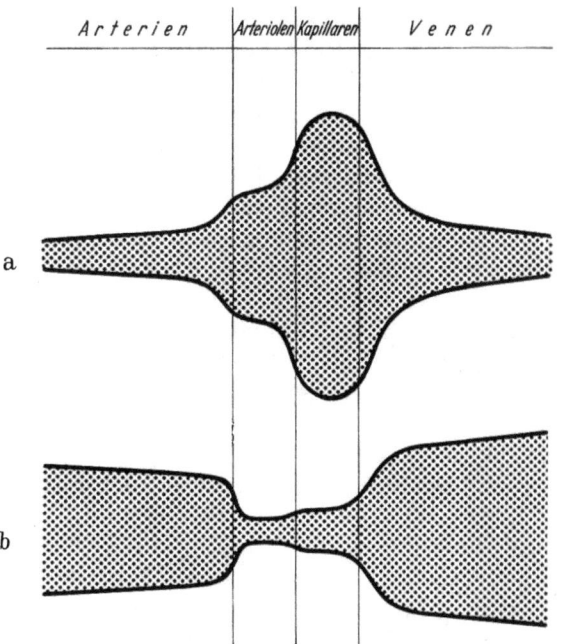

Tabelle 1.
Strömungsgeschwindigkeit des Blutes [76]

A. mesenterica	16,8 cm/sec
Mittelgroßer Ast	5,8 cm/sec
Arteriolen	0,28 cm/sec
Capillaren	0,05 cm/sec
Mittlere Venen	1,4 cm/sec
V. mesenterica	4,2 cm/sec

In der Aorta und den aortennahen Arterien strömt das Blut am schnellsten, in den mittelgroßen Arterien hat es nur noch $^1/_3$ der in der Aorta gemessenen Geschwindigkeit. Trotz der Kaliberabnahme des einzelnen Gefäßes ist demnach der Gesamtquerschnitt dieser Gefäßkategorie gegenüber der vorherigen bereits auf das Dreifache angewachsen. Geht man von einer mittleren Strömungsgeschwindigkeit in der Aorta von 20 cm/sec aus, so beträgt die Geschwindigkeit in den Darm-

Abb. 18a u. b. Gesamtkreislauf als Einrohrsystem dargestellt. a Berücksichtigung der Querschnittsverhältnisse bzw. der Strömungsgeschwindigkeit. b Berücksichtigung der Widerstandsverhältnisse

capillaren (s. Tabelle 1) nur noch den 300.—400. Teil davon, der Gesamtquerschnitt des Capillarbetts muß demnach 300—400mal größer sein als der Aortenquerschnitt [*59, 60, 119*]. Für einen Aortenquerschnitt von 5—7 cm² errechnet sich demnach ein Gesamtquerschnitt des Capillarbetts von 1500—2800 cm².

Würde statt des weitverzweigten Gefäßsystems ein unverzweigtes Rohr das Blut vom linken Herzen zum rechten Vorhof leiten, so müßte es, um die für die einzelnen Kreislaufabschnitte bezeichnende Strömungsgeschwindigkeit zu gewährleisten, seinen Querschnitt ändern, wie es Abb. 18a zeigt. Entsprechend dem großen Gesamtquerschnitt der capillären Gefäßstrecke hätte das Rohr in dem diesen Abschnitt repräsentierenden Teil die größte Weite. Soll andererseits ein unverzweigtes Rohr die gleichen Widerstandsverhältnisse ergeben, wie sie im Gesamtwiderstand der einzelnen Kreislaufabschnitte vorliegen, so müßte es die in Abb. 18b dargestellte Form haben. Es wird deutlich, wie die arterioläre Gefäßstrecke gleichsam als Stenose zwischen den arteriellen Teil des Kreislaufs einerseits, den capillären und venösen Teil andererseits eingeschaltet ist. Die beiden Rohrformen

Tabelle 2. *Querschnittsverhältnisse großer Arterien und ihres Capillarbetts* [76]

	Einzel-Durchmesser	Einzel-Querschnitt	Einzel-Umfang	Zahl	Gesamt-Durchmesser	Gesamt-Querschnitt	Gesamt-Umfang
A. mesent. sup. . .	3 mm	7 mm²	9,4 mm	1	3 mm	7 mm²	9,4 mm
Darmcapillare . .	7 μ	38,5 μ^2	22 μ	71,5 · 10⁶	60 mm (1:20)	2800 mm² (1:400)	1600 m (1:170000)
A. pulmonalis . .	15,5 mm	181 mm²	48,5 mm	1	15,5 mm	181 mm²	48,5 mm
Lungencapillare . .	7 μ	38,5 μ^2	22 μ	600 · 10⁶	171 mm (1:11)	23000 mm² (1:130)	13000 m (1:270000)

verhalten sich in ihren einzelnen Segmenten weitgehend gegensätzlich. *Nur eine fein abgestimmte Verzweigung ermöglicht es, einen großen Gesamtquerschnitt und einen großen Gesamtwiderstand gleichzeitig in einer einzigen Gefäßstrecke des Systems zu vereinigen und beide Faktoren getrennt voneinander zu verändern.*

Während die Funktion aller übrigen Blutgefäße darin besteht, den Inhalt ohne Volumenverlust und ohne Änderung der Qualität zu transportieren, soll die Capillare einen intensiven Stoffaustausch mit der Peripherie ermöglichen, ohne dabei für die grob-dispersen Eiweißmoleküle und die corpusculären Elemente die Eigenschaft des Trans-portrohrs zu verlieren. Der ungestörte Ablauf des für die Gewebsernährung erforder-lichen Stoffaustauschs beruht auf folgenden Voraussetzungen:

1. Langsame Strömungsgeschwindigkeit und damit ausreichende Kontaktzeit für die Austauschvorgänge während der Passage der kurzen Capillarstrecke.

2. Kleines Gefäßlumen bei großer Austauschfläche.

Dadurch daß der Gesamtquerschnitt des Gefäßsystems im Capillarbereich (s. Tabelle 2) sein Maximum erreicht (300—400facher Aortenquerschnitt), ist die notwendige Strömungs-verlangsamung gegeben. Die Verteilung des Gesamtquerschnitts auf eine Vielzahl kleinst-dimensionierter Capillargefäße schafft andererseits die erforderliche Austauschfläche und die für den Austausch notwendige, minimale Gefäßweite. Die „arterioläre Stenose" senkt durch ihren Strömungswiderstand den intravasalen Druck auf „capillargerechte" Werte.

II. Physik der Gefäßwand

Die durch die Kontraktion des Herzmuskels an der ausgeworfenen Blutmenge geleistete Arbeit tritt in verschiedener Form in Erscheinung:

1. Das Blut erfährt eine Beschleunigung und erhält damit eine kinetische Energie:

$$\frac{m\,v^2}{2} \qquad (m = \text{Masse}, \ v = \text{Strömungsgeschwindigkeit}). \tag{11}$$

2. Das ausgeworfene Blut steht unter einem Druck P.

3. Infolge der Erdanziehung besitzt es eine potentielle Energie:

$$m\,g\,h \qquad (m = \text{Masse}, \ g = \text{Erdbeschleunigung}, \ h = \text{Höhe}), \tag{12}$$

die vor allem bei aufrechter Körperhaltung in Form des mit der Höhe der Blutsäule wachsenden hydrostatischen Drucks Bedeutung gewinnt. Nach dem Energiesatz von BERNOULLI sind diese drei Größen unter idealen Verhältnissen, d.h. dann, wenn keine Energie durch Reibung verloren geht, so miteinander verknüpft, daß ihre Summe an jedem Punkt des Stromfadens konstant bleibt:

$$\frac{m\,v^2}{2} + P + m\,g\,h = \text{konstant}. \tag{13}$$

Nimmt man eine reibungslose Zirkulation ohne wesentliche Höhendifferenzen an, bleibt demnach $m\,g\,h$ unverändert, so vereinfacht sich die Gleichung:

$$\frac{m\,v^2}{2} + P = \text{konstant} \qquad \text{oder} \qquad \frac{m\,v_1^2}{2} + P_1 = \frac{m\,v_2^2}{2} + P_2. \tag{14}$$

Die Summe der kinetischen Energie und des Drucks wird, fehlende Reibung vorausgesetzt, immer konstant bleiben, beide Größen können aber ineinander übergehen. Nimmt die Strömungsgeschwindigkeit und damit die kinetische Energie zu, so muß der sog. *statische Druck* oder *Seitendruck P* kleiner werden. Vermindert sich umgekehrt die Strömungsgeschwindigkeit, so wird der statische Druck um einen entsprechenden Betrag anwachsen (Abb. 19). Steht die Flüssigkeit still, besitzt sie also keine kinetische Energie, so wird der an dieser Stelle herrschende Druck als *Gesamtdruck* oder *Enddruck* bezeichnet. Er setzt sich zusammen aus dem *statischen Druck P*, meßbar senkrecht zur Stromrichtung, und der Druckkomponente, die durch das Anhalten der Strömung aus der kinetischen Energie entsteht, dem sog. *Staudruck* oder *kinetischen Druck:*

Gesamtdruck = statischer Druck + kinetischer Druck.

Da für den Kreislauf die Energieverluste durch Reibung keineswegs vernachlässigt werden dürfen, hat der Satz von BERNOULLI nur beschränkte Gültigkeit; er ist aber auf kurze Stromstrecken mit geringen Reibungsverlusten anwendbar.

Die im Bereich der physiologischen Schwankungsbreite auftretenden Geschwindigkeitsänderungen beeinflussen den statischen Druck nur unwesentlich. In Ruhe beträgt die mittlere Differenz zwischen statischem Druck und Gesamtdruck, d.h. der Staudruck in der Aorta, nur 0,3 mm Hg, für die rascheste Ejektionsphase läßt sich ein Wert von 3 mm Hg errechnen. Da sich aber der Staudruck mit dem Quadrat der Strömungsgeschwindigkeit vervielfacht, steigt er bereits bei einer Zunahme des Herzzeitvolu-

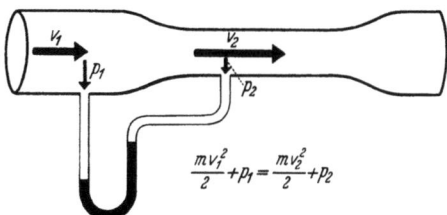

Abb. 19. Energiesatz von BERNOULLI: Mit zunehmender Strömungsgeschwindigkeit (v) sinkt der Seitendruck (P)

mens auf den fünffachen Ruhewert in der raschesten Ejektionsphase in der Aorta von 3 auf 75 mm Hg an (1333 dyn/cm² entsprechen 1 mm Hg) [23]. Tatsächlich hat die Abnahme des statischen Drucks bei großer kinetischer Energie dort in der Pathophysiologie der Strömung eine Bedeutung, wo die Strömungsgeschwindigkeit durch Zunahme des Zeitvolumens oder infolge umschriebener Strombahnstenosen in unphysiologischer Weise ansteigt.

1. Druck und Gefäßwand

Nach Gl. (14) kann der Gefäßinhalt über die Größe des Druckes P und über die Größe der kinetischen Energie $\frac{m v^2}{2}$ mechanisch auf die Gefäßwand einwirken. Der in einem Gefäß herrschende Innendruck P übt nach der Formel

$$P = \frac{K}{F} \qquad (K = \text{Kraft}, F = \text{Angriffsfläche der Kraft}) \qquad (15)$$

eine senkrecht zur Innenfläche gerichtete Kraft auf die Gefäßwand aus, er hat die Tendenz, diese zirkulär und längs zu dehnen. Es entsteht hierdurch eine tangentiale und eine longitudinale Wandspannung (S):

$$S = \frac{K}{F}. \qquad (16)$$

Ist die Gefäßwand sehr dünn, so braucht nur die Tangential- und Longitudinalspannung berücksichtigt zu werden. Mit zunehmender Wanddicke gewinnt außerdem die Radiärspannung an Bedeutung.

Zur Berechnung der Tangentialspannung S_t (Abb. 20a) geht man von der Annahme aus, daß der im Rohr herrschende Druck P die beiden Halbzylinder mit einer Kraft $K_i = P \cdot F$ auseinanderdrückt, wobei man sämtliche Kraftvektoren an der durch die Rohrmitte gelegten (schraffierten) Längsschnittfläche $F = 2r \cdot l$ ($l =$ Rohrlänge) angreifen läßt. Die dehnende Kraft ist dann:

$$K_i = P \cdot F = P \cdot 2 \cdot r \cdot l. \tag{17}$$

Sie befindet sich mit der durch sie im Wandmaterial erzeugten Zwangskraft K_w im Gleichgewicht: $K_i = K_w$. Demnach beträgt die tangentiale Wandspannung:

$$S_t = \frac{K_w}{F_w} = \frac{K_i}{F_w}. \tag{18}$$

Die Fläche F_w, an der die dehnenden Kräfte angreifen, entspricht der Längsschnittfläche der Rohrwand:

$$F_w = 2l \cdot D \qquad (D = \text{Dicke der Rohrwand}). \tag{19}$$

Es ergibt sich für die *tangentiale Wandspannung* die nach dem Marquis DE LAPLACE (1749—1827) benannte Formel:

$$S_t = \frac{K_i}{2 \cdot l \cdot D} = \frac{P \cdot 2 \cdot r \cdot l}{2 \cdot l \cdot D} = \frac{P \cdot r}{D}. \tag{20}$$

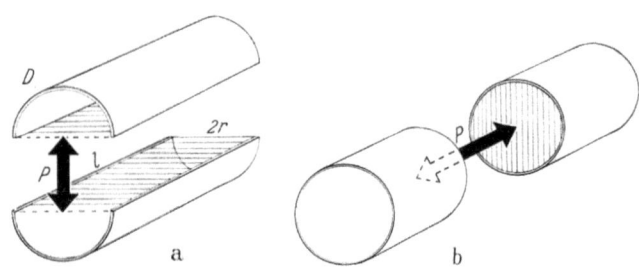

Abb. 20a u. b. Berechnung der tangentialen (a) und der longitudinalen (b) Gefäßwandspannung. Erklärung im Text

In ähnlicher Weise läßt sich die *Längsspannung* S_l errechnen (Abb. 20b), wenn man von der Überlegung ausgeht, daß die in der Längsrichtung angreifenden, durch den Innendruck erzeugten Kräfte die beiden Rohrsegmente in der Längsrichtung auseinanderzudrängen versuchen, wobei der Innendruck P auf den (schraffierten) Querschnitt πr^2 der Rohrlichtung wirkt: $K_i = P \cdot \pi r^2$.

Die Längsspannung beträgt:

$$S_l = \frac{K_w}{F_w} = \frac{K_i}{F_w}. \tag{21}$$

Die Fläche, an der die Spannungskräfte angreifen können, entspricht dem Querschnitt der Rohrwandung, ist also bei geringer Dicke:

$$F_w = 2 \pi r \cdot D. \tag{22}$$

Es folgt:

$$S_l = \frac{K_i}{F_w} = \frac{P \cdot \pi r^2}{2 \pi r \cdot D} = \frac{P \cdot r}{2 \cdot D}. \tag{23}$$

Verzichtet man darauf, die Spannung in ihrer Beziehung zur Rohrdicke anzugeben, so vereinfachen sich die Formeln zu:

$$S_{t\,\text{total}} = P \cdot r \tag{24}$$

bzw.

$$S_{l\,\text{total}} = \frac{P \cdot r}{2}. \tag{25}$$

Man erhält die sog. *Totalspannung* für eine bestimmte Rohrlänge. *Für dünnwandige Gefäße beträgt demnach die Längsspannung nur die Hälfte der Tangentialspannung.*

Wie sich aus der Formel von LAPLACE [Gl. (20)] ergibt, ist die tangentiale Wandspannung nicht allein vom Gefäßinnendruck, sondern außerdem vom Radius des Gefäßes abhängig. Diese Tatsache ist für die Physiologie und die Pathologie der Gefäße von größter Bedeutung, bleibt doch aus diesem Grund die Wandspannung kleiner Gefäße selbst bei hohem Gefäßinnendruck niedrig (Capillaren), während andererseits geringe Innendrucke in einem weitlumigen Gefäß zu beträchtlichen Wandspannungen führen (Aneurysmen) (Abb. 21 und Tabelle 3).

Da sich die mittleren Blutdruckwerte am Anfang und am Ende der arteriellen Strombahn etwa wie 5:1 verhalten, die Gefäßradien der Capillaren und der Aorta dagegen annähernd wie 1:3000, *sind die zwischen den einzelnen Gefäßkategorien feststellbaren, beträchtlichen Unterschiede der Tangentialspannung weit mehr auf die Variable „Radius" als auf die Variable „Druck" zurückzuführen* (Tabelle 3).

Soll das Gefäß trotz der rhythmischen Innendruckschwankungen sein Kaliber nicht wesentlich ändern, so müssen die in der Wand auftretenden Zwangskräfte den jeweiligen Dehnungskräften dauernd das Gleichgewicht halten, mit zunehmender Wandspannung also anwachsen, mit fallender Wandspannung dagegen nachlassen. *Die Gefäßwand muß sich elastisch verhalten.*

Der Begriff der *Elastizität* wird nicht nur im alltäglichen Sprachgebrauch, sondern nicht selten auch in der physiologischen Terminologie im umgekehrten Sinn seiner physikalischen Definition gebraucht, wenn „elastisch" gleichsinnig mit „gut dehnbar" verwendet wird. Mit der physikalischen Bedeutung des Begriffs stimmt dabei nur überein, daß man solche Körper elastisch nennt, die auf eine durch äußere Kräfte hervorgerufene Änderung des Volumens oder der Gestalt Gegenkräfte entwickeln, die diese Änderung rückgängig zu machen suchen. *Nach der physikalischen Definition ist ein Körper um so elastischer, je größer die Zwangskräfte sind, die er einer Deformierung entgegensetzt.* Demnach ist Stahl elastischer als Gummi.

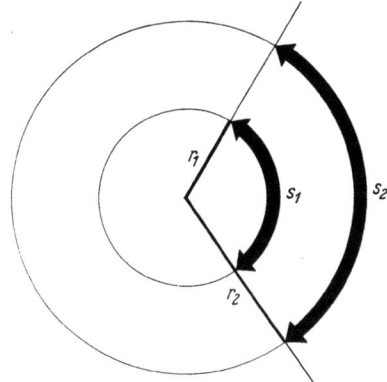

Abb. 21. Gesetz von LAPLACE: Bei gleichem Innendruck wächst die tangentiale Wandspannung S proportional dem Radius r. Dem Radius r_1 entspricht die Wandspannung S_1, dem Radius r_2 die Wandspannung S_2

Man unterscheidet drei Arten der elastischen Verformung:

1. die allseitige, gleichmäßige Kompression oder Dehnung,

2. die Kompression oder Dehnung in nur einer Richtung und

3. die Scherung oder den Schub.

Im Zusammenhang mit der Gefäßwandbelastung interessieren nur die durch den Innendruck entstehende Dehnung in einer Richtung und die durch die Strömung an der Gefäßwand erzeugte Scherung.

Ein elastischer Stoff besitzt für jede der drei Verformungsarten eine Materialkonstante: für die allseitige Kompression den *Kompressionsmodul*, für die Dehnung in einer Richtung den *Elastizitätsmodul* und für die Scherung bzw. den Schub den *Scherungs- oder Schub-*

Tabelle 3. *Beziehung zwischen Wandspannung und Anteil an elastischem Material in Gefäßen verschiedenen Kalibers* [20]

Art des Gefäßes	Mitteldruck		Radius r	Wandspannung S	Elastisches Material
	mmHg	dyn/cm²		dyn/cm	
Aorta und große Arterien	100	$1{,}3 \cdot 10^5$	1,3 cm und weniger	170000	sehr viel, zwei Schichten
Kleine Verteilerarterien .	90	$1{,}2 \cdot 10^5$	0,5 cm	60000	viel, aber mehr muskulär
Arteriolen	60	$8 \cdot 10^4$	0,15mm bis 62 μ	1200—500	nur dünne elastische Intima
Capillaren	30	$4 \cdot 10^4$	4 μ	16	kein elastisches Material
Venolen	20	$2{,}6 \cdot 10^4$	10 μ	26	fast kein elastisches Material
Venen	15	$2 \cdot 10^4$	200μ und mehr	400	elastische Fasern treten wieder auf
Vena cava	10	$1{,}3 \cdot 10^4$	1,6 cm	21000	beträchtlich, mit der Größe zunehmend

modul. Die Konstanten geben an, welche Kraft für ein bestimmtes Maß der Deformierung aufzubringen ist.

Legt man zur Prüfung der *elastischen Materialeigenschaften* das Dehnungs-Spannungs-Diagramm eines arteriellen Gefäßes an, so erhält man die Kurve der Abb. 22b. Sie zeigt einen prinzipiell anderen Verlauf als das typische Dehnungs-Spannungs-Diagramm eines einfachen elastischen Körpers (Abb. 22a). Während die Kurve für den elastischen Körper in ihrem ersten Abschnitt den steilsten Anstieg aufweist und von der Proportionalitätsgrenze an flacher wird, steigt die Kurve der Gefäßwand nach anfänglich annähernd proportionalem Verhalten zwischen Spannung und Dehnung steil an. Mit zunehmender Dehnung wird demnach den deformierenden Kräften eine überproportionale Zwangskraft entgegengesetzt, die eine weitere Umfangszunahme verhindert. Diese Besonderheit des für die Gefäßwand charakteristischen Dehnungs-Spannungs-Diagramms findet ihre Erklärung

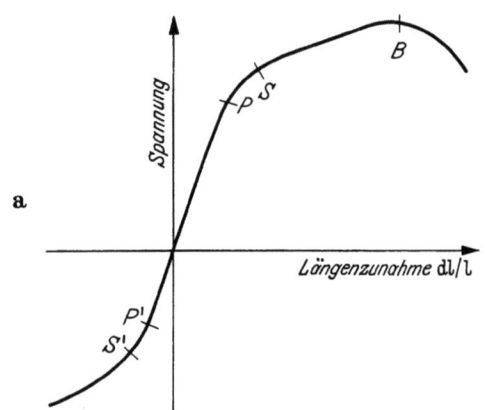 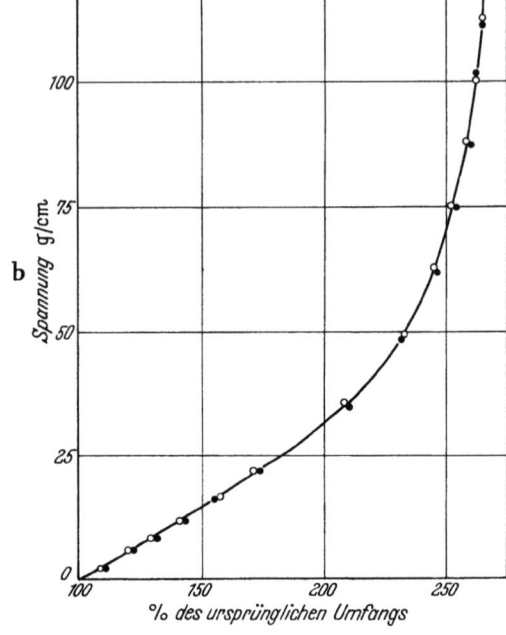

Abb. 22a u. b. Dehnungs-Spannungs-Diagramm a eines elastischen Körpers: *P*=Proportionalitätsgrenze, *S*=Streck- oder Fließgrenze, *B*=Bruchgrenze (aus WESTPHAL, Physik 1947 [*125*]); b einer Kaninchenaorta. (Aus BURTON, A. C. 1956 [*22*])

in der Tatsache, daß bei der Untersuchung die Gesamtheit der mechanischen Eigenschaften aller Strukturelemente erfaßt wird, die, jedes für sich betrachtet, untereinander wesentliche Unterschiede aufweisen. *Nur durch die Kombination physikalisch verschieden definierter Bauelemente kann ein Gewebe entstehen, das sich durch die Eigenschaft der Gefäßwand auszeichnet, zunehmender Dehnung einen überproportional anwachsenden Widerstand entgegenzusetzen.* Die infolge eines gegebenen Innendrucks entstehende Gefäßwandspannung $S = P \cdot r$ schneidet in Abb. 23 das Dehnungs-Spannungs-Diagramm des Gefäßes am Punkt A entsprechend dem Radius r. Ist das Gefäß bis zu diesem Radius gedehnt, so erreichen die Zwangskräfte der Gefäßwand Werte, die der dehnenden Kraft des Innendrucks das Gleichgewicht halten. Eine weitere Zunahme des Radius um den Betrag dr bzw. eine entsprechende Vergrößerung des Gefäßquerschnitts ist nur möglich bei steigendem Innendruck, d.h. steilerem Verlauf von $S = P \cdot r$. Sinkt dagegen der Innendruck, verläuft also $S = P \cdot r$ flacher, so überwiegt die Zwangskraft in der Gefäßwand über die dehnende Kraft des Innendrucks und verkleinert den Gefäßradius bis zum Punkt D, an dem sich ein neues Gleichgewicht einstellt. *Die mechanischen Strukturelemente der Gefäßwand* (elastische und kollagene Fasern) *besitzen demnach in bestimmter Textur die Fähigkeit, die dehnenden Kräfte des Gefäßinnendrucks in einem stabilen Gleichgewicht passiv zu kompensieren*, ohne dabei in gefahrvoller Weise überdehnt zu werden.

a) Physikalische Eigenschaften und Funktion des Endothels

Von den vier in der Gefäßwand vorkommenden Bauelementen (Endothel, glatte Muskulatur, elastische und kollagene Fasern) ist als einziges das Endothel in allen Gefäßkategorien vertreten. Endothel ist außerordentlich dehnbar, sein Elastizitätsmodul ist niedrig, seine Zerreißfestigkeit gering. Wie wenig es geeignet ist, größere mechanische Belastungen zu übernehmen, ergibt sich aus einem von Burton (1955) mitgeteilten Vergleich: Das schwache Gewebe der „Kleenex"-Reinigungstücher ist unter der Voraussetzung gleicher Dimensionierung 3000fach stärker als Endothel. Wenn die zarte Capillarwand trotzdem dem capillären Blutdruck standhält, der auf Herzhöhe 12—30 mm Hg beträgt, in den abhängigen Körperpartien aber infolge des hydrostatischen Drucks der gesamten Blutsäule wesentlich höhere Werte annehmen kann, so ist dies nur möglich durch den extrem kleinen Radius des capillären Rohrs. Die gesamte tangentiale Wandspannung erreicht unter normalen Verhältnissen bei einem Durchschnittsradius der Capillare von 4 μ nie Werte, die über die Belastbarkeit des Endothels hinausgehen. Bei einem Blutdruck von 30 mm Hg entspricht die capilläre Wandspannung etwa 16 dyn/cm. Die geringe Abmessung der Capillare versetzt sie sogar in die Lage, den arteriellen Blutdruck vorübergehend auszuhalten, ohne daß wesentliche Zerreißungen der Capillarwände auftreten. *Die Tatsache, daß das Endothel bei entsprechend kleiner Abmessung des Gefäßlumens den ganzen Gefäßinnendruck aufnimmt und kompensiert, ist für die Funktion der Capillare deshalb von ausschlaggebender Bedeutung, weil so der ganze capilläre Blutdruck als Filtrationsdruck wirksam werden kann.*

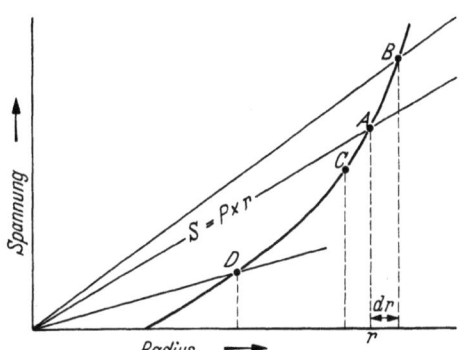

Abb. 23. Das mechanische Gleichgewicht zwischen dehnender Kraft des Gefäßinnendrucks und passiver Gegenspannung der Gefäßwand. Erklärung im Text. (Nach Burton, A. C. 1951 [20])

Die funktionellen Konsequenzen dieser physikalischen Gegebenheiten werden deutlich, wenn man sie den Verhältnissen an der Aorta gegenüberstellt. Bei großem Gefäßradius und hohem Innendruck treten dort Tangentialspannungen auf, die um ein Vielfaches höher sind als diejenigen in der Capillarwand. Sie betragen für einen mittleren Radius von 1,3 cm und bei einem Mitteldruck von 100 mm Hg 170 000 dyn/cm, für Druckspitzen von 150 mm Hg sogar 250 000 dyn/cm. *Die gesamte tangentiale Wandspannung der Aorta ist somit 10 000—15 000 fach höher als die normale Spannung in der Capillarwand.* Berechnet man andererseits den intravasalen Druck, den das Endothel auf Grund seiner physikalischen Eigenschaften als alleiniges Bauelement in einem Gefäß von dem Querschnitt der Aorta kompensieren könnte, ohne Schaden zu nehmen, so ergibt sich unter der Annahme einer für das Endothel normalen Wandspannung von 13 dyn/cm ein Druck von nur etwa 10 dyn/cm² oder 1/10 mm H$_2$O bzw. 0,008 mm Hg. *Die dünne Endothelschicht der Aorta kann demnach bei der Größe dieses Gefäßes praktisch keinen Innendruck kompensieren. Die gesamte Tangentialspannung muß von den übrigen, außerhalb des Endothels gelegenen Wandschichten so aufgefangen werden, daß das Endothel spannungsfrei bleibt. Dadurch wirkt der gesamte Aorteninnendruck auf das Endothel als Kompressionsdruck, der es abdichtend dem Maschenwerk der übrigen Wandschichten aufpreßt [75]. Für das Endothel der Aorta existiert kein Filtrationsdruck, zumindest kann man ihn, entsprechend dem minimalen Druckanteil, den das Endothel übernehmen kann, vernachlässigen. Der für die Capillare typische transendotheliale Filtrationsstrom fehlt in der Aorta und den übrigen großen Gefäßen. Mag das Endothel im gesamten Gefäßsystem ein anatomisch und physikalisch einigermaßen einheitliches Gewebe sein, die physikalischen Gegebenheiten zwingen ihm ein funktionell gegensätzliches Verhalten auf: In der Capillare wird es zu einer partiell durchlässigen Membran, an welcher der gesamte Gefäßinnendruck als Filtrationsdruck wirksam wird, in der*

Aorta übernimmt es dagegen die Funktion einer abdichtenden, jeden Filtrationsstrom hemmenden Innenhaut.

b) Physikalische Eigenschaften und Funktion der elastischen Fasern

Wie HASS [55, 56] zeigte, gelingt es durch Behandlung der Gefäßwand mit Ameisensäure, die kollagenen Fasern und die glatte Muskulatur funktionell weitgehend auszuschalten, ohne hierdurch die physikalischen Eigenschaften des Elastins wesentlich zu verändern. Die mit einer so vorbereiteten Gefäßwand gewonnenen Dehnungs-Spannungs-Diagramme gestatten daher Rückschlüsse auf die Eigenschaften der elastischen Faser. Mit zunehmender Dauer der Vorbehandlung verlaufen die Kurven flacher und nähern sich in ihrem Verlauf einer Geraden (Abb. 24a). Der auffälligste Befund bei einem

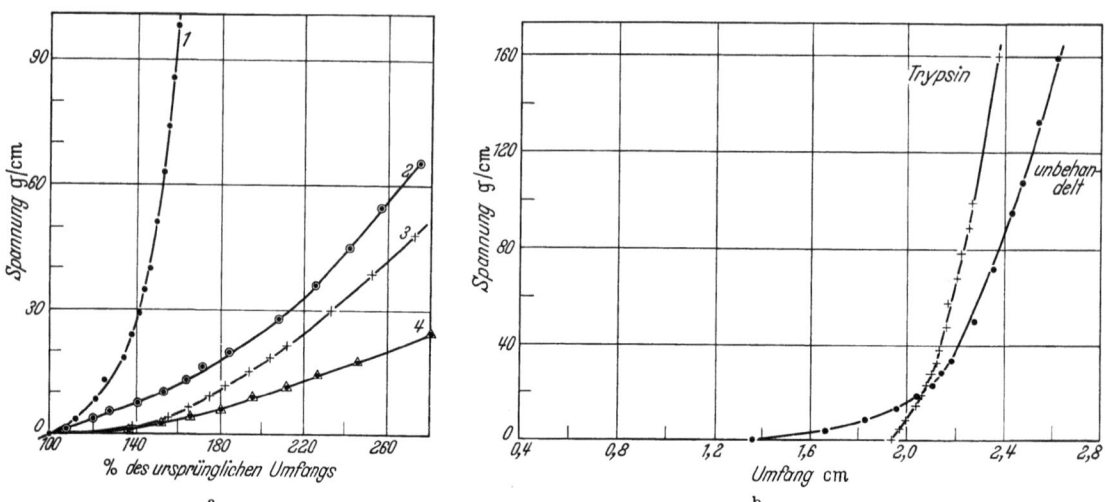

Abb. 24a u. b. Dehnungs-Spannungs-Diagramme menschlicher Beckenarterien. a *1* unbehandelt, *2—4* nach Behandlung mit Ameisensäure während 1, 2 und 3 Std. b unbehandelt und nach Behandlung mit Trypsin. (ROACH, R., and A. C. BURTON 1957 [*99a*])

Vergleich mit der Kurve der unbehandelten Gefäßwand ist der fehlende Steilanstieg bei höherer Druckbelastung. Selbst bei einer Dehnung um 100% der Ausgangslänge weist die Kurve annähernd Proportionalität zwischen Verformung und Gegenspannung auf. Der Befund muß so gedeutet werden, daß das elastische Material offenbar nur für den ersten Abschnitt des Dehnungs-Spannungs-Diagramms verantwortlich ist, daß also die in den unteren und mittleren Belastungsbereichen auftretenden Dehnungskräfte der Gefäßwand vorwiegend durch Gegenspannungen im elastischen Material kompensiert werden. Elastin ist etwa 500mal besser dehnbar als Gummi (Tabelle 4). Es ist aber nur etwa um 100% der Ausgangslänge dehnbar, ohne Schaden zu nehmen, während Gummi erst bei einer Dehnung um 600% die Elastizitätsgrenze erreicht. Der Elastizitätsmodul des Elastins wurde in Abhängigkeit von der Untersuchungsmethode mit $3 \cdot 10^6$, $5 \cdot 10^6$ oder $4 \cdot 10^7$ dyn/cm²/100% Dehnung bestimmt [*21, 129*]. Die gute Dehnbarkeit des elastischen Materials wird auf die strukturelle Anordnung der Moleküle und auf die Textur der elastischen Fasern zurückgeführt, die eine besonders günstige Ausgangslage für eine Längsbeanspruchung gewährleisten. Nach der Laplaceschen Formel $S_t = P \cdot r$ sind die höchsten tangentialen Wandspannungen in den Arterien größten Lumens zu erwarten, also in der Aorta und ihren großen Ästen, in deren Wand demnach auch die größten elastischen Energien gespeichert werden können.

Besondere Bedeutung kommt im arteriellen System den druckamplitudenabhängigen Spannungsschwankungen in der Gefäßwand zu. Wie Tabelle 5 zeigt, *nimmt die systolisch-diastolische Differenz der tangentialen Gesamtspannung bei gleicher Druckamplitude von einer kleinen Verteilerarterie bis zur Aorta um das Sechsfache zu.* So wird es verständlich, daß besonders in den weitlumigen Arterien, die nicht nur die größte Gesamtspannung, sondern auch die stärksten Spannungsschwankungen zu ertragen haben, das elastische Material als Strukturelement der Gefäßwand im Vordergrund steht.

c) Physikalische Eigenschaften und Funktion der kollagenen Fasern

In ähnlicher Weise wie das elastische ist auch das kollagene Material der Gefäßwand einer isolierten Untersuchung zugänglich. Durch Vorbehandlung mit ungereinigtem Trypsin [21] gelingt es, die elastischen Fasern anzudauen und ihnen hierdurch ihre charakteristischen physikalischen Eigenschaften zu nehmen. Das Verhalten der Gefäßwand ist nun im wesentlichen auf die Eigenschaften der kollagenen Fasern zurückzuführen. Auffallenderweise fehlt dem Dehnungs-Spannungs-Diagramm einer so präparierten Gefäßwand (Abb. 24b) der für die unteren Druckbereiche sonst bezeichnende, flache und annähernd proportionale Kurvenanstieg. Die Kurve verläuft vielmehr zunächst nahe der 0-Linie, d.h. der bei niedrigen und mittleren Innendrucken entstehenden Wanddehnung

Tabelle 4. *Elastische Eigenschaften von Stoffen und Geweben* [21]

	Elastizitätsmodul dyn/cm²/100% Dehnung	Zugfestigkeit dyn/cm²	Maximale Extension in %
Gummi	$4 \cdot 10^7$	$2 \cdot 10^8$	600
Weidenholz	$5 \cdot 10^{10}$	$5 \cdot 10^{10}$	1
Eichenholz	$1 \cdot 10^{11}$	$1 \cdot 10^{11}$	1
Endothel	zu vernachlässigen	—	groß
Glatter Muskel. . . .	entspannt $6 \cdot 10^4$	—	300
	kontrahiert $1 \cdot 10^5$	—	300
Elastische Fasern . .	$3 \cdot 10^6$	$1 \cdot 10^7$	100
Kollagene Fasern . .	$1{,}3 \cdot 10^9$	sehr groß	50

Tabelle 5. *Systolisch-diastolische Differenz der Wandspannung in Arterien verschiedener Größe*

Gefäß	Blutdruckamplitude		Radius	Systolisch-diastolische Spannungsdifferenz (totale Wandspannung) dyn/cm
	mm Hg	dyn/cm²	cm	
Aorta	50	66650	1,3	86645
Große Verteilerarterie . .	50	66650	0,5	33325
Kleine Verteilerarterie . .	50	66650	0,2	13330

wird kein Widerstand entgegengesetzt. Erst bei weiterer Dehnung tritt eine schnell anwachsende Spannungsvergrößerung auf, die sich in einem plötzlichen Steilanstieg der Kurve ausdrückt.

Im entspannten Zustand sind die kollagenen Fasern gewellt. Bei Dehnung der Gefäßwand werden sie zunächst gestreckt, ohne dabei auf Zug beansprucht zu werden. Die Dehnung bis zur vollkommenen Streckung der kollagenen Fasern entspricht dem abszissennahen Verlauf der Kurve. Der Steilanstieg dagegen setzt mit der nun beginnenden Zugbeanspruchung des kollagenen Materials ein. Auch die kollagene Faser verhält sich nach der physikalischen Definition elastisch, sie ist aber kaum dehnbar und bietet der Verformung stärksten Widerstand. Ihr Elastizitätsmodul liegt mit $1{,}3 \cdot 10^9$ dyn/cm²/100% Dehnung 400mal höher als der Modul der elastischen Faser (Tabelle 4).

d) Physikalische Eigenschaften und Funktion der glatten Muskulatur

Die physikalischen Materialeigenschaften der glatten Muskulatur lassen sich nicht isoliert darstellen und messen, da sie an der lebenden Zelle nicht von den durch die aktive Kontraktion geschaffenen Eigenschaften zu trennen sind. Sie ändern sich mit dem Funktionszustand der Muskelfaser, für die in einem weiten Bereich jede Länge zur Ausgangs- bzw. Ruhelage werden kann. Dehnt man die Muskelfaser langsam, so kann man sie auf ein Vielfaches ihrer Ausgangslänge strecken, ohne daß die Gegenspannung wesentlich zunimmt.

Annäherungsweise bestimmte Werte für den Elastizitätsmodul der glatten Muskelfaser liegen im erschlafften Zustand bei $6 \cdot 10^4$, im Kontraktionszustand etwas höher bei $1 \cdot 10^5$ dyn/cm²/100 % Verlängerung. Selbst der Elastizitätsmodul der gut dehnbaren elastischen Faser liegt noch um das 30—50fache höher. Der Widerstand, den diese einer Dehnung entgegensetzt, ist demnach um ein Vielfaches größer als derjenige der glatten Muskulatur. Diese Tatsache weist neben den schon geschilderten Eigenschaften der Muskelfaser darauf hin, daß sie in der Gefäßwand nicht unmittelbar als Spannungsträger Verwendung finden kann, sondern offenbar andere Funktionen auszuüben hat.

Eine ausschließlich aus glatter Muskulatur bestehende Gefäßwand ohne jedes elastische Bauelement wäre nicht in der Lage, sich den Innendruckschwankungen so anzupassen, daß sie der mit steigendem Druck wachsenden Wandspannung einen vermehrten Widerstand entgegensetzt und damit die weitere Dehnung aufhält oder bei sinkendem Innendruck und abnehmender Wandspannung ihre Eigenspannung vermindert und damit eine Verkleinerung der Gefäßlichtung vermeidet. Die Muskulatur würde sich vielmehr umgekehrt verhalten: Während die Spannungsbelastung der Gefäßwand mit fallendem Innendruck gemäß der Formel $S = P \cdot r$ sinkt, bliebe die aktive Spannung der muskulären Wand unverändert. Das Überwiegen der aktiven Spannung über die Spannungsbeanspruchung müßte sich in einer Verkleinerung des Gefäßumfangs auswirken, durch die das Verhältnis zwischen Aktivspannung und Spannungsbelastung erneut zugunsten der Aktivspannung verschoben würde. *Die geringste Druckverminderung in einem rein muskulären Gefäßrohr müßte daher dessen akuten aktiven Verschluß zur Folge haben.*

Bei Anstieg des Innendrucks ist aus den gleichen Überlegungen eine explosionsartige Überdehnung des Muskelschlauchs zu erwarten, da die Dehnungskräfte über die gleichbleibende oder langsamer zunehmende Aktivspannung der Muskulatur hinauswachsen müßten.

Es gibt für ein rein muskuläres Gefäß nur die beiden extremen Funktionszustände des totalen Verschlusses oder der maximalen Öffnung. Ein solches Verhalten ist von den arteriovenösen Anastomosen bei Tier und Mensch bekannt, die praktisch frei von elastischem Gewebe sind und nur aus Endothel und Muskulatur bestehen.

Die übrigen Gefäße haben infolge der Materialeigenschaften des Elastins und des Kollagens die Fähigkeit, jedem normalerweise vorkommenden Innendruck bzw. den durch ihn entstehenden Dehnungskräften in der Gefäßwand eine Gegenspannung entgegenzusetzen, die sich mit diesen im Gleichgewicht befindet, ohne daß mit diesem Vorgang extreme Veränderungen des Gefäßquerschnitts verbunden sind. *Die Gegenspannung entsteht passiv ohne jeglichen Energieaufwand.* Im Gegensatz zum rein muskulären Gefäß ist eine Gleichgewichtslage zwischen Innendruck und Wandspannung auf der einen Seite und passiver Gegenspannung auf der anderen Seite auf jedem Druckniveau und bei jeder Druckamplitude möglich, da das elastische Gewebe synchron mit jeder Druckschwankung seine Gegenspannung gleichsinnig verändert.

Der Muskulatur fällt die Aufgabe zu, durch Steigerung oder Verminderung aktiver Kontraktionsspannung den spannungstragenden passiven Schlauch des elastisch-kollagenen Faserwerks in seiner Ausgangslage zu variieren und dadurch den jeweiligen Druckverhältnissen anzupassen. *Sie bringt mit ihrem aktiven Spannungsanteil den passiven Spannungsträger der Gefäßwand in den jeweils optimalen Bereich seiner mechanischen Wirksamkeit und kann das mechanische Gleichgewicht zwischen Dehnungskräften und entgegengerichteten Zwangskräften der Gefäßwand entlang der Kurve des Dehnungs-Spannungs-Diagramms in beiden Richtungen verschieben.* Das mechanische Gleichgewicht der Gefäßwand soll in Abb. 25 für einen bestimmten Innendruck mit der Spannung Ar_1 bei dem Punkt A liegen. Wird durch eine zusätzliche Aktivspannung der Gefäßwandmuskulatur der zugehörige Radius r_1 auf r_2 verkleinert, so entspricht dem neuen Radius bei gleichem Innendruck die dehnende Kraft Br_2. Die elastischen und kollagenen Fasern können aber nur den Betrag Cr_2 passiv kompensieren. Den Rest der Gegenspannung (CB) muß die Muskulatur durch einen entsprechenden Tonus aufbringen. Bei neuer

Ausgangslage kann sich jetzt auf dem Dehnungs-Spannungs-Diagramm, das man sich um den Tonusbetrag BC angehoben denken muß, für jeden Gefäßinnendruck wieder ein stabiles mechanisches Gleichgewicht einstellen.

Es erhebt sich die Frage, wie es möglich ist, daß ein gegen Spannung wenig resistentes Material, wie die Muskelfaser, den Spannungszustand der passiven Spannungsträger auch gegen hohe Drucke wirksam variieren kann. Das Problem scheint so gelöst zu sein, daß die Muskelfasern in die Architektonik der Gefäßwand mit ihren elastischen und kollagenen Platten und Netzen in besonderer Weise eingefügt sind. Ihre Anordnung und eine funktionell optimale Fixierung ihrer Endpunkte an den passiven Spannungsträgern erlaubt ihnen ohne wesentliche eigene Dehnungsbelastung eine wirksame Beeinflussung der mechanischen Wandeigenschaften [20, 21].

Auch die Wirkungsweise der für die Vasomotorik so wichtigen Muskulatur in den kleinen Arterien und Arteriolen ist so zu verstehen, daß ihr durch eine besondere architektonische Einfügung in die Gefäßwand die Fähigkeit gegeben ist, durch Erzeugung einer bestimmten Aktivspannung eine entsprechende Gefäßweite einzustellen. Daß es nach den angeführten Überlegungen bei Zunahme des Muskeltonus nicht sofort zum Verschluß des Gefäßes kommt, kann nur so zu erklären sein, daß die Wirkung der muskulären Aktivspannung beim Erreichen der ihr entsprechenden Gefäßweite durch den eigenartigen Einbau der Muskulatur in die übrigen Bauelemente und durch die besondere Lage ihrer Fixpunkte aufgehoben wird.

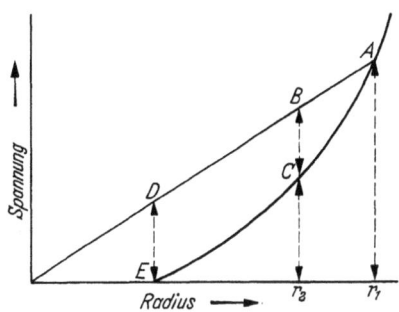

Abb. 25. Die Bedeutung der muskulären Aktivspannung für das Gleichgewicht zwischen dehnender Kraft des Gefäßinnendrucks und Gegenspannung der Gefäßwand. Erklärung im Text. (Nach BURTON, A. C. 1951 [20])

Im Anschluß an die Analyse der einzelnen Bauelemente der Gefäßwand lassen sich folgende Erkenntnisse zusammenfassen:

1. Das Endothel übernimmt nur in der Wand der Capillaren spannungtragende Funktion und ist in Gefäßen dieser Abmessung trotz seiner geringen mechanischen Widerstandskraft in der Lage, als einziges Bauelement den gesamten Gefäßinnendruck zu kompensieren. Hierdurch ist der für die Gewebsernährung wichtige Filtrationsstrom gewährleistet. In allen übrigen Gefäßen hat das Endothel keine druckkompensierende, sondern abdichtende Funktion.

2. Die in der Gefäßwand auftretenden Dehnungskräfte werden in allen nichtcapillären Gefäßen von den elastischen und kollagenen Fasern kompensiert. Die beiden Spannungsträger sind funktionell so parallelgeschaltet, daß bei der normalerweise auftretenden Belastung der Gefäßwand in den unteren Druckbereichen vorwiegend das elastische Material, das kollagene dagegen erst bei höheren und exzessiven Drucken beansprucht wird. Durch die Superposition der mechanischen Eigenschaften der beiden parallelgeschalteten Spannungsträger (Abb. 26) erhält die Gefäßwand ihre charakteristische Materialeigenschaft. Dem kollagenen Material kommt dabei dank seiner hohen Widerstandskraft die Funktion eines Schutzmantels für die elastischen Fasern zu, die als Hauptträger der physiologischen Spannungsschwankungen anzusehen sind. Das Kollagen in der Gefäßwand beschränkt die mechanische Belastung des Elastins auf den ihm gemäßen Bereich.

3. Die glatte Muskulatur ist auf Grund ihrer mechanischen und funktionellen Eigenschaften nicht befähigt, den wechselnden Innendrucken eines Gefäßes dauernd und ohne zeitliche Verzögerung eine gleichgewichtige Gegenspannung entgegenzusetzen. Für ein rein muskuläres Gefäß wäre vielmehr nur ein labiles Gleichgewicht möglich, aus dem sich bei der geringsten Innendruckschwankung der totale Gefäßverschluß oder aber eine extreme Dilatation des Gefäßes entwickeln müßte. Die Aufgabe der glatten Muskulatur

im Gewebsverband der Gefäßwand besteht darin, die Dehnbarkeit des elastisch-
kollagenen Faserwerks zu variieren. In Abhängigkeit von nervalen Impulsen kann die
Muskulatur dort, wo sie an kleinen Gefäßen einen relativ großen Anteil der Gefäßwand
ausmacht, die rein mechanischen Zwangskräfte der bindegewebigen Gefäßwandelemente
um eine beträchtliche Aktivspannung erhöhen und auf diese Weise erheblichen Einfluß
auf das Gefäßlumen und damit auf den Strömungswiderstand, den Blutdruck und andere
Kreislaufgrößen gewinnen.

2. Schub und Gefäßwand

Neben den bereits besprochenen *Druckkräften*, die allseits *senkrecht* auf die Begrenzungs-
fläche einwirken und in der Gefäßwand eine Dehnungsspannung erzeugen, treten an den

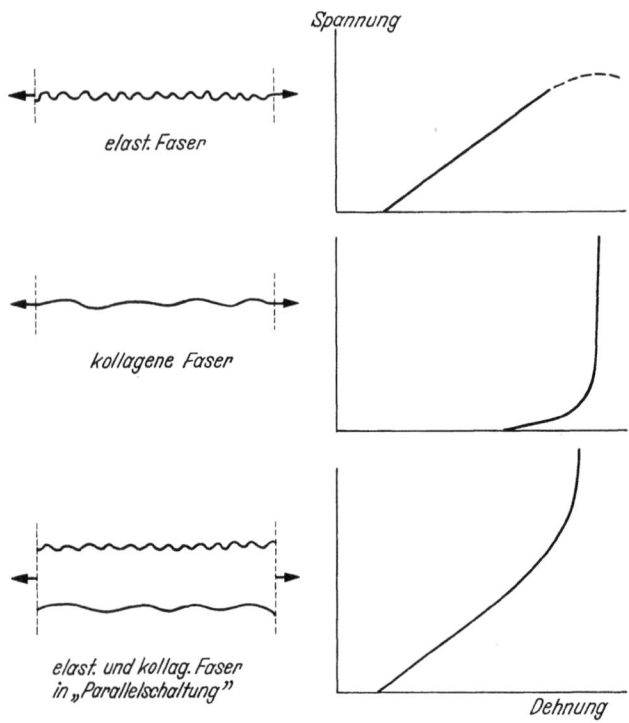

Abb. 26. Schematische Dehnungs-Spannungs-Diagramme der
isolierten elastischen Faser, der isolierten kollagenen Faser und
einer Kombination der beiden in Parallelschaltung. Die mechanischen Eigenschaften der Gefäßwand ergeben sich aus der
Summation der physikalischen Eigenschaften des elastischen und
kollagenen Materials. (BURTON, A. C. 1954 [*21*])

Begrenzungsflächen bewegter Flüssigkeiten, also auch an der Gefäßwand, infolge der Reibung der
strömenden Flüssigkeitsteilchen
Schub- bzw. *Scherkräfte* auf. Man
bezeichnet die in der innersten
Gefäßwandschicht durch die Schub-
kraft (K_s) erzeugte Spannung als
Schub- oder Scherungsspannung (τ).
Ihre Einheit ist diejenige Kraft,
die auf die Flächeneinheit entfällt:

$$\tau = \frac{K_s}{F}. \qquad (26)$$

Die Größe der Schubspannung ist
abhängig: 1. Von der Viscosität η
der Flüssigkeit und 2. von dem
Geschwindigkeitsgefälle dv/dr in
Gefäßwandnähe.

$$\tau = \frac{\eta \cdot dv}{dr}. \qquad (27)$$

Nimmt man der Einfachheit halber
ein lineares Geschwindigkeitsgefälle
zwischen dem schnellsten axialen
Stromfaden und der äußersten en-
dothelnahen Flüssigkeitsschicht an,
so vereinfacht sich die Formel zu:

$$\tau = \eta \cdot \frac{v}{r}. \qquad (28)$$

Die an der Gefäßwand wirksam werdenden Schubkräfte können demnach auch bei der
geringen Viscosität des Blutes dann größere Werte annehmen, wenn die Strömungsgeschwindigkeit groß und der Gefäßradius klein bzw. wenn das Geschwindigkeitsgefälle
in der wandnahen Zone steil ist. Diese Voraussetzungen sind unter den pathophysiologischen Verhältnissen gegeben, wie sie die arterio-venöse Fistel, der arterielle Kollateralkreislauf, die Arterienstenose und Kurzschlußformen der kongenitalen Herzvitien bieten.
Andererseits muß auch die Zunahme der Blutviscosität bei einer Polyglobulie die Schubspannung beträchtlich erhöhen. Unter physiologischen Bedingungen sind die Schubkräfte dagegen von geringer Bedeutung. Die an der Gefäßwand auftretenden Schubkräfte werden wahrscheinlich vorwiegend vom Endothel aufgenommen und kompensiert.
An den einzelnen Endothelzellen wird durch die Schubspannung ein Schub bzw. eine
Scherung vollzogen, eine elastische Deformierung, deren Ausmaß, abgesehen von der

Größe der einwirkenden Kraft, vom Scherungs- oder Schubmodul des Endothels abhängt. Er ist als absolute Größe nicht bekannt, darf aber mit Recht ebenso wie der Elastizitätsmodul als sehr klein angenommen werden.

Der strömende Gefäßinhalt wirkt in zweifacher Form mechanisch auf die Gefäßwand ein:

1. Durch den Gefäßinnendruck, der eine Wandspannung in tangentialer und longitudinaler Richtung hervorruft und an den Strukturelementen der Gefäßwand eine elastische Verformung im Sinne eines Zuges in einer Richtung vornimmt.

2. Durch die Reibung, welche die endotheliale Auskleidung des Gefäßes in Stromrichtung im Sinne einer Scherung elastisch verformt. Da sich die Schubspannung aber direkt proportional dem Geschwindigkeitsgefälle verhält, besteht eine direkte mechanische Beziehung zwischen mittlerer Strömungsgeschwindigkeit und Gefäßwand bzw. Endothel.

Während der Innendruck über die Wandspannung und ihre Schwankungen die Dicke der Gefäßwand sowie insbesondere ihre Architektonik beeinflußt, scheint die Strömungsgeschwindigkeit über die Scherkräfte einen Reiz auf die Gefäßwand auszuüben, der in maßgeblicher Weise den anatomischen Querschnitt des Gefäßlumens bestimmt. Vermehrte Strömungsgeschwindigkeit führt zur Vergrößerung, Abnahme der Strömungsgeschwindigkeit dagegen zur Verkleinerung des Lumens (s. S. 34).

III. Hämodynamik und gesunde Gefäßwand

Gewebsverbände mit mechanischer Funktion sind in dem Sinne anpassungsfähig, als das Ausmaß ihrer mechanischen Leistungsfähigkeit von der spezifischen Belastung selbst in weiten Grenzen bestimmt werden kann (Beispiel: Bewegungsapparat). Zunahme der ihnen adäquaten Belastung vermehrt ihre Masse und damit ihre Belastungsfähigkeit, Abnahme derselben führt zur Involution. Auch das Gefäßsystem wird strukturell weitgehend von den physikalischen Kräften geformt, die der unter Druck stehende, strömende Inhalt auf die Gefäßwand ausübt.

1. Innendruck und Gefäßwanddicke

THOMA [115] formulierte 1893 die Wirkung einer Drucksteigerung auf die Gefäßwand in seinem *2. histomechanischen Gesetz:* „*Das Dickenwachstum der Gefäßwand ist abhängig von der Wandspannung, welche ihrerseits wieder bestimmt wird von dem Durchmesser der Gefäßlichtung und vom Blutdruck.*" Zahlreiche physiologische und pathophysiologische Beobachtungen haben die Gültigkeit dieser Aussage bewiesen. Steigert sich die Druckbelastung allmählich und begrenzt, so kann eine echte und funktionell vollwertige Anpassung der Gefäßwandstruktur erfolgen. Histologisch steht die Zunahme der elastischen Fasern und der Muskelfasern im Bereich der Media im Vordergrund [33, 82, 128]. Diese „adaptative Hypertrophie" [17] betrifft alle muskulären Arterien und die Arteriolen [33, 42, 82]. Wird die Anpassungsfähigkeit der Gefäßwand jedoch überfordert, sei es durch extrem hohe oder durch langanhaltende Druckbelastung, so können degenerative Veränderungen hinzutreten. Man bemerkt eine Verarmung an Muskelfasern, eine Fibrose der Media mit Rarefizierung der elastischen Elemente. Im Endzustand können Verkalkungen, Ossifikationen und Aneurysmen auftreten.

Die Arterialisierung der Vene in Nähe einer arterio-venösen Fistel ist ein Beispiel für die Druckanpassung der Gefäßwand. Ähnliche Strukturveränderungen erfährt auch das autologe Venentransplantat in der arteriellen Strombahn [35]. Andererseits führt eine chronische Innendruckabnahme zur „adaptativen Atrophie" der muskulären Arterien und der Arteriolen [118]. Sie kann einem Gefäß, das normalerweise Arterienstruktur aufweisen sollte, eine weitgehend venöse Struktur verleihen, wie es an einer aus der

A. pulmonalis entspringenden Coronararterie zu beobachten ist (s. S. 588). Es gilt allgemein: „Eine ganz bestimmte Form der Belastung läßt eine ganz bestimmte Form von
Gewebsverband hervorgehen" [11]. Vermittelnder Reiz für diese adaptativen Wachstumsvorgänge ist die tangentiale Gefäßwandspannung, die mit dem Innendruck und dem
Gefäßradius wächst.

2. Strömungsgeschwindigkeit und Gefäßweite

Weniger allgemein anerkannt ist bis heute die formende Kraft der Blutstromgeschwin-
digkeit auf die Gefäßwand, obwohl sie schon vor anderthalb Jahrhunderten diskutiert
wurde. Damals sprach HODGSON (1817) [67] wohl zum ersten Mal den Gedanken aus,
daß die Strömungsgeschwindigkeit die anatomische Gefäßweite bestimmen könne. In der
zweiten Hälfte des letzten Jahrhunderts diskutierten dann VOLKMANN (1850) [122],
v. RECKLINGHAUSEN (1883) [98] und NOTHNAGEL (1889) [88] die Ursache der Kollateralenbildung. Sie kamen zu dem Ergebnis, daß sich die zukünftigen Kollateralgefäße
lediglich durch ein gesteigertes Druckgefälle, d. h. durch eine beschleunigte Stromgeschwindigkeit, von anderen Gefäßen unterscheiden und daß man die Zunahme ihres
Lumens mit diesem physikalischen Faktor in Zusammenhang bringen müsse. GOLDEN-
BLUM [46] konnte 1889 die deduktiv geforderte Strömungsbeschleunigung in den Kollateralen mikroskopisch nachweisen. Die experimentelle Bestätigung für die gefäßwand-
formende Kraft des Blutstroms ergab sich jedoch erst aus den Untersuchungen über
die Entwicklung des embryonalen Gefäßsystems [11, 27, 30, 69, 70, 71, 115, 116, 131,
132, 133].

Auf Grund seiner Beobachtungen an den Gefäßen des Hühnchenembryos formulierte
THOMA (1893) [115] sein 1. histomechanisches Gesetz: „Das Wachstum der Gefäßwandlich-
tung, d.h. das Flächenwachstum der Gefäßwand, ist abhängig von der Stromgeschwindigkeit
des Blutes" ... „Zunahme der Geschwindigkeit des Blutstroms hat eine Erweiterung der
Gefäßlichtung zur Folge. Abnahme der Stromgeschwindigkeit führt dagegen zur Verengerung
und zum Schwunde des Gefäßes." HUGHES [69, 70, 71], der die Untersuchungen THOMAs
am Hühnchenembryo 40 Jahre später erweiterte, konnte zeigen, daß die vermehrte
Strömung offenbar einen Wachstumsreiz auf die Gefäßwand ausübt und daß es sich bei
der Zunahme des Lumens um eine echte Oberflächenvergrößerung der Gefäßwand
handelt. Die von ihm ausgezählte Mitoserate des Endothels entsprach dem Ausmaß
der Oberflächenzunahme.

Sehr aufschlußreich ist in diesem Zusammenhang das von BENNINGHOFF u. SPANNER
(1929) [11] beschriebene Gefäßsystem eines menschlichen Acardiers[1], der über die A. um-
bilicalis eines Zwillings mit Blut versorgt wurde. Das gesamte arterielle Gefäßsystem
des Acardiers gehörte sozusagen der Peripherie des Zwillings an. Die Druckwerte in der
Aorta und ihren großen Ästen lagen wesentlich niedriger als üblich, die Stromrichtung
in der Aorta war umgekehrt und erfolgte von der A. iliaca int. retrograd. Unter diesen
Bedingungen entwickelte sich die Aorta des Acardiers wie eine muskuläre periphere
Arterie, ihre Wand war dünn und wies nur geringe Mengen elastischen Materials auf.
Außerdem verengte sich die Aorta konisch nach kranial, die Seitenäste bildeten mit
der Aorta einen nach kranial offenen, spitzen Winkel, statt sich wie üblich nach caudal
auszurichten. Die Gefäße entwickelten sich unter dem Einfluß einer veränderten Hämodynamik nicht „ortsgemäß", sondern „kreislaufgemäß".

Bereits früher war aufgefallen, daß die formenden Kräfte des Blutstroms einen
bemerkenswerten Einfluß auf die Architektonik der Seitenäste ausüben [58, 59, 90, 103,
104, 117]. Prinzipiell und soweit äußere Einflüsse wie Fixation und harte Nachbargewebe
es nicht verhindern, erfolgt jede Bifurkation nach dem Gesetz des geringsten Energieverlustes. „Die normale Gefäßwand wächst derart, daß ihre innere Oberfläche nicht

---

[1] Aplasie des Herzens.

oder möglichst wenig von den Flüssigkeitsstrahlen gestoßen wird..." [103]. Dabei hängt die Größe des Verzweigungswinkels von dem Kaliber des Seitenastes ab. Die Abweichung von der Richtung des Stammgefäßes kann um so größer werden, je kleiner der Seitenast ist und umgekehrt. Erst wenn das Kaliber des Arterienastes etwa $^2/_5$ des Stammgefäßes ausmacht, weicht auch der weiterverlaufende Stamm in entgegengesetzter Richtung von seinem ursprünglichen Verlauf ab. An einer Bifurkation weisen beide Äste gleiche Verzweigungswinkel auf. In seinem ersten Abschnitt verläuft der Arterienast immer in der sog. „*Stammachsenradialebene*" [104], d.h. er verbleibt in einer Ebene, die von der Achse des Stammgefäßes und dem zum Astabgang hin gerichteten Radius bestimmt ist. Aus dieser Ebene weicht der Arterienast erst nach einer gewissen Entfernung ab. Ein weiterer Hinweis für die hämodynamische Anpassung der Gefäßwand ist darin zu sehen, daß gerade verlaufende Gefäße einen runden, bogig verlaufende dagegen einen ovalen Querschnitt aufweisen. Auch die konische Einengung der Astabgänge, die heute angiographisch demonstriert werden kann, führte ROUX (1895) auf die hämodynamische Formung der Gefäßwand durch den Blutstrom zurück. Wird ein unter Druck stehendes Rohr angestochen, so weist der durch die entstandene Öffnung austretende Flüssigkeitsstrahl, der in der Stammachsenradialebene verläuft, kurz hinter seinem Austritt eine umschriebene konische Einengung auf, die in ihrer Lokalisation der Kalibereinengung der Seitenäste entspricht. „Die Intima der Blutgefäße paßt sich unter normalen Verhältnissen und, soweit nicht äußerer Zwang hemmend, deformierend auf das Gefäß wirkt, in der Richtung und Gestalt ihrer Lichtung an die hämodynamisch angestrebte Eigengestalt des Blutstroms an" [103]. Wenn ROUX in diesem Zusammenhang von der „Sensibilität des Endothelrohres" sprach, so fixierte er damit ein Phänomen in Worten, das bis heute das Geheimnis seiner Zusammenhänge nicht zu erkennen gegeben hat.

Bisher ist folgendes bekannt: Ein Oberflächenwachstum der Gefäßwand trifft man überall dort an, wo die Strömungsgeschwindigkeit des Blutstroms dauernd über das normale Maß gesteigert ist, wo also die Steilheit des Druckgefälles zugenommen hat. Wir finden ein Oberflächenwachstum in der zuführenden Arterie der arterio-venösen Fistel, in den Kollateralgefäßen des arteriellen Verschlusses oder der arterio-venösen Fistel, in den zuführenden Gefäßen stark durchbluteter Tumoren und in Abschnitten der Aorta und der pulmonalen Strombahn, die am Transport des Shunt-Volumens intrakardialer Kurzschlüsse oder eines offenen Ductus arteriosus beteiligt sind. Eine Zunahme der Strömungsgeschwindigkeit kann aber nur auf einem einzigen Wege mechanisch an der Gefäßwand angreifen und ihr damit einen wachstumsfördernden Reiz vermitteln: über die an der Intima wirksam werdenden Scher- oder Schubkräfte, die mit der Strömungsgeschwindigkeit anwachsen und in der Gefäßwand Schubspannungen erzeugen. Entscheidend für die Größe der entstehenden Schubkräfte ist (s. S. 32) der Geschwindigkeitsabfall im Randstrom, der bei turbulenter Strömung und in der Einlaufstrecke der laminären Strömung die höchsten Werte erreicht. Dabei bleibt ungeklärt, in welcher Weise der durch die vermehrte Scherung auftretende, mechanische Reiz in der Intima perzipiert und wie er in Wachstum umgesetzt wird. Da das Endothelrohr in der Embryonalphase „zu jeder Zeit und an jedem Ort das umgebende Mesenchym oder Bindegewebe zur Bildung einer perithelen Gefäßwand veranlassen kann" [11], könnte man vermuten, daß auch die im späteren Leben ablaufende, hämodynamisch gesteuerte, anatomische Strukturveränderung der Gefäßwand allein vom Endothel vermittelt wird.

Trifft die Hypothese von der wachstumsanregenden Eigenschaft der Schubspannung zu, so muß man auch im Falle einer Viscositätssteigerung eine entsprechende Zunahme des Gefäßlumens feststellen können. Während die Strömungsgeschwindigkeit durch zahlreiche Faktoren beeinflußt werden kann, die das Druckgefälle in bestimmten Kreislaufabschnitten ändern, ist eine extreme und andauernde Steigerung der Blutviscosität praktisch nur durch Zunahme der Erythrocytenzahl möglich, wie man sie vor allem bei angeborenen cyanotischen Vitien und bei der Polycythämie antrifft. Ein Hämatokrit-anstieg von 40% auf 70% verdoppelt die Blutviscosität, damit aber auch die Schub-kräfte an der Gefäßwand. Tatsächlich konnte unter diesen Bedingungen eine entspre-chende Querschnitt- und Längenzunahme der Gefäße beim Menschen [49] und experi-mentell am Tier [14, 78, 80, 81, 89, 96] nachgewiesen werden.

Wahrscheinlich regen vermehrte Schubkräfte an den inneren Wandschichten die Gefäßwand zum Flächenwachstum an, gleichgültig, ob diese Kräfte auf eine Zunahme der Strömungsgeschwindigkeit oder auf eine gesteigerte Viscosität des Blutes zurückzuführen sind. *Die Gefäße passen ihren Querschnitt den Schubkräften an, offenbar mit dem Ziel, die Randstromgeschwindigkeit einen bestimmten kritischen Wert nicht überschreiten zu lassen.*

Übersteigt der Wachstumsreiz die adaptativen Potenzen der Gefäßwand nicht, so kommt es zu einem harmonischen Wachstum der einzelnen Teile unter Beibehaltung normaler Relationen zwischen Lumen und Wandmasse. Histologisch [16, 53, 69, 70, 71] wurde dann eine echte Proliferation der Intima und besonders der muskulären Media beschrieben. Die Bindegewebsanteile scheinen mit dem Wachstum nicht immer Schritt halten zu können, sie werden auseinandergedrängt, wodurch eine gewisse Rarefizierung dieser Elemente vorgetäuscht werden kann. Da das Wachstum sich nicht allein auf den Umfang beschränkt, sondern auch die Längsrichtung mit einbezieht, erfahren die von dem Reiz der vermehrten Durchblutung betroffenen Gefäße die bezeichnende, sich als Schlängelung äußernde Elongation, die von den Kollateralen am besten bekannt ist.

Jede Querschnittszunahme führt aber bei gleichbleibendem Innendruck nach dem Gesetz von LAPLACE zu einer erhöhten Wandspannung, die nun ihrerseits wieder durch ein vermehrtes Dickenwachstum der Gefäßwand kompensiert werden müßte. Es ist verständlich, daß im Rahmen derart komplizierter Abläufe die Änderung eines Para-meters leicht zu Entgleisungen des Gleichgewichts zwischen Wandbeanspruchung und Wandeigenschaft führen kann und daß gerade die *hämodynamisch entstandenen, patho-logischen Gefäßwandveränderungen in der Klinik der Gefäßerkrankungen eine bedeutende Rolle spielen.*

Sinkt die Randstromgeschwindigkeit unter den kritischen Wert, lassen damit die Scherkräfte am Endothel nach, so versucht die Gefäßwand ebenfalls, sich anzupassen und über eine Oberflächenverkleinerung die optimale Randstromgeschwindigkeit wieder einzustellen. Physiologischerweise findet man eine solche Lumenminderung durch Nachlassen oder Aufhören des Durchflusses beim Neugeborenen im Ductus arteriosus, in den Nabelarterien, in den Aa. iliacae int. und communes bis zur Aorta, dann in den Arterien des Uterus post partum und der weiblichen Brust, wenn die funktionsbedingte, an die Schwangerschaft bzw. das Stillen gebundene Mehrdurchblutung nachläßt. Unter krankhaften Umständen ist die strömungsabhängige Querschnittsminderung an den Stammgefäßen proximal und distal von jedem Arterienverschluß (s. Abb. 27) zu beobachten („Endarteriitis post ligaturam") [7, 61b], ferner an den Arterien von Am-putationsstümpfen oder exstirpierten Organen, schließlich bei der Rückbildung von Kollateralen nach Beseitigung der sie unterhaltenden Ursache, etwa eines arteriellen Verschlusses oder einer arterio-venösen Fistel. HODGSON (1817) war diese gefäßverklei-nernde Wirkung des Blutstroms bereits bekannt: „Die stufenweise Verengerung der Arterie erfolgt nach dem Gesetze, nach welchem der Durchmesser eines Gefäßes immer sich dem Umfang des durch dasselbe fließenden Blutstromes anpaßt."

THOMA [114] gelangte auf Grund histologischer Untersuchungen an Amputations-stümpfen zu dem Ergebnis, daß die anatomische Querschnittsminderung auf zwei Faktoren zurückzuführen ist: 1. *Auf eine konzentrische Atrophie der Media* und 2. *auf eine endarteri-itische Bindegewebswucherung.* Gleichartige histologische Veränderungen konnte er auch distal und proximal von einer Ligatur nachweisen, wo sie sich in der Regel nur bis zum nächsten, großen, kollateral durchbluteten Seitenast erstreckten, ohne jemals auf die Äste überzugreifen. Mit Recht wies er darauf hin, daß eine Druckminderung für diese ana-tomische Querschnittsverkleinerung nicht verantwortlich sein kann. Nicht mehr durchflossene Gefäßstrecken, wie sie an Amputationsstümpfen oder kurz vor und hinter arteriellen Verschlüssen auftreten, können bei zunehmender Intimawucherung schließlich obliterieren, *ohne daß dieser Verschluß als Thrombose gedeutet werden muß.*

Die von THOMA schon vor 80 Jahren veröffentlichten Ergebnisse fanden in neuesten licht- und elektronenmikroskopischen Untersuchungen volle Bestätigung [*2, 3, 19, 25, 34, 77, 79, 105, 127*]. Wird ein Arterienabschnitt durch Ligaturen von dem übrigen Gefäßsystem getrennt, so treten in diesem Abschnitt, aber auch in den Arterienstücken proximal und distal davon, prinzipiell gleichartige anatomische Veränderungen auf. In der Elastica findet eine Aufsplitterung der Fasern statt, zwischen denen sich Inseln entdifferenzierter Muskelzellen bilden, die offenbar aus der Media in die Elastica eingewandert sind. Im Bereich der Intima setzt unabhängig davon, ob das Endothel intakt geblieben ist oder infolge Ernährungsschadens nekrotisch wurde, eine Gewebswucherung ein, die eine Dicke von mehreren Zellschichten erreichen kann. In der reichlich vorhandenen Intercellularsubstanz des neugebildeten Gewebes, das mit der endarteriitischen Bindegewebswucherung THOMAs zu identifizieren ist, findet man viele elastische, aber keine kollagenen Fasern. Die Herkunft der Zellen, die in das Gefäßlumen hineinwachsen und diese Zwischensubstanz bilden, ist noch nicht geklärt.

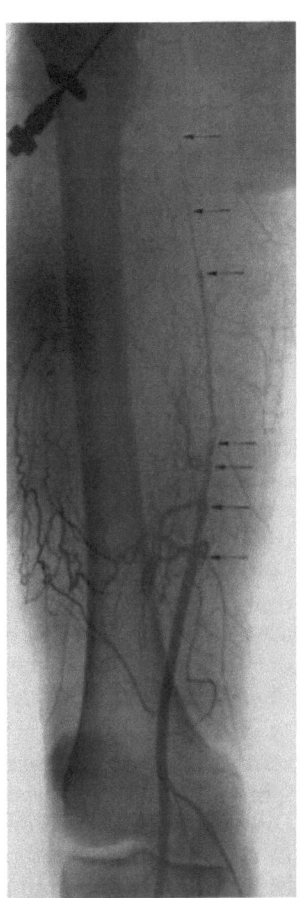

Auch die von BOSHER [*15*] beschriebenen histologischen Veränderungen in den Kollateralgefäßen nach Resektion der sie unterhaltenden arterio-venösen Fistel gehören zu den Anpassungserscheinungen an einen verminderten Fluß.

Die Tendenz zur konzentrischen Proliferation scheint eine Grundeigenschaft der Intima zu sein, die normalerweise durch die Schubkräfte des Blutes hintangehalten wird. In diesem Zusammenhang interessiert die Frage, *ob nicht überhaupt ein Teil der obliterierenden Arterienerkrankungen auf einer Störung des Gleichgewichts zwischen Proliferationstendenz des Intimaorgans und lumenerweiternder Wirkung des Blutstroms beruht.*

Abb. 27. H. B., 22 Jahre, ♂. Ligatur der A. femoralis superficialis vor 3 Jahren im Anschluß an eine Verletzung. Das Kaliber der gesunden Arterie nimmt unterhalb der Ligaturstelle an der Einmündung jeder Kollateralen sprunghaft zu. Der Gefäßquerschnitt paßt sich der Größe des Durchflußvolumens an

Faßt man zusammen, so kann als erwiesen gelten, daß die *Gefäßwand nicht nur im Stadium ihrer embryonalen Ausbildung, sondern zeitlebens von den mechanischen Kräften des Blutstroms geformt wird.* Chronische Innendrucksteigerung löst ein Dickenwachstum der Gefäßwand aus, chronische Druckminderung führt zur Atrophie der Gefäßwandelemente. Von größter Bedeutung ist das Gleichgewicht zwischen Durchflußvolumen und Gefäßquerschnitt. Ein einmal angelegtes Gefäß bleibt nur offen, wenn es durchströmt ist, andernfalls wird sein Lumen durch Intimaproliferation verschlossen. Die Gefäßweite stellt sich auf eine optimale Randstromgeschwindigkeit bzw. eine optimale Scherwirkung des Blutstroms ein. Die Gefäßwand versucht jede dauernde Strömungsbeschleunigung durch entsprechende Vergrößerung der Oberfläche zu kompensieren. Auf eine chronische Strömungsverlangsamung reagiert sie mit einer Verkleinerung ihrer Oberfläche. Der anatomischen Anpassung scheint in beiden Fällen eine funktionelle Anpassung vorauszugehen: Vermehrter Durchfluß senkt den Eigentonus der glatten Muskelzelle in der Gefäßwand, verminderter Durchfluß dagegen steigert ihn und führt zu einer funktionellen Engstellung der betroffenen Gefäße. Möglicherweise ist auch die als rückläufiger Dilatationsreflex gedeutete Erweiterung der Femoralarterie bei nutritiver oder pharmakologischer Vasodilatation der von ihr versorgten Peripherie [*36, 63, 110*] und die unter Muskelarbeit nachweisbare Widerstandsabnahme ausentwickelter Kollateralen [*118*] auf eine durchflußbedingte funktionelle Querschnittszunahme zurückzuführen. Änderungen der hämodynamischen Verhältnisse, wie sie unter physiologischen Bedingungen vorkommen (Schwerarbeiter, Leistungssportler), werden von den beschriebenen Reglermechanismen kompensiert. Grobe Abweichungen von den Normalwerten sowohl in der einen wie in der anderen Richtung überfordern jedoch die Gefäßwandpotenzen und müssen zu krankhaften Veränderungen Anlaß geben. Die Bedeutung der Hämodynamik im Rahmen der Gefäßwandpathologie wird im allgemeinen heute noch unterschätzt. *Gerade dieser Regulationsmechanismus zwischen gefäßwandabhängiger Hämodynamik und hämodynamisch geformter Gefäßwandanatomie ist äußerst störanfällig.* Ohne scharfe Grenze geht der normale in den krankhaften Zustand über, zumal auch in der gesunden, optimal angelegten Gefäßbahn niemals die idealen Strömungsverhältnisse möglich sind, die der Bauplan des Organismus offenbar anstrebt.

IV. Ernährung der Gefäßwand

Im weitaus größten Teil der Körpergewebe erfolgt der für die Aufrechterhaltung von Struktur und Funktion notwendige Stoffaustausch mit Hilfe ausgedehnter Capillarnetze, die das arterielle Blut auf großer Fläche mit den Gewebszellen in Kontakt bringen. Als unumgängliche Voraussetzung für die Gewebsernährung über Capillarnetze gilt aber, daß der Druck im umgebenden und zu versorgenden Gewebe wenigstens intermittierend (Beispiel: Herzmuskel) unter dem Capillardruck liegt. Andernfalls kollabiert die Capillare durch Kompression, womit jeder Blutstrom aufhört. Für die Wand der Arterien ist diese Voraussetzung keineswegs erfüllt. Vielmehr ist der Gewebsdruck in einem Teil der Wandschichten dauernd wesentlich höher als der Capillardruck. Eine Ernährung über Capillaren ist für diese Gefäßwandschichten nicht möglich.

Man kann sich den spannungstragenden Teil der Gefäßwand aus zahlreichen, konzentrisch angeordneten Lamellen zusammengefügt denken, zwischen denen jeweils feinste Saftspalten liegen [*75*]. Auf der innersten Schicht lastet der gesamte intravasale Druck, von dem ein Teil in dieser Schicht in tangentiale Wandspannung umgesetzt wird. Der Druck in der ersten Saftspalte, der seinerseits wieder auf die nächste Schicht wirkt, ist um den in Spannung umgesetzten Betrag kleiner als der intravasale Druck. Diese Druckreduktion setzt sich bis zur Adventitia fort, wo der im Lumen des Gefäßes bestehende Druck nicht mehr in Erscheinung tritt. Indem jede Schicht den auf ihr lastenden Druck um einen Teilbetrag reduziert, entsteht im System der Saftspalten quer durch die Wand ein von innen nach außen gerichtetes Druckgefälle. RANKE [*97*] kam unter der Annahme eines linearen Druckgefälles zu dem Ergebnis, daß der Druck erst etwa an der Grenze zwischen mittlerem und äußerem Gefäßwanddrittel auf Werte absinkt, die eine capilläre Gefäßversorgung gestatten würden. Die Verhältnisse liegen tatsächlich günstiger [*75*]. Schon in einer aus homogenem Material bestehenden Rohrwand werden die inneren Schichten stärker gedehnt als die äußeren. Sind diese Innenschichten besonders reichlich mit widerstandsfähigem, spannungstragendem Material versehen, wie es in den Arterien durch Einbau elastischer Fasern der Fall ist, so wird die Spannungsverteilung weiterhin in dieser Richtung verschoben. Das transmurale Druckgefälle ist dann in den inneren Wandschichten sehr steil, nach außen wird es immer flacher. *Dadurch kann der intramurale Druck bereits im inneren Drittel der Gefäßwand so stark reduziert sein, daß die beiden äußeren Drittel für eine capilläre Blutversorgung geeignet werden.*

In den Arterien existiert demnach ein zentraler spannungs- und druckreicher Gewebsschlauch, der von Capillaren frei ist und dessen Dicke mit dem Gefäßinnendruck und dem

Gefäßradius wächst. Die Ernährung dieser Zone wirft besondere Probleme auf. Unter der „*kritischen Gewebsschichtdicke*" [123] versteht man die maximale Schichtdicke, die ein Gewebe zwischen zwei ernährenden Oberflächen annehmen darf, ohne daß der für seine Funktion obligate Stoffumsatz Einbuße erleidet. Jedem Gewebe kommt eine spezifische kritische Schichtdicke zu, die von seinem Energieumsatz, d. h. von dem Energieumsatz der einzelnen Gewebszelle und von der Anzahl dieser Zellen in der Volumeinheit dieses Gewebes, also von der Zellkonzentration, bestimmt ist. In den parenchymatösen Geweben, für die ein hoher Energieumsatz bei dichter Zellpopulation bezeichnend ist, liegt die kritische Schichtdicke bei nur etwa 20 μ. Die capillarfreie Schicht der menschlichen Aorta ist aber 500—1000 μ stark, also 25—50mal so dick. Soll in dieser „kritischen Gefäßwandschicht" keine Ernährungsstörung auftreten, so muß ihr Energiebedarf entsprechend niedrig gehalten werden. Deshalb trifft man in dieser kritischen Schicht praktisch ausschließlich bradytrophe Gewebselemente, vor allem aber die elastischen Fasern, als Bausteine an. Sie können die dort bestehenden, mechanischen Anforderungen übernehmen und die notwendige Gegenspannung ohne wesentlichen Energieaufwand aufbringen, da die entstehende Gegenspannung nicht Ergebnis einer aktiven Zelleistung, sondern Folge der durch den Innendruck an den elastischen Fasern geleisteten Deformierung ist. Die Muskelfaser mit ihrem beträchtlich höheren Energieumsatz findet in dieser Wandschicht als Bauelement keine Verwendung. Erst außerhalb der kritischen Zone tritt sie vermehrt auf. *Je dicker die kritische Zone bei steigendem Gefäßinnendruck und bei zunehmendem Radius wird, um so weiter in die Peripherie werden die muskulären Elemente verdrängt* [45].

Die kritische Gefäßwandschicht wird auf zwei Seiten von Blut bespült, innen von dem vorbeiströmenden Blut, außen über das Capillarnetz der Vasa vasorum. Weder von der einen noch von der anderen Seite her kann ein kräftiger Filtrationsstrom auftreten: von den Capillaria vasorum deshalb nicht, weil das intramurale Druckgefälle entgegengesetzt gerichtet ist, vom Gefäßlumen her nicht, da das Endothel den auf ihm lastenden Gefäßinnendruck nicht so weit reduziert, daß ein Filtrationsdruck in Erscheinung treten könnte. Eine Ausnahme ist nur dann zu erwarten, wenn im Intimabelag physiologischer- oder pathologischerweise Spaltbildungen vorhanden sind, durch die ein Filtrationsstrom in die Tiefe der Gefäßwand vordringen kann. Tatsächlich wurden solche Spalten von anatomischer Seite beschrieben [75].

Davon abgesehen kann jedoch die Ernährung der kritischen Gefäßwandschicht nur durch Diffusion entlang dem Konzentrationsgefälle erfolgen. Die Diffusion aus dem Capillarnetz der Vasa vasorum wird durch den ihr entgegengerichteten, intramuralen Filtrationsstrom beeinträchtigt. Für eine Diffusion aus dem Gefäßlumen muß die Durchlässigkeit der Endothelzellwände für die diffundierenden Stoffe angenommen werden. Darüber hinaus wird ein aktiver Stofftransport durch die Endothelzelle diskutiert („Cytopempsis" [83]).

Mit Abnahme des Gefäßradius und des Innendrucks kann die kritische, spannungs- und druckreiche, innerste Gefäßwandzone verschwindend dünn werden. Während an der menschlichen Aorta das innere Drittel der Gefäßwand vom Lumen her und nur der Rest durch Capillaren versorgt wird, dringen die Vasa vasorum in den größeren Venen und auch in der Pulmonalarterie bis in die innersten Gefäßwandschichten vor. Die kleinsten Gefäße, deren Wanddicke unterhalb der kritischen Gewebsschichtdicke liegt, sind frei von Vasa vasorum, da bei ihnen die Diffusion aus dem Gefäßlumen für den Energiebedarf ausreicht.

Es ist klar, daß die verhältnismäßig breite, capillarfreie Wandschicht der Druckgefäße hinsichtlich der Ernährung einen Locus minoris resistentiae darstellt. Zwischen zwei Versorgungsquellen liegend ist sie für beide eine „letzte Wiese" [106, 107], die in „trockenen Zeiten" mangelhaft bespült wird. Bei akutem Ausfall einer der beiden Versorgungsquellen kann die andere nicht ausreichend einspringen.

V. Beeinflussung und Regulation der Gefäßweite

Das ökonomische Prinzip, das Gefäßsystem mit einer relativ kleinen Blutmenge zu durchströmen, deren Volumen weit unter seinem maximalen Fassungsvermögen liegt, erfordert einen hochdifferenzierten und komplizierten Steuermechanismus. Zustrom und Abfluß des arteriellen Druckspeichers müssen so aufeinander abgestimmt sein, daß trotz des wechselnden Blutverbrauchs der einzelnen Organe keine wesentlichen Blutdruckschwankungen auftreten. Hierfür stehen zwei Angriffspunkte zur Verfügung:

1. die Querschnittsänderung der Abstromgefäße,
2. die Beeinflussung der Herztätigkeit, d.h. die Änderung des Herzzeitvolumens.

Nur der erste Punkt soll in diesem Zusammenhang interessieren.

Der Kreislauf muß die adäquate Blutversorgung der einzelnen Organe gewährleisten und jederzeit den stark schwankenden lokalen Anforderungen der Peripherie genügen. Andererseits steht er im Dienst des Gesamtorganismus, dessen Existenz nur gesichert ist, wenn Blutdruck und Körpertemperatur in normalen Grenzen bleiben. Dieser Doppelfunktion entsprechen zwei verschiedene Formen der Steuerung. Der lokale Blutbedarf wird in der Regel ohne nervale Vermittlung und ohne Beteiligung medullärer oder cerebraler Zentren durch direkte Beeinflussung der Endstrombahngefäße im blutbedürftigen Gebiet gedeckt. Die Regulation der für den Gesamtorganismus bedeutsamen Größen des Blutdrucks und der Körpertemperatur dagegen erfolgt unter Vermittlung des Nervensystems von einem cerebralen Zentrum aus. Der jeweilige Zustand des Kreislaufs ist immer das Resultat, das sich aus der Erfüllung dieser doppelten Anforderung ergibt.

Erfolgsorgan sowohl für die umschriebene periphere Regulation der Gefäßweite im Dienst der Organernährung wie auch für die zentralnervöse Regulation des gesamten Kreislaufs ist die glatte Muskelfaser der Gefäßwand, vor allem im widerstandsreichen Abschnitt zwischen Verteilerarterie und Capillare. Folgende Faktoren können über den Spannungszustand der Gefäßwandmuskulatur die Gefäßweite bestimmen:

1. der myogene Tonus,
2. die unmittelbare Wirkung physiologischer Stoffe (Blutgase, Metabolite, Hormone),
3. die unmittelbare und mittelbare Wirkung der Temperatur,
4. die Innervation der Gefäße.

1. Myogener Tonus

Auch nach vollkommener Denervation, also nach Ausschaltung aller vasoconstrictorischen Impulse, weist ein großer Teil der präcapillären Gefäße noch einen beträchtlichen Muskeltonus auf, den sog. „Basistonus" [39]. So läßt sich der normale Blutfluß im ruhenden Skeletmuskel, der etwa 3—5 ml/100 ml Gewebe/min beträgt, durch Blockierung aller vasoconstrictorischen Fasern nur verdoppeln. Muskeltätigkeit dagegen steigert den Blutdurchfluß auf 50 ml/100 ml Gewebe/min, sie läßt demnach den Ruhestrom auf das 10—17fache anwachsen. Diese Steigerung des Blutdurchflusses über den Zustand der nervalen Vasodilatation hinaus ist nur auf Kosten einer Verringerung des Basistonus möglich.

Für das Zustandekommen des Basistonus ist eine Eigenschaft der glatten Muskelzelle verantwortlich, die auch von anderen muskulären Organen bekannt ist: die Fähigkeit zu spontaner rhythmischer Kontraktion. Durch die Effektsummation der nicht synchronisierten, rhythmischen Kontraktionen zahlreicher glatter Muskelfasern entsteht ein kontinuierlicher Tonus. Es handelt sich bei dem Basistonus nicht um eine der Muskelzelle von außen aufgezwungene Leistung, sondern um eine Spontantätigkeit der gesunden Muskelfaser in normaler Umgebung, die FOLKOW [39] als myogenen Automatismus bezeichnet hat.

Zwischen der Höhe des Basistonus und dem Ausmaß der vasoconstrictorischen Nervenversorgung besteht insofern eine bemerkenswerte Beziehung, als stark innervierte Gefäßgebiete nur über einen schwachen Basistonus verfügen (Hautgefäße und besonders arterio-venöse Anastomosen der Hände und Füße) und umgekehrt Gefäßgebiete mit starkem Basistonus nur einer geringen vasoconstrictorischen Beeinflussung unterliegen (Skelet- und Herzmuskel, Gehirn). Der Basistonus ermöglicht eine unmittelbare lokale Regulation der Durchblutungsgröße entsprechend den Gewebsbedürfnissen, indem er durch die Funktion des Organs vermindert oder aufgehoben werden kann, im Ruhezustand aber sofort wieder auftritt. So steht dem Gewebe eine lokale, unmittelbar beeinflußbare Durchblutungsreserve zur Verfügung, die eine rasche und umschriebene, auf die notwendigen Gebiete beschränkte, adaptative Mehrdurchblutung bei steigender Funktion erlaubt. Diese Durchblutungsreserve ist um so größer, je höher der Basistonus bei normaler und ausreichender Ruhedurchblutung liegt. Es ist bezeichnend, daß Organe mit den größten Aktivitätsschwankungen auch über den höchsten Basistonus, d.h. über die größte lokale Durchblutungsreserve verfügen.

Die Größe der Ruhedurchblutung eines Gewebes ist vom Basistonus seiner Gefäße unabhängig. Durch die zahlenmäßige Vermehrung parallelgeschalteter Gefäße ist der geringe Querschnitt des gut tonisierten Einzelgefäßes ausgleichbar. Erst beide Faktoren: die Anzahl der parallelgeschalteten präcapillären Gefäße in der Gewebseinheit und die Höhe ihres Basistonus bestimmen die maximal mögliche Durchblutungsgröße, die von Organ zu Organ auffallend verschieden ist:

Herzmuskel: 300—400 ml/100 ml Gewebe/min.

Skeletmuskel: 50 ml/100 ml Gewebe/min.

Gehirn: 100—120 ml/100 ml Gewebe/min.

Der Basistonus ändert sich nicht nur mit der Tätigkeit des Organs, er ist außerdem noch abhängig von der Spannung, unter der die Gefäßwand infolge des Innendrucks steht. Steigender Druck führt über vermehrte Spannung der Muskelfaser zu einer Steigerung des Basistonus und damit zu einer Vasoconstriction, sinkender Druck hat dagegen eine Verminderung des Basistonus zur Folge. Die Existenz dieser sog. „barynogenen Reaktion", die von BAYLISS 1902 [9] erstmals beschrieben wurde, konnte in jüngster Zeit am Tier [37, 38, 112] und am Menschen [31, 52, 91, 92, 112, 130] bestätigt werden.

Der kritische Verschlußdruck. An Abb. 25 (S. 31) wurde bereits erörtert, wie die Gefäßwandmuskulatur durch Änderung ihres Tonus das auf den Materialeigenschaften der elastischen und kollagenen Fasern beruhende, mechanische Gleichgewicht zwischen Gefäßinnendruck und passiver Gefäßwandspannung in bestimmten Bereichen variieren kann. Damit ist der Vorteil eines stabilen Spannungsgleichgewichts der Gefäßwand mit der Möglichkeit der Lumenänderung durch zusätzliche Aktivspannung der Muskulatur kombiniert. Steigt der Innendruck bei gegebenem Tonus der Gefäßwandmuskulatur allmählich an, so sinkt der Strömungswiderstand infolge passiver Querschnittszunahme der Endstrombahngefäße bis zu einem bestimmten Punkt, an dem eine weitere Drucksteigerung keine Änderung mehr verursacht (Abb. 28). Ist der Tonus schwach, so wird der Zustand schon mit niedrigem Innendruck erreicht, ist er stark, erst mit höherem Innendruck. Der verbleibende Restwiderstand nähert sich unabhängig vom Tonus der Ausgangssituation einem einheitlichen Wert. Die Gefäße verhalten sich in diesem Bereich wie starre, vasomotorisch inaktive Rohre mit einem fixierten stabilen Spannungsgleichgewicht der Gefäßwand.

Sinkt andererseits der Innendruck bei gegebenem Tonus, so steigt der Strömungswiderstand als Ausdruck einer akuten Abnahme des Gefäßbettquerschnitts steil an und wird schließlich, bevor der Innendruck auf 0 gefallen ist, unendlich groß: Der Durchfluß kommt zum Stillstand. Der für diese Situation charakteristische Druckwert ist ebenfalls vom Vasomotorentonus der Ausgangslage abhängig. Mit starkem Tonus wird er schon bei hohem Druck, mit schwachem Tonus erst bei niedrigem Druck erreicht. Das

Phänomen ist folgendermaßen zu deuten (Abb. 25, S. 31): Wird der Gefäßradius kontinuierlich reduziert, sei es durch die Zunahme des Vasomotorentonus oder durch die Abnahme des dehnenden Innendrucks, so wird schließlich der Punkt E des Dehnungs-Spannungs-Diagramms erreicht, an dem die passiven Spannungsträger der Gefäßwand nicht mehr unter Spannung stehen. Das Gefäß muß sich jetzt funktionell wie ein reiner Muskelschlauch ohne elastische oder kollagene Bauelemente verhalten. Da aber ein rein muskuläres Gefäß nicht in der Lage ist, ein stabiles Gleichgewicht der Gefäßwandspannung aufrechtzuerhalten, wird es an diesem Punkt akut zum muskulär bedingten Totalverschluß des Gefäßes kommen. Der Innendruck, bei dem der funktionelle Gefäß-

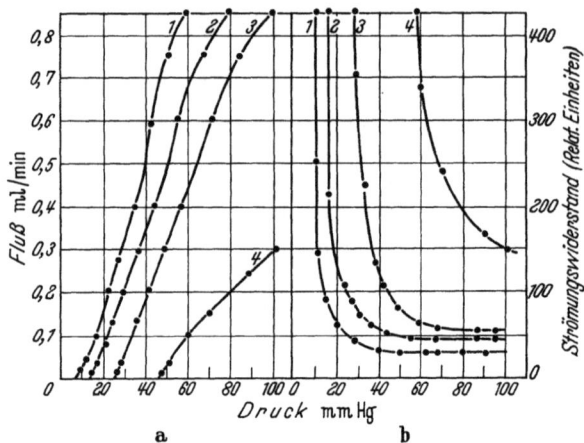

Abb. 28 a u. b. Die Beziehung zwischen Durchfluß und Perfusionsdruck (a) bzw. zwischen Strömungswiderstand und Perfusionsdruck (b). Durchströmung eines Kaninchenohres mit Steigerung des Vasomotorentonus von Kurve *1* bis *4* durch elektrische Reizung des Sympathicus. (NICHOL, J., u. Mitarb. 1951 [*87*])

verschluß auftritt, wird als *kritischer Verschlußdruck* [20] bezeichnet. Er stellt weder für die verschiedenen Gefäßgebiete noch für ein und dasselbe Gefäßgebiet einen konstanten und einheitlichen Wert dar. Vielmehr ändert er sich mit der Höhe des Vasomotorentonus und schwankt unter physiologischen Bedingungen für die Endstrombahngefäße zwischen 1 und 30 mm Hg.

Sind die Gefäße unterhalb des kritischen Verschlußdrucks verschlossen, so wird für ihre Wiedereröffnung ein Druck benötigt *(kritischer Öffnungsdruck)*, der bedeutend höher liegt als der zugehörige kritische Verschlußdruck. Ein dem kritischen Verschlußdruck entsprechender intravasaler Druck kann nach dem Laplaceschen Gesetz in dem funktionell

verschlossenen Gefäß (Radius = 0) nur äußerst geringe Dehnungskräfte in der Gefäßwand erzeugen; sie reichen nicht aus, die aktive Gegenspannung der Muskulatur zu überwinden.

Das Phänomen eines kritischen Verschlußdrucks ist an das Vorhandensein glatter Muskulatur gebunden. Es ist deshalb nur an Gefäßen zu beobachten, deren Wand vorwiegend aus Muskulatur besteht. Für elastische Gefäße gibt es keinen kritischen Verschlußdruck, weil der große Anteil passiver Spannungsträger in der Gefäßwand einem funktionellen Verschluß des Gefäßes erhebliche elastische Widerstände entgegensetzt.

In muskulären Gefäßen steigt der kritische Verschlußdruck an:

1. mit der Tonuslage der Gefäßwandmuskulatur,

2. mit der relativen und absoluten Zunahme der Muskelfasern in der Gefäßwand, d.h. mit dem Anstieg des Quotienten $\dfrac{\text{Dicke der Muskelschicht}}{\text{Radius des Gefäßlumens}}$ und

3. mit abnehmendem Gefäßquerschnitt, d.h. in Richtung zur Peripherie hin.

Die muskelreichen kleinkalibrigen Arteriolen besitzen deshalb den höchsten kritischen Verschlußdruck, sie erreichen den Zustand des labilen Gleichgewichts und des funktionellen Verschlusses am leichtesten. In den großen Zubringerarterien vom muskulären Typ erfährt der hier nur in geringem Ausmaß von der nervalen Vasomotorik abhängige Muskeltonus praktisch nie eine Zunahme, die zum funktionellen Verschluß des Gefäßes ausreichen würde. Auch niedrige Innendrucke erzeugen nach dem Gesetz von LAPLACE in den großen Arterien bereits beträchtliche Wandspannungen, die diese Gefäße offen halten. Nur wenn der Eigentonus der Gefäßwandmuskulatur durch lokale chemischphysikalische Irritation krankhaft gesteigert ist, wie man es etwa beim traumatischen Segmentkrampf der Arterie (s. S. 64) beobachten kann, reicht die Aktivspannung der Muskulatur aus, einen funktionellen Gefäßverschluß herbeizuführen und den Blutstrom zu unterbrechen.

2. Unmittelbare Wirkung physiologischer Substanzen auf die Gefäßwandmuskulatur

Nach dem Ort ihrer Herkunft lassen sich die Stoffe, die unmittelbar auf die Muskelfaser der Gefäßwand einwirken, in drei Gruppen einteilen:

a) Stoffe, die in der Gefäßwand selbst entstehen bzw. dort freigesetzt werden: Überträgersubstanzen des Nervensystems. Sie stehen im Dienste der *nervalen Fernregulation*.

b) Stoffe, die im benachbarten Gewebe entstehen und durch Diffusion von außen an die Gefäßwand gelangen. In diese Gruppe gehören vor allem Substanzen, die eine *nutritive Lokalregulation* vermitteln.

c) Stoffe, die an anderer Stelle des Körpers, fern von der Gefäßwirkung gebildet und über den Blutstrom an jedes Gefäß herangeführt werden. Sie diffundieren vom Gefäßlumen aus in die Wand und sind verantwortlich für die *hormonale Fernregulation*.

a) Intramural entstehende Substanzen: nervale Fernregulation

Nach den an ihren distalen Enden freiwerdenden Überträgersubstanzen, *Acetylcholin* und *Adrenalin* bzw. L-*Noradrenalin*, unterscheidet man *cholinergische* und *adrenergische Nervenfasern* [48]. Acetylcholin entsteht nicht nur an den Nervenendigungen des parasympathischen Systems, es übermittelt auch den Kontraktionsreiz der motorischen Nervenfaser an die quergestreifte Muskulatur in der motorischen Endplatte und überträgt außerdem die Erregung an sämtlichen Synapsen der sympathischen und parasympathischen Ganglien. Auch ein kleiner Teil der postganglionären Fasern des sympathischen Systems gehört der cholinergischen Gruppe an: die Sudomotoren und, was in diesem Zusammenhang interessiert, die sympathischen Vasodilatatoren (s. S. 50).

Adrenergisch sind dagegen alle übrigen postganglionären Fasern des sympathischen Nervensystems, vor allem die für die nervale Fernregulation so wichtigen Vasoconstrictoren.

In der Gefäßwand entstehendes Acetylcholin ist demnach nur in Gefäßbezirken zu erwarten, die von sympathischen und parasympathischen Vasodilatatorfasern erreicht werden. Man findet sie im Myokard, in der Skeletmuskulatur und im Bereich der Genitalorgane (s. S. 51). Acetylcholin wirkt erschlaffend auf die glatte Muskulatur der Gefäße, führt also zu einer Gefäßerweiterung. Die Wirkungsdauer des Überträgerhormons ist, wenn es nicht laufend nachproduziert wird, nur kurz, da es unter der Einwirkung des überall vorhandenen Gewebsfermentes Cholinesterase sehr schnell hydrolytisch in seine kaum noch vasoaktiven Bestandteile Cholin und Essigsäure gespalten wird.

Von wesentlich größerer Bedeutung ist das bei der Übertragung sympathischer Constrictorreize in der Gefäßwand freigesetzte Adrenalin-L-Noradrenalin-Gemisch, das im Gegensatz zu dem aus dem Nebennierenmark stammenden, sympathicomimetischen Hormongemisch ein auffallend konstantes Mischungsverhältnis von 10—20% Adrenalin und 80—90% L-Noradrenalin aufweist. Die Wirkung des Sympathicusreizes auf die Gefäßwand ist also vorwiegend eine L-Noradrenalinwirkung. Acetylcholin und Adrenalin bzw. L-Noradrenalin beeinflussen die Effektorzellen, d.h. die glatte Muskelzelle unmittelbar. Die stärkste Wirkung der Substanzen als Reizüberträger nervaler Impulse wird man an den Orten der intensivsten Innervation erwarten müssen, d.h. an den präcapillären Widerstandsgefäßen, an denen sich die zentrale Kreislaufregulation vorwiegend abspielt.

b) Von außen herangeführte Substanzen: nutritive Lokalregulation

Die vasoaktive Wirkung von Stoffen, die aus dem benachbarten Gewebe stammen, wird am eindrucksvollsten an der Mehrdurchblutung der arbeitenden Skeletmuskulatur demonstriert. CHAUVEAU u. KAUFMANN [28] beschrieben 1887 zum erstenmal die „Arbeitshyperämie", nachdem sie am Pferd beobachtet hatten, wie sich der Blutstrom aus einer durchtrennten Lippenvene während des Kauens merklich verstärkte. Ein prinzipiell gleicher Mechanismus liegt der postoligämischen reaktiven Hyperämie nach temporärer Drosselung oder Unterbrechung des arteriellen Zustroms zugrunde. Beiden Zuständen, der Arbeitshyperämie und der postoligämischen Hyperämie, ist die Anhäufung gefäßerweiternder Substanzen im Gewebe gemeinsam, die im ersten Fall bei ungestörter Durchblutung infolge vermehrter Bildung dieser Substanzen durch gesteigerte Gewebsaktivität, im zweiten Fall durch das Anstauen der in normaler Menge anfallenden Substanzen des Ruhestoffwechsels bei Mangeldurchblutung entsteht. Eine andere Art der reaktiven Mehrdurchblutung, die durch lokal entstehende Substanzen ausgelöst und unterhalten wird, ist die entzündliche Hyperämie.

Es ist nicht gelungen, einen bestimmten Stoff für die umschriebene lokale nutritive Gefäßregulation verantwortlich zu machen. Man ist heute der Ansicht, daß mehrere Faktoren zu dem vasodilatierenden Effekt beitragen und sich in ihrer Wirkung summieren, da keine der bisher untersuchten Substanzen für sich allein eine Hyperämie auszulösen vermag, wie sie durch die Kombination dieser Substanzen entsteht [39].

Die Herkunft der vasodilatierend wirkenden Faktoren aus dem Stoffwechsel der quergestreiften Muskelzelle und die Unabhängigkeit dieser reaktiven Hyperämie von nervalen Einflüssen konnten für die Arbeitshyperämie des Skeletmuskels in überzeugender Form nachgewiesen werden. Leitet man venöses Blut eines arbeitenden Muskels erneut in seine Arterie oder in die eines ruhenden Muskels, so wird im ersten Fall die bereits bestehende Hyperämie verstärkt, im zweiten eine Hyperämie am ruhenden Muskel ausgelöst. Venenblut eines ruhenden Muskels verursacht keine Änderung der Durchblutung [4]. Wird die Reizübertragung an der motorischen Endplatte durch Curare verhindert, so unterbleibt bei Stimulierung des motorischen Nerven nicht nur die Kontraktion der Muskelfasern, sondern auch die normalerweise damit einsetzende reaktive Hyperämie [4, 62]. Direkte Reizung des Muskels dagegen wird nicht nur mit einer Kontraktion beantwortet, sie löst auch wieder die reaktive Hyperämie aus. Ein Einfluß sympathischer Nervenfasern auf den Ablauf der reaktiven Hyperämie konnte von zahlreichen Autoren [6, 10, 50, 51, 62] ausgeschlossen werden. Nach Sympathektomie läuft die reaktive Arbeits- oder die postoligämische Hyperämie unverändert, sogar schneller und stärker [75a] ab.

Die fundamentale Bedeutung einer mit dem Stoffwechsel, d. h. mit dem Energieumsatz der Gewebe direkt gekoppelten Gefäßreaktion besteht darin, daß sie die Gewebe in die Lage versetzt, ihre Blutversorgung unverzüglich und kontinuierlich dem jeweiligen Bedarf anzupassen. Dabei funktioniert der Regler nicht nur ohne Vermittlung des Nervensystems, er ist darüber hinaus in der Lage, sich weitgehend gegen zentralnervöse vasoconstrictorische Impulse durchzusetzen. *Die umschriebene lokale Nahregulation kann die zentrale Fernregulation durchbrechen.* Es liegt in der Natur der lokalen Nahregulation, daß sie auf Gefäße beschränkt bleibt, die mit dem arbeitenden Gewebe direkten Kontakt haben. Die vasoaktiven Substanzen wirken auf die muskelreichen Widerstandsgefäße der Endstrombahn, vor allem auf die kleinen Arterien und Arteriolen. Wenn gleichzeitig eine Erweiterung der Capillaren im Rahmen der Arbeitshyperämie zu beobachten ist, so entspricht sie einer druckpassiven Dehnung dieser Gefäße. Die als Folge eines rückläufigen Dilatationsreflexes gedeutete Erweiterung der Femoralarterie bei nutritiver Vasodilatation der von ihr versorgten Peripherie [36, 63, 110] ist dagegen wahrscheinlich auf eine durchflußabhängige Tonusminderung der glatten Muskulatur zurückzuführen.

Bradykinin[1]. CLAUDE BERNARD beschrieb bereits 1858 eine durch Stimulation der Chorda tympani auslösbare Vasodilatation in den submandibulären Speicheldrüsen, die, wie HEIDENHAIN 1872 zeigen konnte, durch Atropin nicht zu blockieren ist. Damit war eine Form nerval induzierter Vasodilatation entdeckt, die sich nicht in die übliche Vorstellung parasympathischer cholinergischer Vasodilatatoren einfügte. Ihr Wirkungsmechanismus konnte erst 1955 von HILTON und LEWIS geklärt werden [43, 64, 65]. Durch ihre Experimente wiesen sie nach, daß bei einer durch Reizung der Chorda tympani hervorgerufenen Aktivitätssteigerung der Submandibulardrüse von den Drüsenzellen ein Enzym gebildet wird, das aus der umgebenden Gewebsflüssigkeit und dem Plasma eine vasodilatatorisch höchst wirksame Substanz freisetzt: das *Plasmakinin*. Wie weitere Untersuchungen ergaben, entspricht die Substanz in ihrer pharmakologischen Wirkung dem bereits 1948 von ROCHA E SILVA, BERALDO und ROSENFELD entdeckten Wirkstoff *Bradykinin*. Die inaktive Vorstufe des Bradykinins, das Bradykininogen, gehört der Pseudoglobulinfraktion des Plasmas an. Das aktivierende Enzym scheint mit dem Speichel- bzw. Pankreaskallikrein identisch zu sein.

Mit der experimentellen Klärung der bradykiningesteuerten Vasodilatation in der Submandibulardrüse wurde ein im Körper weit verbreiteter Mechanismus der lokalen Durchblutungsregulation aufgedeckt. Sämtliche Drüsen des Magen-Darm-Traktes verfügen über die Fähigkeit, Bradykinin zu aktivieren. Auch die Hyperämie der Haut im Bereich der Schweißdrüsen ist auf den Effekt des Wirkstoffs zurückzuführen. Es handelt sich dabei um eine Selbststeuerung der Durchblutung, die es, ähnlich der lokalen Durchblutungssteuerung im arbeitenden Muskel, der Drüse ermöglicht, die Durchblutung ihrem jeweiligen Funktionsniveau anzupassen. Die Ausschwemmung des Aktivators ist direkt an die Tätigkeit der Drüsenzelle gekoppelt und hat nur mittelbare Beziehung zum Nervensystem. Für den Ablauf dieser Selbststeuerung ist es daher auch ohne Bedeutung, ob die zugehörige sekretorische Drüse von cholinergischen Fasern des Parasympathicus (Magen-Darm-Trakt) oder von cholinergischen Fasern des Sympathicus (Schweißdrüsen) innerviert wird. Hier wie dort erfolgt die Vasodilatation nicht durch direkte Wirkung des Nervenimpulses auf die glatte Gefäßmuskulatur, sondern auf dem Umweg über die Funktionssteigerung der Drüsenzelle.

c) Von innen herangeführte Substanzen: hormonale Fernregulation

Adrenalin und *Noradrenalin*, auf deren Bedeutung als Überträgersubstanzen postganglionärer sympathischer Nervenfasern bereits hingewiesen wurde, entstehen außerdem als echte Hormone im Mark der Nebenniere. Sie gelangen von dort mit dem Blutstrom in das gesamte Gefäßsystem. In der ruhenden Drüse findet man ein Mischungsverhältnis der beiden Hormone von 10—30 % Noradrenalin und 70—90 % Adrenalin [48]; die Konzentrationen verhalten sich demnach praktisch umgekehrt wie in dem Hormongemisch, das von den adrenergischen Nervenfasern freigesetzt wird. Das Mischungsverhältnis der effektiv von der Drüse ausgeschütteten Hormone muß aber keineswegs diesem Wert entsprechen. Es steht, wie jede Ausschüttung selbst, unter Kontrolle des autonomen Nervensystems (N. splanchnicus) und kann in weitem Rahmen variiert werden. Aus dem Mischungsverhältnis der beiden Hormone bzw. ihrer Abbauprodukte im Urin (85 % Noradrenalin und 15 % Adrenalin) kann geschlossen werden, daß sympathische Nervenfasern weit mehr noradrenalinreiches Hormongemisch freisetzen, als das Nebennierenmark von seinem adrenalinreichen Gemisch ausschüttet.

Eine hormonelle Steuerung der Gefäßweite muß der nutritiv lokalen oder der zentralnervösen Gefäßregulation immer unterlegen sein, da sie nie die umschriebene Wirkung der einen und nicht die rasche und differenzierte Wirkung der anderen besitzt. Tatsächlich spielt die hormonelle Regulation der Gefäßweite normalerweise nur eine untergeordnete

---

[1] βραδύς = langsam, κινεῖν = bewegen: Die Bezeichnung bezieht sich auf die Wirkung der Substanz auf isolierte Darmstücke, an denen sie eine langsame Kontraktion auslöst.

Rolle. Die unter sympathischer Erregung vom Nebennierenmark abgegebene Hormon-
menge ist gering, ihr sympathicomimetischer, also vasoconstrictorischer Effekt fällt
gegenüber der direkten sympathischen Beeinflussung der Gefäße nicht ins Gewicht.

Ähnlich wie die für eine lokale nutritive Hyperämie verantwortlichen Substanzen
beschränken sich auch beide Hormone in ihrer Wirkung im wesentlichen auf die capillar-
nahen muskelstarken Gefäße geringer Wandspannung. Die großen arteriellen Gefäße
bleiben weitgehend unbeeinflußt. Zusätzlich läßt sich unter ihrem Einfluß eine Steigerung
des Gefäßwandtonus im gesamten venösen System beobachten.

3. Mittelbare und unmittelbare Wirkung der Temperatur auf die Gefäßweite

Die normale Funktion des Warmblüterorganismus ist an die Konstanz der Körper-
temperatur gebunden, die nur dann gewährleistet ist, wenn sich Wärmeproduktion und
Wärmeabgabe jederzeit im Gleichgewicht befinden. Dies wird durch eine minuziös
funktionierende, zentralnervös gesteuerte Thermoregulation erreicht, deren ausführende
Organe Blutstrom und Gefäße sind. Gesteigerter Wärmeverlust, der mit einer Abkühlung des Blutes einhergeht, führt zu einer zentralnervös ausgelösten Vasoconstriction,
Wärmestauung dagegen und Anstieg der Bluttemperatur zu einer Vasodilatation der
Schale. Als Reiz für das cerebrale Wärmezentrum dient die Eigentemperatur des Blutes,
das mit dem Zentrum in Kontakt kommt. Schon Temperaturabweichungen von 0,5° C
[47] oder sogar weniger [95] lösen regulative Impulse des Vasoconstrictorzentrums aus.

Diese afferente Funktion des Blutstroms ließ sich eindrucksvoll beweisen: Eine
thermoregulatorisch durch ein einseitiges Armbad ausgelöste Reflexdilatation der Hautgefäße bleibt aus oder setzt nur verzögert und schwach ein, wenn der Blutabfluß aus der
erwärmten Extremität durch venöse Stauung gesperrt wird oder wenn die Durchblutung
dieser Extremität infolge einer arteriellen Obliteration stark vermindert ist [44a, 95].
Andererseits erfolgt die Reflexdilatation bei intakter Durchblutung der erwärmten
Extremität auch dann, wenn jede nervale Verbindung mit dem Zentrum, z.B. infolge einer
Querschnittslähmung des Rückenmarks, unterbrochen ist [44a].

Während die zentralnervöse Wärmedilatation ausschließlich über einen Anstieg der
Bluttemperatur ausgelöst wird, kann eine zentralbedingte Kälteconstriction der Haut-
gefäße außerdem über einen direkten und umschriebenen Kältereiz an der Haut unter
Vermittlung afferenter sensibler Nervenfasern zustande kommen [47].

Von besonderer Bedeutung für die Wärmeregulation sind auf Grund ihres günstigen
Volumen-Oberflächen-Verhältnisses (65% der Körperoberfläche, aber nur 30—40% der
Körpermasse) und ihrer vorteilhaften äußeren Wärmeübergangsbedingungen die Extremitäten, vor allem ihre vasomotorisch ausgiebig innervierten Acren. Sie wurden deshalb
auch als „Effektoren der physikalischen Temperaturregulation" bezeichnet [5]. Ihr
wärmeregulatorischer Wirkungsgrad, der sich in der Variabilität der lokalen Durchblutungsgröße äußert, nimmt von proximal nach distal zu und erreicht an den Phalangen sein
Maximum. Größte Bedeutung kommt hierbei für die Steigerung der Durchblutungsgröße
den besonders an Fingern und Zehen zahlreichen arterio-venösen Anastomosen [29] zu,
die sich bei Minderung des Vasoconstrictorentonus öffnen. Eine wirkungsvolle, wärme-
einsparende Durchblutungsdrosselung der Schale ist dadurch möglich, daß die Haut
einen geringen Bluteigenbedarf hat (0,8 ml/100 ml Gewebe/min) und im Gegensatz zu
den Kernorganen gegenüber einer Reduktion und einer Steigerung der Eigentemperatur
weitgehend unempfindlich ist. Trotzdem sind örtliche Verhältnisse möglich, die Gewebsschäden zur Folge hätten, wenn die zentral vorgeschriebene Durchblutungsgröße lokal
nicht sinnvoll abgeändert würde. Normalerweise führt lokale Wärmeeinwirkung zu einer
umschriebenen und etwa auf den Bereich der Einwirkung beschränkten Vasodilatation
(Beispiel: starke Rötung der in heißes Wasser getauchten Hand).

Die *örtliche Kälteeinwirkung* ruft zunächst eine Vasoconstriction hervor. Erreicht die Unterkühlung der Haut ein bestimmtes Ausmaß, so kommt es zur Lockerung des Gefäßtonus, zu einer sog. Kältedilatation der Gefäße, die nach kurzer Zeit wieder von einer Constriction abgelöst wird. Die Frequenz dieses wellenförmigen Wechsels im Tonus der präcapillären Gefäße (Lewissche Wellen [74]) nimmt mit fallenden Außentemperaturen zu [72]. Durch die kältebedingte Gefäßerweiterung bleibt die Haut vor örtlichen Kälteschäden bewahrt, solange die Umgebungstemperatur nicht extrem sinkt. Die *rhythmische Kältedilatation* spielt sich in den präcapillären Widerstandsgefäßen ab. Der venöse Schenkel der Endstrombahn reagiert auf Kälte dagegen mit einer *andauernden Dilatation*, die jedoch nicht zu einer Mehrdurchblutung, sondern nur zu einer vermehrten Blutfülle der Haut führt.

Die örtlichen Gefäßreaktionen auf Kälte und Wärme verlaufen ohne Mitwirkung des zentralen Nervensystems (Gehirn und Rückenmark). Noch ist unklar, ob sie auf einer unmittelbaren Wirkung der Temperatur auf die Gefäßmuskulatur beruhen oder ob evtl. vasoaktive Stoffe temperaturabhängig im Gewebe entstehen, die über einen Axonreflex [74] oder auch direkt den Tonus der Gefäße beeinflussen können. Die Kältedilatation (Lewissche Reaktion) wird auf eine Kältelähmung der Gefäßmuskulatur zurückgeführt.

Erfolgt die Constriction der Hautgefäße gleichsinnig sowohl über die zentrale Kreislauf- und Thermoregulation wie auch durch örtliche äußere Kälteeinwirkung, so kann es zu einer unangenehmen, ja schädlichen Summation der Effekte kommen. Ein *physiologisches Beispiel* hierfür sind die ausgekühlten, selbst im Bett nicht warm werdenden Füße. Die niedrige Gewebstemperatur unterhält eigenmächtig eine lokale Vasoconstriction, die selbst bei Wegfall des zentralen Sympathicotonus weiter fortbesteht. Eine erwärmende Mehrdurchblutung setzt erst ein, wenn die lokalen constrictorischen Kältereize nach Wärmezufuhr von außen wegfallen oder die glatte Muskulatur der enggestellten Gefäße durch Alkoholaufnahme gelähmt wird.

Die reflektorische Wärmedilatation setzt an den Füßen ohnehin stets später ein als an den Händen. Erst wenn die Hauttemperatur der Hand etwa 33—35° C erreicht hat, beginnen auch die Fußgefäße sich zu erweitern. Die Ursache dieses Verhaltens ist in dem höheren Vasoconstrictorentonus der Füße zu sehen.

Als *pathophysiologisches Beispiel* ist der Morbus Raynaud anzuführen. Hier summieren sich ebenfalls ein (pathologisch gesteigerter ?) zentraler Vasoconstrictorentonus und eine (krankhaft verstärkte ?) lokale Kälteconstriction der Gefäße und führen zu den bezeichnenden paroxysmalen Durchblutungsstörungen.

4. Innervation der Gefäße

Die Blutgefäße sind über afferente und über efferente Nervenfasern mit dem autonomen Nervensystem verbunden. Die Innervationsdichte weist besonders hinsichtlich der efferenten Versorgung zwischen den einzelnen Gefäßkategorien (Verteilerarterien — arterielle Widerstandsgefäße — Capillaren — venöse Kapazitätsgefäße — arteriovenöse Anastomosen) beträchtliche Unterschiede auf. Am stärksten sind die Widerstandsgefäße und die arterio-venösen Anastomosen efferent versorgt. Schwächer innerviert sind die venösen Kapazitätsgefäße, am geringsten die Windkessel- und Verteilerarterien, an denen praktisch kein Einfluß autonomer Nervenerregung feststellbar ist.

a) Efferente Nervenversorgung

Vier Möglichkeiten efferenter autonomer Gefäßinnervation sind zu unterscheiden:

α) Sympathische adrenergische Vasoconstrictorfasern.

β) Sympathische cholinergische Vasodilatatorfasern.

γ) Parasympathische cholinergische Vasodilatatorfasern.

δ) Dilatatorfasern der spinalen Hinterwurzeln.

Obwohl das Gefäßsystem sowohl von sympathischen wie von parasympathischen Nervenfasern erreicht wird, unterscheidet es sich prinzipiell vom größten Teil aller übrigen Organsysteme dadurch, daß diese Fasern nicht Repräsentanten einer antagonistischen Innervation durch Sympathicus und Parasympathicus sind. Das Gefäßsystem kennt keine „reziproke Innervation", wie sie einst BAYLISS [8] angenommen hatte. *Vielmehr erfolgt die gesamte Tonusänderung der Gefäße im Dienst der zentralen Kreislaufregulation ausschließlich über die sympathischen adrenergischen Vasoconstrictorfasern. Es gibt nur einen Constrictorentonus, dagegen keinen Dilatatorentonus.* Dementsprechend enthalten fast alle Organe sympathische Vasoconstrictorfasern, nur wenige dagegen zentral gesteuerte Dilatatorfasern. Eine zentral ausgelöste Engstellung der Gefäße wird durch Steigerung, eine Weitstellung durch Reduktion des Sympathicotonus erreicht. Die übrigen genannten autonomen Efferenzen erfüllen darüber hinaus jeweils umschriebene spezielle Aufgaben, stehen aber im Gegensatz zur sympathischen Vasoconstrictorfaser nie im Dienst der Kreislaufregulation.

α) Sympathische adrenergische Constrictorfasern

Eine zentrale Kreislaufregulation durch das in der Rautengrube gelegene Kreislauf- bzw. Vasoconstrictorenzentrum erfordert eine afferente Vermittlung der Zustände, die sein regulatives Eingreifen notwendig machen. Die afferenten Reize für das Zentrum sind zahlreich. Sie stammen nicht nur aus der Peripherie, wie die durch Druck- oder besser Dehnungsreceptoren des Aortenbogens, des Carotissinus oder der großen Körper- und Lungenvenen vermittelten Reize, sie kommen auch von anderen, z.T. übergeordneten Regionen des Nervensystems wie Atemzentrum, Zentrum der Wärmeregulation oder von dem Bereich emotioneller Erregung. Der jeweilige, vom Zentrum bestimmte Sympathicotonus ist Ausdruck einer Integration dieser heterogenen Reize mit dem Ziel, den Blutdruck innerhalb physiologischer Grenzen zu halten.

Vom Zentrum ziehen die efferenten vasoconstrictorischen Fasern im Rückenmark abwärts und übertragen die Erregung auf Zellgruppen in den Seitensäulen des Rückenmarks (Nucleus intermedio-lateralis C 8 bis L 3). Die von diesen Zellen stammenden *präganglionären Fasern* verlassen das Rückenmark als thorako-lumbaler Anteil des autonomen Nervensystems ausschließlich im Bereich der Rückenmarksegmente Th 1 bis L 2—3 mit den ventralen Spinalwurzeln und nehmen über die Rami communicantes albi Beziehung mit dem Grenzstrang auf (Abb. 137). Ein Teil der Fasern, der vor allem für die Integumente und die Skeletmuskulatur bestimmt ist, bekommt in den Ganglien des Grenzstrangs Kontakt mit der Nervenzelle der postganglionären Erregungsstrecke. Die für die Eingeweide bestimmten Fasern dagegen treten ohne Unterbrechung durch den Grenzstrang hindurch (Nn. splanchnici) und werden erst in peripheren, organnahen Ganglien umgeschaltet.

Die Ganglienkette des Grenzstrangs erstreckt sich beiderseits der Wirbelsäule von der Schädelbasis bis zum Os sacrum. Ihre segmentäre Anordnung weist zahlreiche, individuelle Varianten auf, die im Lumbal-Sacral-Bereich besonders ausgeprägt sein können. Der als typisch beschriebene Aufbau aus drei cervicalen, zehn bis zwölf thorakalen, vier lumbalen und vier sacralen Ganglien ist häufig abgewandelt.

Die *präganglionäre Faser* zweigt sich im Grenzstrang auf und erreicht mit ihren Ästen benachbarte, sowohl höher als auch tiefer gelegene Grenzstrangganglien. Auf diese Weise ist jedes präganglionäre Neuron im Grenzstrang mit 11—30 [*1, 13, 97a, 128a*] postganglionären Fasern verschiedener Etagen synaptisch verbunden, eine Tatsache, die eine weite Streuung der sympathischen Erregung verständlich erscheinen läßt. Die Reizung eines Ramus communicans albus hat aus diesem Grunde Reaktionen in mehreren Segmenten der Peripherie zur Folge, während die Reizung eines Ramus communicans griseus eine segmental beschränkte Reaktion auslöst.

Die *postganglionären Fasern* gelangen über die Rami communicantes grisei zu den Spinalnerven und folgen deren weiterem Verlauf. Ein kleiner Teil der Fasern zieht unter Umgehung des Grenzstrangs direkt zum Spinalnerven und schaltet in kleinen, atypisch in der Nachbarschaft der ventralen Spinalwurzel, des grauen Astes oder des Spinalnerven selbst gelegenen, sog. intermediären Ganglien auf die postganglionäre Faser um [72b, 110a, 134]. Diese Tatsache ist bedeutsam, da solche Fasern bei der Sympathektomie der Unterbrechung entgehen können und z.T. für den gelegentlich zu beobachtenden Mißerfolg des Eingriffs verantwortlich zu machen sind.

Die in der Nähe des Grenzstrangs liegenden Gefäße, d.h. praktisch alle großen Arterien und Venen des Rumpfes bis zum Ansatz der Extremitäten, erhalten ihre sympathische Nervenversorgung direkt vom Grenzstrang über ausgedehnte perivasculäre Geflechte. Für die Gefäße selbst scheinen jedoch diese Geflechte nur eine untergeordnete Bedeutung zu haben, der größte Teil der Nervenfasern benutzt die Gefäßscheide nur als Leitweg zu anderen Geweben, ohne an der Gefäßwand selbst zu enden. Erfahrungsgemäß unterliegen die großen Arterien keinen wesentlichen Einflüssen durch Schwankungen im autonomen Tonus. Auch zur Gefäßperipherie haben die perivasculären Geflechte der Stammgefäße keine Beziehungen. Die periarterielle Sympathektomie (Lit. bei Schoop [109]) führt daher praktisch nie zu einer wesentlichen Weitstellung der Peripherie. Sie ist deshalb heute als therapeutischer Eingriff weitgehend verlassen. Die für die Gefäße der Extremitätenperipherie zuständigen postganglionären sympathischen Fasern gelangen vielmehr über die gemischten peripheren Nerven zu ihrem Innervationsgebiet. (Indikation und technische Durchführung der Grenzstrangresektion s. S. 402—409.)

Der lokale Effekt der im Körper einigermaßen diffus ausgebreiteten sympathischen Erregung fällt von Gewebe zu Gewebe, aber auch innerhalb eines Gewebes von Gefäß zu Gefäß sehr unterschiedlich aus. Hierfür sind mehrere Ursachen zu nennen: an erster Stelle die Innervationsdichte, d.h. die Gesamtzahl der efferenten sympathischen Fasern an jedem Punkt der Peripherie. Es wurde bereits auf die Gesetzmäßigkeit hingewiesen, daß Gefäßgebiete mit vorwiegend nutritiver Bedeutung nur spärlich, Gefäßgebiete von geringer nutritiver Bedeutung dagegen stark vasoconstrictorisch innerviert sind. Ferner besteht zwischen dem Ausmaß der Innervationsdichte und dem lokalen Basistonus der Gefäßmuskelfaser eine reziproke Beziehung derart, daß die Innervationsdichte bei geringem Eigentonus groß, bei hohem Eigentonus aber klein ist. Da außerdem die nutritive Lokalregulation der Gefäße das Übergewicht über die zentrale Kreislaufregulation hat, wird der Einfluß vasoconstrictorischer Impulse um so geringer ausfallen, je höher der Funktionszustand des Gewebes in der Nachbarschaft der Gefäße ist. Jede Gewebstätigkeit erhöht die Schwelle für nervale vasoconstrictorische Reize. Weiterhin scheint die Reaktionsbereitschaft der Effektorzellen, also der glatten Gefäßwandmuskulatur, keineswegs überall gleich zu sein, sie weist, möglicherweise gewebsbedingt, beträchtliche Unterschiede auf.

Die Acren der Extremitäten, deren Oberflächendurchblutung in besonderer Weise der Wärmeregulation dient, sind intensiv mit sympathischen Vasoconstrictorfasern versorgt. Die Innervationsdichte nimmt nach distal zu und erreicht in den Fingern und in den Zehen, besonders aber im Bereich der dort zahlreich vertretenen arterio-venösen Anastomosen, ihr Maximum. Wahrscheinlich infolge Anpassung an den aufrechten Gang und die hierdurch entstehende verstärkte hydrostatische Belastung der Beingefäße ist der sympathische Ruhetonus der unteren Extremitäten stets höher als derjenige der Arme.

Indirekte Kälteeinwirkung erhöht die sympathische Vasoconstriction, indirekte Wärmezufuhr kann sie weitgehend lösen. Von dem Ausmaß der hierbei möglichen Durchblutungsänderung der Extremitäten geben einige Zahlen eine Vorstellung: Bei indifferenter, behaglicher Zimmerwärme beträgt die Durchblutungsgröße der Hand 4—9 ml/100 ml Gewebe/min, nach reflektorischer Wärmedilatation steigt sie auf 20 bis 40 ml/100 ml Gewebe/min. Die stärksten Schwankungen werden an der Fingerbeere beobachtet, wo die Stromstärke zwischen 1 ml und 100 ml/100 ml Gewebe/min variieren kann. Bei normaler Umgebungstemperatur verhält sich die Stromstärke für Unterarm, Hand und Finger wie 1:5:10, das Verhältnis ändert sich bei maximaler Vasodilatation zu 1:7:100. Vasoconstriction kann die Durchblutung des Fingers weit unter die der Hand und des Armes senken. Der geringe Bluteigenbedarf der Haut von nur 0,8 ml/100 ml Gewebe/min und die große Anzahl der arterio-venösen Anastomosen, die bei voller Öffnung in der Zeiteinheit ein vier- bis achtfach größeres Volumen passieren lassen als die durch sie kurzgeschlossenen Capillaren, ermöglichen diese weite Spanne der Durch-blutungsgröße.

Die Vasodilatation der *Finger und der Hand,* wie sie nach indirekter Erwärmung reflektorisch auftritt, beruht ausschließlich auf einer Lockerung des sympathischen Vasoconstrictorentonus. So führt eine periphere Nervenblockade an den Fingern zu einer gleich starken Hyperämie wie die wärmebedingte Reflexdilatation. Andererseits bleibt eine nach reflektorischer Gefäßdilatation ausgeführte Nervenblockierung ohne jeden Einfluß auf die periphere Durchblutung.

Anders liegen die Verhältnisse an der Haut des *Unterarmes.* Die hier bei indirekter Wärmezufuhr auftretende, reflektorische Wärmedilatation setzt später ein als die der Hand und erreicht bei weitem nicht ihr Ausmaß. Eine Nervenblockade kann die Durch-blutung am Arm im Gegensatz zur Hand nur unwesentlich steigern. Darüber hinaus vermindert eine Nervenblockade, die man nach Beginn der Reflexdilatation setzt, die Durchblutung deutlich. Hier scheint die Vasodilatation also nicht auf einer Lockerung des Sympathicotonus, sondern auf einer Zunahme der über den Sympathicus vermittelten Reize zu beruhen. Unter indirekter Wärmeeinwirkung erfolgt im Rahmen der Thermo-regulation eine Erregung der Schweißdrüsen über die sympathischen, aber cholinergischen Sudomotorenfasern, die durch Atropin zu blockieren sind. Die Schweißdrüsen selbst bilden im Zustand gesteigerter Aktivität ein proteolytisches Enzym, das in der um-gebenden Gewebsflüssigkeit aus den dort vorhandenen Proteinen die vasodilatatorisch wirksame Substanz *Bradykinin* freisetzt (s. S. 45). Dabei kann die Konzentration dieses Wirkstoffs im subcutanen Unterarmgewebe bei voller Aktivität der Schweißdrüsen auf das Fünffache des Normalwertes ansteigen. Es handelt sich also bei der Wärmedilatation des Unterarms nicht um einen unmittelbaren Dilatatoreffekt cholinergischer Sympathicus-fasern, sondern um eine mittelbare, humoral ausgelöste und örtlich umschriebene Vaso-dilatation, die an eine Funktionssteigerung der Schweißdrüsen gekoppelt ist.

β) Sympathische cholinergische Vasodilatatorfasern

Die Existenz *vasodilatierender sympathischer Nervenfasern* wurde erst in den letzten 10 Jahren durch Arbeiten skandinavischer Forscher bekannt [Lit. bei *108*]. Die Wirkung dieser Fasergruppe, die gleich den Vasoconstrictoren dem thorakolumbalen Anteil des autonomen Systems angehört, tritt allerdings in voller Deutlichkeit erst in Erschei-nung, wenn die überlagernde Wirkung der Constrictoren durch Gaben von Reserpin[1] oder von Secale-Alkaloiden aufgehoben wird. Die Bedeutung der ausschließlich zur quer-gestreiften Muskulatur verlaufenden Fasern ist noch nicht endgültig geklärt. Ihre Erregung erfolgt nicht etwa reziprok zu derjenigen der Vasoconstrictorfasern, sie geht vielmehr stets mit einer ausgeprägten Vasoconstriction der Gefäße der Haut, im Gastrointestinal-trakt und in der Milz einher. Gleichzeitig kommt es zu einer Intensivierung der Reize in den Acceleransfasern und zu einer Hormonausschüttung aus dem Nebennierenmark. Man nimmt an, daß es sich hierbei um eine sog. *„Notfallreaktion"* handelt [*24*], die den Organismus befähigt, größere Blutvolumina bereitzustellen und der Muskulatur schon vor Beginn ihrer Tätigkeit zuzuführen. Diese breit angelegte autonome Regulation der Gefäßweite läuft gleichzeitig mit der somatomotorischen Erregung ab und antizipiert die zu erwartende kardiovaskuläre Veränderung. Für eine Verknüpfung mit der Motorik spricht auch die Tatsache, daß das im vorderen Hypothalamus liegende Zentrum dieser Fasergruppe über einen Faserzug mit der motorischen Hirnrinde verbunden ist.

---

[1] Reinalkaloid aus Rauwolfia serpentina.

γ) Parasympathische cholinergische Vasodilatatorfasern

Die Bedeutung des Parasympathicus für die Gefäßinnervation wurde lange Zeit überschätzt. Entgegen der früher geltenden Ansicht ist heute bekannt, daß nur eine kleine Gruppe aller parasympathischen efferenten Fasern eine echte, unmittelbare vasodilatatorische Funktion ausübt. Es handelt sich im wesentlichen um die in den sog. Nn. erigentes aus dem Sacralmark zu den Gefäßen der genitalen Schwellkörper verlaufenden Fasern, denen eine örtlich umschriebene, ausgesprochene Spezialfunktion zukommt. Außerdem ließen sich echte parasympathische Dilatatorfasern an den Piagefäßen nachweisen, deren funktionelle Bedeutung nicht geklärt ist.

Im Gegensatz hierzu handelt es sich bei dem weitaus größten Teil der parasympathischen Fasern, die man früher, insbesondere im Bereich des Gastrointestinaltraktes, als Vasodilatatoren beschrieb, nicht um echte Vasodilatatorfasern. Die durch ihre Reizung hervorgerufene Gefäßerweiterung beruht auf dem gleichen indirekten Bradykinineffekt, der bereits bei den Sudomotoren des Unterarms beschrieben wurde (s. S. 45).

Die spezifischen parasympathischen Dilatatorfasern wie auch die letztgenannten Fasern, die nur unmittelbar über das Bradykinin hyperämisierend wirken, sind eng und ausschließlich mit spezifischen Funktionen besonderer Gewebe verknüpft und nehmen keinen Anteil an der Regulation des Kreislaufs.

δ) „Dilatatorfasern" der spinalen Hinterwurzeln

STRICKER [113] beobachtete 1877 nach Reizung des peripheren Stumpfes der durchtrennten spinalen Hinterwurzeln eine dermatombegrenzte Vasodilatation in den entsprechenden Innervationsgebieten. Deshalb schloß man auf die Existenz echter Vasodilatatorfasern parasympathischer Natur, die außerhalb des sonst für den Parasympathicus charakteristischen, kraniosacralen Austrittsbereichs Gehirn und Rückenmark über die Hinterwurzeln verlassen sollten. Wenn auch die Diskussion dieser Frage noch nicht als abgeschlossen gelten darf, so neigt man doch heute mehr zu der Ansicht, daß es sich bei der Reizung des peripheren Stumpfes nicht um die Stimulation efferenter vasoaktiver Fasern handelt. Vielmehr nimmt man an, daß der vasodilatierende Reiz durch einen „antidromen" Verlauf über eine an sich afferente sensorische Faser zur Peripherie gelangt und dort einen Axonreflex aktiviert [66, 124]. Die Vasodilatation über eine Reizung des peripheren Stumpfes der Hinterwurzel ist demnach ein experimentelles Kunstprodukt.

b) Afferente Nervenversorgung

Es wurde bereits darauf hingewiesen, daß es sich bei den früher beschriebenen parasympathischen Vasodilatatorfasern der Hinterwurzel um rein afferente Bahnen handelt. Die pseudounipolaren Ganglienzellen dieser Fasern befinden sich in den Spinalganglien der Hinterwurzeln, sie werden von der peripheren Nervenfaser sowohl über die autonomen Geflechte, über den Grenzstrang und die Rami communicantes wie auch in Begleitung peripherer Spinalnerven erreicht [72a, 72c]. Von dort erfolgt dann die Verknüpfung mit der Medulla und den höheren Zentren über die zentralen Fasern. Ähnlich der efferenten Versorgung verlaufen auch die afferenten Fasern der Gefäßinnervation im Bereich der Extremitäten meist mit den peripheren Nerven, während sie sich im Körperstamm eher den autonomen Geflechten anschließen.

Über die Qualität dieser afferenten Reize herrscht ebensowenig Klarheit wie über den Ort und die Art der rezeptiven Endorgane. Es ist bekannt, daß Manipulationen an einer Arterie, wie Zug während der Präparation oder Anlegen einer Klemme, Schmerzsensationen auslösen können, die wahrscheinlich von Receptoren in der Adventitia, vielleicht aber auch direkt von den perivasculären Nervengeflechten ausgehen. Daß andererseits auch vom Lumen des Gefäßes schmerzauslösende Irritationen möglich sind, ist bei der heute so häufigen, intravenösen und intraarteriellen Applikation diagnostischer oder therapeutischer Substanzen allgemein bekannt. Weichen osmotischer Druck oder pH-Wert der injizierten Substanz wesentlich von den Blutwerten ab, so können heftige Schmerzen auftreten. Auch der Gefäßschmerz der Phlebitis und der gelegentlich von den Kranken angegebene Arterienschmerz am Ort der Embolie sind hier anzuführen. In diesem Zusammenhang verdienen die Untersuchungen von MOORE und MOORE [84] Beachtung. Die Autoren konnten durch intraarterielle Injektion von hochprozentigen NaJ-Lösungen nur dann eine Schmerzreaktion beim narkotisierten Hund auslösen, wenn der Abfluß in die kleinen Arterien frei war. Nach ihrer Ansicht sind die Receptoren daher in den kleineren Gefäßkategorien zu suchen. In der Regel fiel die Schmerzreaktion an den Extremitätenarterien deutlich stärker aus als an den visceralen Arterien des Stammes.

Literatur

[1] ABRAMSON, D. J.: Physiology of sympathetic innervation of peripheral blood vessels. In: S. S. SAMUELS, Diagnosis and Treatment of Vascular Disorders (Angiology). Baltimore: Williams & Wilkins Co. 1956.

[2] ALTSCHUL, R.: Selected Studies on Arteriosclerosis. Springfield (Ill.): Ch. C. Thomas 1950.

[3] — Endothelium: Its Development, Morphology, Function and Pathology. New York: Macmillan Co. 1954.

[4] ANREP, G. V., and E. V. SAALFELD: The blood flow through the skeletal muscle in relation to its contraction. J. Physiol. (Lond.) 85, 375 (1935).

[5] ASCHOFF, J.: Die Extremitäten als Effektoren der physikalischen Temperaturregulation. Wien. med. Wschr. 108, 404 (1958).

[6] BARCROFT, H., and O. G. EDHOLM: Sympathetic control of blood vessels of human skeletal muscle. Lancet 1946 I, 513.

[7] BAUMGARTEN, P.: Über die sogenannte Organisation des Thrombus. Zbl. med. Wiss. 14, 593 (1876).

[8] BAYLISS, W. M.: The Vasomotor System. London: Longmans, Green & Co. 1923.

[9] — On the local reactions of the arterial wall to changes of internal pressure. J. Physiol. (Lond.) 28, 220 (1902).

[10] BEACONSFIELD, P.: A. Effect of exercise on muscle blood flow in normal and sympathectomized limbs. B. Collateral circulation before and after sympathectomy. Ann. Surg. 140, 786 (1954).

[11] BENNINGHOFF, A., u. R. SPANNER: Das Gefäßsystem eines Acardiers. Untersuchungen über den Einfluß des Blutstroms auf die Gefäßentwicklung. Gegenbaurs morph. Jb. 61, 380 (1929).

[12] BERNARD, C.: Zit. von A. CERLETTI, E. STÜRMER u. H. KONZETT, Bradykinin. Dtsch. med. Wschr. 86, 678 (1961).

[13] BILLINGSLEY, P. R., and S. W. RANSON: On number of nerve cells in superior cervical ganglion in cat and numerical relationship of preganglionic and postganglionic neurons. J. comp. Neurol. 29, 359 (1918).

[14] BOCHNIK, H. J.: Hirnbefunde bei Morbus caeruleus. Dtsch. Z. Nervenheilk. 170, 349 (1953).

[15] BOSHER, L. H., F. HARPER, and I. A. BIGGER: A study of the collateral circulation after excision of arteriovenous fistulas. Surgery 26, 918 (1949).

[16] — D. E. SMITH, R. A. LEMMER, and I. A. BIGGER: Experimental arteriovenous fistula: Histologic changes in the small collateral arteries. Surgery 29, 560 (1951).

[17] BOYD, W.: Textbook of Pathology. Philadelphia: Lea & Febiger 1953.

[18] BOZLER, E.: Extensibility of contractile elements. In: J. W. WASHINGTON, Tissue Elasticity. Remington, Amer. Physiol. Soc. 1957.

[19] BUCK, R. C.: Intimal thickening after ligature of arteries. An electron-microscopic study. Circulat. Res. 9, 418 (1961).

[20] BURTON, A. C.: On the physical equilibrium of small blood vessels. Amer. J. Physiol. 164, 319 (1951).

[21] — Relation of structure to function of the tissues of the wall of blood vessels. Physiol. Rev. 34, 619 (1954).

[22] — The elasticity of blood vessels. IIe Congr. internat. d'Angéiologie, 1955, Fribourg (Schweiz). Fribourg: Editions Universitaires 1956.

[23] — Hemodynamics and the physics of the circulation. In: T. C. RUCH and J. F. FULTON, Medical Physiology and Biophysics. Philadelphia and London: W. B. Saunders Co. 1960.

[24] CANNON, P., W. RAULE u. H. SCHAEFER: Zur Physiologie eines sympathischen Ganglions und zur Frage der Vasodilatatoren und des sympathischen Tonus. Pflügers Arch. ges. Physiol. 260, 116 (1954).

[25] CARDEN, G. A.: Studies in pathology of vascular disease; response of rabbit's carotid artery to injuries; the effect of double ligation. Yale J. Biol. Med. 9, 39 (1936/37).

[26] CERLETTI, A., E. STÜRMER u. H. KONZETT: Bradykinin. (Strukturaufklärung, Synthese, physiologisch-pharmakologische Grundlagen.) Dtsch. med. Wschr. 86, 678 (1961).

[27] CHAPMAN, W. B.: The effect of the heart-beat upon the development of the vascular system in the chick. Amer. J. Anat. 23, 175 (1918).

[28] CHAUVEAU, A., et L. KAUFMANN: Expériences pour la détermination du coefficient de l'activité nutritive et respiratoire des muscles en repos et en travail. C. R. Acad. Sci. (Paris) **104**, 1126 (1887).

[29] CLARA, M.: Die arterio-venösen Anastomosen, Anatomie, Biologie, Pathologie. Wien: Springer 1956.

[30] CLARK, E. R.: Studies on the growth of blood vessels in the tail of the frog larva by observation and experiment on the living animal. Amer. J. Anat. **23**, 37 (1918).

[31] COLES, D. R., and A. D. M. GREENFIELD: The reactions of the blood vessels of the hand during increases in transmural pressures. J. Physiol. (Lond.) **131**, 277 (1956).

[32] DEBAKEY, M. E., G. BURCH, T. RAK, and A. OCHSNER: The "borrowing-lending" hemodynamic phenomen (Hemometakinesia) and its therapeutic application in peripheral vascular disturbances. Ann. Surg. **126**, 850 (1947).

[33] FERGUSON, D. J., and R. L. VARCO: The relation of blood pressure and flow to the development and regression of experimentally induced pulmonary arteriosclerosis. Circulat. Res. **3**, 152 (1955).

[34] FERRARA, A.: Sulle possibilita evolutive emoblastiche degli endotheli. Arch. De Vecchi Anat. pat. **14**, 193 (1950).

[35] FISCHER, B., u. V. SCHMIEDEN: Experimentelle Untersuchungen über die funktionelle Anpassung der Gefäßwand. Histologie transplantierter Gefäße. Frankfurt. Z. Path. **3**, 8 (1909).

[36] FLEISCH, A.: Les réflexes nutritifs ascendants producteurs de dilatation artérielle. Arch. int. Physiol. **41**, 141 (1935).

[37] FOLKOW, B.: Intravascular pressure as a factor regulating the tone of the small vessels. Acta physiol. scand. **17**, 289 (1949).

[38] — A study of the factors influencing the tone of denervated blood vessels perfused at various pressures. Acta physiol. scand. **27**, 99 (1953).

[39] — Nervous control of the blood vessels. Physiol. Rev. **35**, 629 (1955).

[40] — Role of the nervous system in the control of vascular tone. Circulation **21**, 760 (1960).

[41] — Range of control of the cardiovascular system by the central nervous system. Physiol. Rev. **40**, 93 (1960), Suppl. Nr. 4.

[42] — G. GRIMBY, and O. THULESIUS: Adaptive structural changes of the vascular walls in hypertension and their relation to the control of the peripheral resistance. Acta physiol. scand. **44**, 255 (1958).

[43] FOX, R. H., and S. M. HILTON: Bradykinin formation in human skin as a factor in heat vasodilatation. J. Physiol. (Lond.) **142**, 219 (1958).

[44] GASKELL, P., and A. C. BURTON: Local postural vasomotor reflexes arising from the limb veins. Circulat. Res. **1**, 27 (1953).

[44a] GOETZ, R. H.: Examination of the patient. In: S. S. SAMUELS, Diagnosis and Treatment of Vascular Disorders. Baltimore: Williams & Wilkins Co. 1956.

[45] —, u. W. W. MEYER: Über einige Strukturbesonderheiten der Aorta und der Pulmonalis der Giraffe, eines Säugers mit hohem Druck. Z. Kreisl.-Forsch. **47**, 338 (1958).

[46] GOLDENBLUM, M.: Versuche über Collateralcirculation und hämorrhagischen Infarkt. Inaug.-Diss. Dorpat 1889.

[47] GOLLWITZER-MEIER, K.: Beiträge zur Wärmeregulation auf Grund von Bäderwirkungen. Klin. Wschr. **2**, 1418 (1937).

[48] GOODMAN, L. S., and A. GILMAN: The Pharmacological Basis of Therapeutics, II. Edition. New York: Macmillan & Co. 1960.

[49] GOTTSTEIN, U., A. BERNSMEIER u. H. BLÖMER: Der Hirnkreislauf bei angeborenen Herzfehlern mit Blausucht. Verh. dtsch. Ges. Kreisl.-Forsch. **23**, 290 (1957).

[50] GRANT, R. T.: Further observations on vessels and nerves of rabbits ear, with special reference to effects of denervation. Clin. Sci. **2**, 1 (1935).

[51] — Observations on blood circulation in voluntary muscle in man. Clin. Sci. **3**, 157 (1938).

[52] GREENFIELD, A. D. M., and G. C. PATTERSON: Reactions of the blood vessels of the human forearm to increases in transmural pressure. J. Physiol. (Lond.) **125**, 508 (1954).

[53] HABERER, H.: Ein Fall von seltenem Kollateralkreislauf bei angeborener Obliteration der Aorta und dessen Folgen. Z. Heilk. **24**, 26 (1903).

[54] HALLOCK, P., and I. C. BENSON: Studies on elastic properties of human isolated aorta. J. clin. Invest. **16**, 595 (1937).

[55] HASS, G. M.: Elastic tissue. I. A description of a method for the isolation of elastic tissue. Arch. Path. Lab. Med. **34**, 807 (1942).

[56] — Elastic tissue. II. A study of the elasticity and tensile strength of elastic tissue isolated from the human aorta. Arch. Path. Lab. Med. **34**, 971 (1942).

[57] HEIDENHAIN: Zit. nach A. CERLETTI, E. STÜRMER, H. KONZETT: Bradykinin. Dtsch. med. Wschr. **86**, 678 (1961).

[58] HESS, W. R.: Eine mechanisch bedingte Gesetzmäßigkeit im Bau des Blutgefäßsystems. Arch. Entwickl.-Mech. Org. **16**, 632 (1903).

[59] — Die Verteilung von Querschnitt, Widerstand, Druckgefälle und Strömungsgeschwindigkeit im Blutkreislauf. Handbuch der normalen und pathologischen Physiologie. Bd. VII, S. 904. Berlin: Springer 1927.

[60] HESS, W. R.: Die Gesetze der Hydrostatik und Hydrodynamik. In: Handbuch der normalen und pathologischen Physiologie, Bd. VII, S. 889. Berlin: Springer 1927.

[61] — Die Regulierung des Blutkreislaufes. Leipzig: Georg Thieme 1930.

[61a] HEYDE, M.: Ein Beitrag zur Frage der bindegewebsbildenden Fähigkeit des Blutgefäßendothels. Arb. path. Inst. Tübingen 5, 302 (1905).

[62] HILTON, S. M.: Experiments on the post-contraction hyperaemia of skeletal muscle. J. Physiol. (Lond.) 120, 230 (1953).

[63] — A peripheral arterial conducting mechanism underlying dilatation of the femoral artery and concerned in functional vasodilatation in skeletal muscle. J. Physiol. (Lond.) 149, 93 (1959).

[64] —, and G. P. LEWIS: The mechanism of the functional hyperaemia in the submandibular salivary gland. J. Physiol. (Lond.) 129, 253 (1955).

[65] — — The relation between glandular activity, bradykinin formation and functional vasodilatation in the submandibular gland. J. Physiol. (Lond.) 134, 471 (1956).

[66] HINSEY, J. C.: Are there efferent fibres in the dorsal roots? J. comp. Neurol. 59, 117 (1934).

[67] HODGSON, J.: Krankheiten der Arterien und Venen. Aus dem Englischen übersetzt von A. KOBERWEIN. Hannover: Gebr. Hahn 1817.

[68] HUERKAMP, B., u. E. OPITZ: Die Blutgefäße des Augenhintergrundes bei höhenangepaßten Kaninchen. Pflügers Arch. ges. Physiol. 252, 129 (1950).

[69] HUGHES, A. F. W.: Studies on the area vasculosa of the embryo chick. J. Anat. 70, 76 (1935/36).

[70] — Studies on the area vasculosa of the embryo chick. II. The influence of the circulation on the diameter of the vessels. J. Anat. (Lond.) 72, 1 (1937/38).

[71] — The histogenesis of the arteries of the chick embryo. J. Anat. (Lond.) 77, 266 (1943).

[72] KRAMER, K., u. W. SCHULZE: Die Kältedilatation der Blutgefäße. Pflügers Arch. ges. Physiol. 250, 141 (1948).

[72a] KUNTZ, A.: Afferent innervation of peripheral blood vessels through sympathetic trunks. Sth. med. J. (Bgham, Ala.) 44, 673 (1951).

[72b] —, and W. F. ALEXANDER: Surgical implications of lower thoracic and lumbar independent sympathetic pathways. Arch. Surg. 61, 1007 (1950).

[72c] —, and D. F. FARNSWORTH: Distribution of afferent fibers via sympathetic trunks and grey communicating rami to brachial and lumbosacral plexuses. J. comp. Neurol. 53, 389 (1931).

[73] LANTIN, F.: Les sutures de l'aorte thoracique. Étude clinique et expérimentale. Brüssel: Editions Arscia S. A. 1963.

[74] LEWIS, T.: The Blood Vessels of the Human Skin and their Responses. London: Shaw & Sons 1927.

[75] LINZBACH, A. J.: Die allgemeine Pathogenese der Gefäßkrankheiten. In: M. RATSCHOW, Angiologie, S. 140. Stuttgart: Georg Thieme 1959.

[75a] LÖHR, H.: Experimentelle Untersuchungen zur Physiologie des sympathektomierten Armes mit dem photoelektrischen Verfahren nach KRAMER. Langenbecks Arch. klin. Chir. 266, 24 (1950).

[76] MALL: In: H. REIN u. M. SCHNEIDER, Einführung in die Physiologie des Menschen. Berlin-Göttingen-Heidelberg: Springer 1960.

[77] MALYSCHEW, B. F.: Über die Reaktion des Endothels der A. carotis des Kaninchens bei doppelter Unterbindung. Virchows Arch. path. Anat. 272, 727 (1929).

[78] MEESEN, H.: Pathologische Anatomie des Morbus caeruleus. Langenbecks Arch. klin. Chir. 279, 474 (1954).

[79] MEHROTRA, R. M. L.: Experimental study of changes which occur in ligated arteries and veins. J. Path. Bact. 65, 307 (1953).

[80] MERCKER, H., u. E. OPITZ: Die Gefäße der Pia mater höhenangepaßter Kaninchen. Pflügers Arch. ges. Physiol. 251, 117 (1949).

[81] —, u. M. SCHNEIDER: Über Capillarveränderungen des Gehirns bei Höhenanpassung. Pflügers Arch. ges. Physiol. 251, 49 (1949).

[82] MEYER, W. W., u. H. RICHTER: Das Gewicht der Lungenschlagader als Gradmesser der Pulmonalarteriensklerose und als morphologisches Kriterium der pulmonalen Hypertonie. Virchows Arch. path. Anat. 328, 121 (1956).

[83] MOORE, D. H., and H. RUSKA: The fine structure of capillaries and small arteries. J. biophys. biochem. Cytol. 3, 457 (1957).

[84] MOORE, R. M., and R. E. MOORE: I. Studies on the pain sensibility of arteries. Amer. J. Physiol. 104, 259 (1933).

[85] MÜLLER, A.: Abhandlungen zur Mechanik der Flüssigkeiten mit besonderer Berücksichtigung der Hämodynamik. Strömen in Röhren: 1. Die Newtonsche Strömung. Fribourg: Rütschi & Egloff 1936.

[86] —, u. P. LAMBOSSY: Einführung in die Mechanik des Kreislaufes. In: E. ABDERHALDEN, Handbuch der biologischen Arbeitsmethoden, Abt. V, Teil 8, S. 109. Berlin u. Wien: Urban & Schwarzenberg 1939.

[87] NICHOL, J., F. GIRLING, W. JERRARD, E. B. CLAXTON, and A. C. BURTON: Fundamental instability of the small blood vessels and critical closing pressures in vascular beds. Amer. J. Physiol. 164, 330 (1951).

[88] NOTHNAGEL, H.: II. Über Anpassungen und Ausgleichungen bei pathologischen Zuständen. III. Die Entstehung des Collateralkreislaufs. Z. klin. Med. 15, 42 (1889).

[89] OPITZ, E.: Hypertrophie der Retinagefäße während chronischer Hypoxie beim Kaninchen. Pflügers Arch. ges. Physiol. **254**, 549 (1952).

[90] OPPEL, A.: Über die gestaltliche Anpassung der Blutgefäße unter Berücksichtigung der funktionellen Transplantation. Heft 10 der Vorträge und Aufsätze über Entwicklungsmechanik der Organismen. Leipzig: Wilhelm Engelmann 1910.

[91] PATTERSON, G. C.: The role of intravascular pressure in the causation of reactive hyperaemia in the human forearm. Clin. Sci. **15**, 17 (1956).

[92] —, and J. T. SHEPHERD: The blood flow in the human forearm following venous congestion. J. Physiol. (Lond.) **125**, 502 (1954).

[93] PETERSON, L. H.: Regulation of blood vessels. Circulation **21**, 749 (1960).

[94] — R. E. JENSEN, and J. PARNELL: Mechanical properties of arteries in vivo. Circulat. Res. **8**, 622 (1960).

[95] PICKERING, G. W.: The vasomotor regulation of heat loss from the human skin in relation to external temperature. Heart **16**, 115 (1932).

[96] POLLTER, J.: Untersuchungen an Blutgefäßen der Leptomeninx bei kongenitalen Herzfehlern mit Mischungscyanose. Virchows Arch. path. Anat. **329**, 73 (1956).

[97] RANKE, O.: Über die verschiedenen Formen der Kompensation der Arterienwand und ihre Störungen. Beitr. path. Anat. **75**, 269 (1926).

[97a] RANSON, S. W., and P. R. BILLINGSLEY: The superior cervical ganglion and the cervical portion of the sympathetic trunk. J. comp. Neurol. **29**, 313 (1918).

[98] RECKLINGHAUSEN, F. D. v.: Handbuch der allgemeinen Pathologie des Kreislaufs und der Ernährung. Stuttgart: Ferdinand Enke 1883.

[99] REIN, H.: Vasomotorische Regulationen. Ergebn. Physiol. **32**, 28 (1931).

[100] ROCHA E SILVA, M., W. T. BERALDO, and G. ROSENFELD: Bradykinin, hypotensive and smooth muscle stimulating factor released from plasma globulin by snake venoms and by trypsin. Amer. J. Physiol. **156**, 261 (1949).

[101] RODDIE, J. C., and J. T. SHEPHARD: Evidence for critical closure of digital resistance vessels with reduced transmural pressure and passive dilatation with increased venous pressure. J. Physiol. (Lond.) **136**, 498 (1957).

[102] — — and R. F. WHELAN: The contribution of constrictor and dilator nerves to the skin vasodilation during body heating. J. Physiol. (Lond.) **136**, 489 (1957).

[103] ROUX, W.: Gesammelte Abhandlung über Entwicklungsmechanik der Organismen. Leipzig: Wilhelm Engelmann 1895.

[104] — Theorie der Gestaltung der Blutgefäße einschließlich des Kollateralkreislaufs. In: A. OPPEL, Über die gestaltliche Anpassung der Blutgefäße. Vorträge und Aufsätze über Entwicklungsmechanik der Organismen, H. 10, S. 69. Leipzig: Wilhelm Engelmann 1910.

[105] SCHAEFFER, J. P., and H. E. RADASCH: On the obliteration of the lumen of blood vessels: IV. Origin and nature of the mass which comes to occupy the lumen of an artery segment between two ligatures. Amer. J. Anat. **33**, 219 (1924).

[106] SCHNEIDER, M.: Durchblutung und Sauerstoffversorgung des Gehirns. Verh. dtsch. Ges. Kreisl.-Forsch. **19**, 3 (1953).

[107] — Über die Wiederbelebung nach Kreislaufunterbrechung. Thoraxchirurgie **6**, 95 (1958).

[108] SCHOOP, W.: Physiologie und Pathophysiologie der peripheren Durchblutung. In: M. RATSCHOW, Angiologie. Stuttgart: Georg Thieme 1959.

[109] — Pathophysiologie und Klinik des arteriellen Kollateralkreislaufes beim Verschluß von Extremitätenarterien. Habil.-Schr. Freiburg 1963.

[110] SCHRETZENMAYR, A.: Über kreislaufregulatorische Vorgänge an den großen Arterien bei der Muskelarbeit. Pflügers Arch. ges. Physiol. **232**, 743 (1933).

[110a] SKOOG, T.: Ganglia in communicating rami of cervical sympathetic trunc. Lancet 1947 II, 457.

[111] SOKOLOFF, A.: Über die Bedingungen der Bindegewebsneubildung in der Intima doppelt unterbundener Arterien. Beitr. path. Anat. **14**, 11 (1893).

[112] STAINSBY, W. N., and E. M. RENKIN: Autoregulation of blood flow in resting skeletal muscle. Amer. J. Physiol. **201**, 117 (1961).

[113] STRICKER, S.: Untersuchungen über die Kontraktilität der Capillaren. S.-B. Akad. Wiss. Wien, Anat. Physiol. **74**, 313 (1877).

[114] THOMA, R.: Über die Abhängigkeit der Bindegewebs-Neubildung in der Arterienintima von den mechanischen Bedingungen des Blutkreislaufs. II. Mitt.: Das Verhalten der Arterien in Amputationsstümpfen. Virchows Arch. path. Anat. **95**, 294 (1884).

[115] — Untersuchungen über die Histogenese und Histomechanik des Gefäßsystems. Stuttgart: Enke 1893.

[116] — Über die Strömung des Bluts in der Gefäßbahn und die Spannung der Gefäßwand. Beitr. path. Anat. **66**, 92, 259, 377 (1920).

[117] THOMPSON, D'ARCY W.: On Growth and Form. Cambridge: University Press 1942.

[118] THULESIUS, O.: Haemodynamic studies on experimental obstruction of the femoral artery in the cat with special reference to the peripheral action of vasoactive substances. Acta physiol. scand. **57**, Suppl. 199 (1962).

[119] TIGERSTEDT, R.: Die Physiologie des Kreislaufs. Berlin u. Leipzig: Ver.igg wiss. Verl. 1921—1923.
[120] UVNÄS, B.: Sympathetic vasodilator outflow. Physiol. Rev. **34**, 608 (1954).
[121] — Sympathetic vasodilator system and blood flow. Physiol. Rev. **40**, 69 (1960).
[122] VOLKMANN, A. W.: Die Hämodynamik. Leipzig: Breitkopf u. Härtel 1850.
[123] WARBURG, O.: Versuche am lebenden Carcinomgewebe. Biochem. Z. **142**, 317 (1923).
[124] WESTBROOK, W. H. L., and S. S. TOWER: An analysis of the problem of emergent fibres in posterior spinal roots, dealing with the rate of growth of extraneous fibres into the roots after ganglionectomy. J. comp. Neurol. **72**, 383 (1940).
[125] WESTPHAL W. H.: Physik. Berlin-Göttingen-Heidelberg: Springer 1947.
[126] WEZLER, K., u. W. SINN: Das Strömungsgesetz des Blutkreislaufs. Aulendorf i. Württ.: Cantor KG. 1953.
[127] WILLIAMS, G.: Experimental studies in arterial ligation. J. Path. Bact. **72**, 569 (1956).
[128] WINSOR, T.: The influence of arterial disease on the systolic blood pressure gradients of the extremity. Amer. J. med. Sci. **220**, 117 (1950).
[128a] WOLF, G. A.: The ratio of preganglionic neurons to postganglionic neurons in the visceral nervous system. J. comp. Neurol. **75**, 235 (1941).
[129] WOOD, G. C.: Some tensile properties of elastic tissue. Biochim. biophys. Acta (Amst.) **15**, 311 (1954).
[130] WOOD, J. E., J. LITTER, and R. W. WILKINS: The mechanism of limb segment reactive hyperemia in man. Circulat. Res. **3**, 581 (1955).
[131] WOOLLARD, H. H.: The development of the principal arterial stems in the fore-limb of the pig. Contr. Embryol. Carneg. Instn **14**, 2 (1922).
[132] — The development of the principal arterial stems of the pig. Contr. Embryol. Carneg. Instn **14**, 139 (1922).
[133] —, and J. A. HARPMAN: The relation between the size of the artery and the capillary bed in the embryo. J. Anat. (Lond.) **72**, 18 (1937/38).
[134] WRETE, M.: Über die Verbindungen der Cervicalnerven mit den sympathischen Grenzsträngen beim Menschen. Z. mikr.-anat. Forsch. **35**, 425 (1934).

C. Pathophysiologie des Kreislaufs und der großen Gefäße

I. Hämodynamik der Arterienstenose

Die symptomfreie Latenzperiode des langsam sich entwickelnden Arterienverschlusses ist, wie die Klinik der arteriellen Durchblutungsstörungen immer wieder lehrt, in der Regel von langer Dauer. Man ist überrascht, welches Ausmaß angiographisch die obliterierenden Prozesse bereits angenommen haben, wenn der Kranke mit den ersten typischen Beschwerden den Arzt aufsucht. Nur selten findet man dann eine einfache Arterienstenose, in der Regel ist bereits ein Gefäßverschluß eingetreten. Die Phase der beginnenden Stenosierung bleibt meist asymptomatisch und damit unbemerkt. Für diese Diskrepanz zwischen morphologischem Befund und Beschwerdebild sind zwei Gründe zu nennen:

1. Die Ausbildung des Kollateralkreislaufs und
2. die hämodynamischen Gesetze der Stenoseströmung.

Die Pathophysiologie des Kollateralkreislaufs wird auf S. 67 besprochen. Hier soll zunächst die (häufig vernachlässigte) Hämodynamik der Stenoseströmung dargestellt werden.

Die oft geäußerte Ansicht, die Stenosierung einer Arterie müsse nach dem Hagen-Poiseuilleschen Gesetz umgehend zu einer Reduktion des Durchflusses und zu einem poststenotischen Druckabfall führen, ist unzutreffend. Sie beruht auf der falschen Voraussetzung, daß sich der Kreislauf wie ein Rohrsystem mit überall gleichen Strömungswiderständen verhält. Benutzt man im Modellversuch ein Rohr mit *freiem Abfluß* (Abb. 29a u. 30), so wird allerdings bei konstantem Perfusionsdruck jede Stenosierung zu einer eingreifenden Minderung des Durchflusses führen, da der Durchfluß mit der 4. Potenz des Radius bzw. mit der 2. Potenz des inneren Querschnitts steigt oder fällt (Abb. 30, Kurve *A*). Der Strömungswiderstand der einzelnen Kreislaufabschnitte ist aber nicht gleich. Schon normalerweise muß man mit dem höchst wirkungsvollen Abflußwiderstand der Endstrombahn rechnen, die mit ihrem regulierbaren Strömungswiderstand auch bei beginnender Stenosierung der zuführenden Arterie die Durchblutungsgröße der Peripherie maßgeblich bestimmt. Das Gefäßsystem entspricht daher nicht einem Rohr mit freiem Abfluß, sondern, wenn man von der venösen Strombahn absieht, einem Rohr mit hohem Abflußwiderstand (Abb. 29b). Bringt man an diesem Modell kurze Stenosen unterschiedlichen Querschnitts an und errechnet man den Durchfluß nach dem Hagen-Poiseuilleschen Gesetz unter der Voraussetzung eines konstanten Perfusionsdrucks (Abb. 30, Kurve *B*), so ergibt sich, daß der Durchfluß bis zu einer Stenosierung auf 50 % des ursprünglichen Querschnitts praktisch keine Einbuße erfährt. Erst wenn der Querschnitt um mehr als 50 % vermindert wird, beginnt der Durchfluß progredient abzufallen. *Die Stenose des zuführenden Rohrs gewinnt erst dann funktionelle Bedeutung, wenn ihr Strömungswiderstand größenordnungsmäßig in den Bereich des Abflußwiderstands, d.h. des Endstrombahnwiderstands rückt.* Die Wirkung

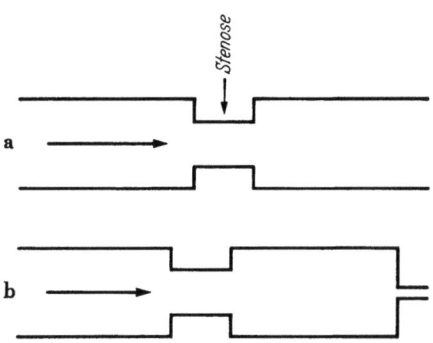

Abb. 29. a Stenosiertes Rohr mit freiem Abfluß. b Stenosiertes Rohr mit hohem Abflußwiderstand

einer solchen Stenose ist ferner von der Höhe des Abflußwiderstands abhängig: Der Stenoseeffekt wächst mit fallendem Abflußwiderstand d.h. bei zunehmender peripherer Vasodilatation. *Die Beeinträchtigung der normalerweise durch den peripheren Widerstand vorgegebenen Durchblutungsgröße durch eine Stenose wird um so stärker ausfallen, je geringer der periphere Widerstand, je weiter die Peripherie gestellt ist.*

Überträgt man die Relativwerte des Durchflusses in Abb. 30 volumengerecht zueinander in ein Diagramm, so ergeben sich die in Abb. 31a dargestellten Verhältnisse. Während der Ruhefluß (mit 100 % bezeichnet) bis zu einer Querschnittsminderung von weit über 50 % konstant bleibt, tritt mit zunehmender Reduktion des peripheren Widerstandes eine immer früher einsetzende und stärker wirksam werdende Einschränkung der zugehörigen Durchblutungsgröße auf. Der größtmögliche Durchfluß, entsprechend einem peripheren Widerstand von 3 % der Ausgangslage, wird schon durch eine geringe Stenose deutlich beeinflußt. Die von den beiden äußersten Kurven der Kurvenschar (100 % und 3 %) begrenzte schraffierte Fläche stellt die *Zirkulationsreserve* bzw. die *periphere Kreislauf-*

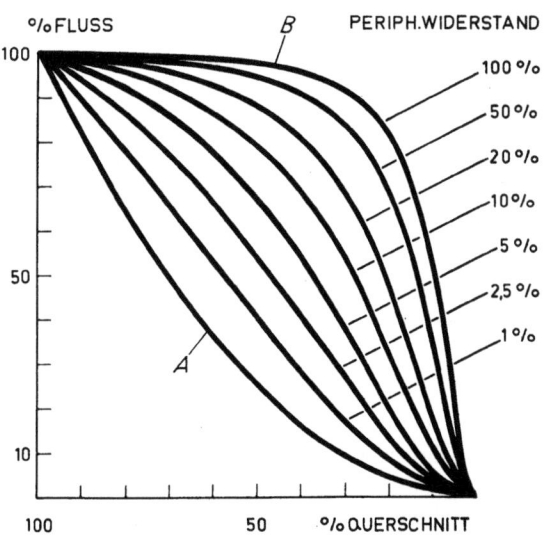

Abb. 30. Die Beziehung zwischen Durchfluß (in Prozenten des Flusses im nichtstenosierten Rohr) und Stenosequerschnitt (in Prozenten des Rohrquerschnitts) in Abhängigkeit von der Höhe des Abflußwiderstands. Konstanter Perfusionsdruck. *A* freier Abfluß, *B* höchster Abflußwiderstand

reserve dar, die mit progredienter Stenosierung zunächst gering, dann immer deutlicher eingeengt wird. *Lange bevor die Stenose sich auf den Ruhefluß auswirkt, verringert sie schon den Durchfluß für den Zustand einer maximalen peripheren Vasodilatation.*

Für das Verhalten des poststenotischen Drucks gelten ähnliche Gesetze. Stenosiert man das zuführende Rohr, so ist bei gleichbleibendem Perfusionsdruck ein Druckabfall im poststenotischen Abschnitt erst dann zu erwarten, wenn sich der Strömungswiderstand der Stenose größenordnungsmäßig dem Abflußwiderstand nähert (Abb. 31b).

Bei Überprüfung der stenoseabhängigen Druck- und Flußänderungen im *Modellversuch* sind Abweichungen von den theoretisch abgeleiteten Kurven der Abb. 30 u. 31 zu erwarten, da die Voraussetzungen für die Gültigkeit des der Berechnung zugrunde gelegten Hagen-Poiseuilleschen Gesetzes keineswegs erfüllt sind und zudem die Strömungswiderstände der weiten Rohrabschnitte bei hohen Durchflußvolumina nicht mehr vernachlässigt werden dürfen. Dennoch ergibt sich eine prinzipielle formale Übereinstimmung zwischen den errechneten und den im Modellversuch erhaltenen Kurven (Abb. 32). Zu entsprechenden Resultaten führte die experimentelle Stenosierung größerer Arterien am Tier [58, 65, 146, 153, 175, 238].

Die hämodynamischen Zusammenhänge machen deutlich, daß trotz einer Stenosierung der zuführenden Arterie noch normale Durchblutungsverhältnisse der Peripherie bestehen

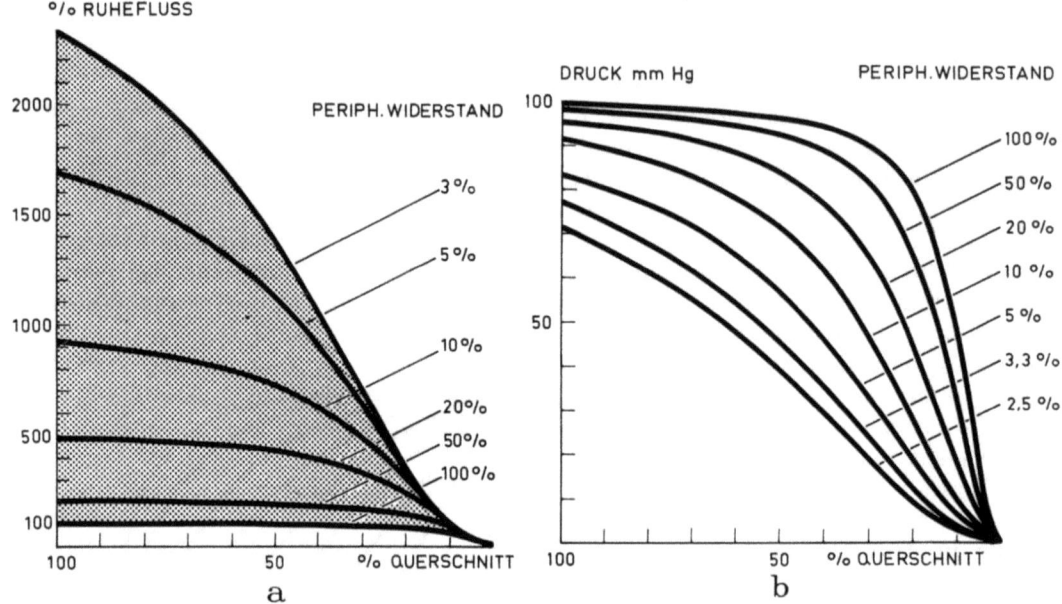

Abb. 31. Die Beziehung zwischen (a) Durchfluß und Stenosequerschnitt (in Prozenten des Rohrquerschnitts) und (b) poststenotischem Druck und Stenosequerschnitt in Abhängigkeit von der Höhe des peripheren Widerstands. Peripherer Ruhewiderstand = 100%. Konstanter Perfusionsdruck. Schraffiert: periphere Kreislaufreserve. (Errechnete Kurven)

können, wenn man ausschließlich unter Ruhebedingungen untersucht. Erst die Belastung läßt die latente Durchblutungsinsuffizienz manifest werden. Hieraus ergibt sich die Bedeutung aller Untersuchungsmethoden, die auf einer funktionellen Belastung des zu untersuchenden Kreislaufabschnitts beruhen (Gehtest, Lagerungsprobe, Ergometerübung, Belastungsoscillographie, Belastungsrheographie und Blutdruckmessung vor und nach Belastung). Die Transportkapazität der Arterie ist auf Reserve angelegt, d.h. ihre Abmessung ist dem größtmöglichen Fluß bei vollkommener peripherer Vasodilatation angepaßt. Eine Stenosierung schränkt erst mit fortschreitender Einengung des Gefäßlumens die periphere Kreislaufreserve wesentlich ein und läßt zuletzt auch den Ruhefluß mangelhaft werden.

Infolge des geringen Druckverbrauchs der Verteilerarterie (der in der Aorta gemessene Mitteldruck von 100 mm Hg fällt bis zur Fingerarterie um etwa 20 mm Hg ab) wird die Größe des einem Organ zugeführten Blutvolumens allein durch den Strömungswiderstand seiner Endstrombahn bestimmt. Eine extreme Weitstellung der Endstrombahn, etwa im Zustand der nutritiven Hyperämie, senkt ihren Widerstand so erheblich, daß das Verhältnis der Strömungswiderstände von Arterie und Endstrombahn, damit aber auch die Größe der Druckgradienten über Arterie und Endstrombahn beeinflußt wird. Bei gleichbleibendem Gesamtdruckgradienten wächst der auf die Verteilerarterie entfallende Druckgradient mit zunehmender peripherer Dilatation. Dem höheren Druckgradienten in der Arterie entspricht ein gesteigertes Durchflußvolumen. Der unter Belastung auftretende Druckabfall in der Verteilerarterie wirkt sich auch auf das Oscillogramm aus. Wie EJRUP [39] nachweisen konnte, verkleinert sich bei der gesunden Versuchsperson im Stadium der reaktiven Hyperämie die Amplitude der oscillographischen Ausschläge. Eine funktionelle Bedeutung kommt diesem erhöhten Druckverbrauch der gesunden Verteilerarterie unter Belastung nicht zu, da ihre Abmessung den Ansprüchen stärkster Durchblutung entspricht.

Im Gegensatz zu dem *belastungsbedingten Druckabfall in der gesunden Arterie* geht die *belastungsbedingte poststenotische Druckminderung* in der Regel mit den Symptomen des

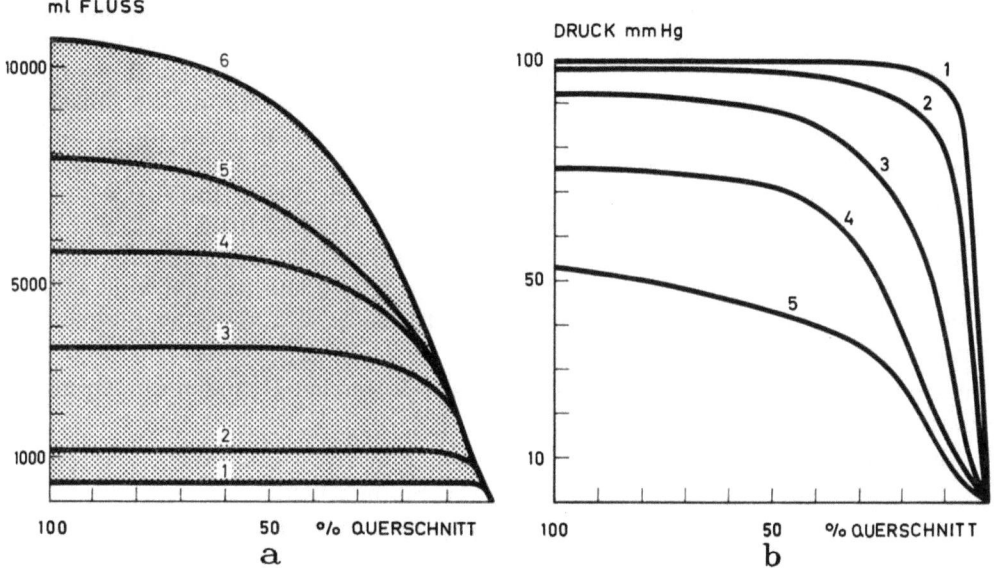

Abb. 32. Die Beziehung zwischen (a) Durchfluß und Stenosequerschnitt und (b) poststenotischem Druck und Stenosequerschnitt in Abhängigkeit von verschiedenen Abflußwiderständen. Der Abflußwiderstand nimmt von 1—6 ab. Konstanter Perfusionsdruck, kontinuierliche Strömung. (Modellversuche)

Durchblutungsmangels einher. Der für die Endstrombahn verbleibende Druckgradient wird so klein, daß es trotz vollständiger Vasodilatation der Peripherie nur zu einer unzureichenden Steigerung der Durchblutungsgröße und damit zur Belastungsinsuffizienz der peripheren Zirkulation kommt. *Dieses für die poststenotische Strombahn bezeichnende Verhalten darf nicht als funktionelle „spastische Claudicatio" bzw. als „Claudicatio nervosa" fehlgedeutet werden. Eine spastische Claudicatio in dem Sinne, daß die zuführende Strombahn unter Belastung enger und damit die Pulsamplitude und der oscillographische Ausschlag kleiner werden, gibt es nicht. Besteht eine Belastungsinsuffizienz mit Verkleinerung der Pulsamplitude und mit Abnahme des arteriellen Mitteldrucks, so muß auf eine arterielle Stenose oberhalb des Beobachtungspunktes geschlossen werden.* Wie EJRUP [40] zeigte, lassen sich diese Zusammenhänge in der Belastungsoscillographie zu einer diagnostischen Methode ausbauen. Bei einer mäßigen Reduktion des poststenotischen Arteriendrucks kann die periphere Durchblutungsgröße in Ruhe oder bei leichter Belastung dadurch genügend groß gehalten werden, daß die periphere Kreislaufreserve vermehrt beansprucht, d.h. die Endstrombahn weitgestellt wird. Durch Abnahme des peripheren Widerstandes kann der Stenosewiderstand zunächst kompensiert, der Gesamtwiderstand auf „normale" Werte eingestellt werden. Damit erfährt aber jede weitere funktionsabhängige Mehrdurchblutung des Organs eine Einschränkung, die bei maximaler Belastung als Mangeldurchblutung in Erscheinung treten muß.

Eine akute Verschlechterung der peripheren Durchblutung ergibt sich, wenn die poststenotischen Druckwerte in den Bereich des „kritischen Verschlußdrucks" der Endstrombahn gelangen (s. S. 41). LAMBERT [118] konnte zeigen, daß nur bei einem poststenotischen Mitteldruck von über 60 mm Hg eine funktionelle Mehrdurchblutung der Extremitätenmuskulatur möglich ist. Sinkt der poststenotische Druck unter 60 mm Hg, so wird schließlich mit jedem weiteren Druckabfall durch periphere nutritive Vasodilatation der kritische Verschlußdruck erreicht. In diesem Druckbereich schließt sich ein großer Teil der Endstrombahngefäße, die Durchblutungsbedingungen werden stellenweise äußerst ungünstig. Wenn trotzdem auch dann noch eine Mehrdurchblutung zu beobachten ist, so beruht sie auf der Eröffnung der arterio-venösen Anastomosen, die dem funktionellen Verschluß der Endstrombahn zeitlich parallel läuft.

Der Einfachheit halber ging die Besprechung der stenosebedingten Druckänderungen bisher vom Mitteldruck aus. Die Rückwirkungen einer arteriellen Stenose auf den pulsierenden Druck des Gefäßsystems sind im Prinzip gleich, in einzelnen Punkten aber komplizierter. Die arterielle Stenose dämpft die poststenotische Druckamplitude, sie führt zu einer Phasenverschiebung des periodischen Druckablaufs, die sich in einer oft auch klinisch wahrnehmbaren Verspätung der Druckwelle gegenüber der gesunden Seite äußert. Die Druckminderung durch den stenosierten Gefäßabschnitt wirkt sich zunächst vor allem auf die systolischen Druckspitzen aus, nur gering dagegen auf den Mitteldruck und zunächst gar nicht auf den diastolischen Druck. Erst mit zunehmender Stenosierung sinken auch Mitteldruck und diastolischer Druck endgültig ab, wodurch eine weitgehende Abflachung der Druckschwankungen zustande kommt. Der Effekt wird durch eine periphere Vasodilatation verstärkt [34, 40, 258].

Proximal von einem Arterienverschluß ist aus folgenden Gründen ein Druckanstieg zu erwarten:

1. durch Reflexion der Pulswelle,

2. durch Umwandlung kinetischer Energie in Seitendruck,

3. durch Abnahme des strömungsbedingten Druckverlustes in der zuführenden Arterie bei Verminderung der Strömungsgeschwindigkeit,

4. durch Reduktion der Windkesselkapazität und Steigerung des Abflußwiderstands.

Wie MERKE und MÜLLER [155] zeigten, führt der akute Arterienverschluß im Experiment zu einer vorwiegend systolischen Drucksteigerung im proximalen Arterienstumpf, die sich zentralwärts rasch vermindert und praktisch ohne Einfluß auf den Systemdruck bleibt. Die Ursache des Druckanstiegs, der nach späteren Untersuchungen keineswegs regelmäßig erfolgt und nur selten die von MERKE und MÜLLER angegebenen Werte von 20—30 mm Hg erreicht [229, 273], ist in einer Reflexion der Pulswelle in dem Arterienstumpf zu sehen.

Der vor einem Verschluß durch Umwandlung von kinetischer Energie in Druck entstehende „Staudruck" erhöht den üblicherweise hier gemessenen Seitendruck nur unwesentlich. Da die kinetische Energie von 1333 dyn/cm² dem geringen Druck von 1 mm Hg entspricht, errechnet sich für die Geschwindigkeitsspitzen in der Aorta ein Druckzuwachs von 3 mm Hg, für die mittlere Geschwindigkeit der Aorta ein Druckzuwachs von nur 0,3 mm Hg [19] und für die peripheren Arterien ein noch geringerer Wert.

Die Durchflußminderung und die damit verbundene Reduktion der Strömungsgeschwindigkeit in der zuführenden Arterie verändert den prästenotischen Druck kaum, zumal sich die Arterie dem verminderten Durchfluß im Kaliber anpaßt und ihren Strömungswiderstand vergrößert.

Ein Druckanstieg durch Reduktion der Windkesselkapazität bzw. durch Steigerung des Abflußwiderstandes ist selbst bei akuten Verschlüssen der Extremitätenarterien nicht zu erwarten. Dieser Mechanismus gewinnt erst im Bereich der suprarenalen Aorta wesentliche Bedeutung (s. S. 79).

Demnach ist der vor dem Verschluß auftretende Druckanstieg im Bereich der Extremitätenarterien in jedem Fall von einer Größenordnung, die keine hämodynamischen Konsequenzen hat; er kann praktisch vernachlässigt werden.

Da die Einschränkung der maximalen peripheren Durchblutungsgröße vom Ausmaß der Arterienstenose und der durch sie bedingten Widerstandserhöhung abhängt, wird die Grenze der peripheren Kreislaufreserve bei geringer Stenosierung zunächst auch unter Belastung nicht erreicht, bei der arteriellen Verschlußkrankheit der Beine z.B. dann nicht, wenn der Kranke nur wenig und langsam zu gehen gewohnt ist. Die Obliteration macht dann keine Beschwerden, sie bleibt latent (Stadium I). Nimmt jedoch die Stenose zu oder ist der Blutbedarf bei einer weiteren Funktionssteigerung (Bergsteigen, Tragen von Lasten) größer, so wird die obere Grenze der noch vorhandenen Kreislaufreserve überschritten, die Symptome der Mangeldurchblutung treten auf (Belastungsinsuffizienz, Stadium II). Kann schließlich mit zunehmender Stenose nicht einmal mehr die Ruhedurchblutung aufrechterhalten werden, so kommt es zur Ruheinsuffizienz mit Ruheschmerz (Stadium III). Jede Aktivitätssteigerung verstärkt jetzt die Mangeldurchblutung und ihre Beschwerden akut. Der Schritt bis zum ischämischen Gewebsuntergang (Stadium IV) ist so klein, daß die Stadien III und IV klinisch häufig nicht zu trennen sind.

Die Empfindlichkeit der einzelnen Gewebe gegenüber einer Durchblutungsdrosselung gleicher Größe ist unterschiedlich. Wann das Stadium der Ruhe- und Belastungsinsuffizienz der Durchblutung erreicht

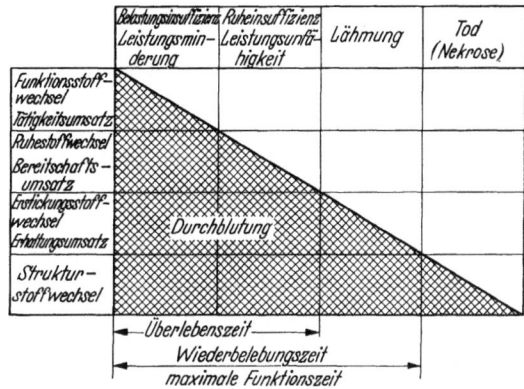

Abb. 33. Arterielle Mangeldurchblutung und Zellfunktion. (In Anlehnung an M. Schneider 1958 [227] und W. Rotter 1959 [212])

wird, hängt vom Blutbedarf der Gewebe und von der Höhe ihrer Überschußdurchblutung in Ruhe ab. Qualitativ verhalten sich die Gewebe jedoch übereinstimmend. Eine Drosselung der Durchblutung wirkt sich zunächst nur auf den Funktionsstoffwechsel aus. Mit mangelndem Energieangebot sinkt der Energieumsatz, also die Leistung, ab. Es handelt sich um das Stadium der Belastungsinsuffizienz mit Beeinträchtigung der Zellfunktion (Abb. 33). Bei weiterer Abnahme der Durchblutung sind auch die Bedürfnisse des Ruhestoffwechsels nicht mehr sichergestellt. Die Zelle bleibt noch erregbar, gerät aber schon bei der geringsten erregungsbedingten Leistungssteigerung in das Stadium der Lähmung. Durch die Belastungs- und Ruheinsuffizienz der Durchblutung braucht noch keine merkbare Gewebsschädigung zu entstehen. Nach Wiederherstellung normaler Zirkulationsverhältnisse sind die Zellen wieder funktionstüchtig (*Überlebenszeit*) [173, 212, 226, 227]. War das Stadium der Lähmung bereits erreicht, so benötigt die Zelle eine bestimmte Erholungszeit, um wieder voll leistungsfähig zu werden (*Wiederbelebungszeit bzw. maximale Funktionszeit*) (Abb. 33). Wird schließlich die Durchblutungsgröße des Strukturstoffwechsels unterschritten, so treten irreparable Schäden auf, es kommt zum Zelltod und zur Autolyse. Entsteht eine schwere Durchblutungsstörung akut, so werden diese Stadien in rascher Folge durchlaufen. Bei der chronisch fortschreitenden Durchblutungsstörung dagegen ist der Ablauf, dank der Kompensationsmöglichkeiten des Organismus, langsam. Die Durchblutungsstörung kann in den einzelnen Stadien der Wiederbelebungsphase längere Zeit, eventuell zeitlebens, stationär bleiben, auch wiederholt mit wechselnder Durchblutung (schwankender Blutdruck) von einem in das andere Stadium übergehen.

Für die Folgen der *akut einsetzenden Durchblutungsstörung* ist der Zeitfaktor von großer Bedeutung, da die Wiederbelebungszeit in Abhängigkeit von der Empfindlichkeit der Gewebe gegenüber einem Durchblutungsmangel große Unterschiede aufweist. Die

Unterbrechung des arteriellen Blutstroms führt an der Extremität nach 3 min zu Parästhesien durch Reizung sensibler Endorgane, nach 15 min über eine reversible Nervenlähmung zu Parästhesien und Bewegungsunfähigkeit. Nach 3 Std wird die Muskulatur auch gegenüber direkten Reizen zunächst reversibel, nach 4—6 Std bereits irreversibel unerregbar. Irreversible Schädigungen der peripheren Nerven sind nach 12—14 Std, solche der Haut nach 24—48 Std zu erwarten.

II. Funktioneller Gefäßverschluß

Im Gegensatz zu dem organischen Gefäßverschluß, bei dem die Gefäßlichtung durch embolische und thrombotische Prozesse oder durch entzündliche bzw. degenerative Gefäßwandproliferationen meist endgültig verlegt wird, handelt es sich bei dem funktionellen Gefäßverschluß bzw. bei der funktionellen Gefäßstenose stets um einen reversiblen Vorgang, der zwar die Gefäßlichtung einengt, das Gefäßlumen aber selbst bei totalem funktionellem Verschluß wenigstens als virtuellen Spalt bestehen läßt. Endothel und Intima weisen zunächst keine pathologischen Veränderungen auf. Daher ist eine Restitutio ad integrum prinzipiell möglich, wenn es gelingt, die Ursache des funktionellen Verschlusses rechtzeitig zu beheben.

Die Durchgängigkeit der Gefäße wird normalerweise durch ein optimal geregeltes Gleichgewicht zwischen Kräften mit gefäßverengender und gefäßerweiternder Tendenz gewährleistet. Der wichtigste Faktor mit gefäßerweiternder Wirkung ist der intravasale Blutdruck. Er wird an den großen Gefäßen durch die relativ starre Struktur der bindegewebigen Gefäßwandelemente unterstützt, die im Bereich der elastischen Gefäße einem funktionellen Verschluß erhebliche Widerstände entgegensetzen. Gefäßverengend wirken dagegen der umgebende Gewebsdruck und die in der Gefäßwand auftretenden Spannungskräfte, die *druckpassiv* durch Dehnung der mechanischen Strukturelemente entstehen und *aktiv* durch die Tätigkeit der glatten Muskelfasern im physiologischen Bereich variiert, darüber hinaus aber auch krankhaft gesteigert werden können. Wird dieses dynamische Gleichgewicht der Kräfte gestört und zugunsten der gefäßverengenden Faktoren verschoben, so muß ein funktioneller Gefäßverschluß die Folge sein. Grundsätzlich kann er auf dreifache Art entstehen:

1. durch Abnahme des intravasalen Drucks,
2. durch Zunahme des umgebenden Gewebsdrucks und
3. durch Zunahme der aktiven Gefäßwandspannung (Spasmus).

1. Funktioneller Gefäßverschluß durch Abnahme des intravasalen Drucks

Im Bereich physiologischer Druckwerte ergibt sich dank der mechanischen Qualität der elastischen und kollagenen Fasern, ihrer Anordnung und Verteilung ein passives mechanisches Gleichgewicht zwischen der gefäßwanddehnenden Kraft des Innendrucks und den ihr entgegengerichteten Zwangsspannungskräften in den Bindegewebsanteilen der Gefäßwand (s. S. 26). Die Gefäßwandmuskulatur greift normalerweise nur regulierend in dieses Spiel der Kräfte ein, indem sie durch Änderung ihrer Tonuslage die physikalischen Konstanten der passiven Spannungsträger der jeweiligen Kreislaufsituation anpaßt. Sinkt jedoch der Gefäßinnendruck unter einen bestimmten kritischen Wert, so werden die passiven Spannungsträger der Gefäßwand schließlich nicht mehr auf Spannung beansprucht. Die gesamte Gegenspannung der Gefäßwand besteht jetzt ausschließlich aus der Aktivspannung der Muskelfasern. Das Gefäß muß sich in diesem Bereich wie ein rein muskulärer Schlauch verhalten, der nur zwei Funktionszustände kennt: die vollständige Gefäßeröffnung und den Gefäßverschluß. Unterhalb eines für jedes Gefäß typischen kritischen Druckwertes, des sog. „*kritischen Verschlußdrucks*" [19] (s. S. 41) geraten deshalb muskuläre Gefäße in einen Zustand, der von BURTON als „*intrinsic instability*" gekennzeichnet wurde.

Größte Bedeutung gewinnt der blutdruckabhängige funktionelle Gefäßverschluß in dem Gefäßbett hinter arteriellen Stenosen und Verschlüssen. Zusätzlich zu der Blutstromreduktion durch den primären Arterienverschluß können funktionelle Gefäßverschlüsse im abhängigen Endstrombahngebiet auftreten, wenn der Druckabfall am Verschluß so groß ist, daß der kritische Verschlußdruck im distalen Gefäßbett unterschritten wird. Der weitaus größte Teil der symptomatischen Formen des Raynaud-Phänomens kommt auf diesem Wege zustande. Eine kältebedingte Steigerung des Vasoconstrictorentonus kann den kritischen Verschlußdruck zur Höhe des poststenotischen Blutdrucks anheben und damit den für den Anfall typischen Aktivverschluß der Arteriolen herbeiführen. Andererseits kann auch die Vasodilatation der Peripherie nach Belastung oder nach Sympathektomie den poststenotischen Druck unter den kritischen Wert senken und zu einer Zunahme der Beschwerden führen (Abb. 135). Die innere Instabilität der kleinen Gefäße bei Unterschreiten des kritischen Verschlußdrucks wird klinisch immer wieder eindrucksvoll demonstriert, wenn Patienten mit schwerstem ischämischem Ruheschmerz Erleichterung finden, indem sie die betroffene Extremität unter das Herzniveau bringen. Die geringe Zunahme des intravasalen Drucks um den Betrag der hierbei auftretenden hydrostatischen Druckwerte kann genügen, die peripheren Gefäßgebiete aus dem Bereich der Instabilität herauszubringen und damit Durchblutung und Beschwerden zu bessern.

2. Funktioneller Gefäßverschluß durch Zunahme des umgebenden Gewebsdrucks

Bei normalem intravasalem Druck kann das für die Erhaltung des Gefäßlumens erforderliche, von innen nach außen gerichtete, transmurale Druckgefälle durch einen Anstieg des umgebenden Gewebsdrucks reduziert, aufgehoben oder sogar umgekehrt werden. Die Verkleinerung des Gefäßlumens, schließlich der Gefäßverschluß sind die Folge. Da der effektive Innendruck, der sich aus der Differenz zwischen absolutem Innendruck und umgebendem Gewebsdruck ergibt, bei einer unphysiologischen Steigerung des Umgebungsdrucks beträchtlich vermindert sein kann, läßt sich auch diese Form des funktionellen Gefäßverschlusses auf die bereits erörterten Abläufe zurückführen. Die Steigerung des Umgebungsdrucks entlastet die passiven Spannungsträger, wodurch die Gefäßwand funktionell auf ihre muskulären Bestandteile reduziert wird. Das Gefäß erreicht damit den Bereich der Instabilität und verschließt sich aktiv vollständig. Übersteigt der Außen- den Innendruck beträchtlich, so kann sogar ein negativer Effektivdruck im Gefäßlumen entstehen, wodurch auch Gefäße zum Verschluß gebracht werden, die sich infolge eines primären intravasalen Druckabfalls allein normalerweise nicht verschließen würden. Selbst größere muskuläre und elastische Arterien können durch entsprechend hohen Umgebungsdruck bis zum Verschluß komprimiert werden.

Physiologischerweise ereignet sich ein funktioneller Gefäßverschluß mit Sistieren des Blutstroms in jedem Muskel während der Kontraktion. In krankhafter Weise entstehen funktionelle Gefäßverschlüsse infolge Steigerung des Umgebungsdrucks durch Hämatome, Ödeme, Tumoren, Frakturen und durch Induration oder Schrumpfung der Integumente, wie sie bei der Sklerodermie zu beobachten sind.

Nicht selten wird sowohl für den funktionellen Gefäßverschluß im poststenotischen Niederdruckgebiet wie für den funktionellen Gefäßverschluß durch Steigerung des Umgebungsdrucks ein arterieller Gefäßspasmus zur Deutung herangezogen, obwohl allein physikalische Gegebenheiten zusammen mit der spezifischen Arbeitsweise der normal funktionierenden glatten Gefäßwandmuskulatur das Phänomen ausreichend erklären.

3. Funktioneller Gefäßverschluß durch Zunahme der aktiven Gefäßwandspannung: arterieller Gefäßspasmus

Der Begriff des arteriellen Gefäßspasmus sollte mit äußerster Vorsicht und Kritik gebraucht werden. *Definitionsgemäß liegt nur dann ein arterieller Gefäßspasmus vor, wenn der funktionelle Gefäßverschluß bzw. die funktionelle Gefäßstenose primär weder durch einen Abfall des Innendrucks noch durch einen Anstieg des Umgebungsdrucks zustande kommt, sondern ausschließlich auf eine pathologisch gesteigerte Kontraktion der glatten Gefäßwandmuskulatur zurückzuführen ist.* Die zugrunde liegende Vasoconstriction muß in Ausmaß und Dauer die Grenze des Normalen überschreiten und zu Durchblutungsstörungen Anlaß geben. Ein Spasmus kann also nur an Gefäßen vorwiegend muskulärer Bauart auftreten. Prinzipiell sind *zwei Formen des Spasmus* zu unterscheiden:

a) der umschriebene *myogene Spasmus* der vasomotorisch nur schwach oder nicht innervierten muskulären Verteilerarterie,

b) der *neurogene*, regionäre und häufig bilateral-symmetrische *Spasmus* der vasomotorisch stark innervierten, arteriellen Endstrombahngefäße.

a) Myogener umschriebener Spasmus der Arterie

Die glatte Gefäßmuskelfaser, die sich physiologischerweise autonom, wenn auch mit nerval beeinflußbarer Frequenz rhythmisch kontrahiert, hat außerdem die Fähigkeit, unter bestimmten krankhaften Bedingungen in den Zustand einer Dauerkontraktion überzugehen. Diese Form der Muskelautonomie bleibt normalerweise latent, sie wird nur durch unphysiologisch starke, mechanische, chemische, physikalische oder entzündliche Reize geweckt, die zudem direkt an der Muskelzelle angreifen müssen. Geht die Muskulatur auf Grund eines solchen Reizes in Dauerkontraktion über, so wird das physiologische Gleichgewicht zwischen gefäßwanddehnendem intravasalem Druck und der einer Dehnung entgegengerichteten Gefäßwandspannung, das unter normalen Verhältnissen die Durchgängigkeit des Gefäßes garantiert, gestört. Die Aktivspannung in der Gefäßwand erreicht den kritischen Punkt, an dem es trotz eines normalen Gefäßinnendrucks akut zum Gefäßverschluß kommen muß. *Für die spastische Arterie liegt der kritische Verschlußdruck oberhalb des normalen arteriellen Blutdrucks.* Lediglich die Tatsache, daß die Gefäßwand mit ihren bindegewebigen Elementen dem Verschluß in Endstellung passiv im Wege steht, erklärt die Beobachtung, daß der spastische Gefäßverschluß an den großen muskulären Verteilerarterien häufig nicht vollständig ist und daß man bei der chirurgischen Freilegung und Eröffnung noch einen feinen, kaum pulsierenden Blutstrom antrifft. Verständlicherweise tritt der myogene Segmentspasmus bevorzugt an Gefäßen von der Dimension der Extremitätenarterien (Ober- und Unterarm, Ober- und Unterschenkel) auf.

Die erste klinische Beschreibung einer durch arteriellen Gefäßspasmus hervorgerufenen Durchblutungsstörung stammt von KROH (1915) [*113*], der 1917 [*114*] eine weitere Beobachtung vorlegte. Er nahm bereits an, daß indirekte Zerrungskräfte durch ein arteriennahe eindringendes Geschoß den Spasmus auslösen können, ohne daß die Arterie selbst dabei verletzt werden muß. Seine Beobachtungen wurden wenig später (1916, 1920) von KÜTTNER [*115, 116*] bestätigt, der den Begriff des „*traumatischen segmentären Gefäßkrampfes*" prägte. MONTGOMERY und IRELAND [*162*], die 1935 42 Fälle von myogenem Segmentspasmus aus der Literatur sammelten und zwei eigene hinzufügten, wählten den Begriff des „traumatischen Segmentspasmus der Arterie" („traumatic segmentary arterial spasm"). Der zweite Weltkrieg gab erneut Gelegenheit, das nun bekannte Phänomen zu untersuchen. DEBAKEY und SIMEONE (1955) [*31*] errechneten in einem Krankengut von 620 Arterienverletzten eine Häufigkeit des arteriellen Spasmus von 4,5%. Diese Zahl liegt mit großer Wahrscheinlichkeit zu niedrig, da die spontan sich lösenden Fälle von arteriellem Segmentspasmus häufig nicht bemerkt, noch häufiger in den Unterlagen nicht festgehalten werden.

Meist lösen von außen der Arterie zugefügte Irritationen den Spasmus aus: Längs- oder Querzerrung, Quetschung, rasche Abknickung oder Abscherung. Gelegentlich genügt bereits ein länger anhaltender Manschettendruck, um am Orte der Einwirkung einen Spasmus hervorzurufen. Weitere Ursachen sind mechanische Irritationen bei operativer

Freilegung, selten auch die Punktion der Arterie. Außerdem kann auch die akute und schnelle Überdehnung der Arterie vom Lumen aus, etwa durch eine forcierte Kontrastmittelinjektion, den Spasmus induzieren. Chemische Reizungen durch Flüssigkeiten mit unphysiologischem osmotischem Druck oder pH-Wert kommen ebenfalls in Betracht, besonders dann, wenn sie bei Fehlinjektionen teilweise intramural deponiert werden.

Die klinischen Beobachtungen ließen sich im Experiment eindrucksvoll reproduzieren. An isolierten Arterienringen [161] wie an ganzen Arterien löst akute Dehnung eine Dauerkontraktion der Muskulatur aus. Dauer und Ausdehnung dieses Spasmus werden von der Intensität der Irritation bestimmt, was bereits KÜTTNER beobachtete. Hat sich die pathologische Kontraktion spontan gelöst, so führt ein erneuter Reiz gleicher Stärke und Dauer nur noch zu einem schwachen Spasmus, gelegentlich sogar zu einer umschriebenen fusiformen Dilatation [108]. Die Gefäßwandmuskulatur verhält sich nach Ablauf eines Spasmus vorübergehend refraktär. Entgegen der von LERICHE [124, 125] noch 1945 vertretenen Ansicht, daß dem Nervensystem für den segmentalen Arterienspasmus eine wenn nicht auslösende, so doch vermittelnde Rolle zukommt, scheint heute festzustehen, daß es sich um *eine rein myogene, ohne jegliche Mitwirkung des Nervensystems ablaufende Kontraktion der glatten Muskelfasern handelt* [24, 25, 108, 130]. Denn der Spasmus läßt sich im Experiment auch dann erzeugen, wenn das Gefäß durch zentrale oder periarterielle Sympathektomie oder nach Isolierung aus dem Körper von seiner nervösen Verbindung gelöst ist [108, 240]. Andererseits ist es nicht möglich, durch stärkste elektrische Reizung des zentralen oder des peripheren Sympathicus oder der Adventitia einen segmentären Gefäßkrampf auszulösen [24, 25, 108, 130, 240].

In der Regel bleibt der Spasmus lokal umschrieben. Nur bei stärksten pathologischen Reizen scheint er auf einen größeren Gefäßabschnitt und auch auf dessen Seitenäste übergreifen zu können [108]. Nur in diesem Fall ist mit einer Beeinträchtigung der kollateralen Durchblutung zu rechnen. Man wird den Spasmus der Kollateralarterien, dessen Existenz und Bedeutung von LERICHE [124, 125] hervorgehoben wurde, sehr vorsichtig beurteilen müssen. Die distal von einem Arterienverschluß infolge Drucksenkung zu beobachtende druckpassive Kaliberabnahme der Gefäße [144] oder der druckpassive funktionelle Verschluß dürfen nicht auf einen generalisierten Gefäßspasmus zurückgeführt werden.

In der Regel löst sich der segmentäre Gefäßkrampf spontan. Der Wert therapeutischer Maßnahmen ist aus diesem Grunde sehr schwierig zu beurteilen. Insbesondere ist der therapeutische Einfluß der Sympathicusausschaltung bis heute noch umstritten. Wenn das Nervensystem für die Entstehung des umschriebenen myogenen Spasmus keine Bedeutung hat, so ist nicht einzusehen, wie er über das Nervensystem therapeutisch wirkungsvoll beeinflußt werden soll.

Über die maximale Dauer des myogenen Spasmus gehen die Meinungen weit auseinander. KROH [113, 114] gibt Stunden bis maximal einen Tag an, KÜTTNER [115, 116] 24—48 Std, COHEN [24, 25] 3—4 Tage, während SIMEONE [240] und besonders LERICHE [124] eine Dauer des Spasmus von Monaten bis zu 2 Jahren beobachtet haben. Diese auffallende Diskrepanz findet ihre Erklärung in der Tatsache, daß offenbar von einem Teil der Autoren [31, 124, 240] neurogene posttraumatische Reflexspasmen im Sinne des reflexdystrophischen Syndroms bzw. des reflexsympathischen Syndroms unter den Begriff des Segmentspasmus der Arterie eingereiht wurden. Damit wird auch der Erfolg einer sympathicolytischen Therapie bei einem Teil ihrer Fälle verständlich. Nach den meisten vorliegenden Beobachtungen unterscheiden sich die beiden pathogenetisch verschiedenen Formen des posttraumatischen Gefäßspasmus aber gerade durch ihren zeitlichen Ablauf. Der arterielle myogene Segmentkrampf löst sich in der Regel nach 24—48 Std spontan. Bestehen die Symptome einer arteriellen Mangeldurchblutung weiter, ohne daß ein Anhaltspunkt für einen organischen Gefäßverschluß zu gewinnen ist, so ist die Annahme eines initialen posttraumatischen, aber neurogenen Gefäßspasmus im Sinne des reflexdystrophischen Syndroms berechtigt. Es ist in therapeutischer und prognostischer Hinsicht wichtig, die beiden Formen scharf voneinander zu trennen.

Weder der posttraumatische Segmentkrampf noch das reflexdystrophische Syndrom führen an sich zum Gewebsuntergang. Bildet sich eine Nekrose im Verlauf einer als spastisch angesehenen Durchblutungsstörung, so ist mit zusätzlichen, die Durchblutung drosselnden Faktoren zu rechnen; sei es, daß steigender Gewebsdruck infolge Ödems die Gefäße komprimiert, sei es, daß sich im primär spastisch und druckpassiv verengten Gefäß sekundär eine Thrombose oder eine Intimaproliferation gebildet hat oder daß eine venöse Thrombose den Abfluß behindert.

b) Neurogener regionärer Spasmus der muskulären Endstrombahngefäße

Während der umschriebene myogene Arterienspasmus ausschließlich und gerade an den muskelstarken Verteilerarterien vom Typ der A. brachialis und der A. femoralis vorkommt, die keine vasomotorische Innervation aufweisen, spielt sich der regionäre neurogene Spasmus an den vasomotorisch intensiv innervierten Gefäßen der Endstrombahn ab, besonders an den Präarteriolen, den Arteriolen und den Venolen der Acren von Hand und Fuß. Er wird durch eine paroxysmal auftretende, temporäre oder durch eine andauernd vorhandene Steigerung vasoconstrictorischer Reize verursacht, über deren Zustandekommen noch wenig bekannt ist. Entsprechend der diffusen Ausbreitung der vasomotorischen Impulse ist nicht ein einzelnes Gefäß betroffen, wie es für den myogenen Arterienkrampf bezeichnend ist, sondern stets ein ganzer Gefäßbezirk: der Finger, die Hand, die ganze Extremität. Bei den *essentiellen oder primären Formen des neurogenen Spasmus*, wie wir sie bei dem echten *Morbus Raynaud* oder bei den Fällen von *Digitus mortuus* sehen, sind die Erscheinungen der Durchblutungsstörung meist symmetrisch angeordnet, während sie bei den *symptomatischen Formen*, dem *posttraumatischen reflexdystrophischen Syndrom*, der *Sudeckschen Atrophie* oder den *vasospastischen Zuständen der „Anklopferkrankheit"* auf die traumatisierte Extremität beschränkt bleiben. Wie der myogene Segmentkrampf führt auch der neurogene Spasmus allein niemals zur Nekrose. Treten im Rahmen einer neurogen spastischen Erkrankung Gewebsnekrosen auf, so ist dies ein sicherer Hinweis für zusätzliche organische Gefäßverschlüsse, wie sie bei den chronischen neurogen spastischen Syndromen nicht selten sekundär als Folge der permanenten Strömungsverlangsamung entstehen. Gerade bei der essentiellen Form des neurogenen Spasmus kommt es zwar unter dem Einfluß zusätzlicher, exogen (Kälte) oder endogen (Psyche) ausgelöster Vasoconstrictorenreize anfallsweise zu einem totalen funktionellen Gefäßverschluß mit Sistieren jedes Blutflusses (der typische Raynaudsche Anfall). Die Unterbrechung des Blutstroms bleibt aber stets zeitlich beschränkt, denn auch der stärkste Vasomotorentonus wird vor dem Eintritt definitiver Gewebsschäden durch die anfallenden Metabolite wenigstens vorübergehend wieder gelöst.

Von großer differentialdiagnostischer Bedeutung ist die Abtrennung des neurogen spastischen Syndroms von dem funktionellen Gefäßverschluß durch intravasalen Druckabfall hinter einer organischen Gefäßobliteration, zumal auch dieser nicht selten erst bei zusätzlicher, exogen (Kälte) ausgelöster Steigerung des an sich normalen Vasoconstrictorentonus manifest wird. Liegen die Arterienverschlüsse proximal von den üblicherweise tastbaren Pulsen, so sind sie durch Erheben des Pulstastbefundes zu erkennen. Schwierig wird die Diagnose jedoch bei isolierten Hand- und Fingerarterienverschlüssen infolge embolischer oder arteriitischer Prozesse. Hier erlaubt nur ein gutes Arteriogramm die endgültige Entscheidung, ob primär ein funktionell spastischer oder ein organisch obliterierender Prozeß zugrunde liegt. *Einseitigkeit, Asymmetrie und Gewebsnekrose sprechen für organisches Gefäßleiden, Doppelseitigkeit, Symmetrie und fehlende Nekrose eher für eine neurogen funktionelle Durchblutungsstörung.*

Anknüpfend an die verursachende oder doch vermittelnde Rolle, die das Vasomotorenzentrum oder zumindest der periphere Sympathicus bei den neurogen funktionellen Durchblutungsstörungen spielt, konzentriert sich die Therapie auf eine medikamentöse oder chirurgische Beeinflussung der pathologisch gesteigerten Vasoconstrictorenreize. Die

Erfolge der wiederholten temporären Blockade des Sympathicus oder der definitiven Sympathektomie sind in der Mehrzahl der Fälle ausgezeichnet. Trotzdem sollten die Mißerfolge immer wieder daran erinnern, daß in dem komplexen Geschehen dieser Krankheitsbilder noch manches unklar bleibt, und daß sich nicht alles der hier umrissenen Darstellung einfügt.

III. Pathophysiologie der arteriellen Kollateralgefäße

Träfe die Vorstellung von einem baumartigen Aufbau des Gefäßsystems zu, auf die sich die in der Gefäßanatomie verwendeten Begriffe Stamm, Ast und Verzweigung beziehen, so wäre zu erwarten, daß jedes arterielle Gefäß mit seiner Peripherie eine in sich geschlossene, funktionelle und anatomische Einheit darstellt, der jede Verbindung mit anderen Arterien und ihren Endverzweigungen fehlt. Dieses Bild des sich verzweigenden Gefäßbaums trifft jedoch für den größten Teil des Gefäßsystems nicht zu und läßt, indem es die Ausnahme zur Regel erhebt, wesentliche Tatsachen unbeachtet, ohne die das Phänomen der kollateralen Blutversorgung nicht zu verstehen ist. In einem echten „Gefäßbaum" wäre jede Arterie eine *Endarterie* im Sinne Cohnheims [28], und ihr Verschluß müßte regelmäßig den Untergang des von ihr versorgten Gewebes nach sich ziehen. Daß dies keineswegs die Regel ist, beruht darauf, daß das Gefäßsystem nicht als Gefäßbaum, sondern eher als ein den ganzen Körper durchziehendes Gefäßnetz angelegt ist [*184, 243*]. Tatsächlich bestehen zahlreiche Verbindungen zwischen den Arterien verschiedensten Kalibers, nicht nur im allseits kommunizierenden Gefäßnetz der Endstrombahn, sondern auch im Bereich makroskopischer Größenordnung. Erinnert man sich der Tatsache, daß das endgültige Muster des peripheren Gefäßsystems im Laufe der Embryonalentwicklung aus einem undifferenzierten und multilokulär kommunizierenden Geflecht capillärer Endothelschläuche entstanden ist, so wird verständlich, daß es auch im Endzustand prinzipiell den Charakter eines an vielen Stellen zusammenhängenden Netzes behalten hat. Seine Maschenweite weist nach Abschluß der Differenzierung in Transportgefäße und Ernährungsgefäße von Ort zu Ort allerdings beträchtliche Unterschiede auf, so daß stellenweise und ohne Kenntnis der Entwicklungsgeschichte der Eindruck einer baumartigen Verzweigung entstehen kann. Sind die Gefäßmaschen im Bereich eines arteriellen Gefäßverschlusses genügend dicht und die sie bildenden Gefäße von ausreichendem Kaliber, so wird der Ausfall der Arterie weitgehend kompensiert. Sind die Maschen aber weit, werden sie von kleinen Gefäßen gebildet, so kann es trotz anatomisch vorhandener, funktionell aber nicht ausreichender Kommunikationen zur Durchblutungsstörung und zur Nekrose kommen (*funktionelle Endarterie [137]*). Die Verhältnisse werden dadurch noch komplizierter, daß ein bestimmter Bauplan nur im Bereich der großen Arterien annähernd regelmäßig eingehalten ist, während das Gefäßmuster in den kleineren Dimensionen, die gerade für die kollaterale Blutversorgung von Bedeutung sind, große individuelle Varianten aufweist.

Der Begriff der *Endarterie* oder der *funktionellen Endarterie* ist daher selbst bei einem *akuten Arterienverschluß*, für den er ursprünglich geprägt wurde, nur mit Einschränkung zu verwenden. Für den *chronischen Arterienverschluß* verliert er überhaupt jeden Sinn. Wie die Erfahrung lehrt, werden arterielle Verschlüsse, die in akuter Form zu schwersten Störungen führen würden, ohne wesentliche Komplikation vertragen, wenn sie sich langsam entwickeln.

Während beim *akuten Arterienverschluß* die präformierten, der verschlossenen Arterie parallelgeschalteten Gefäßmaschen zunächst ohne jeglichen anatomischen Umbau als *Umgehungsbahnen* funktionieren, entwickeln sich beim *chronischen Verschluß* im Laufe der Zeit aus einigen dieser Maschen durch ein intensives, echtes Wachstum die eigentlichen, durch ihre morphologischen Besonderheiten der Kaliberzunahme und der Schlängelung ausgezeichneten *Kollateralgefäße*, deren Transportkapazität diejenige der ursprünglichen *Umgehungsgefäße* um ein Vielfaches übertrifft. Da das Wachstum der Kollateralgefäße ein allmählich ablaufender Prozeß ist, wird eine arterielle Obliteration um so geringere funktionelle Ausfälle verursachen, je langsamer sie sich entwickelt.

Aus einem zunächst anatomisch und morphologisch in keiner Weise ausgezeichneten, der verschlossenen Arterie parallelgeschalteten Gefäß, das strömungsdynamisch die Funktion einer *Umgehungsbahn* bekommt, wird allmählich ein echtes *Kollateralgefäß.* Im Interesse einer klaren Verständigung ist es wünschenswert, die beiden verschiedenen Zustände der Ersatzdurchblutung beim akuten und beim chronischen Verschluß auch begrifflich zu trennen. Der Begriff „*Kollateralgefäß*" oder „*Kollaterale*" sollte im Sinne der „*Funktionskollateralen*" bzw. der „*Sekundärkollateralen*" den in typischer Weise umgewandelten Gefäßen des chronischen Verschlusses vorbehalten bleiben, denen die „*Umgehungsgefäße*", „*Primärkollateralen*" oder „*Nativkollateralen*" des akuten Verschlusses gegenüberzustellen sind [*186, 229, 231, 250*].

Während des Umbaus einer Arterie zum Kollateralgefäß lassen sich folgende gesetzmäßig auftretende, morphologische Veränderungen beobachten:

1. eine Vergrößerung des Gefäßlumens,
2. eine Zunahme der Gefäßlänge und damit verbunden eine Schlängelung der Arterie und
3. eine absolute Zunahme der Wandmasse mit relativer Abnahme der Wanddicke.

Hierzu kommen histologische Umbauvorgänge, die sich als Änderung in der Zusammensetzung der Strukturelemente äußern.

Es ergibt sich das pathophysiologische Problem, auf welche Weise aus einem einfachen Umgehungskreislauf ein echter Kollateralkreislauf entsteht, bzw. welche Faktoren den Umbau eines Umgehungsgefäßes zu einer typischen Kollateralen veranlassen. Drei Hypothesen werden diskutiert:

1. der Einfluß nervaler Faktoren [*10, 11, 28, 32, 33, 65, 67, 107, 158, 159, 165, 174, 213, 243, 247, 252, 259*],
2. der Einfluß humoraler Faktoren [*121, 130, 174*] und
3. der Einfluß hämodynamischer Faktoren [*14, 22, 23, 34, 35, 54, 64, 65, 68, 69, 78, 80, 81, 89, 90, 91, 100, 102, 105, 119, 130, 131, 147, 148, 151, 152, 170, 172, 174, 184, 190, 191, 192, 196, 228, 229, 231, 237, 251, 262, 269*].

Die beiden ersten Hypothesen haben eine teleologische Interpretation des Phänomens gemeinsam. Der Durchblutungsmangel des peripheren Gewebes soll zum Anfall bestimmter Stoffwechselprodukte führen, die ihrerseits direkt, auf humoralem Wege oder über Nervenbahnen, eine Weitstellung der Umgehungsgefäße veranlassen. Nach dieser Ansicht induziert das ischämische Gewebe seinen Kollateralkreislauf selbst. Schon früh [*170, 191*] wurden als Gegenargumente folgende, heute durch die Angiographie bestätigte und ergänzte Beobachtungen angeführt: 1. Die kollaterale Gefäßerweiterung beschränkt sich auf Umgehungsgefäße, während das Stammgefäß proximal und distal vom Verschluß bis zum Abgang bzw. bis zur Einmündung der ersten Kollateralen keine Erweiterung aufweist, sondern enger wird (Abb. 27). 2. Es werden nur solche Arterien und in ihrem Verzweigungsgebiet nur diejenigen Äste zu Kollateralen umgebaut, die mit der mangeldurchbluteten Peripherie kommunizieren. Alle übrigen Äste der gleichen Arterie und andere Arterien, gleichgültig, an welcher Stelle sie von der verschlossenen Stammarterie abgehen, zeigen keine morphologischen Veränderungen. Eine so umschriebene Wirkung ist aber über eine nervale oder humorale, durch die Ischämie der Peripherie ausgelöste Vermittlung nicht denkbar. Die wesentliche Ursache für das kollaterale Gefäßwachstum muß anderer Natur sein.

Von den Autoren, die *hämodynamische Kräfte* für den Umbau der Kollateralarterien verantwortlich machen, versuchen einige, die gesamten Veränderungen auf einen Blutdruckanstieg vor dem Verschluß zurückzuführen [*64, 65, 104, 130, 131, 147, 148, 152, 172, 174, 251, 260, 261, 269*]. Gegen diese Auffassung sprechen folgende Argumente: 1. Im Bereich der Extremitätenarterien ist der vor einem Verschluß auftretende Druckanstieg infolge Umwandlung kinetischer Energie, Verminderung der Strömungsgeschwindigkeit oder Reflexion der Pulswelle (s. S. 60) so klein, daß ihm keine wesentlichen hämodynamischen Konsequenzen zugeschrieben werden können. Praktisch ist erst beim Verschluß der Aorta mit einem wesentlichen prästenotischen Druckanstieg zu rechnen. 2. Der proximale Arterienstumpf, der ebenfalls unter dem Einfluß eines erhöhten Drucks stehen müßte, vermindert seinen Querschnitt. 3. Eine Erweiterung der Kollateralen tritt auch distal vom Verschluß auf, wo der intravasale Druck unter den Normalwert abgesunken ist. 4. Über arterio-venösen Fisteln bildet sich ein Kollateralkreislauf, obwohl der arterielle Druck in Höhe des Abgangs der Kollateralen unter dem Normalwert liegt. Ein intravasaler Druckanstieg kann demnach keinesfalls grundlegende Bedeutung für die Ausbildung der Kollateralen haben.

Auf Grund experimenteller Untersuchungen und Beobachtungen analoger Wachstumsvorgänge auch an Gefäßen, die unter ganz anderen krankhaften Umständen gleichen hämodynamischen Einflüssen wie die Kollateralgefäße ausgesetzt sind, kann heute als weitgehend gesichert gelten, daß *rein physikalische Kräfte, die durch die Hämodynamik des arteriellen Verschlusses entstehen, das Wachstum der Kollateralen induzieren und steuern. Die das Wachstum der Gefäßwand auslösende Ursache ist die Steigerung der Strömungsgeschwindigkeit infolge Zunahme des Druckgefälles* [14, 23, 54, 68, 69, 81, 89, 90, 91, 100, 102, 119, 138, 139, 151, 170, 180, 184, 190, 191, 228, 229, 231, 243, 262, 270, 272, 274], wie man sie übereinstimmend überall dort findet, wo sich Arterien in der für die Kollateralgefäße bezeichnenden Weise umformen, gleichgültig, welche Grundkrankheit für die veränderte Hämodynamik verantwortlich ist.

Als erster hat der englische Chirurg William HUNTER um die Mitte des 18. Jahrhunderts [93] die Entstehung des Kollateralkreislaufs experimentell beobachtet und beschrieben. Sein Landsmann HODGSON [77] führte bereits 1817 die Erweiterung der Kollateralen auf die Fähigkeit der Gefäße zurück, sich ihrem Durchflußvolumen anzupassen. COOPER [29] beobachtete 1813 die kollaterale Erweiterung der A. vertebralis bei Verschluß der A. carotis. PORTA [181] veröffentlichte 1855 seine berühmten anatomischen Untersuchungen über die Kollateralen nach Arterienligatur. Etwa um die gleiche Zeit kamen VOLKMANN (1850) [262], v. RECKLINGHAUSEN (1883) [191] und NOTHNAGEL (1889) [170] deduktiv und experimentell zu der Auffassung, daß für die Kollateralenbildung nur ein gesteigertes Druckgefälle bzw. daraus resultierende Veränderungen des Blutflusses verantwortlich sein können. Diese Auffassung, die über Jahrzehnte durch andere Theorien in den Hintergrund gedrängt worden war, hat sich heute auf Grund neuer experimenteller Untersuchungen weitgehend durchgesetzt.

1. Hämodynamik des Kollateralkreislaufs

Die Hämodynamik des Kollateralkreislaufs ist von der Hämodynamik der arteriellen Stenose bzw. des arteriellen Verschlusses nicht zu trennen. Verschließt man in einem mit konstantem Perfusionsdruck durchströmten System starrer Rohre das Hauptrohr zwischen B und C (Abb. 34b), so kommt es zu folgenden Veränderungen der hämodynamischen Größen: 1. Die Strömungsgeschwindigkeit im Hauptrohr wird proximal und distal vom Verschluß reduziert, und zwar zwischen A und B bzw. C und D stärker als vor A bzw. hinter D. Zwischen B und C bzw. dem Verschluß kommt die Strömung zum Stillstand (Schraffur). 2. In den beiden Parallelgefäßen von A nach D und von B nach C, die gleichen Querschnitt haben sollen, beobachtet man eine Zunahme der Strömungsgeschwindigkeit, die in dem kurzen Rohr BC ausgeprägter ist als in dem längeren Rohr AD. In der distalen Hälfte der Parallelgefäße ist außerdem die Stromrichtung umgekehrt. 3. Distal vom Verschluß fällt der Innendruck deutlich ab. 4. Die Stromstärke, d.h. das pro Zeiteinheit fließende Volumen des *gesamten* Systems, wird kleiner. 5. Dagegen erfährt die Stromstärke der beiden Parallelgefäße gegenüber der Ausgangslage einen beträchtlichen Zuwachs, der in dem kürzeren Parallelgefäß BC größer ist als in AD.

Die Verhältnisse sind ohne wesentliche Abänderungen auf das Gefäßsystem zu übertragen. Dem Hauptrohr *AD* entspricht eine größere Verteilerarterie, an Stelle der beiden Parallelrohre treten präformierte Gefäßbrücken, an denen unter Erweiterung des Modells drei Abschnitte (Abb. 35) zu unterscheiden sind: eine makroskopisch sichtbare *proximale*

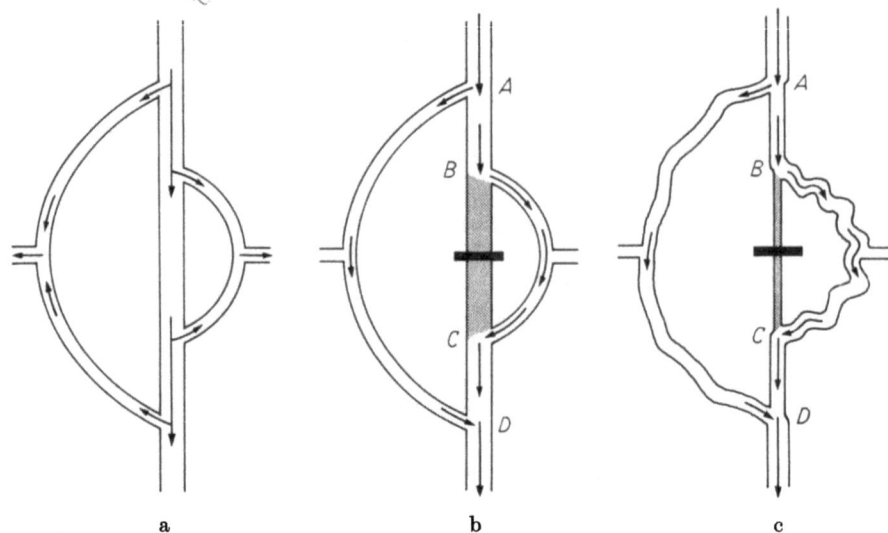

       a   b   c

Abb. 34a—c. Hämodynamik und morphologische Umformung der Kollateralen. a normale Verhältnisse, b akuter Verschluß, c chronischer Verschluß. Querschnitt- und Längenzunahme der vermehrt durchströmten Gefäßabschnitte (*BC* stärker als *AD*). Querschnittabnahme der vermindert durchströmten Gefäßabschnitte. (Vgl. Abb. 27)

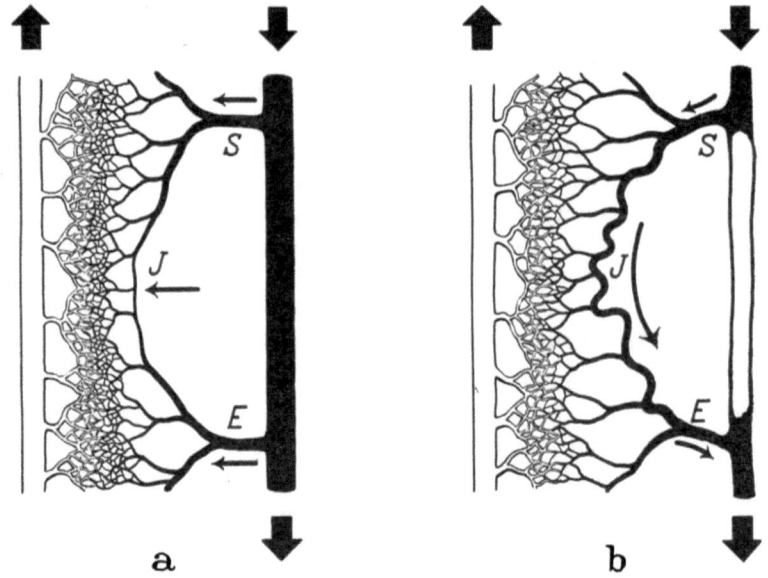

        a   b

Abb. 35a u. b. Entwicklung einer Kollateralbahn. *S* Spenderarterie; *E* Empfängerarterie; *I* Intermediärgefäß. (Nach LONGLAND 1953 [*139*])

Spendearterie (*S*), eine *distale Empfängerarterie* (*E*) und zwischen ihnen ein zunächst meist nur mikroskopisch wahrnehmbares, *intermediäres Netz* kleiner Gefäße (*I*). Vor dem Auftreten der Obliteration ist der Strom in den beiden Arterien *S* und *E*, die mit größeren Ästen der Hauptarterie identisch sind, zur Peripherie hin gerichtet. Obwohl ihre Terminalverzweigungen multiple Kommunikationen aufweisen, bleiben diese funktionell bedeutungslos, solange bei *I* eine „Wasserscheide" besteht. Nach Obliteration der Hauptarterie wird diese „Wasserscheide" aufgehoben, zwischen *S* und *E* bildet sich ein Druckgefälle, das über das intermediäre Geflecht der ehemaligen „Wasserscheide" einen kontinuierlichen Blutstrom von *S* nach *E* in Gang bringt. Das Blut strömt jetzt im distalen Ast entgegen der ursprünglichen Richtung aus der Peripherie zur Hauptarterie hin. Während das Stromvolumen in den kollateralen Bahnen anwächst, wird die Gesamt-stromstärke der betroffenen Gefäßabschnitte trotz Zunahme des Druckgradienten infolge des vergleichsweise wesentlich stärker anwachsenden Strömungswiderstands kleiner. Gleichsinnig mit ihr ändert sich die Strömungsgeschwindigkeit im Arterienstamm proximal und distal vom Verschluß. Hinter jeder vom proximalen Arterienstumpf abgehenden Spenderkollateralen fällt die Geschwindigkeit weiter, bis die Blutsäule zwischen dem letzten Kollateralast und dem Verschluß schließlich stagniert. Jenseits des Verschlusses sind die Verhältnisse spiegelbildlich gleich.

Das Umgehungsgefäß mit dem geringsten Strömungswiderstand — im Modell der Abb. 34 *BC*, im Organismus die Gefäßbrücke mit dem weitesten Querschnitt und der geringsten Länge — nimmt das größte Stromvolumen von allen kollateralen Gefäßbahnen auf und entwickelt sich zur mächtigsten Kollateralen. In der Regel werden die wesentlichen Kollateralbahnen von Arterien gebildet, die aus der Hauptarterie in Nähe des Verschlusses entspringen.

Nicht die Ischämie der Peripherie, sondern der arterielle Gefäßverschluß selbst ist die wesentliche Ursache der kollateralen Blutversorgung, indem er zwangsläufig die erforderlichen hämodynamischen Voraussetzungen für eine gerichtete Durchblutung präformierter Gefäß-brücken schafft. Die kollaterale Durchblutung ist keine im teleologischen Sinne aktive, gewebserhaltende Maßnahme des Organismus, sondern eine passive physikalische Folge des Arterienverschlusses.

2. Entwicklung der Kollateralen

In der Entwicklung der *Kollateralgefäße* lassen sich zwei Phasen unterscheiden, eine *erste Phase der funktionellen Dilatation* und eine *zweite Phase des echten anatomischen Wachstums.*

Erste Phase: Schon wenige Sekunden nach dem akuten Verschluß einer Arterie steigt der zunächst auf niedrige Werte abgefallene Druck distal von der Okklusion wieder an und erreicht nach einigen Minuten einen annähernd stabilen Wert (Abb. 36), der vom Sitz der Okklusion, genauer gesagt von Anzahl und Strömungswiderstand der vorhandenen Umgehungsgefäße abhängt. Auch pulsatorische Druckschwankungen können distal vom Verschluß allmählich wieder auftreten. Aus dem Druckanstieg muß, wenn der periphere Widerstand sich nicht wesentlich geändert haben soll, auf eine Widerstandsabnahme in den kollateralen Gefäßbrücken geschlossen werden. Tatsächlich läßt sich angiographisch schon kurze Zeit nach Ligatur einer Arterie eine Kaliberzunahme präformierter Um-gehungsbahnen erkennen [*35, 131, 138, 139, 229, 231, 237*], der bei Durchschneidungs-versuchen [*170*] eine rasche Zunahme des von der Wundfläche abfließenden Blutstroms entspricht. Der schnelle Ablauf dieser Gefäßerweiterung läßt anatomische Veränderungen als Ursache ausschließen. Er ist nur als Änderung im Funktionszustand der kleinen Umgehungsgefäße zu verstehen. Bisher ist die Ursache für die Dilatation der Umgehungs-gefäße nicht geklärt. Zwei Möglichkeiten stehen zur Diskussion:

1. Vor einem arteriellen Verschluß läßt sich ein geringer Anstieg der systolischen Druckspitzen, gelegentlich auch eine geringe Steigerung des Mitteldrucks nachweisen (s. S. 60). Theoretisch könnte diese Drucksteigerung, die sich auch in die nächsten Umgehungsbahnen hinein fortsetzt, in deren Peripherie druckpassiv eine Dilatation kleinster Gefäße herbeiführen. Die entstehenden Druckdifferenzen sind aber besonders im Bereich der Extremitäten so klein, daß man diesem Ablauf keine praktische Bedeutung beimessen kann.

2. Die zweite Möglichkeit besteht darin, daß die funktionelle Dilatation der Umgehungsgefäße auf die vermehrte Durchströmung zurückzuführen ist und in einer reaktiven Verminderung des Muskeltonus besteht, die auf den Reiz einer erhöhten Scherung der innersten Gefäßwandschichten durch die gesteigerte Strömungsgeschwindigkeit erfolgt.

Die *zweite Phase* der Kollateralenentwicklung, das echte Wachstum der Gefäßwand, setzt langsam ein. Es ist je nach Lokalisation des Verschlusses und Anzahl der zur Verfügung stehenden Kollateralbahnen erst nach Wochen bis Monaten abgeschlossen [*9, 229, 231, 270*]. Als oberste zeitliche Grenze bis zum Erreichen eines maximal entwickelten Kollateralkreislaufs gilt eine Zeit von 6—12 Monaten [*36, 102, 229, 231, 259, 274*]. Histologische Untersuchungen haben ergeben, daß dabei ein echtes Wachstum besonders der nicht bradytrophen Gefäßwandbestandteile, des Endothels und der Muskelfasern einsetzt, während die elastischen Lamellen und die kollagenen Faserzüge eher lichter werden. So findet man im Frühstadium eine Verdickung der Media durch eine kräftige Muscularis,

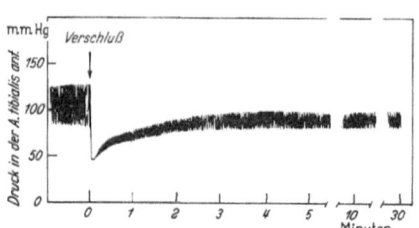

Abb. 36. Verhalten des Blutdrucks peripher von einem akuten Arterienverschluß. (Winblad u. Mitarb. 1959 [*274*])

häufig auch eine Proliferation der Intima, während die Elastica aufgelockert erscheint [*15, 59, 90, 91, 270*]. Zwischen dem Ausmaß der Oberflächenvergrößerung der Gefäßwand und der auszählbaren Mitoserate läßt sich im Stadium des Wachstums eine gute Beziehung herstellen [*90, 91*]. Wachstumsvorgänge und Mitosedichte sind an den ursprünglich engsten Stellen des Parallelgefäßes am größten, d.h. an den Abschnitten der Gefäßbrücke, an denen Strömungsgeschwindigkeit und Scherkräfte gegenüber der Ausgangssituation am stärksten zugenommen haben [*138*].

Das Wachstum der Kollateralen ist ohne Zweifel als adaptative Reaktion auf eine vermehrte Volumenbelastung aufzufassen, die für die Arterien in ähnlicher Weise wie für das Herz den physiologischen Wachstumsreiz darzustellen scheint. Während sich die Volumenbelastung des Herzens in einer gesteigerten diastolischen Füllung, also als spannungserzeugende Dehnung äußert, kann sie auf die Gefäßwand nur über die Strömungsgeschwindigkeit, also durch Steigerung der am Endothel angreifenden Schubkräfte wirken (s. S. 32). Gleichgültig, ob das Endothel selbst das Receptionsorgan für diese Schubkräfte ist und die übrigen Gefäßwandschichten sekundär zum Wachstum anregt, oder ob auch Teile der übrigen Intima oder Media noch Schubspannung perzipieren und in Wachstumsvorgänge umsetzen, ist nicht zu übersehen, daß die gesunde Arterie auf den Reiz der gesteigerten Schubspannung mit einem Wachstum reagiert, das man analog dem des volumenbelasteten Herzens zunächst als „harmonisch" bezeichnen kann. Es ist ein Wachstum in drei Dimensionen, d.h. die zirkuläre Massenzunahme geht stets mit einer longitudinalen einher; wenigstens im Frühstadium bleibt eine normale Beziehung zwischen Gefäßquerschnitt und Wanddicke erhalten. Ziel dieses Wachstums scheint die Verminderung der Schubbelastung, d.h. die Reduktion der Randstromgeschwindigkeit auf einen für das Endothel optimalen Wert zu sein. Große Arterien zeigen diese Tendenz ebenso wie Arteriolen; die adaptative Wachstumspotenz scheint aber an den kleinen Gefäßen stärker ausgeprägt zu sein als an den großen. Vorwiegend elastisch gebaute Arterien lassen das geringste Wachstum erkennen.

Dieses strömungsbedingte Wachstum der Gefäße — von Thoma (s. S. 34) bereits 1893 in seinem *ersten histomechanischen Gesetz* beschrieben — ist *als Schutzreaktion der Gefäßwand zur Vermeidung schädigender Schubspannungen, keineswegs aber als aktive Kompensationsleistung des Organismus zugunsten der mangeldurchbluteten Peripherie anzusehen. Die Peripherie profitiert sozusagen zufällig von einem Naturgesetz der Gefäße, das infolge der hämodynamischen Gegebenheiten des Arterienverschlusses Bedeutung erhält.*

Dadurch, daß das reaktive Gefäßwandwachstum allmählich den Wachstumsreiz, nämlich die vermehrte Strömungsgeschwindigkeit ausschaltet, ist das Wachstum der

Kollateralgefäße ein sich selbst begrenzender Prozeß. Das Spiel der Kräfte erreicht einen annähernden Endzustand, wenn sich zwischen Gefäßweite und Strömungsgeschwindigkeit ein dynamisches Gleichgewicht eingestellt hat. Darüber hinaus ist eine Verbesserung des Kollateralkreislaufs ohne zusätzliche Änderung des peripheren Widerstands nicht mehr möglich, gleichgültig, ob die Blutzufuhr für die Peripherie ausreicht oder nicht. *Die Kollateralbahnen wachsen nicht, um das ischämische Gewebe zu erhalten, sondern um sich vor der Schubspannung zu schützen.*

Eine weitere Folge dieser aktiven Anpassungsvorgänge der Gefäßwand an die örtliche Strömungsgeschwindigkeit ist das bevorzugte Wachstum nur weniger der zahlreich vorhandenen Umgehungsgefäße zu echten Kollateralen. Fertigt man kurze Zeit nach dem Auftreten eines *akuten* arteriellen Verschlusses ein Arteriogramm an, so stellt sich ein feinmaschiges Netz zahlreicher, wenn auch sehr kleinkalibriger Umgehungsgefäße dar. Wiederholt man die Untersuchung einige Monate später, so ist der größte Teil dieser früher kontrastgefüllten Umgehungsgefäße nicht mehr sichtbar. Statt dessen findet man einige, hämodynamisch besonders günstig gelegene Schlingen des Netzes zu starken Kollateralen umgeformt [229].

Die Strömungsgeschwindigkeit und die von ihr abhängigen Scherungskräfte sind — nimmt man für alle Umgehungsgefäße den gleichen Ausgangsquerschnitt an — in den kürzesten Gefäßbrücken am größten. Diese werden daher besonders ausgiebig und rasch umgeformt. Im gleichen Maß, wie diese bevorzugten Gefäßbrücken ihr Lumen erweitern und ihren Strömungswiderstand vermindern, muß sich der Blutstrom in den längeren Bahnen, deren Strömungswiderstand nicht oder nur wenig abgenommen hat, wieder verlangsamen. Der Wachstumsreiz der Scherung vermindert sich, ein evtl. bereits eingeleitetes Gefäßwandwachstum hört auf oder kann sogar rückläufig werden. Eine im Frühstadium des Verschlusses angiographisch nachweisbare Umgehungsbahn kann deshalb später der Involution anheimfallen.

Nach Eintritt der Querschnittszunahme und der Schlängelung der Kollateralen können sekundär schädigende Einflüsse hämodynamischer Kräfte an der Gefäßwand wirksam werden. Durch den mit der Kalibervergrößerung auftretenden Anstieg des Innendrucks wie auch durch die Zunahme des Gefäßradius wird die tangentiale Gefäßwandspannung größer (s. S. 23). Ist das in seiner Wachstumspotenz bereits stark beanspruchte Kollateralgefäß nicht mehr in der Lage, seine Wanddicke entsprechend der erhöhten Spannungsbelastung zu verstärken, so kommt es zur mechanischen Dekompensation der Gefäßwand, deren Ergebnis eine weitere, nun rein passive Dilatation und Elongation ist. So lassen sich an stark erweiterten und schon lange bestehenden Kollateralen degenerative Gefäßwandveränderungen nachweisen [59, 145], die weitgehend denen der Arterie einer arterio-venösen Fistel (s. S. 97) entsprechen, wenn sie auch niemals deren Ausmaß erreichen. Die infolge der gesteigerten Strömungsgeschwindigkeit und des geschlängelten Verlaufs auftretende Turbulenz der Strömung mit ihren gefäßwandschädigenden Einflüssen (s. S. 82) trägt dazu bei, daß Folgen des echten Wachstums und der krankhaften Überdehnung sich im Endzustand in untrennbarer Weise überlagern. Jeder Kollateralkreislauf ist durch die ihm eigenen hämodynamischen Verhältnisse in seinem Bestand bedroht. Obliterierende Gefäßwandveränderungen, die Ursache seiner Entwicklung waren, können ihn schließlich selbst befallen.

Das typische kollaterale Gefäßwachstum ist keineswegs ausschließlich auf den kompletten arteriellen Verschluß beschränkt. Man trifft es schon bei arteriellen Stenosen an, sobald diese ein gewisses Ausmaß erreicht haben. Der Zeitpunkt, zu dem die ersten Kollateralen auftreten können, wird ausschließlich von den hämodynamischen Größen im Bereich der arteriellen Stenose bestimmt. Da die Strömungsbeschleunigung den physiologischen Wachstumsreiz darstellt, kann erst mit einem Wachstum gerechnet werden, wenn das Druckgefälle über die Stenose infolge der poststenotischen Druckminderung so weit angestiegen ist, daß es den hohen Strömungswiderstand der präformierten Umgehungsbahn überwindet und der gerichteten Strömung eine bestimmte

Minimalgeschwindigkeit verleiht. Wie Abb. 31b und 32b zeigen, ist aber in Ruhe eine wirksame Steigerung des Druckgefälles erst bei einer Querschnittsminderung von 50—70% zu erwarten. Unter Belastung sind die Verhältnisse insofern günstiger, als eine nutritive Vasodilatation der Peripherie das Gefälle über die Stenose vergrößert. *Damit ist der häufig zu erhebende angiographische Befund erklärt, daß arterielle Stenosen nur dann einen Kollateralkreislauf aufweisen, wenn sie das Lumen der Arterie schon erheblich eingeengt haben.* Umgekehrt ergibt sich für die angiographische Diagnostik ein wertvoller Hinweis: *Stellen sich typische Kollateralen dar, so muß der Querschnitt des Gefäßabschnittes, den sie überbrücken, erheblich und in der Regel um weit mehr als 50% eingeschränkt sein.*

3. Transportkapazität der Kollateralen

Auch ein optimal entwickelter Kollateralkreislauf kann die Transportleistung der Hauptarterie, durch deren Verschluß er entstanden ist, nicht ersetzen. Die klinische Erfahrung zeigt, daß arterielle Verschlüsse zwar in Ruhe und sogar bei leichter Belastung kompensiert sein können, bei weiterer Funktionssteigerung jedoch regelmäßig zu den Symptomen des Durchblutungsmangels führen, auf denen sich jede Funktionsdiagnostik des arteriellen Verschlusses aufbaut.

Ist ein Rohr mit dem Querschnitt Q auf eine bestimmte Länge L verschlossen, und soll das verschlossene Segment durch mehrere Rohre derselben Länge L mit dem Querschnitt $Q/4$ derart ersetzt werden, daß der Strömungswiderstand keine Änderung erfährt, so muß man den Gesamtquerschnitt des „Kollateralbettes" viermal so groß bemessen wie den des Hauptrohrs. Das heißt, nur dann bleibt der Widerstand unverändert, wenn man das verschlossene Segment durch 16 Rohre mit dem Querschnitt $Q/4$ ersetzt. Bei dem geringen Einzelquerschnitt der Kollateralen werden die Verhältnisse noch ungünstiger, da die notwendige Anzahl kollateraler Bahnen immer weniger erreicht werden kann (Abb. 37). *Bei voller Kompensation müßte die Summe der Quadrate aller einzelnen Kollateralquerschnitte dem Quadrat des Hauptrohrquerschnitts entsprechen [243]. Keinesfalls kann ein Kollateralkreislauf den Verschluß der Hauptbahn schon kompensieren, wenn sein Gesamtquerschnitt dem der Hauptbahn entspricht.* Man kann allgemein formulieren: Ein Kollateralkreislauf ist hämodynamisch um so leistungsfähiger 1. je größer sein Gesamtquerschnitt ist, 2. je geringer die Anzahl der Gefäße ist, die diesen Querschnitt bilden, 3. je kürzer die Kollateralbahnen sind.

Neben den erörterten, allgemeinen physikalischen Abhängigkeiten bestimmen im Einzelfall noch folgende Faktoren die Leistungsfähigkeit eines Kollateralkreislaufs:
1. die Lokalisation des Verschlusses,
2. die Ausdehnung des Verschlusses,
3. Einzahl oder Vielzahl der Verschlüsse,
4. die Größe des Druckgefälles,
5. die Entstehungsgeschwindigkeit des Verschlusses,
6. die Wachstumspotenz der prospektiven Kollateralgefäße. ·

Über die *Bedeutung der Verschlußlokalisation* unterrichten übereinstimmend das Experiment [218, 219], die Erfahrungen der Kriegschirurgie und die Klinik des akuten und chronischen arteriellen Verschlusses [2, 31, 60, 143, 268]. Man weiß, daß an dem besonders ausgiebig untersuchten Arteriengebiet der unteren Körperhälfte umschriebene Verschlüsse der A. femoralis superficialis und der A. iliaca externa auffallend gut, dagegen Verschlüsse der A. poplitea, der Aortenbifurkation, der A. iliaca communis und der A. femoralis communis besonders schlecht vertragen werden.

Die *Ausdehnung des Verschlusses*, etwa durch appositionelle Thrombose, ist so lange ohne Bedeutung, als die Abgänge der Spender- und Empfängerarterien des Kollateralkreislaufs nicht einbezogen werden. Es ist für die Zirkulation belanglos, ob die Arterie nur an einer Stelle ligiert oder ob das ganze Segment zwischen den für diese Verschlußlokalisation wichtigen Kollateralen verschlossen ist. Tatsächlich haben die umschriebenen

Obliterationen eine ausgesprochene Neigung, sich durch Thrombosierung der distal und proximal anschließenden „Totwasserzone" bis zu den nächsten, kollateral wirksamen Arterienästen auszudehnen. Auf diese Weise kann man das Gefäßsystem an Hand seiner potentiellen Kollateralnetze funktionell in Etagen einteilen, denen klinisch-angiographisch bestimmte Lokalisationstypen des Verschlusses entsprechen.

Wird der Abgang einer Kollateralen in den Verschluß einbezogen und breitet sich der Verschluß in eine angrenzende Etage aus, so verschlechtern sich die Bedingungen für die kollaterale Blutversorgung außerordentlich. Statt *einer* Kollateralbrücke muß das Blut jetzt *zwei* hintereinandergeschaltete Kollateralbrücken mit einem entsprechend höheren Strömungswiderstand durchfließen. Die Bedingungen für eine kollaterale Zirkulation werden um so schlechter, je mehr Etagen in den Verschluß einbezogen werden. Zwar ist ein potentielles kollaterales Gefäßnetz auch für den längsten Verschluß vorhanden — man braucht nur die Kollateralkreisläufe der einzelnen Etagen aneinanderzureihen —, das vorhandene Druckgefälle reicht aber nicht aus, den Strömungswiderstand dieses Netzes zu überwinden und eine gerichtete Strömung von funktioneller Bedeutung in Gang zu bringen. Die akute Verschlechterung einer chronischen arteriellen Durchblutungsstörung ist manchmal durch ein solches Übergreifen des Verschlusses auf ein benachbartes Gefäßsegment oder auf den Abgang einer Kollateralen zurückzuführen. Viel häufiger findet man als Grund für eine Insuffizienz des Kollateralkreislaufs *multilokuläre Obliterationen* in verschiedenen Etagen, die synchron oder auch in zeitlichem Abstand nacheinander auftreten können. Ihre Wirkung auf den Kollateralkreislauf ist im Prinzip die gleiche wie die des appositionell wachsenden Verschlusses. Quantitativ sind aber die hämodynamischen Bedingungen für die kollaterale Blutversorgung eher günstiger, da jeder einzelne Verschluß auf seine Etage beschränkt bleiben kann, ohne Kollateral-

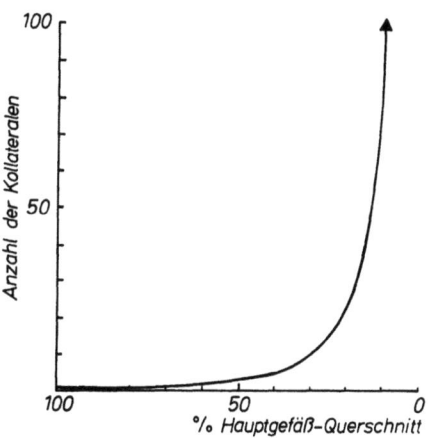

Abb. 37. Die für einen unveränderten Durchfluß notwendige Anzahl der Kollateralen in Abhängigkeit von dem Einzelquerschnitt des Kollateralgefäßes (in Prozenten des Hauptgefäßquerschnitts). Länge der Kollateralen = Länge des verschlossenen Hauptgefäßstücks

abgänge zu verlegen. Tatsächlich lassen sich angiographisch Verschlüsse benachbarter Etagen beobachten, die auch über lange Beobachtungsperioden nicht konfluieren, da der dazwischenliegende, offene Gefäßabschnitt, von dem mehrere Spender- und Empfängerkollateralen abgehen, gut durchströmt ist.

Das *Druckgefälle in den ausgebildeten Kollateralen* hat zweifache Bedeutung. Es bestimmt bei gegebener Abmessung des kollateralen Gefäßbettes nicht nur dessen Durchflußvolumen, es liefert außerdem auch den Wachstumsreiz für die Kollateralgefäße, da es die Strömungsgeschwindigkeit beeinflußt. Gelingt es, das Druckgefälle dauernd zu steigern, so wird die kollaterale Blutversorgung nicht nur druckpassiv, sondern auch gleichzeitig durch das nun einsetzende Wachstum der Gefäße verbessert. Wie entscheidend die Größe des Druckgefälles für den endgültigen Zustand eines Kollateralkreislaufs ist, zeigt das Arteriogramm in Abb. 166a. Der Kollateralkreislauf des Popliteaverschlusses ist, wie die Erfahrung lehrt, spärlich und funktionell oft unzureichend. Er kann aber unter der Wirkung eines gesteigerten Druckgefälles, wie es in diesem Fall infolge einer arterio-venösen Fistel einer Unterschenkelarterie zustande kam (Abb. 166b), ein geradezu erstaunliches Ausmaß annehmen. Für die klinische Behandlung ergibt sich die bedeutsame Konsequenz, die Kollateralbildung durch Vergrößerung des Druckgefälles zu verbessern. Die Steigerung des zentralen Blutdrucks — ein Angriffspunkt hierfür — ist im allgemeinen praktisch nicht durchführbar und nur beim Kreislaufkollaps notwendig. Es bleibt allein der zweite Angriffspunkt: *Senkung des Drucks distal vom Verschluß* durch Reduktion des Strömungswiderstandes in der zugehörigen Endstrombahn. Dies gelingt medikamentös durch lokale *intraarterielle Injektion vasodilatierender Substanzen*, durch eine temporäre oder definitive gezielte *Sympathektomie* und vor allem durch regelmäßige und möglichst lange andauernde *Muskelarbeit*, die eine nutritive Vasodilatation auslöst. Die gute therapeutische Wirkung des Muskeltrainings durch Gymnastik, Roll- und Gehübungen ist klinisch eindeutig gesichert [*102, 186, 228, 229*].

Die *Bedeutung des Zeitfaktors für das jeweilige Transportvermögen des Kollateralkreislaufs* wurde bereits besprochen. Tritt die endgültige Obliteration der Arterie nach einer langsam fortschreitenden Stenosierung auf, so ist das Kollateralnetz in der Regel leistungsfähiger als bei dem akuten Verschluß eines gesunden Gefäßes.

Da es sich bei der Bildung des Kollateralkreislaufs um eine funktionelle Adaptation, um ein echtes Gefäßwachstum handelt, ist damit zu rechnen, daß *Lebensalter und Zustand der Gefäßwand* die Kollateralbildung beeinflussen. Von einer sklerotisch veränderten Gefäßwand ist kein wesentlicher anatomischer Umbau zu erwarten. Außerdem nimmt im Alter überhaupt die Regenerations- und Wachstumspotenz der Gefäße ab. So kann man angiographisch feststellen, daß der Kollateralkreislauf bei älteren Menschen spärlicher entwickelt und funktionell weniger wirksam ist als bei jüngeren Kranken mit gleicher Verschlußlokalisation.

Einer kurzen Besprechung bedarf noch die Frage, aus *welchen Gefäßen die Kollateralen entstehen. Prinzipiell findet im Laufe der Ausbildung eines Kollateralkreislaufs nie eine Gefäßneubildung statt, er entsteht immer aus bereits vorhandenen Gefäßen. Jedes Gefäß, das den Verschluß überbrückt, kann zur Kollateralarterie werden, gleichgültig, ob es in der Haut, in der Muskulatur, im Knochen oder selten als Vas vasorum in der Wand des verschlossenen Gefäßes bzw. in einem organisierten Thrombus verläuft. In der Regel handelt es sich bei den präformierten Gefäßbrücken um präcapilläre arterio-arterielle Anastomosen.*

Anatomische Gegebenheiten des Gefäßnetzes und die besonders intensive Vascularisierung der Muskulatur bedingen, daß die Muskelgefäße das bei weitem ergiebigste Reservoir für den Kollateralkreislauf darstellen. Abgesehen von dem Vorteil der großen Zahl, bieten sie offensichtlich die günstigsten Strömungsbedingungen. So überrascht es nicht, daß Obliterationen gerade an den Stellen gut kompensiert werden, wo das verschlossene Gefäß von reichlich Muskulatur umgeben ist (A. femoralis superficialis, A. brachialis distal von der A. profunda brachii), während Okklusionen in muskelarmen Gegenden, besonders auch in Gelenknähe, häufig ungenügend kompensiert werden. Entstehen im Bereich des arteriellen Verschlusses neue Gefäße — etwa im entzündlichen Granulationsgewebe der Gefäßwand oder bei der Organisation von Thromben bzw. in der Füllmasse endangitisch veränderter Gefäße [*156*] und bei der Vascularisierung subsklerotischer Bezirke —, so können auch diese in das Kollateralnetz einbezogen und zum Wachstum angeregt werden. Die sog. „Brückenanastomosen" (direkte Anastomosen [*181*]), die gelegentlich die Gefäßstümpfe über einen Verschluß auf kürzestem Wege verbinden, dürften so entstehen. Das oft auffallend dichte, wenn auch kleindimensionierte Kollateralnetz der Endangitis obliterans mag in derartigen Vorgängen seinen Ursprung haben. Die Kollateralen verlaufen hier auffallend häufig in so enger räumlicher Beziehung zu den endangitisch verschlossenen Gefäßen, daß man den Eindruck gewinnt, sie könnten sich in ihrer Nachbarschaft oder auch aus den im „Füllgewebe" häufig zu beobachtenden Capillarsprossungen entwickelt haben.

4. Rückbildung der Kollateralen

Beseitigt man das die Kollateralbildung induzierende Strömungshindernis, indem man das Gefäßlumen durch Thrombendarteriektomie rekanalisiert oder indem man eine besonders mächtige Kollaterale mittels einer Gefäßprothese anlegt (Bypass), so werden die Kollateralen, wie jedes Gefäß, dessen Durchfluß sinkt, anatomisch zurückgebildet [*4, 14, 22, 69, 100, 229*]. Sie passen sich in ihrem Querschnitt dem reduzierten Durchflußvolumen an und haben die Neigung, sich auch anatomisch ihrem ursprünglichen Zustand wieder anzunähern. Die dabei auftretenden histologischen Veränderungen sind auf S. 36 beschrieben. Verständlicherweise beansprucht die endgültige anatomische Involution längere Zeit. Auf den verzögerten Ablauf der anatomischen Involution dürfte auch die experimentelle Beobachtung zurückzuführen sein, daß sich der Kollateralkreislauf wesentlich schneller bildet als das erste Mal, wenn man den Verschluß an der gleichen Stelle zum zweiten Mal anlegt [22, 100].

5. Kollateralen und Nervensystem

Die prospektiven Kollateralgefäße unterliegen in gleicher Weise dem Sympathicotonus wie jedes andere Gefäß entsprechender Dimension. Da die vasoconstrictive Wirkung der sympathischen Innervation vorwiegend an kleineren Gefäßen (kleine Arterien, Präarteriolen, Arteriolen) in Erscheinung tritt, hat dieser Faktor nur für den mittleren Abschnitt der Kollateralbrücke, der aus dieser Gefäßkategorie hervorgeht, praktische Bedeutung. Die größeren Spender- und Empfängerarterien sind, wie alle stärkeren muskulären Arterien, von Tonusschwankungen der sympathischen Innervation kaum abhängig. Die Ansichten über den Einfluß einer *frühzeitigen Sympathektomie* auf die Entwicklung des Kollateralkreislaufs sind einheitlich [9, 67, 111, 170, 237, 257, 259]. Im Experiment bildet sich der Kollateralkreislauf über einem arteriellen Verschluß an der sympathektomierten Extremität rascher als auf der nichtsympathektomierten, kontralateralen Seite und erreicht früher seinen Endzustand. Bemerkenswerterweise ist aber dieser schneller wachsende Kollateralkreislauf im Endeffekt nicht leistungsfähiger als derjenige der Gegenseite. Der schließlich erreichte Zustand ist, wenigstens im Tierexperiment, trotz der unterschiedlichen Entwicklungsgeschwindigkeit der gleiche.

Die *beschleunigende Wirkung der Sympathektomie auf das Wachstum der Kollateralgefäße* erfolgt mit großer Wahrscheinlichkeit über zwei Angriffspunkte: einmal direkt über die Tonusminderung im Bereich der kleinlumigen Abschnitte der Kollateralbrücke, dann indirekt über eine Dilatation der peripher vom Verschluß liegenden Endstrombahn. Nach Ausfall aller vasoconstrictorischen Reize werden sich die prospektiven Kollateralgefäße funktionell und druckpassiv leichter erweitern können, was für die *erste* funktionelle Phase der Kollateralenentwicklung wichtig ist. Durch das Absinken des peripheren Widerstandes nimmt außerdem das Druckgefälle über dem Verschluß zu, die Strömungsgeschwindigkeit und damit der Wachstumsreiz in den prospektiven Kollateralbahnen wird gesteigert, was der *zweiten* Phase des Kollateralenwachstums zugute kommt.

Weniger einheitlich sind die Ansichten über den Einfluß einer *Spätsympathektomie* auf einen bereits ausgebildeten Kollateralkreislauf. Überträgt man tierexperimentelle Ergebnisse auf den Menschen, so kann man von einer Spätsympathektomie kaum etwas erwarten, da die Leistungsfähigkeit des Kollateralkreislaufs im Endeffekt mit und ohne Frühsympathektomie annähernd gleich ist. Eine solche Verallgemeinerung ist jedoch für die Verhältnisse beim Menschen nicht erlaubt. Ein zumindest kurzfristiger, etwa 14 Tage anhaltender [34, 35, 259], durchblutungsfördernder Effekt tritt in den meisten Fällen nach Sympathektomie auf. Liegt ein ausgeprägter Sympathicotonus vor, so darf man auch mit einer anhaltenden Verbesserung der Blutzufuhr und mit einem zusätzlichen Wachstum der Kollateralen nach Sympathektomie rechnen (s. S. 411).

IV. Pathophysiologie des Druck- und Volumenspeichers

Die Gefäße der arteriellen Strombahn, besonders die großen, mit reichlich elastischem Material ausgestatteten Arterien des Windkessels, können einen beträchtlichen Teil der Energie, die in Form von Druck auf die Gefäßwand einwirkt, als elastische Deformierung speichern und bei fallenden Innendrucken unter Rückgang der Deformierung wieder als Druck an die Blutsäule freigeben (s. S. 23). Da unter normalen Bedingungen eine gut gesteuerte Korrelation zwischen dem Einstromvolumen des Windkessels und

seinem Abflußwiderstand besteht, kann das normale Schlagvolumen in den Windkessel
ausgeworfen werden, ohne daß es systolisch zu krankhaft hohen und diastolisch zu extrem
niedrigen Drucken kommt. Pathologische Druckverhältnisse entstehen im Windkessel
— wenn man von der isolierten krankhaften Steigerung des Abflußwiderstandes absieht —
trotz normalen Schlagvolumens unter zwei Umständen:

1. durch den Dehnbarkeitsverlust der Windkesselwand und
2. durch die Verminderung der Windkesselkapazität in Verbindung mit einem Mißverhältnis zwischen Einstromvolumen und Abflußwiderstand.

Schon mit dem normalen Alterungsvorgang (*Physiosklerose*) [18], erst recht aber bei
krankhaft gesteigerter Sklerosierung der Gefäße (*Pathosklerose*) wandeln sich die mechanischen Eigenschaften der Gefäßwand. In zunehmendem Maße werden im Laufe des
Lebens elastische Fasern und glatte Muskelzellen durch kollagenhaltiges, straffes Bindegewebe ersetzt. Die Gefäßwand wird damit steifer, ihr Elastizitätsmodul steigt an, ihre
mechanischen Eigenschaften nähern sich mehr und mehr denen kollagener Fasern
(s. S. 29). Das Dehnungs-Spannungs-Diagramm verändert seine Charakteristik (Abb. 38b)
in typischer Weise. Die Dehnbarkeit der Gefäßwand hat in den höheren Füllungsbereichen
infolge der beschriebenen Vermehrung kollagener Fasern wesentlich nachgelassen.
Die Dehnbarkeitszunahme im unteren Bereich der Kurve dagegen findet ihre Erklärung
in dem Verlust der für diesen Bereich typischen Spannungsträger (elastische Fasern und
Muskelfasern). Die Kurvencharakteristik der sklerosierten Aorta entspricht weitgehend
derjenigen eines nach experimenteller Schädigung der elastischen Elemente auf die
kollagenen Bestandteile reduzierten Gefäßes (Abb. 24b). Da die sklerotische Gefäßwand
jeder volumenbedingten Dehnung stärksten Widerstand entgegensetzt, kann das erforderliche Schlagvolumen nur unter erhöhtem systolischem Druck in den starren Windkessel
entleert werden. Andererseits ergibt schon eine geringe Füllungsabnahme des sklerosierten Windkessels einen beträchtlichen Wandspannungsverlust. Kann das Blut ungehindert
in die Peripherie abströmen, so wird der Blutdruck diastolisch auf niedrigere Werte als
im jugendlichen Windkessel abfallen. Auf Grund dieses Mißverhältnisses zwischen Schlagvolumen und Dehnbarkeit der Windkesselwand entsteht bei normaler bis vergrößerter
Kapazität des Windkessels der sog. „*Elastizitätshochdruck*“, der sich durch eine weite
Druckamplitude bei kaum veränderten Mitteldrucken auszeichnet. In diesem Zustand
haben die großen Gefäße ihre Funktion als „Volumenspeicher“ [241] weitgehend eingebüßt. Eine Volumenzunahme von 1 ml/cm Aortenlänge, die im Druck-Volumen-Dia-
gramm (Abb. 38a) für das jugendliche Gefäß einen Innendruckanstieg von 80 auf 140 mm
Hg ergäbe, führt an der Altersaorta zu einem Druckanstieg von 50 auf 200 mm Hg.

Gleichzeitig mit der Involution des muskulo-elastischen Faserschlauchs und seinem
Ersatz durch narbiges, kollagenreiches Bindegewebe läuft eine Oberflächenvergrößerung
der „ausgelatschten“ Gefäßwand ab, die für eine Querschnitts- und Längenzunahme (Erweiterung und Schlängelung) der sklerotischen Gefäße verantwortlich ist. Da die tangentiale Wandspannung mit dem Gefäßinnendruck und mit dem Gefäßradius ansteigt,
wirken bei gleichem Innendruck stärkere Dehnungskräfte auf die Wand des erweiterten
sklerotischen als auf die gut dehnbare Wand des jugendlichen Gefäßes ein. Geht man
davon aus, daß der *Durchmesser der Aorta vom 2. bis zum 7. Lebensjahrzehnt von 15 mm
auf 30 mm zunimmt, so muß man im Alter mit einem Anstieg der Spannungskräfte in der
Aortenwand um 100% rechnen.* Der schlechteren Dehnbarkeit des sklerotischen Gefäßes
steht also ein Zuwachs an dehnender, deformierender Kraft gegenüber. Auf diese Weise
wird ein Teil der mit den elastischen Elementen verlorenen Windkesselwirkung der großen
Arterien kompensiert.

Diese Überlegungen zeigen, warum gerade *das arteriosklerotische Gefäß für die Bildung
von Aneurysmen prädisponiert ist.* Die Spannungskräfte der in ihren mechanischen Eigenschaften wesentlich veränderten Gefäßwand können um 100% höher liegen als im gesunden Gefäß. Außerdem wird die sklerotische Gefäßwand infolge der hohen Druck- und
Spannungsamplitude, d.h. der besonders großen Druck- und Spannungsänderung pro

Zeiteinheit, mechanisch stärker beansprucht als die gut dehnbare, jugendliche Arterienwand. Der Grad der Materialermüdung und ihre Folgen sind nicht allein von der Größe der deformierenden Kraft, sondern wesentlich auch von Geschwindigkeit und Frequenz des Deformierungsvorgangs abhängig. Wird die mechanische Widerstandskraft des Gefäßwandgewebes diffus oder umschrieben durch diese Belastung oder zusätzliche Noxen weiter reduziert, so kann es explosionsartig zur Ausbildung eines Aneurysmas kommen.

Mit jeder zusätzlichen Überdehnung muß die Spannung in dem überdehnten Wandanteil nach dem Laplaceschen Gesetz $(S = P \cdot r)$ trotz gleichbleibenden Innendrucks zunehmen (Abb. 21, S. 25). Der Dehnungsvorgang schreitet fort, ein Circulus vitiosus mit folgenschwerem Ablauf nimmt seinen Anfang.

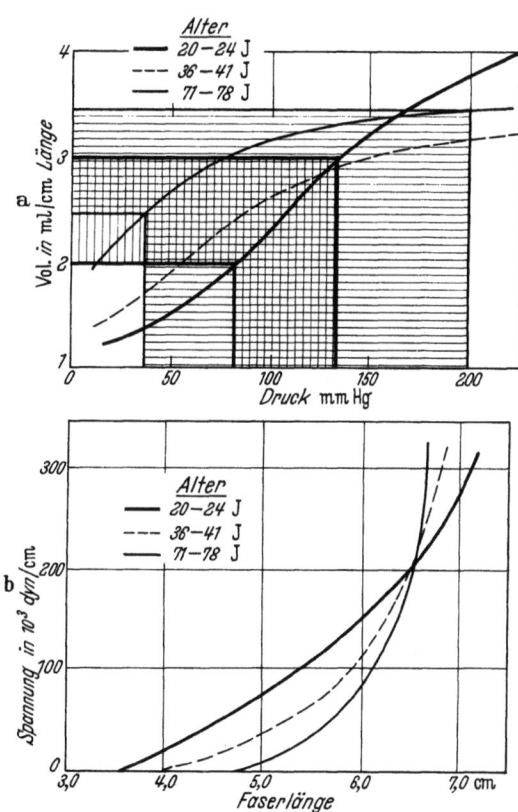

Die zweite Störung des regulären Druckablaufs im Windkessel entsteht dann, wenn seine Kapazität beträchtlich eingeschränkt wird, wie es experimentell und operativ durch das *Abklemmen der thorakalen Aorta* geschieht und klinisch bei der *Coarctatio aortae* zu finden ist. Eine Coarctatio von typischem Sitz schließt einen großen Teil der Aorta und ihrer großen Äste aus der Funktionseinheit des Windkessels aus. Der im Sinne der Windkesselfunktion noch wirksam bleibende Anteil der Aorta und ihrer Äste verfügt nur noch über eine Kapazität, die weniger als die Hälfte der ursprünglichen Windkesselkapazität ausmacht. Dies bedeutet bei unverändertem Schlagvolumen und normaler Dehnbarkeit des *Restwindkessels*, daß dieser *bei jeder Herzaktion pro Längeneinheit mehr als das Doppelte des üblicherweise ihm zukommenden Blutvolumens aufnehmen muß*. Bleibt der gleichzeitig auftretende Anstieg des Abflußwiderstands aus dem Windkessel zunächst unberücksichtigt, so wären bei regelrechten diastolischen Druckwerten entsprechend der Druck-Volumen-Kurve (Abb. 38a) für die gleichen

Abb. 38. a Druck-Volumen-Beziehung menschlicher Aorten verschiedenen Alters. (Nach HALLOCK, P., and J. C. BENSON 1937 [62].) Zugabe des gleichen Volumens führt in der Altersaorta (horizontale Schraffur) zu beträchtlich höherem Druckanstieg als in der jugendlichen Aorta (vertikale Schraffur). b Übertragung der Kurven in ein Dehnungs-Spannungs-Diagramm über das Laplacesche Gesetz. (Nach BURTON, A. C. 1956 [20])

Schlagvolumina bedeutend höhere systolische Auswurfdrucke erforderlich. *Die wesentliche Ursache für den systolischen Druckanstieg bei Coarctatio aortae ist demnach in dem Mißverhältnis zwischen Schlagvolumen und Windkesselkapazität zu suchen.* Der systolische Blutdruck steigt um so höher, je näher der Aortenverschluß am Herzen lokalisiert ist, je kleiner damit die Windkesselkapazität und je höher der Abflußwiderstand wird.

Neben der Kapazitätsminderung des funktionell noch wirksamen Windkessels liegt *bei der Coarctatio aortae eine Erhöhung des Abflußwiderstands vor.* Trotz Ausbildung hämodynamisch höchst wirkungsvoller Kollateralbahnen zur unteren Körperhälfte hin bleibt der Gesamtabflußwiderstand aus dem reduzierten Windkessel weit größer als normal. Der erschwerte Abfluß verhindert den normalen diastolischen Druckabfall und wirkt über einen Anstieg des enddiastolischen „Restblutes" im Windkessel systolisch zusätzlich blutdrucksteigernd. *Der Hypertonus des hohen thorakalen Aortenverschlusses zeichnet sich deshalb durch systolisch und diastolisch erhöhte Blutdruckwerte aus.*

Die Verhältnisse werden dadurch kompliziert, daß das Herzzeitvolumen nach akutem hohem Aortenverschluß, häufig aber auch bei der kongenitalen Stenose der Aorta, die normalen Ruhewerte überschreitet [5, 6, 7, 8].

Der arterielle Blutdruckabfall, der stets nach Lösung der Aortenklemme bei experimenteller oder operativer Aortenokklusion auftritt und im Verlauf einer Operation zu Zwischenfällen führen kann, beruht darauf, daß sich ein beträchtlicher Anteil der Gesamtblutmenge nach Lösen der Aortenklemme in das kapazitiv große Unterdruckgebiet der unteren Körperhälfte ergießt, das durch den erhöhten arteriellen Druck aufgedehnt wird. Die obere Körperhälfte „verblutet" sich vorübergehend in die untere Körperhälfte, bis sich nach regulatorischer Umstellung ein neues Gleichgewicht gebildet hat.

Neben der besprochenen *hämodynamischen Entstehungsweise des Bluthochdrucks bei Coarctatio aortae* diskutierten zahlreiche Autoren eine *renale Genese* [49, 175, 183, 215, 216, 235, 246, 248]. Gleich der an einer A. renalis angesetzten *Goldblatt*-Klemme soll der hohe thorakale Aortenverschluß beschränkend auf die Nierendurchblutung wirken und damit den Renin-Hypertensin-Mechanismus auslösen (vgl. hierzu S. 421).

Eine Bestätigung dieser Hypothese sah man in dem hohen diastolischen Blutdruck der unteren Körperhälfte, der häufig die diastolischen Werte in der oberen Körperhälfte erreicht [246] und der als Ausdruck eines erhöhten Arteriolentonus gedeutet wurde. FRIEDMANN u. Mitarb. (1941) [49], GENEST u. Mitarb. (1948) [51] stellten bei Patienten mit einer Coarctatio durch Clearanceuntersuchungen eine Verminderung des effektiven Plasmaflusses bei normaler glomerulärer Filtration fest, ein Befund, den andere Untersucher allerdings nicht bestätigen konnten [73, 271]. Wäre aber nicht die verminderte Nierendurchblutung, sondern die verkleinerte Blutdruckamplitude das Primum movens für die Auslösung der renal bedingten Hypertonie, wie es KOHLSTAEDT und PAGE (1940) [110], MASON u. Mitarb. (1940) [150], SEALY u. Mitarb. (1950) [236] und HAWTHORN u. Mitarb. (1953) [70] angenommen haben, so könnte trotz ausreichenden Mitteldrucks in der Nierenarterie eine nephrogene Hochdruckkomponente eine Rolle spielen. Ein wichtiges Argument gegen die renale Hochdruckgenese bei Coarctatio ist allerdings das Fehlen der für den chronischen renalen Hypertonus bezeichnenden Retinopathia angiospastica. Tierexperimente, bei denen es nach Aortenverschluß knapp oberhalb des Nierenarterienabgangs oder nach kombinierter Okklusion der thorakalen und der terminalen Aorta zu einem renalen Hypertonus kam, sind den pathophysiologischen Verhältnissen der Coarctatio aortae beim Menschen keinesfalls gleichzusetzen. Auch die von SCOTT und BAHNSON (1951) [235] durchgeführten Tierexperimente, bei denen ein durch Aortenstenosierung erzeugter Hochdruck nach Verpflanzung der Niere in die obere Körperhälfte rückgängig gemacht werden konnte, sprechen nicht unbedingt für eine renale Genese des Hochdrucks. Der Blutdruckabfall könnte allein auf eine durch die Nierenverpflanzung bedingte Vergrößerung des Gefäßbetts und die damit verbundene Reduktion des peripheren Strömungswiderstands zurückzuführen sein.

Insgesamt scheint eine renale Genese des Hochdrucks bei der Coarctatio aortae unwahrscheinlich, für den im akuten Experiment durch Aortenverschluß erzeugten Hochdruck hat sie sicher keine Bedeutung. Für die rein hämodynamische Genese im akuten Versuch spricht die Beobachtung, daß der Blutdruckanstieg zu verhindern ist oder rückgängig gemacht werden kann, wenn man zusammen mit der Aorta die untere Hohlvene in Zwerchfellhöhe verschließt [53].

Einige Autoren [76, 183] führten den Hochdruck auf eine gesteigerte Vasoconstriction nicht renaler, sondern vasomotorischer oder „essentieller" Genese zurück. Andere Untersucher [12, 13] konnten dagegen keinen gesteigerten Arteriolentonus nachweisen.

Je weiter distal die Aorta verschlossen wird, um so geringer ist die Bedeutung des hämodynamischen Hochdrucks, um so mehr tritt der renale in den Vordergrund. Der tiefsitzende thorakale und der hohe abdominale Aortenverschluß oder auch die angeborene Stenose in diesem Bereich schalten mit den Intercostalarterien einen Hauptteil der kollateralen Empfängergefäße für die untere Körperhälfte, damit aber auch für die

Nieren, aus. Es verbleibt als zweiter, weniger wirksamer Versorgungsweg der Kollateral-kreislauf über die A. thoracica interna zur A. epigastrica inferior. So sinkt die renaleDurch-blutung um so stärker, je weiter distal und je näher am Nierenarterienabgang der Aorten-verschluß lokalisiert ist. *In gleichem Ausmaß steigt die Bedeutung des renalen Hypertonus.*

Zusammenfassend läßt sich demnach feststellen: *Der krankhafte Druckablauf (systoli-scher Hochdruck, weite Druckamplitude, normaler Mitteldruck) des sklerotischen Wind-kessels ist auf das Mißverhältnis zwischen (normalem) Schlagvolumen und (verminderter) Dehnbarkeit der gealterten Windkesselwand zurückzuführen.*

Der arterielle Hochdruck des hohen thorakalen Aortenverschlusses und der typischen Coarc-tatio aortae entsteht dagegen bei normaler Dehnbarkeit der Wand auf Grund eines Mißver-hältnisses zwischen (normalem) Schlagvolumen und (reduzierter) Kapazität des Rest-windkessels. Die durch den Aortenverschluß bedingte Zunahme des Herzzeitvolumens und des Abstromwiderstands verschlechtert die Bedingungen gleichsinnig. Eine renale Genese kommt bei dem hohen thorakalen Aortenverschluß und bei der typischen Coarc-tatio aortae nicht in Betracht. Sie gewinnt aber bei dem tiefen thorakalen Aortenverschluß an Bedeutung und ist für den Hochdruck bei suprarenaler Okklusion der abdominalen Aorta praktisch ausschließliche Ursache. *Der Hypertonus des hohen thorakalen Aorten-verschlusses entsteht hämodynamisch, der Hypertonus des suprarenalen Verschlusses der abdominalen Aorta nephrogen.* Bei den seltenen Verschlüssen der unteren thorakalen Aorta sind beide Komponenten am Zustandekommen des Hochdrucks beteiligt.

V. Hämodynamisch bedingte Gefäßwandschäden

Alle Gewebsverbände des Organismus, die eine aktive oder passive mechanische Funk-tion haben, bedürfen zur Bildung und Erhaltung ihrer normalen Struktur und Leistungs-fähigkeit einer adäquaten mechanischen Beanspruchung. Das Prinzip läßt sich auch auf die Gefäßwand übertragen, die den intravasalen Druck mit der daraus entstehenden Längs- und Tangentialspannung und die eine Schubspannung erzeugenden Scherkräfte des Blutstroms kompensieren muß. *Ohne den dauernden mechanischen Reiz des Blutstroms gäbe es kein Gefäß.* Nur so lange ist der Bestand einer normalen Gefäßwand gewährleistet, als zwischen mechanischer Belastung und mechanischer Qualität der Gefäßwandelemente ein ausgewogenes Gleichgewicht besteht. Kleinere Abweichungen in der einen oder in der anderen Richtung werden, wenn sie länger bestehen, durch adaptative Wachstumsvorgänge ausgeglichen. Stärkere Abweichungen von längerer Dauer führen aber zwangsläufig zu Gefäßwandschädigungen. Dabei kann entweder die Beanspruchung durch Schub und Druck zu gering sein, oder die angreifenden Kräfte sind für die gesunde Gefäßwand absolut bzw. für die schon vorgeschädigte Gefäßwand relativ zu groß. Eine erstaunliche Anpassungsfähigkeit ermöglicht es dem Gefäßsystem, unter normalen Kreislaufverhält-nissen eine Fehlbeanspruchung der Gefäßwand weitgehend zu vermeiden. Anatomische Anordnung, Gefäßweite und Wandstruktur entwickeln sich so, daß der Kreislauf ein Minimum an schädigender hämodynamischer Wirkung auf die Gefäßwand ausübt. Dabei verfolgt der Organismus überall und auch unter vermehrter Kreislaufbelastung, d.h. auch bei gesteigerter Druck- und Schubbeanspruchung, das Ziel, eine laminare Strömung zu erhalten, um die an der Innenschicht der Gefäßwand angreifenden Scherkräfte auf ein Minimum zu beschränken.

Daß solche Anpassungspotenzen auch dem erwachsenen Organismus erhalten bleiben, geht aus Beobachtungen am Kollateralkreislauf (s. S. 71) und an der arterio-venösen Fistel (s. S. 96) hervor. Beide Beispiele zeigen außerdem, daß trotz und sogar infolge dieser Adaptationsvorgänge schließlich eine Störung des Gleichgewichts zwischen mecha-nischer Belastung und physikalischen Wandeigenschaften auftreten und zur mechanischen Dekompensation der Gefäßwand führen kann. Aber auch die normale lebenslängliche hämodynamische Beanspruchung der Gefäße hinterläßt ihre Spuren. Die Alterungs-prozesse (Physiosklerose) setzen in den Oberschenkelarterien, die infolge der starken

Muskeltätigkeit der Beine besonders belastet sind, früher ein und schreiten rascher fort als an den Oberarmarterien [*18*]. Von größter Bedeutung für den Ablauf physiologischer Alterungsprozesse und für die Entstehung und Lokalisation krankhafter degenerativer Gefäßwandveränderungen ist die Tatsache, daß es dem Organismus trotz der beschriebenen Anpassungsvorgänge nicht immer und nicht an jedem Punkt des Gefäßsystems gelingt, eine die Gefäßwand schonende, laminare Strömung aufrechtzuerhalten.

1. Turbulente Strömung

Zwei Faktoren sind dafür verantwortlich, daß in den großen Arterien nur zeitweise eine *vollausgebildete* laminare Strömung entsteht: 1. Die Strömung ist nicht kontinuierlich, sondern rhythmisch. Jedesmal, wenn sich das Geschwindigkeitsprofil gerade auszubilden beginnt, bricht es während des diastolischen Druckabfalls wieder zusammen und muß sich mit dem nächsten Stromstoß erneut aufbauen. 2. Die Ausbildung des typischen Strömungsparaboloids bedarf (im unverzweigten System) einer Einlaufstrecke von der Länge des 65fachen Radius.

REYNOLDS (1883) [*203*] kommt das Verdienst zu, als erster die physikalischen Gesetzmäßigkeiten der turbulenten Strömung konsequent untersucht zu haben. Wie er zeigen konnte, *geht die laminare Strömung bei zunehmender Strömungsgeschwindigkeit an einem umschriebenen Punkt sehr schnell in eine turbulente Strömung über.* Während das Durchflußvolumen unterhalb dieses Punktes proportional dem Druckgefälle wächst, nimmt es jenseits davon nur noch etwa mit der Quadratwurzel des Druckgefälles zu. Der Umschlagspunkt ist durch die sog. kritische Reynoldssche Zahl (*Re*) definiert, die, abgesehen von der Strömungsgeschwindigkeit (*v*) und dem inneren Radius (*r*) des durchströmten Rohrs, vor allem von den physikalischen Eigenschaften der strömenden Flüssigkeit, nämlich von ihrer Dichte (ϱ) und Viscosität (η) abhängt:

$$Re = \frac{v \cdot 2r \cdot \varrho}{\eta}. \tag{29}$$

Der reziproke Wert des Quotienten ϱ/η wird als *kinematische Viscosität* (*v*) bezeichnet:

$$\frac{\varrho}{\eta} = \frac{1}{v} \quad \text{bzw.} \quad \frac{\eta}{\varrho} = v.$$

Damit vereinfacht sich die Formel für die kritische Reynoldssche Zahl zu:

$$Re = \frac{v \cdot 2r}{v}. \tag{30}$$

Die Formel zeigt, daß *bei konstanter kinematischer Viscosität und gleichem innerem Gefäßdurchmesser allein die Strömungsgeschwindigkeit die Strömungsform bestimmt, daß aber bei gleicher Strömungsgeschwindigkeit in großen Gefäßen früher als in kleinen mit Turbulenz gerechnet werden muß.* Da die kinematische Viscosität des Blutes ($3,8 \cdot 10^{-2}$ Stokes bei 38^0 C) um mehr als das Fünffache größer ist als die des Wassers ($0,686 \cdot 10^{-2}$ Stokes), kann die Strömungsgeschwindigkeit des Blutes um den gleichen Faktor höher liegen als die des Wassers, bevor Turbulenz auftritt. Die kritische Reynoldssche Zahl homogener Flüssigkeiten liegt bei etwa 2000. Obwohl Blut nicht homogen ist, verhält es sich in den großen Arterien und Venen doch wie eine homogene Flüssigkeit, da die Inhomogenität erst in den kleinsten Gefäßen der Endstrombahn zur Geltung kommt. Zwischen dem Stadium der reinen Laminarströmung und der vollständigen Turbulenz ist eine Intermediärzone der Instabilität zu beobachten, die noch nicht als echte Turbulenz angesprochen werden kann [*142*]. Leichte Wellungen der Stromfäden lassen sich bereits bei einer Reynoldsschen Zahl von 280, starke Wellungen und erste Wirbelbildungen bei einer solchen von 1600 beobachten.

Sieht man von der Viscosität und der Dichte des Blutes ab, so *wird die kritische Reynoldssche Zahl um so eher überschritten, je größer der Gefäßdurchmesser ist und je höher die Geschwindigkeitsspitzen der Strömung sind.* Beide Faktoren haben ihr Maximum in der Aorta, so daß man dort am ehesten mit dem Auftreten von Turbulenz rechnen muß, zumal die Verhältnisse im Kreislauf wesentlich ungünstiger als in den Modellversuchen sind, da der Fluß in den großen Arterien nicht kontinuierlich, sondern pulsatil ist und schon normalerweise nicht ausschließlich zentrifugal, sondern oscillierend erfolgt. In den herznahen Arterien des Hundes (beim Menschen ebenfalls bis in die A. axillaris und A. femoralis) ist eine kurzfristige Umkehr des Blutstroms festzustellen. In jeder Diastole läßt sich ein Rückstrom beobachten, der zur Ausbildung ringförmiger Wirbel zwischen den in entgegengesetzter Richtung aneinander vorübergleitenden Stromlamellen führt.

SPENCER u. DENISON [244] haben in der Hundeaorta von proximal nach distal hin zunehmende Geschwindigkeitsspitzen gemessen (proximale thorakale Aorta: 112 cm pro sec, distale thorakale Aorta: 128 cm/sec, abdominale Aorta: 141 cm/sec) und daraus Reynoldssche Zahlen errechnet (proximale thorakale Aorta: 1970, distale thorakale Aorta: 2590, abdominale Aorta: 3500), aus denen auf eine zumindest zeitweise vorhandene Turbulenz des Blutstroms geschlossen werden muß. GREEN [56] gab eine mittlere systolische Strömungsgeschwindigkeit in der ascendierenden Hundeaorta von 40 cm/sec an und errechnete eine Reynoldssche Zahl von 2360. McDONALD [141] konnte kinematographisch in der Aorta des Kaninchens während der systolischen Geschwindigkeitsspitzen eindeutig turbulente Strömung nachweisen. Für die Aorta ascendens des Menschen haben PREC u. Mitarb. [182] mittlere systolische Geschwindigkeiten von 21,3—87,4 cm/sec und daraus Reynoldssche Zahlen von 5000—12000 errechnet. Diese bereits weit über dem kritischen Wert liegenden Zahlen würden sich für die Geschwindigkeitsspitzen noch wesentlich erhöhen.

Demnach sind auch in der menschlichen Aorta und ihren großen Ästen bereits unter Ruhebedingungen während der Systole turbulente Strömungen zu erwarten, die mit jeder Steigerung des Herzzeitvolumens zunehmen müssen. Weit stärkere Turbulenzen bilden sich, wenn die Strömungsgeschwindigkeit des Blutes in krankhafter Weise gesteigert ist, wie in der zuführenden Arterie der arterio-venösen Fistel, in den Kollateralarterien und im Bereich einer arteriellen Stenose. Hier wird die gefäßwandschädigende Wirkung der Turbulenz eindrucksvoll augenfällig. Sie führt zur aneurysmatischen Degeneration der Fistelarterie (s. S. 97) (selten der Kollateralen) und zur poststenotischen Dilatation.

2. Poststenotische Arteriendilatation

Dem Phänomen der poststenotischen Dilatation liegt ein allgemeines Prinzip zugrund. Regelmäßig, wenn die Stenose den Querschnitt auf etwa 50% einschränkt, bildet sich im poststenotischen Arterienabschnitt im Laufe der Zeit eine umschriebene, spindelförmige Dilatation. Dabei ist es gleichgültig, ob die Stenose angeboren (Aortenklappenstenose, Pulmonalklappenstenose, Coarctatio aortae, offener Ductus arteriosus) oder erworben ist (narbige Einschnürungen, arteriosklerotische Plaques, fibromuskuläre Hyperplasie der Nierenarterie).

Ohne Zweifel sind die Ursachen für diese umschriebenen Gefäßektasien in den hämodynamischen Besonderheiten der Stenoseströmung zu suchen. Die genauen Zusammenhänge, um deren Verständnis sich HALSTEDT [66] bereits 1916 bemühte, sind jedoch bis heute nicht vollständig geklärt.

Keinesfalls kann man die Veränderungen auf eine chronisch vermehrte Druckbeanspruchung der Wand zurückführen, die dadurch entstehen soll, daß der rasche Stenosestrom auf den langsameren, poststenotischen Strom „aufprallt" [85, 86]. In dem poststenotischen Gefäß kommt es infolge des an der Stenose auftretenden Energieverlustes zu einem Abfall des Mitteldrucks.

Folgende Vorstellung von der Entstehung der poststenotischen Dilatation scheint einige Wahrscheinlichkeit für sich zu haben: Im Bereich der Stenose und im stenosenahen Abschnitt der poststenotischen Arterie wächst die Strömungsgeschwindigkeit trotz stenosebedingter Abnahme der gesamten Stromstärke auf übernormale Werte an; gleichzeitig bilden sich poststenotisch Wirbel von großer kinetischer Energie (Abb. 39). Sowohl

an der stenotischen wie an der poststenotischen Arterienwand treten vermehrt Schubkräfte und -spannungen auf. Die *gesunde poststenotische Arterienwand* versucht den
vermehrten Schubkräften zunächst durch echtes *Oberflächenwachstum* auszuweichen und
sie damit aufzuheben (Stadium I). Von einem bestimmten Grad der Erweiterung an
kann es bei großem Gefäßradius trotz reduzierten Innendrucks zu einem Mißverhältnis
zwischen Wandspannung und mechanischen Wandeigenschaften kommen, dessen Folgen
eine degenerative Gefäßwandveränderung mit *konsekutiver passiver Dilatation* ist (Stadium II). Die unvermeidlichen und auch für das Stenosegeräusch verantwortlichen

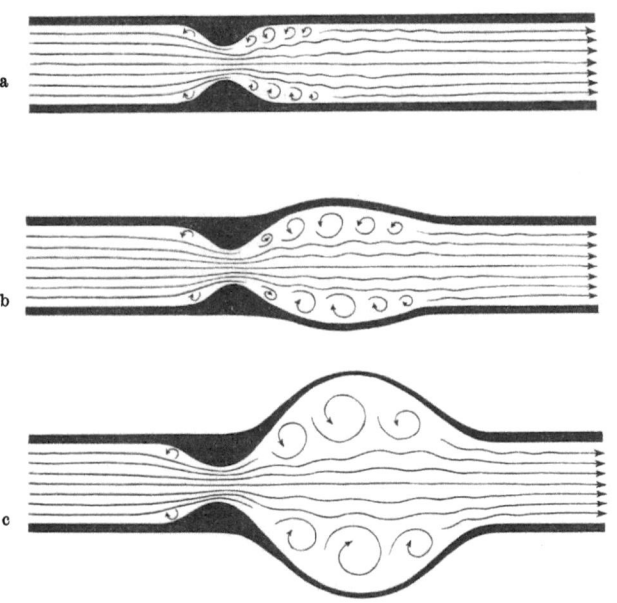

Strömungsunregelmäßigkeiten mit
Totwasserzonen und Wirbelfeldern
haben weitere Gefäßwandschäden und
Sedimentationseffekte zur Folge. Darüber hinaus scheint die dauernde
vibratorische Erschütterung durch die
turbulente Strömung, die von der auf-
gelegten Hand als Schwirren zu tasten
ist, direkt schädigend auf die Bauelemente und die Textur der Gefäßwand einzuwirken. Die beim *Aufbau
und Zusammenbruch der poststenotischen Wirbelfelder* auftretenden Druckschwankungen führen über entsprechende Druckstöße zu einer permanenten *Zerrung der Gefäßwand*. Im
Experiment ist es gelungen, auch an
Gummischläuchen eine poststenotische Dilatation zunächst reversibler,
dann irreversibler Natur zu erhalten,
deren Ausmaß vom Perfusionsdruck
und der Strömungsgeschwindigkeit im
Bereich der Stenose abhing [*87*]. Der
mit einem Druck von 130 mm Hg gefüllte Gummischlauch erweitert sich
auch ohne jegliche Stenoseströmung
dann, wenn ihm von außen während
einer Dauer von 10 Std eine kontinuierliche Vibration übertragen wird

Abb. 39a—c. Die Entstehung der poststenotischen Dilatation. a frische Stenose mit poststenotischen Wirbelfeldern.
b *Stadium I:* Die hohe Strömungsgeschwindigkeit der poststenotischen Wirbel induziert ein echtes Gefäßwandwachstum
(Querschnittszunahme bei normaler Wanddicke). c *Stadium II:* Nach erfolgtem Wachstum führt die erhöhte Wandspannung zusammen mit einer vibrationsbedingten Materialermüdung zur Gefäßwanddegeneration und zur aneurysmatischen Degeneration (weitere Querschnittszunahme
mit Abnahme der Wanddicke)

[*17*]. Die umschriebene Dilatation ist demnach als Schädigung der mechanischen Eigenschaften des Gummis durch die ihm von außen oder innen mitgeteilte Vibration aufzufassen. Die Annahme einer ähnlichen Wirkung der durch die Turbulenz entstehenden
Vibration auf die Gefäßwand der poststenotischen Arterie liegt sehr nahe und erscheint
berechtigt [*86, 87, 101, 193, 205, 207, 208, 209, 210, 246, 248, 263*]. Das Phänomen der
„Materialermüdung" ist nicht allein der toten Materie vorbehalten. Auch in der Fistelarterie zerstört die beträchtliche Turbulenz durch dauernde Vibration die mechanischen
Qualitäten der Gefäßwandelemente. Diese werden im Sinne der Materialermüdung so
tiefgreifend geschädigt, daß sie schließlich auch einer normalen mechanischen Beanspruchung nicht mehr gewachsen sind (s. S. 97).

*Zwei Ereignisse machen die ausgeprägte poststenotische Dilatation zu einem dauernden
Gefahrenherd: 1. Ihre Weiterentwicklung zum poststenotischen Aneurysma* und *2. die Bildung
von Thromben*, die zu peripheren arteriellen Embolien führen können (s. S. 329).

Außerdem muß man einen engen Zusammenhang zwischen den besonderen Gegebenheiten der intimaschädigenden *Stenoseströmung und der Lokalisation endokarditischer bzw.
endarteriitischer Prozesse* annehmen (s. S. 485).

Störanfällige, instabile subturbulente Strömungen mit ähnlicher intimaschädigender Wirkung bilden sich im normalen Gefäßsystem an bestimmten Prädilektionsstellen aus, und zwar bevorzugt: 1. an Gefäßen mit starker Krümmung, wie an einem Teil der Herzkranzgefäße, dem gewundenen Verlauf der A. carotis interna beim Durchtritt durch die Schädelbasis und an den gewundenen Kollateralgefäßen, 2. an allen Verzweigungen und Bifurkationen. Ohne daß es zu einer vollständigen Turbulenz kommen muß, also noch unterhalb der kritischen Reynoldsschen Zahl, können an diesen exponierten umschriebenen Gefäßstrecken Störungen der laminaren Strömung auftreten, die nicht ohne Rückwirkung auf die benachbarte Gefäßwand bleiben.

3. Strömung im Krümmer[1]

Die Strömungsverhältnisse im Krümmer wurden als primär rein physikalisch-technisches Problem von RANKE [185] 1926 erstmals auf den Kreislauf übertragen und in

jüngerer Zeit wieder von MÜLLER und MOHNSEN [164] und TEXON [253, 254, 255, 256] bearbeitet.

Die schnellsten axialen Stromfäden, die Isotachen[2] der höchsten Geschwindigkeit, werden im Krümmer durch die Zentrifugalkräfte an die Außenwand abgedrängt; dafür konzentrieren sich an der gegenüberliegenden Innenwand des Krümmers die Isotachen der langsamen Strömung (Abb. 40). An der Außenkrümmung, wo der Geschwindigkeitsabfall (dv/dr) bis zur Grenzschicht sehr rasch erfolgt, treten hohe, an der Innenkrümmung dagegen nur geringe Schubspannungen auf. Da eine rasche Strömung nach dem Bernoullischen

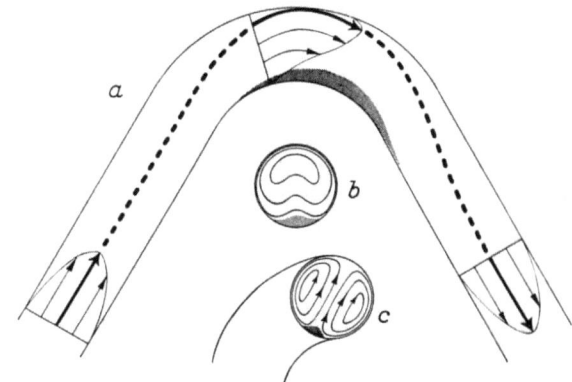

Abb. 40a—c. Die Krümmerströmung. a und b Konzentration der schnellen Stromfäden an der Außenseite, der langsamen Stromfäden an der Innenseite des Krümmers. c Sekundärströmung. Schraffiert: Totwasserzone

Gesetz verminderten, eine langsame Strömung dagegen erhöhten hydrostatischen Druck bedeutet, entsteht außerdem ein von der Innen- zur Außenseite hin gerichtetes Druckgefälle. Dies setzt eine für den Krümmer typische, doppelschraubenförmige Sekundärströmung in Gang (Abb. 40c), die sich der Hauptströmung überlagert. An der Innenkrümmung bildet sich eine strömungsarme „Totwasserzone". Mit wachsender Differenz der Geschwindigkeit zwischen den raschen Stromfäden und der Totwasserzone löst sich die Hauptströmung schließlich von der Totwasserzone ab. Die im Grenzgebiet zwischen Hauptströmung und Totwasserzone entstehenden, gerichteten Potentialwirbel wirken wie ein Kugellager, auf dem die rasche Strömung an der Totwasserzone vorbeigleitet. Die Verhältnisse lassen sich mit denen eines mäandernden Flußlaufs vergleichen. Auch hier befindet sich die rasche Strömung immer an der Außenseite, die langsame an der Innenseite der Flußkrümmung. Durch die rasche Strömung wird das Ufer der Außenseite zunehmend arrodiert; an der Innenseite dagegen lagern sich die im bewegungsarmen Wasser mitgeführten Teilchen ab und bilden Schwemmdepots. Arrosion und Anschwemmung verstärken kontinuierlich die Schlängelung. Für die Gefäße trifft ähnliches zu. Die beschleunigte Strömung an der Außenwand des Krümmers kann über die gesteigerten Schubkräfte als Wachstumsreiz wirken und durch Oberflächenvergrößerung der Außenkrümmung die Krümmerschlinge ausweiten. *So ist die Schlängelung der Kollateralen, wenn sie erst einmal entstanden ist, ein sich selbst unterhaltender, fortschreitender Prozeß.*

---

[1] Krümmer: gebogenes Rohr.

[2] Isotachen: Stromfäden gleicher Geschwindigkeit.

Im Bereich der Totwasserzone sedimentieren größere, im Blutstrom mitgeführte Partikel, wie celluläre Elemente und großmolekulare Proteine. Sie werden von den Wirbeln der Grenzzone eingefangen und bei deren Zusammenbruch an den bewegungsarmen Randstrom abgegeben. Die Gefäßwand selbst reagiert auf den mangelnden Strömungsreiz und auf die fehlenden Schubkräfte mit einer fibroplastischen Intimaproliferation [256]. Schließlich leidet der Stoffaustausch in dem vom Hauptstrom weitgehend isolierten Gebiet der Totwasserzone. O_2-Versorgung und Ernährung der benachbarten Gefäßwand können unzureichend werden, die kontinuierlich sich abspielenden, intravasalen Gerinnungsvorgänge werden nicht mehr durch den Spüleffekt der normalen Blutströmung beseitigt. So kann es an der Innenseite der Gefäßkrümmung auch schon bei geringen Abweichungen von normalen Kreislaufverhältnissen zu Intimaveränderungen teils aktiver (Proliferation), teils passiver (Sedimentation, Thrombose) Natur kommen, die Wegbereiter der Arteriosklerose sind.

4. Verzweigungs- oder Bifurkationsströmung

Die Strömungsverhältnisse an Verzweigungen und Bifurkationen lassen sich von denen der Krümmerströmung ableiten, wenn man sich die Bifurkation aus zwei Krümmern entgegengesetzter Biegung zusammengesetzt denkt. Die Isotachen raschester Strömung liegen im Hauptgefäß zentral, teilen sich kurz vor dem Gefäßsporn und verlaufen, der Zentrifugalkraft folgend, an der dem Sporn benachbarten Gefäßwand der beiden Äste entlang, um erst in gewissem Abstand von der Bifurkation wieder das Zentrum des Gefäßlumens zu erreichen. Das Strömungsprofil (Abb. 41) wird deformiert, die Isotachen langsamer Strömung konzentrieren sich an der gegenüberliegenden Gefäßwand. Die übrigen Verhältnisse entsprechen denen des Krümmers. Auch hier ist mit einer entsprechenden Sekundärströmung zu rechnen; ebenso entsteht an der dem Sporn gegenüberliegenden Seite eine Totwasserzone mit den ihr eigenen Gefahren für die Gefäßwand. Darüber hinaus ist der Verzweigungssporn selbst andauernd höchster hämodynamischer Beanspruchung ausgesetzt [264]. Wie McDonald [141, 142] durch kinematographische Untersuchungen zeigen konnte, bilden sich gerade im Bereich des Sporns Störfelder der Strömung.

Bemerkenswerterweise besteht zwischen den hämodynamisch bedingten, kritischen Strömungszonen in der Aorta, an Gefäßkrümmungen und -verzweigungen und den Prädilektionsorten degenerativer, das Gefäßlumen einengender, arteriosklerotischer Veränderungen eine auffallende Übereinstimmung. Die Orte der häufigsten und ausgeprägtesten Turbulenz und der größten Strömungsinstabilität entsprechen den Prädilektionsstellen arteriosklerotischer Wanderkrankungen. Der bevorzugte Befall der terminalen Aorta, der Becken- und der Oberschenkelarterien ist bekannt. Die Strömungsverhältnisse sind in diesen Gefäßen durch hohe Geschwindigkeitsspitzen, durch eine ausgeprägte Rückflußphase und zeitweise Turbulenz ausgezeichnet. Daneben findet man die Arteriosklerose häufig an den Astabgängen und an den physiologischerweise bereits vorhandenen abgangsnahen konischen Einengungen der Arterienäste. Hier sind die typischen Nierenarterienstenosen, die Stenosen am Abgang der A. bracheocephalica oder der A. subclavia, die Stenosen der Carotisgabel, der Aortenbifurkation und der Iliacagabel, nicht zuletzt die oft schon früh einsetzende Stenosierung an der Teilungsstelle der linken A. coronaria in ihre beiden Hauptäste zu nennen. Krankhafte Folgen der Krümmerströmung lassen sich an der stark gekrümmt verlaufenden rechten Coronararterie [164], gelegentlich auch am Aortenbogen selbst, nachweisen. Daneben sind vor allem die stark geschlängelten Kollateralarterien ein eindrucksvolles Beispiel für die Folgen der Krümmerströmung. *Mit großer Regelmäßigkeit finden sich Intimaveränderungen auf der Innenseite des Krümmers im Bereich der beschriebenen Totwasserzonen [15, 59].*

Haben sich die ersten Unregelmäßigkeiten an der Innenfläche der Gefäßwand gebildet, so ist ein sich selbst unterhaltender Prozeß hämodynamisch bedingter Schädigungen eingeleitet, der bisweilen lawinenartig weiterschreiten kann. Vor und hinter jeder Prominenz der Innenfläche bilden sich neue Wirbelfelder und Totwasserzonen, die der Ausdehnung der einmal entstandenen Wandalterationen nach proximal und distal Vorschub leisten. Ist das Gefäß lokal stenosiert, so entstehen außerdem beträchtliche Differenzen der Strömungsgeschwindigkeit zwischen dem Gefäßbett im Bereich der Stenose und den proximal und distal davon gelegenen Abschnitten. Dementsprechend ändern sich auch die auf der Wand lastenden Seitendrucke, die im Stenosebereich mit zunehmender Einengung und steigender Strömungsgeschwindigkeit kleiner werden. Es entsteht ein intramurales Druckgefälle von beiden Seiten zum substenotischen Wandbezirk hin, das durch entsprechende Stoffwanderungen [135] und Änderungen im Stoffaustausch diese Gefäßwandabschnitte erneut schädigen kann. Die nicht selten zu beobachtenden, intramuralen, subendothelialen Blutungen mögen ebenfalls hiermit im Zusammenhang stehen [253, 254, 255, 256]. Schließlich kommt bei fortgeschrittener Stenose das Phänomen der poststenotischen Dilatation hinzu, das zu weiteren degenerativen Gefäßwandveränderungen Anlaß gibt.

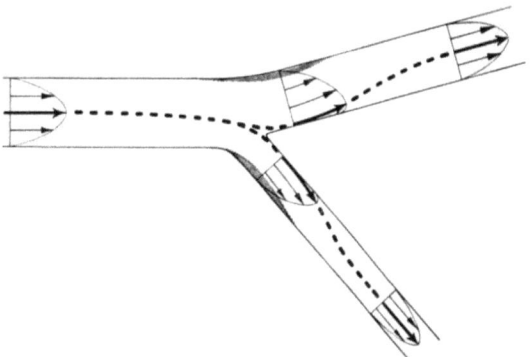

Abb. 41. Die Verzweigungsströmung setzt sich aus zwei entgegengesetzten Krümmerströmungen zusammen. Erklärung s. Abb. 40

Mit dem Hinweis auf diese Zusammenhänge soll keinesfalls behauptet werden, daß die einzige oder die allein wesentliche Ursache der Arteriosklerose in den gefäßschädigenden physikalischen Kräften des Blutstroms zu suchen sei. Ohne die Bedeutung der konstitutionellen Disposition, der Rassen- und Geschlechtsgebundenheit, der Ernährung, des Stoffwechsels und der Hormone in der Ätiolgoie der Arteriosklerose mindern zu wollen, für deren Studium wir auf die Monographie von SCHETTLER [224] verweisen, ist nicht zu verkennen, daß die hämodynamischen Faktoren zumindest eine ausgesprochene Lokalisatorwirkung für die arteriosklerotischen Gefäßwandveränderungen haben.

VI. Hämodynamik der Gefäßprothese

Eigentlich muß man an eine Gefäßprothese die Anforderung stellen, daß sie die durch den Arterienverschluß gestörten hämodynamischen Verhältnisse sowohl am Ort ihrer Verwendung wie auch in der abhängigen Peripherie wieder normalisiert, und zwar nicht nur in Ruhe, sondern auch für die Situation einer Belastungshyperämie. Es liegt auf der Hand, daß dieses Ziel nur annäherungsweise realisierbar ist und daß man sich in der Praxis mit Kompromissen begnügen muß. Selbst wenn die Gefäßprothese in optimaler Weise eingenäht wird, ist ihr Strömungswiderstand, gleichgültig, ob sie als Implantat oder als Überbrückung (Bypass) Verwendung findet, größer als der des normalen Gefäßes. Schon die unvermeidbaren Wandunregelmäßigkeiten im Nahtbereich und die Rauhigkeit der Protheseninnenfläche führen zu einer energieverbrauchenden Widerstandserhöhung, abgesehen von der noch zu erörternden Instabilität der Strömung mit ihren Potentialwirbeln und Totwasserzonen. Im Experiment und am Menschen lassen sich daher bei sorgfältiger Messung zwischen Anfang und Ende der Prothese Druckgradienten feststellen, die an der gesunden Gefäßstrecke nicht auftreten und die Ausdruck eines *Stenoseeffektes der Prothese* sind. Im gleichen Sinne sprechen die Untersuchungsergebnisse von SZILAGYI u. Mitarb. [249], nach denen sich die Transportleistung einer Prothese in geringem Umfang steigern läßt, wenn man ihren Querschnitt größer wählt als den des Originalgefäßes. Der durch eine optimal eingesetzte Prothese entstehende Druckverlust ist jedoch vernachlässigbar gering, zumal die Einschränkung des Blutflusses in keinem Verhältnis zu der effektiven Verbesserung der Durchblutung in der Peripherie steht. *Druckgradienten von größerem Ausmaß sind dagegen stets Hinweis auf unsachgemäße Verarbeitung der Prothese* und Folge einer stenosierenden Nahttechnik, eines zu steilen Anastomosenwinkels oder einer zu lang bemessenen und daher geschlängelten Prothese. *Der druckamplitudendämpfende Effekt der Prothese* [166, 221—223, 225] *darf nicht auf ihre Materialeigenschaften bezogen werden. Er ist immer Ausdruck der besprochenen Stenosewirkung.* Die Dämpfung fällt bei Verwendung homoioplastischen Materials nur deshalb geringer aus, weil der Widerstand infolge physiologischer Form und glatter Innenfläche anfangs günstiger ist. Die im Experiment durch Verwendung unverhältnismäßig weiter Prothesen [249] erreichbare Mehrdurchblutung hat für die Praxis keine Bedeutung, da sie mit einer gefährlichen Strömungsverlangsamung in der Prothese einhergeht.

Wesentlich wichtiger als der geringe Stenoseeffekt der Prothese ist die *Gefahr ihres thrombotischen Verschlusses*, durch den die therapeutischen Ergebnisse auch heute bei bester Operationstechnik eine empfindliche Einschränkung erfahren. Auf Grund klinischer Beobachtungen kennt man eine *Frühthrombose*, die Minuten, Stunden oder Tage nach der Operation aufzutreten pflegt, und eine *Spätthrombose*, die erst Wochen, Monate oder Jahre nach dem therapeutischen Eingriff zu erwarten ist. Den beiden Formen scheinen unterschiedliche Ursachen zugrunde zu liegen.

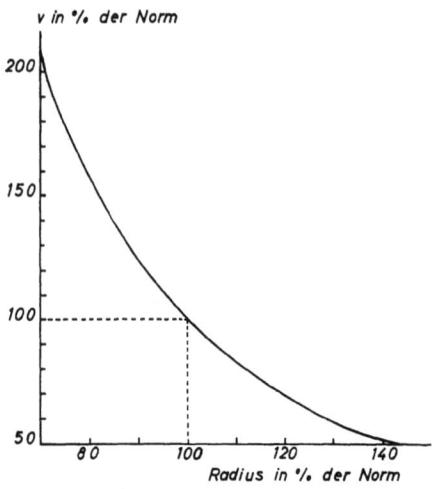

Abb. 42. Abhängigkeit der Strömungsgeschwindigkeit vom Prothesenradius (in Prozenten des Wirtsarterienradius) bei konstantem Durchflußvolumen

Für das Zustandekommen einer örtlich umschriebenen Gefäßthrombose sind *Strömungsverlangsamung*, *Gefäßwandalteration* und örtliche *Hyperkoagulabilität des Blutes* verantwortlich zu machen. Da jeder dieser drei Faktoren im Bereich der Prothese in thrombosefördernder Weise verändert sein kann, muß man die von der Operationstechnik abhängigen, hämodynamischen Zusammenhänge kennen, die diese Faktoren beeinflussen. Durchflußvolumen, Strömungsgeschwindigkeit und Prothesenquerschnitt sind gesetzmäßig so miteinander verknüpft ($\dot{V} = Q \cdot v = \pi r^2 \cdot v$), daß eine Änderung jeder der drei Größen nicht ohne Rückwirkung auf wenigstens eine der beiden anderen bleibt. Entspricht der Prothesenradius dem der Wirtsarterie (100%), wird die zugehörige Strömungsgeschwindigkeit mit 100% bezeichnet, so ergibt eine Radiusvergrößerung von nur 10% bei gleicher Länge der Prothese und konstantem Durchflußvolumen schon eine Reduktion der Strömungsgeschwindigkeit um 18%, eine Radiusvergrößerung von 31% eine Reduktion um 41% (Abb. 42). Die *Strömungsverlangsamung durch inadäquaten Prothesenquerschnitt* läßt sich weitgehend vermeiden, wenn man nach der heute üblichen Methode die Abmessung der Prothese so wählt, daß ihr Durchmesser nach Ausbildung der Neointima etwa dem der proximalen Wirtsarterie entspricht.

Zwei weitere Momente verdienen Beachtung, denen ebenfalls strömungsverlangsamende und damit thrombosebegünstigende Wirkung zukommt. War der Arterienverschluß präoperativ durch Kollateralen gut kompensiert, so können dieselben *Kollateralen*, die man bei der Überbrückungstechnik (Bypass) mit größter Sorgfalt schont, postoperativ die Durchgängigkeit der Prothese in Frage stellen. Das gilt besonders für Fälle, bei denen wenige, kaliberstarke Kollateralen die Kompensation übernommen hatten. Auch wenn der Strömungswiderstand in den Kollateralgefäßen stets höher als in der Prothese ist, können sie nach Anlage der Überbrückung bis zum Beginn ihrer Involution noch eine Transportfunktion übernehmen und damit das Durchflußvolumen und die *Strömungsgeschwindigkeit in der Prothese unter den kritischen Wert senken* (Abb. 43). Überbrückt man im Experiment ein gesundes offenes Gefäß [22], so obliteriert entweder die Prothese oder das Gefäß.

Von besonderer Bedeutung für eine ausreichende Strömungsgeschwindigkeit in der Prothese sind *normaler Zufluß* und vor allem *ausreichender Abfluß*. Der freie Zufluß ist gewährleistet, wenn die proximale Anastomose oberhalb der am weitesten zentral lokalisierten Gefäßobliteration ausgeführt wird. Ein ausreichender Abfluß dagegen läßt sich nicht immer erzwingen, da es nicht in jedem Fall möglich ist, die distale Anastomose peripher von der am weitesten distal liegenden Obliteration anzulegen. Gelegentlich läßt sich der Abfluß durch eine gleichzeitig ausgeführte Sympathektomie steigern, ein Verfahren, das sich besonders für die Überbrückungstechnik an den Beckengefäßen bei gleichzeitigen Obliterationen im Oberschenkel- und/oder Unterschenkelbereich eignet.

Die subkritische Strömungsgeschwindigkeit in der Prothese hat vor allem für die Frühthrombose größte Bedeutung. Später gewinnen hämodynamische Kräfte zunehmend an Bedeutung, unter deren Wirkung sich die Neointima der Prothese formt und verändert. Es besteht Grund zur Annahme, daß sich die Neointima der Prothese wie die Intima des gesunden Gefäßes in einem dauernden dynamischen Gleichgewicht mit der örtlichen Strömungsgeschwindigkeit des Blutes befindet. Eine inadäquat langsame Strömung wird auch die Neointima so lange zur Proliferation anregen, bis durch Verminderung des Prothesenlumens die Strömungsgeschwindigkeit und die damit verbundenen Scherkräfte an der Intima ihren optimalen Wert erreicht haben. *Die häufig beschriebene ,,Intimahypertrophie" der Prothese ist sehr wahrscheinlich auf diese hämodynamischen Zusammenhänge zurückzuführen.* Sie ist nicht Ursache eines schlechten Prothesendurchflusses, wie meist angenommen wird, sondern vielmehr bereits dessen Folge. Eine für den gewählten Prothesenquerschnitt unzureichende Strömungsgeschwindigkeit führt zur ,,Intimahypertrophie", gleichgültig, ob die Strömungsverlangsamung auf dem zu großen Prothesenquerschnitt, mangelndem Zu- oder Abfluß, stenosierender Nahttechnik oder auf zusätzlicher Durchblutung großer und unzureichend rückgebildeter Kollateralen beruht.

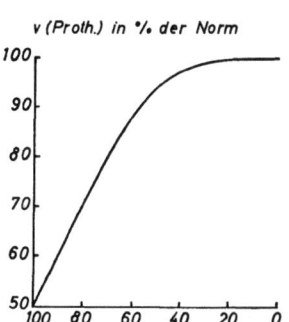

v (Proth.) in % der Norm

Radius der Koll. in % des Proth.-Rad.

Abb. 43. Durchflußvolumen bzw. Strömungsgeschwindigkeit in einer Prothese, die von einer Kollateralen überbrückt wird. Länge der Kollateralen = Länge der Prothese

Die funktionstüchtige Neointima schafft sich, soweit es die Verhältnisse erlauben, ihre optimale Strömungsgeschwindigkeit und ihr optimales Gefäßlumen. Aber selbst wenn bei optimaler Abmessung im Verlauf des starren Prothesenrohrs den normalen Verhältnissen weitgehend entsprechende Strömungsbedingungen entstehen, bleiben doch die *Anastomosen als hämodynamisch kritische Punkte* immer ein Locus minoris resistentiae. Bei der heute bevorzugt geübten Überbrückungstechnik (Bypass) entstehen durch die End-zu-Seit ausgeführten Anastomosen Strömungsbedingungen, wie sie für die Gefäßverzweigung und für den Gefäßkrümmer beschrieben wurden (s. S. 85 u. 86). Verständlicherweise sind die Störeffekte in diesen ,,*unphysiologischen Verzweigungen*" bzw. ,,*Krümmern*" noch wesentlich ausgeprägter, zumal als zusätzliche Störelemente die Wandunregelmäßigkeiten an der Nahtstelle hinzukommen. Instabilität der Strömung, ausgedehnte Felder von Potentialwirbeln, Sekundärströmungen und Totwasserzonen, eventuell sogar echte Turbulenz, sind die Folge. Sie lassen sich zwar durch eine optimale Anastomosentechnik mit *kleinstem Verzweigungswinkel*, möglichst *geringer Krümmung* und *konischer Erweiterung der Anastomose* auf ein Minimum reduzieren [204, 249], in keinem Fall aber völlig vermeiden. In noch stärkerem Maße als am gesunden Gefäß müssen sich diese unphysiologischen Strömungsverhältnisse an den Anastomosen im Laufe der Zeit schädigend auf den Gewebsverband sowohl der Neointima der Prothese wie auch der benachbarten Intima der Wirtsarterie auswirken. Hiermit stimmt die klinische Erfahrung überein: Wenn die Durchgängigkeit einer Prothese reduziert oder aufgehoben ist, so sind die Strombahnhindernisse in der Regel durch stenotische oder thrombotische Prozesse im Bereich einer der Anastomosen entstanden. Diesem initialen Prozeß folgt erst sekundär durch Aszension oder Deszension die Totalthrombose der Prothese. In höchstem Grade bedroht sind durch solche Prozesse besonders die Anastomosen mit *schlechter Überein-stimmung des Prothesen- und Wirtsarterienquerschnitts*, wie etwa Anastomosen im Bereich der A. poplitea.

Es wäre wünschenswert, der Prothese nicht nur die optimale Abmessung von Quer-schnitt und Länge, sondern auch die physikalischen Eigenschaften der gesunden Gefäß-wand zu geben. Hiervon ist man jedoch weit entfernt. Sowohl homoioplastisches wie synthetisches Gefäßmaterial wird im Organismus in kurzer Zeit von derbem Bindegewebe durchdrungen. Es verliert sehr bald die Dehnbarkeit, die ihm ursprünglich von Natur aus oder auf Grund seiner technischen Verarbeitung eigen war. Dieser Vorgang läuft schneller an synthetischem als an homoioplastischem Material ab [*166*]. Man muß sich darüber im klaren sein, daß man letzten Endes starre Rohre in den Kreislauf einschaltet. Daß diese Tatsache praktisch vernachlässigt werden kann, liegt vor allem daran, daß man ohnehin in der Regel Gefäße ersetzt, die bereits durch arteriosklerotische Prozesse zu weitgehend starren Rohren umgewandelt waren. Immerhin ist damit zu rechnen, daß nach Ersatz großer Teile der Aorta die *Windkesselwirkung fehlt* und ein „Elastizitätshoch-druck" mit großer Amplitude auftritt.

VII. Pathophysiologie des arterio-venösen Kurzschlusses

Krankhafte, hämodynamisch bedeutungsvolle Kurzschlußverbindungen sind zwischen allen Kreislaufgebieten mit *unterschiedlichen Drucken* möglich. Praktisch ist ihre Existenz außerdem an die Voraussetzung einer *engen topographischen oder entwicklungsgeschicht-lichen Beziehung* geknüpft. Die verschiedenen Formen dieser Kurzschlüsse sind auf S. 473—474 aufgezählt und an entsprechender Stelle beschrieben. Hier sollen nur die allgemeinen Gesetzmäßigkeiten und die hämodynamischen Rückwirkungen eines solchen Kurzschlusses dargestellt werden.

Die *hämodynamischen Folgen* der verschiedenen Kurzschlußformen sind *qualitativ* stets die gleichen, unabhängig von der Lokalisation und unabhängig davon, welche Gefäßgebiete kurzgeschlossen sind. *Quantitativ* bestehen dagegen beträchtliche Unter-schiede, da das Ausmaß der hämodynamischen Folgeerscheinungen von der Größe des Kurzschlußvolumens abhängt, das von der Fistelgröße und dem zwischen den kurz-geschlossenen Kreislaufgebieten bestehenden Druckgefälle bestimmt wird.

Unter dem Einfluß der pathologischen Hämodynamik vollzieht sich ein einschneiden-der Wandel in der funktionellen Beanspruchung der Kreislauforgane. Abgesehen von diesen allgemeinen Folgen jedes Kurzschlusses, die hier allein besprochen werden sollen, lassen sich spezielle, für besondere Lokalisationen typische Phänomene beobachten, wie die *Mischcyanose bei arterio-venöser Lungenfistel*, der *portale Hochdruck bei hepatoportaler* oder *bei splenoportaler Fistel*, der *arterielle Hochdruck bei Nierenarterienfistel* oder der *pulsierende Exophthalmus bei A. carotis-Sinus cavernosus-Fistel*. Im folgenden soll von der arterio-venösen Fistel des großen Kreislaufs ausgegangen werden, da die Beziehungen zwischen pathologischer Hämodynamik und anatomisch-morphologischen Konsequenzen an den Kreislauforganen bei dieser Form des Kurzschlusses besonders deutlich werden.

1. Rückwirkungen auf den Kreislauf

Die arterio-venöse (a.-v.) Fistel bedeutet für den arteriellen Windkessel und Druck-speicher des großen Kreislaufs ein Leck, das den peripheren Gesamtwiderstand um 40—65% [*46*, *50*, *109*, *160*, *217*], im Extremfall beim Menschen [*3*] wie auch im Experi-ment am Hund [*43*] um 70—80% sinken lassen kann. Der Druckspeicher müßte in die Venen hinein leerlaufen, der vermehrte Abstrom nach der Formel $P = \dot{V} \cdot R$ einen Mitteldruckabfall herbeiführen, würde nicht gleichzeitig der Zustrom, d.h. das Herzzeitvolumen oder der regulierbare Abflußwiderstand, entsprechend gesteigert.

Die ausführlichen Untersuchungen von FRANK u. Mitarb. [46] haben ergeben, daß im akuten Versuch am Hund ein Shuntvolumen bis 20% des Ruheherzzeitvolumens allein *durch Steigerung des Herzzeitvolumens* ohne anhaltende Änderung anderer Kreislaufgrößen kompensiert wird. Eine Reduktion des peripheren Gesamtwiderstands um 17% braucht keinen Einfluß auf den arteriellen Mitteldruck, die Herzfrequenz, den eigentlichen peripheren Widerstand und die Körperdurchblutung zu haben. Im chronischen Versuch kann auf diese Weise sogar ein Shuntvolumen bis zu 40% des Ruheherzzeitvolumens ausgeglichen werden [128]. Da die kurzgeschlossene Blutmenge innerhalb kürzester Frist dem Herzen erneut angeboten wird, ist es in der Lage, seine Auswurfleistung wirkungsvoll zu steigern. *Es handelt sich hierbei keineswegs um eine aktive Kompensationsleistung des Herzens, sondern um eine seiner spezifischen Arbeitsweise eigene Reaktion auf ein vermehrtes venöses Blutangebot.* Beträgt die Shuntblutmenge dagegen mehr als 20% des Ruheherzzeitvolumens, so entspricht sein Zuwachs nicht mehr dem Kurzschlußvolumen, da das Ausmaß des venösen Angebots hinter dem Füllungsbedarf des Windkessels zurückbleibt. Trotzdem kann ein Abfall des arteriellen Mitteldrucks auch jetzt noch verhindert werden, indem der periphere Körperwiderstand reflektorisch über die Pressoreceptoren gesteigert und die *regulierbare Körperdurchblutung zugunsten der nichtregulierbaren Fisteldurchblutung reduziert* wird. Mit wachsender Fistelgröße tritt im akuten Versuch immer häufiger, auf jeden Fall dann, wenn das Shuntvolumen 60% des Ruheherzzeitvolumens erreicht, ein Abfall des arteriellen Mitteldrucks auf, dessen Ausmaß mit wachsendem Shuntvolumen zunimmt. Diese Druckminderung ist stets mit einer Beschleunigung der Herzschlagfolge verbunden, die reflektorisch über die Pressoreceptoren des Aortenbogens und des Sinus caroticus eingeleitet wird. Entgegen früheren Anschauungen scheint dagegen der Bainbridge-Reflex dabei keine Rolle zu spielen, da auch bei großen a.-v. Fisteln nur eine unbedeutende Steigerung des zentralen Venendrucks gefunden werden konnte, solange keine Herzinsuffizienz bestand [42, 46, 81, 140, 167, 199]. Durch den zusätzlichen Kompensationsmechanismus der peripheren Vasoconstriction ist der Kreislauf des Hundes demnach im akuten Experiment in der Lage, eine fistelbedingte Reduktion des peripheren Gesamtwiderstands bis zu rund 50% auszugleichen. Jenseits dieser Grenze wird der Abflußwiderstand des Windkessels so klein, daß dieser trotz raschester Umlaufzeit, suffizienter Herzleistung und maximaler Vasoconstriction mit dem gegebenen Gesamtblutvolumen nicht mehr unter normaler Spannung zu halten ist. Die vom venösen Blutangebot abhängige Auswurfleistung des Herzens kann nicht weiter gesteigert werden und entspricht bei der extrem kurzen Verweildauer des Blutes im Windkessel nicht mehr dem fistelbedingten Volumenverlust.

Nicht wegen einer insuffizienten Herzleistung, sondern als Folge eines unzureichenden venösen Blutangebots tritt der Tod schließlich bei großem Herzzeitvolumen infolge eines relativen Volumenmangels unter den Symptomen eines peripheren Kreislaufversagens ein. Der Organismus verblutet sich in sein venöses Gefäßsystem.

Die wesentliche Ursache für diesen Kollaps ist eine *Neuverteilung der Blutvolumina.* Der im fistelabhängigen Venengebiet mit wachsender Fistelgröße ansteigende intravasale Druck dehnt die Venen und schafft damit die Voraussetzung für eine *druckpassive Volumenverschiebung aus dem kapazitiv kleinen arteriellen in den kapazitiv großen venösen Raum.* Sie ist einem echten Blutverlust nach außen zu vergleichen, da die im vergrößerten venösen Raum liegende Blutmenge dem Herzen funktionell verlorengeht. Der Blutverlust in die Venen wird bei gleichem Fistelquerschnitt um so bedeutender, der resultierende Kollaps um so schwerer sein, je weiter zentral die Fistel liegt und je größer damit das fistelabhängige Venengebiet ist (Abb. 44). So erklärt sich die akute Gefährdung durch herznahe aorto-cavale Fisteln.

Im Experiment läßt sich der Blutdruckabfall, der von einer bestimmten Fistelgröße an regelmäßig eintritt, durch eine Vergrößerung des gesamten Zirkulationsvolumens (intravenöse Infusion von Blutersatzmitteln oder Blut) verhindern oder wieder rückgängig machen. Dies ist eine Bestätigung dafür, daß es sich bei dem drohenden Kreislaufversagen primär tatsächlich um einen relativen Volumenmangel, nicht aber um die mangelnde Leistungsfähigkeit eines insuffizienten Herzmuskels handelt. Eine Herzinsuffizienz, also ein kardial bedingter, venöser Rückstau, ist im akuten Versuch erst zu erwarten, wenn das venöse Angebot durch Infusion so gesteigert wird, daß es die maximale Auswurfleistung des Herzens überschreitet [43]. Unter solchen Bedingungen stellten Ferguson u. Mitarb. [43] beim Hund eine Zunahme des Herzzeitvolumens um 275% des Ruhewertes fest. Beim Menschen ergibt sich die entsprechende Situation im Falle einer großen, akuten, aorto-cavalen Fistel, wenn es trotz großzügiger Infusionsbehandlung nicht mehr gelingt, den arteriellen Mitteldruck zu normalisieren. Bei der chronischen Fistel sind diese Extremwerte in Klinik und Experiment nicht bekannt, da sie sich infolge

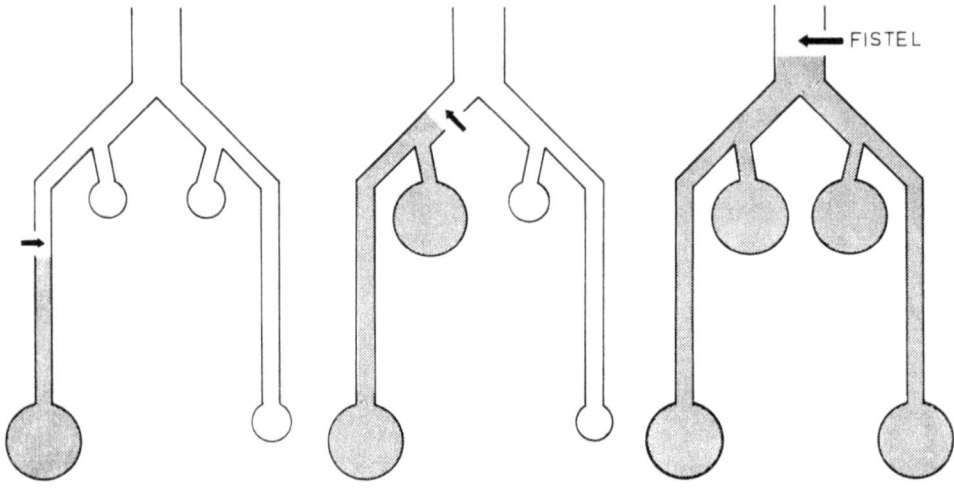

Abb. 44. Das von der arterio-venösen Fistel (→) abhängige Venengebiet (schraffiert) und das darin versackende Blutvolumen sind um so größer, je weiter zentral die Fistel lokalisiert ist

einer rasch auftretenden Herzinsuffizienz nicht über längere Zeit aufrechterhalten lassen. Die Höchstwerte für die Zunahme des Ruheherzzeitvolumens betragen hier 100—130%. Auch dabei kommt es häufig zu einer Herzinsuffizienz [3, 26, 27, 41, 46, 109, 140, 214, 217, 245]. Die Möglichkeit des Experiments, die Kreislaufverhältnisse durch Volumenzufuhr, d.h. durch Vermehrung des gesamten Zirkulationsvolumens rasch zu kompensieren, nimmt auch der Organismus *aktiv* wahr, wenn er den primären Kreislaufkollaps überstanden hat. Schon in den ersten Tagen nach Auftreten der Fistel findet man eine *Zunahme des intravasalen Flüssigkeitsvolumens*, die zunächst auf einer Hydrämie bzw. einer Vermehrung des Gesamtplasmas beruht [42, 217]. Ihr folgt im Laufe der Zeit eine Erhöhung des gesamten Blutvolumens, die *bei chronischen Fisteln auf 130—150%* des Ausgangswertes ansteigen kann [27, 42, 79, 81, 82, 83, 106, 120, 132, 176, 211, 214, 217, 233, 266]. Das vergrößerte Gesamtblutvolumen ermöglicht nicht nur eine Kreislaufkompensation in Ruhe, es stellt darüber hinaus die notwendige periphere Kreislaufreserve wieder her, ohne die es unter einer belastungsbedingten nutritiven Vasodilatation der Organe doch wieder zum Blutdruckabfall käme. Der Kreislauf hat sich auf einem neuen Füllungsniveau stabilisiert, er ist jetzt wieder zu den normalerweise notwendigen, regulativen Vorgängen fähig, allerdings beschränkt durch eine verminderte kardiale Reserve.

Unterbricht man den Kurzschluß in diesem chronischen Stadium durch Kompression der Fistel, so läßt sich ein *Anstieg des arteriellen Blutdrucks* auf übernormale Werte beobachten. Dieser Hypertonus wurde von Israel [99] 1877 vermutet und durch Messungen von Gundermann [57] 1915 bestätigt. Er geht mit einer auffallenden, von

NICOLADONI [*169*] 1875 erstmals beobachteten und von BRANHAM [*16*] 1890 wieder-
entdeckten *Bradykardie* einher. Die beiden seither häufig beschriebenen und untersuchten Reaktionen besitzen differentialdiagnostische Bedeutung.

Sie sind folgendermaßen zu erklären: Beim Wegfall des venösen Hypertonus kontrahiert sich das dilatierte Venenbett und bietet dem Herzen zusätzliches Füllungsvolumen
an. Die damit eingeleitete, rückläufige Volumenverschiebung aus dem venösen in den
arteriellen Raum führt zu einem Anstieg des arteriellen Drucks über die normalen Werte
hinaus und löst reflektorisch über die Pressoreceptoren des Aortenbogens und des Carotissinus eine Bradykardie mit Weitstellung der peripheren Strombahn aus. Durch Vagus-
ausschaltung läßt sich zwar die Bradykardie, nicht aber der Hypertonus unterdrücken
[*44, 45, 52, 81, 126, 129, 168*]. Der entstehende arterielle Hypertonus beruht, ähnlich wie
derjenige der Coarctatio aortae (s. S. 79), auf einem Mißverhältnis zwischen Auswurfvolumen des Herzens und Kapazität des Windkessels. Er ist definitiv nur durch
eine Reduktion der gesamten Blutmenge rückgängig zu machen. Solange die kardiale Funktion nicht eingeschränkt war,
bleibt der vorübergehende Hypertonus
ohne schädigende Wirkung, er wird allmählich durch entsprechende Reduktion
der gesamten Blutmenge behoben.

*Unterbricht man den Kurzschluß im
akuten Stadium*, so werden die bereits abgelaufenen Kompensationsvorgänge in umgekehrter Reihenfolge durchlaufen, die
Kreislaufverhältnisse normalisieren sich,
wenn kein größerer Blutverlust eingetreten
war. Die normale Volumenrelation zwischen arteriellem und venösem Raum
stellt sich wieder her, ohne daß ein Hypertonus auftritt, da die Gesamtblutmenge
noch nicht zugenommen hatte.

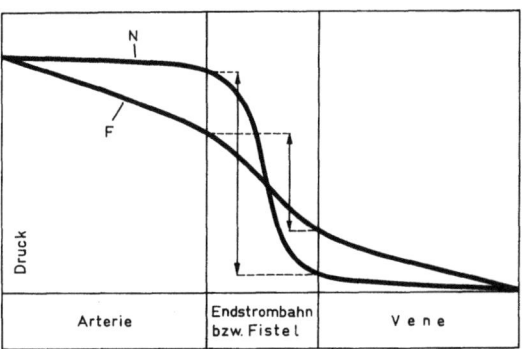

Abb. 45. Neuverteilung des Druckgefälles im Privatkreislauf der arterio-venösen Fistel. *N* Normalkreislauf,
F Fistelkreislauf

Wenn es auch dem Organismus gelingt, den arteriellen Mitteldruck mit Hilfe der
beschriebenen passiven und aktiven Kompensationsvorgänge auf ausreichender Höhe zu
halten, so treten doch typische qualitative und quantitative Änderungen des systolisch-
diastolischen *Druckablaufs* ein. Die für die Steigerung des Herzzeitvolumens notwendige
Zunahme des Schlagvolumens kann zu einem Anstieg der systolischen Druckspitzen
führen, der reduzierte Abflußwiderstand des Windkessels dagegen erlaubt diastolisch ein
tiefes Absinken der Druckwerte. Dadurch entsteht eine hohe Druck- und Volumen-
pulsamplitude (Pulsus altus et celer) mit Capillarpuls und schlagenden Arterien.

In dem „*Privatkreislauf*" *der Fistel*, bestehend aus zuführender arterieller Strombahn,
Fistel und abführender venöser Strombahn, findet eine *Neuordnung des Druckgefälles*
statt (Abb. 45). Unter normalen Verhältnissen ist der Strömungswiderstand der zu- und
abführenden Gefäße klein gegenüber dem hohen Strömungswiderstand der Endstrombahn,
die den weitaus größten Anteil des Gesamtdruckgefälles verbraucht. Da der im Fistelkreislauf an die Stelle der Endstrombahn tretende Kurzschluß einen vergleichsweise
kleinen Strömungswiderstand besitzt, entfällt ein wesentlich größerer Anteil des Gesamtdruckgefälles auf die zu- und abführende Strombahn. Der arterielle Druck sinkt deshalb
in der Nähe der Fistel unter den arteriellen Druckwert der kontralateralen Seite. Der
Venendruck an der Einmündung der Fistel ist dagegen erhöht. Das gesteigerte arterielle
Druckgefälle kann sich im Spätstadium mit zunehmender Dilatation und damit abnehmendem Strömungswiderstand der zuführenden Arterie langsam wieder vermindern [*94, 95*].
In der abführenden venösen Strombahn fällt der in Fistelnähe bestehende Hypertonus
infolge des erhöhten Druckverbrauchs bei gesteigerter Strömungsgeschwindigkeit bis zum
rechten Vorhof auf normale Werte, solange das Herz suffizient arbeitet. Er zwingt

aber allen in die abführende Vene einmündenden Venengebieten anderer Organe einen von der Höhe der Einmündung abhängigen Druckanstieg auf, der herznahe unbedeutend, herzfern und in Nähe der Fistel aber nicht zu vernachlässigen ist. Die im Fistelkreislauf durch Wegfall des normalen peripheren Widerstands frei werdende Energie tritt teils als Beschleunigungsarbeit, d.h. in Form einer erhöhten Strömungsgeschwindigkeit in Erscheinung, teils wird sie durch die gesteigerten Strömungswiderstände (vermehrte Friktion, Turbulenz) in der arteriellen und venösen Strombahn verbraucht.

Der venöse Hypertonus im Bereich der Fistelmündung breitet sich in das Venengebiet distal von der Fistel aus und führt dort durch die chronische Druckbelastung zu den gleichen degenerativen Veränderungen (Varicosis), wie sie die chronische Druckbelastung der Venenklappeninsuffizienz hervorruft.

Für das *Gewebe distal von der Fistel* ergibt sich aus den beschriebenen Druckänderungen (Abb. 38) eine *Reduktion der Durchblutungsgröße*, die durch Messungen von WAKIM und JANES [265], HENRIE u. Mitarb. [71], INGEBRIGTSEN u. Mitarb. [95a] quantitativ erfaßt wurde. Der Abfall des arteriellen Mitteldrucks und der Anstieg des Venendrucks beschränken das für die Durchblutung der Peripherie noch verbleibende Druckgefälle um so stärker, je größer der Fistelquerschnitt ist. So gehört die *arterielle Durchblutungsstörung* zum klinischen Bild einer großen a.-v. Fistel, wenn ihr auch nur in seltenen Fällen eine funktionelle Bedeutung zukommt.

Zusammengefaßt ergeben sich für die a.-v. Fistel des großen Kreislaufs folgende hämodynamische Besonderheiten: Abnahme des peripheren Widerstands, Neuordnung des Druckgefälles im Privatkreislauf der Fistel, beschleunigter Abfluß des Blutes aus dem Windkessel mit Volumenverschiebung aus dem arteriellen in den venösen Raum und Steigerung des venösen Blutangebots an das Herz. Dem drohenden Blutdruckabfall wirken folgende Kompensationsvorgänge entgegen:

1. eine durch das wachsende Angebot ausgelöste Steigerung des Herzzeitvolumens, die mit einer Umlaufbeschleunigung des Blutes im Privatkreislauf der Fistel einhergeht,

2. die Engstellung der Endstrombahn des übrigen Körperkreislaufs und

3. die Zunahme der Gesamtblutmenge.

Während der erste und zweite Kompensationsvorgang schon bei der akut angelegten Fistel zu beobachten ist, gilt der dritte, der im stärksten Ausmaß zeitabhängig ist, nur für die chronisch bestehende Fistel.

2. Kardiale und vasculäre Folgeerscheinungen

Für die am Herzen und an den Gefäßen des Fistelkreislaufs sich abspielenden anatomischen und morphologischen Veränderungen ist das erhöhte Strömungsvolumen von grundlegender Bedeutung. Die gesteigerte Auswurfleistung des Herzens dient ausschließlich der Mehrdurchblutung des Fistelkreislaufs, zu dem neben der zuführenden arteriellen und der rückführenden venösen Strombahn auch der Lungenkreislauf gehört. Am Herzen wie an den betroffenen Gefäßen lassen sich — ausgelöst durch die ständige Volumenbelastung — zeitlich aufeinanderfolgend zunächst *reversible funktionelle und strukturelle Anpassungsphänomene*, später *irreversible degenerative Schäden* beobachten.

Herz. Die kompensatorische Maßnahme der chronischen Steigerung des Herzzeitvolumens bedeutet eine ständig vermehrte Ruhebelastung des Herzens. Da man annehmen kann, daß der arterielle Mitteldruck unverändert bleibt, wirkt sich die vermehrte Belastung als reine Volumenarbeit aus. Für die Klinik ergibt sich hieraus, daß man bei Fistelträgern in Ruhe eine permanente Verdoppelung der normalen Herzarbeit finden kann. Steigerungen der Herzarbeit um 200 % des Ruhewertes und mehr, wie sie FERGUSON u. Mitarb. [43] im Experiment unter extremen Bedingungen erzeugen konnten, werden klinisch kaum beobachtet, da sie auf die Dauer mit dem Leben nicht zu vereinbaren sind.

Von Untersuchungen an Hochleistungssportlern ist bekannt [200, 201, 202, 242], daß eine vermehrte Volumenbelastung innerhalb bestimmter Grenzen als physiologischer

Trainingsreiz anzusehen ist, auf den das Herz mit einer Größenzunahme reagiert. REIN-DELL [200, 201, 202] bezeichnet sie als „regulative Dilatation" oder als „regulative Herz-vergrößerung", SCHWIEGK [234] als „Wachstumsdilatation", LINZBACH [133, 134] als „harmonisches Wachstum" oder als „physiologische Hypertrophie". Im Gegensatz zu der durch vermehrte Druckarbeit ausgelösten konzentrischen Hypertrophie des Herzmuskels handelt es sich hierbei um ein echtes, proportioniertes Wachstum des ganzen Organs, bei dem die Relation zwischen Muskelmasse und Hohlraum erhalten bleibt. Der Kreislauf des Sportlers bietet weitere Parallelen zu dem des Fistelträgers: Seine Gesamtblutmenge kann um 40% des normalen Durchschnittswertes erhöht sein, sein Herzzeitvolumen ist gesteigert, der periphere Gesamtwiderstand dagegen vermindert. Das Fistelherz scheint sich also, solange keine exzessive Volumenbelastung vorliegt, wie ein Sportherz zu verhalten. Die gemeinsame Ursache für das Wachstum des Organs ist in einer Zunahme des venösen Blutangebots bei vermindertem Abflußwiderstand des Windkessels zu suchen. Der das Wachstum auslösende Reiz besteht wahrscheinlich in einer stärkeren enddiastolischen Dehnung der Herzmuskelfaser, d.h. in einer höheren Füllungsspannung. Einer zunächst rein funktionellen Adaptation an die neuen Zirkulationsverhältnisse folgt am Herzen bereits nach 2—3 Wochen [133, 134] eine strukturelle Anpassung. Die Massenzunahme des Myokards beruht ausschließlich auf dem Wachstum der Muskelfaser in Länge und Breite (Hypertrophie), wobei die Kernzahl konstant bleibt. Erst wenn das kritische Herzgewicht von 500 g überschritten ist, erfolgt eine weitere Massenzunahme vorwiegend durch Hyperplasie [133, 134]. Wird die Volumenbelastung schnell und stark gesteigert, so kann die funktionelle Anpassung bereits versagen, bevor eine strukturelle Anpassung eingeleitet ist.

Sportherz wie Fistelherz verfügen über ein vergrößertes enddiastolisches Füllungs-volumen und über eine vermehrte systolische Restblutmenge (beim Sportler 500 ml statt 300 ml). Beide können die Restblutmenge bei zusätzlicher körperlicher Belastung als Reserve benutzen [200, 201, 202]. Größenzunahme des Organs und Anstieg der Restblut-menge sind daher nicht Symptom einer beginnenden Herzinsuffizienz, sondern gerade Aus-druck einer erhöhten Leistungsfähigkeit. Im Gegensatz zum Sportler ist jedoch im Kreislauf des Fistelträgers die sonst so gesetzmäßige Korrelation zwischen Herzvolumen und Gesamtblutmenge bzw. Gesamthämoglobinmenge gestört. Die Gesamtblutmenge des Fistelträgers ist gegenüber der des Sportlers mit gleichem Herzvolumen um das Blut-volumen größer, das im gedehnten venösen Raum versackt ist. Schließlich entfällt auch die Relation zwischen Herzvolumen und der maximal möglichen körperlichen Leistungs-steigerung, da die fistelbedingte Mehrarbeit des Herzens einen obligaten Leerlauf darstellt. Das Fistelherz ist zwar hochtrainiert, seine Leistungsreserve ist jedoch um den gleichen Betrag vermindert, um den seine Ruheleistung angehoben ist. Solange es sich bei den beschriebenen Vorgängen um eine echte Anpassung handelt, kann mit einer vollständigen Rückbildung nach Beseitigung der Ursache gerechnet werden. Tatsächlich nimmt die Herzgröße bei Hochleistungssportlern mit dem Aussetzen des Trainings [200, 201, 202] und beim Fistel-träger mit der Beseitigung des Kurzschlusses überraschend schnell (schon nach 3 bis 4 Wochen) normale Dimensionen an, solange das Stadium einer funktionellen und struk-turellen Adaptation nicht überschritten ist.

Nach Ablauf der beschriebenen Anpassungsvorgänge, die offenbar im Herzmuskel selbst ohne nervale Vermittlung reguliert werden, ist das Herz in der Lage, auch eine beträchtliche chronische Zunahme des venösen Angebots zu fördern, ohne daß zentraler Venendruck oder enddiastolischer Ventrikeldruck ansteigen müssen, d.h. also, ohne daß unphysiologische Verhältnisse eintreten. Eine geringe, aber meßbare Anhebung des zentralen Venendrucks und des enddiastolischen Ventrikeldrucks stellt man nur im akuten Stadium der Fistel fest, solange die langsam verlaufende, strukturelle Anpassung noch nicht abgeschlossen ist. Ist jedoch die Volumenbelastung besonders groß, oder wirkt sie, wie bei der Fistel, kontinuierlich über längere Zeit, so kann die adaptative Fähigkeit des Herzens zu harmonischer Größenzunahme überfordert werden. Wird im

Rahmen dieses Wachstums das kritische Herzgewicht von 500 g erreicht, so ist die Blutversorgung des Myokards nicht mehr gewährleistet, es kommt in gleicher Weise wie beim
druckhypertrophen Herzen zur *relativen Coronarinsuffizienz* mit konsekutiver Schädigung
des Myokards und den klinisch-pathologischen Befunden der *myogenen Dilatation* [*163*]
bzw. der *plastischen Gefügedilatation* [*136*]. Die nun auftretenden Muskelfasernekrosen
und bindegewebigen Narben stellen eine irreversible Schädigung dar. Das Herz wird der
anhaltenden Volumenbelastung immer weniger gewachsen sein und schließlich dekompen-
sieren. Jede weitere Größenzunahme im Stadium der Insuffizienz ist als rein myogene
Dilatation aufzufassen. Ist dieses Stadium erreicht,
so kann mit einer vollständigen Rückbildung der
Erscheinungen nach Beseitigung der Ursache nicht
mehr gerechnet werden. Selbst wenn das Herz nach
erfolgreicher Entfernung der Fistel und unter Glyko-
sidmedikation noch einmal zu rekompensieren ist,
bleiben prognostisch ungünstige Form-, Größen- und
EKG-Veränderungen bestehen.

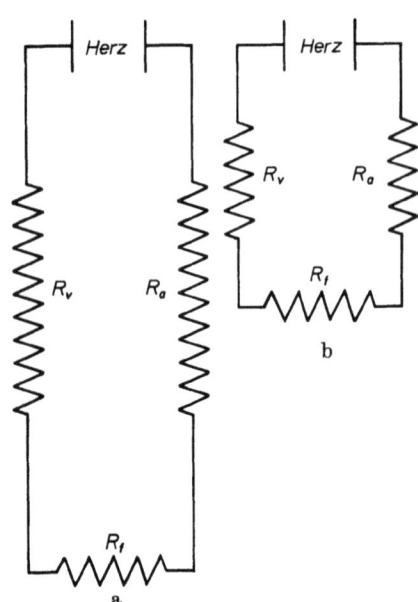

Abb. 46a u. b. Bei gleichem Strömungswiderstand der arterio-venösen Fistel ist das
Kurzschlußvolumen um so größer, je weiter
zentral der Kurzschluß lokalisiert ist und je
kleiner damit der Strömungswiderstand der
zu- und abführenden Gefäße wird. R_a Strömungswiderstand der zuführenden Arterie,
R_v Strömungswiderstand der abführenden
Vene, R_f Strömungswiderstand der Fistel.
a herzferne, b herznahe Fistel

Der Zeitpunkt der kardialen Dekompensation wird,
abgesehen von konstitutionellen Gegebenheiten und
vom Einfluß der vom Grundleiden unabhängigen
Krankheiten (z.B. Coronarsklerose), von zwei Faktoren bestimmt: 1. Von dem Ausmaß der Volumenbelastung, d.h. der Größe des Kurzschlußvolumens,
das vom Querschnitt und von der Lokalisation der
Fistel abhängt, 2. von der Dauer der Volumenbelastung, d.h. von dem Alter der Fistel. Kleine
Fisteln, etwa angeborene Rankenangiome, werden
gelegentlich lebenslänglich ohne kardiale Beschwerden ertragen, große traumatische Fisteln führen
dagegen in kürzester Zeit zum Herzversagen. Zwischen den beiden Extremen liegt die weite Spanne
der Möglichkeiten.

Einer kurzen Besprechung bedarf die Frage, ob
die *Lokalisation der Fistel* — herznah oder herzfern,
obere oder untere Körperhälfte — für das Ausmaß der
Herzbelastung und für den Zeitpunkt der kardialen
Dekompensation von Bedeutung ist [*48, 81, 126, 160*].

Die Dekompensation tritt um so früher ein, je größer die Volumenbelastung, d.h. also,
je größer der Fistelquerschnitt ist. *Große Fisteln entstehen aber infolge anatomischer
Gegebenheiten des Gefäßkalibers in der Regel nur an großen herznahen Gefäßstämmen.*
Solche Fisteln werden deshalb eher zur kardialen Dekompensation führen als Fisteln der
peripheren Gefäße. Neben der Fistelgröße ist der *Abstand der Fistel vom Herzen* ein zweites
bedeutsames Moment. Je länger die Gefäßstrecke zwischen Fistel und Herz ist, um so
größer muß der gesamte Strömungswiderstand im arteriellen und venösen Schenkel des
Fistelkreislaufs (Abb. 46) sein, um so kleiner aber bei gleicher Fistelgröße das Kurzschlußvolumen und damit die Volumenbelastung des Herzens sein. So starben bei Untersuchungen HOLMANs (1937) [*81*] Hunde mit einer 2 cm großen Fistel zwischen Aorta und
V. cava, während Fisteln gleicher Größe bilateral an beiden Aa. femorales überstanden
wurden. Damit ist erklärt, warum *Fisteln gleicher Größe an der oberen Körperhälfte eine
größere Herzbelastung darstellen als an der unteren Körperhälfte.*

Gefäße. Wie am Herzen, so sind auch an den Gefäßen des Fistelkreislaufs *funktionelle
und strukturelle Anpassungsvorgänge reversibler Natur* von *irreversiblen degenerativen
Schäden* zu trennen. In Anlehnung an die in der Klinik des Herzens gebräuchliche
Terminologie kann man eine *vasculär kompensierte* von einer *vasculär dekompensierten*

Form der Fistel unterscheiden. In weiterer Übereinstimmung mit dem Herzen *ist Volumenbelastung auch für die Gefäße ein physiologischer Wachstumsreiz.* Auch an den Gefäßen handelt es sich zunächst um ein harmonisches Wachstum, das die Proportion zwischen Gefäßlumen und Wanddicke bzw. Wandmasse unverändert läßt. Nach rechtzeitiger Beseitigung der strömungsbeschleunigenden Ursache können die Veränderungen in kürzester Frist rückgebildet werden. Der physiologische Wachstumsreiz vermehrter Durchströmung betrifft alle Gefäße des Fistelkreislaufs, also neben den Arterien und Venen auch die Lungenstrombahn. Bei entsprechender Fistelgröße ist demnach auch an den Lungengefäßen eine Vergrößerung des Lumens zu erwarten.

Die Stärke des Wachstumsreizes und damit auch das Ausmaß der darauf folgenden Reaktion ist von dem Anstieg des Durchflußvolumens in der Zeiteinheit abhängig, der für die einzelnen Abschnitte des Fistelkreislaufs keineswegs identisch ist. Jedes am Fistelkreislauf beteiligte Gefäß (von Kollateralen sei zunächst abgesehen) transportiert bei kompensierten Kreislaufverhältnissen neben seinem normalen Durchflußvolumen das gesamte Kurzschlußvolumen der Fistel. Während das Kurzschlußvolumen für alle Gefäße die gleiche Größe hat, ist das normale Durchflußvolumen zentraler Gefäßabschnitte (Aorta ascendens) wesentlich größer als dasjenige peripherer Gefäßabschnitte (A. femoralis). *Der Anteil des Kurzschlußvolumens am gesamten Transportvolumen nimmt daher zentrifugal bis zur Fistel zu, gleichsinnig wächst die Strömungsgeschwindigkeit, die am Abgang jedes größeren Arterienastes sprunghaft ansteigen muß* (Abb. 47). Dies ist die Ursache dafür, daß *die reaktiven Größenveränderungen der Gefäße zur Fistel hin zunehmen und an der Arterie unmittelbar vor der Fistel am stärksten ausgeprägt sind.*

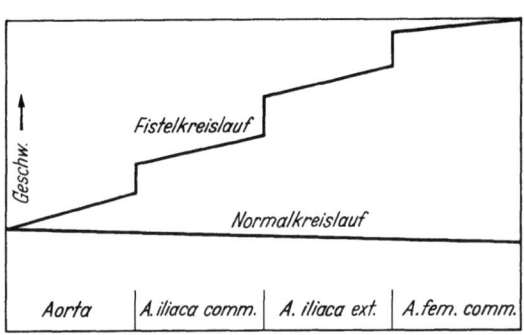

Abb. 47. Das Verhalten der Strömungsgeschwindigkeit in den am Fistelkreislauf beteiligten Arterien bei einer arterio-venösen Fistel der A. femoralis communis. Die Strömungsgeschwindigkeit steigt an den großen Astabgängen sprunghaft an und erreicht in der fistelnahen Arterie ihr Maximum

Unter physiologischen Bedingungen wird die Anpassungsfähigkeit der Arterien nicht erschöpft. Den krankhaften Bedingungen der Kurzschlußzirkulation ist sie jedoch nicht gewachsen. Die Folge ist eine Dekompensation der Anpassungsvorgänge, die besonders früh und ausgeprägt an dem am stärksten volumenbelasteten Anteil des Fistelkreislaufs auftritt: am fistelnahen Abschnitt der zuführenden arteriellen Strombahn.

Aus bisher nicht sicher übersehbaren Gründen sind die adaptativen Wachstumspotenzen des Gefäßwandgewebes wesentlich früher erschöpft als die des Herzmuskels. Wahrscheinlich spielt hierbei die erwähnte Tatsache eine Rolle, daß die distalen Abschnitte des Fistelkreislaufs, gemessen an dem lokalen Ruhezeitvolumen unter einer beträchtlich größeren Volumenbelastung stehen als die zentralen Abschnitte und das Herz. Die damit verbundene Steigerung der Strömungsgeschwindigkeit bedingt besonders in den ursprünglich engsten fistelnahen Abschnitten des Fistelkreislaufs eine bis zum Kurzschluß zunehmende Turbulenz der Strömung, deren Druckschwankungen die Bauelemente der Gefäßwand durch andauernde Vibration schädigen und im Sinne einer Materialermüdung schwächen (s. S. 82). Zudem treten bei der vergrößerten Druckamplitude in der Gefäßwand, besonders in der Nähe der Fistel mit jeder Pulswelle außergewöhnliche Spannungsschwankungen auf, die trotz einer Mitteldrucksenkung die Strukturelemente unphysiologisch stark belasten.

Ist das Gleichgewicht zwischen Wandbelastung und physikalischer Wandeigenschaft gestört, so entsteht ein Circulus vitiosus, der die Gefäßwand in bedrohlicher Weise überdehnt. Während vorher das Gefäß harmonisch wuchs und die funktionelle Größenrelation zwischen Wanddicke und freiem Lumen erhalten blieb (Phase der Rückbildungsfähigkeit), setzt nun eine irreversible Dilatation ein, die man der Gefügedilatation des Herzens [136] an die Seite setzen kann und die selbst nach erfolgreicher Fisteloperation die Prognose belastet. Während sich die rein wachstumsbedingte Größenzunahme der Gefäße nach Beseitigung der auslösenden Ursache überraschend schnell zurückbilden kann [81, 97, 98, 111, 126], bleiben die morphologischen Veränderungen der dilatierten und degenerierten Gefäße praktisch unverändert bestehen (Abb. 48). Man muß damit rechnen, daß es in ihrem Bereich zur Bildung von Aneurysmen oder zur Ruptur kommt, zumal der mittlere arterielle Druck in Fistelnähe postoperativ ansteigen kann.

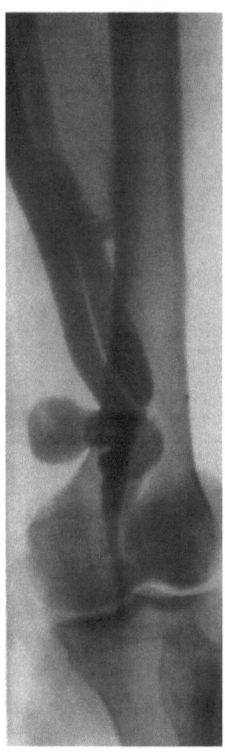 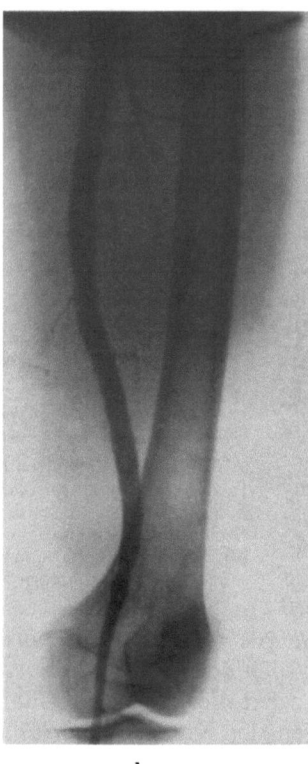

a   b

Abb. 48a u. b. E. K., 42 Jahre, ♂, 15 Jahre alte arterio-venöse Fistel der linken A. poplitea. a Präoperatives Arteriogramm, b Arteriogramm 1 Jahr p. op. Die Dilatation der zuführenden Arterie hat sich nur unwesentlich zurückgebildet

An der Vene, deren Querschnitt primär größer ist als derjenige der Arterie, wirkt sich die gleiche Volumenbelastung weniger nachteilig aus. Die an ihr ebenfalls zu beobachtende Querschnittszunahme ist, gemessen an dem normalen Querschnitt, gewöhnlich geringer als die der Arterie. Obwohl der intravenöse Mitteldruck ansteigt, wird die adaptative Wachstumspotenz der Venenwand in der Regel nicht überfordert. Damit verbleibt die Vene häufig in der ersten Phase harmonischen Wachstums, sie verfügt nach Beseitigung der Fistel über eine bessere Rückbildungsfähigkeit als die Arterie. Hiermit steht die Erscheinung in Zusammenhang, daß die Wand der Vene häufig stärker wird als die der Arterie (sog. *Arterialisation der Venen*).

Schon in den ersten Beschreibungen des Krankheitsbildes wurde auf das kleine Kaliber der distalen Fistelarterie hingewiesen, das in auffallendem Kontrast zur Dilatation der proximalen Fistelarterie steht. Auch diese Veränderung entsteht strömungsabhängig. Wie zahlreiche Untersuchungen 81, 82, 83, 89, 94, 95, 96, 122, 177, 178, 179] ergaben, sind Flußrichtung und Flußstärke in der distalen Fistelarterie von der Größe der Fistel und dem sich an der Fistel einstellenden Druckabfall abhängig. Bei kleinen Fisteln, deren Querschnitt den der zuführenden Arterie nicht überschreitet, besteht in der distalen Arterie nach wie vor ein Fluß in zentrifugaler Richtung, der, entsprechend dem verringerten Druckgefälle der Peripherie (Abb. 45), langsamer ist als normal. Als Anpassung an den verminderten Fluß wird die Arterie ihr Kaliber allmählich verkleinern. Überschreitet der Querschnitt der Fistel jedoch wesentlich den der zuführenden Arterie, so wird das Druckgefälle zur Fistel hin so steil, daß es über präformierte Gefäßbahnen, die die Fistel überbrücken, einen zusätzlichen, zur Peripherie hin gerichteten, kollateralen Blutstrom in Gang setzt, der in der distalen Arterie zentripetal strömend ebenfalls den Kurzschluß erreichen kann (Abb. 49c). Der „Blutbedarf" oder der „Sog" der Fistel übertrifft die Transportkapazität der proximalen Arterie. Überschreiten Strömungsvolumen und Strömungsgeschwindigkeit dieses retrograden Flusses in der distalen Fistelarterie die dort üblichen Normalwerte, so muß es auch in diesem Gefäßabschnitt zu einem reaktiven

Wachstum der Gefäßwand kommen. In der distalen Arterie ergibt sich bei Punkt B eine Wasserscheide (Abb. 49c), von der aus der Blutstrom teils in proximaler, teils in distaler Richtung abfließt. Unter diesen Bedingungen wird man auch eine Dilatation des distalen Arterienabschnitts nachweisen können, die sich allerdings nur bis zur Einmündung der wesentlichen Kollateralbahnen erstreckt. Zwischen den beiden extremen Formen der Strömungsverhältnisse (Abb. 49a u. c) kann sich zumindest zeitweise und abhängig von dem Funktionszustand der betroffenen Extremität eine Situation ergeben, bei der die Blutsäule zwischen den Punkten B und C (Abb. 49b) stagniert oder nur schwach hin und her oscilliert. Die Fistel wird in diesem Fall ausschließlich von der proximalen Arterie,

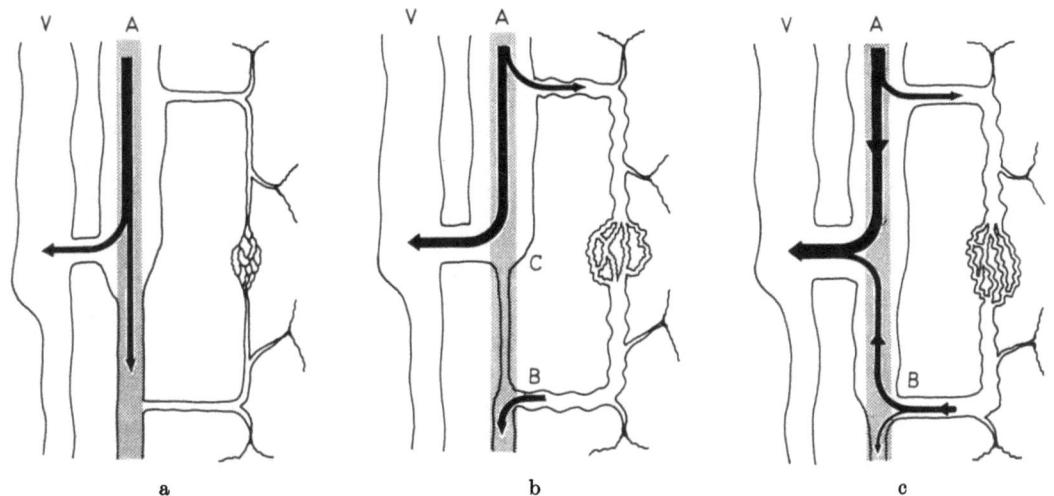

a   b   c

Abb. 49a—c. Die Hämodynamik der Fistelkollateralen. a kleine Fistel: Fistel und Peripherie werden alleine von der Hauptarterie durchblutet; b mittelgroße Fistel: die Fistel wird über die Hauptarterie, die Peripherie aber über Kollateralen durchblutet; c große Fistel: die Fistel wird sowohl über die Hauptarterie als auch über die Kollateralen durchblutet. Die Peripherie erhält nur einen Teil des Kollateralblutes. Schraffiert: ursprüngliches Arterienkaliber. A = Arterie, V = Vene. Weitere Erklärung im Text

die Peripherie dagegen ausschließlich über Kollateralbahnen versorgt. Gerade unter diesen Bedingungen wird man distal von der Fistel und bis zur Einmündung der ersten wesentlichen Kollateralen einen besonders engen Arterienabschnitt antreffen.

3. Kollateralkreislauf der arterio-venösen Fistel

Die *Kollateralen der arterio-venösen Fistel* [*44, 45, 81, 84, 98, 131, 192, 196, 206, 261*], die den Kollateralkreislauf des arteriellen Verschlusses in Ausmaß und Leistungsfähigkeit beträchtlich übertreffen können, versorgen demnach weniger die mangeldurchblutete Peripherie als vielmehr die Fistel mit Blut.

HOLMAN [*81*] bewies im Experiment, daß allein die Anwesenheit der Fistel zur Ausbildung eines Kollateralkreislaufs ausreicht, indem er nach Ausbildung der Kollateralgefäße die Extremität distal von der Fistel absetzte oder erst nach Amputation der Extremität eine Fistel anlegte. Das Fehlen der Peripherie war ohne jeden Einfluß auf den bestehenden oder den sich dann erst bildenden Kollateralkreislauf, dessen Zustandekommen allein von der Fistelgröße bestimmt wurde.

Unterbindet man im Experiment die Arterie knapp proximal von der Fistel oder umgibt man sie mit einem Aluminiumring, der jede adaptative Dilatation verhindert [*81*], so verstärkt man damit die Kollateralenbildung bzw. man regt sie bei kleineren Fisteln erst an. Gleichzeitig kommt es zu einer Querschnittszunahme der distalen Fistelarterie. Eine Ligatur der Arterie knapp distal von der Fistel verhindert dagegen jede Kollateralenbildung und bringt eine bereits vorhandene zur Rückbildung. Reseziert man schließlich eine Fistel mit ausgeprägtem Kollateralkreislauf und unterbindet sowohl proximale als

7*

distale Arterie, so bilden sich die Kollateralbahnen bis zu einem Ausmaß zurück, das dem Kollateralkreislauf eines arteriellen Verschlusses entspricht [14, 15, 81].

Die *angiographische Darstellung des arteriellen Kollateralkreislaufs der Fistel* ist technisch schwierig [81, 229]. Sie gelingt nur, wenn Aufnahmen in schneller Bildfolge über genügend lange Zeit nach Injektion des Kontrastmittels gemacht werden. Ausgezeichnete angiographische Darstellungen von Kollateralen, die im Tierexperiment gewonnen wurden, veröffentlichte INGERBRIGDSEN [94, 95, 96].

Die Strömungsverhältnisse erklären die Tatsache, daß ein Teil der Fistelträger den früher üblichen Eingriff der Fistelexstirpation nach Ligatur der proximalen und distalen Gefäße gut überstand, ein Teil aber schwerste, bis zur Gangrän führende periphere Durchblutungsstörungen erlitt. Nur große Fisteln induzieren einen Kollateralkreislauf der die Blutzufuhr für die Peripherie im Augenblick der Arterienligatur übernehmen kann, kleine Fisteln dagegen nicht. Interessanterweise kann man Kollateralen nur bei Fisteln an Gefäßen aufwärts bis zur Größe der Femoralarterie beobachten. Fisteln der Beckengefäße zeigen dieses Phänomen schon nicht mehr [81]. Haben diese eine Größe, durch die hämodynamischen Voraussetzungen für das Auftreten eines Kollateralkreislaufs gegeben wären, so führen sie offenbar akut im Kreislauf- oder Herzversagen zum Tod.

4. Abflußverhältnisse in den Venen

Die Abflußverhältnisse in den Venen verhalten sich etwa spiegelbildlich zu den für die Arterien geschilderten Strömungsverhältnissen. Im *akuten* Stadium der Fistel wird zunächst das gesamte Kurzschlußblut über die proximale Vene abgeführt. Bei kleinen Fisteln findet man in der distalen Vene eine zentripetale, allerdings stark verlangsamte Strömung. Große Fisteln dagegen führen zu einer Stase im distalen Venenabschnitt, da der normale Abfluß infolge des venösen Hypertonus gestört ist. Werden die Venenklappen im *chronischen* Stadium insuffizient, so setzt ein zentrifugaler Blutstrom in der distalen Fistelvene ein. Das Shuntblut verteilt sich entsprechend den Widerstandsverhältnissen auf proximale und distale Vene. Es erreicht, nachdem es in der distalen Vene zunächst zentrifugal abgeflossen ist, über kollaterale Gefäße retrograd die Hauptvene proximal von der Fistel. Ist dieser Zustand eingetreten, so kann das venöse Blut der peripheren Gewebe nur noch über venöse Kollateralen abfließen.

Literatur

[1] ALLEN, E. V., N. W. BARKER, and E. A. HINES: Peripheral Vascular Diseases. Philadelphia and London: W. B. Saunders Co. 1962.

[2] AUSTIN, W. E.: Arterial embolism of the extremities. A survey of twenty-four cases. West. J. Surg. 62, 32 (1954).

[3] BÄTZNER, K., F. KAISER u. L. WALZ: Klinische Erscheinungen bei längerer Zeit bestehenden arteriovenösen Fisteln und deren Behandlung. Langenbecks Arch. klin. Chir. 266, 152 (1950).

[4] BAFFES, T. G., C. NORBERG, and S. KATOPODIS: Some problems encountered in treatment of peripheral arterial disease. Arch. Surg. 79, 52 (1959).

[5] BARCROFT, H.: Cardiac output and blood distribution. J. Physiol. (Lond.) 71, 280 (1931).

[6] — Properties of the peripheral vascular system and their relation to the systemic output. J. Physiol. (Lond.) 72, 186 (1931).

[7] — Observations on the pumping actions of the heart. J. Physiol. (Lond.) 78, 186 (1933).

[8] —, and P. FORMIJNE: The relation of the central nervous system to the increase in systemic flow produced by occlusion of the thoracic aorta. J. Physiol. (Lond.) 82, 377 (1934).

[9] BEACONSFIELD, P.: (A) Effect of exercise on muscle blood flow in normal and sympathectomized limbs. (B) Collateral circulation before and after sympathectomy. Ann. Surg. 140, 786 (1954).

[10] BIER, A.: Die Entstehung des Kollateralkreislaufs. Teil I: Der arterielle Kollateralkreislauf. Virchows Arch. path. Anat. 147, 256 (1897).

[11] — Die Entstehung des Kollateralkreislaufs. Teil II: Der Rückfluß des Blutes aus ischämischen Körperteilen. Virchows Arch. path. Anat. 153, 306 (1898).

[12] BING, R. J., J. C. HANDELSMAN, J. A. CAMPBELL, H. E. GRISWOLD, and A. BLALOCK: The surgical treatment and the physiopathology of coarctation of the aorta. Ann. Surg. 128, 803 (1948).

[13] BLUMGART, H. L., J. S. LAWRENCE, and A. S. ERNSTENE: The dynamics of the circulation in coarctation (stenosis of the isthmus) of the aorta of the adult type. Relation to essential hypertension. Arch. intern. Med. 47, 806 (1931).

[14] BOSHER, L. H., F. HARPER, and I. A. BIGGER: A study of the collateral circulation after excision of arteriovenous fistulas. Surgery **26**, 918 (1949).

[15] — D. E. SMITH, R. A. LEMMER, and I. A. BIGGER: Experimental arteriovenous fistula: Histologic changes in the small collateral arteries. Surgery **29**, 560 (1951).

[16] BRANHAM, H. H.: Aneurysmal varix of the femoral artery and vein following a gun shot wound. Int. J. Surg. **3**, 250 (1890).

[17] BRUNS, D. L., J. E. CONNOLLY, E. HOLMAN, and R. C. STOFER: Experimental observations on post-stenotic dilatation. J. thorac. Surg. **38**, 662 (1959).

[18] BÜRGER, M.: Alternsveränderungen der menschlichen Kreislauforgane. Dtsch. Gesundh.-Wes. **11**, 1161 (1956).

[19] BURTON, A. C.: On the physical equilibrium of small blood vessels. Amer. J. Physiol. **164**, 319 (1951).

[20] — The elasticity of blood vessels. II. Congr. Internat. d'Angéiologie, 1955. Fribourg/Schweiz. Éditions Universitaires 1956.

[21] — Hemodynamics and the physics of the circulation. In: T. C. RUCH and J. F. FULTON, Medical Physiology and Biophysics. Philadelphia and London: W. B. Saunders Co. 1960.

[22] CALLOW, A. D., E. D. ABOULAFIA, and P. E. BALAS: The restrictive effect of bypass grafts upon the occluded major arterial channel and its collaterals. Surgery **49**, 26 (1961).

[23] CLARK, E. R.: Studies on the growth of blood-vessels in the tail of the frog larva by observation and experiment on the living animal. Amer. J. Anat. **23**, 37 (1918).

[24] COHEN, S. M.: Traumatic arterial spasm. Guy's Hosp. Rep. **90**, 201 (1940/41).

[25] — Traumatic arterial spasm. Lancet **1944 I**, 1.

[26] — Peripheral aneurysm and arteriovenous fistula. Ann. roy. Coll. Surg. Engl. **11**, 1 (1952).

[27] — O. G. EDHOLM, S. HOWARTH, J. McMICHAEL, and E. P. SHARPEY-SCHAFER: Cardiac output and peripheral blood flow in arteriovenous aneurysm. Clin. Sci. **7**, 35 (1948).

[28] COHNHEIM, J.: Untersuchungen über die embolischen Prozesse. Berlin: Hirschwald 1872.

[29] COOPER, A.: Some experiments and observations on tying the carotid and vertebral arteries and the pneumogastric, phrenic and sympathetic nerves. Guy's Hosp. Rep. **1**, 457 (1836).

[30] COULTER, N. A., and J. R. PAPPENHEIMER: Development of turbulence in flowing blood. Amer. J. Physiol. **159**, 401 (1949).

[31] DEBAKEY, M. E., and F. A. SIMEONE: Acute battle-incured arterial injuries. In: D. C. ELKIN and M. E. DEBAKEY, Vascular Surgery in World War II. Office of the Surgeon General Dept. of the Army. Washington, (Eigenverlag) 1955.

[32] DETERLING, R. A., H. E. ESSEX, and J. W. WAUGH: Arteriovenous fistula; experimental study of influence of sympathetic nervous system on development of collateral circulation. Surg. Gynec. Obstet. **84**, 629 (1947).

[33] — — Experimental studies of arteriovenous fistula with regard to development of collateral circulation. Proc. Mayo Clin. **22**, 495 (1947).

[34] DORNHORST, A. C., and E. P. SHARPEY-SCHAFER: A method of estimating the collateral resistance during obstruction of the main artery to a limb. Lancet **1951 I**, 81.

[35] — Collateral resistance in limbs with arterial obstruction: Spontaneous changes and effects of sympathectomy. Clin. Sci. **10**, 371 (1951).

[36] ECKSTEIN, R. W., D. E. GREGG, and W. H. PRITCHARD: The magnitude and time of development of the collateral circulation in occluded femoral, carotid and coronary arteries. Amer. J. Physiol. **132**, 351 (1941).

[37] EDWARDS, J. E.: Congenital malformations of the heart and great vessels. Malformations of aortic arch system. In: S. E. GOULD, Pathology of the Heart, S. 438. Springfield (Ill.): Ch. C. Thomas 1960.

[38] — N. A. CHRISTENSEN, O. T. CLAGETT, and J. R. McDONALD: Pathologic considerations in coarctation of the aorta. Proc. Mayo Clin. **23**, 324 (1948).

[39] EJRUP, B.: Tonoscillography after exercise. Acta med. scand., Suppl. **211** (1948).

[40] — Tonoscillography after exercise in peripheral vascular disease and coarctation of the aorta. Amer. Heart J. **35**, 41 (1948).

[41] ELKIN, D. C., and J. V. WARREN: Arteriovenous fistulas: Their effect on the circulation. J. Amer. med. Ass. **134**, 1524 (1947).

[42] EPSTEIN, F. H., O. W. SHADLE, T. B. FERGUSON, and M. E. McDOWELL: Cardiac output and intra-cardiac pressures in patients with arteriovenous fistulas. J. clin. Invest. **32**, 543 (1953).

[43] FERGUSON, T. B., D. E. GREGG, and O. W. SHADLE: Effect of blood and saline infusion on cardiac performance in normal dogs and dogs with arteriovenous fistulas. Circulat. Res. **2**, 565 (1954).

[44] FICK, W.: Kreislaufwirkung arteriovenöser Aneurysmen. Langenbecks Arch. klin. Chir. **173**, 773 (1932).

[45] — Kreislaufwirkung arteriovenöser Aneurysmen. Dtsch. Z. Chir. **240**, 113 (1933).

[46] FRANK, C. W., H. H. WANG, J. LAMMERANT, R. MILLER, and R. WÉGRIA: An experimental study of the immediate hemodynamic adjustments to acute arteriovenous fistulae of various sites. J. clin. Invest. **34**, 722 (1955).

[47] FRANZ, D.: Klinische und experimentelle Beiträge betreffend das Aneurysma arteriovenosum. Langenbecks Arch. klin. Chir. **75**, 572 (1905).

[48] FREEMAN, L. W., H. B. SHUMACKER, and J. C. FINNERAN: Studies with arteriovenous fistulas; influence of posture upon volum flow. Surgery **31**, 180 (1952).

[49] FRIEDMANN, M., A. SELZER, and H. ROSENBLUM: The renal blood flow in coarctation of the aorta. J. clin. Invest. **20**, 107 (1941).

[50] GAUER, O., u. F. LINDER: Kreislaufdynamik und vegetativer Tonus des Menschen bei arteriovenösen Fisteln. Klin. Wschr. **26**, 1 (1948).

[51] GENEST, J. E., V. NEWMAN, A. A. KATTUS, B. SINGCLAIR-SMITH, and A. GENELIN: Renal function before and after surgical resection of coarctation. Bull. Johns Hopk. Hosp. **83**, 429 (1948).

[52] GERLACH, F., u. W. HARKE: Ein Beitrag zur Frage der Entstehung der Blutdrucksteigerung und Puls-verlangsamung bei Kompression arteriovenöser Aneurysmen. Klin. Wschr. **3**, 980 (1924).

[53] GOBBEL, W. G., J. B. DALTON, R. I. CARLSON, J. M. MERRILL, and H. W. SCOTT: Prevention of cardiac dilatation and cerebral hypertension during thoracic aortic occlusion. Surgery **43**, 164 (1958).

[54] GOLDENBLUM, M.: Versuche über Collateralcirculation und hämorrhagischen Infarkt. Inaug.-Diss. Dorpat 1889.

[55] GRANSTRÖM, K. O.: Retinal changes in coarctation of the aorta. Brit. J. Ophthal. **35**, 143 (1951).

[56] GREEN, H. D., D. E. GREGG, and C. J. WIGGERS: The phasic changes in coronary flow established by differential pressure curves. Amer. J. Physiol. **112**, 627 (1935).

[57] GUNDERMANN, W.: Kriegschirurgischer Bericht aus der Gießener Klinik. Bruns' Beitr. klin. Chir. **97**, 515 (1915).

[58] GUPTA, T. C., and C. J. WIGGERS: Basic hemodynamic changes produced by aortic coarctation of different degrees. Circulation **3**, 17 (1951).

[59] HABERER, H.: Ein Fall von seltenem Kollateralkreislauf bei angeborener Obliteration der Aorta und dessen Folgen. Z. Heilk. **24**, 26 (1903).

[60] HAIMOVICI, H.: Peripheral arterial embolism. A study of 330 unselected cases of embolism of the extre-mities. Angiology **1**, 20 (1950).

[61] — Stenosing arterial thrombosis: an experimental physiopathologic study. Surgery **36**, 1075 (1954).

[62] HALLOCK, P., and I. C. BENSON: Studies on elastic properties of human isolated aorta. J. clin. Invest. **16**, 595 (1937).

[63] HALSTED, W. S.: Cylindrical dilatation of the common carotid artery following partial occlusion of the innominate and ligation of the subclavian. Surg. Gynec. Obstet. **27**, 547 (1918).

[64] — Congenital arteriovenous and lymphatico-venous fistulae. Unique clinical and experimental obser-vations. Proc. nat. Acad. Sci. (Wash.) **5**, 76 (1919).

[65] — A striking elevation of the temperature of the hand and forearm following the excision of a sub-clavian aneurysm and ligations of the left subclavian and axillary arteries. Bull. Johns Hopk. Hosp. **31**, 219 (1920).

[66] —, and M. R. REID: An experimental study of circumscribed dilatation of an artery immediately distal to a partially occluding band and its bearing on the dilatation of the subclavian artery observed in certain diseases of cervical rib. J. exp. Med. **24**, 271 (1916).

[67] HARVEY, S. C., and H. W. FERRIS: A physiological study of the development of the collateral circu-lation in the leg of the dog. Proc. Soc. exp. Biol. (N.Y.) **22**, 383 (1925).

[68] HASSE, H. M., G. RAU u. W. SCHOOP: Die Bedeutung von Druck und Durchströmung für die Dila-tation der Kollateralgefäße bei Arterien-Verschlüssen. Z. Kreisl.-Forsch. **48**, 1127 (1959).

[69] —, u. W. SCHOOP: Der Kollateralkreislauf vor und nach operativer Wiederherstellung der Strombahn bei Arterienverschlüssen. Z. Kreisl.-Forsch. **50**, 242 (1960).

[70] HAWTHORN, E. W., S. L. C. PERRY, and W. G. POGUE: Development of experimental renal hypertension in the dog following reduction of renal artery pulse pressure without reducing mean pressure. Amer. J. Physiol. **174**, 393 (1953).

[71] HENRIE, J. N., E. W. JOHNSON, K. G. WAKIM, and A. L. ORVIS: The influence of experimental arterio-venous fistula on the healing of fractures and on the blood flow distal to the fistula. Surg. Gynec. Obstet. **108**, 591 (1959).

[72] HERMANNES, P.: Zur Frage der arterialisierten Venen beim arteriovenösen Aneurysma. Bruns' Beitr. klin. Chir. **130**, 40 (1924).

[73] HERMS, W., u. E. WETZELS: Zur Pathogenese des Hochdrucks bei Aortenisthmusstenose. Dtsch. med. Wschr. **84**, 1854 (1959).

[74] HESS, W. R.: Die physiologischen Grundlagen für die Entstehung der reaktiven Hyperämie und des Kollateralkreislaufs. Bruns' Beitr. klin. Chir. **122**, 1 (1921).

[75] HILLMAN, W., J. ALLEN, R. KIGER, and C. THOMAS: Hemodynamic changes of arteriovenous fistula demonstrated by arteriography. Surg. Forum **10**, 476 (1959).

[76] HINES, E. A., E. M. FARBER, and N. M. KEITH: Changes in the cutaneous arterioles in the arm and leg in coarctation of the aorta. Amer. Heart J. **38**, 468 (1949).

[77] HODGSON, J.: Krankheiten der Arterien und Venen. Aus dem Englischen übersetzt von A. KOBERWEIN. Hannover: Gebr. Hahn 1817.

[78] HOLMAN, E.: The physiology of an arteriovenous fistula. Arch. Surg. **7**, 64 (1923).

[79] — Experimental studies in arteriovenous fistulas; blood volume variation. Arch. Surg. **9**, 822 (1924).

[80] HOLMAN, E.: Experimental studies in arteriovenous fistulas; cardiac dilatation and blood vessels changes. Arch. Surg. 9, 856 (1924).

[81] — Arteriovenous Aneurysm. New York: McMillan & Co. 1937.

[82] — Clinical and experimental observations on arteriovenous fistulae. Ann. Surg. 112, 840 (1940).

[83] — The anatomic and physiologic effect of an arteriovenous fistula. Surgery 8, 362 (1940).

[84] — Problems in the dynamics of blood flow. Surgery 26, 889 (1949).

[85] — On circumscribed dilatation of an artery immediately distal to a partially occluding band; poststenotic dilatation. Surgery 36, 3 (1954).

[86] — The obscure physiology of poststenotic dilatation: Its relation to the development of aneurysms. J. thorac. Surg. 28, 109 (1954).

[87] — New Concepts in Surgery of the Vascular System. Springfield (Ill.): Ch. C. Thomas 1955.

[88] —, and W. PENISTON: Hydrodynamic factors in the production of aneurysms. Amer. J. Surg. 19, 200 (1955).

[89] —, and G. TAYLOR: Problems in the dynamics of blood flow. II. Pressure relations at site of an arteriovenous fistula. Angiology 3, 415 (1952).

[90] HUGHES, A. F. W.: Studies on the area vasculosa of the embryo chick. J. Anat. (Lond.) 70, 76 (1935/36).

[91] — Studies on the area vasculosa of the embryo chick. II. The influence of the circulation on the diameter of the vessels. J. Anat. (Lond.) 72, 1 (1937/38).

[92] HULL, E.: On evidence for generalized arteriolar constriction in coarctation of aorta. Amer. Heart J. 35, 980 (1948).

[93] HUNTER, W.: Further observations upon a particular species of aneurysm. Med. Obs. Ing. 2, 390 (1762).

[94] INGEBRIGTSEN, R.: Local blood pressure in relation to congenital arteriovenous fistulae of the extremities. Acta chir. scand. 118, 86 (1959).

[95] — K. JOHANSEN, O. MÜLLER, and P. WEHN: Blood pressure of the proximal artery in experimental arteriovenous fistulas of long standing. Acta chir. scand., Suppl. 253, 134 (1960).

[95a] KROG, J., and S. LERÅND: Circulation distal to experimental arteriovenous fistulas of the extremities. Acta chir. scand. 125, 308 (1963).

[96] —, and P. S. WEHN: Local blood pressure and direction of flow in experimental arteriovenous fistula. Acta chir. scand. 120, 142 (1960).

[97] ISRAEL, A.: Veränderungen der Kreislauforgane bei arteriovenösen Aneurysmen. Langenbecks Arch. klin. Chir. 157, 109 (1929).

[98] — Über einige Spätfolgen von Aneurysmen. Dtsch. Z. Chir. 234, 211 (1931).

[99] ISRAEL, J.: Angiectasie im Stromgebiet der A. tibialis antica. Langenbecks Arch. klin. Chir. 21, 109 (1877).

[100] JACOBSON, J. H., and F. F. McALLISTER: The harmful effect of arterial grafting on existing collateral circulation. Surgery 42, 148 (1957).

[101] JARCHOW, B. H., and O. W. KINCAID: Poststenotic dilatation of the ascending aorta: Its occurrence and significance as a roentgenologic sign of aortic stenosis. Proc. Myao Clin. 36, 23 (1961).

[102] JOHN, H. T., and R. WARREN: The stimulus to collateral circulation. Surgery 49, 14 (1961).

[103] KAISER, H., u. G. KARCHER: Zur Dynamik des arteriellen Kreislaufs bei arteriovenöser Fistel der A. femoralis dextra bei gleichzeitig bestehender dekompensierter Aorteninsuffizienz. Dtsch. Arch. klin. Med. 196, 460 (1949).

[104] KATZENSTEIN, M.: Die Unterbindung der Aorta, ihre physiologische und ihre therapeutische Bedeutung. Langenbecks Arch. klin. Chir. 76, 581 (1905).

[105] — Über Entstehung und Wesen des arteriellen Collateralkreislaufs. Dtsch. Z. Chir. 77, 189 (1905).

[106] KENNEDY, J. A., and C. S. BURWELL: Measurements of the circulation in a patient with multiple arteriovenous connections. Amer. Heart J. 28, 133 (1944).

[107] KILLIAN, H.: Ein neues hämodynamisches Gesetz der arteriovenösen Aneurysmen und die „Dilatationskrankheit der Arterien". Dtsch. Z. Chir. 270, 368 (1951).

[108] KINMONTH, J. B., F. A. SIMEONE, and V. PERLOW: Factors affecting the diameter of large arteries with particular referende to traumatic spasm. Surgery 26, 452 (1949).

[109] KLENSCH, H., H. W. HOHNEN u. W. RICHTER: Das Schlagvolumen des Herzens vor und nach Operation traumatischer arteriovenöser Fisteln der unteren Extremität. Z. Kreisl.-Forsch. 48, 153 (1959).

[110] KOHLSTAEDT, K. G., and I. H. PAGE: The liberation of renin by perfusion of kidneys following reduction of pulse pressure. J. exp. Med. 72, 201 (1940).

[111] KOLESNIKOW, V.: Die Wirkung der Desympathisierung von Arterien mit Alkohol nach Rasumowsky auf die Entwicklung von Kollateralen. Z. ges. Anat. 89, 405 (1929).

[112] — Über einige Eigenschaften der Kollateralen der vorderen Extremität beim Hunde. Z. ges. Anat. 89, 412 (1929).

[113] KROH, F.: Kriegschirurgische Erfahrungen einer Sanitätskompanie. Bruns' Beitr. klin. Chir. 97, 345 (1915).

[114] — Frische Schußverletzungen des Gefäßapparates. Eine klinisch experimentelle Studie. Bruns' Beitr. klin. Chir. 108, 61 (1917).

[115] KÜTTNER, H.: Neue Erfahrungen in der Kriegschirurgie der großen Blutgefäßstämme. Klin. Wschr. 53, 132 (1916).

[116] KÜTTNER, H., u. M. BARUCH: Beiträge zur Chirurgie der großen Blutgefäßstämme. IV. Der traumatisch segmentäre Gefäßkrampf. Bruns' Beitr. klin. Chir. **120**, 1 (1920).

[117] LAMBERT, J.: Beitrag über den Blutkreislauf der quergestreiften Muskulatur unter experimentellen pathophysiologischen Bedingungen. Medizinische Nr 45, 1666 (1957).

[118] — M. BRUWIER, R. DANTINNE, M. OTTO, P. VANDEGHEN et M. A. v. LANCKER: Réactions vasculaires provoquées dans le muscle strié au repos chez le chien par l'ischémie temporaire expérimentale. I. Investigation par des méthodes multiples en circulation normale et en circulation collatérale. Arch. int. Physiol. **64**, 623 (1956).

[119] LAMBERT, P. M., S. BELLMAN, and H. A. FRANK: Adaptations of collateral arterial pathways. Angiology **12**, 447 (1961).

[120] LAPLACE, L. B.: Observations on the effect of an arteriovenous fistula on the human circulation. Amer. J. med. Sci. **189**, 497 (1935).

[121] LATSCHENBERGER, J., u. A. DEAHNA: Beiträge zur Lehre von der reflektorischen Erregung der Gefäßmuskeln. Pflügers Arch. ges. Physiol. **12**, 157 (1876).

[122] LAWTON, R. L., R. T. TIDRICK, and E. S. BRINTNALL: A clinico-pathologic study of multiple congenital arteriovenous fistulae of the lower extremities. Angiology **8**, 161 (1957).

[123] LERICHE, R.: Sur les anévrismes artérioveineux traumatiques des membres. Bull. Soc. nat. Chir. **53**, 1397 (1927).

[124] — Du spasme prolongé des artères. Presse méd. **51**, 10 (1943).

[125] — Les embolies de l'artère pulmonaire et des artères des membres. Paris: Masson & Cie. 1947.

[126] — Anévrismes artériels et fistules artérioveineuses. Paris: Masson & Cie. 1949.

[127] — R. FROMENT et A. VACHON: Artériectomie pour embolie de l'artère fémorale superficielle. Rétrocession de tous les troubles. Lyon méd. **154**, 416 (1934).

[128] LESLIE, M. B., B. A. PORTIN, and W. G. SCHENK: Cardiac output and posture studies in chronic experimental arteriovenous fistulas. Arch. Surg. **81**, 123 (1960).

[129] LEWIS, T., and A. N. DRURY: Observations relating to arteriovenous aneurysm. Heart **10**, 301 (1923).

[130] — Gefäßstörungen der Gliedmaßen. Leipzig: Georg Thieme 1938.

[131] — The adjustement of blood flow to the affected limb in arteriovenous fistula. Clin. Sci. **4**, 277 (1940).

[132] LILLEHEI, C. W., J. R. R. BOBB, and M. B. VISSCHER: Effect of arteriovenous fistulas upon pulmonary arterial pressure, cardiac index, blood volume, and the extracellular fluid space. Amer. College of Surgeons. Surgical Forum 1950, S. 275. Philadelphia: W. B. Saunders Co. 1951.

[133] LINZBACH, A. J.: Die pathologische Anatomie der röntgenologisch feststellbaren Form- und Größenveränderungen des menschlichen Herzens. Fortschr. Röntgenstr. **77**, 51 (1952).

[134] — Quantitative Biologie und Morphologie des Wachstums einschließlich Hypertrophie und Riesenzellen. In: Handbuch der allgemeinen Pathologie, Bd. VI/1, S. 180. Berlin-Göttingen-Heidelberg: Springer 1955.

[135] — Die allgemeine Pathogenese der Gefäßkrankheiten. In: M. RATSCHOW, Angiologie. Stuttgart: Georg Thieme 1959.

[136] — Die pathologische Anatomie der Herzinsuffizienz. In: Handbuch der inneren Medizin, Bd. IX/1, S. 753. Berlin-Göttingen-Heidelberg: Springer 1960.

[137] LITTEN, M.: Über die Folgen des Verschlusses der Arteria mesaraica superior. Virchows Arch. path. Anat. **63**, 284 (1875).

[138] LONGLAND, C. J.: Collateral circulation in the limb. J. postgrad. Med. **29**, 456 (1953).

[139] — The collateral circulation of the limb. Ann. roy. Coll. Surg. Engl. **13**, 161 (1953).

[140] LOO, A. v., and E. C. HERINGMAN: Circulatory changes in the dog produced by acute arteriovenous fistula. Amer. J. Physiol. **158**, 103 (1949).

[141] McDONALD, D. A.: The occurence of turbulent flow in the rabbit aorta. J. Physiol. (Lond.) **118**, 340 (1952).

[142] — Blood Flow in Arteries. London: Edward Arnold 1960.

[143] McGARITY, W. C., W. D. LOGAN, and F. W. COOPER: Peripheral arterial emboli. Surg. Gynec. Obstet. **106**, 399 (1958).

[144] MAGNUS, G., u. W. JAKOBI: Experimentelle Zirkulationsstörungen an Gehirngefäßen. Langenbecks Arch. klin. Chir. **136**, 211 (1925).

[145] MALAN, E., D. A. CELESTINO et J. COSTA: Physiopathologie des oblitérations artérielles chroniques. I. Kongr. der Europäischen Ges. für cardio-vasculäre Chirurgie, Straßburg, 5.—6. Okt. 1952.

[146] MANN, F. C., J. F. HERRICK, H. E. ESSEX, and E. J. BALDES: The effect on the blood flow of decreasing the lumen of a blood vessel. Surgery **4**, 249 (1938).

[147] MAREY, J. L.: Physiologie médicale de la circulation du sang. Paris: Delahaye 1863.

[148] — La circulation du sang à l'état physiologique et dans les maladies. Paris: Masson & Cie. 1881.

[149] MARTIN, M.: Die Interpretation strömungsmechanischer Vorgänge beim chronischen Femoralisverschluß mit Hilfe der POISEUILLEschen Formel. Z. Kreisl.-Forsch. **53**, 453 (1964).

[150] MASON, M. F., C. S. ROBINSON, and A. BLALOCK: Studies on renal arteries blood pressure and metabolism of kidney tissue in experimental hypertension. J. exp. Med. **72**, 289 (1940).

[151] MATAS, R.: On the systemic or vascular effects of arteriovenous fistulae. Trans. sth. surg. Ass. **36**, 623 (1923).

[152] MAUTZ, F. R., and D. E. GREGG: Dynamics of collateral circulation following chronic occlusion of coronary arteries. Proc. Soc. exp. Biol. (N.Y.) 36, 797 (1937).

[153] MAY, A. G., J. A. DE WEESE, and C. G. ROB: Hemodynamic effects of arterial stenosis. Surgery 53, 513 (1963).

[154] — L. VAN DEN BERG, J. A. DE WEESE, and C. G. ROB: Critical arterial stenosis. Surgery 54, 250 (1963).

[155] MERKE, F., and A. MÜLLER: Experimentelles zur Hydromechanik und Hämodynamik. Z. ges. exp. Med. 46, 332 (1925).

[156] MEYER, W. W.: Die entzündlichen Arterienerkrankungen. In: M. RATSCHOW, Angiologie. Stuttgart: Georg Thieme 1959.

[157] — H. RICHTER, P. SCHOLLMEYER u. E. SIMON: Das Fassungsvermögen und die Volumendehnbarkeit des aortalen Windkessels und der Pulmonalis in Abhängigkeit von Alter, Arteriosklerose und Hochdruck. Verh. dtsch. Ges. Kreisl.-Forsch. 23, 346 (1957).

[158] MÖRL, F.: Beitrag zu den Spätkreislaufstörungen nach arteriovenösem Aneurysma und zu deren Rückbildungsfähigkeit. Zbl. Chir. 72, 1044 (1947).

[159] — Studie über die Dilatation der zum Aneurysma arteriovenosum führenden Arterie. Bruns' Beitr. klin. Chir. 181, 109 (1951).

[160] — Herzveränderungen durch arteriovenöse Aneurysmen. Dtsch. med. Wschr. 76, 296 (1951).

[161] MONNIER, M.: Die funktionellen Potenzen der isolierten Arterie (Erregbarkeit, Reizbildung, Erregungsleitung, autonome Anpassung). Helv. physiol. pharmacol. Acta 2, 533 (1944).

[162] MONTGOMERY, A. H., and J. IRELAND: Traumatic segmentary arterial spasm. J. Amer. med. Ass. 105, 1741 (1935).

[163] MORITZ, F.: Physiologie und Pathologie der Herzklappen. In: Handbuch der normalen und pathologischen Physiologie, Bd. VII/1, S. 158. Berlin: Springer 1926.

[164] MÜLLER-MOHNSSEN, H.: Die Strömungsverhältnisse in den Coronararterien und ihre Bedeutung für die Manifestierung der Coronarsklerose. In: Probleme der Coronardurchblutung. Bad Oeynhausener Gespräche II, 1957. Berlin-Göttingen-Heidelberg: Springer 1958.

[165] MULVIHILL, D. A., and S. C. HARVEY: The mechanism of the development of collateral circulation. New Engl. J. Med. 204, 1032 (1931).

[166] NEUHAUS, G., u. W. SCHMITZ: Hämodynamische Untersuchungen nach homoio- und alloplastischen Aortentransplantationen. Bull. Soc. int. Chir. 17, 59 (1958).

[167] NICKERSON, J. L., F. W. COOPER, R. ROBERTSON, and J. V. WARREN: Arterial, atrial and venous pressure changes in the presence of an arteriovenous fistula. Amer. J. Physiol. 167, 426 (1951).

[168] — D. C. ELKIN, and J. V. WARREN: The effect of temporary occlusion of arteriovenous fistulas on heart rate, stroke volume, and cardiac output. J. clin. Invest. 30, 215 (1951).

[169] NICOLADONI, C.: Phlebarteriectasie der rechten oberen Extremität. Langenbecks Arch. klin. Chir. 18, 252 (1875).

[170] NOTHNAGEL, H.: Über Anpassungen und Ausgleichungen bei pathologischen Zuständen. III. Abhandlung : Die Entstehung des Collateralkreislaufs. Z. klin. Med. 15, 42 (1889).

[171] NUSSELT, H.: Über einige bemerkenswerte Beobachtungen bei 224 Aneurysmen. Langenbecks Arch. klin. Chir. 261, 557 (1949).

[172] OFFERGELD: Über die Unterbindung der großen Gefäße des Unterbauches. Dtsch. Z. Chir. 88, 217 (1907).

[173] OPITZ, E., u. M. SCHNEIDER: Über die Sauerstoffversorgung des Gehirns und den Mechanismus von Mangelwirkungen. Ergebn. Physiol. 46, 125 (1950).

[174] OPPEL, A.: Über die gestaltliche Anpassung der Blutgefäße unter Berücksichtigung der funktionellen Transplantation. H. 10 der Vorträge und Aufsätze über Entwicklungsmechanik der Organismen. Leipzig: Wilhelm Engelmann 1910.

[175] PAGE, I. H.: The effect of chronic constriction of the aorta on arterial blood pressure in dogs: An attempt to produce coarctation of the aorta. Amer. Heart J. 19, 1218 (1940).

[176] PEMBERTON, J. DE J., and J. H. SAINT: Congenital arteriovenous communications. Collected papers Mayo Clin. 19, 778 (1927).

[177] PINOTTI, O., e A. PUGLIONISI: Modificationi emodinamiche nei vasi affluenti ed effluenti di anastomosi artero-venose sperimentali. Boll. Soc. ital. Biol. sper. 31, 1255 (1955).

[178] — — e F. BRUNO: Modificationi emodinamiche nei vasi affluenti ed effluenti di anastomosi artero-venose femorali chroniche sperimentali. Boll. Soc. ital. Biol. sper. 32, 417 (1956).

[179] — — Direzione e velocita del flusso sanguigno nell'arteria distale di fistole artero-venose femorale sperimentali acute e chroniche. Boll. Soc. ital. Biol. sper. 32, 419 (1956).

[180] POISEUILLE, J.: Rechérches sur les causes du mouvement du sang dans les vaisseaux capillaires. Mémoires presentés par Div. Savants étrangères à l'académie des sc. de l'institut de France. Sci. math. phys. 7, 105 (1841).

[181] PORTA, L.: Delle alterazioni patologiche delle arteria par la legatura e la torsione. Milano: Tipograf. Bernardini 1845.

[182] PREC, O., L. N. KATZ, L. SENNETT, R. H. ROSEMAN, A. P. FISHMAN, and W. HWANG: Determination of kinetic energy of the heart in man. Amer. J. Physiol. 159, 483 (1949).

[183] PRINZMETAL, M., H. A. LEWIS, and S. D. LEO: The etiology of hypertension due to complete renal ischemia. J. exp. Med. 72, 763 (1940).

[184] QUIRING, D. P.: Collateral Circulation. Philadelphia: Lea & Febiger 1949.

[185] RANKE, O.: Über verschiedene Formen der Kompensation der Arterienwand und ihre Störungen. Beitr. path. Anat. 75, 269 (1926).

[186] RATSCHOW, M.: Angiologie. Stuttgart: Georg Thieme 1959.

[187] RAU, G.: Die Pathophysiologie der Stenoseströmung und ihre Bedeutung für Diagnose und Operationsindikation des chronischen Arterienverschlusses. 3. Freiburger Colloquium, 1961: „Kreislaufmessungen". München-Gräfelfing: Werk-Verlag, Dr. E. Banaschewski 1962.

[188] — Hämodynamik, Herz- und Gefäßveränderungen bei traumatischen arteriovenösen Fisteln und ihre Bedeutung für Therapie und Prognose. Verh. dtsch. Ges. inn. Med., 67, 417 (1961).

[189] —, u. G. HEBERER: Die vaskulär und kardial dekompensierte Form der arteriovenösen Fistel traumatischer Genese, Teil 1. Langenbecks Arch. klin. Chir. 297, 424 (1961).

[190] —, u. W. SCHOOP: Entwicklung des Kollateralkreislaufs. Ärztl. Forsch. 14, 192 (1960).

[191] RECKLINGHAUSEN, F. D. v.: Handbuch der allgemeinen Pathologie des Kreislaufs und der Ernährung, S. 45. Stuttgart: Ferdinand Enke 1883.

[192] REID, M. R.: The effect of arteriovenous fistula upon the heart and blood vessels. Johns Hopk. Hosp. Bull. 31, 43 (1920).

[193] — Partial occlusion of the aorta with silk sutures, and complete occlusion with fascial plugs. The effect of ligatures on the arterial wall. J. exp. Med. 40, 293 (1924).

[194] — Studies on abnormal arteriovenous communications, acquired and congenital. I. Report of a series of cases. Arch. Surg. 10, 601 (1925).

[195] — Studies on abnormal arteriovenous communications, acquired and congenital. II. The origin and nature of arteriovenous aneurysms, cirsoid aneurysms and simple angiomas. Arch. Surg. 10, 996 (1925).

[196] — Studies on abnormal arteriovenous communications, acquired and congenital. III. The effects of abnormal arteriovenous communications on the heart, blood vessels and other structures. Arch. Surg. 11, 25 (1925).

[197] — Studies on abnormal arteriovenous communications, acquired and congenital. IV. The treatment of abnormal arteriovenous communications. Arch. Surg. 11, 237 (1925).

[198] — The effect of arteriovenous aneurysms upon the heart. Ann. Surg. 95, 578 (1932).

[199] —, and J. McGUIRE: Arteriovenous aneurysms. Ann. Surg. 108, 643 (1938).

[200] REINDELL, H., u. L. DELIUS: Klinische Beobachtungen über die Herzdynamik beim gesunden Menschen. Dtsch. Arch. klin. Med. 193, 639 (1948).

[201] — H. KLEPZIG u. K. MUSSHOFF: Anpassungsvorgänge des gesunden und kranken Herzens. Verh. dtsch. Ges. inn. Med. 59, 274 (1953).

[202] — K. MUSSHOFF u. H. KLEPZIG: Physiologische und pathophysiologische Grundlagen der Größen- und Formänderungen des Herzens. In: Handbuch der inneren Medizin, Bd. IX/1, S. 801. Berlin-Göttingen-Heidelberg: Springer 1960.

[203] REYNOLDS, O.: An experimental investigation of the circumstances which determine wether the motion of water shall be direct or sinous, and of the law of resistance in parallel channels. Phil. Trans. B. 174, 935 (1883).

[204] RIEBEN, W.: Die chirurgische Behandlung chronischer Arterienverschlüsse der unteren Extremität, unter besonderer Berücksichtigung der Wiederherstellungschirurgie und ihrer strömungstechnischen Probleme. Ergebn. Chir. Orthop. 43, 325 (1961).

[205] ROACH, M. R.: An experimental study of the production and time course of poststenotic dilatation in the femoral and carotid arteries of adult dogs. Circulat. Res. 13, 537 (1963).

[206] ROBERTSON, R. L., E. W. DENNIS, and D. C. ELKIN: Collateral circulation in the presence of experimental arteriovenous fistula; determination by direct measurement of extremity blood flow. Surgery 27, 1 (1950).

[207] ROBICSEK, F.: The poststenotic dilatation of great vessels. Acta morph. Acad. Sci. hung. 4, 18 (1954).

[208] — The poststenotic dilatation of great vessels. Acta med. scand. 151, 481 (1955).

[209] — P. W. SANGER, F. H. TAYLOR, R. MAGISTRO, and E. FOTI: Pathogenesis and significance of poststenotic dilatation in great vessels. Ann. Surg. 147, 835 (1958).

[210] — F. H. TAYLOR, and P. W. SANGER: Studies on the poststenotic dilatation. IV. Spontaneous perforation of the aorta distal of the coarctation. Angiology 12, 68 (1961).

[211] ROSCOE, M. H., and G. M. M. DONALDSON: The effect of arteriovenous aneurysms on blood volume and blood picture. Edinb. med. J. 53, 391 (1946).

[212] ROTTER, W.: Das morphologische Gewebssubstrat bei gestörter Durchblutung. In: M. RATSCHOW, Angiologie. Stuttgart: Georg Thieme 1959.

[213] ROUX, W.: Theorie der Gestaltung der Blutgefäße einschließlich des Kollateralkreislaufs. Vorträge und Aufsätze über Entwicklungsmechanik der Organismen, H. 10, S. 69. Leipzig: Wilhelm Engelmann 1910.

[214] ROWNTREE, L. G., and G. E. BROWN: The Volume of the Blood and Plasma in Health and Disease. Philadelphia: W. B. Saunders Co. 1929.

[215] Rytand, D. A.: The renal factor in arterial hypertension with coarctation of the aorta. J. clin. Invest. 17, 391 (1938).

[216] — Pathogenesis of arterial hypertension in coarctation of the aorta. Proc. Soc. exp. Biol. (N.Y.) 38, 10 (1938).

[217] Sabiston, D. C., E. O. Theilen, and D. E. Gregg: Physiologic studies in experimental high output cardiac failure produced by aortic-caval fistula. Surg. Forum 6, 233 (1956).

[218] Salmon, M.: Les voies anastomiques artérielles des membres. Marseille-méd. 76, 433 (1939).

[219] —, et J. Dor: Artères des muscles des membres et du tronc. Paris: Masson & Cie. 1933.

[220] Schad, N., u. M. Bettex: Hämodynamische Ergebnisse nach Operation der Aortenisthmusstenose. Helv. paediat. Acta 12, 491 (1957).

[221] Schenk, W. G.: Hemodynamic alterations resulting from blood vessel grafts and prostheses. Surg. Gynec. Obstet. 105, 364 (1957).

[222] — J. H. Cosgriff, and J. G. Gray: Hemodynamic changes resulting from blood vessel grafts and prostheses. Surg. Gynec. Obstet. 103, 213 (1956).

[223] —, and J. G. Stephens: Intraarterial pressure studies in peripheral arterial reconstructions. Arch. Surg. 76, 424 (1958).

[224] Schettler, G.: Arteriosklerose. Stuttgart: Georg Thieme 1961.

[225] Schmitz, W., J. Spranger u. M. Herink: Veränderungen der peripheren Hämodynamik nach Homoio- und Allotransplantaten. Langenbecks Arch. klin. Chir. 291, 232 (1959).

[226] Schneider, M.: Durchblutung und Sauerstoffversorgung des Gehirns. Verh. dtsch. Ges. Kreisl.-Forsch. 19, 3 (1953).

[227] — Über die Wiederbelebungszeit nach Kreislaufunterbrechung. Thoraxchirurgie 6, 95 (1958).

[228] Schoop, W.: Die Entwicklungsbedingungen des arteriellen Kollateralkreislaufes. Ärztl. Wschr. 15, 45 (1960).

[229] — Pathophysiologie und Klinik des arteriellen Kollateralkreislaufes beim Verschluß von Extremitäten-arterien. Habil.-Schr. Freiburg 1963.

[230] - , u. M. Lehner: Belastungsoszillographie mit dem Apparat nach Gesenius-Keller. Med. Welt Nr 35, 1721 (1963).

[231] —, u. U. Jahn: Entwicklungsstadien arterieller Kollateralen und ihre begriffliche Definition. Z. Kreisl.-Forsch. 50, 249 (1961).

[232] —, u. G. Rau: Über die Ursachen der Arterienveränderungen bei arteriovenösen Fisteln. Z. Kreisl.-Forsch. 47, 503 (1958).

[233] Schreiner, G. E., N. Freinkel, J. W. Athens, and W. Stone: Dynamics of T 1824 distribution in patients with traumatic arteriovenous fistulas. Circulat. Res. 1, 548 (1933).

[234] Schwiegk, H., u. G. Riecker: Pathophysiologie der Herzinsuffizienz. In: Handbuch der inneren Medizin, Band IX/1, S. 1. Berlin-Göttingen-Heidelberg: Springer 1960.

[235] Scott, H. W., and H. T. Bahnson: Evidence for a renal factor in the hypertension of experimental coarctation of the aorta. Surgery 30, 206 (1951).

[236] Sealy, W. C., W. de Maria, and J. Harris: Studies of development and nature of hypertension in experimental coarctation of aorta. Surg. Gynec. Obstet. 90, 193 (1950).

[237] Shepherd, J. T.: Effect of acute occlusion of femoral artery on blood supply to calf of leg before and after release of sympathetic vasomotor tone. Clin. Sci. 9, 355 (1950).

[238] Shipley, R. E., and D. E. Gregg: The effect of external constriction of a blood vessel on blood flow. Amer. J. Physiol. 141, 289 (1944).

[239] Shumacker, H. B., and L. R. Radigan: Studies with arteriovenous fistulas. J. thorac. Surg. 20, 505 (1950).

[240] Simeone, F. A.: Arterial injuries. In: S. S. Samuels, Diagnosis and Treatment of Vascular Disorders (Angiology). Baltimore: Williams & Wilkins Co. 1956.

[241] Simon, E., u. W. W. Meyer: Das Volumen, die Volumendehnbarkeit und die Druck-Längen-Beziehungen des gesamten aortalen Windkessels in Abhängigkeit von Alter, Hochdruck und Arteriosklerose. Klin. Wschr. 36, 424 (1958).

[242] Sjöstrand, T.: Relationen zwischen Bau und Funktion des Kreislaufsystems und ihre Veränderungen unter pathologischen Bedingungen. Forum cardiol. H. 3 (1961).

[243] Spaltenholz, W.: Die Arterien der Herzwand. Leipzig: S. Hirzel 1924.

[244] Spencer, M. P., and A. B. Denison: The aortic flow pulse as related to differential pressure. Circulat. Res. 4, 476 (1956).

[245] Spurry, O. M., and I. A. Pierce: Cardiac output in systemic arteriovenous fistulas complicated by heart failure. Amer. Heart J. 61, 21 (1961).

[246] Steele, J. M., and A. E. Cohn: The nature of hypertension in coarctation of the aorta. J. clin. Invest. 17, 514 (1938).

[247] Stefani, A.: Della influenza del sistema nervoso sulla circulazione collaterale. Sperimentale 58, 225 (1886).

[248] Stewart, H. J., and R. L. Bailey: The cardiac output and other measurements of the circulation in coarctation of the aorta. J. clin. Invest. 20, 145 (1941).

[249] SZILAGYI, D. E., J. G. WHITCOMB, W. SCHENKER, and P. WAIBEL: The laws of fluid flow and arterial grafting. Surgery 47, 55 (1960).

[250] TAGARIELLO, P., e R. DOMINI: Le arterie a spirale nella fisio-patologia del circolo. Arch. ital. Chir. 83, 361 (1958).

[251] TALMA, S.: Über collaterale Circulation. Pflügers Arch. ges. Physiol. 23, 231 (1880).

[252] TANNENBERG, J.: Experimentelle Untersuchungen über lokale Kreislaufstörungen. Frankfurt. Z. Path. 31, 173 (1925).

[253] TEXON, M.: A hemodynamic concept of atherosclerosis with particular reference to coronary occlusion. Arch. intern. Med. 99, 418 (1957).

[254] — The hemodynamic concept of atherosclerosis. Bull. N.Y. Acad. Med. 36, 263 (1960).

[255] — A. M. IMPARATO, and J. W. LORD: The hemodynamic concept of atherosclerosis. The experimental production of hemodynamic arterial disease. Arch. Surg. 80, 47 (1960).

[256] — — — and M. HELPERN: Experimental production of arterial lesions. Arch. intern. Med. 110, 50 (1962).

[257] THEIS, F. V.: Effect of sympathetic neurectomy on the collateral arterial circulation of the extremities. Surg. Gynec. Obstet. 57, 737 (1933).

[258] THOMAS, A.: L'angiospasme provoqué dans les artérites périphériques et la claudication intermittente. Presse méd. 2, 1049 (1922).

[259] THULESIUS, O.: Haemodynamic studies on experimental obstruction of the femoral artery in the cat with special reference to the peripheral action of vasoactive substances. Acta physiol. scand. 57, Suppl. 199, 1 (1962).

[260] VÖLPEL, W.: Über die Entstehungsbedingungen des arteriellen Kollateralkreislaufs. Acta biol. med. germ. 3, 557 (1959).

[261] — Der arterielle Kollateralkreislauf in der Umgebung arteriovenöser Fisteln. Bruns' Beitr. klin. Chir. 201, 315 (1960).

[262] VOLKMANN, A. W.: Die Hämodynamik. Leipzig: Breitkopf & Härtel 1850.

[263] VRIES, H. DE, and J. VAN DEN BERG: On the origin of poststenotic dilatations. Cardiologia (Basel) 33, 195 (1958).

[264] WAGNER, M., and A. TAITEL: A correlated anatomic study of degenerative disease at the bifurcations of the abdominal aorta and common carotid arteries. Angiology 13, 284 (1962).

[265] WAKIM, K. G., and J. M. JANES: Influence of arteriovenous fistula on the distal circulation in the involved extremity. Arch. phys. Med. 39, 431 (1958).

[266] WARREN, J. V., D. C. ELKIN, and J. L. NICKERSON: The blood volume in patients with arteriovenous fistulas. J. clin. Invest. 30, 220 (1951).

[267] — J. L. NICKERSON, and D. C. ELKIN: The cardiac output in patients with arteriovenous fistulas. J. clin. Invest. 30, 210 (1951).

[268] WARREN, R., R. R. LINTON, and J. G. SCANNELL: Arterial embolism. Ann. Surg. 140, 311 (1954).

[269] WEBER, O.: Die Gewebserkrankungen im allgemeinen und ihre Rückwirkung auf den Gesamtorganismus. In: PITHA-BILLROTHS Handbuch der allgemeinen und speziellen Chirurgie, Bd. 1, S. 27. Erlangen und Stuttgart: Enke 1865.

[270] WEIBEL, E. R.: Early stages in the development of collateral circulation to the lung in the rat. Circulat. Res. 8, 353 (1960).

[271] WERKÖ, L. E., H. BUCHT, and J. KARNELL: Cardiac output, blood pressures and renal dynamics in coarctation of the aorta. Zit. in J. KARNELL, C. CRAFOORD and B. BRODEN, Coarctation of the aorta. In: E. DERRA, Handbuch der Thoraxchirurgie, Bd. II. Berlin-Göttingen-Heidelberg: Springer 1959.

[272] WEYRAUCH, H. B., and C. F. DE GARIS: Normal and interrupted vascular patterns in the intestinal mesentery of the rat. An experimental study on collateral circulation. Amer. J. Anat. 61, 343 (1937).

[273] WIDMER, L. K., P. WAIBEL u. D. v. CAPELLER: Verhalten des Blutdruckes bei akutem arteriellem Verschluß. Helv. physiol. Acta 17, 49 (1959).

[274] WINBLAD, J. N., K. REEMTSMA, J. L. VERNHEFT, and L. P. LAVILLE: Etiologic mechanisms in the development of collateral circulation. Surgery 45, 105 (1959).

D. Röntgenologische Untersuchungsmethoden

I. Allgemeines

Röntgenuntersuchungen der großen Arterien mit Kontrastmitteln sollten nicht ambulant durchgeführt werden. Zur Beobachtung der Reaktion des Kranken auf die Untersuchung und etwa auftretender Komplikationen ist die stationäre Aufnahme dringend zu empfehlen, gleichgültig, ob man eine Allgemeinbetäubung oder eine Lokalanaesthesie anwendet. Nähere Ausführungen über die Methoden der Schmerzbekämpfung und über die medikamentöse Vorbereitung Tabelle 6. Zur Vermeidung bzw. zur Behandlung von Blutungszwischenfällen empfiehlt es sich, vor jeder Arterio-, Aorto- oder Angiokardiographie die Blutgerinnung zu überprüfen und die Blutgruppe zu bestimmen.

1. Rechtsfragen

Der Arzt hat gegenüber dem Kranken vor Ausführung jedes diagnostischen Eingriffes die Pflicht der Aufklärung über Zweck, Art und Umfang des Eingriffes und über drohende Komplikationen, da nur dadurch der Tatbestand der Körperverletzung aufgehoben wird. Den Umfang der erforderlichen Aufklärung muß man sehr genau abwägen, da sich gerichtliche Verfahren auf die Frage des Umfanges der im einzelnen Fall erfolgten Aufklärung zu konzentrieren pflegen, wenn dem Arzt nach Eintreten einer Komplikation kein schuldhaftes Verhalten nachgewiesen werden kann. In der Regel haben Komplikationen bei diagnostischen Eingriffen, z.B. nach Kontrastmitteldarstellungen der Gefäße, ein größeres Gewicht als Zwischenfälle bei therapeutischen Eingriffen. Der Arzt hat in solchen Fällen auch nachzuweisen, daß die genaue Diagnose für den erforderlichen therapeutischen Eingriff notwendig und durch weniger riskante Untersuchungsmethoden nicht zu stellen war.

Die Aufklärung soll nur über *typische und unvermeidbare Komplikationen* erfolgen, d.h. sie soll nur Zwischenfälle umfassen, die nach den allgemeinen ärztlichen Erfahrungen relativ häufig vorkommen und geeignet sind, durch ihre Schwere den Kranken erheblich zu belästigen oder seinen Gesundheitszustand wesentlich zu beeinträchtigen. Zur juristischen Definition einer Komplikation, über deren mögliches Eintreten der Arzt den Kranken aufklären muß, gehören drei Momente: sie muß wesentlich, typisch und unvermeidbar sein. Daß der Arzt unter allen gebotenen Vorsichtsmaßnahmen bei der Ausführung der Untersuchung vorgeht, wird dabei vorausgesetzt. Bei nicht volljährigen Kranken (unter 21 Jahren) ist eine schriftliche Einverständniserklärung *beider* Eltern bzw. des gerichtlich bestellten Vormundes erforderlich. *Jede Kontrastmitteldarstellung der Gefäße gehört zu den nichtduldungspflichtigen Eingriffen,* zu denen der Kranke seine Zustimmung vor Zeugen oder schriftlich geben muß. Die Unterschrift eines Revers, aus dem hervorgeht, daß der Kranke seine Einwilligung zur Durchführung des diagnostischen Eingriffes gibt und daß er mit den typischen Komplikationen solcher Untersuchungsmethoden vertraut ist, schützt den Arzt nicht vor gerichtlicher Bestrafung wegen Unterlassung der nach dem heutigen Stand unserer Kenntnisse erforderlichen Vorsichtsmaßnahmen. Hat der Kranke einen Revers unterschrieben, so liegt die Beweislast, daß er über typische Komplikationen nicht genügend aufgeklärt worden ist, bei ihm, nicht bei dem Arzt, wenn es zu einem gerichtlichen Verfahren kommen sollte.

Die Gerichte pflegen bei Schadenersatzansprüchen die Durchführung einer Vorprobe mit dem verwendeten Kontrastmittel (s. S. 119) zu verlangen. Inzwischen weiß man, daß man damit keineswegs vor Zwischenfällen geschützt ist. Die bei den modernen Kontrastmitteln auftretenden Zwischenfälle sind nicht ausschließlich Überempfindlichkeitsreaktionen, sie beruhen z.T. auf mengen- und konzentrationsabhängigen Gewebsschäden durch das Kontrastmittel. Zumindest einen Teil der Reaktionen wird man also durch i.v. Injektionen einer kleinen Menge des Kontrastmittels nicht auslösen können.

2. Instrumentarium zur Kontrastmitteldarstellung des Herzens und der großen Gefäße

Es ist zweckmäßig, alle Teile des Instrumentariums in doppelter Ausführung sterilisiert bereitzuhalten, damit man nicht auf die erneute Sterilisierung warten oder die Untersuchung abbrechen muß, wenn ein Teil des Instrumentariums während der Untersuchung unsteril oder schadhaft wird. Zur *percutanen Punktion der Extremitätenarterien* eignen sich die modifizierte Becksche Doppelkanüle [*35, 36*] und die von BUCHTALA und GERLACH (1954) für die Carotisangiographie vorgeschlagenen Punktionskanülen. Die äußere Kanüle der Beckschen Punktionsnadel (Länge 8—9 cm, Außendurchmesser

Tabelle 6. *Die Wahl des Anaesthesieverfahrens bei den einzelnen Kontrastmitteluntersuchungen des Herzens und der Arterien*

Untersuchungsmethode	Anaesthesieverfahren[1]	Besondere Wünsche an den Anaesthesisten	Komplikationen
Extremitätenarteriographie	Prämedikation + *Allgemeinanaesthesie* (in der Regel mit Maske), Spinalanaesthesie oder Lokalanaesthesie		Hämatom, paravasale Kontrastmittelinjektion; Schmerz bei Kontrastmittelinjektion
Carotisarteriographie bzw. Darstellung der Aortenbogenäste (SELDINGER)	Prämedikation + *Lokalanaesthesie* oder Allgemeinanaesthesie (mit intratrachealer Intubation)	Hals und Gesicht frei von kontrastgebenden und den Operateur behindernden Geräten, langer Gummitubus, inspiratorischer Atemstillstand	Kopfschmerz, cerebrale Schäden, Luftembolie, Hämatom
Retrograde Punktion und Darstellung der Aortenbogenäste (BAKER)	Prämedikation + *Allgemeinanaesthesie* (mit intratrachealer Intubation)	Hals und Gesicht frei von kontrastgebenden und den Operateur behindernden Geräten, langer Gummitubus, inspiratorischer Atemstillstand	cerebrale Schäden, Luftembolie, Hämatom, Pneumothorax, intramurale Kontrastmittelinjektion, Dissektion der Gefäßwand
Angiokardiographie	Prämedikation + *Lokalanaesthesie* oder Allgemeinanaesthesie (in der Regel mit Maske)		Herzstillstand, cerebrale Schäden
Ventrikelpunktion mit Lävokardiographie	Prämedikation + *Allgemeinanaesthesie* (mit intratrachealer Intubation) oder Lokalanaesthesie	inspiratorischer Atemstillstand, Kompression der Carotiden, für die Druckmessung keine wesentliche Verminderung des Herzzeitvolumens durch Überdruckbeatmung und tiefe Narkose	Herzbeuteltamponade, Pneumothorax, Verletzung der Coronararterien, Luftembolie, cerebrale Schäden, Herzstillstand
Transseptale Punktion mit Lävokardiographie	Prämedikation + *Lokalanaesthesie*		cerebrale Schäden, Luftembolie, Herzbeuteltamponade, Kollapszustände
Retrograde Lävokardiographie (SELDINGER)	Prämedikation + *Lokalanaesthesie* oder Allgemeinanaesthesie (in der Regel mit Maske)	inspiratorischer Atemstillstand, Kompression der Carotiden, für die Druckmessung keine wesentliche Verminderung des Herzzeitvolumens durch Überdruckbeatmung und tiefe Narkose	cerebrale Schäden, Luftembolie
Thorakale und lumbale Katheteraortographie (SELDINGER)	Prämedikation + *Lokalanaesthesie* oder Allgemeinanaesthesie (in der Regel mit Maske)	inspiratorischer Atemstillstand; thorakal: Kompression der Carotiden	thorakal: cerebrale Schäden, Luftembolie; lumbal: Nierenschädigung
Translumbale Aortenpunktion und Aortographie	Prämedikation + *Allgemeinanaesthesie* (mit intratrachealer Intubation), Spinalanaesthesie oder *Lokalanaesthesie*	Bauchlage, langer Spiraltubus, inspiratorischer Atemstillstand	retroperitoneale Hämatome, Paravasate, intramurale Kontrastmittelinjektion mit Dissektion der Gefäßwand, Nierenschäden, Thrombosen der Eingeweidearterien
Coronararteriographie	Prämedikation + *Allgemeinanaesthesie* (mit intratrachealer Intubation)	inspiratorischer Atemstillstand, evtl. artefizieller Valsalva	Herzstillstand, Myokardschädigung

[1] *Kursivschrift:* Das von uns bevorzugte Anaesthesieverfahren.

1—1,2 mm) ist quer und stumpf abgeschliffen und mit einem Luer-Lok-Ansatz versehen. Die kurz abgeschliffene, scharfe Innenkanüle (mit Mandrin) überragt mit ihrer Spitze das stumpfe Ende der eng anliegenden Außenkanüle. Liegt die Spitze der Kanüle sicher im Arterienlumen, so wird die scharfe, innere Kanüle herausgezogen. Die Kanüle von BUCHTALA (Länge 9 cm, Außendurchmesser 1 mm) besitzt einen stumpfen Mandrin, dessen vorderes Ende die schräg und kurz abgeschliffene, scharfe Kanülenspitze um 1 mm überragt. Ist die Kanülenspitze (ohne Mandrin) in das Lumen der Arterie eingedrungen, so schiebt man den Mandrin in die Kanüle ein, so daß ihr scharf abgeschliffenes Ende die gegenüberliegende Arterienwand beim weiteren Vorführen nicht durchbohren kann. Selbst bei längerer Verweildauer innerhalb des Arterienlumens kann die Kanüle nicht durch Blutkoagula verstopft werden. HETTLER (1960) verwendet einen Mandrin mit flexiblem Tastende, das die Spitze der kurz und scharf abgeschliffenen Kanüle um 8 mm überragt. Nachdem die Metallkanüle die Arterienwand durchdrungen hat, wird der Mandrin eingeführt. Die Kanüle läßt sich dann unter Führung des flexiblen Tastendes innerhalb des Gefäßes leicht vorschieben. Bei kräftigen Arterien kann man auch die große Kanüle von SELDINGER (1953) zur percutanen Punktion benutzen (s. S. 115). Zur Verbindung der stumpfen Kanüle mit der Kontrastmittelspritze dient ein Zwischenstück aus Hochdruckgummi- oder Kunststoffschlauch. Die Kontrastmittelinjektion erfolgt entweder mit der Hand oder mit Hilfe eines automatisch arbeitenden Druckinjektionsgerätes. Ausführliche Beschreibung und Abbildung des Instrumentariums bei [43].

Instrumentarium zur retrograden Arteriographie nach SELDINGER s. S. 115.

Instrumentarium zur transseptalen Lävokardiographie s. S. 130.

Instrumentarium zur lumbalen Aortographie. Zur Punktion können verschiedene Kanülen verwendet werden. Sie sind 15—20 cm lang und bestehen aus einer stumpfen Außenkanüle mit Luer-Lok-Ansatz und einer kurz und scharf angeschliffenen Innenkanüle mit eingeschliffenem Mandrin. Der Innendurchmesser der Außenkanüle muß 1,2—1,3 mm betragen, da sonst der Injektionswiderstand zu groß wird. Nur wenn man zwei Kanülen einlegt [16], können sie dünner sein. Zur Verbindung der Kanüle mit der Kontrastmittelspritze dient ein Zwischenstück aus Hochdruckschlauch (Kunststoff) mit Bajonett- oder Luer-Lok-Ansatz.

Außerdem sind für die Untersuchung erforderlich:

Eine Injektionsspritze mit Luer-Lok- oder Bajonettverschluß zu 50 ml für das Kontrastmittel;

eine Injektionsspritze mit Luer-Lok- oder Bajonettverschluß für physiologische Kochsalzlösung;

10 ml Lokalanaestheticum zur Infiltration des Stichkanals, wenn die Untersuchung in Lokalanaesthesie ausgeführt wird;

eine Injektionsspritze zu 10 ml für die Lokalanaesthesie, eine mindestens 15 cm lange, dünne Kanüle zur Ausführung der Lokalanaesthesie;

Desinfektionsmittel für die Haut, steriler Operationsmantel, sterile Handschuhe, ein Vorratsgefäß für sterile Kochsalzlösung mit Zusatz eines Antikoagulans. Zum Durchspülen von Kanülen, Herz- und Gefäßkathetern genügt eine Lösung von 1 ml „Liquemin" auf 1000 ml physiologische Kochsalzlösung.

3. Technik der Arterienfreilegung an typischen Stellen

Der Eingriff kann in Lokalanaesthesie ausgeführt werden. Der Hautschnitt muß genügend groß sein, um einen ausreichenden Zugang zur Punktionsstelle zu gewährleisten. Außerdem muß man die Möglichkeit haben, die Arterie proximal und distal von der geplanten Punktionsstelle durch weiche Gefäßklemmen oder Zügel zu verschließen. Die Wunde wird mit sterilen Tüchern abgedeckt. Man punktiert die freigelegte Arterie oder man eröffnet sie mit einer kleinen Schere, indem man das Arteriensegment zwischen den Zügeln gerade so weit anhebt, daß eine *stumpf* abgeschliffene Kanüle etwa 5 cm weit in das Arterienlumen vorgeschoben werden kann. Die Kanüle ist mit Luer-Lok-Ansatz oder Bajonettverschluß versehen, der die schnelle und zuverlässige Verbindung mit dem zuführenden Kontrastmittelschlauch ermöglicht. Es empfiehlt sich, die Kanüle vorsichtig in die Arterie einzubinden, um den Austritt von Kontrastmittel neben der Kanüle während der Injektion zu vermeiden. In gleicher Weise kann man einen Katheter in die Arterie einlegen. Die einwandfreie Lage prüft man vor der Kontrastmittelinjektion durch Aspiration von Blut und Injektion von physiologischer Kochsalzlösung. Die Kanüle bleibt liegen, bis die Aufnahmen entwickelt und als technisch ausreichend befunden wurden. Ist die Öffnung in der Arterienwand nach Entfernung der Kanüle punktförmig, so reicht in der Regel eine Kompression mit einem Mulltupfer zur Beherrschung der Blutung aus. Hat man jedoch die Arterie incidiert und einen Katheter mit größerem Lumen verwendet, so muß man eine regelrechte Gefäßnaht ausführen.

4. Allgemeines zur Arterienpunktion

Jede Arteriographie ist ein operativer Eingriff, der unter sorgfältigster Beachtung der üblichen aseptischen Kautelen vorgenommen werden muß. Die percutane Punktion der Arterie ist heute für die Arteriographie das Verfahren der Wahl. Komplikationen (Kontrastmittel-Extravasate, Nachblutungen, Spasmen), die früher eine operative Freilegung der Arterie angezeigt erscheinen ließen, sind bei einwandfreier percutaner Punktionstechnik nicht zu befürchten. Außerdem erschwert die Narbenbildung nach operativer Freilegung die spätere percutane Punktion, wenn die Arterie zu Vergleichsuntersuchungen an derselben Stelle wieder punktiert werden soll. Mißlingt die percutane Punktion oder ist die Arterie an einer typischen Stelle infolge organischer Veränderungen nicht einwandfrei tastbar, so wird man die percutane Punktion an der nächst höheren typischen Stelle einer operativen Freilegung vorziehen. Nur in einzelnen Fällen, besonders bei Kindern, kann es erforderlich werden, eine Arterie, z.B. die A. brachialis, zur Anfertigung eines thorakalen Aortogramms oder eines Lävokardiogramms freizulegen.

5. Typische Arterienpunktionsstellen

Die *A. carotis communis* kann am *Hals* in orthograder oder retrograder Richtung punktiert werden. Die Punktion in Richtung auf den Aortenbogen zu wurde 1949 von Jönsson zur thorakalen Aortographie benutzt, wegen der Gefahren bei der Verwendung einer Doppelkanüle aber wieder aufgegeben. Auch die Einführung eines Katheters bis in den Aortenbogen bzw. in den linken Ventrikel von der freigelegten A. carotis communis aus oder nach percutaner Punktion des Gefäßes wird kaum noch ausgeführt. Die Punktion der A. carotis communis in kranialer Richtung benutzt man zur typischen Hirnangiographie. Die Punktion erfolgt medial vom M. sternocleidomastoideus in Höhe des Schildknorpels (s. S. 123).

Am *Arm* gibt es vier typische Punktionsstellen:

1. Die *A. subclavia* kann man in der Fossa supraclavicularis dicht oberhalb der Mitte des Schlüsselbeines percutan in Strom- oder Gegenstromrichtung punktieren. Vorteilhafter ist die von Baker (1960) angegebene Punktionstechnik des proximalen Subclaviaabschnittes. Die bei der Punktion des mittleren Drittels der A. subclavia relativ häufig beobachtete Bildung eines Pneumothorax ist bei der Methode nach Baker selten. Außerdem gelingt es mit dieser Punktionstechnik fast immer, den Truncus brachiocephalicus bzw. auf der linken Seite die A. carotis communis und die A. subclavia bis zum Aortenbogen darzustellen und damit auch Fragen der cerebralen Durchblutung zu klären (s. S. 124).

2. Die *A. axillaris* ist in der Achselhöhle bei Abduktion und Außenrotation des Armes ohne Schwierigkeiten zu punktieren. Diese Technik eignet sich zur gleichzeitigen Darstellung der A. carotis communis und A. vertebralis auf der rechten Seite und zur Darstellung der A. vertebralis links gegen den Blutstrom (Kuhn 1960; Hasse 1962). Die aortenbogennahen Abschnitte des Truncus brachiocephalicus bzw. der linken A. subclavia sind allerdings von dieser Punktionsstelle aus erst nach Einführung eines Katheters einwandfrei mit Kontrastmittel zu füllen.

Sollen nur die Arterien des Oberarmes und der Schultergegend dargestellt werden, so kann man die Punktion der

3. *A. brachialis* in der Mitte des Sulcus bicipitalis in retrograder Richtung ausführen. Die Punktion der A. brachialis kann aber schwierig sein, da sie verhältnismäßig locker im Bindegewebe liegt und der Punktionsnadel leicht ausweicht.

4. Interessieren nur die *Gefäße des Unterarmes und der Hand*, so läßt sich die A. brachialis in der Ellenbeuge, wo sie oberflächlich verläuft, leicht percutan punktieren. Die maximale Extension des Ellenbogengelenkes spannt die Arterie über das Gelenk.

Am *Bein* gibt es dagegen praktisch nur eine Punktionsstelle, nämlich die Leistenbeuge, zur Kontrastmittelinjektion in die *A. femoralis communis* entweder in proximaler oder in distaler Richtung.

Die *percutane Punktion der lumbalen Aorta* darf aus Sicherheitsgründen nur als „hohe" Punktion im Bereich des 11. und 12. BWK oder als „tiefe" Punktion in Höhe des 3. LWK erfolgen, um direkte Kontrastmittelinjektionen unter hohem Druck in die Nieren- und Darmarterien zu vermeiden. Technik s. S. 140.

Retrograde Darstellung der lumbalen Aorta s. S. 144.

Die thorakale Aorta ist von folgenden Punktionsstellen aus zur Kontrastmitteldarstellung zu erreichen:

1. Mit Kathetern von der A. axillaris oder brachialis aus percutan mit dem Instrumentarium nach SELDINGER oder nach operativer Freilegung. Bei Kindern genügt die Einführung einer Kanüle in die A. brachialis, über die sich die thorakale Aorta retrograd mit Kontrastmittel füllen läßt („Gegenstromaortographie").

2. Von der A. femoralis aus mit dem Instrumentarium nach SELDINGER (s. S. 116).

3. Durch percutane Punktion des linken Ventrikels (s. S. 135).

4. Durch Katheterisierung des linken Ventrikels nach transseptaler Punktion des linken Vorhofs (s. S. 129).

Es können Situationen eintreten, bei denen die percutane Punktion einer Extremitätenarterie an typischer Stelle nicht erlaubt ist, z. B. in der Leistenbeuge nach Einsetzen eines Gefäßtransplantates. Ein Gefäßtransplantat sollte nach unseren Erfahrungen zur Kontrastmitteldarstellung nie direkt punktiert werden, da sich der Stichkanal infolge mangelnder Elastizität des Transplantates schlecht schließt und da die Gefahr einer Thrombosierung nicht von der Hand zu weisen ist. Wir erlebten eine schwere Komplikation durch ausgedehnte Hämatombildung nach percutaner Punktion eines lumbalen Aortentransplantates zum Zwecke der Kontrolluntersuchung. Das Hämatom mußte ausgeräumt, das Transplantat erneuert werden. Zur angiographischen Untersuchung eines einseitigen Iliaca-Femoralis-Transplantates empfiehlt sich die percutane Punktion der *kontralateralen* A. femoralis mit dem Instrumentarium nach SELDINGER, wenn man nicht eine tiefe translumbale Aortographie ausführen will. Die einfachste Methode zur Kontrolluntersuchung eines Aorta-Iliaca-Transplantates ist die hohe translumbale Aortographie. Man kann auch die *linke* A. axillaris percutan punktieren und einen genügend langen Kunststoffkatheter durch A. subclavia und thorakale Aorta bis in die lumbale Aorta vorführen, um von hier aus das Kontrastmittel zu injizieren. Es ist immer günstiger, als Zugang in dieser Situation die linke A. axillaris zu benutzen, da man von der linken A. subclavia mit dem Katheter infolge anatomischer Gegebenheiten leichter in die Aorta thoracica descendens gelangt als über die rechte.

6. Technik der percutanen Arterienpunktion

Es gibt zwei Möglichkeiten, eine Arterie für die Kontrastmitteldarstellung zu punktieren: Die Punktion in orthograder und in retrograder Richtung. Bei der Punktion in *orthograder Richtung* stellen sich Arterienabschnitte proximal von der Punktionsstelle nicht dar. Da die großen Arterien für eine ausreichende Diagnostik in ihrem ganzen Verlauf, d. h. von ihrem Abgang von der Aorta, dargestellt werden müssen, wird die Punktion in orthograder Richtung kaum noch ausgeführt.

Bei der *Arterienpunktion in retrograder Richtung* wird der Blutstrom durch das entgegenkommende Kontrastmittel verlangsamt, infolgedessen erhält man an der Punktionsstelle bzw. an der Austrittsstelle des Kontrastmittels aus dem in die Arterie eingelegten Kunststoffkatheter eine größere Kontrastmitteldichte. Die Punktion in retrograder Richtung ermöglicht zudem die gleichzeitige Darstellung der proximal *und* distal von der Punktionsstelle gelegenen Gefäßabschnitte. So kann man durch retrograde Kontrastmittelinjektion von der A. brachialis aus die Aa. axillaris und subclavia, von der A. femoralis aus die Beckenarterien, die terminale Aorta und sogar die Arterien der kontralateralen Extremität sowie bei Verwendung entsprechend langer Katheter die thorakale Aorta einschließlich der Arterien des Schultergürtels und des Halses mit Kontrastmittel füllen.

Erfolgt die percutane Punktion der Arterie in Lokalanaesthesie, so genügt die Infiltration der Haut und des Unterhautgewebes mit wenigen Millilitern eines Lokalanaestheticums. Eine zu ausgedehnte Infiltration des perivasculären Gewebes erschwert die Palpation der Arterie und behindert die Orientierung über die Lage der Kanülenspitze bei der Punktion. Die Allgemeinbetäubung bzw. die Spinalanaesthesie erscheint uns für die Extremitätenarteriographie vorteilhafter, da sie Schmerzreaktionen bei der Kontrastmittelinjektion ausschaltet und gleichzeitig die Gefäße maximal weit stellt. Zur Punktion tastet man die Stelle der stärksten Arterienpulsation mit den Fingerkuppen der leicht gebeugten Zeige- und Mittelfinger unter mäßiger Kompression ab und führt die Kanüle zwischen den beiden Fingerspitzen durch Haut- und Unterhautgewebe in einem Winkel von 45° in Richtung auf die Arterie vor. Nur wenn die Achse der Kanüle auf den Mittelpunkt des Arterienquerschnittes gerichtet ist, läßt die Kanüle Pulsationsbewegungen in der Achsenrichtung erkennen. Das Durchstechen der Arterienhinterwand ist häufig nicht zu vermeiden. Tritt das Blut nach Entfernung der Innenkanüle nicht im arteriellen Strahl aus, so zieht man die Außenkanüle allein langsam so weit zurück, bis ihr stumpfes Ende sicher im Arterienlumen liegt. Gibt sich die intraarterielle Lage durch pulsierenden Blutaustritt zu erkennen, so schiebt man die Außenkanüle allein bei spritzendem Blutstrahl einige Zentimeter im Arterienlumen vor und verschließt sie erst dann durch die Innenkanüle. Der spritzende Blutstrahl erlaubt die sichere Führung der Punktionskanüle. Eine zu lang abgeschliffene Kanülenspitze kann die Arterienhinterwand schon verletzen, bevor die Öffnung der Kanüle vollständig innerhalb des Arterienlumens liegt und Blut stoßweise aus der Kanüle hervorkommt. Nach Verletzung der Arterienhinterwand besteht die Gefahr eines Kontrastmittelaustrittes bei der nachfolgenden Injektion. Sehr zweckmäßig ist die von HETTLER (1960) entwickelte, kurz abgeschliffene, einfache Kanüle, die sofort nach dem Durchtritt der Kanülenspitze durch die vordere Arterienwand um 180° gedreht und mit Hilfe des Mandrins mit flexiblem Tastende verschlossen wird. Dieses dient dann beim weiteren Vorschieben der Kanüle als Leitschiene.

Die manuelle *Kompression der Arterie* nach Entfernung der Punktionskanüle muß mindestens *5—10 min* aufrechterhalten werden, um eine Nachblutung zu vermeiden. Unter Umständen entstehen schon während der Untersuchung größere Hämatome, wenn man zunächst die Hinterwand durchstochen hatte und wenn die Arterie durch organische Erkrankung ihre Elastizität mehr oder weniger eingebüßt hat. Man kann Hyaluronidase periarteriell injizieren, um die Resorption solcher Hämatome zu beschleunigen (Präparate: „Kinetin" [Schering AG, Berlin]: eine Ampulle = 150 IE auf 5 ml sterile physiologische Kochsalzlösung oder 100—200 V.R.E „Luronase" [Bayer, Leverkusen/Rh.]).

7. Gezielte Arteriographie mit Hilfe von Kunststoffkathetern nach percutaner Arterienpunktion

Diese Methode ist heute das meist geübte Verfahren, da sie wesentliche Vorteile gegenüber der einfachen Punktion durch Metallkanülen hat. Das Kontrastmittel kann in jeder gewünschten Höhe der Aorta oder einer größeren Arterie injiziert werden, nachdem man den röntgendichten Kunststoffkatheter von einer typischen Punktionsstelle aus percutan eingelegt und die Katheterspitze unter Durchleuchtungskontrolle an das interessierende Gefäßgebiet herangeführt hat. Die Gefahr einer paravasalen Kontrastmittelinjektion ist praktisch ausgeschaltet. Außerdem kann der Kranke mit dem in der Arterie liegenden Kunststoffkatheter umgelagert und damit ein bestimmtes Gefäßgebiet in verschiedenen Ebenen arteriographisch dargestellt werden. Der Katheter, den man mit physiologischer Kochsalzlösung unter Zusatz eines Antikoagulans regelmäßig durchspült, kann für längere Zeit in der Arterie liegenbleiben, ohne daß Verletzungen der Gefäßwand durch unbeabsichtigte Bewegungen des Kranken zu befürchten sind.

SELDINGER gab 1953 eine Technik der percutanen, retrograden Arteriographie an, die es erlaubt, einen flexiblen Kunststoffkatheter von einer typischen Punktionsstelle aus in eine Extremitätenarterie einzulegen und bis in das zu untersuchende Gefäßgebiet vorzuführen (Abb. 50). Der Vorteil dieser Methode besteht darin, daß der äußere Querschnitt der Punktionskanüle kleiner sein kann als der äußere Querschnitt des Kunststoffkatheters, da die Punktionskanüle nur zur Einführung eines flexiblen Metallführers benutzt wird, über den man den Kunststoffkatheter nach Entfernung der Punktionskanüle vorschiebt.

Zur Untersuchung ist folgendes Instrumentarium erforderlich:

1. Punktions-Doppelkanülen mit Mandrin.

2. Flexible, an den Enden abgerundete und verschlossene Spiraldrahtführer mit verstärkter Biegsamkeit an der Spitze.

3. Einseitig offene Spiraldrahtführer mit auswechselbaren, endständig unterschiedlich gebogenen Verstärkungsdrähten.

4. Röntgendichte Kunststoff-(Polyäthylen-)Katheter mit zugehörigem Konnektor zur Verbindung mit der Luer-Lok-Spritze.

Kanülen und Spiraldrahtführer sind in zwei Größen (für gelbe oder für rote und grüne Katheter) erhältlich (Fa. Ulrich/Ulm): XD 2130 und XD 2140 bzw. XD 3355 und XD 3365.

Der Metallführer hat einen etwas geringeren Durchmesser als das innere Lumen der Punktionskanüle und des Kunststoffkatheters, so daß er in beiden leicht gleitet. Er muß wenigstens 8—9 cm länger sein als der Kunststoffkatheter, da er diesen bei der Einführung sowohl an der Spitze wie am Ende überragen soll.

Für die lumbale Aortographie und die retrograde Darstellung der Becken- und beiderseitigen Beinarterien muß der Katheter etwa 25 cm, für die Nierenarteriographie etwa 40 cm lang sein. Zur Katheterisierung der thorakalen Aorta und ihrer Äste von der A. femoralis oder A. brachialis aus, bestimmt man die Länge des Kunststoffkatheters durch Ausmessen am Patienten.

Die früher meist benutzten Polyäthylenkatheter haben die Größe PE 160 (äußerer Durchmesser: 1,57 mm; innerer Durchmesser: 1,14 mm) und PE 205 (äußerer Durchmesser: 2,08 mm; innerer Durchmesser: 1,57 mm). Man kann sie in einer bacterieiden Flüssigkeit aufbewahren und vor der Untersuchung in der erforderlichen Länge zurechtschneiden. Durch Biegen in heißem Wasser erhält der Katheter die für das spezielle Untersuchungsverfahren notwendige Gestalt. Ein Nachteil ist die Tatsache, daß diese Katheter nicht röntgendicht sind. Man muß sie deshalb mit Kontrastmittel füllen oder einen Metallmandrin einführen, um sie bei der Durchleuchtung sichtbar zu machen. Außerdem neigen sie dazu, sich bei längerer Verweildauer in der Blutbahn zu strecken und ihre präformierte Gestalt wieder zu verlieren. Gewöhnliche Polyäthylenkatheter eignen sich auch nicht für die Kontrastmitteleinspritzung durch ein Druckinjektionsgerät, da sie platzen können.

Diese Nachteile beseitigte ÖDMAN (1959) durch Inkorporation von Bleioxyd in die Kunststoffmasse des Katheters. Die als Meterware käuflichen Ödman-Katheter sind röntgenschattengebend und verlieren ihre präformierte Gestalt auch nicht bei längerer Verweildauer in der Blutbahn. Sie lassen sich nur kalt sterilisieren, werden zur leichteren Einführung in die Arterie am Ende spitz ausgezogen und sind mit Metallführungsdrähten passender Größe auszurüsten. Für die percutane selektive Angiographie wurden drei Typen entwickelt:

I. Katheterfarbe *gelb*, großes Lumen; äußerer Durchmesser 2,85 mm, innerer Durchmesser 1,5 mm.

II. Katheterfarbe *grün*, mittleres Lumen; äußerer Durchmesser 2,4 mm; innerer Durchmesser 1,3 mm.

III. Katheterfarbe *rot*, kleines Lumen; äußerer Durchmesser 2,0 mm; innerer Durchmesser 1,15 mm.

Die großkalibrigen gelben Ödman-Katheter können in der Regel nur zur percutanen Punktion der A. femoralis und der A. axillaris Erwachsener benutzt werden. Für die Punktion der dünneren A. brachialis sollten auch bei Erwachsenen nur rote Ödman-Katheter verwendet werden, da sonst die Gefahr des Spasmus, der Gefäßintimaverletzung und der Thrombose besteht. Aus dem gleichen Grunde sind bei Kindern auch an der A. femoralis nur rote Ödman- Katheter verwendbar. Seitlich vor der Spitze angebrachte, schrägstehende Löcher sorgen für eine bessere Durchmischung des Kontrastmittels mit dem Blut und vermindern den Rückstoß während der Kontrastmittelinjektion.

Das ganze Instrumentarium hält man auf einem sterilen Instrumententisch mit besonderen Behältern für Punktionskanülen, Katheter und Führungsdrähte zur Untersuchung bereit.

a) Technik der retrograden Arteriographie nach SELDINGER (Abb. 50)

Haut und periarterielles Bindegewebe werden über der Stelle der maximalen Arterienpulsation mit wenigen Millilitern des Lokal-Anaestheticums infiltriert. Die Arterienpunktion mit Doppelkanüle erfolgt retrograd unter spitzem Winkel zur Achse des Gefäßes. Dabei läßt man den Mandrin nur so lange in der Kanüle liegen, bis ihre Spitze unmittelbar vor der Arterienwand liegt (Einzelheiten der Arterienpunktion s. S. 113). Liegt die Doppelkanüle einwandfrei, so wird die innere Kanüle entfernt, die Außenkanüle unter Führung des spritzenden Blutstrahls noch 1—3 cm vorgeschoben und der Spiraldrahtführer mit seinem biegsamen Ende durch die äußere Kanüle in die Arterie eingeführt. Stößt man dabei auf Widerstand, so darf man unter keinen Umständen Gewalt anwenden, da die Gefahr der Wandperforation droht. Ein Hindernis beim Vorschieben des Spiraldrahtführers kann durch Obliteration, Stenose oder stärkere Biegung der Arterie verursacht sein. Schlängelungen der Arterie lassen sich u. U. durch Einführen eines stärker gebogenen Führungsdrahtes in den Spiraldrahtführer überwinden. Gelingt dies nicht, so empfiehlt es sich, eine andere Punktionsstelle zu wählen. Wurde die Hinterwand der Arterie bei der Punktion perforiert, so kann der Metallführer durch die präformierte Öffnung in das periarterielle Bindegewebe austreten, wobei der Kranke meist Schmerzen äußert.

Ist der Spiraldrahtführer genügend weit vorgeschoben, so wird auch die äußere Kanüle entfernt. Da der Durchmesser des Spiraldrahtführers kleiner ist als die Punktionsöffnung in der Arterienwand, muß man die Blutung aus der Arterie durch manuellen Druck auf die Punktionsstelle verhindern. Nun wird der Kunststoffkatheter über den Metallführer gestreift. Wenn die Spitze des Kunststoffkatheters die Haut erreicht hat, muß der Spiraldrahtführer mit seinem peripheren Ende aus dem Kunststoffkatheter herausragen. Nachdem man die Punktionsöffnung in der Haut durch einen Stich mit dem Skalpell etwas erweitert hat, werden Katheter und Spiraldrahtführer nahe der Haut fest angepackt und unter stärkerem Druck durch die Weichteile in die Arterie eingeführt. In dem Maße, wie man den Kunststoffkatheter schrittweise entlang des Spiraldrahtführers weiter vorschiebt, zieht man diesen zurück und entfernt ihn schließlich ganz. Der Katheter läßt sich auch ohne Führungsdraht leicht im Gefäß nach proximal vorschieben. Gelegentlich muß man den Spiraldrahtführer oder vorgeformte Führungsdrähte einführen, um dem biegsamen Katheter den nötigen Halt und die gewünschte Richtung zu geben.

b) Modifikationen der Technik von SELDINGER, weitere Methoden der percutanen Arterienpunktion

Ein Nachteil der Methode von SELDINGER besteht darin, daß das Kontrastmittel auch nach Anbringen zusätzlicher, seitlicher Löcher vorwiegend aus der endständigen

Öffnung des Katheters austritt und sich schon während der Injektion proximalwärts über eine weite Strecke des zu untersuchenden Gefäßes ausbreitet, ohne sich im Gefäßquerschnitt gleichmäßig mit dem Blut zu vermischen, so daß Unterschichtungseffekte auftreten können. Es gelingt auf diese Weise nicht, in einer bestimmten Höhe des Gefäßes einen umschriebenen Kontrastmittelpfropf zu deponieren. PORSTMANN (1962) versucht diesen Nachteil zu umgehen, indem er den eingeführten Katheter durch einen kleinen Metallbolzen terminal verschließt, damit das Kontrastmittel nur noch durch die seitlichen Öffnungen austreten kann. Die Spitze des Ödman-Katheters wird zu diesem Zweck erhitzt und über einem dünnen Führungsdraht von 0,9 mm Durchmesser zylindrisch ausgezogen, die Verschlußbolzen werden aus Stahldrähten mit einem Mindestdurchmesser von 1,1 mm angefertigt und nach üblicher Einführung des Katheters mit dem Instrumentarium nach SELDINGER mit einem Führungsdraht innerhalb des Katheters bis zur Spitze vorgeschoben. Bei den Methoden von HETTLER (1960) und ZIMMERMANN (1961), die primär endständig verschlossene Katheter mit seitlichen Öffnungen verwenden, entsteht dieses Problem nicht. Diese Verfahren haben aber den Nachteil, daß beträchtlich dickere Punktionskanülen verwendet werden müssen, da die Katheter direkt durch eine Kanüle und nicht wie bei der Methode von SELDINGER durch Vermittlung eines zunächst vorgeschobenen Metallführers eingeführt werden. HETTLER benutzt zur percutanen Punktion eine speziell entwickelte Kanüle, bestehend aus Punktionskanüle mit flexiblem Mandrin, Ausgleichskanüle und Teflon-Kanüle. Liegt die Punktionskanüle einwandfrei im Arterienlumen, so werden Ausgleichskanüle und Teflon-Kanüle über die Punktionskanüle vorgeschoben und die beiden inneren Kanülen entfernt. Dann können verschieden geformte, endständig verschlossene Teflon-Katheter mit seitlichen Löchern vor der Spitze durch die liegende Teflon-Kanüle unter Durchleuchtungskontrolle eingeführt werden. ZIMMERMANN (1961) verschließt das Ende des Kunststoffkatheters über der Flamme und führt ihn nach Anbringen von seitlichen Löchern vor der

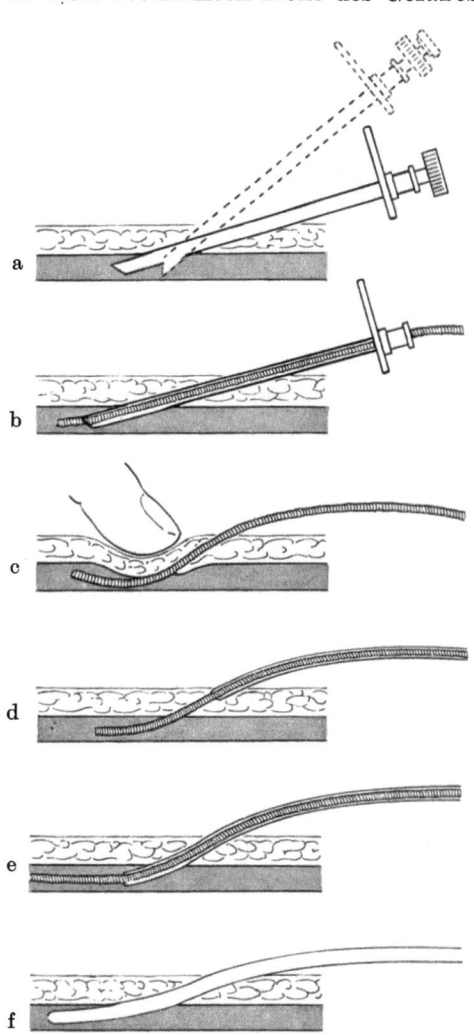

Abb. 50a—f. Technik der Kathetereinführung nach SELDINGER [43]. a Punktion der Arterie mit Kanüle. b Einführung des Spiraldrahtführers. c Manuelle Kompression der Arterie nach Entfernung der Kanüle. d und e Einführung des an der Spitze konisch ausgezogenen Kunststoffkatheters. f Der Kunststoffkatheter liegt nach Entfernung des Spiraldrahtführers im Gefäßlumen

Spitze mit Hilfe eines Metallführers durch die percutan eingeführte Punktionskanüle bis in das darzustellende Organgebiet vor.

Die lokalisierte Ansammlung des aus den seitlichen Löchern austretenden, gut mit Blut vermischten Kontrastmittels gestattet die selektive, überlagerungsfreie Darstellung der Organarterien der ganzen Aorta in Form der „*Etagenaortographie*". Sie hat erhebliche Vorteile gegenüber den komplizierteren, gezielten Darstellungsverfahren der Organarterien, bei der außerdem immer die Gefahr der Parenchymschädigung droht.

II. Röntgentechnik
1. Kontrastmittel

Die klinische Erfahrung hat gezeigt, daß an ein brauchbares Kontrastmittel vielfache Forderungen gestellt werden müssen: Es soll mit dem Blut gleichmäßig mischbar und isotonisch sein, es soll seine physikalischen und chemischen Eigenschaften bei der Sterilisierung nicht ändern; es soll wenig viscös und „gewebsfreundlich" sein, um eine Reizung der Gefäßinnenwand auszuschalten und die vollständige Resorption nach paravasaler Injektion ohne Gewebsreaktion zu ermöglichen. Schließlich soll das Präparat, auch bei Anwendung größerer Mengen, schnell und vollständig ausgeschieden werden, dabei aber möglichst wenig schädliche Allgemeinwirkungen auf den Organismus ausüben.

Seitdem BROOKS (1924) die erste Arteriographie mit Natriumjodid am Lebenden ausführte, ist die pharmakologische Forschung bemüht, Substanzen zu entwickeln, die alle diese Forderungen in relativ hohem Maße erfüllen. Die Darstellung verhältnismäßig gefahrloser Verbindungen hat sehr viel zum Ausbau differenzierter angiographischer Untersuchungsmethoden beigetragen. Die Entwicklung verlief, angefangen von dem noch mit vielen lokalen und allgemeinen Nebenwirkungen des Jodismus behafteten, anorganischen Natriumjodid (OSBORNE, SUTHERLAND, SCHOLL und ROWNTREE 1923) über ein- und zweifach jodierte organische Verbindungen bis zu den heutigen Kontrastmitteln, die drei, in einem organischen Molekül fest verankerte Jodatome enthalten.

Das radioaktive Thorotrast, ein kolloidales Thoriumdioxyd, darf heute wegen seiner geschwulstinduzierenden Wirkung nicht mehr verwendet werden.

In tierexperimentellen Untersuchungen konnten LANGECKER, HARWART und JUNKMANN (1954) zeigen, daß die Toxicität trijodierter organischer Kontrastmittel wesentlich geringer ist als diejenige dijodierter Verbindungen (DL_{50}/kg bei Urografin = 14,5 g Ratte gegenüber 2,7—9,0 g Ratte bei verschiedenen dijodierten Kontrastmitteln). Die Hauptvertreter dreifach jodierter organischer Kontrastmittel sind die deutschen Präparate „Urografin" (Schering AG, Berlin), ein Gemisch des Natrium- und Methylglucaminsalzes der N,N'-Diacetyl-3,5-diamino-2,4,6-trijod-benzoesäure in 60- und 76%iger wäßriger Lösung, „Opacoron" (Cilag-Chemie, Alsbach/Bergstr.), ein Gemisch des Natrium- und Methylglucaminsalzes der Acetrizoesäure, und das amerikanische Präparat „Urokon" (Mallinckrodt, St. Louis, USA), ein Gemisch aus Natriumacetricoat und Natrium-3-acetylamino-2,4,6-trijodobenzoat in 30—70%iger wäßriger Lösung.

Je nach Gewicht und Alter des Patienten rechnet man als Höchstmengen für Urografin bei Kindern und Säuglingen etwa 0,5—1,0 ml/kg Körpergewicht: Kinder von 2—4 Jahren: 10—20 ml, Kinder von 4—10 Jahren: 20—30 ml, Kinder von 10—14 Jahren: 30—40 ml, Erwachsene: 40—60—80 ml. Um die Ausscheidung durch die Nieren zu unterstützen, empfiehlt es sich, dem Kranken nach der Untersuchung ausreichende Flüssigkeitsmengen zu geben.

Tierexperimentell und klinisch als ebenso gut verträglich wie Urografin hat sich auch das neue trijodierte, organische Kontrastmittel „Conray" der Firma Mallinckrodt (in Deutschland: BYK-Gulden, Konstanz) erwiesen. 5-Acetylamino-2,4,6-trijodisophthalsäuremethylamid-(3) steht in Form des Natrium- bzw. Methylglucaminsalzes in wäßriger Lösung verschiedener Konzentrationen (Conray 30, 60, 70, 80) je nach dem beabsichtigten Untersuchungszweck zur Verfügung. Die DL_{50} von Ratten beträgt für die 60%ige Lösung 20,0 g/kg, für die 80%ige Lösung 11,6 g/kg. Der organisch gebundene Jodgehalt liegt zwischen 141 mg/ml bei der 30%igen Lösung und 480 mg/ml bei der 80%igen Lösung. Versuche mit [131]J-markiertem Conray 60 an Hunden ergaben eine schnelle Ausscheidung durch die Nieren von 94% der gegebenen Dosis innerhalb 24 Std. Für die gezielte Extremitäten- und besonders Organarteriographie genügt wegen des relativ hohen Jodgehaltes die 60%ige Lösung, für Aorto- und Angiokardiographien verwendet man zweckmäßiger die 70%ige Lösung. Die Dosierung entspricht etwa der des Urografins.

a) Klinische Teste vor Kontrastmitteldarstellung der Gefäße

Bei der Verwendung anorganischer jodhaltiger Kontrastmittel standen unter den Komplikationen noch schwere allergische Reaktionen auf das sich verhältnismäßig leicht abspaltende Jodatom im Vordergrund. Je weiter sich die Entwicklung bis zum Einbau von drei Jodatomen in ein organisches Molekül vervollkommnete, um so deutlicher wurde, daß heute noch auftretende allergische Erscheinungen nicht als Reaktionen auf das Jodatom, sondern auf das ganze Kontrastmittelmolekül, in dem das Jod fest verankert ist, aufzufassen sind. Trotzdem empfiehlt es sich auch heute noch, bei jedem Kranken nach Zeichen einer allergischen Diathese (Dermatitis nach Jodanstrich der Haut, Leukoplast-Ekzeme, Heuschnupfen, Nesselfieber u. a.) in der Vorgeschichte zu suchen, da Kontrastmittelzwischenfälle bei solchen Kranken häufiger zu sein scheinen als bei nicht allergischen Patienten.

In dem Bestreben, durch eine Vorprobe mit kleinen Kontrastmittelmengen vor der Angiographie diejenigen Kranken herauszufinden, die durch Zwischenfälle im Zusammenhang mit der Injektion größerer Kontrastmittelmengen gefährdet sind, wurden verschiedene Testverfahren entwickelt:

1. Die intracutane Quaddel. 0,05 ml des Kontrastmittels werden mit einer speziell graduierten Injektionsspritze intracutan am Arm oder Bein injiziert, die gleiche Menge physiologischer Kochsalzlösung spritzt man zu Vergleichszwecken an der kontralateralen Extremität. Der Durchmesser der Quaddel und des u. U. entstehenden Erythems wird 10—15 min p.i. gemessen. Eine Quaddel von 10 mm ⌀ mit deutlicher Pseudopodienbildung und starkem Erythem ist als positive Reaktion zu werten.

2. Der Oculartest wird durch Instillation eines Kontrastmitteltropfens in den Augenbindehautsack ausgeführt, in das andere Auge gibt man zu Vergleichszwecken einen Tropfen physiologischer Kochsalzlösung. 1—5 min später beurteilt man die Stärke der Reaktion nach dem Grade der Gefäßinjektion von Sklera und Conjunctiva.

3. Nach i.v. Injektion von 1 ml Kontrastmittel beobachtet man den Kranken während der nächsten 15 min. Zunahme der Pulszahl, Kopfschmerzen, Husten, Hauteffloreszenzen, Erbrechen deuten auf eine Unverträglichkeit.

Im allgemeinen wird nur der i.v. Test ausgeführt. Der Wert der Vorproben ist umstritten. Heute ist man immer mehr überzeugt, daß sie keineswegs eine Sicherung vor schweren Reaktionen nach Injektion der gesamten Kontrastmittelmenge geben, sondern sogar irreleiten können. Es hat sich gezeigt, daß bei Kranken, die während der Vorproben deutliche Zeichen einer Unverträglichkeit erkennen ließen, die Injektion der gesamten Kontrastmittelmenge ohne weiteres vertragen wurde und daß sich umgekehrt bei Kranken ohne jede Reaktion während der Vorproben nach Injektion der gesamten Kontrastmittelmenge schwerste Komplikationen entwickelten, die u. U. zum Tode führten. Dies läßt sich nur durch die Annahme erklären, daß viele ernsthafte Zwischenfälle keine anaphylaktischen Reaktionen im strengen Sinne sind, sondern zu einem großen Teil auf direkter Gewebsschädigung bzw. auf Kreislaufwirkungen nach *schneller* Injektion einer relativ großen Menge *hoch*konzentrierter Salzlösungen beruhen. Einen anderen Mechanismus der Kontrastmittelschädigung, nämlich die Durchbrechung der „Blut-Hirn-Schranke", wiesen BROMAN und OLSSON (1948—1956) im Tierexperiment nach.

Trotz aller Bedenken gegen den Wert der Kontrastmitteltestverfahren empfiehlt sich die Durchführung wegen ihrer forensischen Bedeutung.

b) Pathophysiologische Wirkungen der Kontrastmittelinjektion

Je nach Menge, Konzentration und Injektionsgeschwindigkeit kommt es im Anschluß an die Kontrastmittelapplikation zu intensivem Wärmegefühl, Rötung der Haut, Zunahme der Pulszahl und Abfall des Blutdruckes [12]. Diese Veränderungen sind bei der Angiokardiographie besonders ausgeprägt. DOTTER, WETCHLER und STEINBERG (1953) beobachteten bei Vergleichsuntersuchungen mit zweifach jodierten (Diodrast, Neo-Iopax) und dreifach jodierten Kontrastmitteln (Urokon) 8—12 sec nach Beginn der schnellen Injektion von 40—50 ml einen Abfall des Blutdruckes auf Werte bis 60/30 mm Hg und einen Anstieg der Pulszahl um Werte bis 40/min. Die Reaktion war nach 5 min im wesentlichen abgeklungen. Als Begleiterscheinung der Injektion wurden (in abnehmender Häufigkeit und bei den einzelnen Präparaten im verschiedenen Ausmaß) Hitzegefühl, Hautrötung, Schwindel, Husten, Kopfschmerzen, Blässe, Herzklopfen, Urticaria und Erbrechen beobachtet. Urokon als dreifach jodiertes Kontrastmittel erwies sich bei diesen Untersuchungen als am besten verträglich. Wird die schnelle Injektion großer Mengen hochkonzentrierten Kontrastmittels bei kreislauflabilen Patienten durchgeführt, so sind noch größere Schwankungen des Blutdruckes und der Pulszahl zu erwarten, u. U. kann sich ein Kreislaufkollaps entwickeln. Tierexperimentelle Untersuchungen von ZSEBÖK (1959) weisen in die gleiche Richtung.

Außer der Kreislaufwirkung hat das Kontrastmittel noch eine *spezifische Wirkung auf das Gehirn*. Die experimentellen Grundlagen arbeiteten BROMAN und OLSSON (1948 bis 1956) an narkotisierten Katzen und Kaninchen aus. Sie zeigten, daß die verschiedenen Kontrastmittel, in genügender Menge, Konzentration und rascher Injektionszeit intraarteriell verabfolgt, wie andere chemo-toxische Substanzen eine Störung der „Blut-Hirn-Schranke" auslösen können. Bei stärkeren Schädigungen konnten mikroskopisch Diapedesisblutungen, capilläre und venöse Stasen, Thrombosen und Hirnödem nachgewiesen werden. Die Untersuchungen liefern deutliche Parallelen zu klinischen Erfahrungen. Insbesondere ließ sich zeigen, daß *wiederholte Injektionen in kurzen Abständen* mit sonst unterschwelligen Dosen oder Konzentrationen zu einer Schädigung der Blut-Hirn-Schranke führen. Auch die *Injektion unter erhöhtem Druck* kann als schädigender Faktor auftreten. Inzwischen hat man auch die cerebrale Verträglichkeit des Urografins nach der Methode von BROMAN und OLSSON geprüft [7]: Das Präparat zeigte eine sehr gute Verträglichkeit, da eine Durchbrechung der Blut-Hirn-Schranke erst nach oft wiederholter Injektion bzw. nach Injektion hoher Dosen, wie sie beim Menschen nie gegeben werden (etwa 12 ml/kg Körpergewicht), zu beobachten ist.

2. Serienaufnahmeverfahren

Für die Darstellung schnell ablaufender Bewegungsvorgänge, z. B. des Kontrastmitteldurchflusses durch Herz und große Gefäße, ist die Anfertigung von Serienaufnahmen mit schneller Bildfolge simultan in zwei Ebenen erforderlich. Dafür stehen zwei grundsätzlich verschiedene Aufnahmeverfahren zur Verfügung.

a) Das direkte Aufnahmeverfahren im Großformat,

b) Das indirekte Aufnahmeverfahren mit Hilfe der Leuchtschirmphotographie.

a) Direktes Aufnahmeverfahren

Wenn die Bildfolge nicht wesentlich schneller als 1 Aufnahme/sec zu sein braucht und die Gesamtzahl der Aufnahmen 4—6 nicht übersteigt, genügen *Kassettenwechselgeräte*. Mit dem von VIETEN angegebenen Gerät kann man 6 Aufnahmen des Formates 35×35 cm mit der Geschwindigkeit 1 Bild/sec anfertigen. JANKER konstruierte eine Kassettentrommel für die Beinarteriographie im Format 20×96 cm, ebenfalls mit einer Bildfrequenz von 1 Aufnahme/sec. Spezialkonstruktionen für Serienaufnahmen bei der Extremitätenangiographie in Großformat stammen außerdem von WENTZLIK (1951), PÄSSLER (1952, 1958), HASSE (1959), JAEGER (1961), LUDIN (1962) u. a. Beim *Blattfilmwechselgerät* (Fa. Elema/Stockholm) wird das einzelne Filmblatt durch ein rollendes Band aus dem Vorratsbehälter hervorgeholt, für die Exposition zwischen hochverstärkenden Folien gelagert und dann in den strahlengeschützten Reservebehälter befördert. Die Geschwindigkeit der Bildfolge beträgt bei dieser Konstruktion infolge Schwierigkeiten des mechanischen Wechsels einzelner Filmblätter maximal 6 Bilder/sec.

Die bisher eleganteste Lösung des Problems schneller Bildserien im Großformat ist das *Rollfilmgerät* von GIDLUND (Fa. Elema/Stockholm), mit dem man bis zu 12 Aufnahmen/sec im Format 30 × 30 cm auf 25 m langen Filmbändern simultan in zwei Ebenen herstellen kann.

Der Programmwähler gestattet die automatische Schaltung von drei verschiedenen, voneinander unabhängigen Phasen mit verschiedenen Aufnahmefrequenzen zwischen 1—12 Aufnahmen/sec entsprechend den Zeiten des Kontrastmitteldurchflusses durch rechtes Herz, Lungenkreislauf und linkes Herz einschließlich der großen Gefäße bei der Angiokardiographie. Das Aufnahmeprogramm ergibt sich aus der jeweiligen diagnostischen Fragestellung. Die größte Aufnahmezahl/sec ist immer in den Zeitabschnitt zu verlegen, innerhalb dessen der am meisten interessierende Herz- oder Gefäßabschnitt nach schneller Injektion vom Kontrastmittel durchflossen wird. Technische Einzelheiten sind in den Monographien von JANKER (1954); GIDLUND (1956); VIETEN (1959); KJELLBERG, MANNHEIMER, RUDHE und JÖNSSON (1959) ausführlich beschrieben.

b) Indirektes Aufnahmeverfahren

Unter dem indirekten Aufnahmeverfahren versteht man die Photographie des Leuchtschirmbildes mit automatisch arbeitenden Filmkameras in verkleinertem Maßstab. Die Entwicklung ist heute durch Verwendung der Bildverstärkung soweit fortgeschritten, daß der Detailumfang des Einzelbildes nahe an den des Großformates heranreicht. Die Vorteile des indirekten Aufnahmeverfahrens liegen in den erheblich geringeren Filmkosten und der Möglichkeit, mehr Einzelbilder/sec belichten zu können als bei Serien im Großformat. So arbeitet die von JANKER entwickelte Röntgenkinematographie mit einer Bildfrequenz von 25/sec und mehr und erlaubt dadurch eine kontinuierliche Reproduktion des Kontrastmittelfüllungsvorganges des Herzens und der großen Gefäße im kinematographischen Film. Ihr Hauptanwendungsgebiet sind deshalb Untersuchungen, bei denen Fragen der Hämodynamik unter normalen und pathologischen Verhältnissen im Vordergrund stehen.

Ein weiteres indirektes Aufnahmeverfahren stellt die von BOUWERS entwickelte Spiegelreflexkamera (Firma De Oude Delft, Delft, Holland) dar, die in Verbindung mit der Rapidex-Kassette und einem Programmwähler schnelle Aufnahmenserien von maximal 6 Bildern/sec im Format 70 × 70 mm auf Rollfilm ermöglicht. Mit anderen Mittelformatkameras können Frequenzen von 6—12 Aufnahmen/sec erreicht werden. Technische Einzelheiten und klinische Anwendung sind in den Monographien von JANKER (1954) und VIETEN (1959) beschrieben.

In den letzten 15 Jahren haben sich die Verfahren der indirekten Aufnahmetechnik durch Vervollkommnung der Bildverstärkung und des Fernsehprinzips schnell weiter entwickelt und zu einer förmlichen Revolutionierung der Methodik geführt, die zweifellos auch die Möglichkeiten der angiologisch-kardiologischen Röntgendiagnostik erweitern wird. Das Bestreben, die mit jeder Röntgenuntersuchung verbundene Strahlenbelastung des Kranken zu reduzieren, die Helligkeit des Durchleuchtungsbildes aber trotzdem weiter zu steigern und damit für die Photographie verbesserte Aufnahmebedingungen zu erhalten, führte zum Aufbau sog. Funktionsarbeitsplätze, die kommerziell verschieden gestaltet, grundsätzlich aber aus folgenden Bausteinen bestehen: Elektronen-optische Bildverstärkerröhre anstelle des Leuchtschirms, Lichtverteiler, Betrachtungsoptik, Schnellbildkamera, Fernseheinrichtung. Durch Speicherung auf Magnetband kann der Durchleuchtungsvorgang neben den Zielaufnahmen jederzeit reproduziert werden. Das System ist so konstruiert, daß es von der einfachsten Ausführung mit Betrachtungsoptik bis zur vollautomatischen Einrichtung für Fernseh- und Kinobetrieb ausgebaut werden kann. Der entscheidende Fortschritt war die Konstruktion von Bildverstärkerröhren genügend großen Formates (Bilddurchmesser 17, 23 und 25 cm), so daß heute fast die ganze Größe des üblichen Leuchtschirmbildes durch die Bildverstärkerröhre abgebildet werden kann. Die Leuchtschirmhelligkeit wird durch die Bildverstärkerröhre um den Faktor 1000—3000 verstärkt. Dadurch sind Filmaufnahmen auch bei relativ geringen Röntgenintensitäten möglich. Die vollautomatische Helligkeitsstabilisierung hält durch selbsttätige Anpassung von Durchleuchtungsspannung und Durchleuchtungsstrom der Röntgenröhre an die jeweilige Objektdicke und -dichte die Helligkeit am Ausgang der Bildverstärkerröhre konstant. Der Lichtverteiler lenkt das Sekundärbild in verschiedene Beobachtungs- und Aufnahmekanäle, die zum Anschluß der Fernsehkamera (z.B. Image-Orthikon oder Vidicon) und zum wahlweisen Ansatz einer Arriflex-Kamera (mit 16 mm- oder 35 mm-Kinofilm und Aufnahmezahlen bis 50 Bilder/sec) oder einer Einzelbildkamera

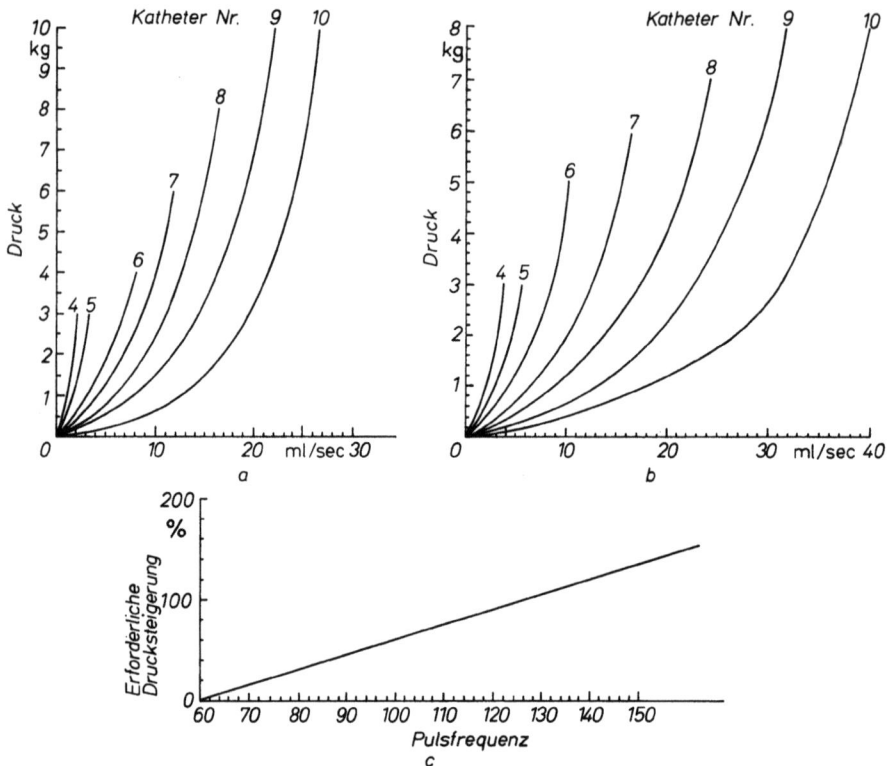

Abb. 51 a—c. Diagramme zur Bestimmung des erforderlichen Injektionsdrucks bei einer bestimmten, pro Sekunde zu injizierenden Kontrastmittelmenge (Herzfrequenz: 60/min, Temperatur des Kontrastmittels: 37°) [20]. a Für Cournand-Katheter. b Für Lehman-Katheter. c Erforderliche Drucksteigerung für Pulsfrequenzen über 60/min

(70 mm Schirmbildfilm, Schnellserien bis 6 Aufnahmen/sec) dienen. Die Cinepuls-Einrichtung ermöglicht eine weitere Reduktion der Strahlenbelastung des Patienten, indem der Röhrenstrom intermittierend nur für die kurze Belichtungszeit des Films (1—10 msec), nicht aber für die Zeit des Verschlusses der Kamerablende während des Filmtransportes freigegeben wird. Für die Kinematographie haben alle führenden photographischen Firmen hochempfindliche Spezialfilme (Negativ- und Umkehrfilme) mit hohem γ-Wert entwickelt. Vergleichende Untersuchungen über die Detailerkennbarkeit bei der üblichen Durchleuchtung mit Leuchtschirm, Bildverstärker- und Fernsehkombination und Großaufnahme ergaben, daß die modernen Methoden der Verstärkung des indirekten Bildes hinsichtlich der Detailwiedergabe etwa in der Mitte zwischen Durchleuchtung und Großaufnahme liegen. Die indirekten Aufnahmeverfahren führen mit der optimalen Wiedergabe von Bewegungsvorgängen eine weitere Dimension in die Diagnostik ein, sie können trotz aller technischen Verbesserungen aber wohl nie den Detailumfang der direkten Großaufnahme erreichen. Da die angiologische und kardiologische Röntgendiagnostik auf die

möglichst genaue Wiedergabe auch anatomisch-morphologischer Einzelheiten angewiesen ist, empfiehlt sich die Einrichtung eines Arbeitsplatzes, an dem der Kranke nach der Herz- oder Gefäßkatheterisierung durch einfache Horizontalverschiebung eines entsprechend beweglichen Tisches auf die Serienapparatur mit Großformataufnahmen umgelagert werden kann.

3. Druckinjektionsgeräte

Viele Untersuchungen bei angeborenen oder erworbenen Herz- und Gefäßkrankheiten erfordern einen so hohen Kontrastmittelfluß/Zeiteinheit (25—35 ml/sec), daß die Injektion mit der Hand nicht ausreicht. Deshalb wurden verschiedene, zum Teil automatisch arbeitende Druckinjektionsgeräte angegeben [14]. Das am meisten verbreitete, automatisch arbeitende Druckinjektionsgerät für Herz- und Gefäßdarstellungen im Bereich des Thorax wurde von GIDLUND (1956) konstruiert. Der Metallspritzenstempel wird dabei unter genau dosierbarem Druck (0—10 kg/cm²) durch Preßluft bewegt. Diagramme zur Bestimmung der pro Sekunde zu injizierenden Kontrastmittelmenge und des erforderlichen Injektionsdruckes für Cournand- und Lehman-Katheter wurden von KJELLBERG, MANNHEIMER, RUHDE und JÖNSSON (1959) ausgearbeitet (Abb. 51). Die Beschreibung technischer Einzelheiten findet sich bei [14, 20]. Wir haben mit einem von FISCHER (1951) entwickelten Druckinjektionsgerät gute Erfahrungen gemacht. Dabei wird der Spritzenstempel durch ein manuell bewegtes Hebelsystem in die Metallspritze hineingedrückt. Man hat bei diesem Gerät den Vorteil, daß die Injektion bei etwa auftretenden Störungen sofort unterbrochen werden kann. Andererseits sind bei dieser Methode die Injektionsdruckwerte nicht genau bekannt und nicht vorwählbar.

III. Spezielle Technik der einzelnen Untersuchungsmethoden und ihre Komplikationen

1. Darstellung der Hirnarterien und der Aortenbogenäste

Die Punktionsstelle für die *Carotisangiographie*, die der Darstellung des Gehirnkreislaufes hauptsächlich im Rahmen neurologischer Untersuchungen dient, liegt etwa in der Mitte zwischen Kieferwinkel und Jugulum am vorderen Rande des M. sternocleidomastoideus in Höhe des Schildknorpels. Hier setzt man eine Hautquaddel mit einem Lokalanaestheticum *ohne* Adrenalinzusatz und injiziert noch einige Milliliter um die A. carotis herum. Ein unter die Schulter des Kranken geschobenes, aufblasbares Gummikeilkissen sorgt für eine genügende Abstreckung des Kopfes nach hinten, so daß die Arterie infolge Anspannung der Halsweichteile der vordringenden Punktionskanüle nicht ausweichen kann, der Arterienpuls aber deutlich tastbar bleibt. Ist die Punktion gelungen, so läßt man die Luft aus dem Gummikissen ausströmen. Wegen der Gefahr einer Verschiebung der Punktionskanüle und damit einer intramuralen Kontrastmittelinjektion sind alle Unterlagen unzweckmäßig, die vor der Kontrastmittelinjektion erst unter den Schultern des Kranken hervorgezogen werden müssen.

Die percutane Punktion der A. carotis ist in Deutschland fast allgemein in der von WOLFF und SCHALTENBRAND (1939) angegebenen Form üblich, d.h. man punktiert in der Regel die A. carotis communis. Um stärkere Kontraste zu erzielen, bevorzugen manche Autoren [24] die alleinige Punktion der A. carotis interna etwa 1 cm oberhalb der Teilungsstelle der A. carotis communis in Höhe des Zungenbeines. Die Punktion der Teilungsstelle selbst sollte man vermeiden, da die Reizungen des Glomus caroticum zu vegetativen Reaktionen mit Senkung des Blutdruckes und u. U. zum Kollaps führen können [48, 51]. Mit dem zweiten und dritten Finger der linken Hand fixiert man die Arterie. Dann führt man die Kanülenspitze senkrecht auf sie zu, bis die Punktionsnadel Pulsationsbewegungen in der Achsenrichtung zeigt. Jetzt durchstößt man die Arterienwand mit einem Ruck, der ein Ausweichen des Gefäßes verhindert. Wird dabei auch die Hinterwand der Arterie durchstochen, so zieht man die Kanülenspitze vorsichtig wieder in das Arterienlumen zurück. Sobald Blut im Strahl austritt, wird die Kanüle in eine zur Haut annähernd parallelen Lage gebracht und entweder unter Führung des spritzenden Blutstrahls oder nach Einführung des stumpfen Mandrins (Buchtala-Kanüle) ausreichend weit in Stromrichtung vorgeschoben.

Als Kontrastmittel eignet sich am besten Perabrodil-M 45 %ig oder 60 %iges Urografin. Bei Kranken mit eindeutigen Zeichen einer schon bestehenden Schädigung der Gehirngefäße ist es geboten, eine Konzentration von 45 % nicht zu überschreiten. Im allgemeinen kommt man mit 10 ml Kontrastmittel für die einseitige Darstellung des Carotiskreislaufes aus. Die Injektion soll unter Druck und so schnell wie möglich, d.h.

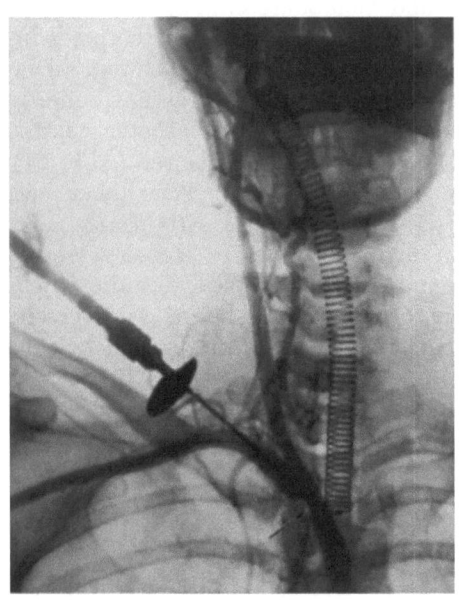

innerhalb 1,5—2 sec *mit der Hand*, nicht mit einem automatisch arbeitenden Druckinjektionsgerät, ausgeführt werden [*48*].

Zur Anfertigung der Aufnahmen sollte eine Serienapparatur für den Simultanbetrieb in zwei Ebenen entweder als direktes Aufnahmeverfahren im Großformat [*12, 17, 48*] oder als indirektes Aufnahmeverfahren mit Hilfe der Leuchtschirmphotographie zur Verfügung stehen. Alle Verfahren, bei denen der Kopf des Kranken für die Darstellung der zweiten Ebene umgelagert oder eine Röntgenröhre geschwenkt werden muß, sind unbefriedigend, da die Wiederholung der Kontrastmittelinjektion für den Kranken eine erhebliche Gefahr bedeutet, besonders wenn pathologische Veränderungen der Hirngefäße vorliegen.

Die Verfahren der isolierten *Darstellung der A. vertebralis* sind in den Monographien von RADNER (1951) sowie KRAYENBÜHL und RICHTER (1952) beschrieben.

Abb. 52. I. S., 41 Jahre, ♀. Arteriographie durch Punktion des Tr. brachiocephalicus nach der Methode von BAKER. Umschriebene Stenose des Truncus nahe der Gabel

Die Punktionsmethoden der A. carotis bzw. der A. vertebralis sind für die Diagnostik *intrakranieller* Gefäß- und Parenchymprozesse die angiographischen Verfahren der Wahl. Sie können aber nicht alle Fragen des Angiologen und des Gefäßchirurgen beantworten, da sie die proximalen Gefäßabschnitte, an denen häufig obliterierende Veränderungen bestehen, unberücksichtigt lassen. *Zur Klärung einer cerebro-vasculären Insuffizienz oder von Veränderungen der Halsarterien ist die vollständige, möglichst seitengetrennte Darstellung der vier Hirnarterien vom Aortenbogen an erforderlich.* Dazu dienen folgende Verfahren:

1. Die *retrograde Kontrastmitteldarstellung des Truncus brachiocephalicus, der linken A. carotis communis und der linken A. subclavia nach* BAKER (1960) durch drei getrennte percutane Arterienpunktionen mit Injektion von 50 %igem Kontrastmittel. Die Einstichstelle liegt 5 cm oberhalb und lateral des Jugulum. Die Punktionsnadel wird dabei auf das Sternoclaviculargelenk gerichtet (Winkel zur Horizontalen: rechts 35—40°, links 45—50°). Intracerebrale Gefäßveränderungen können mit diesem Verfahren nicht in allen Fällen ausreichend geklärt werden.

2. Die *orthograde Sondierung der vier Halsarterien mit dem Instrumentarium nach* SELDINGER oder einer Modifikation dieser Technik von der A. axillaris oder A. femoralis aus. Die Kathetermethoden halten wir für weniger gefahrvoll als die direkten Punktionsverfahren, da nach direkter Punktion des Aortenbogens oder seiner Äste wiederholt Todesfälle beschrieben wurden. KUHN (1960) schlug vor, das gesamte Carotis-Vertebralis-System einer Seite durch retrograde Injektion von 30 ml einer 45 bis

50%igen Kontrastmittellösung innerhalb 1—1,5 sec mit einem Druckinjektionsgerät unter Anfertigung von Serienaufnahmen von einer in die Oberarmarterie eingelegten Kanüle aus darzustellen. 200 solcher Untersuchungen verliefen ohne wesentliche Nebenerscheinungen. PEIRCE (1951), GOLLMANN (1958), PORSTMANN (1960,1964), CRONQVIST (1961) zeigten, daß man mit einem nach SELDINGER von der A. femoralis eingeführten Katheter die Abgänge der großen Arterien des Aortenbogens systematisch austasten und durch Kontrastmittelinjektion Verschlüsse und Stenosen der supraaortalen Äste sowie deren Kollateralkreisläufe nachweisen kann. Insbesondere sind mit diesem Verfahren die den Gefäßchirurgen besonders interessierenden Fragen zu beantworten, ob und in welcher Ausdehnung die Äste des Aortenbogens von obliterierenden Veränderungen befallen sind, ob proximal und distal von den aortennahen Stenosen noch Gefäßabschnitte vorhanden sind, die eine Möglichkeit zur Anastomosierung bieten und ob das intrakranielle Gefäßsystem noch so wenig geschädigt ist, daß mit einer Besserung der Gehirndurchblutung nach Beseitigung der extrakraniellen Stenosen gerechnet werden kann.

Komplikationen

Auch bei großer Erfahrung des Untersuchers und einwandfreier Technik lassen sich Zwischenfälle nicht immer vermeiden, weshalb die beschriebenen Verfahren wie alle angiographischen Darstellungsmethoden nur unter begründeter Indikationsstellung ausgeführt werden dürfen.

Bei der percutanen Carotisangiographie u. U. sich entwickelnde *Hämatome am Hals* haben im allgemeinen keine größere Bedeutung. Es sind aber auch bedrohliche Zwischenfälle durch Störungen der Atmung infolge ausgedehnter Hämatome der Halsweichteile mitgeteilt worden.

Die *versehentliche Kontrastmittelinjektion in die Wand der A. carotis* hat, abgesehen von der Täuschungsmöglichkeit bei der Beurteilung der Arteriogramme, im allgemeinen keine nachteiligen Folgen. Liegen aber bereits Störungen der Gehirnzirkulation vor, so bedeutet dies eine zusätzliche Schädigung der Durchblutung, da ein intramurales Kontrastmitteldepot das Lumen der Arterie ganz oder teilweise verschließen kann. SIROIS, LAPOINTE und CÔTÉ (1954), WENDE und SCHULZE (1961) verloren je einen Kranken durch diese Komplikation. In seltenen Fällen hat man die Bildung von Aneurysmen an der A. carotis nach der Punktion beobachtet.

Thrombosen der A. carotis sind vor allem mit einer Gefäßwandschädigung durch wiederholte Punktionsversuche und bei längerer Verweildauer der Punktionsnadel im Gefäßlumen zu befürchten. Die Thromben können sich bis in die Gehirngefäße hinein erstrecken und zu letalem Ausgang führen. TÖNNIS und SCHIEFER haben aber bei über 4000 cerebralen Angiographien keine Thrombosierung der A. carotis gesehen. BAKER (1960) beobachtete bei drei Kranken (unter 70 Untersuchungen) das Auftreten eines *Pneumothorax* nach Punktion der A. subclavia. KINCAID, DAVIS und BAKER (1962) hatten bei 106 percutanen Punktionen der A. subclavia bzw. des Truncus brachiocephalicus nach der Methode von BAKER (s. S. 124) mit Kontrastmittelinjektion zur Darstellung des Gehirnkreislaufes einen Todesfall (Herzversagen 14 Tage nach dem Eingriff), bei elf Kranken entwickelten sich neurologische Ausfallserscheinungen, die bei fünf Kranken nicht reversibel waren.

Die grundlegenden tierexperimentellen Untersuchungen von BROMAN, FORSSMAN und OLSSON (1948—1956) über die *Kontrastmittelschädigung der Gehirngefäße* haben eine vollständige Bestätigung durch klinische Beobachtung erfahren. Es hat sich gezeigt, daß zu hohe Konzentrationen, zu große Kontrastmittelmengen, zu häufig bzw. in zu kurzen Abständen wiederholte Injektionen, zu lange Kontaktzeiten des Kontrastmittels infolge Strömungsbehinderung durch obliterierende Gefäßveränderungen für das Zustandekommen von *cerebralen Komplikationen*, die tödlich enden können, verantwortlich zu machen sind. Das Wesen der Schädigung liegt in einer Störung der „Bluthirnschranke". Besonders gefährdet sind Kranke in höherem Lebensalter mit fortgeschrittenen Gefäßveränderungen oder Tumoren, die erfahrungsgemäß zum Hirnödem neigen. Nach TÖNNIS und SCHIEFER (1958), die Zwischenfälle aus dem Schrifttum der Jahre 1940 bis 1957 zusammenstellten (31 255 cerebrale Angiographien), muß man mit einer Gesamtmortalität von 0,23%, in einem etwa gleich großen Prozentsatz mit bleibenden neurologischen Ausfallserscheinungen rechnen.

2. Gezielte Angiokardiographie

Der ungezielten i.v. Angiokardiographie, wie sie seit den Pionierarbeiten von CASTELLANOS, PEREIRAS und GARCIA; ROBB und STEINBERG, JANKER u. a. zunächst allgemein ausgeführt wurde, haften verschiedene Nachteile an. Deshalb ist man in letzter Zeit allgemein zur gezielten Technik mit Hilfe des Herzkatheters übergegangen. Bei der ungezielten Injektion erreicht das Kontrastmittel die linke Seite des Herzens und die Aorta besonders bei Erwachsenen nur in stark verdünnter Form, so daß die Kontraste manchmal zur genauen Beurteilung nicht ausreichen. Die Darstellungsmöglichkeit verschlechtert sich noch, wenn das Herz erweitert ist oder wenn ein Links-Rechts-Shunt vorliegt. Außerdem fließt das Kontrastmittel bei der i.v. Injektion in einem kontinuierlichen, während der Passage durch die zuführenden Venen verschleppten Strom, bei der Injektion durch den Herzkatheter dagegen in einem konzentrierten „Kontrastmittel-Embolus", so daß das Kontrastmittel in höherer Konzentration an die Stelle dirigiert werden kann, wo die zu erwartenden Veränderungen lokalisiert sind. Da die Herzkatheterisierung mit Druckregistrierung und Sauerstoffsättigungsbestimmung bei der Untersuchung der meisten angeborenen und erworbenen Erkrankungen des Herzens und der großen Gefäße heute nicht zu entbehren ist, kann die gezielte Angiokardiographie im gleichen Untersuchungsgang unmittelbar angeschlossen werden. Sie eignet sich, von der Untersuchung des rechten und linken Herzens und der dazwischenliegenden pulmonalen Strombahn abgesehen, sehr gut auch zum Studium der Veränderungen an der thorakalen Aorta, besonders zur Diagnostik thorakaler Aortenaneurysmen, die man wegen der Gefahr einer Ruptur nicht direkt sondieren soll.

Für die Durchführung der gezielten Angiokardiographie empfiehlt sich die Verwendung eines möglichst kurzen und weiten Angiokardiographie-Katheters (7 F, Länge: 100 cm) mit geschlossener Spitze und sechs seitlich angebrachten Löchern (U.S.C.I.[1] 354). Diese Anordnung verringert die Möglichkeit einer Endokardverletzung durch den während der Druckinjektion austretenden Kontrastmittelstrahl, das Kontrastmittel wird besser mit dem Blut vermischt, und die Gefahr, daß der Katheter durch den Rückstoß während der Druckinjektion zurückschlägt, ist nicht so groß wie bei der Verwendung eines Katheters mit endständiger Öffnung. Das Lumen des dünnwandigen Angiokardiographie-Katheters ist größer als bei dem Cournand-Katheter gleichen äußeren Durchmessers.

Die Einführung des Herzkatheters erfolgt in der Regel in Lokalanaesthesie unter Freilegung einer Armvene links oder rechts oder der V. saphena magna in der Leistenbeuge unter aseptischen Kautelen. Der Kranke wird auf den Tisch des Durchleuchtungsgerätes gelagert. Es empfiehlt sich, den Katheter immer in *die median gelegene V. basilica* der Ellenbeuge einzulegen, da bei Verwendung der lateral in der Ellenbeuge gelegenen V. cephalica in der Regel Schwierigkeiten bei dem Versuch entstehen, den Katheter in die V. brachiocephalica hineingleiten zu lassen. Der Katheter muß mit physiologischer Kochsalzlösung gefüllt sein, um eine Luftembolie zu vermeiden. Bei Kranken mit sehr dünnen Venen oder bei Verwendung zu starker Katheter kann es zu einem Venenspasmus kommen. Läßt er sich durch Infiltration der Incisionsstelle mit einem Lokalanaestheticum oder durch Injektion eines Spasmolyticums (Papaverin) in den Katheter nicht lösen, so bleibt nichts übrig, als die Katheterisierung vom anderen Arm oder von der V. saphena aus zu wiederholen.

---

[1] United States Catheter & Instrument Corp., Glen Falls, New York.

Den Weg des Katheters verfolgt man unter Durchleuchtungskontrolle. Eine Krümmung des Katheters von etwa 30° kurz vor der Spitze erleichtert die Führung durch Rotation um die eigene Achse. Eine weitere Möglichkeit, den Weg der Katheterspitze zu beeinflussen, besteht in der Einführung verschieden starker Stahlmandrins in den Katheter, wodurch die Abknickung an der Spitze teilweise ausgeglichen werden kann. In regelmäßigen, kurzen Abständen injiziert man sterile, physiologische Kochsalzlösung, der zur Verhinderung einer Blutkoagulation im Lumen des Katheters Liquemin (La Roche, 0,5—1 ml auf 500 ml physiologische Kochsalzlösung) oder ein anderes Antikoagulans zugesetzt wurde.

In vielen Fällen reicht es für den Zweck der beabsichtigten Untersuchung aus, wenn die Katheterspitze innerhalb des rechten Vorhofs oder Ventrikels liegt. Für Kontrastmitteldarstellungen des linken Herzens und der Aorta ist es jedoch günstiger, in den Stamm der A. pulmonalis zu injizieren. Verfängt sich der Katheter im Bereiche der Ventrikelspitze und findet er nicht die Krümmung in die Ausflußbahn, so läßt man die Katheterspitze nach Bildung einer Schleife im Vorhof unter langsamem Vorschieben eines Stahldrahtes in den Ventrikel hineinschnellen. Die Katheterspitze kann sich auch im Sinus coronarius verfangen. Man erkennt die Lage des Katheters in der großen Kranzvene des Herzens bei der p.a. Durchleuchtung daran, daß die Katheterspitze sich vom rechten Vorhof aus schräg nach oben gegen den linken Herzrand, aber nicht darüber hinaus bewegen läßt, daß man in dieser Lage keine ventrikulären Extrasystolen auslösen kann und keinen typischen Ventrikel- oder Pulmonalarteriendruck erhält.

Die Kontrolle der Herztätigkeit erfolgt durch Beobachtung des EKG auf dem Oscilloskop. Die richtige Lage des Katheters in der rechten Herzkammer oder in der A. pulmonalis wird außerdem durch Verfolgung der intrakardialen Druckkurven auf dem Sichtgerät bestätigt. Man kann vor der Injektion der gesamten Kontrastmittelmenge eine Probeinjektion einer kleinen Kontrastmittelmenge mit der Hand unter Durchleuchtungskontrolle ausführen, um sich der richtigen Lage des Katheters zu vergewissern.

Die Umlagerung des Kranken vom Durchleuchtungsgerät auf den Tisch der Serienaufnahmeapparatur kann eine Dislokation der Katheterspitze zur Folge haben. Am besten wird der liegende Kranke durch einfache Horizontalverschiebung der Tischplatte oder der Angioplatte vom Durchleuchtungsgerät in die Serienaufnahmeapparatur transportiert. Besonders bei der Angiokardiographie mit Kontrastmittelinjektion in den Pulmonalisstamm muß sorgfältig darauf geachtet werden, daß die Katheterspitze nicht bereits in einer der beiden Pulmonalis-Hauptäste liegt, da die Kontrastmittelinjektion in dieser Position zu Mißempfindungen des Kranken, starkem Hustenreiz, Lungengefäßspasmus (mit Stagnation des Kontrastmittels) und zur Veratmung der Aufnahmeserien führen kann.

Die Kontrastmittelinjektion muß mit einem *Druckinjektionsgerät* erfolgen, um eine schnelle Injektion (innerhalb 1—2 sec) zu garantieren. Als *Kontrastmittel* verwenden wir 76%iges Urografin (Schering, Berlin) in einer Dosierung von 1,0—1,2 ml/kg Körpergewicht. Die Kontrastmittelinjektion wird meist ohne Allgemeinbetäubung ausgeführt. Die Gefahr, daß der Kranke infolge des plötzlich auftretenden Wärmegefühles und bei Hustenanfällen diagnostisch wichtige Phasen der Angiokardiographie durch unbeabsichtigte Bewegungen unbrauchbar macht, ist aber dann nicht mit Sicherheit zu vermeiden. Bei Kindern läßt sich die Allgemeinbetäubung häufig nicht umgehen. Die Kontrastmittelinjektion soll im apnoischen Stadium in völliger Inspirationsstellung erfolgen, da dadurch der Blutfluß durch Herz und große Gefäße etwas verlangsamt wird, so daß man bessere Kontraste erhält.

Die verschiedenen Geräte zur Anfertigung von *Serienaufnahmen* nach der direkten oder indirekten Methode sind S. 120 besprochen. Wir führen unsere Untersuchungen in der Regel mit dem Filmwechsler nach GIDLUND der Firma Elema/Stockholm durch. Das *Aufnahmeprogramm* richtet sich nach der Lokalisation der nachzuweisenden Veränderung. Liegt sie innerhalb des rechten Herzens oder der Lungenarterie, so wird man die höchste Bildfrequenz an den Anfang der Serie stellen, also innerhalb der ersten 5—8 sec nach

Injektionsbeginn. In der Regel genügen 5 Aufnahmen/sec. Für die Darstellung von Veränderungen des linken Herzens und der Aorta benötigt man die höchste Bildfrequenz am Ende der Serie, also zwischen der 5.—13. sec nach Injektionsbeginn. Bei Kindern ist die Passage des Kontrastmittels infolge der höheren Herzschlagzahl beschleunigt.

Komplikationen

Rhythmus- und Reizleitungsstörungen des Herzens sind im EKG bei der Katheterisierung und Kontrastmittelinjektion relativ häufig zu beobachten. Sie sind teils auf die mechanische Reizung des Endokards durch den Katheter oder durch den konzentrierten Kontrastmittelstrahl zurückzuführen, teils durch vorübergehende Ischämie des Myokards während des Kontrastmitteldurchflusses zu erklären. Ein lebensbedrohliches Ereignis stellt das Kammerflimmern dar, das auch bei einer bis zu diesem Zeitpunkt unkompliziert verlaufenen Herzkatheterisierung auftreten kann und auf dem Sichtgerät sofort erkannt werden sollte. Aus diesem Grunde darf keine Herzkatheteruntersuchung ausgeführt werden, ohne daß ein betriebsbereites, extern und intern verwendbares Schockgerät im Untersuchungsraum bereitsteht. Ferner muß jederzeit eine künstliche Beatmung des Kranken durchführbar sein (Intubationsbesteck, Ambubeutel). Da die externe Herzmassage sehr wirkungsvoll ist, muß der Thorax nicht sofort für eine manuelle Herzmassage eröffnet werden. Trotzdem halten wir immer ein Notthorakotomiebesteck bereit. Eine im Untersuchungsraum untergebrachte Notapotheke muß die wesentlichen spezifischen Medikamente in injizierbarer Applikationsform enthalten: Prostigmin, Atropin, Gilurytmal, Novocamid, Strophanthin, Digitoxin, Alupent, Morphium. Um die Bereitschaft zur Extrasystolie und zum Kammerflimmern zu reduzieren, erhalten die Kranken im Rahmen der Prämedikation Novocamid.

Bei der Angiokardiographie muß man je nach der Zusammensetzung des Krankengutes und der Art des verwendeten Kontrastmittels mit einer Mortalität von 0,4—1% rechnen.

DOTTER und JACKSON (1950) fanden nach einer Umfrage an Kliniken der USA, Kanadas, Englands und Schwedens 26 Todesfälle bei 6824 Untersuchungen (Mortalität = 0,38%). Bis zu dieser Zeit waren größtenteils zweifach jodierte, organische Kontrastmittel verwendet worden. 17 Todesfälle ereigneten sich bei Kindern unter 8 Jahren mit angeborenen Herzfehlern. Unter herzgesunden Patienten ereignete sich nur ein Todesfall, nämlich bei einem Kranken mit Cor pulmonale und arteriolärer Thrombosierung der Lunge.

Für eine Auslösung der Schädigung im Gehirn spricht die Tatsache, daß 14 der 26 verstorbenen Kranken einen intrakardialen Shunt hatten. Wahrscheinlich gelangte das Kontrastmittel in höherer Konzentration in die Gehirngefäße. *Sensibilitätsteste waren in 19 Fällen, d. h. in allen Fällen, in denen sie ausgeführt worden waren, negativ!*

Spätere Berichte deuten darauf hin, daß die modernen dreifach jodierten Kontrastmittel eine erheblich geringere Toxicität besitzen.

HILBISH und MORROW (1958) hatten bei über 200 selektiven Angiokardiographien keinen Todesfall zu verzeichnen. Die Autoren warnen vor der Lokalanaesthesie und empfehlen eine Allgemeinbetäubung mit künstlicher Beatmung. Bei vier Kranken entwickelte sich ein Kontrastmittelaustritt in das Myokard des rechten Ventrikels, ohne klinische Symptome oder Veränderungen im EKG zu verursachen. Eine Zusammenstellung über Nebenerscheinungen und Komplikationen bei der Katheterisierung des rechten Herzens und der großen Gefäße mit oder ohne Kontrastmittelinjektion stammt von BAGGER, BIÖRCK, BJÖRK u. Mitarb. (1957) auf Grund einer Umfrage an zwölf schwedischen Krankenhäusern. Unter 5859 Herzkatheterisierungen waren fünf Todesfälle zu verzeichnen, meist verursacht durch Herzstillstand oder nicht zu behebendes Kammerflimmern. Unter 2958 i.v. und gezielten Angiokardiographien, Angiopulmographien und thorakalen Aortographien wurden 15 Todesfälle beobachtet.

KJELLBERG, MANNHEIMER, RUDHE und JÖNSSON (1959) verloren bei 837 Herzkatheterisierungen einen Patienten durch ventrikuläre Tachykardie, die nicht beseitigt werden konnte. Unter 728 angiokardiographischen Untersuchungen hatten sie fünf Todesfälle zu verzeichnen, größtenteils bei Kindern mit schwer geschädigtem Herzen. Ähnlich lauten die Erfahrungen anderer Autoren [17, 18].

3. Lungenangiographie

Die Lungenangiographie kann technisch auf zwei Wegen ausgeführt werden:

a) Als ungezieltes Verfahren, indem man die mittlere Phase der i.v. Angiokardiographie während der Kontrastmitteldurchströmung des kleinen Kreislaufs ausnutzt. Diese Methode wird heute im allgemeinen nur noch ausgeführt, wenn Fragen der Funktion des Lungenkreislaufes im Vordergrund stehen.

b) Als gezieltes Verfahren, indem man den Herzkatheter in den Pulmonalisstamm vorführt, oder in Form der selektiven Lungenangiographie [5, 25]. Dabei wird der Herzkatheter bis in die Abgänge der einzelnen Segmentarterien eingeführt, so daß man eine sehr kontrastreiche Darstellung auch der kleinsten Gefäßäste im Lungenmantel erhält.

Technik der selektiven Lungenangiographie

Einführung des Herzkatheters s. S. 126. Meist erreicht die Katheterspitze zunächst infolge der natürlichen Krümmung des Weges durch rechtes Herz und Pulmonalis die Abgänge der Unterlappenarterien. Es empfiehlt sich immer, mit der angiographischen Darstellung der basalen Segmentarterien zu beginnen, da sich die Krümmung des Katheters infolge Erwärmung durch den Blutstrom langsam ausgleicht. Gegen Ende der Untersuchung ist es dann leichter, die Segmentarterien der Oberlappen darzustellen. Bei der Kontrastmitteleinspritzung in die einzelnen Segmentarterien muß man darauf achten, daß die Katheterspitze immer noch etwas frei im Gefäßlumen flottiert. Für die Darstellung einer Segmentarterie genügt die Injektion von 8—10 ml 76%igen Urografins mit der Hand. Der Kontrastmittelstrom durch das Segment wird mit Zielaufnahmen in verschiedenen Ebenen am Durchleuchtungsgerät festgehalten. Zur Auslösung der capillären Füllungsphase schiebt man den Katheter so weit in die Lungenperipherie vor, bis er das Lumen der Segment- bzw. Subsegmentarterie verschließt. Die Kontrastmittelinjektion darf nicht zu kräftig sein, da man sonst Gefahr läuft, das Lungengewebe gewaltsam zu zerreißen.

4. Methoden zur Darstellung des linken Herzens und der thorakalen Aorta

Die Kontrastdarstellung des linken Herzens und der thorakalen Aorta ist zwar mit Hilfe des Lävogramms der ungezielten oder gezielten Angiokardiographie möglich, oft erhält man aber mit diesen Methoden bei Erwachsenen keine für die Beurteilung der Ausflußbahn des linken Ventrikels oder der Aorta ausreichende Schattendichte. Bei Kindern läßt sich durch gezielte Kontrastmittelinjektion in die Lungenarterie eine gute Darstellung des linken Herzens und der Aorta erzielen, wenn man einen Katheter verhältnismäßig großen Kalibers einführen kann. Da es selbst unter günstigen Bedingungen nur in einem Teil der Fälle gelingt, die für die Diagnostik feinerer Einzelheiten in der Ausflußbahn des linken Ventrikels erforderliche Kontrastmitteldichte zu erreichen, wurden verschiedene Methoden zur gezielten Darstellung des linken Herzens entwickelt.

a) Transseptale Lävokardiographie

Ross, Braunwald und Morrow (1959, 1960, 1962) arbeiteten eine Methode aus, die es erlaubt, den linken Vorhof durch das Vorhofseptum hindurch vom rechten Vorhof aus mit Hilfe einer Spezialkanüle zu punktieren und durch die Kanüle, neuerdings *über* die Kanüle, einen Katheter in den linken Vorhof vorzuschieben. Das Verfahren wurde in verschiedensten Modifikationen auch von europäischen Autoren erprobt. Es ist eines der wichtigsten Verfahren zur Darstellung des linken Herzens, da es folgende wesentliche Vorteile hat:

Die Freilegung oder percutane Punktion einer großen Arterie ist nicht erforderlich, die Einführung des Katheters erfolgt von der V. femoralis aus. In allen Fällen, bei denen eine retrograde Katheterisierung des linken Ventrikels durch die Aortenklappen hindurch nicht gelingt, kann die Kontrastmitteldarstellung der linken Herzkammer durch transseptale Katheterisierung versucht werden. Eine Verletzung der Aortenklappen ist nicht möglich. Die direkte Punktion des Myokards läßt sich bei diesem Vorgehen vermeiden. Schließlich kann in einem einzigen Untersuchungsgang zunächst die Druckmessung, Blutoxymetrie und Kontrastmitteluntersuchung des rechten Herzens, anschließend die des linken Herzens vorgenommen werden.

Instrumentarium

Percutanes Punktionsbesteck nach SELDINGER (s. S. 115).

Transseptale Punktionskanüle

nach BROCKENBROUGH (U.S.C.I. BR-18-Set für Erwachsene, BR-19-Set für Kinder),

nach PAULIN (Stille-Werner-AG, Stockholm),

nach STEINHART und ENDRYS (nicht im Handel).

Die Punktionskanüle ist 71 cm lang. Der terminale, 4 cm lange Abschnitt ist rundlich gebogen, so daß die Nadelspitze etwa 2 cm seitwärts von der Hauptnadelachse liegt.

Spezialkatheter. Die Katheter, die man nach Bedarf aus Ödman-Ledin-Kathetern verschiedener Lumina selbst präparieren oder als Teflon-Katheter käuflich erwerben kann (U.S.C.I. BR-70-2 bis 3,5 für Erwachsene, BR-55-1,5 und 2 für Kinder), müssen wenigstens 1—2 cm kürzer sein als die Punktionskanüle. Die Länge jedes Katheters muß genau bekannt sein, damit die Punktionskanüle wiederholt in die notwendige, endständige Position gebracht werden kann. Die Katheter sind an der Spitze um etwa 270° kreisförmig gebogen, die letzten 2 cm sollten gerade sein. Es empfiehlt sich, einen Kathetersatz mit verschiedenen Krümmungsradien (2—3,5 cm) bereitzuhalten. Nahe der Katheterspitze sind ausschließlich auf der Innenseite der Krümmung (um die Gefahr eines seitlichen Nadelaustrittes zu vermeiden) zwei bis drei nach hinten gerichtete, seitliche Öffnungen angebracht. Die Katheterspitze muß allmählich konisch zulaufen und der Punktionskanüle dicht anliegen. Präpariert man die Katheterspitze selbst, so zieht man einen Ödman-Ledin-Katheter über einem Draht mit dem Querschnitt der Punktionskanüle sorgfältig und ausreichend dünn aus.

Technik

Die Einführung des Katheters in die *rechte* V. femoralis erfolgt nach der von SELDINGER angegebenen Technik (s. S. 116). Man findet die V. femoralis knapp medial von den Pulsationen der A. femoralis. Liegt die Katheterspitze im rechten Vorhof, so wird der versteifte Spiraldrahtführer entfernt und die Punktionskanüle eingeführt. Um eine Abknickung des Katheterendes vor der Nadelspitze oder eine seitliche Perforation des Katheters durch die Nadel beim Abtasten des Vorhofseptums zu verhindern, muß die Nadelspitze bis etwa 1 mm vor das Katheterende geschoben werden. Zur Fixierung des Katheters auf der Punktionskanüle in dieser Position bewährt sich ein verschieblicher, feststellbarer Reiter. Die Punktionskanüle wird nun so gedreht, daß Punktionskanüle und Katheterspitze 2—3 cm oberhalb des Zwerchfelles 45° nach medial und hinten senkrecht auf das Vorhofseptum zeigen. Durch vorsichtiges Hin- und Herschieben unter Durchleuchtungskontrolle läßt sich der obere Rand der Fossa ovalis abtasten und die Katheterspitze unterhalb des Randes zur Punktion einstellen. Nach Lockerung des Reiters wird die Punktionskanüle vorgeschoben, bis man nach Überwindung eines elastischen Widerstandes in den linken Vorhof gleichsam „hineinfällt". Bei richtiger Punktionstechnik darf der Kranke keine Mißempfindungen, höchstens einen leichten Schmerz verspüren. Treten stärkere Schmerzen mit Ausstrahlungen in Hals und Kopf auf, so zieht man die Punktionskanüle zurück und wiederholt die Punktion nach erneuter Einstellung und Fixierung des Katheters mit dem Reiter. Die einwandfreie Lage der

Nadelspitze im linken Vorhof wird durch Blutentnahme und Druckregistrierung gesichert. Nun erst darf man Punktionskanüle und Katheter gemeinsam vorschieben, bis auch der Katheter das Vorhofseptum perforiert hat und 2—3 cm innerhalb des linken Vorhoflumens liegt. Die Punktionsnadel wird bis zum Septum zurückgezogen und der Katheter mit ihrer Hilfe weiterdirigiert, wenn nötig, bis in den linken Ventrikel vorgeschoben. Nach Entfernung der Punktionskanüle kann die Druckregistrierung vorgenommen und die Kontrastmittelinjektion (beim Erwachsenen 50—70 ml 76%iges Urografin, bei Kindern dem Lebensalter entsprechend weniger) unter Anfertigung von Serienaufnahmen in zwei Ebenen angeschlossen werden. In Narkose sollen die Carotiden während der Injektion durch eine Hilfsperson mit Bleihandschuhen komprimiert werden. Die Methode hat sich bisher wegen ihrer vielfältigen Anwendungsmöglichkeiten und der geringen Zahl von Komplikationen allen anderen gezielten Untersuchungsverfahren des linken Herzens gegenüber als überlegen erwiesen.

Komplikationen

Die transseptale Lävokardiographie hat sich bisher unter allen direkten Darstellungsmethoden des linken Herzens als am wenigsten riskant erwiesen [*31, 40*]. PAULIN und VERNAUSKAS (1962) führten sie bei 23 Kranken mit Coarctatio aortae, Mitral- und Aortenklappenstenosen aus. Bei einem Kranken mit früherer Herzdekompensation entstand im Anschluß an die Untersuchung ein Lungenödem, das sich nach Behandlung sofort zurückbildete. Sonst traten keinerlei Komplikationen auf. Die Gefahr einer Kontrastmittelschädigung der Gehirngefäße besteht natürlich auch bei dieser Methode. Sie kann aber durch sorgfältige Technik und geeignete Auswahl der Kranken auf ein Minimum reduziert werden. EDWARDS, ALLAN, VOCI, TROUT und DAVILA (1962) konnten bei 150 Punktionsversuchen in zehn Fällen infolge Vergrößerung und Drehung des Herzens das Vorhofseptum nicht mit der Katheterspitze erreichen. In vier Fällen wurde die Aorta ascendens versehentlich ohne klinische Folgen punktiert. APITZ und BEUREN (1962) führten das Verfahren bei 150 Kindern mit angeborenen Herz- und Gefäßanomalien aus. BRAUNWALD u. Mitarb. konnten 1962 über 600 Untersuchungen ohne tödliche Zwischenfälle berichten. Sie erlebten drei folgenlose Punktionen der Aorta, eine Herzbeuteltamponade, die eine Punktion erforderlich machte, und mehrere ungeklärte länger anhaltende Kollapszustände.

b) Percutane, retrograde thorakale Aorto- und Lävokardiographie

Dieses Verfahren hat sich neben der transseptalen Lävokardiographie in den letzten Jahren am weitesten eingebürgert. Nach mannigfachen technischen Modifikationen kann sie heute wie die gezielte, rechtsseitige Angiokardiographie als Routinemethode in der angiokardiologischen Röntgendiagnostik betrachtet werden. Die heute weitgehend standardisierte Technik stellt eine Weiterentwicklung der von RADNER (1948), JÖNSSON, BRODEN, HANSON und KARNELL (1948, 1949, 1951) angegebenen, gezielten thorakalen Aortographie dar.

Technik

Die Untersuchung kann in Lokalanaesthesie nach ausreichender medikamentöser Vorbereitung des Kranken durchgeführt werden. Den Kunststoffkatheter nach ÖDMAN schneidet man entsprechend der Größe des Kranken vor Beginn der Untersuchung zurecht, so daß er für die Entfernung von der Leistenbeuge bis zum linken Ventrikel unter Berücksichtigung der Biegung durch den Aortenbogen gut paßt. Unter Eintauchen in heißes Wasser kann der Anfangsteil des Katheters so gebogen werden, daß er den Aortenbogen leicht passiert.

Als Zugang dient in der Regel die A. femoralis. Soll eine Coarctatio aortae, eine Aortenbogenatresie oder ein Aneurysma der deszendierenden oder abdominellen Aorta direkt dargestellt werden, was nur in seltenen Fällen erforderlich ist, so muß man den

Katheter von der rechten oder linken A. axillaris aus einführen, wenn man nicht die transseptale Lävokardiographie oder die percutane Punktion des linken Ventrikels vorzieht.

Der Katheter wird nach der Technik von Seldinger (s. S. 116) eingelegt und unter Durchleuchtungskontrolle bis in den Aortenbogen vorgeführt. Ein Abgleiten in die Aortenbogenäste läßt sich durch Vorkrümmung des Katheters oder durch Einführung eines endständig gekrümmten Führungsdrahtes vermeiden. Je nachdem, ob man eine thorakale Aortographie oder eine Darstellung des linken Ventrikels ausführen will, legt man die Katheterspitze in die Aorta ascendens oberhalb des Abganges der Kranzarterien oder man führt sie während einer Ventrikelsystole durch die Aortenklappen hindurch. Die Passage des Aortenostiums ist an einem leichten Druck bei der Katheterführung erkennbar. Häufig gelingt der Durchtritt durch das Aortenklappenostium erst nach Schleifenbildung in der aufsteigenden Aorta. Regelmäßig treten dabei durch die mechanische Reizung des Endokards ventrikuläre Extrasystolen auf, die aber rasch wieder abklingen und die Lage der Katheterspitze innerhalb des Lumens des linken Ventrikels anzeigen. Kommt es zu gehäuften Extrasystolen, so muß man den Katheter etwas drehen, zurückziehen oder vorschieben, bis er frei in der Ausflußbahn des linken Ventrikels liegt. Die Beobachtung vorübergehender Extrasystolen, der Durchleuchtungsbefund und eine orientierende Druckmessung zeigen die richtige Lage der Katheterspitze an. Sie muß möglichst weit bis zur Ventrikelspitze vorgeschoben werden, da sonst die Gefahr besteht, daß sie durch den Rückstoß während der Kontrastmittelinjektion aus dem Ventrikel herausgleitet. Gelingt das Durchführen der Katheterspitze durch die Aortenklappe nicht sofort, so darf man keinesfalls, etwa unter Zuhilfenahme des Drahtführers, Gewalt anwenden.Unter allen Umständen muß man eine Sondierung der Coronararterienabgänge vermeiden. Es empfiehlt sich deshalb immer, vor der eigentlichen Kontrastmittelinjektion mit Druckinjektionsgerät manuell eine kleine Kontrastmittelmenge unter Durchleuchtungskontrolle zu injizieren, um sich von der einwandfreien Lage des Katheters zu überzeugen.

Auch die Kontrastmittelinjektion mit dem Druckinjektionsgerät erfolgt unter fortlaufender EKG-Kontrolle. Die Injektion in die Aorta ascendens verursacht in der Regel keine Rhythmusstörungen des Herzens. Dagegen sieht man bei der Kontrastmittelfüllung des linken Herzens häufig rasch wieder verschwindende, ventrikuläre Extrasystolen. Während der Kontrastmittelinjektion läßt man eine Aufnahmeserie mit schneller Bildfolge im direkten oder indirekten Verfahren in zwei Ebenen mit einer Bildfrequenz von 3—6 Aufnahmen/sec ablaufen. Bei der thorakalen Aortographie kommt man im allgemeinen mit 50—70 ml hochkonzentrierten Kontrastmittels bei Erwachsenen und 30—40 ml bei Kindern aus. Die Darstellung des linken Ventrikels einschließlich der thorakalen Aorta erfordert bei Erwachsenen 60—70 ml, bei Kindern 40—50 ml eines dreifach jodierten Kontrastmittelpräparates. Während der Injektion sollen beide Carotiden durch eine Hilfsperson mit Bleihandschuhen komprimiert werden.

In unmittelbarem Anschluß an die Kontrastmittelinjektion erfolgt die Druckregistrierung, während man den Katheter kontinuierlich von der Spitze des linken Ventrikels durch die Ausflußbahn, die Klappenebene und die verschiedenen Abschnitte der thorakalen Aorta zurückzieht. Diese Untersuchung ist für die Lokalisation und die Beurteilung des Schweregrades von subvalvulären, valvulären und supravalvulären Aortenstenosen sehr wichtig. Die laufende EKG-Kontrolle soll nicht vor 15 min nach Beendigung der Untersuchung abgeschlossen werden. Nach Entfernung des Katheters aus der A. femoralis verhütet eine kräftige manuelle Kompression der Punktionsstelle für 10—15 min die Entwicklung eines größeren Hämatoms.

Komplikationen

Da gerade bei diesem Verfahren das Kontrastmittel in relativ hoher Konzentration unmittelbar in den Gehirnkreislauf gelangen kann, muß das Risiko der Untersuchung gegenüber den von ihr zu erwartenden diagnostischen Aufschlüssen besonders sorgfältig abgewogen werden.

Die Komplikationen während und nach der thorakalen Aortographie und der gezielten Linksdarstellung des Herzens beruhen im wesentlichen auf einer Schädigung des Gehirns, des Myokards und der Nieren. Das Zustandekommen der Gehirnschädigung wurde experimentell und klinisch geklärt [7]. Für das Myokard besteht offenbar eine ähnliche Möglichkeit der Schädigung, selbst bei Verwendung der neuesten trijodierten Kontrastmittel, wie die Arbeiten von PORSTMANN u. Mitarb. (1958, 1959, 1960) zeigen. Im Tierexperiment können die Reaktionen des Myokards auf die momentane Überflutung mit hochkonzentriertem Kontrastmittel als pharmakologischer Test für die Toxizität des verwendeten Kontrastmittels angesehen werden. Vor Ausführung der gezielten Lävokardiographie und der Aortographie soll man sich durch eine eingehende klinische Untersuchung, nach Möglichkeit unter Verwendung von Funktionsprüfungen, über schon vorliegende Schädigungen des Gehirnkreislaufs, des Myokards und der parenchymatösen Organe orientieren. Über die Häufigkeit von schweren, tödlichen und nicht tödlichen Reaktionen nach *thorakaler Aortographie* gibt eine Sammelstatistik von ABRAMS (1957) aus 170 Krankenhäusern der USA, Kanadas, Südamerikas, Englands, Frankreichs, Schwedens, Dänemarks und Deutschlands Aufschluß. Bei insgesamt 1706 thorakalen Aortographien ereigneten sich 29 Todesfälle (Mortalität = 1,7%). Allerdings wurde ein großer Teil der Untersuchungen noch nach heute verlassenen Methoden der direkten Kontrastmittelinjektion in die A. carotis oder A. brachialis gegen den Blutstrom ausgeführt. Dabei gelangen große Kontrastmittelmengen ohne wesentliche Verdünnung in den Gehirnkreislauf. Trotzdem ist die Aufschlüsselung nach den am Zustandekommen einer Schädigung beteiligten Faktoren sehr lehrreich.

Konzentration des Kontrastmittels. Die Häufigkeit von Todesfällen bei Verwendung hochkonzentrierter (70%iger) Kontrastmittel war achtmal so groß wie bei Verwendung einer geringeren (35%igen) Kontrastmittelkonzentration. Auf die Gefahr wiederholter Kontrastmittelinjektionen weist die Tatsache hin, daß in 11 von den 29 Todesfällen zwei oder mehrere Kontrastmittelinjektionen ausgeführt worden waren.

Technik der Kontrastmittelinjektion. Die Gefahr ist offenbar am geringsten, wenn das Kontrastmittel mit Hilfe eines Katheters von einer peripheren Arterie aus in die thorakale Aorta eingespritzt wird. Die Injektion direkt in die A. carotis gegen den Blutstrom birgt das größte Risiko: Bei 210 Untersuchungen ereigneten sich elf Todesfälle. Außerdem starben drei Kranke, bei denen das Kontrastmittel irrtümlich in den Tr. brachiocephalicus oder in die A. carotis communis injiziert worden war. Als Todesursache ist die Schädigung der Gehirn-Blutschranke entsprechend den Untersuchungen von BROMAN, FORSSMAN und OLSSON (1948, 1956) anzunehmen. Das klinische Bild ist charakterisiert durch Krämpfe, Hemiplegie, Aphasie und Koma. Pathologisch-anatomisch fanden sich akute hämorrhagische Nekrosen des Gehirns mit Ödem. Weitere Komplikationen entstehen durch *Kontrastmittelschädigung des Myokards und des Nierenparenchyms:* Zwei Kranke starben an nicht beeinflußbarem Kammerflimmern, zwei Kranke an einer nach der Untersuchung sich entwickelnden Anurie. Zwei weitere Todesfälle traten infolge einer nicht erkannten Katheterisierung der Coronarostien mit und ohne Kontrastmittelinjektion ein.

An schweren, nicht tödlichen Zwischenfällen unter 1706 thorakalen Aortographien wurden folgende Reaktionen verzeichnet: Hemiplegien mit schrittweiser Besserung bis zu mehreren Monaten Dauer traten in 13 Fällen auf (0,8%), bei elf Kranken war 70%iges Kontrastmittel verwendet worden. In sechs Fällen wurden Krämpfe beobachtet. Ein Kranker erblindete.

Häufig entwickelte sich im unmittelbaren Anschluß an die Kontrastmittelinjektion eine kurz dauernde Bradykardie, die von einer Tachykardie abgelöst wurde. Im mitlaufenden EKG beobachtete man Extrasystolen, T-Wellen-Veränderungen, Nodalrhythmus. Die Störungen bildeten sich nach verschieden langer Zeit wieder völlig zurück. Schwere Nierenreaktionen mit Anurie und Oligurie bei sechs Patienten bildeten sich ebenfalls wieder zurück. In fünf Fällen war 70%iges Kontrastmittel verwendet worden. Nach gezielter Kontrastmitteldarstellung einer Coarctatio aortae wurde bei der nachfolgenden Operation eine Dissektion der Aortenwand oberhalb der Stenose, ausgelöst durch den scharfen Kontrastmittelstrahl, festgestellt. In einem Fall trat nach Katheterisierung der A. brachialis eine Gangrän von vier Fingern auf. TEMPLETON, JOHNSON und GRIFFITH (1960) berichteten über die Entwicklung eines Aneurysma dissecans bei der gezielten Aortographie, das erfolgreich chirurgisch behandelt werden konnte. Die Zeichen einer Dissektion der Aortenwand sind: schwache Pulsationen des aus dem Katheterende austretenden Blutes, lanzinierender Schmerz bei Kontrastmittelinjektion, persistierende, unscharf begrenzte Kontrastmittelsäule *ähnlich* einem Verschluß, mangelhafte Füllung der Intercostalarterien.

Die Analyse der Komplikationen führte zu den folgenden *Empfehlungen für die Ausführung der thorakalen Aortographie:* Die *Kompression der Carotiden beiderseits* während der Kontrastmittelinjektion durch eine Hilfsperson mit Bleihandschuhen sollte nie versäumt werden. Die Menge des in den Gehirnkreislauf einströmenden Kontrastmittels läßt sich dadurch erheblich reduzieren.

Konzentration des Kontrastmittels. Bei Kindern unter 5 Jahren sollte nur eine 35%ige, bei älteren Kindern und jüngeren Erwachsenen nur eine 50%ige Kontrastmittellösung verwendet werden. Bei Erwachsenen sind 70%ige Kontrastmittel vertretbar.

Dosierung des Kontrastmittels. Man sollte immer nur so viel Kontrastmittel injizieren, wie für die Diagnostik gerade ausreicht. Die Injektion großer Kontrastmittelmengen lediglich zu dem Zweck, möglichst guten Kontrast zu erzielen, läßt sich nicht rechtfertigen.

Mehrmalige Injektionen von 70%igen Kontrastmittellösungen sollte man vermeiden, wenn es der Zweck der beabsichtigten Untersuchung irgendwie zuläßt. Dagegen bestehen selbst bei Kindern keine Bedenken, eine Injektion mit 35%igem Kontrastmittel zu wiederholen.

Der Wasserhaushalt des Kranken spielt eine wesentliche Rolle beim Zustandekommen von Zwischenfällen. Die Gefahr eines nephrotoxischen Effektes durch das Kontrastmittel wird größer, wenn der Kranke dehydriert ist.

VOCI und HAMER (1960) führten die *retrograde Katheterisierung des linken Ventrikels* von der rechten A. brachialis bei 80 Kranken ohne Todesfall aus. Bei 20 Patienten gelang es aus verschiedenen Ursachen nicht, mit der Katheterspitze bis in den linken Ventrikel vorzudringen. Eine erhebliche Gefahr stellt immer *das akzidentelle Eindringen der Katheterspitze in ein Coronararterienostium* mit teilweisem oder vollständigem Verschluß und akuter Coronarinsuffizienz dar. ZIMMERMANN, SCOTT und BECHER (1950) konnten bei 14 Kranken mit syphilitischer Aorteninsuffizienz in drei Fällen mit der Katheterspitze nicht in den linken Ventrikel gelangen. Ein Kranker mit einer rheumatischen Aorteninsuffizienz starb während der Untersuchung bei dem Versuch, die Klappen zu passieren unter den Zeichen eines Ventrikelflimmerns. GRUNDEMANN, VERHAUGHT, BOSCH, SCHWANTJE und AREIJNS (1958) hatten bei 100 retrograden Katheterisierungen der thorakalen Aorta keinen wesentlichen Zwischenfall. Sie konnten nur in 75 Fällen das Lumen des linken Ventrikels mit der Katheterspitze erreichen. Dagegen hatten THURN, SCHAEDE, HILGER und DÜX (1960) bei 68 Kranken keine Schwierigkeiten, mit dem Kunststoffkatheter von der A. femoralis aus die Aortenklappe zu passieren. Sie erlebten auch keine wesentlichen Zwischenfälle. VLAD u. Mitarb. berichteten 1964 über 542 retrograde Katheteruntersuchungen bei 500 vorwiegend pädiatrischen Patienten. In der Altersgruppe von 0 bis 4 Wochen (18 Fälle) gelangten sie in 83% in den linken Ventrikel, in der Gruppe von 1—6 Monaten (70 Fälle) in 81%, in der Gruppe von $^1/_2$—2 Jahren (63 Fälle) in 87%, in der Gruppe von 2—6 Jahren (117 Fälle) in 95%, in der Gruppe von 6—12 Jahren (166 Fälle) in 94%, in der Gruppe von 12—16 Jahren (80 Fälle) in 97% und bei den Kranken über 16 Jahre (28 Fälle) in 100%. Die Einführung des Katheters in den linken Ventrikel gelang besonders bei stenosierter Aortenklappe leichter von der rechten (oder linken) A. axillaris als von der A. femoralis communis aus. Die Autoren erlebten zwei Todesfälle (0,4%) und acht schwere aber beherrschbare Zwischenfälle (1,5%).

c) Percutane Punktion des linken Ventrikels mit Kontrastmittelinjektion

Das Verfahren wurde von REBOUL und RACINE (1933), SMITH, WILSON, CREGG und KLASSEN (1954), NORDENSTRÖM, FIGLEY und SLOAN (1957) im Tierexperiment, von PONSDOMENECH und NUNEZ (1951), BROCK, MILSTEIN und ROSS (1956) am Menschen zum Nachweis einer Aortenklappenstenose und zur Beurteilung ihrer Lokalisation und Schwere angewendet. Die Untersuchung kann in Lokalanaesthesie erfolgen, wird aber vorteilhafterweise in intratrachealer Narkose ausgeführt. Der Kranke befindet sich in Rückenlage. Um die Entstehung von Extrasystolen nach Möglichkeit zu vermeiden, gibt man zusammen mit der Prämedikation Novocamid (zweimal 1—2 Dragées zu 0,25 g bei Erwachsenen, bei Kindern entsprechend weniger, 2 Std und 1 Std vor Beginn der Untersuchung).

Für die Punktion bevorzugen wir die von NORDENSTRÖM angegebene, endständig verschlossene, scharf angeschliffene elastische Kanüle mit zahlreichen seitlichen Öffnungen am Nadelende (KIFA 16959). Bei endständig offenen Kanülen kann der Kontrastmittelstrahl selbst bei einwandfreier Lage der Nadel durch seine hohe kinetische Energie tief in das Myokard eindringen. Die ausschließlich seitlichen Öffnungen gewährleisten ferner eine wesentlich bessere Durchmischung des Kontrastmittels mit dem Blut. Die Nadel ist 15 cm lang und hat einen Außendurchmesser von 1,6 mm. Zur Punktion wird der Nadel eine mit Kochsalz-Liquemin-Lösung zur Hälfte gefüllte Spritze (10—20 ml) mit gut gleitendem Stempel aufgesetzt.

Nach Markierung des Herzspitzenstoßes auf der Haut und steriler Abdeckung wird die Punktionsnadel etwa daumenbreit seitlich vom Herzspitzenstoß durch Haut und Pleura so weit vorgeführt, bis man die Pulsationen des Herzens gegen die Nadelspitze fühlt. Die Punktion ist leichter, wenn man die Haut vorher durch einen Stich mit dem Skalpell perforiert hat. Dann wird die Punktionskanüle in Richtung auf die Körpermitte und nach kranial in Richtung auf den zweiten Intercostalraum rechts vorne, also etwa in einem Winkel von 45° sowohl zur Tischebene wie zur Transversalebene des Patienten durch die Ventrikelwand in das Lumen der linken Kammer hindurchgestoßen. Die Punktion des Myokards sollte erst erfolgen, nachdem man die Position der Nadel so lange verändert hat, bis sie durch die Herzaktion nur noch in der Längsachse bewegt wird. Man erreicht auf diese Weise, daß sich das Herz auf der Nadel nur längs verschiebt und gefährliche Abscherungen vermieden werden. Die freie Lage der Nadelspitze im Ventrikellumen ist an dem pulsierenden Blutaustritt in die aufgesetzte Spritze zu erkennen. Die Punktionsnadel wird nun noch etwa 1 cm in das Ventrikellumen vorgeschoben und in eine extrasystolenfreie Lage gebracht. Ein Assistent fixiert sie anschließend mit einer Kornzange, deren Branchen zur Stabilisierung der Thoraxwand fest aufliegen sollen. Jetzt kann die Druckregistrierung erfolgen. Dann verbindet man die Nadel über einen Druckschlauch mittels Luer-Lok-Konnektoren mit dem Injektionsgerät.

Als Kontrastmittel dient 76%iges Urografin. Die Kontrastmittelmenge richtet sich nach der Größe des linken Ventrikels, sie beträgt bis zu 70 ml. Für die Güte der Darstellung ist nicht so sehr die Gesamtmenge des eingespritzten Kontrastmittels, sondern die Injektionsgeschwindigkeit ausschlaggebend. Bei einem Schlagvolumen von etwa 50 ml sollten bei jeder Herzaktion mindestens 20—25 ml Kontrastmittel in den linken Ventrikel gelangen. Rechnet man mit einer Herzfrequenz von durchschnittlich 80 Schlägen/min, so muß die gesamte Kontrastmittelmenge von 70 ml innerhalb von höchstens $2^{1}/_{2}$ sec injiziert werden. Für die Kontrastmittelinjektion und die Aufnahmeserie wird eine inspiratorische Apnoe in Muskelrelaxation erzeugt. Um zu verhüten, daß Kontrastmittel durch beide Carotiden zum Gehirn gelangt, läßt man beide Halsschlagadern während der Injektionszeit durch eine Hilfsperson mit Bleihandschuhen komprimieren. Während der Kontrastmittelinjektion und einige (bis zu 5) Sekunden später werden mit einem der üblichen Filmwechselgeräte Serienaufnahmen in schneller Bildfolge simultan in sagittalem und seitlichem Strahlengang angefertigt.

Komplikationen

Fast immer kommt es bei der Punktion des linken Ventrikels und während der Injektion des Kontrastmittels zu Extrasystolen. LEHMAN, MUSSER und LYKENS (1957) beobachteten — allerdings nur in ihrer ersten Untersuchungsserie — in 8 von 77 Fällen intramurale Kontrastmitteldepots, die aber z.T. schwerere Reaktionen auslösten (Schock, vorübergehendes Kammerflimmern, ein Fall von a.-v. Block). Bei 35 Kranken, die nach einer Ventrikelpunktion am Herzen operiert wurden, fanden sich in 15 Fällen blutige Perikardergüsse. GREENBERG und KNOX (1960) berichteten über sechs Fälle mit Kontrastmittelinjektion in das Myokard und in die Perikardhöhle unter 41 percutanen Kontrastmittelinjektionen ohne ernsthafte Spätfolgen. SMITH, CREGG und KLASSEN (1956) erlebten eine schwere Komplikation durch unbeabsichtigte Injektion von Kontrastmittel in die linke Kranzarterie. Durch sofortige Herzmassage konnte ein ungünstiger Ausgang aber abgewendet werden. LEHMAN, BOYER und WINTER (1959) hatten bei 230 percutanen Ventrikelpunktionen zwei Todesfälle als Folge einer Kontrastmittelinjektion in das Myokard. EDWARDS, ALLAN, VOCI, TROUT und DAVILA (1962) hatten unter 122 percutanen Punktionen zwei Todesfälle. GRAVIER, DALLEZ, VERNEY, SCLIENGER und MICHAUD (1962) führten 300 percutane Punktionen des linken Ventrikels mit Kontrastmittelinjektionen ohne ernsthafte Zwischenfälle aus. Die Verletzung einer Coronararterie mit anschließender Herzbeuteltamponade ist ein seltenes Ereignis. Dagegen beobachtet man häufig eine folgenlose, fibrinöse Perikarditis, die dem Kranken noch einige Tage nach der Untersuchung Beschwerden machen kann.

Da die Injektion unmittelbar in den linken Ventrikel erfolgt, muß man wegen der Gefahr einer Luftembolie besonders sorgfältig darauf achten, daß auch die Injektion kleinster Luftmengen vermieden wird. Infolge einer technischen Störung kam es bei einem unserer Fälle zu einer coronaren Luftembolie mit Kammerflimmern, das jedoch durch Elektroschock und Herzmassage beseitigt werden konnte und ohne klinische Dauerfolgen geblieben ist. Abgesehen von diesem Zwischenfall, der nicht der Methode zur Last gelegt werden kann, haben wir bei über 100 Untersuchungen nur kurz dauernde und belanglose Herzryhthmusstörungen beobachtet.

d) Coronararteriographie

Die rechtsseitige Angiokardiographie reicht zum Studium der Coronararterien nicht aus. So konnten GORDON, BRAHMS und SUSSMAN (1950) unter 1200 Angiokardiographien nur in 10% eine Darstellung der Herzkranzarterien finden. Aber selbst wenn die Coronararterien abgebildet sind, ist eine einwandfreie Beurteilung der Wandveränderungen selten möglich. Erheblich besser, wenn auch noch nicht optimal, ist die Kontrastmittelfüllung der Kranzgefäße bei der thorakalen Aortographie [19]. Der Nachteil der thorakalen Aortographie für die Kranzarteriendarstellung liegt in der Tatsache, daß eine einzige Systole ausreicht, das in die Aorta ascendens injizierte Kontrastmittel von den Ostien der Kranzarterien weg in den Aortenbogen zu spülen, während nur ein kleiner Teil die Coronararterien erreicht.

Es wurden verschiedene Wege beschritten, um die Wirkung dieses Ausspüleffektes zu umgehen. *Injiziert man das Kontrastmittel in die Aorta ascendens,* so kann man den Kontrastmittelabstrom durch Blockierung der Aorta mittels eines Ballonkatheters verhindern oder durch temporären Herzstillstand nach Acetylcholininjektion jeden Ausspüleffekt überhaupt vermeiden. Auch eine Kombination beider Verfahren wurde beschrieben. Im gleichen Sinne arbeitet das von NORDENSTRÖM, OVENFORS und TÖRNELL (1962) entwickelte Verfahren, das durch eine Druckerhöhung im Bronchialsystem („artefizieller Valsalva") den venösen Reflux zum Herzen und damit dessen Auswurfleistung soweit reduziert, daß kein wirkungsvoller Ausspüleffekt zustande kommen kann. Andererseits kann man sich von jedem Ausspüleffekt überhaupt unabhängig machen, wenn man das Kontrastmittel mit Spezialkathetern *direkt in die Coronararterien injiziert.* Welches der erwähnten Verfahren sich in Zukunft am meisten bewähren wird, läßt sich heute noch nicht entscheiden[1].

Die Untersuchung erfordert immer ein eingearbeitetes Team von Anaesthesisten, Kardiologen und Röntgenologen.

Der Kranke wird meist in Rückenlage untersucht, so daß die Aufnahmeserie mit schneller Bildfolge im horizontalen und sagittalen Strahlengang erfolgt. In jeder Projektion werden einzelne Segmente der Coronararterien verkürzt dargestellt oder von kontrastmittelgefüllten Strukturen überlagert. Im a.p. Strahlengang überlagert die kontrastmittelgefüllte Aorta descendens den Anfangsteil der linken A. coronaria und auch kleine Äste der rechten Kranzarterie, während der R. circumflexus posterior der linken A. coronaria stärker verkürzt wird. Die seitliche Projektion ergibt die beste Darstellung der rechten Kranzarterie. Der Anfangsteil des R. interventricularis der linken Kranzarterie kreuzt den Bulbus aortae, er wird deshalb von ihm überlagert. Die letzten Aufnahmen der schnellen Serie zeigen jedoch auch diese Teile des Gefäßes, da die Kranzgefäße in der Regel Bruchteile von Sekunden länger gefüllt bleiben als die Aortenwurzel. ARNULF (1958), BJÖRK und HALLEN (1961) bevorzugen die erste Schräglage. Diese Lagerung ergibt eine gute Darstellung der Aortenklappen und des R. interventricularis der linken Kranzarterie. NORDENSTRÖM lagert seine Kranken mit dem Präkordium zur Röntgenkassette.

Da es bei der Coronararteriographie vor allem auf die Ermittlung morphologischer Wandveränderungen, weniger auf die funktionelle Untersuchung ankommt, eignen sich alle indirekten, mit Leuchtschirm arbeitenden Darstellungsverfahren wegen ihres schlechteren Auflösungsvermögens weniger gut als die direkte Seriographie mit Roll- oder Einzelblattfilmen, u. U. unter Zuhilfenahme der Serienstereographie. Für die Durchleuchtung bei der Einführung des Katheters empfiehlt sich die Verwendung einer Bildwandlerröhre, da die Manipulationen bis zur richtigen Lage des Katheters etwas längere Zeit in Anspruch nehmen können als bei anderen gezielten Verfahren.

Vereinzelt wurde auch für die Coronararteriographie die Lokalanaesthesie vorgeschlagen. Am zweckmäßigsten ist jedoch die intratracheale Narkose, da man mit ihrer Hilfe etwaigen Zwischenfällen besser gewachsen ist.

α) Coronararteriographie unter Blockierung der Aorta ascendens
(DOTTER und FRISCHE 1958)

Verwendet wird ein Doppellumenkatheter mit aufblasbarem Ballon kurz vor der Spitze. Ein Lumen erreicht die Katheterspitze, es dient der Kontrastmittelinjektion. Ein zweites, kleineres Lumen endet innerhalb des aufblasbaren Ballons etwa 2,5 cm vor der Spitze. In entfaltetem Zustand hat der Ballon eine wurstförmige Konfiguration mit einem Durchmesser, der größer ist als derjenige der Aorta. Unter sterilen Kautelen wird der Spezialkatheter von der freigelegten A. brachialis des rechten Armes aus eingelegt, mit physiologischer Kochsalzlösung unter Zusatz eines Antikoagulans gefüllt und unter Durchleuchtungskontrolle bis in die Aorta ascendens etwa 2,5 cm oberhalb der Klappenebene eingeführt. Das Aufblähen des Ballons erfolgt mit dem im Serum leicht und schnell löslichen CO_2, so daß keine Gasembolie eintreten kann, falls der Ballon einmal platzen sollte. Vor der Kontrastmittelinjektion überzeugt man sich durch mehrmaliges Aufblähen des Ballons, daß er unmittelbar oberhalb der Klappenebene liegt. Dabei soll jede Blockade nicht länger als 5—10 sec dauern. Man kann annehmen, daß der Verschluß der Aorta ascendens vollständig ist, wenn der Puls der A. carotis und der A. brachialis

---

[1] In letzter Zeit setzt sich die *semiselektive Coronararteriographie* nach PAULIN oder nach HETTLER, mit Kontrastmittelinjektion in die Sinus Valsalvae über speziell vorgekrümmte Katheter, auf Grund ihrer einfachen Technik und des geringen Risikos mehr und mehr durch [siehe PAULIN: Coronary angiography, a technical, anatomic and clinical study. Acta radiol. (Stockh.), Suppl. 233 (1964); M. G. HETTLER: Die semiselektive bilaterale Coronarographie — eine neue klinische Untersuchungsmethode der Herzkranzarterien. Fortschr. Röntgenstr. **103**, 249 (1965)].

links nicht mehr tastbar ist. Durch diese probeweise Blockierung legt man die
CO_2-Menge fest, die für einen schnellen und vollständigen Verschluß der Aorta
und einen sicheren Sitz des Ballons vor den Aortenklappen erforderlich ist, bevor
die eigentliche Untersuchung beginnt. Jedes Zeichen einer Hypoxie des Myokards im EKG deutet darauf hin, daß der Ballon zu tief sitzt und die Ostien der Coronararterien ganz oder teilweise verschließt. Schließlich soll man sich durch eine Probeinjektion von wenigen Millilitern Kontrastmittel unter Belichtung eines Filmes von der
richtigen Lage der Katheterspitze überzeugen. Sind alle Voraussetzungen gegeben, so
wird der Ballon innerhalb von 1—2 sec aufgeblasen. Im unmittelbaren Anschluß daran
beginnt die Injektion von 10—15 ml eines hochprozentigen Kontrastmittels innerhalb
von 3 sec mit Hilfe eines Druckinjektionsgerätes, gleichzeitig wird eine Aufnahmeserie
mit schneller Bildfolge für 6—8 sec in zwei Ebenen in Gang gesetzt. Noch bevor sie vollständig abgelaufen ist, kann der Ballon wieder entleert werden.

Eine fortlaufende EKG-Kontrolle ist schon während der Vorversuche zur Fixierung
des Ballons in der Aorta ascendens und der Probeinjektion einer kleinen Kontrastmittelmenge erforderlich, da die Untersuchung in der Regel der Lokalisation von arteriosklerotischen Veränderungen der Kranzgefäße dient, also in der Mehrzahl der Fälle bei älteren
Patienten ausgeführt wird, deren Myokard schon mehr oder weniger geschädigt ist. Bei
Blähung des Ballons beobachtet man einzelne Extrasystolen. Jede schwerwiegende
Veränderung im EKG gilt aber als Kontraindikation für die Untersuchung. Die Kontrastmittelinjektion verursacht in der Regel Veränderungen der ST-Strecke in allen Ablei-
tungen, sie bilden sich im allgemeinen nach Aufhören des Kontrastmitteldurchflusses
schnell wieder zurück.

β) Coronararteriographie im temporären Herzstillstand
(ARNULF und CHACORNAC 1958)

Die erforderliche Acetylcholindosis richtet sich nach dem Körpergewicht und der
individuellen Abbaugeschwindigkeit im Organismus. Sie muß in Vorversuchen in jedem
Einzelfall genau ausgetestet werden. ARNULF und CHACORNAC (1958) rechnen mit 100 bis
200 mg Acetylcholin, i.v. gegeben, um einen temporären Herzstillstand nach 8—10 sec
zu erzielen. Andere Autoren arbeiten mit geringeren Dosen und einer kürzer dauernden
Asystolie (0,3—3 mg/kg Körpergewicht). GENSINI, DI GIORGI und BLACK (1961) verlängern das RR-Intervall lediglich um 2—3 sec und kommen hierfür mit einer Dosis
von 0,4—1,2 mg Acetylcholin aus. Sieht man auf dem mitlaufenden EKG nicht sofort
wieder ein spontanes Einsetzen der Herztätigkeit, so wird die Acetylcholinwirkung durch
das Antidot Atropin (1 mg Atropin-Sulfat, durch den in der Aorta liegenden Katheter
injiziert) unterbrochen.

Technik. Die Untersuchung muß in Allgemeinanaesthesie mit intratrachealer Intubation erfolgen, da die Injektion von Acetylcholin zu Bronchialspasmen mit unangenehmen Hustenanfällen führen kann. Der Katheter wird unter Durchleuchtungskontrolle
von einer peripheren Arterie aus mit Hilfe eines Metallführers bis in die Aorta ascendens
etwa 1 cm oberhalb des Klappenringes eingeführt. Dabei muß man sorgfältig darauf
achten, daß die Katheterspitze nicht in ein Ostium der Coronararterien zu liegen kommt.
Bei der nachfolgenden Kontrastmitteldruckinjektion ist sonst ein Kammerflimmern zu
befürchten. Nach einer kurzen Hyperventilation leitet man den Herzstillstand durch
Injektion der ausgetesteten Acetylcholindosis in den vor den Aortenklappen liegenden
Katheter ein. Im unmittelbaren Anschluß daran erfolgt die Injektion des Kontrastmittels
mit Hilfe eines Druckinjektionsgerätes. Die Kontrastmittelmenge kann bei Herzstillstand
sehr viel geringer als bei der üblichen Aortographie gehalten werden (10—20 mg 76%iges
Urografin). Zweckmäßig ist die Verwendung eines Dreiwegehahnes am Endstück des
Katheters zur Injektion von physiologischer Kochsalzlösung, Acetylcholin und Kontrastmittel. Gleichzeitig wird die Apparatur zur Anfertigung von Serienaufnahmen mit
schneller Bildfolge in zwei Ebenen (3—6 Aufnahmen/sec 4—6 sec lang) in Gang gesetzt.

Zweckmäßigerweise gibt man sofort nach Ablauf der Serie 0,5—1,0 mg Atropin-Sulfat durch den Katheter, um die Zeit des Herzstillstandes nicht unnötig zu verlängern.

In letzter Zeit hat man beide Methoden, die Blockierung des supravalvulären Aortenabschnittes und die Auslösung eines temporären Herzstillstandes durch Acetylcholin miteinander kombiniert und damit optimale Voraussetzungen für eine kontrastreiche Darstellung der Coronararterien ohne jede Bewegungsunschärfe erhalten. Die erforderliche Kontrastmittelmenge kann noch weiter reduziert werden (6—10 ml). Zweckmäßigerweise führt man die Blockierung erst aus, wenn der Herzstillstand eingetreten ist. Dadurch entfällt die bei alleiniger Blockierung auftretende, unphysiologische Drucksteigerung im linken Ventrikel und in den Kranzarterien, was besonders für ältere Kranke mit Coronararteriosklerose sicher nicht ohne Bedeutung ist. 1962 sicherten BILGUTAY und LILLEHEI die Methode noch weiter, indem sie den acethylcholininduzierten Herzstillstand nach Ausführung der Coronararteriographie durch eine von der freigelegten V. femoralis in das rechte Herz eingelegte Schrittmacherelektrode unterbrachen.

NORDENSTRÖM, OVENFORS und TÖRNELL (1962) nutzen die Verlangsamung des intraaortalen Blutstromes durch Erhöhung des intrabronchialen Druckes zur Darstellung der Kranzarterien aus. Nach Einführung eines Ödman-Katheters von der A. femoralis aus bis in die Aorta ascendens unmittelbar oberhalb der Klappenebene wird eine Allgemeinnarkose mit intratrachealer Intubation und Muskelrelaxation eingeleitet. Der Kranke liegt im schrägen Durchmesser mit der linken vorderen Thoraxseite auf der Filmebene, so daß die Herzkranzgefäße filmnahe abgebildet werden. Nach Injektion von Theophyllin zur Kranzgefäßerweiterung wird der intratracheale Druck durch Einleitung von Sauerstoff in das Bronchialsystem mit Hilfe eines speziell konstruierten Sauerstoffinjektors auf 40 cm Wassersäule erhöht. Die blutig in der A. femoralis registrierten Blutdruckwerte werden am Oscilloskop überwacht. Wenn der intraarterielle Druck auf Werte um 70 bis 80 mm Hg abgesunken ist, erfolgt die Kontrastmittelinjektion (1 ml 76%iges Urografin/kg Körpergewicht) innerhalb 3 sec in die Aorta ascendens. Der intratracheale Überdruck wird dann sofort wieder beseitigt. Zur Abbildung des Kontrastmitteldurchflusses dienen stereoskopische Serienaufnahmen. Die Coronararterien werden in unmittelbarem Anschluß an die Kontrastmittelinjektion abgebildet, 5 sec p.i. erscheint das „Myokardiogramm" (diffuse Anfärbungen des Myokards), 7—8 sec nach Injektionsbeginn füllen sich die Herzvenen und der Coronarsinus, anschließend die Höhlen des rechten Herzens.

γ) Selective Coronararteriographie

In Amerika hat die 1960 von SONES [46] eingeführte Technik der gezielten Darstellung der Coronararterien mit Hilfe eines Spezialkatheters in Verbindung mit der Kinematographie viele Anhänger gefunden. 1964 berichtete KEMP schon über 1750 mit dieser Methode untersuchte Patienten (mit vier Todesfällen). Die rechte Coronararterie konnte in 82%, die linke in 86% der Fälle gezielt sondiert werden. Der Spezialkatheter von SONES[1] (äußerer Durchmesser 2,7 mm) verjüngt sich in einem Abschnitt von 5 cm vor der Spitze bis zu einem äußeren Durchmesser von 1,6 mm. Das distale Ende ist außerdem aus weicherem Material gearbeitet, so daß sich der Katheter in der Aortenwurzel leicht umbiegt, nachdem man ihn von der A. brachialis bzw. A. axillaris aus in Lokalanaesthesie eingeführt hat. Zur Sondierung der rechten Coronararterie drückt man den starren Teil des Katheters unter Durchleuchtungskontrolle gegen die Wand des linken Sinus Valsalvae, so daß die Biegung 5 cm vor der Spitze innerhalb des linken Sinus Valsalvae zustandekommt. Dadurch schnellt die biegsame Spitze des Katheters in das Ostium der rechten Coronararterie hinein. Will man die linke Coronararterie sondieren, so läßt man durch entsprechende Manipulationen des Katheters die Umbiegung innerhalb des rechten Sinus Valsalvae zustandekommen. Zur Kontrastmitteldarstellung genügen 1—6 ml (durchschnittlich 3 ml) hochprozentigen Kontrastmittels. Die kinematographische Bildfrequenz beträgt 25—50 Aufnahmen/sec. Um überlagerungsfreie Aufnahmen beider

---

[1] United States Catheter & Instrument Corporation, Glen Falls, New York.

Coronararterien zu erhalten, wird die Untersuchung im ersten und zweiten schrägen Durchmesser ausgeführt. Die Methode gibt eine ausreichende Darstellung morphologischer Wandveränderungen der Kranzgefäße, außerdem eine gute Abbildung des diagnostisch wichtigen Kollateralkreislaufs in den einzelnen Herzabschnitten.

Einen ausgezeichneten Überblick über die verschiedenen Methoden der Coronararteriographie, ihre Indikationen und Ergebnisse haben THURN, DÜX, SCHAEDE und HILGER (1963) gegeben.

Komplikationen

MOLNAR, MECKSTROTH, NELSON und BOOTH (1960) hatten bei 135 thorakalen Aortographien und Coronararteriographien mit dem 90%igen Kontrastmittel Hypaque keine wesentlichen Komplikationen. GENSINI, DI GIORGI und BLACK (1961) erlebten unter 104 thorakalen Aortographien und Coronararteriographien nach der Technik von DOTTER einen Todesfall unter den klinischen Erscheinungen eines cerebralen Insultes. BJÖRK und HALLEN (1961) führten die Coronararteriographie bei 31 Kranken mit Angina pectoris, welche z.T. einen Myokardinfarkt durchgemacht hatten, nach der Technik von ARNULF und CHACORNAC (1958) durch. Bei einem Kranken entwickelte sich bei dem Versuch, die Aorta ascendens percutan zu punktieren, eine akute Herztamponade, die aber operativ beseitigt werden konnte.

5. Lumbale Aortographie
a) Translumbale Aortographie

Das Verfahren wurde nach seiner Einführung durch den Lissaboner Urologen DOS SANTOS (1929, 1931) zunächst zurückhaltend beurteilt, bürgerte sich aber im letzten Jahrzehnt allgemein ein. Die in den letzten Jahren entwickelten Katheterverfahren haben inzwischen die Indikation zur percutanen Technik der lumbalen Aortographie wieder etwas eingeschränkt. Instrumentarium s. S. 111. Manche Autoren empfehlen die Lokalanaesthesie [16, 28], um während der Untersuchung den Kontakt mit dem Kranken nicht zu verlieren. Wir verwenden häufig die Allgemeinnarkose mit intratrachealer Intubation und Muskelrelaxation, da sie die Punktion erleichtert und durch Ausschaltung aller schmerzbedingten Bewegungen des Kranken sowie durch die Möglichkeit einer gezielten und ausreichend langen inspiratorischen Apnoe ein gutes Aufnahmeergebnis sichert. Weiteres zu den Narkoseverfahren s. S. 110, Tabelle 6. Zur einwandfreien Beurteilung von Morphologie und Funktion der arteriellen Strombahn (Lokalisation und Ausdehnung der Verschlüsse, Ausbildung des Kollateralkreislaufes, Gefäßwandbeschaffenheit, Strömungsverhältnisse bei arterio-venösen Fisteln u. a.) sind *Serienaufnahmen* im direkten oder im indirekten Aufnahmeverfahren notwendig (s. S. 120).

Der Kranke befindet sich in Bauchlage. Die percutane Punktion der lumbalen Aorta darf nur oberhalb oder unterhalb der großen Astabgänge (Tr. coeliacus, A. mesenterica superior, Aa. renales) erfolgen. Man führt daher grundsätzlich eine „hohe" (11.—12. Brustwirbelkörper) oder eine „tiefe" (3. Lendenwirbelkörper) Punktion aus [3, 11, 50]. Die hohe (subdiaphragmale) Aortographie ergibt eine Darstellung der ganzen Aorta abdominalis und der Eingeweidearterien und führt darüber hinaus zu einer ausreichenden Kontrastierung der Beinarterien bis zum Unterschenkel. Sollen nur die terminale Aorta, die Becken- und Beinarterien untersucht werden, so wird man eine tiefe Aortenpunktion vorziehen, um die Kontrastmitteldurchströmung der Eingeweidearterien, vor allem der Nieren zu vermeiden und die Kontraste in den Becken- und Beinarterien zu verbessern. Nur wenn keine stärkeren chronisch obliterierenden Gefäßprozesse der Beckenarterien bestehen, (normaler Leistenpuls, kein Stenosegeräusch über Beckenarterien oder Leiste) ziehen wir die retrograde Katheterisierung von der Leistenbeuge aus vor. Bei klinischem Verdacht auf Aortenverschluß kann man auch auf die Katheterisierung der lumbalen Aorta von der linken A. axillaris zurückgreifen.

Die Punktion der lumbalen Aorta erfolgt unter Beachtung aller aseptischen Kautelen von der linken Seite aus. Man markiert sich die Orientierungslinien: die Dornfortsatzlinie der Lendenwirbelkörper, den linken Rippenbogen, den linken Beckenkamm und eine Parallele zur Dornfortsatzlinie etwa handbreit links paravertebral. Nach Desinfektion der Haut wird das Operationsfeld steril abgedeckt. Um das Trauma der Aortenwand möglichst gering zu halten, empfehlen manche Autoren [16, 27] die Verwendung zweier dünner Kanülen, die über zwei Kunststoffschläuche und ein Y-förmiges Zwischenstück mit der Kontrastmittelspritze verbunden werden. Wir verwenden die auf S. 111 beschriebene Doppelkanüle.

Technik der hohen lumbalen Aortenpunktion (Abb. 53). Die Kanüle wird direkt unterhalb der 12. linken Rippe handbreit links neben der Medianlinie eingestochen

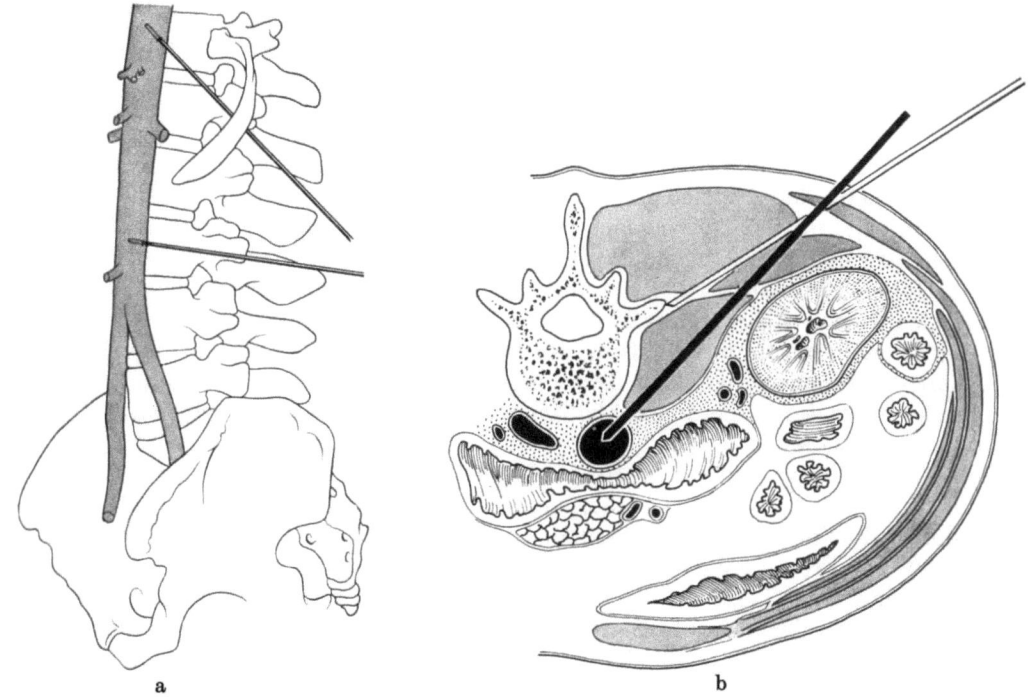

a   b

Abb. 53a u. b. Perkutane lumbale Aortenpunktion. a Halbschräge Seitenansicht von links: „Hohe" (in Höhe des 12. Brustwirbelkörpers) und „tiefe" (in Höhe des 3. Lendenwirbelkörpers) lumbale Aortenpunktion. Die Punktion in Höhe des 1. und 2. Lendenwirbelkörpers ist zu vermeiden: Gefahr der selektiven Kontrastmittelinjektion in die Organarterien. b Querschnitt durch den Rumpf in Höhe des 12. Brustwirbelkörpers: Einführung der Kanüle von links entlang der Wirbelkörperseite

und schräg nach kranial, medial und ventral vorgeführt (Winkel von 40—50° zur Sagittalebene und Winkel von 20—30° zur Frontalebene des Patienten). Man sucht zunächst Kontakt mit dem Wirbelkörper. Hat man diesen gefunden, so führt man die Nadel durch etwas steilere Einstellung tangential am Wirbelkörper vorbei und gewinnt damit in der Regel die Richtung auf die Aorta. Beide, die Punktionsnadel führenden Hände stützt man dabei mit der Kleinfingerseite gegen den Rücken des Kranken ab, wodurch man eine räumliche Vorstellung von der Lage der Kanülenspitze erhält. Die Aortenwand setzt der Nadelspitze einen für den Geübten deutlich erkennbaren derb-elastischen Widerstand entgegen, nach dessen Überwindung man sozusagen in das Aortenlumen „hineinfällt". Kommt nach Entfernung des Mandrins stoßweise Blut aus dem Kanülenende hervor, so entfernt man auch die spitze Innenkanüle, führt die stumpfe Außenkanüle vorsichtig bis zur gegenüberliegenden Aortenwand vor (Sistieren des pulsierenden Blutstroms) und zieht sie anschließend langsam $^1/_2$—1 cm zurück, wodurch sich eine einwandfreie Lage der Nadelöffnung im Aortenlumen ergibt. Gelegentlich perforiert man bei der Punktion auch die gegenüberliegende Aortenwand. Erhält man in diesem Fall nach Entfernung des

Mandrins keinen pulsierenden Blutstrom, so wird auch jetzt die scharfe Innenkanüle herausgenommen und die stumpfe Außenkanüle langsam millimeterweise zurückgezogen, bis sich ihre intraaortale Lage durch pulsierenden Blutaustritt zu erkennen gibt. Nach weiterem Rückzug um $1/_2$—1 cm befindet sich die Nadel in der richtigen Position. Ist auch auf diese Weise kein pulsierender Blutaustritt zu erhalten, so wird man die Kanüle bis in die Muskulatur zurückziehen und erneut punktieren. Es ist sorgfältig auf die kraniale Punktionsrichtung zu achten, da nur so die Nadelspitze einwandfrei oberhalb des Tr. coeliacus zu liegen kommt.

Vorteile der hohen Punktion ergeben sich daraus, daß das Aortenkaliber proximal vom Abgang der großen abdominalen Äste erheblich weiter ist als im terminalen Bereich, daß die zur Gefäßachse spitzwinklige Einstichrichtung die Distanz zur gegenüberliegenden Aortenwand vergrößert, wodurch die Gefahr von Paravasaten, intramuralen Injektionen und Dissektionen vermindert wird, und daß im allgemeinen degenerative Veränderungen der Aortenwand oberhalb der großen Astabgänge wesentlich geringer sind als in der terminalen Aorta. Die Punktion selbst ist nach einiger Erfahrung technisch weniger schwierig als die tiefe Punktion. Möglicherweise ist auch die Nachblutungsgefahr bei der hohen Punktion durch den schrägen Verlauf des Stichkanals in der Aortenwand geringer. Ein Nachteil der hohen Punktion ist in den Fällen, bei denen es nicht um die Darstellung der großen abdominalen Aortenäste geht, die Kontrastmittelüberflutung der Nieren mit ihrem parenchymschädigenden Effekt und der Kontrastmittelverlust in die Eingeweidearterien überhaupt, der zu einer geringeren Kontrastierung der Becken- und Beinarterien führt. Als weiterer Nachteil ist anzuführen, daß es durch die Kontrastmittelinjektion entgegen der Richtung des Blutstromes zu Unterschichtungsphänomenen und damit zu einer mangelnden Durchmischung des Kontrastmittels mit dem Blut kommen kann, wodurch die dorsal abgehenden Aortenäste (Lumbalarterien) gelegentlich unkontrastiert bleiben.

Technik der tiefen lumbalen Aortenpunktion (Abb. 53). Bei der tiefen Punktion geht man in Höhe des 3. Lendenwirbelkörpers links handbreit neben der Medianlinie ein. Die Nadel wird jetzt aber genau senkrecht zur Längsachse des Patienten in einem Winkel von 20—30° zur Frontalebene vorgeführt. Im übrigen entspricht das Vorgehen dem bei der hohen Punktion. Liegt die Kanüle regelrecht, so darf der Patient nicht mehr umgelagert werden, da die geringste Bewegung zu einer Verschiebung der Nadel führen kann. Aus dem gleichen Grunde sollte der Anaesthesist durch eine ausreichend tiefe Narkose Husten- und Würgreflex mit Sicherheit ausschalten.

Die Ausführung einer Probeaufnahme mit einer kleinen Kontrastmittelmenge sollte nicht unterlassen werden. Sie dient der Kontrolle der Nadelposition und erlaubt eine letzte Änderung der Bildeinstellung und der Lagerung des Kranken. Als Kontrastmittel dient 76%iges Urografin. Bei der „hohen" lumbalen Aortographie sollten nicht mehr als 60 ml injiziert werden. Soll die „tiefe" lumbale Aortographie mit einer Arteriographie beider Beine verbunden werden, so kann man unbedenklich 40—50 ml Kontrastmittel verwenden. Manche Autoren empfehlen ein Druckinjektionsgerät [*14*]. Wir führen die Injektion immer mit der Hand aus, um bei Verdacht auf paraaortalen oder intramuralen Kontrastmittelaustritt die Injektion sofort abbrechen zu können. Vor der Kontrastmitteleinspritzung gibt der Anaesthesist ein Muskelrelaxans, damit die Serienaufnahmen im Atemstillstand ausgeführt werden können. Die Serienaufnahmen werden ausgelöst, wenn etwa $3/_4$ der Kontrastmittelmenge injiziert sind, so daß während der ersten Aufnahmen noch Kontrastmittel durch die Kanüle nachfließt. In der Regel reicht 1 Aufnahme/sec aus. Bei schweren degenerativen Veränderungen der terminalen Aorta, der Becken- und Beinarterien muß das Aufnahmeprogramm genügend lang gewählt werden (bis zu 15 sec), um auch noch die letzte Füllungsphase des verzögert durchströmten Kollateralkreislaufes zu erfassen. Die Darstellung von arterio-venösen Fisteln des Beckens und der Beine erfordert dagegen wegen des stark beschleunigten Blutumlaufes eine Frequenz von mindestens 3 Aufnahmen/sec.

Komplikationen

Die meisten der in der Literatur beschriebenen Zwischenfälle lassen sich durch sorg-fältigste Technik und geeignete Auswahl der Kranken vermeiden. So berichteten Dos Santos, Lamas und Caldas (1931) über 300, Osorio (1933) über 100, Smith, Evans, Elsey und Felson (1952) über 800, Kincaid (1958) über 1000 translumbale Aorto-graphien ohne Todesfall bzw. schwerere Komplikationen. Die Sammelstatistik von McAfee (1957) über 12 832 translumbal ausgeführte Aortographien muß ein unzu-treffendes Bild von dem Risiko der Methode ergeben, da sie auch sämtliche Zwischenfälle einbezieht, die auf den toxischen Effekt der älteren Kontrastmittel und auf die Nicht-beachtung der oben beschriebenen Vorsichtsmaßregeln zurückzuführen sind. Er fand 37 Todesfälle (= 0,28%) durch Blutungen, Urämie, Paraplegie, gastrointestinale und kardiovasculäre Komplikationen und 98 (= 0,74%) ernsthafte Zwischenfälle. Beall u. Mitarb. (1964) hatten bei 4613 in der Zeit von Januar 1952 bis Oktober 1963 durchgeführ-ten translumbalen Aortographien acht Todesfälle (0,17%). Bei ausschließlicher Verwen-dung von Na-Acetriozat und Na-Iothalamat als Kontrastmittel und unter sorgfältiger Beachtung der angeführten Vorsichtsmaßnahmen ging die Zahl der Todesfälle unter den letzten 3838 translumbalen Aortographien auf zwei (0,05%) zurück. Im allgemeinen entwickeln sich nach Entfernung der Punktionsnadel keine größeren *retroperitonealen Hämatome*, vorausgesetzt, daß Störungen des Blutgerinnungsmechanismus vor der Unter-suchung ausgeschaltet wurden. Kontraindiziert ist das Verfahren für die aortographische Darstellung von Phäochromocytomen, da die erforderliche Bauchlage und ein paraaortales Hämatom eine tödliche Blutdruckkrise auslösen können. Saltz, Luttwack, Schwartz und Goldberg (1956) erlebten einen Todesfall. Bei der Sektion fand sich um den großen Nebennierentumor ein retroperitonealer Bluterguß, der wahrscheinlich die zum Tode führende Blutdruckkrise ausgelöst hatte. *Kontrastmittelparavasate* sind im allgemeinen ungefährlich. Sie werden im Laufe einiger Stunden bis Tage resorbiert. Mitunter können aber hohe Temperaturen mit starken Rücken- und Leibschmerzen auftreten.

Intramurale Kontrastmittelinjektionen bleiben in der Regel ebenfalls ohne Dauer-folgen. Wenn manche Autoren eine Häufigkeit von bis zu 10% angeben, so kann das nur an einer unsachgemäßen Punktions- und Injektionstechnik liegen. Bestehen degene-rative Veränderungen der Media oder werden größere Kontrastmittelmengen unter hohem Druck in die Aortenwand injiziert, so kann sie auf weite Strecken einreißen. Besonders gefährdet sind Kranke mit arteriosklerotischen Veränderungen der terminalen Aorta oder Leriche-Syndrom. Die Aufspaltung der Gefäßwand erfolgt in der gleichen Ebene wie bei der spontanen *Dissektion.* Erstaunlicherweise ist die Dissektion bzw. das intramurale Kontrastmitteldepot in der Regel schon kurze Zeit nach der Injektion nicht mehr röntgeno-logisch nachweisbar. Selten werden die Abgänge der visceralen Arterien verschlossen oder so stark eingeengt, daß es zu erheblichen, evtl. sogar tödlich verlaufenden Organ-störungen kommt. Wie Daylis und Laws (1956) zeigten, kann schon eine Dissektion entstehen, wenn sich nur ein Teil der Nadelöffnung intramural befindet. Deshalb schützt die Beobachtung eines rhythmischen Blutaustrittes aus dem Kanülenende ebensowenig wie die probeweise Injektion einer kleinen Kontrastmittelmenge mit Sicherheit vor einer falschen Lage. Die Dissektion ist röntgenologisch einwandfrei erkennbar: Eine scharf demarkierte dichte Kontrastmittelansammlung deckt sich mit den Umrissen des injizierten Gefäßes oder überragt sie etwas. Auf Serienaufnahmen bleibt die Kontrastmittelsäule konstant, Übersichtsaufnahmen nach 10—20 min zeigen Kontrastmittelreste in der Wand der Aorta und ihrer Seitenäste oder in den von ihnen versorgten Organen (Dünndarm, Colon, Rectum, „persistierendes Nephrogramm"). *Die scharfe Begrenzung des Kontrast-mitteldepots in der terminalen Aorta oder in den Beckenarterien kann zur Annahme eines Verschlusses verleiten.* Entsteht die Dissektion in unmittelbarer Umgebung des Abganges von Organarterien, so kann sie röntgenologisch das Bild einer direkten Kontrastmittel-injektion in dieses Gefäß nachahmen, besonders wenn keine Serienaufnahmen angefertigt wurden. Werden beide Nierenarterien durch die Dissektion verschlossen, so ist die

Prognose sehr ernst. Beschränkt sich die Spaltung der Gefäßwand auf die terminale Aorta, die Bifurkation oder die Darmarterien, so ist, wenn nötig, chirurgische Hilfe möglich.

Nierenschädigungen kamen nach translumbaler Aortographie relativ häufig vor, solange man noch nicht einwandfrei „hoch" oder „tief" punktierte. Das Risiko einer Nierenschädigung hängt von der Art und Menge des verwendeten Kontrastmittels, aber auch von der Höhe der Injektionsstelle ab. Die modernen dreifach jodierten Kontrastmittel sind sicher auch hinsichtlich der Schonung des Nierenparenchyms als günstig anzusehen; trotzdem kommen Schädigungen vor, wenn große Kontrastmittelmengen unter hohem Druck in die Aorta in Höhe des Abganges der Nierenarterien oder direkt in eine Nierenarterie injiziert werden oder wenn die Injektion wiederholt wird. Das Risiko einer Nierenschädigung ist weiter erhöht, wenn eine Abflußbehinderung infolge stenosierender Erkrankung der terminalen Aorta besteht, so daß ein unverhältnismäßig hoher Kontrastmittelanteil die Nieren durchströmt, oder auch wenn vor der Untersuchung schon ein Nierenschaden vorlag. CRAWFORD, BEALL, MOYER und DEBAKEY (1957) fanden bei Clearance-Untersuchungen ihrer Kranken vor und nach der Arteriographie in der Hälfte der Fälle eine deutliche Einschränkung der Nierenfunktion, wenn mehr als 40 ml eines dreifach jodierten Kontrastmittels injiziert worden waren. Die Nierenfunktion war dagegen nach der Injektion von 25—30 ml Kontrastmittel kaum verändert. Bei schweren Nierenparenchymschädigungen handelt es sich pathologisch-anatomisch um eine akute, hämorrhagische Nekrose des Glomerulus- und Tubulus-Apparates, je nach der Schwere teils herdförmig, teils diffus, mit Schrumpfniere als Endausgang.

Auch *Komplikationen im Bereich des Magen-Darm-Kanals* entstehen vorwiegend durch isolierte Injektion großer Kontrastmittelmengen in den Tr. coeliacus und die A. mesenterica superior bzw. inferior und lassen sich durch regelrechte Punktions- und Injektionstechnik vermeiden. Meist hat die direkte Kontrastmittelinjektion in die visceralen Arterien, von örtlichen Beschwerden abgesehen, keine nachteiligen Folgen für den Kranken. Andererseits wurden Darmgangrän, Ileus und Peritonitis mit tödlichem Ausgang beschrieben [29].

Schädigungen des Rückenmarks nach hoher und tiefer translumbaler Aortographie, teilweise mit tödlichem Ausgang, wurden mitgeteilt. Klinisch entwickelt sich das Bild einer Paraplegie mit sensiblen und motorischen Ausfallserscheinungen etwa vom 9. Thorakalsegment an abwärts, das zu einer Defektheilung oder zum Tode durch Blasen- und Mastdarmlähmung, ascendierende Pyelitis und Decubitus führen kann. Pathologisch-anatomisch handelt es sich um eine ischämische Schädigung der grauen, in schweren Fällen auch der weißen Substanz. Ätiologisch ist eine Thrombose der Wurzelarterien des Rückenmarkes bzw. eine Dissektion der untersten Intercostal- und obersten Lumbalarterien mit Verschluß der die unteren Rückenmarkssegmente versorgenden Arterien anzuschuldigen. WALUF und MCCOY (1955), CRAWFORD, BEALL, MOYER und DEBAKEY (1957), GASPAR und SECREST (1957) berichteten über eine *Durchtrennung des Ductus thoracicus* bei der hohen translumbalen Aortographie mit beiderseitigem Chylothorax, der die operative Unterbindung des Ductus thoracicus notwendig machte. Wir beobachteten bei einem 56jährigen Mann im Zusammenhang mit einer hohen lumbalen Aortographie einen rechtsseitigen Chylothorax, der sich spontan innerhalb weniger Tage zurückbildete.

b) Retrograde Darstellung der lumbalen Aorta (Abb. 54).

Wegen der geringeren Komplikationsmöglichkeiten ist heute in den Fällen, bei denen klinisch keine atheromatösen Veränderungen der Beckenarterien und der terminalen Aorta vorliegen, die retrograde Darstellung der lumbalen Aorta mit Hilfe eines von der Leistenbeuge aus eingeführten Katheters angezeigt. Wir haben uns allerdings zur Regel gemacht, diese Methode nur dann zu verwenden, wenn beide Femoralispulse in normaler Stärke tastbar sind und über beiden Leistenbeugen und über den Beckenarterien kein Stenosegeräusch zu hören ist. Damit schränkt sich die Anwendungsmöglichkeit in der

Gruppe der chronischen obliterierenden Arterienerkrankungen beträchtlich ein. In der Regel wird das Instrumentarium nach SELDINGER oder eine Modifikation dieses Verfahrens benutzt (s. S. 114). Die retrograde Darstellung der lumbalen Aorta hat wesentliche Vorteile: Der Kranke liegt auf dem Rücken, er kann auch mit liegendem Katheter ohne Schwierigkeiten umgelagert oder transportiert werden. Die Untersuchung ist in der Regel in Lokalanaesthesie möglich. Das Kontrastmittel läßt sich in konzentrierter Form in jeder gewünschten Höhe der lumbalen Aorta deponieren, dabei ist ein intra- oder extramuraler Kontrastmittelaustritt mit größter Sicherheit zu vermeiden.

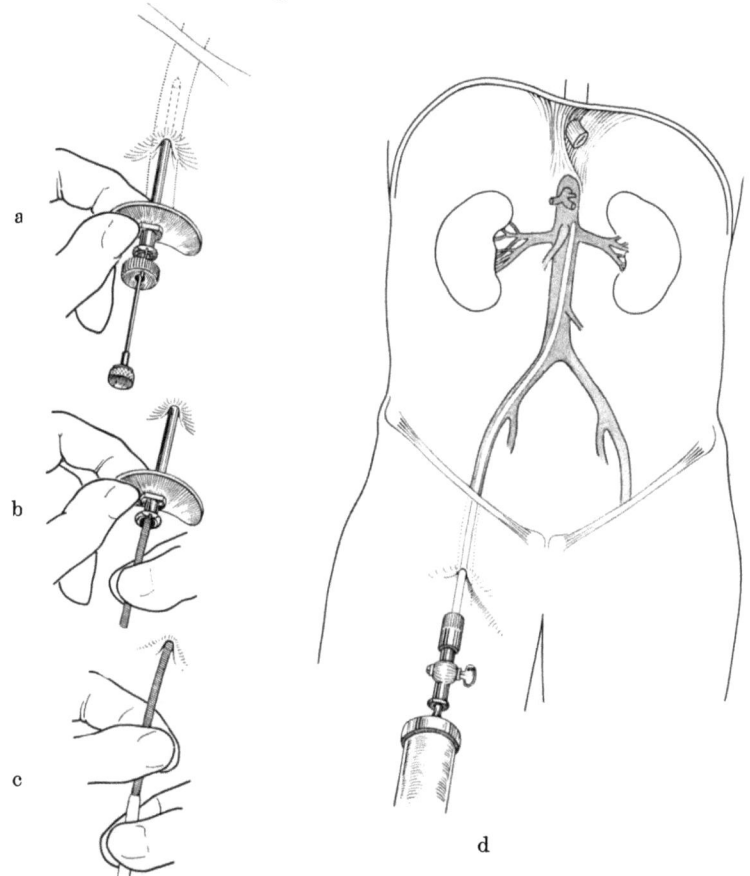

Abb. 54a—d. Retrograde, lumbale Aortographie nach percutaner Punktion der A. femoralis communis mit dem Instrumentarium nach SELDINGER [43]. a Punktion der Arterie mit Kanüle, Entfernung des Mandrins und der Innenkanüle. b Einführung des Spiraldrahtführers. c Entfernung der Außenkanüle, Einführung des Kunststoffkatheters. d Der Kunststoffkatheter ist nach Entfernung des Spiraldrahtführers bis in Höhe des Abgangs der Nierenarterien vorgeführt. Die Kontrastmittelinjektion kann beginnen

HETTLER (1960) konstruierte mit Hilfe eines Herzphasenschalters ein elektronisches Steuergerät zur Synchronisation von Druckinjektionsgerät und Serienaufnahmeapparatur, das wesentliche Vorteile für eine exakte, genau reproduzierbare morphologische und funktionelle Gefäßdiagnostik hat. Die zur Darstellung der abdominalen Arterien erforderliche Kontrastmittelmenge hängt von der Länge der diastolischen Füllungsphase ab. Jede weitere Kontrastmittelzufuhr stellt lediglich eine unnötige Organbelastung dar. Da der Blutfluß in der Aorta nicht kontinuierlich, sondern rhythmisch erfolgt, wird der Beginn der Kontrastmittelinjektion an den Anfang der Diastole gelegt. Die darauf eintreffende systolische Blutwelle schwemmt dann den Kontrastmittelembolus in die Organarterien hinein. Durch die Herzphasensteuerung erhält man mit relativ geringen Kontrastmittelmengen eine optimale Darstellung der abdominalen Aorta und ihrer visceralen Äste, insbesondere der Nierenarterien, da eine zu intensive Parenchymfärbung vermieden wird.

Komplikationen

Die Möglichkeiten für ernsthafte Zwischenfälle sind bei diesem Verfahren gering. Sie bestehen im wesentlichen in Blutungen aus der Punktionsstelle, Arterienperforation und Thrombose. Gelegentlich kann es durch Lösung atherosklerotischer Plaques zu einer Embolie distal der Punktionsstelle kommen. Bei einem Kranken von VOGLER und HERBST (1958) und von TILLE (1961) blieb das abgebrochene, flexible Spitzenstück des Metallführers in der atheromatös veränderten Beckenarterienwand reaktionslos stecken. In einem Falle aus der Sammelstatistik von MCAFEE (1957) wirkte die abgebrochene Katheterspitze aber als Embolus, so daß eine Beinamputation erforderlich wurde. Wir beobachteten eine 42jährige Frau, bei der während einer auswärts durchgeführten Untersuchung der Katheter intraarteriell abgerissen war. Obwohl das 30 cm lange Katheterstück bereits seit 4 Monaten im Arterienlumen gelegen hatte, waren keine Komplikationen aufgetreten. Es wurde durch eine kleine Arteriotomie entfernt. Nach den in der Literatur bekanntgewordenen Zwischenfällen scheint es wichtig, intraarteriell liegende abgebrochene Katheter- oder Führungsdrahtstücke möglichst umgehend chirurgisch zu entfernen. PEIRCE und RAMEY (1951, 1953) und MCAFEE (1957) berichteten über das Auftreten einer arterio-venösen Fistel nach percutaner Punktion der A. femoralis. *Nierenschäden* sind natürlich auch bei diesem Verfahren möglich, wenn zu große Kontrastmittelmengen direkt vor oder in den Abgang der Nierenarterien gespritzt werden. EDSMAN (1957) hatte unter 446 translumbal ausgeführten Nierenarteriographien neun renale Komplikationen mit einem Todesfall, unter 51 transfemoral ausgeführten Nierenarteriogrammen zwei vorübergehende Nierenkomplikationen.

c) Selektive Darstellung der lumbalen Aortenäste einschließlich der Nierenarterien

Die Vorteile der gezielten Darstellungsverfahren sind:

1. bessere Kontraste und scharfe Darstellung ohne Überlagerung durch andere Organarterien,

2. relative Ungefährlichkeit für den Patienten, da nur kleine Kontrastmittelmengen mit langsamer Injektion erforderlich sind,

3. man kann das Kontrastmittel entweder als „Embolus" mit verschiedenartig konstruierten Kathetern innerhalb der Aorta vor dem Abgang der interessierenden Organarterien ablagern oder die Organarterien isoliert sondieren. Bei der *direkten Sondierung* der Organarterien ergibt sich allerdings der Nachteil, daß eine am Abgang der Arterie lokalisierte Stenose der Darstellung entgehen kann, wenn die Katheterspitze bereits jenseits der stenosierenden Veränderung liegt. Das wichtigste Indikationsgebiet dieser Methode ist daher die Differentialdiagnose der Parenchymerkrankungen.

Die *selektive Nierenarteriographie* wurde von EDHOLM und SELDINGER (1956); NUNNO (1957); GREGG, ALLCOCK und BERRIDGE (1957); VOGLER und HERBST (1958); GOLLMANN (1958); BRAEDEL (1961); OLSSON (1961, 1963, 1964); DÜX und THURN (1963), die selektive Darstellung der A. mesenterica superior und des Tr. coeliacus von ÖDMAN (1958, 1959); GOLLMANN (1958); DEBRAY, NADEL, BUCHET und LEYMARIOS (1960); BOIJSEN und OLIN (1964) u. a. ausgearbeitet.

Die operative Arteriographie des Darmes ist nur selten indiziert. Sie dient hauptsächlich dem Auffinden okkulter Blutungsstellen und der Darstellung infiltrierender Prozesse im Bereich des Magen-Darm-Kanals.

α) Selektive Nierenarteriographie

Die selektive Nierenarteriographie darf für die Diagnostik von Nierenarterienveränderungen und besonders in dem Zusammenhang Nierenarterienstenose—Hochdruck nur dann verwendet werden, wenn ein Übersichtsaortogramm vorausgegangen ist. Hält man sich nicht an diese Regel, so läuft man Gefahr, akzessorische Nierenarterien, die von der lumbalen Aorta oder von den Beckenarterien entspringen und die in 23% der Fälle nachzuweisen sind [49], zu übersehen, die von ihnen versorgten Parenchymbezirke für gefäßlos und pathologisch verändert zu halten oder eine hochdruckerzeugende Arterienstenose nicht zu erkennen. Die schattengebenden Spezialkatheter für die Katheterisierung der Nierenarterien von ÖDMAN sind 50 cm lang, sie tragen an der Spitze eine halbkreisförmige, elastische Krümmung, deren Durchmesser etwas größer ist als der Aortendurchmesser. Durch Einführung des Metallführers mit flexiblem Ende kann die Krümmung entsprechend dem Gang der Untersuchung in verschiedenem Maße ausgeglichen werden. Eine längere Kurve am Schaft des Katheters drängt die Katheterspitze während der Untersuchung gegen die seitliche Aortenwand.

Der Katheter wird zunächst unter Durchleuchtungskontrolle mit gestrecktem Ende von der A. femoralis aus (Instrumentarium nach SELDINGER) bis in Höhe des 12. Brustwirbelkörpers vorgeführt. Es empfiehlt sich immer, die A. femoralis auf der Seite der zu untersuchenden Nierenarterie zu punktieren, da sich dann die Katheterspitze entsprechend dem gebogenen Katheterverlauf im Becken in der gewünschten Richtung einstellt. Die Ostien der Nierenarterien liegen an der seitlichen Aortenwand in Höhe der Zwischenwirbelscheibe 1./2. Lendenwirbelkörper (anatomische Schwankungsbreite: unterer Rand des 12. Brustwirbelkörpers — Zwischenwirbelscheibe des 2./3. Lendenwirbelkörpers.) Es ist vorteilhaft, die Katheterspitze zunächst über das Ostium der Nierenarterie hochzuführen und dann die seitliche Aortenwand mit der gekrümmten Katheterspitze in caudaler Richtung abzutasten. Wenn die Katheterspitze in das Ostium „hineinspringt", fühlt man einen deutlichen Druck am distalen Katheterende. Auf der linken Seite tritt die Katheterspitze dann aus dem Schatten des Wirbelkörpers heraus, auf der rechten Seite projiziert sie sich in der Regel auf seinen lateralen Rand, auf jeden Fall liegt sie lateral von der Dornfortsatzlinie. Die (nur endständig offene) Katheterspitze muß innerhalb des Ostiums liegenbleiben und darf nicht zu weit eingeführt werden, da sich die Nierenarterie schon sehr nahe am Abgang aus der Aorta verzweigen kann, so daß einige kleinere Äste nicht dargestellt würden. Um einen Spasmus der Nierenarterie und ein Überspritzen des Nierenparenchyms mit Kontrastmittel zu vermeiden, muß immer noch etwas Blut um die Katheterspitze in die Nierenarterie einströmen können. Für die Manipulationen zur richtigen Einstellung des Katheters bewährt sich die Durchleuchtung mit dem Bildverstärker, da er das Arbeiten bei Raumbeleuchtung erlaubt und längere Durchleuchtungszeiten ermöglicht. Nach einer orientierenden Probeinjektion von 3 ml folgt die eigentliche Injektion von 7—10 ml eines 35%igen trijodierten Kontrastmittels *mit der Hand* innerhalb 1½ sec unter Anfertigung von Serienaufnahmen kleineren Bildformates.

Schwierigkeiten können durch eine unbeabsichtigte Katheterisierung der Lumbalarterien entstehen, die ebenfalls seitlich von der lumbalen Aorta abgehen. Der Kranke äußert bei der Kontrastmittelinjektion einen brennenden Schmerz. Kindliche oder hypoplastische Nierenarterien können für eine Katheterisierung zu klein sein.

β) Selektive Darmarteriographie

Für die *selektive Darstellung des Tr. coeliacus und der A. mesenterica superior* können die gleichen Katheter wie bei der Nierenarteriographie benutzt werden. ÖDMAN (1958, 1959) konstruierte außerdem einen elastischen Spezialkatheter (Außendurchmesser 2,85 mm, Innendurchmesser 2,5 mm) mit gekrümmter, konisch zulaufender Spitze und drei longitudinalen Rillen im Innern, also mit kleeblattförmigem Querschnitt des Lumens. Der Stahlmandrin paßt mit dem sternförmigen Querschnitt seines Kopfes in das Profil des Katheters, so daß eine genaue Führung des Katheterendes mit seiner Hilfe möglich ist.

Die Katheterisierung der Eingeweidearterien erfolgt nach percutaner Punktion der A. femoralis unter Durchleuchtungskontrolle im schrägen und seitlichen Strahlengang. Die A. mesenterica superior geht vor der Mitte des 1. Lendenwirbelkörpers, der Tr. coeliacus in Höhe der Zwischenwirbelscheibe 12. Brustwirbelkörper/1. Lendenwirbelkörper nach ventral von der Aorta ab (anatomische Schwankungsbreite: Mitte des 12. Brustwirbelkörpers — Mitte des 2. Lendenwirbelkörpers), ihre Ostien liegen 0,5—2 cm auseinander

[*32*]. Beim Abtasten der ventralen Aortenwand gleitet die gekrümmte Katheterspitze bei Katheterbewegung von unten nach oben am häufigsten in das Orificium der A. mesenterica superior, bei Katheterbewegungen von kranial nach caudal am häufigsten in den Tr. coeliacus hinein. Ergibt die Durchleuchtung keinen eindeutigen Hinweis dafür, welche Arterie sondiert wurde, so kann die Lage der Katheterspitze durch eine Probeinjektion von 5—8 ml 45%igem Kontrastmittel mit der Hand bestimmt werden. ÖDMAN (1958, 1959) empfiehlt zur Darstellung der Eingeweidearterien die Injektion von 0,8—0,9 ml/kg 45%igen Urografins mit Druckinjektionsgerät, die Injektionsgeschwindigkeit soll 10 bis 12 ml/sec betragen. Das Programm für die Röntgenserienaufnahmen im Großformat mit stereoskopischer Aufnahmetechnik soll 2—3 Aufnahmen/sec während 5—6 sec für die arterielle Phase, dann eine Aufnahme alle 2 sec während 25 sec zur Darstellung der Capillarphase und des venösen Rückstromes umfassen. Will man die beiden Arterien nicht selektiv, sondern durch eine Aortographie zur Darstellung bringen, so sind seitliche Aufnahmen erforderlich, da sich die von den obliterierenden Veränderungen besonders häufig betroffenen Gefäßabgänge im sagittalen Strahlengang dem Kontrastschatten der Aorta überlagern und nicht zu beurteilen sind.

6. Extremitätenarteriographie

Die Punktionsstellen für die verschiedenen Methoden der *Armarteriographie* wurden auf S. 112 beschrieben. Serienaufnahmen mit Langfilmkassetten im Direktverfahren [*17*] sind immer erforderlich. Aneurysmen im Bereich des Schultergürtels lassen sich durch retrograde Kontrastmittelinjektion in die A. brachialis oder A. axillaris darstellen. Bei Durchblutungsstörungen des Armes ist es aber häufig wichtig, nicht nur die Aa. brachialis und axillaris, sondern auch die weiter zentral liegende Arterienstrecke (A. subclavia, Truncus brachiocephalicus) abzubilden. In diesem Falle ist es vorzuziehen, die Arterien des Armes und der Schulter durch eine thorakale Aortographie oder durch selektive Sondierung des Truncus brachiocephalicus bzw. der linken A. subclavia von der Femoralarterie aus darzustellen.

Bei der *Arteriographie der unteren Extremitäten* hat man ebenfalls, von wenigen Ausnahmen (Aneurysmen, arterio-venösen Fisteln) abgesehen, die alleinige Darstellung der peripheren Gefäßstrecke aufgegeben, da in den meisten Fällen von organischen Erkrankungen der Beinarterien solche Veränderungen auch im Bereich der Beckenarterien und u. U. der terminalen Aorta bestehen. Die Kontrastmitteldarstellung der Aorta, der Becken- und Beinarterien beiderseits mit Serienaufnahmen in einem Untersuchungsgang ist apparativ nicht ganz einfach. Die große Zahl der entwickelten Seriengeräte zeigt, daß bisher keine Methode restlos befriedigt. Die Gefäßdarstellung der unteren Körperhälfte mit Kassettenwechselgeräten so großen Formates, daß Unterbauch, Becken und Beine gleichzeitig abgebildet werden („Serien-Aorto-Arterio-Phlebographie") ist zwar kostspielig, ermöglicht aber die Abbildung aller interessierender Einzelheiten des großen Gefäßgebietes in optimaler Weise. Bei anderen Verfahren werden mit Hilfe speziell konstruierter Wechselgeräte zunächst Filme des Formates 35 × 35 cm über der lumbalen Aorta und den Beckenarterien, dann Langfilme der Größe 20 × 96 cm über den Beinen belichtet [*26*]. Außerdem besteht die Möglichkeit, kleinere Kassetten auf einem Transportband zeitgerecht so unter dem Patienten entlanglaufen zu lassen, daß die Belichtung mit der maximalen Kontrastmitteldurchströmung der einzelnen Gefäßabschnitte zusammenfällt [*16*]. Schließlich kann die Tischplatte mit dem liegenden Patienten über einem halb- oder vollautomatisch arbeitenden Kassettenwechsler verschoben werden. Zu hoher technischer Vollendung wurde auch die Kinematographie entwickelt. Sie stellt den günstigsten Kompromiß zwischen Filmkosten, Detailerkennbarkeit und erforderlicher Aufnahmezahl dar. Der Kranke wird dabei über der kinematographischen Apparatur auf der Tischplatte verschoben, wobei man auf dem Fernsehschirm den Verlauf des Kontrastmittels während der Aufnahmen verfolgen kann.

Das Kontrastmittel kann nach tiefer oder hoher lumbaler Aortenpunktion, durch einen bis über die Aortenbifurkation vorgeschobenen, von der A. femoralis eingeführten Katheter oder nach ein- bzw. doppelseitiger Punktion der A. femoralis injiziert werden. Wir halten uns an folgende Regel: Beschränken sich die zu untersuchenden Gefäßveränderungen klinisch auf die Beine (beide Leistenpulse kräftig und seitengleich tastbar, kein Stenosegeräusch) und sind sie nur einseitig, so wird das Arteriogramm der kranken Seite durch Punktion der A. femoralis gewonnen. Verwendet man dabei eine weitlumige Kanüle (große Seldinger-Nadel), so gelingt es praktisch immer, das Kontrastmittel bei manueller Injektion bis zur Aortenbifurkation und bis in die terminale Aorta retrograd hochzuspritzen. Sind die Veränderungen dagegen doppelseitig, so wird auf jeden Fall eine Aortographie durchgeführt, um das Gefäßsystem beider Beine simultan darstellen zu können. Solange die Beckenarterien wenigstens auf einer Seite durchgängig und klinisch unauffällig sind (kräftiger Leistenpuls, kein Stenosegeräusch), kann man einen Katheter nach der Methode von SELDINGER hochführen und das Kontrastmittel oberhalb der Aortenbifurkation injizieren. Wir ziehen aber bereits bei diesen Fällen die tiefe oder hohe lumbale Aortenpunktion vor (die wir bei beiderseitigem Beckenarterienbefall immer verwenden), da bei den degenerativen Gefäßerkrankungen der Beine häufig mit klinisch nicht wahrnehmbaren Veränderungen der Beckenarterien (Plaques, Stenosen, Schlingenbildung, Ektasie) gerechnet werden muß.

Komplikationen

Möglichkeiten einer Schädigung durch die Arteriographie bestehen vor allem, wenn die Durchblutung einer Extremität durch ausgedehnte obliterierende Gefäßerkrankungen oder Folgen einer Gefäßverletzung schon eingeschränkt ist. Mehrfach wurde über *Thrombosierung* der distalen arteriellen Strombahn berichtet [33, 35]. Die Ausführung der Beinarteriographie durch tiefe translumbale Aortographie bzw. retrograde Katheterisierung der Beckenarterien und der terminalen Aorta erscheint weniger riskant, da das Kontrastmittel dann stärker verdünnt die Extremitätenarterien erreicht. DEMBOWSKI, HASSE und KÖBLE (1955), HASSE (1957), sahen nach einer Femoralis-Arteriographie, bei der Kontrastmittel (40 ml 70%iges Joduron) und Sauerstoff aus dem Druckinjektionsgerät versehentlich gleichzeitig injiziert wurden, fleckförmige Hautnekrosen des ganzen Beines und des entsprechenden Unterbauchquadranten. Auf Grund von Experimenten am Kaninchenohr ist anzunehmen, daß die insufflierten Gasblasen eine Kontrastmittelstase im Capillargebiet hervorrufen, so daß eine chemotoxische Schädigung der Gefäßwand zustande kommen kann.

Die *Dissektion* der A. femoralis nach direkter Nadelpunktion und Kontrastmittelinjektion in die Gefäßwand bleibt im allgemeinen ohne Dauerfolgen. Wichtig sind die röntgenologischen Kennzeichen einer intramuralen Kontrastmittelinjektion: persistierende, ziemlich scharf begrenzte und dichte Anfärbung der Arterienwand im Serienangiogramm, evtl. mit lanzettförmig auslaufendem Ende, so daß ein Verschluß vorgetäuscht werden kann. Im Widerspruch zu dieser Annahme steht das Fehlen des Kollateralkreislaufes.

Bei Katheterisierungen der Arterie scheinen Dissektionen der Gefäßwand seltener zu sein als bei direkter Kontrastmittelinjektion durch die percutan eingeführte Kanüle, da man den Kunststoffkatheter im allgemeinen nur vorschieben kann, wenn die Punktionskanüle einwandfrei innerhalb des Gefäßlumens liegt [43]. Im übrigen drohen auch bei der Extremitätenarteriographie unter percutaner Katheterisierung die bei der retrograden lumbalen Aortographie beschriebenen Gefahren. Vorsicht ist auch bei der Darstellung von Verschlüssen im Bereich der Schultergürtelarterien geboten, da verhältnismäßig große Anteile des Kontrastmittels in die Hals- und Hirnarterien abströmen können. In einem von uns beobachteten Fall kam es nach andernorts ausgeführter Brachialarterienpunktion zur Bildung eines infizierten pulsierenden Hämatoms, das die Resektion der Arterie erforderlich machte.

Literatur

[1] ARVIDSSON, H.: Angiocardiographic observations in mitral disease. Acta radiol. (Stockh.), Suppl. 158 (1958).

[2] BAGGER, M., G. BIÖRCK, and V. O. BJÖRK: On methods and complications in catheterization of heart and large vessels with and without contrast injection. Amer. Heart J. 54, 766—777 (1957).

[3] BEALL, A. C., W. S. HENLY, G. C. MORRIS, E. ST. CRAWFORD, and M. E. DEBAKEY: Translumbar aortography: A simple, safe technic. Ann. Surg. 157, 882 (1963).

[4] BEUREN, A. J., J. APITZ u. J. STOERMER: Transseptale Katheterisierung des linken Herzens. Z. Kreisl.-Forsch. 50, 644—653 (1961).

[5] BOLT, W., W. FORSSMANN u. H. RINK: Selektive Lungenangiographie. Stuttgart: Georg Thieme 1957.

[6] BONTE, G., J. CARON, M. PAUCHANT et A. GÉRARD: Examen de l'aorte thoracique et du ventricule gauche par cathétérisme intraventriculaire à partir de la fémorale. J. Radiol. Électrol. 39, 593—598 (1958).

[7] BROMAN, T., B. FORSSMAN, and O. OLSSON: Further experimental investigations of injuries from contrast media in cerebral angiography. Acta radiol. (Stockh.) 34, 135—143 (1950).

[8] BROOKS, B.: Intraarterial injection of sodium jodid. J. Amer. med. Ass. 82, 1016—1019 (1924).

[9] COURNAND, A., R. J. BING, L. DEXTER, C. DOTTER, L. N. KATZ, J. V. WARREN, and E. WOOD: Report of committee on cardiac catheterization and angiocardiography of American Heart Association. Circulation 7, 769—773 (1953).

[10] DAVIDSEN, H. G., C. E. GUDBJERG, and G. THOMSEN: Complications of selective angiocardiography and percutaneous transarterial aortography. Acta chir. scand., Suppl. 283, 168—181 (1961).

[11] DOS SANTOS, R., A. C. LAMAS et J. P. CALDAS: Artériographie des membres et de l'aorte abdominale. Paris: Masson & Cie. 1931.

[12] DOTTER, C. T., and I. STEINBERG: Angiocardiography. Annals of Roentgenology XX. New York: Paul B. Hoeber 1951.

[13] FORSSMANN, W.: Die Sondierung des rechten Herzens. Klin. Wschr. 8, 2085—2087 (1929).

[14] GIDLUND, A.: Development of apparatus and methods for roentgen studies in haemodynamics. Acta radiol. (Stockh.), Suppl. 130, (1956).

[15] GROSSE-BROCKHOFF, F., H. H. LÖHR, F. LOOGEN u. H. VIETEN: Die Punktion des li. Ventrikels zur Kontrastmitteldarstellung seiner Ausflußbahn. Fortschr. Röntgenstr. 90, 300—308 (1959).

[16] HASSE, H. M.: Die Angiographie (Arteriographie, Phlebographie). In: M. RATSCHOW, Angiologie. Patho-logie, Klinik und Therapie der peripheren Durchblutungsstörungen. Stuttgart: Georg Thieme 1959.

[17] JANKER, R.: Röntgenologische Funktionsdiagnostik mittels Serienaufnahmen und Kinematographie. Wuppertal-Elberfeld: W. Girardet 1954.

[18] — Die Röntgenuntersuchung des Herzens und der großen Gefäße. Wuppertal-Elberfeld: W. Girardet 1955.

[19] JÖNSSON, G., B. BRODEN, and J. KARNELL: Thoracic aortography. Acta radiol. (Stockh.), Suppl. 89 (1951).

[20] KJELLBERG, S. R., E. MANNHEIMER, U. RUDHE, and B. JÖNSSON: Diagnosis of Congenital Heart Disease. Chicago: The Year Book Publ., Inc. 1955, 1959.

[21] KRAYENBÜHL, H., u. H. R. RICHTER: Die zerebrale Angiographie. Stuttgart: Georg Thieme 1952.

[22] KURTZMAN, R. S.: Coronary arteriography. Med. Clin. N. Amer. 46, 1583 (1962).

[23] LAUBRY, CH., P. COTTENOT, D. ROUTIER et R. HEIM DE BALSAC: Radiologie clinique du cœur et des gros vaisseaux. Paris: Masson & Cie. 1939.

[24] LINDGREN, E.: Röntgenologie einschließlich Kontrastmethoden. Handbuch der Neurochirurgie, heraus-geg. von H. OLIVECRONA u. W. TÖNNIS, Bd. II. Berlin-Göttingen-Heidelberg: Springer 1954.

[25] LÖHR, H. H., W. GRILL, H. SCHOLTZE u. P. SCHÖLMERICH: Beiträge zur selektiven Angiographie chir-urgischer Lungenerkrankungen. Berlin-Göttingen-Heidelberg: Springer 1964.

[26] LOOSE, K. E.: Die Bedeutung der Serienaortographie für die angiologische Diagnostik und Therapie. II. Kongr. Internat. Ges. Angiol. Lissabon 1953, S. 406—415.

[27] — Zur Arteriographie. Fortschr. Röntgenstr. 76, 173—180 (1952).

[28] — Abdominelle und retroabdominelle Arteriographie. Langenbecks Arch. klin. Chir. 282, 399—412 (1955).

[29] MCAFEE, J. G.: A survey of complications of abdominal aortography. Radiology 68, 825—838 (1957).

[30] MONIZ, E.: Diagnostic des tumeurs cérébrales et épreuve de l'encéphalographie artérielle. Paris: Masson & Cie. 1931.

[31] MORROW, A. G., E. BRAUNWALD, J. A. HALLER, and E. H. SHARP: Left heart catheterization by the transseptal route: technique and application in physiologic and diagnostic investigations. Circulation 16, 1033—1039 (1957).

[32] ÖDMAN, P.: Percutaneous selective angiography of main branches of aorta. Acta radiol. (Stockh.) 45, 1—14, 117—124 (1956).

[33] — Radiopaque polythene catheter. Acta radiol. (Stockh.) 52, 52—64 (1959).

[34] —, and J. PHILIPSON: Aortic valvular diseases studied by percutaneous thoracic aortography. Acta radiol. (Stockh.), Suppl. 172, 1—59 (1958).

[35] PÄSSLER, H. W.: Die Angiographie zur Erkennung, Behandlung und Begutachtung peripherer Durchblutungsstörungen. Fortschr. Röntgenstr., Erg.-Bd. 67 (1952).

[36] —, u. H. BERGHAUS: Begutachtung peripherer Durchblutungsstörungen. Stuttgart: Georg Thieme 1958.

[37] PORSTMANN, W., W. GEISSLER u. W. WOLF: Die retrograde Lävokardiographie in Verbindung mit der intrakardialen Druckmessung. Fortschr. Röntgenstr. 89, 397—409 (1958).

[38] RADNER, S.: Vertebral angiography by catheterization. Acta radiol. (Stockh.), Suppl. 87 (1951).

[39] RIECHERT, T.: Die Arteriographie der Hirngefäße. Berlin u. München: Urban & Schwarzenberg 1949.

[40] ROSS, J., E. BRAUNWALD, and A. G. MORROW: Left heart catheterization by the transseptal route. Circulation 22, 927—934 (1960).

[41] SCHRADER, E. A.: Die Klinik der arteriellen Thrombosen im Beckenbereich. Berlin-Göttingen-Heidelberg: Springer 1955.

[42] SCOTT, W. G.: The development of angiocardiography and aortography. Radiology 56, 485—518 (1951).

[43] SELDINGER, S. I.: Catheter replacement of the needle in percutaneous arteriography. Acta radiol. (Stockh.) 39, 368—376 (1953).

[44] SGALITZER, M.: Unterscheidung funktioneller und organischer Erkrankungen der Extremitätenarterien durch die Röntgenuntersuchung. Fortschr. Röntgenstr. 56, 387—404 (1937).

[45] SINGLETON, A. O.: Use of intra-arterial injections of sodium iodide in determining condition of circulation in the extremities. Arch. Surg. 16, 1232—1241 (1928).

[46] SONES, F. M.: Cine coronary arteriography. Second annual symposium on cine fluorography. Rochester N.Y. 1959.

[47] THURN, P., A. SCHAEDE, H. H. HILGER u. A. DÜX: Zur perkutanen, retrograden, thorakalen Aorto- und Lävokardiographie. Fortschr. Röntgenstr. 93, 393—418 (1960).

[48] TÖNNIS, W., u. W. SCHIEFER: Zirkulationsstörungen des Gehirns im Serienangiogramm. Berlin-Göttingen-Heidelberg: Springer 1959.

[49] VOGLER, E., u. R. HERBST: Angiographie der Nieren. Stuttgart: Georg Thieme 1958.

[50] WELLAUER, J.: Die abdominale Aortographie. Arteriographie der Extremitäten. In: H. R. SCHINZ, R. GLAUNER u. E. UEHLINGER, Röntgendiagnostik, Ergebnisse 1952—1956. Stuttgart: Georg Thieme 1957.

[51] WENDE, S., u. A. SCHULZE: Die zerebrale Angiographie und ihre Komplikationen. Bericht über 2864 Untersuchungen. Fortschr. Röntgenstr. 94, 494—505 (1961).

[52] WICKBOM, I.: Angiography of the carotid artery. Acta radiol. (Stockh.), Suppl. 72 (1948).

E. Gerinnungshemmende und thrombolytische Behandlung

Von

R. GROSS[1]

I. Blutveränderungen in der Thrombogenese und prophylaktisch-therapeutische Ansätze

VIRCHOW hat wohl als erster systematische naturwissenschaftliche Erkenntnisse über die Pathogenese von Thrombose und Embolie entwickelt, deren Grundgerüst als „*Virchowsche Trias*" — verlangsamte Zirkulation, Schädigung der Gefäßwand, erhöhte Gerinnbarkeit des Blutes — unverändert Gültigkeit hat. Nach heutiger Auffassung spielen in der Pathogenese der Thrombosen die Verlangsamung der Zirkulation (Herzinsuffizienz, obliterierende Gefäßerkrankungen, Kompression durch Tumoren, Klappeninsuffizienz der Venen mit Rückstauung, krankhafte Erweiterung der Strombahn, mangelnde Betätigung der für die Venenauspressung mitverantwortlichen Skeletmuskulatur) sowie die entzündlichen oder degenerativen Veränderungen der Gefäßwand eine entscheidende Rolle, der gegenüber etwaige Veränderungen in der Konzentration oder Labilität der Blutbestandteile (Plasmaproteine, Blutplättchen, Leukocyten und Erythrocyten) an praktischer Bedeutung zurücktreten. Dies gilt vor allem für meßbare Veränderungen des Blutes im Gesamtkreislauf, d.h. an thrombosefreien Entnahmestellen, während aus den gestauten Venen usw. signifikante Abweichungen in der Gerinnbarkeit des Blutes berichtet wurden [155]. Aus diesem Grund haben auch Versuche, durch Messung der Gesamtgerinnung,

---

[1] Aus der Medizinischen Universitätsklinik Köln (Direktor: Prof. Dr. R. GROSS).

z.B. mit dem Thrombelastographen, eine drohende oder klinisch latente Thrombose zu erfassen, bisher nicht zu brauchbaren Ergebnissen geführt [129a, 199]. Auch die Agglomeration der Blutplättchen (unter sich) und ihre Adhäsion (an der Gefäßwand), die häufig — über die Bildung eines Plättchenthrombus — die „Initialzündung" einer Gerinnselbildung darstellen, sind in der Regel nicht die Ursache, sondern bereits die Folge einer Intimaveränderung (Adhäsion an der geschädigten, benetzbaren oder elektrostatisch veränderten Gefäßwand, Abgabe von Kinasen aus den betroffenen Gefäßabschnitten).

Prophylaktisch-therapeutisch ist die Blutgerinnung leichter und nachhaltiger zu beeinflussen als die beiden anderen Faktoren der Virchowschen Trias [125] (s. Abb. 55). Eine wirksame Behandlung von dieser pathogenetisch meist weniger wichtigen Seite aus erfordert aber einen massiven Eingriff in die Blutgerinnung.

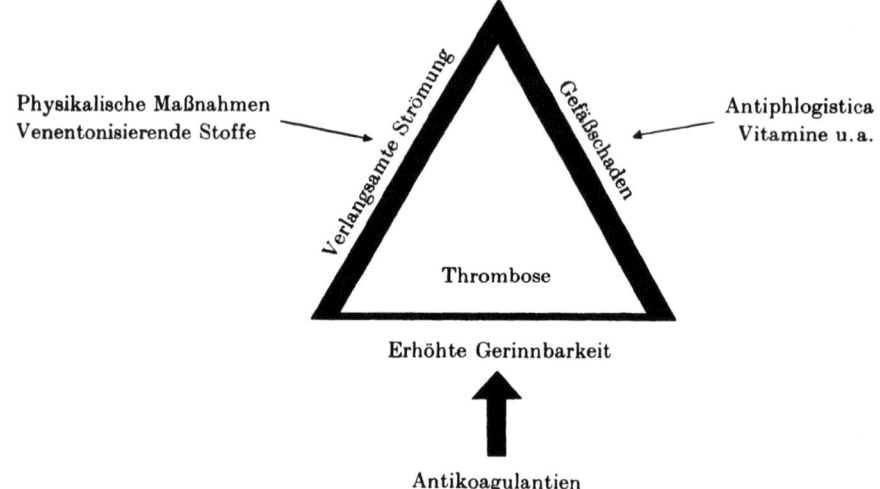

Abb. 55. Virchowsche Trias. Darstellung der pathogenetischen Rolle (Dicke der Seiten des Dreiecks) und der therapeutischen Ansätze (Dicke der Pfeile). (Nach Gross [122])

Damit sind die *Leistungsfähigkeit, Grenzen und Gefahren der Antikoagulantienbehandlung* im Grunde schon charakterisiert: Eine (statistische) Zunahme der Blutungen ist bei der Anwendung von Antikoagulantien und vielleicht auch von Thrombolytica — selbst bei richtiger Dosierung und Überwachung — nicht zu vermeiden. Das Verhältnis dieser (iatrogenen) Komplikation zur Verminderung der thromboembolischen Todesfälle oder Dauerschäden bestimmt den Wert der antithrombotischen Behandlung. Darüber hinaus wird zu wenig beachtet, daß eine optimale, ja sogar eine überdosierte gerinnungshemmende Behandlung die Frequenz thromboembolischer Komplikationen nur *statistisch* (hier aber deutlich!) herabsetzt — also keinesfalls einen *individuell* verläßlichen Schutz ergibt.

Gerade bei den thromboembolischen Erkrankungen ist die *Vorbeugung* wichtiger und wirksamer als die Behandlung. Sie besteht in einer Verhinderung thrombotischer Ablagerungen in den Venen, auf dem Endokard und (selten) in den Arterien. Die derzeit üblichen Antikoagulantien richten sich bevorzugt gegen Thrombin, das Schlüsselferment nicht nur der Blutgerinnung, sondern auch der „viscösen Metamorphose" der Blutplättchen. Durch Cumarine und Indandione wird die Bildung der inaktiven Vorstufe, des „Pro-Thrombins" sowie einiger verwandter Plasmafaktoren („Prothrombin-Komplex") in der Leber gehemmt, während Heparin und Heparinoide (in Verbindung mit einem Plasma-Kofaktor) unmittelbar als Antithrombine wirksam werden (vgl. auch Abschnitt II/1).

Nach pathologisch-anatomischen Untersuchungen [179] besteht ein großer Teil der Thromben nur aus Thrombocyten-Agglomeraten mit allenfalls einigen Fibrinlamellen (sog. *Plättchenthromben, weiße Thromben* oder *Abscheidungsthromben*), oder aber aus wechselnden Schichten und Bändern solcher Plättchenthromben mit den eigentlichen *Gerinnungsthromben* oder *roten Thromben* (sog. *gemischte Thromben*). Die Bildung eines Plättchenthrombus wird durch die genannten Antikoagulantien weit weniger beeinflußt als die Bildung eines Gerinnungsthrombus. Eine mehr spezifische und gegen die Anfänge einer Thrombose gerichtete Behandlung hätte daher die Labilität und Agglomerationsbereitschaft der Blutplättchen herabzusetzen. Entsprechende Versuche [170, 103, 122] sind aber bisher über das Experiment nicht hinausgekommen. Auch das Phänomen des „Blood Sludge" [141] wird durch die übliche gerinnungshemmende Behandlung nicht oder nur teilweise beeinflußt (deutschsprachige Übersichten u. a. bei [11]). Schließlich wirkt eine *Erhöhung der Blutfette und der Chylomikronen* (= Fettpartikel bis zu 1 μ Größe mit hohem Gehalt an Triglyceriden) nicht nur begünstigend auf das Sludge-Phänomen, sondern auch auf die eigentliche Thrombogenese. Chylomikronen sind darüber hinaus Antagonisten des körpereigenen fibrinolytischen Systems [164, 119]. JAMES u. Mitarb. fanden signifikante Korrelationen zwischen den Blutfettwerten und der Gesamtgerinnung (Verkürzung!) bzw. Fibrinolyse (Verminderung) bei Gesunden und bei Kranken mit ischämischen Herzkrankheiten. Kranke mit erhöhten Blutfettwerten sind nicht nur langfristig durch eine vermehrte Gefäß-Atheromatose gefährdet, sondern weisen darüber hinaus auch eine unmittelbar erhöhte Thrombosefrequenz auf. Heparin (und einige Heparinoide) wirken nicht nur gerinnungshemmend und antithrombotisch, sondern vermindern auch die großmolekularen Lipoproteide und verstärken den Abbau von Neutralfett (Wirkung als Clearing-Faktor = Lipoproteid-Lipase [112, 177] (s. auch Abb. 57).

Die *Behandlung mit Antikoagulantien* ist auch bei bereits eingetretener *Thrombose* oder *Embolie* noch angezeigt: Sie verhindert oder vermindert ein „Weiterwachsen" durch proximalen und distalen Ansatz von Gerinnungsthromben, die in der Regel weit weniger mit der Gefäßintima verbacken sind als der primäre Plättchenthrombus und damit leichter losgerissen und embolisch verschleppt werden. Auch nach bereits eingetretener (nicht tödlicher) Lungenembolie ist retrograde Thrombosierung ein überaus häufiges Ereignis (Lit. s. bei [11]).

Hier liegt aber zugleich der Ansatz für den zweiten großen Fortschritt auf dem Thrombosesektor, die *thrombolytische Behandlung*. Nach allen bisher vorliegenden klinischen und experimentellen Erfahrungen kommt es unter thrombolytischer Behandlung nicht zu einer vermehrten Embolisation, wie dies theoretisch vielleicht zu erwarten wäre. Die Erklärung dürfte das Naturexperiment septischer Thrombosen geben: Bei diesen führt der Zerfall der infizierten Thromben in viele kleine Partikel wohl zu zahlreichen septischen „Metastasen", aber nicht zur Verschleppung kreislaufgefährdender großer Thromben. Die Wirkung der Streptokinase oder Staphylokinase ist in gewissem Sinn den Vorgängen in solchen infizierten Thromben an die Seite zu stellen. Dafür hat die thrombolytische Behandlung ein anderes schwieriges Problem für die Klinik gebracht: Die weitgehende Parallelität und die wechselseitige Beeinflussung von Gerinnungssystem und fibrinolytischem System bewirken, daß durch eine thrombolytische Behandlung — vor allem bei Unterdosierung oder nach Absetzen des Mittels — die Gerinnungsbereitschaft des Blutes verstärkt und eine Rethrombosierung im Bereich der alten Intimaschädigungen und auch an anderen Stellen begünstigt werden. Hier muß eine messende Überwachung der Blutgerinnung ergeben, wann und mit welcher Dosierung in eine Antikoagulantienbehandlung überzuleiten ist.

II. Antikoagulantien
1. Kurze Übersicht der Blutgerinnung

Abb. 56 gibt eine Übersicht der Blutgerinnung, der in diesem Rahmen nur einige „Merksätze" unter besonderer Berücksichtigung der Antikoagulantien-Behandlung angefügt werden können. Die *Blutgerinnung* bildet nur einen Bestandteil der *Hämostase*, die ihrerseits als Ganzes zwei verschiedene Funktionen ausübt:

1. Die Aufrechterhaltung der Gefäßintegrität;

2. den natürlichen Verschluß von Defekten an kleinen und — mit Einschränkungen — an großen Gefäßen.

Dazu kommt die im Abschnitt III/1 besprochene *Fibrinolyse (Thrombolyse)*. Bei allen diesen Vorgängen wirken biochemische und mechanische Veränderungen, Plasmafaktoren, Blutplättchen und Gefäße eng zusammen. Von den drei zuletzt genannten Komponenten sind die Plasmafaktoren in vitro am leichtesten zu messen, gewöhnlich in Gerinnungssystemen wechselnder Zusammensetzung mit der Fibrinausfällung als Meßpunkt. Über die meisten Funktionen der Blutplättchen sind quantitative Aussagen nur mit größerem methodischen Aufwand möglich. Die Beurteilung der Gefäßfunktion liegt demgegenüber beim Menschen noch am meisten im argen. Die Blutungsbereitschaft

wird aber gerade von den Gefäßen her maßgeblich beeinflußt. Für den Sektor der Antikoagulantien sei nur an die verminderte Capillarresistenz sowie an die gelegentlichen
(anaphylaktischen?) hämorrhagischen Nekrosen unter Cumarinbehandlung erinnert.

Für die Blutgerinnung hat das von MORAWITZ 1902 in Anlehnung an HAMMARSTEN und ALEXANDER
SCHMIDT formulierte Grundschema unverändert Gültigkeit. Im Sinne dieses Schemas wird in einer *ersten
Gerinnungsphase* eine aktive Protease (Thrombin) aus inaktiven Vorstufen (Prothrombin = Faktor II) im

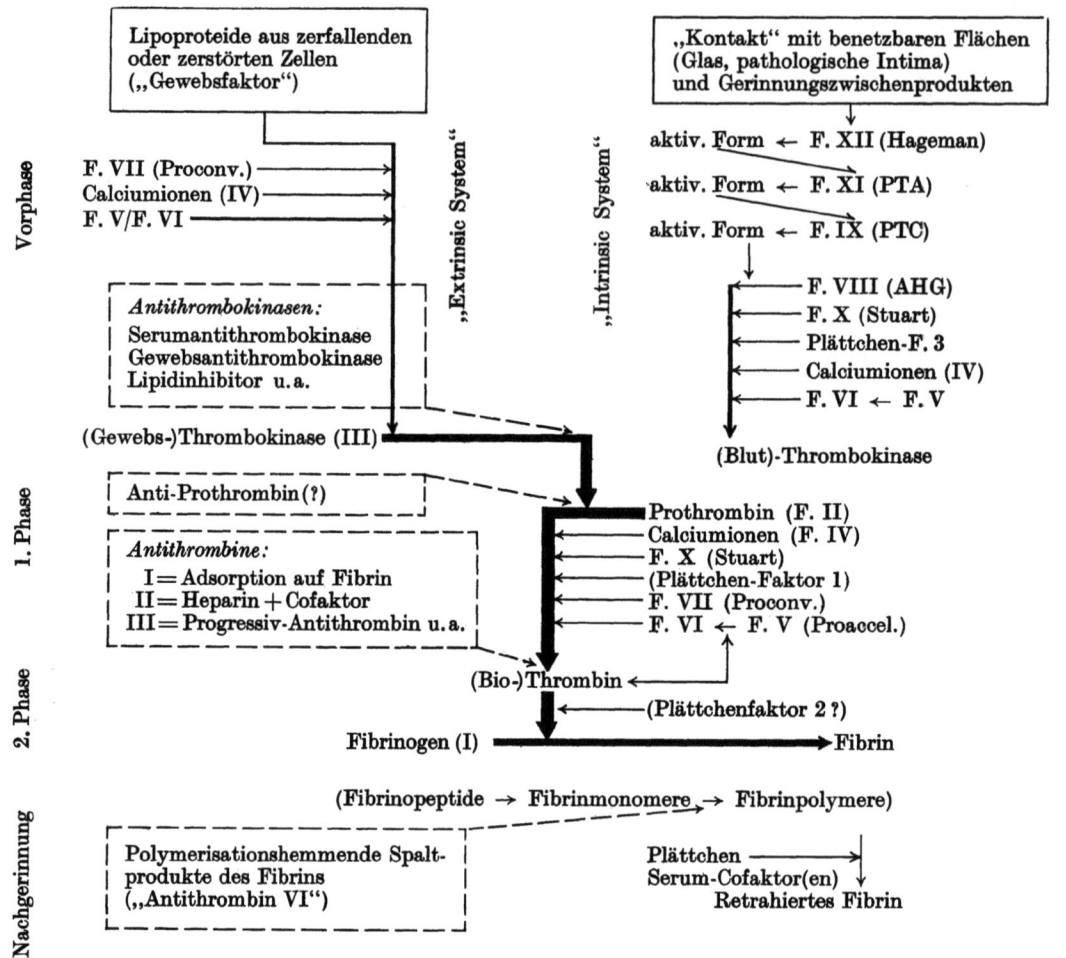

Abb. 56. Modernes Schema der Blutgerinnung. Das klassische, um die Jahrhundertwende von HAMMARSTEN,
MORAWITZ und ALEXANDER SCHMID entworfene Schema — auch heute noch das Grundgerüst des Gerinnungs-
ablaufs — ist in seinen Faktoren und Reaktionen durch große Buchstaben bzw. dicke Linien hervorgehoben.
Die Inhibitoren bzw. ihr Angriff sind durch unterbrochene Linien gekennzeichnet. Man beachte, wie das
„Intrinsic-System" mit der Blutthrombokinase und das „Extrinsic-System" mit der Gewebsthrombokinase
(der „klassischen" Thrombokinase von MORAWITZ) unabhängig oder gemeinsam als Aktivatoren des Prothrombins wirksam werden können.

Plasma in Anwesenheit einer zellständigen Kinase (Gewebs-Thrombokinase = Faktor III) und von Calciumionen
(= Faktor IV) gebildet. In der *zweiten Gerinnungsphase* wird Fibrinogen (Faktor I) unter Abspaltung
niedermolekularer Peptide denaturiert; das entstehende Fibrin fällt durch Polymerisation aus. Inzwischen
hat sich gezeigt, daß die Entstehung einer aktiven Thrombokinase (in der angelsächsischen Literatur:
„Thromboplastin") besonders im Blut ein recht komplizierter Vorgang ist, der als „*Vorphase*" den beiden
klassischen Gerinnungsphasen nach MORAWITZ vorgeschaltet ist. Die meisten Körperzellen (ausgenommen
vielleicht die Leberzellen) enthalten Lipide bzw. Lipoproteide, die mit Blutbestandteilen aktive Thrombokinasen ergeben. Besonders reich an Thrombokinasen sind Gehirn, Lunge, Pankreas, Uterus, Placenta.
Ein Einbruch aktiver oder im Blut aktivierbarer Gewebskinasen aus diesen oder anderen Organen in die
Blutbahn, etwa bei Verletzungen oder Operationen, führt zu den gefürchteten intravasalen Teilgerinnungen
mit multiplen Lungenembolien einerseits, Blutungen durch Verbrauch der gerinnungswichtigen Plasmaproteine
andererseits (*„Defibrinierungs-Syndrom"*, *„Verbrauchs-Koagulopathie"*). Neben diesem *Extrinsic System*

kann Blut aber auch ohne Beimischung von Gewebssaft gerinnen (,,*Intrinsic System*"). Dieses ,,Intrinsic Clotting" erfordert (als eine Art von Schutzmechanismus gegen intravasale Thrombosierung!) ein noch komplizierteres Zusammenspiel verschiedener Plasmaproteine, wobei die cellulären Elemente des Blutes, besonders die Thrombocyten und die Erythrocyten, das auch hier unerläßliche Lipid liefern. Die Phosphatide des Blutplasmas selbst besitzen nach eigenen Untersuchungen mit EGGSTEIN keine Thrombokinase-Aktivität.

Die Beteiligung und das Zusammenspiel der gerinnungsaktiven Plasmaproteine in der sog. ,,Vorphase" sind auch heute noch Gegenstand divergierender Meinungen und wechselnder Theorien. Nach einer neuesten Auffassung (z.B. RATNOFF, 10. Int. Kongr. Hämat., Stockholm 1964) wird der Faktor XII durch ,,Kontakt" in eine aktive Form überführt. Diese überführt ihrerseits den Faktor XI in eine aktive Form, letztere wiederum (in Anwesenheit von Calciumionen) Faktor IX. Der aktivierte Faktor IX soll Faktor VIII in eine aktive Form überführen, die sich ihrerseits mit dem Lipid verbindet. Auch diese neueste — gegenüber unserem Schema mehr ,,lineare" — Deutung der ,,Vorphase" kann bisher u. E. nicht als bewiesen angesehen werden.

Mit der fortschreitenden physikalischen und chemischen Charakterisierung der Gerinnungsfaktoren wurde offenbar, daß *zwei Gruppen gerinnungsaktiver Plasmaproteine* jeweils unter sich nahe verwandt sind, ja möglicherweise Derivate oder Nebenprodukte jeweils eines Proteins darstellen. Zu einer dieser Gruppen gehören das antihämophile Globulin A (Faktor VIII) und ein Accelerator der Thrombinbildung (Proaccelerin oder Faktor V), sowie in gewisser Hinsicht auch Fibrinogen (Faktor I); in eine zweite Gruppe das Prothrombin (Faktor II), ein die Thrombinbildung beschleunigendes Protein (Prokonvertin = Faktor VII), das antihämophile Globulin B (Faktor IX) und der sog. Stuart-Power-Faktor (Faktor X). Die letzte Gruppe wird nach ihrem wahrscheinlichen Ausgangs- (und für die Blutgerinnung wichtigsten!) Protein auch als ,,*Prothrombin-Komplex*" bezeichnet.

Die normale Synthese dieser letzten Gruppe von Proteinen in der Leber ist an die Anwesenheit von *Vitamin K* (K_1) gebunden und gegen Störungen der *Leberfunktion* besonders empfindlich. Sie wird durch Cumarine und Indandione (mit ihrer Strukturverwandtschaft zum Vitamin [Coenzym] K) kompetitiv gehemmt. Dabei gilt ungefähr folgende Reihe absteigender Empfindlichkeit: F. VII, F. X, F. II (Prothrombin) und F. IX. Nach dem Vorgesagten ist es verständlich, daß die für die Überwachung der Cumarinwirkung herangezogenen Gerinnungszeiten nach Zugabe einer Gewebsthrombokinase (,,Thromboplastinzeiten"), wie der Test von QUICK, keine echten ,,Prothrombin-Bestimmungen" sind, wie oft fälschlich behauptet wird. Das Ergebnis wird nicht nur und nicht einmal in erster Linie vom Prothrombingehalt der Plasmaprobe bestimmt.

Ähnlich der natürlichen Fibrinolyse ist auch die Blutgerinnung ein ausgewogenes System von *gerinnungsfördernden Substanzen* (,,Prokoagulantien") und *Inhibitoren* (natürliche ,,Antikoagulantien"), da ja — teleologisch betrachtet — einerseits in einem defekten Gefäß so rasch wie möglich ein verschließender Thrombus entstehen, andererseits eine ubiquitäre intravasale Gerinnung verhindert werden soll.

Die meisten und stärksten Inhibitoren sind bezeichnenderweise gegen den Schlüssel des ganzen Gerinnungsvorgangs (und auch der hämostatisch wichtigen Plättchenveränderungen), das Thrombin gerichtet (,,*Antithrombine*"). Ein besonders starkes und zugleich sofort wirkendes Antithrombin ist Heparin, jedoch nur in Verbindung mit einem Plasmafaktor (Heparin + Kofaktor [I] = Heparinantithrombin oder Antithrombin II). Nach BURSTEIN u. a. werden weitere Wirkungen des Heparins (s. auch Abb. 57), z. B. eine Antiprothrombinwirkung, durch einen zweiten Kofaktor (II) im Plasma vermittelt, über den noch weniger bekannt ist. Die Blutplättchen enthalten ein gegen die Heparinwirkung gerichtetes Protein (Plättchenfaktor 4 = Antiheparin). Die Wirkung von Heparin ist daher, vor allem in niedriger Konzentration, in vivo und in vitro von der Zahl und Funktion der Blutplättchen abhängig. Kranke mit Thrombocytopenie sind gegen Heparin besonders empfindlich. Gerinnungstests zur Überwachung der Heparinwirkung in vitro sind nur verläßlich und vergleichbar, wenn (im Vollblut) die Plättchenzahl bekannt ist oder (im Plasma) die Plättchenzahl möglichst konstant gehalten wird.

2. Natürliche und künstliche Inhibitoren. Wirkungen und Nebenwirkungen

a) Heparine, Heparinoide und ihre Antidote

Die klinisch und pharmakologisch wichtigste Substanz ist das *Heparin*, nach den heutigen Kenntnissen eine Mischung von Mucopolysaccharid-Polyschwefelsäureestern verschiedener Kettenlänge und einem mittleren Molekulargewicht von etwa 16000. Die Synthese ist technisch bisher nicht völlig gelungen. Neben den besonders gerinnungsaktiven α-Heparinen gibt es sog. β-Heparine mit Galaktosamin (statt Glucosamin) in β-glucosidischer Bindung, niedrigerem Molekulargewicht und schwächerer Gerinnungsaktivität. Heparin besitzt eine starke negative Ladung und ist eine der sauersten, im Säugetierorganismus natürlicherweise vorkommenden Verbindungen. Wohl durch diese Eigenschaft hat es viele *biologische Wirkungen* (s. Abb. 57), z.T. in Verbindung mit Proteinen als ,,Kofaktoren" (s. auch Abschnitt II/1).

In die „*antithrombotische Wirkung*" des Heparins gehen ein: meßbare Wirkungen als Antithrombokinase, Antiprothrombin und vor allem als Antithrombin, ferner eine Hemmung der Agglomeration und der viscösen Metamorphose der Blutplättchen, eine Hemmung der Gerinnselretraktion, eine konzentrationsabhängige, mehr oder minder ausgeprägte Aktivierung der Fibrinolyse (s. auch Abschnitt III/2) sowie die bereits genannte Klärung lipämischer Seren durch Aktivierung einer Lipoproteidlipase (s. Abschnitt I). Heparin wirkt durchblutungsfördernd und gefäßerweiternd, besonders auch im Gebiet der Herzkranzgefäße. Daneben nimmt die Capillarpermeabilität zu — wenn auch nicht so ausgeprägt wie nach Cumarinbehandlung. Die *Ausscheidung* im Urin beträgt nach intravenösen Gaben innerhalb von 4—6 Std rund 20—50 % der vorgegebenen Menge,

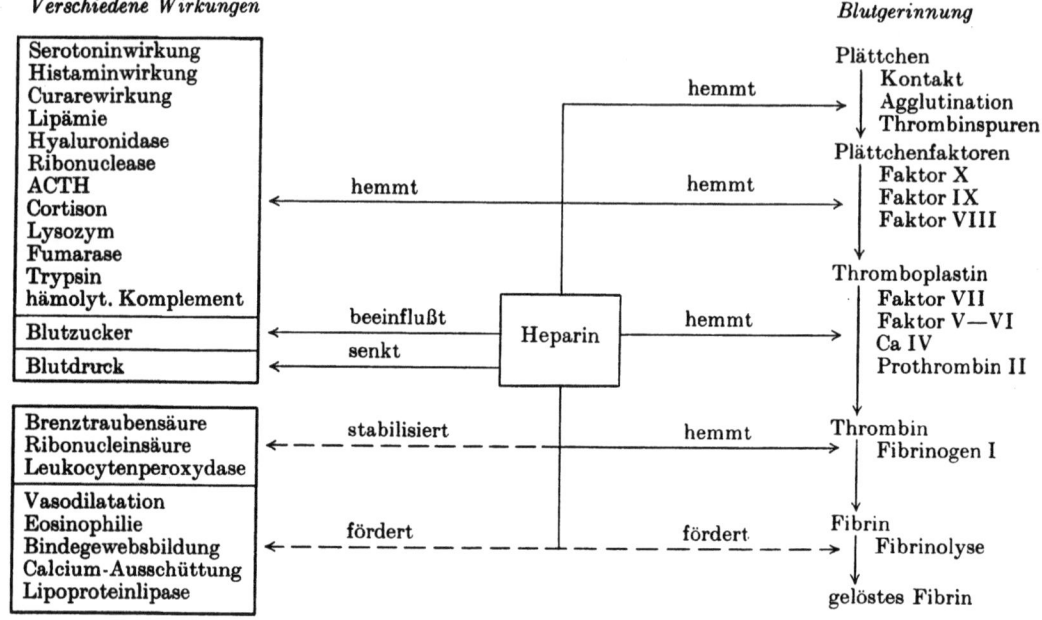

Abb. 57. Wirkungen des Heparins. (Nach WINTERSTEIN [*85*])

zum größten Teil in Form kurzkettiger Uroheparine mit verminderter Antithrombinwirkung. Ein Teil der Blutungen aus den Harnwegen unter Heparinbehandlung dürfte durch diese Ausscheidung (mit)bedingt sein. Gegen eine kurzzeitige Anwendung von Heparinen (bis zu etwa 10 Tagen) bestehen auch bei *Nierenerkrankungen* — ohne schwere Retention harnpflichtiger Substanzen — keine Bedenken. Über langfristige Anwendung bei Nierenerkrankungen liegen ausreichende Informationen bisher nicht vor.

Als *Standard* entspricht 1 mg 130 internationalen Einheiten (i.E.), 1 i.E. somit 7,8 γ Heparin. Heparin ist nur bei parenteraler Applikation (intravenöse Injektion oder Infusion, intramuskuläre [Gefahr von Hämatomen!] oder subcutane [Schmerzhaftigkeit!] Injektion) wirksam. In Deutschland sind zur Zeit die *Handelspräparate* „Heparin Novo"®, „Liquemin"® (Roche), „Thrombo-Vetren"® (Promonta), „Thromboliquin"® (Organon), „Thrombophob"® (Nordmark) im Handel, die sich in der Heparinkonzentration pro 1 ml wesentlich unterscheiden. Daneben gibt es eine Anzahl heparin- oder heparinoidhaltiger Salben, mit und ohne Zusatz vasoaktiver Substanzen, zu deren Firmenbezeichnung auf die Spezialitätenverzeichnisse verwiesen wird. In eigenen Untersuchungen war eine signifikante Veränderung der Blutgerinnung nachweisbar, wenn die Salben breitflächig, z. B. im Bereich des gesamten Beines, aufgetragen wurden.

Die sog. *Heparinoide* sind halbsynthetische Polysaccharidschwefelsäureester mit z.T. kürzerer Kettenlänge und entsprechend niedrigerem Molekulargewicht als beim natürlichen Heparin. Dazu gehören vor allem „Thrombocid"® (Benend), ein Pentosanschwefelsäureester, „Eleparon"® (Luitpold), ein Hexuron-Hexosamin-Polyschwefelsäureester, „Paritol"®, ein Schwefelsäureester von Alginaten, „Treburon"® sowie „Thrombo-Stop"® (Optimae-Turon), zwei Polygalakturonsäurepolyschwefelsäureester. Während das als „Plasmaexpander" viel verwandte „Dextran"® (Knoll), ein hochmolekulares Polysaccharid, in hoher Dosierung die Blutgerinnung über eine Hemmung der Polymerisation des Fibrins beeinträchtigen kann (Vorsicht mit diesem Blutersatzmittel bei Defibrinierungssyndromen!), werden sulfurierte Dextrane auch für die antithrombotische Behandlung herangezogen, vor allem in England. Die *Wirkung* aller dieser Verbindungen ist — entsprechend ihrer chemischen Konstitution — heparinähnlich. Aus Tierversuchen wurde immer wieder die größere Toxicität gegenüber dem natürlichen Heparin hervorgehoben [*130*]. Soweit wir sehen, wurden derartige Nachteile der handelsüblichen halbsynthetischen Heparinoide in der Klinik auch bei hoher Dosierung oder längerer Anwendung bisher nicht nachgewiesen. Andererseits sind die für das (besser untersuchte) native Heparin ermittelten experimentellen und klinischen Unterlagen nicht ohne weiteres auch auf die Heparinoide übertragbar. Eine neuere Zusammenfassung in der Literatur kommt zu dem Schluß, daß Heparin besser verträglich und „praktisch atoxisch" ist, während die Heparinoide zwar eine geringere therapeutische Breite aufweisen, jedoch für alle in der Klinik gegebenen Erfordernisse einen genügenden Spielraum offenlassen [*11*].

Die praktisch wichtigsten *Antidote* sowohl des natürlichen Heparins als auch der klinisch gebräuchlichen Heparinoide sind *Protaminsulfat* („Protamin Roche"®), das zur Zeit nicht im Handel befindliche, vielleicht noch etwas wirksamere *Protaminchlorid* [*92*], Hexadimethrinbromid(„Polybrene"®; Abbott)[1], ferner *basische Farbstoffe* wie Toluidinblau, Trypanblau, Azur A u. a. Die letzteren entfalten zwar ebenfalls einen starken Antagonismus gegenüber Heparin, werden aber in der Klinik wegen ihrer gelegentlichen Nebenerscheinungen bei parenteraler Applikation und wegen der Verfärbung der Haut kaum mehr angewandt. Protaminsulfat und „Polybren" wirken in hoher Dosierung selbst gerinnungshemmend. Daher sollten nur die jeweils für eine Neutralisierung des Heparins erforderlichen Mengen gegeben werden. In vitro benötigt man 1—2 Gewichtsteile Protamin auf 1 Gewichtsteil Heparin (s. auch Abschnitt IV/6). Für eine Überschlagsrechnung in vivo ist auch der Zeitfaktor in Rechnung zu setzen [*11*]. Vor allem ist zu berücksichtigen, daß bei vorausgegangenen intramuskulären Gaben von Heparin („Depot-Heparin" oder „Depot-Heparinoid") ein Nachstrom stattfindet, der durch weitere intravenöse Injektionen oder entsprechende intramuskuläre Depots des Antagonisten neutralisiert werden muß (z. B. zweimal 5 cm³ 5 %iges Protaminsulfat intramuskulär innerhalb von 2—3 Std). „Polybren" neutralisiert Heparin etwa im Verhältnis 2:1 bis 1:1. Die Substanz wird als 0,1 %ige Lösung langsam intravenös gegeben.

Blutübertragungen sind bei einer Überdosierung von Heparin(oiden) — abgesehen vom Blutersatz — kein sinnvolles Antidot, da das zirkulierende Antikoagulans nur im Verhältnis des übertragenen Volumens zur Gesamtblutmenge verdünnt wird.

b) Cumarine und Indandione

Die erstmals 1922 durch BLOOMFIELD bei Rindern als Süßklee-Krankheit („Sweet Clover Disease") beschriebene hämorrhagische Diathese erfuhr 1940/41 ihre Aufklärung durch die Isolierung und spätere Reindarstellung des toxischen Prinzips des Dicumarols. Dicumarol [3,3-Methylen-bis-(4-Oxycumarin)] und seine Derivate (heute weit über 1000) sind *kompetitive Antagonisten der ähnlich gebauten K-Vitamine* mit ihrem Grundgerüst des 2-Methyl-1,4-Naphthochinons. Sie führen zu einer reversiblen Schädigung der Leber. Nach neueren biochemischen Untersuchungen ist Vitamin K ein wichtiges Koferment der Atmungskettenphosphorylierung [*158*], deren Störung auch die Proteinsynthese beeinflußt. Eine wichtige und dosismäßig besonders empfindliche Manifestation dieser (reversiblen) Stoffwechselstörung ist eine Hemmung der Synthese von

---

[1] Zur Zeit nicht im Handel.

Prothrombin und der dem Prothrombin nahe verwandten Plasmaproteine („Prothrombin-Komplex", s. auch Abschnitt I). Der Antagonismus der Cumarine (Dicumarolanaloge) gegenüber Vitamin K ist kompetitiv: Wahrscheinlich wird das Coenzym K aus einem Holoenzym verdrängt. Für die klinische Handhabung besonders wichtig ist die unterschiedliche *Wirkungsdauer* der verschiedenen Präparate. „*Kurzzeitcumarine*" zeichnen sich durch eine relativ kurze Anlaufzeit (bis zur vollen Wirkung) und eine hohe Abklingquote aus. Zu diesem Typ gehört vor allem das „Tromexan"® (Geigy), ein Bis-3,3'-(4-Oxycumarinyl)-Essigsäureäthylester. Einen etwa mittleren Wirkungsbereich hat „Sintrom"® (Geigy und Thomae), ein 3-α-(4'-Nitrophenyl-β-acetyl)-4-Oxycumarin. „*Langzeitcumarine*" haben (bei unterschiedlicher Dauer bis zum Wirkungseintritt) eine längere Abklingquote. Zu diesem Typ gehören bei uns besonders die Handelspräparate „Coumadin"® (Iptor) = 1-(4'-Hydroxy-3'-Cumarinyl)-1-Phenyl-3-Butanon sowie „Marcumar"® (Roche) = 3-(1'-Phenyl-Propyl)-4-Oxycumarin. Für die praktischen Folgerungen in der Dosierung sei auf Tabelle 7 verwiesen.

Tabelle 7. *Wirkungsvergleich, mittlere Initial- und Erhaltungsdosen verschiedener Cumarine und Indandione.*
(Nach Matis, zit. bei Naegeli u. a.)

Präparat	Tromexan	Phenyl-indandion	Dicumarol	Cumopyran	Marcumar
Dosierung an den beiden ersten Tagen (mg) . . .	1200 900	200 100	250 150	150 100	18 12
	2100	300	400	250	30
Wirkungsdauer dieser Dosis (Tage)	6	5	8	10	12
Erhaltungsdosis/Tag (mg) .	350	70	50	25	2,5
Gewichtsverhältnis der Wirkungsdosis zu Dicumarol (= 1,0)	7	1,5	1	0,5	0,05

Im *Phenylindandion* und seinen Derivaten (z.B. „Dipaxin"® = Diphenandion [Upjohn], „Indaliton"® = Chlorophenandion [Geigy]) ist — bei biologisch ähnlicher Wirkung — einer der beiden Benzolringe des Naphthochinons und der Cumarine durch einen Fünferring ersetzt. Die Wirkung der Indandione tritt — verglichen mit Dicumarol — rascher ein und klingt schneller ab. Insofern sind die Indandione wie die „Kurzzeitcumarine" zu handhaben.

Wie schon ausgeführt, wirken Cumarine und Indandione — im Unterschied zu Heparin und Heparinoiden — nur indirekt, d.h. über eine gestörte Bildung des Prothrombinkomplexes. Deshalb ist bei jeder Cumarin- und Indandionbehandlung mit einer *Anlaufzeit* (bis zur vollen Wirkung 12—36 Std, je nach Präparat, Dosis, Applikationsform, Zustand der Leber usw.) zu rechnen. Ähnliches gilt sinngemäß für eine Neutralisierung der Cumarinwirkung durch ablösende oder zusätzliche Gaben des natürlichen Vitamin K_1. Darüber hinaus gehen den Cumarinen und Indandionen alle zusätzlichen Wirkungen des Heparins und der Heparinoide, etwa auf die Plättchenagglomeration, die Fibrinolyse, die Zusammensetzung der Blutfette usw. ab.

Während Heparin bei langer oder zu hoher Dosierung (neben seiner Gerinnungshemmung) vor allem die Nierenfunktion beeinträchtigen kann und bei Niereninsuffizienz mit Vorsicht anzuwenden ist, belasten Cumarine und (in geringerem Maß) Indandione besonders die *Leber*. Dies hat eine Reihe wichtiger Konsequenzen für die Klinik:

1. Bei *Funktionsstörungen der Leber* (oder entsprechendem Verdacht) sind Cumarine und Indandione nur unter sorgfältiger Abwägung der Indikation und in besonders vorsichtiger Dosierung, vor allem aber erst nach einer Voruntersuchung der Blutgerinnungsverhältnisse zu geben. Die erhöhte Empfindlichkeit gegenüber einer Standarddosis von

Cumarinen wurde (ebenso wie die Beeinflussung eines verminderten Prothrombin-Komplexes durch Vitamin K oder K$_1$) als Leberfunktionsprüfung herangezogen.

2. Eine im Rahmen der Grundkrankheit und ihrer Behandlung wechselnde *Leberstauung* kann die Cumarintoleranz verändern, so daß vor allem bei der Glykosid- oder Diureticabehandlung herzdekompensierter Kranker (s. auch Tabelle 8) nur häufige Kontrollen des Prothrombin-Komplexes eine unzweckmäßige oder schädliche Dosierung verhindern können.

3. Auch ohne manifeste Leberparenchymschäden gibt es Kranke mit mittlerer Cumarinempfindlichkeit, ausgesprochene „*Hyporeaktoren*" (hohe Dosen erforderlich) und „*Hyperreaktoren*" (geringe Dosen erforderlich). Deshalb kann die erste Einstellung nicht schematisch und nicht ohne geeignete Untersuchung der Blutgerinnung erfolgen.

Die Cumarine haben eine individuell verschiedene, mit der Gerinnungshemmung nicht übereinstimmende *Wirkung auf die Blutgefäße:* Die *Verminderung der Capillarresistenz* und *Erhöhung der Capillarpermeabilität* (s. u. a. [67]) fallen klinisch in der Regel nicht ins Gewicht und können durch Kombinationen der Vitamine C und P zu einem gewissen Grad — ohne zusätzliche Beeinflussung des Prothrombin-Komplexes — aufgehoben werden. Auch Vitamin K wirkt günstig auf die erhöhte Gefäßpermeabilität, kommt aber wegen seines generellen Antagonismus als Zugabe zu einer Cumarinbehandlung nur bei bedrohlichen Blutungen in Betracht. Nach einigen Autoren wirken Dicumarol und seine Derivate gleichfalls *gefäßerweiternd,* besonders auch auf die Coronarien, aber auch bei peripheren arteriellen Durchblutungsstörungen.

Tabelle 8. *Einfluß verschiedener Kreislaufänderungen und Allgemeinstörungen auf die Gerinnbarkeit des Blutes (und die Thrombosebereitschaft).* (Nach MATIS [161])

Hypercoagulämie	Hypocoagulämie
Hypozirkulation	Hyperzirkulation
Schock	Fieber
	Hyperthyreose
Rekompensation	Kardiale Dekompensation
Diurese	Retention
	Stauungsleber
	Leberschaden
	Unterernährung
	Malabsorption
	Stress

Bei einem kleinen Teil der Kranken (die meisten Mitteilungen sind Kasuistiken über Einzelfälle aus Tausenden von Behandlungen!) kann es — ohne strenge Abhängigkeit von der Dosis — zu (hämorrhagischen) *Nekrosen* der Muskulatur und des subcutanen Gewebes kommen, die als hyperergisch aufgefaßt werden [153]. Wenigstens begrifflich davon zu trennen sind Riesenhämatome, etwa in der Glutäalregion, die nach intramuskulären Injektionen während einer gerinnungshemmenden Behandlung (gleich, welcher Art) auftreten und zu Sekundärinfektionen neigen.

Der wesentliche *Vorteil der Cumarine und Indandione* liegt in ihrer *guten Resorption* (trotz geringer Wasserlöslichkeit!) und *vollen Wirksamkeit bei oraler Behandlung.* Die intravenöse Applikation verkürzt den Wirkungseintritt nicht wesentlich.

c) „Seltene Erden"

Salze der seltenen Erdmetalle, besonders Neodym-Sulfo-Isonicotinat = „Thrombodym"® (Asche) und das Kombinationspräparat „Helodym"® (Helopharm) müssen intravenös gegeben werden. Sie wirken dann relativ gleichmäßig und anhaltend als Antiprothrombine sowie Antithrombokinasen (also unmittelbar denaturierend auf diese gerinnungswichtigen Plasmaproteine, nicht mittelbar wie Cumarine und Indandione!). Die allen „Seltenen Erden" zukommende fakultative Toxicität, vor allem ihre Speicherung im reticulo-histiocytären System, haben eine breitere Anwendung bisher verhindert.

d) Antidote

Wie schon betont, sind Vitamin K und — noch wirksamer — *Vitamin K$_1$* (2-Methyl-3-Phytyl-1,4-Naphthochinon = „Konakion"® [Roche]) wirksame Antagonisten sowohl der Cumarine und Indandione als auch der „Seltenen Erden". Die orale Medikation ist

nur wirksam, wenn keine Resorptionsstörungen (Verschlußikterus, Cöliakie, Sprue, Anti-
bioticaenteritis, Colitis, Ulcera u. ä.) vorliegen. Diese Resorptionsstörungen können durch
intravenöse Anwendung umgangen werden. Bei sehr niedrigem Prothrombinspiegel
durch Überdosierung, Vergiftung oder übermäßige Empfindlichkeit gegenüber Cumarinen sowie bei vorbestehenden leichten bis mittelschweren Leberparenchymschäden,
kann die Normalisierung mehrere Tage bis Wochen in Anspruch nehmen, die ggf. mit
Blut- oder Plasmatransfusionen überbrückt werden müssen. Eine gewisse Substitution
in diesem Intervall ist auch mit dem Faktor VI- und VII-haltigen Präparat „ACC 76" ®
(Behringwerke) möglich. Eine schwergeschädigte Leber kann auch das reichlich und
langfristig angebotene Vitamin K_1 nicht zu einer ausreichenden Prothrombinsynthese
verwerten. In der Praxis der Antikoagulantienbehandlung kann man — unter Fortführung einer Erhaltungsdosis von Cumarinen — mit z. B. 5—20 Tropfen „Konakion" ®
(ein- oder mehrtägig) den Prothrombinkomplex leicht anheben. Mißbrauch von Cumarinen zur Vortäuschung von Blutungen ist durch hohe Dosen des kompetitiven
Antagonisten Vitamin K_1 zu entlarven [123].

*Im Unterschied zur Blutungsbereitschaft durch zirkulierende Inhibitoren vom Typ des Heparins werden
Blutungen durch Cumarin- oder Indandionüberdosierung durch Blutsubstitution gut beeinflußt:* Das Spenderblut
mit einem Gehalt von rund 100% Prothrombin-Komplex hebt in Mengen von 400—800 ml das Plasmadefizit
fast immer über die kritische Grenze an. Bei Halbwertzeiten des Prothrombins von 2—3 Tagen und des Fak-
tors VII von 1—2 Tagen (in vivo) hält die Wirkung der Bluttransfusion wenigstens 24 Std vor.

3. Allgemeine Indikationen
für die Behandlung mit Antikoagulantien

Eine gerinnungshemmende Behandlung soll vorzugsweise die Entstehung von Thrombosen verhindern *(prophylaktische Anwendung)*. Sie wird deshalb in bestimmten Gefähr-
dungssituationen (prä- oder postoperativ, im Wochenbett, nach Herzinfarkten, Lungenembolien, Thrombosen) angewandt, ferner bei Personen, deren Gefäßsystem (z. B. durch
Arteriosklerose oder Thrombangiitis) oder Blutzusammensetzung (Polycythämien, Poly-
globulien, essentielle Thrombocytosen) oder Stoffwechsel (z. B. Lipoidosen) eine erhöhte
Anfälligkeit gegenüber thromboembolischen Erkrankungen herbeiführen. Deshalb
schwankt die Dauer ihrer Anwendung zwischen wenigen Wochen und vielen Jahren. Da
selbst bei einmaligen akuten Phlebothrombosen die Heilung, bindegewebige Organisation
und evtl. Rekanalisation Wochen in Anspruch nehmen, sind Antikoagulantienbehandlun-
gen von weniger als 2—3 Wochen kaum sinnvoll. Die Indikationsstellung ist — wenn man
nicht nach Ausschluß aller Kontraindikationen eine generelle — etwa postoperative —
Prophylaxe betreibt, letztlich eine individuelle. Sinnvoll erdachte Indikations-Schemata
mit der Addition von Gefährdungsmomenten verschiedenen Gewichts können die
Entscheidung im Einzelfall nicht ablösen.

Häufig setzt die Antikoagulantienbehandlung erst bei nachgewiesener Thrombose
oder nach bereits erfolgter Embolie (Lunge, Systemarterie) oder nach einem Herzinfarkt
ein. Sie soll hier die appositionelle Thrombose sowie den Eintritt weiterer Embolien verhindern *(therapeutische Anwendung)*. Begünstigt eine gerinnungshemmende oder
noch mehr: eine thrombolytische Behandlung aber nicht gerade die embolische Verschleppung durch Zerfall oder verzögerte Organisation der Thromben? Zur thrombolytischen Behandlung sei auf die entsprechenden Abschnitte im nächsten Kapitel (III)
verwiesen. Für die gerinnungshemmende Behandlung von Phlebothrombosen haben
sorgfältige Statistiken — über die hier nicht im einzelnen zu diskutierenden pathophysiologischen Erwägungen hinaus — erwiesen, daß Lungenembolien nicht nur nicht gehäuft,
sondern signifikant vermindert auftreten.

Nach einer größeren Zusammenstellung der Mayo-Klinik aus der Zeit vor der Einführung der gerinnungshemmenden Behandlung und vor der Ausdehnung der Herz- und Gefäßchirurgie sind folgende operative
Eingriffe in absteigender Häufigkeit durch tödliche Lungenembolien gefährdet (s. auch Tabelle 11).

a) *Hohe Gefährdung* (über 0,5% tödliche Lungenembolien): Splenektomie, Prostata- und Blasenopera-
tionen — Kaiserschnitt — Probelaparotomie — Colo- und Enterostomien — Hysterektomien — Magen- und
Darmresektionen — doppelseitige Hernienoperationen.

b) *Mittlere Gefährdung* (0,25—0,5% tödliche Lungenembolien): Cholecystektomien — Eingriffe am Magen
(außer Resektionen) — einseitige Hernienoperationen — blutige Repositionen von Frakturen — Appendektomien bei Perforation.

c) *Geringe Gefährdung* (unter 0,25% tödliche Lungenembolien): Gehirnoperationen — Schilddrüsen-
operationen — Mammaamputationen — einfache Appendektomien — Prostataelektroresektionen — Eingriffe
an Nieren und Ureteren.

Vergleichbare Statistiken mit mehreren tausend Fällen liegen unseres Wissens für die moderne Herz- und
Gefäßchirurgie noch nicht vor.

4. Allgemeine Kontraindikationen einer Behandlung mit Antikoagulantien

In der Literatur wird häufig zwischen absoluten und relativen Gegenindikationen
unterschieden, eine Trennung, die unseres Erachtens theoretisch zu Recht besteht, aber
in der Klinik häufig nicht durchzuführen ist. Letztlich ist die Gefährdung durch neue
thromboembolische Schübe gegen das Risiko von Blutungen abzuwägen. Das viel
zitierte und gelegentlich mißbrauchte „Primum nil nocere" kann für den Kranken verhängnisvoll werden, da neue thromboembolische Komplikationen weit häufiger lebensbedrohlich werden als Blutungen. Vorsicht ist vor allem im höheren Lebensalter (über
65 Jahre) geboten, das für sich allein schon eine relative Kontraindikation darstellt und
auch den allgemeinen Gegenindikationen zusätzliches Gewicht gibt. Zu den allgemeinen
Kontraindikationen gehören:

1. *Primäre Erkrankungen des Gefäßsystems.* Fortgeschrittene Arteriosklerose (ein besonders strenger Maßstab ist bei Cerebralsklerosen angebracht!); Hypertonie über 200 mm
systolisch; schwerer Diabetes mellitus; vorausgegangene Hirnblutung; Mesaortitis luica;

2. *septische* (akute oder subakute) *Endokarditis*;

3. *hämorrhagische Diathesen*;

4. *ulcerierende Erkrankungen* (Carcinome und Ulcera der Luftwege oder des Magen-
Darm-Kanals, Colitis ulcerosa; Hämorrhoiden mit häufigen Blutungen u.ä.;

5. Lungentuberkulose, Bronchiektasen, Stauungslunge — sofern die Anamnese ernstere
Hämoptysen ergibt;

6. schwere *Funktionsstörungen der Leber* (z.B. Prothrombin unter 50% der Norm)
oder der Nieren (z.B. Kreatinin über 3 mg-%);

7. vorbestehende *K*- oder *C-Avitaminosen*;

8. *mangelnde Einsicht* der Kranken oder *unzureichende* Möglichkeit einer *Kontrolle*.

KOLLER u. Mitarb. haben kürzlich über klinische Situationen berichtet, in denen — unter sorgfältiger
Überwachung — Antikoagulantienbehandlung (mit Heparin) trotz bestehender Kontraindikationen betrieben
werden mußte und mit Erfolg betrieben wurde. Insofern werden die Indikationen und Kontraindikationen
weitgehend durch die persönliche Erfahrung und die Leistungsfähigkeit des zur Verfügung stehenden Labora-
toriums bestimmt.

5. Auswahl, Dosierung, Überwachung

Für die *Sofortbehandlung* verdienen das *Heparin* bzw. die *Heparinoide* den Vorzug:
Sie wirken sofort und sie wirken unmittelbar auf das Thrombin, das Schlüsselferment des
Gerinnungsvorganges und wahrscheinlich auch der Bildung von Plättchenthromben.
Sie haben daneben noch eine Reihe erwünschter „Neben"-Wirkungen auf das Gefäß-
system, die Fibrinolyse usw. (s. auch Abschnitt II/2). Ihre Wirkung ist leicht steuerbar
und im Bedarfsfall mit Antagonisten schnell zu unterbrechen. Die Notwendigkeit paren-
teraler Anwendung fällt demgegenüber vor und nach Operationen kaum ins Gewicht.
Die Nierenfunktion wird von den therapeutisch üblichen Dosen, auch bei leicht geschädigtem Organ, nicht nachweisbar beeinträchtigt. Bei Nierengesunden kann Heparin ohne
Gefahren über 10—14 Tage verabreicht werden.

Die *Dosierung* muß gerade beim Heparin der klinischen Situation angepaßt werden:
Bei *intravenösen Injektionen* alle 6—8 Std („schwedische Methode") sollte man auf Tages-

dosen zwischen 30000 und 60000 E Heparin im Regelfall, in besonders schweren Fällen bis zu 120000 E/24 Std kommen. Bei *intravenösem Dauertropf* („Toronto-Methode"[1]) kommen Tagesdosen von 10000—30000 E in Betracht. Die Heparinoide dosiert man sinngemäß; vom „Thrombocid"® kommen z.B. für die ersten 24 Std 600—1200 mg, für die nächsten Tage langsam fallende Mengen in Betracht. Bei den Dauertropfinfusionen muß berücksichtigt werden, daß Kranken mit Herzinsuffizienz (z.B. nach einem Herzinfarkt) nicht zu große Flüssigkeitsmengen infundiert werden. Auch sollte man das Heparin in der Infusion nicht mit anderen Medikamenten zu einem „Cocktail" mischen, wenn über eine etwaige Inkompatibilität des sauren Heparins mit den anderen Medikamenten nicht völlige Klarheit besteht. Man kann die Infusionsbehandlung über eine Woche oder länger fortführen (evtl. mit Verweilkatheter) oder nach 2—3 Tagen auf die Injektion von „Depot-Liquemin"® oder „Depot-Thrombocid"® übergehen (mittlere Einzeldosen: 45000 E beim ersteren, 300 mg beim letzteren). Die früher übliche tiefe intramuskuläre Injektion in den M. glutaeus oder (besser) in den M. quadriceps wurde durch streng subcutane Injektionen mit feiner Kanüle an der Außen- oder Vorderseite des Oberschenkels teilweise abgelöst. Auch die prätibiale Region wurde empfohlen und soll besonders selten Blutungen aufweisen. Die intramuskuläre Injektion, besonders im Glutäalbereich, führt leicht zu Hämatomen; die subcutane Injektion ist etwas schmerzhaft. *Depot-Präparate* werden unterschiedlich resorbiert und neigen (bei einer Wirkungsdauer von 24—30 Std) zur Kumulation. Sie erfordern daher häufigere Kontrollen und eine allmähliche Reduktion der Dosis.

Die einfachste *Kontrolluntersuchung* für die Anwendung von Heparin(oiden) ist die sog. Recalcifizierungszeit (Plasma-Gerinnungszeit). Empfindlicher und spezifischer, aber auch (z.B. gegen Pipettierungsfehler) anfälliger ist die sog. Thrombingerinnungszeit. Auch die Thrombelastographie ($r + k$) eignet sich gut für diese Kontrolle. Dagegen sind die üblichen Thromboplastinzeiten (Tests von QUICK und „Thrombotest" von OWREN, „Stypven"-Zeit[2]) für die Überwachung einer Heparin(oid)-Behandlung ungeeignet. Beim Übergang auf Cumarinbehandlung ist die Bestimmung der Thromboplastinzeit frühestens 12 Std nach der letzten Gabe eines nativen Heparins und 24—30 Std nach der letzten Gabe eines Depot-Heparins verläßlich.

Für die *Langzeitbehandlung* (Dauerbehandlung, Erhaltungsbehandlung) kommen zur Zeit nur die oral anwendbaren *Cumarine und Indandione* in Betracht. Bei dieser Behandlung sind anzustreben:

1. Möglichst schnelles Erreichen einer ausreichenden Gerinnungshemmung (Prothrombinkomplex 10—25% der Norm, je nach der Kontrollmethodik etwas verschieden).

2. Aufrechterhaltung einer möglichst gleichmäßigen Gerinnungshemmung in diesem Bereich.

Dafür hat sich folgendes Vorgehen als schnell, zuverlässig wirksam und komplikationsarm erwiesen:

1. Tag: Hohe Anflutdosis. Hinsichtlich der einzelnen Präparate s. Tabelle 7 und Abschnitt II/2.

2. Tag: Mittlere Anflutdosis, etwa die Hälfte bis ein Drittel der Dosis des 1. Tages.

3. und 4. Tag: Erhaltungsdosis, die dem inzwischen bestimmten Prothrombinkomplex im Blut angepaßt wird.

Für die bei uns gebräuchlichsten Cumarine und Indandione haben sich folgende (mittlere) *Richtdosen* (in Milligramm per os) ergeben (Angaben z. T. nach [*1, 2, 11, 87*] sowie nach den Herstellern):

	Initialdosis (1. Tag)	Anflutdosis (1. und 2. Tag)	Erhaltungs-dosis		Initialdosis (1. Tag)	Anflutdosis (1. und 2. Tag)	Erhaltungs-dosis
Dicumarol . .	200— 300	400— 500	50—100	Marcumar® .	15— 21	24— 30	1,5— 4,5
Tromexan® . .	1200—1500	1800—2400	450—600	Dipaxin® . .	20— 24	24— 36	3 — 6
Coumadin® . .	25— 35	40— 50	5— 10	Thrombasan® .	200—300	300—500	50 —100
Sintrom® . . .	20— 28	36— 48	2— 6	Indaliton® . .	20— 28	28— 36	2 — 4

---

[1] Bezeichnung nach dem Sitz der Erstbeschreiber MURRAY und BEST.

[2] Gerinnungszeit mit der (partiellen) Schlangenthrombokinase „Stypven"®.

Die entscheidende *Untersuchung der Blutgerinnung* findet am Morgen des 3. oder 4. Tages statt und wird spätestens nach weiteren 3 Tagen wiederholt. Frühere Untersuchungen sind weniger sinnvoll, besonders wenn Heparin oder ein Heparinoid vorangegangen ist: Besser einen Tag später einen verläßlichen als 24 Std früher einen durch Heparinmedikation und/oder die noch anlaufende Cumarineinstellung verfälschten Wert! Eine Voruntersuchung mit den gleichen Tests wie bei den späteren Kontrollen ist wünschenswert. Sie muß durchgeführt werden, wenn die Anamnese oder der Befund den Verdacht auf einen Leberparenchymschaden, eine Resorptionsstörung durch Magen-Darm-Erkrankungen oder eine Stauungsleber ergeben, ferner, wenn trotz einer der in Abschnitt II/4 genannten Kontraindikationen eine Cumarinbehandlung durchgeführt werden soll.

Bei der vorgeschlagenen Handhabung kann erst vom 2.—3. Behandlungstag ab mit einer ausreichenden Gerinnungshemmung gerechnet werden. Deshalb müssen die beiden ersten Behandlungstage mit Heparin(oiden) überbrückt werden, wenn eine schnelle Gerinnungshemmung erwünscht ist. Man kann dazu einerseits mit Heparin und Cumarin in den genannten Dosierungen gleichzeitig beginnen und vom 3. Tag ab die orale Cumarin-(Indandion-)Behandlung allein weiterführen. Selbstverständlich ist die Überleitung zu jedem späteren Zeitpunkt ebensogut möglich. Bei kritischen Situationen in der Klinik wird unseres Erachtens zu häufig und zu früh die Behandlung mit Cumarin allein oder simultan eingeleitet. *Wir ziehen bei jeder in ihrer Entwicklung noch nicht übersehbaren Situation die zunächst ausschließliche Anwendung von Heparin oder Heparinoiden vor.* In der Erhaltungsbehandlung mit Cumarinen oder bei unzureichender Senkung des Prothrombin-Komplexes im ersten Anlauf („Hyporeaktoren") sind

Tabelle 9. *Cumarinsynergistisch und cumarinantagonistisch wirksame Medikamente.* (Nach MATIS [161])

Gerinnungsförderung Dicumarol-Antagonismus	Gerinnungshemmung Dicumarol-Synergismus
Vitamin-K-haltige Präparate	Salicylate
Barbiturate	PAS
Digitalis	Breitband-Antibiotica
Purinkörper	Thiobarbiturate
Diuretica	Novalgin
	Probenecid
	Phenylbutazon
NNR-Steroide	
ACTH	Thyroxin
Thiouracile	Vegetativ wirksame Pharmaka:
Tranquillantien	Mutterkornalkaloide (Hydergin®)
Alkaloide	Pyridilcarbinol (Ronicol®)
Ganglienblocker	Acetylcholin
	Prostigmin

brüske Veränderungen oder die Weitergabe mittelhoher Dosen zu vermeiden, da sie zu starken Schwankungen und zu erhöhter Gefährdung des Kranken führen.

Die *Wahl des Präparates* aus der Reihe der „Langzeit"- und „Kurzzeit"-Cumarine hat zweitrangige Bedeutung. Mit jedem der derzeit handelsüblichen Präparate läßt sich eine optimale Einstellung erreichen. Wesentlich ist vielmehr, daß man mit einem, „seinem" Präparat und „seiner" Kontrolluntersuchung eine genügend große persönliche Erfahrung besitzt. Sie ist der Anpassung an die „neueste Mode" bei weitem vorzuziehen. Trotz einer (verständlichen) Reklame bedeuten die meisten Neueinführungen (mit dem gleichen Wirkungsprinzip) keinen solchen Fortschritt, daß sie es rechtfertigen würden, die Plattform gesicherter persönlicher Erfahrungen zu verlassen. Bei der Langzeitbehandlung kommt man im großen und ganzen mit 2—3wöchigen Kontrollen aus, wenn der Kranke einmal eingestellt ist. Dabei ist in Rechnung zu setzen, daß der Übergang von Bettruhe zum Aufsein und die Wiederaufnahme einer Tätigkeit oft zu Schwankungen führen. Häufige Kontrollen sind vor allem bei Kranken mit Herzinsuffizienz (Leberstauung) erforderlich, bei denen die Rekompensation (Herzglykoside, Diuretica!) den Cumarinbedarf erhöht, eine (auch nur leichte oder latente) Dekompensation die Cumarintoleranz herabsetzt. Waren einzelne Leberfunktionsprüfungen (z.B. die Belastung mit Bromsulphthalein oder die Elektrophorese) früher pathologisch, so sind sie unter der Cumarinbehandlung alle 2—3 Monate zu kontrollieren. Die meisten Antibiotica, Antiphlogistica und Antirheumatica, besonders Butazolidin, erhöhen die Blutungsbereitschaft (s. auch Tabelle 9).

Muß man aus irgendwelchen Gründen die Cumarinbehandlung unterbrechen (Blutungen, zwischenzeitliche operative Eingriffe, Zahnextraktionen, Unfälle, Ortsveränderungen, die eine ausreichende Überwachung ausschließen), so bedeutet plötzliches Weglassen der Medikamente in Verbindung mit gleichzeitigen Vitamin K_1-Gaben eine erhöhte Thrombosegefährdung (,,*Rebound-Effekt*"). Je nach der klinischen Situation empfehlen sich: Einfache Unterbrechung oder Anheben des Prothrombinspiegels mit kleinen *Zugaben* von Vitamin K_1 (z.B. 5—10 Tropfen ,,Konakion"®) täglich, unter Kontrolle des Gerinnungspotentials (erwünscht sind Werte um 40—70% Prothrombin-Komplex, die praktisch außerhalb des blutungsgefährdenden Bereiches liegen, keine Thromboseprophylaxe mehr bedeuten, aber auch den ,,Rebound-Effekt" vermeiden lassen). Eine auslaufende Cumarinbehandlung sollte man aus den gleichen Gründen noch für etwa 8—10 Tage (auch ohne Überwachung) mit $1/3$ bis $1/2$ der bisher üblichen Erhaltungsdosis weiterführen (,,*Ausschleichen*"). Kranke, die unter ambulanter Dauerbehandlung stehen, sollen (etwa für Verkehrsunfälle, dringende Chirurgie usw.) eine Überwachungskarte bei sich tragen. Sie *muß* enthalten: Art der Behandlung, letzte Dosis, letzte Thromboplastinzeit, Hinweise für einen fremden Arzt bei Verletzungen oder spontanen Blutungen, Adresse und Telefon der ausstellenden Klinik, Blutgruppe. Bewährt hat sich ferner die Aufzählung von Medikamenten, die mit der Cumarinbehandlung interferieren können. Solche Karten sind in verschiedenen Kliniken und Thrombosediensten seit längerem üblich; eine bundeseinheitliche Karte besteht bei Niederschrift dieses Kapitels noch nicht.

Keine Messung im Blut macht die persönliche *Überwachung der Kranken* überflüssig. Neben einer sorgfältigen *Blutungsanamnese* sind Haut und Schleimhäute auf *spontane Blutungen* zu prüfen, evtl. auch einfache Verfahren zur Prüfung der Capillarresistenz durchzuführen (Petechien am gestauten Arm nach RUMPEL-LEEDE; Jürgensscher Kneifversuch u.ä.). Ein besonders wichtiges Frühsymptom der Blutungsgefährdung ist die Hämaturie (Selbstbeobachtung der Kranken auf Makrohämaturie; Untersuchung des Sediments). Eine plötzlich auftretende Hämaturie kann allerdings auch durch einen Niereninfarkt verursacht werden.

Einfache *Gerinnungszeitbestimmungen*, vor allem im Capillarblut, reichen für die messende Überwachung einer Cumarin- bzw. Indandionbehandlung nicht aus. Erforderlich ist eine Bestimmung des Prothrombins und seiner Derivate (,,Prothrombinkomplex") im Citrat- bzw. Oxalat-Plasma oder -Vollblut. (Mischungsverhältnis bei Verwendung von Citratplasma: 1 Teil 3,8% Natriumcitrat auf 9 Teile Blut; das oft fälschlich benutzte Mischungsverhältnis 1:4, wie bei der Blutsenkung nach WESTERGREEN, verlängert die Gerinnungszeit, ergibt also zu niedrige Normprozent-Werte.) Als Gewebsthrombokinase bei diesen ,,Prothrombinbestimmungen" reichen standardisierte Handelspräparate mit genauer Gebrauchsanweisung aus — unbeschadet der Vorteile persönlich (aus menschlichem Gehirn) hergestellter Thrombokinase. Über eine durch Verdünnung ermittelte Eichkurve erfolgt die Umrechnung von den ermittelten Thromboplastin-Gerinnungszeiten auf Normprozente (Normbereich 80—120%). Für die Messung des Gerinnungseintritts gibt es zahlreiche Thermostaten und auch automatisch arbeitende Gerinnungsmesser (s. auch die Lehrbücher der Laboratoriumstechnik, im speziellen Bereich der Blutgerinnung u.a. bei JÜRGENS und BELLER; HEINRICHS sowie im Handbuch von NAEGELI, MATIS u.a. — Lit. Teil ,,A").

Die größte Verbreitung hat unseres Wissens immer noch die Methodik von QUICK mit kleineren Modifikationen. Sie ist nach eigenen 15jährigen Erfahrungen für praktische Bedürfnisse völlig ausreichend: Der erwünschte Bereich liegt etwa bei 10—30 Normprozenten. Wiederholt bestimmte Werte unter 10% bedeuten eine Blutungsgefährdung. Ein neueres und in vielen Laboratorien bereits bewährtes Verfahren ist der ,,Thrombotest" nach OWREN, eine Modifikation der früheren ,,P. u. P"-Methodik des gleichen Autors. Vorteile der ,,Thrombotest"-Methodik sind u.a. die jeder Charge beigegebene Eichkurve, die Unabhängigkeit von dem besonders lagerungs- und versandempfindlichen Faktor V, ein Nachteil die höheren Kosten. Der erwünschte Bereich liegt nach unserer Erfahrung etwa zwischen 10 und 25%, Blutungsgefährdung besteht bei Werten unter 5%. (Es gibt keinen wirksamen therapeutischen Bereich, der eine Blutungsgefahr sicher ausschließt. Blutungsgefährdung und Thromboseschutz sind statistische, d.h. nicht in jedem Einzelfall zutreffende klinische Situationen!) Da dem Capillarblut unvermeidlich wechselnde Mengen von Gewebsthrombokinase beigemischt sind, ist (im ersten Anstich gewonnenes) Venenblut in jedem Fall vorzuziehen. Die mit Capillarblut arbeitenden ,,Bedside"-Methoden haben sich daher auch in den meisten Kliniken nicht durchgesetzt. Bei großer Frequenz — etwa in einer Thromboseambulanz — kann es aber notwendig sein, die Kontrolluntersuchungen in Capillarblut durchzuführen. Nach eigenen Erfahrungen arbeitet das von HARTERT kürzlich angegebene Gerät für die Capillarblutbestimmung zuverlässig. Auch der ,,Thrombotest" kann im Capillarblut durchgeführt werden.

Einige Autoren, besonders des französischen Sprachgebiets, haben zur größeren Sicherheit gegen Blutungen empfohlen, die Bestimmung des Prothrombinkomplexes durch eine genügend empfindliche *Bestimmung der Gesamtgerinnung* (globalen Gerinnung) zu ergänzen (nicht: zu ersetzen!). Als Verfahren kommen vor allem die Thrombelastographie (im Vollblut) und eine Heparingerinnungszeit im Plasma oder Vollblut in Betracht (,,Heparin-Toleranztest"). Wirklich stichhaltige Argumente für oder gegen die Notwendigkeit einer solchen zweiten Kontrolle existieren zur Zeit nicht. Bei Diskrepanzen zwischen dem klinischen Befund, etwa Blutungen, und der Thromboplastinzeit ist eine ergänzende Untersuchung sicher erwünscht. Im Routinebetrieb wird unseres Erachtens das Laboratorium durch diese zweite Untersuchung beträchtlich und in keinem rechten Verhältnis zu den Resultaten belastet.

III. Thrombolytica
1. Kurze Übersicht der Fibrinolyse und Thrombolyse

Auch die Fibrinolyse ist ein physiologischer Vorgang, der zur Freihaltung von Ausführungsgängen sezernierender Organe und zur Rekanalisation thrombotisch verschlossener Gefäße dient. Deshalb enthalten auch Harn [*143, 147*], Speichel, Tränenflüssigkeit,

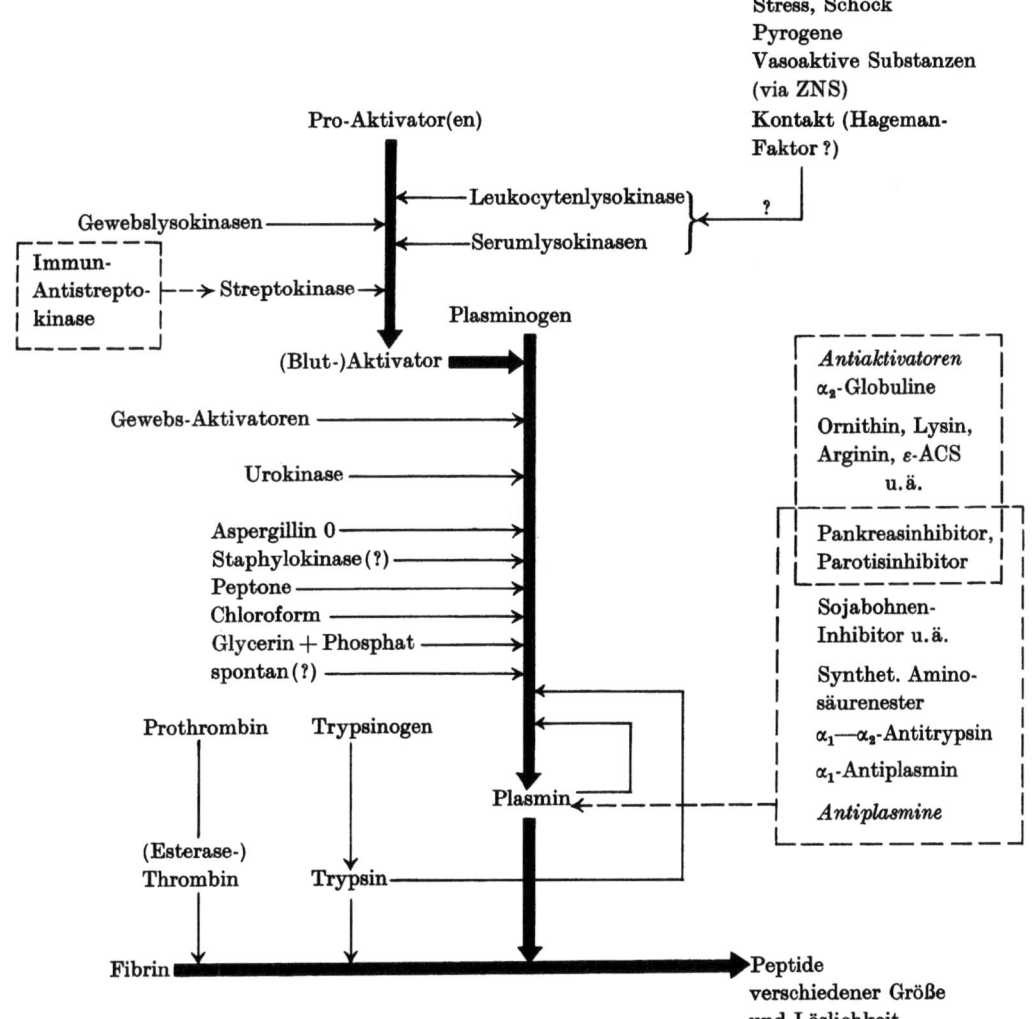

Abb. 58. Modernes Schema der Fibrinolyse. Der Grundprozeß ist durch dicke Linien bzw. große Buchstaben für die beteiligten Proteine hervorgehoben. Die Inhibitoren und ihr Angriff sind durch unterbrochene Linien gekennzeichnet. Man beachte die auffallende Übereinstimmung des Prozesses mit der Blutgerinnung (vgl. Abb. 56), der die Fibrinolyse andererseits zeitlich nachgeordnet ist

Milch, Samenflüssigkeit (s. u. a. bei [*23*] sowie [*50*]) mehr oder minder große Mengen von Aktivatoren der Fibrinolyse. Ähnliches gilt für die meisten Organe, mit Ausnahme der Leber (s. auch Abb. 58). Während die Fibrinolyse der Blutgerinnung zeitlich nachgeordnet ist, zeigt sie in ihrem Mechanismus eine geradezu auffallende Parallelität — ein eindrucksvolles Beispiel für die relative Einförmigkeit von Regelvorgängen im Rahmen der Homoiostase [*37*].

Abb. 58 gibt ein vereinfachtes Schema der Fibrinolyse wieder. Die freie proteolytische Aktivität des zirkulierenden Plasmas ist nach Untersuchungen mit der Fibrin-Agar-Elektrophorese allenfalls gering [*131*]. Das eigentliche *Lysepotential* liegt — analog dem Prothrombin bei der Blutgerinnung — in einer inaktiven Vorstufe, dem Plasminogen (= Profibrinolysin). Es wird seinerseits durch die Abspaltung von Peptidketten in die aktive Protease Plasmin (= Fibrinolysin) überführt. Plasmin spaltet ohne Substratspezifität als Endopeptidase Fibrin, in höheren Konzentrationen auch andere gerinnungswichtige Plasmaproteine, besonders das antihämophile Globulin A (Faktor VIII), das Proaccelerin (Faktor V) und das Fibrinogen. Als Esterase spaltet es besonders Ester des Arginins und Lysins (Testsubstanzen!). Die *Blutgerinnung* wird bei einer Inaktivierung der genannten Plasmaproteine verzögert oder aufgehoben, in niedriger Dosierung (wohl durch thrombinähnliche Wirkungen) beschleunigt. Das bedingt vor allem in der Abklingphase einer thrombolytischen Behandlung eine erhöhte Gefahr der Thrombosierung oder Rethrombosierung, erfordert somit die messende Überwachung der Blutgerinnung und nach Behandlungsabschluß den kontrollierten Übergang auf Antikoagulantien.

Die *Aktivierung* des Plasminogens erfolgt (langsam) spontan. Sie wird unter biologischen Bedingungen beschleunigt durch das eigene Reaktionsprodukt Plasmin (,,autokatalytische Aktivierung''), vor allem aber durch (schwer wasserlösliche) Gewebsaktivatoren und (leichtlösliche) Lysokinasen des Blutes (und vielleicht auch der Gewebe). Auch bei der Aktivierung steht somit — in völliger Übereinstimmung mit der Blutgerinnung — ein zellständiges, aber einfacher reagierendes ,,*Extrinsic System*'' einem bluteigenen, aber komplizierteren ,,*Intrinsic System*'' gegenüber. Die sog. indirekten Thrombolytica (s. Abschnitt III/2) aktivieren das fibrinolytische System nur im Gesamtorganismus. Tierversuche sprechen für eine nervale Vermittlung [105]; die eigentliche Aktivierung im Blut dürfte in diesen Fällen über Serum- oder Leukocyten-Lysokinasen erfolgen.

Die therapeutisch besonders wichtigen Kinasen bakterieller Herkunft — *Streptokinase* und wahrscheinlich auch *Staphylokinase* — setzen aus einer inaktiven Vorstufe im Blut (,,Proaktivator'') einen *(Blut-)Aktivator* frei. Die Verschiedenheit zwischen oder die Identität von Proaktivator und menschlichem Plasminogen sind immer noch Gegenstand der Diskussion. Die Blutplättchen des Menschen enthalten nach eigenen Untersuchungen [124, 125, 120] neben einem Antifibrinolysin größere Mengen eines (aus Plasma adsorbierten?), nicht mit Plasminogen identischen Proaktivators. Andere Wirkstoffe der Fibrinolyse wie *Urokinase, Trypsin, Thrombin E* (,,Esterase-Thrombin'' von SEEGERS u. Mitarb.) aktivieren Plasminogen unmittelbar oder haben selbst mehr oder minder deutliche fibrino(geno)lytische Wirkungen. Eine gute Übersicht synthetischer Aktivatoren der Fibrinolyse gab VON KAULLA [144].

Ähnlich der Blutgerinnung sind auch im fibrinolytischen System starke natürliche *Inhibitoren* wirksam, deren Wirkung sich vorzugsweise gegen das fertige Plasmin richtet (,,*Antiplasmine*'' — analog den ,,Antithrombinen'' der Blutgerinnung). Ihre gesamte Aktivität übertrifft in jedem Fall das fibrinolytische Potential des Blutes (d.h. das aktivierbare Plasminogen). Deshalb sind bei einer Behandlung mit Plasmin selbst zunächst die Antiplasmine des Blutes abzusättigen, also relativ hohe Dosen erforderlich. Als weitere klinische Konsequenz ist eine Aktivierung des fibrinolytischen Systems in vivo leichter über einen Abfall des Plasminogens als durch freie proteolytische Aktivität nachweisbar.

Obwohl zwischen Fibrinolyse und Thrombolyse kein prinzipieller Unterschied besteht, hat es sich eingebürgert, die therapeutisch induzierten Zustände als ,,Thrombolyse'', die sie erzeugenden Medikamente als ,,Thrombolytica'' zu bezeichnen. Fibrinolyse ist der biochemische Vorgang, der zur Thrombolyse führt: Nach den Untersuchungen von SANDRITTER u. Mitarb. sind praktisch nur die Gerinnungsthromben oder die Fibrinanteile sog. gemischter Thromben, nicht aber die Plättchenthromben, einer proteolytischen Andauung zugänglich. Dagegen sollte scharf zwischen *Fibrinolyse* und *Fibrinogenolyse* — einer durch Überdosierung von Thrombolytica oder spontan entstehenden Gefährdung der Blutgerinnung — unterschieden werden. Die meisten fibrinolytisch wirksamen Substanzen wirken in hohen Konzentrationen auch fibrinogenolytisch.

2. Direkte und indirekte Thrombolytica. Wirkungen und Nebenwirkungen[1]

a) Plasmin (Fibrinolysin)

Diese Protease löst Fibrin bzw. die Fibrinlamellen zwischen den Plättchenschichten gemischter Thromben unmittelbar auf, hat aber eine ganze Reihe von Nachteilen. Plasmin dringt schlecht oder überhaupt nicht in Thromben ein, sondern daut sie ,,frontal'' an [79]. Es trifft im Blut auf starke *natürliche Inhibitoren* (s. Abschnitt III/1). Bei einigen Handelspräparaten werden Euglobulinfraktionen des menschlichen Plasmas mit Streptokinase aktiviert, so daß letztere für einen Teil der Wirkungen und Nebenwirkungen verantwortlich ist [79, 100]. Daher wird oft auch — genauer — die Bezeichnung ,,*Plasmin-Aktivator-Gemisch*'' gebraucht. Trotzdem wurden bei genügend hoher Dosierung von zahlreichen Autoren befriedigende klinische Ergebnisse mitgeteilt. Auch ist die Verträglichkeit bei den neueren Chargen sehr viel besser geworden.

Als Präparate sind zur Zeit im Handel oder bereits in klinischer Erprobung: ,,Actase ®'' (Ortho; Cilag) = streptokinaseaktiviertes Humanplasmin-(Aktivator-)Gemisch. ,,Fibrino-

---

[1] In diesem Abschnitt wurden nur im Handel befindliche Thrombolytica aufgenommen; über weitere s. auch Abschnitt III/1.

lysin-Lyovac"® (Merck, Sharp und Dohme; Pharma-Stern) = streptokinaseaktiviertes Humanplasmin; „Plasmin-Novo"® (mit Chloroform aktiviertes Plasmin vom Schwein).

Etwaige *Nebenerscheinungen* der Plasmininfusionen sind Schüttelfrost, Fieber, Erbrechen, Tachykardie, Kollaps, Kopfschmerzen, Nierenschmerzen.

b) Andere (unmittelbar) thrombolytisch wirksame Enzyme

Trypsin (z.B. „Trypure"® [Novo]; „Perenzyme"® [National]) hat in den Jahren zwischen 1950 und 1960 besonders nach den zahlreichen Arbeiten von INNERFIELD eine ausgedehnte Anwendung erfahren [182, 123a, 172]. Die intravenöse Anwendung führt leicht zu Unverträglichkeitserscheinungen. Von intramuskulär injizierbaren Präparaten wie „Tryptar" (Armour), „Parenzyme"® (National) haben wir mit dem letzten mehrjährige Erfahrungen: Die antiphlogistische Wirkung bei Phlebothrombosen ist beträchtlich, eine wirkliche Thrombolyse aber nicht nachweisbar. Ähnliches berichteten LAUFMANN und ROACH auch für die intravenöse Anwendung. Manchmal kommt es zu Reizerscheinungen an den Injektionsstellen (tiefe intramuskuläre Injektion, etwas Luft nachgeben!). *Urokinase* [143] sowie *Thrombin E* [148, 15] sind nicht im Handel. Die klinischen Untersuchungen haben, soweit wir sehen, eine erste Orientierung noch nicht überschritten.

c) Streptokinase

Verschiedene Streptokinasepräparate des Handels können als die derzeit wichtigsten und verbreitetsten Verbindungen aus der Gruppe der unmittelbar wirksamen Thrombolytica gelten. Eine echte und nebenerscheinungsfreie Thrombolyse ist nur von der intravenösen Infusion (Injektion) großer Dosen hochgereinigter Präparate zu erwarten (z.B. „Streptase"® [Behringwerke]; „Kabikinase"® [Kabi]; „Streptokinase Lederle"®). Die weniger gereinigten, auch Streptolysin und z.T. noch Streptodornase enthaltenden Präparate („Bistreptase"® [Behringwerke]; „Varidase"® [Lederle] zur Injektion und als Buccal-Tabletten) haben andere Indikationen und sollten keinesfalls statt der oben genannten Reinstreptokinasen intravenös gegeben werden. Streptokinase weist — gegenüber Plasmin — eine Reihe von Vorteilen auf: Nach der „Theorie der inneren Lyse" von SHERRY und FLETCHER soll sie in den Thrombus eindringen und dort das den Fibrinfasern anliegende Plasminogen aktivieren (s. auch Abb. 59). Mit J^{131}-Streptokinase konnten wir inzwischen autoradiographisch nachweisen, daß sie tatsächlich in Gerinnsel eindringt. Darüber hinaus bestehen allerdings an der Gültigkeit der Vorstellungen von SHERRY und FLETCHER noch einige Zweifel ([183]; eigene Untersuchungen). Neben den günstigen strukturellen Voraussetzungen soll auch der geringe Gehalt der Thromben an Antiplasmin vorteilhafte Voraussetzungen für die Sherrysche „Andauung von innen heraus" schaffen. Darüber hinaus verfügt der Organismus über keine natürlichen Inhibitoren der Streptokinase. Dagegen finden sich bei den meisten Erwachsenen aus früheren Kontakten mit hämolytischen Streptokokken mehr oder minder starke Immunantikörper (Antistreptokinase), die Verträglichkeit, Wirksamkeit und Dosierung maßgeblich bestimmen ([102, 123a, 80] u.a.). Da die unmittelbare Bestimmung der *Antistreptokinase* vor einer Infusion zu zeitraubend und aufwendig wäre, orientiert man sich am besten mit einem der sog. *Streptokinaseresistenztests* („Dose-Prediction-Test" nach [35]). Hinsichtlich der technischen Durchführung der zahlreichen Modifikationen und ihrer Umrechnung sei auf die Spezialliteratur verwiesen (s. z.B. bei [30, 79, 123a, 65] u.a.). Bei hoher Streptokinaseresistenz (hohe Lysis-Dosis in vitro) muß vor der raschen Injektion der so ermittelten Initialdosis gewarnt werden: Die dann oft starken Antigen-Antikörperreaktionen in vivo können zum Kollaps oder zu anderen Nebenerscheinungen führen. Nach einer Behandlung steigt der Antistreptokinase-Titer stark an — nach eigenen Beobachtungen bis über das Tausendfache der Ausgangswerte — und sinkt erst im Laufe von Monaten wieder langsam ab. *Erneute Infusionen sollen daher nicht oder nur unter besonderen Kautelen durchgeführt werden.* Etwaige

Nebenerscheinungen entsprechen den für Plasmin angegebenen. Dazu kommen manchmal
Gelenkbeschwerden. Im ganzen ist die Verträglichkeit der neueren Chargen sehr gut.
So beobachteten wir von 1960—1962 bei 625 Infusionen mit „Streptase"® nur 0,8%
leichte Nebenerscheinungen und 2% Unverträglichkeitserscheinungen, die zum Abbruch
der Behandlung zwangen. Bei labilem oder gefährdetem Kreislauf, bei Wiederholungs-
behandlungen oder beim Auftreten von Unverträglichkeitserscheinungen gibt man
25—100 mg Prednisolon intravenös. Nach Tierexperimenten wird die Gefäßpermeabilität
(in vivo) durch Streptokinase gesteigert; diese Wirkung soll durch gleichzeitige Gabe
von „Trasylol"® oder von ε-Aminocapronsäure aufgehoben werden [162]. Inwieweit

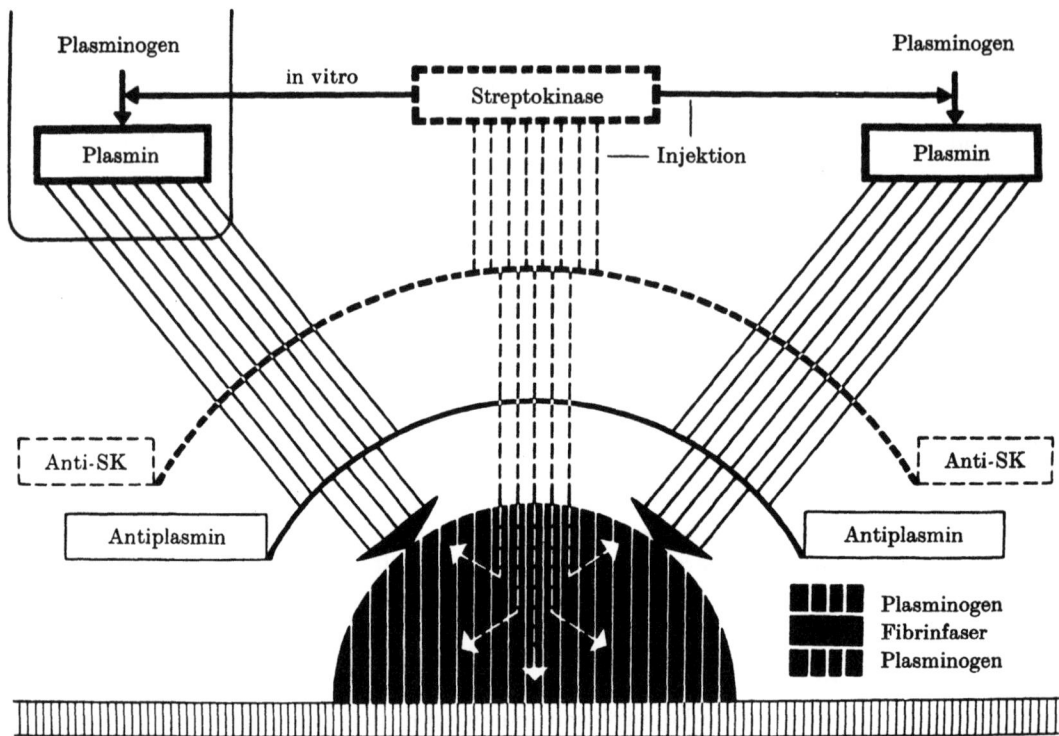

Abb. 59. Theorie der „inneren Lyse" eines Thrombus durch Streptokinase und der äußeren Andauung durch
Plasmin nach SHERRY und FLETCHER. (Unter Benutzung einer Abbildung von MATIS [161])

diese Wirkungen klinisch eine Rolle spielen und vielleicht durch eine Kombination von
„Trasylol"® und Streptokinase [109] ohne Verlust an therapeutischer Wirksamkeit
neutralisiert werden können, ist z.Z. noch nicht übersehbar. Experimentelle Argumente
für diese Kombination lieferten ABLONDI und DE RENZO schon 1959.

d) Heparin und Heparinoide

Heparin ist nach ASTRUP u.a. ein Inhibitor proteolytischer Vorgänge und ein starkes
Antifibrinolysin — jedoch in Abhängigkeit vom pH des Reaktionsgemisches und vom
Reinheitsgrad des Fibrins. Andererseits fanden besonders SANDRITTER und sein Arbeits-
kreis im Tierversuch eine deutliche Thrombolyse unter Heparin(oiden). In der Klinik
kann nach den üblichen Dosen und Anwendungsformen von Heparin oder Heparinoiden
trotz einiger meßbarer Veränderungen des Blutes (z.B. bei der Euglobulin-Lyse-Zeit)
eine Thrombolyse nicht nachgewiesen werden. Heparin und die meisten Heparinoide
spielen daher z.Z. — soweit wir sehen — als eigentliche Thrombolytica keine Rolle.
HALSE [127] bezieht allerdings die therapeutischen Wirkungen des „Thrombocid"®
„praktisch ausschließlich" auf dessen fibrinolytische Komponente. Eine Ausnahme von
dieser Regel macht ferner nach ersten experimentellen und klinischen Berichten [128]

das Präparat „SP 54"® von Benend. Bei einem Molekulargewicht von rund 2000 (statt rund 3000 für „Thrombocid"® und 12000—20000 für die nativen Heparine) wirkt „SP 54"® kaum noch auf die Blutgerinnung, aber stark auf die Fibrinolyse. Die Tagesdosis von „SP 54"® beträgt 100—200 mg (i.v., i.m., s.c.).

e) Pyrogene

Hohes Fieber, vor allem mit Schüttelfrost einhergehende Temperatursteigerungen, führen zu einer starken Aktivierung des fibrinolytischen Potentials. Proteolytische Vor-

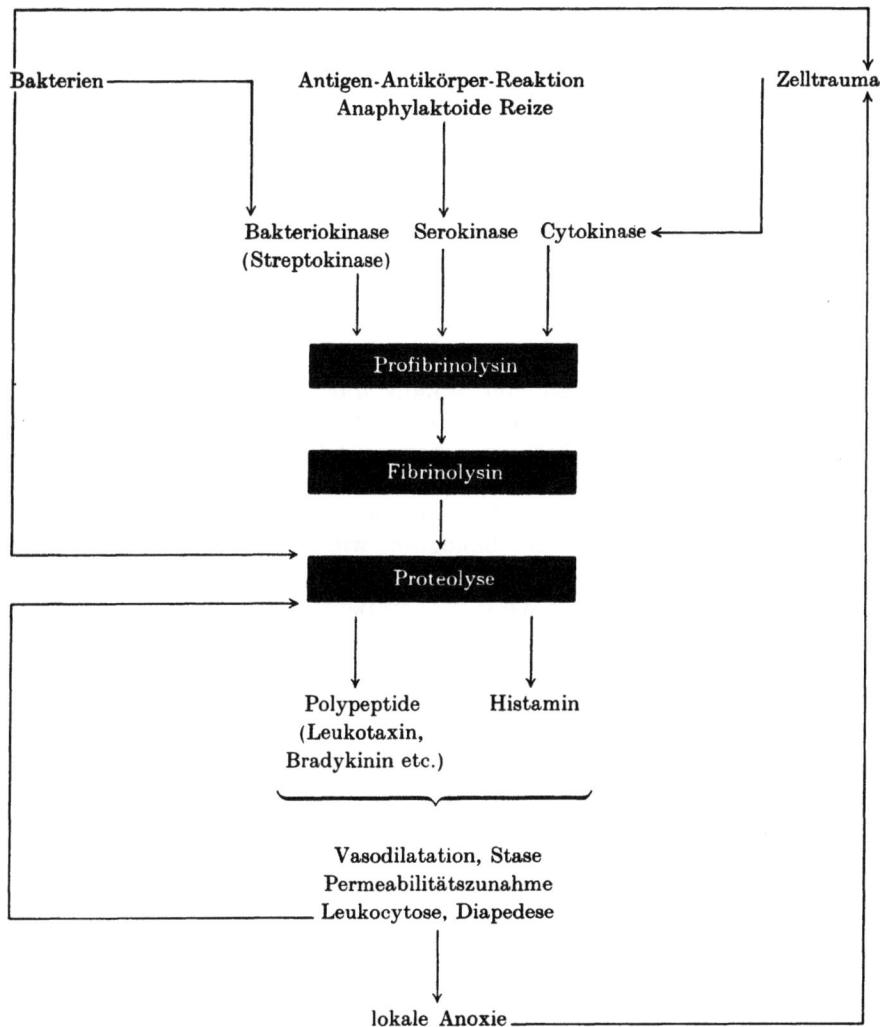

Abb. 60. Rolle der Fibrinolyse im Rahmen entzündlicher Vorgänge. (Nach UNGAR, zit. bei EICHENBERGER [33])

gänge sind ja ein wesentlicher Bestandteil der Infektabwehr (s. auch Abb. 60). Diese Art von Aktivierung wurde auch für die klinische Thrombolyse zeitweilig ausgedehnt angewandt, vor allem mit den Präparaten „Pyrifer"® (Asta) sowie „Pyrexal"® (Wander) ([33, 133, 163, 30] u. a.).

f) Nicotinsäure und Derivate

Reine Nicotinsäure (z. B. „Niconacid"® [Wander]) und ihre Derivate („Complamin"® [Wülfing]; „Progresin"® [Riedel]; „Ronicol"® und „Ronicol composit."® [Roche]) sind in der Behandlung von Gefäßverschlüssen wegen ihrer stark vasodilatierenden

Wirkung schon lange bekannt [137]. Die intravenöse Anwendung (als Injektion oder Infusion) führt zu einer besonders starken Gefäßerweiterung, bei einzelnen Kranken bis zum Kollaps oder Präkollaps. Gerade die intravenöse Anwendung bewirkt aber auch eine meßbare Erhöhung des fibrinolytischen Potentials im Blut ([113, 115, 198] u.a.). Die von den Kranken gewöhnlich besser vertragene Behandlung mit Tabletten oder intramuskulären Injektionen reicht für eine meßbare Thrombolyse in der Regel nicht aus. Im „Solvosal“® und „Solvosal forte“® (Helfenberg) sind Nicotinsäure, Heparin sowie die vasoaktiven wasserlöslichen Vitamine kombiniert.

Während Acetylcholin und Adrenalin im Tierversuch ebenfalls die Fibrinolyse aktivieren [117], reichen diese Wirkungen im therapeutisch üblichen Bereich beim Menschen offenbar nicht aus. Ähnliches gilt — soweit wir sehen — für die Adrenalinderivate mit gefäßerweiternder ergotroper Wirkung wie „Dilatol“® (Troponwerke); „Duvadilan“®, (Heyl); „Vasculat“® (Boehringer-Ingelheim). Nach von KAULLA haben auch Procain („Novocain“®, Hoechst), „Irgapyrin“® und „Butazolidin“®, Protaminsulfat — alle intravenös gegeben! — sowie Paraaminobenzoesäure per os schwache fibrinolytische Wirkung.

g) Antidote

Gegen Unverträglichkeitserscheinungen durch hyperergische oder toxische Reaktionen haben sich am besten *Corticosteroide* (z.B. 25—100 mg Prednisolon i.v.) bewährt. KAHN u. Mitarb. geben bei allen „stark entzündlichen Phlebitiden“ von vornherein zusätzlich Nebennierenrindensteroide.

Die Antidote im engeren Sinn kommen vor allem bei Blutungen oder einer proteolytischen Störung der Blutgerinnung in Betracht. Es handelt sich im wesentlichen um *ε-Aminocapronsäure* und um einen von WERLE *aus Parotisdrüse gewonnenen Inhibitor* = „Trasylol“® (Bayer). Ein ähnlicher, von KUNITZ *aus Bauchspeicheldrüse dargestellter Inhibitor* hat unseres Wissens bisher nur experimentelle Bedeutung. Das gleiche gilt für den auch im fibrinolytischen System wirksamen *Sojabohnen-Inhibitor*. ε-Aminocapronsäure (ε-ACS, Handels- und Versuchspräparate von Hoechst, Roche sowie „Epsicapron“® [Kabi]) ist ein naher Verwandter der biologisch wichtigen Aminosäure Lysin (=α,ε-Diaminocapronsäure) und teilt seine (möglicherweise kompetitive) Hemmwirkung mit zahlreichen Analogen des Lysins. ε-ACS wirkt in therapeutischen Dosen (1—2 g i.v., mehrfach, 12—20 g/24 Std per os) fast ausschließlich auf den (Blut-)Aktivator. ε-ACS ist weitgehend ungiftig; lediglich bei intravenöser Gabe von mehr als 2 g kann es zu Störungen des subjektiven Befindens, vor allem zu Magen-Darm-Beschwerden verschiedener Art, kommen.

„Trasylol“® wird intravenös — am besten als Dauertropfinfusion — gegeben. Die Tagesdosen liegen nach den Erfahrungen bei Pankreatitis zwischen 20 000 und 40 000 E; in schweren Fällen (z.B. von Pankreasnekrosen) wurden schon bis 100 000 E/24 Std ohne Nebenerscheinungen gegeben. „Trasylol“® hemmt nach den meisten Arbeiten sowohl den (Blut-)Aktivator als auch das Endprodukt Plasmin bzw. dessen Reaktion mit Fibrinogen [159]. STEICHELE und HERSCHLEIN fanden eine Hemmwirkung gegenüber der Aktivierung von Plasminogen zu Plasmin („Antiaktivator“) sowie eine kompetitive Hemmung der Reaktion des Plasmins mit Fibrin, aber keine Inaktivierung des Plasmins selbst.

Beide Inhibitoren haben innerhalb der Blutgerinnung und Fibrinolyse folgende *Indikationen:* Spontane Fibrinolysen und Defibrinierungssyndrome; Überdosierung thrombolytischer Behandlung; zusätzliche Gabe auch bei Blutungen anderer Genese wie z.B. Hämophilie. MATIS u. Mitarb. konnten bei Kranken mit Prostatektomie signifikant geringere Blutverluste nachweisen, wenn postoperativ ε-ACS (mehrfach i.v.) gegeben wurde. Wichtig ist der Zusatz einer der beiden Substanzen bei Fibrinogenbestimmungen in Plasmen, deren erhöhte proteolytische Aktivität verfälschte Fibrinogenwerte vortäuschen kann.

3. Allgemeine Indikationen für die Behandlung mit Thrombolytica

Grundsätzlich kommen *alle frischen thrombotischen oder embolischen Erkrankungen* für die thrombolytische Behandlung in Betracht. Diese generelle Indikation wird durch folgende, vorher zu beantwortenden Fragen eingeengt:

1. Ist eine *thrombolytische Behandlung möglich?* Abgesehen von den im nächsten Abschnitt (III/4) aufzuführenden Kontraindikationen müssen die messende Überwachung (wenigstens mit dem im Abschnitt III/3 aufgeführten Minimalprogramm) gewährleistet und die erforderlichen Antidote (s. Abschnitt III/2) und Substanzen (Blutkonserven, Humanfibrinogen oder Cohns Fraktion I, für diesen Zweck auch als Trockenpräparat!) verfügbar sein.

2. Ist eine *thrombolytische Behandlung nötig?* Da eine kunstgerechte thrombolytische Behandlung einen massiven Eingriff in die Homoiostase darstellt, da ferner die derzeit verfügbaren ,,direkten Thrombolytica'' starke Antigene sind, muß man sich stets fragen, ob nicht einfachere konservative Methoden zum Ziel führen. Die thrombolytische Behandlung mit aktiven Proteasen hat neben ihrer thrombenlösenden eine starke antiphlogistische Wirkung. Gerade diese teilt sie aber mit weniger eingreifenden Medikamenten wie Phenylbutazon (,,Butazolidin'' ®) und sein Derivat ,,Tanderil'' ® (Geigy, Thomae) u. a.

3. Ist eine *thrombolytische Behandlung aussichtsreich?* Unter dieser Frage ist bei peripheren arteriellen Verschlüssen vor allem die Alternative zur Thromb- oder Embolektomie zu entscheiden — auch in unserer (internistischen) Sicht nur durch den Chirurgen oder im Zusammenwirken mit diesem. Dabei ist zu bedenken, daß die Indikation zur Embolektomie in den ersten 6 Std nach dem Verschlußereignis gestellt werden muß, wenn man erfolgreich operieren will. Da die thrombolytische Behandlung eine Rekanalisation der verschlossenen Gefäße anstrebt, bevor eine irreparable Nekrose des versorgten Gebiets eingetreten ist, bestimmen die Empfindlichkeit der betroffenen Organe gegen Störungen der Zirkulation weitgehend den Zeitraum, innerhalb dessen eine solche Behandlung indiziert ist (s. dazu auch Abschnitt IV/4).

Dabei ist allerdings in Rechnung zu setzen, daß retrograd fortgewachsene Thromben und damit die Ausdehnung von Infarkten auf weitere Gebiete durchaus noch einer thrombolytischen Behandlung zugänglich sein können. Neben der Empfindlichkeit des versorgten Gebietes gegenüber Zirkulationsstörungen bestimmen Alter und Art der jeweiligen Thromben und Emboli die Aussichten einer thrombolytischen Behandlung. Bindegewebig organisierte Thromben, alte indurierte Emboli (z.B. aus dem Herzohr) sind einer medikamentösen Auflösung kaum noch zugänglich. Plättchenthromben oder die Plättchenanteile gemischter Thromben sind einer Thrombolyse weitgehend entzogen [*179*]. In den ersten Arbeiten über Thrombolyse wurden im allgemeinen 3—5 Tage (seit dem ersten Auftreten der Erscheinungen) als obere Grenze für die Behandlung der Phlebothrombosen angegeben. Diese arbitrarische Grenze hat weiteren Erfahrungen nicht standgehalten: In Übereinstimmung mit zahlreichen Hinweisen in der Literatur konnten wir gute Ergebnisse auch bei älteren venösen Verschlüssen erzielen. Dabei ist allerdings gerade im Bereich der Venen eine antiphlogistische Wirkung schwer von einer echten Rekanalisation zu trennen, da nur selten vergleichende phlebographische Untersuchungen vor und nach der Behandlung durchgeführt werden können, und selbst diese nur beschränkte Aussagekraft haben.

4. Allgemeine Kontraindikationen einer Behandlung mit Thrombolytica

Wie schon aus Abschnitt III/2 hervorgeht, hängen diese bei der sehr verschiedenen Natur und Wirkungsweise der derzeit gebräuchlichen Präparate von der Art der vorgesehenen Behandlung ab. Für die ,,direkten'' und stark wirksamen Thrombolytica (z.B. Plasmin, Streptokinase) gelten folgende Kontraindikationen:

1. *Hämorrhagische Diathesen;*
2. vorausgegangene *Immunisierung* gegen die zu verwendende Substanz;
3. (mit Einschränkungen) *schlechte Kreislaufverhältnisse.*

ad 1. Blutungsübel durch Gerinnungs- oder Plättchendefekte sowie generalisierte entzündliche Gefäßerkrankungen schließen in der Regel eine thrombolytische Behandlung aus. Leichte Störungen der Blutgerinnung brauchen (bei sorgfältiger Überwachung) keine Kontraindikation darzustellen. Die *Blutungsbereitschaft* ist bei gutgesteuerter thrombolytischer Behandlung — auch bei vorbestehenden Haut- oder Schleimhautdefekten — wesentlich *geringer als unter einer* (korrekt durchgeführten) *gerinnungshemmenden Behandlung.*

ad 2. Wie im Abschnitt II/2 näher ausgeführt, können intravenöse Infusionen von Streptokinase oder streptokinasehaltigen Plasminpräparaten bei hohem Antikörperspiegel zu klinisch bedrohlichen Antigen-Antikörper-Reaktionen führen. Gerade wenn vor der ersten Injektion noch kein Resistenztest vorliegt, sollte daher die Vorgeschichte des Kranken sorgfältig nach Streptokokkeninfekten, rheumatischen Erkrankungen oder früheren Behandlungen mit fakultativen Antigenen durchforscht werden. In solchen Fällen ist eine thrombolytische Therapie erst nach entsprechenden Voruntersuchungen (Resistenztest oder — wenn zeitlich möglich — Antistreptokinase-Titer!) erlaubt. Ähnliches gilt auch für die anderen Thrombolytica von Eiweißcharakter, obwohl hier noch keine genügenden Erfahrungen vorliegen.

ad 3. Schlechter Allgemeinzustand der Kranken, Kollaps oder Präkollaps, kurz: Situationen, in denen schon leichte Temperatur- oder Blutdruckreaktionen zu einer kritischen Situation führen könnten, stellen eine relative Kontraindikation dar. Sie ist mit der besseren Reinigung und damit wesentlich besseren Verträglichkeit der Präparate generell eingeengt worden. Darüber hinaus lassen sich im Einzelfall — wenn die klinische Situation sonst eine thrombolytische Behandlung als erwünscht erscheinen läßt — etwaige Unverträglichkeitserscheinungen durch eine Vorgabe von Prednisolon (25—100 mg i.v.) und durch eine (bereitgehaltene oder gleichzeitig gegebene) Dauertropfinfusion mit Noradrenalin und „Hypertensin"® (Ciba) weitgehend unterdrücken.

Während jede stärkere Antigen-Antikörper-Reaktion (durch hohen Antistreptokinasetiter bei früheren rheumatischen Erkrankungen oder vorausgegangenen thrombolytischen Behandlungen) gerade bei vorbestehender Kollapsbereitschaft für den Kranken gefährlich werden kann, wurden durch die Vorstellungen und Untersuchungen von LASCH u. Mitarb. neuerdings gewisse Schock- und Kollapsformen als Indikation für thrombolytische Therapie herausgearbeitet. Günstige Wirkungen sah die Heidelberger Gruppe tierexperimentell und auch am Krankenbett vor allem bei Schockzuständen mit den Zeichen einer Verbrauchskoagulopathie (intravasale Gerinnung mit Mikrothrombosierung). Bei solchen Zuständen wurde durch Streptokinase oder Plasmin eine rasche Besserung des Allgemeinzustandes und eine Reduktion des Bedarfs an vasopressorischen Substanzen erreicht. Bei Schockzuständen mit übermäßig gesteigerter Fibrinolyse und verzögerter Blutgerinnung durch Fibrinabbauprodukte (stark verlängerte Thrombinzeit!) wäre eine thrombolytische Behandlung allerdings verhängnisvoll; statt dessen sind die Antidote Trasylol® oder ε-Aminocapronsäure indiziert. Beim gegenwärtigen Stand der Erfahrungen lassen sich somit für bestimmte Schockformen neue interessante Indikationen der thrombolytischen Therapie absehen, doch sollte die Anwendung am Krankenbett vorläufig Kliniken mit entsprechender Erfahrung und Möglichkeiten zur Durchführung aller erforderlichen Blutgerinnungs- und Fibrinolyse-Untersuchungen vorbehalten bleiben.

5. Auswahl, Dosierung, Überwachung

Die sog. *indirekten Thrombolytica* (Pyrogene, vasoaktive Substanzen) und das „*SP 54*" wirken schwächer als die direkt wirksamen wie Plasmin und Streptokinase. Dafür kommt es bei den ersteren kaum zu einer Störung der Blutgerinnung, so daß sich deren messende Überwachung erübrigt. Anwendungsformen und Dosierung sind naturgemäß bei den einzelnen Präparaten verschieden. Von den *Derivaten der Nicotinsäure* gibt man gewöhnlich 1—2 Ampullen i.v. oder als i.v.-Tropf, wenn eine Tablette, eine intramuskuläre Injektion oder eine kleine intravenöse Probedosis keine abnorme Reaktion (extreme Gesichtsröte, Beklemmungsgefühl, Kollapszeichen usw.) ergeben haben. Auch die *Pyrogene* muß man in individuell angepaßten Mengen geben: Man sollte Temperaturen über 39° C erreichen, 40° C aber möglichst nicht überschreiten. Um die gleiche Wirkung zu erzielen, muß eine zweite oder nachfolgende Injektion gewöhnlich um 20—30% höher dosiert werden als die vorausgegangene. Bei *Plasmin* sind die für jedes Präparat empirisch ermittelten optimalen Mengen (verschieden je nach Reinheitsgrad, Streptokinasebeimischung u.ä.!) den beigegebenen ausführlichen Anweisungen zu entnehmen. In den neuesten Erfahrungsberichten sind Einzeldosen von einer bis zu mehreren Millionen Einheiten (als Infusion über mehrere Stunden, Gesamtdosis bis zu 20 Millionen innerhalb einiger Tage) gegeben worden [93]. Für *Streptokinase* gibt es mehrere Behandlungsschemata, die letztlich auf die kontinuierliche Infusion einer Standarddosis mit kontrollierter Wirkung (z.B. über 4—6 Std) oder auf eine innerhalb von 10—30 min zu gebende „Anflutdosis" auf Grund der Berechnung aus einem Streptokinase-Resistenz-Test („Resistenzdosis") hinauskommen. Wie schon betont, beeinflussen die Art des Tests (z.B. Spontangerinnung nach Recalcifizierung oder Zugabe von Thrombin) sowie die zugrunde gelegte Blut- bzw. Plasmamenge und ein etwaiger Korrekturfaktor das Ergebnis des Resistenztests wesentlich, so daß man mit „seinem" Resistenztest Erfahrungen haben muß. Die weitere Behandlung wird nach dieser „Anflutdosis" mit 50—70% der errechneten Menge pro Stunde als Erhaltungsdosis fortgesetzt. Streptokinase hat eine relativ hohe Clearance. Unter dieser Behandlung kann es (z. B. nach einigen Stunden) zu einer Erschöpfung des verfügbaren Plasminogens kommen.

Wie schon betont, gibt es für Streptokinase noch keine verbindliche Behandlungsvorschrift. Folgendes Vorgehen kann auf Grund ausgedehnter eigener und fremder Erfahrungen empfohlen werden: 1. Muß sofort behandelt werden, injiziert man nach Blutentnahme für die Gerinnungsbestimmungen 250000 E Streptokinase „blind" innerhalb von etwa 10 min intravenös. 2. Kann das Ergebnis des Streptokinase-Resistenz-Tests abgewartet werden, injiziert man die berechnete Initialdosis (I. D.) in gleicher Weise intravenös. In beiden Fällen wird die Behandlung durch Dauerinfusion von Streptokinase in 5% Glucose oder Lävulose fortgesetzt. Dabei können 50—70% der Initialdosis von Streptokinase pro Stunde als Richtdosis gelten. Spätestens nach 2—4 Std muß die Wirkung durch geeignete Laboratoriumsuntersuchungen (s. unten) kontrolliert werden.
Die Dauer der Behandlung richtet sich in der Regel nach dem Behandlungserfolg, die Gesamtdosis kann 2—4 Millionen E erreichen. Sind nach 2—3tägiger Behandlung keine Zeichen der Besserung der Durchblutungsstörungen usw. nachweisbar, sollte die Behandlung mit Streptokinase abgebrochen werden. Jeder Streptokinase-Behandlung muß eine Heparin-Behandlung mit Übergang auf Cumarine folgen. In diese kritische Phase des Umsetzens der Therapie müssen weitere Laboratoriums-Untersuchungen eingeschaltet werden, vor allem eine Bestimmung der Thrombingerinnungszeit. Von ihrem Ergebnis hängt die Dosierung des Heparins ab. Wegen der erhöhten Empfindlichkeit gegenüber Heparin nach jeder Streptokinase-Behandlung empfiehlt es sich, am ersten Tag die Gesamtdosis von 20000 IE nicht zu überschreiten.

So gut wie alle bisher bekanntgewordenen bedrohlichen *Blutungen* (eine verhältnismäßig geringe Zahl, z. B. in unserem Material von fast 1000 Einzelinfusionen mit allerdings anfänglich niedriger Dosierung: keine!) sind bei gleichzeitiger Anwendung von Thrombolytica und Antikoagulantien entstanden (thrombolytische Behandlung von Kranken unter Antikoagulantienbehandlung; kombinierte Behandlung; Umsetzen auf Heparin usw.). Selbst in den ersten Tagen nach einer Streptokinasebehandlung soll eine erhöhte Empfindlichkeit gegenüber Heparin [49] und auch gegenüber Cumarinen [200] bestehen [93].

Als Mindestprogramm für die *Überwachung einer thrombolytischen Behandlung* müssen folgende Tests zuverlässig durchgeführt werden können: Streptokinase-Resistenz-Test sowie Thrombingerinnungszeit. Die letztere zeigt eine Störung der Fibringerinnung (Polymerisation der Fibrinogenbruchstücke) durch Abbauprodukte des Fibrins recht empfindlich an und wird — nicht ganz zutreffend — auch als „Antithrombin VI-Zeit" bezeichnet. Unter bestimmten, allerdings in der Praxis seltenen Voraussetzungen zeigt sie das Ausmaß der fibrinolytischen Aktivität des Blutes nicht ausreichend an. Es ist deshalb bei häufiger Anwendung thrombolytischer Behandlung dringend zu raten, eine zweite Methode zur Überwachung der gesamten lytischen Aktivität („Globalmethode") heranzuziehen. Dafür kommen vor allem die Thrombelastographie und/oder eine Euglobulinlysezeit in Betracht. (Zur Technik dieser Untersuchungen mit ihren zahlreichen Modifikationen siehe die am Schluß aufgeführte Literatur!) Zu den wünschenswerten Ergänzungen dieses Überwachungsprogramms gehören ferner: Die Thromboplastinzeit nach QUICK, eine Faktor V-Bestimmung, eine Bestimmung des Fibrinogens (erfordert in einem Plasma mit gesteigerter proteolytischer Aktivität besondere Kautelen, s. auch Abschnitt III/2 unter „Antidote").

Die an sich gleichfalls wünschenswerte Bestimmung des Fibrinogens ist bei hoher lytischer Aktivität des zirkulierenden Plasmas praktisch schwierig: eine noch in vitro weiterwirkende Fibrinogenolyse (s. auch Abschnitt III, 1, a) kann die Ergebnisse verfälschen. Bei etwaigen Fibrinogenbestimmungen ist daher die eigene Methodik auf Anfälligkeit in dieser Richtung besonders sorgfältig zu prüfen, eine in vitro weiterwirkende Fibrinogenolyse durch Zugabe einer kleinen Menge von Trasylol® (z. B. 1000 E) auszuschalten. Die sog. Streptokinase-Resistenz-Tests, für die in jüngster Zeit zahlreiche Modifikationen der ursprünglichen Technik von FLETCHER und SHERRY („Fletcher-Test") angegeben wurden, geben annähernde Auskunft über den Gehalt des Patienten-Plasmas an Streptokinase-Immunantikörpern (Antistreptokinase, ASK). Im Test wird mittels einer

Streptokinase-Verdünnungsreihe die geringste Streptokinase-Konzentration (IE) ermittelt, die ein Gerinnsel aus einem Milliliter Patienten-Plasma innerhalb von 10 min wieder auflöst. Durch Multiplikation dieser Grenzkonzentration mit dem gesetzten Blutvolumen des Kranken in Milliliter (z.B. 5000) und einem etwaigen, empirisch ermittelten Korrekturfaktor — der in der Regel zu einer leichten Erhöhung dieser Dosis führt — erhält man die sog. „Initialdosis" (s. auch Abschnitt III, 2, c).

IV. Klinische Anwendung und Ergebnisse [1]
1. Phlebothrombosen und Thrombophlebitiden

Die auf OCHSNER zurückgehende Einteilung in (mehr blande) Phlebothrombosen und (mehr entzündliche) Thrombophlebitiden hat sich klinisch bewährt, obwohl die Grenzen nicht scharf gezogen werden können. Hinsichtlich der gefürchteten Lungenembolie sind die ersteren weit gefährlicher, da bei Phlebitiden die stärkere Beteiligung der Gefäßwand und die häufige Lokalisation in oberflächlichen Venen eine Verschleppung größerer Thromben weniger wahrscheinlich machen. Oberflächliche Phlebitiden können aber von tiefen Thrombosen — auch von den gefürchteten „Fernthrombosen" — begleitet oder gefolgt sein. Rezidivierenden Thrombosen liegen häufig Allgemeinerkrankungen oder entfernte Abflußhindernisse zugrunde (s. auch Tabelle 10).

Tabelle 10. *Ursachen rezidivierender Thrombosen.* (Nach GROSS [*122*])

Virchowsche Trias: Verminderte Zirkulation — Endothelschädigungen — veränderte Blutzusammensetzung

Mehr lokale Ursachen:	*Allgemeinerkrankungen:*
Status varicosus (Klappeninsuffizienz, Varicen, Venensteine, postthromb. Syndrome)	Familiäre Thrombosebereitschaft (Status varic.)
Ödeme aller Art	Herzinsuffizienz
Lymphome aller Art	Tumoren, besonders des Pankreas, Magen-Darm Genitale, Lunge
Lipomatosis generalis, circumscripta	Pankreatitis
Dermatitis	Zwerchfellhernien
Osteomyelitis	Fettsucht, Diabetes
Narben, alte Frakturen, Zustand nach Amputation	Infektallergische oder autoallergische Phlebitiden
Mißbildungen	Thrombangitis obliterans
Schnürende Kleidungsstücke und Verbände	Paraproteinosen, besonders Cryoglobulinämie, Makroglobulinämie
Langfristige Bettruhe	Familiäre Hyperprothrombinämie
	Polycythaemia vera
	Thrombocytosen jeder Genese
	Chronische Myelosen
	Anämien, besonders megaloblastäre und hämolytische

Ziele der Behandlung sind die Beseitigung der akuten Erscheinungen (Schmerzen, Ödeme, gestörte Funktion) sowie vor allem die Vermeidung von Lungenembolien und postthrombotischen Syndromen mit ihren Komplikationen der Thromboserezidive, der indurierten Ödeme, der Ulcera cruris, der Elephantiasis. Nach HALSE kommt es bei 90% aller Kranken mit Beinvenenthrombosen zu persistierenden Kreislaufstörungen verschiedenen Schweregrades! *In den operativen* Fächern betrifft die durchschnittliche *Gefährdung* in absteigender Reihenfolge Gynäkologie, Urologie, Bauch- und Unfallchirurgie, übrige Chirurgie, Geburtshilfe. In diesen Fächern liegt der Schwerpunkt heute überwiegend auf der *Prophylaxe.* Dagegen handelt es sich *in der inneren Medizin* meist

---

[1] Der gestellten Aufgabe entsprechend haben wir die Anwendung gerinnungshemmender und thrombolytischer Behandlung bewußt mehr nach den Substanzen abgehandelt. In diesem Kapitel sollen nur einige wenige ergänzende Hinweise für verschiedene Krankheitsgruppen gegeben werden. Eine ausführliche Darstellung findet sich u.a. im Naegelischen „Kurzen Handbuch der thromboembolischen Erkrankungen" und in anderen, im Literaturverzeichnis unter (A) genannten Werken.

um die *Behandlung* einer schon bestehenden Thrombose oder einer erst nach der Lungenembolie erkannten Thrombose. Nach der Mehrzahl aller statistischen Untersuchungen in Chirurgie und Frauenheilkunde wird die Häufigkeit thromboembolischer Komplikationen als Ganzes und die der tödlichen Lungenembolien im besonderen durch systematische postoperative Anwendung von *Antikoagulantien* deutlich herabgesetzt.

Als Beispiel führen wir die Statistik von DICK, MATIS und MAYER an, die durch streng auslesefreie, alternierende Reihen besondere Beweiskraft hat (s. Tabelle 11). Die Abgrenzung der Antikoagulantienanwendung gegenüber ausschließlich oder (besser) zusätzlich angewandten physikalischen Maßnahmen wie Hochlagerung, Bettgymnastik, Frühaufstehen, Wickeln der Beine oder besondere Verbände braucht hier nicht diskutiert werden.

Für die *thrombolytische Behandlung* liegen z. Z. noch keine vergleichbaren statistischen Untersuchungen vor. Trotzdem läßt sich auf Grund der kleinen Behandlungsgruppen schon jetzt sagen, daß die klinischen Erscheinungen der Thrombose unter Plasmin- oder Streptokinasebehandlung ausgezeichnet abklingen. Wir selbst sahen z.B. bei 62 von 103 mit „Streptase"® behandelten Kranken mit Thrombophlebitiden oder Phlebothrombosen gute oder sehr gute Remissionen (rund 60%). Eine echte Rekanalisation der verschlossenen Venen ist allerdings schwer nachweisbar, da vergleichende phlebographische Untersuchungen vor und nach der Behandlung aus klinischen Gründen selten durchgeführt werden, da ferner eine einzelne Phlebographie viel weniger Aussagekraft besitzt als ein entsprechendes Arteriogramm. Bei der starken antiphlogistischen Wirkung vieler proteolytischer Enzyme beweist zwar der Rückgang der Entzündungszeichen noch keine echte Rekanalisation (mit ihrer Bedeutung in der Vorbeugung postthrombotischer Syndrome), doch ist der phlebographische Nachweis in der klinischen Praxis häufig illusorisch. Für

Tabelle 11. *Ergebnisse einer systematischen Anwendung von Antikoagulantien (alternierende Reihen) in einem chirurgischen Krankengut.* (Nach DICK, MATIS und MAYER [*110*])

Einteilung der Gruppen

Antikoagulantiengruppe A	Kontrollgruppe B	Gegenindikationen C
5867	5872	1957

Insgesamt 13 696 Patienten.

Thromboemboliehäufigkeit in den verschiedenen Gruppen

Gruppe	Anzahl der Patienten	Tödliche Lungenembolien (%)	Thromboembolische Komplikationen insgesamt (%)
Kontrollen (B)	5872	24 (0,41)	123 (2,1)
Antikoagulantien (A) .	5867	4 (0,07)	21 (0,36)
Gegenindikationen (C) .	1957	49 (2,50)	103 (5,26)

Blutungshäufigkeit

Gruppe	Anzahl der Patienten	Blutungen (%)
Kontrollen (B)	5872	13 (0,22)
Antikoagulantien (A).	5867	43 (0,73)
Gegenindikationen (C)	1957	20 (1,02)

Mortalität in der Antikoagulantien- und Kontrollgruppe

	Antikoagulantiengruppe		Kontrollgruppe	
	Anzahl der Patienten	Todesfälle (%)	Anzahl der Patienten	Todesfälle (%)
♂ ...	3345	91 (2,72)	3475	114 (3,28)
♀ ...	2522	53 (2,10)	2397	72 (3,00)
Gesamt .	5867	144 (2,45)	5872	186 (3,17)

die durchschnittliche Phlebitis oder Phlebothrombose möchten wir der Kombination von *Antikoagulantien und Phenylbutazon* („Butazolidin"®) den Vorzug geben, wobei eine gewisse Erhöhung der Blutungsbereitschaft durch diese Kombination in Rechnung zu setzen ist. „Panthesin-Hydergin"® (Sandoz) — die Kombination eines auf die vegetativen Zentren wirkenden Procainderivats mit dem Sympathicolyticum „Hydergin" — hat sich bei manifesten oder drohenden Lungenembolien gut bewährt. Seine Brauchbarkeit in der Prophylaxe von Thrombosen war in einer Vergleichsreihe nicht zu erweisen [*162*]. Bei *Endophlebitis migrans,* die (nach Ausschluß eines Carcinoms) überwiegend als Systemerkrankung der Gefäße, vor allem als Sonderform der Thrombangiitis obliterans aufzufassen ist, hat sich uns die langfristige kombinierte Anwendung von Cumarinen (Indandionen) und Prednisolon sehr bewährt [*94*]. Die NNR-Steroide unterdrücken oder dämpfen die entzündlichen Prozesse der Gefäßwand, die Hemmung der Blutgerinnung verhindert die durch Corticosteroide begünstigten Thrombosen.

2. Thrombosen und Embolien im Lungenkreislauf

Nach zahlreichen Statistiken [*11*] werden 95% aller Lungenembolien durch Thromben aus dem Einzugsgebiet der unteren Hohlvene hervorgerufen, nur 5% durch wandständige Thromben des Herzinnenraums und durch Thromben aus dem Bereich der oberen Hohlvene (Paget-v. Schroetter-Syndrom). Für die Behandlung der Lungenembolie gilt daher sinngemäß alles über die Thrombosebehandlung Gesagte. Der Schwerpunkt der Maßnahmen liegt aber zweifellos auf den für den Kranken lebensbedrohlichen Folgen:

1. *Akutes Cor pulmonale* durch embolische Verlegung der pulmonalen Strombahn und begleitende, reflektorische Verengerung anderer Lungengefäße, evtl. in Verbindung mit verminderter Blutversorgung des rechten Herzens durch pulmo-coronare Reflexe und Absinken des Aortendrucks;

2. *Kollaps* (Absinken des Blutdrucks durch Verkleinerung des Schlagvolumens und/oder durch pulmo-vagale Reflexe);

3. nach Überleben der ersten 24—48 Std: *Sekundärinfektionen* des infarzierten Gebietes (Infarktpneumonie oder Infarktmantelpneumonie, evtl. Infarktkavernen, Lungenabscesse, para- oder metapneumonische Pleuritiden, evtl. Pleuraempyem oder Pyopneumothorax).

Für die unter 1. und 2. genannten akut lebensbedrohlichen Situationen haben wir an anderer Stelle ausführliche Behandlungsrichtlinien auf pathophysiologischer Grundlage niedergelegt [*11*]. Vergleiche hierzu auch S. 286.

Die *gerinnungshemmende Behandlung* frischer Lungenembolien mit Heparin oder Heparinoiden (wenn nicht schon wegen früher festgestellter Thrombose eine Cumarin- oder Indandionbehandlung eingeleitet worden war) soll die Ausheilung der peripheren Thrombosen als Reservoir weiterer Emboli begünstigen und eine retrograd fortschreitende Appositionsthrombose in den verschlossenen Lungenarterien verhindern. Ihr Wert ist auch bei schon bestehender Thrombose unbestreitbar, wie z.B. die klassische Statistik der Züricher Medizinischen Klinik ausweist [*55*]. Nach einer Lungenembolie muß die Antikoagulantienbehandlung auch ohne weitere Komplikationen mindestens 3—4 Wochen fortgesetzt werden (z.B. in der Geburtshilfe), beim Fortbestehen von Thrombosezeichen selbstverständlich länger. Die thrombolytische Behandlung spielt beim Lungeninfarkt, soweit wir nach den bisherigen Erfahrungen sehen, keine allzu große Rolle. Sie ist zwar theoretisch durchaus begründet, doch stößt auch hier offenbar der Nachweis einer echten Rekanalisation des verschlossenen Lungengefäßes auf Schwierigkeiten: Abgesehen von der für den Kranken nicht ungefährlichen frühzeitigen Röntgenuntersuchung der Lungen können sich einerseits sog. anämische oder inkomplette Infarkte dem röntgenologischen Nachweis entziehen, während andererseits bereits eingetretene Atelektasen oder Hämorrhagien unabhängig vom späteren Zustand des Gefäßes ihren eigengesetzlichen Verlauf nehmen (weitere Einzelheiten dazu s. u.a. bei GROSS in [*11*]). Die Befürchtung, daß durch thrombolytische Behandlung etwa von Phlebothrombosen gehäuft Lungenembolien ausgelöst werden könnten, wurde — ähnlich wie bei der Antikoagulantien-Behandlung — durch die bisherigen, genügend umfangreichen Beobachtungen nicht bestätigt.

3. Thromboembolische Erkrankungen des Gehirns

An keinem Organ ist die *gerinnungshemmende Behandlung* so problematisch wie im Bereich des Zentralnervensystems [u. a. *156*]. Viele Arbeiten sprechen für die günstige Wirkung gerinnungshemmender Behandlung bei cerebralen Thrombosen und Embolien [*156*], wobei die Ergebnisse offensichtlich vom Anteil der Herzkranken mit ihrer Neigung zu Embolien in den großen Kreislauf (gute Ergebnisse der prophylaktischen Behandlung, s. auch Abschnitt IV/3) beeinflußt werden. Die Schwierigkeit liegt aber in der *Erkennung der thromboembolischen Natur* eines cerebralen Insults und vor allem in der Abgrenzung von der intracerebralen Blutung, bei der eine Hemmung der Blutgerinnung die ohnehin ungünstige Prognose weiter verschlechtern würde.

Die pathogenetische Klassifikation ([*32*] sowie [*203*]) und die Anteile der Hauptursachen werden durchaus verschieden angegeben, wobei größere Differenzen kaum durch Unterschiede zwischen Rassen, Lebensgewohnheiten usw. in den einzelnen Staaten zu erklären sind. DALSGAARD-NIELSEN fand z.B. in Kopenhagen unter 1477 cerebralen Insulten 608 Blutungen, 773 Thrombosen und 96 Embolien. McDEWITT u. Mitarb. kamen sogar auf nur 8—15% Blutungen, der Rest waren Thrombosen und Embolien. Demgegenüber trennen REISNER u.a. (weitere Lit. dort) zwischen Blutungen (15—30%) und „Malacien", unter denen sie nur in etwa 30 bzw. 3% eine Thrombose bzw. eine Embolie als Ursache nachweisen konnten. BERNSMEIER und GOTTSTEIN kamen klinisch auf 18% Blutungen, 13% Hirninfarkte durch Embolie, 61% Hirninfarkte durch „Thrombose und Ischämie" (Thrombosen, Teilthrombosen und Ischämien), 8% intermittierende Ischämien (275 Fälle). HUGHES und LE-COMTE fanden bei 614 Insulten für die cerebralen und meningialen Blutungen eine Letalität von 87%, für die malacischen Störungen von 32%.

Gerade bei *Herzkranken* treten aber Situationen auf, wo das vorbestehende Vitium, vorausgegangene Eingriffe am Herzen oder Embolien in die peripheren Gefäße — in Verbindung mit dem neurologischen Bild — die Diagnose einer cerebralen Embolie mit hinreichender Sicherheit stellen lassen. Ein Großteil dieser Kranken wird allerdings schon gerinnungshemmend behandelt, wenn die cerebrale Komplikation auftritt.

Die *thrombolytische Behandlung* (evtl. mit maschinell gesteuerter Infusion in die A. carotis) steht gerade im Bereich des Gehirns vor der Schwierigkeit, daß in vielen Fällen die empfindlichen Nervenzellen durch die Dauer der Anoxämie (über 5—10 min hinaus) schon einen irreparablen Schaden erlitten haben. Hier steht die thrombolytische Behandlung — auch bei weiteren technischen und medikamentösen Fortschritten — vor den von der Zeit her gesetzten Grenzen. Es ist allerdings noch offen, ob der Gesamtablauf durch die Verhinderung oder Beeinflussung fortschreitender Thrombosen nicht auch später noch günstig beeinflußt werden kann. Jedenfalls sind die bisher mitgeteilten Ergebnisse für das Zentralnervensystem zahlenmäßig relativ gering und darüber hinaus in der Regel unbefriedigend. REISNER behandelte über 102 unblutige cerebrale Insulte mit dem Heparinoid „SP 54"® (s. Abschnitt III/2) mit guten Ergebnissen, ohne daß nennenswerte Blutungen auftraten.

Zur Behandlung der — pathogenetisch recht inhomogenen — *intrakraniellen venösen Thrombosen* sei auf eine neuere Übersicht von HUHN aus der Scheidschen Klinik verwiesen.

4. Herzfehler und Herzinfarkte

Von der Gefäßchirurgie her muß vor allem interessieren, inwieweit in den Herzhöhlen (besonders in den Vorhöfen und an den Klappen sowie — bei transmuralen Infarkten — im Bereich des geschädigten Endokards) lokalisierte Thromben einer prä- oder postoperativen Behandlung zugänglich sind. Die Träger solcher *intrakardialer Thromben* sind durch jede Änderung der Herzaktion (z.B. Übergang in einen Sinusrhythmus, in eine Kammerautomatie oder Senkung der Frequenz bei Flimmer-Flatter-Tachykardie), durch frische rheumatische Schübe und besonders nach operativen Korrekturen hochgradig emboliegefährdet. Abb. 61 zeigt den Einfluß gerinnungshemmender Behandlung auf die Frequenz derartiger Embolien.

Sinngemäß ist jede *Flimmer- oder Flatterarrhythmie* — gleichgültig, ob vom schnellen oder vom langsamen Typ (Kammerfrequenz) — eine relative Indikation für *Antikoagulantien* [*46*]. Sie wird zur absoluten, wenn die Vorgeschichte schon Embolien ergibt. Eine eigene Anfrage anläßlich des Hamburger Symposiums über Langzeitbehandlung mit Antikoagulantien (1963) ergab allerdings, daß einige führende deutsche Kliniken zwar vom Wert solcher Prophylaxe überzeugt sind, sie aber aus praktischen Gründen noch nicht einmal bei der Mehrzahl ihrer Fälle anwenden. Dagegen führen viele kardiologische

Zentren vor *Eingriffen bei Kardiopathien*, die mit einer Überdehnung der Vorhöfe oder Vorhofflimmern einhergehen, eine mehrmonatige Antikoagulantienbehandlung durch.

Hier würde eine erfolgreiche Thrombolyse die Vorbehandlung wesentlich verkürzen. Genügend große praktische Erfahrungen sind damit aber unseres Wissens bisher nicht veröffentlicht worden. Theoretisch lassen Alter und Struktur dieser Thromben keine allzu großen Erfolge erwarten. Die sehr unterschiedlichen Ergebnisse thrombolytischer Behandlung von peripheren arteriellen Embolien werden ja unter anderem damit erklärt, daß aus dem Herzen verschlepptes thrombotisches Material oft schon alt und induriert ist. Noch aktive *rheumatische Karditiden* (Endo-, Myo-, Peri-, Pankarditis) stellen keine Kontraindikation gegen die Anwendung von Antikoagulantien dar. Bei der pathogenetischen Rolle β-hämolytischer Streptokokken in der Genese des rheumatischen Fiebers

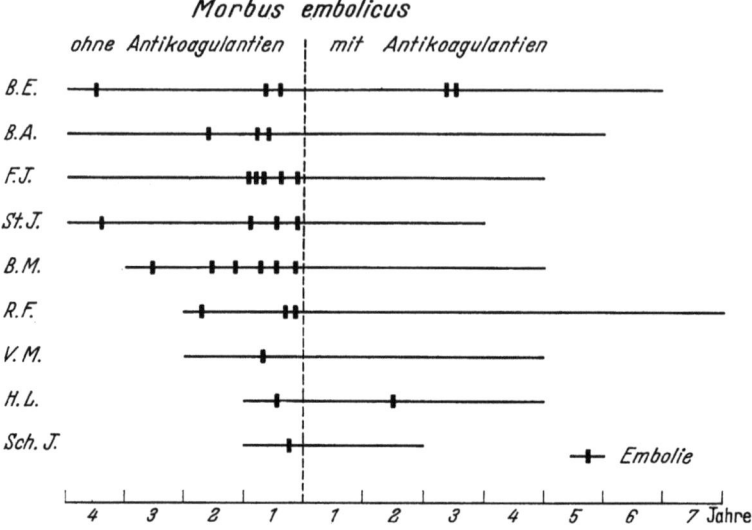

Abb. 61. Einfluß einer Antikoagulantienbehandlung auf die Häufigkeit arterieller Embolien bei neun Kranken mit Vorhofflimmern durch Mitralvitien. (Nach KOLLER [*145*])

sollte aber vor einer (nicht dringlichen) Anwendung von Streptokinase der Antistreptokinasetiter geprüft und ggf. durch Hauttest [*38*] oder durch Vorgabe einer Probedosis ergänzt werden.

Bei *septischen Endokarditiden* sollten auch Antikoagulantien vermieden werden:

1. weil diese Erkrankungen durch eine hohe Blutungsbereitschaft der Gefäße ausgezeichnet sind (s. z.B. die meist pathologischen Fragilitätstests!);

2. weil unter dieser Behandlung erfahrungsgemäß gehäuft Schüttelfröste und Temperatur-Reaktionen auftreten (Loslösung infizierten thrombotischen Materials?);

3. um das reticulo-histiocytäre System und die Leber in der „Kampf"- und „Überwindungs"-Phase [(SCHILLING)] einer Sepsis nicht zusätzlich zu belasten.

Für den *Herzinfarkt* hat zwar nach Ansicht der meisten Untersucher die Coronarsklerose eine entscheidende ätiologische Bedeutung. Für den unmittelbar zum Infarkt führenden Coronarverschluß kommt der Coronarthrombose eine wesentliche pathogenetische Bedeutung zu (Anlagerung von Plättchenthromben im Bereich der geschädigten Gefäßintima!). Die pathologisch-anatomischen Statistiken nehmen für 40—70% eine Coronarthrombose als unmittelbare Ursache des Verschlusses an (zit. nach LINZBACH). Bei bereits bestehender Coronarthrombose ist mit der Möglichkeit appositionellen Wachstums des Thrombus zu rechnen.

Aus der geschilderten Situation heraus ist sowohl die Prophylaxe mit Antikoagulantien wie auch die thrombolytische Behandlung bei bereits eingetretenem Infarkt pathophysiologisch gut begründet. Die Dauer einer *Antikoagulantienbehandlung* wird gewöhnlich zwischen 6 Monaten und „lebenslang" angegeben [106]. DEUTSCH hat kürzlich die Literatur bis 1962 zusammengestellt, nach der die Antikoagulantienbehandlung im „Intermediärstadium" (vom Abklingen der akuten Erscheinungen bis zur Krankenhausentlassung) sowohl die Todesfälle als auch alle Hauptgruppen von Komplikationen (intramurale Thrombenbildung, Rezidivinfarkte, Thromboembolien im großen und kleinen Kreislauf) deutlich herabsetzt, während die Ergebnisse in der Nachbehandlung nicht so eindeutig sind. Von angesehenen Autoren wird — allerdings z. T. mehr auf Grund pathogenetischer und pathophysiologischer Erwägungen als nach echten eigenen Statistiken — der Wert einer gerinnungshemmenden Behandlung beim Herzinfarkt in Frage gestellt [126, 157]. Auch bei reiner *Angina pectoris* auf vermutlich coronarsklerotischer Grundlage fand WAALER unter langfristiger Antikoagulantienbehandlung einen deutlichen Rückgang von Mortalität, Infarktzahl sowie ein Nachlassen der pectanginösen Beschwerden. Den sonst so sorgfältig durchgeführten Beobachtungen der Owren-Gruppe fehlt aber der Vergleich mit einer eigenen (norwegischen) Kontrollgruppe.

In unserer Sicht dürfte die *thrombolytische Behandlung frischer Herzinfarkte* künftig eine der wichtigsten Indikationen dieser Art von Therapie darstellen. Die Vermeidung einer Myokardnekrose überhaupt durch Auflösung des (primären) Coronarthrombus ist aus zeitlichen Gründen wohl meist nicht zu erreichen. Es wird stattdessen eine Begrenzung der Nekrosezone auf das kleinstmögliche Gewebsvolumen durch die Auflösung appositioneller Thromben erwartet [154a]. Genügend große Vergleiche mit Kontrollgruppen oder Gruppen unter anderer Behandlung liegen bisher noch nicht vor. Die ersten Ergebnisse einer deutschsprachigen Studiengruppe erscheinen ermutigend (Anteil der tödlichen Ausgänge; Anteil der Schichtinfarkte u. ä.).

In diesem Rahmen kann die thrombolytische Behandlung des Herzinfarktes — ähnlich wie die mit Antikoagulantien — nur gestreift werden. Als klinisch günstiger Zeitraum können die ersten 3—4 Std nach Einsetzen des Pectangina-Syndroms gelten. Nach pathologisch-anatomischen Untersuchungen können schon 1—2 Std dauernde Gefäßverschlüsse zur irreparablen Schädigung des betroffenen Herzmuskelbezirks führen. In der Klinik muß daher die Behandlung sofort, d. h. noch vor Kenntnis des Resistenztests begonnen werden (z. B. mit einer Anflutdosis von 250000 E Streptokinase).

Tabelle 12. *Letalität und thromboembolische Komplikationen während der klinischen Behandlung von 713 frischen Myokardinfarkten* (87 Kranke mit Tod innerhalb der ersten 24 Std wurden nicht berücksichtigt). (Nach LEHMANN und DÖNHARDT [152])

	Anzahl der Patienten	Letalität	Thromboembolische Komplikationen	
Mit Antikoagulantien behandelt: (Mai 1952 bis Juni 1954 Tromexan; Juli 1955 bis Juni 1957 Marcumar)	440	15,4%	53 (49 Patienten 11,1%)	12,0%
Ohne Antikoagulantien behandelt	273	21,2%	87 (63 Patienten 23,0%)	31,8%

5. Thrombosen und Embolien der großen peripheren Arterien

Während die Anwendung von *Antikoagulantien* bei intrakardialen Thromben im Sinne einer Langzeitprophylaxe allgemein anerkannt ist (s. den vorhergehenden Abschnitt), ist bei einmal eingetretener Embolie der großen Körperarterien *auch in internistischer Sicht der zeit- und kunstgerechten Embolektomie der Vorrang zu geben.* Die Indikation ist vom Chirurgen oder in engem Zusammenwirken mit diesem zu stellen (s. S. 263). Bei der Indikationsstellung und vor allem bei der Erfolgsbeurteilung ist zu berücksichtigen, daß es auch eine spontane Rückbildung embolischer Gefäßverschlüsse gibt („Embolie manquée"). Von einzelnen Chirurgen [146, 75] wurde unter Hinweis auf die noch unbefriedigenden Ergebnisse der Embolektomie thrombolytische Behandlung empfohlen. Daß sie wirklich mehr leistet, bleibt noch zu beweisen. In unserer Sicht *kommt sie zunächst nur für Fälle in Betracht, bei denen der Chirurg aus Gründen der Zeit, des Grundleidens, der*

12*

*Lokalisation oder des Allgemeinzustandes des Kranken sich nicht zur Embolektomie ent-
schließen kann.* Eine *thrombolytische Behandlung* kann mit gefäßwirksamen Substanzen
wie „Niconacid"®, „Progresin"®, „Ronicol"® oder „Complamin"® (intravenös oder
intraarteriell) erfolgen. Bei allen diesen Präparaten kommt zu der therapeutisch günstigen
Gefäßerweiterung eine mehr oder minder ausgeprägte Fibrinolyse dazu, die keiner
besonderen laboratoriumsmäßigen Überwachung bedarf. Eine stärkere thrombolytische Wirkung besitzen die „direkten Thrombolytica", d.h. derzeit Plasmin oder
Streptokinase. Auch hier ist die intraarterielle Anwendung, evtl. mit einer Infusions-
maschine, empfohlen worden. Derartige intraarterielle Injektionen oder Infusionen können
mit Arteriogrammen zu Beginn und am Ende der Behandlung kombiniert werden. Ob
die intraarterielle Anwendung tatsächlich mehr leistet als die intravenöse, ist z.Z. noch
offen (Wiesbadener Colloquium 1964). Soweit bisher übersehbar, sind die Ergebnisse
thrombolytischer Behandlung bei arteriellen Verschlußkrankheiten uneinheitlich. Überzeugenden, auch vergleichend arteriographisch und oscillographisch nachgewiesenen
Erfolgen stehen völlige Versager gegenüber. Ursache dieser Diskrepanz dürften das recht
unterschiedliche Alter, die wechselnde Zusammensetzung und die unterschiedliche
Lokalisation der meist aus dem linken Herzen stammenden Emboli sein. Dazu kommen
wandständige Thromben bei arteriitischen, arteriosklerotischen und traumatischen
Intimaschädigungen ganz verschiedener Natur und verschiedenen Ausmaßes.

Hinsichtlich der *zusätzlichen Anwendung von Antikoagulantien nach Gefäßoperationen*
mit oder ohne Einbringung von Prothesen besteht — soweit wir sehen — noch keine
einheitliche Meinung: Einige Autoren geben sofort Heparin, andere nur Cumarine oder
fangen erst später mit der prophylaktischen Behandlung an. Für die langfristige Prophylaxe der gefürchteten Rethrombosierung ist eine Cumarinbehandlung indiziert. Sie ist
nach THIES und RODEWALD derzeit die einzige Methode, einer Rethrombosierung innerhalb
von 1—2 Jahren (besonders im Bereich der A. femoralis und poplitea) entgegenzuwirken.
THIES erhielt 1963 von 29 Universitätskliniken des deutschen Sprachraums (19 west-
deutsche, 8 ostdeutsche, 3 österreichische, 3 schweizerische) folgende Antworten auf eine
Umfrage: 28 treiben Gefäßchirurgie, 24 davon führen eine postoperative stationäre Behandlung mit Antikoagulantien durch, 19 von ihnen auch eine Langzeitbehandlung.
Nach VOLLMAR können allerdings auch bei kunstgerechter gerinnungshemmender Behandlung Mißerfolge bei allo- oder homoioplastischem Gefäßersatz auftreten. Als Ursachen
fanden VOLLMAR sowie PÄSSLER:

1. Fortschreiten des Grundleidens;
2. gestörte Einheilung der Prothese (mangelhafte Endothel-Neubildung);
3. degenerative Veränderungen unbekannter Ätiologie (Dissektion der Neo-Intima);
4. Turbulenz durch ungenügende Verjüngung der Prothese.

MÜLLER u. Mitarb. fanden, daß durch Infusionen von *Streptokinase nach Embolektomie*
die Neubildung von Thromben im geschädigten Gefäßgebiet verhindert wurde, ohne daß
es zu Blutungen kam („Halbprophylaxe"). Als Ursache der Frühverschlüsse sind nach
VOLLMAR allerdings überwiegend technische Fehler und Hypozirkulation anzuschuldigen.
Auch bei der nicht so seltenen gefäßchirurgischen Komplikation, daß nach erfolgreichem
Eingriff an einer Arterie eine Vene der gleichen Extremität als Folge der Operation und der
Ruhigstellung eine beginnende Thrombose erkennen läßt, geben wir der nicht zu hoch-
dosierten thrombolytischen Behandlung den Vorzug vor Antikoagulantien. Sie gefährdet
die Prothese nach den bisherigen Erfahrungen weit weniger als etwa Heparin.

6. Blutgerinnung und Fibrinolyse
bei extrakorporalem Kreislauf mit Herz-Lungen-Maschinen

Während Herz- und Gefäßoperationen in Unterkühlung die Blutgerinnung meist
nur unwesentlich beeinflussen [52], führen Operationen mit extrakorporalem Kreislauf
oder einer Kombination beider Verfahren immer zu einer — mehr oder minder ausgepräg-

ten — „Traumatisierung" des Blutes und erhöhter Blutungsbereitschaft. Ihre volle Erfassung und Beherrschung verlangt spezielle Kenntnisse und Untersuchungsmethoden. Da in einigen neueren deutschsprachigen Übersichten [39, 180, 193, 84] die Blutungsprobleme bei kardio-pulmonalem „Bypass" ausführlich dargestellt wurden, beschränken wir uns hier auf kurze Hinweise, vor allem zur Dosierung und Überwachung.

Gefährliche Ausmaße können Störungen der Blutgerinnung während oder nach extrakorporaler Zirkulation vor allem bei Kindern und bei langer Perfusion erreichen. Neben der Dauer sind die Art des Eingriffs, evtl. vorher schon bestehende Störungen der Hämostase, das Prinzip des verwandten Oxygenators, das Ausmaß der Heparinisierung, der Umfang des Fremdblutvolumens und die Sorgfalt der lokalen Blutstillung von ausschlaggebender Bedeutung. Die *Störungen* der Blutgerinnung sind meist *komplexer Natur*, wobei folgende *Teilursachen* zu beachten sind:

1. Veränderungen der gerinnungshemmenden Plasmafaktoren durch Blutersatzflüssig keiten oder Erythrocytensuspensionen;

2. Kontaktaktivierung plasmatischer Gerinnungsfaktoren in der Maschine;

3. Agglomeration und Desintegration der körpereigenen Plättchen;

4. Beimischung geschädigter und in ihrer Lebensdauer herabgesetzter Plättchen aus dem Fremdblut;

5. Störungen durch Auto- und Isoantikörper beim Empfänger (irreguläre Antikörper, besonders Kälteagglutinine [73]);

6. Freisetzung von Stoffen mit Thrombokinasewirkung aus lysierten Blutzellen;

7. Einschwemmung von Gewebsthrombokinasen und/oder Aktivatoren der Fibrinolyse aus dem Operationsgebiet in die Blutbahn;

8. sekundäre Veränderung der Blutgerinnung und Fibrinolyse durch Schock oder Stoffwechselstörungen (z.B. metabolische Acidose).

Für die Blutungsgefährdung sind in erster Linie eine Verminderung des Fibrinogens (kritische Grenze bei 100 mg-% statt normal 300—500 mg-%) und der Thrombocyten (kritische Grenze bei 50000—80000/mm³ statt normal 180000—350000/mm³), ferner die Konzentration des Heparins (Heparin-Antithrombin) verantwortlich. Erniedrigte Plättchenzahlen steigern die Empfindlichkeit gegenüber Heparin und erhöhen die zur Neutralisation erforderliche Menge von Protaminsulfat oder „Polybrene"®. Von den weiteren gerinnungsaktiven Plasmaproteinen sind die Faktoren V (Proaccelerin) und VIII (antihämophiles Globulin A) besonders anfällig, doch wurden auch Veränderungen im Prothrombinkomplex (besonders Faktoren IX, VII) beschrieben. Ähnlich den spontanen Defibrinierungssyndromen werden Störungen bei extrakorporalem Kreislauf ganz überwiegend durch intravasale (oder intramaschinelle) Teilgerinnungen (Fibringerinnsel, Fibrinniederschläge) mit ihrem Verbrauch von Gerinnungsfaktoren ausgelöst *(„Verbrauchskoagulopathie")*. Die fast stets meßbare *Aktivierung des fibrinolytischen Systems* ist überwiegend Folge dieser intravasalen Gerinnungsvorgänge.

Eine ausreichende *Heparinisierung* ist daher — je nach Art des verwandten Systems — unerläßlich und zugleich die beste Vorbeugung gegen spätere Gerinnungsstörungen und Blutungen. Der tatsächliche Bedarf liegt gewöhnlich etwas unter dem errechneten. Die in der Literatur angegebenen Heparinmengen schwanken zwischen 1 und 4 mg/kg Gewicht (Tabelle bei [39]). Dazu kommen 15—30 mg Heparin auf je 500 ml Spenderblut (1 mg Heparin = rund 130 i.E.). Nach Beendigung der Perfusion sind so rasch wie möglich wieder normale Gerinnungsverhältnisse herzustellen. In der unmittelbaren postoperativen Phase ist die Blutungsbereitschaft besonders groß. Die *Neutralisierung des zirkulierenden Heparins* erfolgt mittels Protaminsulfat, Protaminchlorid oder Hexadimethrinbromid („Polybrene"®, s. auch Abschnitt II/2a). Dabei ist die Bestimmung der erforderlichen Antidot-Menge mittels eines einfachen Titrationstests der approximativen Errechnung bei weitem vorzuziehen:

1. Sie gestattet eine genaue Ermittlung der erforderlichen Menge von Protaminsulfat oder Polybren® und verhindert Überdosierung der selbst gerinnungshemmenden, keineswegs indifferenten Antidote;

2. sie läßt den Heparingehalt im Spenderblut vor Anschluß der Maschine oder beim Empfänger leicht bestimmen und schützt vor Irrtümern in der Heparinisierung;

3. sie ermöglicht die Differenzierung zwischen unvollständiger Neutralisierung des zirkulierenden Heparins, einem ,,Heparin-Rebound-Phänomen" und Mangel an gerinnungsfördernden Faktoren, wenn nach der Gabe von Protaminsulfat usw. die Gerinnungszeit verlängert bleibt oder wieder zunimmt.

In vitro neutralisiert Protaminsulfat Heparin etwa im Verhältnis 1,5:1 (Gewichtsteile), während in vivo Relationen von 3:1 bis 0,7:1 mitgeteilt wurden. Für ,,Polybrene"® wurden (in vitro) 0,9:1 angegeben [118]. Rothnie u. Mitarb. kamen auch mit ,,Polybrene"® in vivo auf ein Verhältnis von 1—1,5:1.

Bei Blutungen durch *Hypofibrinogenämie* (Defibrinierungssyndrom) sind größere Mengen von (Handels-)Fibrinogen oder Fraktion I nach Cohn erforderlich, wie sie mit gewöhnlichen Bluttransfusionen aus Volumengründen in der Regel nicht zugeführt werden können. Die benötigten Mengen schwanken, je nach Ausmaß des Defekts, zwischen 2 und 12 g. Fraktion I enthält zugleich die gerinnungswichtigen und labilen Plasmafaktoren V und VIII (s. o.). Frische Zubereitungen von Fraktion I sind lyophilisierten Präparaten vorzuziehen. Fibrinogen- und Fraktion I-Präparate aus größeren Pools (zahlreiche Spender) steigern das Risiko einer Hepatitisübertragung (bei uns z.Z. etwa 1 auf 600 Spender). Humanfibrinogen (z.B. 2 g) wird in manchen Zentren routinemäßig zusammen mit Blut bei Abschluß der Perfusion verabfolgt [169]. Bei *Plättchendefekten* sind Frischblut (möglichst Übertragungssysteme mit nicht benetzbaren Flächen!), lyophilisierte Plättchen oder (am besten) frische Plättchenkonzentrate zuzuführen. Bei *proteolytischen Störungen der Blutgerinnung* gibt man ε-Aminocapronsäure (1—3 g i.v., evtl. mehrfach), oder ,,Trasylol"® (20 000—40 000 E i.v., am besten als Tropfinfusion); in schweren Fällen können Tagesdosen bis über 100 000 E verabreicht werden. Infolge reichlicher Gaben von Citratblut während oder nach der Perfusion auftretende *Verluste an ionisiertem Calcium* müssen entsprechend ausgeglichen werden (Richtdosis 1 g Calcium auf 0,5 Liter Citratblut).

Neben der bereits erwähnten Protamintitration sind zur Voruntersuchung und Überwachung der Blutgerinnung bei extrakorporalem Kreislauf folgende *Untersuchungen* erforderlich (Eignung in absteigender Reihenfolge):

1. Eine Bestimmung der Plättchenzahl (vorzugsweise direkte Kammerzählung!);

2. eine Fibrinogenbestimmung (Zugabe von Trasylol® bei erhöhter proteolytischer Aktivität im Plasma!);

3. eine Prüfung der Gesamtgerinnung (Recalcifizierungszeit, Heparin- oder Kochsalz-Toleranztest, Thrombinzeit, Thrombelastographie (r, k, m_a);

4. eine Prüfung auf Fibrino(geno)lyse (Gerinnsel-Lyse-Zeit, Thrombelastographie [m_a, l], Euglobulin-Lyse-Zeit nach Essig- oder Kohlensäurefällung).

Für methodische Einzelheiten wird unter anderem auf die im Abschnitt III/2 genannten Bücher verwiesen.

Literatur

A. Bücher

[1] Allen, E. V., N. W. Barker, and E. A. Hines: Vascular Diseases. Philadelphia and London: W. B. Saunders Co. 1962.

[2] Boyles, P. W.: Antithrombotic Therapy. New York: Grune & Stratton 1959.

[3] Gossens, N., u. H. Gastpar: Anticoagulantienfibel. München: J. F. Lehman 1956.

[4] Halse, Th.: Fibrinolyse. Freiburg i. Br.: Kantor 1948.

[5] Hegemann, G.: Allgemeine und spezielle chirurgische Operationslehre. Berlin-Göttingen-Heidelberg: Springer 1958.

[6] Jorpes, J. E.: Heparin in the Treatment of Thrombosis. London: Oxford University Press 1946.

[7] JÜRGENS, J., u. F. K. BELLER: Klinische Methoden der Blutgerinnungsanalyse. Stuttgart: Georg Thieme 1959.

[8] KAPPERT, A.: Experimentelle und klinische Untersuchungen über arterielle Thrombogenese und Fibrinolyse. Basel u. Stuttgart: Benno Schwabe & Co. 1962.

[9] KOLLER, TH., u. W. R. V. MERZ: (Herausgeb.) Thrombose und Embolie. I. Intern. Tagg. Basel 1954. Basel: Benno Schwabe & Co. 1955.

[10] MACMILLAN, R. L., and J. F. MUSTARD: Anticoagulants and Fibrinolysins. Philadelphia: Lea & Febiger 1961.

[11] NAEGELI, TH., P. MATIS, R. GROSS, H. RUNGE u. H. W. SACHS: (Herausgeb.): Die thromboembolischen Erkrankungen. Ein kurzes Handbuch. Stuttgart: Schattauer 1960.

[12] PERLICK, E.: Anticoagulantien. Leipzig: VEB Gustav Thieme 1959.

[13] RATSCHOW, M. (Herausgeb.): Angiologie. Stuttgart: Georg Thieme 1959.

[14] ROBERTS, H. R., and J. D. GERATZ (Edit.): Conference on Thrombolytic Agents. Chapel Hill: University N. Carol. Press 1960.

[15] SEEGERS, W. H.: Prothrombin. Cambridge (Mass.): Harvard University Press 1962.

[16] SIGG, K.: Varizen, Ulcus cruris, Thrombose. Berlin-Göttingen-Heidelberg: Springer 1958.

[17] SCHETTLER, G. (Herausgeb.): Arteriosklerose. Stuttgart: Georg Thieme 1961.

[18] STAMM, H.: Einführung in die Klinik der Fibrinolyse. Basel: S. Karger 1962.

[19] VITRUM, A. B.: A Guide to the Literature in Heparin. Stockholm: Nordiska Bokhandeln 1958.

B. Übersichtsarbeiten in Zeitschriften (Auswahl)

[20] ASTRUP, T.: (a) Fibrinolysis. Acta haemat. (Basel) 7, 272 (1952).

[21] — (b) Die Bedeutung der Fibrinolyse. In: Medizinische Grundlagenforschung, Bd. II. Stuttgart: Georg Thieme 1959.

[22] — (c) Activators and inhibitors of fibrinolysis. Proc. 4th Int. Congr. Biochemistry, Vienna 1958, London: Pergamon Press 1959.

[23] — (d) Physiology of fibrinolysis. In: Princeton Conference on Fibrinolysis and fibrinolytic Agents 1960.

[24] BELLER, F. K.: Arzneimittelschäden von Anticoagulantien und Thrombolytica. Internist (Berl.) 1, 442 (1960).

[25] —, u. W. NAGEL: Thrombolyse. Eine neue Therapie thromboembolischer Erkrankungen. Med. Welt 1960, 1863 u. 1928.

[26] BRINKHOUS, K. M.: Thrombolysis and thrombolytic agents. J. Amer. med. Ass. 175, 284 (1961).

[27] CLIFFTON, E. E. (Edit.): Symposium on fibrinolysis. Amer. J. Cardiol. 6, 2 (1960).

[28] DEUTSCH, E.: Risiken der Thrombosetherapie. Wien. Z. inn. Med. 9, 387 (1958).

[29] — M. FISCHER, J. MARSCHNER u. M. KOCK: Die Wirkung intravenös applizierter Streptokinase auf Fibrinolyse und Blutgerinnung. Thrombos. Diathes. haemorrh. (Stuttg.) 4, 482 (1960).

[30] — Fortschritte der fibrinolytischen Therapie. Blut 7, 472 (1961).

[31] DICK, W.: Die arterielle Embolie. Wien. med. Wschr. 108, 882 (1958).

[32] — Über den wahren Wert der Anticoagulantienprophylaxe. Chirurg 33, 337 (1962).

[33] EICHENBERGER, E.: Fibrinolyse. Biologische Grundlagen, klinische Bedeutung und therapeutische Möglichkeiten. (Privatdruck 1958).

[34] FLEISCHHACKER, H., u. A. STACHER: Die Bedeutung der Fibrinolyse für die Klinik. Med. Klin. 57, 703 (1962).

[35] FLETCHER, P.: Thrombolytic (fibrinolytic) therapy for coronary heart disease. Circulation 22, 619 (1960).

[36] FONIO, A.: Über die fibrinolytischen Vorgänge und ihre Auswirkungen in klinischer Sicht. Medizinische 1958, 1563.

[37] GROSS, R.: Einige klinische Aspekte von Fibrinolyse und Thrombolyse. Behring-Mitt. 41 (1962).

[38] — W. HARTL, G. KLOSS u. B. RAHN: Thrombolyse durch Infusion hochgereinigter Streptokinase. Dtsch. med. Wschr. 85, 2129 (1960).

[39] —, u. R. HOLEMANS: Fragen der Blutgerinnung bei extracorporalem Kreislauf mit der Herzlungenmaschine. Klin. Wschr. 39, 165 (1961).

[40] HALPERN, A., and S. S. SAMUELS: Symposium on clinical effects of fibrinolytic activity. Angiology 10, No 412 (1959).

[41] HALSE, TH.: Das postthrombotische Syndrom. Z. Kreisl.-Forsch. 48, 782 (1959).

[42] — Enzymologie der spontanen und therapeutischen induzierten Fibrinolyse. Z. Vitamin-, Hormon- u. Fermentforsch. 11, 1 (1961).

[43] HARTENBACH, W.: Über die praktische Bedeutung der gebräuchlichsten Anticoagulantien in der Chirurgie. Münch. med. Wschr. 97, 423 (1955).

[44] HITTMAIR, A., u. M.-J. HALHUBER (Herausgeb.): Langzeittherapie mit Anticoagulantien in der Praxis (Innsbrucker Colloqu.) Wien. med. Wschr. 112, 889 (1962).

[45] HOCHREIN, M.: Der Myocardinfarkt und seine Behandlung. Medizinische 1956, 1589.

[46] HUNTER, R. B.: Anticoagulantientherapie. Fortschr. Med. 81, 339 (1963).

[47] INGRAM, G. J. C.: Anticoagulant therapy. Pharmacol. Rev. 13, 279 (1961).

[48] JORPES, E. J.: Thrombose und Thrombosebehandlung. (Privatdruck) Stockholm 1960.

[49] JÜRGENS, J.: Indikation und Überwachung der Anticoagulantientherapie. Internist (Berl.) 1, 242 (1960).

[50] KAISER, E.: Das fibrinolytische System des Blutes. Wien. klin. Wschr. 71, 489 (1959).

[51] KLINE, D.: The purification and crystallisation of human plasminogen (profibrinolysin). J. biol. Chem. 204, 949 (1953).

[52] KAULLA, K. N. v., H. SWAAN u. E. v. KAULLA: Beobachtungen an Gerinnung und Fibrinolyse während chirurgischer Eingriffe am menschlichen Herzen in Unterkühlung oder mittels extracorporalen Kreislaufs. Klin. Wschr. 36, 1051 (1958).

[53] KOLLER, F. : (a) Thrombose und Embolie. Klin. d. Gegenw. 6, 151 (1955).

[54] — (b) Fibrinolyse. Schweiz. med. Wschr. 90, 1233 (1960).

[55] — (c) Die Pathogenese der Thrombose und ihre therapeutische Konsequenzen. Dtsch. med. Wschr. 86, 1793 (1961).

[56] KOLLER, TH., u. H. WILLENEGGER (Herausgeb.): Erfahrungen in der Thromboembolieprophylaxe mit besonderer Berücksichtigung von Butazolidin. Schweiz. med. Wschr., Suppl. 24 (1957).

[57] KOMMERELL, B.: The significance of blood coagulation in atherosclerosis. J. Atheroscler. Res. 2, 233 (1962).

[58] KOOTZ, F.: Die arterielle Embolie. Medizinische 1959, 1068.

[59] LASCH, H. G., K. MECHELKE, E. NUSSER u. F. DAOUD: Der Einfluß der Fibrinolyse auf den Verlauf des hämorrhagischen Schocks. Klin. Wschr. 39, 1137 (1961).

[60] LASCH, H. G., K. MECHELKE, E. NUSSER u. H. H. SESSNER: Fibrinolysetherapie im Schock. In: ZUK-SCHWERDT-THIES, Thrombos. Diathes. haemorrh. (Stuttg.), Suppl. 3 zu Bd. VII (1963).

[61] LINKE, H.: Kritischer Beitrag zur Frage der Anticoagulantien- und Fibrinolysetherapie bei arteriellen Durchblutungsstörungen im Gliedmaßen-Bereich. Therapiewoche 12, 905 (1962).

[62] MAMMEN, E.: El trattiamento de las thromboembolias. Folia clin. int. (Barcelona) 12, 1—3 (1962).

[63] MARKGRAF, W.: Beobachtungen über Fibrinolyse in der Chirurgie, ihre Prophylaxe und ihre gezielte Behandlung mit Inhibitoren. Bruns' Beitr. klin. Chir. 205, 121 (1962).

[64] MARTIN, G.-J., u. J. M. BEILER: Über die parenterale Anwendung von Enzymen in der Medizin. Klin. Wschr. 36, 549 (1958).

[65] MARX, R.: Antithrombotische Therapie mit direkten Fibrinolytica. Fortschr. Med. 80, 301 (1962).

[66] — Wirkungsweise der Fibrinolytica und Antifibrinolytica, in 5. Hamburg. Symp. Siehe bei ZUK-SCHWERDT u. THIES.

[67] MATIS, P., u. J. HARTERT: Grundlagen der Behandlung tiefer und oberflächlicher Beinvenenthrombosen sowie des postthrombotischen Syndroms. Medizinische 1957, 896.

[68] MERZ, W. R.: Richtlinien für die anticoagulierende Therapie der postoperativen und postpartalen akuten Venenthrombose. Schweiz. med. Wschr. 84, 315 (1954).

[69] MONTIGEL, C.: Chemie, Physiologie und Pathophysiologie des Gerinnungsvorgangs und der Anticoagulantien. Kontrolle der Anticoagul. Therapie. Stuttgart: Schattauer 1961 u. Documenta Geigy 1961.

[70] MÜLLERTZ, ST.: Mechanism of activation and effect of plasmin in blood. Acta physiol. scand. 38, Suppl. 130 (1956).

[71] PERLICK, E., u. H. ENGER: Grundsätzliches zur internen Behandlung der peripheren Verschlußkrankheiten des arteriellen Gefäßsystems. Internist (Berl.) 2, 717 (1961).

[72] Proteolytic enzymes and their clinical application. Conference held by the Section of Biology of the N. Y. Acad. Sci., Nov. 1956. Ann. N.Y. Acad.Sci., 68, 1—244 (1957).

[73] ROOD, J. J. VAN, u. E. G. BERNISSE: Transfusionsprobleme beim extracorporalen Kreislauf (mit Colloqu., Leitung M. MATTHES). Ergebn. Bluttransfus.-Forsch. 6, 356, 370 (1961).

[74] ROSKAM, J., J. HUGNES et J. BONNAMEAUX: Introduction à l'étude générale des thromboses artérielles. XXX. Congr. Franç., Med. 1955.

[75] ROSOLLECK, H.: Therapie durch Fibrinolyse. Praxis 21, 552 (1961).

[76] SANDRITTER, W.: Thrombose und Lungenembolie aus der Sicht der pathologischen Anatomie. Ref. 3 Weltkongr. Gynaekol. Wien. 1961, 66 A.

[77] — Die pathologische Anatomie der Thrombose und Lungenembolie. Behring-Mitt. 41 (1962).

[78] SHERRY, S., A. P. FLETCHER, and N. ALKJAERSIG: Fibrinolysis and fibrinolytic activity in man. Physiol. Rev. 39, 343 (1959).

[79] —, and P. FLETCHER: Proteolytic enzymes: A therapeutic evaluation. Clin. Pharmacol. Ther. 1, 202 (1960).

[80] — A. P. FLETCHER, and N. ALKJAERSIG: Rationale and limitations of the use of thrombolytic (fibrinolytic) agents in the treatment of thromboembolic diseases. Progr. Hemat. 3, 244 (1962).

[81] STEICHELE, D. F., u. H. J. HERSCHLEIN: Klinik und Therapie der durch Fibrinolyse und Fibrinogenolyse hervorgerufenen Blutungen. Med. Welt 1962, 141.

[82] TÖNNIS, W. Kreislaufstörungen des Zentralnervensystems. Acta neurochir. (Wien), Suppl. 7 (1961).

[83] WESSLER, ST.: Theory and practice in acute venous thrombosis. Circulation 18, 1190 (1958).

[84] WINKELMANN, G., u. W. OVERBECK: Blutgerinnungsprobleme beim extracorporalen Kreislauf. Klin. Wschr. 39, 333 (1961).

[85] WINTERSTEIN, A.: Pharmakologie und Toxikologie der Anticoagulantien. Siehe bei ZUKSCHWERDT u. THIES (3. Hamb. Symp.)

[86] WOLF, G.: Die Durchblutungsstörungen des Gehirns. Fortschr. Neurol. Psychiat. 27, 487 (1959).

[87] WRIGHT, J. S.: The pathogenesis and treatment of thrombosis. Circulation 5, 161 (1952).

[88] — F. KOLLER, and F. STEULI: (Herausgeb.) Thrombolytic activity and related phenomena (Princeton conference). Thrombos. Diathes. haemorrh. (Stuttg.), Suppl. 1 zu vol. 6 (1961).

[89] — — and E. BECK (Herausgeb.): Progress in coagulation. (Konferenz Wiesbaden.) Thrombos. Diathes. haemorrh. (Stuttg.), Suppl. 1 zu vol. 6 (1962).

[90] — Myocardial infarction. Wld.-Wide Abstr. gen. Med. 6, 8 (1963).

[91] ZIPP, H., u. G. PROLL: Der spätere Verlauf und die Prognose des Herzinfarktes. Dtsch. med. Wschr. 83, 1014 (1958).

[92] ZUKSCHWERDT, L., u. H. A. THIES (Herausgeb.): (a) Anticoagulantien in der Humanmedizin (3. Hamb. Sympos.) Thrombos. Diathes. haemorrh. (Stuttg.), Suppl. zu Vol. 5 (1960).

[93] — — (b) Experimentelle und therapeutische Fibrinolyse. (5. Hamb. Sympos.) Thrombos. Diathes. haemorrh. (Stuttg.), Suppl. 3 zu Vol. 7 (1963).

[94] — — (c) Langzeitbehandlung mit Anticoagulantien. [6. Hamb. Thromb. Diath. haemorrh. (Stuttgart) Suppl. 12, (1964) Symp.]

C. Im Beitrag besonders zitierte Einzelarbeiten

[95] ABLONDI, F. B., and E. C. DE RENZO: Mechanism of clot lysis by streptokinase and effects of ε-amino-caproic acid. Proc. Soc. exp. Biol. (N.Y.) 102, 717 (1959).

[96] ADLERCREUTZ, E., and T. PETTERSSON: Reticuloendothelial system and anticoagulant-therapy. Lancet 1963 I, 470.

[97] ALBRECHTSEN, O. K.: The fibrinolytic agents in saline extracts of human tissues. Scand. J. clin. Lab. Invest. 10, 91 (1958).

[98] ASTRUP, T.: Neuere Aspekte in der Blutgerinnung und Fibrinolyse und ihre Beziehungen zur Koronarthrombose und Koronarsklerose. Wien. Z. inn. Med. 9, 373 (1958).

[99] BELLER, F. K., u. D. SELLIN: Fibrinolyse-Aktivierung durch eine Kombination von Nikotinsäure und Heparin. Arzneimittel-Forsch. 10, 758 (1960).

[100] —, u. D. STEICHELE: Zur Problematik der sog. Humanfibrinolysinpräparate. Klin. Wschr. 39, 674 (1961).

[101] BERNSMEIER, A., u. U. GOTTSTEIN: Der Schlaganfall. Kardiale und hämodynamische Faktoren als Ursache der intermittierenden cerebralen Ischämie. Internist (Berl.) 4, 55 (1963).

[102] BLIX, S.: Antibodies after streptokinase treatment and their importance for repeated fibrinolytic therapy. Acta med. scand. 170, 201 (1961).

[103] BORN, G. W.: Persönliche Mitteilung 1963.

[104] BURSTEIN, M.: Sur l'effect antagoniste de l'heparine au cours de la deucuxième phase de la coagulation. Sem. Hôp. Paris 30, 52 (1954).

[105] CHO, M. H., and R. HOLEMANS: Neurogenic control in the rabbit ear vein. Prox. XXII. Int. Congr. Physiol. Sci. Leiden 1962, II, p. 32.

[106] COSGRIFF, ST. W.: Anticoagulant therapy in coronary heart disease. J. chron. Dis. 4, 402 (1956).

[107] DALSGAARD-NIELSEN, J.: Anticoagulation therapy of cerebral vascular diseases. 2. Symp. Coagul. Sangue, Firenze 1956.

[108] DEUTSCH, E.: Anticoagulantienbehandlung des Herzinfarktes. Dtsch. med. J. 13, 386 (1962).

[109] —, u. J. MARSCHNER: Verhalten der Antiplasmine während der fibrinolytischen Therapie. In: 5. Hamburger Symp. Siehe ZUKSCHWERDT u. THIES.

[110] DICK, W., P. MATIS u. W. MEYER: Ergebnisse einer alternierenden Anticoagulantien-Prophylaxe. Chirurg 32, 443 (1961).

[111] EGERTON, W. S., and C. L. N. ROBINSON: The anti-heparin, anticoagulant and hypotensive properties of hexadimethrine and protamine. Lancet 1961 II, 635.

[112] EGGSTEIN, M.: Vortrag Wien. Sympos. über Lipoproteid-Lipasen 1962.

[113] EGLI, H., u. H. KLENSCH: Zur Fibrinolyse- und Kreislaufwirkung der Nikotinsäure. Med. Welt 1961, 108.

[114] EICHENBERGER, E., M. SCHMIDHAUSER-KOPP, H. HURNI, M. FRICSAY u. O. WESTPHAL: Biologische Wirkungen eines hochgereinigten Pyrogens (Lipopolysaccharid aus Salmonellan abortus equi). Schweiz. med. Wschr. 85, 1190, 1213 (1955).

[115] FISCHBACHER, W.: Aktivierung der Fibrinolyse mit Complamin. Ther. Umsch. 18, 452 (1961).

[116] FLETCHER, A. P., N. ALKJAERSIG, W. D. SAWYER, and S. SHERRY: Evaluation of human fibrinolysin (Actase). J. Amer. med. Ass. 27, 912 (1960).

[117] GENTON, E., F. KERN, and K. VON KAULLA: Fibrinolysis induced by pressor amines. Amer. J. Med. 31, 565 (1961).

[118] GODAL, H. C.: A comparison of two heparin-neutralizing agents: Protamine and polybrene. Scand. J. clin. Lab. Invest. 12, 446 (1960).

[119] GREIG, M. B. W., and E. M. CORNELIUS: (a) Chylomicrons and fibrinolysis. S. Afr. J. med. Sci. 26, 4 (1961).

[120] — (b) The proactivator activity of platelets. S. Afr. J. med. Sci. 26, 101 (1961).

[121] GROSS, R.: (a) In: Therapie-Anwendung von Enzymen. Panel. Disk. 6. Int. Kongr. f. inn. Med. Basel u. Stuttgart: Benno Schwabe & Co. 1960, S. 213.

[122] — (b) Zur Beurteilung und Behandlung rezidivierender Thrombosen. Ärztl. Wschr. 15, 183 (1960).

[123] — (c) Blutungen durch Mißbrauch von Cumarinen und ihre Differentialdiagnose. Med. Welt 1962, 1389.

[123a] —, u. W. HARTL: Antistreptokinase und Streptokinaseresistenz. Klin. Wschr. 40, 813 (1962).

[124] —, u. R. HOLEMANS: Differenzierung des Einflusses der Blutplättchen auf die Fibrinolyse. Klin. Wschr. 38, 999 (1960).

[125] —, u. E. LECHLER: Weitere Untersuchungen über den Plättchenproaktivator der Fibrinolyse. Klin. Wschr. 40, 818 (1962).

[126] GUMPERT, T. E.: Anticoagulant therapy in 104 male cases of myocardial infarction. Lancet 1962 I, 399.

[127] HALSE, TH: (a) Wirkungsmechanismus von Thrombocid. Persönliche Mitteilung 1960.

[128] — (b) Aktivierung der Fibrinolyse und Thrombolyse durch Polysaccharidschwefelsäureester (Heparin, Heparinoide). Arzneimittel-Forsch. 12, 574 (1962).

[129] HARTERT, H.: (a) Zur thrombelastographischen Kontrolle der Thromboembolieprophylaxe und -therapie. Z. klin. Med. 153, 423 (1955).

[130] — (b) Die Anticoagulantienbehandlung des Herzinfarktes. Med. Welt 1962, 251.

[131] HEIMBURGER, N., u. G. SCHWICK: Die Fibrin-Agar-Elektrophorese. Thrombos. Diathes. haemorrh. (Stuttg.) 7, 431, 443 (1962).

[132] HEYCK, H.: Zum Begriff des angiospastischen Hirninsults. Internist (Berl.) 4, 49 (1963).

[133] HÖRDER, M. H., B. KICKHÖFEN u. F. WENDT: Aktivierung der Fibrinolyse beim Menschen durch ein bakterielles Pyrogen. Klin. Wschr. 36, 164 (1958).

[134] HOLEMANS, R., D. ADAMIS et J. F. HORANCE: Héparine et fibrinolyse. Experientia (Basel) 18, 377 (1962).

[135] HUGUES, J., et L. LECOMTE: Données statistiques sur les accidents vasculaires cérébraux et leur traitement. Acta clin. belg. 12, 270 (1957).

[136] HUHN, A.: Die Therapie der intrakraniellen venösen Thrombosen. Fortschr. Neurol. Psychiat. 29, 643 (1961).

[137] IMHOF, P., M. IMHOF, E. EICHENBERGER u. H. LAUENER: Über die Aktivierung der Fibrinolyse durch Verabreichung von Nikotinsäure. Schweiz. med. Wschr. 89, 736 (1959).

[138] INGRAM, G. C. J., R. BIGGS, and P. ARMITAGE: Laboratory tests for incipient thrombosis. J. clin. Path. 6, 46 (1953).

[139] JÜRGENS, J.: Disk.-Bemerkung 7. Tagg Dtsch. Arbeitsgem. Blutgerinnung, Köln 1963.

[140] KAHN, P., A. STACHER u. E. DEUTSCH: Thrombolytische Therapie mit hochgereinigter Streptokinase. Wien. klin. Wschr. 73, 677 (1961).

[141] KNISELY, M. H., E. H. BLOCH, TH. S. ELIOT, and L. WARNER: Sludged Blood. Science 106, 431 (1947).

[142] KAULLA, N. K. VON: (a) Intravenous protein-free pyrogen. Circulation 17, 187 (1958).

[143] (b) Urokinase excretion in man. A method of determination and consideration of its significance. Thrombos. Diathes. haemorrh. (Stuttg.) 5, 162 (1960).

[144] — (c) Chemical structure and fibrinolysis induction. Thrombos. Diathes. haemorrh. (Stuttg.) 5, 404 (1962).

[145] KOLLER, F.: Anticoagulantien bei Herzkrankheiten. Schweiz. med. Wschr. 92, 769 (1962).

[146] LAARMANN, A.: Die Embolyse — eine weitere Behandlungsmöglichkeit der arteriellen Gliedmaßen-Embolie. Med. Welt 1960, 1471.

[147] LADEHOFF. A. A.: The content of plasminogen activator in the human urinary tract. Scand. J. clin. Lab. Invest. 12, 136 (1960).

[148] LANDABURU, R.-H., and W. H. SEEGERS: Generation of proteolytic activity during activation of prothrombin. Amer. J. Physiol. 197, 1178 (1959).

[149] LASCH, H. G.: Blutgerinnung und Schock. Verh. 7. Int. Kongr. Inn. Med. 1962. Stuttgart: Georg Thieme 1963.

[150] — K. MECHELKE, E. NUSSER u. H. H. SESSNER: Fibrinolysetherapie im Schock. Thrombos. Diathes. haemorrh. (Stuttg.) 7, Suppl. 3, 237 (1963).

[151] LAUFMANN, H., and D. H. ROACH: Intravenous trypsin in the treatment of thrombotic phenomena. Arch. Surg. 66, 552 (1963).

[152] LEHMANN, H., u. A. DÖNHARDT: Erfahrungsbericht zur Antikoagulantienbehandlung des akuten Myokardinfarktes. Z. Kreislauf.-Forsch. 49, 133 (1960).

[153] LEYPOLD, F., u. M. CARNIEL: Nil nocere. Hautnekrosen als Komplikation bei Behandlung mit Antikoagulantien. Münch. med. Wschr. 103, 1675 (1961).

[154] LINZBACH, A. J.: Vortrag 6. Symp. Dtsch. Arbeitsgem. Blutgerinnungsforsch., Köln 1963.

[154a] VAN DE LOO, J.: Möglichkeiten und Grenzen der kombinierten Fibrinolyse-Antikoagulantientherapie des Myokardinfarktes. Med. Klin. 58, 1527 (1963).

[155] LUDWIG, H.: Bericht über einen gerinnungsphysiologischen Vergleich zwischen Armvenen- und Varizenblut. Gynaecologia (Basel) 152, 81 (1961).

[156] MCDEVITT, E., ST. A. CARTER, B. W. GARTJE, W. T. FOLEY, and J. S. WRIGHT: Use of anticoagulants in treatment of cerebral vascular disease. J. Amer. med. Ass. 166, 592 (1958).

[157] MCMICHAEL, J.: Anticoagulants in coronary diseases. Schweiz. med. Wschr. 92, 763 (1962).

[158] Martius, C.: Der Wirkungsmechanismus der K-Vitamine. Dtsch. med. Wschr. **83**, 1702 (1958).

[159] Marx, R., P. Clemente, E. Werle u. W. Appel: Zum Problem eines Antidots in der internen Thrombotherapie mit Fibrinolytica. Blut **5**, 367 (1959).

[160] — Antithrombotica in der Behandlung der Herzinsuffizienz bei rheumatischen Kardiopathien. Internist (Berl.) **1**, 22 (1960).

[161] Matis, P.: (a) Fibrinolyse und Vasoaktivität. In: 3. Hambg. Sympos. Siehe unter Zukschwerdt u. Thies [94].

[162] — (b) Persönliche Mitteilung 1962, 1963.

[163] Meneghini, P.: Fibrinolytic treatment of thromboembolic diseases with purified bacterial pyrogens. Acta haemat. (Basel) **19**, 65 (1958).

[164] Merigan, Th. C., J.-W. Farquhar, J. H. Williams, and M. Sokolow: Effect of chylomicrons on the fibrinolytic activity of normal human plasma in vitro. Circulat. Res. **7**, 205 (1959).

[165] Moser, K. M., St. B. Saluvic, and F. C. Hajjar: Fibrinolysin therapy in acute deep thrombophlebitis. Circulation **21**, 337 (1960).

[166] Müller, K. H., C. Herfarth u. K. Hupe: Für und wider eine Anticoagulantienbehandlung nach Embolektomie unter besonderer Berücksichtigung der Thrombolyse durch Streptokinase. Langenbecks Arch. klin. Chir. **300**, 271 (1962).

[167] Naegeli, Th.: Praktisch wichtige Fragen der Thromboembolie. Dtsch. med. Wschr. **85**, 457 (1960).

[168] Neth, R., u. F. Schwarting: Weitere statistische Untersuchungen über die Häufigkeit der Coronarsklerose und Thrombose im Sektionsmaterial. Med. Klin. **54**, 505 (1959).

[169] Nilsson, J. M., and J. Svedberg: Coagulation studies in cardiac surgery with extracorporal circulation using a bubble oxygenator. Acta chir. scand. **117**, 47 (1959).

[170] O'Brien, J. R.: An in vivo trial of antiadhaesive drugs. Thrombos. Diathes. haemorrh. (Stuttg.) **9**, 113 (1963).

[171] Pässler, H.: Disk.-Bemerk. 7. Tgg Dtsch. Arbeitsgem. Blutgerinnungsforsch., Köln 1963.

[172] Piomelle, S., et F. Schettini: Action anticoagulante et fibrinolytique de la trypsine par la voie parenterale. Observations expérimentales. Rev. Hémat. **11**, 378 (1956).

[173] Rappert, E.: Thromboembolieprophylaxe mit PH 203. Klin. Med. (Wien) **14**, 71 (1959).

[174] Reisner, H.: Die konservative Therapie der cerebralen Apoplexie. Internist (Berl.) **3**, 31 (1963).

[175] Röjel, J.: A study of the fibrinolysin activity in thromboembolic diseases. Acta med. scand. **164**, 81 (1959).

[176] Rothnie, N. G., A. G. Norman, M. Steele, and J. B. Kinmonth: Changes in blood coagulation due to perfusion for cardiac surgery. Brit. J. Surg. **48**, 272 (1960).

[177] Sailer, S.: Vortrag Wien. Sympos. Lipoproteid-Lipasen. 1962.

[178] Sandritter, W.: Die Morphologie der Thrombolyse an experimentellen Abscheidungs- und Gerinnungsthromben und an menschlichen Thromben. In: Thrombose, Embolie. I. Intern. Tag Basel 1954, S. 560.

[179] — W. Benstz, G. Schlüter u. A.-K. Kleinschmidt: Tierexperimentelle Untersuchungen zur Thrombolyse und Thromboseprophylaxe mit Nikotinsäure und Heparin. Med. Welt **1962**, 1613.

[180] Sattler, P.: Heparin und Protaminsulfat bei extracorporaler Zirkulation. Thoraxchirurgie **8**, 499 (1961).

[181] Sawyer, P. N., B. Deutsch, and J. W. Pate: The relationship of bioelectric currents to intravascular Thrombosis. In: 1. Conf. Thrombosis et Embolism. [Siehe unter (A).]

[182] Scalabrino, R.: In: Therapeutische Anwendung der Enzyme. Panel Disk. 6. Intern. Kongr. Inn. Med. Basel u. Stuttgart: Benno Schwabe & Co. 1960, S. 213.

[183] Schmidt, H. W.: Kommt es durch Streptokinase zur Thrombolyse? Dtsch. med. Wschr. **88**, 1385 (1963).

[184] Seitz, R., u. E. Seeberger: Blutungen durch Anticoagulantien als diagnostische Wegweiser. Medizinische **1957**, 358.

[185] Sigg, K.: Therapie der entzündlichen Thrombophlebitis. Dtsch. med. Wschr. **86**, 2101 (1961).

[186] Schlüter, F.: Physiologie der Venen. Med. Welt **1962**, 821.

[187] Stamm, H., u. E. Eichenberger: Thromboemboliebehandlung mit Pyrexal. Geburtsh. u. Frauenheilk. **18**, 453 (1958).

[188] Stefenelli, N., H. Tulzer u. F. Wewalka: Hautnekrosen als Nebenwirkung der Therapie mit Anticoagulantien. Thrombos. Diathes. haemorrh. (Stuttg.) **5**, 136 (1960).

[189] Steichele, D. F., u. H. J. Herschlein: Zur antifibrinolytischen Wirkung des Trypsin-Kallikrein-Inaktivators. Med. Welt **1961**, 2170.

[190] Stein, E.: Der Herzinfarkt. In: Naegeli-Matis u. a. [Siehe unter (A).]

[191] Storm, O., and A. T. Hansen: Mitral commissurotomy performed during anticoagulant prophylaxis with dicumarol. Circulation **12**, 981 (1955).

[192] Strässle, B.: Venöse Gangraen: Extremitäten-Gangraen durch akuten, massiven venösen Verschluß. Z. klin. Med. **155**, 418 (1958).

[193] Thies, H. A.: Dosierung und Neutralisierung des Heparins bei Anwendung der Herz-Lungenmaschine. Chemotherapie **3**, 354 (1961).

[194] —, u. D. Boecker: Klinische Erfahrungen mit einem neuen Antithromboticum aus der Gruppe der seltenen Erden. Dtsch. med. Wschr. **78**, 222 (1953).

[195] THIES, H. A. u. G. RODEWALD: Anticoagulantien-Langzeitbehandlung nach Herz- und Gefäßoperationen. 6. Hamburger Sympos. Siehe unter ZUKSCHWERDT u. THIES.

[196] THORBAN, W.: Aktuelle Probleme bei Anwendung der Herz-Lungenmaschine. Med. Welt 1962, 71.

[197] VOLLMAR, H.: (Rethrombosierung.) Disk.-Bemerk. 7. Symp. Dtsch. Arbeitsgem. Blutgerinnungsforsch., Köln 1963.

[198] VOSS, A.: β-Pyridilcarbinol und Fibrinolyse. Dtsch. med. Wschr. 1963 (im Druck).

[199] WILLE, P.: Die postoperativen Veränderungen im Gerinnungssystem und ihre Bedeutung für die Früherkennung der Thrombose. Folia haematol. (Ffm.) 4, 335 (1960).

[200] WINKELMANN, H.: Disk.-Bemerk. 7. Symp. Dtsch. Arbeitsgem. Blutgerinnungsforsch., Köln 1963.

[201] WITTE, S.: Die potentielle fibrinolytische Aktivität bei Thromboembolie-Erkrankungen. Klin. Wschr. 34, 910 (1956).

[203] ZÜLCH, K. J.: Zur Pathogenese des cerebro-vasculären Insults. Internist (Berl.) 4, 64 (1963).

F. Möglichkeiten der künstlichen Kreislaufumleitung in der Chirurgie der großen Arterien

Von

H. G. BORST [1]

I. Einleitung

Während des vergangenen Jahrzehntes hat die Entwicklung neuartiger Hilfsmittel die Möglichkeiten der Gefäßchirurgie in einem solchen Ausmaß erweitert, daß die meisten Erkrankungen der großen Arterien einer erfolgversprechenden operativen Therapie zugänglich geworden sind. Hypothermie, künstliche Kreislaufumleitung und alloplastischer Gefäßersatz haben gleichermaßen dazu beigetragen, die Gefahren einer langfristigen Zirkulationsunterbrechung zu lebenswichtigen Organen zu verringern bzw. gänzlich zu beseitigen. Durch Verwendung von Oberflächenunterkühlung gelang es, das Risiko der Kontinuitätsresektion an der Aorta descendens [60, 62, 81, 111, 179, 194] und am Aortenbogen [59, 60, 173] wesentlich zu vermindern. Mit Hilfe von extrakorporalen Kreislaufanordnungen wurde die rekonstruktive Chirurgie der Aorta ascendens erschlossen [61, 64]. Der alloplastische Gefäßersatz ergänzte in zunehmendem Maße sowohl das Vorgehen unter Hypothermie wie die Technik der künstlichen Kreislaufüberbrückung. In der Folge hat die Oberflächenunterkühlung in der vasculären wie in der kardialen Chirurgie zugunsten extrakorporaler Kreislaufumleitungen an Bedeutung verloren. Angesichts dieser Entwicklung sollen die nachfolgenden Ausführungen im wesentlichen auf die Anwendungsmöglichkeiten der verschiedenen Formen der künstlichen Kreislaufumleitung und die mit ihrem Einsatz verbundenen pathophysiologischen Probleme beschränkt bleiben.

II. Methoden der künstlichen Blutumleitung

1. Arterio-arterielle Blutumleitung ohne Zuhilfenahme von Blutpumpen

Eine pumpenlose Überbrückung erkrankter Abschnitte der thorakalen Aorta und ihrer Hauptäste kann durch drei Verfahren bewerkstelligt werden: durch den *temporären internen Shunt*, durch den *temporären externen Shunt* und durch *Umwandlung eines externen Prothesenshunts in ein permanentes Blutgefäß*.

a) Temporärer interner Shunt

Das Verfahren der pumpenlosen internen Überbrückung eines erkrankten Gefäßabschnittes geht zurück auf experimentelle Untersuchungen von Alexis CARREL [45 — 47] und HUFNAGEL [164, 165] über die permanente Intubation großer Arterien. Es wurde von LAM und ARAM [197] und später von JOHNSON [178] bei Aneurysmaresektionen an der Aorta descendens klinisch erprobt.

---

[1] Chirurgische Universitätsklinik München (Direktor: Prof. Dr. R. ZENKER).

In der ursprünglichen Form des Verfahrens (Abb. 62) wird der erkrankte Gefäßabschnitt zwischen zwei Klemmen reseziert und ein mit Flanschen versehenes, weit-
lumiges Kunststoffrohr in die Gefäßstümpfe eingeführt und eingebunden, worauf die
Klemmen zur Freigabe der Zirkulation wieder entfernt werden können. Eine zuvor auf
das starre oder halbstarre Kunststoffrohr aufgezogene Gefäßprothese wird in üblicher
Weise mit dem proximalen Gefäßstumpf End-zu-End vereinigt, die distale Anastomose
aber nur an der hinteren Zirkumferenz hergestellt. Nach erneuter Abklemmung des
Resektionsgebietes folgt die Entfernung des starren Rohres und die Vorderwandnaht
zwischen Prothese und distalem Gefäßstumpf.

Die Methode des temporären internen Shunts kommt in erster Linie für Operationen
lokalisierter Gefäßschäden in Betracht, da gute Zugänglichkeit die Voraussetzung ist
für eine mühelose endständige Kanülie-
rung der proximalen und distalen Gefäßstümpfe und für die Durchführung der
bei liegendem Kunststoffrohr technisch
schwierigen hinteren Anastomosennaht
[178]. Entsprechend günstige Verhältnisse sind an der thorakalen Aorta nur
selten gegeben, so daß die Verwendung
des Verfahrens der internen Überbrückung
bislang auf umschriebene Aneurysmen
des descendierenden Abschnittes beschränkt blieb. Nachteilig wirkt sich hier
die Notwendigkeit einer zweimaligen
Unterbrechung des Aortenblutstromes aus.
Ein Vorzug der internen Überbrückung ist
in der obligaten Verwendung von weitlumigen Kunststoffrohren zu sehen, die
eine unbehinderte Durchblutung der distal
vom Resektionsgebiet liegenden Regionen
gewährleistet.

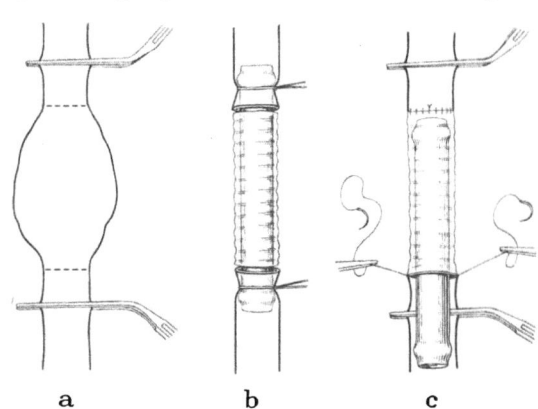

Abb. 62a—c. Temporärer interner Shunt. a Der erkrankte Gefäßabschnitt ist ausgeklemmt. b Erkranktes
Segment reseziert; Intubation der Gefäßstümpfe mit
einem die Prothese tragenden Kunststoffrohr. c Extraktion des Rohres nach Fertigstellung der oberen Anastomose und der Hinterwandnaht an der unteren
Anastomose

Breitere klinische Bedeutung erlangte eine abgewandelte Methode der internen Überbrückung bei Resektionen bzw. Endarteriektomien an den extrathorakalen Carotiden
durch DEBAKEY [82] und besonders durch CRAWFORD [71 — 74] (Abb. 108, S. 316).
Zunächst werden die zu- und abführenden Gefäße, d.h. A. carotis communis und A. carotis interna, freigelegt und umschlungen. Nach Festziehen der Anschlingungsbändchen
wird die Freilegungsstelle an der A. carotis communis quer incidiert und ein Polyäthylen-
röhrchen (3,5 mm Innendurchmesser) durch den erkrankten Bezirk bis zum kranialen
Bändchen vorgeschoben. Dieses wird kurz gelockert und sodann um den weiter vorgeschobenen Katheter festgezogen. Es folgt die Einführung des proximalen Katheterendes in die A. carotis communis und die Abdichtung mit Hilfe des proximalen Um-
schlingungsbändchens. Nach Beendigung des Gefäßeingriffes wird das Shuntrohr unter
erneuter Unterbrechung des Carotisblutstroms wieder entfernt, wobei die von CRAWFORD
[74] angegebene ,,Fangleine'' das Vorgehen erheblich vereinfacht. Eine starke Ligatur
wird um die Mitte des Shuntrohres geknüpft und aus der Gefäßwunde herausgeleitet.
Mit ihrer Hilfe läßt sich das Rohr mühelos extrahieren.

b) Temporärer externer Shunt

Eine zweite Möglichkeit der pumpenlosen arterio-arteriellen Überbrückung liefert das
von CLATWORTHY und VARCO [50], SCHAFER und HARDIN [255], HARDIN [143] und von
IZANT [176] angegebene Verfahren des ,,temporären externen Shunt''. Diese Methode
erfordert eine breite Kanülierung geeignet großer Arterien proximal und distal des
Operationsgebietes und die Herstellung eines künstlichen Überbrückungskreislaufs mit

Hilfe von Kunststoffschläuchen. Nach Resektion des erkrankten Gefäßabschnittes und Wiederherstellung der Kreislaufkontinuität mittels homoioplastischer oder alloplastischer Gefäßprothesen wird der Umgehungskreislauf entfernt (Abb. 63).

Wenn auch zunächst bei Operationen an der abdominalen Aorta klinisch erprobt [255], kommt das Verfahren in erster Linie für die Überbrückung erkrankter Abschnitte der suprarenalen Aorta und ihrer Hauptäste in Betracht. Bei Anwendung des Prinzips an

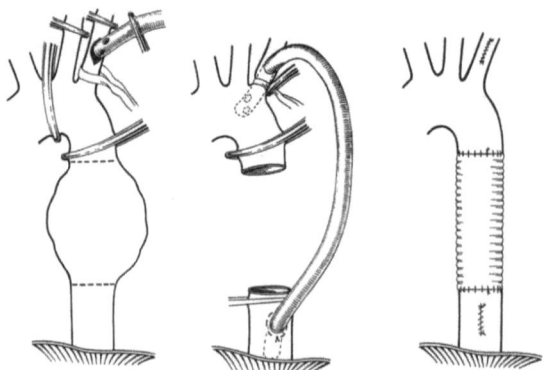

der thorakalen Aorta descendens [1, 49, 50, 81, 143, 176, 285, 286] erfolgt die Blutableitung entweder durch Kanülierung der linken A. subclavia oder der proximalen Aorta, die Zuleitung seitenständig in die diaphragmanahe Aorta. Für die wesentlich schwierigere, wiederholt versuchte Resektion des Aortenbogens [59, 60, 75, 81, 112, 143, 233, 255, 286] müssen Aorta ascendens und descendens unter Verwendung von Seitenästen zu den Kopfgefäßen miteinander verbunden werden. Zur temporären Überbrückung wurden Homoiotransplantate [1], Heterotransplantate [49, 2 85] und Kunststoffrohre [112, 233, 255, 288] verwandt. Schwierigkeiten einer breiten Kanülierung der

Abb. 63. Temporärer externer Shunt an der deszendierenden Aorta. Zu- und abführende Gefäße (A. subclavia sinistra und Aorta descendens) sind seitenständig kanüliert

Spender- und Empfängergefäße stehen in erster Linie einer ausgedehnteren klinischen Anwendung des temporären externen Shunt an der Aorta entgegen. Diese konnten auch durch Verwendung von Spezialkanülen [176, 259] nicht in zufriedenstellender Weise

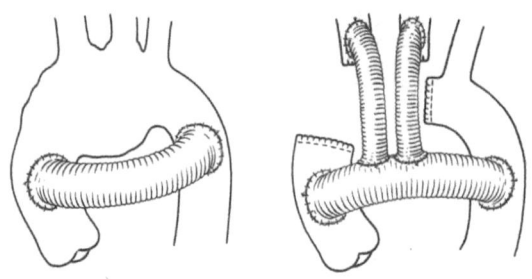

umgangen werden. Weitere Nachteile ergeben sich aus der Behinderung des operativen Vorgehens durch unmittelbar im Resektionsgebiet liegende, halbstarre Schläuche und aus der obligaten Anwendung von Antikoagulantien. Vornehmlich wegen der mit Gerinnungshemmung verbundenen Probleme bot sich zur Herstellung des externen Shunt die Verwendung von Homoiotransplantaten bzw. Gefäßprothesen an, die in der folgenden Entwicklung in Form des sog. Umwandlungsprinzips unter Verzicht auf Wiederherstellung der ursprünglichen Gefäßkontinuität als endgültige Gefäße belassen wurden. Breite klinische Anwendung erfuhr das Prinzip des temporären externen

Abb. 64. Umwandlung eines Prothesen-Shunt in einen endgültigen Blutkanal am Aortenbogen. Aufbau von Prothesenbrücken zwischen Aorta ascendens und descendens sowie zwischen künstlichem Aortenbogen und Truncus brachiocephalicus bzw. Arteria carotis sinistra ohne Wiederherstellung der ursprünglichen Gefäßkontinuität

Shunt durch Bahnson [9], DeBakey [82], Crawford [71—74] und durch Deterling [89] bei Endarteriektomien und Resektionen an den Carotiden im Halsbereich. Ein Polyvinylrohr wird proximal der erkrankten Zone in die A. carotis communis und distal davon in die A. carotis interna seitenständig eingeführt. Ohne Unterbrechung des Hirnkreislaufs kann nun der erkrankte Bezirk reseziert und mittels Gefäßprothese ersetzt bzw. endarteriektomiert werden. Zur Abdichtung der Kanülen gegenüber der Gefäßwand wie zu ihrer Befestigung dienen atraumatische Tabaksbeutelnähte.

c) Umwandlung des externen Shunt in ein permanentes Gefäß

Das Prinzip der Umwandlung einer Gefäßprothesenbrücke in einen permanenten Blutkanal soll in diesem Rahmen nur kurz erwähnt werden. Die Methode wurde von

MAHORNER [218] und SATINSKY [253] erstmalig beschrieben und erfährt gegenwärtig breite klinische Anwendung [9, 68, 81, 82, 84, 88, 112, 212]. Die erkrankte Region wird durch eine seitenständig mit dem zu- und abführenden Gefäß anastomosierte Kunststoffprothese umgangen, das betroffene Arteriensegment reseziert (Abb. 64). Eine Wiederherstellung des ursprünglichen Arterienverlaufs unterbleibt, die Gefäßstümpfe werden vernäht. Eine Unterbrechung des Blutstromes ist nicht erforderlich, da die für eine seitenständige Anastomosierung benutzten Gefäßwandabschnitte durch tangential angelegte Klemmen zugänglich gemacht werden. Diese Vorzüge haben dazu geführt, daß man den temporären externen Shunt mit Kunststoffrohren weitgehend zugunsten des Umwandlungsprinzips verlassen hat. Ausgedehnte klinische Erfahrungen mit dieser Methode wurden besonders bei Erkrankungen der Gefäßabgänge des Aortenbogens [9, 71, 82, 112, 212, 218] und bei der Resektion des Bogenabschnittes [68, 81, 84, 88, 233] gesammelt.

2. Temporäre Blutumleitung mittels Pumpenkreislauf
a) Partielle arterio-arterielle Kreislaufumleitung

Die von LEEDS und CULINER [201], KING und SHUMAKER [187], COOLEY und MORRIS [64, 227] und von GERBODE [115] angegebenen Methoden der arterio-arteriellen Überbrückung erkrankter Segmente der Aorta descendens unterscheiden sich grundsätzlich von den bisher erwähnten Verfahren durch die obligate Verwendung eines *extrakorporalen Pumpenkreislaufs*, mit dessen Hilfe die Versorgung distal von der Resektionszone liegender Regionen aufrechterhalten wird. Dabei ergibt sich der entscheidende Vorteil, daß die Größe des nach distal geleiteten Zeitvolumens bekannt und in weiten Grenzen künstlich einstellbar ist. Bei Anwendung des arterio-arteriellen Pumpenshunt an der Aorta descendens kann das Blut entweder einer seitenständig kanülierten großen Arterie bzw. der Aorta [187, 201] oder aber dem linken Atrium [64, 115, 227, 228] entnommen werden. Die Blutrückleitung erfolgt grundsätzlich über die A. femoralis communis oder über die A. iliaca externa. Auf Grund seiner technischen Einfachheit und seiner physiologischen Vorzüge ist der *Pumpen-Bypass vom linken Atrium zur Femoralarterie* zu einem Standardverfahren für die Korrektur von Aneurysmen der thorakalen Aorta descendens geworden [8, 58, 64, 86, 115, 138, 146, 148, 278]. Demgegenüber konnte die von HEBERER [147], AUSTEN und SHAW [8] und JOHNSON [177] bei experimentellen Ascendensresektionen erprobte Modifikation des atriofemoralen Shunt keine klinische Bedeutung erlangen.

In ausgedehnten experimentellen Untersuchungen wurden die verschiedenen Möglichkeiten der Blutabschöpfung aus dem linken Vorhof geklärt [8]. Einmal kann das Blut durch direkten Pumpensog aus dem linken Vorhof abgeleitet werden (Abb. 65). Im Operationsfeld auftretende Blutverluste werden aus einem über ein T-Stück mit der Absaugleitung verbundenen Reservoir intermittierend ersetzt. Schwierigkeiten in der Abschöpfung eines ausreichenden Zeitvolumens sind bei experimenteller Anwendung dieses Systems beschrieben worden [58, 277], traten jedoch im eigenen Erfahrungsgut nur unter den Bedingungen einer Hypovolämie auf. Für sehr ausgedehnte und blutungsreiche Operationen hat sich uns die Benützung einer zusätzlichen Blutabsaugung, analog der Coronarabsaugung bei kardiopulmonalem Bypass, bewährt (Abb. 65). Eine zusätzliche Pumpe und ein Entschaumgefäß zwischen Pumpe und Füllreservoir sind hierfür notwendig. Eine weitere Möglichkeit besteht in der Ableitung des Blutes aus dem linken Vorhof durch Heberwirkung in ein unter dem Niveau des Operationstisches aufgebautes, gegenüber der Atmosphäre offenes Reservoir, welches auch der Blutzufuhr dient. Das System ist notwendigerweise mit dem Risiko einer Luftaspiration durch die Pumpe verbunden.

Die für die Anwendung der Herz-Lungen-Maschine gültigen Regeln der Gerinnungshemmung und der Heparin-Neutralisation gelten auch für die arterio-arterielle Form der Kreislaufumleitung. Heparin sollte in der bei kardio-pulmonalem Bypass üblichen Menge

(3 mg/kg Körpergewicht) zugeführt werden. Die von anderer Seite ursprünglich angegebene niedrigere Dosierung [64, 228] dürfte vor allem für länger dauernde Eingriffe nicht genügen. Im einzelnen hat sich uns das nachstehende technische Vorgehen bewährt:

Nach Kanülierung der Femoralarterie und Thorakotomie wird das Perikard über dem linken Vorhof in einer Ausdehnung von 4 cm längs eröffnet. Das Herzohr wird mit einer Glover-Klemme gefaßt, incidiert und ein weitlumiger, an seiner Spitze multiple Seitenöffnungen tragender Polyvinylkatheter von mindestens 10 mm Innendurchmesser in den linken Ventrikel eingeschoben. Kräftige Pulsationen im Schlauch zeigen das Eintreten des Rohres in die Kammer an. Der Katheter wird zurückgezogen bis die Pulsationen verschwinden, wodurch seine einwandfreie Lage im linken Vorhof gewährleistet ist. Das Herzohr wird gegenüber dem Katheter mit einer Umschlingungsligatur (nicht mit einer Tabaksbeutelnaht!) abgedichtet, um einer Ansaugung von Luft durch Stichkanäle vorzubeugen. Das blutgefüllte extrakorporale Schlauchsystem wird nun unter Entfernung jeglicher Luft mit dem Vorhofkatheter und der Femoralkanüle verbunden und die Pumpe in Aktion gesetzt. Nach Abklemmung des Resektionsbezirkes wird das extrakorporale Zeitvolumen so lange gesteigert, bis der proximale, am Arm blutig gemessene arterielle Druck in den Normbereich absinkt. Eine Messung des distalen Druckes erübrigt sich. Proximaler arterieller Druck und Pumpeneinstellung stellen die wichtigsten Kriterien für eine ausreichende Durchblutung der unteren Körperhälfte dar: der proximale Druck soll im Bereich der Ausgangswerte gehalten werden, das periphere Stromvolumen 35 ml/kg Körpergewicht pro Minute nicht unterschreiten und wenn möglich bei Werten um 60 ml/kg/min liegen.

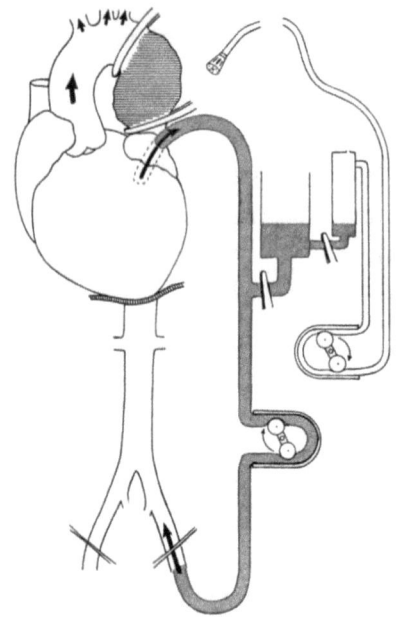

Abb. 65. Atrio-arterieller Pumpen-Bypass an der Aorta descendens. Linker Vorhof und A. femoralis sind mit einer Pumpenanordnung verbunden. Ein in die Sogleitung seitenständig einmündendes Füllgefäß dient dem Blutersatz. Mit einer zusätzlichen Pumpenanordnung kann im Operationsfeld anfallendes Blut zurückgesaugt werden

Schwierigkeiten bei der Perfusion der unteren Körperhälfte ergeben sich nur dann, wenn der Blutstrom zum linken Herzen auf Grund von Blutverlusten im Operationsfeld oder einer interkurrent auftretenden peripheren Vasodilatation soweit abfällt, daß Ventrikel und Pumpe in Wettbewerb miteinander treten.

Unter diesen Umständen kollabiert die Zuleitung zur Pumpe bei gleichzeitig auftretender Hypotension im proximalen Gefäßbereich. Diese Situation kann durch sofortigen Ausgleich des Blutverlustes mit Hilfe des Blutfüllreservoirs behoben werden.

Nach Beendigung der extrakorporalen Perfusion erfolgt die Entfernung des Katheters aus dem linken Vorhof unter doppelter Unterbindung und zusätzlicher Übernähung des Herzohrs. Das Perikard wird nicht verschlossen.

Müssen bei ausgedehnten Resektionen der thorako-abdominalen Aorta die beiden Nierenarterien selektiv durchströmt werden, so empfiehlt sich die Benutzung von zwei zusätzlichen aus der Femoralleitung gespeisten Pumpenkreisläufen [64, 66, 80, 81, 227, 228]. Die Zuleitung von den Pumpen zu den freigelegten Nierenarterien erfolgt mittels zweier durch Querincisionen in die Gefäße eingeführter Polyvinylkatheter (Innendurchmesser 9 mm), die mittels Tabaksbeutelnähten gegenüber der Gefäßwand abgedichtet werden.

b) Veno-arterielle Umleitung des Gesamtkreislaufs

Muß die Anfangsstrecke der Aorta ascendens (proximale 2—3 cm) eröffnet bzw. durchtrennt werden, so ist der Einsatz komplizierter Apparate zur Aufrechterhaltung des

Gesamtkreislaufs oder aber zur Induktion tiefer, für eine totale Zirkulationsunterbrechung geeigneter Körpertemperaturen erforderlich.

Breitere klinische Anwendung auf
dem Gebiet der Aortenchirurgie hat
bisher nur das Vorgehen mit Hilfe
der Herz-Lungen-Maschine erfahren.
COOLEY [61, 63, 64] und DE BAKEY
[80, 84] berichteten an Hand eines
größeren Krankengutes über den erfolgreichen Einsatz des Pumpenoxygenators bei Kontinuitätsresektionen
der aneurysmatischen Aorta ascendens
und des Bogenabschnittes. Weitere
Erfahrungen mit Pumpenoxygena
toren bei der Korrektur fusiformer
und herzwärts dissezierender Aortenaneurysmen wurden von MULLER
[234], SPIECKERMANN [280], BAHNONS
[11], DEBAKEY [85], DIVELEY [92],
DILLARD [91], SPENCER [279] und
HUFNAGEL [168, 169] gesammelt.
COOLEY [63] und ZENKER [301] berichteten über den Verschluß von
aorto-pulmonalen Septumdefekten bei
extrakorporaler Zirkulation, KREEL
[193], MORROW [230], McGOON [216],
STARR [282], SENNING [272], TREDE
und LINDER [293] über ihre Anwendung bei der Resektion von supravalvulären Aortenstenosen.

Die erwähnten Eingriffe an den
herznahen Aortenabschnitten wurden
in Normothermie, bei leicht reduzierter
Körpertemperatur und neuerdings
auch in tiefer Hypothermie [16a, 37a]
durchgeführt. Herz-Lungen-Maschi-
nen von unterschiedlicher Wirkungsweise haben sich hierbei bewährt. Zur
Fortbewegung des Blutes kamen ausschließlich okklusive Rollerpumpen
vom Typ DE BAKEY [177] zur Anwendung. Der künstliche Gasaustausch
wurde mittels Gitter- [11], Dispersions-
[61, 80, 81, 83—85] und Scheibenoxy-
genatoren [234] aufrechterhalten.

Die Technik der extrakorporalen
Gesamtkörperdurchströmung bei Aor-
tenoperationen entspricht dem bei intrakardialen Eingriffen geübten Verfahren, so daß sich eine eingehendere
Besprechung der allgemeinen Methodik

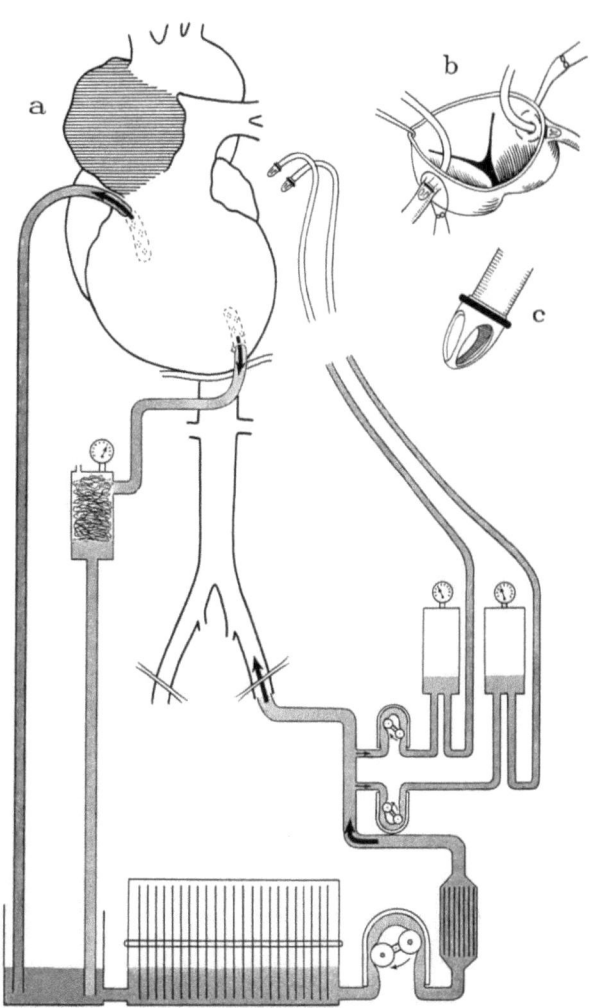

Abb. 66a—c. Veno-arterielle Kreislaufumleitung mittels
Herz-Lungen-Maschine bei Aneurysma der proximalen Aorta
ascendens. a Blutableitung aus dem durch die Ausflußbahn
kanülierten rechten Ventrikel. Eine zweite, mit einem
Vakuumgefäß versehene Ableitung dient zur Absaugung von
Blut aus dem linken Ventrikel. Nach Passage von Oxygenator,
arterieller Pumpe und Wärmeaustauscher fließt das Blut in
die A. femoralis. Das Coronarperfusat wird dem arteriellen
Zuleitungsschlauch mittels zweier getrennter Pumpenan-
ordnungen entnommen. Mit Manometern versehene Gefäße
erlauben die Überwachung des Coronarperfusionsdruckes.
b u. c Kanülierung der Coronarostien. Die flexiblen Coronarkatheter tragen an ihrer Spitze einen eichelförmigen, perforierten Metallkopf. Ein Gummiring dichtet diesen gegenüber
der Gefäßwand ab. Die Katheterköpfe werden in die Ostien
mittels Tabaksbeutelnaht oder einfacher Raffnaht eingebunden. Zweckmäßigerweise werden die durch die Aortenwand hindurchgeführten Fäden außen geknotet. Am rechten
Coronargefäß kann der Katheter durch Umschlingungsligatur
fixiert werden

in diesem Rahmen erübrigt. Diesbezügliche Angaben sind in der Literatur mehrfach zusammengefaßt dargestellt worden [4, 51, 98, 113, 124, 252]. Im einfachsten Falle umfaßt das

Vorgehen mittels Pumpenoxygenator die Absaugung des gesamten venösen Rückstromes vor Eintritt in das rechte Herz bzw. in die A. pulmonalis, die Zuleitung zum künstlichen Gasaustauschgerät und, nach Passage desselben, die Rückbeförderung des Blutes durch Pumpen in die A. femoralis communis (Abb. 66a). Die Aorta wird somit auf retrogradem Wege versorgt.

Im Gegensatz zu intrakardialen Operationen kann bei Aorteneingriffen auf eine Kanülierung der beiden Hohlvenen zugunsten der technisch einfacheren direkten Ableitung aus dem rechten Herzen verzichtet werden. Die Ausflußbahn des rechten Ventrikels wird mit einer starken atraumatischen Tabaksbeutelnaht versehen und ein weitlumiger, nicht knickender Katheter (10—12 mm Innendurchmesser) durch eine Stichincision etwa 5 cm kammerwärts vorgeschoben (Abb. 66a und 67). Um eine Luftansaugung oder ein Herausrutschen zu vermeiden, wird die breitgefaßte Tabaksbeutelnaht um den Katheter ligiert und an einer auf das Rohr aufgezogenen Gummimanschette verankert. Als Alternativverfahren kommt die Kanülierung des rechten Ventrikels durch das Herzohr hindurch in Betracht [11]. Der Anschluß der Herz-Lungen-Maschine an das arterielle Gefäßsystem des Patienten erfolgt wie üblich über die A. femoralis communis bzw. die A. iliaca externa.

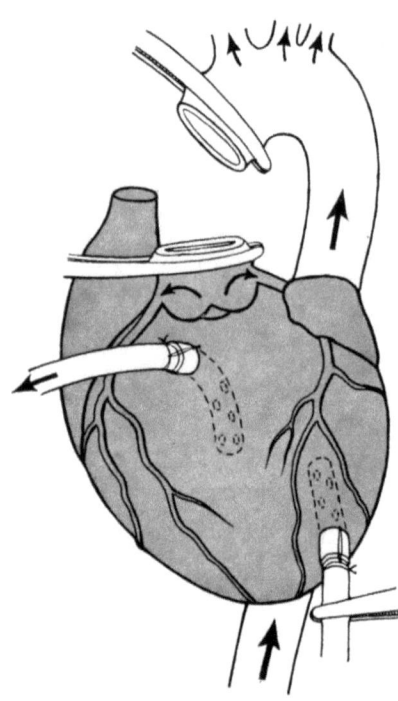

Abb. 67. Herz-Lungen-Bypass bei Resektion eines Aneurysmas der Aorta ascendens, wobei die Coronarzirkulation durch das weiterschlagende Herz aufrecht erhalten bleibt. Der rechte Ventrikel ist zur Ableitung des venösen Blutes kanüliert, die linke Kammer mit einer Dekompressionsleitung versehen

Muß die Aortenwurzel im Rahmen rekonstruktiver Maßnahmen nicht abgeklemmt werden, so ist häufig eine Eigenversorgung des Coronarkreislaufs durch das weiterschlagende Herz möglich [11, 61, 64, 80, 81] (Abb.67). Um dies zu erreichen, wird *partiell perfundiert*. Durch entsprechende Einstellung des Soges an der venösen Maschinenleitung wird ein ausreichendes Blutangebot zum Herzen gewährleistet, aber gleichzeitig eine übermäßige Füllung des proximalen Aortenabschnittes vermieden. Messung des zentralen venösen Druckes und Palpation der Aortenspannung geben wichtige Aufschlüsse über die Größe des vom Herzen betriebenen Kreislaufs und schützen vor Aortenruptur und Herzüberlastung. Die Lungen müssen fortlaufend ventiliert werden, die Bluttemperatur darf zur Vermeidung von kältebedingtem Kammerflimmern 30° C nicht unterschreiten.

Die überwiegende Mehrzahl der Eingriffe an den herznahen Aortenabschnitten erfordert die Abklemmung des Aortenrohres in unmittelbarer Nähe der Coronarostien, so daß das Herz stillgelegt (S. 196) bzw. der Coronarkreislauf künstlich versorgt (S. 197) werden muß. Der gesamte Eingriff erfolgt dann, analog dem Vorgehen bei Aortenklappenkorrektur, *unter totalem kardiopulmonalem Bypass*. Bei Blutableitung aus dem rechten Ventrikel muß die A. pulmonalis (gegebenenfalls zusammen mit der Aorta ascendens) abgeklemmt werden, um einen Blutübertritt in das linke Herz auszuschließen. Werden die beiden Hohlvenen zur Blutableitung benutzt, so sind die Cavabändchen festzuziehen.

Für Aneurysmen der Aorta ascendens, die bis an die Klappe heranreichen, bietet sich ein Kombinationsverfahren von partiellem und totalem Bypass [11] an:

Bei *partieller extrakorporaler Perfusion* wird der Aortenbogen proximal des Truncus oder zwischen Truncus brachiocephalicus und linker A. carotis freigelegt und der Blutstrom mittels zweier Gefäßklemmen unterbrochen, zwischen denen die Aorta durchtrennt wird. Der Gesamtkreislauf wird von der Femoralarterie aus durchströmt, die

Coronarzirkulation und gegebenenfalls die Durchblutung des Truncus brachiocephalicus aber vom Herzen unterhalten (Abb. 67). Erst nach sorgfältiger Prüfung der Drucke in beiden Systemen folgt die Anastomose zwischen distalem Aortenstumpf und Aortenprothese (gegebenenfalls auch zwischen einem auf die Prothese aufgenähten Seitenarm und dem Truncus). Sind diese Verbindungen hergestellt, so wird der freie, herznahe Schenkel der Aortenprothese abgeklemmt und die Klemme am Aortenbogen abgenommen. Wurde eine Prothesenbrücke zum Truncus hergestellt, so kann das Gefäß nun von der A. femoralis her versorgt werden. Es folgt die Durchtrennung des Aortenrohres an seiner Basis und die Resektion der erkrankten Zone bei *totaler extrakorporaler Zirkulation*, welche bis zur Beendigung der proximalen Anastomose zwischen Aorta und Prothese aufrechterhalten wird.

Während dieses Operationsaktes ist eine vorübergehende Senkung der Myokardtemperatur durch lokale Auskühlung angezeigt, besonders wenn sich technische Schwierigkeiten ergeben. Bei übermäßiger zeitlicher Ausdehnung in der Herstellung der proximalen Anastomose kommt eine Selektivdurchströmung der Coronarien, gegebenenfalls unter Kühlung des Perfusates, in Betracht (Abb. 66b,c). In jedem Falle sollten bei derartigen Eingriffen Vorkehrungen für die künstliche Durchströmung sowohl der Coronarien als auch des Truncus brachiocephalicus getroffen werden. (S. 203, Abb. 70).

Sollen *Aneurysmen des Aortenbogens* unter Zuhilfenahme von Pumpenoxygenatoren reseziert werden, so kommt in erster Linie das von COOLEY [64] und DEBAKEY [80, 81] angegebene und klinisch mit Erfolg verwandte Verfahren der extrakorporalen Durchströmung unter Selektivperfusion der Kopfgefäße in Betracht. Vor Beginn des Bypass erfolgt zunächst die Kanülierung des Truncus brachiocephalicus (bzw. der A. carotis dextra) und der A. carotis sinistra. Die vorher intrathorakal isolierten Gefäße werden an ihrem vorderen Umfang mit je einer Tabaksbeutelnaht versehen und innerhalb derselben durch eine Querincision eröffnet. Zwei von einem separaten Pumpenkreislauf über ein Y-Stück gespeiste Polyvinylkatheter von nur 3—4 mm Durchmesser werden kopfwärts in die Gefäße eingeschoben. Der kleine Katheterdurchmesser gewährleistet eine unbehinderte Durchblutung der kanülierten Gefäße vor Beginn der Selektivperfusion. Die erwähnten Tabaksbeutelnähte dienen gleichzeitig der Abdichtung und der Fixierung der Rohre. Bei *partieller extrakorporaler Durchströmung* folgt nun die Abklemmung und Durchtrennung der Aorta sowie der beiden Kopfgefäße und die Resektion des erkrankten Bezirkes. Nach Herstellung von Prothesenbrücken zwischen Aorta ascendens und descendens sowie zwischen künstlichem Aortenbogen und den durchtrennten Kopfgefäßen können die beiden Katheter entfernt und die Öffnungen in den Gefäßen unter tangentialer Ausklemmung übernäht werden.

c) Maßnahmen zum Schutz des Myokards

Eine Kontinuitätsresektion am klappennahen Abschnitt der Aorta ascendens ist meist mit einer langfristigen Unterbrechung der normalen Coronarzirkulation verbunden, so daß Maßnahmen zur Vermeidung einer irreversiblen Schädigung des Myokards in Form der *induzierten Asystolie* oder der *selektiven Durchströmung des Coronarsystems* erforderlich werden. Soll eine Entscheidung zwischen induzierter Asystolie und Coronarperfusion getroffen werden, so sind in jedem Falle die offensichtlichen physiologischen Vorzüge einer aufrechterhaltenen Durchströmung gegen die damit verbundenen operations- und perfusionstechnischen Schwierigkeiten abzuwägen. Die künstliche Durchströmung der Herzkranzgefäße erfordert den Einsatz zusätzlicher komplizierter extrakorporaler Einrichtungen. Abgesehen von technischen Schwierigkeiten einer sicheren, leckfreien Kanülierung ist eine erhebliche Behinderung des operativen Vorgehens an der Aortenbasis in Kauf zu nehmen. Angesichts dieser Probleme hat sich die Coronarperfusion bisher gegenüber dem Verfahren der hypothermischen Asystolie nicht vollständig durchsetzen können. Einige Autoren verwenden vor allem wegen der nicht vorausbestimmbaren Ischämietoleranz vorgeschädigter Herzen grundsätzlich die Coronarperfusion, andere dagegen immer die

Asystolie. Umfangreiche klinische Erfahrungen sprechen für die Zweckmäßigkeit einer Coronarperfusion der einen oder der anderen Form bei Eingriffen von mehr als 20 min Dauer, besonders wenn bereits ein Myokardschaden vorliegt.

α) Induzierter Herzstillstand

Das asystolische Myokard toleriert eine Unterbrechung des coronaren Blutstromes länger als das schlagende; der Sauerstoffverbrauch des stillstehenden Herzens ist gegenüber dem des leerschlagenden bei normaler Körpertemperatur auf etwa die Hälfte vermindert [22, 160]. Die Herzaktion kann durch Injektion kardioplegischer Substanzen wie Kaliumsalze [105, 106, 190, 222], Acetylcholin [198—200, 273], Magnesium, Neostigmin [263] sowie durch einfache Abklemmung der ascendierenden Aorta (anoxischer Herzstillstand) [5, 53, 65, 123, 203] stillgelegt werden.

Die pharmakologische Kardioplegie, besonders die ursprünglich übliche Methode der Kaliumasystolie, hat ihre klinische Bedeutung weitgehend verloren. Bei gleicher Wirksamkeit bezüglich der Reduktion des Myokardstoffwechsels bedingt die durch Kalium induzierte Asystolie eine größere Beeinträchtigung der postischämischen Ventrikelfunktion als die anoxische Stillegung [20, 51, 239]. Über eine direkte Schädigung des Herzens durch Kaliumlösungen wurde berichtet [151, 180].

Eine über das Maß der normothermischen Asystolie weit hinausgehende Senkung des Myokardstoffwechsels wird durch die heute allgemein übliche präischämische Auskühlung des Herzens erreicht (hypothermische Asystolie). Diese kann im Rahmen der Auskühlung des gesamten extrakorporalen Perfusionsstromes herbeigeführt werden, wobei man sich die im Vergleich zu anderen Organen besonders rasche Temperatursenkung des Herzens zunutze macht [25, 26, 67, 119—122, 134, 135, 196, 217, 246, 247, 267]. Myokardtemperaturen von weniger als 20° C sind hierbei nur unter erheblichem Wärmeverlust des Gesamtorganismus und entsprechendem Zeitaufwand zu erzielen.

Eine Herzauskühlung im Zuge der extrakorporalen Hypothermie kommt demnach nur dann in Frage, wenn die allgemeine Auskühlung des Körpers erwünscht ist. Soll die Herztemperatur unabhängig von der Körpertemperatur gesteuert werden, so stehen die Methoden der präischämischen isolierten Auskühlung des Herzens durch intraperikardiale und intrakardiale Applikation von eisgekühlten physiologischen Lösungen [108, 150, 166, 167, 276] und durch Coronarperfusion mit kaltem Blut bzw. mit kalter Ringer-Lösung [20, 40, 76, 104, 132, 133, 166, 167, 174, 182, 183, 297, 300] zur Verfügung. Während das erste Verfahren eine relativ langsame und nachgewiesenermaßen inhomogene Senkung der Myokardtemperatur erzeugt, führt die technisch aufwendigere Auskühlung über den Coronarkreislauf zu einer äußerst raschen und einheitlichen Temperaturerniedrigung [25, 26, 158, 183].

Nach Induktion der hypothermischen Asystolie muß ein Anstieg der Myokardtemperatur durch Oberflächenkontakt mit wärmeren Organen oder durch Einstrom von warmem Blut in die Herzhöhlen möglichst vermieden werden. Hierzu dient der häufige Wechsel eines intraperikardialen Eisbades oder eine kontinuierliche Irrigation des Perikards mit eisgekühlten Lösungen [168, 169].

Die Toleranz des Myokards gegenüber langdauernder, ununterbrochener Ischämie wurde in Abhängigkeit von der Herztemperatur an Hand metabolischer Untersuchungen [130, 132, 133, 142, 159, 174, 257, 269] und postischämischer Ventrikelfunktionsprüfungen [104, 134, 135, 150, 196, 267, 300] näher untersucht. Die hierbei gewonnenen Ergebnisse stehen in gutem Einklang mit Berechnungen der zulässigen Dauer einer ununterbrochenen Asystolie unter Berücksichtigung des Ruheenergiebedarfes des Herzens und der verfügbaren Energiereserven. Es ergeben sich aus diesen Untersuchungen mit der klinischen Erfahrung gut übereinstimmende Werte. Die zulässige Asystoliezeit bei 37° C beträgt danach 10 min, bei 27° C 20 min, bei 17° C 42 min und bei 7° C 92 min [38]. Allerdings dürfte die obere Grenze der noch mit einem Überleben des Organismus zu vereinbarenden

Ischämiezeiten über die erwähnten Werte weit hinausgehen, wenngleich bei ihrer Überschreitung mit einer vom Alter des Patienten und von vorbestehenden Myokardschäden
abhängigen Beeinträchtigung der Herzfunktion zu rechnen ist [12, 206]. Wird die
Coronarzirkulation im Anschluß an eine induzierte Asystolie wieder freigegeben, so ist
die Entstehung unphysiologisch hoher Drucke in den Herzkammern, wie sie durch Einstrom von Blut aus Coronar- und Bronchialgefäßen oder aus einer insuffizienten Aortenklappe erzeugt werden, sorgfältig zu vermeiden [77, 114, 239].

Die Myokardtemperatur soll vor Wiederaufnahme der Herzarbeit einen Wert von
32° C überschritten haben. Etwa vorhandenes Kammerflimmern wird nach Erreichen einer
Herztemperatur von mehr als 30° C durch Elektroschock beseitigt. Eine Druckentlastung
des rechten Ventrikels wird durch Übergang auf partiellen Bypass erreicht [114]. Die
Entlastung des linken Ventrikels erfolgt durch Drainage des Vorhofs oder der Kammer
[6, 14, 107, 131, 224, 276, 281, 298].

Zur Entlastung des linken Herzens und gleichzeitig zur Absaugung des auch während
des totalen Bypass im Ventrikel anfallenden Blutes bevorzugen wir die direkte Kanülierung
der Kammer durch den Apex cordis (Abb. 66a und 67). Katheter von 8—10 mm Durchmesser
werden durch eine Stichincision in die Herzspitze eingeschoben und hier mittels U-Naht
gleichzeitig abgedichtet und befestigt. Der Blutablauf zum venösen Reservoir der Maschine erfolgt unter geringer Vakuumsaugung.

Nach Abnehmen der Aortenklemme wird das Herz bei anhaltendem Bypass für etwa
5 min weiter durchströmt, wobei die Herzspitzensaugung zunächst offen bleibt. Nach
Wiedereinsetzen tonisierter Kontraktionen wird die Entlastungsleitung abgeklemmt und
geprüft, ob die spontane Herzaktion ausreicht, wobei arterieller Blutdruck und zentraler Venendruck beobachtet werden müssen. Kommt es zu Überdehnung, Hypotension
oder Rhythmusstörungen, so muß die Erholungsperiode des Herzens bei voller extrakorporaler Durchströmung und offener Drainage des linken Ventrikels verlängert werden.

β) Künstliche Coronarperfusion

Die Technik der selektiven Coronardurchströmung ist mehrfach eingehend dargestellt
worden [15, 16, 25, 33, 133, 181, 183]. Über die beste Methode der Coronardurchblutung
wie über die Frage der notwendigen Perfusionsvolumina bestehen jedoch keine einheitlichen Auffassungen. Lediglich die Überlegenheit der prograden Perfusion über das ältere
Verfahren der Durchströmung vom Coronarsinus aus [32, 128, 129, 204, 251] ist erwiesen [275]. Die alleinige Perfusion der linken Herzkranzarterie [209, 232, 235] wird
auf Grund anatomischer Überlegungen hinsichtlich der Blutversorgung des Herzens [256]
z.T. abgelehnt, eine möglichst kontinuierliche Durchströmung beider Coronarien zumindest bei normaler oder nur leicht reduzierter Herztemperatur von den meisten Untersuchern gefordert [10, 12, 19, 145, 181—183, 189, 209, 254]. Die Kühlung des Perfusats
mittels zusätzlicher Wärmeaustauscher schafft geeignete Bedingungen für eine abwech-
selnde Perfusion der linken und rechten Herzkranzarterie [21, 131, 183, 207, 236, 254].
Das beim Menschen erforderliche Herz-Zeit-Volumen wird mit 100—500 ml/min veranschlagt [12, 133, 181, 183, 207, 235, 236], wobei Unterschiede in der Herzgröße berücksichtigt werden müssen. Brauchbare Angaben über die zulässige Drosselung des Coronar-
Zeit-Volumens in Hypothermie fehlen.

Für die Kanülierung der Coronarostien kommen vorgebogene Metallrohre [12, 133,
145, 189, 207, 209, 232, 235, 236, 275] oder Kunststoffkatheter in Betracht [14—16, 33,
133, 207]. Diese werden im Coronarostium durch blähbare Gummiballons, Gummiringe
oder Schaumstoffmanschetten abgedichtet. Coronarperfusionskatheter wird man immer
dann bevorzugen, wenn kontinuierlich durchströmt werden soll. Sie müssen nicht un-
beweglich festgehalten werden und stören so das operative Vorgehen wesentlich weniger
als starre Rohre. Die lecksichere Befestigung der Katheter in den Ostien bereitet erfahrungsgemäß gelegentlich erhebliche Schwierigkeiten, so daß man zum Einnähen des

Katheterkopfes in das Ostium gezwungen sein kann. Die Sicherung des linken Coronarkatheters erfolgt durch Anlegen einer Raffnaht unmittelbar am Rand des Ostiums, wobei die Fäden zur späteren Entfernung durch die Aortenwand hindurch nach außen geführt werden können [10, 12, 133, 207] (Abb. 66b, S. 193). Ähnlich kann am rechten Ostium vorgegangen werden. Einfacher ist es, den Ursprung der rechten Coronararterie freizupräparieren und den durch das Ostium eingeführten Katheter mittels Umschlingungsligatur von außen zu fixieren [10]. Dadurch, daß die fixierenden Fäden beider Coronarkatheter von außen zugänglich sind, kann die künstliche Durchströmung bis unmittelbar vor Abschluß der Aortotomieversorgung aufrechterhalten bleiben.

Die Coronarperfusions-Apparatur muß dafür sorgen, daß das erforderliche Minutenvolumen bei optimalem Druck durch das Myokard strömt. Der Perfusionsdruck sollte ein Minimum von 40 mm Hg nicht unterschreiten, damit die Durchblutung aller Gefäßprovinzen gesichert ist [244], darf aber ein Maximum von 80—100 mm Hg nicht überschreiten, da es am stillstehenden Herzen infolge der fehlenden rhythmischen Kontraktionen sehr rasch zur Ausbildung eines Ödems kommen kann [39]. Trotzdem ist eine Apparatur, die mit konstantem Perfusionsdruck arbeitet [141, 145, 183, 209, 254, 275], nicht vorteilhaft, da hierbei das Coronar-Zeit-Volumen ohne Einschaltung von Flowmetern nicht zu messen ist. Durch eine kleine Verschiebung der Kanülen in den Coronararterien kann unter Umständen ein erheblicher Anstieg des Leitungswiderstandes entstehen, der zu starken Schwankungen der Organdurchblutung führen muß. Wir bevorzugen daher für die Selektivdurchströmung des Myokards zwei zusätzliche Pumpenkreisläufe, mit deren Hilfe beiden Coronarien ein konstantes, in weiten Grenzen vom Widerstand der Zuleitung unabhängiges Zeitvolumen zugeleitet wird [14, 33, 133, 189, 207].

Die Zufuhr zur Pumpe erfolgt direkt aus dem arteriellen Schenkel der Herz-Lungen-Maschine, gegebenenfalls unter Einschaltung eines kleinen Wärmeaustauschers. Zur Kontrolle des Perfusionsdruckes ist die Verwendung eines zwischen Coronarpumpe und Perfusionskanüle eingeschalteten Manometers empfehlenswert (Abb. 66a, S. 193) [183].

3. Kreislaufstillegung in tiefer Hypothermie

Über die Anwendung des Kreislaufstillstandes in tiefer, auf extrakorporalem Wege herbeigeführter Hypothermie zur Korrektur von Erkrankungen der Aorta und ihrer Hauptäste [23, 97, 102, 127, 211] liegen nur vereinzelte Angaben vor.

Körpertemperaturen von weniger als 20^0 C, wie sie für eine langzeitige Kreislaufunterbrechung erforderlich sind, können sowohl unter Einsatz der Herz-Lungen-Maschine [119—122, 124, 274, 99—101, 103, 247, 289, 24—28, 294, 295, 265, 266, 268, 139, 48] wie auch des Doppelpumpenprinzips von DREW [93—96, 125—127, 24, 25, 27, 28, 237, 288, 161] erzielt werden, wobei Auskühlung und Wiedererwärmung mit Hilfe von leistungsfähigen Wärmeaustauschern [42] (zusammenfassende Lit. s. [171, 172]) erfolgen.

Im Gegensatz zum kardio-pulmonalen Bypass wird beim Drewschen Prinzip auf künstliche Gasaustauschgeräte verzichtet (Abb. 68). Beide Herzhälften werden mittels getrennter Pumpenkreisläufe umgangen (rechter Vorhof zu A. pulmonalis, linker Vorhof zu A. femoralis). Der Gasaustausch kommt in der perfundierten Eigenlunge zustande. Der eigentliche operative Eingriff muß bei totaler und anhaltender Kreislaufunterbrechung durchgeführt werden.

Die Verwendung des Doppelpumpenprinzips erfordert einen freien Zugang zum linken und rechten Vorhof, der durch Längsspaltung des Sternums oder bilaterale Thorakotomie und breite Eröffnung des Perikards erreicht wird. Der Umgehungskreislauf des linken Herzens wird zuerst hergestellt. Zur Blutableitung muß der linke Vorhof entweder über das Herzohr [93—96, 125—127] oder den Sulcus interatrialis [288] mit möglichst weitlumigen Rohren (10 bis 12 mm Innendurchmesser) kanüliert werden. Im ersten Falle wird die Herzohrbasis abgeklemmt, die Appendix an ihrer Spitze eröffnet und ein mehrfach gefensterter Katheter etwa 5 cm tief in den Vorhof eingeführt. Die Abdichtung des Katheters gegenüber der Vorhofwand und die Sicherung gegen ein Herausrutschen wird mit einer starken Ligatur erreicht. Bei Vorgehen durch den Sulcus interatrialis kann das hier befindliche perikardiale Fett- und Bindegewebe zum Anlegen einer sichernden Tabaksbeutelnaht verwandt werden. In beiden Fällen ist darauf zu achten, daß die Katheterspitze nicht in einer Lungenvene liegt. Die Blutzuleitung erfolgt entweder über die A. femoralis communis [93—96, 125—127] oder über die Aorta ascendens [288], wobei im letzten Falle eine lecksichere Befestigung des Katheters durch Tabaksbeutelnaht erreicht wird. Ist jegliche Luft aus den Leitungen entfernt, so beginnt der linksseitige Bypass unter Verwendung kleiner Perfusionszeitvolumina (1 Liter/m² Körperoberfläche pro Minute) bis sich Spender- und Patientenblut durchmischt haben. Erst dann wird das Pumpenförderungsvolumen auf Werte von größenordnungsmäßig 2 Liter/m² Körperoberfläche pro Minute erhöht und der Kühlvorgang durch Einschalten des Wärmeaustauschers begonnen. Während die Körpertemperatur absinkt, wird der Umgehungskreislauf der rechten Herzhälfte hergestellt. Die A. pulmonalis wird mit einem Bändchen umschlungen, der rechte Vorhof in der für das linke Atrium beschriebenen Weise durch die Appendix kanüliert. Die Blutzuleitung erfolgt über die A. pulmonalis. Diese wird durch eine Stichincision im Infundibulum [93—96, 125—127] oder im Hauptstamm [288] mittels Kunststoffkatheter (5 mm Innendurchmesser) kanüliert. Tabaksbeutelnähte sichern auch hier gegen Undichtigkeit und Herausrutschen des Katheters. Vor Erreichen von Herztemperaturen unter 28° C, d.h. vor Eintritt des Kammerflimmerns, muß der rechte extrakorporale Kreislaufabschnitt mit langsam ansteigendem Perfusionsvolumen in Gang gebracht werden. Nachdem das Durchströmungsvolumen des linken Kreislaufabschnittes größenordnungsmäßig erreicht ist, wird das die A. pulmonalis umschlingende Bändchen angezogen, so daß nun beide Zirkulationsabschnitte funktionell getrennt sind. Das Verhalten des Blutspiegels im rechten und linken Sammelreservoir zeigt an, ob sich die Fördervolumina der Pumpen im Gleichgewichtszustand befinden. Das Auswurfvolumen der linken Pumpe wird nach Möglichkeit konstant gehalten, die rechte Pumpe gegebenenfalls nachreguliert. Meist muß das Durchströmungsvolumen nach Unterschreiten von 20° C Kerntemperatur, wegen einer vasodilatationsbedingten Abnahme des venösen Rückflusses, auf Werte zwischen 1 und 1,5 Liter/m² Körperoberfläche/min zurückgestellt werden.

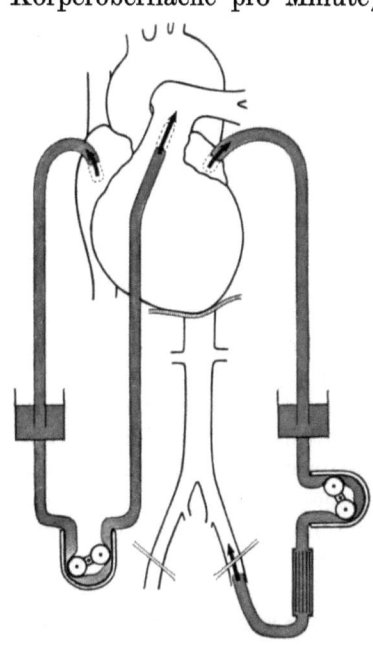

Abb. 68. Doppelpumpenprinzip nach DREW. Blutableitung aus rechtem und linkem Vorhof in entsprechende Reservoire. Rückbeförderung des Blutes mittels Pumpen in die A. pulmonalis bzw. — über einen Wärmeaustauscher — in die A. femoralis

Geeignete Bedingungen für eine langzeitige Kreislaufstillegung sind erreicht, wenn die Temperatur im Oesophagus und Nasopharynx bzw. diejenige des venösen Mischblutes auf 10—15° C und die Muskeltemperatur unter 25° C abgesunken ist. Bei Stillstand der extrakorporalen Pumpen füllen sich nun die Reservoire mit dem aus dem venösen Schenkel des großen und kleinen Kreislaufs abfließenden Blut. Nach Beendigung des Eingriffs soll die Aorta ascendens abgeklemmt und zunächst die rechte Pumpe mit kleinem Fördervolumen in Gang gesetzt werden, damit sich das linke Herz mit Blut füllen und zurückgebliebene Luft durch den im linken Vorhof liegenden Katheter entweichen kann. Erst nach sicherer Luftentfernung wird die Aortenklemme abgenommen und auch der linke Bypass wieder in Gang gesetzt. Das extrakorporale Durchströmungsvolumen wird auf mindestens 2 Liter/m² Körperoberfläche/min erhöht und die Wiedererwärmung begonnen. Zur Beschleunigung der Calorienzufuhr können Wärmematten benutzt werden.

Bei Erreichen einer Oesophagustemperatur zwischen 30 und 32° C verschwindet das zuvor bestehende Kammerflimmern entweder spontan oder es läßt sich durch Elektroschock beseitigen. Nach Wiederbeginn einer kräftigen Herzaktion kann der rechte Bypass abgestellt und die Kanüle aus dem rechten Atrium und der Pulmonalarterie entfernt werden. Zur Sicherung einer raschen Wiedererwärmung bleibt der linke Bypass so lange in Aktion, bis eine Oesophagus- bzw. Nasopharyngealtemperatur von 38° C erreicht ist. Dann wird die Aufwärmung abgebrochen und das Durchströmungsvolumen langsam reduziert. Sobald sich eine ausreichende spontane Herzaktion eingestellt hat, kann man die Perfusion beenden.

Während der Auskühlungsphase wird die Lunge mit einem Gasgemisch von 5% Kohlensäure und 95% Sauerstoff ventiliert. In der Wiedererwärmungsperiode ist eine Beatmung mit 100% Sauerstoff vorzuziehen [125, 126]. Die Methode der Heparinisierung und der Heparin-Neutralisierung entspricht den bei Anwendung des Pumpenoxygenators gültigen Regeln.

III. Indikationsstellung

Die Indikationsstellung zum Einsatz eines Umgehungskreislaufs bei Resektionen der Aorta und ihrer Hauptäste wird in hohem Maße von Lokalisation und Ausdehnung des Krankheitsbefalles bestimmt. Stehen für einen gegebenen Eingriff mehrere Methoden zur Verfügung, so sind die physiologischen Vorzüge der einzelnen Verfahren gegenüber ihren inhärenten Gefahrenmomenten abzuwägen. Man wird vom Einsatz komplizierter Hilfsmittel immer dann absehen, wenn einfachere und weniger gefahrvolle Methoden zum Ziel führen. Ein dominierender Gesichtspunkt ist dabei das Problem der künstlichen Gerinnungshemmung, die nach Möglichkeit vermieden werden muß, da selbst bei ausreichender Heparin-Neutralisation stets die Gefahr einer diffusen postoperativen Blutung besteht. In Abb. 69 ist der Indikationsbereich zum Einsatz künstlicher Hilfsmittel bei Resektionen der Aorta und ihrer Hauptäste schematisch dargestellt. Die Aorta ist in einzelne Abschnitte unterteilt, für deren Resektion unterschiedliche Verfahren der künstlichen Kreislaufumleitung angewandt werden müssen.

Abb. 69a. Handelt es sich um eine Erkrankung der proximalen Aorta ascendens mit oder ohne Einschluß des Aortenbogens, so ist der Einsatz einer Herz-Lungen-Maschine bzw. des Doppelpumpenprinzips unumgänglich. Wir bevorzugen für solche Fälle die Kombination von Pumpenoxygenator und tiefer Hypothermie, so daß die Möglichkeit einer temporären Kreislaufunterbrechung offen steht.

Abb. 69b. Erkrankungen der distalen Aorta ascendens und des Bogenabschnittes mit oder ohne Befall der Gefäßabgänge von Truncus brachiocephalicus und A. carotis sinistra werden am besten mit Hilfe des Umwandlungsprinzips operiert, wobei man zunächst eine Prothesenbrücke zwischen Aorta ascendens und Aorta descendens schafft, von der entsprechende Seitenverbindungen zu Truncus, linker A. carotis und A. subclavia hergestellt werden. Erst dann erfolgt die Resektion des erkrankten Bogenabschnittes.

Abb. 69c. Handelt es sich um eine ausgedehnte Erkrankung der thorakalen Aorta descendens, so bietet der atrio-femorale By-pass ideale Bedingungen für Resektion und Gefäßersatz. Liegt die A. subclavia sinistra im Resektionsbereich, so stellt der atrio-femorale Pumpen-Bypass das einzig in Frage kommende Verfahren dar.

Abb. 69d. Für die Resektion lokalisierter Erkrankungen der thorakalen Aorta descendens stehen eine Reihe von künstlichen Hilfsmitteln zur Verfügung, wie Hypothermie, Umwandlungsprinzip, temporärer externer oder interner Shunt und schließlich ein atrio-femoraler Pumpen-Bypass. Aus noch zu erörternden Gründen bevorzugen wir auch hier das letzterwähnte Verfahren.

Abb. 69e. Die thoraco-abdominale Aorta kann sowohl unter Verwendung eines aorto-femoralen Pumpen-Bypass unter Selektivperfusion der Nierenarterien wie, einfacher, mit Hilfe des Umwandlungsprinzips reseziert werden. Nach Herstellung einer

Prothesenbrücke zwischen thorakaler und abdominaler Aorta werden Nierenarterien, Tr. coeliacus und A. mesenterica superior mit dieser verbunden und schließlich das erkrankte Aortensegment entfernt (s. S. 646).

Im folgenden soll die Indikation zum Einsatz künstlicher Hilfsmittel bei Eingriffen an den erwähnten Abschnitten der Aorta unter Zugrundelegung patho-physiologischer Gesichtspunkte herausgearbeitet werden.

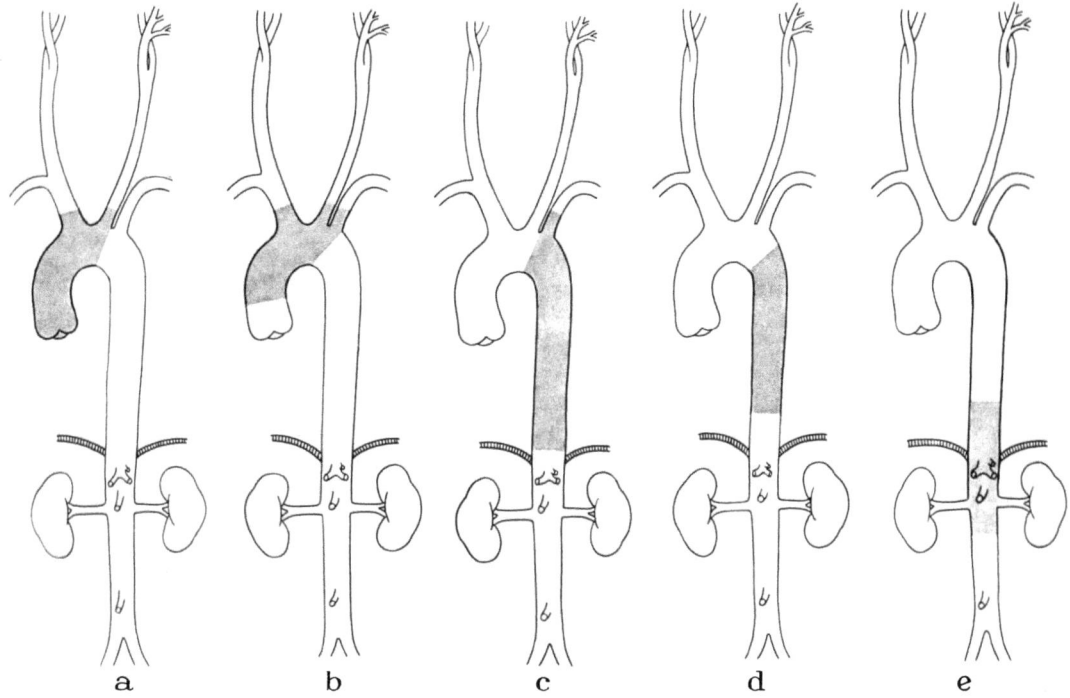

Abb. 69a-e. Indikationsbereiche für den Einsatz künstlicher Hilfsmittel bei Eingriffen an der Aorta und ihren Hauptästen. Beschreibung im Text

1. Eingriffe an der Aorta ascendens

Wie im vorhergehenden Abschnitt gezeigt, bilden der *extrakorporale Herz-Lungen-Bypass* bzw. die *Kreislaufstillegung in tiefer Hypothermie* die notwendige Voraussetzung für Kontinuitätsresektionen im Bereich der herznahen Aorta. Sollen die beiden Möglichkeiten gegeneinander abgewogen werden, so ist es zweckmäßig, die speziellen Anforderungen dieser äußerst schwierigen Eingriffe unter den miteinander eng verknüpften Gesichtspunkten der langen Operationsdauer, der Blutungsgefahr und des Risikos einer Schädigung ischämieempfindlicher Organe zu betrachten. Die von seiten der extrakorporalen Gesamtkörperdurchströmung drohenden Gefahren waren in den letzten Jahren Gegenstand eingehender experimenteller und klinischer Untersuchungen, die in zusammenfassenden Übersichten ausreichend dargestellt worden sind (Literatur bei DUBOST [98], ALLEN [5], SALISBURY [252], GOLLAN [124], CLOWES [51] und GALLETTI [113]).

Lange Perfusionszeiten sind mit einer exzessiven Traumatisierung geformter und nicht geformter Blutelemente verbunden (zusammenfassende Literatur bei SALISBURY [252], CLOWES [51], MARX u. BORST [221] und GROSS [137]) und fördern die gerade bei Aorteneingriffen so gefürchtete postoperative hämorrhagische Tendenz. Müssen große Blutmengen anhaltend aus dem Operationsfeld abgesaugt werden, nimmt das Ausmaß des Bluttraumas weiter zu [213, 214]. Gelingt es nicht, ausreichende Perfusionszeitvolumina zu verabreichen, so ist mit einer kumulativen hypoxiebedingten metabolischen Acidose zu rechnen, die gleichermaßen den Koagulationsmechanismus [180] wie die postoperative Herzfunktion [44, 54, 55, 175, 215, 292, 299] in Mitleidenschaft zieht. Schließlich erfordern Eingriffe am herznahen Aortenabschnitt meist eine Unterbrechung der normalen Coronardurchströmung, häufig auch der Hirndurchblutung, so daß aufwendige zusätzliche Verfahren zum Schutz von Herz und Hirn gegenüber Ischämie erforderlich sind.

Es lag daher nahe, die bei zahlreichen intrakardialen Eingriffen erprobte Methode der totalen Kreislaufstillegung in tiefer Hypothermie auch für die Aortenchirurgie nutzbar zu machen. Die Grenzen und Möglichkeiten dieses Vorgehens wurden eingehend erforscht ([24—28, 48, 93—96, 99—101, 103, 125—127, 139, 237, 247, 266, 274, 288, 289, 294, 295], zusammenfassende Literatur bei OVERBECK u. WIEMERS [240], HEIMBECKER [149], LEWIS [202] und THAUER [290, 291], Symposien [170—172]).

Die Frage der zulässigen Zeit der Kreislaufunterbrechung in tiefer Hypothermie und ihre Abhängigkeit von der Körpertemperatur stand gleichermaßen im Mittelpunkt des physiologischen wie des chirurgischen Interesses. Physiologischerseits wurden die Toleranzgrenzen des gegenüber Ischämie empfindlichsten Organs, nämlich des Gehirns, in Abhängigkeit von der herrschenden Körpertemperatur untersucht [3, 7, 57, 152—156, 186, 220]. Danach ist bei totaler Kreislaufunterbrechung bei 25° C mit Wiederbelebungszeiten von etwa 12 min, bei 20° C von 20 min und bei 15° C von 35 min zu rechnen (zusammenfassende Literatur bei THAUER und BRENDEL [291]). Setzen Kreislauf und Atmung unmittelbar nach Aufhebung der Zirkulationsunterbrechung voll wieder ein, wie dies bei Anwendung der extrakorporalen Hypothermie der Fall ist, so dürften sich die Wiederbelebungszeiten annähernd verdoppeln [156, 258, 290, 291]. Allerdings ist nicht erwiesen, ob unterhalb von 15° C die Wiederbelebungszeit durch postischämische künstliche Perfusion in ähnlicher Weise verlängert werden kann wie im Bereich höherer Temperaturen [291]. Diesbezügliche, bei Kreislaufunterbrechung in extrakorporaler Hypothermie gewonnene Daten, zeigen eine außerordentlich große Variationsbreite [27, 208, 238, 266, 268], deren Ursache einmal in der an sich hohen Mortalität der extrakorporalen Durchströmung beim Tier, möglicherweise aber auch in Unterschieden der Auskühlungstechnik [29, 96] zu suchen sein dürfte. Aus der klinischen Erfahrung ergeben sich als obere Grenzwerte der zulässigen Kreislaufunterbrechung 20 min bei 28° C, 40 min bei 20° C, 55 min bei 15° C und 120 min bei 8° C [93—96, 99—101, 125, 126]. Längere Kreislaufstillstandzeiten können bei intermittierender Wiederingangsetzung der Zirkulation erreicht werden. Allerdings wurden bei vereinzelten Patienten Schädigungen des Zentralnervensystems trotz Einhaltung der erwähnten Zeiten beobachtet [29, 96, 163]. Die mutmaßlichen Ursachen dieser Schädigungen wurden diskutiert [29, 96, 163]. Bei Durchführung langzeitiger Kreislaufunterbrechungen ist neben dem Risiko einer ischämischen Schädigung lebenswichtiger Organe die Gefahr einer schweren hypoxiebedingten metabolischen Acidose in Rechnung zu ziehen [36, 52, 96, 157, 208, 238, 247]. Es ist dieser Effekt der Kreislaufunterbrechung, der unter Umständen auf die Überlebensfähigkeit des Organismus erheblichen Einfluß nimmt und auch die Folgen einer ischämischen Schädigung des Organismus verschärft. Muß daher der Kreislaufstillstand bei einer gegebenen Körpertemperatur bis zu der Toleranzgrenze ausgedehnt werden, so ist eine maximale Senkung des Stoffwechsels aller Organe durch ausgiebige Kühlung mittels hoher extrakorporaler Durchströmungsvolumina und unter Anwendung von leistungsfähigen Blutwärmeaustauschern erforderlich [36, 52, 288]. Zusätzlich müssen Stoffwechselveränderungen nach Möglichkeit vor Übergang auf Spontanzirkulation ausgeglichen werden [36, 52, 96, 238].

Neben der Möglichkeit einer langfristigen totalen Kreislaufunterbrechung an sich bietet das Verfahren der tiefen Hypothermie, ob mit Hilfe einer Herz-Lungen-Maschine oder des Doppelpumpenprinzips durchgeführt, zumindest theoretische Vorteile hinsichtlich einer besseren postoperativen Lungenfunktion [19, 43, 56, 119, 260] und einer verminderten Bluttraumatisierung [54, 225, 284]. Trotzdem hat sich die Kreislaufunterbrechung in tiefer Hypothermie für die meist zeitraubenden Kontinuitätsresektionen an der proximalen Aorta nicht als Methode der Wahl durchsetzen können. So ist der Zeitaufwand bis zum Erreichen geeignet tiefer Körpertemperaturen und zu deren Normalisierung beträcht-

lich. Auskühlungs- und Wiedererwärmungsperioden können nicht für den eigentlichen
Operationsakt genutzt werden, so daß sich die Gesamtdauer des Eingriffs gegenüber dem
Vorgehen mit der Herz-Lungen-Maschine nicht wesentlich verkürzt. Die Gefahren der
intraoperativen Blutung und einer exzessiven Bluttraumatisierung durch Absaugung
sind bei Durchführung des Eingriffs in Kreislaufstillstand geringer, die Risiken einer
hypoxischen Schädigung lebenswichtiger Organe dagegen vermehrt.

Einen Ausweg aus den erwähnten Schwierigkeiten der Anwendung von kardio-
pulmonalem Bypass einerseits und hypothermischer Kreislaufstillegung andererseits bietet
die *Kombination von Herz-Lungen-Maschine und Unter-
kühlung*, welche gleichermaßen eine anhaltende Perfusion
mit normalem oder gedrosseltem Zeitvolumen [*34, 35,*

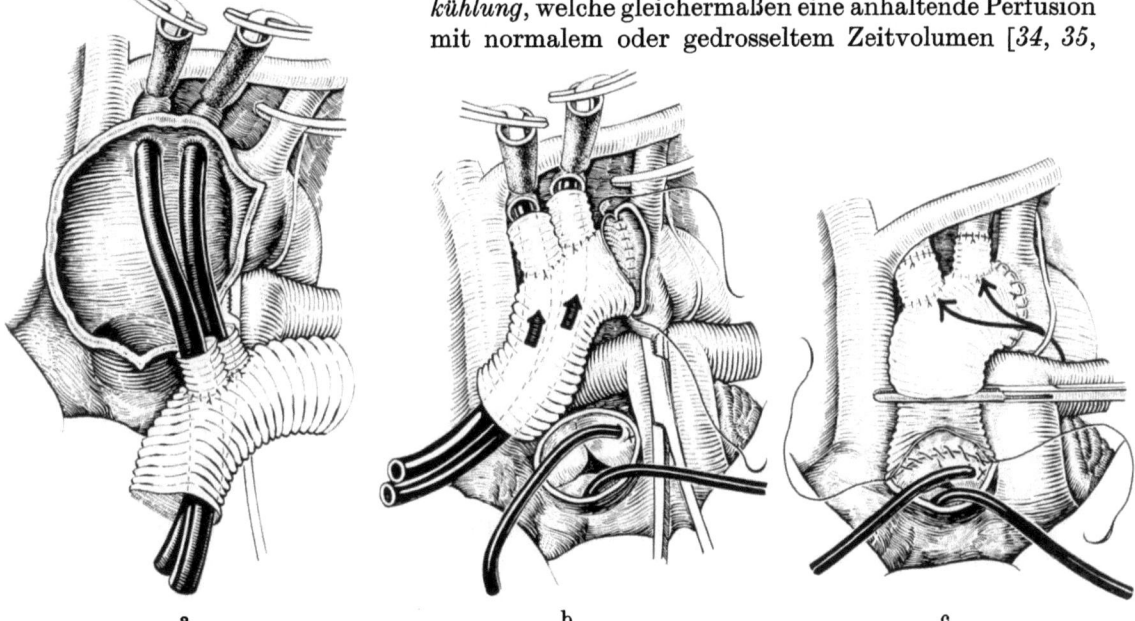

a   b   c

Abb. 70a—c. Resektion eines Ascendens-Bogen-Aneurysmas unter Herz-Lungen-Bypass. a Kreislaufstillstand. Aneurysma eröffnet. Tr. brachiocephalicus und linke A. carotis communis aus dem Aneurysma heraus
kanüliert. Prothese bereits auf die Katheter aufgezogen. b Wiederaufnahme der extrakorporalen Zirkulation
und Selektivdurchströmung von Kopf- und Coronararterien. Herstellung der distalen Aorten-, der Truncus-
und der Carotis-Anastomosen. c Die in b genannten Anastomosen sind fertiggestellt. Durchströmung der
Kopfgefäße von distal her. Herstellung der proximalen Aortenanastomose bei aufrechterhaltener künstlicher
Coronarperfusion

37, 41, 87, 90, 116, 117, 118, 136, 192, 210, 241, 245, 246, 261—264, 271, 296, 305, 306],
eine intermittierende Perfusion [*99, 100, 153, 249*] oder eine totale Stillegung des Kreislaufs [*24, 28, 48, 99—101, 103, 139, 247, 265, 268, 274, 289, 294, 295*] gestattet. Diese
Variationsbreite der technischen Möglichkeiten fehlt dem Drewschen Doppelpumpenprinzip, so daß wir bei ausgedehnten Resektionen am proximalen Aortenrohr die Kombination von Herz-Lungen-Maschine und Wärmeaustauscher bevorzugen.

Über die Anwendung des hypothermischen Kreislaufstillstandes bei Eingriffen an
Aorta ascendens und Aortenbogen haben neuerdings BARNARD und SCHRIRE [*16a*] sowie
BORST u. Mitarb. [*37a*] berichtet. Dieses neuartige Vorgehen bietet den Vorzug, Aneurysmen und arterio-venöse Fisteln ohne die sonst übliche gefährliche und zeitraubende
Präparation der zu- und abführenden Gefäße sofort eröffnen zu können. Man erhält so
unmittelbaren Überblick über die operative Situation und kann in wenigen Minuten die
erforderlichen Maßnahmen zur Wiederaufnahme der Gesamtkörperdurchströmung, gegebenenfalls auch einer Selektivperfusion von Herz und Hirn treffen. Da für diesen Akt
gewöhnlich eine Kreislaufunterbrechung von nur wenigen Minuten notwendig ist, erübrigt sich eine Auskühlung auf extrem niedrige Temperaturen. Der Kreislaufstillstand
dient somit als Hilfsmaßnahme für Beschleunigung und Vereinfachung des Aortenein-

griffes, der im wesentlichen unter aufrechterhaltener extrakorporaler Perfusion durchgeführt werden kann. Dieses Vorgehen ist in Abb. 70a—c anhand einer gemeinsamen Resektion von Aorta ascendens und proximalem Aortenbogen dargestellt. In unseren Händen hat sich ein ähnliches Vorgehen bei der Abtragung einer Fistel zwischen Aortenbogen und Vena anonyma [37a] und beim Verschluß eines rekanalisierten Ductus arteriosus gut bewährt.

2. Eingriffe an den Kopfgefäßen und am Aortenbogen

Rekonstruktive Eingriffe am Aortenbogen, am Truncus brachiocephalicus und an den Carotiden erfordern in den meisten Fällen eine mehr oder weniger langfristige Unterbrechung des Blutstroms zum Kopf und damit den Einsatz künstlicher Hilfsmittel zur Vermeidung ischämischer Hirnschädigungen. Die Indikation zum Einsatz eines Umgehungskreislaufs und die Wahl der jeweils günstigsten Kreislaufumleitung wird dabei von der Art des vorliegenden Leidens, von seiner Lokalisation und vor allem von seiner Ausdehnung abhängen.

Im einfachsten Fall einer sklerotischen Stenosierung oder eines umschriebenen Aneurysmas der A. carotis im Halsbereich kann die Kopfzirkulation einseitig sicher bis zu 15 min, nach neueren Erfahrungen sogar bis zu 30 min [71] unterbrochen werden, wenn die Zirkulation im kontralateralen Gefäß normal ist. Ein Abklemmungstest auf der gesunden Seite, gegebenenfalls auch die Carotisangiographie, ergeben Aufschluß über die Durchblutungsverhältnisse. Demgegenüber führt die langfristige Abklemmung bzw. Unterbindung einer Carotis in 20—30% der Fälle zu einer Hirnschädigung und in 10% zum Tod [283] (nach neueren Angaben in 50% bzw. 5% [112]). Bei Unterbrechung des Blutstromes in beiden Carotiden ist die Grenze der Ischämietoleranz des Gehirns nach maximal 8 min erreicht [57, 258].

Soweit es die Ausdehnung des pathologischen Prozesses erlaubt, werden Aneurysmaresektionen an den Carotiden im Halsbereich z.Z. mit Hilfe des temporären externen oder internen Shunt durchgeführt [9, 71—74, 82, 89]. Sollen die meist auf die Bifurkation beschränkten stenotischen Veränderungen der Carotiden durch Endarteriektomie beseitigt werden, so dürfte die Methode des temporären internen Shunt das geeignetste Vorgehen sein [71—74, 82]. Günstigere Verhältnisse scheinen am Truncus brachiocephalicus vorzuliegen, wo eine permanente Ligierung wiederholt folgenlos durchgeführt wurde [13, 112]. Mit abklemmungsbedingten Hemiplegien [112, 188] wird man besonders dann zu rechnen haben, wenn gleichzeitig A. subclavia dextra und Truncus verschlossen werden müssen, d.h. wenn eine Versorgung der rechten Carotis über die Schulter- und Halskollateralen entfällt [13]. Für die Resektion des Truncus brachiocephalicus und der intrathorakalen A. carotis sinistra kommt in erster Linie das Umwandlungsprinzip einer externen Gefäßprothese in ein endgültiges Gefäß in Betracht [9, 71—74, 82—84, 212]. Bei ausgedehnten Eingriffen kann dabei die Prothese proximal mit der Aorta und distal mit der gleichseitigen A. carotis im Halsbereich verbunden werden. Ist die Aorta auf Grund der Ausdehnung eines Aneurysmas primär nicht zugänglich, so muß zur kardio-pulmonalen Kreislaufumleitung, gegebenenfalls unter Selektivdurchströmung der jeweiligen A. carotis, gegriffen werden (S. 195). Auch die Verwendung der tiefen extrakorporalen Hypothermie ist in diesem Zusammenhang zu erwägen [23, 102].

Die Anwendung von Überbrückungsmaßnahmen, die gleichzeitig die Versorgung der Aorta descendens und der beiden Kopfgefäße sicherstellen müssen, bildet die notwendige Voraussetzung für ein erfolgreiches Eingreifen am Aortenbogen. Aortenbogenresektionen wurden verschiedentlich unter Einsatz des Pumpenoxygenators und selektiver Hirnperfusion durchgeführt (Abb. 217, S. 623). Das Verfahren der beidseitigen Carotisdurchströmung wurde von COOLEY [64] und DEBAKEY [60] erstmalig angegeben und am Menschen mit Erfolg verwandt. Unter Perfusion mit Stromzeitvolumina von der Größenordnung der normalen Hirndurchblutung [185], im Durchschnitt 54 ml pro 100 g Hirngewicht pro

Minute oder 240 bis 400 ml pro Minute für jedes der beiden Kopfgefäße, ließen sich cerebrale Schäden mit Sicherheit vermeiden. Die Technik der selektiven Hirndurchströmung entspricht derjenigen der künstlichen Coronarperfusion bei konstantem Durchströmungsvolumen (S. 197). Die Zufuhr des Blutes zu den beiden Carotiden erfolgt wie bei selektiver Coronarperfusion mittels zweier aus dem arteriellen Schenkel der Maschinenleitung gespeisten Okklusivpumpen, welche das Blut den beiden intrathorakal kanülierten Kopfgefäßen zuführen. Unter dem Eindruck einer hohen Sterblichkeit konnte sich das Verfahren nicht allgemein durchsetzen und dürfte heute auf die gemeinsame Resektion von Aorta ascendens und Aortenbogen beschränkt sein. Da für derartig ausgedehnte Operationen zusätzlich zur Hirnperfusion eine Coronarperfusion erforderlich wird, fragt es sich, ob nicht die technisch wesentlich einfachere Kreislaufstillegung in tiefer Hypothermie bessere Erfolgsaussichten liefert.

Für die alleinige Resektion des Aortenbogens hat sich das Umwandlungsprinzip als Methode der Wahl erwiesen [1, 81, 84, 88, 233, 253]. Die Gefäßprothese verbindet zunächst Aorta ascendens und descendens, wobei ein Rohrdurchmesser von mindestens 14 mm, besser von 20 mm, zu fordern ist [59, 75]. Die Versorgung der Carotiden wird über geeignete Prothesenäste hergestellt (Abb. 64, S. 190).

3. Eingriffe an der thorakalen Aorta descendens

Jede für Wiederherstellungseingriffe an der descendierenden thorakalen Aorta notwendige Unterbrechung des Blutstroms gefährdet bei fehlendem Kollateralkreislauf den Organismus in zweifacher Hinsicht: Durch die im proximalen Gefäßabschnitt erzeugte *Hypertonie* und durch die im distalen Gefäßgebiet entstehende *Hypotonie* sind in Abhängigkeit von der Höhe und der Dauer der Aortenabklemmung schwerwiegende Folgen zu erwarten.

Die durch Unterbrechung des Blutstroms in der thorakalen Aorta descendens hervorgerufene Einschränkung der peripheren Strombahn auf weniger als 50 % der Norm führt zu einer extremen Drucksteigerung im proximalen Gefäßabschnitt mit konsekutiver Überlastung des linken Ventrikels, Lungenödem, Kammerflimmern und der Möglichkeit einer cerebro-vasculären Schädigung [66, 148, 277]. Die Größe des Druckanstieges ist dabei abhängig vom venösen Blutangebot zum Herzen und von der vasodilatatorischen Reserve des kranial vom Abklemmungsort liegenden Gefäßbettes. Ist der Blutrückfluß zum Herzen nicht wesentlich vermindert, so steigt der proximale Aortendruck schon beim kreislaufgesunden Organismus auf Werte über 200 mg Hg [8, 140, 143, 144, 176, 187, 277]. Besteht eine Hypervolämie oder ist der Windkessel sklerotisch verändert, können noch höhere Werte erreicht werden. Die Zeitspanne bis zum Versagen des linken Herzens läßt sich beim einzelnen Patienten nicht voraussagen. Sie ist stark abhängig von der Leistungsfähigkeit des Myokards und kann selbst beim jungen Menschen bei hoher Abklemmung nur 15 min betragen [148]

Im distal der Abklemmung gelegenen Gefäßgebiet fällt der arterielle Blutdruck auf Werte von weniger als 30 mm Hg [8, 140, 144, 176, 187, 277] und liegt damit nicht wesentlich höher als der bei Kreislaufstillstand vorherrschende „statische" Druck der Zirkulation. Der Kreislauf in den distalen Körperabschnitten kommt somit weitgehend zum Erliegen. In erster Linie sind dabei die gegenüber Hypoxie anfälligsten Organe der distalen Körperabschnitte bedroht: Rückenmark, Nieren und Leber.

Für das *Rückenmark* ergibt sich aus zahlreichen experimentellen Untersuchungen eine auffallende Variabilität der in Normothermie zulässigen Abklemmungszeiten der thorakalen Aorta descendens [17, 31, 49, 60, 62, 69, 70, 81, 109, 110, 242, 243, 248]. Während EKSTRÖM über eine bereits nach 18minütiger Abklemmung aufgetretene Paraplegie berichtete [110], blieben Spinalschäden bei einem von COOLEY [60] operierten Kranken nach 45minütiger Unterbrechung des Aortenblutstromes aus. Die große Schwankungsbreite der zulässigen Zeit einer Aortenabklemmung dürfte auf mehreren Ursachen beruhen.

Einmal kann der Abklemmungsbezirk bzw. die Resektionszone eine spinale „Endarterie" miteinschließen. Dies trifft wahrscheinlich ausschließlich zu für die Unterbrechung des Blutstromes in der A. radicularis magna, die in 50% der Fälle aus den unteren Intercostalarterien (D 8—12), in den übrigen Fällen aus den Lumbalarterien entspringt. Es ergibt sich hieraus eine besondere Gefährdung des Rückenmarks bei ausgedehnten thorako-abdominalen Resektionen [2, 66, 109, 203]. Zum anderen kann bei hoher Aortenabklemmung und schlecht ausgebildeter A. spinalis anterior eine kritische Einschränkung der Blutversorgung des distalen Rückenmarks (etwa von D 6 abwärts) entstehen [2, 66, 109, 223, 302—304]. In diese Gruppe fällt die überwiegende Mehrzahl der in der Literatur niedergelegten Paraplegien. Die Gefährdung des Rückenmarks ist bei diesen Kranken um so größer, je höher die Abklemmung erfolgt und je mehr der kollateralen Versorgung der distalen Aorta dienende Intercostalarterien geopfert werden; ebenso scheint das Risiko einer Paraplegie anzusteigen, wenn die A. subclavia sinistra abgeklemmt werden muß [2]. Schließlich spielen pathologische Gefäßveränderungen an den Spinalgefäßen eine Rolle. Bei Vorliegen besonders ungünstiger anatomischer Verhältnisse läßt sich daher eine Rückenmarksschädigung weder durch Hypothermie noch durch den Umgehungskreislauf vermeiden [81]. Die Aufrechterhaltung annähernd normaler Druck- und Durchblutungsverhältnisse im distalen Gefäßbett dürfte aber das Risiko einer Markschädigung auf ein Minimum reduzieren, da hierdurch zumindest eine kollaterale Versorgung mangeldurchbluteter Rückenmarksbezirke aufrechterhalten wird.

MIYAMOTO [226] und BLAISDELL u. COOLEY [30] fanden bei Abklemmung der thorakalen Aorta descendens einen erheblichen Anstieg des Liquordruckes. Das Risiko einer Paraplegie konnte durch Liquor-Drainage gesenkt werden. Die Steigerung des cerebrospinalen (extravasalen) Druckes wirkt einer ausreichenden Kollateraldurchblutung mangelversorgter Rückenmarksabschnitte entgegen (s. funktioneller Gefäßverschluß, S. 62).

An zweiter Stelle in der Empfindlichkeit gegenüber einer Ischämie stehen die *Nieren* [270]. Wie beim Rückenmark wurde auch an diesem Organ eine bemerkenswerte Variabilität der zulässigen Ischämiezeit beobachtet (zusammenfassende Literatur bei MOYER [231] und DEBAKEY [79]). Wurde beim Hund der Aortenblutstrom oberhalb der Nierenarterienabgänge unterbrochen, so blieb auch bei 3stündiger Abklemmung eine permanente Nierenschädigung aus. Bei Okklusion der Nierenarterie selbst entstanden bei einigen Hunden Schäden bereits nach Ablauf 1 Std [231]. Entgegen diesen tierexperimentellen Befunden dürfte beim Menschen die obere Grenze der zumutbaren Ischämie schon nach 30 min erreicht sein [79, 287], wobei Vorschädigungen der Nieren, vor allem durch Arteriosklerose stets in Betracht gezogen werden müssen.

Nach zahlreichen, allerdings sehr uneinheitlichen Befunden scheint die der *Leber* zumutbare totale Ischämiezeit bei Normothermie 30 min nur wenig zu überschreiten und in Oberflächenhypothermie auf etwa 1 Std anzusteigen (zusammenfassende Literatur bei DEBAKEY [79]).

Eine weitere, unter Umständen zum Tode des Patienten führende Komplikation bei Resektionen an der thorakalen Aorta descendens ist eine nach rascher Abnahme der Klemmen auftretende Hypotension [49, 112, 144, 162, 184]. Sie wird auf eine extreme nutritive und druckpassive Vasodilatation in den minderdurchbluteten Regionen der unteren Körperhälfte zurückgeführt und kann durch langsames Öffnen der Aortenklemme, durch Vermehrung der zirkulierenden Blutmenge und durch Verabreichung von Vasopressoren aufgefangen werden [162, 184].

Zur Vermeidung der mit einer Unterbrechung des Blutstroms in der thorakalen Aorta descendens verbundenen Gefahrenmomente sind vier Methoden angewandt worden: die *künstliche Hypotension*, die *Liquordrucksenkung*, die *Oberflächenhypothermie* und verschiedene Formen des extrakorporalen *Überbrückungskreislaufes*.

Die *pharmakologische Drucksenkung*, wie sie für Aneurysmaresektionen an der Aorta von JULIAN u. Mitarb. [179] angegeben wurde, ist auf Grund theoretischer Überlegungen und ungünstiger klinischer Erfahrungen abzulehnen.

Wird der *Liquordruck künstlich gesenkt*, so läßt sich die Dauer der zulässigen normothermischen Aortenabklemmung wesentlich hinausschieben, wie dies BLAISDELL und

Cooley [30] im Experiment und Miyamoto u. Mitarb. [226] anläßlich zweier 35 bzw. 53 min dauernder Eingriffe an der thorakalen Aorta descendens am Menschen demonstriert haben. Ob dieses Vorgehen breitere klinische Anwendung finden wird, bleibt dahingestellt.

Zahlreiche experimentelle Untersuchungen haben den günstigen Effekt einer *künstlichen Temperatursenkung* bei Unterbrechung des Aortenblutstroms eindeutig erwiesen [*18, 144, 242, 243, 248*]. Beim Menschen verlaufen Abklemmungsperioden bis zu 1 Std in Oberflächenhypothermie von 28—30° C [*60, 62, 81, 111, 194, 195, 250*], mit seltenen Ausnahmen [*17, 81, 109, 144*], komplikationslos. Es ist in diesem Zusammenhange von Interesse, daß im Experiment am Hund die Hypothermie wohl die Überlebenszeit des Rückenmarks, nicht aber ·die Mortalität der Tiere beeinflußt [*248*]. Ebenso ist die Beobachtung bemerkenswert, daß eine Nierenschädigung durch Temperatursenkung zumindest unter klinischen Bedingungen nicht zuverlässig vermieden werden kann. Aber selbst wenn die Hypothermie die Gefahr einer hypoxischen Schädigung distaler Organe vermindert und damit die zulässige Zeit der Aortenabklemmung verlängert, kann sie die mit der Überlastung des proximalen Kreislaufs verbundenen Gefahren nicht in ausreichender Weise beseitigen [*66*]. Zusätzlich wirkt sich die in Hypothermie verstärkte Blutungstendenz besonders bei ausgedehnter Weichteileröffnung nachteilig aus [*109, 111*]. Eine künstliche Temperatursenkung auf Werte von 27—30° C kommt daher in erster Linie für solche Eingriffe in Betracht, bei denen Abklemmungszeiten von 40—50 min nicht überschritten werden. Für ältere Kranke ist die Anwendung eines geeigneten Umgehungskreislaufs immer vorzuziehen [*64, 66, 81, 148*]. *Vergleicht man die erwähnten Methoden in bezug auf ihre Wirksamkeit in der Aufrechterhaltung physiologischer Bedingungen im distalen Körperabschnitt, so ergibt sich eine klare Überlegenheit des extrakorporalen Überbrückungskreislaufs.*

Für das Vorgehen an der thorakalen Aorta descendens stehen mehrere Methoden der extrakorporalen Kreislaufüberbrückung zur Verfügung.

In seltenen Fällen ist die Resektionszone auf den mittleren Teil der thorakalen Aorta descendens beschränkt, so daß der proximale Aortenstumpf bzw. die A. subclavia für die Herstellung eines pumpenlosen temporären Shunt benutzt werden kann. Auch die Verwendung des Umwandlungsprinzips eines temporären externen Prothesen-Shunt in ein permanentes Gefäß ist in Erwägung zu ziehen [*84*], wenn keine extrakorporalen Hilfsmittel zur Verfügung stehen.

Verwendet man bei entsprechenden anatomischen Verhältnissen einen pumpenlosen Shunt, so müssen häufig eine Drucksteigerung im proximalen, eine Drucksenkung im distalen Gefäßbereich in Kauf genommen werden. Die Größe des auftretenden Druckgradienten wird dabei maßgeblich vom Widerstand der extrakorporalen Leitung bestimmt, wobei die Größe der in die Spender- und Empfängergefäße eingeführten Kanülen meist den begrenzenden Faktor darstellt. Eine Drucksenkung kommt immer dann zustande, wenn der Querschnitt der extrakorporalen Rohre weniger als 50—60% des Querschnitts des Spender- und Empfängergefäßes beträgt (s. S. 56) [*73, 140, 177, 219*]. *Dünne Blutleitungen, wie sie ursprünglich zur externen Überbrückung angewandt wurden [50, 143, 255], sind daher als insuffizient zu betrachten [286].* Aus dem gleichen Grund muß mit einem Druckabfall in der distalen Strombahn gerechnet werden, wenn die A. subclavia sinistra zur Blutumleitung endständig kanüliert wird [*8, 187*].

Umfaßt der Erkrankungsprozeß ausgedehnte Abschnitte der Aorta descendens und fällt vor allem die linke A. subclavia in die Resektionszone, so ist der Einsatz eines *Pumpen-Umgehungskreislaufes vom linken Vorhof zur A. femoralis bzw. zur A. iliaca externa* indiziert. Dieses Verfahren wird wegen seiner universellen Anwendbarkeit und wegen der einfachen Kanülierungstechnik gegenwärtig von den meisten Operateuren bevorzugt [*8, 64, 81, 83, 84, 86, 115, 138, 146, 148, 278*]. Bei Verwendung von Blutpumpen ist eine kontinuierliche Durchströmung des distalen Gefäßbettes mit Zeitvolumina von normaler Größenordnung und damit die Druckgleichheit im kranialen und caudalen Gefäßbett gewährleistet.

Nach übereinstimmenden experimentellen und klinischen Befunden [8, 58, 148, 286] sind hierfür Stromzeitvolumina von etwa 50—70 ml/kg/min erforderlich. Kleinere Werte (20—35 ml/kg/min) werden zwar von einigen Untersuchern als ausreichend erachtet [64, 81, 227, 228], sind jedoch mit erheblicher distaler Drucksenkung und damit der Gefahr einer Mangelversorgung der unteren Körperhälfte verbunden.

4. Eingriffe an der thorako-abdominalen Aorta

Besondere Probleme ergeben sich bei der Korrektur des weit in den Bauchraum reichenden, meist dissezierenden Aortenaneurysmas (s. S. 682) [83, 148]. Liegen die Abgänge der Nierenarterien in der Resektionszone, so müssen Maßnahmen zur Vermeidung von ischämischen Schäden getroffen werden. COOLEY [64, 66], DEBAKEY [80, 81] und MORRIS [227, 228] resezierten Aortenaneurysmen im thorako-abdominalen Bereich erstmalig unter Verwendung des arterio-arteriellen Pumpen-Bypass, wobei die Blutzuleitung zur Pumpe aus Gründen der besseren Zugänglichkeit des Spendergefäßes meist durch seitenständige Kanülierung der Aorta descendens erfolgte. Sofern erforderlich wurden beide Nierenarterien mittels getrennter Kreislaufanordnungen perfundiert. Minutenvolumina von der Größenordnung 70 ml pro Einzelniere erwiesen sich für diese Zwecke als ausreichend. Technik und Pathophysiologie der selektiven Nierendurchströmung wurden eingehend dargestellt [64, 66, 81, 227, 228]. Allerdings hat auch dieses Verfahren angesichts eines erheblichen technischen Aufwandes und der postoperativen Blutungsgefahr neuerdings an Bedeutung verloren und wurde weitgehend zugunsten des Umwandlungsprinzips verlassen [60, 81, 84], das sich gerade für Resektionen im thorako-abdominalen Bereich als sehr brauchbar erwies. Die Blutversorgung der Abdominalorgane erfolgt hierbei über auf die Aortenprothese aufgenähte Seitenäste, die an die Nierenarterien, den Truncus coeliacus und die A. mesenterica superior angeschlossen werden.

Literatur

[1] ADAMS, H. D.: Shunt graft with resection for aneurysm of arch of aorta. J. Amer. med. Ass. 159, 1195 (1955).

[2] —, and H. H. VAN GEERTRUYDEN: Neurologic complications of aortic surgery. Ann. Surg. 144, 574 (1956).

[3] ADOLPH, E. F., and J. GOLDSTEIN: Survival of rats and mice without oxygen in deep hypothermia. J. appl. Physiol. 14, 599 (1959).

[4] ALLEN, J. G., F. D. MOORE, A. G. MORROW, and H. SWAN II: Extracorporeal circulation. Springfield (Ill.): Ch. C. Thomas 1958.

[5] ALLEN, P., and C. W. LILLEHEI: Use of induced cardiac arrest in open heart surgery. Minn. Med. 40, 672 (1957).

[6] ANDERSON, R. M., and W. E. BLOOMER: A reliable heart vent. Surgery 51, 220 (1962).

[7] ANDJUS, R. K.: Suspended animation in cooled, supercooled and frozen rats. J. Physiol. (Lond.) 128, 547 (1955).

[8] AUSTEN, W. G., and R. S. SHAW: Experimental studies with extracorporeal circuits as a method to enable surgical attack on thoracic aneurysms. J. thorac. cardiovasc. Surg. 39, 337 (1960).

[9] BAHNSON, H. T., F. C. SPENCER, and J. K. QUATTELBAUM: Surgical treatment of occlusive disease of the carotid artery. Ann. Surg. 149, 711 (1959).

[10] — — E. F. G. BUSSE, and F. W. DAVIS: Cusp replacement and coronary artery perfusion in open operations on the aortic valve. Ann. Surg. 152, 494 (1960).

[11] — — Aneurysms of ascending aorta with prosthetic replacement during cardiopulmonary bypass. Ann. Surg. 151, 879 (1960).

[12] — — and N. C. JAECKEL: Experiences with replacement of individual cusps of the aortic valve. Prosthetic valves for cardiac surgery. Springfield (Ill.): Ch. C. Thomas 1961.

[13] — Ligierung des Truncus brachiocephalicus. Persönliche Mitteilung 1962.

[14] BAILEY, C. P., and J. ZIMMERMANN: The surgical correction of aortic regurgitation. Bicuspid conversion. Amer. J. Cardiol. 3, 6 (1959).

[15] — — Aortic regurgitation. In: Handbuch der Thoraxchirurgie, Bd. II, S. 949. Berlin-Göttingen-Heidelberg: Springer 1959.

[16] — — G. BLANCO, and C. F. SPARGER: Surgical correction of aortic regurgitation. Arch. Surg. 80, 16 (1960).

[16a] BARNARD, C. N., and V. SCHRIRE: The surgical treatment of aquired aneurysms of the thoracic aorta. Thorax 18, 101 (1963).

[17] BEATTIE, E. J., J. NOLAN, and J. S. HOWE: Paralysis following surgical correction of coarctation of the aorta. Surgery 33, 754 (1953).

[18] — D. ADOVASIO, J. M. KESHISHIAN, and B. BLADES: Refrigeration in experimental surgery of the aorta. Surg. Gynec. Obstet. 96, 711 (1953).

[19] BEER, R., G. LOESCHCKE, A. SCHAUDIG, M. PASINI, H. G. AUBERGER, H. RANZ u. H. G. BORST: Lungenfunktion nach Anwendung extracorporaler Zirkulation. Thoraxchirurgie 9, 427 (1961).

[20] BERNE, R. M., R. D. JONES, and F. S. CROSS: Myocardial hypothermia in elective cardiac arrest. J. appl. Physiol. 12, 431 (1958).

[21] BERNHARD, W. F., H. F. SCHWARZ, and N. P. MALLICK: Intermittent cold coronary perfusion as an adjunct to open heart surgery. Surg. Gynec. Obstet. 111, 744 (1960).

[22] BEUREN, A., CH. SPARKS, and R. J. BING: Metabolic studies on the arrested and fibrillating perfused heart. Amer. J. Cardiol. 1, 103 (1958).

[23] BINET, J. P.: Rupture fraîche du bord supérieur de l'aorte avec désinsertion du tronc brachio-céphalique. Suture et guérison grâce à l'hypothermie profonde. Ann. Chir. Thorac. et Cardio-Vasc. 1, 807 (1962).

[24] BJÖRK, V. O.: Die tiefe Hypothermie mit extracorporalem Kreislauf in der offenen Herzchirurgie. Thoraxchirurgie 8, 271 (1960).

[25] — Perfusion technique for surgery on the aortic valves. Ann. Surg. 153, 173 (1961).

[26] —, and B. FORS: Induced cardiac arrest. J. thorac. cardiovasc. Surg. 41, 387 (1961).

[27] —, and M. H. HOLMDAHL: The oxygen consumption in man under deep hypothermia and the safe period of circulation arrest. J. thorac. cardiovasc. Surg. 42, 392 (1961).

[28] — Methods for open heart surgery. Acta chir. scand., Suppl. 283, 75 (1961).

[29] —, and G. HULTQUIST: Contraindications for the use of profound hypothermia. Ann. Chir. Thorac. et Cardio-Vasc. 1, 715 (1962).

[30] BLAISDELL, F. W., and D. A. COOLEY: Relationship of spinal fluid pressure and incidence of paraplegia following temporary aortic occlusion. Surg. Forum 11, 153 (1960).

[31] BLALOCK, A., and E. A. PARK: The surgical treatment of experimental coarctation of the aorta. Ann. Surg. 119, 445 (1944).

[32] BLANCO, G., A. ADAM, and A. FERNANDEZ: A direct experimental approach to the aortic valve: 2. acute retroperfusion of the coronary sinus. J. thorac. Surg. 32, 171 (1956).

[33] — C. OCA, S. LANGUNA, L. E. NUNEZ, J. J. SCHAEFER, and C. P. BAILEY: The use of autogenous lung with an extracorporeal pump system in clinical cardiac bypass. Amer. J. Cardiol. 2, 302 (1958).

[34] BORST, H. G.: Die Kombination von extrakorporalem Kreislauf und Hypothermie. Langenbecks Arch. klin. Chir. 292, 696 (1959).

[35] — R. BEER u. G. L. LOESCHCKE: Klinische Untersuchungen bei Anwendung des extrakorporalen Kreislaufs in Verbindung mit Hypothermie. Thoraxchirurgie 8, 308 (1960).

[36] — Experimentelle Untersuchungen bei kombinierter Anwendung von extrakorporalem Kreislauf und Hypothermie. Med. Habil.-Schr. München 1962.

[37] — M. SCHMIDT-MENDE, G. SCHMIDT u. A. SCHAUDIG: Untersuchungen über extrakorporalen Kreislauf in Verbindung mit tiefer Hypothermie. Langenbecks Arch. klin. Chir. 298, 813 (1961).

[37a] BORST, H. G., A. SCHAUDIG, and W. RUDOLPH: Arterio-venous fistula of the aortic arch: repair during deep hypothermia and circulatory arrest. J. Thorac. cardiovasc. Surg. 48, 443 (1964).

[38] BRETSCHNEIDER, H. J.: Sauerstoffbedarf und -Versorgung des Herzmuskels. Verh. Dtsch. Ges. Kreisl.-Forsch. 27. Tagg 1961, S. 32.

[39] —, u. K. STANDFUSS: Die mechanische Wirkung der Herzkontraktion auf die Koronardurchblutung. Dtsch. med. Forsch. 1, 41 (1963).

[40] BREWER, L. A.: Selective deep hypothermic cardioplegia with extracorporeal circulation in the treatment of congenital heart disease. Ann. Chir. Thorac. et Cardio-Vasc. 1, 484 (1962).

[41] BROWN, I. W., W. W. SMITH, and W. G. YOUNG: Experimental and clinical studies of controlled hypothermia rapidly produced and controlled by a blood heat exchanger during extracorporeal circulation. J. thorac. Surg. 36, 497 (1958).

[42] — — and W. O. EMMONS: An efficient blood heat exchanger for use with extracorporeal circulation. Surgery 44, 372 (1958).

[43] BÜCHERL, E. S.: Komplikationen von seiten der Lunge nach extrakorporaler Zirkulation. Thoraxchirurgie 9, 58 (1961).

[44] CAMPBELL, G. S., D. B. HONLE, and N. W. CRISP: Depressed response to intravenous sympathicomimetic agents in humans during acidosis. Dis. Chest. 33, 18 (1958).

[45] CARREL, A.: On the experimental surgery of the thoracic aorta and the heart. Ann. Surg. 52, 83 (1910).

[46] — Results of the permanent intubation of the thoracic aorta. Surg. Gynec. Obstet. 15, 245 (1912).

[47] — Permanent intubation of the thoracic aorta. J. exp. Med. 16, 17 (1924).

[48] CHALNOT, P., R. FRISCH, J. GROSIDIER et M. BITTARD: L'hypothermie profonde avec le coeur-poumon artificiel de Gibbon. Ann. Chir. Thorac. et Cardio-Vasc. 1, 455 (1962).

[49] CHAMBERLAIN, J. M., R. KLOPSTOCK, P. PARNASSA, A. R. GRANT, and I. I. CINCOTTI: The use of shunts in surgery of thoracic aorta. J. thorac. Surg. 31, 251 (1956).

[50] CLATWORTHY, H. W., and R. L. VARCO: A small bore polythene shunt to prevent mechanical shock after prolonged cross-clamping of the thoracic aorta. Proc. Soc. exp. Biol. (N.Y.) 74, 434 (1950).

[51] CLOWES, G. H. A.: Extracorporeal maintenance of circulation and respiration. Physiol. Rev. 40, 826 (1960).

[52] — Hemodynamic and metabolic alterations produced by profound hypothermia and circulatory arrest. Ann. Chir. Thorac. et Cardio-Vasc. 1, 563 (1962).

[53] —, and W. E. NEVILLE: Experimental exposure of the aortic valve, laboratory studies and a clinical trial. Surg. Forum 5, 39 (1955).

[54] —, W. E. NEVILLE, O. L. HOPKINS, J. ANZOLA, and F. A. SIMEONE: Factors contributing to success or failure in the use of a pump-oxygenator for complete bypass of the heart and lung; experimental and clinical. Surgery 36, 557 (1954).

[55] — G. A. SABGA, and A. KONITAXIS: Effects of acidosis on cardiovascular function in surgical patients. Ann. Surg. 154, 524 (1961).

[56] COMROE, J. H.: Physiological and biochemical effects of pulmonary artery occlusion. Pulmonary structure and function, p. 176. Ciba Symposium. London: Churchill 1962.

[57] CONNOLLY, J. E.: Selective brain cooling for neurosurgery. Ann. Chir. Thorac. et Cardio-Vasc. 1, 809 (1962).

[58] — S. L. KOUNTZ, and R. J. BOYD: Some observations on the diagnosis and treatment of thoracic aneurysms. Amer. J. Surg. 104, 347 (1962).

[59] COOLEY, D. A., D. E. MAHAFFEY, and M. E. DeBAKEY: Total excision of aortic arch for aneurysm. Surg. Gynec. Obstet. 101, 667 (1955).

[60] —, and M. E. DeBAKEY: Resection of the thoracic aorta with replacement by homograft for aneurysms and constrictive lesions. J. thorac. Surg. 21, 66 (1955).

[61] — — Resection of entire ascending aorta in fusiform aneurysm using cardiac bypass. J. Amer. med. Ass. 162, 1158 (1956).

[62] — — Hypothermia in the surgical treatment of aortic aneurysm. Bull. int. Chir. 15, 206 (1956).

[63] — D. A. McNAMARA, and J. R. LATSON: Aortico-pulmonary septal defect. Surgery 42, 101 (1957).

[64] — M. E. DeBAKEY, and G. C. MORRIS: Controlled extracorporeal circulation in surgical treatment of aortic aneurysm. Ann. Surg. 146, 473 (1957).

[65] — J. R. LATSON, and A. S. KEATS: Surgical considerations in the repair of ventricular and atrial defects utilising cardio-pulmonary bypass. Surgery 43, 214 (1958).

[66] — Complications of procedures on the thoracic aorta. In: C. P. ARTZ, and J. D. HARDY, Complications in surgery and their management, p. 511. Philadelphia: W. B. Saunders Co. 1960.

[67] COOPER, T., V. L. WILLMAN, P. ZAFIRACOPOULOS, and R. HANLON: Myocardial function after elective cardiac arrest during hypothermia. Surg. Gynec. Obstet. 109, 423 (1959).

[68] CONKLIN, W. S., J. T. GRISMER, and J. A. AALPOEL: Resection of the aortic arch. Ann. Surg. 148, 226 (1958).

[69] CRAWFOORD, C., and G. NYLIN: Congenital coarctation of the aorta and it's surgical treatment. J. thorac. Surg. 14, 347 (1945).

[70] — Diskussion zu R. E. GROSS, Complete division of the patent ductus arteriosus. J. thorac. Surg. 16, 314 (1947).

[71] CRAWFORD, E. S., M. E. DeBAKEY, G. C. MORRIS, and W. S. FIELDS: Arterial reconstructive operations for occlusion disease of the innominate, carotid, subclavian and vertebral arteries. Progr. cardiovasc. Dis. 3, 145 (1960).

[72] — — Surgical treatment of extracranial occlusive lesions causing cerebral arterial insufficiency. Bull. Soc. int. Chir. 4, 407 (1960).

[73] — — F. W. BLAISDELL, G. C. MORRIS, and W. S. FIELDS: Hemodynamic alterations in patients with arterial insufficiency before and after operation. Surgery 48, 76 (1960).

[74] — — D. A. COOLEY, and G. C. MORRIS jr.: Surgical considerations of aneurysms and atherosclerotic occlusive lesions of the aorta and major arteries. Postgrad. Med. 29, 151 (1961).

[75] CREECH jr., O., M. E. DeBAKEY, and D. E. MAHAFFY: Total resection of the aortic arch. Surgery 40, 817 (1956).

[76] CROSS, F. S.: Localised cardiac hypothermia as an adjunct to elective cardiac arrest. Surg. Forum 8, 355 (1957).

[77] DARBY, T. D., E. F. PARKER, W. H. LEE jr., and J. D. ASHMORE: Influence of cardiopulmonary bypass with cardiac arrest and right ventriculotomy on myocardial force. Ann. Surg. 107, 596 (1958).

[78] DeBAKEY, M. E.: Simple continuous flow blood transfusion instrument. New Orleans med. surg. J. 87, 386 (1934).

[79] — O. CREECH, and G. C. MORRIS: Aneurysm of the thoracoabdominal aorta involving the celiac, superior mesenteric and renal arteries. Ann. Surg. 144, 549 (1956).

[80] — E. S. CRAWFORD, D. A. COOLEY, and G. C. MORRIS: Successful resection of fusiform aneurysm of aortic arch with replacement by homograft. Surg. Gynec. Obstet. 105, 657 (1957).

[81] — D. A. COOLEY, E. S. CRAWFORD, and G. C. MORRIS: Aneurysms of thoracic aorta; analysis of 179 patients treated by resection. J. thorac. Surg. 36, 393 (1958).

[82] DE BAKEY, M. E., E. S. CRAWFORD, D. A. COOLEY, and G. C. MORRIS: Surgical considerations of occlusive disease of innominate and subclavian arteries. Ann. Surg. 149, 690 (1959).

[83] — — Surgical considerations of aquired diseases of the aorta and major peripheral arteries. II. Dissecting aneurysms of the aorta. Mod. Conc. cardiov. Dis. 28, 563 (1959).

[84] — Changing concepts in vascular surgery. J. cardiovasc. Surg. 1, 3 (1960).

[85] — W. S. HENLY, D. A. COOLEY, E. S. CRAWFORD, and G. C. MORRIS: Surgical treatment of dissection aneurysm of the aorta. Analysis of seventy-two cases. Circulation 24, 290 (1961).

[86] DEMETRACOPOULOS, N. J., T. W. SHIELDS, and F. J. LEWIS: Experimental and clinical application of a pump for partial and total aortic bypass. J. thorac. Surg. 38, 179 (1959).

[87] DERRA, E.: Erfahrungen mit Operationen an dem aus dem Kreislauf ausgeschalteten Herzen unter Verwendung von Hypothermie und der extrakorporalen Zirkulation. Wien. med. Wschr. 110, 33 (1960).

[88] DERRICK, J. R., and D. C. SPENCER: Technical considerations in the resection of aneurysms of the ascending aorta, transverse arch and upper descending thoracic aorta. Amer. J. Surg. 103, 536 (1962).

[89] DETERLING, R. A.: Diskussion zu E. S. CRAWFORD. Surgery 48, 76 (1960).

[90] DE WALL, R. A., and C. W. LILLEHEI: Simplified total body perfusion. J. Amer. med. Ass. 179, 430 (1962).

[91] DILLARD, D. H., R. R. VETTO, R. A. BRUCE, and K. A. MERENDINO: Correction of aneurysm of the ascending aorta and of aortic insufficiency in MARFAN's syndrome. Amer. J. Surg. 104, 337 (1962).

[92] DIVELEY, W. L., R. A. DANIEL, and H. W. SCOTT: Surgical management of penetrating injuries of the ascending aorta and aortic arch. J. thorac. cardiovasc. Surg. 41, 95 (1961).

[93] DREW, C. E., G. KEEN, and D. B. BENAZON: Profound hypothermia. Lancet 1959 I, 745.

[94] —, and I. M. ANDERSON: Profound hypothermia in cardiac surgery. Lancet 1959 I, 748.

[95] — Profound hypothermia in cardiac surgery. Brit. med. Bull. 17, 37 (1961).

[96] — Hypothermie profonde par quadruple canulation. Ann. Chir. Thorac. et Cardio-Vasc. 1, 417 (1962).

[97] — Resektion der Aorta ascendens und des Aortenbogens in tiefer Hypothermie. Persönliche Mitteilung 1962.

[98] DUBOST, C., et P. BLONDEAU: Chirurgie à coeur ouvert. Paris: Masson & Cie. 1957.

[99] — u. H. MERGUET: Die Kombination von Herz-Lungen-Maschine und Unterkühlung in der Chirurgie am eröffneten Herzen. Thoraxchirurgie 8, 387 (1960).

[100] — — The association of the artificial heart-lung-machine with deep hypothermia in open heart surgery. J. cardiovasc. Surg. 1, 85 (1960).

[101] — — and A. PIWNICA: The combination of the artificial heart-lung-preparation and profound hypothermia in open heart surgery. Cardiologia (Basel) 38, 158 (1961).

[102] — Resektion des Truncus brachiocephalicus in tiefer Hypothermie. Persönliche Mitteilung 1962.

[103] — P. BLONDEAU et A. PIWNICA: Circulation extracorporelle en hypothermie profonde avec arrêt circulatoire total de longue durée. Ann. Chir. Thorac. et Cardio-Vasc. 1, 440 (1962).

[104] EBERT, P. A., L. J. GREENFIELD, W. G. AUSTEN, and A. G. MORROW: Experimental comparison of methods for protecting the heart during aortic occlusion. Ann. Surg. 155, 25 (1962).

[105] EFFLER, D. B., L. K. GROVES, E. M. SONES, and W. J. KOLFF: Elective cardiac arrest in open-heart surgery — report of three cases. Cleveland Clin. Quart. 23, 105 (1956).

[106] — H. F. KNIGHT jr., L. K. GROVES, and W. J. KOLFF: Elective cardiac arrest for open-heart surgery. Surg. Gynec. Obstet. 105, 407 (1957).

[107] — L. K. GROVES, W. V. MARTINEZ, and W. J. KOLFF: Open-heart surgery for mitral insufficiency. J. thorac. cardiovasc. Surg. 36, 665 (1958).

[108] — — Open-heart surgery for acquired valvular heart disease. Arch. Surg. 84, 155 (1962).

[109] EISEMANN, B., and W. B. SUMMER: Factors affecting spinal cord ischemia during aortic occlusion. Surgery 38, 1063 (1955).

[110] EKSTRÖM, G.: Patent ductus arterious. In: Handbuch der Thoraxchirurgie, Hrsg. E. DERRA, Bd. 2, S. 439. Berlin-Göttingen-Heidelberg: Springer 1959.

[111] ELLIS, F. H., J. W. KIRKLIN, and A. J. BRUWER: Surgical experience in the treatment of aneurysms of the thoracic aorta. Surg. Gynec. Obstet. 106, 179 (1958).

[112] ELLISON, R. G., J. A. COPE, and W. H. MORETZ: Technical problems in surgical repair of intrathoracic aneurysms. J. thorac. cardiovasc. Surg. 39, 486 (1960).

[113] GALLETTI, P. M., and G. A. BRECHER: Heart-lung-bypass. New York and London: Grune & Stratton 1962.

[114] GEHL, H.: Hämodynamische Veränderungen bei Anwendung eines künstlichen Herzstillstandes. Langenbecks Arch. klin. Chir. 292, 678 (1959).

[115] GERBODE, F., M. BRAIMBRIDGE, J. J. OSBORN, M. HOOD, and S. FRENCH: Traumatic aortic aneurysms: treatment by resection and grafting with the use of an extracorporeal bypass. Surgery 42, 975 (1957).

[116] — J. J. OSBORN, and J. B. JOHNSTON: Experience with perfusion hypothermia using an improved rotating disc oxygenator. Thorax 15, 185 (1960).

[117] — — M. L. BRAMSON, and A. HARKINS: Elective hypothermia during extracorporeal circulation with a new heat exchanging filming oxygenator. Amer. J. Surg. 100, 38 (1960).

[118] GIBSON, P., and J. A. SIMPSON: Clinical use of hypothermia combined with cardio-pulmonary bypass. Brit. med. J. 1962 I, 592.

14*

[119] GOLLAN, F., P. BLOS, and H. SCHUMAN: Studies on hypothermia by means of a pump oxygenator. Amer. J. Physiol. 171, 331 (1952).

[120] — Consecutive survival of open chested hypothermic dogs after prolonged heart-lung-bypass by means of a pump oxygenator. Surgery 35, 88 (1954).

[121] — D. S. TYSINGER, J. T. GRACE, R. C. KORY, and G. R. MEMELEY: Hypothermia of 1.5⁰ C in dogs followed by survival. Amer. J. Physiol. 181, 297 (1955).

[122] — J. T. GRACE, M. W. SCHELL, D. S. TYSINGER, and L. B. FEASTER: Left heart surgery in dogs during respiratory and cardiac arrest at body temperatures below 10⁰ C . Surgery 38, 363 (1955).

[123] —, and I. A. NELSON: Anoxic tolerance of beating and resting heart during perfusion at various temperatures. Proc. Soc. exp. Biol. (N.Y.) 95, 485 (1957).

[124] — Physiology of cardiac surgery. Springfield (Ill.): Ch. C. Thomas 1959.

[125] GORDON, A. S., B. W. MEYER, and J. C. JONES: Open-heart surgery using deep hypothermia without an oxygenator. J. thorac. cardiovasc. Surg. 40, 787 (1960).

[126] — J. C. JONES, L. G. LUDDINGTON, and B. W. MEYER: Deep hypothermia for intracardiac surgery. Amer. J. Surg. 100, 332 (1960).

[127] — The surgical management of congenital supravalvular, valvular and subvalvular aortic stenosis using deep hypothermia. J. thorac. cardiovasc. Surg. 43, 141 (1962).

[128] GOTT, V. L., J. L. GONZALES, M. N. ZUHDI, R. L. VARCO, and C. W. LILLEHEI: Retrograde perfusion of the coronary sinus for direct vision aortic surgery. Surg. Gynec. Obstet. 104, 319 (1957).

[129] — — M. PANETH, R. L. VARCO, R. D. SELLERS, and C. W. LILLEHEI: Cardiac retroperfusion with induced asystole for open surgery upon the aortic valve or coronary arteries. Proc. Soc. exp. Biol. (N.Y.) 94, 689 (1957).

[130] — M. BARTLETT, and J. A. JOHNSON: High energy phosphate metabolism in the myocardium during various techniques of cardiac arrest as determined by cardiac biopsy. Surg. Forum 9, 281 (1958).

[131] —, and C. W. LILLEHEI: An instrument for prevention of air embolism during direct vision closure of atrial septal defects and mitral valvuloplasties. Surg. Gynec. Obstet. 108, 747 (1959).

[132] — M. BARTLETT, J. A. JOHNSON, D. M. LONG, and C. W. LILLEHEI: High energy phosphate levels in the human heart during potassium citrate arrest and selective hypothermic arrest. Surg. Forum 10, 544 (1959).

[133] — R. D. WODSON, D. M. LONG, R. D. SELLERS, and C. W. LILLEHEI: The maintenance of myocardial viability during direct-vision aortic valve surgery. Prosthetic valves in cardiac surgery, Symposium, p. 83. Springfield (Ill.): Ch. C. Thomas 1961.

[134] GREENBERG, J. J., L. H. EDMUNDS, and R. B. BROWN: Myocardial metabolism and postarrest function in the cold and chemically arrested heart. Surgery 48, 3 (1960).

[135] — — Effect of myocardial ischemia at varying temperatures on left ventricular function and tissue oxygen tension. J. thorac. Surg. 42, 84 (1961).

[136] GREER, A., J. M. CAREY, and N. ZUHDI: Hypothermic circulation with a temperature regulating pump oxygenator. Amer. Surg. 26, 770 (1960).

[137] GROSS, R., u. R. HOLEMANS: Fragen der Blutgerinnung bei extrakorporalem Kreislauf mit der Herz-Lungen-Maschine. Klin. Wschr. 39, 165 (1961).

[138] GROVES, K.: Experience with thirteen cases of resection of aneurysm of the descending aorta. Cleveland Clin. Quart. 28, 176 (1961).

[139] GUNNING, A. J.: Profound hypothermia using a Mayo-Gibbon heart lung machine. Ann. Chir. Thorac. et Cardio-Vasc. 1, 452 (1962).

[140] GUPTA, D. C., and C. J. WIGGERS: Basic hemodynamic changes produced by aortic coarctation of different degrees. Circulation 3, 17 (1951).

[141] GUPTA, S. K.: Discussion. Prosthetic valves in cardiac surgery, p. 131. Symposium. Springfield (Il.): Ch. C. Thomas 1961.

[142] HALL, D. P., S. A. SINGAL, W. H. MORETZ, E. L. BRACKNEY, W. F. BUTLER, W. C. MACLOY, V. BERNSTEIN, and R. G. ELLISON: Myocardial metabolism during elective cardiac arrest determined by biochemical analysis of multiple cardiac biopsies. Surg. Forum 10, 540 (1959).

[143] HARDIN, C. A., T. L. BATCHELDER, and P. W. SCHAFER: Polyethylene shunts in aortic arch grafting. Surgery 32, 219 (1952).

[144] — K. R. REISMANN, and E. G. DIMOND: The use of hypothermia in the resection and homologous graft replacement of the thoracic aorta. Ann. Surg. 140, 720 (1954).

[145] HARKEN, D. E., H. S. SOROFF, W. J. TAYLOR, A. A. LEFEMINE, S. K. GUPTA, and S. LUNZER: Partial and complete protheses in aortic insufficiency. J. thorac. cardiovasc. Surg. 40, 744 (1960).

[146] HARRIS, E. J., J. E. CONNOLLY, and D. L. BRUNS: Surgical management of dissecting aneurysm; use of a simplified bypass. Calif. Med. 91, 127 (1959).

[147] HEBERER, G.: Intrathorakale Aneurysmen. Klinische und experimentelle Erfahrungen. Langenbecks Arch. klin. Chir. 289, 534 (1958).

[148] —, H. G. BORST, W. GRILL u. H. J. EBERLEIN: Zur Anwendung eines extrakorporalen Umgehungskreislaufes für Operationen an der descendierenden thorakalen Aorta. Langenbecks Arch. klin. Chir. 296, 317 (1960).

[149] HEIMBECKER, R. O., and W. G. BIGELOW: Recent advances in hypothermia. Minerva cardioangiol. europ. 8, 159 (1960).

[150] —, and T. Z. LAJOS: Ice-chip cardioplegia. Arch. Surg. 84, 130 (1962).

[151] HELMSWORTH, J. A., S. KAPLAN, L. C. CLARK, A. M. McADAMS, E. C. MATHEWS, and F. K. EDWARDS: Myocardial injury associated with asystole induced with potassium citrate. Ann. Surg. 149, 200 (1959).

[152] HIRSCH, H., W. KRENKEL, u. M. SCHNEIDER: Der Sauerstoffverbrauch des Warmblütergehirns bei Sauerstoffmangel durch Ischämie und der Mechanismus der Mangelwirkung. Pflügers Arch. ges. Physiol. 261, 402 (1955).

[153] — D. KOCH, W. KRENKEL, u. M. SCHNEIDER: Die Erholungslatenz des Warmblütergehirns bei Ischämie und die Bedeutung eines Restkreislaufs. Pflügers Arch. ges. Physiol. 261, 392 (1955).

[154] — K. H. EULER u. M. SCHNEIDER: Über die Erholung des Gehirns nach kompletter Ischämie bei Hypothermie. Pflügers Arch. ges. Physiol. 265, 314 (1957).

[155] — — — Über die Erholung und Wiederbelebung des Gehirns nach Ischämie bei Normothermie. Pflügers Arch. ges. Physiol. 265, 281 (1957).

[156] — A. BOLTE, A. SCHAUDIG u. D. TÖNNIS: Über die Wiederbelebung des Gehirns bei Hypothermie. Pflügers Arch. ges. Physiol. 265, 328 (1957).

[157] HIRSCH, H., and W. WERNITSCH: Energy metabolism in circulatory arrest. Ann. Chir. Thorac. et Cardio-Vasc. 1, 619 (1962).

[158] HIRSCH, H. H., E. UNGEHEUER, J. GÖTTEN u. K. E. ZIPF: Experimentelle Untersuchungen über die konduktive Abkühlung und Erwärmung des Herzens. Zbl. Chir. 85, 1721 (1960).

[159] HÖLSCHER, B.: Combined light — electron microscopical and biochemical studies on induced cardiac arrest. Ann. Chir. Thorac. et Cardio-Vasc. 1, 505 (1962).

[160] HOFFMEISTER, H. E., H. KREUZER u. W. SCHOEPPE: Der Sauerstoffverbrauch des stillstehenden und des flimmernden Herzens. Pflügers Arch. ges. Physiol. 269, 194 (1959).

[161] — K. H. GERTZ, M. SANPRADIT, K. STAPENHORST, W. THÜRIGER, C. BAUMGARTEN u. W. ATHAKASHEM: Unterkühlung nach DREW. Thoraxchirurgie 10, 92 (1962).

[162] HOHF, R. P., and G. C. SUTTON: The experimental use of a vasopressor at the end of temporary aortic occlusion. Surg. Gynec. Obstet. 110, 693 (1960).

[163] HOUEL, J., A. BONDURAND, P. CALIGE et P. GRIGUER: A propos des accidents cérébraux de la circulation extracorporelle en hypothermie profonde. Ann. Chir. Thorac. et Cardio-Vasc. 1, 686 (1962).

[164] HUFNAGEL, C. A., and R. A. GROSS: Coarctation of the aorta: experimental studies regarding it's correction. N. Engl. J. Med. 233, 287 (1945).

[165] — Resection and grafting of the thoracic aorta with minimal interruption of the circulation. Bull. Amer. Coll. Surg. 34, 38 (1949).

[166] — P. W. CONRAD, J. SHANNO, and R. PIFARRE: Profound cardiac hypothermia. Ann. Surg. 153, 790 (1961).

[167] — Aorteninsuffizienz. Münch. med. Wschr. 103, 43 (1961).

[168] —, and P. W. CONRAD: Dissecting aneurysms of the ascending aorta: direct approach to repair. Surgery 51, 84 (1962).

[169] — — Direct repair of dissecting aneurysms of the aorta. Circulation 25, 568 (1962).

[170] Hypothermia and the effects of cold. Symposium. Brit. med. Bull. 17, 1 (1961).

[171] Hypothermie profonde en chirurgie cardiaque et extracardiaque. Symposium international. 15./17. Juin, Paris 1961. Ann. Chir. Thorac. et Cardio-Vasc. 1, No 1, 2 (1962).

[172] Hypothermie profonde en chirurgie cardiaque et extracardiaque. Symposium international. 15./17. Juin 1961. Paris: L'expansion scientifique française 1962.

[173] ISHIKAWA, J., u. H. OKAMURA: Beiderseitige Ventrikulotomie bzw. Transplantation des Aortenbogens unter Hypothermie. Langenbecks Arch. klin. Chir. 289, 236 (1958).

[174] ISSELHARD, W., and H. NERGUET: Heart metabolism during artificial arrest induced by potassium, acetyl-choline or deep hypothermia. Ann. Chir. Thorac. et Cardio-Vasc. 1, 503 (1962).

[175] ITO, T., W. R. FAULKNER, and W. J. KOLFF: Metabolic acidosis and its correction in patients undergoing open-heart operation. Cleveland Clin. Quart. 24, 193 (1957).

[176] IZANT, R. I., C. A. HUBAY, and W. D. HOLDEN: A nonsuture aortic shunt: an experimental study. Surgery 33, 233 (1952).

[177] JOHNSON, F. E., L. D. PHILLIP, J. A. DOWLEN, O. N. FILIPOVICH, L. E. HUGHES, and C. R. HITCHCOCK: A method for replacing the aortic arch in dogs maintaining normal blood pressure with 2 pumps and avoiding prolonged use of an oxygenator. Surg. Forum 9, 333 (1958).

[178] JOHNSON, J., C. K. KIRBY, and H. B. LEHR: A method of maintaining adequate blood flow through the thoracic aorta to replace an aortic aneurysm. Surgery 37, 54 (1955).

[179] JULIAN, O. C., W. C. GROVE, W. S. DYE, M. S. SADOVE, and H. JAVID: Hypotension and hypothermia in surgery of thoracic aorta. Arch. Surg. 70, 729 (1955).

[180] KAPLAN, S., L. C. CLARK, E. C. MATHEWS, F. K. EDWARDS, and J. A. HELMSWORTH: A comparison of the results of total body perfusion in dogs during potassium citrate cardiac arrest, sinus rhythm and induced ventricular fibrillation. Surgery 43, 14 (1958).

[181] KAY, E. B., L. R. HEAD, and C. NOGUEIRA: Direct coronary artery perfusion for aortic valve surgery. J. Amer. med. Ass. 168, 1767 (1958).

[182] — D. MENDELSOHN, C. NOGUEIRA, A. SUZUKI, and H. A. ZIMMERMANN: Surgical treatment of aortic valvular disease, p. 483. Springfield (Ill.): Ch. C. Thomas 1961.

[183] — — Myocardial protection in aortic valvular surgery. Ann. Chir. Thorac. et Cardio-Vasc. 1, 382 (1962).

[184] KENYON, J. R., and K. E. COOPER: Control of hypotension following removal of aortic clamps. Lancet 1956 I, 453.

[185] KETY, S. S., and C. F. SCHMIDT: Nitrous oxide method for the quantitative determination of cerebral blood flow in man. J. clin. Invest. 27, 476 (1948).

[186] KIMOTO, S., S. SUGIE, and K. ASANO: Open heart surgery under direct vision with the aid of brain cooling by irrigation. Surgery 39, 592 (1956).

[187] KING, H., and H. B. SHUMAKER: Mechanical bypass during thoracic aortic cross-clamping. J. thorac. Surg. 34, 485 (1957).

[188] KIRBY, C. K., and J. JOHNSON: Innominate artery aneurysm treated by resection and end-to-end anastomosis. Surgery 33, 562 (1953).

[189] KIRKLIN, J. W., and H. T. MANKIN: Open operation in the treatment of calcific aortic stenosis. Circulation 21, 578 (1960).

[190] KOLFF, W. J., D. B. EFFLER, L. K. GROVES, and P. P. MORACA: Electiv cardiac arrest with potassium citrate during open-heart operations. J. Amer. med. Ass. 164, 1653 (1957).

[191] — — — C. R. HUGHES, and L. J. McCORMACK: Pulmonary complications of open-heart operations. Their pathogenesis and avoidance. Cleveland Clin. Quart. 25, 65 (1958).

[192] KRAUSS, H., F. KÜMMERLE, K. WIEMERS, W. OVERBECK, E. G. KANIAK u. G. RICHTER: Erfahrungen bei intracardialen Eingriffen in Hypothermie und mit extrakorporalem Kreislauf. Dtsch. med. Wschr. 24, 1165 (1961).

[193] KREEL, I., R. REISS, L. STRAUSS, S. BLUMENTHAL, and I. D. BARONOFSKY: Supra-valvular stenosis of the aorta. Ann. Surg. 149, 519 (1959).

[194] KREMER, K.: Die chirurgische Behandlung thorakaler Aneurysmen. Zbl. Chir. 84, 1845 (1959).

[195] — Diagnostische und chirurgische Probleme erworbener Erkrankungen der Aorta. Thoraxchirurgie 9, 318 (1961).

[196] KUSUNOKI, T., H. C. CHENG, H. H. McGUIRE, and L. H. BOSHER: Myocardial dysfunction after cardioplegia. J. thorac. cardiovasc. Surg. 40, 813 (1960).

[197] LAM, C. R., and H. H. ARAM: Resection of the descending aorta for aneurysm. Ann. Surg. 134, 743 (1951).

[198] — T. GAHAGAN, C. SERGEANT, and E. GREEN: Experiences in the use of cardioplegia (induced cardiac arrest) in the repair of interventricular septal defects. J. thorac. Surg. 34, 509 (1957).

[199] — — — — Clinical experiences with induced cardiac arrest during intracardiac surgical procedures. Ann. Surg. 146, 439 (1957).

[200] — — C. MOTA, and E. GREEN: Induced cardiac arrest (cardioplegia) in open-heart surgical procedures. Surgery 43, 7 (1958).

[201] LEEDS, S. E., and M. M. CULINER: Prolonged occlusion of the thoracic aorta by means of a mechanical shunt (Abstract). Surg. Forum 3, 327 (1952).

[202] LEWIS, E. J.: Hypothermia. Int. Abstr. Surg. 113, 307 (1961).

[203] LILLEHEI, C. W., M. COHEN, H. E. WARDEN, and R. L. VARCO: The direct vision intracardiac correction of congenital anomalies by controlled cross circulation; results in thirty-two patients with ventricular septal defects, tetralogy of FALLOT and atrioventricularis communis defects. Surgery 38, 11 (1955).

[204] —, and R. A. DE WALL: The direct vision correction of calcific aortic stenosis by means of a pump-oxygenator and retrograde coronary sinusperfusion. Dis. Chest 30, 123 (1956).

[205] — V. L. GOTT, R. A. DE WALL, and R. L. VARCO: The surgical treatment of stenotic or regurgitant lesions of the mitral and aortic valves. J. thorac. Surg. 35, 154 (1957).

[206] — Diskussion zu J. J. GREENBERG. Surgery 48, 31 (1960).

[207] — C. N. BARNARD, D. M. LONG jr., R. D. SELLERS, G. SCHIMERT, and R. L. VARCO: Aortic valve reconstruction and replacement by total valve prostheses. Prosthetic valves in cardiac surgery, p. 527. Symposium. Springfield (Ill.): Ch. C. Thomas 1961.

[208] LIM, R. A., K. REHDER, R. A. HARP, B. DAWSON, and J. W. KIRKLIN: Circulatory arrest during profound hypothermia induced by direct blood-stream cooling. Surgery 49, 367 (1961).

[209] LITTLEFIELD, J. B., and W. H. MULLER: Clinical observations and experimental studies of left coronary artery perfusion during cardiopulmonary bypass. Prosthetic valves in cardiac surgery, p. 78. Symposium. Springfield (Ill.): Ch. C. Thomas 1961.

[210] LÖHR, B., H. GRÖLKINGER, E. FERBERS, K. G. PULVER, T. SCHMITZ u. J. SYKOSCH: Klinische Untersuchungen des extrakorporalen Kreislaufs mit mittlerer Hypothermie. Thoraxchirurgie 8, 318 (1960).

[211] — Resektion des Truncus brachiocephalicus. Persönliche Mitteilung 1962.

[212] LYONS, C., and G. GAILBRAITH: Surgical treatment of arteriosclerotic occlusion of the internal carotid arteries. Ann. Surg. 146, 487 (1957).

[213] McCaughan jr., J. S., H. McMichael, J. C. Schuder, and C. K. Kirby: Use of a totally occlusive pump as a flowmeter with observations on hemolysis caused by occlusive and nonocclusive pump oxygenator components. Surgery 44, 210 (1957).

[214] — — — — An evaluation of various devices for intracardiac suction. Trans. Amer. Soc. Artificial Internal Organs 4, 130 (1958).

[215] McElroy, W. T., A. J. Gerdes, and E. R. Brown: Effects of CO_2, bicarbonate and pH on the performance of isolated perfused guinea pig heart. Amer. J. Physiol. 195, 412 (1958).

[216] McGoon, D. C., H. T. Mankin, P. Vlad, and J. W. Kirklin: The surgical treatment of supravalvular aortic stenosis. J. thorac. Surg. 41, 125 (1961).

[217] McKain, J. M., H. F. Poepsel, J. M. Bodame, and A. J. Carnazzo: Control of cardiac activity by ischemia and hypothermia. Arch. Surg. 82, 511 (1962).

[218] Mahorner, H., and R. Spencer: Shunt grafts. Ann. Surg. 139, 439 (1954).

[219] Mann, F. C., J. F. Herrick, H. E. Essex, and E. J. Blades: Effects on blood flow of decreasing lumen of blood vessels. Surgery 4, 249 (1938).

[220] Marshall, S. B., J. C. Owens, and H. Swan: Temporary circulatory occlusion to the brain of the hypothermic dog. Arch. Surg. 72, 98 (1956).

[221] Marx, R., u. H. G. Borst: Störungen der Blutgerinnung und Blutstillung nach extrakorporaler Zirkulation. Thoraxchirurgie 9, 75 (1961).

[222] Melrose, D. G., B. Dreyer, H. H. Bentall, and J. B. E. Baker: Elective cardiac arrest. Lancet 1955 II, 21.

[223] Merendino, K. A.: Ruptured abdominal aneurysm — transthoracic control. Surg. Gynec. Obstet. 103, 639 (1956).

[224] Miller, B. J., J. H. Gibbon, V. F. Greco, H. C. Cohn, and F. F. Allbritten: The use of a vent for the left ventricle as a means of avoiding air embolism to the systemic circulation during open cardiotomy with the maintenance of the cardio-respiratory function of animals by a pump oxygenator. Surg. Forum 4, 29 (1953).

[225] Milnes, R. F., R. VanderWoude, I. D. Morris, and H. Sloan: Problems related to a bubble oxygenator system. Surgery 42, 986 (1957).

[226] Miyamoto, K., T. Wada, A. Uena, and S. Kimoto: A new and simple method preventing spinal cord damage following temporary occlusion of the thoracic aorta by draining the cerebrospinal fluid. J. cardiovasc. Surg. 1, 188 (1960).

[227] Morris, G. C., R. R. Witt, D. A. Cooley, J. H. Moyer, and M. E. DeBakey: Alterations in rena-hemodynamics during controlled extra-corporeal circulation in the surgical treatment of aortic aneurysm. J. thorac. Surg. 34, 590 (1957).

[228] — D. A. Cooley, and M. E. DeBakey: Extracorporeal maintenance of circulation during resection of thoracic aneurysms. Bull. Soc. int. Chir. 17, 46 (1958).

[229] — M. E. DeBakey, D. A. Cooley, and E. S. Crawford: Surgical treatment of renal hypertension. Ann. Surg. 151, 854 (1960).

[230] Morrow, A. G., J. A. Waldhausen, R. L. Peters, R. D. Bloodwell, and E. Braunwald: Supravalvular aortic stenosis: clinical, hemodynamic and pathologic observations. Circulation 20, 1003 (1959).

[231] Moyer, J. H., C. Heider, G. C. Morris, and C. Handley: Renal failure. I. The effect of complete renal artery occlusion for variable periods of time as compared to exposure to subfiltrative arterial pressure. Ann. Surg. 145, 41 (1957).

[232] Mulder, D. G., A. A. Kattens, and W. P. Longmire: The treatment of aquired aortic stenosis by valvuloplasty. J. thorac. cardiovasc. Surg. 40, 731 (1960).

[233] Muller, W. H., W. D. Warren, and F. S. Blanton: Method for resection of aortic arch aneurysms. Ann. Surg. 151, 225 (1960).

[234] Muller, W. H., J. F. Damann, and W. D. Warren: Surgical correction of cardiovascular deformitiel in Marfan's syndrome. Ann. Surg. 152, 506 (1960).

[235] — W. D. Warren, J. F. Damann jr., J. R. Beckwith, and J. E. Wood: Surgical relief of aortis insufficiency by direct operation on the aortic valve. Circulation 21, 587 (1960).

[236] — R. H. Blank, and W. D. Warren: Current concepts of the surgical treatment of aortic stenosis. Ann. Surg. 150, 815 (1961).

[237] Negre, E., A. Thevenet, J. Du Cailar et H. Pujol: Chirurgie cardiaque sous hypothermie profonde selon la méthode de Drew. Résultats de 41 observations. Ann. Chir. Thorac. et Cardio-Vasc. 1, 742 (1962).

[238] Neville, W. E., S. Kameya, M. Oz, B. Bloor, and G. H. Clowes jr.: Profound hypothermia and complete circulatory interruption. Arch. Surg. 82, 108 (1961).

[239] Nunn, D. D., C. A. Belisle, W. H. Lee jr., and E. F. Parker: A comparative study of aortic occlusion alone and of potassium citrate arrest during cardio-pulmonary bypass. Surgery 45, 848 (1959).

[240] Overbeck, W., u. K. Wiemers: Aussichten und Grenzen der tiefen Hypothermie. Dtsch. med. Wschr. 84, 612 (1959).

[241] — Extracorporeal circulation with deep hypothermia. Surgery 49, 763 (1961).

[242] OWENS, J. C., A. E. PREVEDEL, and H. SWAN: Prolonged experimental occlusion of thoracic aorta during hypothermia. Arch. Surg. **70**, 95 (1955).

[243] PARLEINS, W. M., M. BEA, and H. M. VARS: Tolerance of temporary occlusion of the thoracic aorta in normothermic and hypothermic dogs. Surgery **38**, 38 (1955).

[244] PEIPER, H. J., u. K. BONHOEFFER: Untersuchungen über die Viskosität des Blutes in Hypothermie an einer isolierten Hundeextremität. Langenbecks Arch. klin. Chir. **301**, 682 (1962).

[245] PEIRCE, E. C. II: The value of a low flow pump oxygenator combined with hypothermia. Trans. Amer. Soc. Artificial Internal Organs **2**, 28 (1956).

[246] — C. DABBS, W. K. ROGERS, F. L. RAWSON, and R. TOMPKINS: Reduced metabolism by means of hypothermia and the low flow pump oxygenator. Surg. Gynec. Obstet. **107**, 339 (1958).

[247] PIWNICA, A., M. WEISS, C. LENFANT, and C. DUBOST: Circulatory arrest and deep hypothermia induced with a pump oxygenator system and a heat exchanger. J. cardiovasc. Surg. **1**, 74 (1960).

[248] PONTIUS, R. G., H. L. BROCKMANN, E. G. HARDY, D. A. COOLEY, and M. E. DEBAKEY: Use of hypothermia in prevention of paraplegia following temporary aortic occlusion. Surgery **36**, 33 (1954).

[249] PORTER, R. W., and G. J. HAYES: Further considerations in the use of hypothermia and intermittent cerebral ischemia. Arch. Surg. **79**, 801 (1959).

[250] SAEGESSER, F., et M. G. PETER: Anévrismes de l'aorte thoracique. Helv. chir. Acta **29**, 75 (1962).

[251] SALISBURY, P. F.: Prolonged surgical exposure of the aortic valve with perfusion of systemic circulation with or without retrograde and antegrade perfusion of the myocardium. Trans. Amer. Soc. Artificial Internal Organs. **2**, 58 (1956).

[252] — Extracorporeal circulation as an aid to cardiac surgery. In: Handbuch der Thoraxchirurgie (Hrsg. E. DERRA), Bd. 1, S. 695. Berlin-Göttingen-Heidelberg: Springer 1958.

[253] SATINSKY, V. P., W. B. NEPTUNE, and J. ALAI: Experimental transplantation of the complete arch of the aorta. Ann. Surg. **141**, 38 (1955).

[254] SAYED, H., and D. G. MELROSE: Perfusion technique in aortic valve surgery. Lancet **1962** I, 551.

[255] SCHAFER, P. W., and C. A. HARDIN: The use of temporary polythene shunts to permit occlusion, resection and frozen homologous grafts replacement of vital vessel segments. Surgery **31**, 186 (1952).

[256] SCHLESINGER, M. J.: An injection plus dissection study of coronary artery occlusions and anastomoses. Amer. Heart J. **15**, 528 (1938).

[257] SCHLOSSER, V., G. GROTE u. L. STAIB: Gasanalytische Untersuchungen bei induziertem Herzstillstand und Koronarperfusion. Thoraxchirurgie **8**, 504 (1961).

[258] SCHNEIDER, M.: Über die Wiederbelebung nach Kreislaufunterbrechung. Thoraxchirurgie **6**, 95 (1958).

[259] SCHÖNBACH, G., u. W. SINN: Eine neue Aortenkanüle zur arteriellen Zufuhr bei der Anwendung der Herz-Lungen-Maschine. Thoraxchirurgie **8**, 368 (1960).

[260] SCHRAMEL, R. J., R. CAMERON, M. M. ZISKIND, M. ADAM, and O. CREECH jr.: Studies of pulmonary diffusion after open-heart surgery. J. thorac. cardiovasc. Surg. **38**, 281 (1959).

[261] SEALY, W. C., I. W. BROWN, W. G. YOUNG, R. C. STEPHEN, J. S. HARRIS, and D. H. MERRITT: Hypothermia, low flow extracorporeal circulation and controlled cardiac arrest for open heart surgery. Surg. Gynec. Obstet. **104**, 441 (1957).

[262] — — — A report of the use of both extracorporeal circulation and hypothermia for open heart surgery. Ann. Surg. **147**, 603 (1958).

[263] — W. G. YOUNG, I. W. BROWN jr., A. M. LESAGE, H. H. CALLAWAY jr., J. S. HARRIS, and D. H. MERRITT: Potassium, magnesium and neostigmine for controlled cardioplegia; studies on the dog using extracorporeal circulation and hypothermia. Arch. Surg. **77**, 33 (1958).

[264] — I. W. BROWN, W. G. YOUNG, W. W. SMITH, and A. M. LESAGE: Hypothermia and extracorporeal circulation for open heart surgery: its simplification with a heat exchanger for rapid cooling and rewarming. Ann. Surg. **150**, 627 (1959).

[265] — — — — Profound hypothermia combined with extracorporeal circulation for open heart surgery. Surgery **48**, 432 (1960).

[266] — A. M. LESAGE, W. G. YOUNG, and I. W. BROWN: Studies on profound hypothermia. Prosthetic valves for cardiac surgery, p. 95. Symposium. Springfield (Ill.): Ch. C. Thomas 1961.

[267] — — — The effect of profound hypothermia on the heart. Ann. Chir. Thorac. et Cardio-Vasc. **1**, 544 (1962).

[268] — — — Profound hypothermia induced and controlled with a pump oxygenator. Ann. Chir. Thorac. et Cardio-Vasc. **1**, 433 (1962).

[269] SEBENING, F., u. I. TRAUTSCHOLD: Myocardstoffwechseluntersuchungen während des anoxischen Herzstillstandes beim Menschen. Langenbecks Arch. klin. Chir. **301**, 654 (1962).

[270] SELKURT, E. E., P. W. HALL, and M. P. SPENCER: Influence of graded arterial pressure decrement on renal clearance of creatinine, p-aminohippurate and sodium. Amer. J. Physiol. **13**, 233 (1951).

[271] SENNING, A.: Extracorporeal circulation combined with hypothermia. Acta chir. scand. **107**, 516 (1954).

[272] — Operationen an der thorakalen Aorta. Helv. chir. Acta **29**, 100 (1962).

[273] SERGEANT, C., T. GAHAGAN, and C. R. LAM: Further studies on induced cardiac arrest using the agent acetylcholine. Surg. Forum **7**, 254 (1957).

[274] SHIELDS, T. W., and F. J. LEWIS: Rapid cooling and surgery at temperatures below 20° C. Surgery **46**, 164 (1959).

[275] SHUMWAY, N. E.: Forward vs. retrograde coronary perfusion for direct vision surgery of aquired aortic valvular disease. J. thorac. Surg. **38**, 75 (1959).

[276] —, and R. R. COWER: Topical cardiac hypothermia for extended periods of anoxic arrest. Surg. Forum **10**, 563 (1959).

[277] SNYDER, D. D., G. R. WILLIAMS, and G. S. CAMPBELL: Open versus closed left atrial drainage. J. thorac. cardiovasc. Surg. **39**, 634 (1960).

[278] SPENCER, F. C., P. F. GUERIN, H. A. BLAKE, and H. T. BAHNSON: Report of fifteen patients with traumatic rupture of thoracic aorta. J. thorac. cardiovasc. Surg. **41**, 1 (1961).

[279] —, and H. A. BLAKE: A report of the successful treatment of aortic regurgitation from a dissecting aortic aneurysm in a patient with the MARFAN syndrome. J. thorac. cardiovasc. Surg. **44**, 238 (1962).

[280] SPIEKERMANN, R. E., and D. C. McGOON: Aneurysm of the ascending aorta with obstruction of the superior vena cava: report of case with resection using extracorporeal circulation. Dis. Chest **37**, 675 (1960).

[281] STARR, A.: The mechanism of prevention of air embolism during correction of congenital cleft mitral valve. J. thorac. cardiovasc. Surg. **39**, 808 (1960).

[282] — C. DOTTER, and H. GRISWOLD: Supravalvular aortic stenosis. Diagnosis and treatment. J. thorac. cardiovasc. Surg. **41**, 134 (1961).

[283] STICH, R., u. A. FROMME: Die Verletzungen der Blutgefäße und ihre Folgezustände. Ergebn. Chir. Orthop. **13**, 293 (1921).

[284] STOCKES, T. L., and J. H. GIBBON: Experimental maintenance of life by a mechanical heart and lung during occlusion of the venae cavae followed by survival. Surg. Gynec. Obstet. **91**, 138 (1950).

[285] STOREY, C. F., G. L. NARDI, and W. H. SEWELL: Traumatic aneurysm of the thoracic aorta. Ann. Surg. **144**, 69 (1956).

[286] STRANAHAN, A., R. D. ALLEY, W. H. SEWELL, and W. H. KAUSEL: Aortic arch resection and grafting for aneurysm employing external shunt. J. thorac. Surg. **29**, 54 (1955).

[287] SZILAGYI, D. E., R. F. SMITH, and J. A. WHITCOMB: The kidneys in surgery of the abdominal aorta. Arch. Surg. **79**, 252 (1959).

[288] TEMPLETON, J. Y., B. BACHARACH, H. M. SNYDER jr., R. C. CAMISHION, and R. LEV: Technic of induction of profound hypothermia by biventricular bypass by the method of DREW. Ann. Chir. Thorac. et Cardio-Vas. **1**, 426 (1962).

[289] TERBLANCHE, M. B., and C. N. BARNARD: Profound hypothermia using extracorporeal circulation without an artificial oxygenator. Afr. Med. J. **34**, 1003 (1960).

[290] THAUER, R.: Pathophysiologie der Hypothermie. Thoraxchirurgie **6**, 128 (1958).

[291] —, u. W. BRENDEL: Hypothermie, S. 73. Basel u. New York: Karger 1962. (Progress in Surgery 2.)

[292] THROWER, W. B., T. D. DARBY, and E. E. ALDINGER: Acid-base derangements and myocardial contractility: effects as complication of shock. Arch. Surg. **82**, 56 (1961).

[293] TREDE, M., u. F. LINDER: Die supravalvuläre Aortenstenose. Chirurg **33**, 155 (1962).

[294] UIHLEIN, A., R. A. THEYE, B. DAWSON, H. R. TERRY, D. C. McGOON, E. F. DAW, and J. W. KIRKLIN: The use of profound hypothermia, extracorporeal circulation and total circulatory arrest for intracranial aneurysm: preliminary report with reports of cases. Proc. Mayo Clin. **35**, 567 (1960).

[295] — Profound hypothermia and circulatory arrest in operations for intracranial aneurysms. Ann. Chir. Thorac. et Cardio-Vas. **1**, 811 (1962).

[296] URSCHEL, H. C., and J. J. GREENBERG: Differential cardiac hypothermia for elective cardioplegia. Ann. Surg. **152**, 845 (1960).

[297] — — and E. J. ROTH: Rapid hypothermia: an improved extracorporeal method. J. thorac. cardiovasc. Surg. **39**, 318 (1960).

[298] WEISS, M., C. LENFANT, J. ROUANET-WEISS jr., C. DUBOST, L. SPROVIERE, G. PINTOS et R. CIANCIARULO: L'arrêt cardiaque provoqué sous circulation extra-corporelle. II. Étude expérimental du compartiment cardiaque. Presse méd. **65**, 1726 (1957).

[299] WILLIAMS, E. M. V.: The individual effects of CO_2, bicarbonate and pH on the electrical and mechanical activity of isolated rabbit auricles. J. Physiol. (Lond.) **129**, 90 (1955).

[300] WILLMAN, V. L., H. S. HOWARD, T. COOPER, and C. R. HANLON: Ventricular function after hypothermic cardiac arrest. Arch. Surg. **82**, 120 (1961).

[301] ZENKER, R.: Aorto-pulmonales Fenster. Farbtonfilm. 1. Int. Kongr. Med. Photogr. Düsseldorf, Sept. 20.—24. 1960.

[302] ZÜLCH, K. J.: Neue Befunde und Deutungen aus der Gefäßpathologie des Gehirns und Rückenmarks. Zbl. allg. Path. path. Anat. **90**, 402 (1953).

[303] — Mangeldurchblutung an der Grenzzone zweier Gefäßgebiete als Ursache bisher ungeklärter Rückenmarksschädigungen. Dtsch. Z. Nervenheilk. **172**, 81 (1954).

[304] — Gedanken zur Entstehung und Behandlung der „Schlaganfälle". Wien. med. Wschr. **105**, 1035 (1955).

[305] ZUHDI, N., G. KIMMELL, J. MONTROY, J. CAREY, and A. GREER: A system for hypothermic perfusion. J. thorac. cardiovasc. Surg. **39**, 629 (1960).

[306] — B. McCOLLOUGH, and J. CAREY: Hypothermic perfusion for open heart surgical procedure. J. int. Coll. Surg. **35**, 319 (1961).

G. Methoden zur Wiederherstellung der Arterienkontinuität

In den letzten 20 Jahren wurde auf dem Gebiet der Arterienwiederherstellung eine solche Fülle experimenteller und klinischer Ergebnisse erarbeitet, daß eine knappe Darstellung der gefäßchirurgischen Grundlagen nur den Sinn haben kann, Anregung zu vermitteln und Hinweise auf die speziellen Kapitel des Buches und auf einschlägige Originalarbeiten zu geben. Unter Verzicht auf die traditionelle historische Abhandlung (s. Operationslehren [*92a, 119, 123, 174*]) sollen die Voraussetzungen und die Verfahren der Strombahnwiederherstellung sowie die Problematik des Gefäßersatzes aus heutiger Sicht hervorgehoben werden.

I. Voraussetzungen

1. Reparabilität

Die wichtigsten *lokalen Voraussetzungen* der Arterienwiederherstellung sind ausreichende Konsistenz der Gefäßwand und aseptische Wundverhältnisse. Über die Eignung der gesunden Arterienwand zur Naht bestanden nie ernste Zweifel. Eine gewisse Ausnahme machte nur die Aorta ascendens, deren große Wandspannung (s. S. 25) die Naht erschwert. Die Möglichkeit der Naht selbst schwer veränderter Arterien, z. B. bei luischer Aortitis und vor allem bei Arteriosklerose, ist dagegen eine Erkenntnis der jüngeren Zeit [*51*]. Selbst eine stärkere Verkalkung schließt die Arteriennaht nicht mehr aus.

Hingegen droht auch heute noch mit jeder Infektion die lebensgefährliche Nahtdehiszenz. Ein aseptisches Operationsfeld und peinlichste Asepsis bei der Durchführung gelten mehr denn je als Vorbedingung für jeden Gefäßeingriff [*134*] (s. Komplikationen, S. 239).

Hämodynamische Voraussetzungen. Mindestens ebenso wichtig für die dauerhafte Wiederherstellung der Strombahn ist ein normaler oder annähernd normaler Blutstrom im rekonstruierten Gefäßabschnitt. Hindernisse des Zu- oder Abflusses führen zur Strömungsverlangsamung und bringen das Risiko des Wiederverschlusses mit sich [*49a, 250, 251*]. Gerade bei dem wichtigsten Anwendungsgebiet der wiederherstellenden Gefäßchirurgie, den arteriosklerotischen Verschlußleiden, sind jedoch Kompromisse unumgänglich, worauf in den entsprechenden Abschnitten eingegangen wird (s. S. 369).

2. Komplikationslose Ausschaltung des Nahtbezirkes aus dem Blutstrom

Ein bluttrockenes Operationsfeld ist für jeden Gefäßeingriff selbstverständliche Voraussetzung. Während die Abklemmung an der Extremitätenstrombahn distal der Nierenarterienabgänge bzw. distal des Ursprungs der Aa. vertebrales für die Dauer von etwa 2 Std im allgemeinen gefahrlos ist, müssen mit Rücksicht auf die sauerstoffmangelempfindlichen Organe bei der Abklemmung der proximalen Strombahnabschnitte Vorsichtsmaßregeln getroffen werden. Den besonderen Gefahren entsprechend sind die Wege zu ihrer Verhütung in einem eigenen Abschnitt zusammengestellt (s. S. 188). Hier sei nur darauf hingewiesen, daß bei bestimmten Eingriffen an großlumigen Gefäßen keine vollständige, quere Abklemmung erforderlich ist, sondern die Isolierung eines Teils der Gefäßwand mit Hilfe einer tangential angelegten Gefäßklemme (s. S. 309) durchaus genügt.

In schwierigen Notfallsituationen, z. B. bei der Aortenzerreißung, läßt sich die notwendige Abklemmung mitunter nicht sofort erreichen. In diesen Fällen kann die vorübergehende Ausschaltung der vis a tergo mit Hilfe des induzierten Herzkammerflimmerns [*219*] oder der intermittierenden Einflußdrosselung [*165*] die einzige Chance zur Blutungskontrolle unter Sicht darstellen.

3. Instrumentarium

Die Fortschritte der modernen Gefäßchirurgie sind zu einem nicht geringen Teil der Entwicklung zuverlässiger und gewebsschonender Instrumente zu verdanken. Es sei aber betont, daß sich Arterieneingriffe notfalls auch mit dem im kleineren Krankenhaus vor-

handenen allgemeinchirurgischen Instrumentarium ausführen lassen. Bei elektiven Eingriffen allerdings sollte man nicht auf die größere Sicherheit der Spezialgeräte verzichten. Das gleiche gilt für das Nahtmaterial.

a) Klemmen

Unbedingte Zuverlässigkeit und gleichzeitig völlige Gewebsschonung sind einander entgegengesetzte Forderungen,

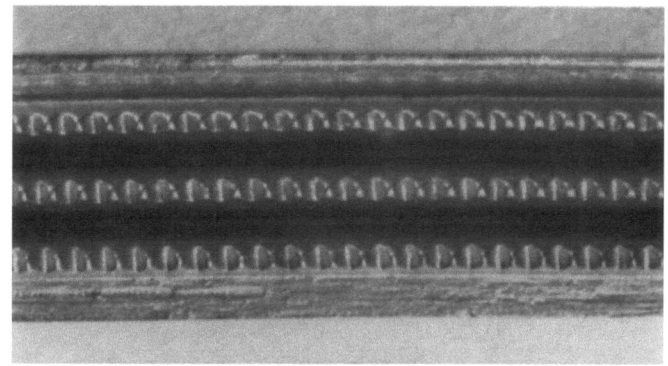

Abb. 71. Branchen der atraumatischen Gefäßklemmen

die immer zu einem Kompromiß zwingen. Die Branchen der modernen Gefäßklemmen tragen eine oder mehrere Reihen von Riffelungen oder Zähnelungen, die ein Abgleiten verhindern (s. Abb. 71), die Griffe sind federnd gearbeitet, und das Schloß gestattet eine Dosierung des Druckes beim Anlegen der Klemme. Darüber hinaus sind Form und Dimension dem Verwendungszweck angepaßt (s. Abb. 72 und 73). Die Durchtrennung des Ductus arteriosus erfordert schmale Greifflächen, die ein Zurückschlüpfen der Ductus-

stümpfe verhindern, die Resektion von thorakalen Aortenaneurysmen lange und breite Greifflächen, während für Eingriffe an zarten peripheren Gefäßen (Aa. carotis int., vertebralis, renalis, femoralis und poplitea) feingliedrige Klemmen genügen (s. Abb. 72 und 73). Alle Klemmen können quer, die gebogenen oder gewinkelten auch tangential an die Arterien angelegt werden (Exklusionsklemmen).

Klemmenlage und Klementyp sind heute mit geringen Variationen bei den einzelnen Eingriffen stan-

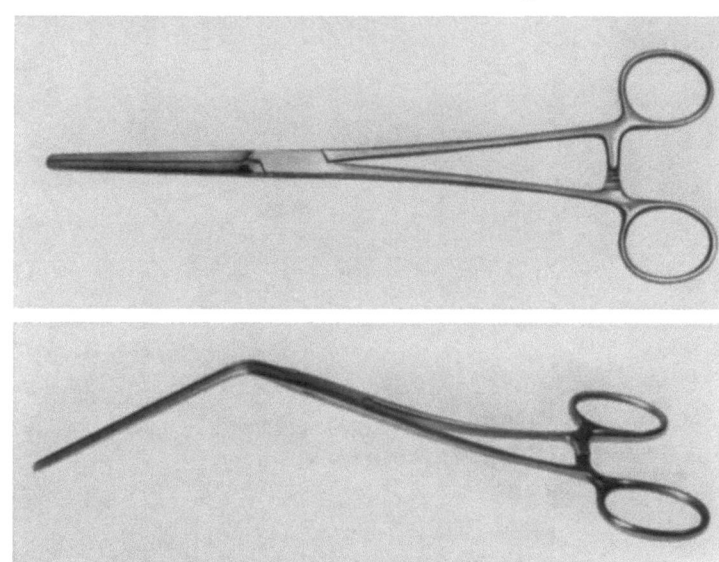

Abb. 72. Gefäßklemmen für periphere Arterien

dardisiert. Sie können daher den entsprechenden Abschnitten entnommen werden (s. S. 317 und Abb. 119). An dieser Stelle soll auf gemeinsame *Gefahren* bei der Handhabung der Klemmen hingewiesen werden: Es sind dies das lokale Trauma der Gefäßwand [126] durch übertriebene Kraftanwendung beim Anlegen der Klemme, das Mitfassen umliegender Strukturen (Venen, Nerven, Ureter!) besonders bei unkontrolliertem Nachschließen und als Fernwirkung die embolische Verschleppung von Gerinnseln und Gewebstrümmern [69]. Während der Abklemmung sind Einrisse der Gefäßwand durch Hebelwirkung, Abgleiten durch unvollkommenen Sitz der Klemme oder übergroße Zugbelastung, ferner die unbeabsichtigte Öffnung gefürchtete Komplikationen. Bei der Klemmenabnahme steht die Wirkung auf den Kreislauf ganz im Vordergrund (s. S. 732 und [87]). Eine humorale Kreislaufdepression durch die Einschwemmung angereicherter Stoffwechselprodukte aus der ischämischen Peripherie spielt nur eine

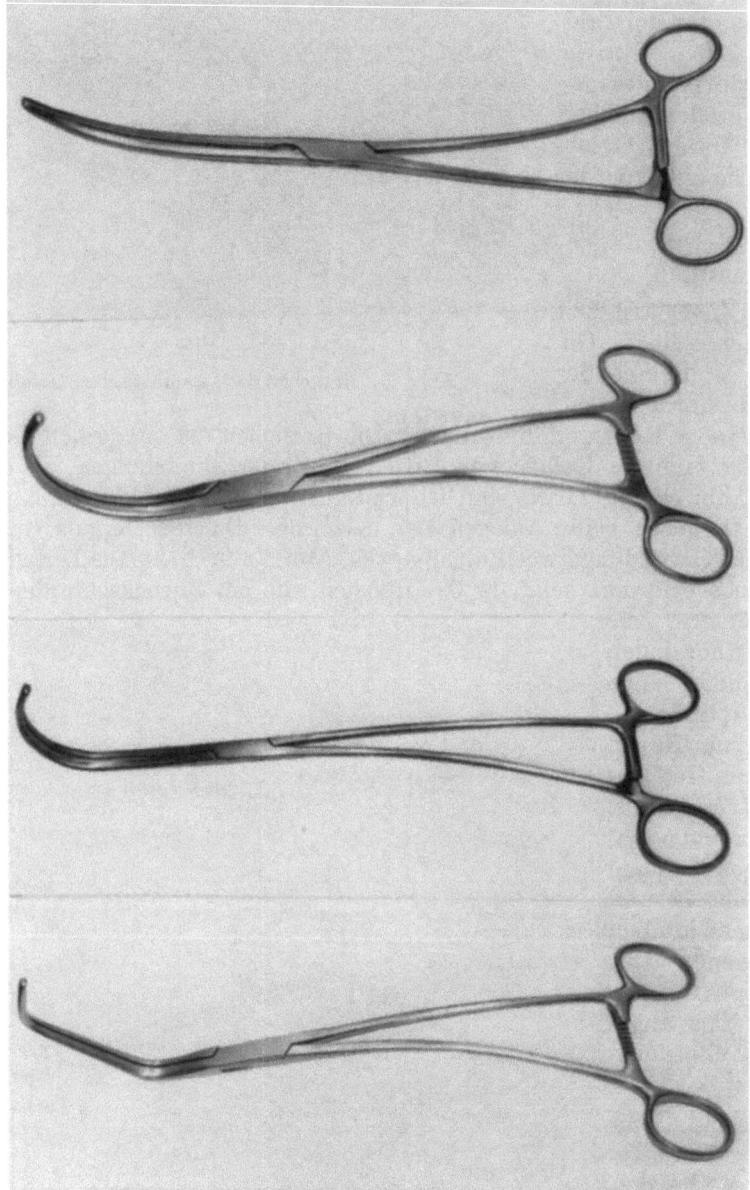

Abb. 73. Gefäßklemmen für Aorta und große Aortenäste

untergeordnete Rolle [79, 180, 215, 243]. Mehrere Improvisationsmethoden wurden angegeben, um die unvermeidliche Gefahr der Gefäßwandschädigung durch den Klemmendruck herabzusetzen, darunter Gummiknebel [121], Überzüge der Branchen aus Schaumgummi [17] oder Stoff u. a. [9a, 115, 116]. Praktische Bedeutung haben sie nicht erlangt. Auch nach unserer Erfahrung bewähren sich die von DeBakey entworfenen oder modifizierten Gefäßklemmen [123] (Fa. Pilling, Philadelphia, USA; Vertretung in Deutschland: Fa. Ullrich, Ulm).

b) Pinzetten

Nach den gleichen Forderungen — zuverlässige Greiffähigkeit und Gewebsschonung — wurden von DeBakey Gefäßpinzetten angegeben, deren Branchen ebenfalls „atraumatische" Zähnelungen tragen wie die Gefäßklemmen (Abb. 74). Die Gewebsbehandlung

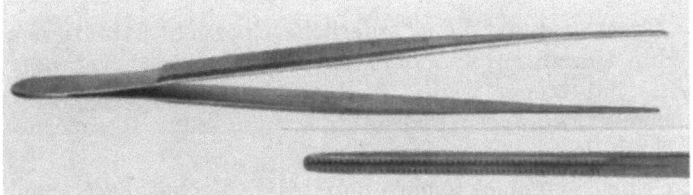

Abb. 74. Gefäßpinzette mit atraumatischen Branchen

und die Fadenführung, die für eine exakte Naht erforderlich sind, werden dadurch wesentlich erleichtert. Außerdem kann die Pinzette im Notfall sofort provisorisch als Gefäßklemme benutzt werden.

c) Gefäßskalpell

Ein glatter Schnittrand wirkt der Ablösungs- und Einrollungstendenz der Intima entgegen. Als besonders geeignet für Eingriffe an krankhaft veränderten Arterien haben sich

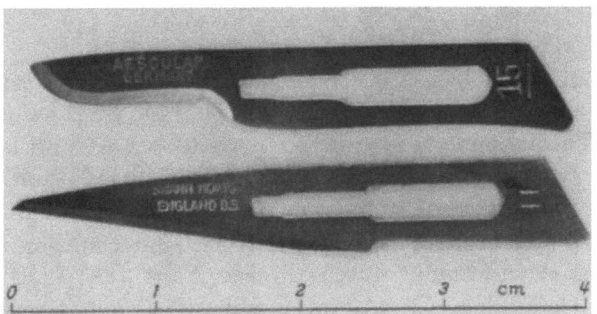

Abb. 75. Auswechselbare Klingen für Gefäßskalpell

auswechselbare Klingen (Nr. 11 und Nr. 15) erwiesen (s. Abb. 75), die in Anpassung an die jeweilige Tiefe des Operationsfeldes in lange oder kurze Handgriffe eingesetzt werden können.

d) Scheren

Während für die Freilegung mittelgroßer und großer Arterien die gebräuchlichen gebogenen Präparierscheren mit stumpfen Enden ausreichen, erfordert die Lösung kleinerer oder mit der Umgebung verwachsener Gefäße gelegentlich Scheren mit weniger gerundeten Enden [154]. Gewinkelte Scheren nach Potts dienen der Verlängerung der Stichincision zur Vorbereitung für die Anastomose. Als nützlich hat sich auch eine Schere mit schmalen, leicht gebogenen und geriffelten Branchen nach Art einer Tenotomieschere erwiesen, die eine Glättung der Intimaränder bei der Thrombendarteriektomie gestattet.

e) Nadelhalter

Die Verwendung außerordentlich feiner Nadeln auch im stärker veränderten, sogar verkalkten Gewebe hat eine Modifizierung der gebräuchlichen Hegar-Nadelhalter notwendig gemacht. Ein großes Hebelverhältnis, ein gehärtetes Maul mit Riffelungen, die das Einsetzen der Nadel in jeder gewünschten Richtung gestatten und das gefürchtete „Werfen" verhindern, sowie ein schlanker Griff kennzeichnen z.B. den Nadelhalter nach DeBakey (Fa. Pilling, USA).

f) Hilfsgeräte

Zu diesem Grundinstrumentarium gesellen sich eine Reihe von Instrumenten, die sich bei Routineeingriffen als nützlich erwiesen haben oder für besondere Situationen angegeben wurden. Folgende Instrumente sollten bei Gefäßeingriffen verfügbar sein:

selbsthaltende Retractoren, die die erforderliche Übersicht garantieren,
Fadenführer zum Umfahren besonders der aneurysmatisch veränderten Aorta,
Injektionsspritze mit langer Nadel für Heparinlösung,
stumpfe, gebogene *Faßzange* (Placentafaßzange) zum retroperitonealen Einziehen eines Prothesenschenkels,
Tunneler zum Einziehen eines femoro-poplitealen Umleitungstransplantats (heute nur noch ausnahmsweise benutzt),
Glasspritze mit Gummiballon für physiologische Kochsalzlösung zum Freispülen bzw. zur Kontrolle auf Blutdichtigkeit nach fertiggestellter Naht,
Plastikkatheter verschiedener Durchmesser zur Aufrechterhaltung des Blutstromes [108] (sog. Shunts, s. S. 316),
Sauger, mit denen auch unvorhergesehene größere Blutungen sicher beherrscht werden können,
Druckmeßgerät zur simultanen Registrierung von zwei bis drei intravasalen Drucken im Bereich eines Hindernisses.

Spezielleren Zwecken dienen folgende Instrumente:
Thrombensauger in Form biegsamer Kunststoffschläuche mit polierten Metallköpfen oder andere Geräte zur Entfernung von Thromben [46, 84, 239, 280, 290] (s. S. 266),
Curetten für die Thrombendarteriektomie, entweder scharf und leicht konisch oder in Form von stumpfen Ringsonden [18, 24, 260, 268] (s. Abb. 121 und 130),
Faßzange für Thrombendarteriektomie zur retrograden Ausräumung,
Kunststoffkatheter verschiedener Größen als Kern zum Einlegen in die Gefäßlichtung beim Verschluß einer Arteriotomie durch direkte Naht [24] (s. S. 316 und Abb. 108),
Schraubstock für Gefäßklemmen (Adaptor) zur schonenden Annäherung der mobilisierten Aortenstümpfe nach Resektion einer Coarctatio aortae [213]. Das auch von uns gelegentlich benutzte Gerät nach BROM besitzt zusätzlich ein Gelenk zur Fixierung der Klemmen in nahtgerechter Situation für die Hinterwandnaht (s. Abb. 268),
Kupplungen, die eine schnelle extraluminale Blutumleitung in Notfällen, z.B. bei der akuten Aortenruptur [88, 258, 292], erleichtern,
Ballonkatheter zur vorübergehenden intravasalen Tamponade bei sonst unbeherrschbarer Blutung [125, 167], ferner
Geräte für die nahtlose Gefäßvereinigung und schließlich
Geräte für die Mikrogefäßchirurgie (s. S. 226).

4. Nahtmaterial

a) Nadel

Die öhrlose *Nadel* mit fabrikmäßig am Ende befestigtem Faden bedeutet wegen der kleineren Stichkanäle (,,atraumatische Nadel'') eine wesentliche Verbesserung gegenüber dem alten Nadeltyp. Aus verhältnismäßig weichem Metall gefertigt, verträgt sie erhebliche Verbiegungen. Nadeln an beiden Enden des Fadens (doppelte Armierung) erleichtern die Anastomosierung und gestatten, die Stichrichtung (von innen nach außen) beizubehalten, um ein Abheben der sklerosierten Intimaränder zu vermeiden. Die Befestigung des Fadens in der Mitte einer halbkreisförmigen, an beiden Enden spitzen Nadel, die ein Umsetzen im Nadelhalter ersparen sollte [148], hat sich nicht durchgesetzt.

b) Faden

Als Material stehen geflochtene Seide, geflochtener und monofiler Kunststoffaden (Mersilene®, entspricht Dacron), mit Teflon überzogenes Dacron (Tevdec®), Polyäthylen [162] sowie resorbierbares Chromcatgut zur Verfügung. Draht wurde nur experimentell benutzt. Die Vorzüge der synthetischen Fäden sind die große Zerreißfestigkeit gegenüber der schon bald brechenden Seide und die hohe Gleitfähigkeit, die ein Benetzen mit Gleitmitteln (Paraffin) überflüssig macht [58, 242]. Als Nachteil ist vielleicht die geringe Fibrosestimulierung infolge der guten Gewebsverträglichkeit anzusehen [16, 263]. Chromcatgut findet bisher keine routinemäßige Verwendung. Bei Säuglingen sollte es das Mitwachsen der Anastomose erleichtern; ein überzeugender Vorteil gegenüber den gebräuchlichen Methoden ist jedoch nicht bekannt [181]. Bei Anastomosen im infektionsgefährdeten Terrain soll es den infektionsunterhaltenden, nichtresorbierbaren Fäden vorzuziehen sein [287].

c) Regeln für die Wahl der Naht

Der *Wahl der geeigneten Naht* für den jeweiligen Eingriff wird manchmal übermäßige Bedeutung beigemessen; tatsächlich sind aber meistens technische Fehler für Komplikationen verantwortlich. Die Beschränkung auf einige Faden-Nadel-Kombinationen ist — nicht zuletzt auch aus organisatorischen Gründen — dringend zu empfehlen.

In der Regel kommt in Frage:

Seide: für jede direkte Naht und die Anastomosierung mit autoplastischem Gefäßersatz, für jede zusätzliche Einzelnaht.

Synthetischer Faden: für die Vereinigung mit künstlichem Gefäßersatz und für direkte (laterale oder zirkuläre) Naht von Prothesen [43, 58, 68, 128, 162, 242].

Chromcatgut: nur in besonderen Fällen, s. o.

Stärke *4 × 0* für alle Arterien mit Ausnahme der Aorta thoracica und der schwerveränderten Aorta abdominalis.

Stärke *3 × 0* für die Aorta thoracica und die hochgradig (aneurysmatisch) veränderte Aorta abdominalis.

Stärke *5 × 0* für Gefäße der Größenordnung der A. radialis, für dünnwandige, zerreißliche Gefäße, für die Anheftung von Intimalefzen nach Thrombendarteriektomie und für jede Venennaht, sowie für die Arterien- und Aortennaht beim Säugling bzw. Kleinkind.

Stärke *2 × 0* für Verstärkungen au der Aorta thoracica.

Stärke *1 × 0* für Verstärkungen und Umstechungen als Ultima ratio bei unbeherrschbarer Blutung.

Große Nadel nach Aneurysmaresektion und bei hochgradig degenerierter Aortenwand für tiefgreifende Stiche.

Mittelgroße Nadel für alle Eingriffe an der Aorta und den großen Arterien.

Kleine Nadel für periphere Arterien, für alle Venen und für Eingriffe bei Kindern.

5. Gerinnungshemmung und Gerinnungsförderung

Als Prophylaxe gegen eine Gerinnselentstehung im Blindsack proximal und im Gefäßbett distal einer Abklemmung wird auch heute noch die Injektion bzw. Instillation von Heparinlösung empfohlen, wenn auch genauere Vorstellungen über den Wirkspiegel und die Verweildauer im gefährdeten Strombahnabschnitt fehlen. Die zu Beginn des vorigen Jahrzehnts vorgeschlagene intraaortale Dauerinstillation nach Thrombendarteriektomie [86] wurde bald aufgegeben. Die heute gebräuchlichen Lösungen weichen in der Konzentration voneinander ab. Wir verwenden eine Lösung, die 1 mg Heparin auf 1 ml isotonische Kochsalzlösung enthält. Von dieser Lösung werden 10 ml unmittelbar vor dem Schließen der Klemmen injiziert.

Zur Gerinnungsförderung an Nahtstellen reicht gelegentlich die vorsichtige Kompression über 5 min nicht aus, und zusätzliche Einzelnähte sind nicht immer angebracht (z.B. bei Sickerblutungen aus Verwachsungsflächen und bei porösen Prothesen). In derartigen Fällen bewährte sich auch uns oxydierte Cellulose [*137*], die in Form eines gewebten Streifens in den Handel kommt, sich fest um die Blutungsquelle legen läßt und notfalls auch in situ verbleiben kann (Surgicel®, USA; Tabotamp®, Deutschland, Fa. Ethicon). Über die generalisierte Anwendung gerinnungshemmender bzw. gerinnungsfördernder Medikamente s. S. 151. Kunstharzklebemittel zur Blutstillung unter Heparin bleiben vorläufig dem Experiment vorbehalten [*15, 89*].

II. Maßnahmen zur Wiederherstellung der Arterienkontinuität

1. Arteriotomie

Die richtige Schnittführung ist für eine sichere und funktionell einwandfreie Wiederherstellung des Arterienlumens Voraussetzung. Die Incisionsrichtung — *longitudinal oder transversal* — spielt hämodynamisch insofern eine Rolle, als der Strömungswiderstand mit der Länge einer (nahtbedingten) Einengung wächst (s. auch S. 56). Mit Ausnahme der Aorta und ihrer großen Äste, wo dies praktisch bedeutungslos ist, incidiert man daher im allgemeinen nur quer zum Gefäßverlauf, z.B. bei der Thrombendarteriektomie nach der halbgeschlossenen Methode (s. S. 358 und Abb. 121) und auch bei der Kanülierung für die kardiopulmonale Umleitung. Auch Arterienverletzungen werden nach Möglichkeit in querverlaufende Wunden verwandelt (s. S. 448). Über den Verschluß längsincidierter, kleiner Gefäße mittels direkter Naht oder Streifenplastik s. S. 228 bzw. S. 367. Außer dem hämodynamischen Gesichtspunkt erscheint nach experimentellen Untersuchungen die größere Zerreißfestigkeit der transversalen Wunde gegen die Längsincision zu sprechen [*184, 191, 266*]. Auf einer transversalen Naht lastet nach physikalischen Gesetzen (s. S. 24) nur die Hälfte der Spannung, die eine longitudinale Gefäßnaht auszuhalten hat. Für eine End-zu-Seit-Anastomose wird in Längsrichtung inzidiert (s. Abb. 122).

Spezielle Schnittführungen dienen zur Vergrößerung des Anastomosendurchmessers [*129, 171, 182, 293*] (s. Abb. 76), z.B. bei der keilförmigen Resektion der Coarctatio aortae [*188*] und, in ovalärer Form, bei der (Re-)Implantation einer akzessorischen Nierenarterie [*31*] oder zur Vereinfachung des Eingriffs, wie bei der sog. Isthmusplastik [*269*] (s. S. 732 und Abb. 276) und bei der Längsincision mit Quervernähung (nach Art von HEINEKE-MIKULICZ) bei einer Coarctatio aortae oder einer Pulmonalarterienstenose [*157*] (s. Abb. 275). Selten ergibt sich die Notwendigkeit, Kaliberunterschiede bei der End-zu-End-Anastomose durch plastische Erweiterung eines Gefäßendes auszugleichen.

2. Gefäßnaht

Ein halbes Jahrhundert verging, bis man erkannte, daß die für die erste experimentelle Arteriennaht verwendete einfache überwendliche Naht den klinischen Anforderungen am besten entspricht. Umfangreiche Erfahrungen in den letzten 15 Jahren, insbesondere mit schwer veränderten Arterien und mit künstlichem Gefäßersatz, haben erwiesen [*141*], daß sie hinsichtlich der exakten Adaptation, der Abdichtung der Nahtreihe und der geringen Tendenz zum Durchschneiden der Fäden — infolge der gleichmäßigen Verteilung des Kraftangriffes — zeitraubenden und komplizierten Methoden [*111*] kaum nachsteht. Ein weiterer Vorzug ist die geringe Neigung, beim Anziehen des Fadens einzuengen, weil die transversale Komponente des Fadenverlaufes kleiner ist als bei der Matratzennaht [*27, 165*]. Auch für die Dehnbarkeit der Anastomose ist der Fadenverlauf günstiger. Nach experimentellen Untersuchungen an Ferkeln flachen die Winkel zwischen den einzelnen Fadenstrecken bis zur Entstehung eines Fadenringes ab, wodurch ein „Mitwachsen" der Anastomose bis zu einem gewissen Grade möglich ist [*214, 291*]. Aus Sicherheitsgründen wird man trotzdem Gefäßanastomosen im Säuglings- und Kindesalter mit (Knopf- oder Matratzen-) Einzelnähten oder mit mehrfacher Unterbrechung der fortlaufenden Naht durchführen [150, 191].

Bezüglich der *Ausführung* können wir uns auf wenige Einzelheiten beschränken, die als Abweichung oder Verbesserung von herkömmlichen Methoden [54, 103, 163] Bedeutung erlangt haben. An Stelle der Triangulation mittels Haltefäden (nach CARREL und STICH) z.B. verwandelt man heute die Arteriencircumferenz mit Klemmen in zwei gut zugängliche Seiten und führt nach sorgfältiger Verankerung am tiefsten Punkt beide Fadenenden getrennt nach vorn, wo sie miteinander verknüpft werden. Besonders die Naht in der Tiefe und an Stümpfen, die nicht mobilisierbar sind, wird dadurch wesentlich erleichtert. Muß auf diese Möglichkeit verzichtet werden, so wird die Naht der schlechter erreichbaren Hinterwand „von innen" gelegt (s. Abb. 268) und ausnahmsweise erst später angezogen. Sonst soll der Faden ständig straff geführt werden, um ein Durchschneiden oder Raffen bei nachträglichem Anziehen, aber auch ein Klaffen der Nahtlinie zu vermeiden. Während man früher den Einstich etwa gleich weit vom Rand und vom vorigen Stich vornahm, gilt heute die Anpassung an die jeweilige Wandkonsistenz als wichtigste Regel. Zarte Gefäße benötigen einen dichteren, sklerotisch verdickte einen großzügigen Abstand. Bei gestrickten Prothesen genügen im allgemeinen wenige Millimeter vom Rand wie bei der normalen Arterienwand, während bei gewebtem Material vorsorglich ein etwas größerer Abstand vom Schnittrand angebracht ist. Auch Kalkplatten müssen gelegentlich in weitem Abstand umstochen werden, wenn sie mit der Nadel nicht perforiert werden können. Die brüchige, leicht zerreißliche Arterienwand erfordert tiefgreifende Nähte, in die zweckmäßig sogar umliegendes Bindegewebe zur Verstärkung und Abdichtung einbezogen wird. Es ist wichtig, mit jedem Stich sämtliche Gefäßwandschichten zu fassen. Dadurch wird auch in stark verändertem Gewebe mit deutlicher Spaltungsneigung eine besondere Nahtreihe [7] überflüssig. Nur beim Aneurysma dissecans muß das falsche Lumen vor der Wiederherstellung der Gefäßkontinuität verschlossen werden [53] (s. S. 694 und Abb. 260). Die Stichrichtung ist grundsätzlich „von innen nach außen", um zu vermeiden, daß die vordringende Nadel die sklerotischen inneren Wandschichten abhebt. Kurz vor Beendigung einer Naht sollen durch vorübergehendes kurzes Öffnen der Klemmen aus beiden Richtungen evtl. entstandene Gerinnsel oder Gewebstrümmer ausgeschwemmt werden (s. auch Abb. 120).

Häufige *Fehler* sind: Durchschneiden der Fäden und Dissektion der Wandschichten, schlechte Adaptation und Klaffen der Wundränder, Mitfassen der gegenüberliegenden Wand und vor allem Raffung bzw. Einengung.

Zu warnen ist besonders vor zusätzlichen Einzelnähten, die unbedacht zur Verstärkung oder ungeduldig zur Blutstillung gesetzt werden. Oft vergrößern sie einen bereits vorhandenen technischen Fehler.

3. Nahtlose Verfahren

Der Wunsch, größere Gefäße schneller, einfacher und mit geringerer Frühthromboserate als mit konventionellen Nahtmethoden zu vereinigen, führte zu der Entwicklung von nahtlosen Verfahren [164]. Seit PAYRS [207] (1900) Versuchen wurden dazu hauptsächlich Metallringe und -nieten bzw. -clips [92], ferner Kunststoffe und resorbierbare Nahtprothesen, in neuerer Zeit auch Kunstharzklebstoffe [32, 98, 115, 116, 132, 197] benutzt. Mit sog. Nähapparaten [138, 139, 185, 195, 257, 283] kann man inzwischen sowohl End-zu-End- als auch End-zu-Seit-Anastomosen zwischen Arterien, zwischen Arterien und Prothesen sowie Venen herstellen. Klinische Erfahrungen mit diesen Geräten liegen erst vereinzelt vor, wenn auch günstige experimentelle Ergebnisse zu einer häufigeren Anwendung ermutigen. Haupthinderungsgründe dürften noch die geringe Anpassungsfähigkeit an die verschiedene Wandkonsistenz (vor allem bei den degenerativen Arterienerkrankungen) und an die räumlich-topographischen Verhältnisse, weniger die Variationsbreite der Gefäßdurchmesser beim Menschen sein. Im gegenwärtigen Stadium der Entwicklung eröffnen nahtlose (apparative) Verfahren nur der experimentellen Chirurgie

(Organ- und Extremitätentransplantationen [*261*]), allenfalls der traumatischen Gefäßchirurgie neue Möglichkeiten. Eine Prognose bezüglich der klinischen Verbreitung erscheint verfrüht. Das gleiche trifft auch für die Klebeverfahren zu, bei denen außer der mechanischen Zuverlässigkeit besonders die biologische Verträglichkeit [*38*] in Langzeitbeobachtungen noch erwiesen werden muß.

4. Mikrogefäßchirurgie

Die gewöhnliche Naht von Gefäßen unter 5 mm Durchmesser ist mit einer so hohen Mißerfolgsrate behaftet, daß die Wiederherstellung praktisch als undurchführbar galt [*31, 183*]. In den letzten Jahren wurden Methoden entwickelt, die einer „Mikrogefäß

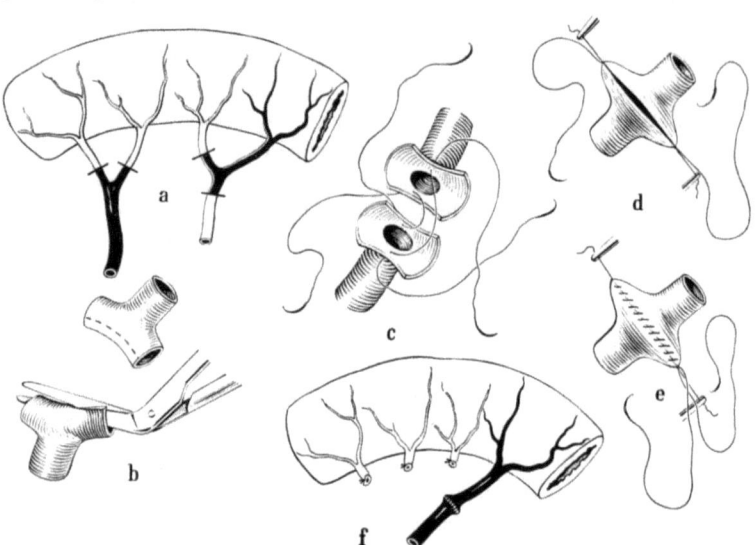

chirurgie" [*143, 144, 182*] neue Aussichten eröffnen und z. B. bei Eingriffen an den Coronararterien [*2, 3, 6, 26, 40, 100, 196, 225, 272*] und der intrakraniellen Hirnstrombahn [*145, 274*] oder bei freier Transplantation von Darmabschnitten [*131, 194*] Bedeutung erlangen können. Es handelt sich dabei einerseits um die Adaptation der konventionellen Technik an diese Gefäßdimension mit Hilfe optischer Vergrößerungseinrichtungen (Lupe [*171, 262*], binoculares Operationsmikro

Abb. 76a—f. End-zu-End-Anastomose einer kleinen Arterie (im Beispiel: Darm). Plastische Erweiterung durch Schlitzung einer Astgabel

skop [*26, 144, 284*]), verfeinerter Instrumente und besonders dünnen Nahtmaterials (6 × 0, 7 × 0), andererseits um die Anwendung der schon erwähnten präziseren nahtlosen Verfahren [*130, 131, 195, 262, 267*]. Zusätzliche Maßnahmen zur Verbesserung der Fließeigenschaften des Blutes [*140*] bzw. zur Thromboseverhütung [*33, 102*], z. B. die Viscositätsminderung durch Infusion niedermolekularen Dextrans [*74, 186, 282*] und die negative elektrostatische Aufladung der Anastomose [*216, 281*], beeinflussen die Ergebnisse nicht entscheidend und sind außerdem z. T. von vornherein auf das Experiment beschränkt. Die bisher seltene klinische Anwendung läßt eine Beurteilung auch hier noch als verfrüht erscheinen.

5. Rekonstruktive Maßnahmen

Der Gefäßnaht und -plastik können als rekonstruktive Maßnahmen im engeren Sinne die Desobliteration und die Anwendung des Gefäßersatzes in Form der Streifenplastik, der Substitution oder der Umgehung gegenübergestellt werden.

a) Desobliteration

Bei der Desobliteration [*61*] wird die einengende atherosklerotische Intima, meist zusammen mit einem anhaftenden Thrombus (Endarteriektomie, Thrombendarteriektomie; s. auch Thrombektomie, S. 265) entfernt. Da auch der innere Anteil der Media von der Arteriosklerose befallen ist, läßt sich in dieser Schicht eine deutliche Spaltebene zum gesunden Arterienmantel entwickeln und verfolgen [155] (s. Abb. 77). Von den angrenzenden Intimarändern und von den Bindegewebszellen des zurückgelassenen, anfangs nur mit einem Fibrinfilm bedeckten Strombettes geht später die (Re-)Endothelialisierung aus [8]. Eine restitutio ad integrum darf indessen nicht erwartet werden; nach klinischen und experimentellen Befunden neigt die freigelegte Strecke zur Degeneration [8, 20, 94, 95, 221, 222]. Aneurysmen wurden jedoch bisher selten beobachtet (s. Abb. 78). *Technisch* wird heute die direkte (Thromb-)Endarteriektomie meist von einer longitudinalen Incision über dem Verschlußbezirk aus unter Zuhilfenahme der feinen, abgerundeten Spitze einer Moskitoklemme oder besonderer Dissezierspatel [18, 26] vorgenommen. Die Ausräumung nach völliger Querdurchtrennung, bei der die Gefäß-

kontinuität abschließend durch End-zu-End-Naht wieder hergestellt werden muß, ist inzwischen verlassen [50]. Eine Ausnahme macht nur die Operation des hohen Aortenverschlusses (s. S. 361) nach den Methoden von ROB [159] (1960), SZILAGYI [256] (1959) und BERGAN und TRIPPEL [9] (1963). Die von CANNON und BARKER [24] für ausgedehnte Hindernisse an der A. femoralis angegebene sog. halbgeschlossene Methode (s. S. 368), bei der man den Pfropf in ganzer Länge von mehreren transversalen Incisionen aus mittels ringförmiger Curetten ausschält (ring stripping) und entfernt [19], findet neuerdings auch am Iliaca-Abschnitt zunehmend Verwendung [18, 49, 159]. Darüber, ob die Längsincision durch einfache Naht oder mit Hilfe eines

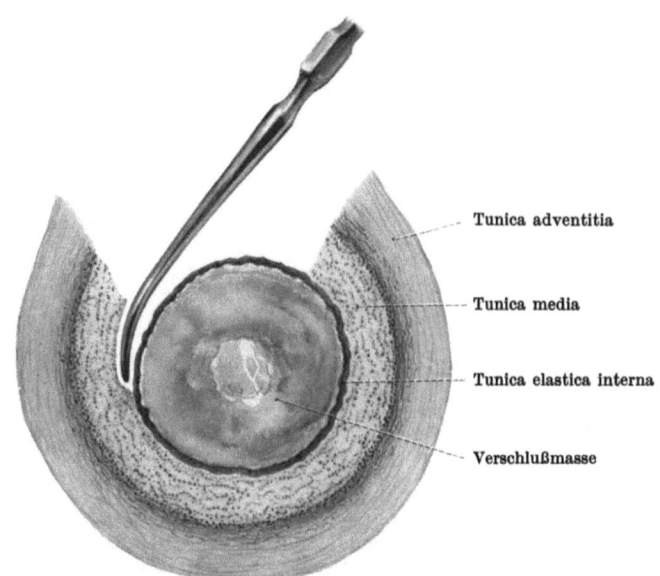

Tunica adventitia

Tunica media

Tunica elastica interna

Verschlußmasse

Abb. 77. Thrombendarteriektomie. Spaltebene im inneren Drittel der Tunica media außerhalb der Tunica elastica

Transplantatstreifens (s. Abb. 79) verschlossen werden soll, gehen die Meinungen noch auseinander [49, 51, 97, 146, 241, 246]. Solange eindeutige Dauerergebnisse ausstehen, halten wir uns an die Regel, an der Aorta abdominalis keine, an der A. iliaca alloplastische und an den übrigen Gefäßen allenfalls autoplastische Streifen einzunähen. Nach Ansicht von CANNON kann man an jedem Abschnitt auf eine plastische Erweiterung mit Gefäßersatz verzichten.

Es überrascht nicht, daß unter dem Eindruck der unbefriedigenden Dauerergebnisse bei Verwendung synthetischer Prothesen das *Anwendungsgebiet* der Desobliteration wieder in Fluß geraten ist. Ursprünglich für isolierte, umschriebene Hindernisse reserviert — von der Kombination mit der Umleitung abgesehen (s. S. 358) — verwendet man sie heute nach dem Beispiel von CANNON u. Mitarb. [25], WYLIE [286] u. a. [37, 241] vielfach auch an ausgedehnteren proximalen Verschlußstrecken. Vor einer übereilten Indikationsausweitung muß jedoch gewarnt werden. Es wird häufig verkannt, daß die besseren Ergebnisse nach Thrombendarteriektomie zu einem erheblichen Teil auf der günstigeren Prognose der isolierten, umschriebenen Verschlüsse beruhen, während die Überbrückungen vorwiegend in fortgeschritteneren Stadien bzw. bei diffuser Verteilung angelegt werden.

Wie jeder Methode haften auch der Desobliteration *Nachteile und Gefahren* an. Die offene Wiederherstellung längerer Abschnitte erfordert eine entsprechend ausgedehntere Freilegung mit verlängerter Operationszeit, der halbgeschlossenen Methode werden die Perforationsgefahr, die Möglichkeit der unvollständigen (da blinden) Ausräumung, der

Verschleppung von Gewebspartikeln und der Strombahnverlegung infolge ventilklappen-
artiger Dissektion an der distalen Trennungslinie [69] zur Last gelegt. Die Gefahr der
Aneurysmabildung [39, 288] ist weit geringer, als früher befürchtet, was im wesentlichen
den mechanischen Eigenschaften der Adventitia zu verdanken ist. Eine prophylaktische
Umhüllung [175, 208] ist nicht erforderlich, sondern eher gefährlich [127] (Abb. 173).

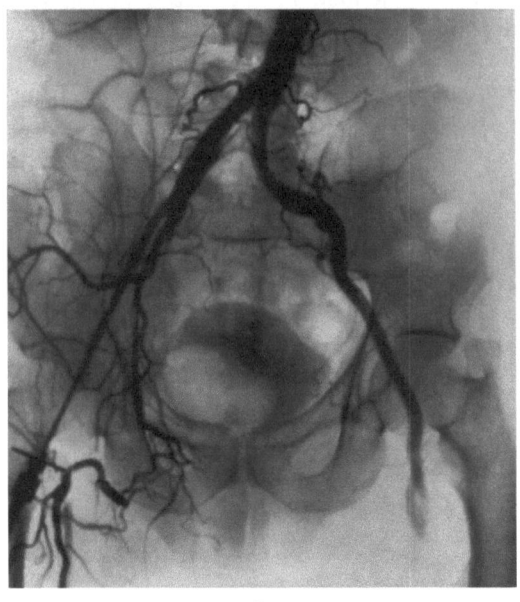 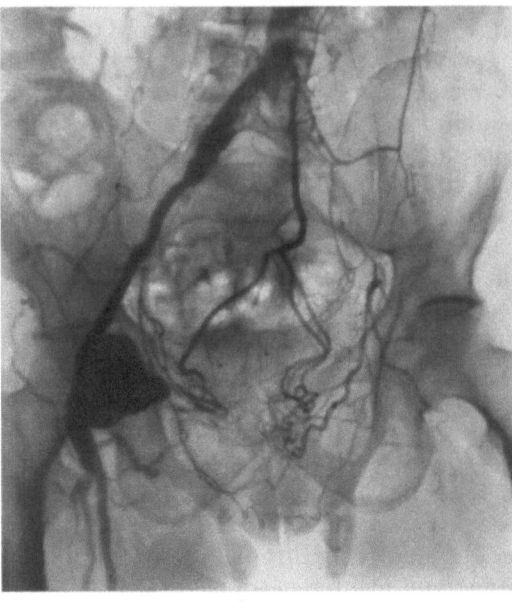

a   b

Abb. 78a u. b. R. R., 57 Jahre, ♂. a Retrogrades Aortogramm im November 1960. Verschluß der rechten
A. femoralis comm. bei fortgeschrittenen Beckenarterienveränderungen. Wiederherstellung der Strombahn
durch Thrombendarteriektomie und direkte Arteriennaht. b Lumbales Aortogramm 3 Jahre später (Februar
1964). Verschluß der linksseitigen Strombahn von der Aorta bis zur Femoralisgabel. Großes Aneurysma
spurium am Ort der Thrombendarteriektomie. Resektion des Aneurysmas und Wiederherstellung der Strombahn mit einer aorto-bifemoralen Prothesenumleitung.

b) Verwendung von Gefäßersatz

α) Streifenplastik

Mit der gewöhnlichen Nahttechnik läßt sich eine gewisse Einengung des Lumens kaum
vermeiden [41, 247]. Zum Ausgleich dient die plastische Erweiterung der Nahtstelle mit
einem Streifen bzw. Flicken (Patch, s. S. 367 und Abb. 79). Erst im vorigen Jahrzehnt
fand diese Methode besonders durch SENNING [238], VOSSSCHULTE [269], DEBAKEY [51],
EDWARDS [66] und LINTON [49] Eingang in die Klinik, nachdem sie schon CARREL und
GUTHRIE (1906) [29] experimentell bei umschriebenen Substanzverlusten erprobt hatten.

Technisch fügt man einen oval zugeschnittenen Streifen aus körpereigener Vene,
Arterie [107] oder synthetischem Gewebe (s. Gefäßersatz, S. 233) mit fortlaufender Naht
an die klaffenden Ränder der (Längs-)Incision (s. Abb. 79). Die dünnen Venen lassen
sich dabei leichter handhaben, wenn man sie vorher auf einen Plastikkatheter streift [34].
Anfang und Ende der Naht sollen immer — ebenso wie bei der End-zu-Seit-Anastomose —
seitwärts liegen, wo eine Raffung beim Knüpfen keine Constriction verursacht.

Mit der Erkenntnis der Vorzüge der Streifenplastik — Minimum an Gefäßersatz,
Erhaltung der Arterienwand und damit der zirkulären Wachstumsfähigkeit — erweiterte sich
das *Anwendungsgebiet*. Anfangs fast nur in Verbindung mit der Thrombendarteriektomie
kurzer Abschnitte der Extremitätenstrombahn benutzt, greift man heute auch an proximalen und ausgedehnten Strecken [11a, 49, 66, 97], ferner nach Desobliterationen an der
extrakraniellen Hirnstrombahn (Aa. carotis int., vertebralis, subclavia; Abb. 103, 108,
109) und an den Visceralarterien (Tr. coeliacus, Aa. renalis, mesenterica sup. [36, 51, 289],

s. S. 445 und Abb. 152) darauf zurück. An den Herzkranzarterien verließ die Streifen-methode bis auf Einzelfälle kaum das experimentelle Stadium [*52, 78, 228, 237*]. *Ohne vorherige Desobliteration* erweitert man Verengungen im Sinne einer „Dachplastik" bei stenosierenden Atheromen mit intaktem Endothelüberzug (s. S. 317), Pulmonal-arterienstenosen (s. Abb. 285), geeigneten Fällen von Coarctatio aortae [*158, 238, 269*] (s. S. 737 und Abb. 276) und supravalvulären Aortenstenosen (s. S. 746). Gelegentlich wurde die Streifenplastik auch zum Wandersatz nach Ab-tragung schmalbasiger Aneurysmen verschiedener Lokali-sation herangezogen [*51*].

Nachteile und Gefahren entstehen vor allem durch zu breit bemessene Streifen, die eine aneurysmaähnliche Aus-weitung des desobliterierten Gefäßabschnitts zur Folge haben. Die in der Ausweitung entstehenden Wirbel fördern die Fibrinablagerung und begünstigen die Thrombose. Auch die Konsistenz der dünnwandigen Vene muß dabei be-rücksichtigt werden [*35*]. Eine gewisse Überkorrektur ist andererseits angebracht, weil mit Proliferationen im Ein-heilungsverlauf zu rechnen ist. Als weiterer Nachteil fällt bei der langen Streifenplastik der doppelte Zeitaufwand gegenüber der einfachen direkten Naht ins Gewicht.

β) Substitution

Die *Substitution* als älteste Form des Gefäßersatzes am Menschen [*168*] ist heute im wesentlichen auf jene Fälle beschränkt, in denen Resektion und Wiederherstellung unumgänglich sind: die meisten Aneurysmen, die Aplasien der Aorta, mit Substanzverlust einhergehende Traumen und, selten, tumorummauerte lebenswichtige Gefäße [*178, 179, 187, 265*].

γ) Umleitung

Im übrigen ist die Substitution weitgehend von der *Umleitung* abgelöst worden. Maßgeblich für diese Entwick-lung, die mit den Namen KUNLIN [*166*], LINTON [*172, 173*], DEBAKEY [*50*] und CRAWFORD [*42*] verknüpft ist, waren die Vorzüge des *Umleitungsverfahrens* [*28*].

Das Anlegen einer künstlichen Kollateralen [*23*] er-fordert nur eine umschriebene Arterienfreilegung und an den Extremitäten einen kleineren Zugang. Das bedeutet

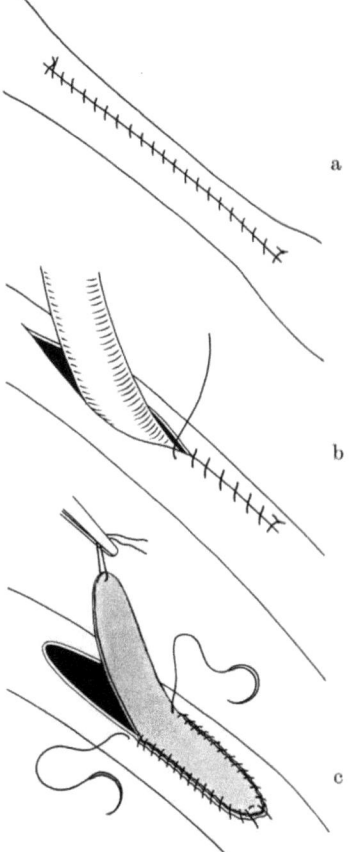

Abb. 79a—c. Verschluß der Arte-riotomie. a Direkte Naht: Gefahr der Einengung. Verhütung der Einengung: b durch Einlegen eines Katheters, c durch Streifenplastik

geringere Infektionsgefahr, vermindertes Risiko bei der Präparation (s. S. 365) und — wichtig für die meist älteren Patienten — kürzere Operations-dauer. Die Kollateralgefäße bleiben als eine gewisse Sicherung gegen die Folgen einer Rethrombosierung weitgehend erhalten. Auch ausgedehnte Obliterationen der großen Aortenäste (Aorta-Iliaca-Syndrom Abb. 122, Aortenbogensyndrom Abb. 103) lassen sich mit relativ geringem Operationstrauma überbrücken. Die für die Umleitung in der Regel benutzte End-zu-Seit-Anastomose ermöglicht eine weite, nicht stenosierende Verbindung auch mit kleineren Arterien und vermeidet die Schwierigkeiten, die infolge Kaliber-differenz zwischen Wirtsgefäß und Transplantat [*72, 278*] bei der End-zu-End-Naht auftreten.

Die *technische Durchführung* ist aus den entsprechenden Kapiteln zu ersehen [*210, 272, 273*] (s. S. 356). Zum Verständnis der heutigen Bewertung der Wiederherstellungs-methoden soll hier kurz auf die *Nachteile und Gefahren* eingegangen werden. Sie sind teils technischer Natur und daher weitgehend beherrschbar (z. B. Verletzungen bei der

Tunnelierung; Torsion oder Drosselung des Transplantates beim Einziehen in den Tunnel, zu schlaffe oder zu straffe Spannung und Knickung [66], ungünstige Stromführung an den Anastomosen [217, 229, 254] usw.). Zum überwiegenden Teil jedoch liegen die Ursachen im biologischen Verhalten des Gefäßersatzes (s. S. 235). Die bindegewebigen Einheilungsvorgänge wandeln die ursprünglich gut biegsamen Prothesen in starre Rohre um, die schon bei mäßiger Biegungsbeanspruchung (etwa im Hüftgelenk) abknicken. Eine bei der Abknickung entstehende Intimaläsion oder auch degenerative Veränderungen der Neointima können Ursache eines akuten thrombotischen Prothesenverschlusses werden. Nicht immer werden dann die ehemaligen Kollateralen, die sich nach der Überbrückung zurückgebildet haben [22, 142], den Verschluß erneut ausreichend kompensieren und eine Amputation verhindern [244]. Nachdem das Umleitungsverfahren zunächst als die überlegene Methode gerade auch an den Extremitäten gegolten hatte, wurde seine *Anwendung* unter dem Eindruck der unbefriedigenden Spätergebnisse im Femoralis-Poplitea-Bereich (s. S. 384) mehr und mehr auf die Aorta und ihre großen Äste beschränkt. Bemerkenswerterweise scheint man an den relativ kleinkalibrigen Organarterien (Tr. coeliacus und A. mesenterica sup. s. S. 440, A. renalis s. S. 418) mit der Prothesenumleitung gute Spätergebnisse erreichen zu können. Wahrscheinlich sind die kurze Umleitungsstrecke und der hohe Durchfluß Ursache hierfür.

III. Problematik des Arterienersatzes

Gefäßersatz ist längst kein *technisches* Problem mehr. Seine grundsätzliche funktionelle Eignung und die Bedeutung für die rekonstruktive Chirurgie stehen inzwischen außer Zweifel [99]. Heute, mit zunehmender Beobachtungsdauer am Menschen, tritt nun die *biologische Problematik* ganz in den Vordergrund, deren Ausmaß die experimentellen Untersuchungen im vergangenen Jahrzehnt nur andeuten konnten. Dabei spielen Fragen wie die Gefährdung des jugendlichen Organismus durch ein wachstumsunfähiges Transplantat eine untergeordnete Rolle [11]. Selbst die Tumorinduktion — früher ein Haupteinwand — gibt nach den bisherigen Untersuchungen kaum Anlaß zur Besorgnis [200, 201, 202, 203]. Kern des Problems sind vielmehr regressive Veränderungen im Transplantat, die nach unterschiedlich langer Implantationsdauer auftreten und die befürchten lassen, daß sie innerhalb der durchschnittlich verbleibenden Lebenserwartung eher biologische Regel als pathologische Ausnahme sein werden. So weit sich die Pathobiologie des Gefäßersatzes überblicken läßt, sind degenerative Prozesse nicht immer und in jeder Lokalisation gleichbedeutend mit Mißerfolg oder gar mit Komplikationen [275, 276]. Im Rahmen dieser Darstellung erscheint es aber angebracht, im folgenden das *Ersatzmaterial* ausschließlich unter dem Blickwinkel der Spätmorbidität zu betrachten und näher auf die *Komplikationen* einzugehen.

1. Ersatzmaterial

a) Biogene Gewebe

α) Autoplastik

Von den *biogenen Geweben* steht praktisch nur die körpereigene V. saphena magna, allenfalls die V. femoralis zur Verfügung [47, 168, 176]. V. jugularis ext., V. cava inf. [36] u.a. [245] wird man nur ausnahmsweise für eine Streifenentnahme gebrauchen. Bezüglich der Verwendungsmöglichkeiten der autoplastischen Vene [71, 77] s. Abb. 80 sowie S. 367. Der Einheilungsmodus unter weitgehender Arterialisierung ist seit langem bekannt, ebenso allerdings auch die individuell verschiedene Neigung zu regressiven Veränderungen [4, 76, 223, 285]. Ruptur und Aneurysmabildung sind selten und verbieten nach bisher vorliegenden Erfahrungen die Streifenimplantation auch in proximale Strombahnabschnitte [1, 49] (Beckenarterien, Aortenbogenäste) nicht. Experimentelle Langzeitbeobachtungen

[*62, 110, 149, 151, 192, 224*] weisen aber darauf hin, daß man an der Aorta mit venösem Ersatz zurückhaltend sein sollte (Gesetz von LAPLACE s. S. 24).

Körpereigene Arterie — an sich der ideale Ersatz [*90*] — kommt nur bei sehr umschriebenen Defekten in Betracht. Die Verwendungsmöglichkeit wurde durch die Streifenplastik erweitert (z. B. A. thoracica interna als Streifenspender für die Coronarchirurgie). Totale Defekte lassen sich natürlich nur unter Opferung eines entsprechenden größeren Gefäßes überbrücken. In Notfällen soll die gegen eine Prothese ausgetauschte A. iliaca ext. als Transplantat auch im infizierten Gebiet die Funktion aufrechterhalten und die Abheilung ohne Verlust der Extremität ermöglichen (s. Komplikationen, S. 239).

Andere Körpergewebe wie Fascie, Cutis, induzierte Bindegewebsröhren, verstärktes Peritoneum usw. [*75, 91, 104, 133, 227, 270*] erwiesen sich als ungeeignet.

Der organische Ersatz großer Arterien und der Aorta war nur möglich mit Hilfe der *artgleichen und der artfremden Gefäßübertragung*. Die ausgedehnten Untersuchungen im vorigen Jahrzehnt bestätigten und vertieften im Grunde nur die bereits zu Beginn des Jahrhunderts gewonnene Erkenntnis [*12*], daß das Transplantat im Wirt nicht überlebt: seine cellulären Bestandteile und Zwischensubstanzen unterliegen dem biochemischen Abbau, das zurückbleibende Bindegewebsgerüst der mechanischen Abnützung.

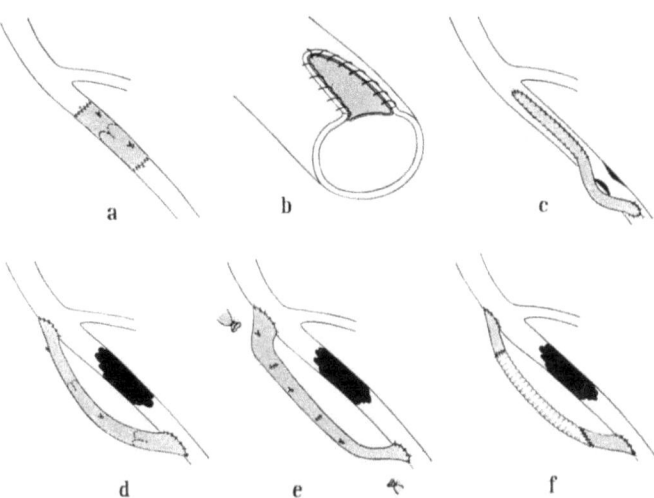

Abb. 80a—f. Verwendungsmöglichkeiten körpereigener Vene. a Substitution; b Streifenplastik; c Streifenplastik als Umleitung weitergeführt (z. B. zur Überbrückung des Kniegelenks); d Umleitung: Vene herauspräpariert und umgewendet; e Umleitung: Vene in situ; f Umleitung: Vene nur an den kritischen Anastomosen

β) Heteroplastik

Heteroplastische Transplantate neigen schon früh in hohem Maße zur Desintegration, so daß ihre klinische Verwendung von vornherein auf Ablehnung stieß [*105, 120, 198, 226*]. Nach enzymatischer Proteolyse [*220*] sind tierische Arterien zwar verträglich, bieten aber keinen Vorteil gegenüber anderen Prothesen.

γ) Homoioplastik

10 Jahre nach der ersten erfolgreichen Anwendung am Menschen [*93*] (1948—1958) wurde auch die *Arteriohomoioplastik* wieder verlassen. Nachdem Tierversuche schon lange auf das von der Vorbehandlung unabhängige Schicksal aufmerksam gemacht hatten [*12, 156*], mehrten sich wie befürchtet die klinischen Beobachtungen über teils harmlose [*160, 234*], teils gefährliche Degenerationserscheinungen [*55, 136, 218, 259*]. Aneurysmen wurden vor allem in Arterien vom muskulären Typ, aber auch in Transplantaten aus der abdominalen Aorta gesehen [*44, 60, 255*] (s. S. 378), während Komplikationen in den zu 80% aus elastischen Membranen aufgebauten Transplantaten aus der Aorta thoracica [*96, 101, 109*] auch heute noch selten sind (Abb. 81a u. b). Schwierigkeiten und ethische Probleme der Beschaffung, die aufwendige und nicht risikofreie Entkeimung und Konservierung [*117, 124, 206, 294*], weniger auch die klinischen Ergebnisse [*60, 279*] waren weitere Gründe für die Abkehr von der Homoioplastik.

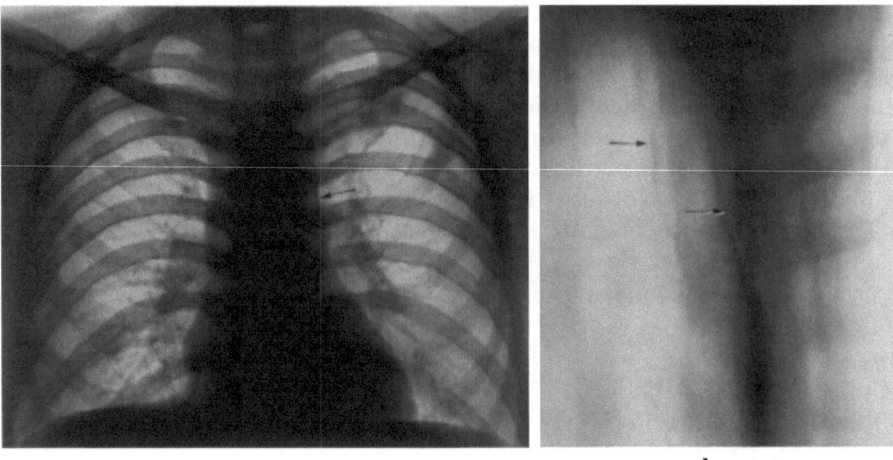

a   b

Abb. 81a u. b. F. B., 25 Jahre, ♂. Verkalkung (→) eines homoioplastischen Aortentransplantats 6 Jahre nach
Resektion einer Coarctatio aortae. a Thoraxübersichtsaufnahme, b Tomogramm

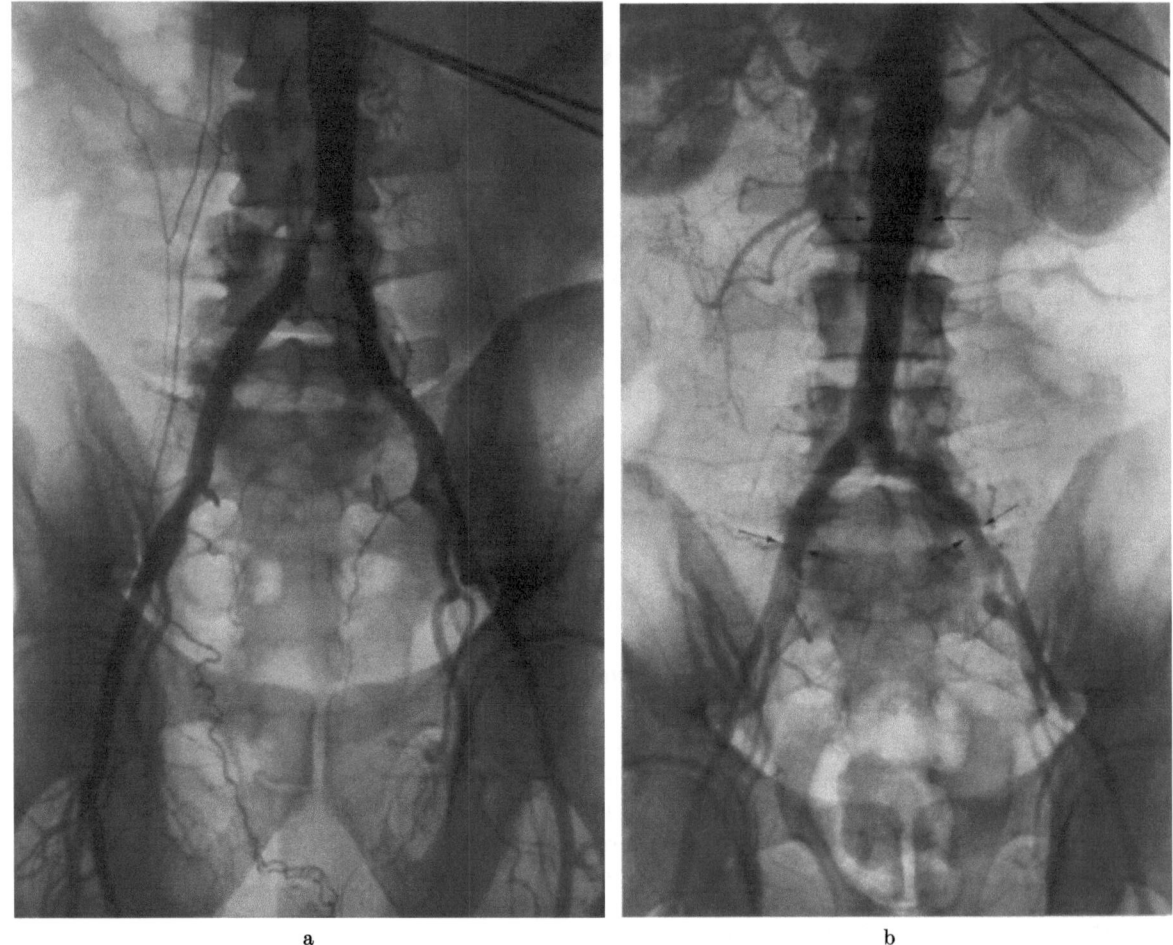

a   b

Abb. 82a u. b. N. K., 51 Jahre, ♂. *Homoioplastischer Aortengabelersatz.* a Präoperatives Aortogramm 1957.
(Heute: Indikation zur Desobliteration.) b Aortogramm 6 Jahre p. op. Transplantat durchgängig, keine Zeichen
der Degeneration, keine Kalkeinlagerungen auf der Übersichtsaufnahme. Glatter Übergang an den termino-
terminalen Anastomosen (→). Erneut Beschwerden infolge Progredienz der obliterativen Veränderungen in
der Peripherie

b) Alloplastik

Als Alternative zum autoplastischen Venentransplantat an mittleren Arterien (Becken-arterien, Aortenbogenäste) und als Aortenersatz kommen z. Z. praktisch nur gestrickte oder gewebte Prothesen aus Dacron-®[1] [43, 252] oder Teflon-®[2] [67] Faser in Be-tracht.

α) Substanz und Struktur

Beide *Substanzen* haben außergewöhnlich günstige physikalische Eigenschaften [56] und zeichnen sich durch hervorragende biologische Verträglichkeit [263], Zu-verlässigkeit und Sterilisierbarkeit im Autoklaven aus. Entscheidend für den Erfolg ist aber offenbar die *Prothesenstruktur.* Als ihr wichtigstes Merkmal hat sich die Porosität er-wiesen [13, 114, 209, 277] (s. Abb. 83). Die gegenwärtig fabrikmäßig her-gestellten *gestrickten* Prothesen [65, 147, 169] besitzen eine günstigere Porengröße für die einwandernden Fibrocyten als die *gewebten* [160, 212, 253], ohne jedoch die nach neueren Untersuchungen erforderliche Ein-heilungsporosität zu erreichen [275]. Ihre Poren müssen durch Benetzen oder Durchströmen mit frischem Blut

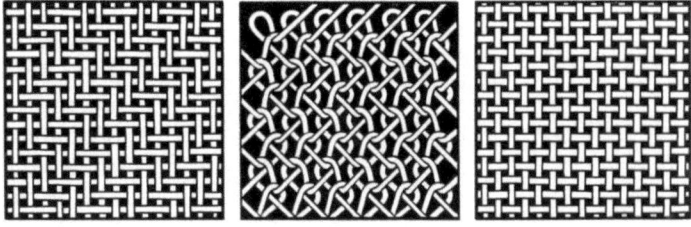

a   b   c
Abb. 83a—c. Wirkarten von Prothesen. a geflochten; b gestrickt; c gewebt

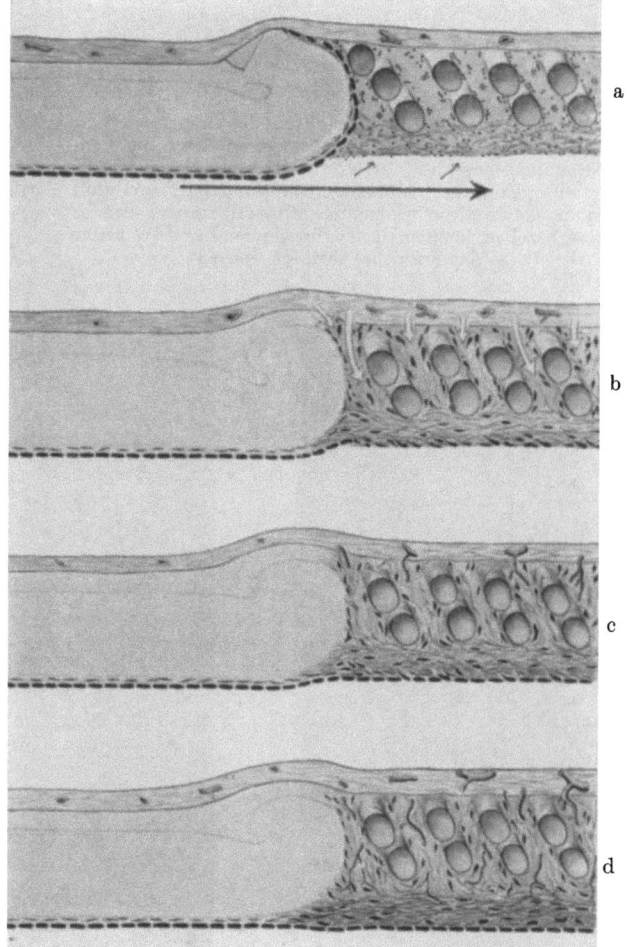

Abb. 84a—d. Einheilungsvorgänge der Pro-these im Tierexperiment. a Ein Fibringerüst dichtet die Prothese bereits kurze Zeit nach der Freigabe des Blutstroms ab. Die Innen-fläche ist glatt. Das Endothel der nach außen umgestülpten Wirtsaorta ist noch erhalten. b Vom Aortenbett wandern Fibrocyten durch die Prothesenmaschen und besiedeln die der inneren Prothesenwand aufgelagerten dünnen Fibringerinnsel. Die oberflächlich liegenden Fibrocyten breiten sich flächenhaft aus und bilden dadurch die erste Anlage des neuen Endothels. Das Endothel des nach außen umgestülpten Wirtsaortenstückes verschwin-det. Die zu seiner Erhaltung erforderliche funktionelle Beanspruchung fehlt. c Bis zum 4. Monat p. op. ist die Organisation bereits im wesentlichen durch die Differenzierung der Bindegewebszellen abgeschlossen. Es sind zu erkennen: Intima mit Endothel, innerer und äußerer Mediaanteil sowie Adventitia. Gute Vascularisierung. d Endzustand: Das Lumen der neugebildeten Gefäßwand ist dem der Wirtsaorta angeglichen. Die Strukturen haben sich noch deutlicher differenziert. Die im Tierexperiment gewonnenen Beobachtungen [209] lassen sich nach den klinischen Beobachtungen nicht ohne Einschränkung auf den Menschen übertragen

---

[1] Warenzeichen der Fa. Du Pont (USA) für Terephthalsäurepolyester.
[2] Warenzeichen der Fa. Du Pont (USA) für Polytetrafluoräthylen.

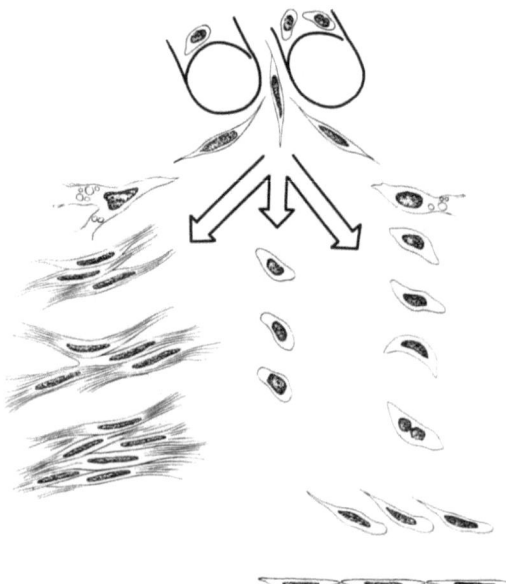

Abb. 85. Schematische Darstellung der Transformation von Fibrocyten nach Durchwanderung durch die Prothesenmaschen [209]. Rechts: Umwandlung der Fibrocyten in Endothel. Links: Umwandlung der Fibrocyten in muskelähnliche Elemente. Mitte: Primitive Bindegewebszellen können durch die ganze Wand bis unter das Endothel verfolgt werden

(preclotting, Fibrinisieren) abgedichtet werden. Gewebte Prothesen lassen sich nahezu blutdicht anfertigen [57]; sie werden heute nur noch bei Eingriffen verwendet, die wegen der Notwendigkeit einer extrakorporalen Zirkulation unter Aufhebung der Blutgerinnung ausgeführt werden müssen. Ein weiteres Merkmal ist die Rippung (crimping, Corrugation), die den dünnwandigen Prothesenschlauch nach dem Wellblechprinzip am Kollabieren und Knicken hindert [153, 211]. Der früher angestrebten Elastizität [48, 56, 67, 252], die sich durch Faserkräuselung (Helanca, Fluflon) oder Corrugation der fertigen Prothese erreichen läßt, mißt man heute kaum noch Bedeutung bei, seitdem feststeht, daß die Erstarrung infolge der fibrösen Einbettung unvermeidlich ist [199, 205, 231].

Gegenüber dieser Konzeption haben sich Blutleiter aus anderen Synthetica (Orlon [64], Nylon, Ivalon [83] u. a. [57, 106, 113, 279] oder aus Metallnetz [45] und

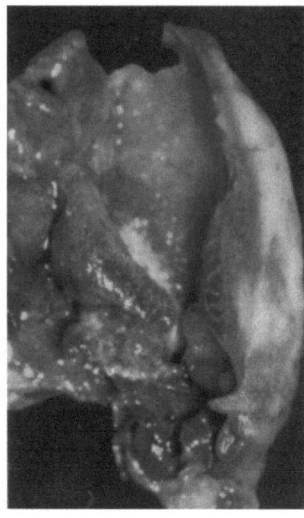

a

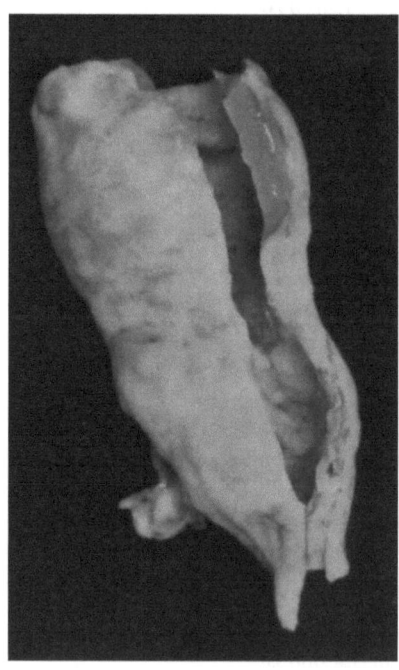

b

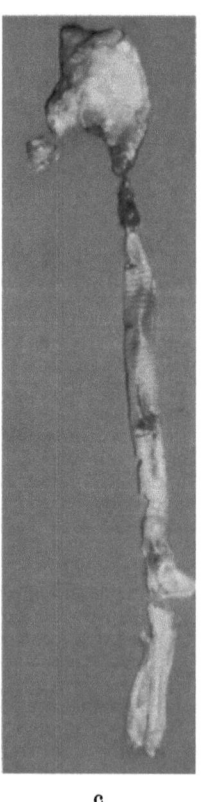

c

Abb. 86 a—c. Spätveränderungen in einer *gewebten Teflonprothese* 2 Jahre nach Einpflanzung. a und b Konische Einengung des Prothesenlumens an der distalen Anastomose infolge Verdickung der Innenauskleidung durch frische und alte Fibrinablagerungen. Beachte Abdruck des Prothesenwirkmusters in a. c Abgelöste Innenauskleidung einer Femoralisumleitung. Keine feste Verankerung der Neointima mit der Prothese

in anderer Verarbeitungsform (geflochtene [*236*] oder impermeable starre Rohre [*45, 204*], komprimierter Schaumstoff [*13, 81*], Folien [*178*]) nicht durchgesetzt.

β) Verhalten im Organismus

Über das *Verhalten im menschlichen Organismus* geben Befunde nach mehrjähriger Verweildauer ein genaueres, wenn auch noch nicht endgültiges Bild. Danach erfüllt sich die aus dem Tierexperiment [*70, 122, 209*] (s. Abb. 84) abgeleitete Hoffnung auf eine Arterioneogenese nur in sehr engen Grenzen. Die poröse Prothese dient zwar als Matrix für die Fibrinabscheidung und die nachfolgende fibrocytäre Organisation und Differenzierung in Außen- und Innenschicht, dieser Prozeß verläuft aber — ab-

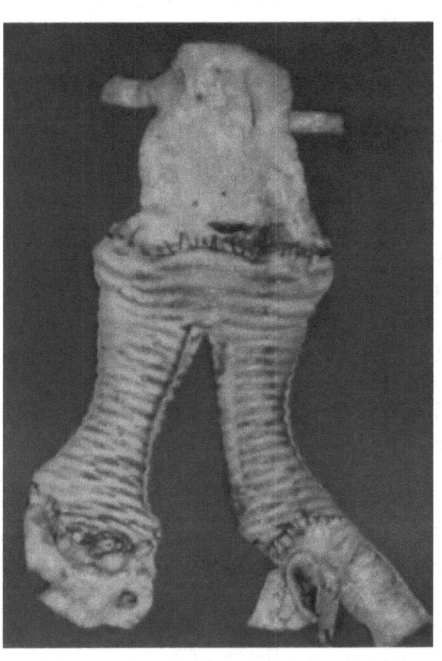 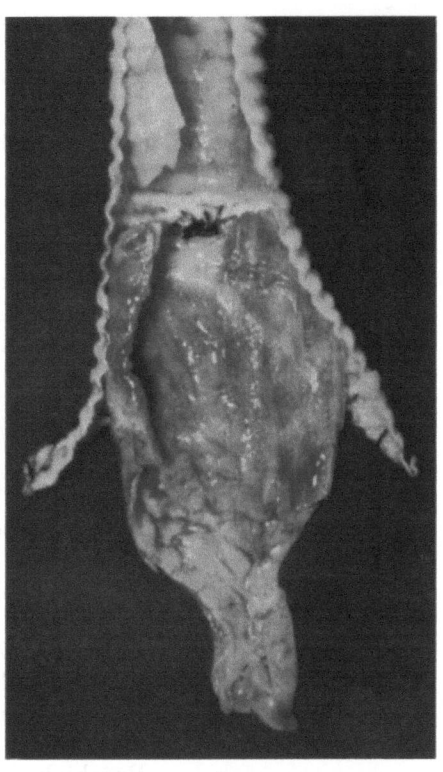

a   b

Abb. 87a u. b. Früh- und Spätveränderungen in *gestrickten Dacronprothesen*. a Bifurkationsprothese 13 Tage nach Resektion eines Aneurysmas der Aorta abdominalis (Todesursache: Herzmuskelinfarkt). Dünner spiegelnder abhebbarer Fibrinbelag. b Distales Ende einer Femoralisumleitung 5 Monate p. op. (23jähriger Mann mit arterieller Verschlußkrankheit). Entfernung der Prothese wegen Thrombosierung. Keine feste fibröse Verankerung der Neointima, auf deren glatter Außenfläche das Wirkmuster der Prothese erkennbar ist. Zapfenartige Verlegung der distalen Anastomose

gesehen von einer strömungsbedingten Umformung [*229*] (s. Abb. 85) — recht ungleichmäßig. Eine feste Verankerung kommt besonders bei gewebten Teflonprothesen (s. Abb. 86) nicht zustande [*127, 273*]. Atherome, Verkalkung und andere regressive Veränderungen [*21*] in der induzierten Gefäßwand scheinen die biologische Regel zu bestätigen, wonach neugebildetes Bindegewebe früh degenerativen Veränderungen unterliegt.

2. Komplikationen

Die wichtigsten Komplikationen, die nach *Gefäßoperationen ohne Gefäßersatz* auftreten können und mit denen man auch nach Eingriffen an gesunden Arterien rechnen muß, sind Blutung infolge Nahtdehiszenz, Dissektion und Infektion. Auffallenderweise sind sie selbst nach langstreckiger Gefäßnaht auch an pathologisch veränderten Aterien selten. Häufiger hingegen sind Aneurysma und Infektion bei *Verwendung von Gefäßersatz*, besonders nach Einpflanzung synthetischen Materials.

a) Komplikationen nach Homoioplastik

Von den Komplikationen nach Homoioplastik interessieren nur noch das Aneurysma (Abb. 88 und 89) und die Ruptur bzw. die Fistel im Spätverlauf [*60, 136, 214a, 259*] (s. S. 377). Ziel der Behandlung muß in jedem Fall die restlose Entfernung des Transplantats sein, das man an der Aorta nach Möglichkeit durch eine Prothese [*177*], an den großen peripheren Arterien durch eine autoplastische Vene ersetzen wird (Kontraindikation: Infektion), wenn die Desobliteration der ursprünglichen Strombahn nicht möglich ist. Die Regel, nach Gefäßeingriffen durch routinemäßige Kontrolluntersuchungen derartige Veränderungen auszuschließen bzw. diese bei unklaren Erkrankungen immer in Erwägung zu ziehen, gilt hier in besonderem Maße.

b) Komplikationen nach Alloplastik

Aneurysmen nach Alloplastik (Abb. 90) entstehen fast immer an den Anastomosen (Aneurysma spurium). Echte Erweiterungen oder Rupturen sind in den heutigen nahtlosen Prothesen, im Vergleich zu früher benutztem Material [*5, 63, 136*], eine bisher seltene Ausnahme [*161, 271*]. Ermüdungsbrüche der synthetischen Fasern spielten dabei noch keine Rolle. Die *Häufigkeit* des Aneurysma spurium wird vorläufig mit 1—15% [*43, 288*] angegeben; sie liegt nach unserer Erfahrung unter 10%. Vergleichszahlen über das Vorkommen in den einzelnen Gefäßabschnitten und nach Streifenimplantationen liegen noch nicht vor. *Prognostisch* entscheidend ist offenbar die Lokalisation. An der Anastomose im Bereich der Bauchaorta verläuft das Aneurysma spurium trotz Behandlung häufig letal [*136*] (s. S. 377), während Aneurysmen unterhalb des Leistenbandes meist rechtzeitig auffallen. Als *Ursachen* überwiegen technische Fehler und Infektion im Frühverlauf. Für die später auftretenden Aneurysmen kommen die zunehmende Brüchigkeit der Seide, die mangelhafte fibröse Verankerung der Prothese (s. Einheilungsporosität, S. 233) und die Minderwertigkeit der Wirtsarterie neben weiteren begünstigenden Faktoren (z.B. Gelenknähe, Prothesenstruktur) in Betracht [*43, 68, 128, 288*]. Ob die Langzeitbehandlung mit Anticoagulantien pathogenetisch eine Rolle spielt, ist bisher nicht erwiesen. Da sie die Gefahr einer Ruptur erhöht, sollte sie nach Erkennung der Komplikation sofort abgebrochen werden.

Die *Indikation zur Operation* ist gegeben, sobald das Aneurysma erkannt ist. Grundregel für die Behandlung bzw.

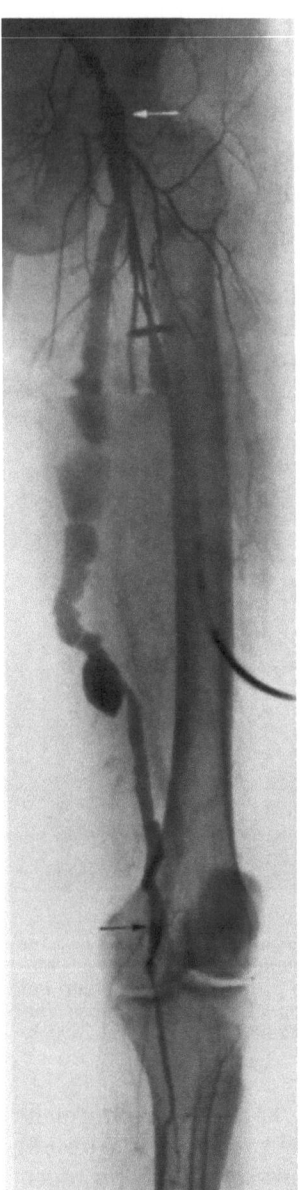

Abb. 88. J. M., 55 Jahre, ♂. Diffuse aneurysmatische Degeneration eines vor 5 Jahren eingesetzten homoioplastischen Arterientransplantats

Verhütung von derartigen Komplikationen sind: strengste Asepsis, exakte Adaptation zur Vermeidung einer Dissektion, Spannungsfreiheit, die Verwendung von dauerhaftem Nahtmaterial (s. S. 223) anstatt Seide, gute Deckung des reparierten Abschnitts und — wenn unumgänglich — gestricktes anstelle von gewebtem Prothesenmaterial. Das Vorgehen bei der aorto-intestinalen Fistel wird wegen ihrer besonderen Problematik an entsprechender Stelle beschrieben (s. S. 378). Nahtaneurysmen im Bereich der Extremitäten, z.B. am distalen Ende einer aortofemoralen Umleitung, kann man meist durch einen relativ kleinen Eingriff beseitigen. Veränderungen an der proximalen Anastomose der Prothese sowie eine Infektion müssen sicher ausgeschlossen sein. Liegen Aneurysmen an beiden Anastomosen einer Umleitung vor, so sollte man

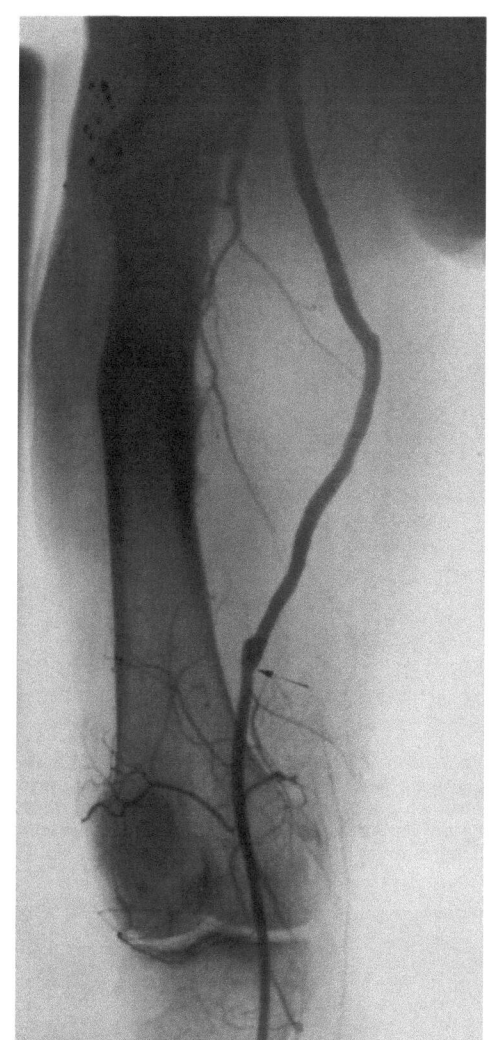 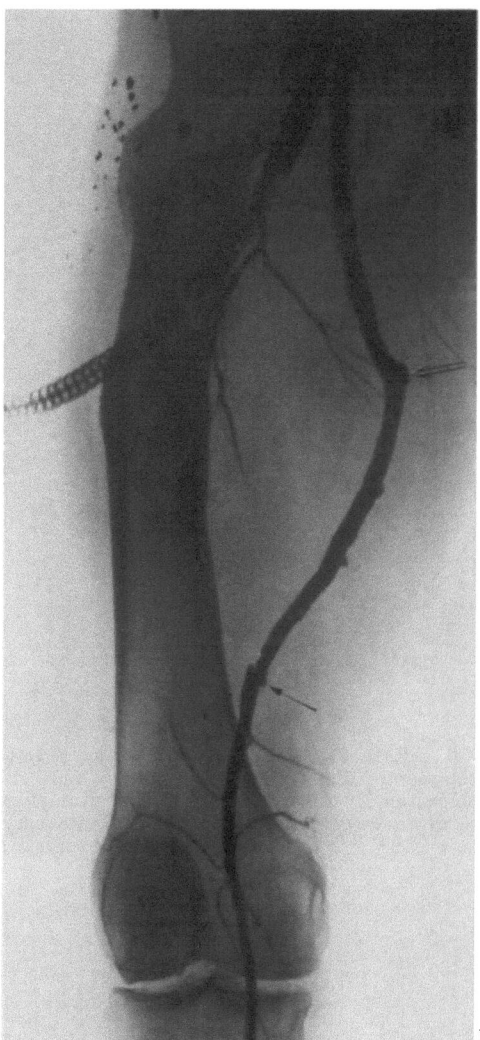

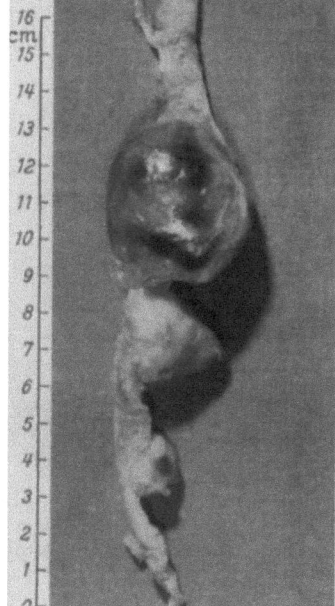

Abb. 89a—c. H. P., 42 Jahre, ♂. 1957 Behandlung eines traumatischen (Kriegsverletzung) Femoralisverschlusses durch Umgehung mit einem homoioplastischen Arterientransplantat. a Arteriogramm 4 Monate p. op. b Arteriogramm 5 Jahre p. op. bei klinischem Verdacht auf Aneurysmabildung im Verlauf des Transplantats. Generalisierte Degenerationserscheinungen. Pfeil: Distale Anastomose; Doppelpfeil: Stelle des tastbaren Aneurysmas. c Operationspräparat: multiple, bis hühnereigroße, thrombosierte (daher im Arteriogramm nicht darstellbare) Aneurysmen des Transplantats, das durch eine Prothese ersetzt wurde

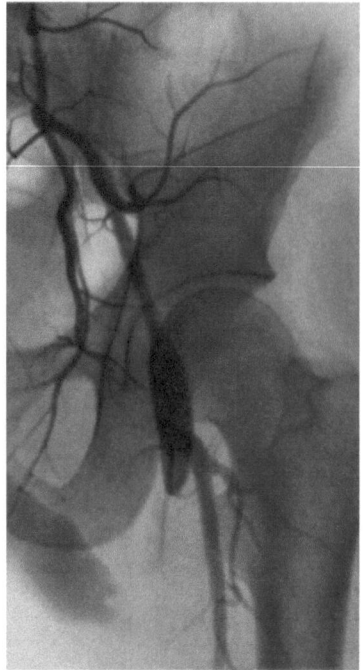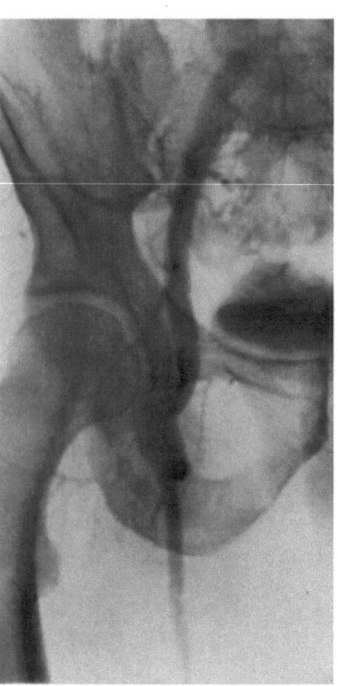

a   b

Abb. 90. a E. K., 24 Jahre, ♂. *Umleitung bei femoro-poplitealem Verschluß.* Arteriogramm 8 Monate p. op. Thrombosierung der Prothese (Teflon). *Kein Aneurysma*, sondern kontrastmittelgefüllter proximaler Prothesenstumpf. b Sch. K., 40 Jahre, ♂. Komplikation nach *aorto-femoraler Umleitung* (Dacron) *bei Iliaca-Verschluß.* Arteriogramm 2 Jahre p. op. Nahtaneurysma an der Anastomose mit der A. femoralis communis, Resektion des Aneurysmas, Übernähung der Dehiszenz

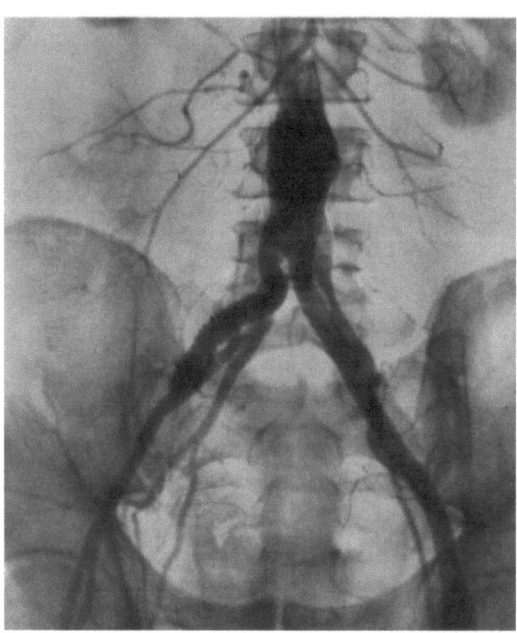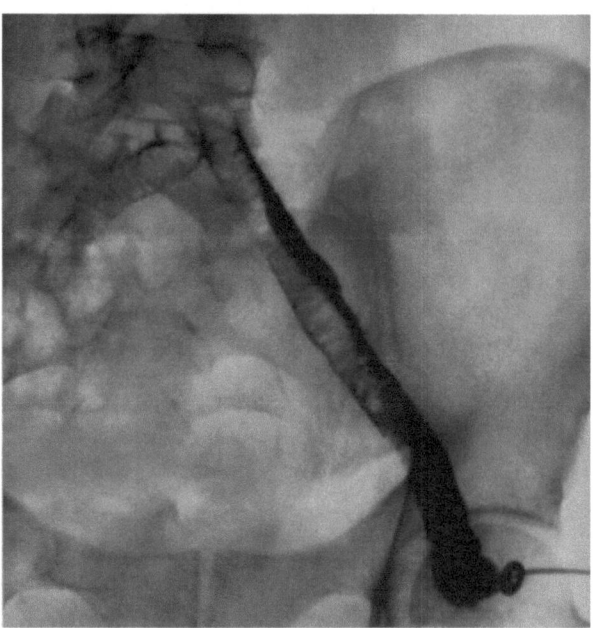

a   b

Abb. 91 a u. b. E. B., 54 Jahre, ♂. Implantation einer Aorten-Bifurkationsprothese vor 18 Monaten (rechts: aorto-iliacale Umleitung, links: aorto-femorale Umleitung). 15 Monate p. op. Bildung einer Fistel in der linken Leiste. Keine Heilung durch Spüldrainage mit Antibiotica. Entfernung der Prothese vorgesehen. a Kontrollaortogramm 18 Monate p. op. b Fistelfüllung: Darstellung des ganzen Prothesenbettes

heute die Möglichkeit einer direkten Desobliteration der ursprünglich überbrückten Strombahn mit dem Ziel der Prothesenentfernung prüfen. Bei einem *umschriebenen Defekt des Nahtmaterials* genügt die Abtragung des Aneurysmasackes und die durchgreifende direkte Naht. Dabei ist besonderer Wert auf die Sicherung der Fadenenden zu legen, weil sonst mit weiteren Komplikationen zu rechnen ist. Bei einer *ausgedehnten Dehiszenz* oder gleichzeitigen obliterativen Veränderung im Anastomosenbereich empfiehlt sich die Reanastomosierung nach vorangegangener Desobliteration. Handelt es sich um eine gewebte Prothese, so interponiert man vorteilhafterweise ein kurzes Stück einer gestrickten Prothese.

Sobald eine *Infektion* vorliegt, ändern sich Behandlung und Erfolgsaussichten grundlegend. Infektionen entstehen in den meisten Fällen bei der Implantation oder infolge einer sekundären Wundheilung. Im Spätverlauf sind sie relativ selten. Sie gehen dann von einem Bakterienherd in der Umgebung (Darmarrosion, perityphlitischer Abszeß, Lymphadenitis) oder von einem infizierten Hämatom nach Anticoagulantienbehandlung [59] aus. Auch die hämatogene Arteriitis an einem Locus minoris resistentiae wurde diskutiert.

Gefahren drohen in Gestalt der Blutung, der Sepsis, der Ureterstriktur und der Ischämie bei akutem Verschluß der wiederhergestellten Strombahn. Solange sich der Prozeß anastomosenfern abspielt, besteht im allgemeinen noch keine unmittelbare Gefahr, weil das synthetische Gerüst — im Gegensatz zu organischem Gefäßersatz — von bakteriellen proteolytischen Fermenten nicht angegriffen wird [85, 110, 112]. Die Prothese kann auch im infizierten Gebiet lange Zeit durchgängig bleiben [59, 118, 133]. Mit der Ausbreitung entlang der Prothesenscheide (Abb. 91) kommt es aber schließlich zur Anastomosenblutung und zur Keimeinwanderung in die Strombahn.

Die *Behandlung* ist außerordentlich schwierig, nicht zuletzt wegen der häufigen Komplikationsketten [240, 265a]. In Gegenwart einer Infektion offenbaren die sonst gut gewebsverträglichen Synthetica ihren Fremdkörpercharakter: Sie verhindern die Ausheilung [118, 232]. Die Entfernung des Fremdkörpers — eine Grundregel der septischen Chirurgie — birgt aber die große Gefahr ischämischer Komplikationen, besonders wenn keine Kollateralen vorgebahnt waren. Bisher ist es erst in wenigen Fällen gelungen, eine Infektion im Prothesenbereich zur Abheilung zu bringen. In jedem Falle sind Antibiotica in hoher Dosierung indiziert, nach Möglichkeit auch lokal in Form einer Spüldrainage [14]. Anticoagulantien müssen sofort abgesetzt und notfalls neutralisiert werden. Eine Wiederherstellung ist an peripheren Abschnitten allenfalls mit autoplastischem Gewebe zu empfehlen, an der Aorta jedoch nur in Form einer weiten Umgehung des infizierten Bezirkes mit einer neuen Prothese vertretbar [10, 240]. Nicht selten wird man sich aber dazu entschließen müssen, eher das Leben des Kranken durch eine Amputation zu erkaufen, als ein weiteres Risiko einzugehen.

IV. Ausblick

Neue Wege haben vor allem zum Ziel, 1. degenerative Veränderungen in der wiederhergestellten Strombahn — infolge der fortschreitenden Grunderkrankung bzw. im Verlauf der normalen Alterung — aufzuhalten und 2. Spätkomplikationen von seiten des Arterienersatzes zu verhüten.

Ein konkreter Ansatz dazu zeichnet sich nur auf dem Gebiet der Prothesenentwicklung insofern ab, als eine vergrößerte Porenweite bessere Ernährungsbedingungen für die Innenschicht gewährleisten soll [275, 277]. Die vorübergehend während der Implantation zur Vermeidung von Blutverlusten erforderliche Wandundurchlässigkeit wird dabei auf dem Wege der Imprägnierung mit Gelatine oder anderen resorbierbaren Substanzen erreicht [30, 135, 152, 275]. Auf eine weitere Möglichkeit weisen die homoioplastischen Organtransplantationen in neuerer Zeit hin. Es ist abzuwarten, ob es gelingt, durch geeignete Spenderwahl oder durch Anwendung immunosuppressorischer Pharmaka und Bestrahlung Dauerergebnisse zu erhalten, wie sie bisher nur bei eineiigen Zwillingen möglich waren. Das von WESOLOWSKI [275] wiederholt an Versuchstieren beobachtete Überleben von homoioplastischen Arterientransplantaten bedarf der weiteren Untersuchung, da die Überlebensbedingungen bisher unbekannt sind.

Auf Grund der augenblicklich vorliegenden Erfahrungen lassen sich zusammenfassend folgende *Konsequenzen* formulieren:

Die direkten Wiederherstellungsverfahren sind zu bevorzugen.

Im Bedarfsfall sind nach Möglichkeit autoplastische Venentransplantate zu verwenden.

Hinsichtlich des prothetischen Gefäßersatzes ist kritische Zurückhaltung geboten.

Literatur

[1] ALLEN, P.: The feasibility of autogenous vein grafts in the replacement of aortic aneurysms. An experimental study. Canad. med. Ass. J. **76**, 922 (1957).

[2] ALLISON, P. R.: Thrombo-endarterectomy and its application to coronary artery disease. Brit. med. J. **1962 I**, 1641.

[3] ARNULF, G.: Technique and value of experimental coronary artery grafts. Angiology **13**, 393 (1962).

[4] BÄTZNER, K.: Die freien Transplantationen an der Chirurgischen Klinik in Freiburg i. Br. aus den Jahren 1929—1949. Langenbecks Arch. klin. Chir. **268**, 588 (1951).

[5] BAHNSON, H. T.: Surgical treatment of abdominal arteriosclerotic aneurysms. Surg. Clin. N. Amer. **36**, 983 (1956).

[6] BAILEY, C. P., D. P. MORSE, and W. M. LEMMON: Thrombendarterectomy for coronary artery disease. Amer. J. Cardiol. **5**, 3 (1960).

[7] BARKER, W. F.: Lateral arterial anastomosis. A point of technique. Angiology **10**, 90 (1959).

[8] — J. A. CANNON, J. L. ZELDIS, and P. AH'TYE: Anatomical results of endarterectomy. Surg. Forum **6**, 266 (1956).

[9] BERGAN, J. J., and O. H. TRIPPEL: Management of juxtarenal aortic occlusions. Arch. Surg. **87**, 230 (1963).

[9a] BLAISDELL, F.W.: Atraumatic distal control in arterial anastomosis. Arch. Surg. **88**, 185 (1964).

[10] — G. A. DeMATTEI, and P. J. GAUDER: Extraperitoneal thoracic aorta to femoral bypass graft as a replacement for infected aortic bifurcation prosthesis. Amer. J. Surg. **102**, 583 (1961).

[11] BLAKE, H. A., W. C. MANION, and F. C. SPENCER: Atresia or absence of the aortic isthmus. J. thorac. cardiovasc. Surg. **43**, 607 (1962).

[11a] BLODGETT, J.B., and J.J. VIGURI: Bifurcation angioplasty to extend the usefulness of endarterectomy. Surgery **56**, 361 (1964).

[12] BORST, M., u. E. ENDERLEN: Über Transplantation von Gefäßen und ganzen Organen. Dtsch. Z. Chir. **99**, 54 (1909).

[13] BRADHAM, R. R.: The importance of porosity in vascular prostheses. Amer. J. Surg. **100**, 557 (1960).

[14] — F. CORDLE, and F. A. McIVER: Effect of bacteria on vascular prostheses. Ann. Surg., Suppl. **154**, 187 (1961).

[15] BRAUNWALD, N. S., and W. C. AWE: Control of hemorrhage from the heart and aorta utilizing a plastic adhesive. Surgery **51**, 786 (1962).

[16] BRITT, C. I., E. M. MILLER jr., M. E. FELDER, and H. S. SIRAK: Comparative reaction of mersilene and silk sutures implanted within the heart. Ann. Surg. **153**, 52 (1961).

[17] BROWN, L.: A vascular clamp utilizing sponge rubber. Arch. Surg. **85**, 645 (1961).

[18] BURGESS, C. M.: Treatment of the Leriche syndrome. A technique of endarterectomy. Arch. Surg. **79**, 487 (1959).

[19] BUTCHER jr., H. R.: A simple technique for endarterectomy. Surgery **44**, 984 (1958).

[20] — The elastic properties of human aortic intima, media and adventitia: The initial effect of thrombo-endarterectomy. Ann. Surg. **151**, 480 (1960).

[21] CAIN, H., u. G. CARSTENSEN: Biologische Probleme des allo- und homoioplastischen Arterientransplantats. Thoraxchirurgie **9**, 344 (1961).

[22] CALLOW, A. D., E. D. ABOULAFIA, and P. E. BALAS: The restrictive effect of bypass grafts upon the occluded major arterial channel and its collaterals. Surgery **49**, 26 (1961).

[23] — P. E. BALLAS, and E. D. ABOULAFIA: Functional similarity of bypass arterial grafts and collateral vessels. Studies on delayed occlusion in alternate arterial channels. Ann. Surg. **156**, 24 (1962).

[24] CANNON, J. A., and W. F. BARKER: Successful management of obstructive femoral arteriosclerosis by endarterectomy. Surgery **38**, 48 (1955).

[25] — I. G. KAWAKAMI, and W. F. BARKER: The present status of aortoiliac endarterectomy for obliterative atherosclerosis. Arch. Surg. **82**, 813 (1961).

[26] — W. P. LONGMIRE jr., and A. A. KATTUS: Considerations of the rationale and technique of coronary endarterectomy for angina pectoris. Surgery **46**, 197 (1959).

[27] — J. van de WATER, and W. F. BARKER: Experience with the surgical management of 100 consecutive cases of abdominal aortic aneurysm. Amer. J. Surg. **106**, 128 (1963).

[28] CARREL, A., and C. C. GUTHRIE: Uniterminal and biterminal venous transplantation. Surg. Gynec. Obstet. **2**, 266 (1906).

[29] —— Résultats du patching des artères. C. R. Soc. Biol. (Paris) **60**, 1009 (1906).

[30] CARSTENSEN, G.: Untersuchungen zur Entwicklung halbsynthetischer Gefäßprothesen. Langenbecks Arch. klin. Chir. **305**, 71 (1963).

[31] —, u. H. CAIN: Anastomosen in der Mikrogefäßchirurgie. Langenbecks Arch. klin. Chir. **301**, 775 (1962).

[32] CARTON, C. A., L. A. KESSLER, B. SEIDENBERG, and E. S. HURWITT: Experimental studies in surgery of small blood vessels. II. Patching of arteriotomy using a plastic adhesive. J. Neurosurg. **18**, 188 (1961).

[33] CASTEN, D. F., A. H. SADLER, and D. FORMAN: An experimental study of the effect of sympathectomy on patency of small blood vessel anastomoses. Surg. Gynec. Obstet. **115**, 462 (1962).

[34] CHATTERJEE, K. N., and R. WARREN: Technique of applying an autogenous vein patch to an arteriotomy. Surg. Gynec. Obstet. **113**, 114 (1961).

[35] — — and I. GORE: Autogenous arterial patch graft for arteriotomy closure. Surgery **52**, 890 (1962).

[36] CHUTE, R., E. T. O'HARA, R. N. GOLDMAN, J. D. HOUGHTON, and B. L. TOY: The inferior vena cava as a good source of tissue for renal artery patch grafting for renal revascularization for hypertension. Trans. Amer. Ass. gen.-urin. Surg. **54**, 132 (1962).

[37] COELHO, H. M., F. H. LEEDS, and N. E. FREEMAN: Arteriosclerotic occlusion of the terminal aorta and common iliac arteries treated by thromboendarterectomy. Surgery **37**, 105 (1955).

[38] CONTZEN, H.: Materialtechnische Voraussetzungen und biologische Gewebsreaktion bei der Implantation von Kunststoffen. Bruns' Beitr. klin. Chir. **204**, 179 (1962).

[39] CORDELL, A. R., R. H. WRIGHT, and F. R. JOHNSTON: Gastrointestinal hemorrhage after abdominal aortic operations. Surgery **48**, 997 (1960).

[40] CRAFOORD, C.: Some aspects of surgery for coronary disease. Surgery **49**, 215 (1961).

[41] CRAWFORD, E. S., A. C. BEALL, P. R. ELLIS jr., and M. E. DEBAKEY: A technique permitting operation upon small arteries. Surg. Forum **10**, 671 (1960).

[42] —, and M. E. DEBAKEY: The bypass operation in the treatment of arteriosclerotic occlusive disease of the lower extremities. Surg. Gynec. Obstet. **101**, 529 (1955).

[43] — — D. A. COOLEY, and G. C. MORRIS jr.: Use of crimped knitted dacron grafts in patients with occlusive disease of the aorta and of the iliac, femoral, and popliteal arteries. In: WESOLOWSKI-DENNIS, Fundamentals of Vascular Grafting, p. 356. New York: McGraw-Hill Book Co. 1963.

[44] — — G. C. MORRIS jr., and E. GARRETT: Evaluation of late failures after reconstructive operations for occlusive lesions of the aorta and iliac, femoral, and popliteal arteries. Surgery **47**, 79 (1960).

[45] CREECH jr., O., R. A. DETERLING jr., S. EDWARDS, O. C. JULIAN, R. R. LINTON, and H. SHUMACKER jr.: Vascular prostheses. Surgery **41**, 62 (1957).

[46] DALE, W. A.: Endovascular suction catheters. For thrombectomy and embolectomy. J. thorac. cardiovasc. Surg. **44**, 557 (1962).

[47] — Autogenous venous grafts. In: WESOLOWSKI-DENNIS, Fundamentals of Vascular Grafting, p. 325. New York: McGraw-Hill Book Co. 1963.

[48] —, and F. N. NIGUIDULA: Study of elasticized dacron as arterial prosthesis. Experimental comparison with other plastics, homologous arteries, and autogenous veins. Arch. Surg. **78**, 246 (1959).

[49] DARLING, R. C., and R. R. LINTON: Aortoiliofemoral endarterectomy for atherosclerotic occlusive disease. Surgery **55**, 184 (1964).

[50] DEBAKEY, M. E., E. S. CRAWFORD, D. A. COOLEY, and G. C. MORRIS jr.: Surgical considerations of occlusive disease of the abdominal aorta and iliac and femoral arteries: Analysis of 803 cases. Ann. Surg. **148**, 306 (1958).

[50a] — G. L. JORDAN jr., J. P. ABBOTT, B. HALPERT, and R. M. O'NEAL: The fate of dacron vascular grafts. Arch. Surg. **89**, 757 (1964).

[51] — — G. C. MORRIS jr., and D. A. COOLEY: Patch graft angioplasty in vascular surgery. J. cardiovasc. Surg. **3**, 106 (1962).

[52] —, and W. S. HENLY: Surgical treatment of angina pectoris. Circulation **23**, 111 (1961).

[53] — — D. A. COOLEY, E. S. CRAWFORD, and G. C. MORRIS jr.: Surgical treatment of dissecting aneurysm of the aorta. Analysis of seventy-two cases. Circulation **24**, 290 (1961).

[54] DEMOULIN, D.: Historical notes on vascular surgery. III. Development and applications during the first fifteen years of the twentieth century. Arch. chir. neerl. **8**, 31 (1956).

[55] DENMAN, F. R., W. G. BROWN, S. J. SKINNER, E. A. FITCH, and H. G. GLASS: Fate of human aortic homografts ten, twenty-four, and twenty-seven months after transplantation. Arch. Surg. **76**, 944 (1958).

[55a] DESCOTES, J., et PH. MOURET: Modalités techniques de la revascularisation de l'artère fémorale profonde. Ann. Chir. thorac. cardiovasc. **3**, 223 (1964).

[56] DETERLING jr., R. A., and S. B. BHONSLAY: An evaluation of synthetic materials and fabrics suitable for blood vessel replacement. Surgery **38**, 71 (1955).

[57] — — An appraisal of woven synthetic prostheses in the vascular system. Arch. Surg. **72**, 76 (1956).

[58] DETTINGER, G. B., and W. F. BOWERS: Tissue reponse to orlon and dacron sutures. A comparison with nylon, cotton, and silk. Surgery **42**, 325 (1957).

[58a] DEWEESE, J. A.: Transverse distal arteriotomy for femoropopliteal thromboendarterectomy. Surg. Gynec. Obstet. **119**, 851 (1964).

[59] De Weese, J. A., W. A. Dale, E. B. Mahoney, and C. G. Rob: Thromboendarterectomies and autogenous venous patch grafts distal to the inguinal ligament. Circulation 29, Suppl. 171 (1964).

[60] — W. D. Woods, and W. A. Dale: Failures of homografts as arterial replacements. Surgery 46, 565 (1959).

[61] Dos Santos, J. C.: Sur la désobstruction des thromboses artérielles anciennes. Mém. Acad. Chir. 73, 409 (1947).

[62] Dye, W. S., W. J. Grove, J. H. Olwin, and O. C. Julian: Two- to four-year behavior of vein grafts in the lower extremities. Arch. Surg. 72, 64 (1956).

[63] Eastcott, H. H. G., and S. H. G. Robinson: Rupture of orlon aortic graft after six years. Lancet 1962 II, 75.

[64] —, and R. R. Wilson: Fate of orlon aortic implant in man. Lancet 1958 I, 352.

[65] Edman, T.: Designing prosthetic vascular grafts. In: Wesolowski-Dennis, Fundamentals of Vascular Grafting, p. 119. New York: McGraw-Hill Book Co. 1963.

[66] Edwards, W. S.: Autogenous vein patch reconstruction of small leg arteries after endarterectomy. J. cardiovasc. Surg. 3, 161 (1962).

[67] — Clinical experience with teflon grafts. In: Wesolowski-Dennis, Fundamentals of Vascular Grafting, p. 367. New York: McGraw-Hill Book Co. 1963.

[68] — D. Dalton jr., and R. Quattlebaum: Anastomoses between synthetic graft and artery. A study of tensile strength. Arch. Surg. 86, 477 (1963).

[69] —, and C. Lyons: Problems in surgery of occlusive disease of the aorta and iliac arteries. Ann. Surg. 149, 675 (1959).

[70] — A. Rich, and E. Peter: Efficiency of new "intima" lining arterial grafts in preventing thrombosis. Surg. Gynec. Obstet. 105, 177 (1957).

[71] Eiken, O.: Combined teflon-autologous vein grafts for small artery replacement in dogs. Acta chir. scand. 121, 200 (1961).

[72] — Pressure-flow relationship and thrombotic occlusion of experimental grafts. Acta chir. scand. 121, 398 (1961).

[73] — R. F. Mayer, D. C. Nabseth, K. Apostolou, and R. A. Deterling jr.: Limb replantation. III. Long-term evaluation. Arch. Surg. 88, 66 (1964).

[74] — D. C. Nabseth, R. F. Mayer, and R. A. Deterling jr.: Limb replantation. I. The technique and immediate results. Arch. Surg. 88, 48 (1964).

[75] —, and G. Nordén: Bridging small artery defects in the dog with in situ preformed autologous connective tissue tubes. Acta chir. scand. 121, 90 (1961).

[76] Ejrup, B., T. Hiertonn, and A. Moberg: Atheromatous changes in autogenous venous grafts. Functional and anatomical aspects. Case report. Acta chir. scand. 121, 211 (1961).

[77] Ekeström, S.: Surgical treatment of renal artery aneurysm. Acta chir. scand. 127, 149 (1964).

[78] Ellis jr., P. R., and D. A. Cooley: The patch technique as an adjunct to coronary endarterectomy. J. thorac. cardiovasc. Surg. 42, 236 (1961).

[79] Engler, H. S., L. T. Ellison, W. H. Moretz, J. G. Simpson, H. E. Gleaton, and R. A. Freeman: Shock following release of aortic cross-clamping. Its prevention by shunt. Arch. Surg. 86, 791 (1963).

[80] — W. M. Headley, G. W. Smith, and W. H. Moretz: A comparison of the incidence of thrombosis in small arteries following repair of transverse and longitudinal incisions. Surg. Forum 10, 676 (1960).

[81] —, and G. F. McInnes: Experiences with iliac artery and vein resection in radical pelvic surgery. Cancer (Philad.) 11, 48 (1958).

[82] Fiddian, R. V., D. Byar, and E. A. Edwards: Factors affecting flow through a stenosed vessel. Arch. Surg. 88, 83 (1964).

[83] Fitch, E. A., F. R. Denman, and G. W. Waldron: The obituary of ivalon arterial grafts. Arch. Surg. 81, 824 (1960).

[84] Fogarty, T. J., J. J. Granley, R. J. Krause, E. S. Strasser, and C. D. Hafner: A method for extraction of arterial emboli and thrombi. Surg. Gynec. Obstet. 116, 241 (1963).

[85] Foster, J. H., C. A. Ekman, and W. A. Scott jr.: Experimental study of arterial replacement in presence of bacterial infection. Surg. Gynec. Obstet. 108, 141 (1959).

[86] Freeman, N. E., and R. S. Gilfillan: Regional heparinization after thromboendarterectomy in the treatment of obliterative arterial disease. Surgery 31, 115 (1952).

[87] Fry, W. J., W. F. Keitzer, R. O. Kraft, and M. S. De Weese: Prevention of hypotension due to aortic release. Surg. Gynec. Obstet. 116, 301 (1963).

[88] Gall, F. P.: Eine einfache neue Bypasstechnik für die chirurgische Behandlung der traumatischen Aortenruptur. 28. Tagg Dtsch. Ges. Unfallheilk. Würzburg 1964.

[89] Garrett, H. E., and S. W. Law: Control of vascular anastomotic hemorrhage in heparinized dogs with a rapidly polymerizing adhesive. Surg. Forum 12, 254 (1961).

[90] Gaylis, H., W. P. Corvese, R. R. Linton, and R. S. Shaw: The rate of healing of arterial autografts. Surgery 45, 41 (1959).

[91] Gebauer, P. W., C. B. Mason, A. K. S. Chun, and M. R. Connor: Prostheses and autogenous dermal grafts. J. thorac. cardiovasc. Surg. 47, 151 (1964).

[92] GONZALES, E. E., and P. NATHAN: A new method for anastomosing blood vessels by manually applied clips. Angiology 14, 178 (1963).

[92a] GREWE, H.-E., u. K. KREMER: Chirurgische Operationen. Stuttgart: Georg Thieme 1963/64.

[93] GROSS, R. E., E. S. HURWITT, A. H. BILL jr., and E. C. PEIRCE II.: Preliminary observations on the use of blood vessel grafts (human) in the treatment of certain cardiovascular defects. New Engl. J. Med. 239, 578 (1948).

[94] GRYSKA, P. F.: The development of atheroma in arteries subjected to experimental thromboendarterectomy. Surgery 45, 555 (1959).

[95] — The physical properties of arteries after endarterectomy. Surg. Gynec. Obstet. 113, 227 (1961).

[96] GWATHMEY, O., and C. W. THOMPSON: Aneurysm formation in a homologous aortic graft in a human. J. thorac. Surg. 30, 218 (1955).

[97] HAFNER, C. D., J. J. CRANLEY, R. J. KRAUSE, and E. S. STRASSER: Radical open femoral-popliteal endarterectomy with vein onlay graft. Arch. Surg. 85, 730 (1962).

[98] — T. J. FOGARTY, and J. J. CRANLEY: Nonsuture anastomosis of small arteries using a tissue adhesive. Surg. Gynec. Obstet. 116, 417 (1963).

[99] HAIMOVICI, H.: History of arterial grafting. J. cardiovasc. Surg. 4, 152 (1963).

[100] HALLÉN, A., L. BJÖRK, and V. O. BJÖRK: Coronary thromboendarterectomy. J. thorac. cardiovasc. Surg. 45, 216 (1963).

[101] HALPERT, B., M. E. DeBAKEY, G. L. JORDAN jr., and W. S. HENLY: The fate of homografts and prostheses of the human aorta. Surg. Gynec. Obstet. 111, 659 (1960).

[102] HAMMING, J. J.: Vascular prostheses and anticoagulant therapy. J. cardiovasc. Surg. 4, 681 (1963).

[103] HARBISON, S. P.: Origins of vascular surgery: The Carrel-Guthrie letters. Surgery 52, 406 (1962).

[104] HARDIN, C. A.: Dermal grafts in the experimental repair of vascular defects. Angiology 6, 47 (1955).

[105] — Arterial heterografts. Observations on animal experiments and a report of one human case. Amer. Surg. 21, 147 (1955).

[106] — Orlon and nylon prostheses for abdominal aneurysms and a five year observation on experimental aortic homografts. Ann. Surg. 146, 78 (1957).

[107] — Cerebral ischemia due to extracranial vertebral artery occlusion. Surgery 52, 627 (1962).

[108] — T. L. BATCHELDER, and P. W. SCHAFER: The temporary use of polyethylene shunts in the resection and homologous graft replacement of the aortic arch in the dog. Surgery 32, 219 (1952).

[109] —, and T. HENDREN: Fatal rupture of an eight-year-old homograft in the repair of coarctation. J. thorac. cardiovasc. Surg. 45, 751 (1963).

[110] HARDY, R. W., L. A. PERALES, G. A. BOUGHTON, E. F. GEEVER, R. T. SHERMAN, and W. H. MONCRIEF jr.: The effect of whole-body radiation and infection on arterial replacement. Ann. Surg. 151, 359 (1960).

[111] HARRIS, E. J., H. B. SHUMACKER jr., H. SIDERYS, T. C. MOORE, and P. F. GRICE: Pliable plastic aortic grafts. Experimental comparison of a number of materials. Arch. Surg. 71, 449 (1955).

[112] HARRISON, J. H.: Influence of infection on homografts and synthetic (teflon) grafts. Arch. Surg. 76, 67 (1958).

[113] — Synthetic materials as vascular prostheses. III. Long term studies on grafts of nylon, dacron, orlon, and teflon replacing large blood vessels. Surg. Gynec. Obstet. 108, 433 (1959).

[114] —, and P. A. DAVALOS: Influence of porosity on synthetic grafts. Arch. Surg. 82, 8 (1961).

[115] HEALEY jr., J. E., R. L. CLARK, H. S. GALLAGER, P. O'NEILL, and K. S. SHEENA: Nonsuture repair of blood vessels. Ann. Surg. 155, 817 (1962).

[116] — E. B. MOORE, B. F. BROOKS, and K. S. SHEENA: A vascular clamp for circumferential repair of blood vessels. Surgery 51, 452 (1962).

[117] HEBERER, G., u. R. GIESSLER: Bedeutung und Aufbau einer Arterienbank. Chirurg 27, 289 (1956).

[118] — — Probleme der Wiederherstellungschirurgie bei Verschlußkrankheiten am Aorta-Iliaca-Abschnitt. Verh. Dtsch. Ges. Kreisl.-Forsch. 29. Tagg S. 133.

[119] HEGEMANN, G.: Allgemeine Operationslehre. Berlin-Göttingen-Heidelberg: Springer 1958.

[120] HENLY, W. S., E. S. CRAWFORD, M. E. DeBAKEY, and B. HALPERT: The fate of equine-to-canine arterial heterografts. Arch. Path. 67, 264 (1959).

[121] HENSON, G. F., and C. G. ROB: A comparative study of the effects of different arterial clamps on the vessel wall. Brit. J. Surg. 43, 561 (1956).

[122] HERRMANN, L. G., and C. BOLLACK: Arteriogenesis induced by tubes of plastic mesh. Surgery 38, 993 (1955).

[123] HERSHEY, F. B., and C. H. CALMAN: Atlas of Vascular Surgery. St. Louis: C. V. Mosby Co. 1963.

[124] — I. G. TRUMP, H. J. SOLOMON, K. A. WRIGHT, and S. JOSEPH: Electron-irradiated and freeze-dried arterial homografts. Experiences at the St. Louis City Hospital artery bank. Ann. Surg. 147, 562 (1958).

[125] HESSE, F. G., and H. D. KLETSCHKA: Rupture of abdominal aortic aneurysm: Control of hemorrhage by intraluminal balloon tamponade. Ann. Surg. 155, 320 (1962).

[126] HICKMAN, G. A., and J. D. MORTENSEN: A comparative evaluation of vascular clamps. J. thorac. cardiovasc. Surg. 44, 561 (1962).

[127] HOFFMANN, E.: Ernährungsprobleme bei Gefäßtransplantaten. Langenbecks Arch. klin. Chir. 305, 257 (1964).

[*127a*] HOFFMANN, E.: Verstärkungsoperationen in der Gefäßchirurgie. Langenbecks Arch. klin. Chir. **308,** 830 (1964).

[*128*] HOHF, R. P.: Tensile strength of the arterial-prosthesis anastomosis during healing. Ann. Surg. **156,** 805 (1962).

[*129*] HOLMAN, E., and K. HAHN: Z-plasty technique for small vessels. Ann Surg. **138,** 344 (1953).

[*130*] HOLT, G. P., and F. J. LEWIS: A new technique for end-to-end anastomosis of small arteries. Surg. Forum **11,** 242 (1960).

[*131*] HOPKINS, D. M., and P. E. BERNATZ: Experimental replacement of the cervical esophagus. Arch. Surg. **87,** 265 (1963).

[*132*] HOSBEIN, D. J., and D. A. BLUMENSTOCK: Anastomosis of small arteries using a tissue adhesive. Surg. Gynec. Obstet. **118,** 112 (1964).

[*133*] HUFNAGEL, C. A., J. F. GILLESPIE, C. BREA, and W. FRANCO: Introduction to the concept of "autogenization" of vascular prostheses. In: WESOLOWSKI-DENNIS, Fundamentals of Vascular Grafting, p. 209. New York: McGraw-Hill Book Co. 1963.

[*134*] HUGHES, C. W., and W. F. BOWERS: Traumatic Lesions of Peripheral Vessels. Springfield (Ill.): Ch. C. Thomas 1961.

[*135*] HUMPHRIES, A. W., W. A. HAWK, and A. M. CUTHBERTSON: Arterial prosthesis of collagen-impregnated dacron tulle. Surgery **50,** 947 (1961).

[*136*] — J. R. YOUNG, V. G. DE WOLFE, and F. A. LEFEVRE: Complications of abdominal aortic surgery. Part I: Aortoenteric fistula. Arch. Surg. **86,** 43 (1963).

[*137*] HURWITT, E. S.: A new absorbable hemostatic packing. Bull. Soc. int. Chir. **21,** 237 (1962).

[*138*] INOKUCHI, K.: Stapling device for end-to-side anastomosis of blood vessel. Arch. Surg. **82,** 337 (1961).

[*139*] — A new technique of celiac artery catheterization in chemotherapy for gastric cancer. Surgery **52,** 624 (1962).

[*140*] — T. KONISHI, H. YAGI, T. NAKAMURA, M. SAKAGUCHI, and N. NAKAMURA: Thrombogenic properties at the site of vascular anastomoses studied by a new technique for measuring platelet adherence. Surgery **50,** 493 (1961).

[*141*] JACOBSON, J. H. II., and H. S. BUSH jr.: More foreign material with continuous or interrupted suture technique? Surgery **55,** 418 (1964).

[*142*] —, and F. F. MCALLISTER: The harmful effect of arterial grafting on existing collateral circulation. Surgery **42,** 148 (1957).

[*143*] —, and E. L. SUAREZ: Microsurgery — application to organ transplantation. Trans. Amer. Soc. Artificial Internal Organs **7,** 301 (1961).

[*144*] — — Microvascular surgery. Dis .Chest **41,** 220 (1962).

[*145*] — L. J. WALLMAN, G. A. SCHUMACHER, M. FLANAGAN, E. L. SUAREZ, and R. M. P. DONAGHY: Microsurgery as an aid to middle cerebral artery endarterectomy. J. Neurosurg. **19,** 108 (1962).

[*146*] JAVID, H.: Surgical management of cerebral vascular insufficiency. Arch. Surg. **80,** 883 (1960).

[*147*] JECKEL, N.: Materials, methods, machinery, and processing of prosthetic vascular grafts. In: WESOLOWSKI-DENNIS, Fundamentals of Vascular Grafting, p. 125. New York: McGraw-Hill Book Co. 1963.

[*148*] JENNINGS, E. R., G. BRUNSWICK, and R. A. COWLEY: A new two-way needle for blood vessel anastomosis. Surgery **37,** 206 (1955).

[*149*] JESSEPH, J. E., T. W. JONES, L. R. SAUVAGE, E. A. KANAR, L. M. NYHUS, and H. N. HARKINS: Five year observations on unsupported fresh venous grafts of the aorta in dogs. Surg. Gynec. Obstet. **107,** 623 (1958).

[*150*] JOHNSON, J., C. K. KIRBY, M. W. ALLAM, and W. HAGAN: The growth of vascular anastomoses with continuous posterior and interrupted anterior silk sutures. Surgery **29,** 721 (1951).

[*151*] — — and J. D. HARDY: Aneurysm formation in experimental vein grafts in the thoracic aorta. Surgery **33,** 207 (1953).

[*152*] JORDAN jr., G. L., M. M. STUMP, J. ALLEN, M. E. DEBAKEY, and B. HALPERT: Gelatin-impregnated dacron prosthesis implanted into porcine thoracic aorta. Surgery **53,** 45 (1963).

[*153*] JULIAN, O. C., R. A. DETERLING jr., W. S. DYE, S. BHONSLAY, W. J. GROVE, M. L. BELIO, and H. JAVID: Dacron tube and bifurcation arterial prostheses produced to specification. II. Continued clinical use and the addition of microcrimping. Arch. Surg. **78,** 260 (1959).

[*154*] KANTROWITZ, A.: A dissecting scissors for vascular surgery. J. thorac. cardiovasc. Surg. **45,** 564 (1963).

[*154a*] KAUPP jr., H. A., and O. H. TRIPPEL: Securing the intima of the deep femoral artery after endarterectomy. Surg. Gynec. Obstet. **119,** 1101 (1964).

[*155*] KAUTZKY, R., u. F. BRUSSATIS: Venentransplantation und Thromboendarteriektomie als Behandlung der Claudicatio intermittens. Langenbecks Arch. klin. Chir. **283,** 375 (1956).

[*156*] KEEFER, E. B. C., and F. GLENN: Evaluation of arterial homografts following six years of implantation in dogs. Surg. Forum **7,** 328 (1957).

[*157*] KING, H.: Disk.-Bemerkung. Arch. Surg. **86,** 116 (1963).

[*158*] — G. KAISER, and R. KING: Repair of coarctation of the aorta by patch grafting. J. thorac. cardiovasc. Surg. **43,** 792 (1962).

[*159*] KINMONTH, J. B., C. G. ROB, and F. A. SIMEONE: Vascular Surgery. London: E. Arnold Ltd. 1962.

[160] KNOX, G., and C. F. BEGG: Evaluation of the need for porosity in synthetic arterial prostheses. Surgery 42, 922 (1957).

[161] KNOX, W. G.: Aneurysm occuring in a femoral artery dacron prosthesis five and one-half years after insertion. Ann. Surg. 156, 827 (1962).

[162] KOONTZ, A. R., and R. C. KIMBERLY: The promise of an ideal suture material — marlex (blue linear polyethylene). Arch. Surg. 86, 162 (1963).

[163] KREMER, K.: Die technische Entwicklung der Gefäßnaht. (Die Naht von Gefäßverletzungen.). Zbl. Chir. 83, 742 (1958).

[164] — Die technische Entwicklung der Gefäßnaht. (Nahtlose Vereinigung mittels Prothesen.) Zbl Chir. 83, 761 (1958).

[165] — Aortenisthmusstenosen. Z. Tuberk. 117, 171 (1961).

[166] KUNLIN, J.: In: H. HESS, J. KUNLIN, H. MITTELMEIER, L. SCHLICHT u. B. STAMPFL, Die obliterierenden Gefäßerkrankungen. München u. Berlin: Urban & Schwarzenberg 1959.

[167] LEVEEN, H. H., and M. M. CERRUTI: Surgery of large inaccessible arteriovenous fistulas. Ann. Surg. 158, 285 (1963).

[168] LEXER, E.: Die ideale Operation des arteriellen und arteriovenösen Aneurysma. Langenbecks Arch. klin. Chir. 83, 459 (1907).

[169] LIEBIG, W. J.: Fundamental problems in development of prosthetic vascular grafts. In: WESOLOWSKI-DENNIS, Fundamentals of Vascular Grafting, p. 129. New York: McGraw-Hill Book Co. 1963.

[170] LIM, R. A., and D. C. McGOON: Resection of the aorta for malignant invasion. Arch. Surg. 79, 614 (1959).

[170a] LINDER, F.: Neue Möglichkeiten des Arterienersatzes mit lyophilisierten Homoiotransplantaten und Kunststoffen. Langenbecks Arch. klin. Chir. 73. Tagg 1956, S. 716.

[171] LINDSTROM, B. L., and G. DE TAKATS: Bifurcational anastomosis of small arteries with pedicled grafts. Surgery 53, 340 (1963).

[172] LINTON, R. L.: Some practical considerations in the surgery of blood vessels. Surgery 38, 817 (1955).

[173] —, and C. V. MENENDEZ: Arterial homografts. A comparison of the results with end-to-end and end-to-side vascular anastomoses. Ann. Surg. 142, 568 (1955).

[174] LÖHR, B.: Chirurgie der Gefäße. In: BREITNER, Chirurgische Operationslehre, Bd. 4, Teil 1. Wien: Urban & Schwarzenberg 1958.

[175] LONGMIRE jr., W. P.: Thromboendarterectomy for localized occlusion of the terminal aorta. A case report: Re-enforcement of the aortic wall with a skin graft. Surgery 36, 286 (1954).

[176] LORD jr., J. W., and P. W. STONE: The use of autologous venous grafts in the peripheral arterial system. Arch. Surg. 74, 71 (1957).

[177] MACKENZIE, R. J., A. H. BUELL, and S. C. PEARSON: Aneurysm of aortic homograft with rupture into the duodenum. Arch. Surg. 77, 965 (1958).

[178] MACPHERSON, A. J. S., and A. R. MUIR: Synthetic fabric prostheses implanted 1 to 6 years: Studies by light and electron microscopy. Scot. med. J. 8, 262 (1963).

[179] MALAN, E.: Plastic graft for reconstruction of common carotid artery after resection for tumour of carotid body. J. cardiovasc. Surg. 1, 206 (1960).

[180] MALETTE, W. G., R. G. ARMSTRONG, and D. CRISCUOLO: A second mechanism in hypotension following release of abdominal aortic clamps. Surg. Forum 14, 292 (1963).

[181] MALM, J. R., S. BLUMENTHAL, A. G. JAMESON, and G. H. HUMPHREYS II: Observations on coarctation of the aorta in infants. Arch. Surg. 86, 96 (1963).

[182] MAN, B., and Z. KOHN: Experiments on the anastomosis of small vessels. J. cardiovasc. Surg. 3, 195 (1962).

[183] MASSELL, T. B., E. C. HERINGMAN, and S. M. GREENSTONE: Woven dacron and woven teflon prostheses. Use for small artery replacement. Arch. Surg. 84, 73 (1962).

[184] METZ, G., u. M. LEIWESMEYER: Die schräge S-förmige Gefäßnaht. Chirurg 31, 355 (1960).

[185] MILLER, T. R., P. F. CORSO, and R. F. MALLINA: A preliminary evaluation of the Androsov stapling device for the circular suture of blood vessels. Surgery 51, 216 (1962).

[186] MONCRIEF, J. A., J. C. DARIN, P. C. CANIZARO, and R. B. SAWYER: Use of dextran to prevent arterial and venous thrombosis. Ann. Surg. 158, 553 (1963).

[187] MOORE, S. W.: A report upon a patient five years following resection of the abdominal aorta for recurrent carcinoma. Surg. Gynec. Obstet. 107, 709 (1958).

[188] MORRIS jr., G. C., D. A. COOLEY, M. E. DEBAKEY, and E. S. CRAWFORD: Coarctation of the aorta with particular emphasis upon improved techniques of surgical repair. J. thorac. cardiovasc. Surg. 40, 705 (1960).

[189] — M. E. DEBAKEY, D. A. COOLEY, and E. S. CRAWFORD: Subisthmic aortic stenosis and occlusive disease. Arch. Surg. 80, 87 (1960).

[190] MUREN, A., O. DAHLBÄCK, P. SANDBLOM, H. IDBOHRN, and G. NORDEN: Cross-turned autogenous arterial grafts. Two years observations. Acta chir. scand. 110, 403 (1956).

[191] MUSTARD, W. T.: Coarctation of the aorta. In: BENSON, MUSTARD, RAVITCH, SNYDER, WELCH, Pediatric Surgery. Chicago: Year Book med. Publ. Inc. 1962.

[192] NABATOFF, R. A., A. S. W. TOUROFF, and M. GROSS: 4 years studies concerning the fate of experimental vena cava autografts used to bridge aortic defects. Surg. Gynec. Obstet. 101, 20 (1955).

[193] NABSETH, D. C., and R. A. DETERLING jr.: Surgical management of mycotic aneurysms. Surgery 50, 347 (1961).

[194] NAKAYAMA, K., T. TAMIYA, K. YAMAMOTO, and S. AKIMOTO: A simple new apparatus for small vessel anastomosis. (Free autograft of the sigmoid included.) Surgery 52, 918 (1962).

[195] — K. YAMAMOTO, and T. TAMIYA: A new simple apparatus for anastomosis of small vessels. Preliminary report. J. int. Coll. Surg. 38, 12 (1962).

[196] NARDI, G. L., and R. S. SHAW: Emergency coronary endarterectomy. Dis. Chest 44, 193 (1963).

[196a] NARTER, N., S. R. SCHUSTER, and M. KAKVAN: An experimental method for nonsuture anastomosis of the aorta. Surg. Gynec. Obstet. 119, 362 (1964).

[196b] NATALI, J., et G. VINARDI: Les procédés actuels de désobstruction des artères iliaques, fémorales et poplitées. J. Chir. (Paris) 88, 311 (1964).

[197] NATHAN, H. S., M. M. NACHLAS, R. D. SOLOMON, B. D. HALPERN, and A. M. SELIGMAN: Nonsuture closure of arterial incisions using a rapidly-polymerizing adhesive. Ann. Surg. 152, 648 (1960).

[198] NEWTON, W. T., A. H. RAY, and H. R. BUTCHER jr.: Failure of equine arterial heterografts treated by controlled peptic proteolysis. Arch. Surg. 77, 796 (1958).

[199] — J. M. STOKES, and H. R. BUTCHER jr.: Changes in the elasticity of arterial substitutes following implantation. Surgery 46, 579 (1959).

[200] NOTHDURFT, H.: Experimentelle Sarkomauslösung durch eingeheilte Fremdkörper. Strahlentherapie 100, 192 (1956).

[200a] NUNN, D. B., B. CHUN, T. J. WHELAN jr., and A. N. MARTINS: Autogenous veins as arterial substitutes: A study of their histologic fate with special atention to endothelium. Ann. Surg. 160, 14 (1964).

[201] OETTEL, H.: Biologische Probleme bei der Implantation von Kunststoffen. Langenbecks Arch. klin. Chir. 304, 900 (1963).

[202] OPPENHEIMER, B. S., E. T. OPPENHEIMER, A. P. STOUT, M. WILLHITE, and I. DANISHEFSKY: The latent period in carcinogenesis by plastics in rats and its relation to the presarcomatous stage. Cancer (Philad.) 11, 204 (1958).

[203] OTT, G., J. VOLLMAR u. G. HIERONYMI: Krebsgefährdung nach Implantation von Kunststoffen. Langenbecks Arch. klin. Chir. 302, 608 (1963).

[204] PADHI, R. K., and R. B. LYNN: Hemodynamic changes following rigid and non-rigid arterial grafts. Angiology 9, 7 (1958).

[205] PARSONNET, V., M. SCHLOSS, and H. ESLAMI: Successful long synthetic aortic grafts with transmission of normal pulsation. Ann. Surg. 150, 304 (1959).

[206] PAYNE, W. S., J. E. EDWARDS, J. H. GRINDLAY, and F. H. ELLIS jr.: The ultimate fate of implanted aortic homografts preserved in acid buffered formalin. Arch. Surg. 80, 61 (1960).

[207] PAYR, E.: Beiträge zur Technik der Blutgefäß- und Nervennaht nebst Mitteilungen über die Verwendung eines resorbierbaren Metalles in der Chirurgie. Langenbecks Arch. klin. Chir. 62, 67 (1900).

[208] PETERS, R. M., and G. JOHNSON jr.: A simple method of reinforcing arterial anastomoses. Surg. Gynec. Obstet. 117, 363 (1963).

[209] PETRY, G., u. G. HEBERER: Die Neubildung der Gefäßwand auf der Grundlage synthetischer Arterienprothesen. Langenbecks Arch. klin. Chir. 286, 249 (1957).

[210] PHELAN, J. T.: A new method of artery graft anastomosis. Surgery 44, 990 (1958).

[211] — Experimental artery graft angulation. Arch. Surg. 85, 173 (1962).

[212] PHILLIPS jr., C. E., J. A. DeWEESE, and F. L. CAMPETI: Comparison of peripheral arterial grafts. Experimental observations of hemodynamic changes using cineangiography. Arch. Surg. 82, 38 (1961).

[213] POTTS, W. J.: Technique of resection of coarctation of the aorta with aid of new instruments. Ann. Surg. 131, 466 (1950).

[214] —, and W. L. RICKER: Study of growth of aortic-pulmonary anastomoses. Surg. Gynec. Obstet. 94, 358 (1952).

[214a] PROVAN, J. L.: Late aneurysm formation in arterial homografts. Report of four cases of femoral aneurysms. J. thorac. cardiovasc. Surg. 48, 282 (1964).

[215] RADER jr., L. E., H. B. KEITH, and G. S. CAMPBELL: Mechanism of hypotension following release of abdominal aortic clamps. Surg. Forum 12, 265 (1961).

[216] RICHARDSON, J. W., and S. I. SCHWARTZ: Prevention of thrombosis with the use of a negative electric current. Surgery 52, 636 (1962).

[217] RIEBEN, W.: Die chirurgische Behandlung chronischer Arterienverschlüsse der unteren Extremität, unter besonderer Berücksichtigung der Wiederherstellungschirurgie und ihrer strömungstechnischen Probleme. Ergebn. Chir. Orthop. 43, 325 (1961).

[218] ROB, C.: Arterial homografts. In: WESOLOWSKI-DENNIS, Fundamentals of Vascular Grafting, p. 348. New York: McGraw-Hill Book Co. 1963.

[219] ROE, B. B., L. C. C. ZANGER, and J. C. BEHNKE: Induced ventricular fibrillation to control massive hemorrhage during closed-heart operation. Surgery 51, 112 (1962).

[220] ROSENBERG, N., J. HENDERSON, G. H. LORD, and J. W. BOTHWELL: An arterial prosthesis of heterologous vascular origin. J. Amer. med. Ass. 187, 741 (1964).

[221] SABISTON jr., D. C., J. GUTELIUS, and J. S. VASKO: Evaluation of endarterectomy in the presence of experimental hypercholesterolemia and atherosclerosis. Surgery 48, 894 (1960).

[222] — G. W. SMITH, and J. L. TALBERT: Evaluation of experimental endarterectomy in vessels of different caliber. Surg. Gynec. Obstet. 110, 563 (1960).

[223] SAKO, Y.: Susceptibility of autologous vein grafts to atheromatous degeneration. Surg. Forum 12, 247 (1961).

[224] —, and R. L. VARCO: Ten-year observations on autologous pericardial and venous grafts in the thoracic aorta. Surgery 51, 465 (1962).

[225] SATINSKY, V. P., A. CHAN, and A. ADAMS: Utilization of the posterior sinus of Valsalva for the creation of a third coronary artery. Dis. Chest 43, 8 (1963).

[226] SAUTOT, J., et K. KEKEH: L'utilisation des prothèses vasculaires organiques et anorganiques en chirurgie de réparation ou de remplacement des gros vaisseaux. Sem. Hôp. Paris 11, 627 (1957).

[227] SAUVAGE, L. R., and S. J. WOOD: Use of autogenous tissues as arterial grafts, p. 195. In: WESOLOWSKI-DENNIS, 1963 [276].

[228] SCHECHTER, D. C., J.-P. CACHERA, A. PIWNICA, and C. DUBOST: Experiences with a method of coronary arteriotomy and repair. Arch. Surg. 88, 434 (1964).

[229] SCHLICHT, L.: Strömungsbedingte Umformung in arteriellen Kunststofftransplantaten. Langenbecks Arch. klin. Chir. 304, 981 (1963).

[230] SCHMITZ, E. J., K. A. MERENDINO, L. B. KIRILUCK, E. A. KANAR, and H. N. HARKINS: Compilation autografts of the subclavian artery for bridging short defects in the thoracic aorta. An experimental study with pertinent human measurements. Surg. Gynec. Obstet. 97, 11 (1953).

[231] SCHMITZ, W., J. SPRANGER u. M. HERINK: Veränderungen der peripheren Hämodynamik nach Homoio- und Allotransplantaten. Langenbecks Arch. klin. Chir. 291, 232 (1959).

[232] —, u. J. VOLLMAR: Komplikationen des alloplastischen Gefäßersatzes; Ursachen, Verhütung und Behandlung. Langenbecks Arch. klin. Chir. 304, 963 (1963).

[233] SCHRAMEL, R. J., and O. CREECH jr.: Effects of infection and exposure on synthetic arterial prostheses. Arch. Surg. 78, 271 (1959).

[234] SCHUSTER, S. R., and R. E. GROSS: Surgery for coarctation of the aorta. A review of 500 cases. J. thorac. cardiovasc. Surg. 43, 54 (1962).

[235] SCOTT jr., H. W., J. H. FOSTER, J. A. KIRTLEY, and R. I. CARLSON: Follow-up study of patients with arteriosclerotic aneurysm of the abdominal aorta treated by resection and freeze-dried homograft. Surgery 45, 445 (1959).

[236] SELF, M. M., D. A. COOLEY, M. E. DEBAKEY, and O. CREECH jr.: The use of braided nylon tubes for aortic replacement. Ann. Surg. 142, 836 (1955).

[237] SENNING, Å.: Strip-grafting in coronary arteries. Report of a case. J. thorac. cardiovasc. Surg. 41, 542 (1961).

[238] —, and L. JOHANSSON: Coarctation of the abdominal aorta. J. thorac. cardiovasc. Surg. 40, 517 (1960).

[239] SHAW, R. S.: A method for the removal of the adherent distal thrombus. Surg. Gynec. Obstet. 110, 255 (1960).

[240] —, and A. E. BAUE: Management of sepsis complicating arterial reconstructive surgery. Surgery 53, 75 (1963).

[241] SHEPHERD, R. C., and R. WARREN: A follow-up study of aortoiliac reconstruction. Surg. Gynec. Obstet. 110, 346 (1960).

[242] SHUMACKER jr., H. B., and I. MANDELBAUM: Clinical evaluation of dacron suture material. Arch. Surg. 83, 647(1961).

[243] SIMMONS, E. L., D. J. McGONIGLE, H. A. HARPER, and E. J. WYLIE: Experimental aortic occlusion. Surgery 53, 677 (1963).

[244] SMITH, G. W., and D. C. SABISTON jr.: A study of collateral circulation in vascular beds. Arch. Surg. 83, 702 (1961).

[245] — W. M. THOMPSON jr., and W. H. MULLER jr.: Surgical treatment of pulmonary hypertension secondary to multiple bilateral pulmonary arterial stenosis. Circulation 29, Suppl. 152 (1964).

[246] SPENCER, F. C., and B. EISEMAN: Technique of carotid endarterectomy. Surg. Gynec. Obstet. 115, 114 (1962).

[247] STAHL, W. M., and T. KATSUMURA: Reconstruction of small arteries. A study of methods. Arch. Surg. 88, 384 (1964).

[248] STARZL, T. E., T. L. MARCHIORO, R. S. BRITTAIN, J. H. HOLMES, and R. WADDELL: Problems in renal homotransplantation. J. Amer. med. Ass. 187, 734 (1964).

[249] — — and W. R. WADDELL: The reversal of rejection in human renal homografts with subsequent development of homograft tolerance. Surg. Gynec. Obstet. 117, 385 (1963).

[250] STOKES, J. M., W. L. SUGG, and H. R. BUTCHER jr.: Standard method of assessing relative effectiveness of therapies for arterial occlusive diseases. Ann. Surg. 157, 343 (1963).

[251] STORER, J., and R. C. SMITH: The significance of distal vessel patency in grafting for arteriosclerotic lesions. Angiology 10, 199 (1959).

[252] SZILAGYI, D. E.: An elastic dacron arterial prosthesis. In: WESOLOWSKI-DENNIS, Fundamentals of Vascular Grafting, p. 138. New York: McGraw-Hill Book Co. 1963.

[253] SZILAGYI,D.E., J. R. PFEIFER, and F. J. DeRUSSO: Long-term evaluation of plastic arterial substitutes: An experimental study. Surgery 55, 165 (1964).

[253a] — R.F. SMITH, and J.P. ELLIOTT: Venous autografts in femoropopliteal arterioplasty. Observations in the treatment of occlusive disease. Arch. Surg. 89, 113 (1964).

[253b] — — and D. G. WHITNEY: The durability of aorto-iliac endarterectomy. A roentgenologic and pathologic study of late recurrence. Arch. Surg. 89, 827 (1964).

[254] — J. G. WHITCOMB, W. SCHENKER, and P. WAIBEL: The laws of fluid flow and arterial grafting. Surgery 47, 55 (1960).

[255] — — and R. F. SMITH: The causes of late failures in grafting therapy of peripheral occlusive arterial disease. Ann. Surg. 144, 611 (1956).

[256] — — P. WAIBEL, and W. SCHENKER: Hemodynamic factors in arterial grafting: an experimental study of anastomotic types, graft size and graft surface characteristics. Surg. Forum 9, 319 (1959).

[257] TAKARO, T.: A simple stapling device for the anastomosis of blood vessels. J. thorac. cardiovasc. Surg. 40, 673, 699 (1960).

[257a] — The American and the Russian vascular staplers. A comparison. Arch. Surg. 89, 536 (1964).

[258] —, and T. P. CRYMES: Reconstruction of the thoracic aorta with the aid of a vascular coupling device. (Vessel couple.) Report of a case. J. thorac. Surg. 37, 93 (1959).

[259] TOLSTEDT, G. E., J. E. JESSEPH, and J. W. BELL: Late intestinal complications of abdominal aortic homografts. Surg. Gynec. Obstet. 116, 42 (1963).

[260] TRIPPEL, O. H., V. M. BERNHARD, and H. LAUFMAN: Limb salvage in occlusive arterial disease of the lower extremities. Recent changes in the surgical approach. Arch. Surg. 81, 357 (1960).

[261] ÜBERMUTH, H.: Über Organtransplantationen. Bericht über Herz- und Kopfverpflanzungen durch W. DEMICHOV, Moskau. Münch. med. Wschr. 101, 529 (1959).

[262] URSCHEL jr., H. C., and E. J. ROTH: Small arterial anastomoses: I. Nonsuture. Ann. Surg. 153, 599 (1961).

[263] USHER, F. C., and S. A. WALLACE: Tissue reaction to plastics. A comparison of nylon, orlon, dacron, teflon, and marlex. Arch. Surg. 76, 997 (1958).

[264] VAN DER WOUDE, R., and H. ITICOVICCI: Retroperitoneal hemorrhage as a complication of femoral artery cannulation for extracorporeal circulation. J. thorac. cardiovasc. Surg. 44, 540 (1962).

[265] VAN WEEL, M. W.: Transplantation of a formaldehyde-preserved human aortic graft in case of accidental injury of the abdominal aorta. Arch. chir. neerl. 5, 233 (1953).

[265a] VEITH, F. J., J. M. HARTSUCK, and C. CRANE: Management of aortoiliac reconstruction complicated by sepsis and hemorrhage. New Engl. J. Med. 270, 1389 (1964).

[265b] VETTO, R. M., and J. E. DUNPHY: Recent revisions in the operative treatment of vascular disease. Surg. Gynec. Obstet. 119, 1026 (1964).

[266] VILLEGAS, A. H., G. TOLL, and R. S. SHAW: Comparison of the rate of healing in transverse and longitudinal aortotomies. J. thorac. cardiovasc. Surg. 45, 233 (1963).

[267] VOGELFANGER, I. J., W. G. BEATTIE, F. N. BROWN, J. E. DEVITT, T. K. SCOBIE, and D. H. SCOBIE: The problem of small vessel anastomosis. Surgery 52, 354 (1962).

[268] VOLLMAR, J., u. H. J. ERICH: Die retrograde (transfemorale) Embolektomie der Bauchaorta und der Beckenarterien. Chirurg 34, 347 (1963).

[269] VOSSSCHULTE, K.: Isthmusplastik zur Behandlung der Aortenisthmusstenose. Thoraxchirurgie 4, 443 (1956/57).

[270] WAGNER, M., H. B. BENJAMIN, and W. ZEIT: Clinical experience with the cutis vascular graft. Progress reports. Angiology 12, 57 (1961).

[271] WALKER, P. E., and J. A. APPLEN: Rupture of polytetrafluoroethylene arterial femoral prosthesis. J. Amer. med. Ass. 174, 1860 (1960).

[272] WARREN, R.: Experiences with coronary endarterectomy. J. cardiovasc. Surg. 3, 281 (1962).

[273] WARREN, R. J., H. T. SHEPHERD, and J. L. VILLAVICENCIO: Studies on patients with arteriosclerotic obliterative disease of femoral artery. Surgery 49, 1 (1961).

[274] WELCH, K.: Excision of occlusive lesions of the middle cerebral artery. J. Neurosurg. 13, 73 (1956).

[275] WESOLOWSKI, S. A.: Evaluation of Tissue and Prosthetic Vascular Grafts. Springfield (Ill.): Ch. C. Thomas 1962.

[276] —, and C. DENNIS: Fundamentals of Vascular Grafting. New York: McGraw-Hill Book Co. 1963.

[277] — C. C. FRIES, K. E. KARLSON, M. E. DeBAKEY, and P. N. SAWYER: Porosity: primary determinant of ultimate fate of synthetic vascular grafts. Surgery 50, 91 (1961).

[278] — L. R. SAUVAGE, R. S. PINE, and C. C. FRIES: Dynamics of blood flow in graft disproportions and in normal blood vessels. Surg. Forum 6, 227 (1956).

[279] WHITMAN, E. J., J. M. JANES, J. C. IVINS, and E. W. JOHNSON jr.: Femoral bypass grafts. Surgery 47, 29 (1960).

[280] WILLMAN, V. L., and C. R. HANLON: Safer operation in aortic saddle embolism: Four consecutive successful embolectomies via the femoral arteries under local anaesthesia. Ann. Surg. 150, 568 (1959).

[281] WINFREY, E. W., and J. H. FOSTER: Prevention of arterial thrombosis with a negatively charged wire suture. Surg. Forum 13, 229 (1962).

[282] — — Low molecular weight dextran in small artery surgery. Antithrombogenic effect. Arch. Surg. 88, 78 (1964).

[283] WOLF, W., u. F. WENDT: Maschinelle End-zu-End-Arteriennaht und alloplastischer Gefäßersatz mit Hilfe des sowjetischen Universal-Nähapparates. Thoraxchirurgie 8, 633 (1961).

[284] WOLLMA jr., F. J.: The wire suture of blood vessels. An experimental study. Arch. Surg. 78, 490 (1959).

[285] WOYDA, W. C., E. M. BERKAS, and D. J. FERGUSON: The atheroslcerosis of aortic and pulmonary artery exchange autografts. Surg. Forum 11, 174 (1960).

[286] WYLIE, E. J.: Thromboendarterectomy for arteriosclerotic thrombosis of major arteries. Surgery 32, 275 (1952).

[287] — Disk.-Bemerkung. Surgery 53, 86 (1963).

[288] — Disk.-Bemerkung. In: WESOLOWSKI-DENNIS, Fundamentals of Vascular Grafting, p. 466. New York: McGraw-Hill Book Co. 1963.

[289] — D. PERLOFF, and J. S. WELLINGTON: Fibromuscular hyperplasia of the renal arteries. Ann. Surg. 156, 592 (1962).

[290] YOUNG, J. R., A. W. HUMPHRIES, V. G. DE WOLFE, and F. A. LeFEVRE: Peripheral arterial embolism. J. Amer. med. Ass. 185, 621 (1963).

[291] ZECH, R. K., L. M. NYHUS, C. A. GRIFFITH, and H. N. HARKINS: The effect of suture technic upon the growth of arterial anastomoses. Amer. J. Surg. 92, 462 (1956).

[292] ZEHNDER, M. A.: Nahtloser Umleitungs-Shunt in der Gefäßchirurgie. Thoraxchirurgie 8, 91 (1960).

[293] ZETTLER, F.: Gesichtspunkte bei der operativen Behandlung obliterierender Gefäßprozesse. Med. Klin. 56, 2124 (1961).

[294] — Konservierung und Einheilung organischer Arteriensegmente. Bruns' Beitr. klin. Chir. 206, 244 (1963).

Spezieller Teil

A. Akuter Arterienverschluß

Die akute Unterbrechung der arteriellen Strombahn bedeutet sofortige Drosselung der Blutzufuhr im Versorgungsgebiet der Arterie. Damit sind Funktion und Erhaltung der betroffenen Organe in höchstem Maße gefährdet, häufig ist darüber hinaus das Leben des Patienten bedroht. Der akute arterielle Gefäßverschluß ist daher immer eine Notfallsituation von höchster Dringlichkeit, seine unverzügliche Beseitigung das Gebot des Augenblicks! Die Unterbrechung der Zirkulation wird weitaus am häufigsten durch eine Embolie, seltener durch eine akute Arterienthrombose, durch Dissektion einer vorgeschädigten Arterienwand, durch arterielle Spasmen oder durch Kombination mehrerer dieser Faktoren verursacht.

I. Arterielle Embolie im großen Kreislauf

1. Definition

Die Embolie ist pathologisch-anatomisch definiert als intravasale Verschleppung bluteigenen oder blutfremden Materials, mit dem Ergebnis einer teilweisen oder völligen Verlegung des Gefäßlumens. Ganz überwiegend handelt es sich dabei um losgelöste Blutgerinnsel, d.h. auf Grund einer örtlichen Thrombose entstandene Gerinnungs- oder Abscheidungsthromben (s. S. 151). Demgegenüber tritt die Embolie durch Fett, Gas, atheromatöse Plaques, Kalk, Tumorgewebe, Fremdkörper oder Fruchtwasser ganz in den Hintergrund.

2. Ätiologie und Häufigkeit

Nach umfangreichen Statistiken (Tabelle 13) entstammen etwa 90% aller Emboli dem pathologisch veränderten linken Herzen und nur ca. 10% der Aorta und ihren Ästen, sowie in seltenen Fällen den Pulmonalvenen oder bei der paradoxen Embolie den Venen der Körperperipherie. Hierzu kommen noch die seltenen Fremdkörper-, Tumoroder Luftembolien. Das Herz steht demnach als Emboliequelle derart im Vordergrund, daß bei jeder arteriellen Embolie nach einer organischen Herzerkrankung gefahndet, andererseits aber auch bei jeder akuten oder chronischen Herzerkrankung an die drohende Embolie gedacht werden muß.

Für die Entstehung der zur Embolie führenden Herzthromben sind Störungen der intrakardialen Hämodynamik oder pathologische Veränderungen der Herzwand bzw. der Klappenoberfläche verantwortlich. Hier stehen *Herzklappenfehler*, vor allem Mitralstenosen mit einer Emboliehäufigkeit von 13—30% [*231, 120, 182, 76, 197*] in der ätiologischen Rangordnung an erster Stelle, dann folgen Herzinfarkte, andere arteriosklerotische Herzerkrankungen und Endokarditiden (s. Abb. 92).

Von ausschlaggebender Bedeutung für die intrakardiale Thrombose ist die Veränderung der Hämodynamik des meist erweiterten linken Vorhofs durch das Auftreten von *Vorhofflimmern*. Die fehlende Vorhofkontraktion führt zu einer Randstase, durch die insbesondere im Herzohr oder in Endokardtaschen zwischen hypertrophierten Muskelbündeln die Bildung parietaler Thromben begünstigt wird. Intraoperativ fanden sich unter 500 Commissurotomien bei Sinusrhythmus in weniger als 1%, bei Flimmerarrhythmie dagegen in 45% intrakardiale Thromben [*196*], bei reiner Mitralstenose sogar in 84% [*235*]. Dem-

Tabelle 13. *Ätiologie arterieller Embolien*

Autor	HAIMO-VICI (1950)	WARREN u. Mitarb. (1954)	ROSEN-BERG u. Mitarb. (1957)	JACOBS (1959)	METCAL-FE (1960)	HAMMAM und KREMER (1960)	OTTOSEN u. SVANE (1963)	KIM (FONTAINE) (1963)
Anzahl der Patienten	228	200	62	69	210	31	55	206
Anzahl der Embolien	330	337	69	122	270	39	66	280
Rheumatische Vitien	40%		53%	63%	54%		36%	61%
Myokardinfarkt . .	32%		16%	12%	15%		55%	16%
Arteriosklerotische Myokarderkrankung	19%		29%	22%	17%		—	
Bakterielle Endokarditis . . .	5%		2%	2%	2%		4%	3%
Alle kardialen Ursachen	96%	88%	100%	99%	88%	88%	95%	80%
Extrakardiale Ursachen	1%	—	—	—	12%	12%	—	4%
Ungeklärte Ursachen	3%	12%	—	1%		—	5%	16%

entsprechend besteht bei über 80% aller kardial bedingten Embolien gleichzeitig Vorhofflimmern [5, 14, 55, 101, 120]. STEIN und SCHÖLMERICH (1961) fanden bei fast 3000 Herzkranken, die sie nach den Schweregraden I—IV eingestuft hatten, bei Sinusrhythmus eine stadienunabhängige Emboliefrequenz von 5,1—5,7%, bei Vorhofflimmern dagegen eine Häufigkeitszunahme von 13,2—15,8—24,4—26,7% für die Stadien I—IV. Die fehlende Vorhofkontraktion scheint also die entscheidende Thromboembolie-disposition herbeizuführen, und zwar um so mehr, je schwerer das Vitium und je ausgeprägter die Herzinsuffizienz ist.

Die größte Emboliehäufigkeit findet sich mit 13,3% bei der reinen oder überwiegenden Mitralstenose, dann folgen in der Reihenfolge abnehmender Emboliezahlen kombinierte Mitralvitien (10,1%), Mitral-Aortenvitien (6,9%), Mitralinsuffizienz (4,5%) und reine Aortenvitien (4%). Die geringere Emboliefrequenz bei Mitralinsuffizienz oder kombinierten Mitralvitien ist wahrscheinlich darauf zurück-

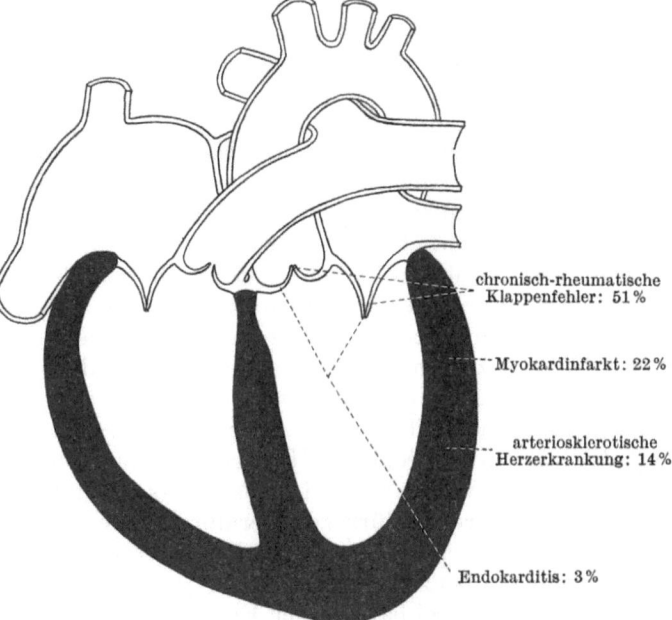

chronisch-rheumatische Klappenfehler: 51%

Myokardinfarkt: 22%

arteriosklerotische Herzerkrankung: 14%

Endokarditis: 3%

intrakardial 90%   extrakardial 10% (bzw. ungeklärt)

Abb. 92. Das Herz als Emboliequelle (1061 Patienten zusammen-gestellt nach [*101, 106, 120, 133, 166, 187, 201, 268*])

zuführen, daß die durch den ventrikelsystolischen Rückstrom im linken Vorhof erzeugten Wirbelbildungen einer Stagnation des Blutes in der Randzone und der Entstehung von Thromben entgegenwirken.

Liegen schon die klinischen Angaben über die Emboliefrequenz mit 13—28% aller Mitralfehler erschreckend hoch, so werden diese Zahlen bei der Auswertung von Sektionsstatistiken noch deutlicher. Bei 250 Obduktionen von erworbenen Vitien fanden sich in 52% embolische Gefäßverschlüsse oder Infarkte, wobei meist mehrere Organe betroffen waren [231]. Bei Mitralfehlern stehen einer klinischen Emboliefrequenz von durchschnittlich 11% sogar 66% im Sektionsgut gegenüber. Auch wenn man berücksichtigt, daß die hämodynamischen Auswirkungen der Herzinsuffizienz in der Endphase eines schweren Klappenfehlers zu einer Häufung embolischer Ereignisse führen können, so bleibt doch ein auffallender Unterschied zwischen der klinisch und der autoptisch ermittelten Emboliehäufigkeit bestehen. Das liegt daran, daß viele, insbesondere viscerale Embolien einen latenten Verlauf nehmen, oder wegen der unspezifischen Symptome nicht erkannt werden.

Bei der Mitralstenose sind die Thromben regelmäßig auf den linken Vorhof und in etwa 50% [55, 175] auf das Herzohr beschränkt. Bei anderen Vitien werden Thromben auch im Ventrikel oder kombiniert in Vorhof und Kammer, sogar gleichzeitig im rechten und linken Herzen gefunden.

Etwa 25% aller intraoperativ bei Mitralstenosen vorgefundenen Thromben sind frisch und damit in besonderem Maße abrißgefährdet [56]. Die Emboliegefahr ist naturgemäß bei frischen Gerinnseln wegen ihrer geringeren Wandadhärenz wesentlich größer als bei älteren, bereits organisierten Thromben [14, 197].

Abrupte Änderungen der Herzdynamik, z.B. durch die medikamentöse Entflimmerung der Vorhöfe, werden für die Auslösung von Embolien ebenso angeschuldigt [55] wie die Glykosidbehandlung dekompensierter Herzerkrankungen. Durch die Regularisierung der Vorhofaktion, die kräftigere Kontraktion des Kammermyokards und die bessere Entleerung können Thromben gelöst und in den Kreislauf mitgerissen werden. Gleichzeitig kommt es durch die Verbesserung der Leberdurchblutung und die Entwässerung bei Rückgang der Stauung zum Anstieg der Gerinnungspotenz des Blutes. STEIN (1961) konnte einen Einfluß der Rhythmisierung durch Chinidin auf die Emboliefrequenz nicht bestätigen.

Nach den Klappenfehlern kommt dem *Myokardinfarkt* und ganz allgemein den arteriosklerotischen Myokarderkrankungen die größte Bedeutung als Quelle arterieller Embolien zu. Als Ursache wandständiger intrakardialer Thromben sind hier frische und narbige Endomyokardläsionen, Herzwandaneurysmen sowie diffuse oder umschriebene Dilatation von Vorhof und Ventrikel anzusehen. GARVIN [84] fand 1941, also vor Einführung der Antikoagulantien, autoptisch bei 67% aller Herzinfarkte und 35% der Kranken mit Coronarsklerose intrakardiale, und zwar fast ausschließlich intraventrikuläre Thromben. Nach anderen Autoren ist der Prozentsatz geringer, aber trotzdem beträchtlich [230]. Inzwischen hat die Behandlung des Herzinfarktes mit Antikoagulantien (s. S. 177) zu einem deutlichen Rückgang der thromboembolischen Komplikationen bei diesem Krankheitsbild geführt. Beim *Hypertonie-Herz* beruht die Thromboseneigung auf der starken trabeculären Hypertrophie mit Entstehung zahlreicher Nischen und auf der fast immer vorhandenen Innenschichtschädigung. Die Gesamtzahl der Embolien der vorgenannten Gruppe dürfte die der durch Vitien hervorgerufenen Verschlüsse heute nicht mehr erreichen. Auch hier führt das Auftreten von Vorhofflimmern zu einer Erhöhung der Emboliefrequenz.

Die Embolien bei bakterieller Endokarditis haben unter der wirkungsvollen Therapie mit Antibiotica ebenfalls an Bedeutung verloren. Zudem handelt es sich hier vielfach um multiple Mikroembolien, die einer chirurgischen Behandlung nicht zugänglich sind. Schließlich kann auch jede abakterielle *Endomyokarditis* Ursache einer Embolie werden.

Entsprechend der größeren Häufigkeit erworbener Klappenfehler beim weiblichen Geschlecht sind Frauen insgesamt und schon in jüngerem Lebensalter von Embolien stärker betroffen als Männer [14, 101, 120, 272]. Auch bei Kindern beobachtet man auf dem Boden kongenitaler Defekte, z.B. bei Fallotscher Tetralogie, beim offenen Ductus arteriosus und bei toxischer Myokarditis, gelegentlich arterielle Embolien [258]. Allgemein gesehen nimmt jedoch die Emboliehäufigkeit bei gleicher Grundkrankheit im Alter zu, der Gipfel liegt im 5.—7. Dezennium [82, 267]. Dadurch wird die Differentialdiagnose gegenüber arteriosklerotisch-thrombotischen Verschlüssen bei manchen Patienten sehr erschwert.

Auch die durchschnittlich mit etwa 10 % angegebenen Embolien extrakardialer Herkunft kommen bevorzugt im vorgeschrittenen Lebensalter vor. Auf dem Boden atherosklerotischer, entzündlicher oder anderer degenerativer Wandveränderungen der Arterien entstehen parietale Thromben, deren Ablösung gelegentlich zur arteriellen Embolie führt. Auch die Verschleppung atheromatösen Materials kann in Einzelfällen einen akuten embolischen Verschluß auslösen [32, 90, 206, 243]. Beträchtlich ist die Emboliegefährdung durch arterielle Aneurysmen (Abb. 238). Trotz der Häufigkeit atherosklerotischer Gefäßwandveränderungen im Sektionsgut ist aber die aorto- bzw. arteriogene Embolie ein relativ seltenes Ereignis, da die starke Strömung in den großen Arterien das Zustandekommen von Gerinnseln weitgehend verhindert. Kommt es trotzdem zur wandständigen Thrombose, so gewinnt das unter arterieller Druck- und Strömungsbelastung entstandene Gerinnsel meist solche Festigkeit und Adhärenz, daß eine embolische Verschleppung unterbleibt. Auch thrombosierte *alloplastische Gefäßprothesen* sind bereits als Ursprungsort peripherer Embolien beschrieben

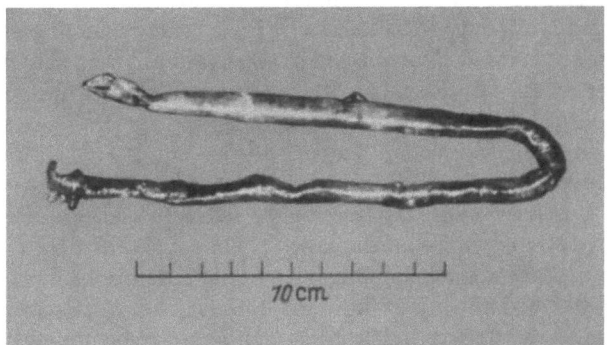

Abb. 93. M. F., 50 Jahre, ♀. In der Vorgeschichte mehrfach Bein- und Beckenvenenthrombosen, nach gynäkologischer Operation erneut Beinvenenthrombose. 2 Wochen später akuter Verschluß der Aortenbifurkation. Entfernung eines 35 cm langen, offenbar einer Femoralvene entstammenden Embolus durch Embolektomie. Kein Anhalt für Klappenfehler oder Herzschädigung. Sinusrhythmus. Keine klinisch bemerkenswerte Arteriosklerose. Heilung unter Dauer-Antikoagulantientherapie ab zweitem postoperativem Tag wegen Thromboserezidivs. Seit 4 Jahren beschwerdefrei und als Fürsorgerin voll berufsfähig

worden. Gelegentlich können auch *Arterienverletzungen* sowie von der Nachbarschaft auf die Gefäßwand übergreifende *Tumoren* und *Entzündungsprozesse* eine arterielle Thrombo-Embolie verursachen. Der seltenen *Pulmonalvenenthrombose* kommt als Emboliequelle nur untergeordnete Bedeutung zu. Die Thrombosierung einer Lungenvene ist nur in Ausnahmefällen kardial bedingt, etwa als Folge großer Vorhofthromben bei Mitralstenose [237] oder einer konstriktiven Perikarditis [106]. Sie ist vielmehr meist eine Komplikation akut oder chronisch entzündlicher Lungenerkrankungen, die von außen auf die Venenwand übergreifen oder zu einer mechanischen Einengung führen. Hier sind neben Pneumonie und Lungeninfarkt, Silikose, Tuberkulose, Bronchiektasen, Bronchial-Carcinom und schließlich die primäre Lungenvenensklerose zu nennen.

Auch die *paradoxe Embolie* ist ein seltenes, oft nur per exclusionem zu diagnostizierendes Ereignis. Der Übertritt eines — meist den Venen der unteren Extremität entstammenden — Embolus aus dem kleinen in den großen Kreislauf setzt das Vorhandensein eines offenen Foramen ovale oder eines Vorhof- bzw. Ventrikelseptumdefektes voraus. Andere theoretisch zu erwägende kardio-vasculäre Fehlbildungen haben wegen ihrer Seltenheit keine praktische Bedeutung. Nach pathologisch-anatomischen Beobachtungen findet sich bei 20—30 % aller Menschen ein mangelhafter Verschluß des Foramen ovale [242]. Vielfach handelt es sich jedoch dabei um kleine Restöffnungen, die eine Passage klinisch bedeutungsvoller Thromben nicht erlauben. Normalerweise ist die funktionelle Trennung beider Vorhöfe mittels ventilartig voreinander gelagerter Membranen gewährleistet, die durch das physiologische Druckgefälle von links nach rechts geschlossen gehalten werden. Erst mit der Umkehr des Druckgefälles infolge akuter (Lungenembolie!) oder chronischer

pulmonaler Hypertonie oder durch partielle, embolische Verlegung der Tricuspidal-
öffnung [191] wird ein Übertritt embolischen Materials durch das Foramen ovale in den
Körperkreislauf möglich [94]. Wir konnten eine Patientin mit akutem Verschluß der
Aortenbifurkation durch einen 35 cm langen Embolus erfolgreich operieren. Nach Form
und Aussehen des Gerinnsels kam nur eine große Vene der Körperperipherie als Ursprungsort in Betracht (s. Abb. 93).

Die paradoxe Embolie ist sicher nicht so selten wie allgemein angenommen wird [85,
128], nur ist der schlüssige Nachweis oft nicht möglich. Die Diagnose kann intra vitam
nur per exclusionem (fehlende Emboliequelle!) und durch den Nachweis einer peripheren
Venenthrombose wahrscheinlich gemacht werden. Dieser ist jedoch, wie die Erfahrung
bei vielen Lungenembolien lehrt, auch bei sicherer Thrombo-Embolie oft weder klinisch
noch autoptisch zu führen. Post mortem können immer wieder eingeklemmte Emboli im
Foramen ovale nachgewiesen werden [85]. Es sind sogar Beobachtungen beschrieben
worden, bei denen nach vorausgegangener Lungenembolie mit Druckerhöhung im kleinen
Kreislauf der sekundäre embolische Verschluß des Foramen ovale durch Blockierung des
kompensatorischen Rechts-Links-Shunts das akute Rechtsversagen herbeiführte [226]
(s. S. 288).

Fremdkörperembolien sind extrem selten: Der Einbruch von *Tumorgewebe* in die
arterielle Gefäßbahn kann ebenso wie *intrakardiale Myxome* durch Abriß von Tumor-
thromben gelegentlich eine periphere Embolie zur Folge haben [35, 97, 106, 116]. *Geschosse*
oder *Granatsplitter* können ebenso wie *Parasiten* oder *Pilzmycelien* beim Eindringen in
eine genügend weitlumige Schlagader mit dem Blutstrom in die Peripherie verschleppt
werden [10, 119, 176]. *Gas-* und *Fettembolien* spielen im großen Kreislauf praktisch keine
Rolle. Da sie meist nur kleine Gefäße betreffen, sind sie keiner chirurgischen Therapie
zugänglich. Eine wichtige Ausnahme bildet die massive Luftembolie nach Eingriffen am
offenen Herzen, die sich jedoch bei sachgemäßem Vorgehen in der Regel vermeiden läßt.

3. Pathologische Anatomie und Pathophysiologie

a) Lokalisation und Häufigkeitsverteilung der embolischen Verschlüsse

Das embolische Material, sei es fest, flüssig oder gasförmig, wird bei Erreichen seinem
Kaliber entsprechender Gefäßabschnitte eingekeilt oder an Gefäßgabelungen arretiert
und damit die Lichtung an dieser Stelle ganz oder teilweise verschlossen. Die Lokalisation des Embolus wird, abgesehen von dem Verhältnis seines Durchmessers zur Größe
des Gefäßlumens, vom Kontraktionszustand und anatomischen Verlauf des Gefäßes, von
der Verformbarkeit des Embolus, bei Gasen und Flüssigkeiten zudem von der Grenz-
flächenspannung und schließlich vom arteriellen Druck bestimmt. Unter dem Einfluß
dieser Faktoren kann der Embolus auch nach Stunden seine Lage ändern und weiter in
die Peripherie gelangen. Die Strandungspunkte liegen vorzugsweise an den Teilungsstellen
der Arterien bzw. im Bereich des Abganges wichtiger Nebenäste, da es hier zu einer
sprunghaften Verminderung des Arterienquerschnittes kommt, wie z.B. an der Aortenbifurkation, der Teilungsstelle der A. iliaca communis, am Oberschenkel am Abgang der
A. profunda femoris und an der Popliteagabel. An der oberen Extremität gilt sinngemäß
das gleiche. Der Embolus kann jedoch auch schon vor Erreichen des kritischen Gefäß-
querschnittes als sog. reitender Embolus an einer Gefäßgabelung hängenbleiben, obwohl
die Gefäßweite der Äste seinen Durchtritt noch zulassen würde.

Der Aufprall auf den Gefäßsporn kann so heftig sein, daß der Embolus in mehrere
Bruchstücke zerschellt, die weiter in die Peripherie verschleppt werden und dort
multiple Verschlüsse hervorrufen. Völlig atypische Verschlußlokalisationen können dadurch zustande kommen, daß ein Embolus im Bereich einer arteriosklerotisch bedingten
Stenose aufgehalten wird und dort zur Obliteration führt. Dann ist sowohl klinisch wie
operativ die differentialdiagnostische Abgrenzung von einer akuten Thrombose in der
Regel äußerst schwierig.

Grundsätzlich kann jeder Abschnitt des arteriellen Systems von einem embolischen Verschluß betroffen werden. Aus Gründen der Hämodynamik und der Gefäßanatomie ergeben sich jedoch bestimmte Prädilektionsstellen. Ein hoher Prozentsatz der klinisch

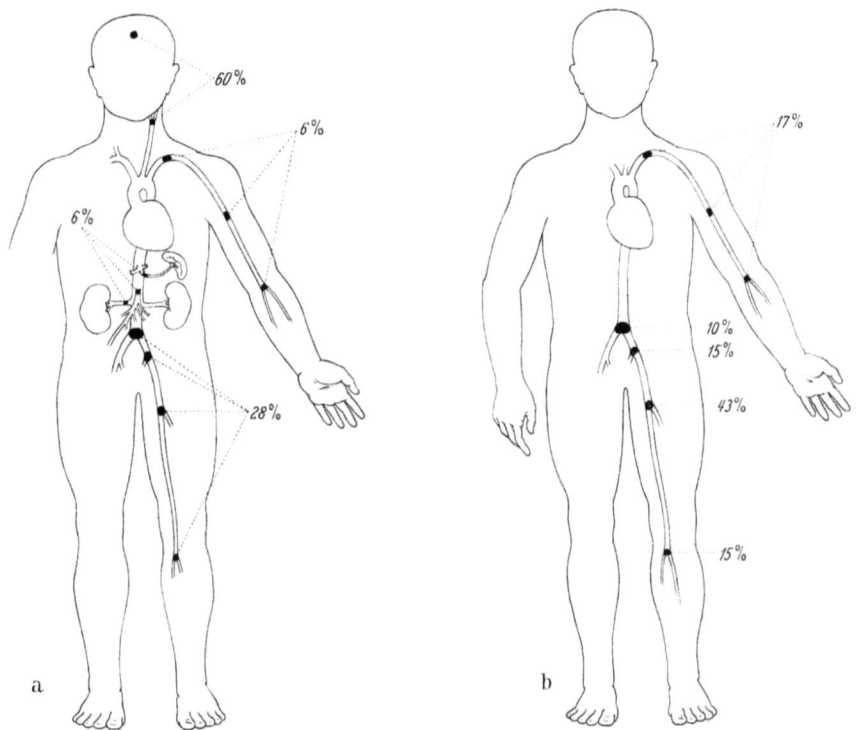

Abb. 94. a Verteilung arterieller Embolien im Körperkreislauf. b Lokalisation von 2174 Embolien der Extremitätenarterien. (Nach McGarity [1958])

erfaßbaren arteriellen Embolien betrifft das Gehirn. In einer Untersuchung von STEIN (1961) an einem nicht ausgewählten klinischen Krankengut von fast 3000 erworbenen Vitien waren es ebenso wie bei BELCHER und SOMMERVILLE [14] und bei SOULIE [227] fast 60% (Abb. 94a). Viscerale Embolien (Nieren, Milz, Mesenterium) werden klinisch selten diagnostiziert und machen daher nur einen relativ kleinen Anteil aus (6—14%), so daß mehr als ein Drittel der Gesamtzahl auf die Embolien der Extremitätenarterien entfällt.

Nach einer Sammelstatistik von McGARITY [154] (Abb. 94b) sind die Arme nur in 17% der Fälle, die Beine dagegen in über 80% betroffen. Mehr als die Hälfte davon sind Verschlüsse der Oberschenkelarterien. Häu-

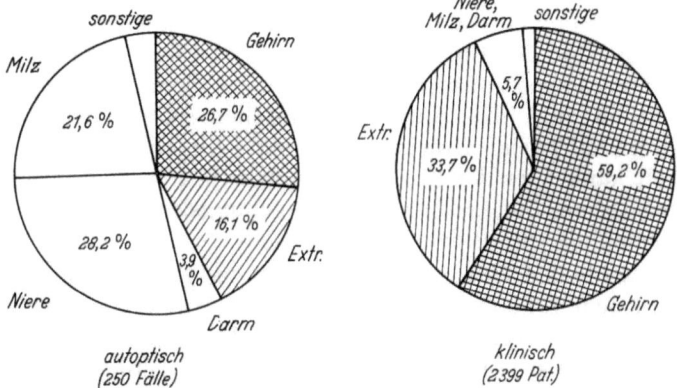

Abb. 95. Organverteilung arterieller Embolien im Obduktionsgut und in der Klinik (nach STEIN, SCHÖLMERICH und DOHMEN 1961)

figste Lokalisation des Embolus ist die Teilungsstelle der A. femoralis communis. Ob tatsächlich nur ein so verschwindender Bruchteil der peripheren Embolien auf die Schlagadern der oberen Extremität entfällt, erscheint bei der Häufigkeit der cerebralen Embolien zweifelhaft. Offenbar nehmen große Thromben aus hämodynamischen Gründen eher den Weg in die untere Körperhälfte, während vorwiegend kleinere Gerinnsel in die Arm- und Schädelarterien mitgerissen werden. Solche kleinsten Embolien, die im Gehirn bereits dramatische Folgen haben, sind aber bei der guten Kollateralversorgung des Armes u.U. völlig belanglos, nehmen einen subklinischen Verlauf und entgehen damit der Feststellung.

Im Obduktionsgut finden sich aus den gleichen Gründen völlig andere Ergebnisse [231]: Viscerale Embolien und deren Residuen sind sechs- bis achtmal häufiger als klinisch beobachtet, 50% davon entfallen auf Niere (28%) und Milz (22%). Innerhalb des Restes entspricht die Verteilung etwa der klinischen Erfahrung (Abb. 95).

b) Reaktionen am Gefäßsystem

Der akute embolische Verschluß und die von ihm hervorgerufene Strömungsunterbrechung lösen eine Reihe von reaktiven Vorgängen an dem betroffenen Arterienabschnitt aus, die für das weitere Schicksal des mangeldurchbluteten Gewebsbezirkes entscheidende Bedeutung erlangen können. Die plötzliche mechanische Irritation und Dehnung der Arterienwand durch den Embolus führt häufig zu einer mehr oder weniger ausgedehnten spastischen Gefäßreaktion. Diese kann im günstigen Falle auf das verschlossene Arteriensegment beschränkt bleiben und so eine spastische Umklammerung des Embolus und damit die Vervollständigung eines bis dahin noch inkompletten Verschlusses hervorrufen. Sie kann jedoch auch — möglicherweise durch Irradiation innerhalb der sympathischen Ganglienkette oder des Rückenmarks — zu einer ausgedehnteren Vasoconstriction in der weiteren Umgebung des Verschlusses und damit zur Engstellung wichtiger Umgehungsbahnen führen. Auf diese Weise kann auch die Embolie in einem Gefäßbezirk mit primär ausreichender Kollateralversorgung durch die spastische Ausschaltung dieser Kompensationsmöglichkeiten eine bedrohliche Ischämie hervorrufen (s. S. 64). Andererseits ist gelegentlich die gute therapeutische Beeinflußbarkeit einer akuten Mangeldurchblutung nur durch die Lösung eines solchen ausgebreiteten Arteriospasmus mit Freigabe des Umgehungskreislaufs befriedigend zu erklären. Es kommt vor, daß ein ausgeprägter Begleitspasmus eine mehr proximale Lokalisation des Embolus vortäuscht oder daß der Embolus bei Lösung der spastischen Umklammerung weiter in die Peripherie vorgetrieben wird.

Schließlich begünstigt die zusätzliche Verminderung der peripheren Strömungsgeschwindigkeit durch den lokalen und kollateralen Arteriospasmus die weitere thrombotische Ausdehnung des Verschlusses. Die Gefahr einer appositionellen Sekundärthrombose proximal und distal des Embolus wird um so größer, je länger der Verschluß und damit die Stagnation des Blutes in dem von der Zirkulation abgesperrten Gefäßabschnitt anhält. Dieser Appositionsthrombus kann die vielfache Länge des ursprünglichen Embolus erreichen und die Einmündungsstellen wichtiger Kollateralen sekundär verschließen. Proximal reicht er meist nur bis zum Abgang des nächsten größeren Seitenastes, gelegentlich kann aber die Ascension auch weiter fortschreiten und die zunächst noch reversible spastische Blockierung des Umgehungskreislaufs in einen irreparablen anatomischen Verschluß umwandeln.

Schließlich führt die Gerinnung des zunächst immer vorhandenen dünnen Blutfilms zwischen Embolus und Gefäßendothel zur ersten flächenhaften Fixation an der Gefäßwand. Die ischämische Schädigung des Gefäßendothels wird hierdurch ebenso wie durch die straffe spastische Umklammerung des Embolus verschärft, da jede Möglichkeit einer Ernährung vom Gefäßlumen ausfällt. Ist die Endothelschädigung einmal eingetreten, so wird der therapeutische Erfolg im Hinblick auf eine Wiederherstellung der ursprünglichen Strombahn in Frage gestellt. Selbst wenn es zu diesem Zeitpunkt noch gelingt, den Embolus mit dem Appositionsthrombus zu entfernen, droht jetzt die Gefahr einer Rethrombosierung auf dem Boden des bestehenden Endothelschadens. Alle therapeutischen Bemühungen müssen daher in erster Linie darauf gerichtet werden, den Embolus möglichst früh, zumindest aber innerhalb der ersten 6—10 Std zu entfernen. Dabei ist die

Beachtung der 6 Std-Grenze entscheidend, da bis zu diesem Zeitpunkt irreversible Gefäß-schädigungen nur äußerst selten beobachtet werden. In den darauffolgenden Stunden nimmt die Rethrombosierungsquote bereits deutlich zu, sie steigt jenseits der 10 Std-Grenze steil an. Die beschriebene initiale Endothelreaktion im Bereich der Embolus-haftstelle leitet eine Reihe weiterer Reaktionen am Gefäßbindegewebsapparat ein, deren Ziel die endgültige Fixation des Embolus und seine bindegewebige Organisation ist. Diese aseptische Entzündung aller Wandschichten kann auf das periarterielle Bindegewebe übergreifen und zu einer sehr festen Narbenadhäsion der Begleitvene führen. Gelegentlich wird eine spätere Rekanalisation des Arterienlumens beobachtet.

Der Verschluß einer Arterie durch einen Embolus führt zu einer plötzlichen *Unter-brechung* oder zumindest *Einschränkung der arteriellen Blutversorgung*, deren Auswirkungen für Funktion und Erhaltung des betroffenen Organabschnitts um so schwerwiegender sind, je größer der Sauer-stoffbedarf des Gewebes und je geringer die Möglichkeit eines Umgehungskreislaufes ist (s. S. 67). Darüber hin-aus bestimmt die Bedeutung des geschädigten Organs im Funktionsverband des Organismus die Schwere der Allgemeinfolgen und die Be-drohlichkeit der klinischen Situation (Beispiel: Hirn-embolie!). Nach Ablauf der akuten Phase treten dann die Rückwirkungen einer evtl.

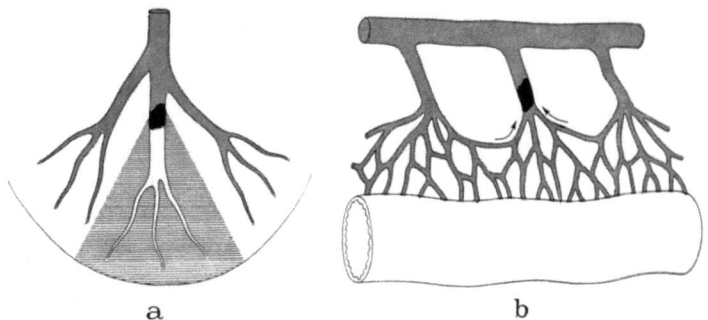

a   b

Abb. 96. a Embolischer Verschluß einer Endarterie (Milz-, Gehirn-, Nierenembolie); keine kollaterale Kompensation. b Embolischer Ver-schluß einer Arkadenarterie des Darmes. Kollaterale Kompensation möglich

Nekrose oder Gangrän auf den Gesamtorganismus hinzu, sie können nun das klinische Bild völlig beherrschen (Beispiel: Mesenterialarterienembolie!). Am Beispiel der Mesenterial-embolie läßt sich die Bedeutung der Emboluslokalisation für die Möglichkeit der kolla-teralen Blutversorgung besonders augenfällig demonstrieren. Sitzt der Embolus genügend weit peripher, so brauchen klinische Erscheinungen überhaupt nicht aufzutreten, da die Blutversorgung im Augenblick des Verschlusses einer Arkadenarterie sofort von den Nachbararkaden übernommen wird. Die bis zur völligen Anpassung der Durchblutung evtl. auftretende relative Minderdurchströmung kann über eine erhöhte O_2-Ausschöpfung abgefangen werden (Abb. 96b). Im Gegensatz hierzu steht der embolische Verschluß des Mesenterialarterienstamms oder anderer anatomischer oder funktioneller Endarterien (Gehirn, Niere, Milz, Herz), die über keine, oder nur funktionell unbedeutende Kollateral-verbindungen verfügen. Ihre Blockade führt in jedem Falle zum Gewebsuntergang, wenn die Wiederherstellung der Strombahn nicht innerhalb der Wiederbelebungszeit des be-treffenden Organs (s. S. 61) gelingt (Abb. 96a). Wird die Phase der akuten Ischämie ohne gröbere morphologische Schädigung überstanden, so hängt das funktionelle Ergebnis völlig von der Wiederherstellung der Strombahn oder der Kapazität des Kollateral-kreislaufs ab. Bleibt die Durchblutung hinter den Erfordernissen des normalen Tätig-keitsumsatzes zurück, so gehen die Erscheinungen des akuten Gefäßverschlusses in die der chronischen arteriellen Durchblutungsstörung mit Belastungsinsuffizienz über.

4. Klinik der arteriellen Embolie

a) Embolie der Extremitätenarterien

Der embolische Verschluß einer großen Gliedmaßenschlagader ist stets ein akut be-drohliches Ereignis, das Funktion und Erhaltung der betroffenen Extremität in höchstem Maße gefährdet und nicht selten unmittelbare Lebensgefahr bedeutet.

Ausdehnung und Intensität der Mangeldurchblutung werden von der Höhe des Verschlusses und von den unterschiedlichen anatomischen Voraussetzungen eines Umgehungskreislaufs bestimmt. Von der Faustregel: „je weiter zentral der Verschluß, desto schwerer die Ischämie", gibt es wichtige Ausnahmen: So wird die Embolie der A. femoralis superfic. bei offener A. profunda femoris oft besser toleriert als ein später durch Abrutschen des Embolus in die Peripherie bedingter Verschluß der A. poplitea.

α) Symptome

Die Symptome des plötzlichen peripheren Arterienverschlusses ergeben sich aus dem Grad der hervorgerufenen Mangeldurchblutung und der dadurch bedingten hypoxischen Gewebsschädigung. Das klinische Bild ist deshalb außerordentlich variabel, und jedes der nachfolgend beschriebenen Krankheitszeichen kann im Einzelfall zum Initial- oder Leitsymptom werden. Ein schlagartiger Beginn aus vollem Wohlbefinden heraus ist zwar die Regel, wird jedoch in 20% der Fälle vermißt. Im Vordergrund der Beschwerden stehen heftige *Schmerzen* mit Funktionsverlust der betroffenen Extremität. Sie beginnen gelegentlich mit einem akuten, peitschenschlagähnlichen Ereignis etwa in Höhe des Gefäßverschlusses. Wahrscheinlich handelt es sich um einen Gefäßdehnungsschmerz durch den Embolus. Ihm folgt unmittelbar oder im Verlauf weniger Stunden ein diffuser, ischämiebedingter Dauerschmerz der Muskulatur, der meist weiter peripher lokalisiert ist und rasch unerträglich werden kann. In etwa 20% der Fälle werden jedoch keine Schmerzen angegeben, in weiteren 20% stehen anfänglich andere, oft weniger bedrohliche Symptome im Vordergrund. Die schleichende Entwicklung des Krankheitsbildes kann zu erheblichen differentialdiagnostischen Schwierigkeiten und einer schwerwiegenden Verzögerung des Behandlungsbeginnes führen. Als Zeichen der hypoxischen Nervenschädigung entwickeln sich mehr oder weniger ausgeprägte *Par-* und *Hyperästhesien*, die außerordentlich quälend werden können und die typischerweise gegen die Peripherie hin in *Hyp-* und *Anaesthesie* übergehen. Die Kranken klagen über einen eingeschlafenen Fuß oder haben das Gefühl, auf Schaumgummi aufzutreten. In leichteren Fällen können diese Erscheinungen u.U. das einzige faßbare Symptom darstellen. Als Ausdruck der Mangeldurchblutung von Muskulatur und Nerven kommt es oft schon in den ersten Minuten zum weitgehenden oder völligen *Verlust der Muskelfunktion* bis zur kompletten Paralyse mit Schwinden der Sehnenreflexe. Auch hier sind von der leichten Kraftminderung bis zur absoluten Adynamie alle Abstufungen möglich. Häufig fällt den Kranken die Abkühlung und Blässe der Extremität auf.

β) Diagnose

Der akute periphere Gefäßverschluß ist auf Grund der genannten Symptome meist leicht zu erkennen. Die Diagnose wird durch Inspektion und Palpation gesichert: Die Haut ist blaß bis livide und insbesondere in späteren Stadien häufig *bläulich marmoriert*. Von Anfang an besteht eine deutliche Abnahme der Hauttemperatur bis zur Leichenkälte. Dabei liegt die obere Grenze der Hautveränderungen typischerweise meist erheblich distal der Verschlußlokalisation (s. S. 261), die Temperaturabnahme geht dem Farbwechsel in zentraler Richtung voraus. Peripher vom Sitz des Embolus fehlen die arteriellen Pulsationen, so daß allein auf diese Weise die Lokalisation des Verschlusses durch stufenweises Abtasten von proximal nach distal mit großer Annäherung möglich wird. Gelegentlich kann der Embolus bei oberflächlichem Arterienverlauf getastet werden. Wichtig ist in jedem Falle die sorgfältige, seitenvergleichende Untersuchung *aller* peripheren Arterien, um evtl. multiple Embolien rechtzeitig aufzudecken oder im Rahmen der Differentialdiagnose arteriosklerotische Verschlüsse bzw. Stenosen zu erkennen und ein Aneurysma als Emboliequelle auszuschließen. Der Tastbefund kann durch ein *Oscillogramm* objektiviert werden.

Die Lokalisation des embolischen Verschlusses läßt sich mit Hilfe eines sorgfältig erhobenen Pulstastbefundes und bei Kenntnis der anatomisch gegebenen Prädilektionsstellen mit ausreichender Sicherheit bestimmen. Die vielfach empfohlene Arteriographie halten wir bei der arteriellen Embolie in der Regel für entbehrlich [72, 109, 190, 201]. Abgesehen von dem damit verbundenen Zeitverlust kann sie zu einer Reizung des ohnehin bereits ischämisch geschädigten Gefäßendothels durch das Kontrastmittel führen. Ferner muß für den Fall einer anschließenden Antikoagulantienbehandlung, insbesondere nach translumbaler Aortographie, mit einem erhöhten Blutungsrisiko aus der Punktionsstelle gerechnet werden. Unseres Erachtens ist die Arteriographie nur in besonders unklaren Situationen angezeigt: z.B. zur differentialdiagnostischen Abgrenzung zwischen Embolie und akuter Arterienthrombose, bei Verdacht auf ein Aneurysma als Emboliequelle und in gewissen Fällen vor der Durchführung einer Spätembolektomie, um die Durchgängigkeit der peripheren Strombahn abzuklären.

γ) Differentialdiagnose

Die Entscheidung, ob es sich bei dem akuten Arterienverschluß um eine Embolie, eine Arterienthrombose oder eine Dissektion handelt, kann im Einzelfall auf Schwierigkeiten stoßen. Eine Embolie ist als die statistisch wahrscheinlichste Ursache so lange anzunehmen, bis sie nach Ausschluß der häufigsten Emboliequellen (Vorhofflimmern mit oder ohne Herzklappenfehler, Endomyokarderkrankungen, arterielles Aneurysma proximal der Verschlußlokalisation) unwahrscheinlich wird. Wichtigste diagnostische Maßnahme ist daher neben der Erhebung des Pulstastbefundes eine sorgfältige Untersuchung des Herzens, einschließlich eines Elektrokardiogramms. Jugendliches und mittleres Alter, weibliches Geschlecht und der Nachweis einer Emboliequelle sprechen für die Embolie, eine gleichzeitig bestehende Flimmerarrhythmie ist nahezu beweisend.

Läßt sich keine Emboliequelle finden, ist der Kranke im fortgeschrittenen Alter und männlichen Geschlechts, so gewinnt die Arterienthrombose an Wahrscheinlichkeit, besonders wenn sich in der Anamnese Zeichen der chronischen arteriellen Mangeldurchblutung (derselben oder auch einer anderen Extremität) finden. Als besondere Form der Arterienthrombose muß die Thrombose eines Aneurysmas angesehen werden, das meist palpatorisch abzugrenzen ist. Die isolierte Dissektion einer peripheren Arterie ist außerordentlich selten und in der Regel, wenn nicht eine Marfan-Syndrom vorliegt (s. S. 686), nur arteriographisch und intraoperativ zu erkennen. Erfolgt der Arterienverschluß im Rahmen einer Aortendissektion, so stehen andere Symptome im Vordergrund (s. S. 688), die aber gelegentlich erst mit dem Arterienverschluß zusammen die richtige Deutung finden. Im Zweifelsfalle folgt die Therapie den Grundsätzen der Emboliebehandlung.

Die differentialdiagnostische Abgrenzung gegenüber neurologischen Prozessen (Ischias, Plexusneuritiden u. ä.), „rheumatischen" Beschwerden oder zentralnervösen Störungen (Hemiparese bei Hirnblutung, Encephalomyelitis disseminata usw.) ist bei vollausgeprägten Symptomen durch sorgfältige Untersuchung in der Regel möglich.

Gelegentlich kann eine sehr rasch und mit stärkerer phlebitischer Komponente einsetzende, *tiefe Beinvenenthrombose* differentialdiagnostische Schwierigkeiten bereiten. Schmerzen, Schweregefühl, Sensibilitätsstörungen, Blässe oder livide Verfärbung der Haut und die infolge des Stauungsödems kaum tastbaren Fußpulse können eine arterielle Strömungsunterbrechung vortäuschen. Die Hautwärme ist bei der Venenthrombose normal bis erhöht, die grobe Kraft bei gezielter Prüfung nicht wesentlich vermindert, die Reflexe sind erhalten, die Ausschläge im Oscillogramm u. U. erhöht, und es besteht ein meist erhebliches Ödem, das als Emboliefolge — wenn überhaupt — erst sehr viel später zu beobachten ist. Die Hautvenen sind beim akuten Arterienverschluß kollabiert, bei der Venenthrombose dagegen prall gefüllt. Schließlich führt Tieflagerung der Extremität bei arterieller Embolie meist zu einer leichten Besserung, bei der Venenthrombose hingegen zur Zunahme der Beschwerden und umgekehrt. Gleiches gilt für die seltene *Phlegmasia coerulea dolens*, bei der die plötzliche massive Thrombose sämtlicher venösen Abflußbahnen einer Extremität die Durchblutung zum Erliegen bringt. Die tiefe Cyanose (Name!) der betroffenen Extremität mit schwerem Stauungsödem, das Fehlen einer Emboliequelle und der meist von Anfang an äußerst bedrohliche Allgemeinzustand mit Zeichen eines Volumenmangelkollapses machen zusammen mit den bereits genannten Unterscheidungsmerkmalen aber auch hier eine diagnostische Entscheidung möglich.

δ) Prognose

Die Aussichten, die akute Phase einer arteriellen Gliedmaßenembolie zu überleben, werden vorwiegend durch vier Faktoren bestimmt: 1. die Prognose für die Extremität, 2. die Grunderkrankung, 3. begleitende cerebrale oder viscerale Embolien und 4. Embolierezidive.

1. Während die Embolie der oberen Extremitäten auch bei konservativem Vorgehen oder sogar ohne jede Behandlung nur selten zur Gangrän führt [101, 268], stellen Verschlüsse der Aortenbifurkation [2], der Aa. iliacae und femorales eine erhebliche Gefahr für die Extremitäten und damit auch für die oft schwerkranken Patienten dar (64% Gangrän oder rascher Exitus [101]). Eine günstige Prognose ergibt sich nur bei sofortiger Diagnose und unverzüglicher Embolektomie (s. S. 265).

Tabelle 14. *Todesursache bei 200 Patienten mit arterieller Embolie* [268]

Hirnembolie . . .	30 %
Herzversagen . . .	28,5%
Mesenterialembolie	18 %
Myokardinfarkt . .	10,5%
Lungenembolie . .	3 %
Andere Ursachen .	10 %

2. Der Emboliekranke mit einem rheumatischen Klappenfehler hat im allgemeinen bessere Überlebensaussichten als die durchschnittlich älteren Patienten mit arteriosklerotischem Myokardschaden oder Myokardinfarkt [5, 227]. Besteht eine erhebliche Herzinsuffizienz, so ist die Prognose ernst.

3. und 4. Die größte Bedeutung für einen ungünstigen Ausgang haben neben dem verspäteten Behandlungsbeginn begleitende Hirn- oder Mesenterialgefäßverschlüsse und frühe Rezidivembolien. Nach WARREN [268] sind über die Hälfte aller Todesfälle hierdurch bedingt (Tabelle 14). Von 18 Todesfällen im eigenen Krankengut war der Tod siebenmal die Folge eines erneuten Emboliereignisses! Bei DALEY [55] traten fast ein Viertel der innerhalb eines Jahres beobachteten Rezidivembolien in der ersten Woche, über die Hälfte im Verlauf eines Monats nach dem ersten embolischen Schub auf.

Nach einer Übersicht von ASKEY (1957) liegt die Mortalität des ersten Emboliereignisses zwischen 12 und 25%, dabei sind jedoch auch subklinische Embolien miteingeschlossen. Die ungewöhnlich hohe Rezidivneigung ist auch für die Langzeitprognose der durch Klappenfehler bedingten arteriellen Embolien von ausschlaggebender Bedeutung. Bei schweren Mitralvitien treten durchschnittlich alle 7 Monate erneut Embolien auf [5]. Während beim Herzinfarkt im allgemeinen die Emboliegefahr nach einigen Wochen stark abnimmt, gilt für die durch Klappenfehler bedingten intrakardialen Thrombosen das Gegenteil. Die erste Embolie ist hier

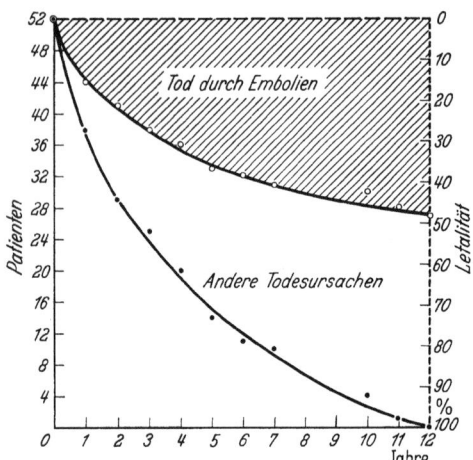

Abb. 97. Lebenserwartung von 52 Patienten mit rheumatischen Vitien, die das erste Emboliereignis überlebten. (Nach DALEY [55])

oft Ausdruck einer allmählich progredienten Verschlechterung der Hämodynamik (Vorhofflimmern!), deren Fortschreiten die Bildung intraauriculärer Thromben nur weiter begünstigen kann. Fast 70% aller durch Klappenfehler bedingten Embolien zeigen autoptisch ein oder mehrere Rezidive [230]. Ein Drittel aller Patienten über 40 Jahre mit rheumatischen Klappenfehlern stirbt an den Folgen einer Embolie [91, 112], und von den Überlebenden der ersten Embolie stirbt fast die Hälfte an einem erneuten embolischen Schub [55] (Abb. 97). Andererseits zeigt diese Nachuntersuchungsserie (52 Patienten) aber auch die ungünstige Bedeutung der Grundkrankheit für die weitere Prognose: 3 Jahre nach der ersten Embolie lebten noch 50%, 5 Jahre danach nur noch 25% der Kranken.

Inzwischen konnte jedoch die Lebenserwartung für einen großen Teil der Vitienträger durch die Commissurotomie erheblich verbessert werden, so daß heute bei jeder durch einen Mitralfehler bedingten Embolie die Indikation zur Klappensprengung abgeklärt werden sollte. Die Darstellung in Abb. 97 zeigt aber auch, daß zur Verbesserung der Prognose durchgreifende prophylaktische Maßnahmen zur Verhinderung weiterer embolischer Schübe gefordert werden müssen (s. S. 271).

ε) Klinisches Bild der verschiedenen Embolielokalisationen

(a) Obere Extremität

A. subclavia. Extrem selten! Häufig gut kompensiert, gelegentlich jedoch schwere Ischämie des ganzen Armes und Schultergürtels. Eventuell Störung der Hirndurchblutung bei Embolien im Anfangsteil der Arterie (A. vertebralis). Puls in der Scalenuslücke zwischen 1. Rippe und Clavicula fehlt.

A. axillaris. Selten! Schwere Ischämie des ganzen Armes, Umgehungskreislauf nur bei proximalem Verschluß über Äste der A. subclavia. Puls der A. axillaris am vorderen Rande der Achselhöhle (bei locker abduziertem und nach vorn erhobenem Arm) nicht zu tasten, Subclaviapuls vorhanden.

A. brachialis. Klinisch häufigste Lokalisation an der oberen Extremität!

a) Embolie *oberhalb des Abgangs der A. profunda brachii.* Meist schwere Mangeldurchblutung des Unterarmes, evtl. bis zum distalen Anteil des Oberarmes hinaufreichend. Begrenzter Umgehungskreislauf über Muskeläste der A. axillaris möglich, jedoch meist nicht ausreichend. Puls der A. brachialis im Sulcus bicipitalis medialis bis zum Sitz des Embolus zu tasten. Periphere Pulse fehlen.

b) Embolie *unterhalb des Profundaabgangs.* Meist nur inkomplette Ischämie des Unterarmes oder der Hand, Kraftminderung, Taubheitsgefühl, Kälte. Guter Umgehungskreislauf über A. profunda brachii und proximale Muskeläste. Brachialispuls oberhalb des Embolus tastbar, periphere Pulse abgeschwächt oder fehlend.

Aa. cubitalis, radialis, ulnaris. Bei sonst gesundem Gefäßsystem und bei isoliertem Befall einer der Arterien meist nur leichte Durchblutungsstörung der Hand, evtl. des distalen Unterarmes. Häufig subklinischer Verlauf mit spontaner Rückbildung. Der entsprechende Arterienpuls fehlt. Gute Umgehungsmöglichkeiten über das Rete arteriosum cubiti, Muskelarterien und die arteriellen Geflechte der Hand.

Verhängnisvolle Folgen kann die Embolie eines *Hohlhandbogens* oder *gemeinsamer Fingerarterien* haben, da hier oft kein ausreichender Kollateralkreislauf zur Verfügung steht. Symptomatische Raynaudattacken eines oder mehrerer Finger und Fingerkuppennekrosen sind häufige Komplikationen. Diese Embolien treten bevorzugt bei Subclaviaaneurysmen und -thrombosen auf, die infolge Dauerkompression durch eine Halsrippe entstanden sind. Bei jeder akuten arteriellen Durchblutungsstörung dieser Art, aber auch des ganzen Armes ist daher nach einer Halsrippe bzw. nach einer Mißbildung der 1. Rippe zu fahnden. Der Nachweis dieses peripheren Verschlusses gelingt nur selten palpatorisch, ist aber durch Temperaturmessung (Reflexvasodilatation) und Arteriographie möglich.

(b) Untere Extremität

Aortenbifurkation. Die relativ seltene (unter 10%) okkludierende Sattelembolie der Aortenbifurkation führt bei gesundem Gefäßsystem fast immer zu einer praktisch kompletten Sperre der arteriellen Blutzufuhr beider Beine und damit zu einem unmittelbar lebensbedrohlichen Krankheitsbild. Typische Erscheinungen sind das meist sofortige

Versagen der Muskelkraft bis zur Hüfte aufwärts, schwere Schmerzen in der Muskulatur der Waden und Oberschenkel, häufig auch im Becken-, Unterbauch- oder Dammbereich [63, 192]. Gelegentlich wird auch Erbrechen beobachtet. Der Kranke ist praktisch bewegungsunfähig, die Beine sind kalt, gefühllos, leichenblaß oder livide marmoriert, die Pulse von der Leistenbeuge abwärts nicht tastbar, die Füllung der Hautvenen fehlt, oft besteht Ameisenlaufen oder heftigste Berührungsempfindlichkeit. Die obere Grenze der Hautwärme und Sensibilität kann u. U. deutliche Seitenunterschiede zeigen, wenn die anatomischen Gegebenheiten eines lokalen Umgehungskreislaufs differieren oder der Verschluß auf einer Seite den Iliacaabgang nicht vollkommen verlegt. Die Grenze liegt gelegentlich am Unterbauch, in der Regel aber zwischen oberem Patellarrand und Leistenbeuge, meist im oberen Drittel des Oberschenkels. Die Möglichkeiten eines Umgehungskreislaufs über die Lumbalarterien, die epigastrischen Gefäße und die A. mesenterica inferior sind normalerweise völlig ungenügend, Spontanheilungen gehören zu den Seltenheiten. Wird das akute Stadium ohne Verlust einer Extremität überlebt, so verbleibt praktisch immer eine schwere chronische Durchblutungsstörung beider Beine.

A. iliaca comm. Meist an der Teilungsstelle; nach der Embolie der Femoralisgabel klinisch häufigste Lokalisation, etwa 15% aller peripheren Embolien. Schwere Mangeldurchblutung des betroffenen Beines meist bis etwa zur Mitte des Oberschenkels, jedoch individuell sehr unterschiedlich. Die Symptome entsprechen denen der Aortenembolie; bei doppelseitigem Verschluß von dieser klinisch nicht zu trennen. Der Umgehungskreislauf über Äste der A. iliaca int. der Gegenseite führt gelegentlich zur Verschiebung der oberen Ischämiegrenze bis zum Knie. Pulse der A. iliaca ext. oberhalb des Leistenbandes und sämtliche peripheren Beinpulse fehlen auf der betroffenen Seite.

A. iliaca ext. Wegen des bis zur Femoralisgabel nahezu gleichbleibenden Gefäßkalibers sehr selten. Klinische Erscheinungen bei gutem Umgehungskreislauf über die A. iliaca int. zum Oberschenkel geringer als bei Verschluß der A. iliaca comm. Trotzdem meist ausgeprägte Ischämie des Unterschenkels und in wechselndem Maße auch des unteren Oberschenkels. Pulse von der Leistenbeuge abwärts fehlend, bei mageren Patienten oberhalb des Lig. inguinale jedoch oft deutlich tastbar (tiefer Sitz des Embolus in Höhe des Abgangs der Aa. circumflexa ilium profunda und epigastrica caudalis).

A. femoralis communis. Meist an der Femoralisgabel (Abgang der A. profunda femoris). *Häufigste Lokalisation*, über 40% aller peripheren Embolien! Schwere Mangeldurchblutung des Unterschenkels und von Teilen des Oberschenkels, in typischem Falle mit Ischämiegrenze etwa in Höhe des oberen Patellarrandes. Umgehungskreislauf völlig unzureichend, da der Profundaabgang meist verlegt ist. Puls in der Leistenbeuge meist noch tastbar, Poplitea- und Fußpulse fehlen. Bei hohem Profundaabgang in Höhe des Leistenbandes Verwechslung mit Embolie der A. iliaca communis möglich. Abgrenzung durch Palpation oberhalb des Lig. inguinale!

A. femoralis superfic. Weniger häufig als die vorige, und da die Arterie bis zum Eintritt in die Kniekehle nur sehr allmählich an Kaliber verliert, meist dicht unterhalb des Profundaabgangs. Wegen des guten Kollateralkreislaufs über die A. profunda femoris meist auf Unterschenkel und Fuß begrenzte und auch dort nur selten bedrohliche Mangeldurchblutung mit guter Rückbildungsneigung, funktionelles Ergebnis jedoch fraglich. Pulse der A. poplitea und Fußpulse nur in Ausnahmefällen tastbar.

A. poplitea. Häufigkeit entspricht etwa der A. iliaca comm. (15%). Meist tiefer Sitz des Embolus an der Arteriengabel. Unterschiedlich ausgeprägte Ischämie von distalem Unterschenkel und Fuß. Umgehungskreislauf nur von beschränkter Leistungsfähigkeit. Spontane Rückbildung der Ischämie nicht ausgeschlossen. Pulse bei nicht zu adipösen Patienten am Eingang der Kniekehle manchmal noch tastbar, am unteren Rande und am Fuß stets fehlend.

Aa. tibialis ant., tibialis post., A. fibularis. Wahrscheinlich häufiger als in der Literatur angenommen, da oft nur geringe klinische Erscheinungen. Umschriebene Mangeldurchblutung im entsprechenden Versorgungsgebiet am Unterschenkel und Fuß, fehlende

Fußpulse, im allgemeinen gute Rückbildungsneigung, aber häufig funktionelle Defekte. Ausnahmen, wie z.B. das Tibialis-anterior-Syndrom, das bis zur Nekrose von Haut und Muskulatur des gesamten anterolateralen Unterschenkelanteils führen kann, werden gelegentlich beschrieben (s. S. 346). Darüber hinaus muß auf die ungünstige prognostische Bedeutung dieser Lokalisation als periphere Begleitembolie bei höhergelegenen Verschlüssen hingewiesen werden.

ζ) Behandlung der Extremitätenembolie

(a) Geschichtliche Entwicklung

Nach einem ersten vergeblichen Versuch von SABANIEYEFF (1895) gelang LABEY (1911) die erste erfolgreiche Embolektomie aus der A. femoralis. 1923 konnte KEY bereits über zehn Embolektomien mit sechs Erfolgen berichten. Im folgenden Jahrzehnt blieb die operative Behandlung trotz zahlreicher Mißerfolge das Verfahren der Wahl. Mit der Einführung des Papaverins [59] und der Novocainblockade des Sympathicus [145] in die Therapie des akuten Arterienverschlusses begann dann in den Jahren nach 1934 die Ära der vorwiegend konservativen Emboliebehandlung, deren Ergebnisse später durch die Entdeckung und klinische Anwendung der Antikoagulantien und in neuester Zeit der therapeutischen Fibrinolyse wesentlich verbessert werden konnten (s. S. 269).

Schließlich führte in den letzten 15 Jahren die rasche Entwicklung der Gefäßchirurgie zu einer wesentlichen Verbesserung der Erfolgsaussichten für die Embolektomie, so daß heute beide Verfahren ihre eigenen Indikationsgebiete haben und das therapeutische Optimum in der gezielten Anwendung oder der Kombination der operativen mit der konservativen Behandlung zu suchen ist.

(b) Sofortmaßnahmen

Erfolg oder Mißerfolg der Emboliebehandlung sind in erster Linie abhängig vom Zeitpunkt des Behandlungsbeginns. Gute therapeutische Aussichten bestehen nur in den ersten 6—10 Std. Nach Ablauf dieser Frist werden die Erfolgsaussichten sowohl der Embolektomie wie auch konservativer Maßnahmen wegen der inzwischen eingetretenen Endothelschädigung, der appositionellen Thrombose, sekundärer Venenthrombosen und der Schwere der ischämiebedingten Störungen wesentlich geringer. *Der Schwerpunkt der Verantwortung liegt schon beim erstbehandelnden Arzt.* Sofortige Einweisung in eine entsprechend ausgestattete chirurgische Klinik und deren telefonische Benachrichtigung ist oberstes Gebot [66]. Bis zum Abtransport sind folgende Sofortmaßnahmen zur Linderung der Beschwerden und zur Einleitung der klinischen Behandlung indiziert (Tabelle 15):

Tabelle 15. *Sofortmaßnahmen bei Embolie der Extremitätenarterien*

1. Tieflagerung der betroffenen Extremität.
2. Verbot örtlicher Wärmeanwendung.
3. Lockere Umhüllung mit Watte oder Wolltuch.
4. Zur Verhütung der Sekundärthrombose: sofort 15000 E Heparin(oid) i.v. (*keine Depotpräparate!* s. S. 161).
5. Zur Schmerzausschaltung: Opiate in vorsichtiger Dosierung (Cave Kreislaufdepression!).
6. Bei kardialer Insuffizienz: sofortige Glykosidbehandlung.
7. Bei schockbedingter Blutdrucksenkung keine gefäßerweiternden Mittel; periphere Kreislaufmittel, z.B. Effortil. Möglichst kein L-Noradrenalin.
8. Bei guter Blutdrucklage: 150 mg Eupaverin langsam i.v.
9. Nichts per os: Narkosevorbereitung!

Diese Maßnahmen dienen jedoch nur der Überbrückung bis zum Beginn der chirurgischen Behandlung, die auch bei vorübergehendem Nachlassen der Beschwerden auf keinen Fall eine Verzögerung erleiden darf.

(c) Wahl des Behandlungsverfahrens

Die *Embolektomie* sollte heute grundsätzlich dort, wo sie technisch durchführbar und klinisch sinnvoll erscheint, als das eindeutig überlegene Verfahren angesehen werden. Sie ist daher *immer primär so lange anzustreben, bis ihre Kontraindikation erwiesen ist.* Das gilt für die Embolien aller größeren Schlagadern — am Arm bis zum Abgang der A. profunda brachii, am Bein bis herunter zur Popliteagabel — und innerhalb der ersten 10 Std nach dem Verschluß. Ein schlechter Allgemeinzustand braucht nicht als Kontraindikation angesehen zu werden [24], da bei entsprechender operativer Technik (retrograde Embolektomie!) fast alle Embolektomien in Lokalanaesthesie durchzuführen sind (s. Abb. 99), der Zustand des Patienten sich nach Wiederherstellung der Strombahn meist rasch bessert und eine evtl. spätere Gangrän und Amputation eine ungleich höhere Belastung darstellen.

Nach neueren Erfahrungen ist die Operationsindikation auch nach Überschreitung der 10 Std-Grenze gegeben, sofern noch keine Gangrän besteht. Die Entfernung der meist ausgedehnten Sekundärthromben gelingt mit der Ballonsonde nach FOGARTY oder mit feinen Ringstrippern (s. S. 266).

Die Domäne der *konservativen* Behandlung sind die Verschlüsse der kleinen Arterien, da hierbei selten bedrohliche Durchblutungsstörungen bestehen und zum anderen die Arteriotomie derart englumiger Schlagadern mit einer relativ hohen Rethrombosierungsquote belastet ist.

Eine Spätembolektomie hat Aussicht auf Erfolg, wenn irreversible Gewebsschäden fehlen und durch frühzeitige Heparinanwendung oder infolge eines guten Kollateralkreislaufes eine periphere Sekundärthrombose ausgeblieben ist, oder wenn es gelingt, den gesamten Appositionsthrombus durch entsprechende Technik zu entfernen. In allen übrigen Fällen ist die rasche Rethrombosierung infolge ungenügenden peripheren Abstroms bei dem gleichzeitig vorhandenen ischämischen Endothelschaden nahezu unvermeidlich. Leider besteht für diese verschleppten Fälle zumindest an der unteren Extremität auch bei forcierter konservativer Behandlung unter Einschluß fibrinolytischer Maßnahmen kaum mehr als 30—50% Aussicht auf Heilung mit gutem funktionellem Ergebnis [259]. Eine allgemeine Empfehlung ist wegen der Besonderheiten des Einzelfalles nicht möglich und darüber hinaus von der gefäßchirurgischen Erfahrung einer Klinik abhängig. Spätembolektomien sind unter den genannten Voraussetzungen und in erfahrener Hand grundsätzlich auch nach Tagen und Wochen möglich. Auf die Bedeutung einer vorausgehenden Antikoagulantienbehandlung wurde bereits hingewiesen.

Bei vorgeschrittener ischämischer Muskelschädigung wurden nach später Wiederherstellung der Strombahn gelegentlich tödliche Intoxikationen mit Nierenversagen beschrieben [104, 213].

Die Entscheidung für oder gegen die Operation kann dadurch erschwert sein, daß bei multiplen Embolien ein Teil der Verschlüsse einem chirurgischen Eingriff nicht zugänglich ist und daher die Anwendung von Antikoagulantien erforderlich wird. Wegen der erheblichen Blutungsgefahr nach Gefäßoperationen bei gerinnungshemmender Behandlung muß aber vor einer Heparintherapie in therapeutisch wirksamer Dosierung während der ersten Woche p. op. insbesondere bei Eingriffen im Aorta-Iliaca-Gebiet dringend gewarnt werden. Auch eine therapeutische Fibrinolyse kann nur in sehr milder Form ohne größeres Risiko durchgeführt werden (s. S. 172). Man wird im Einzelfall nach dem jeweiligen klinischen Bild entscheiden müssen, ob die (evtl. retrograde) Embolektomie mit eingeschränkter konservativer Therapie oder die konsequente konservative Behandlung unter Verzicht auf chirurgische Maßnahmen zum besseren Ergebnis führt.

Den seltenen Fall, daß der Allgemeinzustand des Patienten die Operation verbietet, gibt es praktisch nur bei Verschlüssen der Aortenbifurkation und der Beckenarterien. Erscheint eine retrograde Embolektomie in Lokalanaesthesie von den Femoralarterien her nicht mit Aussicht auf Erfolg durchführbar, wird man sich trotz der lebensbedrohlichen Verschlußlokalisation auf konservative Maßnahmen beschränken müssen.

GLENN [88] konnte eine 47jährige bereits bewußtlose Patientin mit schwerer kardialer Dekompensation retten, indem er zunächst als Noteingriff die hochgradige Mitralstenose sprengte und unmittelbar anschließend die Embolektomie an der Aortenbifurkation durchführte. Inzwischen wurde dieses Verfahren bereits mehrfach mit Erfolg angewendet [221].

(d) Chirurgische Behandlung

Operationsvorbereitung. Zur Vermeidung jedes Zeitverlustes wird der Kranke unmittelbar in den Narkosevorbereitungsraum transportiert, wo sofort ein EKG und die notwendigsten Laboruntersuchungen eingeleitet werden.

Jede Embolektomie ist ein Noteingriff, der häufig an einem bereits vorher schwerkranken Patienten (Myokardinfarkt, dekompensierte Vitien!) ausgeführt werden muß. Die Dringlichkeit der Situation läßt für die unentbehrliche kardiale Vorbehandlung nur wenig Zeit. Häufig kann man aber mit einer Schnelldigitalisierung, die noch während der diagnostischen und operationsvorbereitenden Maßnahmen beginnt, die Kreislaufsituation erheblich verbessern. Gelegentlich erfordert ein schwerer Schockzustand die Behandlung mit Nebennierenrindensteroiden. Eine evtl. bestehende Heparinwirkung wird erst auf dem Operationstisch neutralisiert. Die Kranken sind gelegentlich kardial so stark dekompensiert (Orthopnoe), daß man gezwungen ist, die Vorbereitungen und die Operation selbst in halbsitzender Stellung durchzuführen. Gleichzeitig mit den beschriebenen Maßnahmen wird die Prämedikation gegeben. Die Embolektomie der Extremitätenarterien kann fast immer in Lokalanaesthesie durchgeführt werden, nur Laparotomien zu direkten Eingriffen im Aorta-Iliaca-Bereich erfordern Allgemeinanaesthesie. Wegen der Aspirationsgefahr — der Patient ist meist nicht nüchtern — wird man hier der intratrachealen Intubation den Vorzug geben, zumal sie bei drohendem Lungenödem eine Überdruckbeatmung erlaubt. Vorsorglich sollten einige gekreuzte Blutkonserven bereitgestellt werden.

Lagerung. Die Embolektomie wird in Rückenlage durchgeführt. Nur die direkte Embolektomie der A. poplitea erfordert eine (Halb-)Seitenlage, da die an sich günstigere Bauchlage bei den meist herzkranken Patienten kontraindiziert ist. Vor dem Hautschnitt sollte der Operateur den Pulstastbefund überprüfen, da sich der Embolus u.U. durch Vorbehandlung (Heparin! Spasmolytica!) oder mechanische Irritation bei Transport und Lagerung weiter in die Peripherie verlagert haben kann. Stets wird die ganze Extremität gewaschen und steril abgedeckt, um die sofortige Kontrolle des Operationserfolges unter aseptischen Bedingungen und nötigenfalls die ungehinderte Freilegung weiterer peripherer Arterienabschnitte zu ermöglichen.

Durchführung der Embolektomie. Nach Freilegung der Schlagader (s. Abb. 3 bis 8) — fast stets im Bereich einer Gefäßverzweigung — ist der genaue Sitz des Verschlusses am Sistieren der arteriellen Pulsationen erkennbar. Oft ist der Embolus als leichte kolbige Auftreibung der spastisch kontrahierten Gefäßwand sichtbar oder tastbar. Um ein Abrutschen des Embolus in die Peripherie zu verhindern, wird die Arterie zunächst distal unterfahren und angeschlungen. Dann wird das Gefäß mit allen Seitenästen präpariert und auch proximal des Embolus locker mit einem Bändchen angeschlungen. Nur bei der Aorta kann u.U. auf die Freilegung des hinteren Umfanges verzichtet werden. Kleinere Äste werden durch Fadenumschlingung gedrosselt, größere dagegen besser abgeklemmt. Nun klemmt man die Arterie auch oberhalb des Embolus ab, wobei der Embolus und ein evtl. Appositionsthrombus nicht mitgefaßt werden dürfen. Aus diesem Grund wird man sich im allgemeinen zur Drosselung der distalen Strombahn mit der einfachen Anschlingung begnügen, oder bei großen Arterien, z.B. im Aorta-Iliaca-Bereich, die Klemmen zwar anlegen, aber erst nach der Extraktion des Gerinnsels schließen, wenn der Blutrückstrom einsetzt. Das gilt insbesondere auch für die tangentiale Abklemmung der Aortenhinterwand mit den Lumbalarterien. Sinngemäß hat auch die obere Abklemmung zunächst zu unterbleiben, wenn die

Arterie aus anatomischen Gründen nicht ohne beträchtliche Ausweitung des Eingriffs bis zum proximalen Ende des Embolus freigelegt werden kann (s. auch retrograde Embolektomie). Das Arterienlumen wird durch eine Querincision über dem Embolus eröffnet. Nur an der Aorta oder im Falle erheblicher degenerativer Wandveränderungen ist die Längsincision unter Umständen mit plastischer Lumenerweiterung durch einen Venen- oder Kunststofflicken vorzuziehen (s. S. 228). Der vielfach bereits spontan aus der Arteriotomie vorquellende Embolus wird vorsichtig mit einer Gefäßpinzette herausgehoben, wobei darauf zu achten ist, daß der Appositionsthrombus unter Lockerung des Haltebandes und langsamem Zug an dem Gerinnsel mit entfernt wird. Sodann werden nacheinander zuerst die proximale Klemme und dann sämtliche gedrosselten Nebengefäße kurz geöffnet und evtl. Embolusreste mit einer Blutwelle herausgespült. Die Stärke des Blutstroms ist dabei ein direktes Kriterium für die Beseitigung des Strömungshindernisses. Ein schwacher oder fehlender peripherer Rückstrom spricht für eine ungenügende Wiederherstellung der distalen Strombahn, sei es als Folge zurückgelassener Anteile eines Sekundärthrombus oder weiterer Embolusbröckel in der Arterienperipherie. Hier liegt die häufigste Ursache späterer Mißerfolge durch Rethrombosierung infolge ungenügenden Abstroms und der Hauptgrund für die geringeren Aussichten der Spätembolektomie [160]. Fehlt der kräftige retrograde Blutstrom, so versucht man zunächst, das Restgerinnsel durch vorsichtiges Ausmelken von außen oder durch Einführen eines Thrombenfängers zu entfernen oder es mit Hilfe eines dünnen Saugkatheters wechselweise loszuspülen oder durch Sog zu extrahieren [144, 213]. Am besten hat sich die Extraktion des Gerinnsels mit dem Ballonkatheter nach FOGARTY (s. unten) oder mit Hilfe feiner Ringstripper bewährt. Dabei ist eine Schädigung der Gefäßintima unbedingt zu vermeiden. Ist die Arterie auf diese Weise nicht zu desobliterieren, so kann der entsprechende Arterienabschnitt von einer distalen Arteriotomie aus revidiert und u. U. mit Hilfe der retrograden Durchspülungstechnik durchgängig gemacht werden. Eine Embolektomie hat nur dann Aussicht auf Erfolg, wenn die vollkommene Wiederherstellung auch der distalen Strombahn einer Extremität gelingt.

Da auch ein guter peripherer Rückstrom nach Embolektomie der Aortenbifurkation weitere Verschlüsse im Bereich von Oberschenkel und Kniekehle nicht ausschließt, muß hier die Erholung der Extremitäten besonders kritisch überwacht und gegebenenfalls rechtzeitig ein zweiter Eingriff angeschlossen werden. Bei der Naht kleinerer Arterien (A. poplitea, A. brachialis) oder im Falle degenerativer Wandveränderungen kann eine kritische Einengung des Lumens — insbesondere bei mangelnder gefäßchirurgischer Erfahrung — durch einen aufgesetzten Venen- oder Kunststoffstreifen leicht vermieden werden (s. S. 228).

Fernembolektomie. Dieses in den letzten Jahren ausgearbeitete Verfahren ermöglicht unabhängig von Anzahl, Lage und Ausdehnung der Gerinnsel die Desobliteration der gesamten Strombahn einer Extremität von einer einzigen Arteriotomie aus. Die *retrograde Embolektomie* eignet sich besonders zur Beseitigung von Verschlüssen im Aorta-Iliaca-Abschnitt, da sie in Lokalanaesthesie ohne Eröffnung des Abdomens von der A. femoralis communis aus durchgeführt werden kann und deshalb auch bei schlechtem Allgemeinzustand anwendbar ist. Man eröffnet die Arterie am Ort der Wahl, am Bein meist im Bereich der A. femoralis communis. Die Extraktion des Embolus erfolgt mit Hilfe eines Ringstrippers (s. S. 368) (VOLLMAR 1963) oder der Ballonsonde nach FOGARTY [81]. Die Ballonsonde besteht aus einem 75 cm langen Kunststoffkatheter, der am Ende einen dünnwandigen, über das Katheterlumen aufblähbaren Gummiballon trägt. Er sollte für unterschiedliche Arterienquerschnitte in wenigstens zwei verschiedenen Größen vorrätig sein[1]. Bei der Sattelembolie der Aortenbifurkation oder bei doppelseitigen Beckenarterienverschlüssen werden beide Femoralarterien freigelegt und unter Heparinisierung der distalen Strombahn abgeklemmt. Nach querer Arteriotomie wird die Sonde ohne Mandrin in die Arterie eingeführt und an dem Embolus vorbei oder durch diesen hindurch blind vorgeschoben. Eine Blutung kann durch Anziehen des Arterienbändchens gestillt

---

[1] Zu beziehen durch die Firma Medimix, Hamburg.

werden. Dann wird der Ballon mit Flüssigkeit aufgebläht und mit aufgesetzter Spritze unter ständiger Anpassung des Ballonvolumens an den wechselnden Gefäßquerschnitt vorsichtig zurückgezogen. Dabei soll als Zeichen des innigen Kontaktes zwischen Ballon und Gefäßwand stets ein leichter Widerstand spürbar bleiben. Auch ein bereits an der Wand haftender Embolus wird auf diese Weise mit dem Ballon herausgezogen und kann an der Ateriotomie entfernt werden. Das Vorgehen ist unter Umständen mehrfach zu wiederholen, bis ein pulsierender Blutstrom die Durchgängigkeit der Strombahn erweist.

Nach Desobliteration auch der kontralateralen Beckenarterien muß die Durchgängigkeit der Strombahn wegen der Gefahr des Hinüberschiebens von Embolusbröckeln über die Bifurkation noch einmal geprüft werden. Bestehen bei Abnahme der distalen Klemmen Zweifel an der Durchgängigkeit der peripheren Strombahn, wird deren Sondierung sofort angeschlossen. Bei diesem prograden Vorgehen von der A. femoralis aus in die A. poplitea und die Unterschenkelarterien kann ein Vorbeiführen der Sonde an einem fest verkeilten Embolus unter Umständen erst nach Versteifung durch den Mandrin möglich sein. In jedem Falle sollte die eindeutige Durchgängigkeit wenigstens einer Unterschenkelarterie bis zum Knöchel auf diese Weise gesichert werden. Ist weder eine Ballonsonde noch ein geeigneter Ringstripper vorhanden, können auch andere Katheter oder schlingenartige Instrumente behelfsmäßig zur Embolektomie Verwendung finden (Zeißsche Schlinge, Thrombenfänger, Saug- oder Spülkatheter u. ä.) [1, 53, 132, 256]. Wegen der erwähnten Gefahr des Hochschiebens von Embolusanteilen müssen bei einseitigem Verschluß unbedingt die Pulse der kontralateralen gesunden Seite vor Beendigung der Operation nochmals kontrolliert werden, da-

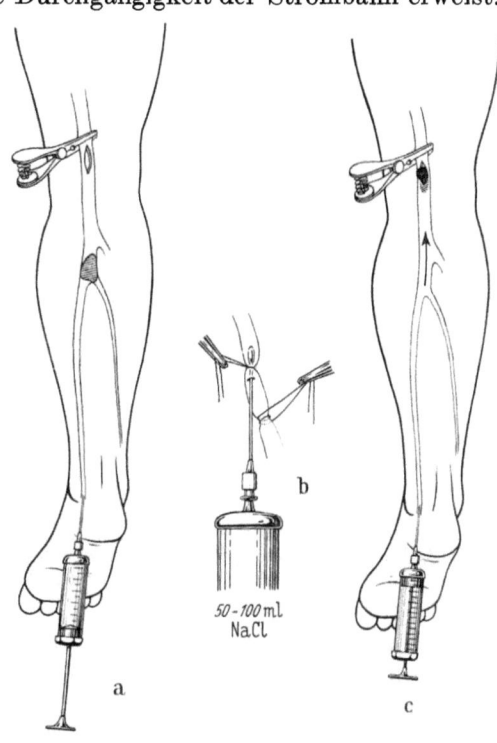

Abb. 98 a—c. Retrograde Durchspülung. a und b Kanüle in der A. tibialis post. am Innenknöchel. c Durch forcierte Injektion von 50—100 ml physiologischer NaCl-Lösung wird der Embolus aus der eröffneten A. poplitea ausgespült

mit eine unter Umständen notwendige Desobliteration sofort angeschlossen werden kann. Aus dem gleichen Grunde ist die retrograde Embolektomie der A. axillaris und der A. subclavia nicht ungefährlich (Hirnarterienembolie!).

Die retrograde Durchspülungstechnik (retrograde flushing) [49, 146]. Das von LERMAN, MILLER u. LUND 1930 erstmals bei einer Embolie der A. brachialis angewendete Verfahren beruht auf dem Prinzip der Gegenstromspülung eines verschlossenen Arterienabschnitts von einer distal des Verschlusses angelegten Arteriotomie aus. Nach Freilegung und Eröffnung einer peripheren Arterie unterhalb des vermuteten Verschlusses — etwa der A. tibialis post. hinter dem Innenknöchel oder der A. poplitea — wird zwischen zwei Fadenzügeln eine dem Gefäßkaliber angepaßte, möglichst weitlumige Knopfkanüle retrograd eingebunden und mit einer leichtgängigen 50—100 ml-Spritze körperwarme physiologische NaCl-Lösung (nach Möglichkeit Zusatz von 1000 E Heparin oder noch besser 50000 E Reinstreptokinase auf 50 ml NaCl-Lösung) im Schuß unter Druck injiziert (Abb. 98). Eine kurze Schlauchverbindung zwischen Spritze und Kanüle erleichtert die Handhabung. Die Spülflüssigkeit tritt aus der primär angelegten, oberen Arteriotomie aus und reißt dabei zurückgebliebene Gerinnsel mit. Die Durchspülung wird so lange wiederholt, bis die im Schwall an der proximalen Arteriotomie austretende Injektions-

flüssigkeit die Durchgängigkeit der peripheren Strombahn anzeigt. Unter Umständen ist
bei Verschlüssen der Unterschenkelarterien eine gleichzeitige Durchspülung der A. tibialis
posterior und der A. tibialis anterior (A. dorsalis pedis) über ein Y-Stück erforderlich [162].
Bei der abschließenden Naht der Arteriotomie kann die Kontinuität der peripheren Arterien
fast immer erhalten werden.

Die retrograde Durchspülung wird stets von einer Gefäßverzweigung zur nächsten
durchgeführt, d.h. von der A. poplitea zur Femoralisgabel bzw. von der Knöchelarterie
zur A. poplitea. Man kann aber auch bei fehlendem peripheren Rückstrom nach einer Embolektomie der A. femoralis zunächst die ohne Umlagerung mögliche retrograde Durchspülung von der Knöchelarterie versuchen. Gelingt sie nicht, so wird die Embolektomie der A. poplitea bei liegender Kanüle ohne wesentlichen Zeitverlust angeschlossen.

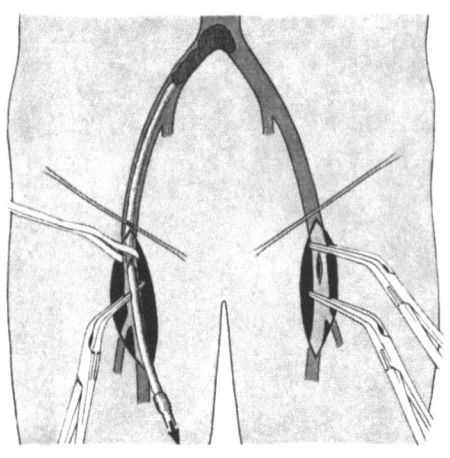 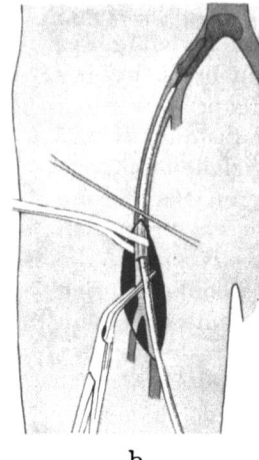

a   b

Abb. 99a u. b. Retrograde Embolektomie der Aortenbifurkation (s. Text).
a Mittels Saugkatheter; b instrumentell (Drahtschlinge, Ringsonde,
Ballonkatheter u.ä. Spezialinstrumente)

Hauptfehlerquellen für das Versagen dieser Technik sind unzulängliche Ausrüstung: hoher Widerstand durch zu enge Kanüle oder Verbindungsstücke, schwergängige oder zu kleine Spritzen *(50—100ml)*, ungenügende Injektionsgeschwindigkeit, mangelnde Konsequenz in der Anwendung.

Haftet der Thrombus bereits an der Gefäßwand, so kann man versuchen, ihn zunächst
instrumentell (Katheter, Venenstripper, Ringsonde) zu lösen [15, 72] und dann auszuspülen.

Wiederholte Embolektomie. Besonders in den ersten postoperativen Tagen, also bevor
prophylaktische Maßnahmen wirksam werden können, kommt es nicht selten zu erneuten
embolischen Verschlüssen. Die Behandlung entspricht dann den für das erste Embolieereignis gültigen Richtlinien. Wiederholte Embolektomien aus dem gleichen Gefäßabschnitt unter Wiedereröffnung der früheren Arteriotomie sind ohne weiteres durchführbar [241]. Zur Sicherung der Naht und zur Vermeidung einer Einengung kann sich
in solchen Fällen eine Lumenerweiterung mittels eines Venen- oder Kunststoffstreifens
(Patch-Plastik) empfehlen.

Verfahren, wie die „Embolusverschiebung" [30] oder die „Embolotrypsie" [139],
die eine Verschiebung des (zerkleinerten) Embolus in die Peripherie anstreben, sind heute
nicht mehr indiziert.

Nachbehandlung. Die früher häufig empfohlene, postoperative Anwendung von
Heparin ist nach erfolgreicher Embolektomie entbehrlich und wegen der *Gefahr einer
Nachblutung* aus der Arteriotomie insbesondere im Aorto-Iliaca-Gebiet kontraindiziert.
Glaubt man in Ausnahmefällen, z.B. bei ungenügender Wiederherstellung der peripheren
Strombahn, nicht darauf verzichten zu können, so sollte zur Vermeidung überhöhter
Konzentrationsspitzen im Blut nie die i.v. Intervallinjektion, sondern stets die konti-
nuierliche Tropfinfusion mit gleichbleibender Verlängerung der Gerinnungszeit auf etwa
das Doppelte gewählt werden [284]. Die Gerinnungszeit ist dabei unbedingt mehrmals
täglich zu kontrollieren (s. S. 161). Die bei verzögerter Wiederherstellung der Durchströmung gelegentlich beobachteten schweren ischämischen Muskelschwellungen können

besonders im Versorgungsgebiet der A. tibialis ant. eine ausgedehnte Fasciotomie notwendig machen [83]. Ist mit den beschriebenen Maßnahmen die Lebensfähigkeit der Extremität nicht wieder herzustellen, so sollte die Amputation des gangränbedrohten Anteils zur Vermeidung toxischer Rückwirkungen auf Kreislauf und Allgemeinzustand so bald wie möglich erfolgen.

Gelingt im akuten Stadium zwar die Erhaltung der Extremität, nicht aber eine völlige Wiederherstellung der Durchströmung, und bleibt infolgedessen eine mehr oder minder ausgeprägte Mangeldurchblutung bestehen, so wird diese wie eine chronische arterielle Verschlußkrankheit behandelt. Oft läßt sich durch eine konsequente medikamentöse und physikalische Behandlung über eine Verbesserung des Kollateralkreislaufs bereits ein ausreichendes funktionelles Ergebnis erzielen. In schwereren Fällen muß nach arteriographischer Abklärung die Indikation zur Sympathektomie, zur Thrombendarteriektomie oder zu einer anderen rekonstruktiven Operation überprüft werden (s. S. 351).

(e) Konservative Behandlung

Die konservative Emboliebehandlung hat im wesentlichen drei Angriffspunkte:

1. Verhütung zusätzlicher Schädigungen, besonders der Appositionsthrombose,
2. Verbesserung der Kollateraldurchblutung,
3. Auflösung des verschließenden Gerinnsels.

Sie besteht in der Fortsetzung der bereits eingeleiteten „Sofortmaßnahmen" und deren sinnvoller Erweiterung unter klinischen Bedingungen: Jede äußere Wärmeanwendung (heiße Bäder, Heizkissen, Wärmflaschen) ist an der kranken Extremität wegen der zusätzlichen Stoffwechselsteigerung und der Gefahr einer thermischen Hautschädigung streng kontraindiziert, zumal eine lokale Überhitzung infolge fehlenden Wärmeausgleichs bei stagnierendem Capillarkreislauf besonders leicht eintritt und wegen der gleichzeitigen Sensibilitätsausfälle nicht rechtzeitig bemerkt wird. Auch eine forcierte Abkühlung sollte unterbleiben, weil die durch reflektorische Vasoconstriction bedingte Zunahme der Mangeldurchblutung den Nutzen der hypothermen Stoffwechselsenkung aufhebt. Die Extremität wird durch einen Watteverband oder einen „Rheumastrumpf"[1] vor weiterer Auskühlung und zusätzlichen Hautverletzungen oder Drucknekrosen (Ausfall der Schmerzempfindung!) geschützt, der Druck der Bettdecke durch ein Drahtbügelgestell abgefangen. Lähmung der Unterschenkelmuskulatur mit Spitzfußstellung erfordert sofortigen Ausgleich durch sachgemäße Lagerung. Die Tieflagerung der Extremität kann infolge Überwindung des kritischen Verschlußdrucks der Arteriolen (s. S. 41) zumindest bereichsweise eine Verbesserung der Durchblutung herbeiführen.

Die Aufrechterhaltung oder Wiederherstellung eines ausreichenden Blutdrucks ist die Voraussetzung jeder Verbesserung der Kollateraldurchblutung. Bei einem schockbedingten Blutdruckabfall kann daher die Anwendung peripherer Kreislaufmittel notwendig werden.

Besondere Aufmerksamkeit verlangt auch der oft bedrohliche kardiale Zustand. Eine rasche und konsequente Herzbehandlung, insbesondere die rasche Glykosid-Vollsättigung bei schneller Flimmerarrythmie, führt zu einer Verbesserung des peripheren Kreislaufs und damit auch der Kollateraldurchblutung im Verschlußbereich. Der Schwerpunkt der konservativen Emboliebehandlung liegt aber in der hochdosierten Anwendung sofort wirksamer *Antikoagulantien* vom Typ des Heparins oder der therapeutischen *Fibrinolyse* (s. S. 151) [149, 173]. Durch sofortige i.v. Injektion von 15 000 E Heparin wird die Ausbildung oder das Fortschreiten einer appositionellen Thrombose verhindert und so die wichtigste Voraussetzung für eine erfolgreiche Beseitigung des Strömungshindernisses gesichert [64]. Im Falle eines operativen Eingriffs kann die Heparinwirkung jederzeit durch Protaminsulfat unterbrochen werden. Das gilt nicht für die Depot-Präparate, von deren Verwendung man daher absehen sollte. Unter der üblichen intermittierenden

---

[1] Zu beziehen durch Darmstädter Bettenhaus Heymann, Darmstadt.

Behandlung mit 4mal 15000—20000 E Heparin i.v. pro die ist nach der klinischen Erfahrung unter günstigen Bedingungen sogar ein partieller, gelegentlich auch völliger Abbau des verschließenden Gerinnsels durch die körpereigene fibrinolytische Aktivität möglich. Der durch die Lyse verkleinerte Embolus wird vom Blutstrom weiter in die Peripherie getrieben. Dabei kommt es zu einer eindeutigen Besserung der Durchblutung mit Verschiebung der ischämischen Grenzzone nach distal, im günstigsten Falle bis zur völligen Symptomfreiheit und zum Wiederauftreten auch der peripheren Pulse.

Sind die labortechnischen Voraussetzungen für eine entsprechende Überwachung gegeben, so sollte bei allen *klinisch bedeutsamen Verschlüssen* eine therapeutische Fibrinolyse mit Reinstreptokinase oder einem Fibrinolysinpräparat eingeleitet werden (s. S. 166). Durch ihren unmittelbaren lytischen Angriff am Embolus erlaubt sie in vielen Fällen eine echte kausale Therapie im Sinne einer „pharmakologischen Embolektomie". Ob dabei die Form der intermittierenden Darreichung im Wechsel mit Heparin oder die Dauerinfusion über mehrere Tage gewählt wird [259], muß nach den technischen Möglichkeiten (Laborkontrolle bei Nacht!) und den Erfordernissen des Einzelfalles entschieden werden.

Leider ist die Ausgangssituation für die medikamentöse Thrombolyse bei arteriellen Embolien weniger günstig als bei den venösen Thrombosen: Ein Teil der vorzugsweise im Herzen entstandenen Emboli ist bereits ganz oder teilweise organisiert bzw. endothelisiert und bietet einer Thrombolyse keinen Angriffspunkt. Aus diesem Grund kann nur in einem Teil der so behandelten Fälle ein Erfolg erwartet werden. Ferner steht bei einem okkludierenden Embolus nur eine relativ kleine Grenzfläche für die Diffusion der Streptokinase aus dem Blut in das Gerinnsel zur Verfügung, während bei den vielfach untereinander kommunizierenden Gefäßnetzen des Venensystems günstigere Angriffsmöglichkeiten vorliegen.

Ergänzend werden zur Lösung arterieller Spasmen und zur Erweiterung des Umgehungskreislaufs gefäßerweiternde Substanzen wie Eupaverin, Papaverin, Panthesin-Hydergin, Complamin, Ronicol u.ä. empfohlen. Man wird sich (Antikoagulantien! Technische Schwierigkeiten!) oft mit der i.v. Injektion oder Infusion begnügen müssen, obwohl im Prinzip allein die intraarterielle Applikation oberhalb des Verschlusses die gewünschte umschriebene Wirkung verspricht. Zur Verminderung des Injektionsschmerzes bei der intraarteriellen Anwendung von Eupaverin empfiehlt sich ein Zusatz von 10 ml 1%igem Novocain ohne Adrenalin [57] und langsame Injektion. Bei eindeutiger Wirkung ist eine mehrfache Wiederholung angezeigt. Panthesin-Hydergin in einer Dosierung von 3—6 Ampullen pro die wird am besten in Form der i.v. Dauertropfinfusion in 5%iger Glucose angewendet, wobei aber auf die kardial tolerierte Flüssigkeitsmenge zu achten ist. Complamin und andere Nicotinsäurederivate sollten anfangs in der jeweils höchsten kreislaufverträglichen Dosierung gegeben werden (bis zu 3 Ampullen Complamin pro i.v. Injektion!), um die als „Nebenwirkung" auftretende Aktivierung der endogenen Fibrinolyse auszulösen. Dieser Effekt ist jedoch rasch erschöpfbar und daher nur am ersten Tage und für einige Stunden voll wirksam. Da alle diese Pharmaka nicht selektiv auf die gewünschte Gefäßprovinz, sondern stets auf die gesamte Kreislaufperipherie einwirken, muß der Blutdruck sorgfältig überwacht werden, da eine gleichzeitige Drucksenkung den Effekt der angestrebten Kollateralerweiterung wieder zunichte machen würde. Hier wird die weitere Therapie völlig von der klinischen Wirkung bestimmt.

Die (wiederholte) *paravertebrale Sympathicusblockade* führt ebenso wie die *Lumbalanaesthesie* zur temporären Unterbrechung der sympathischen Nervenimpulse, damit zu einer gezielten Vasodilatation an der betroffenen Extremität und zur Ausschaltung vasoconstrictorischer Reflexe im Verschlußbereich. Der Umgehungskreislauf kann so manchmal deutlich verbessert werden, und zwar ohne den Nachteil einer generalisierten pharmakologischen Gefäßerweiterung, jedoch ist auch hier der Blutdruck sorgfältig und fortlaufend zu überwachen. *Beide Verfahren dürfen wegen der großen Gefahr retroperitonealer Blutungen nicht mit einer Antikoagulantientherapie kombiniert werden* [161]. Ein paravertebraler Block darf — in Abhängigkeit von der Dosis — frühestens 6—8 Std

nach der letzten i.v. Heparininjektion und auch dann nur nach vorheriger Gerinnungs-
kontrolle (z.B. Lee-White-Zeit: normal 6—10 min) vorgenommen werden. Nach der
Blockade sollte die nächste Heparindosis nicht vor Ablauf von 1—2 Std gegeben werden,
aber auch dann ist noch sorgfältige klinische Überwachung anzuraten. Eine paravertebrale Injektion oder Lumbalanaesthesie unter Cumarin- oder Phenylindandion-
Wirkung hat unter allen Umständen als streng kontraindiziert zu gelten. Um diesen
Schwierigkeiten zu entgehen, wurde verschiedentlich vorgeschlagen, bei der ersten
Blockade vor der Antikoagulantienbehandlung einen Verweilkatheter einzulegen, durch
den später trotz gerinnungshemmender Medikation ohne erneute Gewebstraumatisierung
die wiederholte Applikation des Lokalanaestheticums möglich ist [124].

(f) Postembolische Rezidivprophylaxe

Jede Embolie ist Symptom einer floriden, meist intrakardialen Thrombose und Manifestation einer mehr oder weniger lang fortbestehenden Thromboseneigung, die jederzeit neue lebensbedrohliche embolische Schübe hervorrufen kann. Diese Gefahr ist
in den ersten Tagen und Wochen nach der initialen Embolie erfahrungsgemäß derart
groß, daß ein erheblicher Teil aller Frühtodesfälle nach Extremitätenembolien als Folge
eines Embolierezidivs — meist einer Hirnembolie — eintritt. Die Rezidivprophylaxe ist
daher gleichbedeutend mit einer Senkung der Emboliemortalität.

Es darf heute trotz einzelner Gegenstimmen [129] auf Grund ausgedehnter Nachuntersuchungen als gesichert gelten, daß eine erfolgreiche und auf die Dauer hämodynamisch befriedigende Commissurotomie zu einer weitgehenden Emboliefreiheit der
Patienten führt [76, 197, 211, 227]. Bei jeder Mitralstenose sollte daher die Operationsindikation überprüft werden. In Grenzfällen wird das bestehende Embolierisiko die Entscheidung zugunsten der Operation beeinflussen.

Ob darüber hinaus die Emboliegefahr allein eine Indikation zur Klappensprengung
abgeben kann, wenn keine hämodynamische Notwendigkeit besteht, ist von den besonderen
Bedingungen des Einzelfalles abhängig und daher eine Ermessensfrage. Im allgemeinen
wird man in diesen Fällen ebenso wie bei den inoperablen Kranken der *Dauerprophylaxe
mit Antikoagulantien* der Cumarinreihe den Vorzug geben. Ist die Möglichkeit zur einwandfreien Durchführung und Überwachung einer solchen Behandlung gegeben, so sind
weitere Embolien nach den bisher vorliegenden Erfahrungen mit hoher Wahrscheinlichkeit zu verhindern [5, 89, 227, 250, 280]. Arzt und Kranker sollten sich jedoch von Anfang
an darüber klar sein, daß eine Dauerbehandlung auf Lebenszeit beginnt und daß die
Schutzwirkung mit dem Entzug des Medikaments erlischt. Beim vorzeitigen Abbruch
der Behandlung scheinen neue Embolien sogar gehäuft aufzutreten (Reboundeffekt!
s. S. 164).

Durchführung der Prophylaxe. Wegen der hohen Rezidivgefahr während der ersten
postoperativen Tage muß sich die postembolische Prophylaxe unmittelbar an die Behandlung des akuten Embolieereignisses anschließen. Sie besteht immer, auch für den Fall
einer späteren Commissurotomie, zunächst in einer Antikoagulantienanwendung. Nach
der Embolektomie sollte man wegen der Nachblutungsgefahr auf die Anwendung von
Heparin möglichst verzichten (s. S. 180). Die Embolieprophylaxe beginnt hier am 3. postoperativen Tag mit Antikoagulantien vom Cumarintyp (z. B. Marcumar), so daß erst
vom 5. Tage p. op. an eine zunächst noch relative, aber rasch an Sicherheit zunehmende
Schutzwirkung eintritt. Später notwendige Operationen (Amputation, Sympathektomie
o. ä.) oder diagnostische Eingriffe (Herzkatheterisierung, Arteriographie) sollten nur zur
kurzfristigen Unterbrechung, nie zum Abbruch der Behandlung führen.

Wegen der erhöhten intraoperativen Emboliegefahr sollte die Valvulotomie, wenn
möglich, erst nach wenigstens vierwöchiger Vorbehandlung mit Antikoagulantien durchgeführt werden (s. S. 272). Nach der Klappensprengung ist eine weitere, über den unmittelbar postoperativen Zeitraum hinausreichende Antikoagulantienprophylaxe meist

entbehrlich [*197*]. Nur bei unbefriedigendem Operationsergebnis oder besonders häufigen präoperativen Embolien kann eine Fortsetzung der gerinnungshemmenden Behandlung angezeigt sein.

(g) Prophylaxe der intraoperativen Embolie bei Mitralklappensprengung

Bei der Klappensprengung muß man in durchschnittlich 6% der Fälle [*239*] mit einer Embolie durch losgelöste intraauriculäre Thromben oder durch klappenständige Kalkmassen rechnen. Bei Flimmerarrhythmie und voraufgegangenen Embolien steigt die Gefahr jedoch bis auf 40% an [*74*]. 35—40% der Operationssterblichkeit sind durch Embolien bedingt [*87, 197*]. Voraussetzung für eine erfolgreiche Behandlung der Komplikation ist ihre rechtzeitige Erkennung. Die vergleichende prä- und postoperative Palpation der Arterienpulse und die postoperative Erhebung eines orientierenden neurologischen Befundes müssen daher Routinemaßnahmen sein [*27, 29*]. Wird auf diese Weise ein frischer embolischer Verschluß bemerkt, so ist die Embolektomie sofort anzuschließen.

Die Gefahr einer intraoperativen Embolie läßt sich, abgesehen von Vorsichtsmaßnahmen während der Operation (Abdrücken der Carotiden, Ausspülen von Thromben aus dem Herzohr) durch eine vorausgehende Antikoagulantienbehandlung eindeutig verringern [*171, 197, 227*]. Eine Behandlungszeit von 1—3 Monaten darf dabei als ausreichend angesehen werden. Durch die Behandlung wird die Neubildung intrakardialer Gerinnsel verhindert und die Auflösung (Spontanfibrinolyse) oder bindegewebige Organisation und Fixation bereits vorhandener Thromben ermöglicht. Die gerinnungshemmende Cumarinwirkung muß bei optimaler Einstellung bis zur Operation aufrechterhalten werden [*51*] und wird erst am Vorabend der Operation durch die i.v. Injektion von 10 bis 20 mg Konakion®[1] unterbrochen. Um die mit wiederansteigendem Prothrombinwert zurückkehrende Gerinnungsfähigkeit des Blutes auch über Nacht unter Kontrolle zu behalten, werden 2 Std später einmalig 15000 E Heparin i.v. injiziert. Da die Heparinwirkung nach spätestens 6—8 Std abgeklungen ist, kann bei diesem Vorgehen mit einer normalen intraoperativen Hämostase gerechnet werden. Die Erhöhung des Prothrombinwertes auf 50—70% ist nach unserer Erfahrung völlig ausreichend und im Hinblick auf die Verhinderung postoperativer thromboembolischer Komplikationen vielleicht sogar wünschenswert. STORM und HANSEN (1955) empfehlen darüber hinaus sogar die ununterbrochene Fortführung der Antikoagulantienprophylaxe mit Prothrombinwerten unter 30% während der Operation. Dieses Vorgehen setzt jedoch sehr spezielle Erfahrungen voraus und kann daher nicht allgemein empfohlen werden.

(h) Allgemeine Emboleprophylaxe

Wegen der immer noch hohen primären Letalität und Invalidität auch bei optimaler Behandlung der Embolie muß das therapeutische Bestreben auf die Verhinderung des *ersten* klinisch bedeutsamen Embolieereignisses gerichtet sein. In vielen Fällen ist die Emboliegefährdung bei entsprechender Würdigung der pathogenetischen Zusammenhänge durchaus vorherzusehen (s. S. 250).

So unterstreicht die hohe Emboliegefahr des Myokardinfarktes die zwingende Notwendigkeit der Antikoagulantienbehandlung, die mindestens für 6 Wochen aufrechterhalten werden sollte. Die Gefahr der embolischen Streuung aus arteriellen Aneurysmen spricht für die schon wegen der drohenden Ruptur dringend notwendige Resektion. Das Embolierisiko der arteriosklerotischen Myokarderkrankungen ist im Einzelfall schwer zu beurteilen und statistisch nicht genügend abgeklärt, um generelle Empfehlungen für eine Antikoagulantienprophylaxe geben zu können. Hier muß vor allem wegen der häufigen Kontraindikationen eine Entscheidung von Fall zu Fall getroffen werden (s. S. 161).

---

[1] Synthetisches Vitamin K_1.

Das Schwergewicht des therapeutischen Interesses konzentriert sich auf die zahlenmäßig häufigste Ursache, die erworbenen Klappenfehler: Hier ist bereits das jüngere oder mittlere Lebensalter bedroht, das Embolierisiko ist statistisch hinreichend bekannt, und schließlich sind die Möglichkeiten für eine wirksame Prophylaxe außergewöhnlich günstig und bisher nur unzureichend genutzt.

Die in der Literatur mit etwa 5% angegebene Emboliefrequenz der Mitralstenose ohne Rhythmusstörung ergibt zwar für sich allein noch keine zwingende Indikation zu prophylaktischen Maßnahmen, die selbst auch ein Risiko beinhalten (Operationssterblichkeit, Blutungen unter Antikoagulantien!). Entwickelt sich jedoch eine Flimmerarrhythmie, so steigt die Emboliegefahr sprunghaft entsprechend der Schwere des kardialen Zustandes bis auf 30% an. Ist eine Operationsindikation nicht gegeben, so sollte eine Dauerprophylaxe mit Antikoagulantien eingeleitet werden. Das erste, auch noch so geringfügige Embolieereignis führt abermals zu einer solchen Verschlechterung der Prognose, daß es geradezu als letztes Warnsymptom vor dem Eintritt des nächsten, oft lebensbedrohlichen Gefäßverschlusses gewertet werden muß, der mit 70—80%iger Wahrscheinlichkeit zu erwarten ist (s. S. 260). Kann eine Embolie anamnestisch gesichert werden oder stellt sie sich im Verlauf der Behandlung ein, so ist damit die Indikation zum sofortigen Beginn einer Antikoagulantiendauerprophylaxe gegeben, die bis zur evtl. chirurgischen Korrektur des Vitiums und, wenn diese nicht indiziert ist, lebenslänglich fortgesetzt werden muß (s. S. 271) [138, 185].

η) Ergebnisse der Behandlung peripherer arterieller Embolien

Bei der Beurteilung der Heilungs- und Überlebensaussichten und des Wertes verschiedener Behandlungsverfahren bei Embolien der Gliedmaßenarterien ist zu bedenken, daß nie das isolierte Krankheitsbild des akuten arteriellen Verschlusses allein betrachtet werden darf. Stets greifen eine Reihe sehr unterschiedlicher pathogener Faktoren ineinander, unter denen die Grunderkrankung sowie gleichzeitige cerebrale oder viscerale Embolien eine oft entscheidende Bedeutung haben. Die Sterblichkeit nach Embolektomie ist deshalb hoch (Tabelle 16). Sie beträgt im Durchschnitt auch in gefäßchirurgisch erfahrener Hand immer noch etwa 30%. Die Sterblichkeit liegt bei konservativer Behandlung eher noch höher [120, 122, 166, 274].

Tabelle 16. *Letalität der Embolektomie*[1]

Autor	Veröffentlichung	Patientenzahl	Letalität %	Bemerkungen
DYE, OLWIN u. Mitarb.	1955	57	30	
SHUMACKER u. JACOBSON	1957	34	20,5	
ROSENBERG u. Mitarb.	1957	62	16	nur 4 Spätfälle
McGARITY u. Mitarb.	1958	50	24	
TIBBS	1960	27	44,4	
BLUM u. ROSENTHAL	1960	38	44,7	
GOLDOWSKI u. BOWEN	1960	42	37	
RAILLARD (MERKE)	1960	23	43,5	
HAMMAM u. KREMER	1960	31	54,8	
EUFINGER	1961	50	46	
YOUNG	1961	71	33,8	
OUCHI u. WARREN	1962	51	38,6	
HOFSTETTER u. MOSIMANN	1962	19	21	
HERFARTH u. Mitarb.	1962	40	47,5	
SENN	1963	112	17,9	
HEBERER u. KRISTEN	1965	68	25	
WERTHEIMER u. Mitarb.	1963	45	42,2	nur 4 Frühfälle
KIM u. Mitarb. (FONTAINE)	1963	182[2]	17	
VOLLMAR u. ERICH	1963	19	21	nur Aorta-Iliaca-Embolien
Insgesamt		999	30	

[1] Ohne Berücksichtigung des Behandlungszeitpunktes.
[2] Zahl der Embolektomien.

Die auffallend weite Streuung der Einzelergebnisse ist vorwiegend durch unterschiedliche Auswahl des Krankengutes bezüglich Embolielokalisation, Zeitpunkt der Operation und Schweregrad der Grundkrankheit zu erklären. Auch Alter des Patienten und Zustand des Gefäßsystems sind dabei von Bedeutung. So haben z.B. Embolien bei den meist jüngeren Patienten mit Mitralstenose im allgemeinen eine bessere Prognose als solche im höheren Lebensalter, die auf dem Boden einer arteriosklerotischen Myokardschädigung oder eines Myokardinfarktes mit gleichzeitiger Arteriosklerose peripherer Arterien entstehen.

Von geringerer Bedeutung scheinen demgegenüber Unterschiede in der inzwischen standardisierten Technik zu sein (konsequente Wiederherstellung der peripheren Strombahn, Operation in Lokalanaesthesie, u.U. retrogrades Vorgehen bei Embolie der Aortenbifurkation, rasche und ausreichende Herzbehandlung). Entscheidend für die Senkung der Embolieletalität ist der Zeitpunkt der Operation. Innerhalb der ersten 6—10 Std nach dem Verschluß sind die Ergebnisse quoad vitam et quoad sanationem soviel besser als bei der Spätoperation, daß hier der Ansatzpunkt für eine Verbesserung der Erfolgsaussichten zu suchen ist (Tabelle 17).

Tabelle 17. *Ergebnisse der Embolektomie in Abhängigkeit vom Behandlungsbeginn*

Autor	Jahr	Letalität	
		unter 10 Std %	über 10 Std %
RAILLARD (MERKE) . .	1960	27[1]	58
EUFINGER	1961	25[1]	58
SENN	1963	9	27
HEBERER u. KRISTEN .	1965	15[1]	48

[1] Unter 6 Std

Nur die sofortige notfallmäßige Krankenhauseinweisung unmittelbar in die Hände des Chirurgen ermöglicht eine Embolektomie unter günstigen Bedingungen! Die noch immer weit verbreitete Einstellung, zuerst einen konservativen Behandlungsversuch zu unternehmen und erst bei dessen Mißlingen den Chirurgen zu Rate zu ziehen, ist unseres Erachtens nicht zu verantworten. Diese Auffassung entstammt noch einer Zeit, in der die spärlichen Erfolge der Embolektomie gegenüber der konservativen Behandlung oder sogar dem Spontanverlauf arterieller Embolien kaum Vorteile zu bieten schienen. So berichtete HAIMOVICI (1950) über eine Operationsmortalität von 50%, MCGARITY [154] in einer Zusammenstellung von 1167 Embolektomien aus der Literatur der Jahre 1923 bis 1954 über eine Heilungsquote (Leben und Extremität) von nur 38%. Inzwischen haben sich jedoch die Verhältnisse grundlegend geändert. An der Überlegenheit der Embolektomie gegenüber konservativen Maßnahmen unter Wahrung der auf S. 264 an-

Tabelle 18. *Erhaltung der Extremität*

Autor	Jahr	Unter 10 Std %	Über 10 Std %	Insgesamt %
FONTAINE u. Mitarb. .	1956	93	39	68
OUCHI u. WARREN . .	1962	89	80	87
HERFARTH u. Mitarb. .	1962	78	33	64
SENN	1963	89	66	78
HEBERER u. KRISTEN .	1963	91	54	81
OTTOSEN u. SVANE . .	1963	89	39	75

gegebenen Indikationen kann trotz einzelner Gegenstimmen [166, 173] heute kein Zweifel mehr bestehen. Die Wiederherstellung der Durchströmung — nicht nur die Erhaltung einer chronisch mangeldurchbluteten Extremität — in 90% der Fälle bei einer Letalität von 10—15% (Tabelle 17 und 18) und dies vorwiegend bei Embolien im Aorta-Iliaca-Femoralis-Gebiet ist auch unter optimalen Bedingungen unter konservativer Behandlung nicht zu erreichen! So hatte JEPSON bei konservativer Behandlung eine Amputationsrate von 46%. Selbst die im übrigen ungewöhnlich günstig erscheinende Statistik von SOULIÉ [227] ergibt für die konservative Behandlung in diesem Gefäßabschnitt bei etwa gleich hoher Letalität nur in 37,5% der Fälle ein gutes funktionelles Ergebnis. Dabei handelte es sich durchweg um Patienten mit Mitralstenose, d. h. also um eine Gruppe mit relativ guter Prognose. Nur so ist die im Vergleich zu anderen konservativ behandelten Serien auffallend niedrige Letalität zu erklären.

Auf eine globale Gegenüberstellung der Ergebnisse operativer und konservativer Maßnahmen wird bewußt verzichtet, da das in seiner Zusammensetzung und Prognose völlig unterschiedliche Krankengut einen echten Vergleich an Hand der Literaturangaben nicht zuläßt. Die einzelnen Behandlungsgruppen sind durch bewußte oder unbewußte Vorauswahl erheblich beeinflußt, wie dies sehr gut in einer Übersichtsarbeit von WARREN [268] über 200 Emboliepatienten zum Ausdruck kommt: Der Prozentsatz unter konservativer

Behandlung erhaltener Extremitäten stieg von 60,5 % in der ersten Behandlungsgruppe (1937—1946) auf 88,5 % in der zweiten Behandlungsgruppe (1947—1953). Gleichzeitig stieg jedoch der Prozentsatz operierter Fälle von 22,7 auf 47,7 %, so daß die Verbesserung des Ergebnisses eine Verschiebung des Schwerpunktes der konservativen Behandlung auf die prognostisch günstigeren Embolien der A. poplitea und der oberen Extremität vermuten läßt. Die in Tabelle 19 aus der neueren Literatur nach Embolielokalisationen zusammengestellten Operationsergebnisse können aus diesem Grund nur orientierenden Charakter haben und bleiben sicher weit hinter dem erreichbaren Optimum zurück, da hier ebenfalls früh und spät behandelte Fälle willkürlich in einem Kollektiv vereinigt sind.

Eine statistisch verbindliche, vergleichende Aussage über die Erfolge chirurgischer und konservativer Behandlung wäre nur unter Einhaltung streng alternierender Reihen und Beachtung von Lokalisation und Zeitpunkt des Behandlungsbeginns möglich. Dies ist jedoch wegen der erforderlichen Patientenzahl schwierig und wegen der eindeutig besseren Ergebnisse der Embolektomie ärztlich nicht zu verantworten. Unter der Annahme, daß bei gleichen Bedingungen die Überlebensrate nach konservativen Maßnahmen derjenigen nach Embolektomie angenähert werden könnte, muß nach den vorliegenden Berichten mit einem hohen Prozentsatz schwerer chronisch-ischämischer Restzustände gerechnet werden, und dies in dem Gefäßabschnitt zwischen Aortenbifurkation und Popliteagabel, auf den über $^2/_3$ aller peripheren Embolien entfallen [198]. Die Embolektomie ist also in diesem Bereich das mit Abstand überlegene Verfahren, wenn nicht nur die Erhaltung des Lebens und der Extremität, sondern die volle Wiederherstellung der Funktion Ziel der Behandlung sein soll [218].

Auch die noch vor wenigen Jahren mit einer Letalität bis zu 75 % belastete Embolektomie der Aortenbifurkation bietet heute etwa die gleichen Aussichten wie die der A. iliaca oder der A. femoralis (Tabelle 19). Die genannten Lokalisationen zeigen mit einer Strombahnwiederherstellung von 72—75 % und einer Überlebensrate von 58—65 % innerhalb eines begrenzten Zahlenmaterials gute Übereinstimmung. Nach retrograder Embolektomie werden sogar noch günstigere Ergebnisse genannt. An der A. poplitea wird die Wiederherstellungs- und Überlebensrate von 63 % bzw. 76 % für die chirurgische Behandlung von der konservativen Therapie etwas übertroffen [82, 154, 227, 268]. Besteht jedoch primär ein schweres Ischämiesyndrom, so ist die Operation vorzuziehen, da das funktionelle Ergebnis nach konservativer Therapie häufig wenig befriedigt. Bei gleichzeitigen höher gelegenen Verschlüssen ist die chirurgische Desobliteration der Kniekehlenarterie ohnehin erforderlich.

Wesentlich günstiger liegen die Verhältnisse an der oberen Extremität mit einer fast 100 %igen Überlebens- und Heilungsaussicht bei Embolektomien der Aa. axillaris und brachialis. Die Ergebnisse der konservativen Behandlung sind allerdings in diesem Gefäßgebiet nahezu gleich gut [82, 154, 227, 268], es bleiben aber häufiger Funktionsausfälle oder chronisch-ischämische Restzustände bestehen [249]. Verschlüsse distal von der A. brachialis sind ebenso wie Unterschenkelarterienverschlüsse fast immer mit konservativen Mitteln gut zu behandeln.

Während bis vor wenigen Jahren die Ergebnisse der verspäteten Embolektomie nach Ablauf von 10 Std nicht sehr ermutigend waren, sprechen neuere Erfahrungen [81, 213] mit einer Heilungsquote bis 66 % dafür, daß durch konsequentes Vorgehen mit forcierter

Tabelle 19. *Ergebnisse der Embolektomie verschiedener Arterien*

540 Embolektomien zusammengestellt nach: FONTAINE (1956), McGARITY (1958), DALE (1958), WILLMAN (1959), SHUMACKER (1959), KEY (1959), PERLOW (1959), BLUM (1960), HAMMAM und KREMER (1960), MERKE (1960), OUCHI und WARREN (1962), DETERLING (1962), HERFARTH (1962), SENN (1963), HEBERER (1963), VANDECASTEELE (1963).

	Patienten		Embolektomien	
	Anzahl[1]	über-lebend %	Anzahl	erfolg-reich %
Aorta	106	65	106	75
A. iliaca	35	63	81	72
A. femoralis . . .	55	58	265	73
A. poplitea		76[2]	38	63
Obere Extremität .		98	50	96

[1] Nicht in allen Veröffentlichungen angegeben.
[2] Berechnet aus dem Verhältnis Überlebende zur Zahl der Embolektomien.

Befreiung der distalen Strombahn mit der Ballonsonde, dem Ringstripper oder durch Saugkatheterisierung und Spülung auch hier noch eine Verbesserung zu erzielen ist. Dagegen hat die in der jüngeren Literatur sehr hervorgehobene *Spätembolektomie* Wochen, ja sogar Monate nach dem Verschluß nur unter bestimmten Voraussetzungen Aussicht auf Erfolg (s. S. 264) und ist dehalb nur in ausgewählten Fällen anwendbar [*29, 86, 102, 184, 213*].

b) Mesenterialarterienembolie

Während Embolien der A. mesenterica inferior klinisch selten in Erscheinung treten [*58, 123, 215*], bedeutet der embolische Verschluß der A. mesenterica superior stets unmittelbare Lebensgefahr. Keine andere Embolielokalisation führt mit einer derart hohen Wahrscheinlichkeit zum tödlichen Ausgang, Spontanheilungen gehören zu den größten Seltenheiten [*78, 186*]. Glücklicherweise ist diese Verschlußlokalisation selten, sie betrug bei HERCZEG (1962) nur 0,4% von 3721 Fällen mit akutem Abdomen. Die Angaben über das Häufigkeitsverhältnis der embolischen und arteriosklerotisch-thrombotischen Verschlüsse sind nicht einheitlich, die Embolie scheint jedoch klinisch zu überwiegen [*39, 114, 121, 165, 220*], da der im Gegensatz zur Embolie meist allmählich auftretende arteriosklerotische Verschluß symptomlos bleiben kann und seltener zu einem lebensbedrohlichen Krankheitsbild führt. Der Verschluß des Hauptstammes ist weitaus häufiger als derjenige der Äste [*123, 165*].

α) Pathologische Anatomie und Pathophysiologie

Die Arterie entspringt im allgemeinen etwas distal des Tr. coeliacus vom vorderen Umfang der Aorta und tritt zwischen Pankreas und Pars transversa duodeni hindurch in die Mesenterialwurzel ein. Der Gefäßdurchmesser entspricht etwa dem der A. femoralis communis. Der Stamm der Arterie gibt nach 10—15 cm die ersten größeren Äste, die Aa. colica media und dextra, dann als seitliche Abzweigungen die Arterien für den Dünndarm und die A. ileocolica ab.

Ihr Versorgungsgebiet umfaßt in der Regel den gesamten Dünndarm mit Ausnahme der ersten 20—50 cm an der Flexura duodenojejunalis, das Coecum, das Colon ascendens und transversum. Klinisch muß die A. mesenterica superior trotz ihrer Querverbindungen zu den anschließenden Versorgungsbereichen des Tr. coeliacus und der A. mesenterica inferior als funktionelle Endarterie angesehen werden [*39, 150, 220*]. Nur periphere Verschlüsse im Bereich der Arkaden werden durch den hier vorgebildeten Kollateralkreislauf symptomlos ausgeglichen oder nehmen zumindest einen subklinischen Verlauf (s. S. 257), die *akute* Blockade des Stammes oder der Hauptverzweigungen führt jedoch immer zu einer schweren Mangeldurchblutung. Bei der klinisch nur schwer davon abgrenzbaren, häufig mehr protrahiert verlaufenden arteriellen Thrombose kann eine zumindest partielle Kompensation zustande kommen, wenn auf dem Boden eines chronisch obliterierenden Gefäßleidens schon vorher ein ausreichender Umgehungskreislauf entstanden war [*58, 220*]. Auch die langsame Progredienz des klinischen Bildes bei vielen Mesenterialarterienembolien muß auf diese Kompensationsmechanismen zurückgeführt werden. Während bei Darmstrangulationen in 6—10 Std eine völlige Gangrän des betroffenen Abschnittes eintreten kann, vergehen hier oft mehrere Tage bis zur vollen Entwicklung des Mesenterialinfarktes: Bei 70% der Kranken mehr als 12 Std, bei 35% der Kranken mehr als 24 Std [*135, 165, 220*]. Gelegentlich gehen auch bei der Embolie dem definitiven Verschlußbild prämonitorische Symptome wie Übelkeit, Erbrechen, unklare kolikartige Leibschmerzen, Stuhlunregelmäßigkeiten eventuell mit positiver Benzidinprobe länger als eine Woche voraus [*121*].

β) Symptome

Die *erste Phase* des Krankheitsbildes beginnt fast immer mit plötzlich auftretenden schwersten Schmerzen im Ober- und Mittelbauch, die zuweilen in den Rücken ausstrahlen und die teils kolikartig, teils andauernd in dieser Intensität sonst nur beim perforierten Magenulcus, der akuten Pankreatitis oder dem Myokardinfarkt angegeben werden. Dabei bestehen zu Beginn *keine* peritonealen Symptome, keine umschriebene Druckempfindlichkeit oder Abwehrspannung, kein Loslaßschmerz und keine tastbare Resistenz.

Gleichzeitig treten vielfach Übelkeit und Erbrechen auf, das gelegentlich hämorrhagisch ist. Die lokale Hypoxie oder noch wahrscheinlicher der Anstieg der CO_2-Spannung im Gewebe führt zu einer krampfartigen Steigerung der Peristaltik und zu gehäuften, durchfälligen Stühlen. Vielfach werden diese nach einigen Stunden hämorrhagisch, oder es können durch einen diagnostischen Einlauf Blutbeimengungen nachgewiesen werden. Fast immer entwickelt sich eine hochgradige, rasch zunehmende Leukocytose mit Werten von 20000—30000/mm³ und darüber. Meist folgt der akuten ersten Phase ein *stummes Intervall* mit vorübergehendem Nachlassen der Beschwerden. In dieser *zweiten Phase* kommt die Peristaltik zum Erliegen, es entwickelt sich ein paralytischer Ileus und die ischämische Gangrän und hämorrhagische Infarcierung der Darmwand bahnen sich an. Sie schreiten in der *Endphase* unter gleichzeitigem Auftreten *peritonealer Reizerscheinungen* von innen nach außen fort und führen schließlich zur *Durchwanderungs- oder zur Perforationsperitonitis* (dritte Phase). Jetzt ist eine erfolgreiche Behandlung meist nicht mehr möglich und der tödliche Ausgang im Schock mit toxischem Herz- und Kreislaufversagen oft nicht mehr aufzuhalten.

γ) Diagnose und Differentialdiagnose

Die Diagnose stützt sich neben den genannten Symptomen vor allem auf das Bestehen einer mutmaßlichen Emboliequelle, eines Klappenfehlers mit Vorhofflimmern, eines Herzinfarktes oder einer arteriosklerotischen Herzerkrankung (s. S. 250). Im Gegensatz zum Strangulationsileus zeigt das Röntgenbild im Beginn oft einen auffallend gasarmen, kontrahierten Dünndarm, vor allem *keine* Spiegelbildungen in stehenden Schlingen [136, 204, 220]. Ein seitliches Aortogramm kann — falls durchführbar — jeden diagnostischen Zweifel beseitigen.

Entwickelt sich ein peritonealer Reizzustand, so wird die größte Druckempfindlichkeit häufig im Bereich des rechten Unterbauches angegeben. SHAW [220] nimmt an, daß hier die hämodynamisch ungünstigsten Verzweigungen der Mesenterialarterie liegen. Im fortgeschrittenen Stadium kann durch Punktion, bei geringen Flüssigkeitsmengen mit Hilfe eines multipel perforierten PVC-Katheters, oft blutige Ascitesflüssigkeit gewonnen werden.

Die differentialdiagnostische Abgrenzung gegenüber einer arteriellen Thrombose [73] oder dem nicht ganz so häufigen Mesenterialvenenverschluß [58, 121] ist sehr schwierig, für die Behandlung aber auch ohne wesentliche Bedeutung. Das Fehlen einer Emboliequelle, vorausgegangene Laparotomien oder Unfälle sowie ein mehr protrahierter Verlauf, weisen in diese Richtung [123].

Die akute Pankreatitis wird durch Fermentbestimmung, das perforierte Magen-Duodenal-Ulcus durch die Anamnese und die Abdomenleeraufnahme ausgeschlossen. Schwierig kann die Diagnose gegenüber dem gedeckt penetrierenden Ulcus des Magen-Darm-Traktes werden. Im Zweifelsfall ist die Probelaparotomie möglichst früh durchzuführen.

δ) Behandlung

Konservative Maßnahmen, auch die Anwendung von Antikoagulantien sind in der Regel ohne Erfolg. Eine Senkung der Mortalität ist nur durch Beachtung der Frühsymptome und *frühzeitiges chirurgisches Eingreifen* zu erreichen. Nach Möglichkeit sollte innerhalb von 6—10 Std nach Beginn der ersten klinischen Erscheinungen operiert werden, spätestens aber bei Verschwinden der anfänglich verstärkten Darmgeräusche oder beim Beginn peritonealer Reizerscheinungen, auch wenn die Diagnose noch nicht geklärt ist. Über 75% der klinisch bedeutungsvollen Embolien betreffen den Stamm der

A. mesenterica superior [165], an dem eine Embolektomie technisch verhältnismäßig leicht durchführbar und im Frühstadium erfolgversprechend ist (s. Tabelle 20), aber auch Astembolien wurden bereits erfolgreich operiert [213, 281]. Die Behandlung der Wahl ist daher die *Embolektomie*, die von KLASS 1950 erstmals erfolgreich durchgeführt wurde. Sein Patient starb jedoch 2 Tage später im Lungenödem. Der Erfolg ist in erster Linie abhängig von der Frühdiagnose: Nur solange noch keine Sekundärthromben entstanden und die ischämischen Veränderungen der Darmwand noch reversibel sind, also in der akuten Anfangsphase und während des stummen Intervalls, besteht Aussicht auf Heilung. Das Abdomen wird zunächst von einem Medianschnitt aus eröffnet, der nach Bestätigung der Diagnose zu einer ausgiebigen Incision erweitert wird. Der Darm kann zu diesem Zeitpunkt makroskopisch noch völlig unauffällig sein. Erst die Prüfung der mesenterialen Arterienpulse deckt dann den Verschluß auf.

Tabelle 20. *Erfolgreiche Embolektomien aus der A. mesenterica superior*

Veröffentlichung	Anzahl	Operation
WISE u. STEWART [232] . . . 1960	1	1951
VAN WEEL [269]. 1956	1	1955
SHAW u. RUTLEDGE [220] . . 1957	1	1956
SHAW u. MAYNARD [219] . . 1958	2[1]	1957
MILLER u. DIMARE [170] . . . 1958	1	1957
WISE u. STEWART [232] . . . 1960	1	1958
YKELENSTAM u. HAANEN [281] 1958	1	
SARIS u. URICCHIO [204] . . . 1960	1	1959
ATWELL [7] 1961	1	1959
ZUIDEMA [285] 1961	1	1959
HRDLICKA [118]. 1961	1	
CHALNOT u. Mitarb. [36] . . . 1962	1	1961
SENN [213]. 1963	1	1960
BAUE u. AUSTEN [9] 1963	3	
BRITTAIN u. EARLEY [28] . . 1963	3[1]	

[1] Thrombendarteriektomie bei akutem Verschluß.

Zur Freilegung des Stammes der A. mesenterica superior zwischen Pankreas und Pars transversa duodeni wird die Bursa omentalis entweder durch Spaltung des Ligamentum gastrocolicum von vorn oder bei hochgeschlagenem Quercolon nach Durchtrennung des Mesocolon transversum medial der Flexura duodenojejunalis von unten her eröffnet (Abb. 100). Im letzten Fall kann die meist deutlich sichtbare A. colica dextra oder media als Leitschiene zum Aufsuchen des Arterienstammes benutzt werden. Die Embolektomie wird in typischer Weise zwischen Gefäßklemmen oder, wenn dies nicht möglich ist, zwischen zwei Haltebändern durchgeführt (s. S. 265), die Arterie gegebenenfalls angioplastisch erweitert. Bei zusätzlichen Astembolien oder peripherer Sekundärthrombose versucht man, die verschließenden Gerinnsel vom Mesenterium her in den Stamm hochzumassieren und dort abzusaugen. Bei genügender Weite des Gefäßlumens kann auch eine zweite, periphere Embolektomie notwendig werden. Ist bei der Mesenterialarterienthrombose eine Thromb- bzw. Thrombendarteriektomie nicht durchführbar, so kommt eventuell eine arterioplastische Operation in Betracht [163, 219].

Oft kommt es bereits unmittelbar nach Freigabe des Blutstromes zu eindeutigen Pulsationen in den darmnahen Arkaden und zum Verschwinden der cyanotischen Verfärbung. Sind nach Ablauf von 15 min noch kleinere eindeutig mangeldurchblutete Darmabschnitte erkennbar, so wird man eine begrenzte Resektion anschließen [232].

SHAW [220] empfiehlt zur Vermeidung überflüssiger Resektionen die „second-look"-Operation am nächsten Tag. Abgesehen von der Belastung der oft schwerkranken Patienten durch eine zweite Operation erscheint der Nutzen dieses Vorgehens auch aus anderen Gründen fragwürdig: Da die Mucosa einer Ischämie gegenüber empfindlicher ist als die äußeren Darmwandschichten, ist damit zu rechnen, daß im Bereich solcher fraglich lebensfähiger Darmabschnitte bereits irreversible Schleimhautnekrosen vorliegen, die den postoperativen Heilungsverlauf erheblich gefährden und später zu röntgenologisch faßbaren narbigen Stenosierungen führen können. Anhaltende blutige Stuhlentleerungen, große Flüssigkeits- und Elektrolytverluste in den Darm und Störungen der Darmmotilität sind die Folge. Die Einschwemmung von Toxinen und Zellzerfallsprodukten in die Blutbahn mit Anstieg des Serum-Kalium-Spiegels kann zu schweren intra- und postoperativen Störungen mit bedrohlichen kardio-vasculären Krisen führen [164]. Häufig kommt es mit Wiederherstellung der Strombahn zu einem akuten Blutdruckabfall, der durch

rasche Infusion von Blut oder Plasmaexpandern sowie Gaben von peripheren Kreislauf-
mitteln abgefangen werden muß [9]. Da das Ausmaß der ischämischen Innenwand-
schädigung schwer zu beurteilen ist, muß man nach jeder Mesenterialarterienembolie
den Flüssigkeits- und Elektrolythaushalt besonders genau überwachen und ausgleichen.
Eine entsprechende Behandlung der meist kardialen Grunderkrankung versteht sich
von selbst.

Leider kommen die meisten Kranken erst während der dritten Phase des Krankheitsbildes, im Stadium der Peritonitis, in chirurgische Behandlung. Wenn überhaupt, so
kann nun meist nur noch die kompromißlose *Resektion* großer Darmabschnitte das Leben
erhalten, an eine Wiederherstellung der arteriellen Strombahn ist nicht mehr zu denken
[121]. Ist der Stamm der A. mesenterica superior verschlossen, so muß oft der gesamte
Dünndarm bis auf die obersten 40 cm geopfert und meist darüber hinaus auch noch das

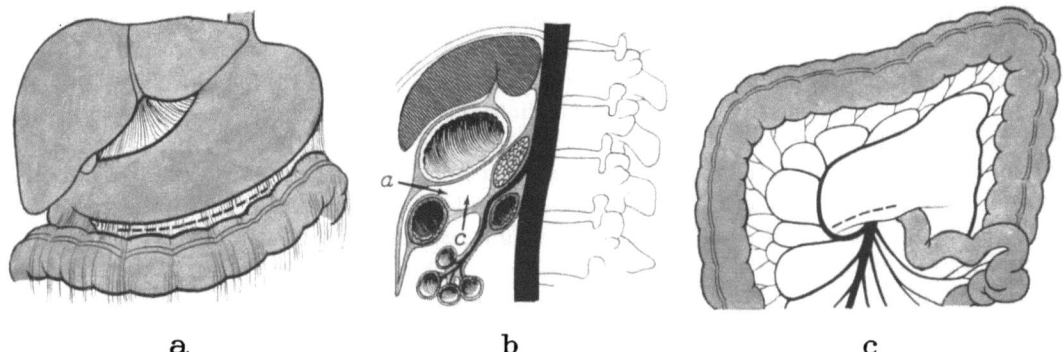

a   b   c

Abb. 100a—c. Zugänge zur Embolektomie der A. mesenterica superior. a Durchtrennung des Ligamentum
gastrocolicum zur Eröffnung der Bursa omentalis. b Sagittalschnitt: Schematische Darstellung des Arterienverlaufs. c Freilegung der Arterie von der Unterseite des hochgeschlagenen Mesocolon transversum

anschließende Colon ascendens bis zur Mitte des Colon transversum reseziert werden, wo
über Anastomosen mit der A. colica sinistra wieder eine ausreichende Durchblutung
gewährleistet ist [39]. Entgegen früheren Annahmen kann die Resektion auch derart
ausgedehnter Darmabschnitte mit dem Leben durchaus vereinbar sein, wenn das akute
Stadium überwunden wird [38, 121, 169 252, 270].

Eine von uns vor 4 Jahren wegen Mesenterialarterienverschluß operierte 50jährige Patientin — der Dünndarm mußte bis auf 60 cm, der Dickdarm bis zur Mitte des Quercolon entfernt werden — ist unter entsprechender Substitution und Überwachung heute in einem ausgeglichenen Allgemeinzustand und versieht ihren Haushalt ohne fremde Hilfe.

Ist die Embolektomie aus technischen Gründen nicht möglich, eine ausgedehnte
Resektion dem Patienten nicht mehr zumutbar und besteht noch keine Gangrän, so
schlägt COKKINIS (1961) vor, den Eingriff als Probelaparotomie zu beenden, unter Anwendung von Antikoagulantien 1—2 Tage abzuwarten und dann das Abdomen erneut zu
eröffnen. Der infarcierte Bereich ist nun deutlich abgegrenzt und u.U. erheblich kleiner
als nach dem Ausmaß der primären Ischämie zu erwarten war, so daß man meist mit einer
begrenzten Resektion auskommt. ORR (1954) konnte einen ähnlichen Erfolg in zwei Fällen
durch protrahierte Splanchnicusblockaden erzielen, deren Wirkung wohl über eine
Beeinflussung kollateraler Spasmen zu verstehen ist [148]. Dieses Vorgehen ist jedoch
nur zu empfehlen, wenn keine andere operative Möglichkeit besteht.

Die intraoperative Abgrenzung des noch lebensfähigen vom bereits irreversibel
geschädigten Darm kann schwierig sein, im Zweifelsfall hat die Resektion wie beim
Carcinom weit im Gesunden zu erfolgen, damit die Anastomose nicht gefährdet ist. Es
empfiehlt sich, die Entscheidung von der eindeutigen Pulsation der Arkadenarterien
abhängig zu machen [39]. Bleibt die Besserung postoperativ aus oder kommt es zur
Zunahme der peritonealen Erscheinungen, so muß an ein Fortschreiten der Gangrän
gedacht und eine Relaparotomie zur Nachresektion vorgenommen werden.

Die *Nachbehandlung* erfordert bei allen ausgedehnten Dünndarmresektionen besondere Sorgfalt. Über längere Zeit sind Breitspektrumantibiotica zu geben. Durch die Verabreichung von Antikoagulantien in vorsichtiger Dosierung wird man versuchen, eine weitere Ausbreitung der Verschlüsse zu verhindern. Auf eine sorgfältige intraoperative Blutstillung ist deshalb zur Vermeidung von Nachblutungen besonders zu achten. Dies gilt besonders auch für die infolge der Ischämie zunächst nicht blutenden kleineren Mesenterialgefäße.

Wegen der Flüssigkeits- und Elektrolytverluste in den Darm und der meist gehäuften postoperativen Durchfälle ist das Flüssigkeits- und Elektrolytgleichgewicht sorgfältig zu überwachen und vom 3. postoperativen Tage an für eine entsprechend hochcalorische parenterale Ernährung Sorge zu tragen. Diese muß auch nach peroraler Ernährung u. U. noch längere Zeit ergänzend fortgeführt werden.

Gehäufte Stuhlentleerungen, die wegen der gestörten Fettresorption mit einer Steatorrhoe einhergehen können [*37*], lassen sich durch entsprechende Diät (Blaubeeren, Bananen!) und medikamentöse Behandlung, z. B. mit Tinctura opii, bald soweit beherrschen, daß der zunächst unvermeidliche Gewichtsverlust aufgefangen werden kann. Die Diät soll weiterhin reichlich Kohlehydrate, normal bis leicht vermehrt Eiweiß und wenig Fett enthalten, arm an Ballaststoffen sein und in häufigen kleinen Portionen verabreicht werden. Zur Verhütung von Hypovitaminosen sind Gaben von Polyvitaminkonzentraten (A, B, C, D) unentbehrlich. Bei Blutungsneigung ist außerdem die Zufuhr von Vitamin K_1, bei makrocytärer Anämie gelegentlich Vitamin B_{12} notwendig. Wegen der gestörten Fettresorption müssen die fettlöslichen Vitamine teilweise parenteral verabfolgt werden. Infolge Fettseifenbildung im Darm mit hohem Calcium-Verlust kann eine latente Tetanie zur oralen oder i.v. Dauersubstitution mit Ca-Präparaten zwingen [*38, 270*].

ε) Ergebnisse

Die *Behandlungsergebnisse* hängen hauptsächlich vom Zeitpunkt des chirurgischen Eingriffs und der Schwere des Grundleidens ab. Die Aussichten der *Embolektomie* sind wegen der geringen Anzahl gegenwärtig noch nicht statistisch signifikant zu beurteilen. Die in den letzten Jahren veröffentlichten Erfolge lassen jedoch für die Zukunft bei frühzeitigem Eingreifen eine erhebliche Senkung der Letalität erwarten (Tabelle 20). Die Letalität der *Resektionsbehandlung* konnte inzwischen durchschnittlich auf etwa 50% gesenkt werden, sie steigt natürlich mit der Länge des resezierten Darmabschnittes [*60*]. Bezüglich der Notwendigkeit einer Rezidivprophylaxe s. S. 271.

c) Nierenarterienembolie

Nierenarterienembolien sind entsprechend der starken Durchblutung des Organs sehr häufig (28% aller Embolien [*231*]), werden aber klinisch selten diagnostiziert: Nur 2 von 205 autoptisch nachgewiesenen Niereninfarkten waren klinisch vermutet worden [*117*]. Auffallenderweise wird der Nierenarterienstamm [*85, 231*] nur selten embolisch verschlossen, eine Tatsache, die wahrscheinlich hämodynamisch zu erklären ist, da entsprechend große Emboli im zentralen Blutstrom der Aorta mitgerissen und nur ausnahmsweise in die fast rechtwinklig abgehenden Nierenarterien eingespült werden. In der Regel sind Nierenarterienäste betroffen, in deren Versorgungsgebiet sich praktisch immer ein anämischer Infarkt bildet, da der Nierenarterie als Endarterie periphere Querverbindungen fehlen und eventuelle Kapselarterien oder aberrierende Polgefäße für die Aufrechterhaltung des Kreislaufs meist nicht ausreichen. Der vollständige Verschluß des Nierenarterienstammes führt im allgemeinen nach Ablauf von 30—60 min zu irreversiblen Schäden und innerhalb weniger Stunden zur weitgehenden oder totalen Infarcierung mit anschließender Nierenschrumpfung. Bei inkomplettem Verschluß des Hauptstammes durch den Embolus oder Bestehen eines Restkreislaufs kann infolge der chronischen Mangeldurchblutung der Niere innerhalb weniger Tage oder Wochen über den Goldblattmechanismus ein renovasculärer Hochdruck ausgelöst werden [*18, 79, 233, 275*] (s. S. 421). Hierbei kommt der Minimaldurchblutung über Kapsel- oder Polgefäße eine erhebliche pathogenetische Bedeutung zu.

Symptome. Klinisch treten kleinere Niereninfarkte häufig überhaupt nicht in Erscheinung. Meist äußern die Kranken vorübergehende Schmerzen im Nierenlager, in der Flanke oder im Abdomen. Bei ausgedehnteren Teilinfarkten oder Verschluß des Nierenarterienstammes können die Schmerzen erheblich werden, mit peritonealen Reizerscheinungen einhergehen und das klinische Bild einer Nierenkolik, einer akuten Cholecystitis, einer Magenperforation oder einer Appendicitis vortäuschen [*205, 275*]. Gelegentlich gibt eine Hämaturie Anlaß zur klinischen Beobachtung. Meist bestehen einige Tage lang Fieber und eine mittelgradige Leukocytose. Der komplette Verschluß der Nierenarterie führt zum sofortigen Funktionsausfall [*275*], bei doppelseitigem Befall zur Anurie und zum Tode durch Urämie [*117, 125*], jedoch kann es auch bei unvollständigen Verschlüssen zu einer vorübergehenden reflektorischen Anurie kommen [*85*].

Diagnose. Sie stützt sich bei entsprechendem Lokalbefund auch hier in erster Linie auf den Nachweis einer Herzerkrankung (s. S. 250), auf die üblichen urologischen Funktionsuntersuchungen (Urin-Blauausscheidung, i.v. Urogramm, Ureterenkatheterismus) sowie auf die Aortographie. Ein pathologischer Harnbefund mit Mikrohämaturie kann beim Totalverschluß fehlen. Besteht begründeter Verdacht auf eine Embolie des Nierenarterienstammes, so darf keine Zeit verloren werden. Ergibt sich bei der sofortigen Cystoskopie eine negative Blauausscheidung auf der verdächtigen Seite und kann ein Ureterverschluß durch retrogrades Urogramm ausgeschlossen werden, so sollte die Nierenarterie sofort freigelegt und eine Embolektomie versucht werden, wenn immer der Allgemeinzustand dies erlaubt. Eine eindeutige Zeitgrenze für diesen Eingriff ist z.Z. noch nicht anzugeben, sicher ist jedoch, daß die Erfolgsaussichten nach Ablauf 1 Std. sprunghaft abnehmen [*16*]. Da aber das Ausmaß der eventuellen Restdurchblutung vorher nicht zu beurteilen ist, kann u.U. auch nach sehr viel längerer Zeit ein solcher Eingriff zumindest noch Teile des Nierenparenchyms retten, wie eine bilaterale Embolektomie von Duncan (1962) 4 Tage nach dem Verschluß beweist.

Die Entscheidung zur chirurgischen Therapie ist bei der Embolie der Nierenarterie außerordentlich schwer. Oft steht die kardiale Grunderkrankung der Forderung nach sofortiger oder verzögerter Embolektomie entgegen. Andererseits kann die zusätzliche Belastung durch einen eventuellen renovasculären Hochdruck gerade in diesen Fällen rasch das Versagen des linken Herzens herbeiführen [*79, 275*]. Der Verlust einer Niere durch Schrumpfung oder Nephrektomie ist angesichts der drohenden Gefahr weiterer Embolien auch der anderen Seite ebenfalls nicht ohne Bedeutung [*125*].

Ist die primäre Embolektomie wegen des kardialen Zustandes nicht möglich, so sollte auf jeden Fall eine sofortige fibrinolytische oder zumindest gerinnungshemmende Behandlung mit Heparin in hohen Dosen durchgeführt werden (s. S. 269), um eine appositionelle Thrombose und damit ein Fortschreiten des zunächst oft noch unvollständigen Verschlusses zu verhindern und u.U. eine Auflösung des Embolus zu erreichen [*16*]. Darüber hinaus muß zur Verhütung von Embolierezidiven eine Dauerantikoagulantienbehandlung eingeleitet werden, wenn eine chirurgische Beseitigung der Emboliequelle nicht möglich ist (s. S. 271). Entsteht später ein renovasculärer Hochdruck, so erfolgt die Behandlung nach den hierfür aufgestellten Richtlinien (s. S. 418).

d) Hirnarterienembolie

Die Embolie der Hirnarterien, nach klinischen Kriterien die häufigste Embolieform überhaupt (s. S. 255), führt infolge der geringen Ischämieresistenz des Hirngewebes oft zu schweren, nur partiell reversiblen Ausfällen, wenn nicht zum Tod [*22*] (s. Tabelle 21). Liegt der Verschluß peripher vom Circulus arteriosus Willisi, so sind die Voraussetzungen für eine rasch einsetzende kollaterale Durchblutung außerordentlich schlecht. Die

peripheren Hirnarterien sind bei einem akuten Verschlußereignis als funktionelle Endarterien anzusehen. Ihr Verschluß führt zu einer praktisch kompletten Unterbrechung
der Durchblutung im Versorgungsgebiet und damit innerhalb weniger Minuten zum irreversiblen Gewebsuntergang und schließlich zur Encephalomalacie. Nur für die extrakraniell oder im Bereich der Schädelbasis gelegenen Verschlüsse der Hirnarterien ergibt
sich die Möglichkeit einer für den Strukturumsatz des Gewebes ausreichenden, den
Gewebsuntergang wenigstens vorübergehend verhindernden kollateralen Blutversorgung,
wobei jedoch mit erheblichen individuellen Unterschieden zu rechnen ist [61]. Im
Vordergrund des chirurgischen Interesses stehen daher die Embolien der extrakraniellen
Hirnarterien, die operativ gut zugänglich sind. Die wichtigste und zahlenmäßig häufigste
Lokalisation ist dabei die Embolie der A. carotis interna an der Carotisgabel, der sich
wegen des Fehlens von Nebenästen meist eine rasch bis zur Schädelbasis (A. ophthalmica)
aufsteigende Thrombosierung anschließt. Seltener ist der embolische Verschluß der
A. carotis communis oder der A. vertebralis bzw. der A. subclavia.

Symptome. Im Gegensatz zu der häufig intermittierenden Progredienz arterio-
sklerotisch-thrombotischer Verschlüsse der Hirnarterien wird das klinische Bild der
akuten Hirnembolie vom plötzlichen Auftreten zentral-neurologischer Ausfallserscheinungen beherrscht, die, meist herdentsprechend halbseitig begrenzt, von flüchtigen Hyp-
und Paraesthesien über alle Grade motorischer Paresen, Sprach- und Sehstörungen bis
zu Krämpfen, Bewußtlosigkeit und zentraler Kreislauf- und Atemdepression reichen
können. Dabei scheint — wohl wegen des strömungsgünstigeren Abgangs des Truncus
brachiocephalicus von der Aorta — die rechte Hemisphäre häufiger betroffen zu sein als
die linke [34, 55, 271]. Schließlich muß das Versorgungsgebiet der A. cerebri media
— der unmittelbaren Fortsetzung der A. carotis interna — als besonders gefährdet
angesehen werden. Die spezielle neurologische Symptomatik der einzelnen Verschlußlokalisationen entspricht weitgehend den Erscheinungsformen der chronischen cerebrovasculären Insuffizienz (s. S. 304). Sie soll hier nicht näher erörtert werden.

Diagnose und Differentialdiagnose. Die Erkennung der Hirnarterienembolie ist klinisch
mit der nötigen Sicherheit möglich, wenn bestimmte Kriterien erfüllt sind. Fehlen diese,
so ist die Abgrenzung gegenüber der häufigeren arteriosklerotischen Thrombose oder der
Hirnblutung außerordentlich schwierig [20], ja unmöglich (s. S. 313). Für die Embolie
spricht der plötzliche Beginn ohne jegliche Prodromalerscheinungen und das Auftreten
des akuten Verschlusses vor dem 40. Lebensjahr. Die wichtigsten Hinweise sind die
Existenz einer Emboliequelle und die Angaben früherer akuter Arterienverschlüsse, die
als Emboliefolge zu deuten sind. Der Nachweis eines Klappenfehlers, besonders einer
Mitralstenose mit Flimmerarrhythmie oder einer bakteriellen Endokarditis, ist nahezu
beweisend. Sehr wichtig ist die genaue Durchforschung der Anamnese im Hinblick auf
subklinisch verlaufene frühere Embolien: Flüchtige Bewußtseins- oder Visusstörungen,
Sprachschwierigkeiten, passagere Schwäche oder Paraesthesien einer Extremität, die
zusammen mit Taubheitsgefühl und Kälte aber auch Ausdruck einer Extremitäten-
embolie sein können.

Herzinfarkte und andere arteriosklerotische Herzerkrankungen kommen als Emboliequelle ebenfalls in Frage, haben aber keine eindeutige Beweiskraft, weil die zugrunde
liegende Arteriosklerose auch für die thrombotisch bedingten Hirnarterienverschlüsse
verantwortlich sein kann. Schließlich kann die Blutdrucksenkung beim Herzinfarkt eine
vorher noch eben kompensierte chronische cerebro-vasculäre Insuffizienz manifest werden
lassen und zur ischämischen Erweichung führen. Weitere Symptome einer allgemeinen
Arteriosklerose wie cerebraler Abbau, Claudicatio intermittens oder fehlende periphere
Arterienpulse sprechen ebenfalls für eine Hirnarterienthrombose.

Der Verschluß der A. carotis comm. oder der Carotisgabel kann durch Erhebung eines
seitenvergleichenden Pulstastbefundes festgestellt werden. Die Pulsationen der A. carotis
int. lassen sich ergänzend vom Pharynx aus prüfen. Fehlen neben dem Puls der A. carotis
int. die Pulse der gleichseitigen Aa. facialis und temporalis (aus der A. carotis ext.),

während die A. carotis comm. noch tastbar ist, so ist damit ein Verschluß der Carotis-gabel erwiesen.

Die diagnostische Kompression der gegenseitigen A. carotis (s. S. 313) sollte bei schweren akuten Verschlußereignissen unterbleiben. Sind Zeit und Voraussetzungen gegeben, so ist die Angiographie der Hirngefäße das zuverlässigste diagnostische Verfahren. Sie ermöglicht stets die Lokalisation des Verschlusses, gibt jedoch nicht immer Auskunft über seine periphere Ausdehnung, so daß die Differentialdiagnose Embolie oder Thrombose trotzdem offenbleibt. Zum Ausschluß einer Hirnblutung kann eine Lumbal-punktion mit negativem Blutnachweis oder fehlender Xanthochromie wertvolle Hilfe leisten. Schädel-Hirn-Verletzungen und Vergiftungen können schon nach den äußeren Umständen gegen die Hirnembolie abgegrenzt werden. Hirntumoren haben meist eine langsamere Progredienz, müssen aber ausgeschlossen werden.

Tabelle 21. *Heilungsaussichten bei Hirnembolie*

Autor	Jahr	Zahl	Völlige Remis-sion %	Weit-gehende Remis-sion %	Erheb-liche Ausfälle %	Tod %
CARTER	1957	60	37	12	10	41
WELLS	1959	63	20	20	35	25
SOULIÉ u. Mitarb.	1960	139	51	12	19	18
BERNSMEIER . .	1963	36	14	17	43	26
		298	37	14	24	25

Die *Prognose* der Hirnembolie ist vorwiegend abhängig von der Schwere des Ausgangsbefundes und dem Alter des Kranken, sie entspricht den von anderen organischen Hirnverände-rungen bekannten neurologischen Erfahrungen. Auffallend ist im Gegensatz zu diesen jedoch der hohe Anteil von weitgehenden oder voll-kommenen Remissionen (Tabelle 21). Bei der Hälfte der Kranken ist jedoch mit dem Tod oder schweren, dauernden Ausfällen zu rechnen. In jedem Fall muß nach Abklingen der akuten Erscheinungen die Verhütung der stets drohenden Embolierezidive durch chirurgische Beseitigung der Emboliequelle oder eine lebenslange Antikoagulantienprophylaxe (s. S. 271) angestrebt werden [93].

Behandlung. Während für die intracerebralen embolischen Verschlüsse nur eine kon-servative Behandlung in Betracht kommt (s. S. 269), sind im Bereich der A. carotis durch eine rasche *operative Entfernung* des verschließenden Embolus günstige Ergebnisse zu erzielen. Selbstverständlich ist es bei der geringen Ischämieresistenz des Hirngewebes nicht möglich, Gewebsbezirke ohne jeglichen Kollateralkreislauf durch eine Embol-ektomie vor dem Untergang zu bewahren. Durch die Wiederherstellung der Strombahn gelingt es aber, die Funktion der Randgebiete, deren Strukturstoffwechsel noch aufrecht-erhalten wurde, wiederherzustellen, was im Einzelfall eine erhebliche Besserung des Zu-standes zur Folge haben kann. Die Embolektomie aus der A. carotis comm., ihrer Gabel und dem Anfangsteil der A. carotis int. ist, unabhängig vom klinischen Befund, unseres Erachtens erfolgversprechend, solange sich noch kein peripherer Appositionsthrombus gebildet hat oder wenn dieser noch leicht zu entfernen ist. (Operative Zugänge s. S. 3). So konnte BOYD (1955) noch 18 Std nach der Commissurotomie durch die Embolektomie aus der Carotisgabel eine wesentliche Besserung der Hemiplegie erzielen. DE SOUSA PEREIRA (1961) konnte bei einer 47jährigen Frau noch nach 11 Std einen Embolus der A. carotis int. retrograd absaugen und die sofort einsetzende Rückbildung der neuro-logischen Ausfälle beobachten, nachdem er vorher eine Restdurchblutung über die Rami communicantes der anderen Seite angiographisch gesichert hatte.

Die *konservative Behandlung* entspricht dem Vorgehen beim akuten arteriosklerotisch-thrombotischen Verschluß (s. S. 176). Sie umfaßt je nach den Erfordernissen des Einzel-falles die Aufrechterhaltung und Unterstützung von Atmung und Kreislauf (Tracheotomie, Tracheo-Bronchialtoilette, Assistorbeatmung), Infektionsprophylaxe mit Antibiotica, parenterale Ernährung, pflegerische sowie medico-mechanische Maßnahmen zur Ver-hütung von peripheren Thrombosen und Decubitalgeschwüren und zur Rehabilitation. Zur Verbesserung der Hirndurchblutung ist die Aufrechterhaltung eines ausreichenden Blutdrucks von größter Wichtigkeit [20].

Die Indikation der Antikoagulantienbehandlung und der medikamentösen Fibrinolyse bei konservativer Behandlung der Hirnembolie ist noch nicht völlig geklärt (s. S. 176) [*34, 253, 271, 276*].

II. Akute Arterienthrombose

Der akute Verschluß einer Schlagader durch eine örtliche Thrombose ist zwar kein allzu seltenes, aber meist weniger dramatisches Ereignis als die arterielle Embolie, da nur in einem kleinen Teil aller Fälle ein bedrohliches Ischämiesyndrom entsteht.

1. Ätiologie

Entsprechend den Verhältnissen bei der Venenthrombose gilt auch für die Entstehung arterieller Thromben die Virchowsche Trias: Gefäßwandschädigung, Blutstromverlangsamung und Veränderungen der Gerinnungspotenz des Blutes sind für die Bildung intravasaler Gerinnsel verantwortlich zu machen. Dabei steht der Gefäßwandfaktor wegen der hohen Strömungsgeschwindigkeit im arteriellen System ganz im Vordergrund.

Akute thrombotische Arterienverschlüsse entstehen fast ausnahmslos auf dem Boden entzündlicher oder degenerativer Wandveränderungen, ganz überwiegend als Sekundärthrombosen bei chronisch obliterierenden Gefäßprozessen, also der Arteriosklerose und der Thrombangiitis obliterans [*67, 98, 268*]. Die grundsätzlich auf dem gleichen Prinzip der akuten oder chronischen Wandschädigung beruhenden Verletzungsthrombosen werden auf S. 451 besprochen.

Wesentlich seltener kommen andere ätiologische Faktoren zusätzlich oder als alleinige Ursache in Betracht: So führt die Verlangsamung des Blutstroms bei Herzinsuffizienz naturgemäß auch im arteriellen Schenkel zu einer erhöhten Thrombosegefahr. Die Vermehrung der corpusculären Blutbestandteile bei Leukämie oder Polycythämie hat gelegentlich auch ohne nennenswerte Wandveränderungen thrombotische Verschlüsse zur Folge. Im Anschluß an Operationen und Geburten entstehen in seltenen Fällen arterielle Thrombosen auch ohne makroskopisch nachweisbare Ursache, so z.B. bei Überempfindlichkeit gegen Lokalanaesthetica [*82*]. Diese Befunde leiten über zu den allergisch-hyperergischen Arteritiden, die ebenfalls in Ausnahmefällen Anlaß zur Thrombenbildung geben. Schließlich können Bakterien oder deren Toxine bei schweren Allgemeininfektionen, z.B. Typhus, Diphtherie, Scharlach, Grippe oder bei septischen Zuständen zu Begleitreaktionen der Gefäßwand und damit zu akuten Thrombosen führen. Chronische Entzündungsprozesse (Abscesse, Tuberkulose o.ä.) und Tumoren greifen aus der Nachbarschaft per continuitatem auf die Arterienwand über oder führen durch Druck von außen zur Strömungsbehinderung oder reaktiven Wandveränderungen und werden so zur Ursache einer örtlichen Thrombose.

Die Thrombose der A. subclavia infolge Dauerkompression durch eine Halsrippe kann schon in jüngerem Lebensalter schwere chronische Durchblutungsstörungen der oberen Extremität zur Folge haben, die ebenso wie andere Kompressionssyndrome, z.B. die Einengung durch Narbenzüge, die Beseitigung der auslösenden Ursache erfordern.

2. Pathophysiologie

Die allgemeine Pathophysiologie des akuten arteriellen Verschlusses wurde bereits dargestellt (s. S. 254). Da die Thrombose in der überwiegenden Mehrzahl der Fälle jedoch nur den endgültigen Verschluß eines bereits vorher durch chronische Veränderungen erheblich eingeschränkten Arterienquerschnitts bewirkt, ist zumindest an den Extremitäten meist schon ein gut entwickelter Umgehungskreislauf vorhanden, der ein schweres akutes Ischämiesyndrom nur selten entstehen läßt. Wegen der besseren distalen Durchströmung bleibt die Ausdehnung des bei der Embolie so gefürchteten sekundären Appositionsthrombus hier oft örtlich begrenzt. Wird andererseits eine wegen der Stenosierung des Hauptstammes für die Versorgung der Extremität wichtige Kollaterale von der Thrombose erfaßt, so entsteht meist eine schwere und nach der ursprünglichen anatomischen Bedeutung dieses Nebenastes kaum zu erwartende Ischämie. Im allgemeinen ergibt sich jedoch eine unmittelbar bedrohliche Mangeldurchblutung nur in jenen relativ seltenen Fällen, wo die Kompensationsfähigkeit des Kollateralkreislaufs infolge des fortgeschrittenen Grundleidens erschöpft oder wenn bei vorher normal durchgängigem arteriellen Gefäßsystem ein Umgehungskreislauf noch nicht entwickelt ist. Die dann eintretende schwere akute Mangeldurchblutung kann differentialdiagnostisch schwierig von den Folgen einer arteriellen Embolie abzugrenzen sein (s. S. 257). Allerdings weisen bei arteriosklerotisch-thrombotischem Verschluß vorangehende Anzeichen einer chronischen arteriellen Insuffizienz meist den richtigen Weg.

Sehr viel häufiger manifestiert sich die arterielle Thrombose bei Arteriosklerose oder Endangiitis jedoch lediglich in einer abrupten Zunahme bereits vorhandener Symptome einer arteriellen Mangeldurchblutung, die oft spontan überwunden wird und schließlich nur an einer weiteren Einschränkung der Gehstrecke erkennbar ist. In anderen Fällen bringt die bis zur Gangrän führende arterielle Insuffizienz den Kranken schließlich in klinische Behandlung.

3. Behandlung

Für die Behandlung akuter arterieller Thrombosen können kaum einheitliche Richtlinien angegeben werden. Abgesehen von der chirurgischen Beseitigung u. U. verantwortlicher äußerer Noxen, wie Halsrippen, Tumoren oder Narbenzügen, wird die Therapie jedenfalls nur im Ausnahmefall — nämlich bei dramatischem, an eine Embolie erinnerndem Beginn mit schwerem akutem Ischämiesyndrom — primär operativ sein. Auch dann empfiehlt sich jedoch eine vorherige Arteriographie, um über den Zustand des Arteriensystems ober- und unterhalb des verschlossenen Segments und den vorhandenen Umgehungskreislauf ein möglichst genaues Bild zu erhalten (s. S. 353), da die Wahl des Eingriffes und die Prognose hiervon entscheidend abhängen. Entsprechend den für die chronischen Verschlußkrankheiten aufgestellten Indikationsrichtlinien kommt entweder eine Thromb- bzw. Thrombendarteriektomie oder eine Umleitungs-Operation, evtl. mit gleichzeitiger paravertebraler Grenzstrangresektion, in Frage. Ist eine Operation wegen gleichzeitiger peripherer Verschlüsse nicht erfolgversprechend, so wird man sofort eine therapeutische Fibrinolyse einleiten (s. S. 172).

Bei inkompletter Ischämie wird man im allgemeinen zunächst konservativ behandeln (s. S. 269) und erst nach gründlicher Abklärung und Vorbehandlung gegebenenfalls die Operationsindikation stellen. Eine anschließende Dauerbehandlung mit Antikoagulantien ist in den meisten Fällen dringend zu empfehlen (s. S. 271). Im allgemeinen sind bei einer schweren arteriellen Thrombose die Überlebensaussichten des Patienten etwas günstiger, die der Extremität jedoch ungünstiger als bei einer Embolie. Eindeutige Zahlen hierzu sind bei der Verschiedenartigkeit der Ausgangssituation kaum zu erhalten [77, *126, 268*].

III. Akute arterielle Dissektion

Diese ungewöhnliche Ursache eines akuten Schlagaderverschlusses beruht auf der Ablösung der inneren von den im übrigen intakten äußeren Wandschichten einer Arterie. Durch einen Innenwanddefekt bei Arteriosklerose, stumpfen Verletzungen, chronischen Arteritiden oder einer idiopathischen Medianekrose wühlt sich das Blut an der Grenze zwischen Intima und Media oder innerhalb der Media vor und führt so über kürzere oder längere Abschnitte zu einer lamellären Aufspaltung der Gefäßwand. Durch Abdrängung der „dissezierten" inneren Lamelle gegen das Arterienlumen kann dieses eingeengt, durch Ausbuchtung der adventitiellen Schicht nach außen eine aneurysmatische Erweiterung des Gesamtquerschnitts herbeigeführt werden (s. S. 685). In jedem Falle entsteht ein blindsackartiges falsches Lumen, das meist auf einen Teil des Gefäßumfangs begrenzt bleibt oder — bei zirkulärer Dissektion — wie ein zweites äußeres Rohr den inneren

Gefäßcylinder umgibt. Nicht selten kommt es bei weiterem Vordringen der Dissektion nach distal durch eine Reperforation aus dem Blindsack in das echte Lumen zur Spontanheilung, in anderen Fällen bildet sich ein dissezierendes Aneurysma (s. S. 685). Trifft die Dissektion auf einen Seitenast, so kann sie auf dessen Anfangsteil übergreifen. Die Vorwölbung der inneren Lamelle in die Lichtung führt nun zu einem Ventilverschluß des sehr viel kleineren Querschnitts dieses Gefäßes und damit zur akuten Mangeldurchblutung in dessen Versorgungsgebiet (z.B. Nierenarterien, Lumbalarterien, Mesenterialarterien, aber auch Extremitätenarterien). Andererseits können durch Ausbreitung der Dissektion mit einer Änderung des Drucks im Blindsack oder durch Reperforation partielle und bei noch ungeklärter Diagnose unmotivierte Spontanremissionen auftreten [57]:

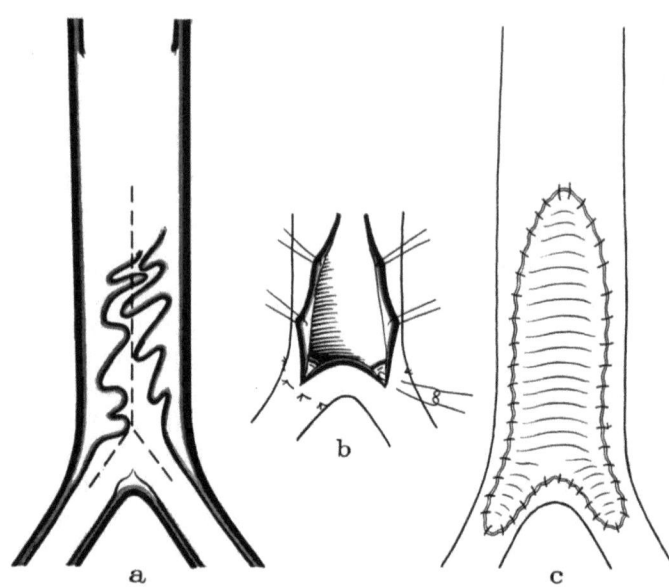

Einzelne Arterienpulse kehren zeitweilig zurück, um später eventuell erneut zu verschwinden. Für die Differentialdiagnose kann noch ein anderes Zeichen von Bedeutung sein: Infolge Drosselung von Intercostal- oder Lumbalarterien durch die Dissektion kann eine relative Ischämie des Rückenmarks neurologische Störungen — insbesondere Sensibilitätsausfälle — verursachen, die weit über die durch den Verschluß der Becken- oder Oberschenkelarterien bedingte ischämische Grenzzone hinaufreichen.

Eine zweite Verschlußmöglichkeit durch arterielle Dissektion besteht darin, daß größere Bezirke der abgelösten Innenschichten unter der fortgesetzten Strömungsbelastung

Abb. 101. G. W., 46 J. ♂, a Zirkuläre Dissektion der Bauchaorta mit akutem Verschluß der Bifurkation (s. Text). b Anheftung des distalen Dissektionsrandes. c Angioplastischer Verschluß mit Dacronstreifen

partiell oder zirkulär vollkommen abreißen und, nach peripher umgeschlagen, zu einer direkten Verlegung des Gefäßquerschnitts führen. Wir konnten bei einem 50jährigen Kranken mit akutem Verschluß der Aortenbifurkation durch den zirkulär dissezierten und strumpfartig herabgerutschten Intima-Media-Cylinder mit einer typischen Endarteriektomie und Patch-Plastik eine Wiederherstellung der Strombahn erreichen (Abb. 101). Man darf dabei nicht versäumen, die untere Begrenzung der Dissektion, die hier im Anfangsteil der Aa. iliacae communes lag, durch Einzelnähte anzuheften, um ein Fortschreiten nach distal zu verhindern.

Die partielle Ablösung der arteriosklerotisch degenerierten inneren Wandschichten in den oft besonders schwer betroffenen Becken- und Oberschenkelarterien oder anderen peripheren Schlagadern kann wegen des engeren Querschnitts sehr viel leichter eine akute Strömungsunterbrechung herbeiführen. Infolge des meist bereits entwickelten Umgehungskreislaufs bleibt eine schwere Mangeldurchblutung jedoch vielfach aus oder die Symptome werden als arteriosklerotische Thrombose fehlgedeutet.

IV. Embolie im kleinen Kreislauf

1. Ätiologie

In der überwiegenden Mehrzahl der Fälle ist die Embolie der Lungenarterien die Folge einer vorausgegangenen venösen Thrombose in der unteren Körperhälfte. Dabei löst sich entweder der Thrombus als Ganzes von seiner Haftstelle in einer peripheren Vene oder es kommt zum Abriß eines proximalen Thrombusanteiles. Eine andere, wesentlich seltenere Emboliequelle (um 10%) ist das rechte Herz. Wie bei der arteriellen Embolie im großen Kreislauf können sich auf dem Boden von Klappenfehlern oder im Gefolge entzündlicher oder arteriosklerotischer Herzerkrankungen, insbesondere bei gleichzeitigem Vorhofflimmern, Parietalthromben bilden, deren Loslösung zu pulmonalen Embolien führt.

2. Pathophysiologie

Die große Dehnungs- und Gefäßreserve des Lungenstrombetts (Reservecapillaren, präcapilläre arterio-venöse Anastomosen, pulmo-bronchialer Shunt), die beim Gesunden eine Durchflußsteigerung auf das Fünffache des Ruhewertes ohne Druckerhöhung ermöglicht [96], ist Voraussetzung dafür, daß erst eine massive Embolisierung mit einer Verminderung des Gefäßquerschnitts um 60—80% zu einer anhaltenden pulmonalen Hypertension führt. Je mehr die Querschnittsreduktion diesen kritischen Wert überschreitet, um so früher kommt es zum Cor pulmonale acutum, zur akuten Rechtsinsuffizienz mit venöser Rückstauung im Körperkreislauf.

Kann das notwendige Minutenvolumen nicht mehr durch den Lungenengpaß gefördert werden, sinkt der Blutdruck im Körperkreislauf zwangsläufig ab. Die verminderte Durchblutung der Coronarien führt zusammen mit der Druckbelastung des rechten Ventrikels zur Hypoxie des Myokards. Der zum endgültigen hypoxischen Herzversagen führende Circulus vitiosus ist in vollem Gange. Gleichzeitig bedingt der Blutdruckabfall eine cerebrale Hypoxie, deren Progredienz zum Bewußtseinsverlust und schließlich zu zentralen Atemstörungen führt. Durch die vermehrte O_2-Ausschöpfung des Blutes in der Peripherie, die Verkürzung der Kontaktzeit bei der hohen Blutströmungsgeschwindigkeit in dem eingeengten Lungenstrombett sowie durch die teils schmerz- und erregungsbedingte, teils reflektorische, oberflächliche Tachypnoe kommt es zu einer arteriellen O_2-Untersättigung, während mit dem stauungsbedingten Anstieg des Venendruckes die arterio-venöse Druckdifferenz und damit die Durchblutung weiter absinkt. Ischämie und Hypoxämie führen so, sich wechselseitig verstärkend, schließlich zum endgültigen Zusammenbruch der Herzfunktion, wobei in der Endphase meist cerebrales und kardiales Versagen miteinander kombiniert sind.

Diese Vorgänge können akut innerhalb von Minuten zum Tode führen, aber auch protrahiert über Stunden und Tage, durch sekundäre Thrombose und weitere embolische Schübe verschärft, mit einem allmählichen Herzversagen enden. Sie können andererseits unter günstigen Umständen vom Organismus in jedem Stadium abgefangen und überstanden werden. In jedem Falle resultiert eine mehr oder weniger ausgeprägte Verminderung der pulmonalen Gefäßreserve, die bei hochgradiger Einschränkung die Entwicklung eines chronischen Cor pulmonale zur Folge hat.

Bei embolischer Verlegung des Hauptstammes oder der beiden Äste kommt es durch die praktisch komplette Gefäßsperre primär zu einem akuten Kreislaufkollaps bei leerschlagendem linken Ventrikel. Wegen der größeren Ischämieresistenz des Herzmuskels geht in diesen Fällen dem Herzversagen ein Zusammenbruch der Hirnfunktion mit zentralem Atemstillstand voraus.

Für den letalen Ausgang spielt es keine wesentliche Rolle, ob die Okklusion des kritischen Querschnitts (60—80%, [283]) der Lungenstrombahn durch ein einmaliges Ereignis oder durch mehrere embolische Schübe nach und nach zustande kommt. Maßgebend ist lediglich die Endsumme des blockierten Querschnitts. Dabei muß mit einem Wachstum des Embolus durch appositionelle Thrombose gerechnet werden, so daß eine anfänglich partielle Okklusion in eine totale umgewandelt und bei retrogradem Fortschreiten weitere Gefäßverzweigungen verlegt werden können. Jede präliminare Einschränkung der pulmonalen Gefäßreserve oder der Reservekraft des Herzens (Lebensalter, Grunderkrankung!) führt zu einer u.U. erheblichen Verminderung der Embolietoleranz der Lungenstrombahn.

In etwa 15% der tödlichen Lungenembolien kann eine zur Erklärung des tödlichen Ausgangs hinreichend massive Embolisierung nicht nachgewiesen werden. Es wurde daher angenommen, daß durch das Embolieereignis eine reflektorische Vasoconstriction des gesamten pulmonalen Strombettes und damit eine akute pulmonale Hypertension ausgelöst wird. Die Hypothese der generalisierten pulmonalen Vasoconstriction ist bis heute umstritten, sicher ist ihre Bedeutung überschätzt worden [137, 152, 172, 177, 260]. Tatsächlich führt aber klinisch eine spasmolytische Behandlung oder vegetative Blockade nicht selten zum Erfolg, möglicherweise auch über eine Dämpfung anderer pulmo-kardialer Reflexe [95]. Es kann als gesichert gelten, daß analog den Verhältnissen bei der peripheren arteriellen Embolie ein Spasmus auch in der weiteren Umgebung des Embolus auftreten kann (s. S. 256).

Ein offenes *Foramen ovale*, wie man es bei 20—30% aller Menschen findet, kann im Fall des Druckanstiegs im rechten, bei gleichzeitigem Druckabfall im linken Vorhof im Sinne einer Kurzschlußverbindung wirksam werden und eine lebensrettende Entlastung des rechten Ventrikels herbeiführen. Wahrscheinlich kommt dieser Möglichkeit eine weitaus größere Bedeutung zu, als allgemein angenommen wird. Verschiedentlich sind Fälle beschrieben, bei denen nach voraufgegangener Lungenembolie ein späterer embolischer Verschluß des Foramen ovale die akute Rechtsdekompension auslöste [226].

3. Symptome und Diagnose

Nach großen Statistiken [65, 95] werden 30—60% aller Lungenembolien klinisch nicht als solche erkannt, obwohl die Lungenembolie gerade im vorgeschrittenen Alter eine der häufigsten Todesursachen ist. Ein beträchtlicher Prozentsatz der tödlich endenden Lungenembolien nimmt zudem einen ausgesprochen subakuten, ja u.U. schleichenden Krankheitsverlauf, der hochakute Beginn mit foudroyantem Fortschreiten bis zum Tode ist also keineswegs die Regel.

Bei massiven Verschlüssen stehen die akute Rechtsüberlastung und der plötzliche Kreislaufkollaps im Vordergrund des klinischen Bildes. Schwere Dyspnoe und Cyanose bei oberflächlicher Tachypnoe, Erregung, Schweißausbruch, akuter Retrosternalschmerz, kaum tastbarer, frequenter Puls bei zunehmender Halsvenenstauung, schwindendes Bewußtsein bis zur tiefen Bewußtlosigkeit kennzeichnen die fulminante Lungenembolie als ein akut lebensbedrohliches Ereignis. Darüber hinaus finden sich gelegentlich abnorme Pulsationen im zweiten Intercostalraum links vom Sternalrand, ein systolisches Geräusch über der A. pulmonalis bei knallendem zweitem Pulmonalton sowie perkutorische Zeichen der akuten Rechtsdilatation. Bei relativer Insuffizienz der Tricuspidalklappe kommt es als signum mali ominis zum Auftreten von positivem Venenpuls. Das EKG zeigt in typischen Fällen das Bild des akuten Cor pulmonale.

Häufig werden Angina pectoris-artige Schmerzsensationen angegeben, die offenbar auf die akute Minderdurchblutung der Coronarien infolge des Druckabfalles zurückzuführen und daher bei vorbestehender Coronarsklerose besonders ausgeprägt sind. Die Differentialdiagnose kann dadurch sehr erschwert werden. Das Auftreten eines Lungenödems spricht nach klinischer Erfahrung nicht gegen das Vorliegen einer Lungenembolie. Man nimmt an, daß es sich dabei um eine abnorme Capillardurchlässigkeit infolge Histaminfreisetzung handelt.

Weniger massive Embolien können sich auf die Auslösung mehr allgemein vegetativ-reflektorischer Erscheinungen, wie Unruhe, Retrosternalschmerz, Schwitzen, Pulsbeschleunigung, Tachypnoe, mäßigen Blutdruckabfall, aber auch evtl. Blutdruckanstieg (Erregung) beschränken, ohne äußerlich faßbare Zeichen einer pulmonalen Druckerhöhung zu verursachen. Kleinere Verschlüsse bleiben häufig bis zum Auftreten der ersten Infarktsymptome klinisch überhaupt völlig stumm.

Besondere Bedeutung kommt der in Schüben verlaufenden, chronisch rezidivierenden Form der Lungenembolie zu. Sie führt häufig unerkannt unter dem Bilde von rezidividierenden Bronchopneumonien oder chronischer Bronchitis mit Belastungsdyspnoe zur allmählichen Einschränkung der pulmonalen Gefäßreserve mit chronischem Cor pulmonale und schließlich unter den Erscheinungen zunehmender Rechtsinsuffizienz zum Tode. Entwickelt sich dieses Krankheitsgeschehen auf dem Boden einer präliminaren Herzerkrankung, so können seine Symptome völlig in der Grundkrankheit untergehen. Wiederholte Hämoptysen und die bei sorgfältiger Exploration doch auffällige schubweise Verschlechterung sowie der Nachweis einer venösen Thrombose geben wichtige Hinweise. Das Fehlen einer peripheren Thrombose spricht jedoch nicht dagegen, da sich bei 30—40 % aller Lungenembolien die verursachende Thrombose klinisch nicht aufdecken läßt [95].

Nach Ablauf der akuten Erscheinungen oder bei primär subakutem Verlauf ist der Nachweis eines Lungeninfarkts das wichtigste diagnostische Merkmal, ja oft das erste Krankheitssymptom überhaupt. Dabei muß jedoch betont werden, daß nicht einmal die Hälfte aller Embolien zum nachweisbaren Infarkt führt. Die typischen Infarktsymptome sind die plötzliche Hämoptyse und der meist durch den Beginn der lokalen Pleurareaktion ausgelöste akute Schmerz, der oft in die Rückenmuskulatur, bei basalen Infarkten gelegentlich auch in den Bauchraum oder in die Schulter projiziert wird und reflektorische Flachatmung auf der betroffenen Seite verursacht. Während der meist retrosternal lokalisierte Sofortschmerz unmittelbar bei Eintritt der Embolie wahrscheinlich als Gefäßdehnungsschmerz aufzufassen ist, handelt es sich hier um einen reinen, meist von der Atmung abhängigen Pleuraschmerz, der entsprechend der Ausbildung des Infarktes frühestens 12 Std nach dem Embolieereignis einsetzt. Gleichzeitig können sich die perkutorischen und auskultatorischen Merkmale der umschriebenen Infiltration und serofibrinösen Pleuritis entwickeln, in etwa der Hälfte der Fälle kommt es zu einem — gelegentlich auch hämorrhagischen — Begleiterguß. Alle physikalischen Befunde können jedoch fehlen, wenn der Infarkt der interlobären, mediastinalen oder diaphragmalen Pleura anliegt. Zusammen mit den übrigen Erscheinungen, gelegentlich auch als isoliertes Symptom, kommt es häufig im Rahmen der lokalen Entzündungsreaktion für wenige Tage zu Temperaturerhöhung, Pulsanstieg, Leukocytose und Senkungsbeschleunigung. Tritt danach ein erneuter Fieberanstieg auf, so muß nach infektionsbedingten Infarktkomplikationen gefahndet werden.

Die Röntgenuntersuchung kann diagnostische Hinweise geben, spricht aber bei negativem Befund nicht gegen eine Lungenembolie. Sie sollte wegen der Gefahr eines Embolierezidivs in den ersten Tagen nur als Bettaufnahme vorgenommen werden, bis der Patient optimal mit Antikoagulantien eingestellt ist.

4. Differentialdiagnose

Tritt die Lungenembolie unter typischen Begleitumständen auf, bei Frischoperierten oder lange bettlägerigen Patienten mit reduziertem Kreislauf, im Anschluß an eine bereits bekannte Bein- oder Beckenvenenthrombose oder nach Verletzungen oder Entzündungen im Bereich der unteren Körperhälfte, so bereitet ihre Diagnose nur selten Schwierigkeiten. Verläuft sie aber atypisch und fehlen diese erfahrungsgemäß eine Embolie begünstigenden Faktoren, so kann die Differentialdiagnose schwierig werden.

Der *Herzinfarkt* kann ein ähnliches klinisches Bild hervorrufen: Schwerer Brustschmerz, der allerdings bei der Embolie weniger häufig in Hals und Arme ausstrahlt und auch meist nicht das Leitsymptom darstellt, plötzlicher Kreislaufkollaps und Dyspnoe sind beiden gemeinsam. Cyanose und Halsvenenstauung sprechen mehr für Lungenembolie. Das EKG wird in der Regel Klärung bringen. Wesentliche Hinweise ergeben sich oft aus der Anamnese. Entscheidende Bedeutung hat der Nachweis einer peripheren Venenthrombose.

Die Leitsymptome Kollaps, Brustschmerz, Dyspnoe zwingen zum Ausschluß aller anderen in Frage kommenden Ursachen wie *Spontanpneumothorax*, *Blutung* (postoperativ, Magen-Darm-Kanal, Ruptur eines Aneurysmas), *Magenperforation* u. a. Die besonders bei basalen Infarkten häufig infradiaphragmal ausstrahlenden Schmerzen geben Anlaß zur Differentialdiagnose eines *akuten Oberbauchprozesses* (Ulcusperforation, Milzinfarkt, perforiertes Gallenblasenempyem u. ä.).

Der Infarkt schließlich erfordert die gesamte Differentialdiagnose der pleuropulmonalen Erkrankungen. Oft weisen hier der plötzliche Beginn, der akute Schmerz, das hämorrhagische Sputum, der typische Röntgenbefund und der charakteristische Verlauf, die — evtl. erst nachträglich bemerkte — Beinvenenthrombose den richtigen Weg zur Infarktdiagnose. Ausführliche Darstellungen hierzu s. bei GROSS [95].

5. Behandlung

a) Konservative Behandlung — Sofortmaßnahmen

Die fulminante Lungenembolie zwingt zu raschem und zielstrebigem Handeln. Da vom Augenblick der Embolie über die Entdeckung durch das Pflegepersonal bis zum Eintreffen des Arztes meist wertvolle Minuten verstreichen, sollte der weitere Ablauf durch bestimmte, ständig in Bereitschaft gehaltene, technische Vorkehrungen erleichtert und beschleunigt werden. Dazu empfiehlt sich die Einrichtung eines auf jeder Station stets zugänglichen Emboliebestecks, das außer den erforderlichen Medikamenten, Spritzen und Kanülen, eine Staubinde, eine 500 cm²-Vakuumflasche (Aderlaß) und ein komplettes Intubationsbesteck mit Beatmungsbeutel sowie eine schlagwortartig schematisierte Behandlungsanweisung enthält (s. Tabellen 22 und 23).

Tabelle 22. *Emboliebesteck*

1. Medikamente:
   Arterenol (l-Nor-Adrenalin), 1 Flasche zu 25 ml = 25 mg;
   Effortil 1 ml = 10 mg, 5 Ampullen;
   Liquemin 5 ml = 25000 E, 2 Ampullen;
   Dolantin spezial 2 ml = 100 mg, 3 Ampullen;
   Eupaverin forte 5 ml = 150 mg, 2 Ampullen;
   Strophanthin $1/_8$ mg, 5 Ampullen;
   Novocain 1%ig, 2 Ampullen zu 20 ml;
   NaCl 0,9%ig, 5 Ampullen zu 10 ml;
   500 ml 5%ige Glucose oder physiologische Salzlösung in Plastik-Infusionsflasche mit Besteck.
2. Instrumentarium:
   2 Staubinden;
   je 3 Kanülen Nr. 1, Nr. 2, Nr. 12;
   2 lange Kanülen zur intrakardialen Injektion;
   je 1 Flügelkanüle Nr. 2,0; Nr. 1,5; Nr. 1,2; Nr. 1,0;
   2 Verschlußstopfen dazu;
   je 2 Rekordspritzen zu 2 ml, 5 ml, und 10 ml;
   1 Vakuumflasche zu 500 ml mit Entnahmebesteck (für Aderlaß);
   Alkoholtupfer;
   Leukoplast schmal;
   Ampullensägen;
   1 Schere;
   1 Pean;
   1 Skalpell.
3. Beatmungsbesteck.

Bei bedrohlichen Embolien werden umgehend Anaesthesieabteilung und Operationssaal benachrichtigt und sofortige Operationsbereitschaft hergestellt.

Bei der massiven Lungenembolie wird im allgemeinen die Bekämpfung des akuten Kreislaufversagens und der Ateminsuffizienz neben der Herztherapie und der Entlastung des kleinen Kreislaufes im Vordergrund stehen. Alle medikamentösen Maßnahmen, die eine weitere Blutdrucksenkung verursachen könnten, müssen unterbleiben. Auch Opiate sollten nur bei schweren Erregungs- oder Schmerzzuständen in vorsichtiger Dosis langsam i.v. oder subcutan gegeben werden. Spricht ein bedrohlicher Blutdruckabfall

Tabelle 23. *Sofortmaßnahmen bei Lungenembolie*

Fulminante Lungenembolie mit akutem Kreislaufkollaps:

Im Vordergrund steht die Behandlung der Atem- und Kreislaufinsuffizienz:
Wenn nötig, zunächst Beatmung mit Ambu-Beutel und externe Herzmassage.
1. Nachricht an Anaesthesieabteilung und Operationssaal (O_2-Beatmung — Embolektomie vorbereiten).
2. Keine blutdrucksenkenden Pharmaka! Dolantin spezial nur bei großer Erregung oder heftigen Schmerzen, bis zu 25 mg langsam i.v. und bis zu 75 mg i.m.
3. Bei mäßigem Blutdruckabfall Effortil, 2—4 mg i.v., nach Bedarf wiederholt + 15 mg subcutan oder i.m.
4. Bei lebensbedrohlichem Blutdruckabfall 5 ml = 5 mg Arterenol auf 500 ml 5%ige Mannitlösung (oder Glucoselösung) im Dauertropf unter laufender Blutdruckkontrolle. Richtdosis: 30—50 Tropfen/min möglichst nicht überschreiten.
5. Liquemin 15000—25000 E i.v. (Kontraindikationen beachten!) oder 250000 E Streptokinase/10 min.
6. Strophanthin $1/4$—$1/2$ mg i.v.
7. Bei stark erhöhtem Venendruck (Halsvenen!) ausreichender Aderlaß, 300—800 ml.
8. Wenn keine Besserung eintritt, umgehende Embolektomie.
9. Falls Besserung eintritt, nach Kreislaufstabilisierung unter schärfster Blutdruckkontrolle evtl. vorsichtig Eupaverin 150 mg i.v.

Schwere Lungenembolie mit ausreichendem Kreislauf:

1. Nasale Sauerstoffzufuhr, 4—6 Liter/min.
2. Dolantin spezial 25 mg langsam i.v. und bis zu 75 mg i.m.
3. Liquemin 15000—25000 E i.v. (Kontraindikationen beachten!) oder 250000 E Streptokinase/10—20 min.
4. Eupaverin 150 mg langsam i.v., wenn der Blutdruck es erlaubt.
5. Evtl. Strophanthin $1/4$—$1/2$ mg i.v.
6. Bei ausreichendem Blutdruck und klinischer Notwendigkeit unter fortlaufender Blutdruckkontrolle Pendiomid langsam i.v., 10 mg/min bis zu 100—150 mg
7. Frühestens 15 min später, wenn bisher keine ausreichende Wirkung erzielt wurde, Versuch mit 15 ml Novocain 1%ig ohne Adrenalin langsam i.v. unter fortlaufender Blutdruckkontrolle.
8. Panthesin-Hydergin-Dauertropfinfusion 2—4 Ampullen/Tag i.v.

Weitere Maßnahmen:

1. Strenge Bettruhe (Massage und Bewegungsübungen absetzen).
2. Sauerstoffzelt.
3. Dolantin 100 mg i.m. oder Morphin 10—20 mg i.m., 3—4stündlich nach Bedarf.
4. Eupaverin: Wenn eine anfängliche positive Wirkung wieder abklingt, alle 30—60—120 min wiederholen (evtl. kleinere Dosen).
5. Liquemin 6stündlich 10000—20000 E i.v. oder Streptokinase nach Maßgabe der Laborwerte.
6. Antithrombotische Behandlung der Beine nach den üblichen Richtlinien.
7. Antibiotica peroral oder i.v.

nicht sofort auf i.v. periphere Kreislaufmittel (Effortil, Sympatol) oder zentrale Analeptica (Coramin, Cardiazol) an, so ist die Arterenolinfusion das Mittel der Wahl. Auf 500 ml Glucoselösung werden 5 ml = 5 mg — am schnellsten aus der 25 ml-Flasche — zugesetzt und gut durchgemischt. Die übliche Dosierung liegt bei 0,1—0,5 γ/kg/min (maximal 40—50 Tropfen/min). Die notwendige Tropfgeschwindigkeit muß jedoch unbedingt unter fortlaufender Blutdruckkontrolle ausgetestet und ständig überwacht werden. Wegen der Gefahr ischämischer Organkomplikationen, insbesondere von seiten der Niere, sind wir in letzter Zeit mit gutem Erfolg dazu übergegangen, Arterenol nur in einer Mannit-Infusion anzuwenden. Gleichlaufend mit der Kreislaufbehandlung muß eine evtl. Ateminsuffizienz durch Sauerstoffzufuhr oder durch künstliche Beatmung behoben werden.

Inzwischen werden zur Verhütung weiterer embolischer Schübe und einer fortschreitenden Blockade des Lungenstrombetts durch appositionelle Thrombose 15000—25000 E Heparin i.v. verabfolgt. Dabei müssen evtl. Kontraindikationen beachtet (s. S. 161), aber nicht überwertet werden, die akute Lebensgefahr rechtfertigt bei Abwägung der Risiken außergewöhnliche Maßnahmen!

Ist der Venendruck als Folge der akuten Rechtsinsuffizienz deutlich erhöht, kann ein rascher Aderlaß von 300—800 ml das rechte Herz vor dem endgültigen Versagen bewahren. Wenn bei dem Patienten nicht ohnehin bereits eine Herzbehandlung durchgeführt wird, ist eine umgehende Stützung der Herzkraft mit Strophanthin dringend angezeigt. Schmerzen und Erregung werden mit Dolantin spezial (25 mg i.v., bis 75 mg i.m.) oder anderen Opiaten bekämpft. Dadurch tritt oft schlagartig eine deutliche Besserung des klinischen Gesamtbildes ein. Gleichzeitig wird eine nasale Sauerstoffsonde mit 4 bis 6 Liter/min Zustrom eingelegt, die meist eine sofortige Linderung des Lufthungers herbeiführt. Eine gleichzeitige medikamentöse Erweiterung der Lungenstrombahn, z.B. durch Eupaverin, kommt im Kollaps wegen der Simultanwirkung auf die Peripherie nicht in Betracht. Führt die Behandlung zu einer deutlichen klinischen Besserung mit Stabilisierung des Kreislaufs und Wiederkehr des Bewußtseins, so kann — wenn die weitere Arterenolzufuhr entbehrlich geworden ist — nach Maßgabe des klinischen Bildes ein vorsichtiger Versuch zur Erweiterung der pulmonalen Strombahn mit Eupaverin, Papaverin oder Euphyllin unternommen werden. Man muß sich aber bewußt sein, daß es kein für den Lungenkreislauf spezifisches Regulans gibt und daher immer auch die Peripherie gleichsinnig mitreagiert. Eine fortlaufende Blutdruckkontrolle während langsamer Injektion ist daher unerläßlich. Ist bei weniger bedrohlichen Embolien eine Kreislaufunterstützung zu entbehren, so können Eupaverin, Euphyllin o.ä. bereits zu Beginn der Behandlung, evtl. zusammen mit Atropin gegeben werden. Auch hier ist Beobachtung des Blutdrucks dringend geboten. Führt Eupaverin allein nicht zur Besserung der pulmonalen Hypertonie, so kann bei ausreichendem Blutdruck ein Ganglienblocker mit gutem Erfolg angewendet werden [95, 212]. Durch die Unterbrechung pathologischer Reflexe schwinden Schmerz, Tachypnoe und Dyspnoe, auch die (bisher nicht bewiesene) reflektorische pulmonale und coronare Vasoconstriction fällt möglicherweise in den Wirkungsbereich dieser Stoffgruppe. Pendiomid wird sehr langsam, wieder unter gleichzeitiger Blutdruckkontrolle, etwa 10 mg/min i.v. bis zu einer Gesamtdosis von 100 mg injiziert. Zeigt sich eine Besserung, so kann bei stabilem Kreislauf später eine zweite Dosis verabreicht werden. Vielfach wird in diesem Zusammenhang auch Novocain 1%ig ohne Adrenalin (15 ml) langsam i.v. gegeben (Blutdruck!). Gross hält seine Wirkung jedoch für zweifelhaft. Keinesfalls darf es unmittelbar nach Eupaverin oder Pendiomid angewendet werden, ein Mindestabstand von 15 min ist unbedingt einzuhalten.

Schließlich kommt wie bei der peripheren Thrombose und Embolie eine Infusionsbehandlung mit Panthesin-Hydergin 2—4 Ampullen/Tag, jedoch nur bei ausgeglichener Blutdrucklage, in Betracht. Es wirkt gleichzeitig schmerzlindernd, bremst die pathologischen Reflexe und setzt den Gefäßtonus herab.

Nach Überwindung des akuten Stadiums wird die begonnene Therapie sinngemäß fortgesetzt (s. Tabelle 23). Auch wenn keine Venenthrombose nachweisbar ist, muß die Antikoagulantientherapie nach einer Lungenembolie mindestens 4—6 Wochen beibehalten werden, um Spätrezidive zu vermeiden. Sie kann bei vorzeitiger Entlassung ambulant weitergeführt werden. Zur Verhinderung einer pulmonalen Infektion im Bereich der ischämischen Bezirke wird von Anfang an eine orale oder intravenöse Prophylaxe mit Antibiotica eingeleitet.

b) Pulmonale Embolektomie

Vielfach bleibt den genannten konservativen Maßnahmen der Erfolg versagt, weil die Kompensationsmechanismen des Körpers zur Überwindung des massiven Kreislaufhindernisses nicht ausreichen. Nur die chirurgische Beseitigung des Gefäßverschlusses durch die pulmonale Embolektomie kann dann noch das tödliche Herzversagen verhindern. Trendelenburg hat bereits 1908 die nach ihm benannte Operation vorgeschlagen und ihre Methodik experimentell erarbeitet. In den folgenden Jahren wagte er als erster am Menschen in drei Fällen die pulmonale Embolektomie, wobei ihm jedoch der entscheidende Dauererfolg versagt blieb. Kirschner gelang 1924 die erste erfolgreiche Operation, der bald andere folgten (Tabelle 24). Bis 1962 wurden 33 auf die Dauer erfolgreiche Trendelenburgsche Operationen im Schrifttum mitgeteilt. Die Entwicklung der Operationsfrequenz ist außerordentlich aufschlußreich: Nach einer Zusam-

Tabelle 24. *Erfolgreiche Trendelenburgsche Operationen (bis 1962)*

Jahr	Operateur	Anzahl	Veröffentlichung	Jahr	Operateur	Anzahl	Veröffentlichung
					Übertrag:	17	
1924	KIRSCHNER	1	1924	1958	GÜTGEMANN	1	1958
1927—1931	MEYER	3	1927—1931	1958	WIEBERDINK	1	1960
1927/28	CRAFOORD	2	1929	1958	BOEREMA	1	1960
1928	NYSTROM	1	1929	1958	ALLISON	1[1]	1960
1929	NYSTROM	1	1930	1959	NISSEN	1	1959
1933	CRAFOORD	1	1951/52	1960	DUBOST	1	1960
1935	VALDONI	1	1936—1938	1960	BECKER	1	1961
1938	LEWIS	1	1939	1960	VOSSSCHULTE	1	1961
1946	LEHNER	1	1946/47	1960	SCHOBER	2	1961/62
1952	MARION	1	1953/54	1961	COOLEY	2[2]	1961/62
1955	MARION	1	1956	1961	COUVES	1[2]	1962
1955	VANDECASTEELE	1	1955	1961	SHARP	1[2]	1962
1957	VOSSSCHULTE	1	1958	1962	SCHOBER	1	1962
1958	STEENBURG	1	1958	1962	ROSENBERG	1[2]	1962
		17				33	

[1] In Hypothermie.
[2] Mit extrakorporalem Kreislauf.

menstellung von VOSSSCHULTE entfallen auf die Jahre von 1924—1940 elf geglückte Embolektomien, auf den gleich langen Zeitraum von 1940—1956 dagegen nur vier. VOSSSCHULTE konnte bis 1963 über 7 Dauererfolge aus seiner Klinik berichten [Zbl. Chir. 89, 1661 (1964)]. LINDER stellte 1965 bereits 75 Dauererfolge aus der Weltliteratur zusammen (im Druck).

α) Indikation

Ist mit konservativen Maßnahmen im akuten Zustand keine ausreichende Herz- und Kreislauffunktion in Gang zu bringen oder tritt unter der Behandlung eine erneute Verschlechterung ein, so sollte man die Indikation zur Embolektomie stellen, bevor es durch Fortbestehen der Kreislaufdepression zur irreversiblen Hirnschädigung kommt. Sind erst ischämische Schädigungen von Herzmuskel oder Gehirn eingetreten, muß auch der technisch geglückten Embolektomie der lebensrettende Erfolg versagt bleiben. Die Operationsindikation darf nicht erst gestellt werden, wenn der Patient bereits moribund ist!

TRENDELENBURG ging bereits bei seinen grundsätzlichen Überlegungen davon aus, daß die meisten tödlichen Lungenembolien länger als 10—15 min überlebt werden, eine Auffassung, die durch umfangreiche Untersuchungen [62, 247] bestätigt werden konnte (s. Tabelle 25). Diese Zeit muß zur Vorbereitung der

Tabelle 25. *Überlebensdauer bei massiver Lungenembolie.* [Nach DE TAKATS, BECK und FENN (1939)]

Tod in weniger als 10 min .	8,5%
Tod in weniger als 1 Std .	31,0%
Tod in mehr als 1 Std . . .	60,5%

Embolektomie ausreichen. Aber auch bei den relativ seltenen „primär-tödlichen" Lungenembolien, die blitzartig oder doch im Verlauf weniger Minuten zum Versagen von Kreislauf und Atmung führen, sollte durch sofortige Beatmung und Herzmassage versucht werden, einen Restkreislauf so lange aufrechtzuerhalten, bis die Embolektomie möglich ist.

Bei Anwendung entsprechender Drucke können wegen der enormen Dehnbarkeit der Pulmonalarterien auch massive Verschlüsse temporär überwunden werden, so daß der manuellen Kompression das gelingt, wozu der muskelschwache rechte Ventrikel nicht in der Lage war. Die Gefahr, noch im Ventrikel oder Hauptstamm befindliche Embolusteile in die Lungenperipherie zu massieren, muß vor der Dringlichkeit der Situation zurücktreten. Die Embolusverschiebung in die Peripherie kann unter Umständen sogar zu einer wünschenswerten Freigabe proximaler Strombahnabschnitte führen.

Auch die *chronisch-rezidivierende Form der Lungenembolie*, die weniger dramatisch in oft schleichendem, schubweisem Ablauf zur Entwicklung eines chronischen Cor pulmonale und schließlich zur Rechtsdekompensation führt, ergibt heute eine dankbare Operationsindikation, zumal man hier die Embolektomie meist in Ruhe vorbereiten und unter Umständen nach Verlegung des Patienten in eine Spezialklinik mit allen technischen Hilfsmitteln vornehmen kann. Diese Tatsache und die zahlenmäßige Bedeutung dieser Gruppe (40% der tödlichen Embolien nach Towbin) lassen eine Ausweitung der Indikation zur Embolektomie in dieser Richtung erwarten.

β) Technik der Embolektomie

Neuerdings wurde als bester Zugang von Vossschulte [*264*] und Nissen [*178*] die mediane Sternotomie empfohlen. Sie ist meist ohne Verletzung der Pleura möglich, das

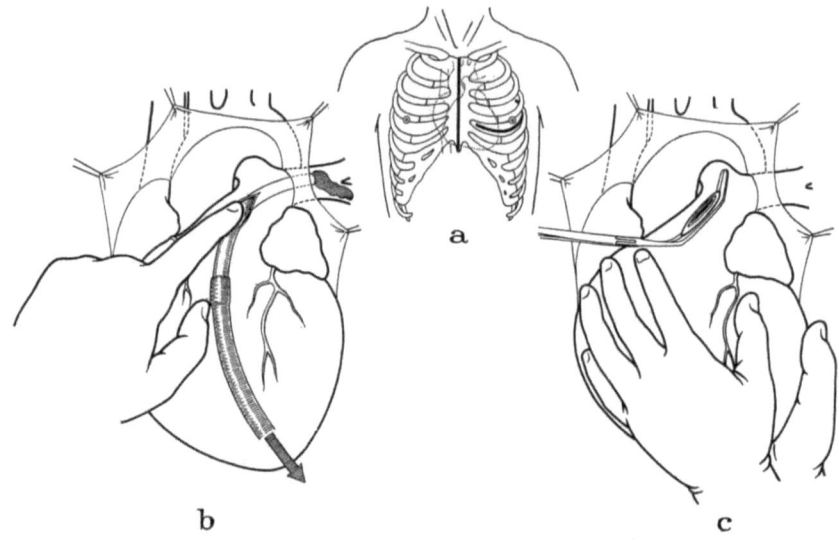

Abb. 102a—c. Pulmonale Embolektomie (schematische Darstellung). a Zugang; transsternale oder antero-laterale Thorakotomie (4. ICR links). b Embolektomie; Pulmonalisstamm eröffnet, Saugkatheter eingeführt, intermittierender Fingerverschluß der Arteriotomie. c Provisorischer Verschluß der Arteriotomie nach Extraktion der Gerinnsel. Manuelle Unterstützung der Herzaktion

Herz liegt in voller Ausdehnung frei und eine Verwechslung von Aorta und A. pulmonalis ist ausgeschlossen. Aber auch die einfache antero-laterale Thorakotomie im 4. ICR links stellt einen übersichtlichen Zugang dar. Die früheren Operateure eröffneten den Thorax meist unter Durchtrennung eines oder mehrerer Rippenknorpel von einem linksseitigen Parasternalschnitt, der T-förmig in den 2. ICR erweitert wurde. Bei der Not-Embolektomie ist in jedem Falle der dem Operateur geläufigste und daher schnellste Zugang meist auch der beste.

Das Perikard wird breit und kranialwärts soweit wie möglich über der Pulmonalarterie eröffnet. Ist bereits Asystolie eingetreten, empfiehlt sich zunächst eine kurzfristige Herzmassage, um die Anoxie von Gehirn und Herz zu unterbrechen und damit die Wiederbelebungszeit zu verlängern (s. S. 61). Dann wird die A. pulmonalis etwa in der Mitte zwischen Ursprung und Teilungsstelle durch eine Längsincision von 1—2 cm eröffnet. Das von Trendelenburg zur Vermeidung von Blutverlusten angegebene Anschlingen der Aorta und der A. pulmonalis ist heute weitgehend verlassen, weil dadurch der Überdehnung des rechten Ventrikels Vorschub geleistet, die Entfernung evtl. intrakardialer Embolusbruchstücke verhindert und damit eine paradoxe Embolie begünstigt wird [*278*]. Statt dessen verschließt man die Arteriotomie durch Fingerkompression, wenn gerade kein Instrument eingeführt ist (Abb. 102). Bei der überwiegend schwachen

Herzaktion ist der Blutverlust auf diese Weise meist zu beherrschen. Kommt es bei kräftiger Herzaktion trotzdem zu einer unerwünscht starken Blutung, so ist die temporäre Kompression oder weiche Abklemmung der Vv. cavae der Pulmonalisunterbrechung vorzuziehen. Nach Eröffnung der Pulmonalarterie wird durch Eingehen mit der Embolusfaßzange oder mit dem Sauger eine vorsichtige, aber gründliche Revision des pulmonalen Gefäßbettes beiderseits vorgenommen. Dabei können sehr fest adhärente und in Gefäßgabelungen verhakte, insbesondere ältere Emboli nur mit der Faßzange [4], frische und weiche, vornehmlich auch periphere Gerinnsel dagegen besser mit dem Sauger entfernt werden. Durch manuelle Kompression der Lunge können u.U. weitere periphere Emboli retrograd „herausgemolken" werden. Die Kreislaufunterbrechung während der Embolektomie ist auf das Mindestmaß zu beschränken, evtl. kann diese in mehreren Etappen mit intermittierender Herzmassage vorgenommen werden. Nach der Entfernung der Emboli müssen die Gefäße zur Vermeidung von Luftembolien sorgfältig mit physiologischer Kochsalzlösung aufgefüllt werden. Dabei ist die intermittierende Blähung der Lungen durch den Anaesthesisten eine wertvolle Hilfe. Nach vorläufigem Verschluß der Arteriotomiewunde durch eine tangential angelegte atraumatische Gefäßklemme richtet sich das Hauptaugenmerk zunächst auf die Wiederherstellung einer adäquaten Zirkulation. Dazu ist neben ausreichendem, evtl. intraaortalem Blutersatz und der pharmakologischen Herz- und Kreislauftherapie eine ausreichend lange durchgeführte Herzmassage erforderlich. Erst wenn das Herz die anoxische Schädigung überwunden hat und den Kreislauf übernehmen kann, wird die Arteriotomie durch fortlaufende atraumatische Naht endgültig verschlossen. Die Herzbeutelincision wird zur Verhütung einer evtl. Herztamponade unter Belassung von Restöffnungen nur locker adaptiert und der Thorax nach sorgfältiger Blutstillung in üblicher Weise, bei Eröffnung der Pleura unter Einlage einer Heberdrainage verschlossen. Dabei ist auf eine sichere Versorgung der evtl. durchtrennten A. thoracica interna besonders zu achten. Noch auf dem Operationstisch erhält der Patient ein intravenöses Breitspektrumantibioticum. In der postoperativen Behandlung muß bei evtl. Insuffizienz des Atemzentrums für eine ausreichende und genügend lange fortgesetzte Beatmung gesorgt werden.

Die Frage, ob eine präoperative Heparinwirkung durch Protamin-Salze neutralisiert werden sollte, muß intraoperativ nach dem Ausmaß der Blutung entschieden werden. Bei der Ätiologie der Erkrankung wäre wegen der häufigen Embolierezidive eine möglichst frühzeitige gerinnungshemmende Behandlung indiziert. Andererseits gelten gerade Herz- und Gefäßoperationen in den ersten 3—5 Tagen als besonders blutungsgefährdet. Die Entscheidung muß hier den Erfordernissen des Einzelfalles und der persönlichen Erfahrung überlassen bleiben. Eine wertvolle Alternativlösung ist in besonders emboliegefährdeten Fällen die infrarenale Cavaligatur, die besonders von CRAFOORD und BENICHOUX (1952) und in neuerer Zeit von VOSSSCHULTE (1958) sehr empfohlen wird.

In welchem Maße die Erfahrungen der kardiovasculären Chirurgie für Indikation, Technik und Prognose der Trendelenburgschen Operation Bedeutung erlangt haben, zeigt die Anwendung der *kontrollierten Hypothermie* [4] und der *extrakorporalen Zirkulation* bei erfolgreichen Embolektomien [40, 45, 200, 217].

Die extrakorporale Zirkulation verhindert eine Zunahme der hypoxischen Hirnschädigung während der Kreislaufunterbrechung, ermöglicht die Erholung des Myokards und erlaubt damit eine ausgiebige Exploration und vollständige Wiederherstellung der pulmonalen Strombahn. Wegen ihrer grundlegenden Bedeutung soll die erste Mitteilung von COOLEY (1961) hier kurz wiedergegeben werden:

Eine 37jährige Frau erlitt 12 Tage nach einer gynäkologischen Operation eine massive Lungenembolie. Die sofort eingeleitete konservative Behandlung mit Arterenol-Infusion, Digitoxin und Heparin konnte zwar eine vorübergehende klinische Besserung mit Rückkehr des Bewußtseins erzielen, dann kam es jedoch im Verlauf von 24 Std zu einer unaufhaltsam zunehmenden Verschlechterung. Daraufhin wurde die Herz-Lungen-Maschine vorbereitet und 2 Std später konnte COOLEY unter dem Schutz der extrakorporalen Zirkulation die pulmonale Embolektomie durchführen. Dabei war eine sehr gründliche Revision des pulmonalen Arteriensystems mit dem Sauger, abwechselnd mit Kochsalzspülungen, und wiederholte mechanische Kompression beider Lungen notwendig, um die ausgedehnten, bis weit in die Peripherie reichenden Gerinnsel zu entfernen. Der Kreislauf normalisierte sich unmittelbar nach dem Eingriff ohne weitere Therapie, die Patientin konnte geheilt entlassen werden.

In entsprechend eingerichteten Kliniken kann die Herz-Lungen-Maschine daher einsatzbereit gehalten und im akuten Notfall durch Füllung mit Blutersatzmitteln, Plasmakonserven, 5 %ige Glucose und nachträglich heparinisiertem Citratblut rasch betriebsfähig gemacht werden. Ist die extrakorporale Zirkulation im Gang, so ist die Versorgung des Gehirns sichergestellt und der Chirurg kann ohne Hast eine gründliche und schonende Embolektomie durchführen. Darüber hinaus ermöglicht der partielle Bypass nach Wiederherstellung der Strombahn eine vorläufige Entlastung und rasche Erholung des Herzens (s. S. 192). Wegen der erforderlichen Vorbereitungen kommt dieses Verfahren jedoch vorwiegend bei protrahiertem Verlauf in Betracht. Um seine Anwendung auch bei der fulminanten Lungenembolie zu ermöglichen, kann mit Hilfe eines transportablen Pumpoxygenators (steriler Plastiksack, kleines Füllvolumen, 5 %ige Glucose) bereits am Krankenbett in wenigen Minuten über die Femoralgefäße ein partieller Bypass in Gang gebracht werden [40]. Ist so der drohende Kreislaufzusammenbruch abgewendet, wird die intrathorakale Operation angeschlossen. Die mit verbesserten Methoden erreichbaren Erfolge bei der Trendelenburgschen Operation dürften in Zukunft zu einer Revision der therapeutischen Ansichten zwingen. Die pulmonale Embolektomie hat unter den heutigen Bedingungen Anspruch auf einen festen Platz in der Behandlung der Lungenembolie. Ihr Erfolg hängt in hohem Maße von der rechtzeitigen Indikationsstellung und von den vorhandenen organisatorischen und technischen Voraussetzungen ab.

Literatur

[1] ALBERDI, J. M. Z.: Retrograde embolectomy. J. cardiovasc. Surg. 4, 324 (1963).

[2] ALBRIGHT, H. L., and F. C. LEONARD: Embolectomy from the abdominal aorta. New Engl. J. Med. 242, 271 (1950).

[3] ALESSANDRI, R.: Neue erfolgreiche Tendelenburg'sche Operation. Langenbecks Arch. klin. Chir. 186, 28 (1936).

[4] ALLISON, P. R., M. S. DUNNILL, and R. MARSHALL: Pulmonary embolism. Thorax 15, 273 (1960).

[5] ASKEY, J. M.: Systemic Arterial Embolism. New York and London: Grune & Stratton 1957.

[6] —, and S. BERNSTEIN: The management of rheumatic heart disease in relation to systemic arterial embolism. Progr. cardiovasc. Dis. 3, 220 (1960).

[7] ATWELL, R. B.: Superior mesenteric artery embolectomy. Surg. Gynec. Obstet. 112, 257 (1961).

[8] BARR, J. R., and F. H. KNOX: Embolic obstruction of major pulmonary arteries producing chronic cor pulmonale. Dis. Chest 29, 225 (1956).

[9] BAUE, A. E., and W. G. AUSTEN: Superior mesenteric artery embolism. Surg. Gynec. Obstet. 116, 475 (1963).

[10] BAUER, K. H.: Penetrierende Schußwunde des Herzens. Dreifache Embolie durch ein Geschoß. Chirurg 15, 697 (1943).

[11] BEAUMONT, J. L., E. MOERI et J. LENÈGRE: Résultats du traitement anticoagulant chez les mitraux d'après 1400 observations. Arch. Mal. Cœur 50, 225 (1957).

[12] — L. SCEBAT et J. LENÈGRE: La prophylaxie des thromboses et des embolies par le traitement anticoagulant prolongé. Sem. Hôp. Paris 30, 3467 (1954).

[13] BECKER, T.: Die Embolektomie bei der fulminanten Lungenembolie. Zbl. Chir. 86, 1915 (1961).

[14] BELCHER, J. R., and W. SOMERVILLE: Systemic embolism and left auricular thrombosis in relation to mitral valvotomy. Brit. med. J. 1955 II, 1000.

[15] BELLMAN, S., and M. JONSON: On the effect of mechanical cleansing in embolic arterial occlusion with extensive distal clot formation. Acta chir. scand. 121, 391 (1961).

[16] —, and B. ODÉN: An unusual case of renal embolism. Acta chir. scand. 120, 276 (1960).

[17] BELT, T. H.: Thrombosis and pulmonary embolism. Amer. J. Path. 10, 129 (1934).

[18] BEN-ASHER, S.: Hypertension caused by renal infarction. Ann. intern. Med. 23, 431 (1945).

[19] BENICHOUX, R.: The surgical treatment of massive pulmonary embolism. J. int. Chir. 11, 464 (1951).

[20] BERNSMEIER, A.: Differentialdiagnose der Zirkulationsstörungen des Gehirns, der Meningen und des Rückenmarks. In: V. G. BODECHTEL, Differentialdiagnose neurologischer Krankheitsbilder. Stuttgart: Georg Thieme 1963.

[21] BERNT, O.: Beitrag zur Behandlung der arteriellen Embolie. Chirurg 34, 318 (1963).

[22] BERRY, R. G., and B. J. ALPERS: Occlusion of the carotid circulation. Neurology (Minneap.) 7, 223 (1957).

[23] BITTNER, W.: Ein Beitrag zur chirurgischen Versorgung akuter Gefäßverschlüsse. Langenbecks Arch. klin. Chir. 302, 423 (1963).

[24] BLUM, L.: Consideration of technique of aortic embolectomy. Arch. Surg. 70, 52 (1955).

[25] —, and I. ROSENTHAL: Embolectomy in arteries to extremities. J. Amer. med. Ass. 172, 794 (1960).

[26] BOLEY, S. J., S. SCHWARZT, J. LASH, and V. STERNHILL: Reversible vascular occlusion of the colon. Surg. Gynec. Obstet. 116, 53 (1963).

[27] BOYD, D. P.: Carotid exploration for hemiplegia following mitral valve surgery. J. Amer. med. Ass. 159, 112 (1955).

[28] BRITTAIN, R. S., and T. K. EARLEY: Emergency thrombo-endarterectomy of the superior mesenteric artery. Report of four cases. Ann. Surg. 158, 138 (1963).

[29] BROCK, R.: Late arterial embolectomy. J. cardiovasc. Surg. 3, 39 (1962).

[30] BSTEH, O.: Erfahrungen mit der gezielten operativen Embolusverschiebung bei peripherer arterieller Embolie. Wien. klin. Wschr. 68, 745 (1956).

[31] CALLAGHAN, J. C., and C. M. COUVES: Acute peripheral arterial occlusion. Surg. Clin. N. Amer. 40, 1275 (1960).

[32] CANDIANI, G.: L'ostruzione da cristalli di colesterina delle grosse arterie delle estremità inferiori. Riv. Anat. path. 9, 319 (1954).

[33] CAROLL, D.: Chronic obstruction of major pulmonary arteries. Amer. J. Med. 9, 175 (1950).

[34] CARTER, A. B.: The immediate treatment of cerebral embolism. Quart. J. Med. 26, 335 (1957).

[35] — K. G. LOWE, and I. G. W. HILL: Cardiac myxomata and aortic saddle embolism. Brit. Heart J. 22, 502 (1960).

[36] CHALNOT, P., J. LOCHARD, R. FRISCH et J.-M. CAROLUS: L'embolectomie mésentérique. Ann. Chir. 16, 19 (1962).

[37] CHRISTENSEN, N. A., J. E. MUSGROVE, and E. E. WOLLAEGER: Extensive resection of the bowel for occlusion of the superior mesenteric artery: Report of a case with postoperative studies of function of the gastrointestinal tract. Proc. Mayo Clin. 25, 449 (1950).

[38] COGSWELL, H. D.: Massive resection of small intestine. Ann. Surg. 127, 377 (1948).

[39] COKKINIS, A. J.: Intestinal ischaemia. Proc. roy. Soc. Med. 54, 354 (1961).

[40] COOLEY, D. A., and A. C. BEALL: A technic of pulmonary embolectomy using temporary cardiopulmonary bypass. J. cardiovasc. Surg. 2, 469 (1961).

[41] — — A technic of pulmonary embolectomy using temporary cardiopulmonary bypass: Clinical and experimental considerations. Bull. Soc. int. Chir. 21, 278 (1962).

[42] — — Surgical treatment of acute massive pulmonary embolism using temporary cardiopulmonary bypass. Dis. Chest 41, 102 (1962).

[43] — — and J. K. ALEXANDER: Acute massive pulmonary embolism. J. Amer. med. Ass. 177, 283 (1961).

[44] COON, W. W., and F. A. COLLER: Clinicopathologic correlation in thromboembolism. Surg. Gynec. Obstet. 109, 259 (1959).

[45] COUVES, C. M., B. J. SPROULE, and R. S. FRASER: Acute pulmonary embolism: Successful embolectomy using cardiopulmonary bypass. Canad. med. Ass. J. 86, 1056 (1962).

[46] CRAFOORD, C.: Two cases of obstructive pulmonary embolism successfully operated upon. Acta chir. scand. 64, 172 (1929).

[47] —, et R. BENICHOUX: Le traitement chirurgical de l'embolie massive de l'artère pulmonaire. Rev. méd. Nancy 77, 523 (1952).

[48] CRANLEY, J. J., R. J. KRAUSE, E. S. STRASSER, C. D. HAFNER, and T. J. FOGARTY: Peripheral arterial embolism: Changing concepts. Surgery 55, 57 (1964).

[49] CRAWFORD, E. S., and M. E. DEBAKEY: The retrograde flush procedure in embolectomy and thrombectomy. Surgery 40, 737 (1956).

[50] CROSS, F. S., and A. MOWLEM: Pulmonary embolectomy utilizing cardiopulmonary bypass. Surg. Gynec. Obstet. 117, 71 (1963).

[51] DAHLGREN, S., and V. O. BJÖRK: Thromboembolic complications in connection with mitral commissurotomy after discontinuation of anticoagulant therapy. J. thorac. cardiovasc. Surg. 43, 780 (1962).

[52] DALE, W. A.: Ligation of the inferior vena cava for thromboembolism. Surgery 43, 24 (1958).

[53] — Endovascular suction catheters for thrombectomy and embolectomy. J. thorac. Surg. 44, 557 (1962).

[54] —, and E. B. MAHONEY: Aortic "saddle" embolism. Arch. Surg. 76, 930 (1958).

[55] DALEY, R., T. W. MATTINGLY, C. L. HOLT, E. F. BLAND, and P. D. WHITE: Systemic arterial embolism in rheumatic heart disease. Amer. Heart J. 42, 566 (1951).

[56] D'ALLAINES, F., C. LIAN, M. MOUQUIN et J. LENÈGRE: Problèmes posés par la thrombose intra-auriculaire dans l'opération du rétrécissement mitral. Presse méd. 66, 1001 (1958).

[57] DEMBOWSKI, K., u. G. RAU: Akute Verschlüsse der Gliedmaßenarterien. Z. Kreisl.-Forsch. 47, 306 (1958)

[58] DEMUTH, W. E., W. T. FITTS, and L. T. PATTERSON: Mesenteric vascular occlusion. Surg. Gynec. Obstet. 108, 209 (1959).

[59] DENK, W.: Zur Behandlung der arteriellen Embolie. Münch. med. Wschr. 81, 437 (1934).

[60] DESJARDINS, E., L. BEAUDOIN, R. GAREAU et A. ALLARD: Thrombose mésentérique et carcinoide du grêle. Canad. J. Surg. 3, 156 (1960).

[61] DE SOUSA PEREIRA, A.: Surgical treatment of embolism of the carotid artery. J. cardiovasc. Surg. 2, 342 (1961).

[62] DE TAKATS, G., W. C. BECK, and G. K. FENN: Pulmonary embolism; experimental and clinical study. Surgery 6, 339 (1939).

[63] DETERLING, R. A., L. L. VARGAS, and F. F. McALLISTER: Follow-up studies of patients with embolic occlusion of the aortic bifurcation. Ann. Surg. 155, 383 (1962).

[64] DICK, W.: Embolie der Extremitätenarterien. Medizinische 1956, 1167.

[65] — Die Prophylaxe der Thrombose und Embolie. Medizinische 14, 543 (1958).

[66] — Heparin und Embolektomie. Wien. med. Wschr. 108, 786 (1958).

[67] DOMINIAN, J., and J. LOWE: Spontanous thrombosis of the external carotid artery. Brit. med. J. 1959 I, 554.

[68] DUBOST, C.: The surgical treatment of massive pulmonary embolism. Presse méd. 71, 1185 (1963).

[69] —, et D. JOUASSET: Operation de Trendelenburg: Documents sur embolie pulmonaire massive. Ann. Chir. 14, 1067 (1960).

[70] DUGGAN, M. L.: Acute renal infarction. J. Urol. (Baltimore) 90, 669 (1963).

[71] DUNCAN, D. A., and R. N. DEXTER: Anuria secondary to bilateral renal-artery embolism. New Engl. J. Med. 266, 971 (1962).

[72] DYE, W. S., J. OLWIN, H. JAVID, and O. C. JULIAN: Arterial embolectomy. Arch. Surg. 70, 715 (1955).

[73] ELKAN, W.: Acute mesenteric vascular occlusion following mumps. J. int. Coll. Surg. 20, 259 (1953).

[74] ELLIS, F. H.: Systemic arterial embolization accompanying mitral commissurotomy. Staff. Mayo Clin. 32, 590 (1957).

[75] ELLIS, L. B., W. H. ABELMANN, and D. E. HARKEN: Selection of patients for mitral and aortic valvuloplasty. Circulation 15, 924 (1957).

[76] — D. E. HARKEN, and H. BLACK: A clinical study of 1000 consecutive cases of mitral stenosis two to nine years after mitral valvuloplasty. Circulation 19, 803 (1959).

[77] EUFINGER, H.: Akute Chirurgie der Arterien. Vortrag aus der praktischen Chirurgie (V. LEXER u. BÜRKLE DE LA CAMP), H. 62. Stuttgart: Ferdinand Enke 1961.

[78] FICARRA, B. J.: Mesenteric vascular occlusion: 15 cases. Amer. J. Surg. 66, 168 (1944).

[79] FISHBERG, A. M.: Hypertension due to renal embolism. J. Amer. med. Ass. 119, 551 (1942).

[80] FLEISCHNER, F. G.: Pulmonary embolism. Canad. med. Ass. J. 78, 653 (1958).

[81] FOGARTY, T. J., J. J. CRANLEY, R. J. KRAUSE, E. S. STRASSER, and C. D. HAFNER: A method for extraction of arterial emboli and thrombi. Surg. Gynec. Obstet. 116, 241 (1963).

[82] FONTAINE, R., M. KIM et R. KIENY: Réflexion à propos des 94 embolies artérielles périphériques. Lyon chir. 51, 655 (1956).

[83] FREEDMAN, B. J., and C. H. R. KNOWLES: Anterior tibial syndrome due to arterial embolism and thrombosis; ischaemic necrosis of the anterior crural muscles. Brit. med. J. 1959 II, 270.

[84] GARVIN, C. F.: Mural thrombi in the heart. Amer. Heart J. 21, 713 (1941).

[85] GILL, T. J., and G. J. DAMMIN: Paradoxical embolism with renal failure caused by occlusion of the renal arteries. Amer. J. Med. 25, 780 (1958).

[86] GIRARDIER, J., et P. AUPÈCLE: Les possibilités de l'embolectomie dans les embolies artérielles. Lyon chir. 55, 655 (1959).

[87] GLENN, F., and G. R. HOLSWADE: Emboli in the surgical treatment of mitral stenosis. Surg. Gynec. Obstet. 111, 289 (1960).

[88] GLENN, W. W. L., and T. M. McNEILL: Aortic embolism complicating mitral stenosis — With particular reference to emergency valvulotomy before embolectomy. New Engl. J. Med. 256, 295 (1957).

[89] GOLDOWSKY, S. J., and J. R. BOWEN: Arterial embolectomy. J. Amer. med. Ass. 172, 799 (1960).

[90] GORE, I., and D. P. COLLINS: Spontaneous atheromatous embolization. Amer. J. clin. Path. 33, 416 (1960).

[91] GRAHAM, G. K., J. A. TAYLOR, L. B. ELLIS, D. J. GREENBERG, and S. L. ROBBINS: Studies in mitral stenosis. Arch. intern. Med. 88, 532 (1951).

[92] GRASVELD, C. M.: The Trendelenburg operation for massive pulmonary embolism. Arch. chir. neerl. 14, 225 (1962).

[93] GROCH, S. N., L. J. HURWITZ, E. McDEVITT, and I. S. WRIGHT: Problems of anticoagulant therapy in cerebrovascular disease. Neurology (Minneap.) 9, 786 (1959).

[94] GROSS, P.: The patency of the socalled "anatomically open but functionally closed" foramen ovale. Amer. Heart J. 10, 101 (1934).

[95] GROSS, R.: Thromboembolische Erkrankungen der Lunge, In: TH. NAEGELI, P. MATIS, R. GROSS, H. RUNGE u. H. SACHS, Die thromboembolischen Erkrankungen und ihre Behandlung. 2. Aufl. Stuttgart: F. K. Schattauer 1960.

[96] GROSSE-BROCKHOFF, F.: Zit. nach R. GROSS [95].

[97] GROTH, K. E.: Tumor embolism of common femoral artery, treated by embolectomy and heprin. Surgery 8, 617 (1940).

[98] GRYSKA, P. F.: Thrombendarterectomy in the treatment of acute thrombosis of the femoral and popliteal arteries. New Engl. J. Med. 260, 807 (1959).

[99] GUERINEL, G., P. IMBERT, C. MERCIER, M. CARCASSONNE et A. LENA: Considérations diagnostiques et thérapeutiques sur l'ischémie. J. cardiovasc. Surg. 4, 570 (1963).

[100] GÜTGEMANN, A., u. G. MÖHRING: Zur Frage der Trendelenburg'schen Embolektomie. Zbl. Chir. 83, 2104 (1958).

[101] HAIMOVICI, H.: Peripheral arterial embolism. A study of 330 cases of embolism of the extremities. Angiology 1, 20 (1950).

[102] — Late arterial embolectomy. Surgery 46, 775 (1959).

[103] — An evaluation of special problems in arterial embolism. Arch. Surg. 80, 1 (1960).

[104] — Arterial embolism with acute massive ischemic myopathy and myoglobinuria. Surgery 47, 739 (1960).

[105] HALLER, J. A., L. R. RADIGAN, and A. G. MORROW: Hypertension due to segmental infarction of the kidney. Amer. J. Med. 22, 303 (1957).

[106] HAMMAN, A. S., K. KREMER u. W. RINGLER: Erfahrungsbericht über die chirurgische Behandlung arterieller Embolien. Zbl. Chir. 85, 1703 (1960).

[107] HANELIN, J., and W. R. EYLER: Pulmonary artery thrombosis. Roentgen manifestations. Radiology 56, 689 (1951).

[108] HARDY, J. D.: Surgery of the aorta and its branches. Part III: Diseases involving the arterial supply to the upper extremities. Amer. Practit. 11, 231 (1960).

[109] — Surgery of the aorta and its branches. Part VI: Embolism. Amer. Practit. 11, 517 (1960).

[110] HARRIS, A. W., and S. A. LEVINE: Cerebral embolism in mitral stenosis. Ann. intern. Med. 15, 637 (1941).

[111] HAYMOND, H. E.: Massive resection of small intestine. Surg. Gynec. Obstet. 61, 693 (1935).

[112] HEBBERT: Zit. in J. M. ASKEY, Systemic Arterial Embolism. New York and London: Grune & Stratton 1957.

[113] HEBERER, G., u. H. KRISTEN: Akute periphere Arterienverschlüsse. Paracelsus-Beiheft, Mai 1962, S. 33.

[114] HERCZEG, T., J. DOMÁNY u. P. RUTKAI: Verschluß der Arteria mesenterialis. Zbl. Chir. 87, 590 (1962).

[115] HERFARTH, C., K. HUPE u. K. H. MÜLLER: Beitrag zur peripheren arteriellen Embolektomie. Bruns' Beitr. klin. Chir. 204, 425 (1962).

[116] HOFSTETTER, J., et R. MOSIMANN: Les embolies artérielles. Praxis 51, 1262 (1962).

[117] HOXIE, H. J., and C. B. COGGIN: Renal infarction — statistical study of 205 cases and detailed report of an unusual case. Arch. intern. Med. 65, 587 (1940).

[118] HRDLICKA, J.: Embolektomie z horni mezenterialni arterie. Rozhl. Chir. 40, 16 (1961).

[119] ISKECELI, O. K.: Bullet embolus of the left femoral artery. Arch. Surg. 85, 184 (1962).

[120] JACOBS, A. L.: Arterial Embolism in the Limbs. Edinburgh and London: E. S. LIVINGSTONE 1959.

[121] JENSON, C. B., and G. A. SMITH: A clinical study of 51 cases of mesenteric infarction. Surgery 40, 930 (1956).

[122] JEPSON, R. P.: Peripheral arterial embolism. Brit. med. J. 1955 I, 405.

[123] JOHNSON, C. C., and A. H. BAGGENSTOSS: Mesenteric vascular occlusion. II. Study of 60 cases of occlusion of arteries, and of 12 cases of occlusion of both arteries and veins. Proc. Mayo Clin. 24, 649 (1949).

[124] JULIAN, O. C.: Thrombo-embolic accidents. Postgrad. med. J. 17, 186 (1955).

[125] KAISER, T. F., and R. R. ROSS: Total infarction of the kidneys from bilateral arterial emboli. J. Urol. (Baltimore) 66, 500 (1951).

[126] KAPPERT, A.: Der akute Arterienverschluß der Extremitäten. Bern u. Stuttgart: H. Huber 1960.

[127] KEELEY, J. L.: A bullet embolism to the left femoral artery following a thoracic gunshot wound. Case report and resume of peripheral arterial bullet embolism. J. thorac. Surg. 21, 608 (1951).

[128] — Paradoxic embolism. Angiology 8, 528 (1957).

[129] KELLOG, F., C. K. LIV, W. FISHMAN, and R. LARSON: Systemic and pulmonary emboli before and after mitral commissurotomy. Circulation 24, 263 (1961).

[130] KEY, E.: Über Embolektomie als Behandlungsmethode bei embolischen Zirkulationsstörungen der Extremitäten. Acta chir. scand. 54, 339 (1922).

[131] — Embolectomy in the treatment of circulatory disturbances in the extremities. Surg. Gynec. Obstet. 36, 309 (1923).

[132] KEY, J. A.: Diskussion zu V. L. WILLMAN u. C. R. HANLON, Retrograde Embolektomie. Ann. Surg. 150, 575 (1959).

[133] KIM, M., R. KIENY, J. G. LEVY, and A. JUNG: Emboléctomie chirurgicale. J. cardiovasc. Surg. 4, 232 (1963).

[134] KIRSCHNER, M.: Ein durch die Trendelenburg'sche Operation geheilter Fall von Embolie der Arteria pulmonalis. Langenbecks Arch. klin. Chir. 133, 312 (1924).

[135] KLASS, A. A.: Embolectomy in acute mesenteric occlusion. Ann. Surg. 134, 913 (1951).

[136] — Acute mesenteric arterial occlusion. Restoration of blood flow by embolectomy. J. int. Coll. Surg. 20, 687 (1953).

[137] KNISELY, W. H., J. M. WALLACE, M. S. MAHALEY, and W. M. SATTERWHITE: Evidence, including in two observations, suggesting mechanical blockade, rather than reflex vasospasm as the cause of death in pulmonary emboly. Amer. Heart J. 54, 483 (1957).

[138] KOLLER, F.: Antikoagulantien bei Herzkrankheiten. Schweiz. med. Wschr. 92, 769 (1962).

[139] LAARMANN, A.: Die Embolyse — eine weitere Behandlungsmöglichkeit der arteriellen Gliedmaßen-embolie. Med. Welt 27—28, 1471 (1960).

[140] LABEY, G.: Embolie fémorale au cours d'un rétrecissement mitral pur. Artériotomie. Guérison. Bull. Acad. Méd. (Paris) 66, 358 (1911).

[141] LANDOLT, A. M.: Zur operativen Behandlung des akuten Mesenterialarterienverschlusses. Helv. chir. Acta 30, 523 (1963).

[142] LANGERON, L., P. LANGERON, L. CROCCEL et J. DANES: Sur les ischémies aigues par thrombose. J. cardiovasc. Surg. 4, 586 (1963).

[143] LEHNER, A.: Eine erfolgreiche Trendelenburgsche Operation. Helv. chir. Acta 13, 412 (1946).

[144] LENGGENHAGER, K.: Zur chirurgischen Behandlung schwerster Extremitätenthrombosen und -embolien. Helv. chir. Acta 29, 68 (1962).

[145] LERICHE, R., et R. FONTAINE: Téchnique de l'infiltration novocainique du sympathique lombaire. Presse méd. 42, 1843 (1934).

[146] LERMAN, J., F. R. MILLER, and C. C. LUND: Arterial embolism and embolectomy. J. Amer. med. Ass. 94, 1128 (1930).

[147] LEWIS, I., and M. S. LOND: Pulmonary embolism; Trendelenburg operation, successful case. Lancet 1939 I, 1037.

[148] LIANG, H., H. R. BERNARD, and R. B. DODD: The effect of epidural block upon experimental mesenteric occlusion. Arch. Surg. 83, 409 (1961).

[149] LINKE, H.: Kritischer Beitrag zur Frage der Antikoagulantien und Fibrinolyse. Therapiewoche 12, 905 (1962).

[150] LITTEN, M.: Über die Folgen des Verschlusses der Arteria mesaraica superior. Virchows Arch. path. Anat. 63, 289 (1875).

[151] McDEVITT, E., S. N. GROCH, and I. S. WRIGHT: A cooperative study of cerebrovascular disease. Methodology and a preliminary report of the use of anticoagulants. Circulation 20, 215 (1959).

[152] McEVOY, R. K., R. A. HARDER, and W. A. DALE: Respiratory and cardiovascular phenomena associated with pulmonary embolism. Surg. Gynec. Obstet. 106, 271 (1958).

[153] McGARITY, W. C., and W. D. LOGAN: Multiple peripheral arterial emboli. Surgery 43, 254 (1958).

[154] — W. D. LOGAN, and F. W. COOPER: Peripheral arterial emboli. Surg. Gynec. Obstet. 106, 399 (1958).

[155] MACK, J., A. C. BEALL, G. C. GRIFFITH, D. M. L. ROSENBERG, and J. J. SAMPSON: Salvaging the patient with acute massive pulmonary embolism. Dis. Chest 42, 584 (1962).

[156] MADARAS, J. S., and M. A. CLAMAN: Sudden occlusion of the anterior tibial artery. Surgery 49, 392 (1961).

[157] MARION, P.: Cœur pulmonaire aigue. Artériotomie pulmonaire gauche. Embolectomie rétrograde partielle. Guérison. Mém. Acad. Chir. 79, 239 (1953).

[158] MARSTON, A.: Causes of death in mesenteric arterial occlusion: I. Local and general effects of devascularization of the bowel. Ann. Surg. 158, 952 (1963).

[159] — Causes of death in mesenteric arterial occlusion: II. Observations on revascularization of the ischemic bowel. Ann. Surg. 158, 960 (1963).

[160] MARTIN, P.: On the surgery of arterial embolism of the limbs. Bull. Soc. int. Chir. 21, 44 (1962).

[161] MARX, H., u. H. M. HASSE: Komplikationen der Behandlung akuter Durchblutungsstörungen mit Antikoagulantien. Dtsch. med. Wschr. 85, 355 (1960).

[162] MAVOR, G. E.: Popliteal embolectomy with retrograde flushing via the posterior tibial artery. Lancet 1958 I, 1311.

[163] — Superior mesenteric artery occlusion. Proc. roy. Soc. Med. 54, 356 (1961).

[164] —, and K. M. R. CHRYSTAL: Problems in mesenteric infarction. J. cardiovasc. Surg. 3, 250 (1962).

[165] — A. D. LYALL, K. M. R. CHRYSTAL, and M. TSAPOGAS: Mesenteric infarction as a vascular emergency. Brit. J. Surg. 220, 219 (1962).

[166] METCALFE, W. J.: Arterial embolism in the lower limbs. Ann. roy. Coll. Surg. Engl. 27, 407 (1960).

[167] MEYER, A. W.: Operative treatment of embolism of the lung; report of 3 cases. Surg. Gynec. Obstet. 50, 891 (1930).

[168] — Eine weitere (meine vierte) erfolgreiche Lungenembolieoperation. Dtsch. Z. Chir. 231, 586 (1931).

[169] MEYER, H. W.: Sixteen-year survival following extensive resection of small and large intestine for thrombosis of the superior mesenteric artery. Surgery 51, 755 (1962).

[170] MILLER, H. I., and S. A. DIMARE: Mesenteric infarction: Report of a case of superior mesenteric artery embolectomy and small bowel resection with recovery. New Engl. J. Med. 259, 512 (1958).

[171] MISCALL, L., R. B. NOLAN, A. GORDON, and H. I. MILLER: Anticoagulant agents in the surgical treatment of mitral-stenosis. J. thorac. Surg. 43, 382 (1962).

[172] MOORE, D. B., R. J. GRAFF, S. LANG, and M. D. PAREIRA: Studies on the mechanism of death in pulmonary microembolism. Surg. Gynec. Obstet. 107, 615 (1958).

[173] MORRIS, L. E., and L. P. LEVINSON: Acute peripheral arterial occlusion of the extremities, medical or surgical emergency. Bull. Soc. int. Chir. 21, 34 (1962).

[174] MÜLLER, K. H., C. HERFARTH u. K. HUPE: Für und Wider einer Antikoagulantienbehandlung nach Embolektomie mit besonderer Berücksichtigung der Thrombolyse durch Streptokinase. Langenbecks Arch. klin. Chir. **300**, 271 (1962).

[175] NABATOFF, R. A., B. RICHMAN, and L. M. RIVKIN: Resection of left auricular appendage for recurrent arterial embolization. New York St. J. Med. **53**, 2103 (1953).

[176] NEUGEBAUER, W.: Projektilembolie. Zbl. Chir. **82**, 1133 (1957).

[177] NIDEN, A. A., and D. M. AVIADO: Effects of pulmonary embolism on the pulmonary circulation with special reference to arteriovenous shunts in the lung. Circulat. Res. **4**, 67 (1956).

[178] NISSEN, R.: Embolektomie bei der protrahiert tödlichen Lungenembolie. Schweiz. med. Wschr. **89**, 1169 (1959).

[179] NYSTRÖM, G.: Erfahrungen in drei nach Trendelenburg operierten Fällen von Lungenembolien. Acta chir. scand. **64**, 110 (1929).

[180] — Weitere Erfahrungen mit der Trendelenburgschen Operation. Langenbecks Arch. klin. Chir. **157**, 35 (1929).

[181] — Experiences with the Trendelenburg operation for pulmonary embolism. Ann. Surg. **92**, 498 (1930).

[182] OLESEN, K. H.: Mitral Stenosis. A Follow-up of 351 Patients. Copenhagen: E. Munksgaard 1955.

[183] OLSON, J. D., and F. M. LOCKWOOD: Mesenteric vascular occlusion. Amer. Surg. **26**, 106 (1960).

[184] OLWIN, J. H., W. S. DYE, and O. C. JULIAN: Late peripheral arterial embolectomy. Arch. Surg. **66**, 480 (1953).

[185] —, and P. OGLESBY: Long-term anticoagulant therapy. Surg. Gynec. Obstet. **105**, 61 (1957).

[186] ORR, T. G., P. H. LORHAN, and P. G. KAUL: Mesenteric vascular occlusion. A report of two cases. J. Amer. med. Ass. **155**, 648 (1954).

[187] OTTOSEN, P., and H. SVANE: Peripheral arterial embolism. J. cardiovasc. Surg. **4**, 282 (1963).

[188] OUCHI, H., and R. WARREN: Arterial embolism: Modern concepts. Arch. Surg. **85**, 905 (1962).

[189] OWREN, P. A.: Selection of patients for life long anticoagulant therapy. III. Hamburger Symposion über Blutgerinnung. Thrombos. Diathes. haemorrh. (Stuttg.), Suppl. ad **5**, 59 (1960).

[190] PÄSSLER, H. W.: Die Behandlung der arteriellen Embolien der Gliedmaßen. Med. Klin. **53**, 708 (1958).

[191] PARTER, A. G.: Paradoxical cerebral embolism with recovery. Lancet **1941 II**, 634.

[192] PERLOW, S.: Embolism at bifurcation of aorta. J. Amer. med. Ass. **171**, 41 (1959).

[193] PHELAN, J. T., and W. P. YOUNG: Diagnosis of peripheral arterial emboli of the extremities. J. Amer. med. Ass. **168**, 1299 (1958).

[194] RAILLARD, D.: Zur Embolektomie der Extremitätenarterien. Helv. chir. Acta **27**, 196 (1960).

[195] RICHTER, W., u. H. IMDAHL: Diagnose und Differentialdiagnose der arteriellen Embolie und Phlegmasia caerulea dolens im Hinblick auf die Indikationsstellung zur Therapie. Med. Welt **16**, 842 (1962).

[196] RICORDEAU, G., et J. BALANSA: Thrombose auriculaire et traitement préopérative de la sténose mitrale. Presse méd. **65**, 1730 (1957).

[197] — B. COBLENTZ, et J. LENÈGRE: Embolies artérielles du rétrécissement mitral et commissurotomie. Arch. Mal. Cœur **50**, 112 (1957).

[198] RIEBEN, W.: Periphere arterielle Embolien. Schweiz. med. Wschr. **87**, 1385 (1957).

[199] — Zur Technik der Embolektomie. Helv. chir. Acta **24**, 588 (1957).

[200] ROSENBERG, D. M., P. J. EKMAN, and C. W. PEARCE: Surgical treatment of massive pulmonary embolism with the use of extracorporal circulation. J. cardiovasc. Surg. **3**, 428 (1962).

[201] ROSENBERG, J. C., E. C. EMMERSON, and T. O. MURPHY: A clinical study of embolectomy. Angiology **8**, 371 (1957).

[202] SABANIEYEFF, I. F.: On the question of suturing blood vessels. Russ. chir. Arch. **1**, 625 (1895).

[203] SALTZSTEIN, E. C., and R. F. FREEARK: Bullet embolism to the right axillary artery following gunshot wound of the heart. Ann. Surg. **158**, 65 (1963).

[204] SARIS, D. S., and J. F. URICCHIO: Superior mesenteric artery embolectomy. Arch. Surg. **81**, 90 (1960).

[205] SARRE, H.: Nierenkrankheiten. Stuttgart: Georg Thieme 1958.

[206] SAYRE, G. P., and D. C. CAMPBELL: Multiple peripheral emboli in atherosclerosis of the aorta. Arch. intern. Med. **103**, 799 (1959).

[207] SCHEIN, C. J., P. W. HOFFERT, and E. S. HURWITT: Aortic embolectomy. — A critical evaluation of eleven consecutive cases. Surgery **39**, 950 (1956).

[208] SCHOBER, K. H.: Erfahrungen mit der Trendelenburgschen Embolektomie. Langenbecks Arch. klin. Chir. **298**, 336 (1961).

[209] SCHOBER, K. L., J. HUTH, G. BAUST, G. BENAD, P. FRITSCHE u. K. H. MARTIN: Erfahrungen mit der pulmonalen Embolektomie. Bruns' Beitr. klin. Chir. **205**, 191 (1962).

[210] — — u. P. FRITSCHE: Pulmonale Embolektomie (dritter eigener Fall). Zbl. Chir. **87**, 2038 (1962).

[211] SCHÖLMERICH, P.: Periphere arterielle Embolie. Internist (Berl.) **2**, 30 (1961).

[212] SCHWARZ, R.: Zur Behandlung der Lungenembolie mit Ganglienblockern. Anaesthesist **6**, 276 (1957).

[213] SENN, A.: Die chirurgische Behandlung der akuten und chronischen arteriellen Verschlüsse. Bern: H. Huber 1963.

[214] SEYBOLD, W. D., and J. E. MUSGROVE: Surgical aspects of mesenteric vascular occlusion. Proc. Mayo Clin. **25**, 585 (1950).

[215] SHACKELFORD, R. T.: Surgery of the Alimentary Tract, S. 1176. Philadelphia: W. B. Saunders & Co. 1955.

[216] SHAPER, A. G., and D. H. WRIGHT: Intracardiac thrombosis and embolism in endomyocardial fibrosis in Uganda. Brit. med. J. 1963 I, 502.

[217] SHARP, E. H.: Pulmonary embolectomy: Successful removal of a massive pulmonary embolus with the support of cardiopulmonary bypass. — Case report. Ann. Surg. 156, 1 (1962).

[218] SHAW, R. S.: A more aggressive approach toward the restauration of blood flow in acute arterial insufficiency. Surg. Gynec. Obstet. 103, 279 (1956).

[219] —, and E. P. MAYNARD: Acute and chronic thrombosis of the mesenteric arteries associated with malabsorption. New Engl. J. Med. 258, 874 (1958).

[220] —, and R. H. RUTLEDGE: Superior-mesenteric-artery embolectomy in the treatment of massive mesenteric infarction. New Engl. J. Med. 257, 595 (1957).

[221] SHUMACKER, H. B.: Diskussion zu V. L. WILLMAN u. C. R. HANLON: Retrograde Aortenembolektomie. Ann. Surg. 150, 575 (1959).

[222] —, and H. S. JACOBSON: Arterial embolism. Ann. Surg. 145, 145 (1957).

[223] SILVERSTEIN, A.: Occlusive disease of the carotid arteries. Circulation 20, 4 (1959).

[224] SISE, H. S., C. B. MOSCHOS, J. GAUTHIER, and R. BECKER: The risk of interrupting long-term anticoagulant treatment. A rebound hypercoagulable state following hemorrhage. Circulation 24, 1137 (1961).

[225] SNYDER, W. A., D. C. KENT, and B. F. BAISCH: Successful endarterectomy of chronically occluded pulmonary artery. J. thorac. cardiovasc. Surg. 45, 482 (1963).

[226] SOLOFF, L., and J. ZATUCHNI: Embolic occlusion of patent foramen ovale. Arch. intern. Med. 98, 344 (1956).

[227] SOULIÉ, P., P. CHICHE, M. DEGEORGES, J. ACAR et A. BENECERAF: Étude sur les embolies artérielles périphériques du rétrécissement mitrale et leur traitement par les anticoagulants. Sem. Hôp. Paris 36, 2753 (1960).

[228] SPENCER, F. C., and B. EISEMAN: Delayed arterial embolectomy — a new concept. Surgery 55, 64 (1964).

[229] STEENBURG, R. W., R. WARREN, R. E. WILSON, and L. E. RUDOLF: A new look at pulmonary embolectomy. Surg. Gynec. Obstet. 107, 214 (1958).

[230] STEIN, E.: Der Herzinfarkt. In: TH. NAEGELI, P. MATIS, R. GROSS, H. RUNGE u. H. SACHS, Die thromboembolischen Erkrankungen und ihre Behandlung. Stuttgart: F. K. Schattauer 1960.

[231] — P. SCHÖLMERICH u. M. DOHMEN: Über Ursachen und Häufigkeit der arteriellen Embolie. Verh. dtsch. Ges. inn. Med. 67, 302 (1961).

[232] STEWART, G. D., W. R. SWEETMAN, K. WESTPHAL, and R. A. WISE: Superior mesenteric artery embolectomy. Ann. Surg. 151, 274 (1960).

[233] STONE, P. W., J. B. McNALLY, J. W. LORD, and J. W. HINTON: Successful treatment by nephrectomy of hypertension resulting from aorticorenal embolus. New Engl. J. Med. 256, 1076 (1957).

[234] STONEY, W. S., J. K. JACOBS, and H. A. COLLINS: Pulmonary embolism and embolectomy. Surg. Gynec. Obstet. 116, 292 (1963).

[235] STORER, J., P. LISAN, J. E. DELMONICO, and C. P. BAILEY: Physiopathological concepts of mitral valve disease. Review of 225 cardiotomies. J. Amer. med. Ass. 155, 10 (1954).

[236] STORM, O., and A. T. HANSEN: Mitral commissurotomy performed during anticoagulant prophylaxis with dicumarol. Circulation 12, 981 (1955).

[237] SURAWICZ, B., and M. A. NIERENBERG: Association of silent mitral stenosis with massive thrombi in the left atrium. New Engl. J. Med. 263, 423 (1960).

[238] TANTINI, E., et G. BESA: Considérations étiologiques, cliniques et thérapeutiques au sujet des embolies artérielles périphériques. J. cardiovasc. Surg. 4, 576 (1963).

[239] TARBIAT, S., u. R. M. KONRAD: Die Emboliehäufigkeit bei der operativen Behandlung der Mitralstenose. Zbl. Chir. 87, 997 (1962).

[240] TARTULIER, M., A. TOURNIAIRE et R. GUYOT: La mort dans l'embolie pulmonaire. Étude electrocardiographique de six observations anatomo-cliniques. Arch. Mal. Cœur 48, 844 (1955).

[241] THOMAS, G. I., D. H. DILLARD, and K. A. MERENDINO: Repeated aortic saddle embolectomy with success. Surgery 42, 364 (1957).

[242] THOMPSON, T., and W. EVANS: Paradoxical embolism. Quart. J. Med. 23, 135 (1929).

[243] THURLBECK, W. M., and B. CASTLEMAN: Atheromatous emboli to the kidneys after aortic surgery. New Engl. J. Med. 257, 442 (1957).

[244] TIBBS, D. J.: Embolectomy in the limb arteries. Postgrad. med. J. 36, 283 (1960).

[245] TOURNIAIRE, A., P. MARION, M. TARTULIER et F. DEYRIEUX: Indications opératoires dans le cœur pulmonaire aigue par embolie pulmonaire. Sem. Hôp. Paris 30, 2647 (1954).

[246] — F. TARTULIER, F. DEYRIEUX, J. BLUM et P. MARION: Le cœur pulmonaire aigue dans l'embolie pulmonaire. Paris: Expansion scientifique française 1956.

[247] TOWBIN, A.: Pulmonary embolism; incidence and significance. J. Amer. med. Ass. 156, 209 (1954).

[248] TRENDELENBURG, F.: Über die operative Behandlung der Embolie der Lungenarterie. Langenbecks Arch. klin. Chir. 86, 686 (1908).

[249] TRUMBULL, W. E., M. URIU, and B. D. AVERBOOK: Surgical therapy of acute upper extremity arterial occlusion. Ann. Surg. 149, 388 (1959).

[250] TULLOCH, J., and I. WRIGHT: Long term anticoagulant therapy — further experience. Circulation 9, 823 (1954).

[251] UGLOV, F. G., and L. V. POTASHOV: The prophylaxis of thromboembolic complications in surgery for mitral stenosis. J. thorac. cardiovasc. Surg. 44, 408 (1962).

[252] URICCHIO, J. F., D. G. CALENDA, and D. FREEDMAN: Mesenteric vascular occlusion; analysis of 13 cases with report of two cases with survival following extensive intestinal resection. Ann. Surg. 139, 206 (1954).

[253] USHIRO, C. S., W. F. SCHALLER: Anticoagulation therapy in cerebral thrombosis and embolism. Neurology (Minneap.) 7, 253 (1957).

[254] VALDONI, P.: Un caso di embolia dell'arteria polmonare guerito con l'embolectomia. Policlinico, Sez. Chir. 43, 911 (1936).

[255] VANDECASTEELE, J., M. LINGUETTE et J. DESRUELLES: Embolies pulmonaires récidivantes. Embolectomie pulmonaire et ligature de la veine cave inférieure dans le même temps opératoire. Arch. Mal. Cœur 48, 872 (1955).

[256] — G. SOOTS et R. P. BUFFIN: Traitement de l'embolie du carrefour aortique par voie fémorale bilatérale rétrograde. J. cardiovasc. Surg. 4, 329 (1963).

[257] VARGAS, L. L., and W. P. CORVESE: Occluding thrombi of the left atrium. Dis. Chest 40, 313 (1961).

[258] VERHAGEN, A. D., and E. MOSCHAKIS: Saddle embolus in an infant with cyanotic congenital heart disease. Ann. Surg. 153, 209 (1961).

[259] VERSTRAETE, M., A. AMERY, and J. VERMYLEN: The feasibility of adequate thrombolytic therapy with streptokinase in peripheral arterial occlusions. V. Hamburger Symposion über Blutgerinnung. Thrombos. Diathes. haemorrh. (Stuttg.), Suppl. 3, 7, 211 (1962).

[260] VILLARET, J., L. JUSTIN-BESANCON et P. BARDIN: Récherches sur la prevention éxperimentale des accidents consécutifs sur embolies pulmonaire. Bull. Soc. méd. Hôp. Paris 52, 941 (1936).

[261] VOLLMAR, J., u. H. J. ERICH: Die retrograde (transfemorale) Embolektomie der Bauchaorta und der Beckenarterien. Chirurg 34, 347 (1963).

[262] VOSSSCHULTE, K.: Aussichten der Trendelenburgschen Operation. Dtsch. med. Wschr. 83, 57 (1958).

[263] —, u. H. STILLER: Anwendung der medianen Sternotomie in der intracardialen Chirurgie und bei Embolektomie. Thoraxchirurgie 7, 239 (1959).

[264] — Lungenembolie und transsternale Embolektomie. Langenbecks Arch. klin. Chir. 298, 331 (1961).

[265] WALLACH, R., N. POMERANTZ, and D. DIMAIO: Emboli arising in the lungs. Arch. intern. Med. 99, 142 (1957).

[266] — — — Emboli arising in the lungs. Arch. intern. Med. 99, 142 (1957).

[267] WARREN, R. and R. R. LINTON: The treatment of arterial embolism. New Engl. J. Med. 238, 421 (1948).

[268] —, and J. G. SCANNEL: Arterial embolism, recent progress. Ann. Surg. 140, 311 (1954).

[269] WEEL, M. W. VAN: Acute mesenteric arterial occlusion. Successful treatment by embolectomy and limited intestinal resection. Arch. chir. neerl. 8, 147 (1956).

[270] WEINGARTEN, M.: The management of patients following extensive intestinal resection. Amer. J. Gastroent. 35, 596 (1961).

[271] WELLS, C. E.: Cerebral embolism. The natural history, prognostic signs, and effects of anticoagulation. Arch. Neurol. (Chic.) 81, 667 (1959).

[272] WERTHEIMER, P., J. SAUTOT et A. BOUCHET: Considérations sur les oblitérations artérielles aigues des membres. J. cardiovasc. Surg. 4, 275 (1963).

[273] WESOLOWSKI, S. A., H. C. SCHAEFER, R. T. DOMINGO, H. GREENFIELD, H. P. LYONS, and P. N. SAWYER: A new radiographic sign of aortic dissection. Surgery 51, 699 (1962).

[274] WESSLER, S., S. G. S. HEPS, M. GILBERT, and M. C. SHEPS: Studies in peripheral arterial occlusive disease. III. Acute arterial occlusion. Circulation 17, 512 (1958).

[275] WETZELS, E., u. W. HERMS: Nierenarterienembolien als Hochdruckursache bei Mitralvitium. Dtsch. med. Wschr. 84, 23 (1959).

[276] WHISNANT, J. P., C. H. MILLIKAN, G. P. SAYRE, and K. G. WAKIM: Effect of anticoagulants on experimental cerebral infarction. Circulation 20, 56 (1959).

[277] WHITTAKER, L. D., and J. DE J. PEMBERTON: Mesenteric vascular occlusion. J. Amer. med. Ass. 111, 21 (1938).

[278] WIEBERDINK, J.: Trendelenburg's operation for pulmonary embolism with modified technic. J. int. Coll. Surg. 34, 380 (1960).

[279] WILLMAN, V. L., and C. R. HANLON: Four consecutive successful embolectomies via the femoral arteries under local anaesthesia. Ann. Surg. 150, 568 (1959).

[280] WOOD, J. C., and H. L. CONN: Prevention of systemic arterial embolism in chronic rheumatic heart disease by means of protracted anticoagulant therapy. Circulation 10, 517 (1954).

[281] YKELENSTAM, P. A., u. C. A. M. HAANEN: Embolectomie uit de arteria mesenterialis superior. Ned. T. Geneesk 102, 1308 (1958).

[282] YOUNG, J. R.: Zit. in L. E. MORRIS u. L. P. LEVINSON, Acute peripheral arterial occlusion of the extremities, medical or surgical emergency. Bull. Soc. int. Chir. 21, 34 (1962).

[283] ZOLLINGER, H. U., u. L. HENSLER: Die alte massive Lungenembolie. Schweiz. med. Wschr. 88, 1227 (1958).

[284] ZOLLINGER, W., M. MATTER, P. HÄBERLIN u. F. KOLLER: Antikoagulantientherapie trotz Kontraindikationen. Schweiz. med. Wschr. 92, 445 (1962).

B. Chronische Verschlußkrankheiten der Arterien

I. Chronische Arterienverschlüsse der oberen Körperhälfte

(Stenosen und Verschlüsse der *Aorta thoracica* s. S. 716)

1. Aortenbogenäste (Aortenbogensyndrom)

a) Historische Daten

BROADBENT [*33*] beschrieb schon 1875 das Fehlen der Pulse durchgängiger Armarterien bei zentral gelegenem Verschluß. 1908 beobachtete der japanische Ophthalmologe
TAKAYASU [*247*] die für das Krankheitsbild charakteristischen ischämischen Retinaveränderungen, die man aber erst später auf die Obliteration der Aortenbogenäste zurückführen konnte. In Europa berichteten MARTORELL und FABRÉ [*170*] zum ersten Mal 1944
über das Obliterationssyndrom der Aortenbogenäste (*Martorell-Syndrom*). SHIMIZU und
SANO [*234*] bezeichneten es 1951 als „*pulslose Krankheit*". FRØVIG [*92*] sowie ROSS und
MCKUSICK [*218*] sprachen 1946 bzw. 1953 vom *Aortenbogensyndrom*, KALMANSOHN und
KALMANSOHN [*134*] 1957 von der *thrombotischen Obliteration der Aortenbogenäste*.

b) Lokalisation

Die obliterativen Veränderungen können die Gefäßstämme einzeln oder in verschiedener Kombination befallen. Die meist segmental begrenzten Primärveränderungen liegen
in der Regel unmittelbar am Gefäßursprung und greifen nicht selten auf die Aortenwand
über. Durch sekundäre thrombotische Prozesse können sich die Verschlüsse nach peripher
bis zum nächsten Kollateralast (Carotisgabel, Vertebralisabgang), gelegentlich auch
darüber hinaus ausdehnen [*61*].

c) Ätiologie

Pathogenetisch lassen sich entzündliche und degenerative Gefäßwandveränderungen
unterscheiden. Die Ursache der *entzündlichen Obliteration*, die überwiegend (nach MARTO-
RELL in 89,1% [*169*]) bei jungen Mädchen und Frauen auftritt (young female arteritis
[*218*]), ist unbekannt und wahrscheinlich uneinheitlich. Man hat Beziehungen zum
Rheumatismus, zur Tuberkulose, zur Lues und zum Lupus erythematodes vermutet
[*9, 10, 92, 93, 95, 125, 163, 174, 179, 227, 254 a*]. Histologisch werden fibroplastische
Proliferationen aller Wandschichten, vor allem der Media und Adventitia beschrieben,
die durch Wandverdickung zur Stenose und durch Fibrinabscheidung und Thromben
zur Obliteration führen [*20, 254 a*]. In manchen Fällen ist auch die absteigende Aorta
durch solche Veränderungen eingeengt [*20, 123, 252, 254 a*]. Wesentlich häufiger sind bei
uns *degenerative Gefäßverschlüsse* auf dem Boden einer *Arteriosklerose*. Sie treten wie die
anderen Lokalisationen der Grundkrankheit vorwiegend (61,6% [*169*] bzw. 59% [*61*])
bei Männern jenseits des 40. Lebensjahres auf. Weitere Ursachen von Strombahnhinder-
nissen in den Aortenbogenästen sind Aneurysmen, Traumen, Kompression, selten
Knickung infolge pathologischer Elongation (s. S. 322).

d) Pathophysiologie und Symptome

Proximale Lage, begrenzte Ausdehnung der Veränderungen und allmähliches Fortschreiten der Einengung ermöglichen lange Zeit eine weitgehende Kompensation der
Verschlüsse über Kollateralbahnen. Die kollaterale Blutversorgung erfolgt im Schulter-
und Halsbereich von den Gefäßen der gegenüberliegenden Seite oder von den Gefäßen
des Körperstamms (s. [*187a*]). Besondere Bedeutung bei einseitigem Subclaviaverschluß
hat der Kollateralkreislauf über die beiden Aa. vertebrales (Anzapfsyndrom der A. vertebralis, subclavian steal effect, s. Abb. 104 und S. 107).

Im Vordergrund stehen meist Erscheinungen der cerebralen Mangeldurchblutung [59, 180], seltener Zeichen einer Durchblutungsstörung der oberen Extremität [11]. Je nachdem, ob die Durchblutung der Carotiden oder der Aa. vertebrales stärker eingeschränkt ist, überwiegen Kleinhirn- oder Halbseitensymptome. Mehr als die Hälfte der Kranken klagt über vorübergehende, häufig einseitige und orthostatisch auslösbare Sehstörungen infolge Druckabfalls in der aus der A. carotis int. entspringenden A. ophthalmica (Schleierphänomen). Als Folgen der chronischen Mangeldurchblutung entstehen Katarakte, Irisatrophie und Retinaveränderungen (hypotensive Ophthalmangiopathie). Kopfschmerzen, orthostatische Synkopen, epileptiforme Anfälle und vorübergehende Halbseitenlähmung mit Aphasie können spontan auftreten oder durch bestimmte Körper- und Kopfhaltungen ausgelöst werden. Typisch ist die cerebrale Synkope bei Rückwärtsneigung des Kopfes (Trinken aus einer Flasche, Blick in die Höhe), die durch Abknickung der als Kollateralen fungierenden Aa. vertebrales bei Mangeldurchblutung beider Carotiden entsteht. Die chronische Ischämie führt schließlich zum progressiven geistigen Verfall. Gelegentlich beobachtet man eine Gesichtsatrophie [202]. Die Betätigung der Kaumuskulatur löst eine „Claudicatio masticatoria" aus. Im terminalen Stadium werden Entkalkung der Knochen, Alveolarpyorrhoe und Zahnausfall, Ulcerationen der Nasenspitze und des Gaumens, Perforationen des Nasenseptums und Nekrosen der Kopfhaut beschrieben [168]. Die Durchblutungsstörungen der oberen Extremitäten entsprechen denen bei isoliertem Armarterienverschluß und fallen zunächst bei Tätigkeiten auf, die mit erhobenen Armen ausgeführt werden (z.B. Wäscheaufhängen, Frisieren). Nekrosen sind bei der proximalen Verschlußlokalisation außerordentlich selten [169]. In etwa der Hälfte der Fälle mißt man an den unteren Extremitäten einen erhöhten Blutdruck, der auf renale Faktoren, einen Entzügelungsmechanismus oder eine kompensatorische Regulation zurückgeführt wird [9, 179, 180].

e) Diagnose

Besteht der Verdacht auf ein Aortenbogensyndrom, so läßt sich die Diagnose klinisch durch den Pulstastbefund, die Auskultation der großen Gefäßstämme und eine vergleichende Blutdruckmessung an beiden Armen und Beinen mit großer Wahrscheinlichkeit stellen oder ausschließen. Eine eingehende neurologische, otologische und ophthalmologische Untersuchung darf nicht versäumt werden. Zur Provokation der Symptome kann die aufrechte Körperhaltung und die Kompression der A. carotis communis oder der Carotisgabel unter Beachtung der nötigen Vorsichtsmaßnahmen (s. S. 313) dienen. Wichtig ist ferner die Prüfung des Einflusses verschiedener Kopfhaltungen, besonders der Rückwärtsneigung, auf die cerebrale Blutversorgung. Zunahme der cerebralen Durchblutungsstörungen bei Muskelarbeit eines Armes weist darauf hin, daß das Vertebralissystem als Kollaterale für die Armdurchblutung dient. Die serologische Diagnostik spezifisch-entzündlicher oder rheumatischer Prozesse sollte zumindest bei allen jugendlichen Kranken durchgeführt werden.

Die entscheidende diagnostische Maßnahme und eine unerläßliche Voraussetzung für jeden wiederherstellenden Gefäßeingriff ist die *Arteriographie*, die es erlaubt, Lokalisation, Grad und Ausdehnung des Verschlusses sowie die Durchgängigkeit der distalen Strombahn genau darzustellen. Für die Verschlüsse am Ursprung der Aortenbogenäste stehen im wesentlichen zwei Methoden zur Verfügung [11, 17, 52, 79, 198, 267]: 1. Die *Angiokardiographie*, entweder mit intravenöser Kontrastmittelinjektion (die Kontraste sind dabei besonders bei Erwachsenen nicht immer ausreichend) oder als selektives Verfahren mit Kontrastmittelinjektion durch einen Katheter, dessen Spitze man in den Pulmonalarterienstamm oder transseptal in den linken Vorhof bzw. Ventrikel einlegt. 2. Die *Aortographie*, die retrograd nach percutaner Einführung eines Katheters in die Femoralarterie oder in die rechte A. axillaris, eventuell auch durch Punktion des Tr. brachiocephalicus, ausgeführt wird. Häufig ist eine zusätzliche selektive Darstellung der distalen Strombahn durch direkte Punktion der A. carotis comm. erforderlich. Einzelheiten zur Technik s. S. 129.

f) Differentialdiagnose

Die cerebralen Ausfallserscheinungen erfordern den sorgfältigen Ausschluß primär neurologischer Erkrankungen, an die auch Parästhesien und Schmerzen der oberen Extremitäten denken lassen. Schwierig ist manchmal die Abgrenzung gegenüber orthopädisch zu behandelnden Veränderungen der Wirbelsäule, die ebenfalls zu funktionellen arteriellen Durchblutungsstörungen führen können. Gelegentlich wird ein Aortenbogensyndrom von einem doppelseitigen Halsrippensyndrom (s. Abb. 116) oder von einer Verschlußkombination der Armarterie und der A. carotis int. vorgetäuscht. Jugendliches Alter und weibliches Geschlecht sprechen für die entzündliche Genese des Aortenbogensyndroms, ein Alter über 40 Jahre und männliches Geschlecht eher für die arteriosklerotische Ursache des Leidens.

g) Komplikationen und Prognose

Die chronische Ischämie kann zu definitivem Verlust des Sehvermögens auf einem oder auf beiden Augen führen. MARTORELL [169] fand in der Literatur 15 Fälle mit Hemiplegie und 10 weitere mit Hemiplegie und Aphasie, dagegen nur 5 Fälle von Gangrän der Hand und 7 Fälle mit Gesichtsnekrosen. Todesursachen sind, von den häufigsten cerebralen Komplikationen abgesehen, progressive Kachexie sowie finale Thrombosen anderer wichtiger Organarterien.

h) Konservative Behandlung

Wenn die Diagnose gestellt wird, sind die obliterativen Prozesse in der Regel schon so weit fortgeschritten, daß von konservativen Maßnahmen keine entscheidende Besserung zu erwarten ist. Bei vermutlich unspezifisch-entzündlicher oder hyperergischer Ätiologie werden Antiphlogistika (Phenylbutazon) und Corticosteroide empfohlen, die das Fortschreiten des Prozesses gelegentlich aufhalten oder doch verlangsamen können. Es empfiehlt sich, die Behandlung mit einer Langzeitapplikation von Antikoagulantien zu kombinieren [242, 246] (s. S. 162). Die nur in seltenen Fällen für das Syndrom verantwortliche luische Aortitis bzw. Arteriitis behandelt man in der üblichen Weise spezifisch [179].

i) Chirurgische Behandlung
α) Wiederherstellende Eingriffe
(a) Operationsindikation

Wie bei den Durchblutungsstörungen der Beine ergibt sich die Operationsindikation, abgesehen vom Allgemeinzustand des Kranken, aus dem klinisch-angiologischen Befund, der die Notwendigkeit des Eingriffs bestimmt, und aus dem aortographischen Bild, das über die Durchführbarkeit einer Rekonstruktion entscheidet. Man wird immer dann eine Wiederherstellung in Erwägung ziehen, wenn rezidivierende oder dauernde cerebrale und ophthalmologische Ausfallserscheinungen vorliegen, die eine normale Lebensführung stören oder durch Progredienz prognostisch gefährlich werden. Eine Wiederherstellung ist aber nur dann aussichtsreich, wenn die zuführende und die abführende Strombahn durchgängig sind. Der Versuch einer Wiederherstellung verbietet sich in der Regel, wenn ein Verschluß schon mit einer ausgedehnten ascendierten Thrombose kombiniert ist.

(b) Operationsverfahren

Die verschiedenen Möglichkeiten zur Wiederherstellung der Strombahn bei Verschlüssen der Aortenbogenäste sind in Abb. 103 zusammengestellt. Umschriebene Stenosen und Obliterationen des Tr. brachiocephalicus und der Aa. carotis communis bzw. subclavia sinistra eignen sich am besten für eine direkte Desobliteration, besonders dann, wenn sich die obliterativen Veränderungen auf die ersten Zentimeter der Gefäße beschränken [*11, 54, 56, 126, 229, 235, 261, 271*]. Aber auch bei ausgedehnteren Verschluß-prozessen wird man die Wiederherstellung der Strombahn wenn irgend möglich zunächst durch Desobliteration zu erreichen versuchen, wenn nötig unter Zuhilfenahme plastischer Erweiterungsverfahren. Nur bei multilokulären und sehr ausgedehnten Prozessen, für die jede Form der Desobliteration ungeeignet erscheint, ist das Umleitungsverfahren (Bypass) vorzuziehen [*45, 59, 155*]. Für die Behand-lung von Verschlüssen, die auf die Aortenwand über-greifen, ist die Umgehung gegenüber der Thrombend-arteriektomie das technisch einfachere Verfahren. Wel-ches Verfahren die besseren Spätergebnisse aufweist, ist noch nicht zu entscheiden.

Zugang. Der Tr. brachio-cephalicus ist für eine direkte Desobliteration am besten von einer oberen medianen Sternotomie aus freizulegen, die man in den rechten dritten Intercostalraum und in die Supraclaviculargrube erweitert [*55, 59, 112*]. Die vollständige mediane Sterno-tomie [*126*] gestattet nach unseren Erfahrungen eben-falls einen guten Überblick. Für die Ableitung einer Um-gehung reicht eine anteriore Thorakotomie im dritten rechten Intercostalraum aus. Nach Eröffnung des Herz-beutels wird die Vorderwand der ascendierenden Aorta dargestellt. Durch getrennte Incisionen am Hals oder in der Supraclaviculargrube lassen sich dann die Gefäße distal vom Verschluß zur Anastomosierung freilegen [*59*] (s. Abb. 3, S. 3).

Der Zugang zu den Ab-gängen der Aa. carotis com-

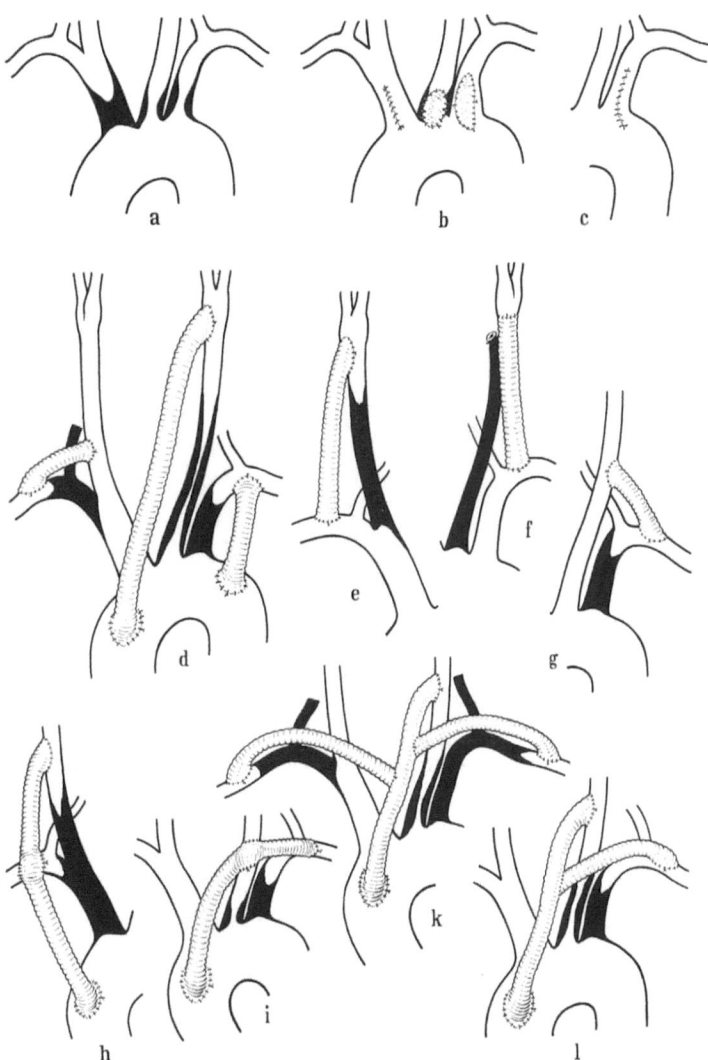

Abb. 103 a—l. *Verschlußkombinationen an den Aortenbogenästen und Mög-lichkeiten ihrer rekonstruktiven Behandlung.* a—c *Umschriebene* Oblitera-tionen oder Stenosen: Desobliteration mit oder ohne Streifen(Patch)-Angioplastik. d—l *Ausgedehnte* Obliterationen: Möglichkeiten der Umgehung

munis sinistra und subclavia sinistra vom Aortenbogen ist wegen ihrer tiefen Lage im Thorax schwieriger [*8*]. Für eine Thrombendarteriektomie am Ursprung der Gefäße kommt ebenfalls eine obere mediane Sternotomie mit türflügelartiger Erweiterung in den linken dritten Intercostalraum und die linke Supraclaviculargrube, ferner eine posterolaterale Thorakotomie im Bett der 4. Rippe [*11*] in Betracht. Die Lage der Gefäßabgänge erschwert die tangentiale Abklemmung der Aorta außerordentlich. Technisch einfacher ist bei einem isolierten Verschluß des Subclaviastamms die Überbrückung von einer linksseitigen posterolateralen Thorakotomie im 3. Intercostalraum oder im Bett der 4. Rippe aus. Der

20*

von der Aorta thoracica descendens abgeleitete Blutstrom kann der A. subclavia sinistra in der Nähe des Vertebralis-Abgangs wieder zugeführt werden. Stören die ventral

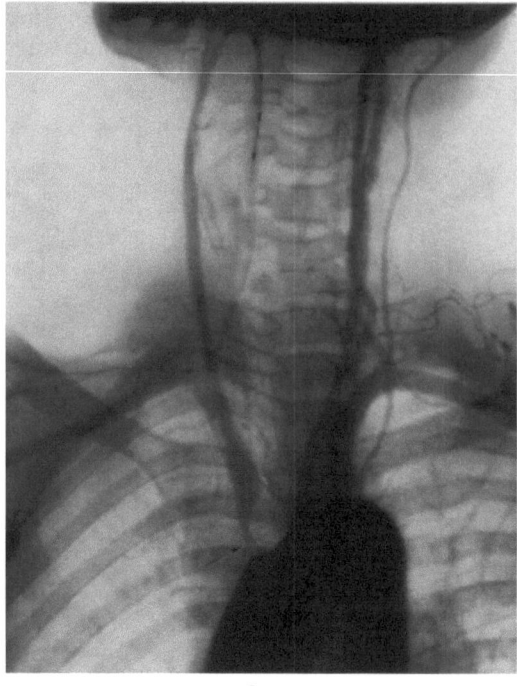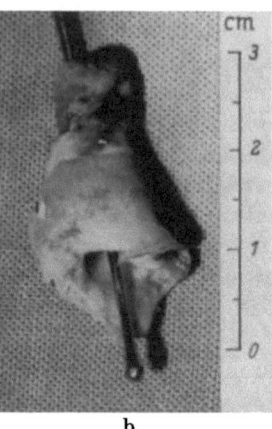

a   b

Abb. 104. a B. C., 44 Jahre, ♂. *Hochgradige arteriosklerotische Stenose am Abgang des Tr. brachiocephalicus.* Belastungsinsuffizienz des rechten Arms, cerebrovasculäre Insuffizienz (Basilaris-Syndrom). Strömungsumkehr in der A. vertebralis dextra, die Kollateralfunktion für den rechten Arm übernommen hat (Anzapfsyndrom der A. vertebralis). Nach Thrombendarteriektomie beschwerdefrei. b M. W., 64 Jahre, ♂. Operationspräparat nach Thrombendarteriektomie im ersten Abschnitt der A. subclavia sin. Scharfe Abtrennung des Propfs am Ostium der Arterie. Die Gefäßwandveränderungen reichten weiter in den Aortenbogen

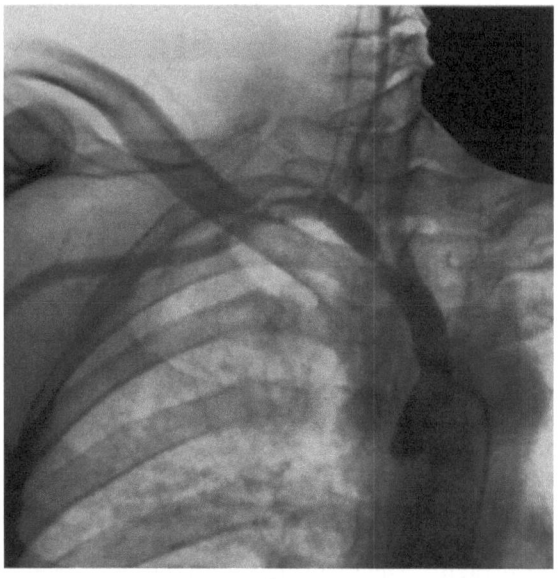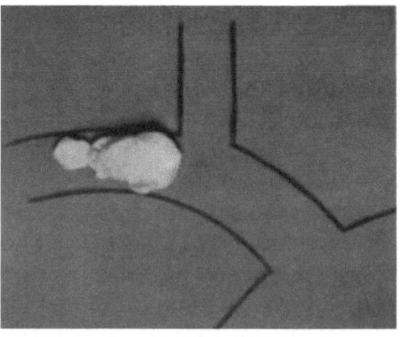

a   b

Abb. 105a u. b. H. L., 47 Jahre, ♂. *Arteriosklerotische Stenose am Ursprung der A. subclavia dextra.* Erhebliche Durchblutungsstörung des Arms (Belastungsinsuffizienz). a Aortogramm. b Operationspräparat nach Thrombendarteriektomie. Seit 5 Jahren beschwerdefrei

kreuzenden großen Venen die Freilegung der arteriellen Gefäßstämme, so kann man die V. subclavia sinistra an ihrer Einmündung in die V. brachiocephalica durchtrennen.

Durchführung. Für die *Thrombendarteriektomie* nach der offenen oder halbgeschlossenen Methode wird der Verschlußbezirk zwischen Klemmen isoliert. Dazu legt man eine gebogene Klemme partiell okkludierend so am Aortenbogen an, daß auch das Gefäßostium ausreichend zugänglich wird. Nach Längsincision über dem Verschlußbezirk entfernt man das obliterierende Material in typischer Weise. Bei der Desobliteration des aortalen Ostiums ist große Vorsicht geboten. Der Gefäßabgang muß ausreichend erweitert werden, ohne daß man die Ausräumung unkontrolliert weit in das Aortenlumen hinein ausdehnt. Perforationen der Aortenhinterwand sind außerordentlich schwer zu versorgen. Kurz vor Beendigung der fortlaufend überwendlichen Naht führt man ein Ausschwemmungsmanöver von distal und proximal durch. Um cerebrale Embolien durch Gerinnsel oder Gewebspartikel zu vermeiden, gibt man zunächst die Strombahn zu den Armen, erst dann die zum Gehirn frei.

Für die *Umgehungsanastomose* wird ein Teil der Vorderwand der aufsteigenden bzw. absteigenden Aorta mit einer Exklusionsklemme isoliert und nach Längsincision eine leicht angeschrägte Prothese End-zu-Seit mit fortlaufender Naht anastomosiert. Von der vorgesehenen distalen Implantationsstelle aus zieht man das freie Prothesenende retrosternal hoch und setzt es in typischer Weise End-zu-Seit ein. Der Ort der distalen Anastomose sollte so gewählt werden, daß eine Revision des Ostiums der hirnversorgenden Arterien (A. vertebralis, A. carotis int.) von der Nahtstelle aus vorgenommen werden kann. Der Prothesendurchmesser beträgt 10—12 mm, für zusätzliche Seitenarme 8 mm. Gewöhnliche Aortenbifurkationsprothesen sollte man nicht verwenden, da sie auf Grund ihres Kalibers in der engen oberen Thoraxapertur zu Stenosen der Luftwege und Einflußstauung führen können [59].

Maßnahmen zum Schutz des Gehirns während der Gefäßabklemmung sind im allgemeinen bei den Verschlüssen am Ursprung der großen Aortenbogenäste im Gegensatz zur Aneurysmaresektion [55] nicht erforderlich. Im Zweifelsfall empfiehlt sich die Messung des Druckgradienten während versuchsweiser Abklemmung.

β) Eingriffe am Sympathicus

Wiederholt hat man versucht, die cerebrale Durchblutung durch Denervierung des Sinus caroticus mit [164] und ohne [76] Arterienresektion, durch Resektion des Ganglion stellatum [170] oder durch cervicale bzw. thorakale Sympathektomie [77] zu verbessern. Im Gegensatz zu den Durchblutungsstörungen der Extremitäten scheinen die Maßnahmen bei der cerebrovasculären Insuffizienz keine wesentliche Bedeutung zu haben [169].

2. Arteria carotis interna

a) Historische Daten

Erst zu Ende des 19. Jahrhunderts wurde die Hirnerweichung als Folge der cerebralen Ischämie erkannt und der Zusammenhang zwischen *Verschlüssen intrakranieller Arterien* und klinischen Ausfallserscheinungen geklärt. Schon PENZOLDT (1881) [195] und CHIARI (1905) [40] beobachteten, daß auch Obliterationen in der *extrakraniellen Strombahn* (A. carotis interna) zum Schlaganfall führen können. HUNT [120] wies dann 1914 darauf hin, daß solche Verschlüsse auch intermittierende cerebrale Ausfälle hervorrufen. Die pathogenetische Bedeutung von *Stenosen der extrakraniellen Hirngefäße* wurde lange Zeit verkannt. Die Diskussion um den Vasospasmus ist bis heute nicht beendet [28]. Erst die Untersuchungen anglo-amerikanischer Autoren zu Beginn des letzten Jahrzehnts grenzten das Krankheitsbild der cerebrovasculären Insuffizienz als Folge stenosierender Gefäßwandprozesse im extrakraniellen Verlauf der A. carotis interna und der A. vertebralis sowie ihrer Stammgefäße ab [78, 82, 83, 100, 123, 124, 134, 245, 262].

b) Häufigkeit

Obliterierende Veränderungen der A. carotis int. konnten in einem unausgewählten Sektionsgut in 9,5% [83], jenseits des 45. Lebensjahres sogar in 46% [30] der Fälle nachgewiesen werden. Arteriographisch fand man sie bei Routineuntersuchungen wegen eines Schlaganfalls bei 16% [173], wenn Zeichen einer cerebrovasculären Insuffizienz bestanden bei 25% [66], bei letal endenden Schlaganfällen sogar in 35% der Kranken [123, 278]. GURDJIAN u. Mitarb. [99] stellten unter 585 Arteriographien, die wegen eines Schlaganfalls ausgeführt wurden, bei 90 Kranken (15%) eine Stenose der A. carotis int., bei 60 Kranken (10,3%) einen Carotis-Verschluß und bei 19 Kranken einen Vertebralis-Basilaris-Verschluß fest. 35 Patienten hatten einen Hirntumor (6%).

c) Lokalisation und Ätiologie

Die chirurgisch zugänglichen Gefäßwandveränderungen der A. carotis interna liegen meist an der Carotisgabel und im Anfangsteil der Arterie. Ursache für diese umschriebene Lokalisation ist wahrscheinlich der Einfluß der Kaliberschwankung im Bulbusbereich auf die Hämodynamik, sowie die Tatsache, daß sich arteriosklerotische Veränderungen mit Vorliebe an Gefäßkrümmungen und Verzweigungen entwickeln [30] (s. S. 81). Ätiologisch steht die Arteriosklerose ganz im Vordergrund [61, 119, 122, 141, 258]. Obliterative Veränderungen auf endarteriitischer Grundlage sind seltener [84, 143]. Dementsprechend wird das Verschlußleiden im fortgeschrittenen Lebensalter und unter Bevorzugung des männlichen Geschlechts manifest und geht häufig mit arteriosklerotischem Befall anderer Gefäßbezirke einher [41, 59, 122, 171, 258]. Gefäßstenosen entwickeln sich aus proliferativen Intimaveränderungen und atheromatösen Einlagerungen, der Verschluß entsteht in der Regel durch sekundäre wandständige Thromben, die sich meist rasch nach peripher bis zum Abgang der A. ophthalmica fortsetzen, da größere Seitenzweige im Halsteil der A. carotis interna fehlen. Eine weitere Ursache für die Verlegung kann die partielle oder totale Thrombose eines Aneurysmas sein [5]. Veränderungen außerhalb des Gefäßes wie fibröse Bänder, Stränge oder Exostosen [19, 221, 257] können den Blutstrom ebenfalls drosseln. Relativ selten ist die von einem Carotiskörpertumor ausgehende Infiltration der Arterienwand [141, 162, 186, 220] oder die Knickung der pathologisch elongierten, durchgängigen A. carotis int. (s. S. 323) Ursache chronischer Durchblutungsstörungen. Schließlich sei noch die therapeutische Carotisligatur erwähnt, die gelegentlich erst nach Jahren infolge zusätzlicher arteriosklerotischer Wandveränderungen an den übrigen Gehirngefäßen Symptome hervorruft. Der akute thrombotische Verschluß des Gefäßes durch fortgeleitete Infektion, Trauma oder Embolie [31, 127, 183, 273] ist in den entsprechenden Kapiteln besprochen (s. S. 281).

d) Pathophysiologie

Die Pathophysiologie der Hirndurchblutung weist einige Besonderheiten auf, die einer kurzen Darstellung bedürfen:

1. Obwohl das Gehirn im Gegensatz zu den meisten anderen Organen von vier Arterien versorgt wird, führt die akute [5, 31, 127, 153, 204, 250, 265], aber auch die chronisch progrediente Einengung oder Obliteration einer der Arterien häufig zu Ischämieerscheinungen.

2. Bei chronischem Verlauf kommt es oft zu intermittierenden Ausfällen mit fokaler Symptomatik, die von symptomfreien Intervallen unterbrochen werden, obwohl es bei der weitgehend funktionsunabhängigen Durchblutung des Gehirns keine Belastungsischämie im Sinne der Claudicatio intermittens gibt.

3. Auch scheinbar definitive Ausfälle lassen sich gelegentlich durch eine revascularisierende Operation rückgängig machen.

Für die Anfälligkeit des Gehirns gegenüber einer Drosselung einer der vier versorgenden Arterien wurden vor allem die außergewöhnliche Empfindlichkeit des Organs gegenüber Sauerstoffmangel und die Anpassungsträgheit der funktionell unzureichenden Kollateralbahnen verantwortlich gemacht. Tatsächlich ist eine kompensatorische Kollateralversorgung in der Regel nur über den Circulus Willisi möglich, der ebenso wie der Zusammenfluß der Aa. vertebrales zur A. basilaris [250, 264] häufig anatomische Varianten aufweist [12, 15, 34, 103, 136, 145] und zudem streckenweise (besonders im Verlauf der Aa. communicantes) ein so geringes Kaliber hat, daß ein wirkungsvoller Blutfluß zwischen zwei Versorgungsgebieten nicht immer möglich ist. Im extrakraniellen Verlauf

bestehen zwischen den vier Hirnarterien normalerweise nur spärliche Kollateralverbindungen [146, 269] (s. Abb. 106). Darüber hinaus wird die Kapazität der Kollateralbahnen häufig durch multiple, vorwiegend extrakraniell lokalisierte Gefäßwandveränderungen eingeschränkt ($^2/_3$ von 435 Kranken DeBakeys und seiner Mitarbeiter [61]), die man ipsi- oder kontralateral zu den symptomatischen Verschlüssen antrifft [41, 69, 278]. Wenn auch umschriebene Stenosen Stromvolumen und Blutdruck erst dann signifikant mindern, wenn sie den Gefäßquerschnitt um mehr als 50% einschränken [50, 51, 106, 253] (s. S. 56), so ist doch von ausgedehnten und multiplen Wandveränderungen geringeren Grades eine Zunahme des Strömungswiderstandes und eine Einschränkung der peripheren Kreislaufreserve zu erwarten.

Dem intermittierenden Charakter der cerebrovasculären Insuffizienz liegt eine Mangeldurchblutung zugrunde, die unter weitgehendem Verlust der peripheren Kreislaufreserve (s. S. 57) zeitweise den Bedarf des Funktionsstoffwechsels (Tätigkeitsumsatz) unterschreitet, den Bereitschaftsumsatz aber aufrechterhält. Man kann daher die *cerebrovasculäre Insuffizienz* als *latente Durchblutungsstörung* definieren, die sich unter bestimmten anatomisch-morphologischen oder hämodynamischen Voraussetzungen in *Herdsymptomen* manifestiert. Die bei den Anfällen fast regelmäßig wiederkehrenden gleichen Ausfallserscheinungen [255] weisen auf den Bezirk hin, der demnächst unter ungünstigeren Umständen der Malacie anheimfallen wird [99,

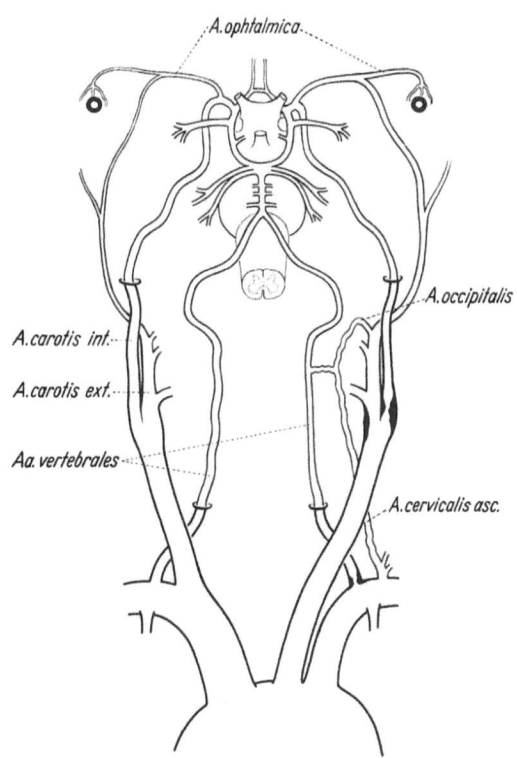

Abb. 106. *Kollateralkreislauf der Hirnstrombahn.* Stenosen der Aa. carotis interna und vertebralis sinistra. Das Basilarissystem erhält Kollateralzufluß über die kontralaterale A. vertebralis (die sich auf Grund des vermehrten Durchflusses erweitert und elongiert) sowie über die A. cervicalis ascendens (aus dem Tr. thyreocervicalis) und über die A. occipitalis (aus der A. carotis externa), die zu der gleichseitigen A. vertebralis Verbindung haben. Das Versorgungsgebiet der A. carotis interna kann, abgesehen von den Kommunikationen des Circulus Willisi, kompensatorisch über die Aa. carotis externa und ophthalmica durchblutet werden

167, 244]. Die zur Manifestation der latenten Durchblutungsinsuffizienz notwendige Minderung des Perfusionsdrucks in der Hirnstrombahn, die der lokalen Mangeldurchblutung [196] im Bereich der „letzten Wiesen des Bewässerungssystems" [226] zugrunde liegt, kann mechanisch oder funktionell bedingt sein. Gelegentlich führt die Knickung oder Drosselung einer pathologisch elongierten (s. S. 323), aber auch einer normalen Halsarterie bei extremer Kopfhaltung [106, 107, 146] dazu, daß die kritische Schwelle zwischen Tätigkeits- und Bereitschaftsumsatz unterschritten wird. Die Schwelle liegt im Tierexperiment bei einem Perfusionsdruck von 60—70 mm Hg [224—226], beim Menschen ist sie in Abhängigkeit vom Zustand der arteriellen Hirnstrombahn individuell sehr unterschiedlich und oft beträchtlich höher. Häufiger sind allerdings funktionelle Ursachen, wie Blutdruckabfall durch Orthostase, Herzrhythmusstörungen (hypodyname oder hyper-dyname Morgagni-Adams-Stokes-Anfälle), Herzinsuffizienz, Herzmuskelinfarkt, Blutungs-kollaps oder postoperative Kreislauflabilität [29, 230]. Vollständigkeitshalber sei auf Störungen des Sauerstofftransports hingewiesen (Anämie, CO-Intoxikation). Eine be-sondere Form der intermittierenden cerebrovasculären Insuffizienz ist das Anzapf-phänomen der A. vertebralis (subclavian steal effect) im Vertebralis-Basilaris-System bei einseitigem Verschluß am Ursprung der A. subclavia oder des Tr. brachiocephalicus

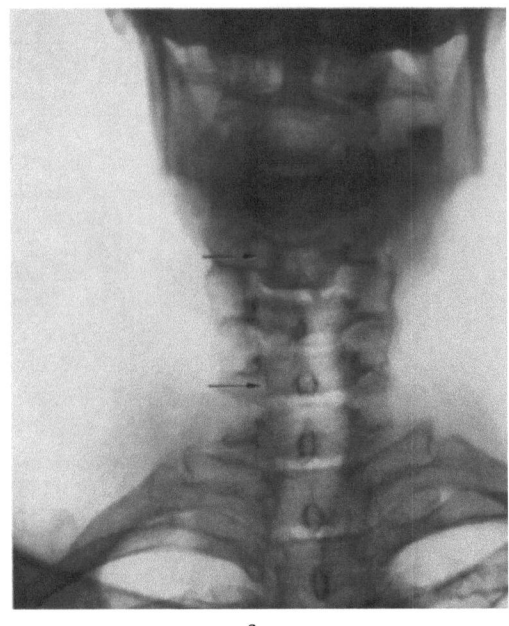 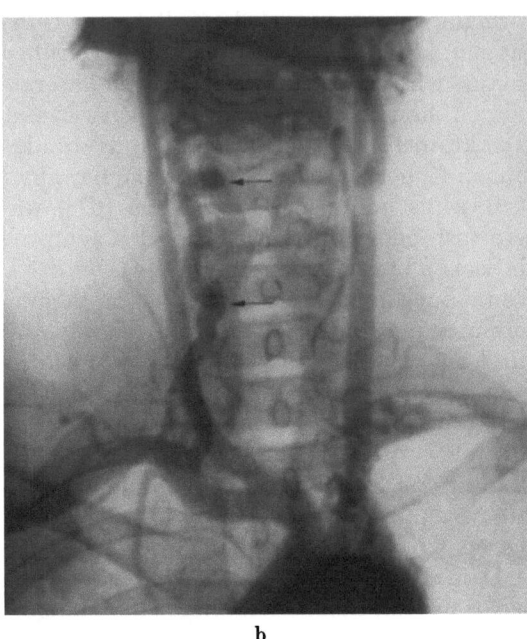

a   b

Abb. 107a u. b. T. J., 37 Jahre, ♂. Traumatischer Verschluß der A. subclavia sinistra mit kollateraler Strö-mungsumkehr in der A. vertebralis sinistra (Anzapfphänomen). A. vertebralis dextra infolge der kollateralen Mehrdurchblutung dilatiert und elongiert. Knochenusuren durch Schleifenbildung (←) am 4. und 6. Halswirbelkörper. a Halswirbelsäule; b Aortogramm

(s. Abb. 104 und 107) [46, 49, 138 a, 188, 243, 256 a, 270, 271]. Sobald sich das Gefäßnetz der Armmuskulatur unter Belastung öffnet, übernimmt die gleichseitige A. vertebralis Kollateralfunktion für den Arm auf Kosten der Gehirndurchblutung.

Eine funktionelle Tonussteigerung der Gehirngefäße, die immer wieder zur Erklärung flüchtiger Symptome oder definitiver Ausfälle herangezogen wurde (Angiospasmenhypo-these), spielt nach neuerer Ansicht bei der cerebrovasculären Insuffizienz keine Rolle [28]. Der stärkste vasodilatatorische Reiz der Hirndurchblutung, die CO_2-Anreicherung infolge der Ischämie, würde jede Vasoconstriction aufheben.

Wird durch Beseitigung des Strombahnhindernisses der Perfusionsdruck im ganzen Hirnarteriensystem ausreichend angehoben, so ist die Durchblutung in einem Ausmaß wiederhergestellt, daß auch normale Blutdruckschwankungen keine Ausfallserscheinungen mehr hervorrufen. Nach SCHNEIDER [224—226] stellt die Ganglienzelle ihre Funktion ein, sobald die Durchblutung für den Tätigkeitsumsatz nicht mehr ausreicht. Verhindert ein kollateraler Restkreislauf das Absinken unter den Bedarf des Strukturumsatzes, so kann sich das Gewebe wieder erholen. Diese reversible Schädigungsphase kann operativ genutzt werden. Da sich hypoxische Lähmung und anoxischer Tod der Gehirnzelle klinisch nicht immer sicher differenzieren lassen, wird man im Zweifelsfall auch bei scheinbar definitiven Funktionsstörungen eine Wiederherstellung versuchen, wenn die Ausfallserscheinungen erst kurz bestanden haben.

e) Symptome

Isolierte Stenosen oder Verschlüsse der A. carotis interna können sich durch Ausfallserscheinungen im Versorgungsgebiet ihrer Endäste, der Aa. ophthalmica, cerebri media und cerebri anterior äußern. Bezeichnend sind kontralaterale motorische und sensible Ausfälle mit Bevorzugung der oberen Extremität, zu denen sich je nach Seitenlokalisation eine Aphasie gesellen kann, sowie gleichseitige monokuläre Sehstörungen. Die einfachsten Fälle äußern sich in einer plötzlichen, kurzdauernden Adynamie des Arms, einem Versprechen, einem vorübergehenden Schleiersehen, aber auch in einer vollständigen Hemiplegie von der Dauer weniger Minuten oder mehrerer Tage [44, 61, 97, 167, 237]. Die in kurzen Abständen rezidivierende cerebrovasculäre Insuffizienz stellt ein ernstes Stadium der Erkrankung dar, weil die Gefahr einer vollständigen irreversiblen Halbseitenlähmung mit jedem Anfall größer wird. Häufig läßt sich eine Abhängigkeit der Ausfallserscheinungen von der Körperhaltung nachweisen. Sehstörungen infolge Mangeldurchblutung der A. ophthalmica (Schleierphänomen) sowie cerebrale Symptome treten bevorzugt nach längerem Stehen oder bei raschem Aufstehen (orthostatische Hypotonie) auf.

f) Diagnose

Anamnestisch ist immer nach vorübergehenden Zeichen einer cerebrovasculären Insuffizienz (orthostatischer Schwindel oder monokuläres Schleierphänomen, Neigung zur Ohnmacht bei extremer Kopfhaltung) zu suchen. Wichtige Aufschlüsse ergibt die sorgfältige Erhebung des Pulstastbefundes. Der Puls der A. carotis communis ist bei der isolierten Stenose der A. carotis interna kräftig und meist bis zum oberen Rand des Schildknorpels zu fühlen. Sind auch die Pulse der Aa. facialis und temporalis tastbar, so ist der Abgang der A. carotis ext. an der Carotisgabel sicher durchgängig. Die Pulsationen der A. carotis int. lassen sich dagegen von außen nicht sicher erfassen [216]. Den mit dem Zeigefinger vom Pharynx aus erhobenen Pulstastbefund [72] halten nur wenige Autoren für verwertbar [260]. Wichtig ist die Auskultation der Carotisgabel, die aber nur bei positivem Befund eine Aussage erlaubt [53, 183]. Das Fehlen eines Stenosegeräusches (nach PEART u. ROB [193] in mehr als der Hälfte der Fälle) spricht nicht sicher gegen eine Stenose, vor allem aber nicht gegen einen Verschluß des Gefäßes. Einen weiteren Hinweis für obliterierende Prozesse ergeben kollaterale Gefäßgeräusche über dem Bulbus oculi (A. ophthalmica) und über dem Nacken (A. vertebralis und A. occipitalis [85, 96]).

Der *Kompressionsversuch* der gleich- oder gegenseitigen A. carotis comm. dient als Funktionstest für die Provokation von Ausfallserscheinungen und die Prüfung des Kollateralkreislaufs. Die Untersuchung darf nur unter sorgfältiger Pulskontrolle durchgeführt werden, da es gelegentlich zu reflektorisch bedingter Bradykardie und Herzstillstand kommt (Carotissinus-Reflex). Außerdem sind Embolien möglich. Beim Auftreten der ersten cerebralen Symptome, die man durch Unterhaltung mit dem Kranken und durch sorgfältige Beobachtung möglichst frühzeitig zu erfassen versucht, muß die Kompression sofort beendet werden. Am sichersten ist die Durchführung unter laufender EKG- und EEG-Kontrolle. Zahlreiche Autoren lehnen die Untersuchung wegen der Gefahr einer irreversiblen Hirnschädigung oder einer Carotisthrombose ab [36]. Die Messung des Augenbinnendrucks, die *Ophthalmodynamometrie* [159, 263] bzw. die *Ophthalmodynamographie* [102] macht sich die Tatsache zunutze, daß das Auge durch einen Endast der A. carotis int., die A. ophthalmica, versorgt wird. Eine signifikante Druckminderung im Vergleich zur Gegenseite ist pathognomonisch für einen unvollständig kompensierten Verschluß oder eine hochgradige Stenose der gleichseitigen A. carotis interna. Die wichtigste diagnostische Maßnahme ist jedoch die *Arteriographie* [16, 23, 52, 63, 112, 113, 135, 138, 156, 187, 207, 219]. Die Idealforderung, die Hirnstrombahn von ihrem Anfang am Aortenbogen bis zu ihren intrakraniellen Aufzweigungen in *einem* Untersuchungsgang darzustellen, ist technisch kaum zu verwirklichen. Vermutet man nach Anamnese und klinischem Befund eine isolierte Einengung der A. carotis int. an

typischer Stelle, so kann man die Untersuchung auf eine Kontrastmittelinjektion in die
A. carotis comm. der gleichen Seite beschränken. Hat man nicht die Möglichkeit zur
Arteriographie in zwei Ebenen, so sind Serienaufnahmen im frontalen Strahlengang
vorzuziehen, damit man eine Überlagerung mit der A. carotis ext. und ihren Ästen im
Röntgenbild vermeidet und die meist an der Hinterwand liegenden Veränderungen der
Carotisgabel sicher darstellt. Wenn die nachgewiesene Stenose zur Erklärung der klinischen Ausfallserscheinungen nicht ausreicht oder ein totaler Verschluß vorliegt, muß auch
die gegenseitige A. carotis int. arteriographiert werden. Außerdem kann die Darstellung
des Vertebralis-Basilaris-Systems erforderlich sein (s. S. 319).

g) Differentialdiagnose

Bei *chronisch rezidivierender cerebrovasculärer Insuffizienz* läßt die Schilderung syn-
kopaler Erscheinungen mit vorübergehenden Lähmungen, motorischen Zuckungen und
Bewußtseinsverlust an ein Anfallsleiden denken [*18, 238*]. Elektroencephalogramm und
Pulstastbefund führen zur Klärung [*173*]. Außerdem ist ein Hirntumor differential-
diagnostisch auszuschließen [*19, 100, 238, 274*]. In letzter Zeit wurden wiederholt kleine
Embolien in die Endäste der A. carotis int. als Ursache auch der intermittierenden cerebralen Ausfälle angeschuldigt [*115, 116*]. Eine kardiale Emboliequelle (Mitralvitium,
Endocarditis lenta, stummer Herzmuskelinfarkt) sollte deshalb immer ausgeschlossen
werden. Auch kardial bedingte Hypotonien infolge Herzrhythmusstörungen (z. B. Adams-
Stokes-Anfälle), Herzinsuffizienz und Herzinfarkt können neurologische Ausfallserscheinungen hervorrufen [*29, 70, 148, 255*].

Im *akuten Stadium der cerebrovasculären Insuffizienz* stehen der Verschluß der A. cerebri media, die Embolie, der Hirntumor und vor allem die Massenblutung zur Diskussion,
besonders wenn die Erscheinungen schnell zunehmen [*222*]. Gehäufte, flüchtige Ausfallserscheinungen vor einem definitiven apoplektischen Insult sprechen für eine Encephalomalacie infolge eines Gefäßverschlusses [*25*]. Auch die häufig mit Obliterationen der
extrakraniellen Hirnstrombahn einhergehende Arteriosklerose an den Coronararterien
[*171*] und den Gefäßen der unteren Extremitäten deutet in gleicher Richtung. Bei
Bewußtlosigkeit muß die Differentialdiagnose des Koma geklärt werden.

h) Prognose

Die *Prognose* ist erst annähernd bekannt. Etwa $1/_5$ der Kranken stirbt beim ersten
cerebrovasculären Anfall oder kurz danach (ROBINSON u. Mitarb. [*214*] 21%; SILVER-
STEIN [*238*] 20%; HURWITZ [*122*] 25%), fast $1/_3$ in den folgenden 3 Jahren (28%) und etwa
die Hälfte innerhalb der nächsten 5 Jahre (47% [*165, 166*]).

i) Konservative Behandlung

Bei jeder cerebrovasculären Insuffizienz sind Zustände zu suchen und gegebenenfalls
zu behandeln, die eine cerebrale Mangeldurchblutung begünstigen, wie Herzinsuffizienz,
Herzrhythmusstörungen, Hypotonie, pulmonale Hypoxie oder Anämie [*27*]. Für die
Behandlung der schweren akuten, unter dem Bild der Apoplexie verlaufenden Ausfälle
sei auf die einschlägige neurologische Literatur verwiesen. Eigentümlichkeiten der Gefäßanatomie, des begrenzten Kollateralkreislaufs und der autonomen Regulation der Gehirndurchblutung machen es verständlich, daß die Durchblutung medikamentös nur wenig zu
beeinflussen ist. Die Langzeitbehandlung mit Antikoagulantien soll den definitiven Verschluß stenosierter Gefäße durch thrombotische Auflagerungen verhindern und die
Embolisierung wandständiger Gerinnsel sowie die Ausdehnung eines thrombotischen
Verschlusses auf Kollateraläste verhüten [*19, 86, 165, 177, 206*]. Bei 20% der Kranken
von DEBAKEY [*61*] war diese Behandlung erfolglos. Die meisten der bisher vorliegenden
Veröffentlichungen können nur wenig zur Beurteilung beitragen, da vor der Antikoagu-

lantienbehandlung in der Regel keine Arteriographie ausgeführt wird. Über Erfolge bei gesicherten thrombotischen Verschlüssen der A. carotis int. und Obliterationen im Basilararteriensystem berichteten MILLIKAN u. Mitarb. [178]. Anwendung von Fibrinolytika s. S. 166.

k) Chirurgische Behandlung

α) Wiederherstellende Eingriffe

(a) Operationsindikation

Die Rekonstruktion der Strombahn bei Carotisstenose oder -obliteration ist nur unter zwei Voraussetzungen sinnvoll: 1. Blutzufuhr und Blutabfluß müssen gewährleistet, d.h. die Durchgängigkeit von zu- und abführender Strombahn muß arteriographisch erwiesen sein. 2. Das Gehirn darf noch nicht irreversibel geschädigt sein. Als wichtigste und zugleich günstigste Indikation gilt daher die isolierte einseitige Stenose der A. carotis interna mit rezidivierender cerebrovasculärer Insuffizienz. Die rein prophylaktische Entfernung einer zufällig entdeckten symptomlosen Stenose ist dagegen abzulehnen. Als dringliche Indikation wird ferner von zahlreichen Autoren der akute, nicht flüchtige cerebrale Ausfall innerhalb der etwas willkürlich gewählten Zeitgrenze von 24 — 48 Std angesehen [59, 141, 211]. Auch eine erneute Progredienz nach vorübergehendem Stillstand ist als dringliche Indikation zu betrachten. In seltenen Fällen ist die Beseitigung der Carotisstenose angezeigt, wenn Ausfallserscheinungen im Versorgungsgebiet der anderen Hirnarterien klinisch im Vordergrund stehen, deren Wiederherstellung nicht mehr möglich ist. Bei doppelseitigen Carotisstenosen gilt die Regel, daß man zuerst das funktionell wichtigere Hindernis beseitigt und das gegenüberliegende Gefäß 2 — 3 Wochen nach gelungener Wiederherstellung angeht. Ist eine symptomatische Stenose der A. carotis interna mit einer anderen operationsbedürftigen Gefäßerkrankung kombiniert (Aorta-Iliaca-Verschluß, Bauchaortenaneurysma usw.), so empfiehlt es sich, die Carotisoperation als ersten Eingriff vorzunehmen, um cerebrovasculären Komplikationen vorzubeugen [61]. Da der Eingriff selbst keine allzu große Belastung für den Kranken darstellt (notfalls unter Lokalanaesthesie, kurze Operationsdauer), ergeben sich Kontraindikationen zur Revascularisierung viel häufiger aus lokalen als aus allgemeinen Gründen. Totale Verschlüsse der A. carotis interna sind nur ausnahmsweise operabel, da sich die Thrombose meist in kurzer Zeit in den intrakraniellen unzugänglichen Abschnitt hinein fortsetzt (s. S. 310). Die Heilungsaussichten sind um so schlechter, je mehr Zeit vom akuten Beginn der neurologischen Defekte bis zur Operation verstreicht. Entgegen einer weitverbreiteten Vorstellung können deshalb Thrombosen der A. carotis int. ebensowenig wie ausgeprägte stationäre Schlaganfälle noch chirurgisch behandelt werden.

(b) Operationsverfahren

Für die typischen umschriebenen Stenosen der A. carotis int. nahe der Carotisgabel eignet sich am besten die *direkte Desobliteration*, die von STRULLY u. Mitarb. [245] 1953 versucht, von COOLEY u. Mitarb. [47] 1956 erfolgreich durchgeführt wurde. Sie hat den Vorzug der Einfachheit und Kürze, so daß das Risiko besonders im akuten Ausfallsstadium erheblich sinkt. Die ursprüngliche Aushülsung von einer Querincision unterhalb des Hindernisses aus wurde bald zugunsten der übersichtlicheren Desobliteration nach Längsincision über dem Verschlußbezirk verlassen. Die *Resektion* des verengten Gefäßabschnitts mit *End-zu-End-Naht* der Gefäßstümpfe [74, 231] oder *Transplantation* [66, 154] hat ebenso wie die *Umleitung* (Bypass) [81, 121, 160, 213] an der A. carotis interna nur noch historische Bedeutung. Ausgenommen sind Obstruktionen durch einen Carotiskörpertumor [162] oder ein Aneurysma [141], ferner ausgedehnte Obliterationen der A. carotis comm. [59, 108]. Auch *gefäßplastische Methoden* haben, mit Ausnahme der Streifeneinpflanzung (s. S. 228), keine Bedeutung erlangt [22, 105, 128, 150, 239, 259].

Protektive Maßnahmen. Während bei der Beseitigung umschriebener Obliterationen eine Beeinträchtigung des Blutstroms durch die Gefäßabklemmung nicht zu befürchten ist, kann die vorübergehende Abklemmung der A. carotis int. oder der als Kollaterale dienenden A. carotis ext. bei umschriebenen *Stenosen* zu ischämischen Komplikationen führen. Zur Verhütung wurden drei Verfahren empfohlen: die Aufrechterhaltung des Blutstroms mittels „Shunt", die Drosselung des cerebralen Stoffwechsels durch Hypo-

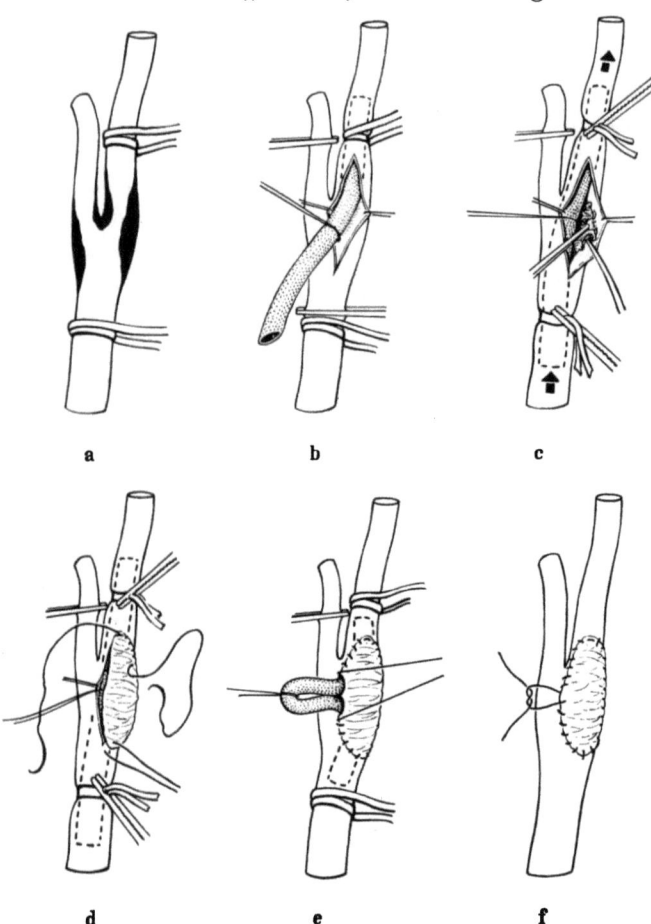

a   b   c

d   e   f

Abb. 108a—f. *Direkte Desobliteration der A. carotis interna.* a Typische Lokalisation und Ausdehnung der arteriosklerotischen Stenose. b Einführen eines Plastikröhrchens (*intraluminaler Shunt*) zunächst in das distale, dann in das proximale Gefäßlumen. Fixation mit starkem Faden. c (Thromb-)Endarteriektomie. d Verschluß der Arteriotomie mit einem Gefäßersatzstreifen (Patch). e Entfernung des Shunts kurz vor Beendigung der fortlaufenden überwendlichen Naht. f Beendigung der Naht

thermie und die Nutzung der verbliebenen Zuflußwege zur Übersättigung des Hirngewebes mit Sauerstoff. Als einfach und zuverlässig hat sich der *temporäre intraluminale Shunt* mit einem Plastikröhrchen erwiesen [24, 56, 90] (s. S. 188 und Abb. 62 und 108). Als besonderer Vorteil des Verfahrens gilt die sofortige Normalisierung der Durchströmung, die sich im Verschwinden des Druckgradienten äußert [51]. Die Desobliteration um das Plastikröhrchen herum kann ohne Zeitnot ausgeführt werden. Eine gewisse Behinderung im Operationsfeld läßt sich in Kauf nehmen. Die Verwendung extraluminaler Shunts [47, 108, 121, 140] (s. S. 189 und Abb. 63), die sie vermeiden könnte, ist wegen des geringen Durchmessers der A. carotis int. unzweckmäßig. Der durch *Unterkühlung* auf etwa 29° C erreichbare Zeitgewinn kann für eine gefahrlose Thrombendarteriektomie genügen [7, 108, 140, 197, 210]. Die Methode wird jedoch wegen ihrer Umständlichkeit und der Gefahr des Herzkammerflimmerns kaum noch gebraucht.

In der Absicht, den Zufluß während der Abklemmung über verbliebene Transportwege zu kompensieren, verwendete man die *künstliche Blutdrucksteigerung* durch Vasopressorsubstanzen [241, 266], die *Überdruckbeatmung mit reinem Sauerstoff* oder man operierte in der *Überdruckkammer* [130]. Diese Verfahren haben aber nicht allgemein befriedigt [130, 172].

Durchführung [24, 56, 101, 241]. Die Desobliteration der A. carotis interna wurde ursprünglich in Lokalanaesthesie ausgeführt [240, 277], um durch das Gespräch mit dem Patienten Ischämiezeichen frühzeitig entdecken zu können. Inzwischen setzt sich die Allgemeinnarkose ohne Nachteil durch [90, 266], die bei Anwendung der Hypothermie ohnehin unumgänglich ist. Der Kranke befindet sich in Rückenlage, die gleichseitige Schulter wird leicht erhöht, der Kopf etwas nach der entgegengesetzten Seite gedreht. Nach Abdeckung mit selbstklebender steriler Kunststoffolie legt man von einem Hautschnitt am vorderen Rand des M. sternocleidomastoideus aus die Carotisgabel und die A. carotis interna unter Schonung der Nn. vagus und hypoglossus frei (s. Abb. 3). Nach lokaler Heparinisierung wird der mit gewinkelten Gefäßklemmen (s. S. 219) isolierte Abschnitt längsincidiert und die Arteriotomie nach zentral und peripher mit der gewinkelten Schere erweitert. Darauf führt man das vorbereitete Plastikröhrchen distal und proximal unter sorgfältiger Vermeidung einer Luftembolie ein und fixiert es mit vorher gelegten Fäden. Einlegen und Entfernen beanspruchen nur je 30 sec. Dann kann der Blutstrom wieder freigegeben werden. Nun stellt man sich die Gefäßwand mit Haltefäden übersichtlich dar und löst die verdickte Innenschicht möglichst in einem Stück um den Shunt herum ab, bis sie zusammen mit dem in das Externaostium hereinragenden Zapfen entfernt werden kann. Besonders die distale Abtrennungslinie der Intima muß sorgfältig geglättet und notfalls mit Einzelnähten angeheftet werden, um eine Dissektion zu verhindern (s. Abb. 120). Behindert ein Atherom mit intakter Endothelbedeckung und ohne wandständigen Thrombus den Blutstrom, so kann man das Lumen ohne Entfernung des Atheroms durch eine Streifen-(Patch)-Angioplastik erweitern (s. S. 228). Über die Art des Verschlusses der Arteriotomie gehen die Meinungen auseinander. DeBakey u. Mitarb. [60] halten die Erweiterung mit einem Gefäßersatzstreifen (Patch) für erforderlich und benutzten bisher fein gestricktes Dacrongewebe, das durch Imprägnation mit Acrylschaum die Konsistenz einer dünnen Arterienwand erhielt. Andere Autoren bevorzugen im Hinblick auf das noch ungewisse Spätschicksal der Kunststoffimplantate autoplastische Venenstreifen aus der V. jugularis oder der V. saphena magna [39, 140, 228, 279]. Einige Chirurgen [37, 108, 132, 241] verzichten auf jeglichen Gefäßersatz und führen als Vorzug der einfachen fortlaufenden Naht die Abkürzung des Eingriffs an. Ein Vergleich der verschiedenen Verfahren an Hand von Spätergebnissen steht noch aus.

Bei der abschließenden Druckmessung soll der vorher über dem stenosierten Gefäßabschnitt gemessene Druckgradient behoben sein. Andernfalls ist eine sofortige Revision notwendig.

β) Eingriffe am Sympathicus

Auch bei Verschlüssen der Hirnstrombahn wurde eine Verbesserung der Durchblutung durch Arteriektomie, durch Denervierung des Carotissinus oder durch Entfernung des Ganglion stellatum versucht [6, 98, 153, 260]. Aus den bereits genannten Gründen (s. S. 312) erscheint es zweifelhaft, ob Eingriffe am Sympathicus die Hirndurchblutung wesentlich fördern können. Jedenfalls hat die Sympathicuschirurgie trotz einzelner Mitteilungen über gute Erfolge [153, 176, 260] in der Behandlung extrakranieller Gefäßverschlüsse keine überzeugenden Ergebnisse aufzuweisen.

3. Arteria vertebralis

a) Historische Daten

Die Kompression der A. vertebralis durch Halswirbelsäulenveränderungen oder ihr Verschluß infolge Subclaviathrombose sind schon seit längerer Zeit als Ursachen neurologischer Erscheinungen bekannt (Menière-Syndrom [64], Migraine cervicale [13], Synkope, Vertigo und Sehstörung [89, 133 a], Hemiplegie [212]). Hutchinson und Yates [123] machten 1956 auf den großen Anteil arteriosklerotischer Vertebralis-Verschlüsse unter den letalen Hirninfarkten aufmerksam. Millikan u. Mitarb. [178] berichteten 1958 über die ersten Behandlungserfolge mit Antikoagulantien. Mit der ersten Thrombendarteriektomie am Vertebralisostium durch Cate und Scott [38] erwachte das Interesse an der gefäßchirurgischen Behandlung. Seitdem wurden zwei weitere operable Veränderungen bekannt, die eine Vertebralis-Basilaris-Insuffizienz verursachen können: die Knickung (Kinking) infolge Elongation oder Fesselung durch Stränge [110, 199, 200] und die Stromumkehr in der A. vertebralis bei Verschluß der A. subclavia im Abschnitt I (Anzapfsyndrom der A. vertebralis) (s. S. 304, 305, 312, Abb. 104a und 107).

b) Anatomie

Anatomie der A. vertebralis s. Abb. 3 und S. 667. Nur die extravertebrale Strecke zwischen Ursprung und Eintritt in den knöchernen Kanal der Foramina costotransversaria in Höhe des 6. Halswirbels hat für die wiederherstellende Gefäßchirurgie Bedeutung, während die Strecke zwischen 6. Halswirbel und Foramen occipitale magnum nur in Notfällen zur Ligatur oder zur Aneurysmaresektion aufgesucht wird (s. S. 667). Der intrakranielle Abschnitt einschließlich der A. basilaris ist für gefäßchirurgische Maßnahmen nicht geeignet. Varianten des Ursprungs (Aortenbogen, Tr. brachiocephalicus, A. carotis comm.), des Eintritts (5. oder 4. Halswirbel) und des Kalibers sind nicht selten [146]. Pathophysiologisch wichtiger sind die relativ häufigen Varianten des intrakraniellen Zusammenflusses mit der gegenüberliegenden A. vertebralis zur unpaaren A. basilaris [185, 250]. Wichtige Lagebeziehungen ergeben sich im ersten Abschnitt durch die Einmündung des Ductus thoracicus vor der linken A. vertebralis, durch die Überkreuzung der A. thyreoidea inferior bei hohem Eintritt und durch die Nähe des Plexus brachialis und der V. jugularis bei tiefem Abgang. Kommunikationen mit größeren Gefäßen bestehen normalerweise nur im Schädelinneren durch die Bildung der A. basilaris, die ihrerseits über die Rr. communicantes posteriores mit dem Netz der Aa. carotis zum Hirnversorgungssystem zusammengeschlossen ist. Kleinere Anastomosen im Halsbereich (über die A. occipitalis mit der A. carotis externa, über die Aa. cervicalis ascendens und profunda mit der A. subclavia) erlangen erst nach Obliteration der Hauptarterie als Kollateralen Bedeutung (s. Abb. 106). Das Versorgungsgebiet der A. vertebralis umfaßt den obersten Teil des Rückenmarks, die Medulla oblongata, das Kleinhirn, das statoakustische Organ und das Occipitalhirn. Einzelheiten sind den Monographien von KRAYENBÜHL und YASARGIL [144], KUNERT [146] zu entnehmen.

c) Pathologie

Die *primär-obliterativen*, fast ausschließlich arteriosklerotischen *Veränderungen* sind überwiegend am Abgang der Arterie von der A. subclavia lokalisiert. Wandverdickungen engen das Ostium konzentrisch ein, Ulceration und zunehmende Stagnation begünstigen die Thrombose, die sich schließlich in den unzugänglichen Abschnitt hinein fortsetzt. Das Überwiegen der Arteriosklerose erklärt die Bevorzugung des männlichen Geschlechts in fortgeschrittenem Alter und die relative Häufigkeit weiterer Gefäßprozesse an anderen Stellen der Hirnstrombahn [71, 162, 278].

Sekundäre Verschlüsse am Vertebralis-Ursprung können durch Thrombosen der A. subclavia entstehen, die sich entweder retrograd (Halsrippe) oder in Stromrichtung (Aortenbogensyndrom, Trauma) ausbreiten. Meist verhindert aber der kollaterale Blutfluß in der A. vertebralis das Übergreifen der Thrombose. Über die intermittierende Blockierung des Vertebralis-Ursprungs infolge Elongation s. S. 325. Ausgedehnte Thrombosen im zweiten und dritten Abschnitt der Arterie können infolge Kompression durch Knochensporne, Abscherung bei Kontusionen bzw. Luxationen, chiropraktische Manipulationen oder auch durch pathologische Veränderungen an Atlas und Epistropheus ausgelöst werden [146, 248, 256].

d) Symptome

Die Vertebralis-Basilaris-Insuffizienz äußert sich entsprechend dem Versorgungsgebiet der Arterie durch *doppelseitige* motorische und sensorische Ausfälle (bis zur Tetraplegie), doppelseitige (corticale) Sehstörungen vom Gesichtsfeldausfall bis zur Amaurose, Beteiligung der Hirnnerven (Diplopie, Trigeminusausfälle, Dysphagie, Ohrenklingen, Hörverlust, Vestibularissymptome) und durch Kleinhirnzeichen (Vertigo, Dysdiadochokinese, Ataxie) [81, 99, 278].

e) Diagnose

Bei Schilderung der genannten Symptome kann der Verdacht auf eine Vertebralis-Basilaris-Insuffizienz geäußert werden. Die angiologische Untersuchung bekräftigt ihn allenfalls durch den Nachweis eines Stenosegeräusches in der Supraclaviculargrube oder eines Kollateralgeräusches im Nacken. Die Sicherung der Diagnose und die Klärung der technischen Operabilität bleibt der Arteriographie vorbehalten, die in Abwandlung der von SHIMIZU [233] angegebenen Technik nach perkutaner Punktion der A. subclavia [111a] (bzw. des Tr. brachiocephalicus) oder nach Punktion der A. axillaris (eventuell unter gleichzeitiger Blockierung des Abflusses in den Arm) vorgenommen wird (s. S. 112, 124). Die gezielte Darstellung durch einen von der A. femoralis oder der A. axillaris eingeführten Katheter ist ebenfalls möglich. Diese Technik ermöglicht eine Kontrastmittelinjektion in die Aorta ascendens und damit die gleichzeitige Darstellung aller vier hirnversorgenden Arterien in derselben Untersuchung (s. S. 124). Zum Ausschluß multipler Stenosen ist in diesem Zusammenhang eine möglichst vollständige Darstellung der hirnversorgenden Arterien zu fordern.

f) Differentialdiagnose

Die Differentialdiagnose muß zunächst klären, ob die Vertebralis-Basilaris-Insuffizienz auf obliterativen Veränderungen beruht, ob sie durch eine Knickung der Arterie oder durch ein Anzapfphänomen (subclavian steal effect, s. Abb. 104 und 107) ausgelöst wird. Die Provokation einer Knickung bzw. der cerebralen Ischämie sollte aus den gleichen Gründen wie beim Carotisdruckversuch vorsichtig durchgeführt werden [89, 200]. Zum Nachweis eines Anzapfphänomens bei Verschluß der A. subclavia im Abschnitt I steigert man den Blutbedarf des minderdurchbluteten Arms durch Muskelarbeit oder durch reaktive Hyperämie. Lassen sich durch diese Maßnahme Basilaris-Symptome auslösen, so ist das Vorliegen eines Anzapfphänomens klinisch bereits sehr wahrscheinlich. Zum Nachweis der Kollateralfunktion der A. vertebralis bzw. der Stromumkehr auf der Seite des Sub-clavia-Verschlusses ist eine Vertebralis-Arteriographie der Gegenseite oder eine Aorto-graphie erforderlich [126, 139, 188, 271]. Weiterhin muß eine Mangelversorgung im Gebiet der A. carotis interna abgegrenzt werden, da bei den nicht seltenen kombinierten Verschlußformen die Ausfallserscheinungen ineinander übergehen können [59, 124]. Der einseitige isolierte Ausfall der A. cerebellaris inf. post. (Wallenberg-Syndrom) ist an seiner charakteristischen Symptomatik zu erkennen. Auszuschließen sind Tumoren im Bereich der hinteren Schädelgrube, ferner Hirnblutungen und -embolien, intrakranielle Aneurysmen, encephalitische Thrombosen der kleineren Arterienäste, sowie Veränderungen des stato-akustischen Organs (Menière-Syndrom), der Augen und der Halswirbelsäule (Migraine cervicale).

g) Konservative Behandlung

Über die *konservative Behandlung* der cerebrovasculären Insuffizienz s. S. 306. Angemessen langfristige Kontrollserien mit Antikoagulantienbehandlung stehen noch aus.

h) Chirurgische Behandlung

α) Wiederherstellende Eingriffe

Der Versuch einer Rekonstruktion muß auf den ersten Gefäßabschnitt beschränkt bleiben. Die Operation ist aus topographischen Gründen eingreifender als Desobliterationen an der A. carotis interna. Für die *Operationsindikation* gelten die gleichen Richtlinien wie dort. Im allgemeinen genügt bei bilateralem Befall die einseitige Wiederherstellung. Voraussetzung ist immer ein ungehinderter Zu- und Abfluß. Ausgedehnte Thrombosen sind inoperabel.

Operationsverfahren: Seit der ersten erfolgreichen Beseitigung eines Verschlusses der A. vertebralis durch CATE und SCOTT [38] 1957 gilt auch an diesem Gefäßabschnitt die direkte Desobliteration als Methode der Wahl. Abwandlungen ergeben sich nur aus der Verwendung eines Streifens (Patch [60]) oder durch die Kombination mit der plastischen Korrektur einer gleichzeitig vorhandenen Knickung (s. Abb. 109).

Die *Durchführung* erfolgt in Allgemeinanaesthesie. Der Kranke liegt auf dem Rücken, beide Schultern sind leicht erhöht, der Oberarm wird locker abduziert, der Kopf befindet sich in Mittelstellung, der Hals ist gering angespannt. Ein ausreichend weiter Zugang ist bei der Tiefe des Operationsfeldes unerläßlich. Deshalb wurde die subperiostale Resektion des medialen Claviculadrittels empfohlen. Nur bei günstiger Lage des Subclavia- bogens (oberhalb des Schlüsselbeins) genügt die Incision am oberen Schlüsselbeinrand unter Durchtrennung des Kopfnickeransatzes. Nach der Darstellung des Vertebralis-

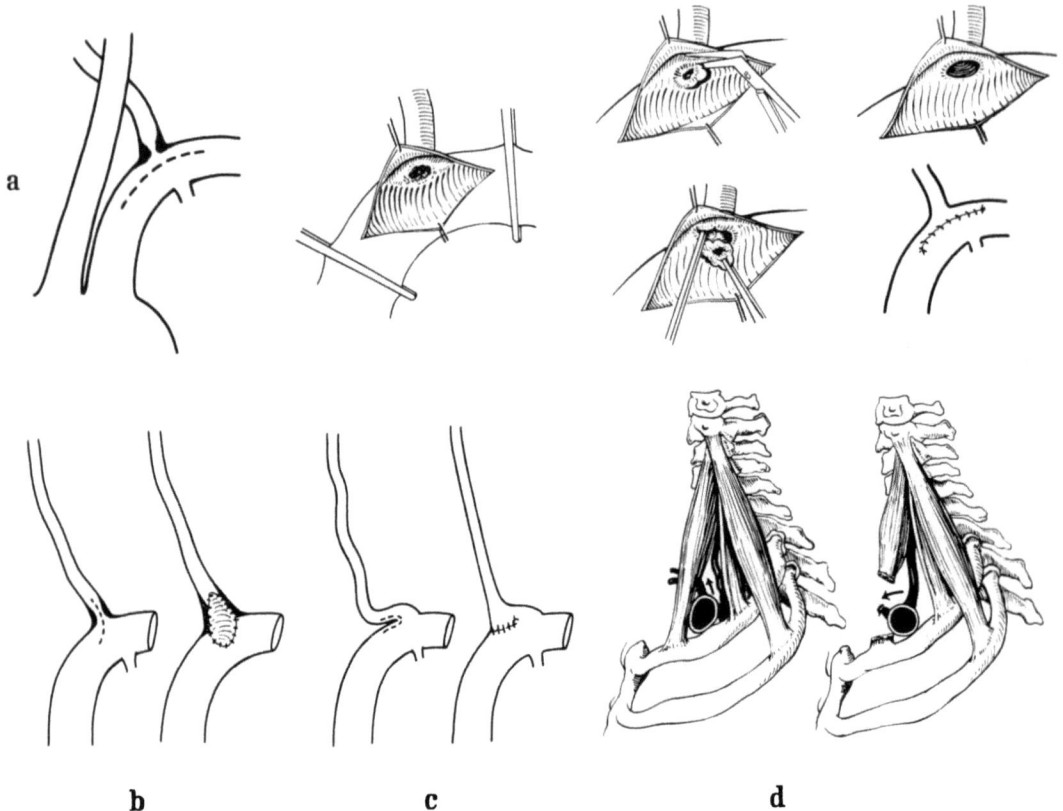

a   b   c   d

Abb. 109a—d. *Strombahnwiederherstellung an der A. vertebralis.* a Desobliteration des Ostium. b Lumen- erweiterung durch Streifen(Patch)-Angioplastik ohne Desobliteration. c u. d Korrektur der Knickung (kinking) bei pathologischer Elongation

Ursprungs und der angrenzenden A. subclavia wird der Druckgradient über der Stenose gemessen. Protektive Maßnahmen sind bei einem peripheren Mitteldruck von mindestens 70 mm Hg nach Abklemmung nicht erforderlich [51]. Anderenfalls bedient man sich eines intraluminalen Shunts wie bei der Desobliteration der A. carotis int. (s. Abb. 108). Bei der Ausräumung des obliterierenden Materials muß eine Intimadissektion sorgfältig vermieden werden. DeBakey u. Mitarb. [60, 61] verzichten deshalb vielfach auf die Endarteriektomie und beschränken sich auf eine Erweiterung des Gefäßlumens durch Patch-Angioplastik. Als Erweiterungsstreifen zum Verschluß der Arteriotomie bevorzugt man heute körpereigene Vene. Kurz vor Freigabe des Blutstroms werden u. U. ent- standene Thromben, Detritus und Luftblasen durch kurzes alternierendes Öffnen der Klemmen ausgeschwemmt. Durch simultane Druckmessung prüft man abschließend den Effekt der Desobliteration. Die Wunde wird locker verschlossen, gegebenenfalls für 24 Std drainiert. Postoperativ hält der Kranke zunächst flache Rückenlage ein. Wie bei der Thrombendarteriektomie der A. carotis interna sollte nach der Operation sofort der neuro- logische Befund kontrolliert werden.

β) Palliative Eingriffe

Die einfachste Behandlung der durch Stromumkehr in der A. vertebralis (Anzapf-phänomen) hervorgerufenen Basilaris-Insuffizienz ist, wenn die Beseitigung der zugrunde liegenden Subclavia-Obliteration unmöglich erscheint, die Ligatur der A. vertebralis auf der Seite des Subclavia-Verschlusses [126, 209]. Das Anzapfen der Hirnversorgung durch den mangeldurchbluteten Arm (subclavian steal effect) wird damit unterbunden. In geeigneten Fällen kann eine Laminektomie oder die Abtragung von komprimierenden Exostosen den Blutstrom in der A. vertebralis normalisieren [109].

4. Operationsergebnisse

Das *Operationsrisiko* scheint gemessen an der Letalität der Grundkrankheit tragbar. Die *Operationsletalität* betrug im Krankengut (435 Kranke) von DeBakey u. Mitarb. [61] im Stadium der intermittierenden Ausfälle 6,7% und im Stadium der Lähmung 8%. Eine operationsbedingte Verschlimmerung war im Stadium der intermittierenden Ausfälle außergewöhnlich selten (1,1%), trat dagegen im Stadium der Lähmung in 5,2% auf.

An den *Aortenbogenästen* lassen sich Stenosen und Obliterationen praktisch immer beseitigen oder umgehen. In der Regel verschwinden nach Wiederherstellung der Strombahn die Durchblutungsstörungen der Arme, meistens auch die cerebralen Ausfalls-erscheinungen [38, 45, 54, 57, 61, 88, 121, 126, 139, 155, 188, 229, 235, 243, 271]. Dagegen unterscheiden sich an den *Aa. carotis interna und vertebralis* die Ergebnisse bei partiellen und totalen Verschlüssen erheblich voneinander. Während bei Stenosen die Strombahn fast immer wieder herzustellen ist (92% von 505 Operationen [61], 96% von 293 Operationen [211], 97% von 123 Kranken [251]), gelingt dies nach thrombotischer Obliteration der Arterie nur noch in etwa der Hälfte der Fälle (61% von 62 Operationen [61], 51% von 120 Operationen [211]). Dementsprechend sind die *Heilungsaussichten* bei der *inter-mittierenden cerebrovasculären Insuffizienz*, die meist auf stenosierenden Prozessen beruht, günstig. DeBakey u. Mitarb. [61][1] und Rob [211] erzielten Besserung bzw. Anfallsfreiheit bei 85% von 181 bzw. bei 88% von 294 Kranken. Im Stadium der *progressiven Ausfälle* konnten sie dagegen nur noch $^2/_3$ bzw. annähernd die Hälfte der Kranken bessern. Noch geringer war die Heilungs- bzw. Besserungsquote bei *ausgeprägten Lähmungen* (7,5% bzw. 49% von 174 Kranken [61]), wenn auch bei Einzelfällen gelegentlich dramatische Remis-sionen eintraten. Diese Angaben werden von anderen Autoren mit kleinerem Krankengut im wesentlichen bestätigt [14, 75, 90, 98, 108, 132, 142, 240, 251, 260, 268, 277, 279]. Eine tabellarische Zusammenstellung der Ergebnisse stößt wegen der unterschiedlichen Kriterien der Auswahl und der Erfolgsbewertung und wegen der kleinen Patientenzahlen der meisten Autoren auf Schwierigkeiten. Auch eine kritische Übersicht der bisher vorliegenden *Spätergebnisse* ist bei der summarischen Mitteilungsweise nur mit Vorbehalt möglich. DeBakey u. Mitarb. [61][1] fanden bei der Nachuntersuchung ihres Kranken-gutes 8 Monate bis 8 Jahre p. op. Beschwerdefreiheit in 87% von 169 Kranken, 77% von 26 Kranken und 28% von 160 Kranken, die sie präoperativ in die drei Stadien der inter-mittierenden Ischämie, der progressiven Ausfälle und der ausgeprägten Lähmung ein-geordnet hatten. Die auffallend bessere Heilungsquote im Vergleich zu den Frühergeb-nissen muß auf die Neigung zur Spontanremission der neurologischen Ausfallserscheinun-gen zurückgeführt werden. Soweit vergleichbare Nachuntersuchungen vorliegen, scheint dieser Faktor gegenüber der durch die Revascularisierung erzielten Durchblutungsver-besserung jedoch nicht ausschlaggebend zu sein [1, 50, 51]. Im Krankengut der Mayo-Klinik [268] blieben in der Gruppe mit intermittierender Ischämie 66% der Operierten, aber nur 25% der Nichtoperierten beschwerdefrei. Bei 8,5% der Operierten und bei 25% der konservativ Behandelten kam es erneut zu flüchtigen Erscheinungen. 17% der

---

[1] Die in der neuesten Arbeit von DeBakey u. Mitarb. [Ann. Surg. **161**, 921 (1965)] mitgeteilten Ergebnisse entsprechen weitgehend den hier angegebenen Zahlen. Nicht ganz so günstig sind die Erfahrungen von Gurd-jian u. Mitarb. [Surg. Gynec. Obstet. **121**, 326 (1965)] bei 118 Kranken.

Operierten und 40% der Nichtoperierten hatten später Hirninfarkte. Trotz dieser Zahlen bleibt aber die Beurteilung des Operationserfolges im Einzelfall immer problematisch.

Über die *Langzeitbehandlung mit Antikoagulantien* liegen besonders im Stadium der intermittierenden Ischämie günstige Einzelbeobachtungen vor. Ein abschließendes Urteil und ein kritischer Vergleich mit den Ergebnissen der operativen Behandlung ist u. E. im Augenblick noch nicht möglich, da Langzeitbeobachtungen von genügender Dauer noch nicht in ausreichender Zahl vorliegen. Nach Ansicht mehrerer Autoren scheint das Risiko der cerebralen Blutung unter Antikoagulantien bei den Kranken mit cerebrovasculärer Insuffizienz möglicherweise größer zu sein, als man es üblicherweise für diese Therapie veranschlagt.

5. Pathologische Elongation und Knickung (Kinking) der Aortenbogenäste und der Halsarterien

a) Historische Daten

Die Elongation der Arterien mit Schleifenbildung steht nach der zugrunde liegenden Gefügelockerung den Aneurysmen, in ihren Auswirkungen auf den Blutstrom aber den Verschlußleiden nahe. Die Veränderungen waren schon vor der Zeit der rekonstruktiven Gefäßchirurgie bekannt [35, 137, 191], gewannen aber erst an Bedeutung, nachdem der Zusammenhang zwischen Elongation und cerebrovasculärer Insuffizienz klinisch vermutet und durch den therapeutischen Effekt der Operation bestätigt werden konnte [21, 67, 94, 110, 111, 118, 175, 199, 200, 201, 208].

b) Aortenbogenäste
(Truncus brachiocephalicus, A. carotis comm. sin., A. subclavia sin.)

α) Pathologie

Pathologisch-anatomisch findet man häufig regelrechte Schleifenbildungen. Betroffen sind vorwiegend übergewichtige Frauen jenseits des 50. Lebensjahrs mit Bluthochdruck. HONIG u. Mitarb. [117] fanden unter 104 Angiokardiographien, die wegen arteriosklerotischer Veränderungen vorgenommen wurden, zwölfmal eine Elongation dieser Gefäße, HARRISON und DAVALOS [111] nur drei unter 240 Kranken mit cerebrovasculären Störungen. Als *Ursache* werden bei jüngeren Kranken eine Aorteninsuffizienz oder eine Coarctatio aortae (Hypertonus!) [68, 117, 191, 205], bei älteren Patienten eine arteriosklerotische Strukturveränderung der Gefäße, eine Dilatation und Verlagerung des Aortenbogens nach oben angenommen.

β) Symptome

Die Elongation fällt im allgemeinen als langsam wachsende, schmerzlose, pulsierende Schwellung auf, die meistens in der rechten Supraclaviculargrube dicht neben dem Ansatz des M. sternocleidomastoideus liegt und gelegentlich auch doppelseitig vorkommt. Eine mäßige Verdrängung der Trachea nach links bleibt ohne Folgen. Neurologische Erscheinungen sind bisher selten, Rupturen unseres Wissens nicht beobachtet worden.

γ) Diagnose und Differentialdiagnose

Die *Diagnose* ist im allgemeinen leicht, wenn das Krankheitsbild bekannt ist. Die Bedeutung der Veränderungen liegt im wesentlichen in der *Differentialdiagnose* gegenüber den prognostisch ungünstigen Aneurysmen. Die palpatorische Abgrenzung ist unsicher. Doppelseitigkeit mit Überwiegen der rechten Seite spricht für eine Elongation. Fragliche Fälle klärt die Kontrastdarstellung, die besonders bei intrathorakaler Lokalisation unentbehrlich ist [117, 151]. Aber auch dabei kann gelegentlich durch Überlagerung ein Aneurysma vorgetäuscht werden (s. Abb. 110). Eine diagnostische Freilegung sollte man stets wie zu einer Aneurysmaresektion vorbereiten. Vorher sind Metastasen (am Venenwinkel) mit fortgeleiteten Pulsationen und Mediastinaltumoren auszuschließen.

δ) Behandlung

Eine korrigierende oder rekonstruktive Behandlung erübrigt sich beim Fehlen neurologischer Erscheinungen. Nach Blutdrucksenkung wurde eine Verminderung der Krümmung beobachtet [68, 118]. DERRICK und SMITH [67] konnten einen Kranken mit neuro-

logischen Ausfällen durch Begradigung mit Hilfe eines Transplantats zwischen Tr. brachiocephalicus und A. carotis comm. beschwerdefrei machen.

c) Arteria carotis interna

α) Pathologie

S-förmige, korkenzieherartige oder schleifenförmige Windungen sind an diesem Gefäß offenbar besonders häufig. METZ u. Mitarb. [175] fanden sie bei 16%, BAUER u. Mitarb. [21] bei 24% der Carotisangiographien. Ihr Auftreten bei Jugendlichen und Kindern (27 Fälle unter 15 Jahren, davon fünf unter 5 Jahren) veran-

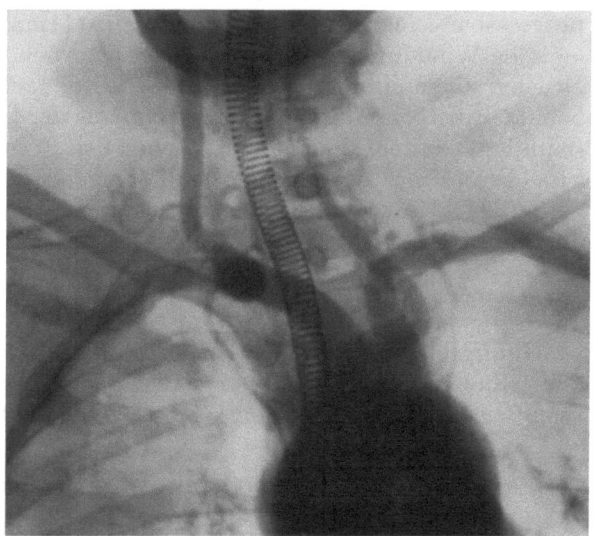

a

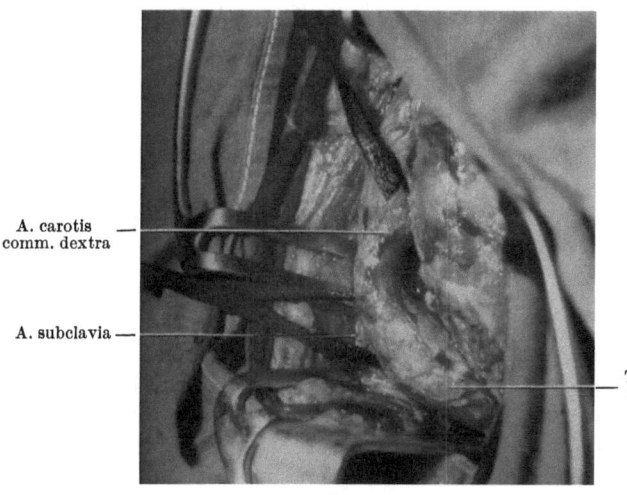

A. carotis
comm. dextra —

A. subclavia —

Tr. brachio-
cephalicus

b

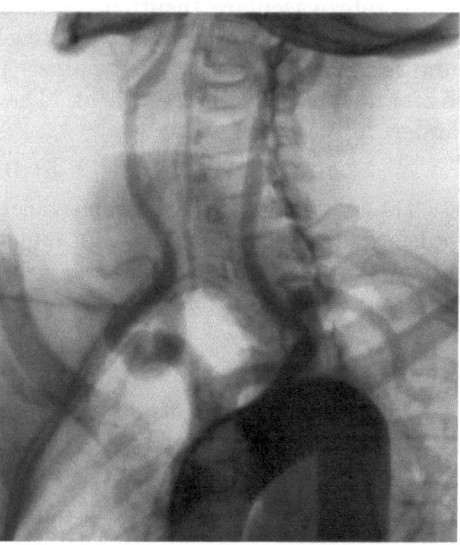

c

Abb. 110a—c. *Pathologische Elongation* der Aa. carotis comm. und subclaviae. a W. M., 64 Jahre, ♀. Bluthochdruck: 170/95 mm Hg. Klinische Diagnose: Aneurysma. Aortographie: Summationseffekt an der Gefäßschleife täuscht Aneurysma vor. b Klärung durch Probefreilegung. c R. K., 59 Jahre, ♀. Bluthochdruck: 180/90 mm Hg. Klinische Diagnose: Aneurysma. Aortographie: Schleifenbildung. Als Nebenbefund Variante der Astabgänge: Die A. carotis communis sinistra entspringt vom Tr. brachiocephalicus

laßte KELLY [137] zur Annahme einer Entwicklungsstörung. Bei Erwachsenen gilt die Arteriosklerose als Ursache, die Pathogenese ist aber ungeklärt. Ein Zusammenhang mit Hypertonus und Lebensalter ist nicht erkennbar, eine Neigung zu Ruptur oder Thrombose trotz der auffallend brüchigen Gefäßwand nicht erwiesen. Die Prognose kann aber nach neueren Beobachtungen infolge Minderdurchblutung des Gehirns belastet sein [21, 94, 118,

201, 208]. Die Beziehungen zwischen der Arterienveränderung und ihren pathophysiologischen Folgen sind bisher nur unzureichend geklärt. So fanden METZ u. Mitarb. [*175*] bei 60 Kranken mit einer hochgradigen Elongation eine geringe, aber nicht signifikante Häufung cerebraler Symptome im Vergleich zu einer Kontrollgruppe. HARRISON und DAVALOS [*111*] führten die Erscheinungen in 40 Fällen (17mal vorübergehende, 12mal progressive cerebrovasculäre Insuffizienz, 11mal ausgeprägte Hemiplegie) auf die pathologische Windung der A. carotis interna zurück. DERRICK und SMITH [*67*] konnten einen Druckgradienten über der Carotisschleife nachweisen. Zur mechanischen Blutstrombehinderung kommt es aber erst, wenn aus der harmlosen Elongation eine Gefäßknickung (Kinking) entsteht, indem die zwischen den Fixpunkten der Schädelbasis und der Carotisgabel geschlängelte Arterie durch die umgebende Carotisscheide am Ausweichen gehindert wird [*201*]. Gewöhnlich werden die intermittierenden cerebralen Ausfallserscheinungen durch eine bestimmte Kopfhaltung ausgelöst.

β) Symptome

Häufig bleibt die Elongation unbemerkt, gelegentlich kann sie durch eine pulsierende Schwellung der lateralen Pharynxwand auffallen. Die Anzeichen der cerebrovasculären Insuffizienz wurden bereits geschildert (s. S. 313).

γ) Diagnose

Die Palpation ist vom Pharynx aus möglich, von außen gelingt sie nur bei geringer Weichteilbedeckung. Der weitere Untersuchungsgang ist der gleiche wie bei Verdacht auf cerebrovasculäre Insuffizienz durch obliterierende Veränderungen (s. S. 313). Ergänzend wird man durch arteriographische Darstellung in zwei Ebenen (Schleifenbildung!) und eingehende Bewegungsanalyse prüfen, ob außer einer einfachen Elongation ein Knickungsmechanismus vorliegt. Die richtige Beurteilung des Krankheitswertes der Veränderung kann schwierig sein.

δ) Differentialdiagnose

Die Abgrenzung der cerebrovasculären Insuffizienz wurde S. 314 besprochen. Die pulsierende Schwellung ist mit einem Aneurysma, mit Lymphknoten oder mit einem Pharynxabsceß zu verwechseln. Die Elongation muß daher auch bei Tonsillektomien und anderen Eingriffen in dieser Region beachtet werden.

ε) Behandlung

Die einfache Elongation stellt keine Operationsindikation dar. Dagegen ist die Beseitigung einer *Knickung* angezeigt, wenn sie für cerebrovasculäre Symptome verantwortlich gemacht werden muß. Ob die palliative Dekompression ohne Kontinuitätsunterbrechung ausreicht oder eines der rekonstruktiven Verfahren auf die Dauer bessere Heilungsaussichten bietet, ist zur Zeit noch nicht zu übersehen. RISER u. Mitarb. [*208*] spalteten die Carotisscheide und fixierten die gestreckte A. carotis interna unter dem M. sternocleidomastoideus. DERRICK und SMITH [*67*] verlagerten die Gefäßschleife mit gutem Ergebnis vor den Muskel.

Für die gefäßplastische Korrektur der Elongation stehen folgende Verfahren zur Verfügung (s. Abb. 111):

1. Die partielle Resektion der elongierten A. carotis interna mit Wiederherstellung der Gefäßkontinuität durch End-zu-End-Naht (Abb. 111a und b) [*94, 121, 201*].

2. Die Resektion der Carotisgabel mit Wiederherstellung der Gefäßkontinuität durch Anastomose zwischen A. carotis interna und A. carotis communis mit Ligatur der A. carotis externa (Abb. 111d). Diese Operation kommt besonders bei gleichzeitig bestehenden obliterativen Veränderungen in Frage [*111*].

3. Die partielle Resektion der A. carotis communis mit Wiederherstellung der Gefäßkontinuität durch End-zu-End-Naht nach Durchtrennung und Ligatur der A. carotis
externa [*111*] (Abb. 111c).

4. Die Durchtrennung der proximalen A. carotis interna mit Wiederherstellung der
Gefäßkontinuität durch End-zu-Seit-Anastomose mit der A. carotis communis an tieferer
Stelle (Abb. 111e). Auf diese Weise bleiben A. carotis externa und Sinus caroticus erhal-
ten, was bei doppelseitiger Begradigung zu beachten ist [*111*].

Für die Durchführung der Operationen gelten die bei der Carotisstenose besprochenen
Richtlinien (s. S. 315).

ζ) Operationsergebnisse

Die Ergebnisse werden als günstig bezeichnet. Von 35 Kranken (39 Operationen)
wurden 26 beschwerdefrei und 6 gebessert, nur 2 blieben unbeeinflußt [*111*]. Ein
Patient starb p.op. an den Folgen einer übersehenen zusätzlichen Knickung. Fünf
Kranke zeigten vorüber-
gehende Nervendruck-
schäden. FREEMAN und
LIPPITT [*91*] konnten bei
44 Kranken mit sym-
ptomatischer Knickung
der A. carotis interna,
die in elf Fällen mit
atheromatösen Verände-
rungen kombiniert war,
in 92% eine Besserung
der Beschwerden erzie-
len.

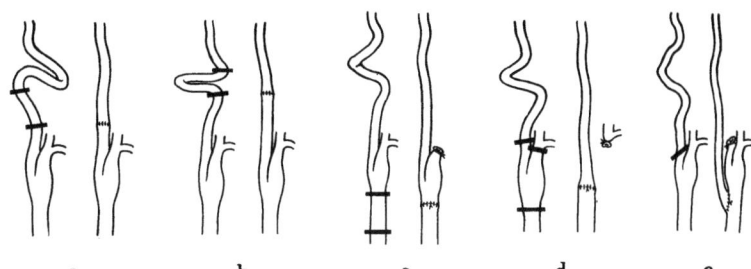

Abb. 111a—e. *Knickung (kinking) der pathologisch elongierten A. carotis
interna.* Verkürzung durch *Teilresektion* der A. carotis interna (a u. b),
der A. carotis communis (c) oder der Carotisgabel (d) mit terminoterminaler
Naht. Verkürzung durch *Neuimplantation* (termino-lateral) der
durchtrennten A. carotis interna in die A. carotis communis (e)

d) Arteria vertebralis

α) Pathologie

HARRISON und DAVALOS [*111*] fanden eine pathologische Elongation der A. vertebralis bei 5 von 240 Kranken, BAUER u. Mitarb. [*21*] bei 13% der Kranken mit cerebrovasculärer Insuffizienz, HARDIN und POSER [*110*] bei 15 von 53 Kranken mit einer
Basilarisinsuffizienz. Ebenso wie bei der A. carotis interna kann das elongierte Gefäß
zwischen den Fixpunkten seines Ursprungs und des Eintritts in das Foramen costotransversarium des 6. Halswirbels Schleifen bilden, abknicken und dadurch eine intermittierende Basilarisinsuffizienz verursachen. POWERS u. Mitarb. [*200*] diskutieren als Ursache
der Elongation eine Anomalie des Vertebralisabgangs, des M. scalenus anterior und
fibröse Veränderungen der Halsfascie, während HARDIN und POSER [*110*] die Kompression
durch fibröse Stränge bei normalem Abgang der A. vertebralis in den Vordergrund
stellen. Histologische Untersuchungen ergaben keine entzündlichen Veränderungen.
Bestimmte Kopfhaltungen können die Basilarisinsuffizienz auslösen. Dabei ist jedoch
die schon normalerweise vorhandene bewegungsabhängige Drosselung des Blutstroms zu
berücksichtigen [*146*]. Als häufigste Ursache der Elongation gilt auch hier die Arteriosklerose, gelegentlich kann sie auch Folge eines Schleudertraumas (Peitschenhiebmecha-
nismus) oder eines vermehrten Durchflusses (Anzapfphänomen, s. Abb. 107) sein.

β) Symptome, Diagnose und Differentialdiagnose

Bei Beeinträchtigung des Blutstroms tritt eine Basilarisinsuffizienz auf, deren *Symptome, Diagnose und Differentialdiagnose* auf S. 318 beschrieben sind. Das Arteriogramm
mit Darstellung des intrakraniellen Gefäßverlaufs ist entscheidend für die Indikationsstellung zur Operation. Ähnlich wie bei der Analyse der Kompressionssyndrome (s. S. 327)
ist die präoperative Arteriographie in verschiedenen Kopfstellungen zu empfehlen.

γ) Behandlung

Zur Streckung bzw. zur Beseitigung des mechanischen Hindernisses im zugänglichen ersten Abschnitt der A. vertebralis kommen folgende palliative oder gefäßplastische Korrekturen in Betracht.

1. Die Verlagerung der A. subclavia vor die A. carotis communis und vor die V. jugularis nach Durchtrennung distal vom Vertebralisabgang mit Wiederherstellung der Kontinuität durch End-zu-End-Naht [111].

2. Die Aufrichtung des Vertebralisabgangs durch Mobilisierung und Rotation der A. subclavia mit vorderer Skalenotomie nach Durchtrennung der A. thoracica interna und des Tr. thyreocervicalis [199] (Abb. 109).

3. Die Reposition der mobilisierten A. subclavia mit Fixation des Tr. thyreocervicalis am Scalenus-Ansatz [110].

4. Die Seit-zu-Seit-Anastomose der A. vertebralis mit der A. subclavia [59] (Abb. 109).

δ) Operationsergebnisse

Eine endgültige Beurteilung der Ergebnisse bzw. der Verfahren ist auch hier noch nicht möglich. HARDIN und POSER [110] berichten über Beschwerdefreiheit bei 13 und Besserung bei 2 von 15 Kranken. POWERS u. Mitarb. [199] konnten ebenfalls bei einem großen Teil der 132 operierten Patienten eine Besserung erzielen.

6. Armarterien

Die distal des Vertebralisabgangs in den Armarterien lokalisierten Durchblutungshindernisse lassen sich nach ihrer Pathogenese und im Hinblick auf die Möglichkeit einer chirurgischen Behandlung in drei Gruppen aufteilen:

1. Die *primär chronischen Verschlußkrankheiten* (*Angioorganopathie* [203]) und die *sekundär chronischen Gefäßverschlüsse*.

2. Die beim Durchtritt der A. subclavia durch die obere Thoraxapertur und durch den Schultergürtel entstehenden *Kompressionssyndrome*.

3. Die Durchblutungsstörungen auf der Grundlage neurogener (*Angioneuropathie* [203]) bzw. ätiologisch unbekannter Faktoren im Bereich der Mikrozirkulation.

Hier sollen nur die beiden ersten Gruppen besprochen werden. Für die dritte Gruppe verweisen wir auf internistische Darstellungen [4, 114, 203].

a) Primär und sekundär chronische Arterienverschlüsse

α) Pathologie

Von den primär obliterierenden Arterienerkrankungen bevorzugt die Arteriosklerose die proximalen Gefäßabschnitte, während endangiitische Prozesse überwiegend peripher lokalisiert sind. Beide Erkrankungen sind im Bereich der oberen Extremitäten seltener als an den Beinen. HASSE und KREGELOH [zit. v. 65] fanden unter fast 1500 Arterienverschlüssen eine Beteiligung des rechten und linken Armes in je 11%. Eine sekundäre Verlegung der Armarterien kann durch ein akutes Trauma (s. S. 448), durch chronisches Trauma (Stützkrücken, Vibrationswerkzeuge), iatrogen nach diagnostischer oder therapeutischer Kathetereinführung oder fehlerhafter Punktion, infolge periarterieller Heilungsprozesse (Narbenschrumpfung, Calluswucherung) [254], ferner infolge Thrombose eines Aneurysmas oder durch eine Embolie entstehen. Eine weitere Möglichkeit ist die Thrombose nach Wiederherstellungsoperationen am Vertebralisabgang oder am Subclaviaursprung. Chronische Durchblutungsstörungen, wie sie früher nach Durchtrennung der A. subclavia für Palliativoperationen angeborener Herzfehler oder bei der Operation der Coarctatio aortae (s. S. 738) auftraten, sind seit der Einführung von Gefäßersatzmethoden kaum noch zu beobachten.

β) Symptome

Das Spektrum der Beschwerden erstreckt sich von Kälteintoleranz und leichten Parästhesien in den Fingerspitzen über Kraftlosigkeit im Unterarm und in der Hand bis zur typischen Claudicatio intermittens und zum amputationsbedürftigen Gewebsuntergang, der in der Regel an den Fingerspitzen beginnt. Die Mehrzahl der Kranken, besonders ältere Patienten, kompensieren die Beschwerden unter Anpassung an die verbliebene Leistungsfähigkeit. Günstigere Kollateralverhältnisse und geringere physiologische Beanspruchung der oberen Extremität sind weitere Gründe für die verhältnismäßige Geringfügigkeit der ischämischen Erscheinungen.

γ) Diagnose

Anamnese und angiologischer Untersuchungsbefund erlauben meist, den Verschluß zu lokalisieren und die hämodynamische Bedeutung des Hindernisses und die Wirksamkeit des Kollateralkreislaufs zu beurteilen. Nur proximal von der obersten Pulstaststelle gelegene Verschlüsse sowie Obliterationen der Hand- und Fingerarterien sind palpatorisch nicht sicher abzugrenzen. Der oscillographische Vergleich mit der kontralateralen Extremität bestätigt den Befund. Die Arteriographie ist nur im Hinblick auf eine Revascularisation angezeigt (s. S. 148).

δ) Differentialdiagnose

Der Pulstastbefund wird in der Regel die arterielle Verschlußkrankheit mit der nötigen Sicherheit erkennen lassen. Lediglich bei den der Palpation schlecht zugänglichen proximalen und distalen Verschlüssen kann die Abgrenzung gegen ein Kompressionssyndrom, neurologische Veränderungen, Erkrankungen der Halswirbelsäule, Angioneuropathien und gelegentlich auch rheumatische Erkrankungen schwierig sein. Bei jedem Arterienverschluß der oberen Extremität sollte eine Halsrippe (s. S. 328) als Ursache ausgeschlossen werden, bevor man die Diagnose einer entzündlichen oder degenerativen Gefäßerkrankung stellt.

ε) Chirurgische Behandlung

Während umschriebene Verschlüsse im ersten und zweiten Abschnitt der A. subclavia durch Desobliteration beseitigt werden können, eignen sich chronische Gefäßverschlüsse im dritten Abschnitt der A. subclavia und im Verlauf der A. axillaris nur bedingt, weiter peripher liegende Verschlüsse gar nicht mehr für eine Wiederherstellungsoperation. Operationstechnische und hämodynamische Gründe, vor allem aber das geringe Lumen der Gefäße beschränken die chirurgische Behandlung auf hyperämisierende Maßnahmen wie Sympathicusausschaltung (s. S. 398) oder Arteriektomie (s. S. 413).

b) Neurovasculäre Kompressionssyndrome

α) Historische Daten

Die erste Resektion einer Rippenexostose, die zu einer poststenotischen Dilatation der A. subclavia geführt hatte, wird COOTE (1861) [48] zugeschrieben. MURPHY [182] resezierte 1905 eine Halsrippe wegen eines Subclaviaaneurysmas. HALSTED [104] entwickelte 1916 auf Grund der von ihm beobachteten Subclaviaaneurysmen bei Halsrippen seine Theorie der poststenotischen Arteriendilatation (s. S. 83). 1920 wies LAW [149] darauf hin, daß neurologische Kompressionserscheinungen auch ohne Halsrippe zustande kommen können. 1927 erkannten ADSON und COFFEY [3] die Bedeutung des M. scalenus anterior für die Kompression des Gefäß-Nervenstrangs. ADSON [2] gab 1928 die Dekompression durch Scalenotomie und Halsrippenresektion an. Spätere Untersuchungen von OCHSNER, GAGE und DEBAKEY (1935) [190] sowie von NAFFZIGER und GRANT (1938) [184] bestätigten die Rolle des M. scalenus anterior (*Scalenussyndrom*). 1927 erkannte BRICKNER [32], daß auch die erste Rippe neurovasculäre Kompressionserscheinungen hervorrufen kann. TELFORD und MOTTERSHEAD [249] empfahlen 1937 daher zur Behandlung deren Resektion. Über ein weiteres Kompressionssyndrom, bei dem die A. subclavia zwischen Clavicula und erster Rippe gedrosselt wird, berichteten 1934 LEWIS und PICKERING [152]. FALCONER und WEDDELL [80] bezeichneten es 1943 als *Kostoclavicularsyndrom*. WRIGHT [275] beschrieb 1945 erstmals das *Hyperabduktionssyndrom*, bei dem die Arterie durch die Sehne des M. pectoralis minor geknickt wird. LORD [157] faßte 1955 Kostoclavicularsyndrom und Hyperabduktionssyndrom als *Schultergürtelsyndrome* zusammen. Die entsprechenden Drosselungsphänomene durch M. scalenus anterior, Halsrippe oder erste Rippe wurden 1958 von ROB und STANDEVEN [212] als *Kompressionssyndrome der oberen Thoraxapertur* bezeichnet.

β) Anatomie

In ihrem Verlauf von der oberen Thoraxapertur bis zum Eintritt in die Axilla passiert die Armarterie drei Engen: 1. Die dreieckige Scalenuslücke wird vorn vom M. scalenus

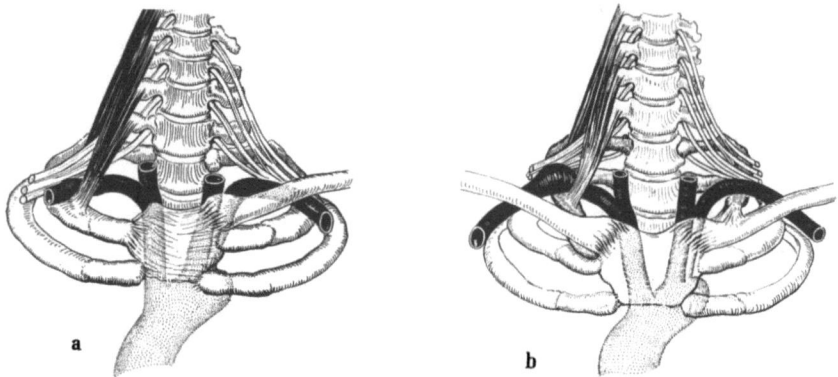

Abb. 112a u. b. *Kompressionssyndrome an der oberen Thoraxapertur.* Kompression der A. subclavia durch a den M. scalenus anterior; b eine Halsrippe. Poststenotische Dilatation der A. subclavia

anterior, hinten vom M. scalenus medius, unten von der ersten Rippe bzw. der Halsrippe begrenzt. Beim Durchtritt durch die Scalenuslücke liegt der Plexus brachialis teils kranial, teils dorsal von der A. subclavia. Die V. subclavia verläuft ventral vom M. scalenus anterior, also außerhalb der Scalenuslücke.

2. Distal von der Scalenuslücke treten Vene, Arterie und Nervenstrang gemeinsam zwischen der ersten Rippe und dem durch den M. subclavius unterpolsterten Schlüsselbein hindurch.

3. Die dritte Enge ist ebenso wie die vorige anatomisch vorgebildet, bekommt aber erst bei extremen Bewegungen im Schultergürtel funktionelle Bedeutung. Sie entsteht im Winkel zwischen dem Processus coracoides scapulae und der Sehne des M. pectoralis minor, wenn der Muskel angespannt wird. In der Reihenfolge von innen nach außen sind die Armnerven, die A. und die V. axillaris von der Abwinkelung betroffen.

γ) Pathophysiologie

1. Die Scalenus-Lücke kann durch Veränderungen ihrer vorderen Begrenzung (*Scalenussyndrom*), durch eine die untere Begrenzung bildende Halsrippe oder einen die Halsrippe fortsetzenden Bindegewebsstrang (*Halsrippensyndrom*), durch eine deformierte erste Rippe oder durch eine fibröse Entartung an der hinteren Begrenzung, am Ansatz des M. scalenus medius, eingeengt sein. Während der Kompressionsmechanismus durch eine Halsrippe oder durch eine krankhafte erste Rippe augenfällig ist, bleibt die Ursache des abnormen Spannungszustands des M. scalenus anterior beim Scalenussyndrom unklar. Die Tatsache, daß die Beschwerden im allgemeinen erst im Erwachsenenalter (Durchschnitt 36,4 Jahre bei 89 operierten Fällen der Mayo-Klinik [158]) und bei Frauen häufiger als bei Männern (Verhältnis 2:1) auftreten, führte zu der Vorstellung, daß ein konstitutio-

nelles oder belastungsbedingtes Moment verantwortlich zu machen ist. Von den an sich
seltenen Halsrippen (0,5—1 %) sollen höchstens 10 % überhaupt Erscheinungen hervorrufen [*114a*]. Bei 47,2 % der Kranken findet man die Halsrippe auf beiden Seiten [*114a*].
Nur bei 13 (22 %) von 79 Halsrippenträgern unter den 89 operierten Patienten der Mayo-
Klinik hat man die überzählige Rippe abgetragen, bemerkenswerterweise nie doppelseitig,
obwohl sie bei 49 Kranken bilateral vorkam. Bei 13 der 89 Fälle (15 %) wurde ein Trauma

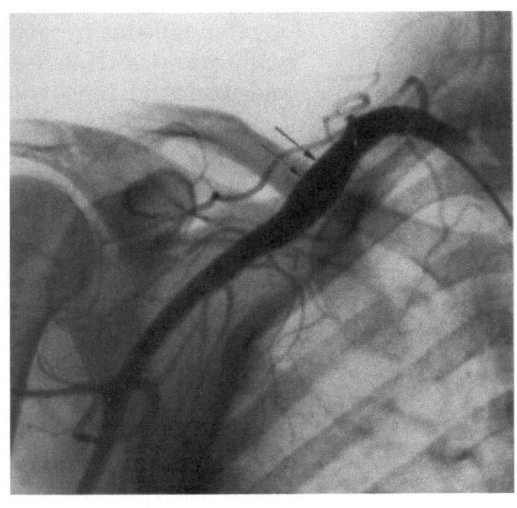

a

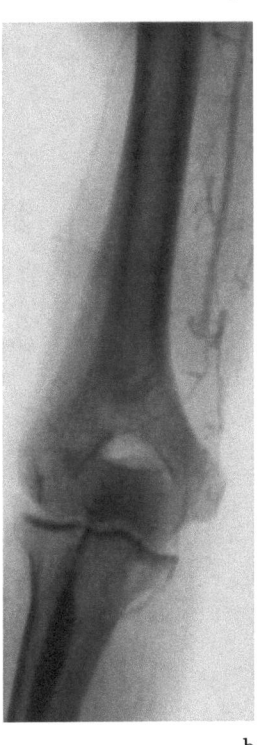

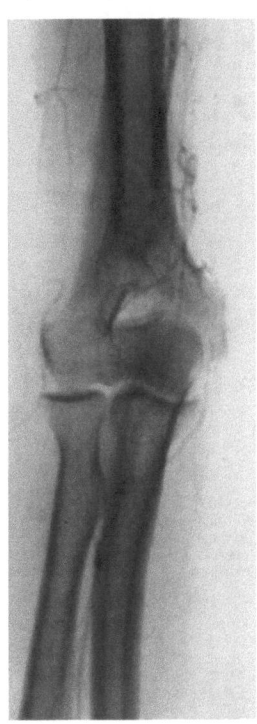

b

Abb. 113a—c. W. K., 32 Jahre, ♂. Halsrippe rechts.
Multiple Mikroembolien der Hand- und Fingerarterien, embolischer Verschluß der A. brachialis.
a und b Arteriogramm: *Poststenotische Dilatation* (→)
mit Wandunregelmäßigkeiten (murale Thromben).
c Fingerkuppennekrose. Besserung nach Halsrippenresektion und Sympathektomie

mit der Entstehung eines Scalenussyndroms in Verbindung
gebracht.

2. Die Kompression der A. subclavia zwischen Schlüsselbein
und erster Rippe durch Dorsal- und Abwärtsbewegung der
Schulter ist schon lange als Adelmannsche Blutleere bekannt.
Krankheitsbedeutung bekommt die Drosselung des arteriellen
Blutstroms und die Irritation der Nerven erst bei länger
dauernden Fehlhaltungen (Tragen schwerer Tornister, Ruck-
säcke oder Tragkörbe, militärisches Strammstehen), sowie bei
Mißbildungen oder überschüssiger Callusbildung an der Clavicula oder der ersten Rippe.

3. Untersuchungen von WRIGHT [*276*], die später von ROSATI
und LORD [*215*] bestätigt wurden, ergaben eine fast rechtwink-

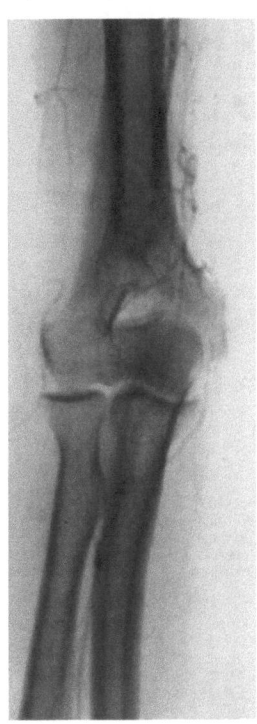

c

lige Biegung der Axillargefäße und des Plexus brachialis bei Hyperabduktion des Armes.
Beim Schlafen mit unter dem Kopf gefalteten Händen, aber auch bei anhaltender Arbeit
mit über dem Kopf erhobenen Armen (Anstreicher, Automechaniker) kann es zu vorwiegend arterieller Drosselung, aber auch zu venöser Stauung kommen.

Während die übrigen Kompressionssyndrome in der Regel nur funktionelle Durchblutungsstörungen hervorrufen, ist die *chronische Kompression infolge einer Halsrippe* oder
einer Exostose der ersten Rippe gelegentlich Ursache schwerer sekundärer organischer
Durchblutungsstörungen. Durch die Quetschung, vor allem aber durch die poststenotische Strömungsturbulenz wird die Gefäßwand so geschädigt, daß sich eine poststenotische

Dilatation (Abb. 112 und 113a) bzw. ein Aneurysma entwickeln kann [*74a*, *104*]. In dem veränderten Gefäßabschnitt entstehen wandständige Thromben, die zunächst Mikroembolien der Fingerarterien und der Hohlhandbögen verursachen, später auch den Verschluß der Armarterie hervorrufen können [*232*] (Abb. 113b und 115). Nicht selten ist eine schmerzhafte Fingerendgliednekrose erstes Symptom des Halsrippensyndroms. Andererseits kann das chronische Trauma der Gefäßwand auch den thrombotischen Gefäßverschluß am Ort der Kompression auslösen (Abb. 116). Durch Aszension des Thrombus können die Abgänge der A. vertebralis, rechts auch der A. carotis comm. verschlossen und dadurch cerebrale Symptome ausgelöst werden. Nach SCHEIN u. Mitarb. [*223*] muß man fast bei der Hälfte der sekundären Gefäßverschlüsse mit der Notwendigkeit kleinerer oder größerer Amputationen rechnen.

1. Scalenussyndrom (auch mit Halsrippe)

1a   1b

2. Costoclavicularsyndrom (auch mit Halsrippe)

2a   2b

3. Hyperabduktionssyndrom

3a   3b

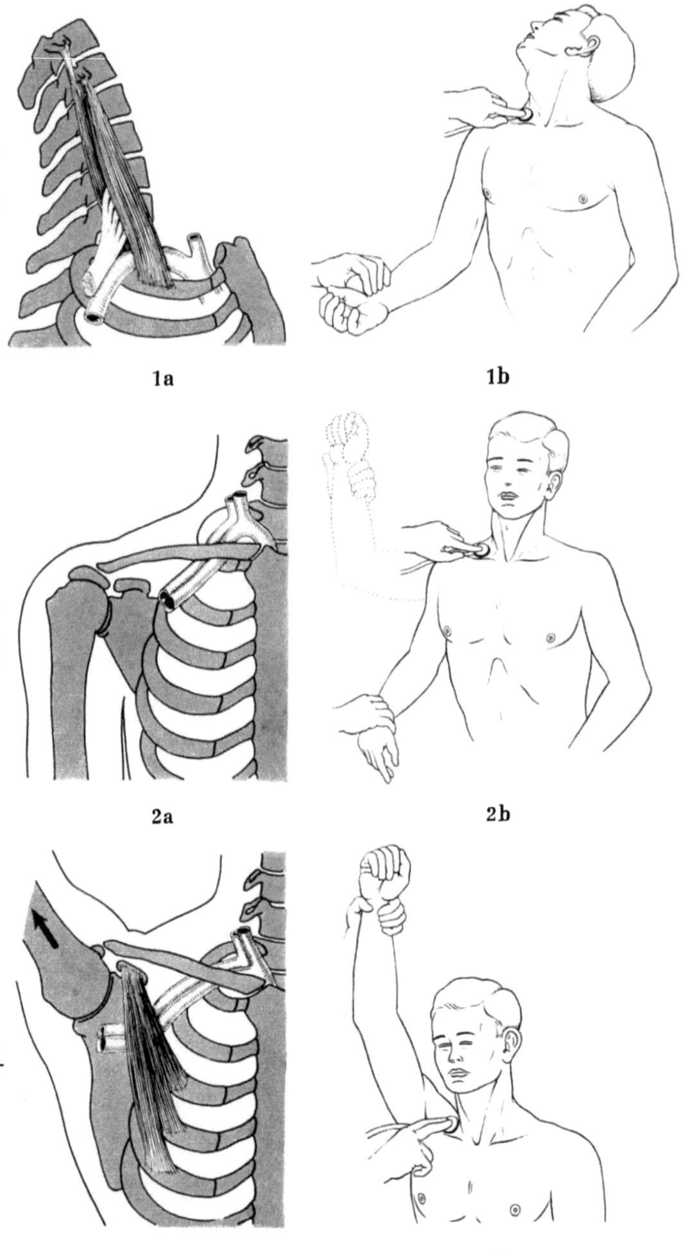

Abb. 114. *Neurovasculäre Kompressionssyndrome an der oberen Extremität.* Kompressionsmechanismus (a) und Untersuchungshaltung (b) zur Prüfung der Pulse und der Stenosegeräusche. *1* Scalenussyndrom. *2* Costoclavicularsyndrom. *3* Hyperabduktionssyndrom. (Nach ALLEN, E. V., N. W. BARKER u. E. A. HINES 1962 [*4*])

δ) Symptome

Trotz unterschiedlicher Kompressionsmechanismen entstehen infolge des gemeinsamen Verlaufs von Arterie und Nerven Syndrome, die sich in ihrer Symptomatik weitgehend überschneiden. Die Analyse von 89 operierten Fällen der Mayo-Klinik [*158*] ergab in 79 Fällen (89%) ein Überwiegen der neurogenen Erscheinungen. Bei den übrigen Kranken bestanden neurogene und vasculäre Symptome gleichzeitig. Die Unterscheidung wird dadurch erschwert, daß durch Irritation von sympathischen Nervenfasern auch neurogen-vasomotorisch ausgelöste Gefäßsymptome auftreten können [*74a*]. Gelegentlich wird ein Horner-Syndrom beobachtet. Nach längerem Krankheitsverlauf finden sich Atrophien des Thenar, des Hypothenar und der kleinen

Handmuskeln. Trophische Gewebsschädigungen gehören in der Regel nicht zum Bild des reinen Thoraxapertur- oder Schultergürtelsyndroms, sie sind immer Zeichen einer Komplikation.

ε) Diagnose

Häufig können die Patienten eine spezielle Haltung angeben, die zum Auftreten oder zur Verstärkung der Symptome führt. Bei anderen bestehen kontinuierliche, haltungs-

unabhängige Beschwer- den. Erstes Ziel der Untersuchung ist es, funktionelle Störungen (Fehlhaltungen) und pathologische Struktu- ren an der Scalenuslücke und in der Costoclavi- cular-Region festzustel- len. Dabei müssen Rönt- genaufnahmen die gründ- liche Palpation ergän- zen. Zusätzlich zu der üblichen angiologischen Untersuchung der obe- ren Extremität dienen der sog. Scalenus-, der Costoclavicular- und der Hyperabduktionsversuch zur Differenzierung der einzelnen Kompressionssyndrome. Me- chanismus und Durchführung dieser Tests s. Abb. 114.

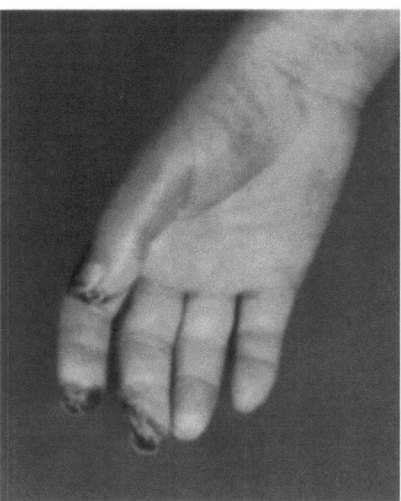
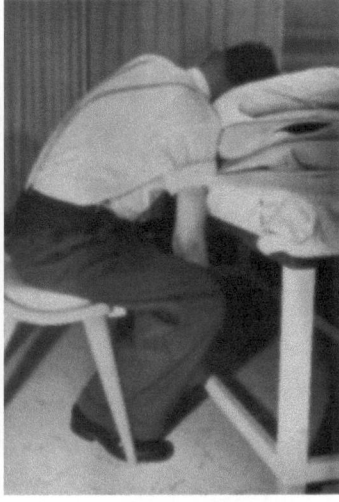

a   b

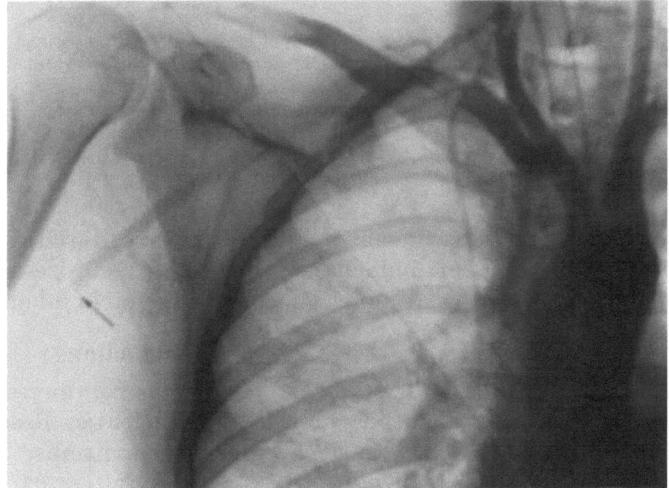

Abb. 115a—c. M. S., 32 Jahre, ♂. *Halsrippe rechts. Multiple embolische Hand- und Armarterienverschlüsse* (←). Monatelang als Sehnenscheidenent- zündung behandelt. a Fortschreitende Nekrose der Hand. b Schlafstellung (heftiger Ruheschmerz in Horizontal- lage). c Aortogramm. Trotz Desoblite- ration und thorakaler Sympathektomie Unterarmamputation erforderlich

c

ζ) Differentialdiagnose

Im allgemeinen ist es einfach, eine strukturelle oder funktionelle Anomalie festzu- stellen, die Beurteilung ihrer pathogenetischen Bedeutung kann aber schwierig sein. Nicht jeder Befund hat Krankheitswert. FALCONER und WEDDELL [80] fanden z. B. bei gesunden Probanden nach Hyperabduktion in 36% ein Verschwinden, in 18% eine Abschwächung des Pulses. Von den primären Gefäßerkrankungen, die gegenüber neurovasculären Syn- dromen abzugrenzen sind, bevorzugt der Morbus RAYNAUD ebenfalls das weibliche Geschlecht im jüngeren und mittleren Lebensalter. Sein symmetrisches, von der Umgebungstemperatur abhängiges, anfallsweises Auftreten, die Provozierbarkeit der Symptome durch Kältereiz und die Unabhängigkeit von der Körperhaltung machen die Trennung verhältnismäßig leicht. Differentialdiagnostische Schwierigkeiten können entstehen, wenn der Morbus RAYNAUD sekundär zu organischen Hand- und Fingerarterienobliterationen mit Kuppennekrosen geführt hat, zumal eine primär obliterative Gefäßerkrankung der Arm- und Handarterien sekundär symptomatische Raynaud-Anfälle auslösen kann. Ferner ist die ätiologisch ungeklärte, meist bei Frauen zwischen 40 und 60 Jahren auftretende Arteriitis der kleinen Hand- und Fingerarterien zu erwähnen, die häufig zu schmerzhaften Nekrosen führt [4]. Schließlich muß man, besonders bei jungen Frauen, an entzündliche Verschlüsse der Aortenbogenäste denken, ferner an rezidivierende Mikroembolien, an eine Endoangiitis obliterans, eine Arteriosklerose der kleinen Gefäße und an Gefäßschäden durch Vibrationswerkzeuge. Im Zweifelsfall ist eine Klärung durch Arteriographie herbeizuführen. Bei der Wahl der arteriographischen Technik ist zu beachten, daß die A. subclavia möglichst von ihrem Abgang an dargestellt wird. Je nach der Fragestellung muß eine lagerungsbedingte Kompression der A. subclavia bzw. der A. axillaris entweder vermieden oder aber bewußt herbeigeführt werden. Durch eine neurologische Untersuchung sind Neuropathien und intraspinale Prozesse, durch eine orthopädische Untersuchung Irri-

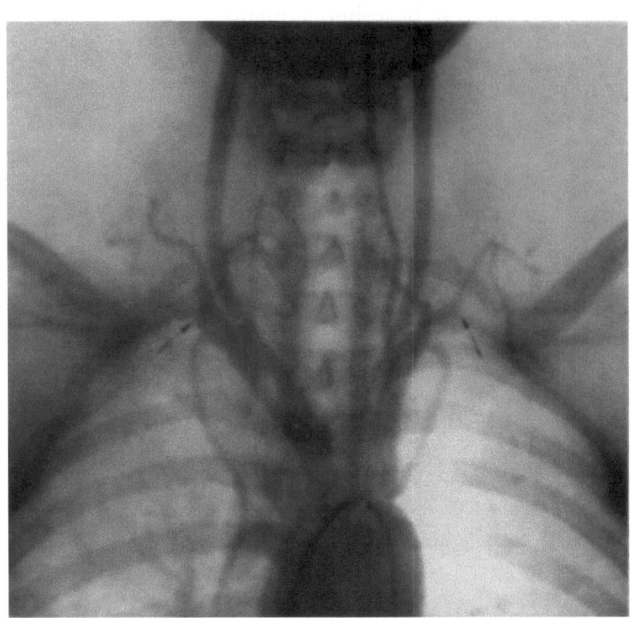

Abb. 116. W. W., 35 Jahre, ♂. Doppelseitige Halsrippe mit Verschluß beider Aa. subclaviae am Ort der Kompression. Beginn der Beschwerden vor 17 Jahren mit akut auftretenden Fingerkuppennekrosen nach langem Marsch mit schwerem Tornister. 3 Jahre später linksseitige Hemiparese (embolische Verschleppung thrombotischen Materials aus der A. subclavia?). Klinische Diagnose: Aortenbogensyndrom

tationen der Plexuswurzeln durch Fehlhaltung, durch cervicalen Bandscheibenvorfall und durch chronisch entzündliche oder degenerative Prozesse an den Halswirbelkörpern auszuschließen. Ein Karpaltunnelsyndrom sollte nicht übersehen werden [158].

η) Behandlung

Für die Wahl der Therapie ist die Art des Kompressionsmechanismus weniger wichtig als der Schweregrad der Symptome. Bei leichten Beschwerden hilft vielfach schon die Aufklärung über den pathogenetischen Mechanismus, um die auslösende Körperhaltung zu vermeiden. Dies gilt vor allem für die Schultergürtelsyndrome. In letzter Zeit wurde die *konservative Behandlung* mit physiko-therapeutischen Maßnahmen empfohlen, ausgehend von der Beobachtung, daß die neurovasculären Kompressionserscheinungen häufiger bei Frauen von leptosomer Konstitution und atonischer Körperhaltung auftreten und daß in vielen Fällen ein operativer Eingriff erfolglos blieb. Die konservative Behandlung besteht in Übungen zur Kräftigung der Schulterheber und der Schultergürtelmuskulatur. Bei konsequenter Durchführung über Monate und Jahre soll in etwa 70% der Fälle eine Besserung zu erreichen sein [158]. Bei korpulenten Patienten ist zur Entlastung des Schultergürtels die Senkung des Körpergewichts anzustreben. Auch für Kranke mit stärkeren Beschwerden, bei denen noch keine Arterienverschlüsse oder Nervenschäden aufgetreten sind, wird zu einer probeweisen Anwendung der tonisierenden Übungen über mehrere Wochen oder Monate geraten. Ein Wechsel des Arbeitsplatzes, der Arbeitsweise oder der Schlafposition kann notwendig sein. Die Notwendigkeit einer *operativen Behandlung* ergibt sich, wenn Komplikationen zu akuter oder subakuter Verschlimmerung führen. Progressive Muskelschwäche und Muskelatrophie, schwere Durchblutungsstörungen und der Nachweis einer poststenotischen Dilatation gelten als Indikationen. Beim Halsrippensyndrom sollte man in Anbetracht der möglichen Komplikationen mit der Resektion der Halsrippe großzügig sein [*212, 223*]. Als Operationsmethoden stehen zur Verfügung: Dekompression, Strombahnwiederherstellung, Sympathektomie und die Kombination dieser Verfahren.

Eine *Dekompression* des Gefäß-Nervenstrangs läßt sich je nach den anatomischen Gegebenheiten durch Teno- oder Myotomie des M. scalenus anterior, durch Resektion einer Halsrippe, vollständige oder teilweise Entfernung der deformierten ersten Rippe oder der Clavicula, durch Spaltung eines strangulierenden Bandes oder Kombination dieser Verfahren erreichen [*42, 158*]. Der Eingriff wird in der Regel von einem anterioren Zugang aus durchgeführt [*215*]. Nur für die Resektion einer Halsrippe oder der ersten Rippe empfiehlt CLAGETT [*42*] den posterioren Zugang wie bei einer Obergeschoß-Thorakoplastik. Die knöchernen Strukturen werden subperiostal reseziert, jedoch soll ein möglichst großer Teil des Periosts entfernt werden, um die Knochenneubildung zu verhindern.

Die Indikation zur *Scalenotomie* wird in letzter Zeit immer mehr eingeschränkt. Der Hauptgrund dafür sind die Erfolge der konservativen Behandlung und die Mißerfolge der Operationen, die ohne ausreichende Klärung des Kompressionsmechanismus durchgeführt wurden. Von etwa 700 Patienten mit den Zeichen eines Scalenussyndroms operierte man an der Mayo-Klinik nur 3% [*158*]. Lassen die Untersuchungen Zweifel an der ursächlichen Bedeutung des M. scalenus anterior und zwingen die Beschwerden nicht zum Eingreifen, so wird heute allgemein eine Beobachtungszeit von mehreren Monaten empfohlen. Dagegen ist die Resektion einer Halsrippe auch schon bei geringen Symptomen zu befürworten, nachdem sich die relative Häufigkeit ernster Komplikationen in einem für die Wiederherstellungschirurgie ungünstigen Strombahnabschnitt herausgestellt hat [*43, 73, 217, 223, 232*]. Bei bereits vorliegenden Arterienverschlüssen sollte man gleichzeitig mit der Halsrippenentfernung eine *thorakale Sympathektomie* ausführen [*161, 223, 236*].

Die *Wiederherstellung* bei poststenotischer Dilatation und umschriebenen Verschlüssen der A. subclavia unterscheidet sich nicht von der Behandlung anderer Obliterationen und Aneurysmen gleicher Lokalisation (s. S. 669) [*73, 223, 271*].

Literatur

[1] ADAMS, J. E., M. C. SMITH, and E. J. WYLIE: Cerebral blood flow and hemodynamics in extracranial vascular disease: Effect of endarterectomy. Surgery **53**, 449 (1963).

[2] ADSON, A. W.: Cervical rib: Anterior approach with division of scalenus anticus versus lateral approach with resection of rib. Atlantic med. J. **31**, 222 (1928).

[3] —, and J. R. COFFEY: Cervical rib: A method of anterior approach for relief of symptoms by division of the scalenus anticus. Ann. Surg. **85**, 839 (1927).

[4] ALLEN, E. V., N. W. BARKER, and E. A. HINES jr.: Peripheral Vascular Diseases. Philadelphia and London: W. B. Saunders Co. 1962.

[5] AMELY, N. D., and D. W. ASHBY: Nontraumatic thrombosis of the carotid artery. Lancet **1949 II**, 1078.

[6] AMYES, E. W., and S. M. PERRY: Stellate ganglion block in the treatment of acute cerebral thrombosis and embolism: Report of forty-four cases. J. Amer. med. Ass. **142**, 15 (1950).

[7] ANABTAWI, I. N., and S. K. BROCKMAN: Protective effect of hypothermia on total occlusion of the cerebral circulation: A quantitative study. Ann. Surg. **155**, 312 (1962).

[8] ARNULF, G.: Pathologie et chirurgie des carotides. Paris: Masson & Cie. 1957.

[9] ASK-UPMARK, E.: On the pathogenesis of the hypertension in Takayashu's syndrome. Acta med. scand. **169**, 467 (1961).

[10] —, and C. FAJERS: Further observations on Takayashu's syndrome. Acta med. scand. **155**, 275 (1956).

[11] AUSTEN, W. G., and R. S. SHAW: Isolated upper-extremity symptoms due to obstruction of the aortic origin of the left subclavian or innominate artery. New Engl. J. Med. **266**, 489 (1962).

[12] BAENSCH, W. E.: Zerebrale Gefäßanomalien. Fortschr. Röntgenstr. **96**, 515 (1962).

[13] BÄRTSCHI-ROCHAIX, W.: Migraine cervicale. Bern: Huber 1949.

[14] BAHNSON, H. T., F. C. SPENCER, and J. K. QUATTLEBAUM jr.: Surgical treatment of occlusive disease of the carotid artery. Ann. Surg. **149**, 711 (1959).

[15] BAKER, A. B., and A. IANNONE: Cerebrovascular disease: I. The large arteries of the circle of Willis. Neurology (Minneap.) **9**, 321 (1959).

[16] BAKER jr., H. L.: Cerebral arteriography: Technics and results. Proc. Mayo Clin. **35**, 482 (1960).

[17] BANGE, F., A. DÜX, J. LANGE u. P. THURN: Zum Verschlußsyndrom der supraaortalen Gefäße (sog. Aortenbogensyndrom). Fortschr. Röntgenstr. **96**, 597 (1962).

[18] BAROLIN, G. S., A. RUPPRECHT u. E. SCHERZER: Epileptische Manifestationen bei stenosierend-obliterierenden zerebralen Gefäßprozessen. Wien. klin. Wschr. **75**, 4 (1963).

[19] BASSETT, R. C.: The surgical treatment of carotid thrombosis. Surg. Gynec. Obstet. **117**, 402 (1963).

[20] BASU, A. K.: Occlusive disease of the aorta and its main branches. Brit. J. Surg. **49**, 148 (1961).

[21] BAUER, R., S. SHEEHAN, and I. S. MEYER: Arteriographic study of cerebral vascular disease. Arch. Neurol. **4**, 119 (1961).

[22] BECK, C. S., F. C. MCKHANN, and W. D. BELNAP: Revascularization of the brain through establishment of a cervical arteriovenous fistula. J. Pediat. **35**, 315 (1949); **37**, 326 (1950).

[23] BERK, M. E.: Combined carotid-vertebral angiography. A method of vertebral angiography. Brit. J. Radiol. **33**, 780 (1960).

[24] BERNATZ, P. E.: Surgical technics. Treatment of extracranial occlusive cerebrovascular disease. Proc. Mayo Clin. **35**, 487 (1960).

[25] BERNSMEIER, A.: Differentialdiagnose der Zirkulationsstörungen des Gehirns, der Meningen und des Rückenmarks. In: G. BODECHTEL, Differentialdiagnose neurologischer Krankheitsbilder. Stuttgart: Georg Thieme 1958.

[26] — Probleme der Hirndurchblutung. Z. Kreisl.-Forsch. **48**, 278 (1959).

[27] — Die intermittierende zerebrale Ischämie. Ein Syndrom zur „Frühdiagnose" des Schlaganfalles. Almanach für Neurologie und Psychiatrie, S. 85. München: J. F. Lehmann 1961.

[28] — Der sogenannte angiospastische Insult. Acta neurochir. (Wien), Suppl. **7**, 126 (1961).

[29] — U. GOTTSTEIN u. W. RUDOLPH: Herzkrankheiten als Ursache zerebraler Zirkulationsstörungen. 1. Mitteilung: Zur Pathogenese neurologischer Komplikationen bei Rhythmusstörungen, Herzinsuffizienz und Herzinfarkt. Dtsch. med. Wschr. **87**, 16 (1962).

[30] BLUMENTHAL, H. T., F. P. HANDLER, and J. O. BLACHE: The histogenesis of arteriosclerosis of the larger cerebral arteries with an analysis of the importance of mechanical factors. Amer. J. Med. **17**, 337 (1954).

[31] BOYD, D. P.: Carotid exploration for hemiplegia following mitral valve surgery. J. Amer. med. Ass. **159**, 112 (1955).

[32] BRICKNER, W. M.: Brachial plexus pressure by the normal first rib. Ann. Surg. **85**, 858 (1927).

[33] BROADBENT, W. H.: Absence of pulsation in both radial arteries, vessels being full of blood. Trans. clin. Soc. Lond. 8, 165 (1975). Zit. von COHEN u. Mitarb., Arch. Surg. **84**, 628 (1962).

[34] BURMESTER, K., u. A. STENDER: Zwei Fälle von einseitiger Aplasie der Arteria carotis interna bei gleichzeitiger Aneurysmabildung im vorderen Anteil des Circulus arteriosus Willisi. Acta neurochir. (Wien) **9**, 367 (1961).

[35] CAIRNEY, I.: Tortuosity of the cervical segment of the internal carotid artery. J. Anat. (Lond.) **59**, 87 (1924/25).

[36] CALVERLEY, I. R., and C. H. MILLIKAN: Complications of carotid manipulation. Neurology (Minneap.) **11**, 185 (1962).

[37] CANNON, J. A.: Endarterectomy for obliterative atherosclerosis. Rev. Surg. **19**, 240 (1962).

[38] CATE, W. R., and H. W. SCOTT jr.: Cerebral ischemia of central origin: Relief by subclavian-vertebral artery thrombendarterectomy. Surgery **45**, 19 (1959).

[39] CHATTERJEE, K. N., and R. WARREN: Technique of applying an autogenous vein patch tot an arteriotomy. Surg. Gynec. Obstet. **113**, 114 (1961).

[40] CHIARI, H.: Über das Verhalten des Teilungswinkels der Carotis communis bei der Endarteriis chronica deformans. Verh. dtsch. path. Ges. **9**, 326 (1905).

[41] CHOI, S. S., and A. CRAMPTON: Atherosclerosis of arteries of neck. Arch. Path. **72**, 379 (1961).

[42] CLAGETT, O. T.: Research and prosearch. J. thorac. cardiovasc. Surg. **44**, 153 (1962).

[43] CLARE, F. B., A. O. SCHILP, and A. M. STARR: Cervical rib causing gangrene and necessitating forearm amputation. Arch. Surg. **73**, 939 (1956).

[44] CLARKE, E., and P. HARRIS: Thrombosis of the internal carotid artery. Lancet **1958 I**, 1085.

[45] COHEN, A., W. C. MANION, F. C. SPENCER, S. W. CZARNECKI, and M. E. DEBAKEY: Occlusive lesions of the great vessels of the aortic arch. Surgical and pathological aspects. Arch. Surg. **84**, 628 (1962).

[46] CONTORNI, L.: Il circolo collaterale vertebro-vertebrale nella obliterazione dell'arteria succlavia alla sue origine. Minerva chir. **15**, 268 (1960). Zit. v. NORTH u. Mitarb. 1962.

[47] COOLEY, D. A., Y. D. AL-NAAMAN, and C. A. CARTON: Surgical treatment of arteriosclerotic acclusion of common carotid artery. J. Neurosurg. **13**, 500 (1956).

[48] COOTE, H.: 1861, zit. von CLAGETT 1962 [42] und EDEN 1939 [74a].

[49] COUVES, C. M., J. R. HILLIARD, and H. R. W. PRIBRAM: Abnormalities of the vertebrobasilar circulation due to subclavian artery disease. Canad. med. Ass. J. **88**, 343 (1963).

[50] CRAWFORD, E. S., and M. E. DEBAKEY: Hemodynamic changes associated with carotid artery obstruction. Circulation 26, 702 (1962).

[51] — — F. W. BLAISDELL, G. C. MORRIS jr., and W. S. FIELDS: Hemodynamic alterations in patients with cerebral arterial insufficiency before and after operation. Surgery 48, 76 (1960).

[52] — — and W. S. FIELDS: Roentgenographic diagnosis and surgical treatment of basilar artery insufficiency. J. Amer. med. Ass. 168, 509 (1958).

[53] CREVASSE, L. E., and R. B. LOGUE: Carotid artery murmurs: Continuous murmur over carotid bulb. new sign of carotid artery insufficiency. J. Amer. med. Ass. 167, 2177 (1958).

[54] DAVIS, J. B., W. J. GROVE, and O. C. JULIAN: Thrombotic occlusion of the branches of the aortic arch, Martorell's syndrome: Report of a case treated surgically. Ann. Surg. 144, 124 (1956).

[55] DEBAKEY, M. E., and E. S. CRAWFORD: Resection and homograft replacement of innominate and carotid arteries with use of shunt to maintain circulation. Surg. Gynec. Obstet. 105, 129 (1957).

[56] — — D. A. COOLEY, and G. C. MORRIS jr.: Surgical considerations of occlusive disease of innominate, carotid, subclavian, and vertebral arteries. Ann. Surg. 149, 690 (1959).

[57] — — — — W. S. FIELDS: Surgical treatment of cerebrovascular insufficiency. Mod. Med. (Minneap.) 28, 110 (1962).

[58] — — and W. S. FIELDS: Surgical treatment of lesions producing arterial insufficiency of the internal carotid, common carotid, vertebral, innominate and subclavian arteries. Ann. intern. Med. 51, 436 (1959).

[59] — — G. C. MORRIS jr., and D. A. COOLEY: Surgical considerations of occlusive disease of innominate, carotid, subclavian, and vertebral arteries. Ann. Surg. 154, 698 (1961).

[60] — — — — Patch graft angioplasty in vascular surgery. J. cardiovasc. Surg. (Torino) 3, 106 (1962).

[61] — — — — Arterial reconstructive operations for cerebrovascular insufficiency due to extracranial arterial occlusive disease. J. cardiovasc. Surg. (Torino) 3, 12 (1962).

[62] G. C. MORRIS jr., G. L. JORDAN jr., and D. A. COOLEY: Segmental thrombo-obliterative disease of branches of aortic arch. Successful surgical treatment. J. Amer. med. Ass. 166, 998 (1958).

[63] DECKER, K.: Klinische Neuroradiologie. Stuttgart: Georg Thieme 1960.

[64] DEKLEYN, A., u. C. VERSTEEGH: Über verschiedene Formen von Menières Syndrom. Dtsch. Z. Nervenheilk. 132, 157 (1933).

[65] DEMBOWSKI, U., u. H. M. HASSE: Der digitale Lokalisationstyp bei arteriellen Verschlußkrankheiten. Z. Kreisl.-Forsch. 46, 497 (1957).

[66] DENMAN, F. R., G. EHNI, and W. S. DUTY: Insidious thrombotic occlusion of cervical carotid arteries, treated by arterial graft. Surgery 38, 569 (1955).

[67] DERRICK, J. R., and T. SMITH: Carotid kinking as a cause of cerebral insufficiency. Circulation 25, 849 (1962).

[68] DETERLING jr., R. A.: Tortuous right common carotid artery simulating aneurysm. Angiology 3, 483 (1952).

[69] DICKINSON, C. J., and A. D. THOMSON: A post mortem study of the main cerebral arteries with special reference to the cause of strokes. Clin. Sci. 20, 131 (1961).

[70] DOZZI, D. L.: Unsuspected coronary thrombosis in patients with hemiplegia. Ann. intern. Med. 12, 1991 (1939).

[71] DUFFY, P. E., and G. B. JACOBS: Clinical and pathological findings in vertebral artery thrombosis. Neurology (Minneap.) 8, 862 (1958).

[72] DUNNING, H. S.: Detection of occlusion of internal carotid artery by pharyngeal palpation. J. Amer. med. Ass. 152, 321 (1953).

[73] EASTCOTT, H. H. G.: Reconstruction of the subclavian artery for complications of cervical-rib and thoracic-outlet syndrome. Lancet 1962 II, 1243.

[74] — G. W. PICKERING, and G. C. ROB: Reconstruction of internal carotid artery in a patient with intermittent attacks of hemiplegia. Lancet 1954 II, 994.

[74a] EDEN, K. C.: The vascular complications of cervical ribs and first thoracic rib abnormalities. Brit. J. Surg. 27, 111 (1939).

[75] EDWARDS, C. H., and N. S. GORDON: Surgical treatment of narrowing of the internal carotid artery. Brit. med. J. 1962 I, 289.

[76] ELLIOT, A. H., N. T. USSHER, and C. S. STONE: Bilateral carotid sinus denervation in a patient having syncopal attacks and a congenital vascular anomaly. Report of an unusual case. Amer. Heart. J. 17, 69 (1939).

[77] EL-TORAEI, J.: Takayasu's syndrome, Martorell's syndrome or pulseless disease. Minerva cardioangiol. europ. 7, 234 (1959).

[78] ELVIDGE, A. R., and A. WERNER: Hemiplegia and thrombosis of the internal carotid system. Arch. Neurol. Psychiat. (Chic.) 66, 752 (1951).

[79] EVANS, J. A., and I. STEINBERG: Evaluation of angiographic techniques of extracranial circulation. J. Amer. med. Ass. 181, 678 (1962).

[80] FALCONER, M. A., and G. WEDDELL: Costoclavicular compression of the subclavian artery and vein: Relation to scalenus syndrome. Lancet 1943 II, 539.

[81] FIELDS, W. S., E. S. CRAWFORD, and M. E. DEBAKEY: Surgical considerations in cerebral arterial insufficiency. Neurology (Minneap.) 8, 801 (1958).

[82] FISHER, C. M.: Occlusion of the internal carotid artery. Arch. Neurol. Psychiat. (Chic.) **65**, 346 (1951).

[83] — Occlusion of carotid arteries; further experiences. Arch. Neurol. Psychiat. (Chic.) **72**, 187 (1954).

[84] — Cerebral thrombangiitis obliterans. Medicine (Baltimore) **36**, 169 (1957).

[85] — Cerebrovascular diseases: Pathophysiology, diagnosis and treatment. J. chron. Dis. 8, 419 (1958).

[86] — The use of anticoagulants in cerebral thrombosis. Neurology (Minneap.) 8, 311 (1958).

[87] FONTAINE, R., et A. DANY: A propos d'un cas de thrombose de la carotide primitive survenu après encéphalographie artérielle. Rev. neurol. **87**, 577 (1952).

[88] — R. KIENY, E. WEILL et J. REYES: Un nouveau cas de syndrome „des artères vides de sang "intéressant l'artère sous-clavière gauche. Presse méd. **69**, 665 (1961).

[89] FORD, F. R.: Syncope, vertigo, and disturbances of vision resulting from intermittent obstruction of the vertebral arteries due to a defect in the odontoid process and excessive mobility of the second cervical vertebra. Bull. Johns Hopk. Hosp. **91**, 168 (1952).

[90] FREEMAN, T. R., and W. H. LIPPITT: Carotid artery syndrome. Results of endarterectomy in twenty-six cases. Ann. Surg. **150**, 1041 (1959).

[91] — — Carotid artery syndrome due to kinking: surgical treatment in forty-four cases. Amer. Surg. **28**, 745 (1962).

[92] FRØVIG, A. G.: Bilateral obliteration of common carotid artery-thrombangitis obliterans. Acta psychiat. scand. **39**, 3 (1946).

[93] —, and A. C. LØKEN: The syndrome of obliteration of the arterial branches of the aortic arch due to arteritis. Acta psychiat. scand. **26**, 313 (1951).

[94] GASS, H. H.: Kinks and coils of the cervical carotid artery. Surg. Forum 9, 721 (1959).

[95] GIBBONS, T. B., and R. L. KING: Obliterative brachiocephalic arteritis. Circulation **15**, 845 (1957).

[96] GILROY, J., and J. S. MEYER: Auscultation of the neck in occlusive cerebrovascular disease. Circulation **25**, 300 (1962).

[97] GROCH, S. N., L. J. HURWITZ, I. S. WRIGHT, and F. McDOWELL: Bedside diagnosis of carotid-artery occlusive disease. New Engl. J. Med. **262**, 705 (1960).

[98] GURDJIAN, E. S., W. G. HARDY, and D. W. LINDNER: The surgical considerations of 258 patients with carotid artery occlusion. Surg. Gynec. Obstet. **110**, 327 (1960).

[99] — D. W. LINDNER, W. G. HARDY, and J. E. WEBSTER: Cerebrovascular disease. An analysis of 600 cases. Neurology (Minneap.) **10**, 372 (1960).

[100] —, and J. E. WEBSTER: Stroke resulting from internal carotid artery thrombosis in the neck. J. Amer. med. Ass. **151**, 541 (1953).

[101] — — Thrombo-endarterectomy of the carotid bifurcation and the internal carotid artery. Surg. Gynec. Obstet. **106**, 421 (1958).

[102] HAGER, H.: Die Ophthalmodynamographie als Methode zur Beurteilung des Gehirnkreislaufes. Klin. Mbl. Augenheilk. **142**, 827 (1963).

[103] HALE, A. R.: Circle of Willis. Functional concepts, old and new. Amer. Heart J. **60**, 491 (1960).

[104] HALSTED, W. S.: An experimental study of circumscribed dilation of an artery immediately distal to a partially occluding band, and its bearing on the dilation of the subclavian artery observed in certain cases of cervical rib. J. exp. Med. **24**, 271 (1916).

[105] HAMLIN, H., W. H. SWEET, and W. M. LOGHEED: Surgical reconstruction of occluded cervical carotid artery. J. Neurosurg. **15**, 427 (1958).

[106] HARDESTY, W. H., B. ROBERTS, J. F. TOOLE, and H. P. ROYSTER: Studies on carotid artery flow. Surgery **49**, 251 (1961).

[107] — W. B. WHITACRE, J. F. TOOLE, P. RANDALL, and H. P. ROYSTER: Studies on vertebral artery blood flow in man. Surg. Gynec. Obstet. **116**, 662 (1963).

[108] HARDIN, C. A.: Extracranial internal carotid artery occlusion. Arch. Surg. **85**, 514 (1962).

[109] — Cerebral ischemia due to extracranial vertebral artery occlusion. Surgery **52**, 627 (1962).

[110] —, and C. M. POSER: Rotational obstruction of the vertebral artery due to redundancy and extraluminal cervical fascial bands. Ann. Surg. **158**, 133 (1963).

[111] HARRISON, J. H., and P. A. DAVALOS: Cerebral ischemia: Surgical procedure in cases due to tortuosity and buckling of the cervical vessels. Arch. Surg. **84**, 85 (1962).

[111a] HENLY, W. S., G. C. MORRIS jr., P. E. BALAS, and M. E. DeBAKEY: Vertebral arteriography by an infraclavicular route. Amer. J. Surg. **107**, 656 (1964).

[112] HERSHEY, F. B., and C. H. CALMAN: Atlas of Vascular Surgery. St. Louis: C. V. Mosby Co. 1963.

[113] HERZBERGER, E. E., and G. W. SMITH: Carotid and vertebral arteriography by the subclavian route: A modified percutaneous technique. Surg. Forum **10**, 786 (1960).

[114] HESS, H., J. KUNLIN, H. MITTELMEIER, L. SCHLICHT u. B. STAMPFL: Die obliterierenden Gefäßerkrankungen. München u. Berlin: Urban & Schwarzenberg 1959.

[114a] HILL, R. M.: Vascular anomalies of upper limbs associated with cervical ribs; report of case and review of literature. Brit. J. Surg. **27**, 100 (1939).

[115] HOLLENHORST, R. W.: Significance of bright plaques in the retinal arterioles. J. Amer. med. Ass. **178**, 23 (1961).

[116] — E. R. LENSINK, and J. P. WHISNANT: Experimental embolization of the retinal arterioles. Trans. Amer. ophthal. Soc. **60**, 316 (1962).

[117] Honig, E. J., W. Dubilier jr., and I. Steinberg: Significance of the buckled innominate artery. Ann. intern. Med. **39**, 74 (1953).

[118] Hsu, J., and A. D. Kistin: Buckling of the great vessels. A clinical and angiocardiographic study. Arch. intern. Med. **98**, 712 (1956).

[119] Hultquist, G. T. J.: Über Thrombose und Embolie der A. carotis. Stockholm: Norstedt 1942. Zit. v. Yates u. Hutchinson 1961 [278].

[120] Hunt, J. R.: The role of the carotid arteries in the causation of vascular lesions of the brain. Amer. J. med. Sci. **147**, 704 (1914).

[121] Hurwitt, E. S., C. A. Carton, S. C. Fell, L. A. Kessler, B. Seidenberg, and J. H. Shapiro: Critical evaluation and surgical correction of obstructions in the branches of the aortic arch. Ann. Surg. **152**, 472 (1960).

[122] Hurwitz, L. J., S. N. Groch, I. S. Wright, and F. H. McDowell: Carotid artery occlusive syndrome. Arch. Neurol. (Chic.) **1**, 491 (1959).

[123] Hutchinson, E. C., and P. O. Yates: The cervical portion of the vertebral artery: A clinico-pathologic study. Brain **79**, 319 (1956).

[124] — — Carotico-vertebral stenosis. Lancet **1957 I**, 2.

[125] Inada, K., H. Shimizu, and T. Yokoyama: Pulseless disease and atypical coarctation of the aorta with special reference to their genesis. Surgery **52**, 433 (1962).

[126] Irvine, W. T., R. L. Luck, D. Sutton, and P. R. Walpita: Intrathoracic occlusion of great vessels causing cerebrovascular insufficiency. Lancet **1963 I**, 1177.

[127] Isfort, A.: Traumatische Karotisthrombosen. Mschr. Unfallheilk. **65**, 258 (1962).

[128] Jackson, I. I., and S. I. Fromm: Observations on patency of cervical carotid artery following surgical treatment for thrombosis. J. Neurosurg. **14**, 529 (1957).

[129] Jacob, W., u. W. Prellwitz: Thrombose der rechten Arteria subclavia bei Halsrippe. Ärztl. Wschr. **11**, 375 (1956).

[130] Jacobson, I., K. Bloor, D. G. McDowall, and J. N. Norman: Internal carotid endarterectomy at two atmospheres of pressure. Lancet **1963 II**, 546.

[131] Jacobson II, J. A., L. J. Wallman, G. A. Schumacher, M. Flanagan, E. L. Suarez, and R. M. P. Donaghy: Microsurgery as an aid to middle cerebral artery endarterectomy. J. Neurosurg. **19**, 108 (1962).

[132] Javid, H.: Surgical management of cerebral vascular insufficiency. Arch. Surg. **80**, 883 (1960).

[133] Johnson, H. C., and A. E. Walker: Angiographic diagnosis of spontaneous thrombosis of the internal and common carotid arteries. J. Neurosurg. **8**, 631 (1951).

[133a] Jung, A., et J. P. Vierling: Traitement chirurgical d'un syndrome de l'artère vertébrale par arthrose cervicale inférieure. Ann. Chir. thorac. cardiovasc. **2**, 462 (1963).

[134] Kalmansohn, R. B., and R. W. Kalmansohn: Thrombotic obliteration of branches of aortic arch. Circulation **15**, 237 (1957).

[135] Kautzky, R., u. K. J. Zülch: Neurologisch-neurochirurgische Röntgendiagnostik und andere Methoden zur Erkennung intrakranialer Erkrankungen. Berlin-Göttingen-Heidelberg: Springer 1955.

[136] Keller, H. L.: Varianten der Arteria carotis interna, der Arteria meningea media und der Arteria ophthalmica im Karotisangiogramm. Fortschr. Röntgenstr. **95**, 472 (1961).

[137] Kelly, A. B.: Etiology of kinking of carotids due to embryology and arteriosclerosis. J. Laryng. **40**, 45 (1925).

[138] Kennedy, J. H.: Misleading findings on angiography in occlusive diseases of the cervical carotid artery. Circulation **26**, 743 (1962).

[138a] Kersten, H. G., G. Rau, W. Höffken u. G. Heberer: Das Anzapf-Syndrom der Arteria vertebralis bei Obliteration der Arteria subclavia im Abschnitt I (Subclavian Steal Syndrome). Med. Welt **1964**, 1526.

[139] Kesteloot, H., and O. van Houte: Reversed circulation through the vertebral artery. Acta cardiol. (Stockh.) **18**, 285 (1963).

[140] King, H., and H. B. Shumacker jr.: Femoral-internal carotid bypass as an adjuvant in carotid thrombo-endarterectomy. Surg. Gynec. Obstet. **115**, 505 (1962).

[141] Kinmonth, J. B., C. G. Rob, and F. A. Simeone: Vascular Surgery. London: Edward Arnold Ltd. 1962.

[142] Kleinsasser, L. J., P. R. Ellis jr., and E. Lamm: The surgical treatment of extracranial occlusion causing cerebrovascular insufficiency. Sth. med. J. (Bgham, Ala.) **55**, 82 (1962).

[143] Krayenbühl, H., u. G. Weber: Die Thrombose der Arteria carotis int. und ihre Beziehung zur Endangiitis obliterans v. Winiwarter-Buerger. Helv. med. Acta **11**, 289 (1944).

[144] —, u. M. G. Yasargil: Die vaskulären Erkrankungen im Gebiet der Arteria vertebralis und Arteria basialis. Stuttgart: Georg Thieme 1957.

[145] Kuhn, R. A.: Successful radiographic demonstration of the human circle of Willis. J. Amer. med. Ass. **175**, 769 (1961).

[146] Kunert, W.: Arteria vertebralis und Halswirbelsäule. Experimentelle und klinische Untersuchungen über die Strömungsverhältnisse in den Vertebral-Arterien. Stuttgart: Hippokrates-Verlag 1961.

[147] — Pathophysiologische Grundlagen zur Therapie zerebraler Durchblutungsstörungen. Med. Welt **1961**, 695.

[*148*] LAUX, W.: Über hirnorganisch larvierte Herzinfarkte. Med. Welt **1962**, 2437.

[*149*] LAW, A. A.: Adventitious ligaments simulating cervical ribs. Ann. Surg. **72**, 497 (1920).

[*150*] LEMMEN, C. J., J. DAVIS, and C. J. RADNER: Complications in the surgery of carotid artery thrombosis. J. Neurosurg. **15**, 438 (1958).

[*151*] LENTINO, W., D. J. PRINCIPATO, and M. H. POPPEL: Buckling of the carotid artery demonstrated by angiocardiography. Ann. intern. Med. **44**, 1003 (1956).

[*152*] LEWIS, TH., and G. W. PICKERING: Observations upon maladies in which the blood supply to digits ceases intermittently or permanently, and upon bilateral gangrene of digits: Observations relevant to so-called „Raynaud's disease". Clin. Sci. **1**, 327 (1934).

[*153*] LIEBESKIND, R.: Die Karotisthrombose und ihre Behandlung durch Grenzstrangresektion. Chirurg **33**, 436 (1962).

[*154*] LIN, P. M., H. JAVID, and E. J. DOYLE: Partial internal carotid artery occlusion treated by primary resection and vein graft: Report of a case. J. Neurosurg. **13**, 650 (1956).

[*155*] LINDER, F., G. RÜCKER, W. SCHMITZ u. W. PORSTMANN: Alloplastische Arterientransplantate in der Behandlung von zerebralen, viszeralen und renalen Durchblutungsstörungen. Med. Klin. **56**, 568 (1961).

[*156*] LINDNER, D. W., W. G. HARDY, L. M. THOMAS, and E. S. GURDJIAN: Angiographic complications in patients with cerebrovascular disease. J. Neurosurg. **19**, 179 (1962).

[*157*] LORD jr., J. W.: Diagnostic and surgical aspects of the shoulder girdle syndromes. N.Y. med. J. **55**, 2021 (1955).

[*158*] LOVE, J. C.: The surgical management of the scalenus anticus syndrome with and without cervical rib, in: ALLEN, BARKER, HINES 1962, S. 830. [*4*].

[*159*] LOWE, R. D., and N. L. STEPHENS: Carotid occlusion. Its diagnosis by ophthalmodynamometry during carotid compression. Lancet **1961 I**, 1241.

[*160*] LYONS, C., and G. GALBRAITH: Surgical treatment of atherosclerotic occlusion of the internal carotid artery. Ann. Surg. **146**, 487 (1957).

[*161*] MACCARTY, C. S.: Surgical procedures on the sympathetic nervous system for peripheral vascular disease, in: ALLEN, BARKER, HINES 1962, S. 805. [*4*].

[*162*] MALAN, E.: Plastic graft for reconstruction of common carotid artery after resection for tumour of carotid body. J. cardiovasc. Surg. (Torino) **1**, 206 (1960).

[*163*] MANGOLD, R., u. F. ROTH: Zur Kenntnis des Aortenbogensyndroms (maladie sans pouls). Schweiz. med. Wschr. **84**, 1192 (1954).

[*164*] MARINESCU, G., et A. KREINDLER: Oblitération progressive et complète des deux carotides primitives. Accès épileptiques. Considération sur le rôle des sinus carotidiens dans la pathogénie de l'accès épileptique. Presse méd. **1**, 833 (1936).

[*165*] MARSHALL, J., and A. C. KAESER: Survival after non-haemorrhagic cerebrovascular accidents. Brit. med. J. **1961 II**, 73.

[*166*] —, and D. A. SHAW: The natural history of cerebrovascular disease. Brit. med. J. **1959 I**, 1614.

[*167*] MARTIN, M. J., J. P. WHISNANT, and G. P. SAYRE: Occlusive vascular disease in the extracranial cerebral circulation. Arch. Neurol. (Chic.) **3**, 530 (1960).

[*168*] MARTORELL, F.: El sindrome de obliteración de los troncos supraaórticos. Angiología **11**, 301 (1959).

[*169*] — The syndrome of occlusion of the supra-aortic trunks. J. cardiovasc. Surg. **2**, 291 (1961).

[*170*] —, y J. FABRÉ: El sindrome de obliteración de los troncos supraaórticos. Med. clin. (Barcelona) **2**, 26 (1944).

[*171*] MATHUR, K. S., S. K. KAYSHAP, and V. KUMAS: Correlation of the extent and severity of atherosclerosis in the coronary and cerebral arteries. Circulation **27**, 929 (1963).

[*172*] MAX, T. C., E. MUYSHONDT, S. I. SCHWARTZ, and C. G. ROB: Studies of carotid blood flow in unilateral occlusion. Arch. Surg. **86**, 65 (1963).

[*173*] MCDOWELL, F., C. E. WELLS, and C. EHLERS: The electroencephalogram in internal carotid artery occlusion. Neurology (Minneap.) **9**, 678 (1959).

[*174*] MCKUSICK, V. A.: A form of vascular disease relatively frequent in the orient. Amer. Heart J. **63**, 57 (1962).

[*175*] METZ, H., R. M. MURRAY-LESLIE, R. G. BANNISTER, J. W. D. BULL, and J. MARSHALL: Kinking of the internal carotid artery. Lancet **1961 I**, 424.

[*176*] MEYER-BURGDORFF, G., u. R. WANKE: Die Chirurgie der chronischen arteriellen Verschlußkrankheiten. Stuttgart: Ferdinand Enke 1963.

[*177*] MEYER, J. S., W. WEGNER, L. A. KANE, and O. M. REINMUTH: Theory and rationale of anticoagulant therapy in occlusive cerebral vascular disease. Radiology **70**, 815 (1958).

[*178*] MILLIKAN, C. H., R. G. SIEKERT, and J. P. WHISNANT: Anticoagulant therapy in cerebral vascular disease. J. Amer. med. Ass. **166**, 587 (1958).

[*179*] MÜLLER, N.: Das Aortenbogensyndrom (Pulseless disease). Fortschr. Neurol. Psychiat. **26**, 637 (1958).

[*180*] — Klinische Symptome bei obturierenden Erkrankungen von Arterien der oberen Körperhälfte. Med. Welt **1962**, 2433.

[*181*] MURPHEY, F., and J. H. MILLER: Carotid insufficiency — diagnosis and surgical treatment. A report of 21 cases. J. Neurosurg. **16**, 1 (1959).

[182] MURPHY, J. B.: Case of cervical rib with symptoms resembling subclavian aneurysm. Ann. Surg. 41, 399 (1905). Zit. v. CLAGETT 1962 [42].

[183] MYMIN, D.: Carotid thrombosis in childhood. Arch. Dis. Childh. 35, 515 (1960).

[184] NAFFZIGER, H. C., and W. T. GRANT: Neuritis of the brachial plexus mechanical in origin: The scalenus syndrome. Surg. Gynec. Obstet. 67, 722 (1938).

[185] NEIMANIS, G.: Über Kaliberschwankungen und Verlaufsanomalien des intracraniellen Abschnittes der A. vertebralis. Frankfurt. Z. Path. 67, 461 (1956).

[186] NELSON, W. R.: Carotid body tumors. Surgery 51, 326 (1962).

[187] NEWTON, T. H., and R. S. C. COUCH: Possible errors in the arteriographic diagnosis of internal carotid artery occlusion. Radiology 75, 766 (1960).

[187a] —, and E. J. WYLIE: Collateral circulation associated with occlusion of the proximal subclavian and innominate arteries. Amer. J. Roentgenol. 91, 394 (1964).

[188] NORTH, R. R., W. S. FIELDS, M. E. DEBAKEY, and E. S. CRAWFORD: Brachial-basilar insufficiency syndrome. Neurology (Minneap.) 12, 810 (1962).

[189] NOTHNAGEL, O.: Topische Diagnostik der Gehirnkrankheiten. Berlin 1879. Zit. v. KUNERT 1961 [146, 147].

[190] OCHSNER, A., M. GAGE, and M. DEBAKEY: Scalenus anticus (Naffziger) syndrome. Amer. J. Surg. 28, 669 (1935).

[191] PARKINSON, J., D. E. BEDFORD, and S. ALMOND: The kinked carotid artery that simulates aneurysm. Brit. Heart J. 1, 345 (1939).

[192] PATERSON, M. W.: Ocular changes in the pulseless disease (Takayasu's disease: The aortic arch syndrome). Scot. med. J. 1957 II, 57.

[193] PEART, W. S., and C. ROB: Arterial auscultation. Lancet 1960 II, 219.

[194] PEIRCE, E. C., J. H. LESHER, W. M. LAW, and I. R. COLLMANN: Chronic occlusion of aortic arch branches. Dis. Chest 36, 542 (1959).

[195] PENZOLDT, F.: Über Thrombose (autochthone oder embolische) der Carotis. Dtsch. Arch. klin. Med. 28, 80 (1881).

[196] PIERACH, A.: Der lokale Unterdruck. Almanach für die ärztliche Fortbildung 1960/61, S. 37—40. München: J. F. Lehmann.

[197] PONTIUS, R. G., R. D. BLOODWELL, D. A. COOLEY, and M. E. DEBAKEY: The use of hypothermia in the prevention of brain damage following temporary arrest of cerebral circulation. Experimental observations. Surg. Forum 5, 224 (1955).

[198] PORSTMANN, W.: Die gezielte Angiographie der supraaortischen Äste als notwendige präoperative Maßnahme beim Aortenbogensyndrom. Fortschr. Röntgenstr. 93, 735 (1960).

[199] POWERS jr., S. R., T. M. DRISLANE, and E. W. IANDOLI: The surgical treatment of vertebral artery insufficiency. Successes and failures. Arch. Surg. 86, 60 (1963).

[200] — —, and S. NEVINS: Intermittent vertebral artery compression: A new syndrome. Surgery 49, 257 (1961).

[201] QUATTLEBAUM jr. J. K., E. T. UPSON, and R. L. NEVILLE: Stroke associated with elongation and kinking of the internal carotid artery: Report of three cases treated by segmental resection of the carotid artery. Ann. Surg. 150, 824 (1959).

[202] RAEDER, J. G.: Ein Fall von symmetrischer Karotisaffektion mit präseniler Katarakt und Glaukom sowie Gesichtsatrophie. Klin. Mbl. Augenheilk. 78, 63 (1927).

[203] RATSCHOW, M.: Angiologie. Stuttgart: Thieme 1959.

[204] REHN, E.: Diskussions-Bemerkung zu L. RATHCKE, Erfahrungen bei der operativen Behandlung der Isthmusstenose der Aorta. Langenbecks Arch. klin. Chir. 267, 197 (1951).

[205] REIFENSTEIN, G. H., S. A. LEVINE, and R. E. GROSS: Coarctation of the aorta: A review of 104 autopsied cases of the „adult type", 2 years of age or older. Amer. Heart J. 33, 146 (1947).

[206] REISNER, H., u. A. RUPPRECHT: Das Heparinoid SP 54 in der Therapie zerebraler Insulte. Wien. med. Wschr. 113, 281 (1963).

[207] RIECHERT, T.: Die Arteriographie der Hirngefäße bei einseitigem Verschluß der Carotis interna. Nervenarzt 11, 290 (1938).

[208] RISER, M., J. GERAUD, J. DUCONDRAY et L. RIBAUT: Dolichocarotide interne avec syndrome vertigineux. Rev. neurol. 85, 145 (1951).

[209] ROB, C.: Incipient strokes: Technique of surgical therapy (cerebral vascular diseases). III. Princeton conference. New York: Grune & Stratton 1961.

[210] — The surgical treatment of occlusions of the cervical portions of the carotid arteries. Minerva cardioangiol. europ. 9, 229 (1961).

[211] — The indications for operation in occlusive disease of the visceral arteries. J. cardiovasc. Surg. (Torino) 3, 223 (1962).

[212] —, and A. STANDEVEN: Arterial occlusion complicating thoracic outlet compression syndrome. Brit. med. J. 1958 II, 709.

[213] ROBERTS, B., G. W. PESKIN, and F. A. WOOD: Internal carotid artery thrombosis. Arch. Surg. 76, 483 (1958).

[214] ROBINSON, R. W., W. D. COHEN, N. HIGANO, R. MEYER, G. H. LUKOWSKY, R. B. McLAUGHLIN, and H. H. MacGILPIN jr.: Life — table analysis of survical after cerebral thrombosis — 10 year experience. J. Amer. med. Ass. 169, 1149 (1959).

340 Chronische Verschlußkrankheiten der Arterien

[215] ROSATI, L. M., and J. W. LORD: Neurovascular Compression Syndromes of the Shoulder Girdle. New York: Grune & Stratton 1961.

[216] ROSEGAY, H.: Limited value of carotid pulse in diagnosis of internal carotid artery thrombosis. Neurology (Minneap.) 6, 153 (1956).

[217] ROSS, J. P.: The vascular complications of cervical rib. Ann. Surg. 150, 340 (1959).

[218] ROSS, R. S., and V. A. McKUSICK: Diminished or absent pulses in arteries arising from the arch of the aorta: the aortic arch syndrom. Arch. intern. Med. 92, 701 (1953).

[219] RUPPRECHT, A.: Zur Röntgendiagnostik des Schlaganfalles. Wien. klin. Wschr. 75, 6 (1963).

[220] RUSH jr., B. F.: Current consepts in the treatment of carotid body tumors. Surgery 52, 679 (1962).

[221] SAMIY, E.: Thrombosis of the internal carotid artery caused by a cervical rib. J. Neurosurg. 12, 181 (1955).

[222] SCHEID, W.: Zirkulationsstörungen des Gehirns und seiner Häute und senile Erkrankungen. In: Klinik der Gegenwart. München u. Berlin: Urban & Schwarzenberg 1956.

[223] SCHEIN, C. J., H. HAIMOVICI, and H. YOUNG: Arterial thrombosis associated with cervical ribs: Surgical considerations. Surgery 40, 428 (1956).

[224] SCHNEIDER, M.: Durchblutung und Sauerstoffversorgung des Gehirns. Verh. dtsch. Ges. Kreisl.-Forsch. 19, 3 (1953).

[225] — Über die Wiederbelebung nach Kreislaufunterbrechung. Thoraxchirurgie 6, 95 (1958).

[226] — Zur Pathophysiologie des Gehirnkreislaufs. Acta neurochir. (Wien), Suppl. 7, 34 (1961).

[227] SEN, P. K., S. G. KINARE, T. P. KULKARNI, and G. B. PARULKAR: Stenosing aortitis of unknown etiology. Surgery 51, 317 (1962).

[228] SENNING, Å.: Operative Behandlung der Carotisthrombose. Helv. chir. Acta 30, 37 (1963).

[229] SERVELLE, M., J. CHALUT, B. PÉPIN, R. GEORGE et C. CORNU: Thrombose des branches de la crosse aortique. (Syndrome de la crosse aortique.) Arch. Mal. Cœur 9, 1005 (1960).

[230] SHANBROM, E., and L. LEVY: The role of systemic blood pressure in cerebral circulation in carotid and basilar artery thromboses. Clinical observations and therapeutic implications of vasopressor agents. Amer. J. Med. 23, 197 (1957).

[231] SHEA, jr. P. C., and J. H. HARRISON: Anastomosis of common and internal carotid arteries following resection of defective portion. Surgery 34, 895 (1953).

[232] SHENKIN, A.: Cervical rib and thrombosis of the subclavian artery. J. Amer. med. Ass. 165, 335 (1957).

[233] SHIMIZU, K.: Beiträge zur Arteriographie des Gehirns — einfache perkutane Methode. Langenbecks Arch. klin. Chir. 188, 295 (1937).

[234] —, and K. SANO: Pulseless disease. J. Neuropath. exp. Neurol. 1, 37 (1951).

[235] SHUCKSMITH, H. S.: Atherosclerotic blockage in the left subclavian artery treated by thrombo-endarterectomy. Brit. med. J. 1959 II, 734.

[236] SICARD, A., et J. NATALI: Technique de la sympathectomie thoracique haute par voie axillaire transpleurale. J. Chir. (Paris) 82, 5 (1961).

[237] SILVERSTEIN, A.: Diagnosis of carotid artery occlusion. J. Mt Sinai Hosp. 26, 532 (1959).

[238] — Occlusive disease of the carotid arteries. Circulation 20, 4 (1959).

[239] SPARKS, C. H.: Subclavian to internal carotid artery substitution. Angiology 14, 245 (1963).

[240] SPENCER, F. C.: Disk.-Bem. zu WELLS, KEATS, COOLEY, in: Surgery 54, 216 (1963).

[241] —, and B. EISEMAN: Technique of carotid endarterectomy. Surg. Gynec. Obstet. 115, 114 (1962).

[242] SPITTEL, J. A., and R. G. SIEKERT: Anticoagulant therapy of a patient with aortic-arch syndrome. Proc. Mayo Clin. 32, 723 (1957).

[243] SPROUL, G.: Basilar artery insufficiency secondary to obstruction of left subclavian artery. Circulation 28, 259 (1963).

[244] STRICKER, E., u. M. KLINGLER: Ipsilaterale Carotisthrombose bei Hemiparese. Schweiz. med. Wschr. 88, 1191 (1958).

[245] STRULLY, K. J., E. S. HURWITT, and H. W. BLANKENBERG: Thromboendarterectomy for thrombosis of the internal carotid artery in the neck. J. Neurosurg. 10, 474 (1953).

[246] SUNDER-PLASSMANN, P., G. MENGES u. J. HONKOMP: Zur Gefäßchirurgie des zervikobrachialen Syndroms. Med. Klin. 57, 623 (1962).

[247] TAKAYASU, U.: A case with unusual changes of the central vessels in the retina. Acta Soc. Ophthalm. Jap. 12, 554 (1908). Zit. von V. A. McKUSICK, Amer. Heart J. 63, 57 (1962).

[248] TATLOW, W. F. T., and H. G. BAMMER: Syndrome of vertebral artery compression. Neurology (Minneap.) 7, 331 (1957).

[249] TELFORD, E. D., and S. MOTTERSHEAD: Pressure at the cervico-brachial junction. J. Bone Jt Surg. 30, 249 (1948).

[250] THOMAS, G. I., K. N. ANDERSON, R. F. HAIN, and K. A. MERENDINO: The significance of anomalous vertebral-basilar artery communications in operations on the heart and great vessels. An illustrative case with review of the literature. Surgery 46, 747 (1959).

[251] THOMPSON, J. E., and D. J. AUSTIN: Surgical treatment of arteriosclerotic occlusions of the carotid artery in the neck. Surgery 51, 74 (1962).

[252] THURLBECK, W. M., and J. H. CURRENS: The aortic arch syndrome (pulseless disease). A report of ten cases with three autopsies. Circulation 19, 499 (1959).

[253] TINDALL, G. T., G. L. ODOM, M. L. DILLON jr., and H. B. CUPP jr.: Simultaneous determination of blood flow and intravascular pressure in the common carotid artery in man. Surg. Forum 13, 432 (1962).

[254] TRAPHAGEN, D. W., and F. MARSHALL: Subclavian artery thrombosis six years after rib resection. Arch. Surg. 83, 700 (1961).

[254a] TSUYOSHI, N.: Pathology of pulseless disease. Angiology 14, 225 (1963).

[255] TUBA, J., u. F. JOST: Präapoplektische Syndrome. Z. Alternsforsch. 15, 1 (1961).

[256] VIRTAMA, P., and E. KIVALO: Impressions on the vertebral artery by deformations of the unco-vertebral joints. Post-mortem angiographic studies. Acta radiol. (Stockh.) 48, 410 (1957).

[256a] VOLLMAR, J., M. EL-BAYAR, D. KOLMAR, T. PFLEIDERER u. P. B. DIEZEL: Zerebrale Durchblutungsinsuffizienz bei Verschlußprozessen der Arteria subclavia („subclavian steal effect"). Dtsch. med. Wschr. 90, 8 (1965).

[257] WAGNER, M., H. B. BENJAMIN, and W. ZEIT: Carotid artery insufficiency. Variable etiological factors with tailored surgical treatment. Arch. Surg. 82, 679 (1961).

[258] —, and A. TAITEL: A correlated anatomic study of degenerative disease at the bifurcations of the abdominal aorta and common carotid arteries. Angiology 13, 284 (1962).

[259] WAGNER, W.: Side-to-side anastomosis between the external and internal carotid arteries in the treatment of carotid insufficiency. J. Neurosurg. 15, 168 (1958).

[260] WANKE, R.: Aktuelle Probleme der Carotis-Chirurgie. Langenbecks Arch. klin. Chir. 298, 312 (1961).

[261] WARREN, R., and L. J. TRIEDMAN: Pulseless disease and carotid-artery thrombosis. New Engl. J. Med. 257, 685 (1957).

[262] WEBSTER, J. E., E. S. GURDJIAN, and F. A. MARTIN: Carotid artery occlusion. Neurology (Minneap.) 6, 491 (1956).

[263] WEIGELIN, E., u. H. LOBSTEIN: Ophthalmodynamometrie. Basel: S. Karger 1962.

[264] WELLS, C. E.: The cerebral circulation. The clinical significance of current concepts. Arch. Neurol. (Chic.) 3, 319 (1960).

[265] —, and R. J. TIMBERGER: Cerebral thrombosis in patients under fifty years of age. Arch. Neurol. (Chic.) 4, 268 (1961).

[266] — A. S. KEATS, and D. A. COOLEY: Increased tolerance to cerebral ischemia produced by general anesthesia during temporary carotid occlusion. Surgery 54, 216 (1963).

[267] WERTHEIMER, P., et A. SISTERON: Étude radiologique des obstructions des troncs carotidiens éxtra-craniens. Minerva cardioangiol. europ. 9, 224 (1961).

[268] WHISNANT, J. P., R. G. SIEKERT, P. E. BERNATZ, and F. H. ELLIS jr.: Results of surgical treatment of incipient stroke. Circulation 27, 1028 (1963).

[269] WIEDENMANN, O.: Eine extrakranielle Anastomose zwischen dem Versorgungsgebiet der A. carotis interna und der A. vertebralis. Fortschr. Röntgenstr. 96, 201 (1962).

[270] WILLIAMS, C. L., S. M. SCOTT, and T. TAKARO: Circulation 28, 14 (1963).

[271] —, and T. TAKARO: Subclavian arterial occlusion. Ann. Surg. 157, 48 (1963).

[272] WISIOL, E. S., L. A. FRENCH, and S. N. CHOU: Carotid endarterectomy. Minn. Med. 45, 257 (1962). Ref. Internat. Abstr. Surg. 115, 283 (1962).

[273] WISOFF, H. S., and A. B. ROTHBALLER: Cerebral arterial thrombosis in children. Arch. Neurol. (Chic.) 4, 258 (1961).

[274] WOOD, E. H., and T. W. FARMER: Cerebral infarction simulating brain tumor. Radiology 69, 693 (1957).

[275] WRIGHT, I. S.: The neurovascular syndrome produced by hyperabduction of the arms. Amer. Heart J. 29, 1 (1945).

[276] — Vascular Diseases in Clinical Practice, 2. ed., p. 552. Chicago: Year Book Publ. Inc. 1952.

[277] WYLIE, E. J.: Diskussionsbemerkung zu WELLS, KEATS, COOLEY in Surgery 54, 216 (1963).

[278] YATES, P. O., and E. C. HUTCHINSON: Cerebral infarction: The role of stenosis of the extracranial cerebral arteries. London: Her Majesty's Stationery Office 1961.

[279] YOUNG, J. R., A. W. HUMPHRIES, V. G. DE WOLFE, E. G. BEVEN, and F. A. LEFEVRE: Extracranial cerebrovascular disease treated surgically. Study of 100 patients. Arch. Surg. 89, 848 (1964).

II. Chronische Arterienverschlüsse der unteren Körperhälfte

1. Definition

Dieser Abschnitt umfaßt die chronischen, durch obliterative Veränderungen der Aorta abdominalis und ihrer Äste hervorgerufenen Durchblutungsstörungen. Die Durchblutungsstörungen der Beine, die an Zahl und praktischer Bedeutung im internistischen wie im chirurgischen Krankengut ganz im Vordergrund stehen, werden zuerst besprochen. Im Anschluß daran soll auf die Durchblutungsstörungen der Nieren und des Intestinaltrakts infolge Querschnittsminderung einer Nierenarterie bzw. des Tr. coeliacus oder der A. mesenterica superior eingegangen werden.

2. Chronische Durchblutungsstörungen der Beine

a) Ätiologie

Nach dem Krankheitsverlauf lassen sich zwei Gruppen unterscheiden: die *primär-chronischen Durchblutungsstörungen* mit ihren Hauptvertretern: *Arteriosclerosis obliterans* und *Thrombangiitis obliterans*, und die *sekundär-chronischen Durchblutungsstörungen*, die sich aus primär akuten Arterienverschlüssen entwickeln, wie sie durch *Embolie* oder *Trauma* entstehen. Operative Erfahrungen und neuere pathologisch-histologische Untersuchungen zeigen, daß die Arteriosklerose ätiologisch gegenüber der Thrombangiitis obliterans ganz im Vordergrund steht [60, 69, 154, 243]. Im chirurgisch-angiologischen Krankengut ist sie für $^2/_3$ bis $^3/_4$ aller Durchblutungsstörungen verantwortlich zu machen [61]. Auf Grund klinischer und histologischer Untersuchungen ist aber auch die Existenz der von WINIWARTER [311] und BUERGER [31, 32] als Krankheitseinheit herausgearbeiteten Thrombangiitis obliterans, die zeitweise stark angezweifelt wurde [104, 303], heute erwiesen, wenn auch die Zahl der gesicherten Fälle weitaus niedriger liegt, als man ursprünglich annahm [26, 60a, 142, 197, 197a, 226]. Eine exakte Abgrenzung ist vielfach weder klinisch noch histologisch möglich. Mit Entzündungserscheinungen einhergehende Formen der Arteriosklerose und „ausgebrannte Stadien" der Endangiitis ohne akut entzündliche Veränderungen verwischen die Grenze [6]. Deshalb bevorzugt man heute den jede Präjudizierung vermeidenden Begriff der *arteriellen Verschlußkrankheit* [226].

Schlängelung bzw. Knickung infolge Elongation sind an der abdominalen Aorta und an den Beckenarterien, besonders bei arteriellem Hypertonus, häufig zu beobachten. Da Aortenbifurkation und Iliaca-Gabel anatomisch fixiert sind, entstehen diese Veränderungen hauptsächlich im Verlauf der A. iliaca communis und der terminalen Aorta. Eine bewegungs- bzw. stellungsabhängige Durchblutungsstörung, wie sie infolge Knickung an der A. carotis interna und der A. vertebralis vorkommt, ist aber im Bereich der unteren Extremität äußerst selten [245].

Gelegentlich entstehen Durchblutungsstörungen der Beine durch *Thrombose eines Bauchaortenaneurysmas* mit vollständiger Verlegung der Strombahn (Abb. 226). Eine häufigere Komplikation des Aneurysmas ist der embolische Arterienverschluß durch *Verschleppung thrombotischen Materials* [51, 234, 250, 255]. Mehrfach wurden *kongenitale Hypoplasien* der gesamten arteriellen Strombahn unterhalb der Nierenarterienabgänge beschrieben [114, 185]. Dabei hat man zu wenig berücksichtigt, daß jedes chronisch vermindert durchströmte Gefäß seinen Querschnitt adaptativ verkleinert, und daß die Ursache diffuser Hypoplasien in einer umschriebenen angeborenen oder erworbenen Stenose der zuführenden Strombahn, d.h. in der Regel der abdominalen Aorta, bestehen kann [21, 206, 233]. Gelegentlich vermindern *entzündliche Vorgänge* durch periarterielle schrumpfende Fibrose (idiopathische retroperitoneale Fibrose [108]) den Gefäßquerschnitt auch über längere Verlaufsstrecken. Schließlich kann jede Form des primär *traumatischen Arterienverschlusses* [67, 137, 216, 217] (s. S. 461) später zum Bilde der chronischen Durchblutungsstörung führen. Auch die obliterativen Veränderungen der A. femoralis superficialis am Durchtritt durch den Adductorenkanal werden als Folge einer chronischen Traumatisierung angesehen. Wie bei der Scalenuslücke soll eine pathologisch straffe, fibröse Fesselung der Arterie zusammen mit der dauernden Pulsation eine Wandschädigung verursachen. Gerade die Femoralisobliteration in Höhe des Adductorenkanals zeigt aber auch, daß es sekundär zu atheromatösen und thrombotischen Veränderungen kommt, die morphologisch von denen primär chronischer Arterienverschlüsse nicht zu trennen sind. Selten führen *ärztliche Maßnahmen* (Hernienoperationen, Röntgenbestrahlung) durch Narbenbildung oder Verletzung der Gefäßwand zu einem chronischen Arterienverschluß. Zu den sekundär chronischen Durchblutungsstörungen sind ferner arterielle *Embolien* jeder Genese zu rechnen, die zu einem definitiven und nicht ausreichend kompensierten Arterienverschluß geführt haben [63, 267]. Ein *Neoplasma*, ein *Knochensporn* [223], ein *verkalkter Absceß* [305] können die Arterie komprimieren und eine Thrombose

auslösen. Eine von HIERTONN u. Mitarb. [131a] als „cystic adventitial degeneration"
bezeichnete Veränderung wurde 1947 von ATKINS und KEY [7a] erstmals an der A.
iliaca externa, 1954 von EJRUP und HIERTONN [82a] an der A. poplitea beschrieben.
Bei den inzwischen mitgeteilten Beobachtungen war die *cystische Adventitiadegeneration*
stets an der A. poplitea lokalisiert [25, 136, 142a, 143, 163]. Die Gefäßwandcyste, die
von den meisten Autoren auf multiple Mikrotraumen der Arterie zurückgeführt wird,
stenosiert das Gefäßlumen.

Die *Symptome* beginnen in der Regel akut unter den Zeichen einer arteriellen Mangeldurchblutung, die sich
häufig durch Beugen des Knies verstärken oder auslösen lassen. Betroffen sind ausschließlich jüngere Männer,
die meist anstrengende Beinarbeit zu leisten haben. Im *Arteriogramm* fällt, falls nicht bereits ein Verschluß
eingetreten ist, die glatte, sanduhrförmige Begrenzung der Arterienstenose auf. Bei oberflächlicher Lage und
intakter Media und Intima kann die ganglionähnliche, mit gelatinöser, gelblicher Masse gefüllte *Cyste ausgeschält* werden [143]. Sind Media und Intima aber schon durch Druck geschädigt, verdünnt oder nekrotisch,
so muß der cystentragende Arterienabschnitt *reseziert* und die Gefäßkontinuität durch End-zu-End-Naht oder
mit Hilfe eines Transplantats wiederhergestellt werden [143].

b) Verschlußlokalisation

Die chirurgische Wiederherstellung der arteriellen Strombahn ist nur deshalb möglich,
weil arteriosklerotische Gefäßverschlüsse häufig umschrieben an bestimmten Prädilektionsstellen auftreten. Arteriographische Untersuchungen haben gezeigt, daß segmentale
Verschlüsse vornehmlich die Hauptstrombahn betreffen und besonders die Aortenbifurkation, die Aa. iliacae und die Iliacagabel sowie die A. femoralis superficialis am Übergang
in die A. poplitea befallen. Die meisten Verschlüsse der *Aorta abdominalis* sind infrarenal
lokalisiert. Der Verschluß nimmt im allgemeinen von der Aortengabel seinen Ausgang
und dehnt sich nach Obliteration der Lumbalarterienabgänge und der A. mesenterica
inferior bis zu den Nierenarterienabgängen aus. Die Häufigkeit des sog. „hohen Aortenverschlusses" beträgt 3—15% der Kranken mit operativ behandelten Aorta-Iliaca-Verschlüssen [16, 60, 154]. Wir begegneten dieser Obliterationsform 13mal unter 217 primären
Operationen am Aorta-Iliaca-Abschnitt. Bei einem Teil der Kranken wird durch weitere
Aszension zunächst die eine, später u.U. auch die zweite Nierenarterie verschlossen. Nur
in seltenen Fällen ist dann noch ein kurzfristiges Überleben möglich. Es wurde sogar eine
Aszension des Verschlusses beobachtet, die auch den Abgang der A. mesenterica superior
einbezog [16]. Auf die Häufung der Verschlußlokalisation im *Adductorenkanal* wurde
wiederholt hingewiesen [146a, 149, 171, 262]. Weitere Prädilektionsstellen sind die *Iliaca-
und die Femoralisgabel*. Ist es zu einem vollständigen Verschluß des Gefäßes gekommen,
so breitet sich die Obliteration häufig durch appositionelle Thrombose nach proximal und
distal bis zum nächsten großen Gefäßast aus: In der A. femoralis superficialis bis zum
Abgang der A. profunda femoris, in der A. iliaca externa bis zur Iliaca-Gabel, in der
A. iliaca communis bis zur Aortengabel und in der Bauchaorta bis zur A. mesenterica
inferior oder bis zu den Aa. renales [145, 218] (s. S. 75). Auffallenderweise bleiben drei
Abschnitte in der Regel von obliterativen Veränderungen verschont: die A. femoralis
communis, die A. profunda femoris [167, 207], seltener die distale A. poplitea [205]. Bei
progredientem Verlauf der Grunderkrankung und länger bestehenden Durchblutungsstörungen liegt häufig ein multilokulärer bzw. diffuser Befall der Strombahn vor. DEBA-
KEY [61] gab unter 1245 operierten Fällen mit Aorta-Iliaca-Verschlüssen eine zusätzliche
periphere Beteiligung in 30% an. Arteriographische und histologische Untersuchungen
an Beinen, die wegen arteriosklerotischer Durchblutungsstörungen amputiert werden
mußten, ergaben, daß auch die unbenannten kleinen Arterien ausgedehnt verändert sein
können [75, 272]. Zahlenangaben über die Lokalisation der Verschlüsse unterliegen in
starkem Maße selektiven Einflüssen. Als Regel kann jedoch gelten, daß die Häufigkeit
obliterativer Veränderungen von der terminalen Aorta zur Peripherie hin zunimmt und
im Bereich der A. femoralis superficialis ein Maximum erreicht [161]. Weitere Prädilektionsstellen sind die Hinterwand des Arterienrohres bzw. die mediale Wand der Aa.

iliacae comm., die Umgebung von Druckstellen und periarteriellen Gewebsveränderungen, sowie die Verzweigungsstellen der größeren und mittleren Arterien (s. S. 81). Praktische Bedeutung hat die Einengung der Strombahn durch dorsal oder ventral gelegene Wandveränderungen, die bei der Arteriographie im sagittalen Strahlengang dem Nachweis entgehen können. Häufig sind beide Beine befallen. WANKE [295] fand doppelseitige Obliterationen in 50% seines klinischen Krankenguts. Pathologische Gefäßwandveränderungen konnte er sogar in 94% auf beiden Seiten nachweisen.

c) Symptome

α) Schweregrad

Durchblutungsstörungen der Beine können in Abhängigkeit von Lokalisation und Ausdehnung des Arterienverschlusses und der Kapazität der Kollateralgefäße symptomlos bleiben, belästigende und die Funktion des Beins einschränkende Beschwerden machen oder zum Gewebsuntergang führen. Die Zeichen des Durchblutungsmangels lassen sich nach zwei Kriterien ordnen: die Restdurchblutung reicht für den Ruhestoffwechsel noch aus, so daß die Durchblutung erst bei Stoffwechselsteigerung durch Muskeltätigkeit manifest wird und zur Claudicatio intermittens führt, oder sie ist schon in Ruhe unzureichend. Dann bestehen Ruheischämie und Ruheschmerz, die gewöhnlich in einen Gewebsuntergang fortschreiten. Alle klinischen Einteilungen des Krankheitsbildes gründen sich auf diese Unterteilung [46, 89, 226, 271]. Für die Indikationsstellung zur chirurgischen Behandlung und den Vergleich der Ergebnisse hat sich die weit verbreitete Einteilung nach FONTAINE-RATSCHOW in die vier Stadien: Symptomarmut bzw. Symptomlosigkeit, Claudicatio intermittens, Ruheschmerz und manifester Gewebsuntergang bewährt (s. Abb. 117).

Im *Stadium I* fehlen noch alle spezifischen Symptome. Gelegentlich werden Empfindungsstörungen, „Ameisenlaufen", Kältegefühl und Kälteempfindlichkeit, therapieresistente Interdigitalmykose und rasche Ermüdbarkeit der Extremität angegeben. Die vorhandenen Zeichen werden in der Regel als Nebenbefund registriert, aber häufig nicht als Folge einer Durchblutungsstörung erkannt.

Kennzeichnend für das *Stadium II* ist die Belastungsinsuffizienz, die *Claudicatio intermittens*. Als Symptom der Belastungsischämie tritt sie auf, sobald durch Muskelarbeit ein erhöhter Blutbedarf entsteht. Sie wird durch Tragen von Lasten, im Winter schon durch Tragen eines schweren Mantels, oder die geringste Steigung des Weges, besonders durch Treppensteigen, in ihrem Auftreten beschleunigt und verstärkt. Die unter genormten Bedingungen ermittelte schmerzfreie Gehstrecke gilt allgemein als gutes Maß für das Mißverhältnis zwischen Blutbedarf und Blutangebot, wenn sie auch erheblichen subjektiven Einflüssen unterliegt. Aus praktischen Gründen hat sich eine Unterteilung des Stadiums II als zweckmäßig erwiesen: Das *Stadium IIa* umfaßt die leichteren Formen der Claudicatio, die Lebensführung und Berufsausübung nicht wesentlich beeinträchtigen. In das *Stadium IIb* dagegen sind die Kranken einzureihen, deren Lebensführung beträchtlich reduziert und deren Berufsausübung bedroht ist. Der Einwand, daß es sich hierbei um eine willkürliche Unterteilung handelt, die infolge individuell verschiedener Lebensansprüche und Berufsbelastungen keine exakt vergleichbaren Verhältnisse schafft, wird durch den Vorteil aufgewogen, der sich für die Indikationsstellung zur Operation ergibt.

Das *Stadium III* ist durch *ischämischen Ruheschmerz* ohne äußerlich sichtbaren Gewebsuntergang definiert. Der Schmerz ist an den am schlechtesten durchbluteten distalen Abschnitten der Extremität lokalisiert. Er tritt zunächst nur in Horizontallage (Verminderung des Gefäßinnendrucks durch Wegfall des hydrostatischen Blutdrucks) und in der Nacht auf (Absinken des Blutdrucks), später ist er lageunabhängig dauernd vorhanden. Im Endstadium III sitzen die Kranken, durch quälenden Schmerz schlaflos, über das angezogene Bein gebeugt im Bett, halten und reiben den ischämischen Fuß oder versuchen durch Herabhängenlassen des Beins (Überwindung des kritischen Verschluß- drucks, s. S. 41) die Schmerzen zu lindern, die sich in Horizontallage und bei Bettwärme bis zur Unerträglichkeit steigern. Von den beiden typischen ischämischen Schmerz- erscheinungen, Claudicatio intermittens und Ruheschmerz, gestattet nur die Lokali- sation des belastungsbedingten Muskelschmerzes einen Rückschluß auf die Höhe der Gefäßobliteration. Die Angabe von Ruheschmerzen ist demgegenüber nicht lokalisa- torisch verwertbar, weil sich jede hochgradige Ischämie, gleichgültig durch welche Ver- schlußlokalisation sie hervorgerufen wird, zuerst im Bereich der abhängigen Acren manifestiert [202]. In dem mangeldurchbluteten Gebiet lassen sich erste trophische Störungen der Haut und ihrer Anhangsgebilde (Nagelwachstum) nachweisen. Schließlich entwickelt sich eine abakterielle Entzündung des Subcutangewebes. Durch spontan ein- gehaltene Tieflagerung des Beins und durch ischämische Capillarschädigung entsteht ein Ödem, das trotz des Durchblutungsmangels gelegentlich eine entzündliche Überwärmung aufweisen kann. Dieser Zustand der Prägangrän hebt die Funktion der Extremität praktisch auf. Es können sich Kniegelenksankylosen und muskuläre Inaktivitätsatrophie entwickeln.

Die Übergänge zum *Stadium IV* des Gewebsuntergangs sind fließend. Der Schmerz kann in ungeminderter oder gesteigerter Intensität weiterbestehen oder aber mit der Demarkierung des nekrotischen Gewebsbezirkes wieder nachlassen. Für die Therapie (s. S. 352) ist eine Unterteilung in umschriebene, gut abgegrenzte, häufig schmerzlose acrale Nekrosen mit guter Tendenz zur Austrocknung und in ausgedehnte, nach proximal fortschreitende Gangrän von Bedeutung. Eine umschriebene Teilamputation oder die Sympathektomie sind nur bei der ersten Gruppe indiziert (s. S. 402).

β) Lokalisation

(a) Verschlüsse der Aorta abdominalis und der Aa. iliacae communes

Die Symptome isolierter Stenosen oder Obliterationen der terminalen Aorta unter- scheiden sich nicht von denen der Aortengabelverschlüsse bzw. von beiderseitigen Ver- schlüssen der Aa. iliacae communes. Schnelle Ermüdbarkeit der Beine, Claudicatio der Gesäß-, Oberschenkel- und Wadenmuskulatur, Parästhesien, Kältegefühl mit Abblassen der Haut sind die häufigsten Beschwerden [248]. Auf die Gesäßmuskulatur beschränkte Belastungsschmerzen sind Hinweis für einen isolierten Verschluß der A. iliaca interna. Kreuzschmerzen werden auf eine Verlegung der Lumbalarterien durch die aufsteigenden atheromatös-thrombotischen Veränderungen in der Bauchaorta zurückgeführt. Neuro- logische Ausfallserscheinungen als Folge solcher Verlegungen gehören nicht zum Krank- heitsbild des Aortenverschlusses. Durchblutungsstörungen von Organen, die aus der terminalen Aorta oder den Beckenarterien versorgt werden, sind auch bei ausgedehnten Gefäßverschlüssen nur von seiten der männlichen Genitalorgane [35] und des Darms bekannt. Die Kollateralversorgung im kleinen Becken ist normalerweise so gut, daß auch die doppelseitige Unterbindung der Aa. iliacae internae symptomlos möglich ist [84]. Häufig, aber keineswegs konstant ist eine Potenzstörung im Sinne einer Erektions- schwäche infolge Verlegung der Beckenarterien (Leriche-Syndrom, Lit. s. [248]). Eine ascendierende Thrombose kann die Nierenarterienabgänge einengen und die Erschei- nungen des renovasculären Hypertonus hervorrufen [16, 145, 218] (s. S. 418). Solange nicht weitere Veränderungen den bei dieser Verschlußlokalisation günstigen Kollateral- kreislauf beeinträchtigen, braucht der Verschluß der terminalen Aorta nicht zu einer hochgradigen Ischämie der Beine zu führen. Viel schwerer ist häufig die Mangeldurch- blutung bei einem isolierten Verschluß der A. iliaca comm., wofür wahrscheinlich die rasche Progredienz dieser Obliterationsform verantwortlich zu machen ist. Verschlüsse der A. iliaca ext. werden dagegen besser kompensiert (gute Kollateralen über A. iliaca interna).

(b) Verschlüsse der Aa. iliaca externa, femoralis und poplitea

Sie bewirken zunächst die typische Claudicatio intermittens mit krampfartigen Schmerzen in der Wadenmuskulatur. Häufiger als die proximalen Strombahnhindernisse neigen diese Verschlüsse zur Dekompensation mit Ruheschmerz und Gewebsuntergang. Der seltene isolierte Verschluß der A. profunda fem. kann eine umschriebene Claudicatio der Muskulatur an der Vorderseite des Oberschenkels auslösen [247a].

(c) Verschlüsse der Unterschenkelarterien

Verschlüsse distal von der Popliteaaufzweigung führen zu Belastungsschmerzen in der Knöchelgegend und im Fußgewölbe, die oft als orthopädische Leiden fehlgedeutet werden. Bestehen multiple Verschlüsse, so entstehen meist Ruheschmerz und trophische Störungen des Vorfußes, da Kollateralbahnen von genügendem Gesamtquerschnitt fehlen.

(d) Tibialis anterior-Syndrom

Die isolierte Verlegung der A. tibialis anterior nimmt eine Sonderstellung ein. Ihre Erkennung ist wichtig, da die Extremität im akuten Stadium, selbst noch nach Auftreten einer Nekrose, durch zweckmäßige Behandlung gerettet werden kann.

Anatomie. Die A. tibialis ant. verläuft in der anterolateralen Muskelloge des Unterschenkels und versorgt hauptsächlich die Extensorengruppe (Mm. tibialis anterior, extensor digitorum longus und extensor hallucis longus), die als Einheit von der Tibia, der Fibula, der Membrana interossea und der darüberliegenden Fascia cruris eingeschlossen ist [72]. Neben Muskeln und Gefäßen verläuft in dieser Kammer der N. fibularis profundus mit motorischen Ästen für die Muskeln und sensiblen Fasern für die einander zugewandten Seiten der ersten und zweiten Zehe.

Häufigkeit. Organische Verschlüsse der A. tibialis anterior wurden bisher selten beobachtet. LERICHE [170] fand 2 Fälle unter 2000 akuten Thrombosen, HAIMOVICI [110] 9 Fälle unter 330 Extremitätenembolien (2,8%), MADARAS und CLAMAN [183] sammelten 12 Fälle aus der Literatur und fügten 6 eigene Beobachtungen hinzu. Im eigenen Krankengut beobachteten wir einen Fall unter 500 obliterierenden Arteriopathien der unteren Extremität.

Pathogenese. Mehrere Ursachen können zur Ischämie der Extensorengruppe am Unterschenkel führen. *Funktionelle Verschlüsse* durch Steigerung des Gewebsdrucks in der Loge wurden nach den ersten Beschreibungen durch SIRBU u. Mitarb. [263] und HORN [138] wiederholt nach langen Märschen und Wettkämpfen beobachtet und auf eine Muskelschwellung infolge Milchsäureansammlung bezogen. Ähnlich kann der Druck eines traumatischen Hämatoms den Blutstrom in der wenig erweiterungsfähigen Kammer drosseln. *Akute Verschlüsse* der Popliteagabel oder der A. tibialis anterior [2, 27, 300] wurden als Folge von Embolien bei Mitralvitien und arteriosklerotischen Thrombosen gesehen, während *chronische Symptome* bei obliterativen Veränderungen im vorgeschalteten Abschnitt der Hauptstrombahn beobachtet wurden [94]. Ursache der umschriebenen Ischämie ist die isolierte Lage der Extensor-Muskeln; das Gefäß ist wegen der spärlichen Nebenbahnen als Endarterie zu betrachten [72].

Symptome und Verlauf. Die *chronische Insuffizienz* der A. tibialis anterior ist gekennzeichnet durch typische Belastungsschmerzen im Sinne einer auf die Extensorengruppe begrenzten Claudicatio intermittens. Der Puls der A. dorsalis pedis fehlt oder kann vorübergehend verschwinden [39, 91, 146]. Für den *akuten Verschluß* sind bezeichnend: 1. Heftige Schmerzen an der anterolateralen Fläche des Unterschenkels. 2. Die druckschmerzhafte Schwellung und Verhärtung der Muskeln der Extensorengruppe. 3. Die rötlich-livide Verfärbung der bedeckenden Haut. 4. Die Unfähigkeit zur Dorsalflexion des Fußes. 5. Das Fehlen des Pulses der A. dorsalis pedis. 6. Die Hautanaesthesie auf dem Rücken der ersten und zweiten Zehe infolge ischämischer Schädigung des N. tibialis ant. Läßt sich die Durchblutungsstörung nicht beheben, so kommt es als Folge der Ischämie zur Muskelnekrose und zur bindegewebigen Vernarbung (Volkmannsche Kontraktur) oder durch Hinzutreten einer Infektion zur Gangrän.

Diagnose. Anamnese und Untersuchung lenken den Verdacht auf eine Embolie oder eine obliterierende Arteriopathie, wenn nicht Überanstrengung oder Trauma auf einen funktionellen Verschluß durch Kompression hinweisen. Die Diagnose ergibt sich im akuten Verschlußstadium meist ohne Schwierigkeiten aus dem Lokalbefund. Pulstastbefund und Oscillogramm sind bei der chronischen arteriellen Insuffizienz nur bedingt verwertbar, da sie keine Auskunft über die genaue Lokalisation des Verschlusses geben, und da ein Fußrückenpuls außerdem bei etwa 10% der Gesunden ohnehin nicht zu tasten ist. Die Elektromyographie, vor allem aber die Arteriographie, sind wichtige diagnostische Hilfsmittel.

Chirurgische Behandlung. Im *chronischen Stadium* der Claudicatio besteht die beste Behandlung in einer Erhöhung des peripheren arteriellen Füllungsdruckes. Dies ist bei der Verschlußlokalisation im Femoralis-Poplitea-Abschnitt durch Beseitigung des Hindernisses möglich. Bei isoliertem Verschluß der Unterschenkelarterien kommt nur eine Erweiterung der Nebenbahnen mit Hilfe einer lumbalen Sympathektomie in Frage.

Das Ausmaß der Muskelnekrose nach dem *akuten Verschluß* hängt unter anderem von der Einengung der Nebenstrombahn durch arteriosklerotische Veränderungen, von zusätzlichen Gefäßspasmen und sekundären Thrombosen in den funktionell verschlossenen Gefäßen ab. Der zunehmende Binnendruck in der Muskelloge verhindert jede wirkungsvolle Kollateralzirkulation. Wegen des geringen Arterienkalibers ist eine direkte Desobliteration nicht möglich, eine Embolusentfernung ist nur indirekt mittels Ringkurette, Ballonkatheter oder nach der retrograden Spülmethode durchführbar (s. S. 266). Die Behandlung wird zunächst konservativ sein, sofern nicht ein funktioneller Verschluß der Arterie durch Kompression nach Überanstrengung oder Trauma vorliegt. Wird diese Diagnose gestellt, so kann die sofortige Entlastung der vorderen Muskelkammer durch eine Fasziotomie durchblutungsfördernd wirken und eine *restitutio ad intregrum* herbeiführen. Ist die Nekrose bereits eingetreten, so besteht die Gefahr der Infektion (Gasbrand!). In diesem Fall sollte das zugrunde gegangene Gewebe möglichst früh vollständig entfernt werden. Zur Vermeidung einer Spitzfußstellung ist orthopädische Versorgung erforderlich. Greift die Infektion auf den Knochen über oder betrifft der Gewebsuntergang auch den Fuß, so ist die Amputation nicht zu vermeiden [241].

d) Diagnose

Die Diagnose ist in den meisten Fällen auf Grund der *Anamnese* zu stellen. Leitsymptom ist die Claudicatio intermittens, die gelegentlich schon eine vorläufige Zuordnung zu der Gruppe der Becken-, Oberschenkel- und Unterschenkelarterienverschlüsse erlaubt [130, 226]. Bezeichnend sind der chronische Verlauf mit zeitweisen Exacerbationen und Remissionen, das meist fortgeschrittene Alter, die Bevorzugung des männlichen Geschlechts und Angaben über Kälteempfindlichkeit und Kältegefühl. Die *klinische Untersuchung des Gefäßsystems* [3, 130, 226] beginnt mit der *Inspektion* der Extremitäten zur Feststellung von Umfangdifferenzen, Hautveränderungen, trophischen Störungen (Glanzhaut, fehlende oder verkümmerte Hautanhangsgebilde), Venenerweiterungen, Schwellungen, Hautpigmentierungen, Ulcera cruris oder Interdigitalmykosen. Durch *Palpation* prüft man die Schweißneigung und die Hauttemperatur. Die sorgfältige, seitenvergleichende Palpation der Arterien an Kopf, Hals und Extremitäten deckt die Abschwächung oder das Fehlen von Pulsen, gelegentlich auch ein Schwirren auf. Bei der Palpation der abdominalen Aorta ist zu bedenken, daß die Aortenbifurkation etwa in Nabelhöhe liegt. Die Feststellung von Kollateralpulsen über der unteren Thoraxapertur kann ein wichtiger Hinweis für einen isolierten Aortenverschluß sein. Der Pulstastbefund ermöglicht eine *klinische Höhenlokalisation des Verschlusses*, die für die Beurteilung der Operationsindikation von Bedeutung ist (s. Abb. 117). Fehlt der Puls in der Leistenbeuge (sowohl oberhalb als auch unterhalb des Leistenbandes), so muß ein Verschluß im Verlauf der Beckenarterien vorliegen (*Beckentyp*) [226], ist auf beiden Seiten kein Puls zu tasten, so kann der Ausfall durch einen Verschluß der terminalen Aorta hervorgerufen sein. In seltenen Fällen ist der Puls oberhalb des Leistenbandes noch tastbar, während er unterhalb fehlt. Der Verschluß liegt dann gewöhnlich in der A. femoralis communis. Fühlt man einen normalen Leistenpuls und fehlt der Puls der A. poplitea, so handelt es sich um den häufigen *Oberschenkeltyp* mit Verschlußlokalisation in der A. femoralis superficialis, seltener im obersten Abschnitt der A. poplitea. Fehlen lediglich die Fußpulse (*Unterschenkeltyp*), so müssen Verschlüsse der Unterschenkelarterien vorliegen, wenn nicht die distale A. poplitea verschlossen ist.

Unregelmäßigkeiten der Gefäßinnenwand, die mit einer erheblichen Einengung der Strombahn einhergehen, verursachen eine Strömungsturbulenz, die *auskultatorisch*, seltener auch palpatorisch, nachzuweisen ist. Die *Auskultation über den Arterienstämmen des Aortenbogens und der Aortengabel, besonders in den Leistenbeugen über dem Hunterschen Kanal und in der Kniekehle, aber auch in Höhe der Visceralgefäßabgänge über dem Abdomen und im Rücken, ist bei jeder angiologischen Untersuchung unerläßlich.* Eine Durchblutungssteigerung [65a] (Beinarbeit, reaktive Hyperämie nach arterieller Stauung) verstärkt die Geräusche oder macht eine beginnende Turbulenz erst hörbar [246].

Der Pulstastbefund wird durch die *Oscillographie* oder *Rheographie* erweitert. Die Aussagefähigkeit der Methode kann in Form der Belastungsoscillographie weiter verfeinert werden [82, 116, 247]. In Ermangelung eines Oscillographen ergibt die vergleichende Blutdruckmessung an der oberen und unteren Extremität einen Hinweis auf obliterative Arterienveränderungen. Als einfache *Funktionsprüfungen* bieten *Gehtest* und *Lagerungsprobe* trotz der ihnen anhaftenden Subjektivität einen guten Anhalt für die verbliebene Leistungsfähigkeit des Gefäßsystems [*226*].

Der bisher beschriebene Untersuchungsgang ist ohne größere Hilfsmittel in der Sprechstunde oder bei der Krankenhausaufnahme durchführbar; er dient neben der Allgemeinuntersuchung zur vorläufigen Auswahl der Kranken, die für eine chirurgische Behandlung der Durchblutungsstörungen in Betracht kommen. Die *spezielle Gefäßdiagnostik* hat im Anschluß daran und im Hinblick auf einen chirurgischen Eingriff zum Ziel, Lokalisation, Grad und Ausdehnung der obliterierenden Veränderungen, besonders in der Abflußbahn distal vom Verschluß, sowie den Entwicklungsstand natürlicher Umgehungsbahnen [*112*] festzustellen. Die hierfür wesentliche Untersuchungsmethode ist die Aorto-Arteriographie (s. S. 108). Die der Methode eigenen — wenn auch seltenen — Komplikationen lassen sie nur dann indiziert erscheinen, wenn die klinisch-angiologische Untersuchung die Möglichkeit einer rekonstruktiven Gefäßoperation ergibt. Durchblutungsmessungen an den Extremitäten mit *Plethysmographie, Wärmeleitsonde* oder *Indicator-Verdünnungstechnik* [*5, 128, 199*] haben für die Routinediagnostik bisher keine Bedeutung erlangt. Für bestimmte Fragestellungen ist die *Hauttemperaturmessung* vor und nach Reflexvasodilatation oder pharmakologischer Ausschaltung des Sympathicus trotz aller kritischen Einwände sehr wertvoll (s. S. 405).

Ergänzend führen wir routinemäßig eine *Blutgerinnungsanalyse* durch, um eine Blutungsneigung, die im Rahmen der Aortographie und der Operation zu bedrohlichen Komplikationen führen könnte, rechtzeitig zu erkennen. Funktionsuntersuchungen des Herzens, der Lunge, der Leber und der Nieren gehören zu den Routine-Untersuchungen vor jedem größeren Eingriff. Die serologischen Lues-Untersuchungen sind nicht mehr als obligat zu betrachten.

e) Differentialdiagnose

Im Stadium I können die uncharakteristischen Beschwerden den Frühsymptomen einer Neuropathie, den Beschwerden einer orthopädischen Erkrankung oder eines Krampfaderleidens gleichen. Häufig wird das Frühstadium der Claudicatio intermittens (II a) falsch gedeutet, wie zahlreiche Vorgeschichten mit einer monate- und jahrelangen erfolglosen Einlagenbehandlung eines angenommenen Plattfußleidens zeigen. Im fortgeschrittenen Stadium (II b) mit einer Gehstrecke von unter 100—200 m ist die Claudicatio intermittens so typisch, daß sie nur selten verkannt wird. Der Ruheschmerz (Stadium III) gibt häufiger zu Verwechslungen Anlaß, besonders wenn die Waden-Claudicatio infolge peripherer Verschlußlokalisation fehlt oder bei schmerzbedingter Immobilisierung des Kranken nicht auffällt. Bei plötzlich auftretenden Schmerzen wird man am ehesten an eine Embolie, bei chronischen Schmerzzuständen eher an eine Neuropathie denken. Rötung und starke Schmerzen können, wenn sie auf die Großzehe oder den Vorfuß beschränkt bleiben, das Bild einer Arthritis urica vortäuschen. Das Stadium der Prägangrän mit Schwellung und Zeichen der Entzündung verleitet zur Verwechslung mit einer Phlebitis oder Phlegmone, besonders wenn durch Herabhängenlassen der Extremität infolge ischämischer Capillarschädigung Ödeme entstanden sind. Ist es zur Nekrose (Stadium IV) gekommen, so wird nicht selten wegen der Verfärbung zunächst eine venöse Durchblutungsstörung angenommen. Pulstastbefund und Prüfung des venösen Abflusses ermöglichen in der Regel die Trennung. Schwierigkeiten können jedoch entstehen, wenn eine gemischt arteriell-venöse Durchblutungsstörung vorliegt [*176, 227*].

Bei der engeren Differentialdiagnose der *Arteriosclerosis obliterans* sind *Endangiitis obliterans* und *postembolische Durchblutungsstörungen* abzugrenzen [*60a*]. Die Bevorzugung des männlichen Geschlechts, die Manifestation vor dem 40. Lebensjahr, die periphere Verschlußlokalisation, das Fehlen von Gefäßverkalkungen und einer diabetischen Stoffwechselstörung, prämonitorische Lungenembolien [*53*] und rezidivierende Phlebitis migrans sprechen für Endangiitis obliterans. Arterienverschlüsse oberhalb des

Leistenbandes können, sofern nicht andere Ursachen zu finden sind, praktisch immer als arteriosklerosebedingt angesehen werden. Die Entnahme einer kleinen Arterie zur histologischen Untersuchung ermöglicht nur im akuten Stadium eine Unterscheidung; sie ist ohne praktische Bedeutung, da die Therapie unabhängig von der Ätiologie vorwiegend von der Lokalisation und Ausdehnung der Gefäßverschlüsse bestimmt wird. Arterielle *Embolien* kommen weitaus am häufigsten aus dem Herzen (s. S. 250). Eine weitere Quelle ist das Aneurysma im proximalen Strombahnabschnitt. Die *autochthone Arterienthrombose* ohne degenerative Wandveränderungen ist selten, sie spielt differentialdiagnostisch nur beim akuten Verschluß eine Rolle. Funktionelle Durchblutungsstörungen werden in der Regel ohne Schwierigkeiten als solche erkannt. Bei längerem Bestehen eines *Morbus Raynaud* oder einer *Livedo reticularis* muß aber immer mit sekundären organischen Gefäßverschlüssen gerechnet werden, die häufig erst arteriographisch zu erfassen sind [3, 130, 226]. Das *sekundäre Raynaud-Phänomen* bei primär organischem arteriellen Verschlußleiden ist in der Regel durch die Zeichen eines proximal lokalisierten und durch den Pulstastbefund erkennbaren Arterienverschlusses gekennzeichnet. Im Gegensatz zum echten *Morbus Raynaud* tritt das sekundäre Raynaud-Phänomen nur ausnahmsweise auf beiden Seiten auf. Eine Beteiligung aller vier Extremitäten kommt dabei nicht vor. Fallen die Symptome einer *Coarctatio aortae* erst im fortgeschrittenen Alter auf, so können sie zunächst als Ausdruck einer arteriosklerotischen Verschlußkrankheit fehlgedeutet werden [206], zumal auch erworbene Verschlüsse der terminalen Aorta gelegentlich Druckusuren durch kollateral erweiterte Intercostalarterien an den unteren Rippen entstehen lassen. Der typische Auskultationsbefund, die Röntgenuntersuchung der Thoraxorgane, der Hypertonus und das Fehlen einer Funktionsminderung der Beine trotz fehlender oder abgeschwächter Pulse weisen auf die richtige Diagnose hin. Das Symptom der Claudicatio intermittens ist bei Coarctatio aortae selten.

Erkrankungen des Venensystems, wie Varicose, Thrombophlebitis oder postthrombotisches Syndrom, sind durch ihre charakteristischen Erscheinungen meist ohne weiteres von Arterienverschlüssen zu trennen [228]. Dagegen kann es schwierig sein, im fortgeschrittenen Stadium einer arteriellen Verschlußkrankheit bei erheblicher Schwellung und Ruheschmerzen den Anteil der Venenbeteiligung richtig einzuschätzen.

Nichtvasculäre Erkrankungen, die sich ebenso wie die Ischämie durch Schmerzen in den Beinen bemerkbar machen, beruhen hauptsächlich auf pathologischen Veränderungen des Stützapparates und des Nervensystems. Gelegentlich werden die Beschwerden eines *chronischen Gelenkleidens*, einer *Osteomyelitis* oder einer *Gicht* mit den Symptomen einer arteriellen Durchblutungsstörung verwechselt. Unter den *Neuropathien* ist die Ischialgie infolge einer Wurzelirritation durch eine Discushernie die häufigste Ursache der Schmerzen im Bein mit Ausstrahlung in die Kreuzbein- und Beckengegend [101, 180]. Der Ischiasschmerz ist im Gegensatz zum Claudicationsschmerz auch in Ruhe auszulösen, er tritt sofort mit Beginn der Belastung auf. Der Pulstastbefund ist regelrecht. Funktionelle Durchblutungsstörungen, wie sie nach Poliomyelitis oder apoplektischem Insult auftreten können, sind kaum mit einem organischen Verschlußleiden zu verwechseln. Gelegentlich ruft eine Reizung des N. cutaneus femoris lateralis Schmerzen und Mißempfindungen auf der Außenseite des Oberschenkels hervor (*Meralgia paraesthetica*).

f) Prognose

Jede therapeutische Maßnahme muß vor dem Hintergrund des natürlichen Ablaufs der Erkrankung betrachtet werden. Dies gilt besonders für eine Grundkrankheit mit progressiver Verlaufstendenz und für Behandlungsmethoden mit noch unbekanntem Endresultat. Die meisten der bisher veröffentlichten Statistiken zur Prognose lassen Faktoren unberücksichtigt, die im Hinblick auf die Indikationsstellung zur Revascularisation besonders wichtig erscheinen: neben Schweregrad der Durchblutungsstörung und Lebensalter vor allem die Lokalisation der Obliteration und die durch die Generalisation bedingten Begleiterkrankungen [6, 61, 86]. Erst mit Hilfe verbesserter Methoden der Gefäßdarstellung konnten die Beziehungen zwischen proximaler und peripherer Verschlußlokalisation und weiterer Manifestationen der Arteriosklerose an Coronar- und Cerebralarterien herausgearbeitet werden. Außerdem belasten arterielle Hypertonie, degenerative Nierenveränderungen und Diabetes mellitus die Prognose.

Prognose quoad vitam. Aorta-Iliaca-Verschlüsse bedrohen im allgemeinen das Leben nicht unmittelbar [14, 168, 201]. Allerdings kann ein aufsteigender Thrombus die Nierenarterienabgänge akut oder allmählich verschließen. Deshalb gilt die Prognose des hohen Aortenverschlusses, besonders wenn die Visceralarterien mit einbezogen sind, allgemein als ungünstig [13, 16, 249, 277]. Todesursachen sind der renale Hypertonus und seine Folgen, das akute oder chronische Nierenversagen oder ein Mesenterialinfarkt. In der Regel aber ist die Prognose durch die gleichzeitig bestehenden arteriosklerotischen Durchblutungsstörungen der Coronar- (78,5% der Todesfälle [197a]) und Cerebralstrombahn getrübt [103]. JUERGENS u. Mitarb. [147] fanden, daß bei einem Manifestationsalter unter 60 Jahren 5 Jahre später noch 73% der Kranken lebten, gegenüber 93% einer vergleichbaren gesunden Population. Dagegen entsprach die Lebenserwartung von Kranken mit typischer Endangiitis obliterans weitgehend derjenigen der Normalpopulation [197a]. Unter 222 Kranken von JAQUET und MEYER-BURGDORFF [144, 201] aus den Jahren 1946—1955 waren 40% der Patienten mit Beckenarterienverschlüssen verstorben, während die Kranken mit Unterschenkelarterienverschlüssen eine deutlich geringere Letalität zeigten. Bei dieser Lokalisation spielt im Spätverlauf die Amputation mit 16,7% eine größere Rolle als die Letalität mit 10%. Insgesamt starben von den Kranken mit Arteriosclerosis und Endangiitis obliterans mehr als $^2/_3$ an Gangrän oder Generalisation des Grundleidens. SCHRÖDER [249] berichtete über das Schicksal von 226 Patienten mit Aorten- und hochsitzenden Beckenarterienverschlüssen. Von 36 Kranken mit (vorwiegend hohen) Aortenverschlüssen starben 13 (einmal Ascension des Verschlusses mit Urämie, neunmal Herzinfarkt bzw. akutes Herzversagen, übrige Todesursachen nicht bekannt). Die Zeit vom Beginn der ersten Symptome bis zum Tod betrug im Mittel 7 Jahre. Von 190 Patienten mit Beckenarterienverschlüssen verstarben 46, d.h. 24,2% nach einer durchschnittlichen Beobachtungszeit von $6^3/_4$ Jahren. Herz- und Kreislaufversagen standen mit rund 45% an erster Stelle der Todesursachen. Gliedmaßenbrand und seine Folgen wurden bei 17,5% dieser Kranken als Todesursache angegeben. Im Krankengut von BOYD [28] (1440 Patienten) betrug die 5-Jahresüberlebensquote 73,5%, die 10-Jahresquote 38,8%, die 15-Jahresquote 22,0%.

Chronische Femoralisverschlüsse haben eine bessere Lebenserwartung [30, 118]. Nach JUERGENS u. Mitarb. [147] sind 80% der Kranken 5 Jahre nach der Diagnosestellung noch am Leben. 76% der Nichtdiabetiker, aber nur 54% der Diabetiker überleben die 5-Jahresgrenze [242].

Die *Prognose quoad extremitatem* ist bei arteriosklerotischer Verschlußkrankheit hauptsächlich von der Lokalisation und Ausdehnung des Hindernisses, der Geschwindigkeit des Auftretens oder dem Bestehen eines Diabetes mellitus abhängig [15, 251, 298]. Nach SILBERT und ZAZEELA [260] war nur bei 8% (64 von 799) der konservativ behandelten Nichtdiabetiker eine Amputation erforderlich, während 34% (137 von 399) der Diabetiker amputiert werden mußten. Die Amputationsrate war bei Frauen beträchtlich höher als bei Männern: von den Nichtdiabetikern wurden 11% der Frauen, aber nur 7% der Männer, unter den Diabetikern 44% der Frauen und nur 29% der Männer amputiert. Von 520 Nichtdiabetikern [3], bei denen die Diagnose vor dem 60. Lebensjahr gestellt wurde, mußten 4% kurz nach der ersten Untersuchung und weitere 5% im Laufe der nächsten 5 Jahre amputiert werden. Lagen bei der ersten Untersuchung bereits fortgeschrittene trophische Störungen vor, so kam es in 20% der Fälle zur Amputation, während die Claudicatio intermittens nur in 3% eine Amputation nach sich zog. Bei den 1440 Kranken BOYDs [28] wurde 105mal eine Oberschenkelamputation vorgenommen (davon achtmal doppelseitig). Bei 7,2% war die Amputation in den ersten 5 Jahren, bei

12,2% in den darauffolgenden Jahren notwendig. Silbert und Zazeela [260] wiesen darauf hin, daß nur in 18% der Fälle (48 von 267) von akutem Femoralisverschluß eine große Amputation erforderlich ist, wiederum bei Diabetikern häufiger (32%) als bei Nichtdiabetikern (12%). $^1/_3$ der Diabetiker verliert innerhalb von 3 Jahren, die Hälfte der Diabetiker innerhalb von 5 Jahren nach der Amputation des einen Beins auch das andere [259]. Die Amputationshäufigkeit ist, wahrscheinlich infolge der besseren Kollateralverhältnisse, bei Verschlüssen im Aorta-Iliaca-Bereich geringer als bei Femoralis-Poplitea-Obliterationen. Zettler [318] untersuchte das Schicksal von 191 Patienten unter 60 Jahren mit arteriellen Durchblutungsstörungen der Beine nach einer mittleren Beobachtungszeit von 5 Jahren. Etwa $^1/_3$ der Patienten starb 8 Jahre nach Beginn der Symptome, die Hälfte davon nach vorheriger Amputation. Ein weiteres Drittel der Kranken mußte ebenfalls amputiert werden. Das letzte Drittel war bis auf wenige Ausnahmen durch die Folgen der Erkrankung gehbehindert. Beschwerdefrei war lediglich ein Teil der Amputierten. Cranley u. Mitarb. [47] konnten die Extremität im Stadium der Claudicatio intermittens in 96,7% der Fälle durch ausschließlich konservative Behandlung 5 Jahre lang erhalten.

Prognose nach prophylaktischen und therapeutischen Maßnahmen. Über diese wichtigen Zusammenhänge liegen bisher nur wenige verwertbare Berichte vor [7, 47, 73, 271, 275a, 297]. Juergens u. Mitarb. [147] konnten zeigen, daß die Amputationsrate bei *Rauchern* deutlich höher liegt als bei Nichtrauchern. Nach Angaben von Silbert und Zazeela [260] ist der Prozentsatz der Besserungen nach Tabakabstinenz etwa doppelt so hoch wie bei fortgesetztem Rauchen [129]. Der ungünstige Einfluß eines *Hochdruckleidens* auf das Fortschreiten obliterativer Veränderungen ist schon lange bekannt. Eine Verschlimmerung wurde bei normotonen Patienten in 32%, bei mäßiger Hypertonie in 41% und bei schwerer Hypertonie in 48% beobachtet [260].

Die wichtige Frage, in welchem Ausmaß *Wiederherstellungsoperationen* die Prognose beeinflussen, ist heute erst teilweise zu beantworten [60b, 275a, 277a, 315a]. Von 140 Kranken mit Femoralisverschlüssen waren 9 Jahre nach wiederherstellenden Operationen nur 8, von 90 Kranken mit Aorta-Iliaca-Verschlüssen im gleichen Zeitraum dagegen 10 an weiteren Manifestationen der Arteriosklerose, vorwiegend an Coronar- und Mesenterialarterienthrombose, verstorben [43]. Eine Verbesserung der Lebensaussichten ist nur bei Kranken zu erwarten, deren Prognose durch die Ischämie der Extremität belastet war. Es wurde darauf hingewiesen, daß eine latente Coronarinsuffizienz erst nach Behebung der Mangeldurchblutung in den Beinen infolge vermehrter körperlicher Tätigkeit manifest werden kann [95, 248].

g) Chirurgische Behandlung

α) Historische Daten

Bis in die ersten Jahrzehnte dieses Jahrhunderts beschränkten sich chirurgische Maßnahmen bei arteriellen Durchblutungsstörungen der Beine auf die Erhaltung des Lebens durch die Amputation. Mit dem Ziel, die zahlreichen kleineren Gefäße als natürliche Überbrückung einer Strombahnobliteration zu nutzen, wurden mehrere Methoden zur Erzeugung einer Vasodilatation bzw. zur Aufhebung vasoconstrictorischer Reize entwickelt, von denen nur die lumbale Sympathektomie bleibende Bedeutung erlangt hat (Kunlin [130], s. S. 398). Erst als die operative Korrektur der umschriebenen Coarctatio aortae 1944 gelungen war, nachdem man mit der Arteriographie die entscheidende diagnostische Voraussetzung besaß, begann die Wiederherstellungsbehandlung auch der degenerativen Veränderungen großer Arterien. J. C. Dos Santos [70] gelang 1947 die erste direkte Desobliteration eines chronisch verschlossenen peripheren Arterienabschnitts durch *Thrombendarteriektomie* [11, 92], die später besonders von Cannon und Barker [36, 37, 38] und Wylie [313, 314, 316] aufgegriffen und auch im Aorta-Iliaca-Abschnitt angewandt wurde. Oudot [215] ersetzte 1951 erstmals die verschlossene Aortengabel

durch ein homoioplastisches Transplantat. KUNLIN [*130*], LINTON [*58, 173, 174*], DEBAKEY
u. Mitarb. [*48, 60*] entwickelten das Umgehungsprinzip (Bypass) in Form der künstlichen Kollaterale aus körpereigenem oder körperfremdem Gefäßersatz. Die Wiederherstellungsoperation ergänzt als wirksamste Methode die bisherigen Behandlungsmög-
lichkeiten; ihr Anwendungsbereich erfuhr im Laufe der Jahre mit zunehmender Erfahrung eine scharfe Begrenzung.

β) Wiederherstellende Eingriffe

(a) Operationsindikation

Bei der Indikationsstellung sind drei Punkte zu berücksichtigen:

1. die allgemeine Operabilität des Kranken und die Prognose des Grundleidens,
2. die vorläufige klinisch-angiologische Indikation,
3. die endgültige angiographische Indikation, die über die Durchführbarkeit der
Operation bei gegebener klinisch-angiologischer Indikation und bei erwiesener Operabilität
entscheidet.

Die allgemeine Operabilität des Kranken muß vor allem für Eingriffe am Aorta-Iliaca-
Abschnitt gründlich überprüft werden, während die weniger eingreifenden Operationen
an der Extremität geringeren Einschränkungen unterliegen. Eine unbedingte Gegenanzeige stellen vor allem die manifeste, therapieresistente Insuffizienz des Herzens, die
Coronarinsuffizienz mit Angina pectoris und eine beträchtliche Funktionseinschränkung
von Lunge, Leber oder Nieren dar [*60, 154*]. Nur in besonderen Fällen wird man sich zu
einer Wiederherstellungsoperation bei Kranken mit anamnestisch oder elektrokardiographisch gesichertem Herzmuskelinfarkt [*58*] entschließen, selbst dann, wenn der
Infarkt schon über 1 Jahr zurückliegt und die Kranken z. Z. symptomfrei sind. Auch bei
dem Vorliegen eines Linksschenkelblocks ist Vorsicht geboten. Leichte bis mittelschwere
Zeichen einer coronaren Mangeldurchblutung sind dagegen im EKG dieser Gefäßkranken
so häufig, daß man sie für die Indikationsstellung nicht verwerten kann. Eine beträchtlich eingeschränkte Lungenfunktion kann bei den meist älteren Patienten infolge des
nach ausgedehnter Laparotomie auftretenden Zwerchfellhochstands zur akuten Ateminsuffizienz führen. Auch schwere Nierenschäden schließen, von der reparablen renovasculären Hypertension auf dem Boden einer Nierenarterienstenose abgesehen, die
Operation aus. Unterschiedlich wird die cerebrovasculäre Insuffizienz beurteilt. Vor
allem DEBAKEY u. Mitarb. empfehlen die vorherige Beseitigung des Strombahnhindernisses in der extrakraniellen Hirnstrombahn (s. S. 315), andere Autoren sind noch zurückhaltend. Latente Strombahnhindernisse im Bereich der großen Aortenbogenäste,
die durch eine Blutdruckdifferenz an den Armen oder durch Stenosegeräusche auffallen,
werden als Ausdruck einer generalisierten Arteriosklerose prognostisch ungünstig angesehen. Ein gesicherter Zusammenhang zwischen diesen zusätzlichen Verschlußlokalisationen und einer Häufung von postoperativen Komplikationen ist aber bisher nicht
sicher erwiesen. Multiple obliterative Veränderungen sind bei Kranken mit Aorta-Iliaca-
Verschlüssen ohnehin viel häufiger, als man sie klinisch erfaßt. Auch *die allgemeine
Prognose* des Kranken ist zu berücksichtigen. Fortgeschrittenes Lebensalter ist zwar
keine absolute Gegenanzeige, jedoch erscheint es wenig sinnvoll, die Claudicatio eines
vorzeitig Vergreisten zu beseitigen, dessen Hinfälligkeit und reduzierte Lebenserwartung
den Nutzen des Eingriffs von vornherein in Frage stellen. Als Kontraindikation sehen
wir ein Lebensalter über 70 Jahre an, wenn auch im ausländischen Schrifttum über
erfolgreiche Revascularisationen im 8. Jahrzehnt berichtet wurde. Ferner verbietet eine
hochgradige Gehbehinderung oder Bettlägerigkeit aus nichtangiologischer Ursache jeden
Wiederherstellungseingriff. Die Operationsanzeige zur Wiederherstellung der Strombahn
beim sog. hohen Aortenverschluß weicht insofern von der Indikation bei Aorta-Iliaca-
Obliterationen tieferer Lokalisation ab, als die Prognose quoad vitam unmittelbar durch
die drohende Verlegung der Nierenarterienabgänge bestimmt wird. Diese Tatsache

rechtfertigt eine aktivere Einstellung. Das gleiche gilt von Aneurysmen, die mit obliterativen Veränderungen einhergehen.

Die *klinisch-angiologische Indikation* [*121, 122, 123, 124, 162, 201*] ergibt sich aus dem *Schweregrad* des Krankheitsbildes und aus der durch den Pulstastbefund festgestellten *Verschlußlokalisation* (Abb. 117). Das symptomfreie Stadium I bedarf keiner Operation. Für die Stadien III und IV des Ruheschmerzes bzw. der Prägangrän und der Gangrän ergibt sich dagegen eine *absolute Operationsindikation*. Im Stadium II sprechen

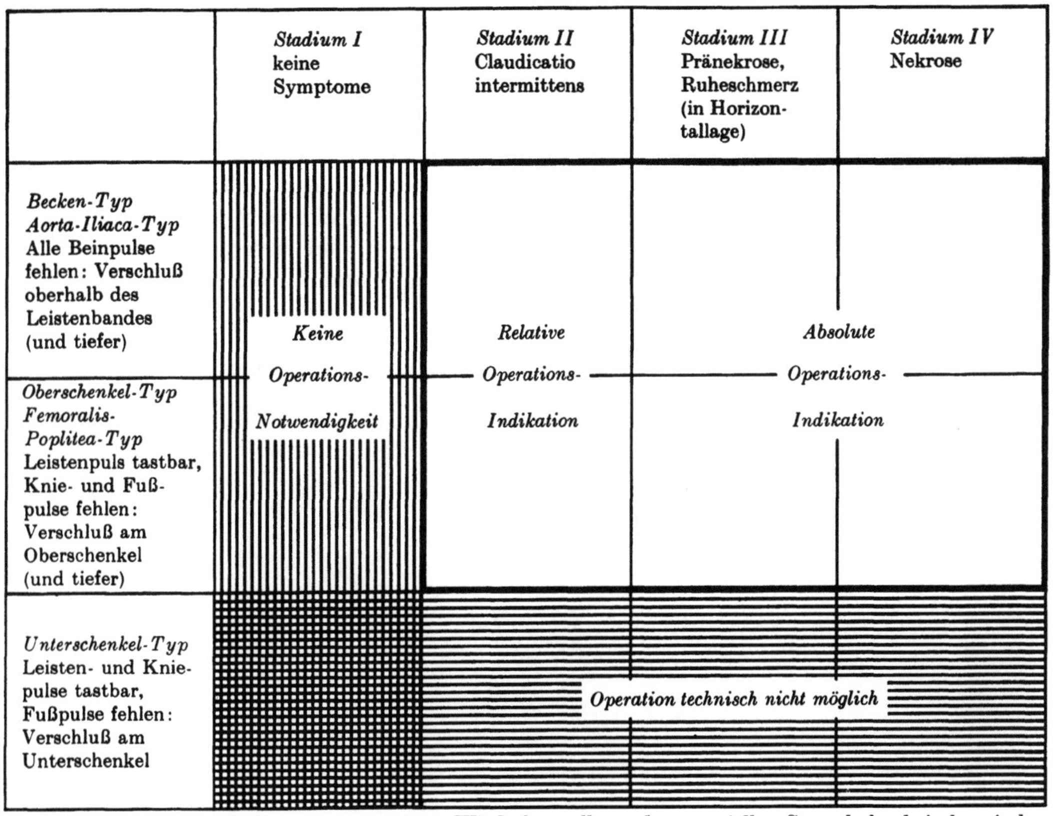

	Stadium I keine Symptome	Stadium II Claudicatio intermittens	Stadium III Pränekrose, Ruheschmerz (in Horizon- tallage)	Stadium IV Nekrose
Becken-Typ *Aorta-Iliaca-Typ* Alle Beinpulse fehlen: Verschluß oberhalb des Leistenbandes (und tiefer)	*Keine*	*Relative*	*Absolute*	
Oberschenkel-Typ *Femoralis-* *Poplitea-Typ* Leistenpuls tastbar, Knie- und Fuß- pulse fehlen: Verschluß am Oberschenkel (und tiefer)	*Operations-* *Notwendigkeit*	*Operations-* *Indikation*	*Operations-* *Indikation*	
Unterschenkel-Typ Leisten- und Knie- pulse tastbar, Fußpulse fehlen: Verschluß am Unterschenkel		*Operation technisch nicht möglich*		

Abb. 117. *Klinische Indikation* zur operativen Wiederherstellung der arteriellen Strombahn bei chronischem Gefäßverschluß

wir von einer *relativen Operationsindikation*. Ist die Gehstrecke so groß, daß der Kranke durch die Claudicatio intermittens kaum behindert wird (Stadium II a), so wird man noch von einer Operation absehen. Sind die Beschwerden dagegen mit den unterschiedlichen Anforderungen des Berufslebens nicht vereinbar (Stadium II b), so ist die Wiederherstellung angezeigt. Die palpatorisch gefundene Verschlußlokalisation gibt weitere Hinweise, da eine wiederherstellende Operation beim Beckentyp praktisch immer, beim Unterschenkeltyp aber fast nie möglich ist. Für den Oberschenkeltyp ist die Diskussion um die Operationsindikation noch nicht abgeschlossen [*64a, 254, 275a*]. Nachdem die Ergebnisse des prothetischen Gefäßersatzes an diesem Gefäßabschnitt enttäuscht haben, scheint sich die Indikation mit Hilfe der Desobliterationsverfahren oder der autoplastischen Venenumleitung wieder zu erweitern [*58, 80*] (s. S. 364).

Angiographische Indikation. Sprechen allgemeine und klinisch-angiologische Indikation für eine Operation, so muß durch Aorto-Arteriographie (Technik s. S. 108) die Durchführbarkeit der Operation geklärt und das im Einzelfall günstigste Operationsverfahren vorläufig ausgewählt werden. *Entscheidend für den Erfolg der Strombahnwiederherstellung ist ein normaler Blutzufluß und ein guter Blutabfluß* [*271, 292, 294*]. Die Herstellung eines ausreichenden Zuflusses bereitet in der Regel keine Schwierigkeiten.

Abflußhindernisse in der Peripherie dagegen sind häufig irreparabel und können jede Strombahnwiederherstellung ausschließen. Leichte Abflußstörungen durch Verschlüsse peripherer Unterschenkelarterien brauchen keine Kontraindikation darzustellen. Auch der Verschluß der A. femoralis superficialis spricht bei guten Profundakollateralen nicht gegen eine Wiederherstellung im Aorta-Iliaca-Abschnitt [4, 62a, 167, 207, 245a, 252]. In beiden Fällen wird man versuchen, den Gesamtdurchfluß durch eine gleichzeitige lumbale Sympathektomie zu steigern [207, 302] (s. S. 398). Die Gefahr einer Rethrombosierung wird um so größer, je zahlreicher und ausgedehnter die zusätzlichen Verschlüsse distal vom Operationsgebiet sind. Eine isolierte Wiederherstellung der Beckenarterien bei multiplen Arterienverschlüssen am Ober- und Unterschenkel läßt keinen Erfolg erwarten.

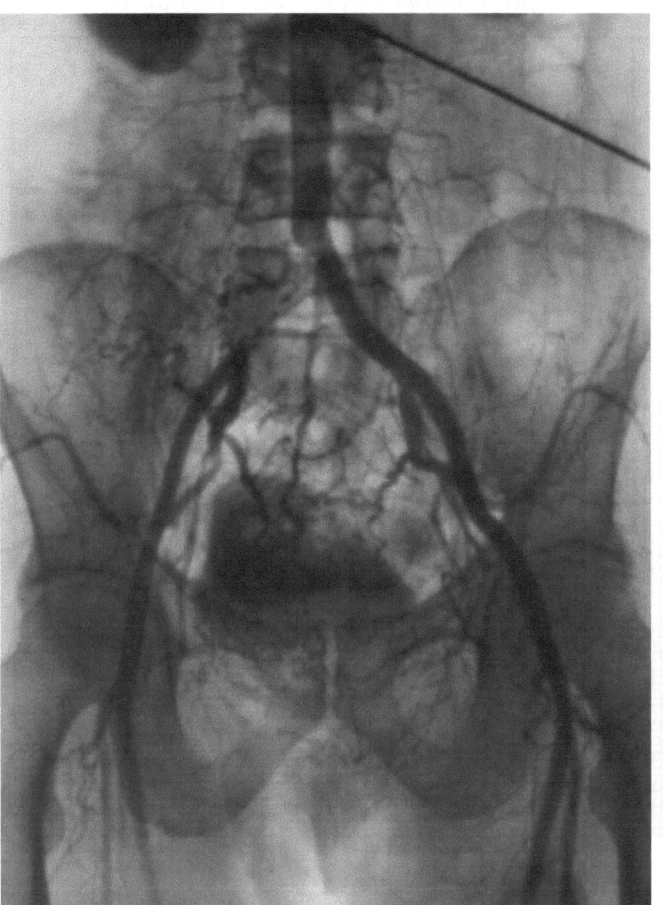
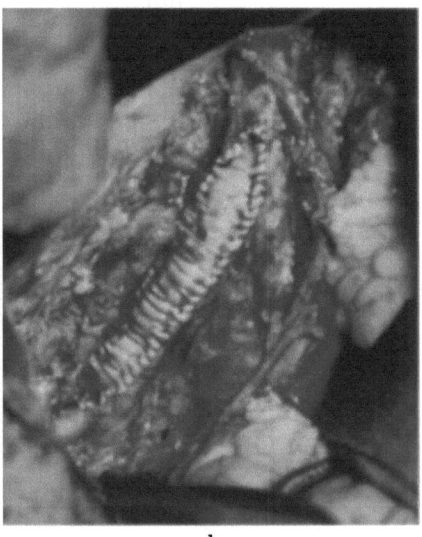

a   b

Abb. 118a u. b. M. G., 53 Jahre, ♂. Direkte Desobliteration bei isoliertem Verschluß der A. iliaca communis dextra mit Streifenplastik (Dacron). a Aortogramm; b Operationsbild

(b) Aorta-Iliaca-Verschlüsse

Die Wahl der im allgemeinen Teil beschriebenen Methoden zur Wiederherstellung der Strombahn richtet sich im Einzelfall nach der Ausdehnung der obliterativen Veränderungen und nach den lokalen Verhältnissen (s. S. 226). Dagegen ist die Frage, ob eine Stenose oder eine Obliteration vorliegt, nur von sekundärer Bedeutung. Die endgültige Entscheidung für eines der Verfahren darf nur auf Grund des intraoperativ erhobenen Befundes getroffen werden. Jede Voreingenommenheit durch unzureichende oder falsch interpretierte Arteriogramme kann den Erfolg gefährden.

Isolierte umschriebene Verschlüsse der terminalen Aorta oder der Aa. iliacae comm. ergeben die beste Indikation für eine Desobliteration durch Endarteriektomie oder Thrombendarteriektomie nach der offenen oder der halbgeschlossenen Methode. Die plastische Erweiterung mit einem Gefäßersatzstreifen (s. S. 228) ist im Aortenbereich nicht erforderlich; sie kann aber empfehlenswert sein, wenn sich die Incision über die

Bifurkation hinaus in die Beckenarterien erstreckt. An den Beckenarterien selbst wird man öfter eine plastische Erweiterung vornehmen (Abb. 118). Findet man bei der offenen Methode den stenosierenden atheromatösen Plaque gut endothelialisiert, so kann man eine einfache Erweiterungsplastik (Patch-Angioplastik) mit Hilfe eines Gefäßersatz-streifens ohne Ausräumung des Plaque versuchen.

Bei *ausgedehnteren einseitigen Verschlüssen der Aa. iliacae comm. und ext.* wurde in den vergangenen Jahren meist die Umleitung mit einer Gefäßprothese vorgezogen. Die proximale Anastomose lag nach Möglichkeit unterhalb der Aortengabel, die distale an der A. femoralis gegenüber dem Profundaabgang. *Ausgedehnte obliterative Verände-rungen der Aorta abdominalis* galten bisher, besonders wenn sie sich in die Aortengabel und in die Beckenarterien fortsetzten, als die typische Indikation für die doppelseitige Umleitung mit Hilfe einer Bifurkationsprothese, die in der Regel in Form der aorto-bilateral-femoralen Umleitung ausgeführt wurde [*120*]. War die A. iliaca externa gesund, so konnte die Prothese ein- oder beiderseits auch mit diesem Gefäß anastomosiert werden. Dieses technisch etwas schwierigere Verfahren bot den Vorteil, daß der Kunststoff-schlauch das Hüftgelenk nicht kreuzt. Mit zunehmender Zurückhaltung gegenüber alloplastischem Gefäßersatz ist seit den Jahren 1962/63 auch bei ausgedehnten Aorta-Iliaca-Verschlüssen eine Abkehr von dem Umgehungsverfahren zugunsten der offenen oder halbgeschlossenen Desobliteration zu beobachten [*38, 58, 277a, 314*]. Wir vermeiden heute bei dieser Lokalisationsform, wenn irgend möglich, die alloplastische Umgehung.

In seltenen Fällen ist ein *Aneurysma* der Aorta abdominalis oder der Aa. iliacae die Ursache der Strombahnverlegung (s. Abb. 226). Dann kommt nur die Resektion des veränderten Abschnittes und die Wiederherstellung der Kontinuität mit einer Prothese in Frage.

Das Zusammentreffen von Obliterationen oder Aneurysmen der Bauchaorta bzw. der Beckenarterien und *pathologischen Veränderungen von Bauchorganen* stellt den Operateur gelegentlich vor die Frage, ob es erlaubt und sinnvoll ist, beide Prozesse in einer Sitzung zu behandeln [*214*]. Wir vermeiden nach Möglichkeit jede Erweiterung des Eingriffs.

(α) Vorbereitung und Lagerung

Bei allen Eingriffen an der Aorta abdominalis in Nähe der Nierenarterien wird zur Kontrolle von Urinfluß und -farbe ein Verweilkatheter (nach FOLEY) in die Harnblase eingelegt, der über eine durchsichtige Ableitung mit dem ebenfalls durchsichtigen Reser-voir verbunden wird. Das Wickeln der Beine, wie es zur Thromboseprophylaxe routine-mäßig durchgeführt wird, sollte bei Gefäßoperationen unterbleiben, um jede schädliche Kompression der ischämiegefährdeten Extremität zu vermeiden. Selbstklebende Kunst-stoffolie zum Abdecken des Operationsfeldes ergibt bessere Übersicht als Tücher und beugt der Keimverschleppung vor [*229a*].

Bei dem transperitonealen Zugang liegt der Kranke flach auf dem Rücken. Zur extraperitonealen Freilegung der Aa. iliacae und der Aortengabel (s. S. 356) wird das Becken auf der betreffenden Seite etwas hochgelagert. Die Arme liegen zur Vermeidung von Plexuszerrungen am Körper.

(β) Gefahren bei Eingriffen am Aorta-Iliaca-Abschnitt [*87, 177, 186*]

Durch Verletzung angrenzender Strukturen bei der Freilegung (s. Abb. 6) können schwere intra- oder postoperative Komplikationen entstehen. Werden die *Aa. lumbales* bei der Unterfahrung der Aorta verletzt oder abgerissen, so kommt es zu schwer still-baren Blutungen. Einrisse der *V. cava inferior* und der *Vv. iliacae* entstehen leicht beim Lösen von derben Verwachsungen im Bereich der Bifurcatio aortae, ferner bei der Dar-stellung des lumbalen Grenzstrangs. Die *V. renalis sinistra* kreuzt die Aorta ventral (selten dorsal!) und verdeckt den Abgang der Nierenarterien; sie ist bei der Mobilisation und der Retraktion besonders gefährdet. Die Ligatur der *A. mesenterica inferior*

(s. Abb. 133) kann durch den Ausfall wichtiger Kollateralen (Riolansche Anastomose) die Durchblutung des Darms in gefährlicher Weise beeinträchtigen (s. S. 376). Vor einer Verletzung der *Ureteren* muß besonders gewarnt werden [54]. Die Harnleiter können an der Stelle, wo sie die A. iliaca externa ventral kreuzen, beim Präparieren mitgefaßt, ligiert oder beim Tunnelieren des Prothesenbettes gezerrt werden. Die Möglichkeit einer Verletzung des aortennahen distalen *Duodenumabschnitts* ist bei Aortenverschlüssen weitaus geringer als bei den stärker verwachsenen Aortenaneurysmen (s. S. 645). Es ist darauf zu achten, daß Milz und Mesenterium nicht durch falsch eingesetzte oder zu stark retrahierte Specula verletzt werden.

(γ) Operationstechnik

Zugang. Der beste Zugang zur Bauchaorta und zu den Aa. iliacae ist der *transperitoneale Weg* von einer *medianen* oder linksseitig *paramedianen Incision* aus, die von der Symphyse bis zum Proc. xiphoides des Sternum verläuft. Vor allem beim hohen Aortenverschluß, dem Bauchaortenaneurysma und bei gleichzeitigen Stenosen der visceralen Aortenäste muß der Schnitt so weit wie möglich nach kranial geführt werden.

DeWeese und Fry [65] ziehen bei Eingriffen an der abdominalen Aorta und an den Visceralarterien die *transversale Laparotomie* vor, weil sie mit geringerer Einschränkung der Lungenventilation verbunden sein soll.

Um die Nachteile des transperitonealen Vorgehens zu vermeiden, wurde schon früher versucht, die Beckenarterien auf *extraperitonealem Wege* [212a] freizulegen, ein Verfahren, das auf Cooper (zit. v. [231]) zurückzuführen ist. Rob [231] operierte seit 1950 500 Kranke, d.h. 25% seiner Fälle mit Aneurysmen, Thrombosen, Embolien oder anderen Veränderungen der Bauchaorta auf diesem Weg. Die Incision verläuft schräg auf der linken Bauchseite von der 12. Rippe bis zur Mittellinie, etwa 2 cm unterhalb des Nabels. Der M. obliquus externus und die Aponeurose werden zusammen mit dem vorderen Blatt der Rectusscheide durchtrennt. Es ist darauf zu achten, daß man bei der Durchtrennung der Mm. rectus abdominis, obliquus internus und transversus abdominis zwischen 11. und 12. Intercostalnerven und seinen Begleitgefäßen bleibt. Dann wird die Fascia transversalis direkt neben der Rectusscheide gespalten und die Incision nach außen und hinten erweitert. Das hintere Blatt der Rectusscheide spaltet man medialwärts bis zur Mittellinie. Anschließend wird das Peritoneum abgeschoben und der linke Ureter vorsichtig dargestellt. Die Durchtrennung der A. mesenterica inferior an ihrem Abgang erleichtert die Freilegung der proximalen Bauchaorta. Ist das Peritoneum mit einem Aneurysma verbacken, wird es rund um den Verwachsungsbezirk durchtrennt. Der dabei entstehende Defekt wird sofort wieder verschlossen. Die Vorzüge dieses Verfahrens sollen in einer beträchtlichen Erleichterung des postoperativen Verlaufs liegen: Geringere Gefahr eines Ileus, bessere Zwerchfellexkursionen und daher verminderte Gefahr der Atelektasenbildung, seltener Wunddehiszenz. Die meisten Kranken können schon 24 Std nach der Operation etwas essen. Als Nachteile des Zugangs nennt Rob selbst Schwierigkeiten bei der Resektion großer hochsitzender Bauchaortenaneurysmen und bei der Operation hoher Aortenthrombosen. Ferner muß bei der Durchtrennung des M. rectus die linke A. epigastrica inferior als Kollateralgefäß geopfert werden. Die Retraktion der Baucheingeweide kann gelegentlich auf Schwierigkeiten stoßen. Shaw [253] benutzt bei Kranken mit eingeschränkter Lungenfunktion den bilateralen retroperitonealen Zugang von einer transversalen Laparotomie aus.

Für den transperitonealen Zugang zu den Aa. iliacae genügt im allgemeinen eine mediane Unterbauchlaparotomie. Die Darmschlingen können in das Abdomen gedrängt und durch Abstopfen mit Goetze-Kompressen am Vorfallen gehindert werden. Für Eingriffe an der A. iliaca externa bietet sich der extraperitoneale Weg an.

Die *transperitoneale Freilegung* der Bauchaorta [127] für eine typische Endarteriektomie oder eine Umleitungsanastomose beginnt mit der Längsspaltung des Peritoneums über der Aorta und mit der vorsichtigen Mobilisation des Duodenum aus dem Operationsbereich. Danach wird der Situs mit Hilfe von Tüchern und Specula eingestellt und die Vorderwand der Aorta in der erforderlichen Ausdehnung nach distal bis zu ihrer Gabel und nach proximal bis etwa 2 cm unterhalb der Nierenarterienabgänge freipräpariert. Nur beim hohen Aortenverschluß, bei einer gleichzeitigen Nierenarterienstenose oder einem Bauch-

aortenaneurysma wird auch der suprarenale Aortenabschnitt einschließlich der Nierenarterienabgänge für das Anlegen von Klemmen vorbereitet. Ein Leinenbändchen markiert die Stelle, an der die Aorta unterhalb der Nierenarterien für die Abklemmung unterfahren wurde. Liegen ausschließlich Beckenarterienverschlüsse vor, so erstreckt sich die Freilegung meist von der Iliaca-Gabel bis zur Aortengabel. Gelegentlich kann es aber auch erforderlich sein, die gesamte Aortenbifurkation darzustellen.

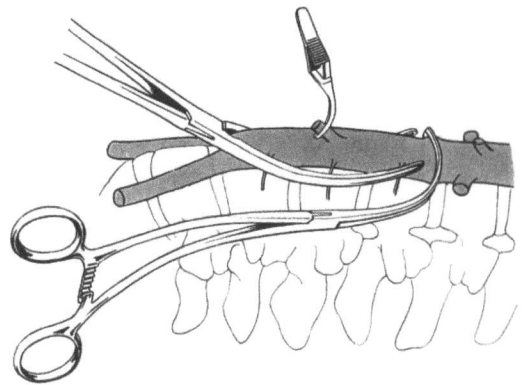

Abb. 119. Klemmenlage zur Ausführung der End-zu-Seit-Anastomose an der Bauchaorta

Abklemmung. Zur Durchführung einer Umgehungsoperation empfiehlt sich für die Ausschaltung des vorbereiteten Aortenabschnitts das Vorgehen nach DeBakey u. Mitarb. (s. Abb. 119). Sie benutzen proximal eine modifizierte gebogene Glover-Klemme, distal legen sie eine modifizierte Crafoord-Klemme so an, daß ihre Branchen gleichzeitig das periphere Aortenlumen und sämtliche Lumbalarterienabgänge verschließen. Die Vorteile dieser Methode sind: Übersicht im Operationsfeld durch den Fortfall störender Klemmen, Zeitersparnis und Minderung des Risikos infolge der überflüssig werdenden Präparation der Aortenhinterwand. An die A. mesenterica inferior wird sicherheitshalber eine kurze, gebogene Bulldog-Klemme angesetzt; sie kann entfernt werden, wenn das Gefäß verschlossen ist. Für die Abklemmung der Aa. iliacae eignen sich die modifizierten langen, geraden Glover-Klemmen am besten, mit denen die Gefäße für die Naht in optimale Stellung gebracht werden können. Auch kurze Bulldog-Klemmen passen sich der Enge des Operationsfeldes gut an.

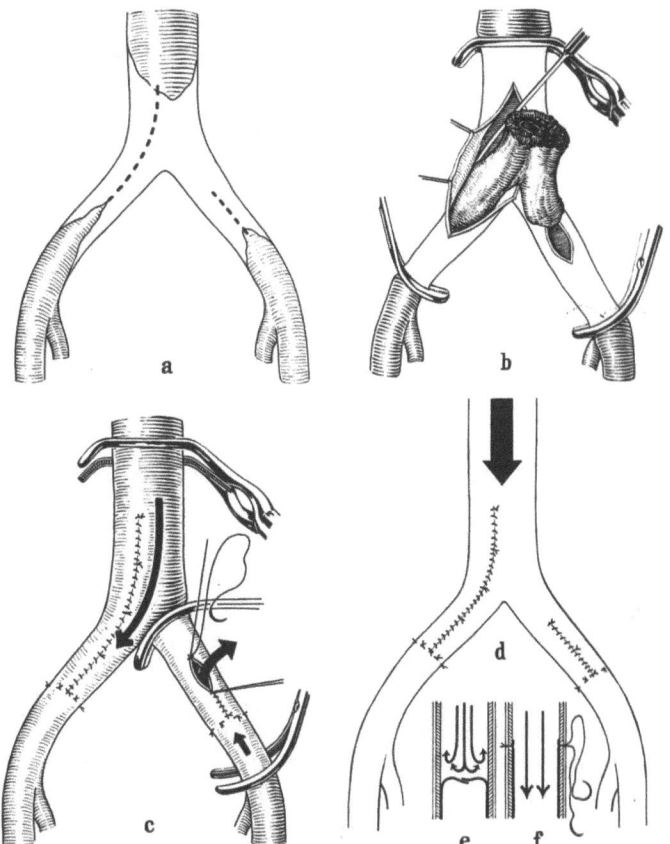

Abb. 120a—f. Thrombendarteriektomie der Aortenbifurkation: *Offene Methode.* a Schnittführung. b Aushülsen der Verschlußmasse. c Freigabe des Blutstroms nach rechts. Retrograde (anschließend prograde) Durchspülung links (s. Text). d Freigabe des Blutstroms auch nach links. e u. f Wegen der Gefahr einer Gefäßwanddissektion (e) Anheftung der Innenschicht an der distalen Ablösungsstelle des Verschlusses mit U-Einzelnähten (f)

Die *Incision* der Aorta wird mit einem spitzen Skalpell etwa 0,5—1 cm neben dem Abgang der A. mesenterica inferior begonnen (s. Abb. 124), so daß ihr Abgang gut zu übersehen ist und außerhalb der Naht liegt. Der Schnitt wird dann mit der gewinkelten Schere nach peripher und zentral verlängert. Er sollte nicht weiter als 2—3 cm an die Aa. renales herangeführt werden, damit die Aortenklemme ausreichend weit unterhalb dieser Gefäße angelegt werden kann. An den Beckenarterien erfolgt die Incision ebenfalls in Längsrichtung der Gefäße, bei isolierten Verschlüssen am Ort der Veränderung, bei einer Aorta-Iliaca-Umleitung am besten gegenüber dem Abgang der A. iliaca interna, damit man die Abflußverhältnisse an der Iliaca-Gabel kontrollieren kann.

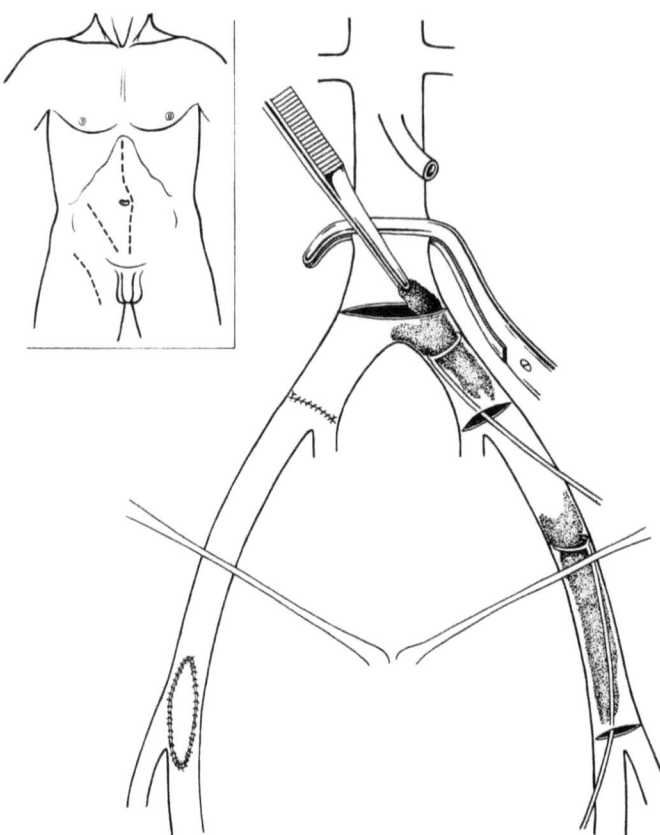

(*Thromb-*)*Endarteriektomie.* Die Durchführung einer direkten offenen *Desobliteration* ist aus Abb. 120 ersichtlich. Sie findet am Aorta-Iliaca-Abschnitt zur Entfernung umschriebener Verschlüsse und zur Vorbereitung der End-zu-Seit-Anastomose einer Prothese mit der Bauchaorta Verwendung. Für die Beseitigung ausgedehnter, u. U. von der Aorta bis zur Femoralisgabel reichender Obliterationen durch Thrombendarteriektomie ziehen wir die halbgeschlossene Methode mit der Ringsonde vor (Abb. 121 und 130). Bei der Ausräumung eines Aortenhindernisses an der Stelle der vorgesehenen End-zu-Seit-Anastomose mit einer Prothese sollte man sich auf die Entfernung des obliterierenden Materials im Bereich der Arteriotomie mittels Saugung und Spülspritze sowie auf die Ab-

Abb. 121. Thrombendarteriektomie am Aorta-Iliaca-Abschnitt. *Halbgeschlossene Methode.* Die Desobliteration mit Hilfe der Ringsonde erfolgt von Gabel zu Gabel. Im Gegensatz zur Femoralarterie (s. Abb. 130) kann die Ringsonde in den Beckenarterien auch in Blutstromrichtung eingeführt werden. Die Naht der Arterie gelingt in der Regel direkt, eine Streifenplastik wird nur selten benötigt

tragung vorstehender Intimaränder mit der gebogenen Schere bzw. die übliche Sicherung mit Hilfe von U-Nähten beschränken. Die Desobliteration der Lumbalarterienostien ist zwecklos, die Endarteriektomie der englumigen A. mesenterica inferior im Ergebnis unsicher und zudem überflüssig. Die Ausräumung des Aortenlumens distal vom unteren Ende der Arteriotomie ist für die Umgehungsanastomose nicht notwendig; außerdem fördern Wirbel und Stagnation die Rethrombosierung dieses Blindsacks.

Umleitung (Abb. 122 bis 125). Ein Umleitungsverfahren halten wir heute nur noch für indiziert, wenn sich keines der Desobliterationsverfahren durchführen läßt. Die proximale Anastomose mit der terminalen Aorta führt man entweder als zirkuläre End-zu-End-Anastomose nach Querdurchtrennung der Aorta (bei Aneurysma, bei „hohem" Aortenverschluß) oder in der Regel als End-zu-Seit-Anastomose [*119*] durch. Die End-zu-Seit-Anastomose bietet den großen Vorteil, daß Präparation und Naht der Aortenhinterwand entfallen. Bei der typischen Aorta-Femoralis-Umleitung mit einer

Bifurkationsprothese wird zunächst die aortale Anastomose in der üblichen End-zu-Seit-Technik hergestellt (Nahtmaterial s. S. 222). Danach sucht man die Aa. femorales in beiden Leistenbeugen auf und bereitet sie für die Vereinigung mit den Prothesenschenkeln

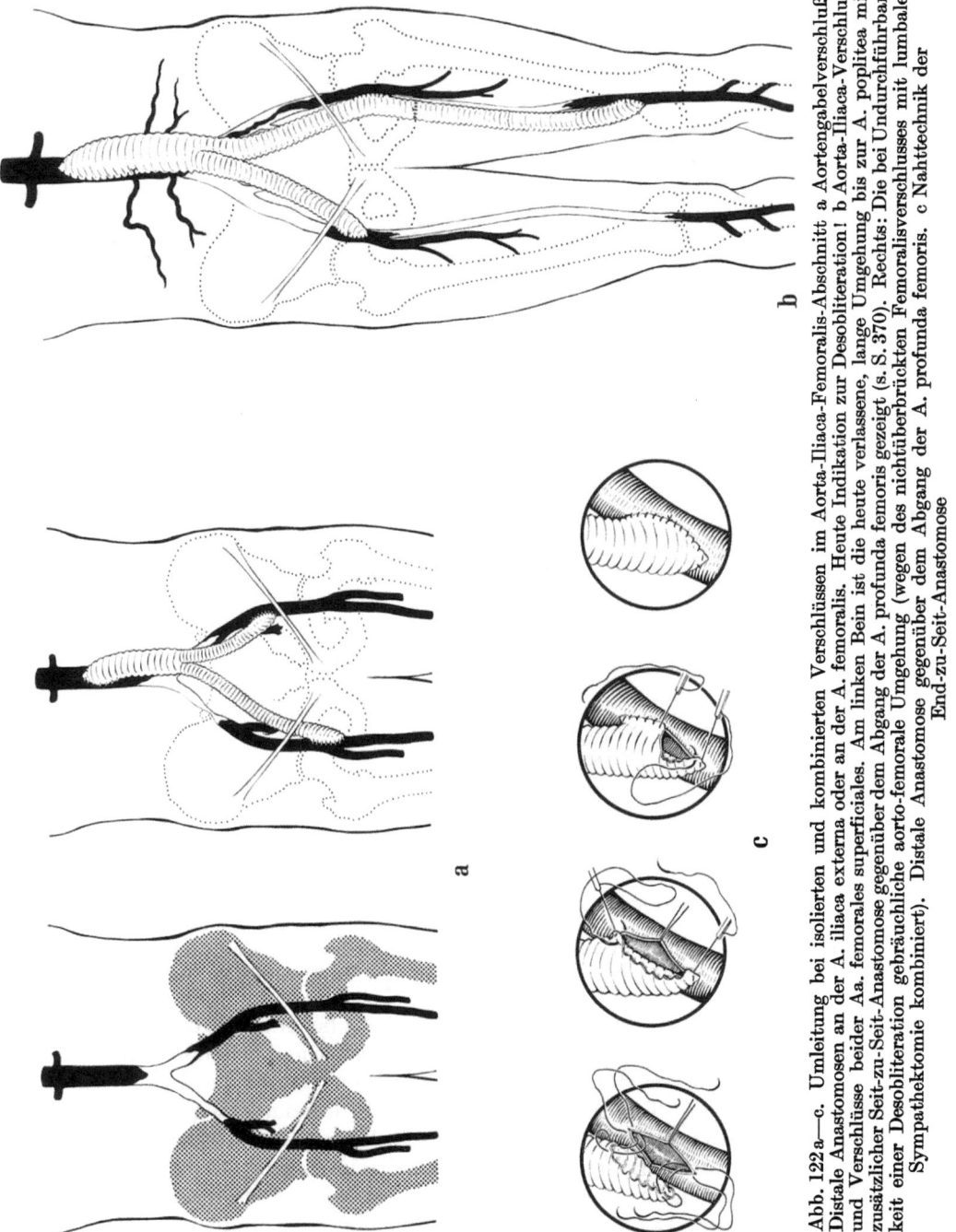

Abb. 122a—c. Umleitung bei isolierten und kombinierten Verschlüssen im Aorta-Iliaca-Femoralis-Abschnitt a Aortengabelverschluß: Distale Anastomosen an der A. iliaca externa oder an der A. femoralis. Heute Indikation zur Desobliteration! b Aorta-Iliaca-Verschluß und Verschlüsse beider Aa. femorales superficiales. Am linken Bein ist die heute verlassene, lange Umgehung bis zur A. poplitea mit zusätzlicher Seit-zu-Seit-Anastomose gegenüber dem Abgang der A. profunda femoris gezeigt (s. S. 370). Rechts: Die bei Undurchführbarkeit einer Desobliteration gebräuchliche aorto-femorale Umgehung (wegen des nichtüberbrückten Femoralisverschlusses mit lumbaler Sympathektomie kombiniert). Distale Anastomose gegenüber dem Abgang der A. profunda femoris. c Nahttechnik der End-zu-Seit-Anastomose

vor. Diese werden mit einer gebogenen Faßzange von der Leistenincision aus retroperitoneal unter dem Ureter, auf der linken Seite unter dem Colon sigmoideum und beiderseits unter dem Leistenband in das vorher digital tunnelierte Bett eingelegt. Dabei läßt man sich vom Verlauf der A. iliaca externa leiten, um eine Verletzung der Beckenvenen, der venösen Plexus in der Nähe des Leistenbandes und der epigastrischen Gefäße zu vermeiden. Dann kerbt man das untere Drittel des Leistenbandes zur Erweiterung des Tunnels ein, der an dieser Stelle bequem für zwei Querfinger durchgängig sein soll. Knickung und Torsion der Prothese sind unter allen Umständen zu vermeiden, was durch eine Markierung des Prothesenendes mittels einer kleinen Einkerbung vor dem Durchzugsmanöver erleichtert wird. Die Länge der Prothese soll so bemessen sein, daß eine

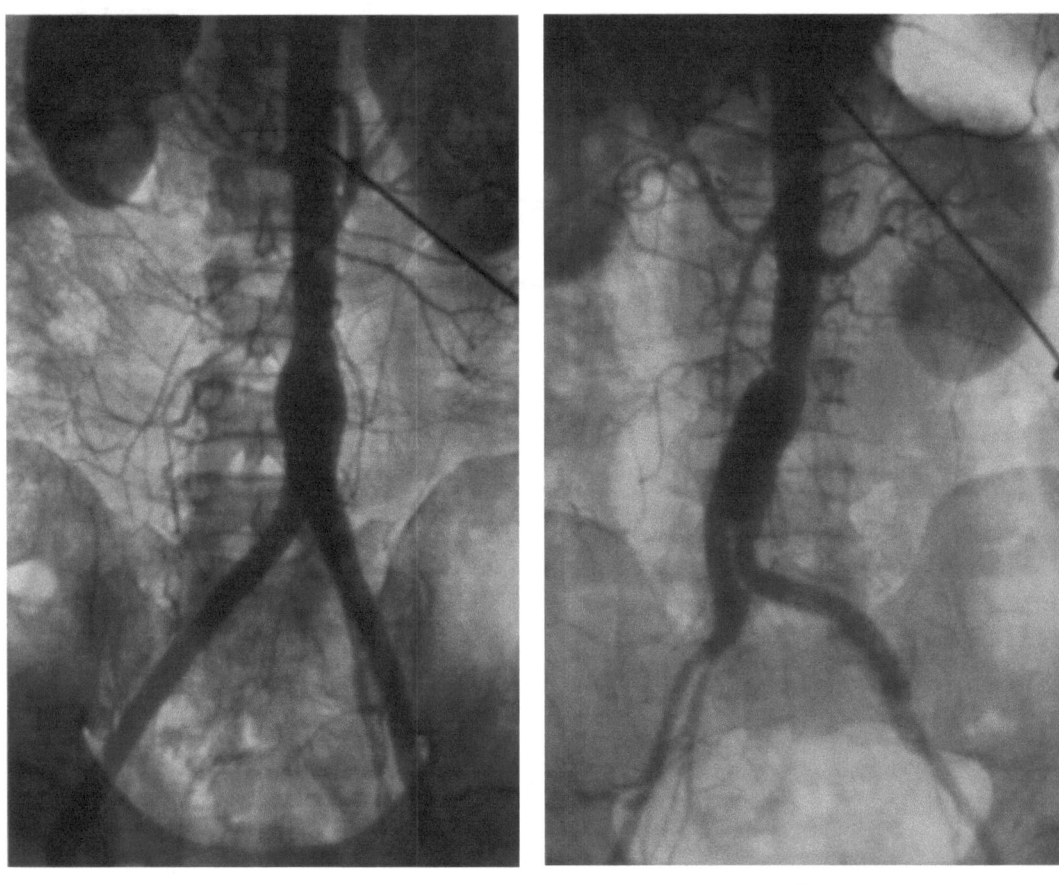

a   b

Abb. 123. a D. H., 49 Jahre, ♂. Aorto-femorale Umgehung beiderseits (Dacron): Aortogramm 12 Monate p. op. *Kein Aneurysma.* Die Auftreibung entspricht der End-zu-Seit-Anastomose an der Aorta. b N. K., 54 Jahre, ♂. Aorto-iliacale Umgehung beiderseits (Teflon) mit termino-terminaler Aortenanastomose und termino-lateralen Iliacaanastomosen. Aortogramm 3 Jahre p. op. Ungenügende Spannung der Prothese

Knickung infolge Überlänge ausgeschlossen ist [229, 245] (s. Abb. 123b), bei maximaler Streckung des Hüftgelenkes aber auch keine die Anastomose gefährdende Spannung entsteht. Die distale Anastomose des ersten Prothesenschenkels mit der A. femoralis wird in der üblichen End-zu-Seit-Technik gegenüber dem Profundaabgang ausgeführt. Sie soll breit und etwa 2 cm lang sein. Nach einem sorgfältigen Ausspülmanöver von distal und von proximal kann der Blutstrom auf dieser Seite freigegeben werden, indem man den verbleibenden Prothesenschenkel bifurkationsnahe abklemmt und die Klemme vom Prothesenstamm entfernt. Der zweite Prothesenschenkel wird dann in gleicher Weise angeschlossen. Bei der endgültigen Freigabe des Blutstroms ist zu beachten, daß das Gleichgewicht der Kreislaufregulation nicht abrupt gestört [225] und daß eine erneute Unterbrechung bzw. Stagnation des Blutstroms im wiederhergestellten Abschnitt vermieden wird. Zunächst nimmt man daher die distalen Klemmen ab, damit sich die Prothese retrograd unter geringem Druck auffüllt und Undichtigkeiten sichtbar werden.

Mit der schrittweisen Öffnung der proximalen Klemme sollte wegen der Gerinnungsgefahr nicht lange gewartet werden. Bei günstigen Verhältnissen an der Aortenwand kann man die Aortenklemme schnell entfernen und die Freigabe des Blutstroms in Abhängigkeit vom Blutdruck durch Fingerkompression dosieren. Sind Nahtlinien, Poren der Prothese und Transplantatbett bluttrocken und hat die Palpation eine einwandfreie Durchgängigkeit der Anastomosen bzw. des wiederhergestellten Abschnitts ergeben, so beginnt man mit dem Verschluß des Retroperitonealraums. Bei der Deckung der Prothese mit lebendem Gewebe [59, 97, 175] muß jede Einengung vermieden werden. In einer zweiten Schicht wird das Peritoneum adaptiert und vollständig verschlossen. In einem für den Abfluß in die Bauchhöhle partiell offen gelassenen Peritonealschlitz könnte sich der Darm einklemmen [66] (s. S. 376). Eine Drainage des Wundbettes ist bei der großen Resorptionskraft des Retroperitonealraums nicht erforderlich.

(c) „Hoher" Aortenverschluß

Das Vorgehen beim sog. hohen Aortenverschluß [16, 154, 255] ist vor allem durch die Gefahren für die Nierendurchblutung bestimmt: Verlängerte intraoperative Abklemmung der Nierenarterien oder der suprarenalen Aorta, Verlegung der Nierenarterien durch losgerissene Partikel aus dem Operationsgebiet oder durch eine taschenartige Abhebung der dissezierten Intima (s. S. 374). Die arterielle Blutversorgung der Nieren sollte in Normothermie nach Möglichkeit nicht länger als 45 min unterbrochen werden (s. S. 432). Nur schonendes Freilegen und Unterfahren der Aorta kann eine Verschleppung von wandständigen Partikeln oder Gerinnseln vermeiden. Die Gefäßklemmen sind behutsam anzulegen. Während der Operation sollten sie weder versetzt noch mehr als notwendig bewegt werden.

Der *Zugang* wird ähnlich wie bei der Aneurysmaoperation so weit wie möglich zum Sternum hin ausgedehnt [127]. Suprarenale Aorta und Nierenarterienabgänge sind zusätzlich freizulegen. Dazu muß die V. renalis sinistra mobilisiert werden. Das sonst übliche Anschlingen der freigelegten Aorta bzw. der Nierenarterien wird von Erfahrenen abgelehnt, um manipulationsbedingte Embolien zu vermeiden. Nun führt man eine Branche der gebogenen Aortenklemme etwa 3 cm distal von den Nierenarterienabgängen unter der Aorta hindurch, läßt die Klemme aber offen. Die *Thrombendarteriektomie* beginnt man durch eine Längsincision der Aortenvorderwand neben dem Abgang der A. mesenterica inferior. Nähert sich die Ausräumung dem proximalen Verschlußende, so wird die Desobliteration nach Kompression der suprarenalen Aorta und der beiden Nierenarterien durch den gebeugten Mittelfinger, durch Zeigefinger und Daumen der linken Hand unter vorsichtiger Saugung weitergeführt. Auf diese Weise erreicht man die Ausschwemmung des proximalen Thrombusendes mit einem Blutschwall und läuft nicht Gefahr, durch das Vorschieben von Instrumenten Gewebspartikel in die Nierenarterien zu verschleppen. Die Blutung wird durch den Druck der drei Finger der linken Hand kontrolliert. Ein dichter Verschluß der Aorta ist nicht unbedingt erforderlich, da die vorher unterhalb der Nierenarterien angelegte Aortenklemme nun vorsichtig geschlossen werden kann. Drei Punkte verdienen besondere Erwähnung: 1. Nach dem Losspülen des Thrombus ist jedes Nachfassen mit einem Instrument möglichst zu vermeiden. 2. Eine Ausdehnung der Arteriotomie nach kranial verführt nur zum Versuch einer Thrombendarteriektomie unter Sicht. Sie sollte unterlassen werden, da sonst die Aortenklemme gefährlich nahe an die Nierenarterienabgänge gelegt werden muß. 3. Es empfiehlt sich, unmittelbar nach Schließung der Aortenklemme eine orientierende Rekonstruktion des Thrombus, vor allem seiner Kuppe, zur Prüfung auf Vollständigkeit vorzunehmen, wobei man besonders auf den Grad der Endothelialisierung und auf eventuelle Ausgüsse der Nierenarterienlichtung achtet.

Die weitere Operation unterscheidet sich nur dadurch von dem üblichen *Umgehungsverfahren,* daß die Aortenklemme nach Fertigstellung der Anastomose mit der Aorta geschlossen bleibt und das Ausschwemm-Manöver erst während der Freigabe des Blutstroms

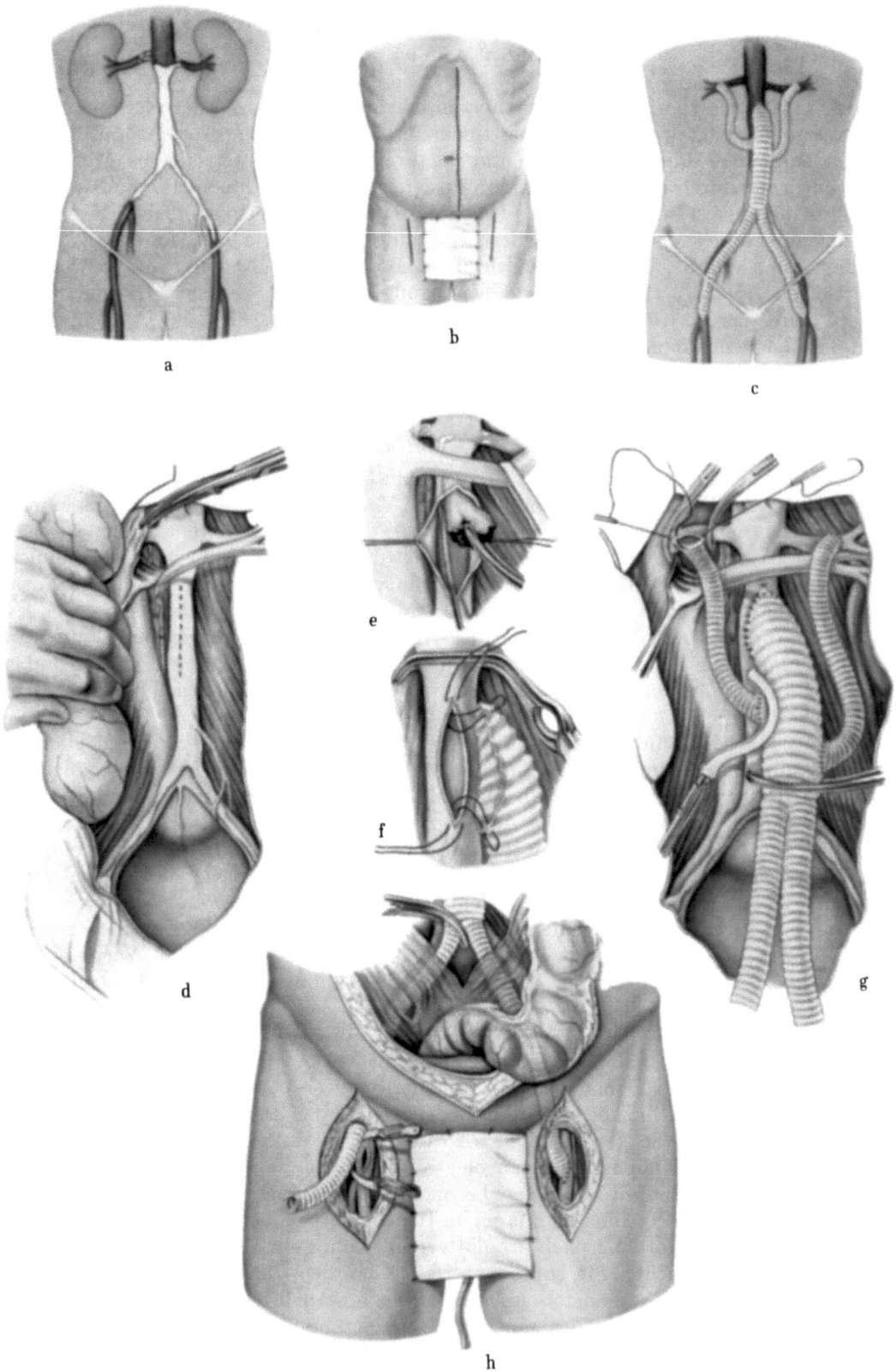

Abb. 124a—h. „*Hoher*" *Aortenverschluß mit doppelseitiger Nierenarterienstenose.* a Ausdehnung der Obliteration. b Schnittführung. c Endzustand nach Anlage der Umleitungen. d Freilegung der Aorta, Aortotomie.
e Infrarenale Thrombendarteriektomie. f End-zu-Seit-Anastomose der Prothese mit der terminalen Aorta.
g Anastomose der inzwischen angesetzten Prothesenarme mit beiden Nierenarterien. h Distale End-zu-Seit-
Anastomosen der Prothesenschenkel mit den Aa. femorales. (Heute: Primär Versuch der ausgedehnten Desobliteration. Wenn Prothesenumleitung unvermeidbar, dann Wiederherstellung der Extremitätenstrombahn
vor Anschluß der Nierenarterien, deren Prothesenarme möglichst kurz zu bemessen sind)

durch den rechten oder linken Prothesenschenkel erfolgt. Ein erneutes Schließen der
Aortenklemme läßt sich vermeiden, wenn man die Anastomose exakt näht und die
Prothese vorher mit Blut tränkt bzw. durch Fibrin abdichtet. Die beschriebene Operationstechnik ändert sich nicht, wenn zusätzlich zu einem Aortenbifurkationsverschluß
eine Nierenarterienstenose besteht. Nach
Freigabe des Blutstroms zu den Extremitäten
wird dann die Umgehung der Nierenarterienstenose durch einen aortorenalen Bypass
angeschlossen bzw. eines der anderen auf
S. 432 angegebenen Verfahren der Revascularisation durchgeführt.

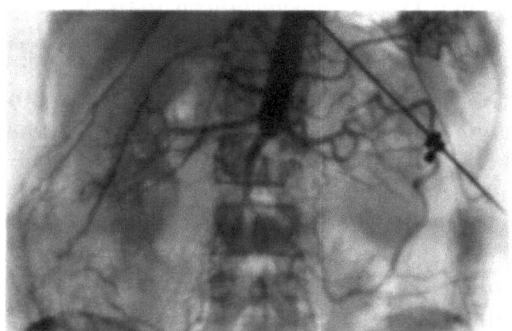

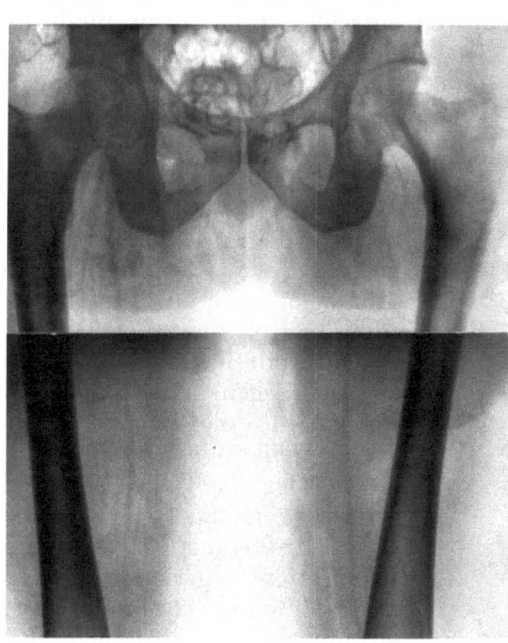

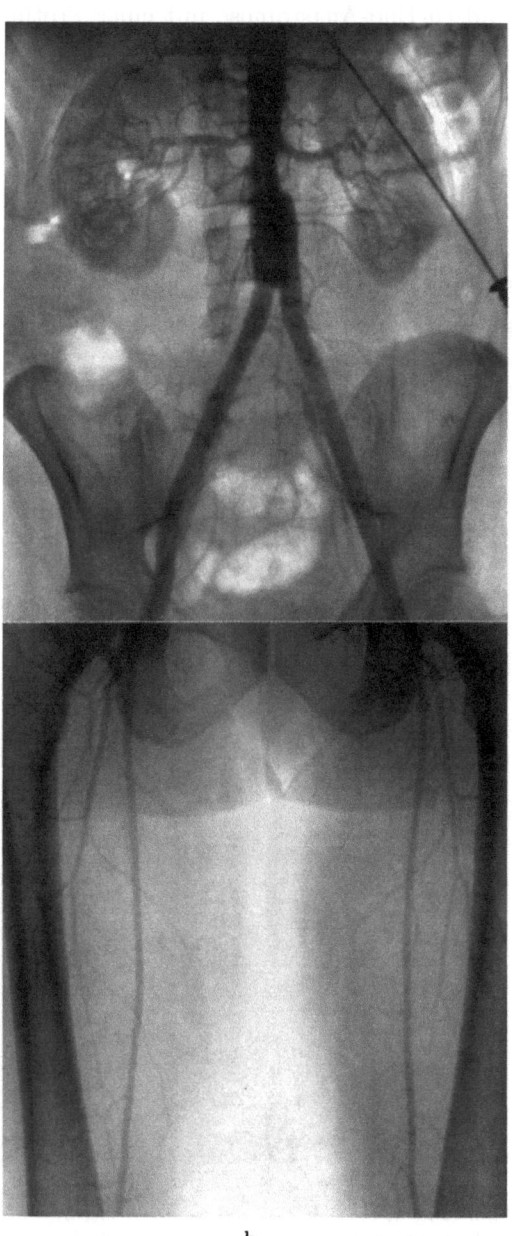

a   b

Abb. 125a u. b. S. K., 37 Jahre, ♂. *Hoher Aortenverschluß.* a Präoperatives Aortogramm. Kollateralversorgung über die untersten Intercostalarterien und die Riolansche Anastomose (s. S. 377). b Aortogramm 5 Monate
nach Wiederherstellung der Strombahn (proximale Thrombendarteriektomie und aorto-femorale Umleitung
beiderseits mit Dacron-Prothese) wegen Verdachts auf Nahtaneurysma im Bereich der oberen Anastomose.
Bei der Laparotomie fand man einen perityphlitischen Absceß, wobei der Eiter den rechten Schenkel der
Prothese umspülte. Nach der Appendektomie kam es trotz intensiver örtlicher und allgemeiner Antibiotica-
Behandlung sowie extraperitonealer Dauerspüldrainage während 3$^1/_2$ Monaten infolge Fremdkörperwirkung
der Prothese nicht zur Ausheilung der Infektion. Da mit einer Anastomosenblutung gerechnet werden mußte,
wurde der noch durchströmte rechte Prothesenschenkel entfernt, wonach die Infektion ausheilte. Das Bein
blieb dank des ausreichenden Kollateralkreislaufs erhalten. Beschwerdefreie Gehstrecke 18 Monate später:
300 m

Ein anderes *Verfahren* hat ROB [*154*] angegeben. Er durchtrennt die Aorta wenige Zentimeter unterhalb der Nierenarterienabgänge und schlägt den proximalen Stumpf vorübergehend über die V. renalis sinistra nach oben, um die Desobliteration zu erleichtern. Nach Rückverlagerung des Aortenstumpfs wird die Aortenkontinuität durch End-zu-End-Anastomose mit einer Prothese wiederhergestellt.

(d) Femoralis-Poplitea-Verschlüsse

(α) Allgemeines

Die Verschlußlokalisation im Femoralis-Poplitea-Abschnitt ist zum Prüfstein der rekonstruktiven Gefäßchirurgie geworden. Die hohe Wiederverschlußrate nach ermutigenden Frühergebnissen führte zu einer strengen und zurückhaltenden Indikationsstellung und zu zahlreichen Abwandlungen der üblichen Operationsverfahren [*64a, 99, 113, 172, 173, 212a, 244, 254, 275a, 292*].

Die *Indikation* richtet sich nach dem Schweregrad der Symptome, sowie nach Sitz und Ausdehnung des Verschlusses. Übereinstimmung herrscht heute darin, daß nur noch hochgradige Durchblutungsstörungen mit Ruheschmerz und Gewebsuntergang unbedingte Operationsanzeigen sind. Über die Indikation zur Wiederherstellung bei erheblicher Claudicatio intermittens gehen die Meinungen schon auseinander. Hier entscheidet oft die persönliche Erfahrung des Operateurs. Als problematisch muß die Operation bei milderen Formen der Claudicatio (Gehstrecken über 100—200 m) angesehen werden. Wir entschließen uns dazu nur in besonderen Fällen, wenn es sich um einen isolierten kurzen Verschluß handelt und konservative Maßnahmen keine wesentliche Verlängerung der Gehstrecke brachten. Wichtigste Voraussetzung für den Erfolg einer Wiederherstellung der A. femoralis ist aber in jedem Fall die ungehinderte Durchgängigkeit der proximalen und peripheren Gefäßstrecke. Auch Abflußbehinderungen im venösen Schenkel der Strombahn können aus diesem Grund eine Kontraindikation darstellen.

Bei der *Wahl des Operationsverfahrens* ist zu beachten, daß bei dieser ungünstigen Verschlußlokalisation (geringes Gefäßkaliber, ständig wechselnde Durchströmung bzw. Belastung, Exposition gegenüber Traumen, Arteriosklerosceprädilektion) jeder Eingriff auf die Dauer mit erheblichen Fehlschlägen belastet ist. Unter der Vielzahl von Operationsverfahren und ihren Modifikationen, deren kritische Bewertung noch nicht abschließend möglich ist, zeichnet sich doch eine klare Tendenz ab. Sie läßt sich in folgenden Punkten zusammenfassen:

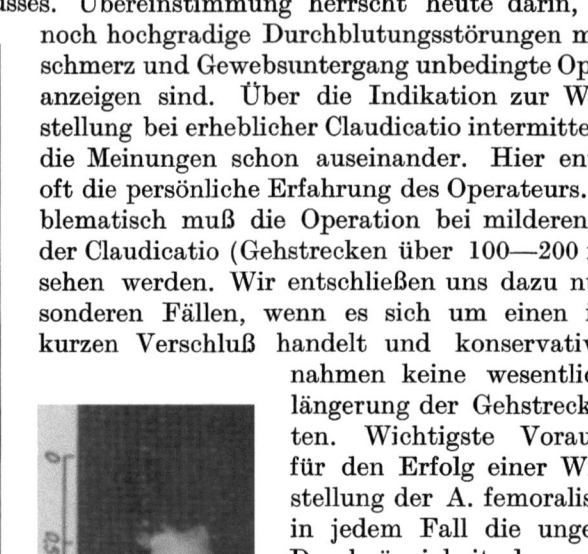
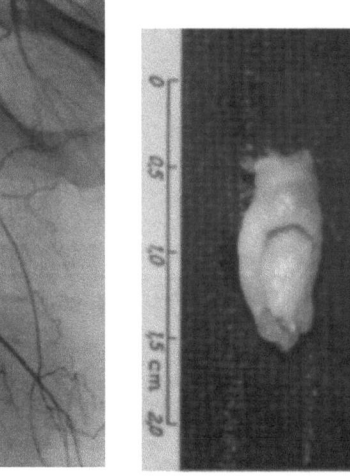

Abb. 126a u. b. T. K., 47 Jahre, ♀. *Umschriebene Stenose der A. femoralis superficialis dextra.* a Präoperatives Arteriogramm. b Operationspräparat nach Desobliteration. Keine Gehbeschwerden 6 Jahre p. op.

1. Die *Desobliteration* nach der offenen oder halbgeschlossenen Methode bietet die günstigsten Aussichten auf Dauererfolg. Sie wird seit den Jahren 1962/63 zunehmend angewandt.

2. Die *Umleitung mit einer Kunststoffprothese* ist verlassen. Wir haben sie an unserer Klinik schon seit 1961 nicht mehr durchgeführt.

3. *Als Gefäßersatz kommt nur körpereigene Vene in Betracht*, entweder in Form des *Streifentransplantats* nach direkter Desobliteration oder als *Umleitung*.

4. Die äußerste *distale Begrenzung für die Rekonstruktion* ist das Kniegelenk.

Als Kriterium für die Wahl der Operationsmethode kann auch heute noch die *Verschlußausdehnung* dienen. Die Unterscheidung zwischen Stenose und Obliteration ist bei entsprechenden Symptomen belanglos.

1. *Isolierte kurze Verschlüsse* eigneten sich schon immer am besten für die Desobliteration in Form der *Thrombendarteriektomie*. Typisches Beispiel s. Abb. 126. Ein weiteres Beispiel ist der Segmentverschluß der A. femoralis superficialis im Adductorenkanal, für den eine Desobliteration zusammen mit der Spaltung der Membrana vastoadductoria [*146 a*] empfohlen wird. Als letztes Beispiel sei die folgenschwere thrombotisch-atheromatöse Verlegung des Ostiums der A. profunda femoris bei gleichzeitigem *ausgedehnten* Verschluß der A. femoralis superficialis erwähnt. Durch den kleinen Eingriff kann das Strombett der A. profunda femoris wiederhergestellt und damit die Kollateralbahn eröffnet werden [*207*]. Bei einer schweren Durchblutungsstörung kann man in der gleichen Sitzung eine lumbale Sympathektomie durchführen.

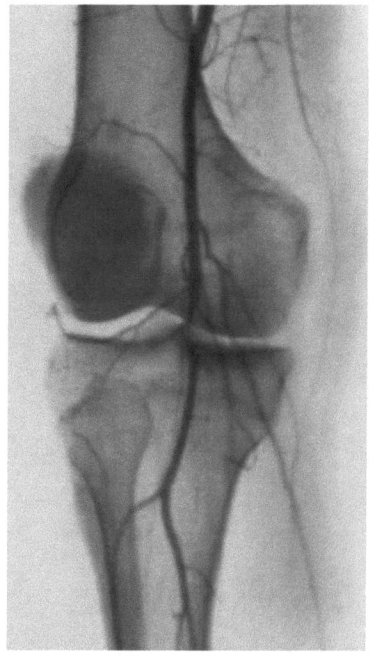

2. *Ausgedehnte Femoralisverschlüsse* stellten bisher ein typisches Anwendungsgebiet für die *Umleitung* dar. Nach der Abkehr zunächst vom Homoiotransplantat, jetzt auch vom Kunststoff, wird das Umgehungsverfahren heute von mehreren Autoren noch unter Verwendung der körpereigenen V. saphena magna durchgeführt. Wenn eine Vene von ausreichender Länge nicht zur Verfügung steht und eine Desobliteration, z. B. infolge narbiger Schrumpfung undurchführbar ist, verzichten wir auf jeden Versuch der Strombahnwiederherstellung.

Abb. 127. W. W., 52 Jahre, ♂. *Umschriebene Stenose der A. poplitea dextra.* Präoperatives Arteriogramm. Strombahnwiederherstellung durch direkte Desobliteration

Auch für ausgedehnte Femoralisverschlüsse ist augenblicklich die *Desobliteration* Methode der Wahl. Dabei ist noch nicht klar, welches Desobliterationsverfahren bessere Endergebnisse hat. Die direkte, sog. *offene Methode* nach Dos Santos bietet zwar den großen Vorzug, daß man das Hindernis unter Sicht exakt ausräumen kann, hat aber den Nachteil, infolge der langen Naht der Längsincision sehr zeitraubend zu sein, besonders wenn die Verwendung eines Venenstreifens den Zeitaufwand verdoppelt. Jede Verlängerung der Operationsdauer fällt aber gerade bei den meist älteren Patienten ins Gewicht.

Die sog. *halbgeschlossene Methode* mit ringförmigen Küretten (ring stripping nach Cannon und Barker [*36*]) ist demgegenüber in kürzerer Zeit und ohne Verwendung von Gefäßersatz beim Verschluß der Arteriotomien durchführbar. Die früher gegen die blinde Methode erhobenen Haupteinwände: Gefahr der Perforation mit der Sonde und Embolisierung von Gewebspartikeln, sind bei sachgemäßer Ausführung auch nach unseren Erfahrungen kaum begründet. Es ist wichtig, die kritischen Stellen: das distale Ende der Verschlußstrecke und das Ostium der A. profunda femoris, durch entsprechende Schnittführung unter Sicht zu desobliterieren.

3. *Mittellange Verschlüsse und hochgradige Stenosen* verleiten erfahrungsgemäß dazu, die Desobliteration auf einen zu kurzen Abschnitt zu beschränken, was häufig Anlaß zur

Rethrombosierung gibt [*41 a*]. Es wird daher empfohlen, auch in diesen Fällen eine ausgedehnte Thrombendarteriektomie von Gefäßgabel zu Gefäßgabel vorzunehmen.

(β) Operationstechnik

Direkte Desobliteration. Lagerung. Für Eingriffe an der A. femoralis liegt der Kranke
auf dem Rücken. Zur Freilegung des medial und auf der Beugeseite gelegenen distalen

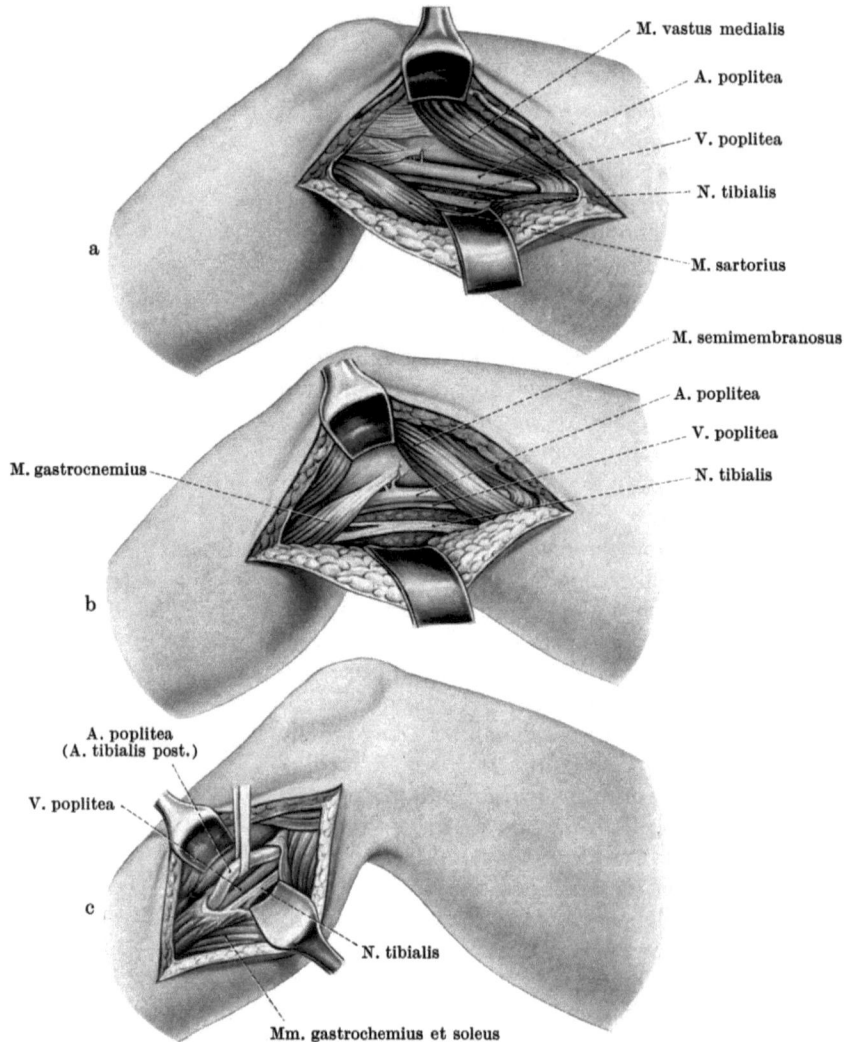

M. vastus medialis

A. poplitea

V. poplitea

N. tibialis

M. sartorius

M. semimembranosus

A. poplitea

V. poplitea

N. tibialis

M. gastrocnemius

A. poplitea
(A. tibialis post.)

V. poplitea

N. tibialis

Mm. gastrochemius et soleus

Abb. 128a—c. *Medialer Zugang zur A. poplitea.* a u. b proximal; c distal vom Kniegelenk

Femoralisdrittels oder des proximalen Popliteaabschnitts wird das mäßig im Knie ge-
beugte Bein nach außen rotiert. Nur Eingriffe, die auf die A. poplitea beschränkt bleiben,
wie Embolektomie und Aneurysmaresektion, führt man in Bauch- oder Seitenlage aus
[*125, 154, 301*]. Tastbare Pulse sollten zur leichteren postoperativen Kontrolle vorher
markiert werden.

Zugang. Die Hautincision verläuft bei der *offenen Methode* in Abhängigkeit von der
Höhenlokalisation des Verschlusses auf der vorderen oder medialen Fläche des Oberschenkels parallel dem M. sartorius. Liegt der Verschluß am Übergang der A. femoralis
in die A. poplitea, so durchtrennt man die Sehnenstreifen der Mm. adductor longus und
magnus bzw. das Dach des Adductorenkanals. Die A. poplitea wird von einem medialen

Schnitt (s. Abb. 128) oder von einer vertikalen bzw. S-förmigen Hautincision in der Kniekehle von dorsal freigelegt (s. Abb. 8c) und in ihrem proximalen Teil im losen Fett der
Kniekehle, in ihrem distalen Teil zwischen den Köpfen des M. gastrocnemius aufgesucht [20, 190, 204]. Zur übersichtlicheren Freilegung der A. poplitea von dem medialen
Zugang aus durchtrennt LINTON [174] die Sehnen der Mm. semimembranosus, semitendinosus und gracilis sowie den medialen Kopf des M. gastrocnemius, die später wieder
genäht werden.

Bei der *Freilegung* ist besonders auf die Erhaltung der Seitenäste und auf die Schonung
der in der Nähe verlaufenden Nerven und Venen zu achten, um postoperative Mißempfindungen (am häufigsten im Gebiet der
Rr. cutanei ventrales N. femoralis), selten motorische Ausfälle (N. femoralis) und Phlebothrombosen zu verhüten. Ist die Verwendung
eines Venenstreifens geplant, so sucht man die
V. saphena magna vom gleichen Hautschnitt
aus auf und vergewissert sich, ob sie nach Beschaffenheit und Dimension ausreicht. Man
muß damit rechnen, daß das benötigte Stück
länger ist als der vorher abgemessene Verschlußbezirk und sollte daher großzügig Material entnehmen. Die Adventitia, die sich später störend
in die Naht hineinziehen kann, trägt man scho-
nend ab; am leichtesten gelingt dies in situ. Die
Äste unterbindet man abgangsnahe mit feiner
Seide. Nur bei Verwendung als Umleitungs-
transplantat kann man gelegentlich einen Ast
zur plastischen Erweiterung mitbenutzen (s.
auch S. 230). Man kennzeichnet das proximale
Ende des Transplantats, reseziert zwischen
Nahtligaturen und legt das Venenstück bis zur
weiteren Bearbeitung in eine Kochsalz-Heparin-
lösung. Ein Novocainbad bzw. die Dehnung des
kontrahierten, fadendünnen Venenstücks durch
Auffüllung mittels Spritze ist nicht erforderlich.

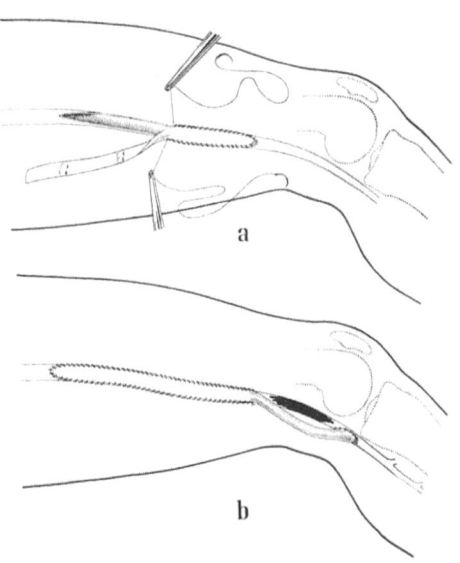

Abb. 129a u. b. *Autoplastische Venentransplantation* bei Verschluß im Femoralis-poplitea-Abschnitt. a Als Streifen zur Erweiterung nach
direkter Desobliteration. b Als Streifen (Patch)
proximal und Umgehung (Bypass) distal zur
Überbrückung des Kniegelenks.
(Nach EDWARDS 1960 [79])

Hat man die Einpflanzung vorbereitet, wird die Vene wegen der Klappen um 180° gedreht und in Längsrichtung mit der gewinkelten Schere aufgeschnitten.

Vor der *Abklemmung* injiziert man Heparin in die proximale und distale Strombahn.
Für langdauernde ausgedehnte Thrombendarteriektomien kann man in die distale Öffnung einen Polyäthylenkatheter einlegen [36, 92], durch den in kurzen Zeitabständen
Heparin instilliert wird. Für die Arterienabklemmung in diesem Bereich haben sich die
peripheren Gefäßklemmen nach DEBAKEY als besonders handlich erwiesen. Große
Vorsicht ist beim Anlegen der distalen Klemme geboten, da frische Gerinnsel und Wand-
trümmer durch den Klemmendruck abgelöst und in die A. poplitea verschleppt werden
können. Kleine Seitenäste umschlingt man zur Drosselung doppelt mit einem dicken Faden.

Die *Längsincision* der Arterie wird in üblicher Weise proximal und distal 1—2 cm über
den obliterierenden Prozeß hinaus in die gesunde Arterienwand verlängert. Durch
kurzes Öffnen der Klemmen überzeugt man sich von einem ausreichenden Zu- und Rückstrom. Das obliterierende Gewebe wird in der richtigen Spaltebene unter Vermeidung
einer Wandperforation ausgeschält, die Intimaränder werden geglättet und eventuell
distal mit U-Einzelnähten aus 5×0 Gefäßseide angeheftet. Nachdem die Kontinuität
des Gefäßes durch einfache fortlaufende Naht oder mit einem ovalen Venenstreifen
(Patch) wieder hergestellt ist, kann man den Blutstrom nach ausgiebiger Spülung freigeben.

EDWARDS [*79, 80*] verzichtet auf einen Streifen, wenn die Naht über einem Katheter von 14 Ch. (etwa 5 mm ⌀) mühelos gelingt. Andernfalls benutzt er die V. saphena magna als Streifen (Abb. 129). Die fortlaufende Naht beginnt an dem kritischen distalen Ende unter strenger Vermeidung einer Einengung. Durch die Umkehrung der Vene steht der weitere proximale Venendurchmesser für den engeren distalen Arterienumfang zur Verfügung. Die Naht erfolgt schrittweise, um jede Unregelmäßigkeit zu vermeiden.

Das *halbgeschlossene Verfahren* nach CANNON und BARKER [*36, 37*] soll die Nachteile einer ausgedehnten Thrombendarteriektomie, das große Operationstrauma und den zeitlichen

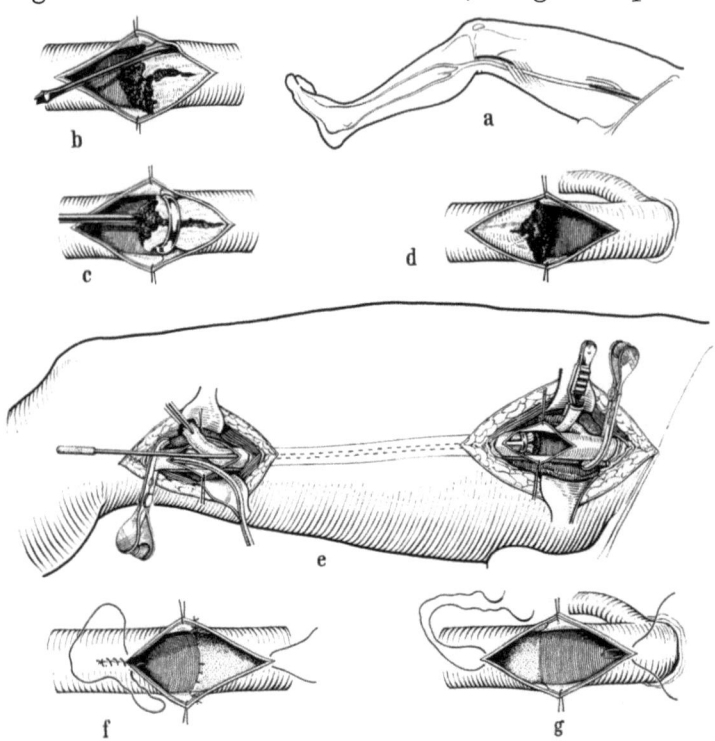

Aufwand vermeiden. Von einer peripher vom distalen Verschlußende gelegenen Arteriotomie aus wird die Spaltebene zwischen der degenerierten Intima und den äußeren Wandschichten nach proximal präpariert und über das Ende des Pfropfs die Öffnung einer ringförmigen Drahtsonde bzw. einer Ringkürette eingeführt (s. Abb. 130). Unter vorsichtigen, drehenden Bewegungen schiebt man dann die Kürette in der gewählten Spaltebene bis zum proximalen Ende des Verschlusses bzw. bis zur Höhe der A. femoralis communis vor. Das abgelöste obliterierende Intima-Thrombusmaterial wird durch eine weitere Querincision herausgezogen. Trifft der vorwärtsgleitende Ring auf stärkere Verwachsungen, so muß das Hindernis an

Abb. 130a—g. *Desobliteration der A. femoralis superficialis nach der halbgeschlossenen Methode.* a Zugang. b Lösen des Pfropfes am distalen Ende. c Einführen der Ringkürette von distal. d Proximale Arteriotomie. Besser: Querincision in Höhe des Profundaabgangs. e Die Ringkürette hat den Verschlußpfropf in ganzer Ausdehnung gelöst. f Anheftung der Intimaränder durch U-Einzelnähte. g Proximal braucht die Intima nicht fixiert zu werden. (Nach CANNON u. BARKER (1955) [*36*])

dieser Stelle über eine zusätzliche kurze Incision unter Sicht des Auges gelöst werden. Nach Entfernung alles anhaftenden Materials werden die Arterienwunden entweder direkt oder mit einem kurzen Venenstreifen verschlossen. Hat man das desobliterierte Arterienstück von proximal und von distal durchspült, so kann der Blutstrom freigegeben werden.

Umleitung. Lagerung. Vorteilhafter als die intraoperative Umlagerung zum Anlegen der Anastomosen an der A. femoralis bzw. der A. poplitea hat sich auch beim Umleitungsverfahren die Rückenlage mit Außenrotation des im Knie gebeugten Beins erwiesen. Freilegung, Tunnelierung, Einfügung des Transplantats und Wundverschluß können so unbehindert und zeitsparend, wenn nötig auch doppelseitig ausgeführt werden. Eine andere Möglichkeit besteht darin, in Seitenlage die A. femoralis von ventral und die A. poplitea von dorsal freizulegen [*154*]. Ist die Durchgängigkeit der A. poplitea erwiesen, so kann die Operation mit der *Freilegung* der A. femoralis durch einen leicht bogenförmig oder parallel zum M. sartorius verlaufenden Schnitt in der Leiste beginnen. Bestehen dagegen Zweifel an der Durchgängigkeit der A. poplitea, so vergewissert man sich am besten zunächst durch die Freilegung der Arterie von der Durchführbarkeit des Eingriffs.

Das Auffinden der Arterie kann Schwierigkeiten bereiten, wenn sie nicht pulsiert oder schon längere Zeit obliteriert ist.

Als *Transplantat* zieht man heute körpereigene Vene jedem anderen Gefäßersatz vor. Entnahme und Vorbereitung s. S. 367.

Bei der *Standard-Umleitung* wird die Femoralisgabel nach Heparinisierung der distalen Strombahn mit peripheren Gefäßklemmen isoliert und die A. femoralis communis in Höhe des Profundaabgangs längsincidiert. Die Anastomose mit dem im Winkel von 45° zugeschnittenen Venentransplantat erfolgt in der üblichen Weise. Nach Beendigung der Naht öffnet man die Klemmen nacheinander für kurze Zeit, um eventuelle Gerinnsel durch das freie Ende des Transplantats auszuschwemmen. Nach Abklemmen des Transplantats nahe der Anastomose kann der Blutstrom durch die A. profunda femoris freigegeben werden. Nun wird das Transplantat leer gesaugt und von der unteren Incision aus in sein stumpf präpariertes subfasciales Bett eingezogen. Hierfür wurden verschiedene Hilfsgeräte angegeben, von denen der Tunneler nach DEBAKEY sehr geeignet ist. Durchzugsrohre (Sigmoido-, Oesophago- oder Tracheoskop, Spezialanfertigungen) [130, 164, 301] erscheinen überflüssig, wenn der Tunnel das Transplantat mühelos aufnimmt. Nun beginnt die Anastomose an der A. poplitea, die man bei gebeugtem Knie an zwei Zügeln vorsichtig aus der Tiefe hervorholen kann. Besondere Sorgfalt erfordert die Dosierung der Transplantatspannung, da die Knickung bei zu schlaffem Sitz ebenso wie eine Stenosierung bei zu starker Spannung Ursache eines Verschlusses werden kann. Nach einem sorgfältigen Spülmanöver wird die Naht beendet und der Blutstrom in die Peripherie so bald wie möglich freigegeben. Der Wundverschluß erfolgt locker und ohne Drainage.

HALL [113, 113a, 113b] hat ein Umleitungsverfahren unter Verwendung der *V. saphena magna in situ* angegeben. Zunächst werden die A. poplitea und die V. saphena magna freigelegt und inspiziert. Dann stellt man die A. femoralis communis und die Einmündung der V. saphena magna in die V. femoralis von einem Leistenschnitt aus dar. Die V. saphena magna wird an ihrer Einmündung durchtrennt und mit der A. femoralis communis End-zu-Seit anastomosiert. Nach Abnahme der Klemme kann man den Puls im ersten Abschnitt der V. saphena magna tasten. Wo er endet, incidiert man die Vene zwischen Klemmen quer und befreit sie von ihren Klappen. Die Phlebotomie wird mit evertierenden Matratzennähten verschlossen. In gleicher Weise entfernt man die übrigen Klappen. Venenäste werden ligiert. Dann kann das distale Ende der Vene End-zu-Seit in die A. poplitea implantiert werden. Abschließend fertigt man ein retrogrades Kontrastphlebogramm zur Aufdeckung übersehener Venenäste an. Der Vorzug der Methode soll darin bestehen, daß sich die Umkehrung der V. saphena magna vermeiden läßt [44, 232]. Oft hat das distale Ende der Vene ein ungenügend weites Lumen für die proximale Anastomose. Außerdem entfällt die mit der Entnahme der Vene verbundene Traumatisierung.

Die extraperitoneale bzw. subcutane Umleitung des Blutstroms von der kontralateralen Extremität [192, 289, 289a] hat sich nicht allgemein durchgesetzt.

(e) Aorta-Iliaca-Femoralis-Poplitea-Verschlüsse
(α) Allgemeines

Die hämodynamisch außerordentlich ungünstige Kombination von Aorta-Iliaca-Verschlüssen mit diffusen Stenosen oder Obliterationen der Oberschenkelarterien führt manchmal schon in jungen Jahren zu einer hochgradigen peripheren Ischämie, deren rasche Progredienz an eine Thrombangiitis obliterans erinnert [60b, 61]. Die Aussichten auf eine erfolgreiche Überbrückung sämtlicher Verschlüsse sind unter anderem wegen der häufig vorhandenen Abflußbehinderung infolge Befalls auch der Unterschenkelarterien schlecht [155, 188, 191, 290]. Eine Wiederherstellungsoperation ist daher nur zur Abwendung hochgradiger Durchblutungsnot, zur Beseitigung von Ruheschmerzen und progredienten trophischen Störungen (Stadium III und IV) indiziert. Da eine Rückführung in das Erwerbsleben infolge der verbleibenden Claudicatio intermittens auf die Dauer meist nicht gelingt, sollte die *Indikation* auch bei erheblicher Behinderung im Beruf (Stadium IIb) sehr viel zurückhaltender als bei Aorta-Iliaca-Verschlüssen gestellt werden. Als *Kontraindikation* gelten die für Aorta-Iliaca-Rekonstruktionen genannten Gegenanzeigen, vor allem die ausgedehnte Obliteration der A. poplitea und ihrer Äste wegen der erhöhten Wiederverschlußgefahr bei vermindertem Abfluß.

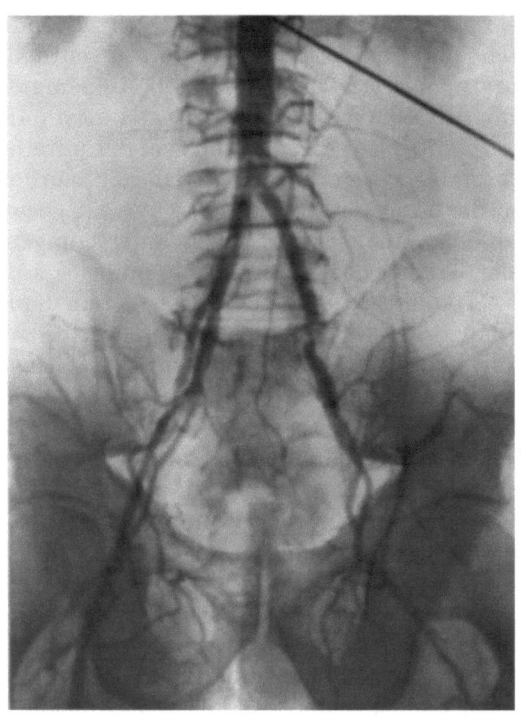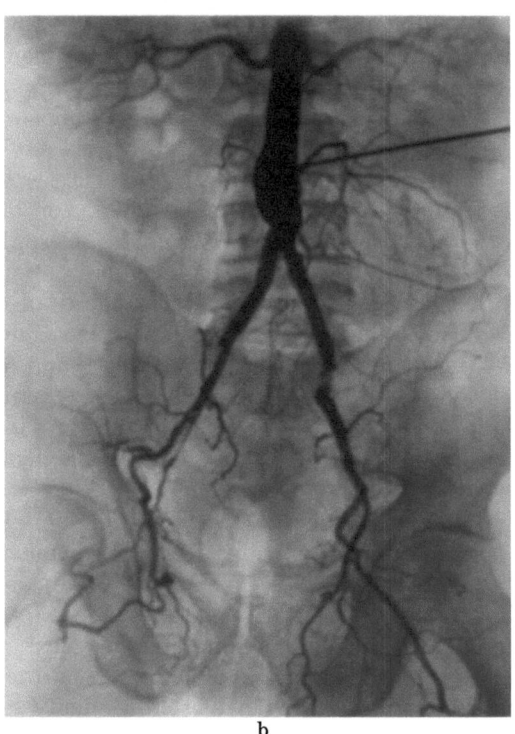

a   b

Abb. 131a u. b. H. L., 55 Jahre, ♂. *Wiederverschluß einer aorto-femoro-poplitealen Prothesenumgehung beiderseits.* a Präoperatives Aortogramm. b Aortogramm 2¹/₂ Jahre p. op. Progredienz der obliterativen Veränderungen rechts. Kollateralbahnen weitgehend erhalten (Umgehung!). Der kontrastmittelgefüllte aortale Prothesenstumpf täuscht ein Aneurysma vor. Gefährliche Nadellage. Wegen Magen-Carcinoms kein Versuch der Wiederherstellung. Oberschenkelamputation rechts

(β) Operationstechnik

Die gleichzeitige Überbrückung der Becken- und Oberschenkelarterienverschlüsse mit *ausgedehnten Umleitungen* wurde besonders von DeBakey und seinen Mitarbeitern versucht. Die Wiederherstellung beider Abschnitte in Gestalt der aortopoplitealen Umleitung (s. Abb. 122b und 131) mit zusätzlicher Seit-zu-Seit-Anastomose der Prothese an der A. femoralis communis hat sich aber nicht bewährt. Als Ausweg bietet sich die *Begrenzung der Revascularisation auf den Aorta-Iliaca-Abschnitt* (s. Abb. 122b) mit Zustromvermehrung zur A. profunda femoris, wodurch in vielen Fällen eine wesentliche Verbesserung der Unterschenkeldurchblutung zu erreichen ist. Auf Grund von Frühergebnissen wurde die Ansicht vertreten [62a, 167, 207, 245a, 252], daß der Blutabfluß aus der Prothese über die A. profunda femoris ausreicht, eine Stagnation des Blutes und eine Thrombose zu verhindern. Ist der Profundaabgang stenosiert oder obliteriert, so kann er meistens von einer Arteriotomie der A. femoralis communis aus durch Thrombendarteriektomie eröffnet werden [212a]. Bestehen präoperativ auf Grund des arteriographischen Befundes Zweifel, ob dies gelingen wird, so empfiehlt es sich, die Operation mit der Femoralisfreilegung bzw. mit der Thrombendarteriektomie der A. profunda femoris und nicht wie üblich mit der Laparotomie zu beginnen. Ist die A. femoralis superficialis bis unmittelbar an die Femoralisgabel verschlossen, so verlängert man die Arteriotomie in den Profundastamm hinein. Das für die End-zu-Seit-Anastomose im Winkel zugeschnittene Prothesenende wölbt sich dann ähnlich einer Streifenplastik als Dach über den erweiterten Profundaabgang. Zur Steigerung des Prothesendurchflusses wird man *zusätzlich* eine *lumbale Sympathektomie* vornehmen [*207, 302*].

Wenn irgend möglich wird man versuchen, auch bei Aorta-Iliaca-Femoralis-Verschlüssen ein desobliterierendes Verfahren durchzuführen. Man kann sich auf eine Thrombendarteriektomie (offene oder halbgeschlossene Methode) des Aorta-Iliaca-Abschnitts beschränken oder aber in der gleichen, eventuell in einer zweiten Sitzung auch die A. femoralis superficialis desobliterieren.

(f) Mißerfolge und ihre Behandlung

Der Wiederverschluß der desobliterierten oder neu angelegten Strombahn kann als *Frühthrombose* in den ersten Stunden oder Tagen oder als *Spätthrombose* im weiteren Verlauf auftreten. Die Gefahr der Rethrombosierung wächst mit abnehmendem Gefäß- und Prothesenkaliber. Sie ist proximal von der Iliaca-Gabel wesentlich geringer als distal davon. Obwohl die unphysiologische Oberfläche einer desobliterierten Arterie oder einer frisch implantierten synthetischen Gefäßprothese die lokale Thrombose gerade in der postoperativen Phase begünstigen sollte, hat die Erfahrung gezeigt, daß im allgemeinen eine Rethrombosierung nur dann auftritt, wenn die Strömungsgeschwindigkeit in dem kritischen Gefäßabschnitt zu gering ist (s. S. 87).

(α) Frühthrombose

Die der Frühthrombose zugrunde liegende Blutstromverlangsamung ist häufig auf *technische Fehler während der Operation* oder auf einen allgemeinen *Kreislaufkollaps* zurückzuführen. Relativ häufig sind durch mangelhafte Nahttechnik entstandene Strömungshindernisse anzuschuldigen, die zu funktionell wirksamen Stenosen oder zu schädlichen Wirbelbildungen [*229, 245*] an der Anastomose oder im Bereich der Arteriotomie führen. Eine ähnliche Rolle können unvollständig entfernte Intima-Veränderungen spielen, die lokal thrombogen wirken, zu Embolien Anlaß geben oder durch Intimadissektion eine Stenose bzw. den Verschluß auslösen. Die Knickung eines zu langen, unter unzureichender Spannung eingenähten Gefäßersatzstücks ist ebenso wie die Torsion der Prothese mit zunehmender Erfahrung selten geworden. Gelegentlich kommt es bei ungenügender Erweiterung des Prothesenkanals oder infolge eines periarteriellen Hämatoms zur Kompression der Prothese bzw. Vene von außen. Eine weitere Ursache für die Rethrombosierung ist die Strömungsverlangsamung infolge mangelnden Zu- oder Abflusses durch Verschlüsse proximal oder distal vom Operationsbereich, die der präoperativen Diagnostik entgangen sind. In diesem Zusammenhang sei an die Rethrombosierung der Aorta-Femoralis-Umleitungen bei gleichzeitigem Verschluß der A. femoralis superficialis erinnert, die trotz technisch einwandfreier Desobliteration des Profunda-Ostiums bei ungenügender Aufnahmefähigkeit des Profunda-Kreislaufs entstehen kann.

Bei der *postoperativen Behandlung* muß man jede ungenügende Füllung des Kreislaufs rechtzeitig durch Volumenzufuhr ausgleichen. *Kommt es zum Kreislaufkollaps, so ist die rasche Substitution verlorener Flüssigkeitsmengen zur Verhütung des Wiederverschlusses wichtiger als die pharmakologische Aufrechterhaltung des Blutdrucks, die zwar das notwendige Druckgefälle wiederherstellt, aber den Durchfluß nicht normalisiert.* Die Knickung des Transplantats durch Beugen in Hüft- oder Kniegelenk sollte vermieden werden.

SAWYER und PATE [*240*] vermuteten in der elektrischen Potentialdifferenz zwischen der Gefäßwand und den corpusculären Blutelementen eine weitere Ursache für die Rethrombosierung, HUGGINS [*139*] mißt der erhöhten lokalen Thromboplastinkonzentration Bedeutung zu.

Die Frühthrombose, erkenntlich an den meist akut, selten schleichend auftretenden Symptomen der arteriellen Durchblutungsstörung, erfordert eine rasche und konsequente *therapeutische Entscheidung* [*64*]. Ist die Durchblutungsstörung schwer und erlaubt es der Zustand des Patienten, so wird man die Durchgängigkeit durch unverzügliche Revision wiederherzustellen versuchen. Eine Arteriotomie wird erneut eröffnet, zur besseren Übersicht nötigenfalls erweitert und nach erfolgreicher Desobliteration der Strombahn angioplastisch verschlossen, wenn dies nicht schon beim ersten Eingriff geschehen ist.

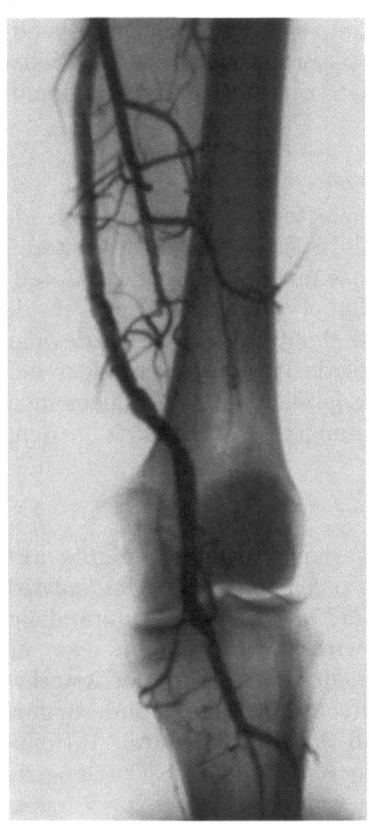

Abb. 132. K. M., 26 Jahre, ♂. *Umleitung bei femoro-poplitealem Verschluß.* Arteriogramm 3 Jahre p. op.: Thrombotische Wandauflagerungen in der Prothese (Dacron). Embolische Stenosierung an der Popliteagabel (→)

Auch bei Verwendung der gestrickten, verhältnismäßig weitlumigen Kunststoffprothese ist die Revision einfach. Man eröffnet die Prothese gegenüber der meist betroffenen distalen Anastomose durch Stichincision in Längsrichtung, saugt Thromben und Gewebspartikel aus dem Lumen ab, korrigiert technische Fehler und verschließt die Incision nach einem ausgiebigen Ausschwemmungsmanöver durch fortlaufende Naht. Kommt keine erneute operative Behandlung in Frage oder bleibt die u. U. mehrfach wiederholte Desobliteration ohne Erfolg, so empfiehlt sich ein konservativer Behandlungsversuch mit Vasodilatantien, Tieflagerung des Beins und Ausschaltung des Sympathicus. Die Therapie mit Fibrinolytika und Antikoagulantien kommt wegen der erhöhten Blutungsgefahr innerhalb der ersten 2 — 3 Tage p. op. nicht in Betracht. Die fermentative Wiedereröffnung eines längeren Kunststoffgefäßes wird nur ausnahmsweise gelingen (s. S. 180).

(β) Spätthrombose

Auch für die Spätthrombose ist oft eine allmählich zunehmende Strömungsverlangsamung verantwortlich zu machen [*50, 278*]. Relativ häufig bildet sich an der distalen Anastomose der Umleitung eine Stenose, die auf biologische Heilungsvorgänge und auf die Folgen der gerade an den kleineren Gefäßen unvermeidbaren Intimaschädigung durch unphysiologische Hämodynamik zurückzuführen ist (s. S. 87). In einzelnen Fällen hatten wir bei der Reoperation den Eindruck, daß die Prothese durch Narbengewebe komprimiert wurde. Auch die Progredienz der Grundkrankheit im Anastomosenbereich oder in der Strombahn proximal bzw. distal von der ehemaligen Operationsstelle kann Anlaß zum Wiederverschluß sein. TARIZZO u. Mitarb. [*279*] fanden atheromatöse Plaques in den porösen Prothesen. PHILLIPS u. Mitarb. [*222*], KESHISHIAN [*152*] beobachteten eine Intima- bzw. Bindegewebsproliferation in Anastomosennähe. Nahtaneurysmen (s. S. 236) am distalen Prothesenende oder im Bereich einer Desobliteration können gelegentlich durch Drosselung des Blutstroms Ischämiesymptome in der Peripherie auslösen, bevor sie lokal Beschwerden machen. Hat die Stenose ein bestimmtes Ausmaß erreicht, so pflanzt sich ein Thrombus unter dem Bilde eines langsam progredienten, nicht selten auch akuten Verschlusses auf [*298, 299*]. Eine für synthetische Gefäßprothesen typische Form des Wiederverschlusses entsteht ferner durch die partielle oder totale Dissektion der Neointima, die durch den Blutstrom zirkulär und in ganzer Länge abgelöst werden kann (Abb. 86 und 87) und die Prothese als Pfropf verschließt. Als Ursache werden Ernährungsstörungen bei zunehmender periprothetischer Bindegewebsanlagerung vermutet [*159*]. Gelegentlich findet man anamnestisch ein auslösendes Moment für den Wiederverschluß. Die Patienten geben an, daß die Zeichen der Durchblutungsstörung nach Bücken oder kurzem Verweilen in hockender Stellung aufgetreten sind.

Von der *operativen Behandlung der Spätthrombose* einer *Femoralis-Poplitea-Umleitung* ist man auf Grund der unbefriedigenden Ergebnisse ebenso abgekommen wie von der Anwendung dieser Umleitung selbst. Im Gegensatz dazu muß man bei Verlegungen im *Aorta-Iliaca-Abschnitt* stets eine Reoperation in Erwägung ziehen [22, 58a]. Befindet sich der Kranke in ausreichendem Allgemeinzustand, so ist der Eingriff immer indiziert, wenn Ruheschmerzen bestehen und eine Amputation droht, wenn aortographisch ein ausreichender Abfluß wahrscheinlich gemacht werden kann und wenn die allgemeine Lebenserwartung des Kranken das Risiko und die Prognose des Eingriffs rechtfertigen. Als absolute Indikation darf man die Aszension des Thrombus in die Aorta ansehen, die zu Symptomen auf der kontralateralen Seite und zur Entwicklung eines renalen Hochdrucks durch Stenose der Nierenarterie führen kann. Sind die Voraussetzungen für eine operative Revision nicht gegeben, so bleibt die Möglichkeit der lumbalen Sympathektomie, die außerdem in jedem Fall dem zweiten Wiederherstellungsversuch angeschlossen werden sollte.

Die Aussichten einer *Fibrinolyse* sind bei der Spätthrombose ebenfalls gering; trotzdem wird man beim akuten Verschluß einen Versuch machen, wenn eine Operation nicht in Betracht kommt oder wenn alle operativen Möglichkeiten erschöpft sind (s. S. 172).

Operationstechnik. Die Reoperation ist immer mit größerem Risiko behaftet als die Primäroperation, die Rethrombosierung zudem beträchtlich häufiger als nach Ersteingriffen. Die Präparation wird in der Regel durch Verwachsungen außerordentlich erschwert. Der retroperitoneale Zugang vermeidet einen Teil dieser Schwierigkeiten, er kann aber nur für Eingriffe empfohlen werden, die sicher nur einseitig sind und nach kranial nicht über die Aortengabel hinaus ausgedehnt werden müssen. Präparation und Palpation der Gefäße sollten zur Vermeidung von Embolien durch wandständige Thromben vorsichtig vorgenommen, Gefäßklemmen aus dem gleichen Grund erst dann angelegt werden, wenn der aortographische Befund palpatorisch bestätigt und die Entscheidung für eine der Rekonstruktionsmöglichkeiten gefallen ist. Beschränkt sich der Verschluß auf den Bereich einer ursprünglichen *Endarteriektomie*, so wird man eine erneute Desobliteration versuchen und die Arterie mit direkter Naht oder mit Hilfe eines Gefäßersatzstreifens (Patch) verschließen. Ist die Obliteration aber ausgedehnter oder die Gefäßwand für eine Rekonstruktion nicht geeignet, so läßt sich die Überbrückung mit einer Gefäßprothese, die man bei entsprechenden Veränderungen auch an der kontralateralen Strombahn vornehmen wird, kaum vermeiden. Ist die Rethrombosierung in einer *Gefäßprothese* entstanden, so kann man zunächst die distale Anastomose durch Längsincision der Prothese revidieren. Läßt sich das Hindernis durch vorsichtiges Absaugen beseitigen[1], so ist auch hier der direkte Verschluß der Incision durch Naht möglich, wenn es sich um eine gestrickte Prothese handelt. Dabei ist darauf zu achten, daß sich die Neointima an der Incisionsstelle nicht ablöst und einrollt, weil so eine erneute Verlegung entstehen kann. Auf die Desobliteration einer in ganzer Länge thrombosierten Prothese bzw. eines Prothesenschenkels sollte man verzichten, wenn die Ausräumung nicht leicht und vollständig gelingt. In diesem Fall ist der Austausch des verschlossenen Prothesenschenkels der kürzere und sicherere Weg. Bestehen Bedenken, daß infolge degenerativer Veränderungen der Arterie keine einwandfreie Naht auszuführen ist, so kann die ursprüngliche Prothese etwa 1 cm von den Anastomosen durchtrennt und die neue Prothese End-zu-End mit den Prothesenstümpfen vereinigt werden. Voraussetzung ist jedoch, daß ursprünglich gestricktes Prothesenmaterial verwendet wurde, da sonst die Gefahr des Ausreißens besteht. Verschlossene homoioplastische Transplantate sollten, wenn irgend möglich, in ganzer Ausdehnung entfernt werden (s. S. 236). Man wird heute zunächst eine Desobliteration der ursprünglichen Strombahn versuchen und erst wenn sich dies als undurchführbar erweist, eine Prothese einsetzen. Im übrigen gelten die gleichen Regeln wie für die primäre Wiederherstellung der Strombahn.

---

[1] In letzter Zeit hat sich uns die Verwendung der Ringkürette und der Ballonsonde nach FOGARTY (s. S. 266) zur Ausräumung verschlossener Prothesen bewährt.

(g) Komplikationen nach Eingriffen am Aorta-Iliaca-Abschnitt

(α) Schädigung der Nieren

Der postoperative *renovasculäre Hypertonus* ist auf die Verlegung einer Nierenarterie durch eingespülte Gerinnsel oder Gewebspartikel oder durch eingestülpte, dissezierte Intima zurückzuführen. THURLBECK und CASTLEMAN [285] fanden 1957 bei 17 von 22 Todesfällen nach Aorteneingriffen Emboli in den Nierenarterien. Drei der 17 Kranken wurden wegen Verschlußkrankheiten, die übrigen wegen eines Aneurysmas operiert. EDWARDS und LYONS [81] sahen 1959 unter 49 Operationen am Aorta-Iliaca-Abschnitt zweimal eine postoperative Nierenkomplikation. Die Ursache liegt meist in technischen Fehlern bei Manipulationen nahe den Nierenarterien, wie die Abnahme der Komplikation mit zunehmender Erfahrung zeigt, im Spätverlauf auch in einer Thrombusaszension nach Wiederverschluß der Aorta. Die *Therapie* wird nach sorgfältiger diagnostischer Klärung (s. S. 423) in der partiellen oder totalen Nephrektomie, in günstigen Fällen auch in der Entfernung oder Umgehung der Strombahnhindernisse bestehen.

Schwerwiegender als die postoperative Hypertonie ist die *postoperative Anurie*. Nach *jeder* größeren Operation muß mit der Möglichkeit eines Nierenversagens gerechnet werden. Nach LUTZEYER [181] wird der renale Blutfluß intra op. unabhängig vom arteriellen Blutdruck um 16% vermindert. Bei 1347 Kranken entwickelte sich postoperativ in 286 Fällen ein Nierenversagen, das in 32% zum Tode führte. Nach SHERANIAN u. Mitarb. [256] sind nicht weniger als 20% aller Todesfälle nach der elektiven Resektion von Bauchaortenaneurysmen einem akuten Nierenversagen zuzuschreiben. DEBAKEY u. Mitarb. [12] geben dagegen auf Grund ihrer ausgedehnten Erfahrungen an, daß eine Niereninsuffizienz nach der elektiven Operation eines Bauchaortenaneurysmas nur selten beobachtet wird und daß selbst bei rupturierten Aneurysmen der Myokardinfarkt häufiger als das Nierenversagen die Todesursache ist. Mehrere Faktoren können isoliert oder in Kombination das Nierenversagen auslösen. Bei regelrecht durchgeführtem und normal verlaufenem Eingriff kann die Ursache in einer *vorbestehenden Nierenschädigung* zu suchen sein. Abgesehen von den chronischen Nierenparenchym-Erkrankungen muß auf die Möglichkeit einer Nierenschädigung durch eine 1—2 Tage vor der Operation durchgeführte Aortographie hingewiesen werden [107]. Während man größere Eingriffe wegen obliterierender Gefäßerkrankungen bei bereits vorliegenden Zeichen einer Niereninsuffizienz vermeiden wird, muß beim Aneurysma gelegentlich trotz erhöhten renalen Risikos operiert werden. Eine weitere Ursache für das postoperative Nierenversagen ist die massive, häufig beiderseitige *Verlegung der Nierenarterien*, wie sie durch embolische Verschleppung von Teilen des Verschlußpfropfs [285] oder durch eine ascendierende Thrombose der desobliterierten Bauchaorta [200, 293] entstehen kann. Die *Nierenvenenthrombose* als Ursache einer Niereninsuffizienz nach Gefäßoperationen ist sehr selten.

Die wichtigste Ursache für das postoperative Nierenversagen dürfte allerdings die *Hypovolämie* sein (*Schockniere*). Sie entsteht präoperativ durch die Ruptur eines Bauchaortenaneurysmas oder intraoperativ als Folge einer Blutung [62, 156]. Die gefährliche renale Vasoconstriction wird in diesen Fällen in der Regel durch die zur Aufrechterhaltung eines Minimalblutdrucks notwendigen Gabe von Vasopressorsubstanzen verstärkt.

Einen großen Raum hat in den letzten Jahren die Diskussion um die *reflektorische renale Vasoconstriction* nach infrarenaler Aortenabklemmung eingenommen. Sowohl am Menschen als auch im Tierexperiment wurde eine Abnahme der Nierendurchblutung mit konsekutiver bis zur Anurie führender Oligurie bei gleichzeitigem Auftreten von Tubulus-Nekrosen beobachtet [10, 212, 224, 306]. Der vasoconstrictorische Impuls soll durch Reizung sympathischer Nervenfasern bei der Manipulation am Nierenstiel oder an der infrarenalen Aorta ausgelöst werden. Zahlreiche andere Autoren konnten diese Feststellung in Nachuntersuchungen nicht bestätigen oder fanden sie von nur geringer und nicht pathogener Bedeutung [18, 90, 96]. Existenz und Bedeutung der reflektorischen

Nierenarteriolen-Constriction sind noch nicht endgültig geklärt. Immerhin scheint deutlich zu werden, daß dieser Genese des Nierenversagens keine so große Bedeutung zukommt, wie man zunächst vermutet hatte. Zur Annahme einer reflektorischen Vasoconstriction ist man nur dann berechtigt, wenn die wahrscheinlicheren Ursachen: hämorrhagischer Schock oder Verlegung der Nierenarterien mit Sicherheit ausgeschlossen sind.

Da die therapeutischen Möglichkeiten nach Auftreten renaler Komplikationen sehr beschränkt sind, kommt ihrer *Verhütung* allergrößte Bedeutung zu. Bei Beachtung der auf S. 361 beschriebenen Operationstechnik läßt sich die Gefahr einer embolischen Strombahnverlegung weitgehend vermeiden. Ein ausreichender Abfluß aus der wiederhergestellten Aorten- und Beckenarterienstrombahn macht eine ascendierende Aortenthrombose praktisch unmöglich. Sorgfältige Verhütung bzw. schnellstmögliche Behandlung eines hypovolämischen Schocks durch ausreichende Volumenzufuhr bei sparsamer Verwendung peripher vasoconstrictorischer Medikamente wird auch die Gefahr der Schockniere auf ein Minimum reduzieren, nie aber vollkommen beseitigen können. Als beste protektive Maßnahme hat sich für diese Fälle die Erzeugung einer osmotischen Diurese erwiesen, die als Schutzmaßnahme beim sog. Crush-Syndrom und bei urologischen Eingriffen schon längere Zeit bekannt ist. Als besonders geeignet für die Auslösung der osmotischen Diurese erwies sich das Mannit [*10, 68, 213, 224*]. Es wird vom Organismus nicht metabolisiert, bleibt im Extracellularraum, wird im Glomerulus leicht filtriert und im Tubulus kaum rückresorbiert. Mannit ist wirksam bei der Adrenalinischämie der Niere und beim hämorrhagischen Schock. Im hypovolämischen Schock und während einer Dauermedikation von Vasopressorsubstanzen infundiert man als protektive Maßnahme für das Nierenparenchym eine 5%ige oder eine 12,5%ige Mannitlösung. Über längere Zeit durchgeführte oder wiederholte Mannit-Infusionen können eine zunächst relative, später absolute Serum-Hyponatriämie herbeiführen, die rechtzeitig ausgeglichen werden muß. Luke [*178*] erlebte unter 34 nicht rupturierten Aneurysmen nur zweimal ein Nierenversagen. Von 12 Kranken mit rupturierten Aneurysmen starben hingegen zehn daran. Bei den drei letzten Fällen wurde Mannit angewandt; trotz präoperativ bekannten Nierenschadens trat kein Nierenversagen ein. In der Annahme, daß die osmotische Diurese auch im Falle einer Reflexvasoconstriction durch infrarenale Aortenabklemmung ihre protektive Wirkung ausübt, hat man vorgeschlagen, bei jedem Eingriff an der abdominalen Aorta, vor allem aber bei der Operation der Bauchaortenaneurysmen eine prophylaktische Mannit-Infusion zu verabreichen [*10*]. Die Berechtigung dieser Maßnahme ist nicht unbestritten geblieben. Beall u. Mitarb. [*12*] kamen auf Grund ihrer Befunde zu dem Ergebnis, daß eine normale Filtrationsrate bei Kranken mit einem Bauchaortenaneurysma ausreicht und daß von der routinemäßigen Mannitanwendung während der Operation kein weiterer Vorteil zu erwarten ist. Sie räumen allerdings ein, daß Kranke mit normalen Nieren und solche mit eingeschränkter Nierenfunktion verschieden auf Wasserbelastung und Mannit ansprechen und daß Mannit bei Kranken mit eingeschränkter Nierenfunktion, bei denen die Nierenarterien vorübergehend abgeklemmt werden müssen, eine protektive Wirkung entfaltet. Als weitere Maßnahme zur Verhütung der reflektorischen Vasoconstriction wurde die Infiltration des Nierenhilus mit Lokalanaesthetica oder Ganglienblockern [*212, 306*] oder die periaortale Sympathicusblockade durch Infiltration mit Lokalanaesthetica [*107*] empfohlen.

Zur *Behandlung* der Niereninsuffizienz wird man nach Erschöpfung der konservativen Maßnahmen rechtzeitig die extrakorporale Dialyse in Anspruch nehmen, da häufig erst unter der Therapie zu entscheiden ist, ob es sich um eine reversible oder um eine irreversible Nierenparenchymschädigung handelt.

In seltenen Fällen wird im weiteren Verlauf der Harnleiter durch fibrotische Heilungsvorgänge im Bereich einer Iliaca-Desobliteration oder einer aorto-femoralen Umleitung eingeengt oder geknickt und es kommt zur *Ureterstauung* und zur *Hydronephrose*. Erst die operative Freilegung klärt die Pathogenese des Hindernisses.

(β) Schädigung des Magen-Darm-Trakts

Ein akutes *Magen- oder Duodenalulcus* kann nicht nur nach thorakalen und kardialen Eingriffen [*21, 155*], sondern auch in den ersten 2—10 Tagen nach schweren Operationen an der abdominalen Aorta auftreten. BLAKEMORE und WOLFSON [*24*] gaben eine Häufigkeit von 0,7% (14 von 2000) nach Thorakotomie an. Entsprechende Angaben nach Aorta-Iliaca-Eingriffen fehlen bisher. VOLLMAR [*290*] erlebte unter 30 Operationen im Bereich der Aortenbifurkation einen Todesfall als Folge eines akut entstandenen Ulcus duodeni. Die Häufigkeit im eigenen Krankengut beträgt etwa 1%. Wie ungünstig die Prognose im Einzelfall sein kann, zeigen drei Fälle im eigenen Krankengut, bei denen es p. op. zur tödlichen Magenblutung kam. Pathogenetisch werden die Ulcera als Stressfolge gedeutet. Außerdem diskutiert man den Zusammenhang der gastrointestinalen Blutung mit der postoperativ eingeschränkten Lungenventilation [*24*]. Die *Diagnose* kann sehr schwierig sein. Das Krankheitsbild sollte bei jedem ungeklärten Kollapszustand in Erwägung gezogen werden. Besonders bei größeren intestinalen Blutverlusten muß man stets daran denken. Blut- oder Teerstuhl (rectale Palpation) und blutiger Mageninhalt (Magensonde) können den Verdacht bestätigen. Okkultes Blut im Stuhl ist im Unterschied zu den Ulcera nach Thoraxeingriffen nur bedingt als Hinweiszeichen zu verwerten. Das Risiko der *Relaparatomie* ist hoch, der kleinste Eingriff der beste.

Eine typische intestinale Frühkomplikation ist die Darmsperre in Form des *paralytischen oder mechanischen Ileus*. Leichtere Grade der Darmlähmung sind häufig und klingen unter der Routinebehandlung meist ab. Neuerdings wird die elektrische Stimulierung (Schrittmacher) empfohlen [*19*]. Schwere, mehrere Tage anhaltende Atonien werden intraoperativen Traumen zur Last gelegt, z.B. der Quetschung des Darms oder der Zerrung der Mesenterialwurzel durch Retractoren oder bei der Eventeration [*283*], ferner der Auskühlung und Austrocknung des Darms bei länger dauernden Eingriffen. Die reflektorische Darmatonie fehlt selten bei einer Wunddehiszenz. Besondere Bedeutung mißt man dem retroperitonealen Hämatom zu.

Als Ursachen des *mechanischen Ileus* fand man vor allem Adhäsionen, Knickungen und die Einstülpung des Darmes in den mangelhaft verschlossenen Retroperitonealraum. *Differentialdiagnostisch* muß man an Mesenterialinfarkte, vor allem an Durchblutungsstörungen des Colon descendens nach Unterbindung der A. mesenterica inferior, die Mesenterialvenenthrombose und die Enteritis nach Verwendung von Antibiotica denken. Für die *Therapie* gelten die Regeln der allgemeinen Chirurgie. Man zögere bei begründetem Verdacht nicht, auch in der postoperativen Frühphase (4.—6. Tag) zu relaparatomieren. Um eine Infektion des Prothesenbettes bzw. der Arteriotomiewunde zu vermeiden, sollte man den Darm möglichst nicht eröffnen. Überdehnte Darmschlingen werden mit Hilfe einer oral eingelegten Miller-Abbott-Sonde entleert.

Ischämie des Colon descendens und sigmoideum. Die Ligatur der A. mesenterica inferior, die bei der Resektion des infrarenalen Bauchaortenaneurysmas zwangsläufig, bei Operationen wegen obliterativer Gefäßveränderungen dagegen nur selten erforderlich ist, kann zu schweren Durchblutungsstörungen der abhängigen Darmabschnitte, d.h. des Colon descendens und sigmoideum [*195, 231, 317*] führen. Durchblutungsstörungen treten aber nur dann auf, wenn die Arterie noch durchgängig war und wenn die kollaterale Blutzufuhr über die A. colica media (aus der A. mesenterica superior) und über die Aa. rectales inferiores (aus den Aa. iliacae internae) infolge angeborener Gefäßvarianten oder arteriosklerotischer Obliterationen nicht ausreicht [*193, 274*]. Die Durchblutungsstörung droht besonders dann, wenn bei Ausdehnung des Aneurysmas auf die Beckenarterien neben der offenen A. mesenterica inferior auch die Aa. iliacae internae unterbunden werden müssen [*17, 264*]. Die wichtigsten Symptome sind (schleimig-blutige) *Durchfälle, Meteorismus* und *Kreislaufkollaps*. Sie entwickeln sich meist schon kurz nach dem Eingriff bzw. in den ersten Tagen p.op., ihr Beginn wurde aber auch in der dritten Woche p. op. beschrieben. Leichte Formen äußern sich in vorübergehenden Durchfällen mit Bauch- und

Rückenschmerzen. Ist die Durchblutungsstörung schwer oder irreversibel, so treten Tenesmen, Ileus, hohe Temperaturen und Zeichen einer Durchwanderungsperitonitis auf. Die Leukocytenzahl steigt auf 20 000—50 000/mm³. Infolge Gangrän des ischämischen Darmabschnitts kann es schließlich zur Perforation kommen, die den meist älteren und im Allgemeinzustand bereits reduzierten Kranken in der Regel auch bei rechtzeitigem chirurgischem Eingreifen zum Verhängnis wird [*317*].

Übersteht der Patient das akute Stadium der Durchblutungsstörung, so können sich chronische Durchfälle und progrediente Strikturen als Restzustand entwickeln. Die *Häufigkeit* der Komplikation beträgt etwa 1 % der operierten Fälle [*317*]. DEBAKEY [*59*], der in seinem großen Krankengut keinen solchen Fall erlebt hat, weist darauf hin, daß man das Mesocolon während der Operation sorgfältig schonen muß. YOUNG u. Mitarb. [*317*] stellten 42 Fälle zusammen (darunter acht eigene Patienten), von denen 23 die Komplikation nicht überlebten. Zwölf wurden wiederhergestellt, sieben davon nach Darmresektion. Bei vier Kranken verblieb eine symptomlose Rectumstriktur. Von drei Kranken fehlten genauere Angaben.

Die *Diagnose* der Komplikation kann außerordentlich schwierig sein, da sich die ersten Symptome kaum von den normalen postoperativen Beschwerden unterscheiden. Die wertvollste diagnostische Maßnahme ist die Recto-Sigmoidoskopie [*40*], bei der man ein Ödem, Blutungen und eine livide Verfärbung der polypös verdickten Darmmucosa feststellen kann. Die Röntgenleeraufnahme des Abdomens zeigt eine Blähung der vor der Nekrose liegenden Darmabschnitte. *Differentialdiagnostisch* sind in erster Linie die innere Blutung, der Herzmuskelinfarkt, die

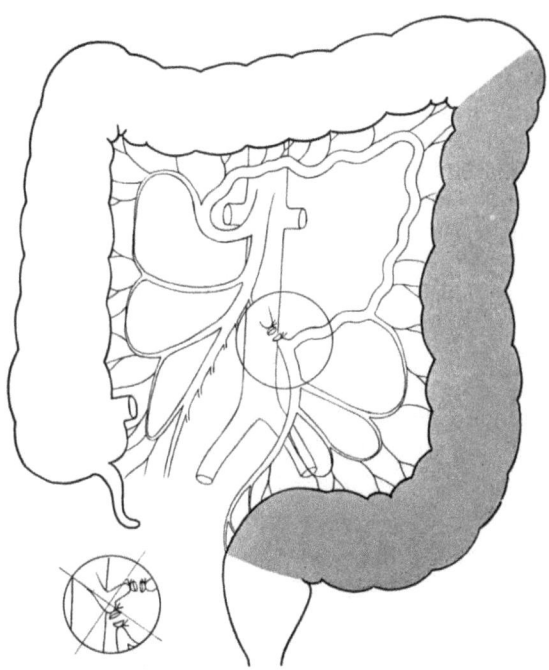

Abb. 133. Kollaterale Blutversorgung des Colon descendens und sigmoideum nach Unterbindung des Stamms der A. mesenterica inferior über die Riolansche Kollaterale (A. colica media und A. colica sinistra). Cave Ligatur der A. mesenterica inferior distal vom Abgang der A. colica sinistra!

Lungenembolie oder die Enterocolitis nach Gabe von Antibiotica [*98*] zu erwägen. Eine frühzeitige Relaparatomie mit Resektion des ischämischen Darmabschnitts kann lebensrettend sein.

Prophylaktisch sollte man bei der Operation die Durchblutung der Aa. iliacae internae, wenn irgend möglich, erhalten oder bei bereits vorliegendem Verschluß wiederherzustellen versuchen. Die Ligatur der A. mesenterica inferior muß unbedingt an der Wurzel, proximal vom Abgang der als Kollaterale wichtigen A. colica sinistra erfolgen (s. Abb. 133). Außerdem sollte man stets den kritischen Darmabschnitt vor Verschluß des Abdomen kontrollieren und die Pulsation der Arkaden-Arterien prüfen. YOUNG u. Mitarb. [*317*] empfehlen, bei aortographisch nachgewiesenen Verschlüssen der großen Darmarterien das Colon wie zu einer Colonresektion mit Antibiotica vorzubereiten.

Die *aortointestinale Fistel* zählt zu den schwersten Komplikationen überhaupt. HUMPHRIES u. Mitarb. [*140*] haben 70 Fälle aus der Literatur und ihrem Krankengut zusammengestellt. Die Komplikation tritt in etwa 2—3 % aller Eingriffe am Aorta-Iliaca-Abschnitt auf, etwa doppelt so häufig nach Aneurysmaoperationen wie nach Eingriffen wegen obliterierender Veränderungen. Die Arbeitsgruppe um DEBAKEY [*50, 59, 97*] hat nur in 0,4 % eine aortointestinale Fistel erlebt.

Ursache kann die Perforation eines *Aneurysmas* an einem homoioplastischen Transplantat [*153, 166, 182*] oder an der Anastomosennaht einer synthetischen Prothese sein. Häufig liegt eine *Infektion* zugrunde, die primär intra operationem oder bei ungenügender Deckung des Transplantats bzw. einer Aortotomie sekundär vom Darm aus entstehen kann [*45*]. Als Ursache der Sekundärinfektion werden eine Keimdurchwanderung durch die gesunde Darmwand, eine intraoperative Verletzung des Darms oder die Arrosion der Darmwand durch eine mangelhaft gedeckte Prothese bzw. Anastomosennaht erwogen [*66*].

Entsprechend der unterschiedlichen Pathogenese entsteht die Fistel bei Verwendung von Homoiotransplantaten vorwiegend (80 %) im Verlauf des Transplantats, bei Verwendung synthetischer Prothesen dagegen in der Regel (75 %) im Bereich der proximalen Anastomose. Die Perforation erfolgt wegen der engen topographischen Lagebeziehungen, ähnlich wie die Spontanperforation des Bauchaortenaneurysmas, meist in das distale Duodenum (80 %), seltener in das Jejunum oder Ileum. Die Perforation ereignete sich 2—30 Monate nach der Operation. HUMPHRIES u. Mitarb. [*140*] beobachteten, daß die Fistel bei Infektion von Homoiotransplantaten durchschnittlich nach 2 Jahren, an synthetischem Gefäßersatz dagegen schon nach $\frac{1}{2}$ Jahr entsteht. Das charakteristische *Symptom* ist die Magen-Darm-Blutung, die akut und massiv einsetzen oder als schleichende Intervallblutung über Monate verlaufen kann. Die *Diagnose* einer aortointestinalen Fistel sollte bei jeder Hämatemesis oder Melaena nach einem Eingriff am Aorta-Iliaca-Abschnitt erwogen werden, solange eine andere Blutungsquelle nicht mit Sicherheit nachgewiesen ist. Es ist eine Diagnose per exclusionem. Bei der Röntgenuntersuchung können Unregelmäßigkeiten des Duodenalreliefs (Thrombenmassen) oder Deformierungen der Duodenalschleife (retroperitoneales Hämatom) auffallen.

Differentialdiagnostisch sind vor allem Magen- und Duodenalulcera, Oesophagusvaricen, hämorrhagische Gastritis und Magencarcinom auszuschließen.

Die *Therapie* besteht in dem chirurgischen Verschluß der Fistel. Mit der Verdachtsdiagnose ist daher immer die Indikation zur Laparotomie gegeben. Zunächst wird die Aorta proximal und distal vom Transplantat freipräpariert und zur Abklemmung vorbereitet. Bei bedrohlichen Blutungen ist der Zugang zur subdiaphragmalen Bauchaorta durch die Bursa omentalis zu empfehlen (s. S. 648). Nach Sicherung der Aorta präpariert man sorgfältig alle Darmschlingen frei und löst nach Abklemmung der Aorta die perforierte Darmschlinge vom Transplantat. Zur Vermeidung einer Infektion aus dem offenen Darm sollte *zunächst die intestinale Fistelöffnung* versorgt werden, was meist durch Übernähung gelingt. Nur selten ist eine Teilresektion des Duodenum mit Duodeno-Jejunostomie erforderlich. Das Vorgehen an der Aorta ist davon abhängig, ob eine Infektion vorliegt oder nicht. Bei bestehender Infektion [*288a*] muß das Transplantat vollständig entfernt und die Strombahn durch Naht der Aortenstümpfe verschlossen werden. Gelegentlich besteht die Möglichkeit, die Kontinuität der Strombahn mittels einer außerhalb des infizierten Bereichs angelegten thorako-abdominalen Prothesenumgehung wiederherzustellen [*23*]. Kann eine Infektion ausgeschlossen werden, so steht der Erhaltung der Strombahn nichts im Wege. Homoiotransplantate muß man resezieren und durch synthetische Prothesen ersetzen. Bei primär synthetischem Gefäßersatz wird man die insuffiziente Anastomosennaht verstärken bzw. neu anlegen. Gelingt dies nicht ausreichend, so muß die Anastomose verschlossen und die Prothese nach proximal bis zu einem gesunden Aortenabschnitt verlängert werden. Das Operationsrisiko ist groß. Die Operationsletalität wird mit 31 % [*97*] bzw. 55 % [*140*] angegeben.

Zur *Verhütung* der folgenschweren Komplikation sind folgende Punkte zu beachten:

1. Verwendung synthetischen anstatt homoioplastischen Aortenersatzes, wenn keine Desobliteration möglich ist.

2. Sorgfältige Nahttechnik.

3. Gute zweischichtige Deckung des Transplantats mit periaortalem Gewebe und Peritoneum. Steht periaortales Gewebe nicht ausreichend zur Verfügung, so kann man

nach dem Vorschlag von DeBakey [59, 97] einen gestielten Lappen des großen Netzes zwischen Duodenum und Transplantat interponieren.

Häufig entstehen nach Operationen am Aorta-Iliaca-Abschnitt *Völlegefühl, Meteorismus* und hartnäckige *Obstipation*. Neben adhäsionsbedingten Motilitätsstörungen kommen intestinale Durchblutungsstörungen als Ursache in Betracht, die als Folge der Arteriosklerose auch häufig spontan solche Erscheinungen hervorrufen. Auch die intraoperative Schädigung der präaortalen Nervengeflechte kann eine Rolle spielen.

(γ) Nahtaneurysma

Das Nahtaneurysma ist keine für den Aorta-Iliaca-Abschnitt spezifische Komplikation, wenn man es auch hier, vor allem an den Femoralis-Anastomosen, besonders häufig beobachtet. Es wird im Allgemeinen Teil (S. 236) besprochen.

(δ) Schädigung des Nervensystems

Eine Schädigung des *Rückenmarks* infolge mangelnder Blutversorgung während der infrarenalen Abklemmung der Aorta ist sehr selten, weil die für die Durchblutung der caudalen Rückenmarksabschnitte wichtige A. radicularis magna in der Regel aus den untersten Intercostalarterien entspringt [1, 165]. In einem Fall konnte gezeigt werden, daß die Arterie atypisch von der ersten Lumbalarterie entsprang, die offenbar während der Operation abgeklemmt oder durchtrennt worden war [115, 198]. Liegen keine Gefäßvarianten vor, so kann die Aorta infrarenal ohne Gefahr für das Rückenmark bis auf 2 Std abgeklemmt werden.

Über Schmerzen am Oberschenkel, besonders an der Innenseite bis hinunter zum Knie, wird nicht selten noch Monate nach der Operation geklagt, wenn die A. femoralis comm. freigelegt wurde. Die Begrenzung auf das Versorgungsgebiet der Rr. cutanei ventrales N. femoralis legt es nahe, daß es sich hierbei um Parästhesien infolge Irritation der *peripheren Nerven* während der Operation oder durch Narbendruck handelt. Motorische Ausfälle (N. femoralis) sind außerordentlich selten.

Eine Störung der *männlichen Sexualfunktion* gaben im eigenen Krankengut 16 von 140 Kranken (11 %) nach Eingriffen am Aorta-Iliaca-Abschnitt an. In der Regel handelte es sich um eine Ejaculationsstörung, häufig waren jedoch auch die übrigen Teilfunktionen der Potenz mehr oder weniger stark betroffen. Verwertbare Vergleichszahlen mit differenzierten Angaben über die Art der Ausfälle fehlen bisher [35]. Über die *Ursache* der postoperativen Impotenz herrscht Unklarheit. Ebenso wie für die spontan auftretenden Störungen kommen vasculäre und neurogene Schädigungen in Betracht. Am wahrscheinlichsten ist die Annahme, daß sie auf die unvermeidbare Schädigung des präaortalen Plexus durch die intraoperative Präparation zurückzuführen sind. Gegen eine arterielle Zirkulationsbehinderung als ausschließliche Ursache sprechen das Auftreten nach einseitigen Iliaca-Operationen und der isolierte Ejaculationsausfall bei erhaltener Erektion. Auffallend ist, daß nach doppelseitiger Unterbindung der A. iliaca interna bei lebensbedrohlichen Glutäalblutungen oder zur Blutstillung bei Rectum-Amputationen keine Potenzstörungen beobachtet wurden. Dagegen geht die Erektionsfähigkeit häufig nach Beckenkontusionen verloren. Ein neurogener Schädigungsmechanismus infolge Mangeldurchblutung bestimmter Rückenmarksbezirke bei Aortenverschlüssen, wie er früher angenommen wurde (Lit. bei [248]) ist weniger wahrscheinlich. Gezielte prophylaktische oder therapeutische Maßnahmen sind bisher nicht bekannt.

Die Potenzstörungen haben, von der psychischen Belastung des Kranken abgesehen, insofern Bedeutung, als sie zu Regreßansprüchen führen können. Aus diesem Grunde empfiehlt es sich, vor der Operation eine sorgfältige Anamnese zu erheben, bei der sich häufig bereits Ausfallserscheinungen erfragen lassen. Ferner ist es ratsam, den Patienten wie vor einer lumbalen Sympathektomie auf die möglichen Folgen des Eingriffs aufmerksam zu machen.

(ε) Schädigung der Lymphwege und der Mikrozirkulation

MARTIN [186] berichtete über einen *Chylaskos.* Die sehr seltene Komplikation entstand infolge Verletzung großer Lymphbahnen bei der Freilegung. Der Erguß bildete sich nach mehreren Punktionen zurück.

Eine verhältnismäßig häufige, aber fast immer gutartige Komplikation ist das *Ödem des Unterschenkels und Fußes* nach Wiederherstellung der Strombahn, das schon in Horizontallage, noch stärker nach dem ersten Aufstehen auftritt und sich langsam spontan zurückbildet. Als Ursache werden mangelhafter Arteriolentonus, vermehrte Capillarpermeabilität infolge chronischer Hypoxie, Lymphstauung oder latente Thrombophlebitis diskutiert. Hochlagern der Beine, leichtes Wickeln, u. U. Diuretika und Phenylbutazonpräparate beseitigen das Ödem in kurzer Zeit [293].

(h) Operationsergebnisse

Letalität. Todesfälle infolge von Wiederherstellungsoperationen bei chronischen Arterienverschlüssen müssen unter dem Aspekt betrachtet werden, daß diese Eingriffe weder lebensrettend sind noch unmittelbar der Verlängerung des Lebens dienen. Nur die ascendierende Thrombose der Aorta mit drohender Verlegung der Nierenarterienabgänge, die Nierenarterienstenose und das Aneurysma machen eine Ausnahme. Die Tabellen 26—29 zeigen Häufigkeit und Ursachen postoperativer Todesfälle. Während über die Operations- und Frühletalität zahlreiche lückenlose und größtenteils auch autoptisch gesicherte Untersuchungen vorliegen, ist die Spätletalität, die im Hinblick auf die komplikationsbedingten Todesfälle besonders interessiert, oft nicht ausreichend zu übersehen. Primär vasculäre Komplikationen (Nahtdehiszenz und Blutung) stehen hinter den Manifestationen des Grundleidens in der coronaren und cerebralen Strombahn und hinter den Folgen des meist ausgedehnten Bauchhöhleneingriffs zurück. Besondere Bedeutung für die Früh- und Spättodesfälle hat der Coronarinfarkt. Die Operationssterblichkeit ist in den fortgeschrittenen Stadien des Verschlußleidens höher als im Stadium der Claudicatio intermittens. Mit zunehmender Erfahrung ist ein Rückgang der Sterblichkeit festzustellen, dessen Gründe in der Verbesserung der Indikationsstellung, in der Standardisierung von Technik und Nachbehandlung liegen. Die Operationssterblichkeit bei hohem Aortenverschluß ist nicht genau bekannt, man muß jedoch mit einer erheblich höheren Letalität als bei tiefsitzenden Verschlüssen rechnen (etwa 30%). Im

Tabelle 26. *Operationsletalität. Wiederherstellungsoperationen bei Aorta-Iliaca-Verschlüssen*

Autor	Ort	Jahr	Gesamt	Todesfälle in %
BECKWITH u. Mitarb. [13]	Denver	1958	65	(7,7)
ERSKINE u. Mitarb. [85]	San Francisco	1959	33	(3,0)
HITCHCOCK u. Mitarb. [134]	Minneapolis	1959	90	(10)
SHEPHERD u. WARREN [255]	Boston	1960	52	(15,4)
SZILAGYI u. Mitarb. [277]	Detroit	1960	235	7,6
WYLIE [314]	San Francisco	1960	230	2
CANNON u. Mitarb. [38]	Los Angeles	1961	94	(5,3)
DeBAKEY u. Mitarb. [61]	Houston	1961	1245	2,4
EASTCOTT [71]	London	1962	60	(8,3)
SHUCKSMITH u. ADDISON [257]	Leeds	1962	49	(4)
VOLLMAR [290]	Heidelberg	1962	30	(6,7)
WHITMAN u. McGOON [309]	Mayo Clinic	1962	87	(3,4)
COCKETT u. MAURICE [42]	London	1963	90	(10)
FONTAINE u. Mitarb. [89]	Straßburg	1963	Aorta 68	(14)
			Aa. iliacae 321	11
KRANEPUHL u. PÄSSLER [160]	Leverkusen	1963	75	(12)
LINDER u. Mitarb. [172]	Heidelberg/Berlin	1963	138	9
STOKES u. Mitarb. [271]	St. Louis	1963	115	9,5
VINK u. TERPSTRA [289b]	Leyden	1964	218	3,6
DeBAKEY u. Mitarb. [60b]	Houston	1964	2029	6,4
Eigenes Krankengut	Marburg/Köln	1965	281	5,3

Tabelle 27. *Operationsletalität. Wiederherstellungsoperationen bei Femoralis-Poplitea-Verschlüssen*

Autor	Ort	Jahr	Gesamt	Todesfälle in %
HITCHCOCK u. Mitarb. [134]	Minneapolis	1959	92	(3,3)
HIERTONN [132]	Stockholm	1960	48	(4,2)
SZILAGYI u. Mitarb. [277]	Detroit	1960	236	1,27
DEBAKEY u. Mitarb. [61]	Houston	1961	937	0,3
ROBERTS u. HARDESTY [236]	Philadelphia	1961	102	3
WHITMAN u. Mitarb. [308]	Mayo Clinic	1961	55	(0)
ASHTON u. Mitarb. [7]	Birmingham/Engl.	1962	46	(4,4)
EASTCOTT [71]	London	1962	73	(6,9)
LINTON u. DARLING [174]	Boston	1962	76	(1,3)
SHUCKSMITH u. ADDISON [257]	Leeds	1962	114	1,4
COCKETT u. MAURICE [42]	London	1963	140	2
FONTAINE u. Mitarb. [89]	Straßburg	1963	A. femoralis 613	9
			A. poplitea 123	8
LINDER u. Mitarb. [172]	Heidelberg/Berlin	1963	134	2,1
STOKES u. Mitarb. [271]	St. Louis	1963	118	1,7
SZILAGYI [275a]	Detroit	1964		1,3
COCKETT [41a]	London	1964	93	(0)
DEBAKEY u. Mitarb. [60b]	Houston	1964	1523	0,4
Eigenes Krankengut	Marburg/Köln	1965	71	(4,2)

Tabelle 28. *Operationsletalität: Ursachen*

Autor	Jahr	Gesamt	Lokal. AI = Aorta-Iliaca FP = Femoralis-Poplitea	Todesfälle	Myokardinfarkt	Nierenembolie u. -versagen	Blutung, Ruptur	Sepsis, Infektion	Antikoagulantien	Magenblutung	Ileus	Lungenembolie	Mesenterialinfarkt	Enterocolitis	Andere Ursachen, Schock
LEEDS u. GILFILLAN [167]	1958	25	AI	1	1										
CRAWFORD u. Mitarb. [50]	1960	638	AI	16	9	4	2					1			
LUND u. HENRICHSEN [179]	1960	119	AIP	1											1
SHEPHERD u. WARREN [255]	1960	52	AI	8	1	4	1					1			1
BARTOS u. LICHTENBERG [9]	1961	30	AIF	2				1	1						
CANNON u. Mitarb. [38]	1961	94	AI	5			1								4
MEYER-BURGDORFF u. MARZOLI [200]	1961	67	AIF	7		3			3						1
ROBERTS u. HARDESTY [236]	1961	128	FP	3	1			1		1	1				1
WAIBEL [293]	1961	34	AIF	4					1	1			1		2
EASTCOTT [71]	1962	60	AI	5	2	2						1			
		73	FP	5	1		4								
LINTON u. DARLING [174]	1962	76	FP	1	1										
SHUCKSMITH u. ADDISON [257]	1962	49	AI	2		1			1						
		144	FP	2	1					1					
VOLLMAR [290]	1962	30	AI	2			1			1					
COCKETT u. MAURICE [42]	1963	90	AI	9	3		1			1	1	1	2		
		140	FP	3	1			1				1			
Eigenes Krankengut	1963	217	AI	17	3	1	5		1	2	2			1	2
		55	FP	2		1					1				
		2007		95	24	16	11	7	7	6	4	4	3	1	12

eigenen Krankengut starben vier von 13 Kranken im postoperativen Verlauf, davon drei unter den Zeichen eines Coronarinfarktes.

Vergegenwärtigt man sich die ungünstigen lokalen und klinischen Voraussetzungen, so erscheint die Letalität der Wiederherstellungsoperationen gering. Bauchhöhleneingriffe von ähnlichem Umfang haben eine Letalität etwa gleicher Größenordnung (Operationsletalität beim Rectum-Carcinom: 5—7 %). Auch ein Vergleich mit der Amputa-

Tabelle 29. *Letalität im weiteren Verlauf nach Wiederherstellungen bei Aorta-Iliaca- und Femoralis-Poplitea-Verschlüssen*

Autor	Jahr	Gesamt	Todesfälle		Davon coron.-cerebr.	Beobachtungszeit
			Anzahl	%		
Aorta-Iliaca						
DeBakey u. Mitarb. [60]	1958	448	9	2	7	bis 2$^1/_2$ Jahre
LeFevre u. Mitarb. [168]	1959	308	13	4,2	7	bis 5 Jahre
Shepherd u. Warren [255]	1960	52	4	(7,7)	3	1—7 Jahre
Stokes u. Butcher [270]	1960	100	8	6,4	4	bis 3 Jahre
Szilagyi u. Mitarb. [277]	1960	235	26	13,2	20	bis 7 Jahre
Cannon u. Mitarb. [38]	1961	94	5	(5,2)	1	bis 6 Jahre
Leeds u. Gilfillan [167]	1961	25	3	(12)	3	6 Monate bis 8 Jahre
Shucksmith u. Addison [257]	1962	49	7	(14)	5	bis 3 Jahre
Femoralis-Poplitea						
Ejrup u. Hiertonn [83]	1960	25	3	(12)	2	3—6 Jahre
Szilagyi u. Mitarb. [277]	1960	236	22	12,6	18	bis 7 Jahre
Ashton u. Mitarb. [7]	1962	46	1	(2,2)	1	bis 8 Jahre
Linton u. Darling [174]	1962	76	1	(1,3)	1	6 Monate bis 6 Jahre
Shucksmith u. Addison [257]	1962	114	8	7	8	bis 3 Jahre
		1808	110	6,0	80 = 73%	

Das heißt: Von 110 Kranken, die im Spätverlauf nach Wiederherstellungsoperationen starben, erlitten $^3/_4$ eine tödliche Komplikation infolge Arteriosklerose der Coronar- oder Cerebralarterien.

tionssterblichkeit (1—21%) [*41, 57, 310*] erscheint zunächst nicht ungünstig. Allerdings handelt es sich bei Amputationsfällen um eine selektiv ungünstige Gruppe, bei der aus allgemeinen (Alter, Begleiterkrankungen, Allgemeinzustand) und speziellen angiologischen Gesichtspunkten eine Gefäßoperation nicht mehr indiziert ist. Sie können deshalb zu einem direkten Vergleich nicht herangezogen werden.

Ergebnisse der Wiederherstellungsoperationen. Die Erfolgsbeurteilung wird in der Regel nach klinisch-angiologischen Gesichtspunkten erfolgen. Dabei macht man die Erfahrung, daß eine Besserung des Befundes nicht immer mit einem gelungenen rekonstruktiven Eingriff einhergeht. Man spricht von einem Operationserfolg, wenn der Kranke beschwerdefrei wurde, wenn er aus den Stadien III oder IV in das Stadium II überführt werden konnte oder wenn die Claudicatio intermittens wenigstens vom Stadium IIb in das Stadium IIa übergegangen ist. Leider fehlt in einem Teil der Veröffentlichungen die präoperative Aufgliederung des Krankengutes nach dem Schweregrad, so daß eine Beurteilung unmöglich ist. Die Dauer des Erfolgs kann aus summarischen Angaben über die Nachbeobachtungszeit nicht entnommen werden. Notwendig ist eine Aufteilung der Ergebnisse nach dem Vorbild der Carcinom-Statistiken, wie sie inzwischen auch die Aneurysma-Chirurgie übernommen hat. Stokes u. Mitarb. [*271*] schlugen eine Aufschlüsselung der klinischen Ergebnisse entsprechend den Lebenserwartungstabellen der Versicherungsgesellschaften vor.

Heilungsaussichten bei den verschiedenen Verschlußlokalisationen. Tabelle 30 gibt einen Überblick über die Heilungsaussichten bei Verschlüssen im Aorta-Iliaca-Bereich. Mit einer sofortigen Besserung ist in 80—95% der Fälle zu rechnen. Die Erfolgsquote fällt dann allmählich auf 70—80% nach 3 Jahren und auf etwa 70% nach 5 Jahren. Im Femoralis-Poplitea-Abschnitt (Tabelle 31) lassen sich die Verschlüsse und ihre Folgen primär nur in 70—80% beseitigen. Schon im ersten Jahr p. op. treten häufig Wiederverschlüsse auf. Die Spätergebnisse sind wesentlich ungünstiger als nach entsprechenden Eingriffen am Aorta-Iliaca-Abschnitt, denn bereits nach 3 Jahren ist ein Erfolg höchstens in $^2/_3$, nach 5 Jahren höchstens noch in der Hälfte der Fälle zu verzeichnen[1].

---

[1] Szilagyi u. Mitarb. [Arch. Surg. **90**, 617 (1965)]: Am Aorta-Iliaca-Abschnitt nach 5—6 J. 92,9% der Desobliterationen und 82,4% der Prothesenumleitungen noch offen. Am Femoralis-Poplitea-Abschnitt nach 3—4 J. nur noch 50% der Prothesenumleitungen, aber noch 100% der autologen Venentransplantate durchgängig.

Tabelle 30. *Erfolgsaussichten nach Aorta-Iliaca-Wiederherstellung*

Autor	Ort	Jahr	Gesamt	„Heilung"		Beobachtungszeit
				früh %	spät %	
ERSKINE u. Mitarb. [85]	San Francisco	1959	33	92	—	—
HITCHCOCK u. Mitarb. [134]	Minneapolis	1959	90	75	—	—
SZILAGYI u. Mitarb. [277]	Detroit	1960	235	80	72	bis 7 Jahre
WYLIE [314]	San Francisco	1960	230		3	bis 9 Jahre
CANNON u. Mitarb. [38]	Los Angeles	1961	94	86	69	30 Monate
DEBAKEY u. Mitarb. [61]	Houston	1961	1245	97	95	bis 10 Jahre
SHUCKSMITH u. ADDISON [257]	Leeds	1962	49		70	1—7 Jahre
STOKES u. Mitarb. [271]	St. Louis	1963	115		67	2 Jahre
Eigenes Krankengut	Marburg/Köln	1965	209	96	68	bis 10 Jahre

Tabelle 31. *Erfolgsaussichten nach Femoralis-Poplitea-Wiederherstellung*

Autor	Ort	Jahr	Gesamt	„Heilung"		Beobachtungszeit
				früh %	spät %	
HITCHCOCK u. Mitarb. [134]	Minneapolis	1959	92	67	—	—
WARREN u. Mitarb. [299]	Boston	1959	70		31	1—4 Jahre
EDWARDS [78]	Birmingham/USA	1960	125	90	40	bis 2 Jahre
SZILAGYI u. Mitarb. [277]	Detroit	1960	236	71	41	bis 7 Jahre
DEBAKEY u. Mitarb. [61]	Houston	1961	937	90	80	bis 10 Jahre
ROBERTS u. HARDESTY [236]	Philadelphia	1961	102	42	36	1—7 Jahre
WHITMAN u. McGOON [309]	Mayo Clinic	1962	128	80	49	bis 2¹/₂ Jahre
ASHTON u. Mitarb. [7]	Birmingham/Engl.	1962	49	—	30	bis 8 Jahre
LINTON u. DARLING [174]	Boston	1962	76	91	94	18 Monate
SHUCKSMITH u. ADDISON [257]	Leeds	1962	114	85	66	über 3 Jahre
STOKES u. Mitarb. [271]	St. Louis	1963	118	70	50	2 Jahre
Eigenes Krankengut	Marburg/Köln	1965	50	78	—	—

Bei kombinierten Verschlüssen im Aorta-Iliaca- und im Femoralis-Poplitea-Abschnitt liegen besonders ungünstige Voraussetzungen vor. Nach den wenigen verwertbaren Berichten über ausgedehnte Überbrückungen dieser Verschlüsse mit plastischem Arterienersatz (Aorto-femoro-popliteale Umgehung) mißlingt die Wiederherstellung primär relativ oft. Schon im ersten Jahr p. op. kommt es häufig zum thrombotischen Verschluß einer Teilstrecke der Umgehung, meist des femoropoplitealen Anteils. Wegen der hohen Morbidität und schlechten Prognose wurde diese ausgedehnte Umgehungsoperation allgemein aufgegeben.

Die Ergebnisse einer auf den Aorta-Iliaca-Abschnitt beschränkten Wiederherstellung bei gleichzeitigen distalen Verschlüssen sind schwer zu übersehen, da über den Zustand der distalen Strombahn meist keine ausreichenden und vergleichbaren Angaben vorliegen, und weil die proximale Wiederherstellung vielfach mit einer lumbalen Sympathektomie kombiniert wird. Es steht jedoch fest, daß durch den Anschluß des Profunda-Strombetts eine hochgradige Ischämie (Stadium III und IV) trotz weiter bestehender Femoralis-Obliteration beseitigt werden kann. Die Beeinflussung der Claudicatio intermittens ist von dem Ausmaß der verbleibenden Verschlüsse abhängig. MORRIS u. Mitarb. [207] fanden in einer Analyse von 102 Fällen, bei denen sich die Wiederherstellung auf eine aortofemorale Umleitung beschränkte, in 82% ein zufriedenstellendes Resultat. Nur in 4% kam es zur Amputation. Wenn auch nur in 40% der Fälle [207] mit einem Wiedererscheinen der peripheren Pulse gerechnet werden kann, so darf man bei solchen Kranken jede Verlängerung der schmerzfreien Gehstrecke als Erfolg bezeichnen. Insgesamt können die Frühergebnisse dieser Methode als gut bezeichnet werden. Zur Beurteilung der Spätergebnisse liegen ausreichende Erfahrungen noch nicht vor. Mit einem Verschluß der distalen Anastomose muß im weiteren Verlauf relativ häufig gerechnet werden.

Tabelle 32. *Ergebnisse nach Thrombendarteriektomie. Aorta-Iliaca-Verschlüsse*

Autor	Ort	Jahr	Gesamt	Gut p. op. %	Gut spät %	Wieder-verschl. %	Beobachtungszeit
CRAWFORD u. Mitarb. [50]	Houston	1960	121	96	—	2,4	bis 6 Jahre
SZILAGYI u. Mitarb. [277]	Detroit	1960	61	93	93	—	bis 3 Jahre
WYLIE [314]	San Francisco	1960	160			8	4—9 Jahre
CANNON u. Mitarb. [38]	Los Angeles	1961	94	86	—	12	Mittel: 3 Monate
SHUCKSMITH u. ADDISON [257]	Leeds	1962	24	87	67	—	1—3½ Jahre
WHITMAN u. McGOON [309]	Mayo Clinic	1962	28	85	75	—	über 1 Jahr
COCKETT u. MAURICE [42]	London	1963	42	88	83	—	9 Monate bis 6 Jahre
FONTAINE u. Mitarb. [89]	Straßburg	1963	Aorta: 23		74	—	1 Jahr
			Aa. iliacae:				
			48 kurz		40		1 Jahr
			99 lang		45		1 Jahr
STOKES u. Mitarb. [271]	St. Louis	1963	79	87	80	—	bis 5 Jahre
Eigenes Krankengut	Marburg/Köln	1965	35	96	71,5		bis 10 Jahre

Tabelle 33. *Ergebnisse nach Strombahnwiederherstellung mit Gefäßersatz (Resektion oder Umgehung)*
bei Aorta-Iliaca-Verschlüssen

Autor	Ort	Jahr	Gesamt	Gut p. op. %	Gut spät %	Beobachtungszeit
DEBAKEY u. Mitarb. [61]	Houston	1961	1245	97	94	bis 5 Jahre
WHITMAN u. McGOON [309]	Mayo Clinic	1962	133	85	57	bis 3 Jahre
COCKETT u. MAURICE [42]	London	1963	45	87	67	1—9 Jahre
FONTAINE u. Mitarb. [89]	Straßburg	1963	Aorta			
			6 Homoiopl.		17	
			24 Prothesen		30	
			Aa. iliacae			
			5 Venen		40	1 Jahr
			28 Homoiopl.		32	
			73 Prothesen		35	
STOKES u. Mitarb. [271]	St. Louis	1963	36	83	48	bis 6 Jahre
Eigenes Krankengut	Marburg/Köln	1965	174		67	bis 10 Jahre

Tabelle 34. *Ergebnisse nach Thrombendarteriektomie bei Femoralis-Poplitea-Verschlüssen*[1]

Autor	Ort	Jahr	Gesamt	Gut p. op. %	Gut spät %	Beobachtungszeit
WYLIE [314]	San Francisco	1960	45	—	42	nach 4 Jahren
DEBAKEY u. Mitarb. [49]	Houston	1961	54	81	—	—
ROBERTS u. HARDESTY [236]	Philadelphia	1961	24	—	42	nach 1 Jahr
SHUCKSMITH u. ADDISON [257]	Leeds	1962	38	94	71	bis 3 Jahre
COCKETT u. MAURICE [42]	London	1963	87	84	69	10 Monate bis 5½ Jahre
FONTAINE u. Mitarb. [89]	Straßburg	1963	A. femoralis			
			46 kurz	—	33	
			106 lang	—	40	
			A. poplitea			1 Jahr
			47 kurz		28	
			42 lang		24	
STOKES u. Mitarb. [271]	St. Louis	1963	66	71	56	nach 2 Jahren
Eigenes Krankengut	Marburg/Köln	1965	50	78	69	bis 10 Jahre

---

[1] EDWARDS [Surgery 58, 469 (1965)] berichtete über Durchgängigkeit der rekonstruierten A. femoralis in 85% (45 Kranke) 3 Jahre p. op. (Desobliteration, plastische Erweiterung und/oder Umgehung mit autologer Vene).

Die Heilungsaussichten in Abhängigkeit von dem angewandten Operationsverfahren. Hier soll nur auf die beiden prinzipiellen Möglichkeiten der Strombahnwiederherstellung, die *Desobliteration* und den *Gefäßersatz* eingegangen werden. Wie Tabellen 32 und 33 zeigen, sind Früh- und Spätergebnisse im *Aorta-Iliaca-Abschnitt* weitgehend gleich. Die Unterschiede im Spätverlauf haben ihre Ursache hauptsächlich in der verschiedenen Ausdehnung der obliterativen Veränderungen, da umschriebene Verschlüsse, die vorwiegend mit einer

Tabelle 35. *Ergebnisse nach Strombahnwiederherstellung mit Gefäßersatz (Resektion oder Umgehung) bei Femoralis-Poplitea-Verschlüssen*

Autor	Ort	Jahr	Gesamt	Gut p.op. %	Gut spät %	Beobachtungszeit
Edwards [78]	Birmingham/USA	1960	125	90	40	bis 2 Jahre
Whitman u. Mitarb. [308]	Mayo Clinic	1960	96	79	46	bis 3 Jahre
DeBakey u. Mitarb. [61]	Houston	1961	937	90	80	bis 5 Jahre
Roberts u. Hardesty [236]	Philadelphia	1961	37	—	49	bis 1 Jahr
Linton u. Darling [174]	Boston	1962	76	91	80	6 Monate bis 6 Jahre
Ashton u. Mitarb. [7]	Birmingham/Engl.	1962	49	—	30	bis 8 Jahre
Stokes u. Mitarb. [271]	St. Louis	1963	52	67	27	nach 2 Jahren
Fontaine u. Mitarb. [89]	Straßburg	1963	A. femoralis			
			73 Venen		33	
			50 Homoiopl.		30	
			210 Prothesen		36	1 Jahr
			A. poplitea			
			12 Venen		17	
			7 Homoiopl.		29	
Eigenes Krankengut	Marburg/Köln	1965	30		43	bis 10 Jahre

Thrombendarteriektomie behandelt werden, auch prognostisch günstiger sind. Die Frage, ob es zweckmäßiger ist, ausgedehnte Veränderungen durch Endarteriektomie oder, wie bis vor wenigen Jahren, durch Umgehungsoperationen zu behandeln, ist noch nicht endgültig zu entscheiden. Vermutlich werden vorläufig technische Gesichtspunkte den Ausschlag geben. Die Kombination von Thrombendarteriektomie und Umgehung verspricht bei ausgedehnten Verschlüssen gute Erfolge.

Die Ergebnisse am *Femoralis-Poplitea-Abschnitt* (Tabellen 34 und 35) sind nach desobliterierenden Operationen besser als nach Wiederherstellungen mittels Gefäßersatz. Sie sind ferner innerhalb der Gruppe mit Gefäßersatz bei Verwendung autoplastischer Vene wesentlich günstiger als nach alloplastischem Gefäßersatz, den wir aus diesem Grund am Femoralis-Poplitea-Abschnitt schon seit 1961 nicht mehr verwendet haben.

Heilungsaussichten in Abhängigkeit vom Schweregrad. In Tabelle 36 sind Resultate von Eingriffen zur Vermeidung einer Amputation zusammengestellt. Beeindruckend ist die große Zahl

Tabelle 36. *Erhaltung amputationsbedürftiger Extremitäten durch Strombahnwiederherstellung*

Autor	Ort	Jahr	%
Freemann u. Nicholson [93]	San Francisco	1959	78
Lund u. Henrichsen [179]	Kopenhagen	1960	53
Szilagyi u. Mitarb. [277]	Detroit	1960	49
Roberts u. Hardesty [236]	Philadelphia	1961	43
Ashton u. Mitarb. [7]	Birmingham/Engl.	1962	65
Morris u. Mitarb. [208]	Houston	1962	80
Shucksmith u. Addison [257]	Leeds	1962	47
Stokes u. Mitarb. [271]	St. Louis	1963	57,8
Trippel u. Mitarb. [288]	Chicago	1963	51
Harrison u. Preez [117a]	Atlanta	1964	73
Szilagyi [275a]	Detroit	1964	67
Taylor [279a]	London	1964	58
Mannick u. Hume [184]	Richmond	1964	76

von Rückgängen aus den fortgeschrittenen Stadien [141, 184]. Berichte über langjährige Verlaufsbeobachtungen an einem größeren Krankengut stehen allerdings noch aus.

Eine *Bilanz über die Erhaltung bzw. den Verlust der Extremität durch eine Wiederherstellungsoperation* ist wegen der ungewissen individuellen Prognose nur unter Vorbehalt möglich. Als Verlust kann nur die Amputation einer Extremität bezeichnet werden, die vor der Operation noch nicht amputationsbedürftig war und die als Folge des Eingriffs am Ober- oder Unterschenkel abgesetzt werden muß. In der Regel wird es sich also um Fälle im Stadium II handeln. Amputationen im Spätverlauf komplizieren den Überblick und müssen unberücksichtigt bleiben, da oft nicht mit Sicherheit zu entscheiden ist, ob sie Folge der Operation oder einer Progredienz der Grunderkrankung sind. Andererseits kann man von der Erhaltung der Extremität nur dann sprechen, wenn eine präoperativ amputationsbedürftige Extremität durch den Eingriff gerettet und wieder funktionstüchtig gemacht wurde. Wenn sich auch gezeigt hat, daß die Fernprognose der Wiederherstellung bei schwerer Ischämie im wesentlichen derjenigen nach Rekonstruktion wegen Claudicatio intermittens ähnlich ist [277], so ist die Erhaltung der Extremität in vielen Fällen doch mehr oder weniger befristet. Es wäre daher sinnvoll, anstatt von Erhaltung von der *gewonnenen Zeitspanne* zu sprechen, in der die Extremität erhalten bleibt.

Über *Reoperationen nach Wiederverschlüssen* wurde mehrfach berichtet. Die Frühergebnisse scheinen relativ günstig zu sein, über das weitere Schicksal der Kranken liegen keine Angaben ausreichenden Umfangs vor.

Über die *Wiederherstellung der Arbeitsfähigkeit* nach rekonstruktiven Eingriffen kann man sich auf Grund der Literaturangaben nur schwer ein Bild machen, obwohl gerade dieses Ergebnis besonders interessant wäre. Es liegt daran, daß die Ergebnisse fast ausschließlich nach klinischen Gesichtspunkten beurteilt werden, und daß entsprechende Hinweise, vor allem in der amerikanischen Literatur, nicht auf unsere Sozialversicherungsverhältnisse übertragen werden können. Außerdem wird nach der Operation häufig gar kein Rehabilitationsversuch unternommen, weil das Manifestationsalter des Verschlußleidens ohnehin oft mit der Altersgrenze zusammenfällt. Im Krankengut von HESS [130] waren 45% der Kranken unter 65 Jahren bereits invalidisiert. SZILAGYI u. Mitarb. [275a, 277] analysierten ihr Krankengut im Hinblick auf die Wiederherstellung der Arbeitsfähigkeit. Sie stellten drei Gruppen auf, von denen die erste (194 Kranke = 50,5%) im Beruf auf den Gebrauch der Beine angewiesen war, die zweite (138 Kranke = 35,9%) die Beine nur in beschränktem Umfang und die dritte (53 Kranke = 13,6%) nicht unbedingt benötigte. Von den vor der Operation schwer Behinderten konnten 100 (= 47%), von den leichter Behinderten 66 (= 46%) nach der Operation ihre frühere Beschäftigung ohne Schwierigkeiten wieder aufnehmen. Ihren Arbeitsplatz mußten trotz klinischer Besserung 78 Schwerbehinderte (= 37%) und 59 Leichtbehinderte (= 41%) wechseln. 34 Kranke (= 16%) der ersten und 19 (= 13%) der zweiten Gruppe konnten ihre Arbeit nicht wieder aufnehmen. Von 201 Kranken mit erfolgreich wiederhergestellter Strombahn wurden 164 (= 82%) wieder arbeitsfähig, 36 (= 18%) waren ungebessert. Von 145 erfolglos operierten Kranken (Wiederverschluß) wurden 48 (= 33%) arbeitsunfähig, 97 (= 67%) mußten den Arbeitsplatz wechseln.

γ) Amputation

Die *Indikation* zur Amputation sollte nicht voreilig gestellt, aber auch nicht unnötig hinausgezögert werden. Ist eine Wiederherstellung der Strombahn nicht möglich, so wird man die Erfolgsaussichten einer Sympathektomie durch Funktionsprüfungen abwägen. Erfahrungsgemäß ist im Stadium IV von einer Sympathektomie nur dann Besserung zu erwarten, wenn es sich um isolierte Unterschenkelarterienverschlüsse oder um ihre Kombination mit einem Segmentverschluß der Oberschenkelarterie handelt. Liegen außerdem noch Beckenarterienverschlüsse vor, so bedeutet die Sympathektomie Zeitverlust und unnötige Belastung für den Kranken. Bei isolierten Beckenarterienverschlüssen ist die Gangrän selten, sie ist dann in der Regel durch eine Sympathektomie nicht zu beeinflussen. Sind Rekonstruktion und Sympathektomie nicht indiziert oder waren sie erfolglos, so ist von den verbleibenden konservativen Maßnahmen kaum Hilfe zu erwarten. Die Amputation sollte dann möglichst bald ausgeführt werden, da ein weiteres Abwarten die körperliche und psychische Verfassung des Kranken in der Regel unnötig und in oft nicht wiedergutzumachender Weise verschlechtert und häufig zu langanhaltender Fixierung der Schmerzen p. op. führt. Erscheint das Risiko einer Amputation wegen des Allgemeinzustandes zu hoch, so kann man die ischämischen Schmerzen mit Hilfe einer lokalen Hypothermie lindern und die Überschwemmung des Organismus mit Abbauprodukten reduzieren. Diese sog. „physiologische Amputation" mit Eisbeuteln gibt Gelegenheit, den Eingriff um einige Tage zu verschieben und günstigere Bedingungen abzuwarten [3]. Wegen der Gefahr einer ascendierenden Infektion sollte eine verschlossene Gefäßprothese nie — auch nicht teilweise — im Amputationsstumpf verbleiben [152].

Höhe der Amputation. Im wesentlichen ist die Frage zu diskutieren, wann eine Amputation unterhalb des Knies aussichtsreich erscheint und wann dem Kranken mit einer primären Oberschenkelamputation besser gedient ist [117, 158, 169, 220, 238, 258]. Als Regel kann gelten, daß die Oberschenkelamputation um so eher indiziert ist, je schwerer die Durchblutungsstörung, je älter der Kranke und je länger er bereits bettlägerig ist. Die Oberschenkelamputation hat in der Regel eine komplikationslose Stumpfheilung, sie schafft einen frühzeitig prothesenfähigen Stumpf und reduziert die Zeit des Krankenlagers auf ein Minimum, was gerade für alte, allgemein arteriosklerotisch abgebaute Kranke von größter Bedeutung ist. Der Versuch einer Unterschenkelamputation oder einer Teilamputation der Zehen [189] oder des Fußes ist dann zu erwägen, wenn es sich um jüngere Patienten handelt, besonders wenn ausschließlich Unterschenkelarterienverschlüsse vorliegen (tastbarer Poplitea-Puls! Arteriogramm! [287]), d.h. vorwiegend bei Kranken mit einer Endangiitis obliterans. Aber auch bei sorgfältiger Abwägung der Aussichten wird man mit der Unterschenkelamputation Enttäuschungen erleben. Eine verzögerte Wundheilung oder ein nicht prothesenfähiger Stumpf zwingen nicht selten zu Nachamputationen. Nur 52 unter 126 Kranken von KELLY und JANES [150] konnten nach Unterschenkelamputation eine Prothese benutzen. Nach JANES [150] ist eine Absetzung unterhalb des Kniegelenkes aussichtsreich, wenn folgende Voraussetzungen gegeben sind:

1. Ein chronischer, mäßig progredienter Prozeß.
2. Tastbare Femoralispulse.
3. Ein funktionsfähiges Kniegelenk.
4. Fehlen von Hauternährungsstörungen bis zur Mitte des Unterschenkels.
5. Ausreichende Blutung an der Schnittstelle und
6. begründete Hoffnung auf eine Rehabilitation des Kranken [151].

Ist eine der Voraussetzungen nicht erfüllt, so muß man der primären Oberschenkelamputation den Vorzug geben. Das Verhältnis von Ober- zu Unterschenkelamputationen bei obliterierender Arteriopathie war bei KUNLIN [130] 134:18, bei CLAUGUS u. Mitarb. [41] 71:47, bei KELLY und JANES [150] 114:131, bei KRAFT-KINZ [158] 78:22. Mit Ausnahme der hier nicht mitgezählten Amputationen im Fußbereich wurden im eigenen Krankengut fast ausschließlich Oberschenkelamputationen durchgeführt.

δ) Behandlung mit Antikoagulantien

Im Vordergrund der *konservativen Palliativmaßnahmen* steht die langfristige Behandlung mit Antikoagulantien [275, 312], teils als isolierte Maßnahme, teils in Kombination mit einer Operation. Ziel der Behandlung ist die Vermeidung eines endgültigen Verschlusses der wiederhergestellten oder verbliebenen Strombahn durch Thrombenbildung an einer (langsam fortschreitenden) Stenose. In zweiter Linie sollen venöse Thrombosen verhindert werden, die im natürlichen Ablauf der Erkrankung, besonders aber nach rekonstruktiven Arterieneingriffen nicht selten zu beobachten sind. Über die Indikation zur langfristigen Antikoagulantienbehandlung gibt es im In- und Ausland bis heute noch keine einheitliche Ansicht [3, 154, 162, 172, 257, 309, 312]. Als wichtigste Richtlinie gilt, nur solche Kranke prophylaktisch zu behandeln, bei denen eine exakte und regelmäßige Überwachung des Gerinnungsstatus sichergestellt ist. Unregelmäßigkeiten in der Einstellung können deletäre Folgen haben [*9, 200*]. Man wird vor allem Kranke auswählen, bei denen eine besondere Thrombosegefahr besteht, z. B. nach Operationen am Iliaca-Femoralis-Abschnitt ohne optimale Abflußbedingungen, dann nach Auftreten eines Wiederverschlusses oder wenn prä- oder postoperativ die Zeichen einer venösen Thrombose oder Abflußstörung aufgefallen sind. Ob eine Ausdehnung dieser Prophylaxe auf alle Patienten, bei denen ein rekonstruktiver Eingriff vorgenommen wurde, zweckmäßig ist, wird das Ergebnis größerer Nachbeobachtungsserien zeigen müssen. Man wird die Behandlung in der Regel mit Cumarin-Präparaten durchführen (s. S. 161). Die Medikation sollte vorsichtshalber nicht vor dem 3. Tag p. op. beginnen und auch dann nur bei störungsfreiem postoperativem Verlauf. Selbst eine korrekte Einstellung des Gerinnungspotentials kann eine Thrombose des kritischen Gefäßabschnittes nicht immer verhindern [*229, 257, 309*]. Vielleicht sind umschrieben erhöhte Gerinnungspotentiale verantwortlich zu machen, die sich im Gesamtgerinnungstest nicht bemerkbar machen. Die Vermutung, daß Antikoagulantien bei einem Wiederverschluß die Kollateralen offen halten und auf diese Weise zur Verminderung der Amputationshäufigkeit beitragen, muß erst bestätigt werden.

Literatur

[1] ADAMS, H. D., and H. H. v. GEERTRUYDEN: Neurologic complications of aortic surgery. Ann. Surg. **144**, 574 (1956).

[2] ALBANESE, A.: Acute thrombosis of the anterior tibial artery. Angiology **9**, 172 (1958).

[3] ALLEN, E. V., N. W. BARKER, and E. A. HINES jr.: Peripheral Vascular Diseases. Philadelphia and London: W. B. Saunders Co. 1962.

[4] ANSCHÜTZ, F., u. E. HERBERGER: Hämodynamische Untersuchungen an den Oberschenkelarterien bei obliterierenden arteriellen Gefäßerkrankungen. Z. Kreisl.-Forsch. **51**, 495 (1962).

[5] APPLEN, J. E., G. S. LERMAN, and P. E. WALKER: Measurement of arterial flow in the lower extremities with radioisotopes. Surgery **50**, 315 (1961).

[6] ASANG, E., u. H. MITTELMEIER: Die systematisierte Endangiitis obliterans (zugleich ein Beitrag zur Pathogenese der Arteriosklerose). Arch. Kreisl.-Forsch. **26**, 143 (1957).

[7] ASHTON, F., G. SLANEY, and A. J. H. RAINS: Femoro-popliteal arterial obstructions. Late results of teflon prostheses and arterial homografts. Brit. med. J. **1962** II, 1149.

[7a] ATKINS, H. J. B., and J. A. KEY: A case of myxomatous tumour arising in the adventitia of the left external iliac artery. Brit. J. Surg. **34**, 426 (1947).

[8] BARNETT, A. J., and K. N. MORRIS: Arterial grafting for occlusive arterial disease of the lower limbs. Med. J. Aust. **48**, 8 (1961).

[9] BARTOS, J., u. J. LICHTENBERG: Zur Problematik der chirurgischen Behandlung von chronischen arteriosklerotischen Verschlüssen der Becken- und Gliedmaßenarterien. Zbl. Chir. **86**, 1531 (1961).

[10] BARRY, K. G., A. COHEN, and P. LeBLANC: Mannitolization. — I. The prevention and therapy of oliguria associated with cross-clamping of the abdominal aorta. Surgery **50**, 335 (1961).

[11] BAZY, L., J. HUGIER, H. REBOUL et P. LAUBRY: Technique des „endartériectomies" pour artérites oblitérantes chroniques des membres inférieurs, des iliaques et de l'aorte abdominale inférieure. J. Chir. (Paris) **65**, 196 (1949).

[12] BEALL jr., A. C., M. R. HOLMAN, G. C. MORRIS jr., and M. E. DeBAKEY: Mannitol-induced osmotic diuresis during vascular surgery. Renal hemodynamic effects. Arch. Surg. **86**, 34 (1963).

[13] BECKWITH, R., E. R. HUFFMAN, B. EISEMAN, and S. G. BLOUNT jr.: Chronic aortoiliac thrombosis: a review of sixty-five cases. New Engl. J. Med. **258**, 721 (1958).

[14] BELISLE, C. A., and W. H. MORETZ: A survey of 151 patients having surgery for aneurysmal and occlusive arterial disease. Circulation **25**, 625 (1962).

[15] BELL, E. T.: Atherosclerotic gangrene of the lower extremities in diabetic and nondiabetic persons. Amer. J. clin. Path. **28**, 27 (1957).

[16] BERGAN, J. J., and O. H. TRIPPEL: Management of juxtarenal aortic occlusions. Arch. Surg. **87**, 230 (1963).

[17] BERNATZ, P. E.: Necrosis of the colon following resection for abdominal aortic aneurysms. Arch. Surg. **81**, 373 (1960).

[18] BERRY, W. B., G. C. MORRIS jr., and M. E. DeBAKEY: Alterations in renal hemodynamics during surgical resection of abdominal aortic aneurysms. Clin. Res. **7**, 163 (1959).

[19] BILGUTAY, A. M., R. WINGROVE, W. O. GRIFFEN, R. C. BONNABEAU, and C. W. LILLEHEI: Gastrointestinal pacing: a new concept in the treatment of ileus. Ann. Surg. **158**, 338 (1963).

[20] BINKLEY, F. M., and E. J. WYLIE: Surgical approaches to the popliteal artery. Amer. J. Surg. **96**, 213 (1958).

[21] BIRCKS, W., J. KORT u. K. KREMER: Die operative Behandlung tiefer Aortenstenosen. Thoraxchir. vask. Chir. **10**, 291 (1963).

[22] BITTNER, W.: Ein Beitrag zur chirurgischen Versorgung akuter Gefäßverschlüsse. Überlegungen zur Dringlichkeit und Berechtigung chirurgischer Eingriffe an den Gefäßen an Hand unseres Krankengutes der letzten 15 Jahre. Langenbecks Arch. klin. Chir. **302**, 423 (1963).

[23] BLAISDELL, F. W., G. A. DeMATTEI, and P. J. GAUDER: Extraperitoneal thoracic aorta to femoral bypass graft as replacement for infected aortic bifurcation prosthesis. Amer. J. Surg. **102**, 583 (1961).

[24] BLAKEMORE, W. S., and S. K. WOLFSON: Respiratory insufficiency as a factor in postoperative gastrointestinal bleeding. J. thorac. cardiovasc. Surg. **44**, 494 (1962).

[25] BLISS, B. P., J. RHODES, and A. J. H. RAINS: Cystic myxomatous degeneration of popliteal artery. Brit. med. J. **1963 II**, 847.

[26] BLOCK, W.: Die Durchblutungsstörungen der Gliedmaßen. Berlin: W. de Gruyter & Co. 1951.

[27] BLUM, L.: The clinical entity of anterior crural ischemia: Report of 4 cases. Arch. Surg. **74**, 59 (1957).

[28] BOYD, A. M.: The natural course of arteriosclerosis of the lower extremities. Angiology **11**, 10 (1960).

[29] BRAUN, W., u. R. KAUTZKY: Spätergebnisse nach Venentransplantation und Thromboendarteriektomie bei Verschlüssen der Becken- und Beinarterien. Langenbecks Arch. klin. Chir. **297**, 515 (1961).

[30] BÜCHSEL, H.: Die Prognose bei peripheren Durchblutungsstörungen. Leipzig: Johann Ambrosius Barth 1961.

[31] BUERGER, L.: Thromboangiitis obliterans: a study of the vascular lesions leading to presenile spontaneous gangrene. Amer. J. med. Sci. **136**, 567 (1908).

[32] — The Circulatory Disturbances of the Extremities. Philadelphia: W. B. Saunders Co. 1924.

[33] BURCH, B. H., D. W. TRAPHAGEN, M. J. FOLKMAN, D. A. ROSENBAUM, and E. C. MUELLER: Temporary aortic occlusion in abdominal surgery. Surgery **35**, 684 (1954).

[34] BUTCHER jr., H. R., and J. R. ROBINSON: Experiences with arterial grafting for major arterial occlusive disease. Amer. J. Surg. **95**, 25 (1958).

[35] CANNING, J. R., L. M. BOWERS, F. A. LLOYD, and T. L. C. COTTRELL: Genital vascular insufficiency and impotence. Surg. Forum **14**, 298 (1963).

[36] CANNON, J. A., and W. F. BARKER: Successful management of obstructive femoral arteriosclerosis by endarterectomy. Surgery **38**, 48 (1955).

[37] — —, and I. G. KAWAKAMI: Femoral popliteal endarterectomy in the treatment of obliterative atherosclerotic disease. Surgery **43**, 76 (1958).

[38] — I. G. KAWAKAMI, and W. F. BARKER: The present status of aortoiliac endarterectomy for obliterative atherosclerosis. Arch. Surg. **82**, 813 (1961).

[39] CARTER, A. B., R. L. RICHARDS, and R. B. ZACHARY: The anterior tibial syndrome. Lancet **1949 II**: 928.

[40] CARTER, R., R. VANNIX, D. B. HINSHAW, and C. E. STAFFORD: Inferior mesenteric vascular occlusion, sigmoidoscopic diagnosis. Surgery **46**, 845 (1959).

[41] CLAUGUS, C. E., G. C. GRAHAM, E. C. BOWLING, and J. E. HAMILTON: Amputations of the lower extremity for arteriosclerosis. Arch. Surg. **76**, 992 (1958).

[41 a] COCKETT, F. B.: Nine-year survey of the results of direct arterial surgery. J. cardiovasc. Surg. (Torino) **5**, 571 (1964).

[42] —, and B. A. MAURICE: Evolution of direct arterial surgery for claudication and ischaemia of legs. Brit. med. J. **1963 I**, 353.

[43] —, and A. G. NORMAN: Late results of direct surgery of the aortic bifurcation and its major branches. Brit. med. J. **1958 I**, 727.

[44] CONNOLLY, J. E., E. J. HARRIS, and W. MILLS jr.: Autogenous in situ saphenous vein for bypass of femoral-popliteal obliterative disease. Surgery **55**, 144 (1964).

[45] CORDELL, A. R., R. H. WRIGHT, and F. R. JOHNSTON: Gastrointestinal hemorrhage after abdominal aortic operations. Surgery **48**, 997 (1960).

[46] CRANLEY, J. J.: Clinical grading of the severity of obliterative arterial disease of the lower extremities. Geriatrics **11**, 91 (1956).

[47] — R. J. KRAUSE, and E. S. STRASSER: Limb survival with and without definitive surgical treatment in obliterative arterial disease. Surgery **45**, 32 (1959).

[48] CRAWFORD, E. S., and M. E. DeBAKEY: The bypass operation in the treatment of arteriosclerotic occlusive disease of the lower extremities. Surg. Gynec. Obstet. **101**, 529 (1955).

[49] — — D. A. COOLEY, and G. C. MORRIS jr.: Surgical considerations of aneurysms and atherosclerotic occlusive lesions of the aorta and major arteries. Postgrad. Med. **29**, 151 (1961).

[50] — — G. C. MORRIS jr., and H. E. GARRETT: Evaluation of late failures after reconstructive operations for occlusive lesions of the aorta and iliac, femoral, and popliteal arteries. Surgery **47**, 79 (1960).

[51] — W. H. EDWARDS, M. E. DeBAKEY, D. A. COOLEY, and G. C. MORRIS jr.: Peripheral arteriosclerotic aneurysm. J. Amer. Geriat. Soc. **9**, 1 (1961).

[52] CREECH jr., O., M. E. DeBAKEY, and R. CULOTTA: Digital blood flow following reconstructive arterial surgery. Arch. Surg. **74**, 5 (1957).

[53] CREECH jr., R. C. OVERTON, and M. E. DeBAKEY: Deep venous thrombosis and pulmonary infarction occuring as premonitory symptoms of thromboangiitis obliterans. Surgery 36, 52 (1954).

[54] CULP, O. S., and P. E. BERNATZ: Urologic aspects of lesions in the abdominal aorta. J. Urol. (Baltimore) 86, 189 (1961).

[55] DALE, W. A.: Extensive aortic-iliac-femoral grafting. Report of three cases. Arch. Surg. 78, 937 (1959).

[56] — Grafting small arteries. Experience with 19 shunts below the knee. Arch. Surg. 86, 22 (1963).

[57] —, and W. CAPPS jr.: Major leg and thigh amputations. Surgery 46, 333 (1959).

[58] DARLING, R. C., and R. R. LINTON: Aortoiliofemoral endarterectomy for atherosclerotic occusive. disease. Surgery 55, 184 (1964).

[58a] — — Management of the late failure of arterial reconstruction of the lower extremities. New Elngl. J, Med. 270, 609 (1964).

[59] DeBAKEY, M. E.: Disk.-Bem. Arch. Surg. 86, 57 (1963).

[60] — E. S. CRAWFORD, D. A. COOLEY, and G. C. MORRIS jr.: Surgical considerations of occlusive disease of the abdominal aorta and iliac and femoral arteries: Analysis of 803 cases. Ann. Surg. 148, 306 (1958).

[60a] — — H. E. GARRETT, D. A. COOLEY, G. C. MORRIS jr., and J. P. ABBOTT: Occlusive disease of the lower extremities in patients 16 to 37 years of age. Ann. Surg. 159, 873 (1964).

[60b] — — G. C. MORRIS jr., D. A. COOLEY, and H. E. GARRETT: Late results of vascular surgery in the treatment of arteriosclerosis. J. cardiovasc. Surg. (Torino) 5, 473 (1964).

[60c] — G. L. JORDAN jr., J. P. ABBOTT, B. HALPERT, and R. M. O'NEAL: The fate of dacron vascular grafts. Arch. Surg. 89, 757 (1964).

[61] —, u. R. GIESSLER: Indikationen und Spätergebnisse des alloplastischen Gefäßersatzes. Langenbecks Arch. klin. Chir. 298, 294 (1961).

[62] — J. D. McMURREY, P. C. JOHNSON jr., and A. C. BEALL jr.: Shock problems in vascular surgery. Fed. Proc., Suppl. 9, 20, 185 (1961).

[62a] DESCOTES, J., et PH. MOURET: Modalités techniques de la revascularisation de l'artère fémorale profonde. Ann. Chir. Thorac. Cardiovasc. 3, 223 (1964).

[63] DETERLING jr., R. A., L. L. VARGAS, and F. F. McALLISTER: Follow-up studies of patients with embolic occlusion of the aortic bifurcation. Ann. Surg. 155, 383 (1962).

[64] DeWEESE, J.: "Early failures" in arterial reconstruction. Immediate exploration. Arch. Surg. 85, 901 (1962).

[64a] DeWEESE, J. A., W. A. DALE, E. B. MAHONEY, and C. G. ROB: Thromboendarterectomies and autogenous venous bypass grafts distal to the inguinal ligament. Circulation 29, 171 (1964).

[65] DeWEESE, M. S., and W. J. FRY: Transverse abdominal incision in aortic operations. Ann. Surg. 154, 45 (1961).

[65a] DeWEESE, J. A., L. VAN DE BERG, A. G. MAY, and C. G. ROB: Stenoses of arteries of the lower extremity. Arch. Surg. 89, 806 (1964).

[66] DeWEESE, M. S., and W. J. FRY: Small-bowel erosion following aortic resection. J. Amer. med. Ass. 179, 882 (1962).

[67] DIMTZA, A.: Über arterielle Durchblutungsstörungen an den Extremitäten nach stumpfen Traumen. Langenbecks Arch. klin. Chir. 292, 269 (1959).

[68] DOBERNECK, R. C., F. D. SCHWARTZ, and K. G. BARRY: A comparison of the prophylactic value of 20 per cent mannitol, 4 per cent urea, and 5 per cent dextrose on the effects of renal ischemia. J. Urol. (Baltimore) 89, 300 (1963).

[69] DOERR, W.: Morphologische Untersuchungen zur Entstehung der Aortensklerose. Dtsch. med. Wschr. 85, 1401 (1960).

[70] DOS SANTOS, J. C.: Sur la désobstruction des thromboses artérielles anciennes. Mém. Acad. Chir. 73, 409 (1947).

[71] EASTCOTT, H. H. G.: Chronic ischemia. Proc. roy. Soc. Med. 55, 596 (1962).

[72] EDWARDS, E. A.: The anatomic basis for ischemia localized to certain muscles of the lower limb. Surg. Gynec. Obstet. 97, 87 (1953).

[73] — Choice of therapy for peripheral arteriosclerosis. New Engl. J. Med. 256, 875 (1957).

[74] — Evaluation of arterial reconstruction and sympathectomy by direct stimulation ergometry. Arch. Surg. 76, 200 (1958).

[75] — Postamputation radiographic evidence for small artery obstruction in arteriosclerosis. Ann. Surg. 150, 177 (1959).

[76] EDWARDS, W. S.: Three years' experience with peripheral arterial grafts of crimped nylon and teflon. Surg. Gynec. Obstet. 107, 62 (1958).

[77] — Problems in surgery of occlusive disease of the aorta and iliac arteries. Ann. Surg. 149, 675 (1959).

[78] — Late occlusion of femoral and popliteal fabric arterial grafts. Surg. Gynec. Obstet. 110, 714 (1960).

[79] — Composite reconstruction of the femoral artery with saphenous vein after endarterectomy. Surg. Gynec. Obstet. 111, 651 (1960).

[80] — Autogenous vein patch reconstruction of small leg arteries after endarterectomy. J. cardiovasc. Surg. (Torino) 3, 161 (1962).

[81] EDWARDS, E. A., and C. LYONS: Problems in surgery of occlusive disease of the aorta and iliac arteries. Ann. Surg. 149, 675 (1959).

[82] EJRUP, B.: Tonoscillography after exercise. Acta med. scand., Suppl. 211 (1948).

[82a] —, and T. HIERTONN: Intermittent claudication. Three cases treated by free vein graft. Acta chir. scand. 108, 217 (1954).

[83] — — A follow-up study of autogenous vein grafts for femoro-popliteal occlusions. Nord. Med. 64, 1057 (1960).

[84] ENGEL, G. C., and L. SINGMASTER: Ligation of internal iliac arteries to facilitate abdominoperineal resection for malignancy of the rectum. Surgery 52, 867 (1962).

[85] ERSKINE, J. M., F. L. GERBODE, S. W. FRENCH III, and R. M. HOOD: Surgical treatment of thrombotic occlusion of aorta and iliac arteries. The Leriche syndrome. Arch. Surg. 79, 85 (1959).

[86] EVANS, W.: Diffuse arteriopathy. Brit. Heart J. 24, 703 (1962).

[87] FELLER, I., and R. T. WOODBURNE: Surgical anatomy of the abdominal aorta. Ann. Surg. Suppl. 154, 239 (1961).

[88] FIENBERG, R., and T. S. RISLEY: Mucormycotic infection of arteriosclerotic thrombus of the abdominal aorta. New Engl. J. Med. 260, 626 (1959).

[89] FONTAINE, R., R. KIENY, J. M. GANGLOFF, A. CUNY, A. SUHLER, I. GONZALES et P. DIAZ: Résultats éloignés de la chirurgie artérielle restauratrice dans les artériopathies oblitérantes. J. cardiovasc. Surg. (Torino) 5, 463 (1964).

[90] FOSTER, J. H.: Disk.-Bem. Arch. Surg. 86, 41 (1963).

[91] FREEDMAN, B. J., and C. H. R. KNOWLES: Anterior tibial syndrome due to arterial embolism and thrombosis. Brit. med. J. 1959 II, 270.

[92] FREEMAN, N. E., and R. S. GILFILLAN: Regional heparinization after thromboendarterectomy in the treatment of obliterative arterial disease. A preliminary report based on 12 cases. Surgery 31, 115 (1952).

[93] —, and G. J. NICHOLSON: Evaluation of thromboendarterectomy in treatment of obliterative arterial disease. Arch. Surg. 78, 280 (1959).

[94] FRENCH, E. B.: Anterior tibial pain. Brit. med. J. 1962 I, 1028.

[95] FRENCH, S. W., G. F. RUMER, and T. W. INMON: Blood brothers. — The Leriche syndrome and coronary artery disease. Amer. Surg. 25, 393 (1959).

[96] GAGNON, J. A., D. A. BOLT, R. W. CLARKE, and E. F. GEEVER: The effects of lower aortic occlusion on renal function in the dog. Surgery 47, 240 (1960).

[97] GARRETT, H. E., A. C. BEALL jr., G. JORDAN, and M. E. DEBAKEY: Massive gastrointestinal tract hemorrhage by aortoduodenal fistula. Amer. J. Surg. 105, 6 (1963).

[98] GIESELER, H.: Die Enterocolitis acuta als postoperative Komplikation. Langenbecks Arch. klin. Chir. 300, 137 (1962).

[99] GIESSLER, R.: Zur Problematik der Wiederherstellungschirurgie bei arteriellen Verschlußkrankheiten der unteren Extremitäten. Langenbecks Arch. klin. Chir. 302, 34 (1962).

[100] —, u. G. HEBERER: Erfahrungen mit synthetischem Arterienersatz. Langenbecks Arch. klin. Chir. 304, 968 (1963).

[101] GILFILLAN, R. S., O. W. JONES jr., S. I. ROLAND, and E. J. WYLIE: Arterial occlusions simulating neurological disorders of the lower limbs. J. Amer. med. Ass. 154, 1149 (1954).

[102] GÖBELL, H.: Chronisch-obliterierende Gefäßerkrankungen der Peripherie bei Frauen. II. Atherosclerosis obliterans. Med. Welt 1960, 2752.

[103] GOLDENBERG, S., M. ALEX, and H. T. BLUMENTHAL: Sequelae of arteriosclerosis of the aorta and coronary arteries. A statistical study in diabetes mellitus. Diabetes 7, 98 (1958).

[104] GORE, I., and S. BURROWS: A reconsideration of the pathogenesis of Buerger's disease. Amer. J. clin. Path. 29, 319 (1958).

[105] —, and F. J. STARE: Atherosclerosis and thrombosis. Circulation 25, 753 (1962).

[106] GREENBAUM, D.: Gangrene of the extremities following cardiac infarction and noradrenaline therapy. Lancet 1958 I, 1103.

[107] GRIMSON, K. S.: Disk.-Bem. Arch. Surg. 86, 41 (1963).

[108] HACHÉ, L., D. C. UTZ, and L. B. WOOLNER: Idiopathic fibrotic retroperitonitis. Surg. Gynec. Obstet. 115, 737 (1962).

[109] HAFNER, CH. D., J. J. CRANLEY, R. J. KRAUSE, and E. S. STRASSER: Radical open femoral-popliteal endarterectomy with vein onlay graft. Arch. Surg. 85, 730 (1962).

[110] HAIMOVICI, H.: Peripheral arterial embolism, a study of 330 unselected cases of embolism of the extremities. Angiology 1, 20 (1950).

[111] —, and D. J. W. ESCHER: Aortoiliac stenosis. Diagnostic significance of vascular hemodynamics. Arch. Surg. 72, 107 (1956).

[112] — J. H. SHAPIRO, and H. G. JACOBSON: Serial femoral arteriography in occlusive disease; clinical-roentgenologic considerations with a new classification of occlusive patterns. Amer. J. Roentgenol. 83, 1042 (1960).

[113] HALL, K. V.: The great saphenous vein used in situ as an arterial shunt after extirpation of the vein valves. Surgery 51, 492 (1962).

[113a] HALL, K. V.: The great saphenous vein used in situ as an arterial shunt after vein valve extirpation. The method and the immediate results. Acta chir. scand. **128**, 365 (1964).

[113b] —, and L. K. HILLESTAD: The great saphenous vein used in situ as an arterial shunt after vein valve extirpation. An evaluation of its properties of restoring the circulation through diseased limbs as compared to other reconstructive methods. Acta chir. scand. **128**, 245 (1964).

[114] HALPERT, B., E. E. ERICKSON, M. E. DeBAKEY, O. CREECH jr., and D. A. COOLEY: Occlusive disease of the abdominal aorta. Structural alterations. Arch. Path. **65**, 158 (1958).

[115] HARA, M., and R. J. LIPIN: Spinal cord injury following resection of abdominal aortic aneurysm. Arch. Surg. **80**, 419 (1960).

[115a] HARDY, J. D., and J. H. CONN: Surgical procedures for leg ischemia in 549 consecutive cases. Surg. Gynec. Obstet. **117**, 686 (1963).

[116] —, and S. L. ROBINSON: Disappearing foot pulses: Case cured by iliac endarterectomy with comments of flow mechanisms. Ann. Surg. **156**, 776 (1962).

[117] HARRIS, P. D., S. I. SCHWARTZ, and J. A. DeWEESE: Midcalf amputation for peripheral vascular disease. Arch. Surg. **82**, 381—383 (1961).

[117a] HARRISON, J. H., and A. R. PREEZ: Advanced ischemia. Reconstructive procedures of femoral, popliteal, and tibial arteries. Arch. Surg. **89**, 817 (1964).

[118] HASSE, H. M.: Statistische Daten zur Prognose der arteriellen Verschlußkrankheiten. In: M. RATSCHOW, Angiologie. Stuttgart: Georg Thieme 1959.

[119] HEBERER, G.: Fortschritte und Probleme der Wiederherstellungschirurgie großer Arterien. Langenbecks Arch. klin. Chir. **287**, 276 (1957).

[120] — By-pass-Operationen am Aorta-Aa.-iliacae- und femorales-Abschnitt bei chronischen Verschlußkrankheiten. Langenbecks Arch. klin. Chir. **295**, 637 (1960).

[121] — Indikationen und Ergebnisse der Wiederherstellungschirurgie bei chronischem Aorta-Iliaca-Verschluß. Verh. Dtsch. Ges. Inn. Med., 67. Kongr., 1961, S. 265.

[122] — K. BONHOEFFER u. G. RAU: Die rekonstruktive chirurgische Behandlung des chronischen Aorta-Ilica-Verschlusses. Teil I. Langenbecks Arch. klin. Chir. **294**, 250 (1960).

[123] — — — u. H.-J. EBERLEIN: Die rekonstruktive chirurgische Behandlung des chronischen Aorta-Ilica-Verschlusses. Teil II. Langenbecks Arch. klin. Chir. **294**, 269 (1960).

[124] —, u. R. GIESSLER: Probleme der Wiederherstellungschirurgie bei Verschlußkrankheiten am Aorta-Iliaca-Abschnitt. Verh. Dtsch. Ges. Kreisl.-Forsch. 29. Tagg, 1963, S. 133.

[125] HEGEMANN, G.: Allgemeine und spezielle chirurgische Operationslehre, Bd. I. Berlin-Göttingen-Heidelberg: Springer 1958.

[126] HEIDELMANN, G.: Die Beziehungen zwischen arteriellen Verschlüssen an den Gliedmaßen und Erkrankungen anderer Organe. Z. ges. inn. Med. **15**, 516 (1960).

[127] HERSHEY, F. B., and C. H. CALMAN: Atlas of Vascular Surgery. St. Louis: C. V. Mosby Co. 1963.

[128] HERSHEY, C. D., and W. J. HOWLAND: Femoral arteriography by scanographic methods using radioactive albumin for timing. Ann. Surg., Suppl. **154**, 155 (1961).

[129] HESS, H.: Organische Durchblutungsstörungen der Gliedmaßen. Therapiewoche **13**, 936 (1963).

[130] — J. KUNLIN, H. MITTELMEIER, L. SCHLICHT u. B. STAMPFL: Die obliterierenden Gefäßerkrankungen. München u. Berlin: Urban & Schwarzenberg 1959.

[131] HIERTONN, T., K. LINDBERG, and C. ROB: Cystic degeneration of the popliteal artery. Brit. J. Surg. **44**, 348 (1957).

[131a] — — Cystic adventitial degeneration of the popliteal artery. Acta chir. scand. **113**, 72 (1957).

[132] — Reconstructive surgery in peripheral arterial occlusion. Acta chir. scand. **119**, 129 (1960).

[133] HILL jr., C. S., and I. M. VASQUEZ: Massive infarction of spinal cord and vertebral bodies as a complication of dissecting aneurysm of the aorta. Circulation **25**, 997—1000 (1962).

[134] HITCHCOCK, C. R., F. E. JOHNSON, J. U. BASCOM, and T. O. MURPHY: Comparative results of various types of grafts and shunts in the treatment of occlusive peripheral vascular disease. Angiology **10**, 11 (1959).

[135] HOFSTETTER, J., et R. MOSIMANN: État actuel du traitement chirurgical de l'artériosclérose oblitérante de l'aorte abdominale et des artères des membres inférieurs. J. suisse Méd. **92**, 635 (1962).

[136] HOLMES, J.: Cystic adventitial degeneration of the popliteal artery. J. Amer. med. Ass. **173**, 654 (1960).

[137] HOOVER, N.: Injuries of the popliteal artery associated with fractures and dislocations. Surg. Clin. N. Amer. **41**, 1099 (1961).

[138] HORN, C. E.: Acute ischemia of the anterior tibial muscle and the long extensors of the toes. J. Bone Jt Surg. **27**, 615 (1945).

[139] HUGGINS, C. E.: Blood vessel thromboplastins and early thrombosis after vascular operations. Surgery **48**, 724 (1960).

[140] HUMPHRIES, A. W., J. R. YOUNG, V. G. de WOLFE, and F. A. LeFEVRE: Complications of abdominal aortic surgery. Part I: Aortoenterial fistula. Arch. Surg. **86**, 43 (1963).

[141] — — — — and E. G. BEVEN: Severe ischemia of lower extremity due to arteriosclerosis obliterans. Arch. Surg. **87**, 175 (1963).

[142] ISHIKAWA, K., S. KAWASE, and Y. MISHIMA: Occlusive arterial disease in extremities, with special reference to Buerger's disease. Angiology **13**, 9, 398 (1962).

[142a] ISHIKAWA, K., Y. MISHIMA, and S. KOBAYASHI: Cystic adventitial disease of the popliteal artery. Angiology 12, 357 (1961).

[143] JAQUET, G. H., u. G. MEYER-BURGDORFF: Arterielle Durchblutungsstörung infolge cystischer Degeneration der Adventitia. Chirurg 31, 481 (1960).

[144] — — Kreislaufbefunde und allgemeine Prognose bei arteriellen Verschlußkrankheiten. Thoraxchir. vask. Chir. 10, 75 (1962).

[145] JOHNSON, J. K.: Ascending thrombosis of abdominal aorta as fatal complication of Leriche's syndrome. Arch. Surg. 69, 663 (1954).

[146] JONES, T. Y.: Anterior tibial muscle compartment claudication with incomplete arterial occlusion. Ann. Surg. 150, 257 (1959).

[146a] JUDMAIER, F.: Zur Chirurgie der obliterierenden Gefäßkrankheiten an den unteren Gliedmaßen. Münch. med. Wschr. 100, 836 (1958).

[147] JUERGENS, J. L., N. W. BARKER, and E. A. HINES: Arteriosclerosis obliterans: Review of 520 cases with special reference to pathogenic and prognostic factors. Circulation 21, 188 (1960).

[148] KAUTZKY, R., u. FR. BRUSSATIS: Venentransplantation und Thromboendarteriektomie als Behandlung der Claudicatio intermittens. Langenbecks Arch. klin. Chir. 283, 375—427 (1956).

[149] KELLY, P. J., D. C. DAHLIN, and J. M. JANES: Clinicopathological study of ninety-four limbs amputated for occlusive vascular disease. J. Bone Jt Surg. A 40, 72 (1958).

[150] —, and J. M. JANES: Criteria for determining the proper level of amputation in occlusive vascular disease. J. Bone Jt Surg. A 39, 883 (1957).

[151] KERSTEN, H.: Gehschule für Beinamputierte. Stuttgart: Georg Thieme 1961.

[152] KESHISHIAN, J. M.: Sudden arterial thrombosis occurring in a bypass graft. Surg. Gynec. Obstet. 114, 763 (1962).

[153] KIMOTO, S., T. WADA, N. YOKOTA, Y. HISHIDA, and H. AKIYAMA: Late results of arterial grafts preserved in alcohol. Arch. Surg. 83, 734 (1961).

[154] KINMONTH, J. B., C. G. ROB, and F. A. SIMEONE: Vascular Surgery. London: E. Arnold 1962.

[155] KONRAD, R. M.: Postoperative Magen-Duodenalblutungen und Perforationen nach kardiovaskulären Eingriffen im Kindesalter. Zbl. Chir. 87, 1551 (1962).

[156] KOUNTZ, S. L., K. L. TUTTLE, L. H. COHN, L. T. ESCHELMAN, and R. COHN: Factors responsible for acute tubular necrosis following lower aortic surgery. J. Amer. med. Ass. 183, 447 (1963).

[157] —, and R. COHN: Aortic blood flow following lower aortic resection and sympathectomy. Surgery 53, 173 (1963).

[158] KRAFT-KINZ, J.: Zur Amputationshöhe bei Gliedmaßengangrän infolge obliterierender Gefäßerkrankungen. Chirurg 33, 306 (1962).

[159] — Zum Problem der Einheilung synthetischer Arterienprothesen beim Menschen. Langenbecks Arch. klin. Chir. 303, 123 (1963).

[160] KRANEPUHL, F., u. H. W. PÄSSLER: Ergebnisse bei 75 rekonstruktiven Operationen an der Aorta und den großen Beckengefäßen. Med. Welt 1963, 1726.

[161] KRAUTWALD, A., u. W. VÖLPEL: Lokalisation arterieller Obliterationen bei 1166 gefäßkranken unteren Extremitäten als Grundlage für die Beurteilung therapeutischer Maßnahmen. Z. Kreisl.-Forsch. 48, 575 (1959).

[162] KREMER, K.: Chirurgie der Arterien. Stuttgart: Georg Thieme 1959.

[163] LAMBLEY, D. G.: Intermittent claudication due to cystic degeneration of popliteal artery. Brit. med. J. 1963 II, 849.

[164] LARGO, D. J., and H. F. LUI: Formation of subcutaneous tunnel in femoral arterial bypass operations. Surgery 45, 663 (1959).

[165] LAUFMAN, H., R. E. BERGGREN, T. FINLEY, and B. J. ANSON: Anatomical studies of the lumbar arteries: with reference to the safety of translumbar aortography. Ann. Surg. 152, 621 (1960).

[166] LAWTON, R. L., F. R. PETERSON, and E. S. BRINTNALL: Aorto-intestinal fistula following aortic homotransplantation. Angiology 10, 85 (1959).

[167] LEEDS, F. H., and R. S. GILFILLAN: Revascularization of the ischemic limb. Importance of profunda femoris artery. Arch. Surg. 82, 25 (1961).

[168] LEFEVRE, F. A., C. CORBACIOGLU, A. W. HUMPHRIES, and V. G. DE WOLFE: Management of arteriosclerosis obliterans of the extremities. J. Amer. med. Ass. 170, 656 (1959).

[169] LEMPKE, R. E., R. D. KING, G. C. KAISER, D. JUDD, and D. NAHRWOLD: Amputation for arteriosclerosis obliterans. Arch. Surg. 86, 406 (1963).

[170] LERICHE, R.: Le syndrome de la thrombose isolée de l'artère tibiale antérieure et son traitement. Presse méd. 58, 1285 (1950).

[171] LINDBOM, A.: Arteriosclerosis and arterial thrombosis in the lower limb. Acta radiol. (Stockh.), Suppl. 80, 57 (1950).

[172] LINDER, F., J. VOLLMAR u. W. SCHMITZ: Klinische Erfahrungen bei 350 alloplastischen Gefäßersatzoperationen. Dtsch. med. Wschr. 88, 766 (1963).

[173] LINTON, R. R.: Peripheral vascular diseases. New Engl. J. Med. 260, 272, 322, 370 (1959).

[174] —, and R. C. DARLING: Autogenous saphenous vein bypass grafts in femoropopliteal obliterative arterial disease. Surgery 51, 62 (1962).

[175] Long, L., J. A. Hunter, and W. S. Dye: Migration of aortic prosthesis into the duodenum: case report and review. Ann. Surg. 157, 560 (1963).

[176] Loose, K. E.: Venöse Begleiterkrankungen bei arteriellen Zirkulationsstörungen. Münch. med. Wschr. 105, 1473 (1963).

[177] Lowenberg, E. L., and J. A. Berger: Surgery of the abdominal aorta: technic and pitfalls. J. int. Coll. Surg. 24, 527 (1955).

[178] Luke, J.: Disk.-Bem. Arch. Surg. 86, 42 (1963).

[179] Lund, J., and E. Henrichsen: Arterial reconstruction in arteriosclerosis obliterans of the lower extremities. Acta chir. scand. 119, 146 (1960).

[180] Lundsgaard-Hansen, P., H. Markwalder u. A. Senn: Stenose der Beckenarterien und lumbales Bandscheibensyndrom. Schweiz. med. Wschr. 88, 6 (1958).

[181] Lutzeyer, W.: Das postoperative Nierenversagen als chirurgisches Problem. Chirurg 33, 222 (1962).

[182] MacKenzie, R. J., A. H. Buell, and S. C. Pearson: Aneurysm of aortic homograft with rupture into the duodenum. Arch. Surg. 77, 965 (1958).

[183] Madaras jr., J. S., and M. A. Claman: Sudden occlusion of the anterior tibial artery. Surgery 49, 392 (1961).

[184] Mannick, J. A., and D. M. Hume: Salvage of extremities by vein grafts in far-advanced peripheral vascular disease. Surgery 55, 154 (1964).

[185] Marie, J., B. Levêque, J.-P. Binet, C. Fauré, P. Corone, R. Perelman, J.-M. Cormier et C. Debauchez: Le rétrécissement de l'aorte abdominale. Presse méd. 70, 1483 (1962).

[186] Martin, P.: Some difficulties and early complications of operations on the abdominal aorta below the renal arteries. Brit. J. Surg. 48, 530 (1961).

[187] Masarelli, J. J., and J. E. Estes: Atherosclerotic occlusion of the abdominal aorta and iliac arteries: a study of 105 patients. Ann. intern. Med. 47, 1125 (1957).

[188] Matheson, T. S., and H. S. Shucksmith: Aorto-popliteal grafts for atherosclerotic occlusion. Brit. J. Surg. 47, 34 (1959).

[189] May, R.: Die Amputation der Großzehe bei arteriellen Durchblutungsstörungen. Chir. Praxis 6, 281 (1962).

[190] McCaughan jr., J. J.: Surgical exposure of the distal popliteal artery. Surgery 44, 536 (1958).

[191] — Successful arterial grafts to the anterior tibial, posterior tibial (below the peroneal), and peroneal arteries. Angiology 12, 91 (1961).

[192] —, and S. F. Kahn: Cross-over graft for unilateral occlusive disease of the iliofemoral arteries. Ann. Surg. 151, 26 (1960).

[193] McCort, J. J.: Infarction of the descending colon due to vascular occlusion. New Engl. J. Med. 262, 168 (1960).

[194] McGonigle, D. J., R. S. Seipel, and E. J. Wylie: Renal effects of temporary extensive infrarenal arterial occlusion: an experimental study. Surgery 49, 235 (1961).

[195] McKain, J., and H. B. Shumacker jr.: Ischemia of the left colon associated with abdominal aortic aneurysms and their treatment. Arch. Surg. 76, 355 (1958).

[196] McKechnic, R. E., and E. V. Allen: Sudden occlusion of the arteries of the extremities: a study of 100 cases of embolism and thrombosis. Surg. Gynec. Obstet. 63, 231 (1936).

[197] McKusick, V. A., W. S. Harris, O. E. Ottesen, and R. M. Goodman: The Buerger syndrome in the United States. Bull. Johns Hopk. Hosp. 110, 145 (1962).

[198] Mehrez, I. O., D. C. Nabseth, E. L. Hogan, and R. A. Deterling jr.: Paraplegia following resection of abdominal aortic aneurysm. Ann. Surg. 156, 890 (1962).

[199] Meyer-Burgdorff, G., u. F. Anschütz: Über quantitative Messungen des Stromvolumens in der Arteria femoralis bei Verschlußkrankheiten. Bruns' Beitr. klin. Chir. 203, 200 (1961).

[200] —, u. G. P. Marzoli: Komplikationen nach Gefäßplastiken. Bruns' Beitr. klin. Chir. 203, 212 (1961).

[201] —, u. R. Wanke: Die Chirurgie der chronischen arteriellen Verschlußkrankheiten. Stuttgart: Ferdinand Enke 1963.

[202] Moraes, I., et C. Bollack: Contribution á l'étude histologique des lésions des gros troncs nerveux dans les oblitérations artérielles spontanées. Ann. Chir. 1961, Nr 9/10.

[203] Moretz, W. H.: Surgical management of chronic arterial insufficiency of the lower extremities. J. int. Coll. Surg. 34, 169 (1960).

[204] Morris jr., G. C., A. C. Beall jr., W. B. Berry, J. Feste, and M. E. DeBakey: Anatomical studies of the distal popliteal arteries and its branches. Surg. Forum 10, 498 (1960).

[205] — M. E. DeBakey, D. A. Cooley, and E. S. Crawford: Arterial bypass below the knee. Surg. Gynec. Obstet. 108, 321 (1959).

[206] — — — Subisthmic aortic stenosis and occlusive disease. Arch. Surg. 80, 87 (1960).

[207] — W. Edwards, D. A. Cooley, E. S. Crawford, and M. E. DeBakey: Surgical importance of profunda femoris artery. Analysis of 102 cases, with combined aortoiliac and femoropopliteal occlusion disease treated by revascularization of deep femoral artery. Arch. Surg. 82, 32 (1961).

[208] — C. G. Wheeler, E. S. Crawford, D. A. Cooley, and M. E. DeBakey: Restorative vascular surgery in the presence of impending and overt gangrene of the extremities. Surgery 51, 50 (1962).

[209] Mowlem, A., J. T. McClintock, and G. S. Campbell: The effect on renal function of occlusion of aorta inferior to the renal vessels. Surg. Gynec. Obstet. 111, 423 (1960).

[210] Moyer, J. H., C. Heider, G. C. Morris jr., and C. Handley: Renal failure: I. The effect of complete renal artery occlusion for variable periods of time as compared to exposure to subfiltration, arterial pressures below 30 mm Hg for similar periods. Ann. Surg. 145, 41 (1957).

[211] Müller, G., D. Franke u. H. Gumrich: Darmschäden nach lumbaler Grenzstrangresektion? Chirurg 33, 111 (1962).

[212] Nanson, E. M., and J. G. Noble: The effect on the kidneys of crossclamping the abdominal aorta distal to the renal arteries. Surgery 46, 388 (1959).

[212a] Natali, J., et G. Vinardi: Les procédés actuels de désobstruction des artères iliaques, fémorales et poplitées. J. Chir. (Paris) 88, 311 (1964).

[213] Nosowsky, E. E., and J. J. Kaufman: The protective action of mannitol in renal artery occlusion. J. Urol. (Baltimore) 89, 295 (1963).

[214] Ochsner, J. L., D. A. Cooley, and M. E. DeBakey: Associated intra-abdominal lesions encountered during resection of aortic aneurysms. Surgical considerations. Dis. Colon Rect. 3, 485 (1960).

[215] Oudot, J.: Greffe de la bifurcation aortique depuis les artères rénales jusqu'aux artères iliaques externes pour thrombose artéritique. Mém. Acad. Chir. 77, 642 (1951).

[216] Pässler, H. W.: Durchblutungsstörungen als Komplikation bei Unfallverletzungen. Mschr. Unfallheilk. 66, 1 (1963).

[217] —, u. H. Berghaus: Begutachtung peripherer Durchblutungsstörungen. Stuttgart: Georg Thieme 1958.

[218] Palou, J.: Malignant hypertension caused by ascendent aortoiliac thrombosis. Angiology 11, 518 (1960).

[219] Palumbo, L. T., and D. J. Lulu: Lumbar sympathectomy in peripheral vascular diseases. Arch. Surg. 86, 512 (1963).

[220] Perry jr., T.: Below-knee amputations. Arch. Surg. 86, 199 (1963).

[221] Perdue, G. D., and K. Lowry: Arterial insufficiency to the colon following resection of abdominal aortic aneurysms. Surg. Gynec. Obstet. 115, 39 (1962).

[222] Phillips, C. E., J. A. De Weese, and F. L. Competi: Comparison of peripheral arterial grafts. Arch. Surg. 82, 38 (1961).

[223] Porstmann, W., u. B. Kunz: Störung der peripheren Durchblutung durch kartilaginäre Exostosen. Fortschr. Röntgenstr. 96, 568 (1962).

[224] Powers jr., S. R., A. Boba, W. Hostnik, and A. Stein: Prevention of postoperative acute renal failure with mannitol in 100 cases. Surgery 55, 15 (1964).

[225] Rader jr., L. E., H. B. Keith, and G. S. Campbell: Mechanism of hypotension following release of abdominal aortic clamps. Surg. Forum 12, 265 (1961).

[226] Ratschow, M.: Angiologie. Stuttgart: Georg Thieme 1959.

[227] — Zur konsekutiven Abhängigkeit arterieller und venöser Verschlußkrankheiten. Med. Welt 1960, 1837.

[228] Richter, W., u. H. Imdahl: Diagnose und Differentialdiagnose der arteriellen Embolie und Phlegmasia caerulea dolens im Hinblick auf die Indikationsstellung zur Therapie. Med. Welt 1962, 842.

[229] Rieben, W.: Die chirurgische Behandlung chronischer Arterienverschlüsse der unteren Extremität, unter besonderer Berücksichtigung der Wiederherstellungschirurgie und ihrer strömungstechnischen Probleme. Ergebn. Chir. Orthop. 43, 325 (1961).

[229a] Rittenbury, M. S., D. M. Hume, and M. E. Hench: A clinical bacteriologic evaluation of surgical antiseptics and a plastic skin drape. Surg. Gynec. Obstet. 119, 568 (1964).

[230] Rob, C. G.: Management of the gangrenous foot. Proc. roy. Soc. Med. 50, 291 (1957).

[231] — Extraperitoneal approach to the abdominal aorta. Surgery 53, 87 (1963).

[232] — Diskussion in: J. E. Connolly, E. J. Harris and W. Mills jr., Autogenous in situ saphenous vein for bypass of femoral-popliteal obliterative disease. Surgery 55, 164 (1964).

[233] —, and K. Owen: Congenital hypoplasia of the iliac arteries. Postgrad. med. J. 34, 391 (1958).

[234] —, and J. P. Williams: The diagnosis of aneurysms of the abdominal aorta. (An analysis of 100 patients.) J. cardiovasc. Surg. (Torino) 2, 55 (1961).

[235] Robb, H. J., J. W. Bowden, R. Castellani, and C. G. Johnston: Prognosis in peripheral arterial insufficiency associated with claudication or ulceration. Arch. Surg. 76, 857 (1958).

[236] Roberts, B., and W. H. Hardesty: Results following femoral and popliteal arterial reconstructions. Ann. Surg. 154, 68 (1961).

[237] —, and D. Hoffman: Arterial grafting in severely ischemic legs. J. Amer. med. Ass. 166, 1316 (1958).

[238] Rosenberg, N.: Midleg amputation in patients with necrotic leg muscles. Arch. Surg. 81, 614 (1960).

[239] Sako, Y., W. C. Woyda, and D. J. Ferguson: Direct flow measurements in evaluation of surgery for arteriosclerosis. Surg. Forum 10, 479 (1960).

[240] Sawyer, P. N., and J. W. Pate: Bio-electric phenomena as an etiologic factor in intravascular thrombosis. Amer. J. Physiol. 175, 103 (1953).

[241] Scagnamiglio, F.: La sindrome ischemica acuta dell' arteria tibiale anteriore. Rass. arch. chir. 1, 26 (1963). Ref. Int. Abstr. Surg. 118, 461 (1964).

[242] Schadt, D. C., E. A. Hines, J. L. Juergens, and N. W. Barker: Chronic atherosclerotic occlusion of the femoral artery. J. Amer. med. Ass. 175, 937 (1961).

[243] Schettler, G.: Arteriosklerose. Stuttgart: Georg Thieme 1961.

[244] SCHLICHT, L.: Erfahrungen mit dem By-pass an der Arteria femoralis mittels Kunststoffprothesen aus Dacron. Minerva cardioangiol. europ. 8, 146 (1960).

[245] — Chirurgische Beobachtungen zum Verhalten der Stammarterie und ihrer Durchströmung bei Störungen der Wand und Durchgängigkeit. Bad Oeynhausener Gespr. VI, S. 116. Berlin-Göttingen-Heidelberg: Springer 1962.

[245 a] SCHMITZ, W., u. G. RÜCKER: Chirurgische Behandlung von Verschlüssen der Aorta und Arteria iliaca unter besonderer Berücksichtigung der Bedeutung der Arteria femoralis profunda. Chir. Praxis 8, 445 (1964).

[246] SCHOOP, W.: Frühdiagnose stenosierender Intimaveränderungen in der A. femoralis durch Auskultation. Med. Klin. 58, 1193 (1963).

[247] —, u. M. LEHNER: Belastungsoszillographie mit dem Apparat nach Gesenius-Keller. Med. Welt 1963, 1721.

[247a] — H. WEISSLEDER u. H. E. SCHMITT: Angiographische Beobachtungen beim Verschluß der A. profunda femoris. Z. Kreisl.-Forsch. 53, 54 (1964).

[248] SCHRADER, E. A.: Die Klinik der arteriellen Thrombosen im Beckenbereich. Berlin-Göttingen-Heidelberg: Springer 1955.

[249] SCHRÖDER, J. P.: Das Schicksal von 226 Patienten mit Aorten- und hochsitzenden arteriellen Beckenverschlüssen. Med. Welt 1960, 2588.

[250] SEIDENBERG, B., J. STERN, and E. S. HURWITT: Thrombotic occlusion of abdominal aortic aneurysm following distal embolization. Circulation 25, 995 (1962).

[251] SELVAAG, O., J. MYREN, R. K. THORSEN, and P. BJØRNSTAD: Progressive tendency of arteriosclerosis obliterans of the lower extremities. Acta chir. scand., Suppl. 253, 187 (1960).

[252] SENN, A.: Die chirurgische Bedeutung der Arteria profunda femoris bei der peripheren Verschlußkrankheit. Helv. chir. Acta 30, 48 (1963).

[253] SHAW, R. S.: Disk.-Bem. Arch. Surg. 82, 37 (1961).

[254] — Medical progress. Reconstructive vascular surgery. New Engl. J. Med. 266, 339, 392 (1962).

[255] SHEPHERD, R. C., and R. WARREN: A follow-up study of aortoiliac reconstruction. Surg. Gynec. Obstet. 110, 346 (1960).

[256] SHERANIAN, L. O., J. E. EDWARDS, and J. W. KIRKLIN: Late results in 110 patients with abdominal aortic aneurysm treated by resectional placement of aortic homograft. Surg. Gynec. Obstet. 109, 309 (1959).

[257] SHUCKSMITH, H. S., and N. V. ADDISON: Late results of arterial reconstructive surgery. Brit. med. J. 1962 II, 1144.

[258] SHUMACKER jr., H. B., and T. C. MOORE: Leg and thigh amputations in obliterative arterial disease. Arch. Surg. 63, 458 (1951).

[259] SILBERT, S.: Amputation of the lower extremity in diabetes mellitus. A follow-up study of 294 cases. Diabetes 1, 297 (1952).

[260] —, and H. ZAZEELA: Prognosis in arteriosclerotic peripheral vascular disease. J. Amer. med. Ass. 166, 1816 (1958).

[261] SIMMONS, E. L., D. J. McGONIGLE, H. A. HARPER, and E. J. WYLIE: Experimental aortic occlusion. Surgery 53, 677 (1963).

[262] SINGER, A.: Segmental distribution of peripheral atherosclerosis. Arch. Surg. 87, 384 (1963).

[263] SIRBU, A. B., M. J. MURPHY, and A. S. WHITE: Soft tissue complications of fractures of the leg. Calif. west. Med. 60, 53 (1944). Zit. v. L. BLUM, Arch. Surg. 74, 59 (1957).

[264] SMITH, R. F., and D. E. SZILAGYI: Ischemia of the colon as a complication in the surgery of the abdominal aorta. Arch. Surg. 80, 806 (1960).

[265] SNELL, E. S., H. H. G. EASTCOTT, and M. HAMILTON: Circulation in lower limb before and after reconstruction of obstructed main artery. Lancet 1960 I, 242.

[266] SPERLING, M.: Die Behandlung isolierter Verschlüsse der Arteria femoralis. Dtsch. med. Wschr. 88, 2037 (1963).

[266 a] —, u. H. SCHILLING: Die Behandlung des chronischen Beckenarterienverschlusses mit Endarteriektomie und Erweiterungsplastik. Chirurg 35, 407 (1964).

[267] STARER, F., and D. SUTTON: Aortic occlusion (Leriche's Syndrome) in mitral stenosis. Brit. med. J. 1960 II, 644.

[268] STEGER, C., u. M. CRESTI: Über den Kollateralkreislauf bei chronischen Verschlüssen der Bauchaorta und der Beckenarterien. Helv. chir. Acta 30, 322 (1963).

[269] STEPHENS, G. L.: Palpable dorsalis pedis and posterior tibial pulses. Arch. Surg. 84, 662 (1962).

[270] STOKES, J. M., and H. R. BUTCHER jr.: A comparison of thromboendarterectomy and arterial substitution as therapy for arterial occlusive disease using the life table method of reporting results. Surgery 48, 554 (1960).

[271] — W. L. SUGG, and H. R. BUTCHER jr.: Standard method of assessing relative effectiveness of therapies for arterial occlusive diseases. Ann. Surg. 157, 343 (1963).

[272] STRANDNESS jr., D. E., D. L. NOTHSTEIN, J. A. ALEXANDER, and J. W. BELL: Observations on arteriolar disease in arteriosclerosis obliterans. Surgery 47, 953 (1960).

[273] — G. E. TOLSTEDT, and J. W. BELL: Results of combined surgical therapy in management of peripheral arterial disease. Arch. Surg. 81, 649 (1960).

[274] Sudeck, P.: Über die Gefäßversorgung des Mastdarmes in Hinsicht auf die operative Gangrän. Münch. med. Wschr. 54, 1314 (1907).

[275] Sunder-Plassmann, P., u. J. Honkomp: Zur Frage der Antikoagulantien-Verwendung in der Gefäß-Chirurgie. Z. Chir. 88, 489 (1963).

[275a] Szilagyi, D. E.: Ten years' experience with aorto-iliac and femoro-popliteal arterial reconstruction. J. cardiovasc. Surg. (Torino) 5, 502 (1964).

[275b] — R. F. Smith, and J. P. Elliott: Venous autografts in femoropopliteal arterioplasty. Observations in the treatment of occlusive disease. Arch. Surg. 89, 113 (1964).

[276] — —, and J. G. Whitcomb: The kidneys in surgery of the abdominal aorta. Arch. Surg. 79, 252 (1959).

[277] — — — The contribution of angioplastic surgery to the therapy of peripheral occlusive arteriopathy. Ann. Surg. 152, 660 (1960).

[277a] — —, and D. G. Whitney: The durability of aorto-iliac endarterectomy. A roentgenologic and pathologic study of late recurrence. Arch. Surg. 89, 827 (1964).

[278] — J. G. Whitcomb, and R. F. Smith: The causes of late failures in grafting therapy of peripheral occlusive arterial disease. Ann. Surg. 144, 611 (1956).

[279] Tarizzo, R. A., R. W. Alexander, E. J. Beatty jr., and S. G. Economou: Atherosclerosis in synthetic vascular grafts. Arch. Surg. 82, 296 (1961).

[279a] Taylor, G. W.: Arterial surgery for major gangrene. J. cardiovasc. Surg. (Torino) 5, 523 (1964).

[280] —, and A. R. Calo: Atherosclerosis of arteries of lower limbs. Brit. med. J. 1962 I, 507.

[281] Teicher, I., and I. S. Friedman: Complications after resection of a ruptured abdominal aneurysm. J. Amer. med. Ass. 173, 789 (1960).

[282] Teir, H., and T. Granroth: Thrombosis aortae abdominalis. Nord. Med. 43, 549 (1950).

[283] Thorbjarnason, B.: Iatrogenic and related perforations of the large bowel. Arch. Surg. 84, 608 (1962).

[284] Thomas, G. I.: Aortic-femoral graft seven years after iliac artery ligation. Arch. Surg. 81, 65 (1960).

[285] Thurlbeck, W. M., and B. Castleman: Atheromatous emboli to the kidney following aortic surgery. New Engl. J. Med. 257, 442 (1957).

[286] Tibbs, D. J.: Arterial replacement and reconstruction. Lancet 1960 II, 1313.

[287] Tolstedt, G. E., and J. W. Bell: Failure of below-knee amputation in peripheral arterial disease. Use of arteriography in determining site of election. Arch. Surg. 83, 934 (1961).

[288] Trippel, O. H., J. J. Bergan, and H. Laufman: Progress of limb salvage angioplasty in arteriosclerotic occlusive disease. Surg. Clin. N. Amer. 43, 295 (1963).

[288a] Veith, F. J., J. M. Hartsuck, and C. Crane: Management of aortoiliac reconstruction complicated by sepsis and hemorrhage. New Engl. J. Med. 270, 1389 (1964).

[289] Vetto, R. M.: The treatment of unilateral iliac artery obstruction with a transabdominal subcutaneous femorofemoral graft. Surgery 52, 342 (1962).

[289a] —, and J. E. Dunphy: Recent revisions in the operative treatment of vascular disease. Surg. Gynec. Obstet. 119, 1026 (1964).

[289b] Vink, M., and J. L. Terpstra: Reconstructive surgery in aorto-iliac disease. Reconstr. Surg. Traum. 8, 81 (1964).

[290] Vollmar, J.: Die Behandlung mehrfacher Arterienverschlüsse der unteren Gliedmaßen. Dtsch. med. Wschr. 87, 391 (1962).

[291] Wagner, M., and A. Taitel: A correlated anatomic study of degenerative disease at the bifurcations of the abdominal aorta and common carotid arteries. Angiology 13, 284 (1962).

[292] Waibel, P.: Indikationen und Grenzen der Gefäßtransplantation bei peripheren organischen Gefäßerkrankungen. Chir. Praxis 2, 231 (1960).

[293] — Gefäßersatz bei organischen peripheren Durchblutungsstörungen. Erfahrungen mit einer Helanca-Dacronprothese. Dtsch. med. Wschr. 86, 1088 (1961).

[294] — Die peroperative distale Arteriographie. Chir. Praxis 7, 269 (1963).

[295] Wanke, R.: Arterielle Gefäßkrankheiten und Sympathicuschirurgie. Münch. med. Wschr. 95, 388 (1933).

[296] Warren, R.: Bypass arterial grafts between splenic and ileofemoral arteries. A method of treating aortic or iliac obstruction with unilateral symptoms. Arch. Surg. 72, 57 (1956).

[297] — R. L. Gomez, J. A. P. Marston, and J. S. T. Cox: Femoropopliteal arteriosclerosis obliterans — arteriographic patterns and rates of progression. Surgery 55, 135 (1964).

[298] — H. T. John, R. C. Shepherd, and J. L. Villavicencio: Studies on patients with arteriosclerotic obliterative disease of the femoral artery. Surgery 49, 1 (1961).

[299] —, and J. L. Villavicencio: Iliofemoropopliteal arterial reconstructions for arteriosclerosis obliterans. Factors influencing late patency. New Engl. J. Med. 260, 255 (1959).

[300] Watson, D. C.: Anterior tibial syndrome following arterial embolism. Brit. med. J. 1955 I, 1412.

[301] Weber, W., W. Arnemann u. G. Schwemmer: Zur Technik der Gefäßplastik beim chronischen Verschluß der A. femoralis. Chirurg 30, 543 (1959).

[302] Weismann, R. E., and J. P. Upson: Use of lumbar sympathectomy as an adjunct to reconstructive arterial surgery. Ann. Surg. 154, 788 (1961).

[303] Wessler, S., S. C. Ming, V. Gurewich, and D. G. Freiman: A critical evaluation of thromboangiitis obliterans. The case against Buerger's disease. New Engl. J. Med. 262, 1149 (1960).

[304] WESSLER, S., S. G. SHEPS, M. GILBERT, and M. C. SHEPS: Studies in peripheral arterial occlusive disease. III. Acute arterial occlusion. Circulation 17, 512 (1958).

[305] WETZEL, H.: Verschluß der A. iliaca externa durch verkalkten Absceß. Fortschr. Röntgenstr. 98, 231 (1963).

[306] WHITLEY, J. E., R. L. WITKOFSKI, J. H. FELTS, and I. MESCHAN: The investigation of renal complications of aortic clamping. Surgery 50, 673 (1961).

[307] WHITMAN, E. J., J. M. JANES, and J. C. IVINS: Teflon femoral arterial prostheses. Arch. Surg. 82, 153 (1961).

[308] — — —, and E. W. JOHNSON: Femoral bypass grafts. Surgery 47, 29 (1960).

[309] —, and D. C. McGOON: Surgical management of aorto-iliac occlusive vascular disease. J. Amer. med. Ass. 179, 923 (1962).

[310] WIEDHOPF, H., u. R. DIRKS: Über den Rückgang der Operationssterblichkeit in den letzten 120 Jahren durch die großen Errungenschaften der allgemeinen Chirurgie. Ärztl. Mitt. (Köln) 36, 1771 (1963).

[311] WINIWARTER, F. v.: Über eine eigenthümliche Form von Endarteriitis und Endophlebitis mit Gangrän des Fußes. Langenbecks Arch. klin. Chir. 23, 202 (1879).

[312] WULFF, H. B., and O. EIKEN: Surgical problems in reconstructive treatment of obliterative arterial diseases. Acta chir. scand. 120, 21 (1959).

[313] WYLIE, E. J.: Occlusive arterial disease. Management by thromboendarterectomy. Minn. Med. 38, 904 (1955).

[314] — Disk.-Bem. Amer. J. Surg. 100, 168 (1960).

[315] — Disk.-Bem. Arch. Surg. 86, 58 (1963).

[315a] — Disk.-Bem. Arch. Surg. 89, 838 (1964).

[316] —, and J. S. McGUINESS: The recognition and treatment of arteriosclerotic stenosis of major arteries. Surg. Gynec. Obstet. 97, 425 (1953).

[317] YOUNG, J. R., A. W. HUMPHRIES, V. G. de WOLFE, and F. A. LeFEVRE: Complications of abdominal aortic surgery. Part. II. Intestinal ischemia. Arch. Surg. 86, 51 (1963).

[318] ZETTLER, F.: Operationsindikation bei chronischen arteriellen Durchblutungsstörungen der Beine. Dtsch. med. Wschr. 88, 475 (1963).

ε) Hyperämisierende Eingriffe

(a) Sympathektomie

Nachdem die erste Begeisterung über die Möglichkeiten und Erfolge der rekonstruktiven Gefäßchirurgie bei obliterierenden Arterienerkrankungen einer sachlichen Beurteilung Platz gemacht hat und Nachuntersuchungsergebnisse an größeren Krankengruppen eine kritische Stellungnahme ermöglichen, muß mit Nachdruck festgestellt werden, daß *die Sympathektomie für die Behandlung der chronischen arteriellen Verschlußleiden in keiner Weise an Bedeutung verloren hat.* Nur ein relativ kleiner Teil (höchstens 10—15%) aller Kranken mit chronischen Arterienverschlüssen ist für eine wiederherstellende Operation geeignet [50]. Das optimale Indikationsgebiet für die Sympathektomie liegt aber gerade bei den Verschlußlokalisationen, die der rekonstruktiven Gefäßchirurgie nicht zugänglich sind oder die sich zumindest nicht in befriedigender Weise rekonstruieren lassen. Nur bei etwa 25% der zur Beobachtung kommenden Kranken liegt ein Beckentyp vor, der nach den bisherigen Erfahrungen am häufigsten gefäßchirurgisch versorgt werden kann. Bei 50% handelt es sich um einen Oberschenkeltyp, für den die Indikation zur Rekonstruktion nur beschränkt gegeben ist, und 25% gehören dem Unterschenkeltyp an, der sich jeder Wiederherstellung entzieht. Gerade für diese 75% der Kranken mit Oberschenkel- und Unterschenkelarterienverschlüssen bietet die Sympathektomie in vielen Fällen eine wertvolle und häufig die einzig mögliche therapeutische Hilfe. Die Sympathektomie ist neben dem Gehtraining die auf die Dauer wirkungsvollste gefäßerweiternde Maßnahme, die uns zur Verfügung steht. Sie besitzt gegenüber der pharmakologisch induzierten Vasodilatation den Vorteil, eine auf den kranken Gefäßbezirk beschränkt bleibende, kontinuierliche und jahrelang anhaltende Gefäßerweiterung hervorzurufen. Schließlich hat die Kombination der partiellen Wiederherstellung mit einer Sympathektomie neue Anwendungsmöglichkeiten erschlossen. Eine gleichzeitig ausgeführte Sympathektomie wirkt sich auf die Durchgängigkeit einer partiell wiederhergestellten Strombahn günstig aus, andererseits wird eine Teilrekonstruktion in manchen Fällen überhaupt erst die Voraussetzung für eine erfolgreiche Sympathektomie schaffen.

Anatomie und Physiologie der sympathischen Innervation werden auf S. 48 u. 406 besprochen. Die Geschichte der Erforschung des vegetativen Nervensystems und die historische Entwicklung der heute üblichen Operationsindikation und der gebräuchlichen Verfahren der Sympathektomie sind in zahlreichen Monographien und Übersichtsarbeiten des deutschen [*16, 18, 19, 77, 79, 82, 90, 91, 100, 116, 124*] und ausländischen Schrifttums [*6, 35, 43, 46, 62, 69, 70, 71, 80, 84, 88, 102, 117, 118, 127*] erschöpfend dargestellt, ebenso Einzelheiten der normalen und pathologischen Anatomie, Histologie und Physiologie. Hier soll nur die Auswirkung der Sympathektomie auf die Durchblutung der gefäßgesunden und der gefäßkranken Extremität besprochen werden.

(α) Wirkung der Sympathektomie bei durchgängiger arterieller Strombahn

Die Unterbrechung der sympathischen Fasern entzieht die Extremität dem Einfluß der zentralen Kreislaufregulation. Der Wegfall des sonst ständig wirksamen, von dem Sympathicus vermittelten Vasoconstrictorentonus äußert sich im Fehlen der Schweißsekretion, in einer infolge der Mehrdurchblutung auftretenden Hauttemperatursteigerung und in einer besseren Füllung der enttonisierten Venen. Regional sind die resultierende Mehrdurchblutung und der Anstieg der Hauttemperatur um so stärker, je intensiver vorher der Vasomotorentonus war; sie erreichen ein Maximum an den sympathisch besonders reichlich innervierten Händen und Füßen. Individuell ist die Mehrdurchblutung um so ausgeprägter, je höher die Ausgangslage des Sympathicotonus vor Ausschaltung des Grenzstrangs war. Ursache der Mehrdurchblutung ist einerseits die Weitstellung der Endstrombahngefäße in der Haut und zum anderen die andauernde Eröffnung der an Hand und Fuß zahlreich angeordneten arteriovenösen Anastomosen. Die überwiegend stoffwechselabhängige, lokal gesteuerte Muskeldurchblutung (s. S. 44) wird durch eine Sympathektomie nur wenig beeinflußt.

Der zeitliche Ablauf der Mehrdurchblutung nach Sympathektomie zeigt eine auffallende Gesetz-

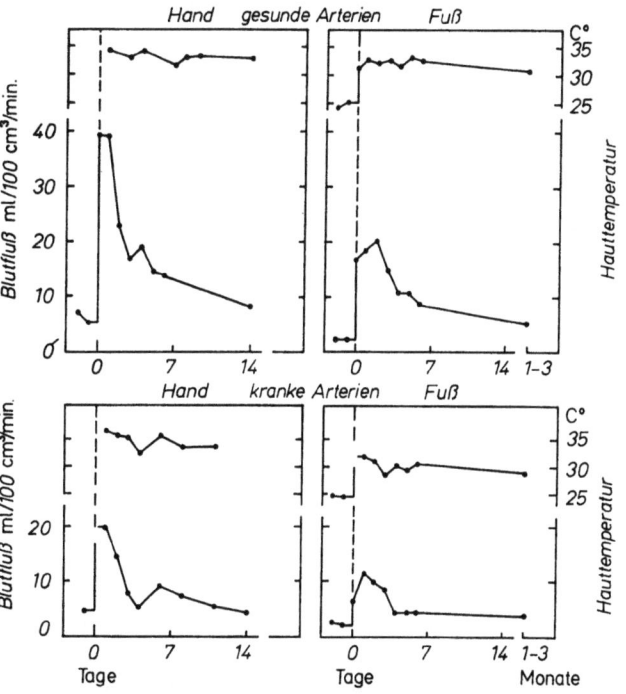

Abb. 134. Veränderungen der Hauttemperatur an Fingern bzw. Zehen und der Durchblutung der Hand bzw. des Fußes nach Sympathektomie. Oben: bei durchgängigen Arterien; unten: bei Arterienverschlüssen. (Nach WALKER, LYNN und BARCROFT 1950 [*124 a*])

mäßigkeit (s. Abb. 134). Das Durchblutungsmaximum wird am ersten und zweiten postoperativen Tag erreicht. Während der folgenden 1—2 Wochen sinkt die Hautdurchblutung auf den zwei- bis dreifachen Wert der präoperativen Durchblutungsgröße [*49*], wo sie (bei ausreichender Denervierung) jahrelang bleiben kann, selbst wenn Arterienverschlüsse vorliegen [*49*]. Die Sympathektomie hat den Vorteil, daß die damit erzielte Mehrdurchblutung der Haut auch in kühler Umgebung weiter besteht, so daß die denervierte Extremität langsamer auskühlt als die nicht denervierte.

Dem schnellen Rückgang der anfänglich erzielten Mehrdurchblutung liegt eine Steigerung des Arteriolentonus zugrunde, für die verschiedene Erklärungen gegeben wurden.

SIMEONE [107] vermutet, daß die glatte Gefäßmuskelfaser, die infolge der Sympathektomie jedes zentralen vasoconstrictorischen Tonus beraubt ist, innerhalb kurzer Zeit den ihr eigenen Basistonus (intrinsic tone) verstärkt und so die druckpassiv entstandene Gefäßerweiterung rückgängig macht. Auslösender Faktor für diese Tonussteigerung wäre die Zunahme der Gefäßwandspannung nach sympathischer Denervierung durch Vergrößerung sowohl des Gefäßradius wie auch der Druckbelastung der Gefäßwand: $T = P \cdot r$ (s. S. 24). Die unphysiologisch spannungsbelastete Gefäßmuskulatur verstärkt auf dem Weg über biophysikalische Veränderungen am contractilen Apparat und über eine Hypertrophie [39] ihren Tonus und führt auf dem Wege über eine Gefäßquerschnittsminderung die Spannungsbelastung auf normale Werte zurück. Der Gefäßquerschnitt ist in den ersten Tagen nach Sympathektomie in maximaler Weitstellung, nach Ablauf dieser kompensatorischen Vorgänge nur in mittlerer Weitstellung fixiert.

Die Vermutung, die Tonuszunahme könne auf eine Aktivitätssteigerung dezentrierter, in der Gefäßwand selbst liegender Neuronen beruhen, hat wenig Wahrscheinlichkeit für sich [83].

Der Wirkungsverlust sympathischer Dilatatorfasern wurde ebenfalls zur Erklärung herangezogen. Bekanntlich erreicht die Mehrdurchblutung einer sympathektomierten Extremität nach lokaler Wärmeeinwirkung nicht das Ausmaß der entsprechenden Reaktion bei erhaltener sympathischer Innervation [75]. Diese Beobachtung wurde, aller Wahrscheinlichkeit nach zu Unrecht, als Beweis für die Existenz sympathischer Vasodilatatorfasern herangezogen. Die veränderte Reaktionsfähigkeit der sympathektomierten Extremität scheint vielmehr auf die oben beschriebene Tonuszunahme der glatten Gefäßmuskulatur zurückgeführt werden zu müssen [107], die im Sinne eines lokalen Regelmechanismus physiologische Wandspannungsverhältnisse aufrechtzuerhalten versucht.

Dagegen kommt der Sensibilisierung denervierter Gefäßmuskelfasern gegen Adrenalin und Nor-Adrenalin, die bis zu 10 Monaten nach der Operation nachzuweisen ist, Bedeutung zu [28, 29]. Nach CANNONs „Law of Denervation" [28] fällt die Sensibilisierung um so stärker aus, je weiter distal man die Neuronenkette unterbricht. Die Feststellung hat dazu geführt, daß heute die präganglionäre Sympathektomie weitgehend die postganglionäre Faserdurchtrennung verdrängt hat [2, 120, 121, 130], obwohl die klinischen Beobachtungen keine eindeutigen Unterschiede zwischen beiden Methoden ergeben haben [10].

Auffallenderweise bleibt die *Hauttemperatur* trotz dieser Durchblutungsabnahme in der Regel über Jahre auf dem einmal erreichten Höchstwert und sinkt nur ab, wenn eine Regeneration des Sympathicotonus eintritt oder wenn der obliterative Gefäßprozeß fortschreitet. Für die Diskrepanz im Verhalten der acralen Durchblutungsgröße und der acralen Hauttemperatur sind folgende Gründe zu nennen:

1. Bei intensiver Hautdurchblutung besteht keine lineare Beziehung zwischen Durchfluß und Hauttemperatur. Schwankungen der Durchblutung führen daher zu keiner Temperaturveränderung.

2. Die fehlende Durchfeuchtung der Haut nach Ausschaltung der Schweißsekretion hat eine verminderte Wärmeabgabe zur Folge.

3. Durch die Dilatation der Venen (Oberflächenvergrößerung, Strömungsverlangsamung) kommt es zu einer vermehrten Durchwärmung der Haut.

4. Die arterio-venösen Anastomosen bleiben auch nach Regeneration des Arteriolentonus größtenteils offen.

Von dem normalen Abklingphänomen der Hautdurchblutung nach Sympathektomie ist die echte *Regeneration der sympathischen Innervation* zu unterscheiden, die nach unvollständiger Denervierung auftreten kann und aus anatomischen Gründen sehr viel häufiger am Arm als am Bein beobachtet wird (s. S. 406). Die Regeneration des Vasoconstrictorentonus tritt um so früher und stärker in Erscheinung, je inkompletter die Denervierung war. Eine wesentliche Ursache für die unvollständige Denervierung sind anatomische Varianten in Verlauf und Lage der Nervenfasern, des Grenzstrangs und seiner Ganglien. Fasern, die in ektopisch gelegenen sog. intermediären Ganglien [22, 23, 62, 108, 132, 133] umschalten, können der Durchtrennung entgehen. Nicht selten bestehen ferner über die Wirbelsäule hinwegziehende Faserverbindungen zwischen linkem und rechtem Grenzstrang [32, 126]. An den Armen verzichtet man primär auf eine komplette Denervierung, um durch Schonung des mittleren Cervicalganglions und des Ganglion stellatum das Auftreten des Horner-Syndroms zu vermeiden. Von den verbleibenden sympathischen Fasern, die an sich bereits einen gewissen Gefäßtonus aufrechterhalten können, wachsen Fasern in die zerstörten Neuren ein und erzeugen nach Ablauf von 3 Wochen einen allmählich zunehmenden Vasomotorentonus [86]. Durch Summation des auf diese Weise langsam stärker werdenden Vasomotorentonus und der infolge Sensibilisierung gesteigerten, humoral ausgelösten Vasoconstriction denerviert bleibender Effektoren, kann schließlich jede Wirkung der Sympathektomie vollkommen aufgehoben werden.

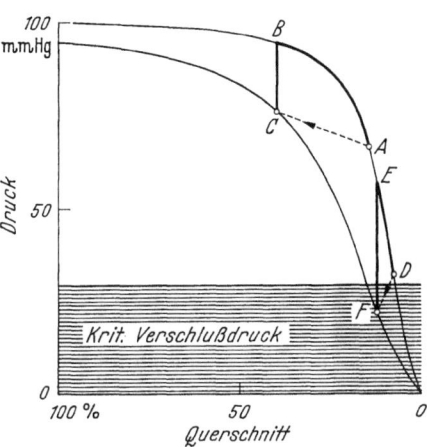

(β) Wirkung der Sympathektomie bei verschlossener arterieller Strombahn

Im Falle einer Arterienobliteration ergibt sich für die Sympathektomie neben der Wirkung auf die acrale Endstrombahn der zweite Angriffspunkt an den Kollateralgefäßen. Wie Tierexperimente gezeigt haben, entwickeln sich die Kollateralen eines akuten Arterienverschlusses wesentlich schneller, wenn gleichzeitig mit dem Verschluß eine Sympathektomie vorgenommen wird. Das endgültige Ausmaß des Kollateralnetzes ist jedoch mit und ohne Sympathektomie gleich (s. S. 77). Der sich hieraus ergebende Rückschluß, daß der bereits entwickelte Kollateralkreislauf eines chronischen Arterienverschlusses durch Sympathektomie nicht mehr zu beeinflussen ist, darf nicht ohne weiteres auf den Menschen mit seinem meist ausgeprägten Vasomotorentonus übertragen werden. Wie DORNHORST und SHARPEY-SCHAFER [38] zeigen konnten, läßt sich der Strömungswiderstand des Kollateralnetzes beim Menschen durch Sympathektomie zumindest vorübergehend, häufig auch auf die Dauer reduzieren. Darüber hinaus ist bei chronischen Verschlüssen auch der acrale Vasomotorentonus in der Regel einer denervierenden Therapie zugänglich, während er beim akuten Arterienverschluß infolge Mangeldurchblutung ohnehin weitgehend aufgehoben ist.

Abb. 135. Einfluß der Sympathektomie auf den *Perfusionsdruck distal von einer Arterienobliteration* (s. S. 56). Äußere Kurve: Perfusionsdruck vor Sympathektomie (normaler peripherer Strömungswiderstand) bei abnehmendem Querschnitt der Arterie bzw. der Kollateralen. Innere Kurve: Perfusionsdruck nach Sympathektomie (verminderter peripherer Strömungswiderstand). *A—B—C* Durch Reduktion des kollateralen Strömungswiderstandes (*Rk*) steigt der Perfusionsdruck von *A* nach *B*, durch Reduktion des peripheren Strömungswiderstandes (*Re*) fällt er gleichzeitig von *B* nach *C*. Im Endeffekt resultiert ein Anstieg des Perfusionsdrucks von *A* nach *C*, wodurch eine Besserung der Claudicatio intermittens möglich wird. *D—E—F* Bei bereits niedrigem Perfusionsdruck (*D*) führt eine Sympathektomie durch Reduktion des kollateralen Strömungswiderstandes zu einem Druckanstieg von *D* nach *E*, durch Reduktion des peripheren Strömungswiderstandes gleichzeitig zu einem Druckabfall von *E* nach *F*, d.h. unter den kritischen Verschlußdruck. Eine Verschlechterung der Durchblutung und eine „paradoxe Gangrän" sind die Folge. Zwischen den beiden Extremsituationen lassen sich alle Übergänge konstruieren, z.B.: keine Änderung des Perfusionsdrucks = vermehrte Hautdurchblutung bei unveränderter Claudicatio intermittens. Senkung des Perfusionsdrucks ohne Unterschreitung des kritischen Verschlußdrucks = vermehrte oder unveränderte Hautdurchblutung mit Verschlimmerung der Claudicatio intermittens

Man kann eine *unmittelbare* und eine *mittelbare* Wirkung der sympathischen Denervierung unterscheiden. Der Wegfall des Vasomotorentonus führt zu einer *funktionellen (druckpassiven) Weitstellung* und Widerstandsabnahme des kollateralen Gefäßnetzes und der poststenotischen Endstrombahn und hierdurch zu einer unmittelbaren Mehrdurchblutung. Der vermehrte Durchfluß wirkt seinerseits als Wachstumsreiz auf die Kollateralen, so daß die Denervierung mittelbar auch eine *anatomische, wachstumsbedingte Querschnitts-vergrößerung* der Kollateralbahnen veranlaßt (s. S. 67).

Die Mehrdurchblutung nach Sympathektomie kommt vornehmlich den intensiv innervierten Hautbezirken der Acren zugute. Eine Mehrdurchblutung der arbeitenden Muskulatur und damit eine Beeinflussung der Claudicatio intermittens ist aber ebenfalls möglich, wenn der poststenotische Perfusionsdruck nach der Sympathektomie ansteigt und sich damit die periphere Kreislaufreserve verbessert (*A—B—C* in Abb. 135). Voraussetzung hierfür ist, daß der Quotient

$$\frac{\text{Strömungswiderstand der Kollateralen } R_k}{\text{Strömungswiderstand der poststenotischen Endstrombahn } R_e}$$

kleiner wird, daß also die Sympathektomie den Strömungswiderstand des Kollateralnetzes relativ zu dem präoperativen Befund ausgiebiger vermindert als den Strömungswiderstand der poststenotischen Peripherie. Das Eintreffen dieser Konstellation ist im Einzelfall nicht mit Sicherheit vorauszusagen. Allgemein läßt sich ableiten, daß um so eher mit einem poststenotischen Druckanstieg und mit einer günstigen Beeinflussung der Claudicatio intermittens gerechnet werden kann, je kleiner der kollaterale Strömungswiderstand primär war, d.h. bei kurzen umschriebenen und gut überbrückten Verschlüssen. Da die durchblutungsabhängigen Wachstumsvorgänge an den Kollateralen Zeit beanspruchen, kann es noch Wochen bis Monate nach der Denervierung zu einem allmählichen Anstieg des Perfusionsdruckes distal vom Gefäßverschluß und damit zu einer Besserung der Claudicatio intermittens kommen. Diese günstige Situation ist je nach Auswahl des Krankengutes in 13—85% (!) [*114a*] gegeben. Häufig bleibt die Claudicatio intermittens unbeeinflußt, gelegentlich kann sie (poststenotischer Druckabfall) sogar schlimmer werden.

(γ) Indikation zur Sympathektomie

Entscheidend für das Ergebnis der Sympathektomie ist die Indikationsstellung [*14, 18, 20, 40, 42, 45, 67, 87, 90, 91, 115, 117*]. Auf keinen Fall darf die Sympathektomie im Sinne einer „ultima ratio" zur Behandlung einer amputationsbedürftigen Extremität

Tabelle 37. *Indikation zur Sympathektomie* (klinische Gesichtspunkte)

	Gute Operations-Indikation	Schlechte Operations-Indikation
Alter	unter 40 Jahren	über 70 Jahre
Krankheitsverlauf	langsam progredient oder stationär	rasch progredient
Lokalisation und Stadium	Beckentyp II, Oberschenkeltyp II + III, Unterschenkeltyp II—IV	Beckentyp III + IV, Oberschenkeltyp IV
Verschlußausdehnung	Segmentverschluß mit guter Kollateralbildung	kombinierte und ausgedehnte Verschlüsse mit spärlichen Kollateralen
Sympathicotonus	ausgeprägter Sympathicotonus: kühle, feuchte, cyanotische Acren, stark tonisierte enggestellte Venen	keine Zeichen des erhöhten Sympathicotonus
Reaktive Hyperämie	unter 20 sec	über 30 sec
Venenfüllung	unter 30 sec	über 40 sec
Ödem	durch Horizontallage beeinflußbares Ödem	durch Horizontallage nicht beeinflußbares Ödem, Sklerödem, Sklerodermie

dienen. Bei übermäßiger Zurückhaltung andererseits wird man zwar eine hohe Erfolgsquote erzielen, dafür aber eine Gruppe von Kranken von dem Eingriff ausschließen, von
denen man sicher einem Teil hätte helfen können. Man sollte versuchen, zwischen den
beiden Extremen einer besonders strengen Indikation mit entsprechend hoher Gesamt-
erfolgsquote, die nur eine kleine Zahl der Kranken auswählt, und einer weiten Indikation,
die auf Kosten zahlreicher Versager und Verschlimmerungen möglichst viele Kranke
miterfaßt, bei denen trotz ungünstiger Vorzeichen ein guter Erfolg eintritt, einen Kompromiß zu finden.

Sympathektomie als isolierter Eingriff. Zur Behandlung *funktioneller Durchblutungsstörungen,* wie man sie beim Morbus Raynaud, bei den reflexdystrophischen Syndromen
(Kausalgie, Sudeck-Syndrom, Schulter-Hand-Syndrom), bei Akrocyanose und Livedo
reticularis, aber auch nach Erfrierungen und nach Poliomyelitis [37, 40, 48, 51, 58]
beobachtet, ist eine Sympathektomie angezeigt, wenn sich unter konservativen Maßnahmen keine befriedigende Besserung einstellt. Das Ergebnis der Sympathektomie ist
zwar nicht mit Sicherheit vorauszusagen, mit einer Verschlimmerung braucht aber bei
Beachtung der Kontraindikationen in keinem Fall gerechnet zu werden.

Bei den *organischen Durchblutungsstörungen* ist die Sympathektomie bei allen Kranken in
Erwägung zu ziehen, die trotz intensiver konservativer Maßnahmen unter den Beschwerden der arteriellen Durchblutungsstörung leiden und bei denen ein rekonstruktives Verfahren aus angiologischen oder allgemeinen Gründen (Alter, Allgemeinzustand) nicht
indiziert oder auf Grund der örtlichen Klinikverhältnisse nicht durchführbar ist. Glaubt
man dem Kranken den relativ leichten Eingriff zumuten zu können, der nur bei beträchtlicher Reduktion des Allgemeinzustandes kontraindiziert ist, so wird man zunächst die
klinisch angiologische Indikation überprüfen, die sich analog der Indikation zur Rekonstruktion (s. S. 352) weniger aus der Ätiologie als aus dem Schweregrad und der durch den
Pulstastbefund definierten Höhenlokalisation des Verschlusses ergibt (s. Abb. 136). Im
Gegensatz zur rekonstruktiven Therapie ist die *Sympathektomie* bei Durchblutungsstörungen der Beine im *Stadium II* bei jeder Höhenlokalisation indiziert. Man wird sie
nicht nur in der Hoffnung ausführen, die bestehende Claudicatio intermittens zu bessern,
sondern als vorbeugende Maßnahme, die ein Fortschreiten in das Stadium III verhindern
oder doch hinauszögern soll. Im *Stadium III* muß die Indikation um so vorsichtiger
gestellt werden, je höher der Verschluß sitzt. Der Beckentyp im Stadium III sollte nach
Möglichkeit nur in Kombination mit einer Wiederherstellung am Aorta-Iliaca-Abschnitt
sympathektomiert werden. Für den Oberschenkeltyp und für den Unterschenkeltyp im
Stadium III sind sicherheitshalber eine relativ frühe reaktive Hyperämie (20 bis höchstens
30 sec) und Venenfüllung (30 sec) bei der Lagerungsprobe der Beine zu fordern [112]. Das
Stadium IV stellt eine absolute Kontraindikation dar, wenn es sich um eine ausgedehnte
Gangrän des Vorfußes, des Fußrückens oder größerer Bezirke handelt, die schlecht
demarkiert ist und Tendenz zum Fortschreiten zeigt. Bestehen dagegen umschriebene,
stationär bleibende Nekrosen einzelner Zehen, eventuell sogar des Vorfußes oder der
Ferse zusammen mit einer Claudicatio intermittens, ein Syndrom, das häufig den Unterschenkelarterienverschlüssen der Endangiitis obliterans entspricht, so lassen sich mit der
Sympathektomie oft überraschend gute Erfolge erzielen. Etwa bestehende Infektionen
sollten allerdings vor der Operation durch lokale und intraarterielle Antibioticabehandlung eingedämmt werden. Die Nekrosen heilen nach der Denervierung zum Teil spontan
ab, zum Teil müssen kleine Amputationen vorgenommen werden. Liegen umschriebene
Nekrosen bei einem Oberschenkeltyp vor, so ist große Vorsicht mit der Indikation geboten.
Nur bei guter reaktiver Hyperämie und Venenfüllung, gegebenenfalls nach Prüfung der
Durchblutung unter vorübergehender Sympathicusblockade, sollte sympathektomiert
werden.

Weitere klinische Hinweise ergibt die *Beobachtung des Sympathicotonus an den Extremitäten.* Jüngere Kranke mit feuchten, cyanotischen und kühlen Acren und enggestellten
Venen, wie man sie oft unter den Endangiitikern findet, sind besser für die Sympathektomie

geeignet als alte Kranke ohne Zeichen eines gesteigerten Sympathicotonus. DE TAKATS [*117*] hat darauf hingewiesen, daß die muskelatrophische Extremität mit den Zeichen der Hautatrophie (Haarverlust, zigarettenpapierdünne Haut mit capillären Blutungen) von der Sympathektomie ausgeschlossen werden sollte.

Ein ausgeprägtes *Ödem des Fußes und des Unterschenkels*, wie es im Stadium III und IV infolge der permanenten Tieflagerung der Extremität häufig auftritt, kann den Erfolg

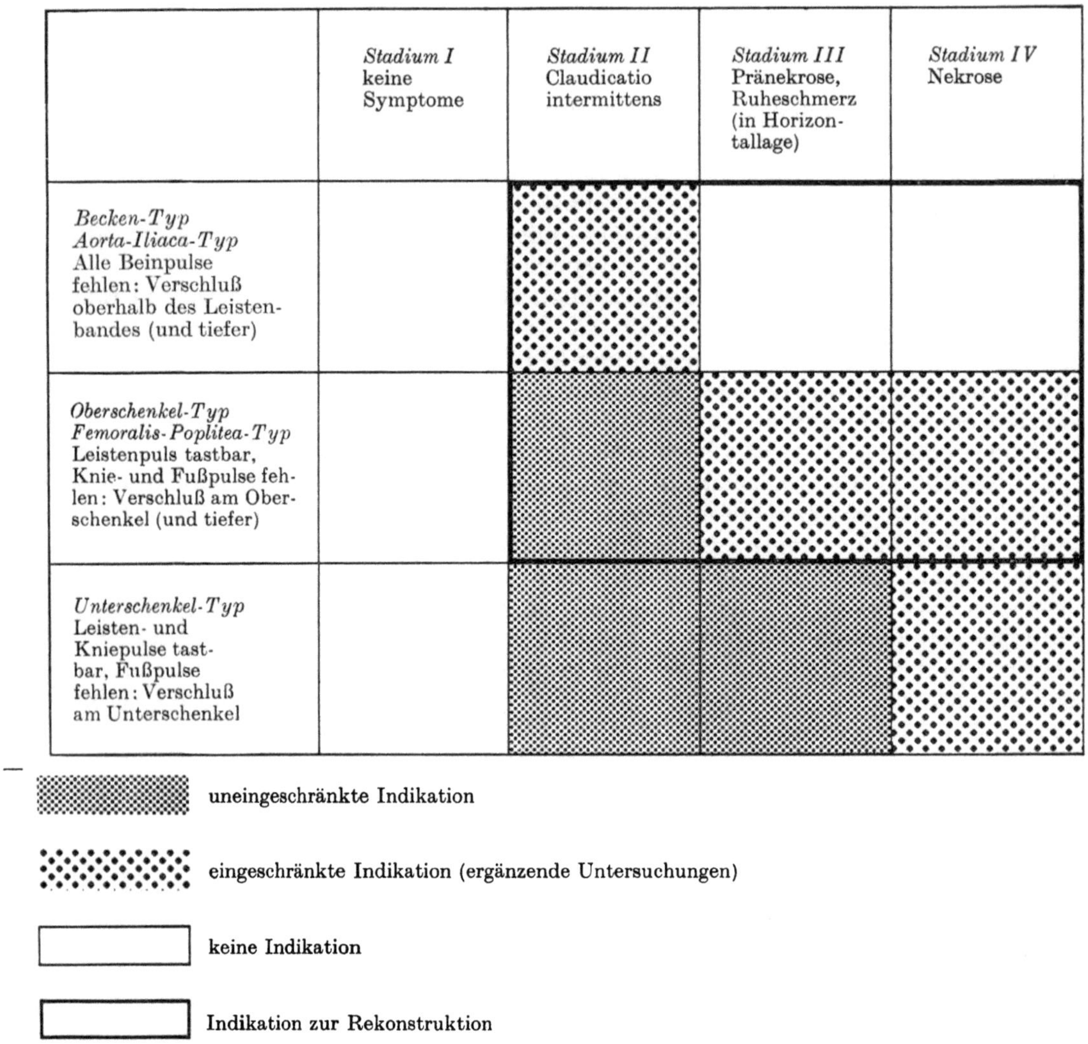

	Stadium I keine Symptome	*Stadium II* Claudicatio intermittens	*Stadium III* Pränekrose, Ruheschmerz (in Horizon- tallage)	*Stadium I V* Nekrose
Becken-Typ *Aorta-Iliaca-Typ* Alle Beinpulse fehlen: Verschluß oberhalb des Leisten- bandes (und tiefer)		uneingeschränkte Indikation	keine Indikation	keine Indikation
Oberschenkel-Typ *Femoralis-Poplitea-Typ* Leistenpuls tastbar, Knie- und Fußpulse feh- len: Verschluß am Ober- schenkel (und tiefer)		uneingeschränkte Indikation	eingeschränkte Indikation	eingeschränkte Indikation
Unterschenkel-Typ Leisten- und Kniepulse tast- bar, Fußpulse fehlen: Verschluß am Unterschenkel		uneingeschränkte Indikation	uneingeschränkte Indikation	eingeschränkte Indikation

uneingeschränkte Indikation

eingeschränkte Indikation (ergänzende Untersuchungen)

keine Indikation

Indikation zur Rekonstruktion

Abb. 136. Klinisch-angiologische Indikation zur lumbalen Sympathektomie

der Sympathektomie in Frage stellen. Die ödembedingte Steigerung des Gewebsdrucks reduziert den transmuralen Druckgradienten in den Endstrombahngefäßen, erhöht deren kritischen Verschlußdruck und kann auf diese Weise postoperativ einen „paradoxen" Gewebsuntergang auslösen. Bei diesen Kranken muß zunächst das Ödem durch Einhalten der Horizontallage zum Ablaufen gebracht werden, was unter Verabreichung von Opiaten zur Linderung des Ruheschmerzes und unter Zuhilfenahme von Diuretika in wenigen Tagen gelingen kann. *Das unbeeinflußbare Ödem gilt ebenso als Gegenindikation wie eine fortgeschrittene Sklerodermie.*

Weitere Hinweise sind von der *Arteriographie* zu erhalten, die man wegen der Frage der rekonstruktiven Therapie bei Becken- und Oberschenkeltypen immer ausführen wird, wenn überhaupt eine Operation in Betracht kommt. Für den isolierten Unterschenkeltyp ist sie dagegen überflüssig. Allgemein gilt, daß kurze, von zahlreichen und kräftigen Kollateralen überbrückte Verschlüsse für die Sympathektomie geeignet sind. während bei ausgedehnten multiplen Verschlüssen, besonders wenn die Hauptarterie über spärliche Kollateralen nur an wenigen Stellen aufgefüllt wird, vor der Durchführung einer Sympathektomie gewarnt werden muß. Diese Fälle entsprechen meistens ohnehin dem Oberschenkel- oder Beckentyp im Stadium III und IV. Vorsicht ist ferner geboten bei (auch isolierten) Verschlüssen an gefährlichen, d.h. kollateral schlecht überbrückten Arterienabschnitten, z. B. im Verlauf der A. poplitea oder der A. femoralis communis.

Ein *Diabetes mellitus* stellt unserer Ansicht nach keine Kontraindikation dar. Gleichgültig, ob es sich um eine fortgeschrittene Arteriosklerose bei Diabetes oder um eine echte diabetische Angiolopathie handelt, sind die aufgestellten angiologischen Kriterien für die Indikation maßgebend [15].

Sympathektomie in Kombination mit rekonstruktiven Verfahren. Diese therapeutische Kombination findet mit Recht zunehmend Anwendung, sind doch zahlreiche Obliterationen weder einer isolierten Rekonstruktion noch einer isolierten Sympathektomie zugänglich. Anwärter für die Kombinationsbehandlung sind Kranke mit simultanen Verschlüssen an der terminalen Aorta bzw. den Beckenarterien, den Oberschenkelarterien und/oder den Unterschenkelarterien. Die isolierte Rekonstruktion des Aorta-Iliaca-Abschnitts kann bei mangelhaftem Abfluß zur Frühthrombose der Prothese, die isolierte Sympathektomie bei mangelhaftem Zufluß zur „paradoxen" Gangrän führen. Erst die Kombination der beiden Verfahren berechtigt ihre Anwendung, indem die Rekonstruktion den Becken- bzw. Oberschenkeltyp in einen Oberschenkel- bzw. Unterschenkeltyp verwandelt und die Sympathektomie durch Reduktion des peripheren Strömungswiderstandes die erforderlichen Abflußbedingungen schafft. Wir kombinieren die lumbale Sympathektomie meist einseitig (auf der schlechteren Seite), bei Bedarf aber auch beiderseitig mit jeder Wiederherstellung am Aorta-Iliaca-Abschnitt, wenn gleichzeitig Verschlüsse der Oberschenkel- oder/und Unterschenkelarterien vorliegen. Um dem Kranken eine zusätzliche Operation zu ersparen, führen wir die Sympathektomie stets zusammen mit dem rekonstruktiven Eingriff aus.

Für die thorakale *Sympathektomie bei Durchblutungsstörungen der Arme* gelten entsprechende Regeln. Die Indikation ist weniger schwierig, da Grenzfälle sehr viel seltener sind und da es sich häufig um gut beeinflußbare periphere Verschlüsse (mit umschriebenen Fingerkuppennekrosen) handelt. Eine schlecht demarkierte Gangrän mit Ödem und trophischen Störungen des umgebenden Gewebes und mit starkem Ruheschmerz stellt auch am Arm eine Kontraindikation dar.

(δ) Präoperative Testuntersuchungen

Alle präoperativen Testmethoden haben zum Ziel, durch mehr oder weniger indirekte Messung der acralen Durchblutung nach temporärer Ausschaltung der sympathischen Innervation die postoperative Durchblutungssituation möglichst exakt vorauszubestimmen. Der technisch einfachste Test ist die Hauttemperaturmessung nach Ausschaltung des Sympathicus durch periphere Nervenblockade [128, 129], durch paravertebrale Sympathicusblockade, durch Spinalanaesthesie [24] oder durch Reflex-Vasodilatation [47]. Wir bevorzugen die Spinalanaesthesie in Form des „Differential-Spinalblocks" [104], da sich hierbei Fehlresultate, wie sie bei paravertebraler Sympathicusblockade infolge unexakter Lokalisation des Anaestheticums entstehen können, weitgehend vermeiden lassen und auch die Unsicherheitsfaktoren der Reflex-Vasodilatation umgangen werden. Von der peripheren Nervenblockade machen wir keinen Gebrauch, da sie nur die Endstrombahngefäße, nicht aber die Kollateralen beeinflußt, was ihren Aussagewert einschränkt. Die Operationsindikation ist dann gegeben, wenn die Temperatur der Acren deutlich, d.h. wenigstens um 3—4° C ansteigt. Die Aussage des Tests wird unzuverlässig, wenn die Temperatur weniger oder gar nicht ansteigt. SMITHWICK [112] hat umgekehrt den Grad der Auskühlung der kranken Extremität im kalten Raum bei 20° C als Kriterium herausgestellt und eine auf dem Pulstastbefund und dem Auskühlungsgrad aufgebaute, 12 Gruppen unterscheidende Einteilung vorgenommen, die es ihm erlaubt, die Versager der Sympathektomie auf eine sehr kleine Zahl zu reduzieren. Exaktere Auskunft über die acrale Durchblutung geben selbstverständlich weniger mittelbare Messungen wie die calorimetrische Durchblutungsmessung oder die Plethysmographie [*10*].

Die Beurteilung dieser verschiedenen präoperativen Testmethoden zur Klärung der Operationsindikation reicht von vollkommener Ablehnung bis zu größter Hochschätzung.

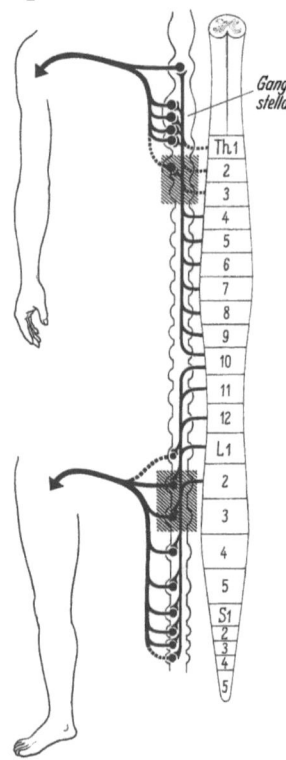

Abb. 137. Die sympatische Innervation der Extremitäten. Schraffiert: Ausdehnung der Sympathektomie

Es unterliegt keinem Zweifel, daß sich die Erfolgsquote bei sorgfältiger Beachtung der für die Tests geltenden Kriterien verbessern läßt. Andererseits muß man sich darüber im klaren sein, daß diese Verbesserung nur auf Kosten einer nicht geringen Zahl von Kranken erreicht wird, die man auf Grund der Untersuchung von der Operation ausschließt, bei denen aber trotz des mangelhaften Testergebnisses eine Steigerung der Durchblutung zu erzielen ist. Unter Verzicht auf eine möglichst gute Erfolgsquote ist einer größeren Zahl von Kranken zu helfen. Wir beschränken uns aus diesem Grund darauf, diejenigen Kranken von der Operation auszuschließen, die nach Blockierung der sympathischen Innervation einen eindeutigen Temperaturabfall an den Acren aufweisen, da hier mit großer Wahrscheinlichkeit eine „paradoxe" Gangrän entstehen würde. Die übrigen Kranken werden der Sympathektomie zugeführt, selbst wenn nur ein geringer oder kein Temperaturanstieg beobachtet wurde, sofern nur die übrigen Kriterien der Operationsindikation erfüllt sind.

(ε) Operationsverfahren

Anatomische Voraussetzungen. Die besondere Anordnung des sympathischen Nervensystems gibt die Möglichkeit, durch Resektion bestimmter Grenzstrangabschnitte, d.h. mit einem relativ kleinen umschriebenen Eingriff selektiv die sympathische Innervierung einer Extremität zu unterbrechen und damit eine ausgedehnte und doch gezielte Vasodilatation hervorzurufen (s. Abb. 137). Die präganglionären Fasern für die *Versorgung des Arms* gelangen aus den Rückenmarkssegmenten Th 1—6, in geringem Ausmaß auch Th 7—10 zum Grenzstrang. Die Relais für die Umschaltung auf postganglionäre Fasern befinden sich vorwiegend in dem durch Verschmelzung des unteren cervicalen und des ersten thorakalen Grenzstrangganglions entstandenen Ganglion stellatum, zum Teil auch in dem oberen und mittleren Cervicalganglion sowie in dem Ganglion Th 2. Die postganglionären Fasern verlassen den Grenzstrang vorwiegend aus dem Ganglion stellatum, vereinzelt auch aus dem mittleren cervicalen und dem zweiten thorakalen Ganglion und verlaufen größtenteils mit dem achten cervicalen und dem ersten thorakalen Spinalnerven zum Armplexus. Gelegentlich können Fasern vom zweiten (und vom dritten) thorakalen Ganglion direkt den Plexus brachialis erreichen (Kuntzscher Nerv).

Die präganglionären *Neuronen für die Beine* stammen aus den Rückenmarkssegmenten Th 10 bis L 2 (und L 3) und werden in den Grenzstrangganglien von L 2 an abwärts auf postganglionäre Fasern umgeschaltet. Sie verlassen den Grenzstrang vom zweiten lumbalen bis zum untersten sacralen Ganglion. Die Fasern aus den lumbalen Ganglien schließen sich vorwiegend den Wurzeln des Plexus lumbalis an und versorgen über den N. femoralis und den N. obturatorius und andere Äste des Plexus die Endstrombahngefäße der A. iliaca externa und die Oberschenkelarterien mit ihren Ästen. Die aus den sacralen

Ganglien entspringenden Fasern sind dagegen für die Aufzweigungen der A. iliaca interna, der A. poplitea und der Unterschenkelarterien bestimmt und vermischen sich mit den Fasern des Plexus ischiadicus.

Lumbale Sympathektomie. Wie aus Abb. 137 zu ersehen ist, kann durch die Resektion des zweiten und dritten lumbalen Grenzstrangganglions die sympathische Innervation des Beins fast vollständig unterbrochen werden („*tiefe*" *lumbale Sympathektomie*), wobei die meisten Fasern präganglionär und nur ein Teil der zum Plexus lumbalis verlaufenden Fasern postganglionär durchtrennt werden. Eine zusätzliche Resektion des vierten lumbalen Ganglions bringt keinen Gewinn und würde nur einen größeren Teil der Fasern postganglionär erfassen, was nicht erwünscht ist. Die Denervierung ist allerdings unter Schonung des ersten Lumbalganglions nur vom Knie an abwärts vollständig. Soll auch der Oberschenkel an seiner Vorderseite denerviert werden, so muß das erste Lumbalganglion mitreseziert werden [26, 98, 99, 122] („*hohe*" *lumbale Sympathektomie*), was wegen der Häufigkeit der damit verbundenen Potenzstörungen nicht allgemein indiziert ist. (s. S. 411). Bei isolierten Beckenarterien- oder Aortengabelverschlüssen, die nicht rekonstruktiv behandelt werden können, wurde empfohlen, die Sympathektomie bis Th 12 auszudehnen [82, 125]. MONRO [84] konnte den günstigen Effekt der „hohen" Sympathektomie in Schweißversuchen nicht bestätigen und beschränkt sich daher auf eine tiefe Sympathektomie.

Zugang. Die *transperitoneale Sympathektomie* [1] ist heute allgemein zugunsten des retroperitonealen Vorgehens verlassen. Sie findet nur noch in Kombination mit rekonstruktiven Maßnahmen Anwendung. In diesem Fall erfolgt sie am besten sofort nach der transperitonealen Freilegung der abdominalen Aorta, damit spätere Manipulationen in der Nähe der Anastomose oder der Aortennaht vermieden werden.

Für den *retroperitonealen Zugang* zum Grenzstrang wurden verschiedene Methoden empfohlen, die sich nur in unwesentlichen Punkten unterscheiden [1, 72, 90, 91, 96, 103, 116, 130].

Der ursprünglich von LERICHE und FONTAINE [72] angegebene Flankenschnitt entlang der 12. Rippe (mit Rippenresektion) in Seitenlage ist nur dann erforderlich, wenn auch das erste Lumbalganglion reseziert werden soll. Wir dehnen die Resektion nach kranial nicht über L 2 hinaus aus und verwenden daher ausnahmslos den ventralen Zugang in Rückenlage (s. Abb. 138), was den Vorteil bietet, daß man die Sympathektomie im Bedarfsfall ohne Umlagerung in einer Sitzung beiderseits vornehmen kann.

Der Kranke befindet sich in Rückenlage. Auf der Seite des Eingriffs wird das Gesäß durch Unterlegen eines Kissens etwas angehoben. Die *Incision* verläuft von der Mitte der Linea spinaumbilicalis nach lateral und leicht nach kranial, sie ist je nach Dicke der Bauchdecken 6—12 cm lang. Nach stumpfer digitaler Spaltung der Mm. obliquus abdominis ext. und int. und transversus abdominis in Faserrichtung kann das Peritoneum eingestellt werden. Mit Stieltupfern präpariert man den Peritonealsack von der seitlichen und mittleren Bauchwand frei, wobei ein Teil des präperitonealen Fettgewebes zurückbleibt. Durch Weghalten des Peritonealsacks nach medial mit Haken stellt man zunächst den M. psoas und nach weiterem stumpfen Abschieben auch die Wirbelsäule dar. Der Ureter wird mit dem Peritonealsack nach medial vorn abgeschoben. Während auf der linken Seite die Aorta kaum ins Gesichtsfeld rückt, muß man rechts mit Sorgfalt die V. cava inferior nach ventral weghalten. In der Furche zwischen Wirbelsäule und M. psoas tastet man die unter dem Finger rollenden lumbalen Ganglien, die an ihrer eigenartigen Konsistenz zu erkennen sind. Die meisten Vv. lumbales verlaufen unter dem Grenzstrang hindurch und können geschont werden. Auf dem Grenzstrang liegende Venen werden ligiert oder mit Clips versorgt und durchtrennt. Die Ganglienkette kann jetzt in dem gewünschten Ausmaß entfernt werden. Man hakt sich ein Ganglion mit einem Nervenhaken an und durchtrennt nacheinander die zu- und abführenden Fasern unter Sicht. Obere und untere Begrenzung der Resektion werden durch Silberclips markiert. Als oberste Begrenzung der Resektion gilt bei Schonung des Ganglion L 1 die

Zwischenwirbelscheibe L 2/3 bzw. die obere Kante des dritten Lendenwirbelkörpers [6, 26].
Nach sorgfältiger Blutstillung folgt der schichtweise Wundverschluß. Eine Drainage ist
in der Regel nicht erforderlich.

Obere thorakale Sympathektomie. Eine annähernd vollständige Denervierung des Arms
gelingt durch Resektion des Ganglion stellatum und der oberen thorakalen Grenzstrangganglien. Da der Verlust des Ganglion stellatum aber regelmäßig zum Auftreten eines

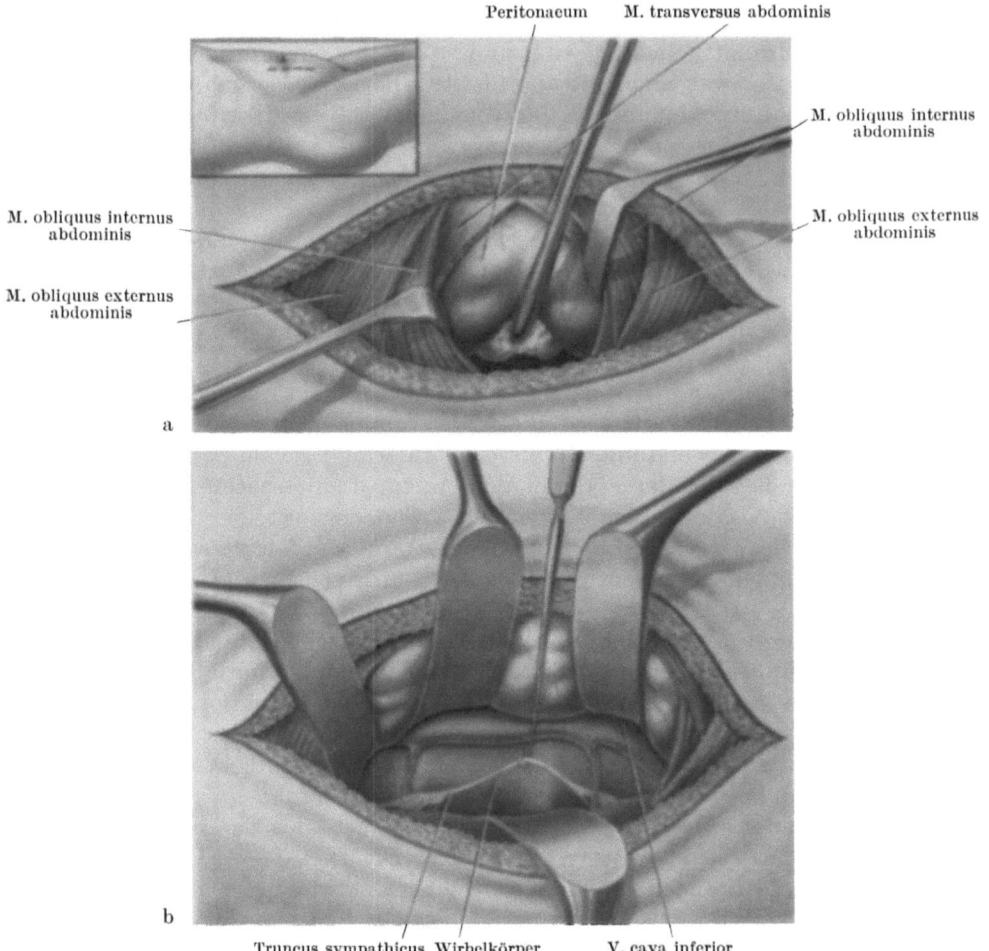

Abb. 138. *Rechtsseitige lumbale Sympathektomie.* Operationssitus bei extraperitonealem Vorgehen (nach H.W.
PÄSSLER). a Wechselschnitt und Abschieben des Peritoneum. b Darstellung der V. cava inferior und des
sympathischen Grenzstrangs auf der Wirbelsäule. (Wir bevorzugen den im Text beschriebenen schrägen
Hautschnitt)

Hornerschen Syndroms führt, beschränkt man die Sympathektomie in der Regel zunächst
auf die Resektion des zweiten bis vierten thorakalen Ganglions. Nur wenn der eintretende
Effekt unzureichend ist, oder wenn es zur Regeneration der sympathischen Innervierung
kommt, werden in einer zweiten Sitzung auch die unteren cervicalen Ganglien entfernt.

Zugang. Während man früher ausschließlich den *ventralen (supraclaviculären) Zugang* [46, 56, 72, 103, 120, 130] oder den *extrapleuralen* [1, 109] bzw. *transpleuralen dorsalen Zugang* benutzte, hat sich in den letzten Jahren zunehmend der für Operateur und
Patient in gleicher Weise angenehme *axilläre Zugang* durchgesetzt, den ATKINS von
SCHULZE und GOETZ übernommen und 1949 und 1954 mitgeteilt hat [3, 4]. Wir verwenden dieses Verfahren ausschließlich, wenn die Pleura frei ist und wenn keine alte Spitzen-
tuberkulose vorliegt (präoperative Röntgenkontrolle!).

Der axilläre Zugang (s. Abb. 139). Der Kranke liegt auf der Seite, der zu denervierende Arm wird kopfwärts (etwa 120°) auf einer Stütze gelagert. Der Hautschnitt verläuft schräg längs dem zweiten Intercostalraum vom Rand des M. latissimus dorsi hinten bis zum Rand des M. pectoralis major vorne, wobei beide Muskeln bei Bedarf etwas eingekerbt werden. Im hinteren Wundwinkel ist auf den N. thoracicus longus zu achten. Häufig führen wir den 10—12 cm langen Schnitt gewinkelt aus, von der Mitte der Axilla einerseits caudalwärts, andererseits schräg nach ventral und oben zum M. pectoralis major hin. Der Thorax und die Pleurahöhle werden im zweiten Intercostalraum eröffnet, worauf man einen Rippensperrer einsetzt und die Lungenspitze nach medial unten abdrängt. Für das Aufsuchen des Grenzstrangs ist eine Stirnlampe oder eine in den Thorax einführbare Lichtquelle von Vorteil. Die erste Rippe und das auf ihrem Köpfchen liegende Ganglion stellatum sind in der Regel gut zu erkennen und erlauben die Identifizierung der thorakalen Ganglien II—III, über denen man die parietale Pleura spaltet, um sie zu resezieren. Ergänzend kann man von diesem Zugang aus auch die Wurzeln der zugehörigen Intercostalnerven durchtrennen und die Nerven resezieren [27].

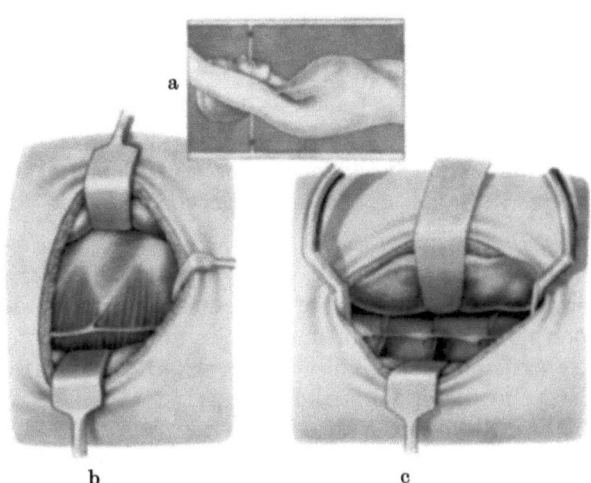

Abb. 139a—c. *Axilläre Thorakotomie zur oberen thorakalen Sympathektomie.* a Lagerung und Schnittführung (Schnittlänge: 10 cm). b Zugang zum 2. Intercostalraum. Cave: N. thoracicus longus. c Nach Thorakotomie im 2. Intercostalraum Abdrängen der Lunge nach vorn. Der subpleural liegende Grenzstrang wird sichtbar

Der Verschluß erfolgt ohne Pericostalnähte, ausschließlich durch Intercostal-, Subcutan- und Hautnaht ohne Drainage. Die Kranken können schon am nächsten Tag aufstehen. Gegenüber den anderen Verfahren bietet die Methode folgende Vorteile: Die Blutstillung gelingt mühelos; die thorakalen Ganglien II—III lassen sich zuverlässiger entfernen als über den ventralen Zugang; der Zugang ist andererseits gewebsschonender als der dorsale; die Narbe liegt kosmetisch günstig. An Nachteilen sind zu nennen: Das Ganglion stellatum ist nicht so gut zu erreichen wie von dem ventralen Zugang aus; eine gleichzeitige Resektion des rechten und linken Grenzstrangs ist nicht möglich; die Inspektion der Costo-Clavicular-Region, die bei Durchblutungsstörung des Armes von Interesse sein kann, ist bei dieser Schnittführung nicht auszuführen.

Mit der endoskopischen Sympathektomie, die vor allem von Kux [63, 64] ausgebaut und angewendet wurde, haben wir keine Erfahrung.

(ζ) Unerwünschte Folgen und spezifische Komplikationen der Grenzstrangresektion

Paradoxe Vasoconstriction bzw. Reaktion. Block u. Mitarb. [17, 19] haben nach Grenzstrangresektion eine fast regelmäßig ablaufende sympathicotone Gegenregulation nachweisen können (,,Gefäßkrise" [79]), die meist kurz nach der Denervierung, manchmal aber auch erst am 2.—4. postoperativen Tag in Erscheinung tritt und sich nicht auf die denervierte Extremität zu beschränken braucht, sondern häufig die kontralaterale Extremität mitgreift oder sich auf den ganzen Organismus ausbreitet. Diese Phase des ,,Schock und Gegenschock" klingt am 5.—6. Tag ab und geht in eine Phase der Labilität über, in der harmlose Reize eine unerwartete und überschießende Reaktion des Neurovegetativums auslösen können. Am 21.—28. Tag stabilisiert sich die Situation mit Eintritt einer ,,Eutonie". In den Rahmen dieser Einregulierungserscheinungen muß auch eine

gelegentlich zu beobachtende temporäre Reduktion der acralen Durchblutung und Hauttemperatur mit vorübergehendem Wiederauftreten der Schweißsekretion gerechnet werden,
die gewöhnlich am 5. Tag am ausgeprägtesten ist (Fifth day phenomenon) [10, 107, 130].
Es wurde angenommen, daß es sich hierbei um eine vermehrte Abgabe effektorerregender
Substanzen in den degenerierenden Nervenfasern oder um eine erhöhte Aktivität dezen-
tralisierter Ganglien handeln könne. Die paradoxe Vasoconstriction klingt in der Regel
nach wenigen Tagen spontan ab und kann, wenn sie außergewöhnlich heftig verläuft,
durch die Gabe von Sympathicolytica gemildert werden [19, 93]. Sie führt nicht zur
Gangrän und unterscheidet sich gerade in diesem Punkt grundsätzlich von der „paradoxen" Gangrän.

Verschiedentlich wurden Kranke beobachtet [69, 80], bei denen die starke Mehrdurchblutung der ersten postoperativen Tage bestehenblieb und sich nicht in üblicher Weise
verminderte. Sie litten unter unangenehm brennenden, schmerzhaften Hitzeempfin-
dungen ähnlich denen einer Erythromelalgie oder Kausalgie.

„Paradoxe" Gangrän bzw. periphere Kreislaufdekompensation [82, 125]. Je großzügiger man die Indikation zur Sympathektomie stellt, um so häufiger wird man Fälle
erleben, bei denen auf die Operation eine akute irreparable Verschlimmerung der
peripheren Durchblutungsnot mit Auftreten von unbeeinflußbaren Ruheschmerzen und
Nekrosen folgt, die in der Regel zur Amputation zwingt [6, 7, 11, 33, 45, 67, 81, 118].
Ursache dieser Verschlimmerung ist ein Absinken des Perfusionsdrucks distal von der
Obliteration unter den kritischen Verschlußdruck der „letzten Wiesen" [38, 65, 66]
(s. S. 41). Diese Situation ist dann zu erwarten, wenn bei bereits niedrigem Perfusions-
druck jenseits der Obliteration der Quotient $\frac{R_{Kollateralen}}{R_{Endstrombahn}}$ größer wird (s. S. 402), wenn
also die Denervierung den Strömungswiderstand der Peripherie (etwa durch Eröffnung
arterio-venöser Anastomosen) relativ zur präoperativen Ausgangslage stärker reduziert
als den Strömungswiderstand der Kollateralen (D—E—F in Abb. 135). Die Voraussetzung hierfür ist bei multiplen, häufig alle drei Etagen (Becken, Oberschenkel, Unterschenkel) einbeziehenden und schlecht von Kollateralen überbrückten Verschlüssen
gegeben, die sich am Krankenbett auf Grund klinischer Kriterien in der Regel heraus-
finden lassen. Die Sympathektomie kann nur dann zu einer Mehrdurchblutung führen,
wenn die Höhe des peripheren Perfusionsdrucks noch ausreicht, die enttonisierten Gefäße
der Endstrombahn druckpassiv zu dilatieren.

Gleiche Folgen kann eine länger anhaltende postoperative Senkung des zentralen
Blutdrucks (Herzinfarkt, Lungenembolie) haben. Nur in seltenen Fällen ist die Verschlechterung der Durchblutung auf eine intra- oder postoperativ entstandene Arterienthrombose zurückzuführen [11, 25].

Eine weitere außerordentlich seltene Komplikation ist die postoperative Nekrose bei
tastbaren Fußpulsen. Sie tritt niemals nach isolierter Sympathektomie auf, sondern nur
dann, wenn ein erfolgreicher rekonstruktiver Eingriff mit der Sympathektomie kombi-
niert wurde. Man nimmt an, daß es sich um eine Reaktion handelt, die der „paradoxen
Hypertonie" mit Abdominalkrisen nach Operation der Coarctatio aortae verwandt ist.
Nach lange bestehenden ausgedehnten Verschlüssen ist die Muskulatur der peripheren
Endstrombahngefäße auf Grund der geringen Druckbelastung atrophiert und in ihrem
Eigentonus reduziert. Gelingt eine vollständige oder weitgehende Wiederherstellung der
Strombahn und wird zusätzlich der tonisierende Einfluß des Sympathicus ausgeschaltet,
so können die kleinen muskulären Gefäße druckpassiv überdehnt und irreversibel ge-
schädigt werden. In gleicher Weise wie es aus diesem Grund nach der Operation einer
Coarctatio aortae (möglicherweise über einen Arteriolenspasmus) zur Darmgangrän kommen
kann (s. S. 739), entsteht nach Sympathektomie in seltenen Fällen eine Gangrän der
Acren, die nach dem Pulstastbefund gut durchblutet sein müßten [107]. Zur Verhütung
dieser Komplikation wird man die Sympathektomie nur dann mit einer rekonstruktiven

Gefäßoperation kombinieren, wenn distal vom wiederhergestellten Gefäßabschnitt zusätzliche Verschlüsse vorliegen.

Störungen der Sexualfunktion. Wie WHITELAW und SMITHWICK [131] durch Nachuntersuchungen zeigen konnten, führt die ein- und besonders die beiderseitige Resektion der Grenzstrangganglien Th 12 und/oder L 1 in einem hohen Prozentsatz der Kranken zu Störungen der Sexualfunktion (Errektion oder/und Ejaculation). In seltenen Fällen scheinen die entsprechenden Nervenfasern aber auch über das Ganglion L 3 auszutreten. Sechs von elf Kranken mit einer beiderseitigen Resektion von L 1 bis L 2 oder L 3 gaben einen dauernden Verlust der Ejaculation, sieben von elf Kranken eine zeitweise oder dauernde Errektionsschwäche an. Bei einseitiger Resektion von L 1—L 3 (12 Kranke) war die Ejaculation in keinem Fall gestört, bei zwei Kranken trat eine Errektionsschwäche auf. Ähnliche Mitteilungen liegen auch von anderen Autoren vor [8, 9, 26, 92, 119]. Aus diesem Grund wird man bei jungen Männern das oberste Lumbalganglion wenigstens auf einer, nach Möglichkeit auf beiden Seiten schonen. Da aber auch dann gelegentlich über Potenzstörungen berichtet wurde, empfiehlt es sich, den präoperativen Zustand der Potenz bei Erhebung der Anamnese sorgfältig zu erfragen und schriftlich zu fixieren, um die Berechtigung postoperativer Beschwerden richtig einschätzen zu können. Eine präoperative Aufklärung erscheint uns nur dann sinnvoll und notwendig, wenn beabsichtigt ist, bis einschließlich Ganglion L 1 zu resezieren.

Eine sehr unangenehme, wenn auch folgenlos abklingende Komplikation sind die von den einzelnen Autoren in sehr unterschiedlicher Häufigkeit beobachteten *neuralgiformen Schmerzen* (BLAINE u. Mitarb. 9,8% [15]; KRAFT-KINZ 18% [59, 60]; HAIMOVICI u. Mitarb. etwa 50% [49a]; PÄSSLER 20—40% [92]), die sowohl am Arm wie auch am Bein („Genito-femoral-Neuralgie") auftreten können [19, 88, 92, 116]. Sie äußern sich nach lumbaler Sympathektomie in heftigen, als bohrend, brennend oder stechend beschriebenen tiefen Schmerzen an der Außenseite des Oberschenkels etwa im Ausbreitungsgebiet des N. cutaneus femoris lateralis, treten meist am 8.—10. postoperativen Tag auf und klingen in der Regel nach 4—6 Wochen, manchmal aber auch erst nach Monaten spontan ab. Die Ursache ist bisher unbekannt, eine gezielte Therapie daher nicht möglich. COOLEY und HERMAN [31] glauben, die Komplikation dadurch verhüten zu können, daß sie die Grenzstrangstümpfe ligieren.

In gleichem zeitlichen Abstand zur Operation wurde ferner eine Ischiasneuralgie beschrieben [88], die mit Abschwächung der Sehnenreflexe und mit positivem Lasègue einhergehen kann. NYSTRÖM [88] führt sie auf die Irritation afferenter sympathischer Nervenfasern zurück, deren Zellen im Spinalganglion liegen.

(η) Ergebnisse der Grenzstrangresektion bei chronischen Arterienverschlüssen

Eine kritische Gegenüberstellung der zahlreichen Ergebnisberichte stößt auf unüberwindliche Schwierigkeiten. Die Auswahl der Kranken zur Operation erfolgt nach so unterschiedlichen Gesichtspunkten, die Kriterien der Indikationsstellung, von der die Erfolgsquote entscheidend bestimmt wird und die Kriterien der Erfolgsbeurteilung sind, wenn überhaupt ausreichend definiert, so divergent, daß alle Voraussetzungen für eine statistische Betrachtung fehlen. Früh- und Spätergebnisse müßten zeitlich definiert und sorgfältig getrennt aufgeführt werden, was nicht immer geschieht. Auch darf nicht vergessen werden, daß die Grundkrankheit nicht selten spontan oder unterstützt durch die klinische Fürsorge und Bettwärme (physiologische Sympathektomie) zu Remissionen neigt, die jahrelang anhalten können. Man muß sich daher auf die Aufzählung einzelner Mitteilungen beschränken. Allgemein gilt, daß die Ergebnisse um so besser sind, die Mißerfolge andererseits um so geringer werden, je mehr man den Kreis der zur Operation zugelassenen Patienten auf die prognostisch günstigen Fälle einengt. Auf diese Problematik der Indikationsstellung wurde bereits hingewiesen. Auch die *Operationsletalität* wird weitgehend von diesen Faktoren bestimmt. Sie kann unter 1% betragen [15, 21, 49a, 59, 60, 88, 114, 116, 117], liegt aber häufig darüber [14, 70, 79, 87, 92, 95, 127] und erreicht über 5% [134].

Weitaus am günstigsten werden die vasomotorischen Störungen (kühle, feuchte cyanotische Acren) beeinflußt, gleichgültig ob sie auf eine primäre Angioneuropathie zurückzuführen sind oder ob sie in Begleitung arterieller Gefäßverschlüsse auftreten. Dabei lassen sich an den Beinen meistens bessere Ergebnisse erzielen als an den Armen. Auf dem Weg über eine Verbesserung der Hautdurchblutung läßt sich ferner häufig der Ruheschmerz gut beeinflussen, Ulcerationen und Rhagaden können abheilen und eine Gangrän kann zur sauberen Demarkation gebracht werden. Über die besten Operationserfolge bei chronischen Verschlußerkrankungen der unteren Extremität dürfte SMITHWICK [112] berichtet haben, dem es auf Grund eines hochdifferenzierten Auswahlsystems gelungen ist, den Versageranteil auf 6% zu reduzieren. Über ähnliche Resultate (70% Erfolge und 22% Teilerfolge) verfügt nur noch LOOSE [77]. Der größte Teil der Autoren berichtet über „sehr gute" und „gute" Ergebnisse bzw. über „Besserungen" in 50—80%. In der Regel ist die Erfolgsquote bei Endangiitis obliterans besser als bei Arteriosclerosis obliterans. Die Sammelstatistik von WHITE, SMITHWICK und SIMEONE [130] ergibt für die Arteriosclerosis obliterans eine Besserung in 52% der Fälle, für die Endangiitis obliterans in 77% der Fälle. Erfolgsquoten unter 50% lassen vermuten, daß die Indikation sehr weit gestellt wurde:

Tabelle 38. *Ergebnisse der lumbalen Sympathektomie*

KINMONTH [58]	71% Besserungen
COLLER u. Mitarb. [30]	87% Besserungen
DEBAKEY u. Mitarb. [34]	ohne Diabetes: 62,9% Besserung mit Diabetes: 64,9% Besserung
HERGET [51]	Arteriosclerosis obliterans: 37,3% Erfolg 18,6% Teilerfolg Endangiitis obliterans: 80% Besserung
SUNDER-PLASSMANN [116]	50% Besserung
MANDL [79]	Arteriosclerosis obliterans: 62% Besserung Endangiitis obliterans: 65% Besserung
FONTAINE u. Mitarb. [43]	55% Besserung
BLOCK [18]	Arteriosclerosis obliterans: 23,3% sehr gut, 33,3% gut Endangiitis obliterans: 80,8% sehr gut, 11,5% gut
BITTNER und STEPHAN [14]	Arteriosclerosis obliterans: 76% Besserung Endangiitis obliterans: 77% Besserung
WANKE [125]	Arteriosclerosis obliterans: 71,5% Besserung Endangiitis obliterans: 67% Besserung
KRAFT-KINZ [60]	55% Besserung
STRANDNESS u. Mitarb. [114]	56% Besserung
RIEDER [100]	70% Besserung
UNGEHEUER und RAATZ [123]	75,2% Besserung
BLAINE u. Mitarb. [15]	64% Besserung
PALUMBO und LULU [95]	Arteriosclerosis obliterans ohne Diabetes: 80% Besserung Arteriosclerosis obliterans mit Diabetes: 88% Besserung
HAIMOVICI u. Mitarb. [49a]	Ruheschmerz: 71% Besserung Gangrän: 55,4% Besserung

YEAGER und COWLEY [134]: 31% Besserung; NYSTRÖM [88]: 35% Besserung; BERRY u. Mitarb. [13]: 34% Besserung; LISTERUD und HARKINS [76]: 49% Besserung; NELSON und TRIMBLE [87]: 25% Besserung.

Beträchtliche Differenzen bestehen hinsichtlich der Angaben über eine Besserung der *Claudicatio intermittens*. Am besten läßt sich die Claudicatio beeinflussen, solange sie einziges Symptom ist, also im Stadium II der Erkrankung. In diesem Stadium berichten SMITHWICK [112] über Besserungen bei 51 von 70 Kranken, BLAINE u. Mitarb. [15] in 84% der Fälle und KRAFT-KINZ [60] sogar in 94% der Fälle. Die Claudicatio der Endangiitis obliterans mit ausschließlich an den Unterschenkelarterien lokalisierten Verschlüssen läßt sich in der Regel günstiger beeinflussen als die Claudicatio bei Arteriosclerosis obliterans mit Arterienverschlüssen im Unterschenkel- und Beckenbereich: SMITHWICK [112]: Oberschenkeltyp: Besserung bei 29 von 42 Kranken; Unterschenkeltyp: Besserung bei 15 von 16 Kranken; KINMONTH [58]: Verschlüsse an kleinen Arterien: Besserung bei 16 von 19 Kranken; Verschlüsse an großen Arterien: Besserung bei 9 von 23 Kranken; MEYER-BURGDORFF und WANKE [82]: Arteriosclerosis obliterans: 28% Besserung; Endangiitis obliterans: 52% Besserung. Auch in den Veröffentlichungen, die keine weitere Differenzierung vornehmen, liegen die Erfolgsziffern in der Regel um oder über 50% [42, 54, 78, 114].

Damit dürfte die weitverbreitete Ansicht, daß eine Claudicatio intermittens durch Sympathektomie nicht zu bessern ist, widerlegt sein. Aus der Besprechung der hämodynamischen Gegebenheiten (s. S. 401) ist zu ersehen, daß eine unmittelbare Besserung der Gehleistung weniger häufig erwartet werden kann als eine mittelbare Besserung, die nach Wochen oder Monaten durch das Querschnittswachstum der Kollateralen eintritt.

Verschlechtert sich die durch Sympathektomie erzielte Mehrdurchblutung im Laufe der Jahre, so kann dem eine Regeneration der sympathischen Innervation oder aber eine Verschlimmerung des Verschlußleidens zugrunde liegen. An den Armen muß bei Schonung des Ganglion stellatum nach 5—6 Jahren in 75% der Fälle mit einem Wiederauftreten des Sympathicotonus gerechnet werden, an den Beinen liegt die Zahl der Rezidive bei 12% [49, 107].

Eine Differenzierung zwischen Wiederauftreten des Vasomotorentonus und Fortschreiten der Obliteration ist mit Hilfe der Hauttemperaturmessung nach Sympathicusblockade möglich. Läßt sich einwandfrei eine Regeneration der sympathischen Innervation feststellen, so kann die erneute Sympathektomie am gleichen Ort, eine Ausdehnung der Sympathektomie auf höhere und tiefere Ganglien oder in Einzelfällen die Resektion des kontralateralen Grenzstrangs erneut zum Erfolg führen [125].

(b) Arteriektomie und periarterielle Sympathektomie

Durch die Resektion des obliterierten Arterienabschnitts, die LERICHE [74] zum ersten Mal 1917 an der A. brachialis ausführte, sollen vom Obliterationsgebiet ausgehende krankhafte vasoconstrictorische Reize auf die Kollateralgefäße ausgeschaltet werden. Mit dem gleichen Ziel hatte JABOULAY [55] bereits 1899 die periarterielle Sympathektomie empfohlen, bei der die Adventitia und die darin verlaufenden sympathischen Fasern zirkulär von der Arterie auf eine Strecke von einigen Zentimetern abgeschält werden. Die Arteriektomie hat besonders im französischen Sprachraum zahlreiche Anhänger gefunden [12, 36, 68, 74], obwohl die vasoconstrictorische Wirkung eines thrombosierten degenerierten Gefäßabschnitts nicht einwandfrei erwiesen ist. Die mit dieser Methode gelegentlich zu erzielenden Erfolge [93a] dürften weniger auf der Ausschaltung des „Störzentrums" als vielmehr auf einer mit der Arterienresektion verbundenen Durchtrennung sympathischer Nervenfasern beruhen, die mit der Arterie zur Peripherie verlaufen. Ferner kann die dem Operationstrauma folgende entzündliche Hyperämie allein zu einer Verbesserung der Durchblutung führen. Eventuell bilden sich im Granulationsgewebe zusätzliche Kollateralen.

Bei der Arteriektomie soll stets die gesamte obliterierte Gefäßstrecke ohne Schädigung der Kollateralen entfernt werden. Der Vorzug der Operation besteht darin, daß sie an den Extremitäten in lokaler Betäubung und ohne wesentliches Risiko durchgeführt werden kann. KUNLIN [61] hat die Indikation zutreffend umschrieben: „Im großen und ganzen leben periarterielle Sympathektomie und Arteriektomie von den Kontraindikationen der lumbalen Sympathektomie. Sie werden heute meist nur noch bei schlechtem Allgemeinzustand des Patienten ausgeführt oder auch als Ergänzungsoperation, wenn die anderen, an sich wirksameren Eingriffe, eine ungenügende Besserung ergeben haben."

(c) Splanchnikotomie

Dieses Verfahren geht auf PENDE (1924) [97] zurück, der es zur Hemmung der Adrenalin-
Sekretion der Nebennieren bei Hypertonie empfahl. LERICHE und seine Schüler führten
die Splanchnikotomie aus, wenn eine Epinephrektomie wegen schlechten Allgemein-
zustandes oder Adipositas nicht angezeigt war. Nach der Ansicht KUNLINS [61] (49 eigene
Beobachtungen) ist der Erfolg des Eingriffs ebenso schwierig zu beurteilen wie der einer
Epinephrektomie. Die Methode soll nur aus historischen Gründen erwähnt werden.

(d) Adrenalektomie (Epinephrektomie)

OPPEL (1921) [89] machte für die jugendlichen Formen der arteriellen Verschlußkrankheiten eine Überfunktion der Nebennieren verantwortlich und führte zur Behandlung erstmals die Adrenalektomie aus. LERICHE und seine Schüler übernahmen die Methode und
wendeten die Adrenalektomie zunächst einseitig, später auch doppelseitig bei jugendlicher
Arteriopathie entsprechend dem Vorschlag von FERRAND und GOVARTS [41] an. Über
besonders große Erfahrung verfügt KUNLIN [61], der bei 100 einseitigen Epinephrektomien
eine Operationssterblichkeit von 2% angibt, bei 24 bis 1958 ausgeführten doppelseitigen
Epinephrektomien aber keinen tödlichen Zwischenfall erlebte. Die Ergebnisse der Operation entsprechen im Krankengut KUNLINs etwa denjenigen der lumbalen Sympathektomie: 50% der Kranken wurden gebessert, 20% blieben stationär, bei 30% kam es zur
weiteren Verschlechterung. V. D. STRICHT u. Mitarb. [115] berichteten über ähnliche
Erfahrungen. Heute hat die Adrenalektomie keine Bedeutung mehr für die Behandlung
arterieller Verschlußleiden. Bezüglich der theoretischen Grundlagen und der technischen
Durchführung wird auf die Darstellung von KUNLIN [61] verwiesen.

(e) Scarifizierung

Die „Ritzelung" der Haut (Fuß, Fuß und Unterschenkel, ganzes Bein), ein sehr altes
Verfahren, wurde von SAUERBRUCH und JUNG [105] 1924 wieder als therapeutische Maßnahme aufgegriffen. Sie hat bis heute als Palliativmethode Bedeutung behalten. Die an der
vorher gründlich desinfizierten Extremität im Abstand von etwa 1 cm angebrachten 1 cm
langen Schnitte dürfen die Cutis nicht durchtrennen. Sie erzeugen eine Entzündungs-
hyperämie, die gelegentlich zu einer bleibenden Besserung besonders der Hautdurchblutung führt.

(f) Arterio-venöse Stromumkehr

Es war der Grundgedanke der Operation, durch Schaffung einer arterio-venösen Fistel
der mangeldurchbluteten Peripherie distal von einem Arterienverschluß Blut über das
Venensystem zuzuführen. Die Zahl der auf diese Weise operierten Kranken ist klein.
FONTAINE u. Mitarb. [44] berichteten über 39 Operationen. 13 Kranke gaben innerhalb
einer Nachbeobachtungszeit von 3—10 Jahren eine Besserung an. Nachteilige Rückwirkungen auf das Herz wurden nicht beobachtet. Die Beurteilung der Methode ist
schwierig, da sie meistens mit einer lumbalen Sympathektomie verbunden wurde. Das
Verfahren konnte sich bisher nicht allgemein durchsetzen.

Literatur

[1] ADSON, A. W., and G. E. BROWN: The treatment of Raynaud's disease by resection of the upper thoracic
and lumbar sympathetic ganglia and trunks. Surg. Gynec. Obstet. 48, 577 (1929).
[2] ASCROFT, P.: The basis of treatment of vasospastic states of the extremities: an experimental analysis
in monkeys. Brit. J. Surg. 24, 787 (1937).
[3] ATKINS, H. J. B.: Peraxillary approach to the stellate and upper thoracic sympathetic ganglia. Lancet
1949 II, 1152.
[4] — Sympathectomy by the axillary approach. Lancet 1954 I, 538.
[5] ATLAS, L. N.: Lumbar sympathectomy in the treatment of selected cases of peripheral arteriosclerotic
disease. Amer. Heart J. 22, 75 (1941).

[6] ATLAS, L. N.: Lumbar sympathectomy in the treatment of peripheral arteriosclerotic disease. Amer. Heart J. 23, 493 (1942).

[7] BAFFES, T. G., C. NORBERG, and S. KATOPODIS: Some problems encountered in treatment of peripheral arterial disease. Arch. Surg. 79, 52 (1959).

[8] BANDMANN, F.: Über die Beeinflussung der Hodenfunktion durch Resektion des lumbalen Grenzstranges. Chirurg 20, 132 (1949).

[9] — Weitere Beobachtungen über die Hodenfunktion nach lumbaler Grenzstrangresektion. Bruns' Beitr. klin. Chir. 181, 419 (1950).

[10] BARCROFT, H.: The physiology of blood flow in the limbs. In: P. MARTIN, R. B. LYNN, J. H. DIBLE, and J. AIRD: Peripheral Vascular Disorders. Edinburgh and London: E & S. Livingstone Ltd. 1956.

[11] BERGAN, J. J., and O. H. TRIPPEL: Arteriograms in ischemic limbs worsened after lumbar sympathectomy. Arch. Surg. 85, 643 (1962).

[12] BERGHAUS, H., u. K. KREMER: Probleme der Arteriektomie, Thrombendarteriektomie und Transplantationen bei chronisch-obliterierenden Gefäßerkrankungen. Dtsch. med. Wschr. 85, 1366 (1960).

[13] BERRY, R. E. L., C. T. FLOTTE, and F. A. COLLER: A critical evaluation of lumbar sympathectomy for peripheral arteriosclerotic vascular disease. Surgery 37, 115 (1955).

[14] BITTNER, W., u. H. J. STEPHAN: Unsere Indikation zur Sympathektomie unter Würdigung der Erfahrungen der letzten zehn Jahre. Langenbecks Arch. klin. Chir. 288, 603 (1958).

[15] BLAIN, A., A. T. ZADEH, M. L. TEVES, and R. J. BING: Lumbar sympathectomy for arteriosclerosis obliterans. Surgery 53, 164 (1963).

[16] BLOCK, W.: Durchblutungsstörungen der Gliedmaßen. Berlin: W. de Gruyter & Co. 1951.

[17] — Vegetative Reaktionen nach Sympathikusoperationen. Langenbecks Arch. klin. Chir. 287, 657 (1957).

[18] — Haben Sympathikusoperationen bei Durchblutungsstörungen noch ihre Berechtigung? Dtsch. med. Wschr. 82, 869 (1957).

[19] — Sympathikuschirurgie bei Durchblutungsstörungen. In: M. RATSCHOW, Angiologie, S. 489. Stuttgart: Georg Thieme 1959.

[20] — Indikationen für die chirurgische Behandlung peripherer Durchblutungsstörungen. Internist 2, 703 (1961).

[21] BOYD, A. M., A. H. RATHCLIFFE, A. HALL, R. P. JEPSON, and G. W. H. JAMES: Intermittent claudication; a clinical study. J. Bone Jt Surg. B 31, 325 (1949).

[22] BOYD, J. D.: Intermediate sympathetic ganglia. Brit. med. Bull. 13, 207 (1957).

[23] —, and P. A. S. MONRO: Partial retention of autonomic function after paravertebral sympathectomy (intermediate lumbar sympathetic ganglia as probable explication). Lancet 1949 II, 872.

[24] BRILL, S., and L. B. LAWRENCE: Changes in temperature of the lower extremities following the induction of spinal anaesthesia. Proc. Soc. exp. Biol. (N.Y.) 27, 728 (1930).

[25] BRUNNER, W.: Die arteriellen Durchblutungsstörungen an den Extremitäten und ihre chirurgische Behandlung. Ärztl. Mh. berufl. Fortb. 3, 1043 (1947).

[26] BUES, E., P. ALNOR u. D. PETER: Sexualfunktionsstörungen nach lumbaler Grenzstrangresektion. Chirurg 28, 103 (1957).

[27] BUFF, A. W.: Bemerkungen zur oberen thorakalen Sympathektomie. Helv. chir. Acta 28, 86 (1961).

[28] CANNON, W. B.: A law of denervation. Amer. J. med. Sci. 198, 737 (1939).

[29] —, and A. ROSENBLUETH: The Supersensitivity of Denervated Structures. New York: Macmillan 1949.

[30] COLLER, F. A., K. N. CAMPBELL, B. M. HARRIS, and R. E. L. BERRY: The results of sympathectomy in far-advanced arteriosclerotic peripheral vascular disease. Surgery 26, 30 (1949).

[31] COOLEY, D. A., and B. E. HERMAN: Simple means for prevention of postsympathectomy neuralgia. Surgery 53, 587 (1963).

[32] COWLEY, TH. A., and G. H. YEAGER: Anatomic observations on the lumbar sympathetic nervous system. Surgery 25, 880 (1949).

[33] DEBAKEY, M. E., G. BURCH, T. RAY, and A. OCHSNER: The "borrowing-lending" hemodynamic phenomena (hemometakinesia) and its therapeutic application in peripheral vascular disturbances. Ann. Surg. 126, 850 (1947).

[34] — O. CREECH, and J. P. WOODHALL: Evaluation of sympathectomy in arteriosclerotic peripheral vascular disease. J. Amer. med. Ass. 144, 1227 (1950).

[35] DIMTZA, A.: Die Chirurgie des sympathischen Nervensystems. Helv. chir. Acta 12, 35 (1945).

[36] — Bericht über 365 Arteriektomien. Med. et Hyg. (Genève) 1955, 337.

[37] — Trophic disturbances and sympathectomy. J. int. Coll. Surg. 28, 585 (1957).

[38] DORNHORST, A. C., and E. P. SHARPEY-SCHAFER: Collateral resistance in limbs with arterial obstruction: spontaneous changes and effects of sympathectomy. Clin. Sci. 10, 371 (1951).

[39] ESSEX, H. E., J. F. HERRICK, E. J. BALDES, and F. C. MANN: Observations on the circulation in the hind limbs of a dog ten years following left lumbar sympathetic ganglionectomy. Amer. J. Physiol. 139, 351 (1943).

[40] FELDER, D. A., F. A. SIMEONE, R. R. LINTON, and C. E. WELCH: Evaluation of sympathetic neurectomy in Raynaud's disease, based on a follow-up study of forty patients. Surgery 26, 1014 (1949).

[41] FERRAND, u. GOVARTS: Zit. in J. KUNLIN (1959) [61].

[42] FLOTTE, C. TH.: Evaluation of lumbar sympathectomy. Amer. J. Cardiol. 4, 644 (1959).

[43] FONTAINE, R., M. KIM, u. R. KIENY: Die chirurgische Behandlung der peripheren Durchblutungs-störungen. Helv. chir. Acta 21, 499 (1954).

[44] — — — I. C. LEVY et A. SUHLER: Resultats obtenus par 39 dérivations artério-veineuses pour ob-litération artérielles periphériques. J. Chir. (Paris) 83, 321 (1962).

[45] FREEMANN, N. E., F. H. LEEDS, and R. E. GARDNER: Sympathectomy for obliterative arterial disease: indications and contraindications. Ann. Surg. 126, 873 (1947).

[46] GASK, G. E., and J. P. ROSS: Surgery of the Sympathetic Nervous System. London: Baillière, Tindall and Cox 1937.

[47] GIBBON, J. H., and E. M. LANDIS: Vasodilatation in the lower extremities in response to immersing the forearms in warm water. J. clin. Invest. 11, 1019 (1932).

[48] GIFFORD, W., A. HINES, and W. MCK. CRAIG: Sympathectomy for Raynaud's phenomenon. Circulation 17, 5 (1958).

[49] GILLESPIE, J. A.: Late effects of lumbar sympathectomy on bloodflow in the foot in obliterative vascular disease. Lancet 1960 I, 891.

[49a] HAIMOVICI, H., C. STEINMANN, and I. H. KARSON: Evaluation of lumbar sympathectomy. Arch. Surg. 89, 1089 (1964).

[50] HASSE, H. M.: Persönliche Mitteilung.

[51] HERGET, R.: Früh- und Spätergebnisse nach Grenzstrangresektion bei Endangitis obliterans und Arterio-sklerose. Langenbecks Arch. klin. Chir. 268, 394 (1951).

[52] — Über den Einfluß der Resektion eines thrombosierten Arterienabschnittes auf periphere Durch-blutungsstörungen. Langenbecks Arch. klin. Chir. 268, 266 (1951).

[53] HESSE, E.: Fehler, Gefahren und unvorhergesehene Komplikationen in der Chirurgie des sympathischen Nervensystems. Dtsch. Z. Chir. 235, 17 (1932).

[54] HUSNI, E. A., and F. A. SIMEONE: Results of lumbar sympathectomy in peripheral vascular disease: an evaluation of preoperative laboratory tests. Arch. Surg. 75, 530 (1957).

[55] JABOULAY, M.: Le traitement de quelques troubles trophiques du pied et de la jambe par la dénudation de l'artère fémorale et la distension des nerfs vasculaires. Lyon méd. 91, 467 (1899).

[56] JONNESCO, T.: Angine de poitrine guéri par la résection du sympathique cervicothoracique. Bull. Acad. Méd. (Paris) 84, 93 (1920).

[57] JUDMAIER, F.: Zur Chirurgie der obliterierenden Gefäßkrankheiten an den unteren Gliedmaßen. Münch. med. Wschr. 100, 836 (1938).

[58] KINMONTH, J. B.: Thrombo-angiitis obliterans. Results of sympathectomy and prognosis. Lancet 1948 II, 717.

[59] KRAFT-KINZ, J.: Zur lumbalen Grenzstrangresektion bei peripheren Durchblutungsstörungen. Wien. med. Wschr. 48, 957 (1959).

[60] — Spätergebnisse der lumbalen Sympathektomie bei obliterierenden Arterienerkrankungen. Münch. med. Wschr. 104, 1554 (1962).

[61] KUNLIN, J.: Die chirurgische Behandlung der obliterierenden Gefäßerkrankungen an den Extremitäten. In: H. HESS, H. MITTELMEIER, L. SCHLICHT u. B. STAMPFL, Die obliterierenden Gefäßerkrankungen. München u. Berlin: Urban & Schwarzenberg 1959.

[62] KUNTZ, A.: The Autonomic Nervous System, 3rd edit. Philadelphia: Lea & Febiger 1945.

[63] KUX, E.: Der endoskopische transpleurale Zugang zum vegetativen System in der Brusthöhle. Dtsch. med. Wschr. 74, 753 (1949).

[64] — Endoskopische Eingriffe am Brustsympathicus. Acta neurochir. (Wien) 1, 72 (1959).

[65] LAMBERT, J.: Beitrag über den Blutkreislauf der quergestreiften Muskulatur unter experimentellen pathophysiologischen Bedingungen. Medizinische 45, 1666 (1957).

[66] — M. BRUWIER, R. DANTINNE, M. OTTO, P. VANDEGHEN et M. A. VAN LANCKER: Réactions vasculaires provoquées dans le muscle strié au repos chez le chien par l'ischémie temporaire expérimentale. Arch. int. Physiol. Biochim. 64, 623 (1956).

[67] LEEDS, F. H., and R. E. GARDNER: Sympathectomy for obliterative arterial disease: indications and contraindications. Ann. Surg. 126, 873 (1947).

[68] LERICHE, R.: De la résection du carrefour aortico-iliaque avec double sympathectomie lombaire pour thrombose artéritique de l'aorte; le syndrome de l'oblitération; termino-aortique parartérite. Presse méd. 48, 601 (1940).

[69] — Thromboses arterièlles. Paris: Masson & Cie. 1946.

[70] — Progrès dans la chirurgie vasculaire. Congr. Soc. internat. de Chir. London 1947.

[71] — La chirurgie de la douleur. Paris: Masson & Cie. 1949.

[72] —, u. R. FONTAINE: Einige Bemerkungen über 1199 Operationen am Sympathikus. Langenbecks Arch. klin. Chir. 186, 338 (1936).

[73] — — Beitrag zur Behandlung der chronischen Arteriitis obliterans (Endarteriitis obliterans und Arteri-itis arteriosclerotica). Zbl. Chir. 66, 1377 (1939).

[74] — — and S. M. DUPERTUIS: Arteriectomy with follow-up studies on 78 operations. Surg. Gynec. Obstet. 64, 149—155 (1937).

[75] LEWIS, T., and G. W. PICKERING: Vasodilatation in the limbs in response to warming the body: with evidence for sympathetic vasodilator nerves in man. Heart 16, 33 (1931).

[76] LISTERUD, M. B., and H. N. HARKINS: A clinical analysis of experiences with lumbar sympathectomy at the King County Hospital. West. J. Surg. **64**, 189 (1956).

[77] LOOSE, K. E.: Grundlagen, Beobachtungen und Ergebnisse bei der Behandlung von 6000 Gefäßkranken. Dtsch. med. Wschr. **87**, 2117 (1962).

[78] MACKENZIE, D. C., and J. LOEWENTHAL: Lumbar sympathectomy and claudication distance. Surgery **115**, 303 (1962).

[79] MANDL, F.: Blockade und Chirurgie des Sympathikus. Wien: Springer 1953.

[80] MARTIN, P., R. B. LYNN, J. H. DIBLE, and I. AIRD: Peripheral Vascular Disorders. Edinburgh and London: Livingstone 1956.

[81] MASSÉ, L., et R. TINGAUD: Réflexion au sujet de certains résultats apparemment paradoxaux après interventions vaso-dilatatrices pour thrombose artérielle. Lyon chir. **46**, 600, 741 (1951).

[82] MEYER-BURGDORF, G., u. R. WANKE: Die Chirurgie der chronischen arteriellen Verschlußkrankheiten. Stuttgart: Ferdinand Enke 1963.

[83] MEYLING, H.: Structure and significance of the peripheral extension of the autonomic nervous system. J. comp. Neurol. **99**, 495 (1953).

[84] MONRO, P. A. G.: Sympathectomy. An Anatomical and Physiological Study with Clinical Applications. London-New York-Toronto: Oxford University Press 1959.

[85] MOREL, A.: Long-term result of a case of thrombosis of the aortic bifurcation. J. cardiovasc. Surg. (Torino) **1**, 287 (1960).

[86] MURRAY, J. G., and J. W. THOMPSON: Collateral sprouting in response to injury of the autonomic nervous system and its consequences. Brit. med. Bull. **13**, 213 (1957).

[87] NELSON, A. R., and J. R. TRIMBLE: A critique on the therapeutic value of lumbar sympathectomy. Surgery **39**, 797 (1956).

[88] NYSTRÖM, T. G.: Lumbar sympathectomy. Acta chir. scand., Suppl. **99**, 142 (1949/50).

[89] OPPEL: Zit. in J. KUNLIN (1959) [61].

[90] PÄSSLER, H. W.: Unsere Verfahren zur Anzeigestellung für chirurgische Eingriffe am sympathischen Nervensystem bei Gefäßerkrankungen. Verh. dtsch. Ges. Kreisl.-Forsch. **10**, 267 (1937).

[91] — Anzeigestellung zur Sympathektomie bei Gefäßerkrankungen. Langenbecks Arch. klin. Chir. **189**, 424 (1937).

[92] — Die Komplikationen der Chirurgie des Sympathikus bei peripheren Durchblutungsstörungen. Zbl. Chir. **80**, 1 (1955).

[93] — Die Behandlung der akuten Ischämie (paradoxe Reaktion) nach Sympathektomie. J. cardiovasc. Surg. (Torino) **4**, 268 (1963).

[93a] —, u. K. H. MEYER: Die Arteriektomie bei schweren arteriellen Verschlußerkrankungen der unteren Gliedmaßen. Langenbecks Arch. klin. Chir. **305**, 238 (1964).

[94] PALUMBO, L. T., and D. J. LULU: Transthoracic upper dorsal sympathectomy. Surgery **53**, 563 (1963).

[95] — — Lumbar sympathectomy in peripheral vascular diseases. Arch. Surg. **86**, 512 (1963).

[96] PEARL, F. L.: Muscle splitting extraperitoneal lumbar ganglionectomy. Surg. Gynec. Obstet. **65**, 107 (1937).

[97] PENDE: Zit. in J. KUNLIN (1959) [61].

[98] RAY, B. S., and A. D. CONSOLE: Residual sympathetic pathways after paravertebral sympathectomy. J. Neurosurg. **5**, 23 (1948).

[99] RICHTER, C. P., and F. J. OTENASEK: Thoracolumbar sympathectomies examined with the electrical skin resistance method. J. Neurosurg. **3**, 120 (1946).

[100] RIEDER, W.: Sympathikus-Chirurgie. Stuttgart: Ferdinand Enke 1961.

[101] ROSS, J. P.: The surgery of arterial disease and injury. Brit. med. J. **1946 I**, 1.

[102] — Surgery of the Sympathetic Nervous System. London: Baillière, Tindall and Cox 1958.

[103] ROYLE, N. D.: A new operation procedure in the treatment of spastic paralysis and its experimental basis. Med. J. Aust. **1**, 77 (1924).

[104] SARNOFF, S. J., and J. G. ARROWOOD: Differential spinal block: preliminary report. Surgery **20**, 150 (1946).

[105] SAUERBRUCH, F., u. A. JUNG: Die Behandlung funktionell und anatomisch bedingter Durchblutungsstörungen durch Umschneidung und Skarifikation. Dtsch. Z. Chir. **258**, 319 (1943).

[106] SCHÖNITZ, A.: Die Arterienresektion in der Behandlung der Durchblutungsstörungen. Dtsch. med. J. **8**, 69 (1957).

[107] SIMEONE, F. A.: Intravascular pressure, vascular tone and sympathectomy. Surgery **53**, 1 (1963).

[108] SKOOG, T.: Ganglia in communicating rami of cervical sympathetic trunk. Lancet **1947 II**, 457.

[109] SMITHWICK, R. H.: Modified dorsal sympathectomy for vascular spasm (Raynaud's disease) of the upper extremity. A preliminary report. Ann. Surg. **104**, 339 (1936).

[110] — The problem of producing complete and lasting sympathetic denervation of the upper extremity by preganglionic section. Ann. Surg. **112**, 1085 (1940).

[111] — Surgical intervention on the sympathetic nervous system for peripheral vascular disease. Arch. Surg. **40**, 286 (1940).

[112] — Lumbar sympathectomy in the treatment of obliterative vascular disease of the lower extremities. Surgery **42**, 415 u. 567 (1957).

[113] Soltész, L.: Résultats de l'artériectomie. Lyon chir. 51, 273 (1956).

[114] Strandness jr., D. E., G. E. Tolstedt, and J. W. Bell: Results of combined surgical therapy in management of peripheral arterial disease. Arch. Surg. 81, 649 (1960).

[114a] Strandness, D. R., and J. W. Bell: Critical evaluation of the results of lumbar sympathectomy. Ann. Surg. 160, 1021 (1964).

[115] Stricht, J. v. d., M. Goldstein, P. Vanderhoeft et S. Godart: Du choix thérapeutique chirurgicale dans les artériopathies chroniques. Lyon chir. 57, 697 (1961).

[116] Sunder-Plassmann, P.: Sympathikus-Chirurgie. Stuttgart: Georg Thieme 1953.

[117] Takats, G. de: Place of sympathectomy in the treatment of occlusive arterial disease. Arch. Surg. 77, 655 (1958).

[118] — Vascular Surgery. Philadelphia and London: W. B. Saunders Co. 1959.

[119] —, and L. E. Helfrich: Sterility of the male after sympathectomy. J. Amer. med. Ass. 117, 30 (1941).

[120] Telford, E. D.: The technique of sympathectomy. Brit. J. Surg. 23, 448 (1935).

[121] — In: F. Mandl, Blockade und Chirurgie des Sympathikus. Wien: Springer 1953.

[122] Thompson, J. E., N. A. Brose, and R. H. Smithwick: Patterns of electrical skin resistance following sympathectomy. Arch. Surg. 60, 431 (1950).

[123] Ungeheuer, E., u. W. Raatz: Zur Sympathektomie bei arteriellen Durchblutungsstörungen der Beine. Med. Welt 13, 681 (1962).

[124] Vossschulte, K.: Grundlagen der Schmerzbekämpfung durch Sympathikusausschaltung. Berlin u. München: Urban & Schwarzenberg 1949.

[124a] Walker, H. J., R. B. Lynn, and A. Barcroft: On circulatory changes in hand and foot after sympathectomy. St. Thom. Hosp. Rep. 6, 18 (1950).

[125] Wanke, R.: Sympathikus-Chirurgie der peripheren arteriellen Durchblutungsstörung. Langenbecks Arch. klin. Chir. 292, 234 (1959).

[126] Webber, R. H.: An analysis of the cross communications between the sympathetic trunks in the lumbar region in man. Ann. Surg. 145, 365 (1957).

[127] Wertheimer, P., et J. Sautot: Pathologie vasculaire des membres. Paris: Masson & Cie. 1958.

[128] White, J. C.: Diagnostic blocking of sympathetic nerves to extremities with procaine. A test to evaluate benefit of sympathetic ganglionectomy. J. Amer. med. Ass. 94, 1382 (1930).

[129] — Diagnostic novocaine block of the sensory and sympathetic nerves. A method of estimating the results which can be obtained by their permanent interruption. Amer. J. Surg. 9, 264 (1930).

[130] — R. H. Smithwick, and F. A. Simeone: The Autonomic Nervous System. New York: Macmillan 1952.

[131] Whitelaw, G. R., and R. A. Smithwick: Some secondary effects of sympathectomy with particular reference to disturbance of sexual funktion. New Engl. J. Med. 245, 121 (1951).

[132] Wrete, M.: Die Entwicklung der intermediären Ganglien beim Menschen. Morph. Jb. 75, 229 (1935).

[133] — Die intermediären vegetativen Ganglien der Lumbalregion beim Menschen. Z. mikr.-anat. Forsch. 53, 122 (1943).

[134] Yeager, G. H., and R. A. Cowley: Anatomical observations on the lumbar sympathetics with evaluation of the sympathectomies in organic peripheral vascular disease. Ann. Surg. 127, 953 (1948).

3. Chronische Stenosen und Verschlüsse der visceralen Bauchaortenäste

a) Arteria renalis

Die arterielle Durchblutungsstörung der Niere unterscheidet sich von der anderer Organe dadurch, daß sie nicht nur zur Funktionseinschränkung des Organs, sondern häufig auch zu einem arteriellen Hochdruck mit erheblichen Rückwirkungen auf das gesamte Herz-Kreislauf-System führt. Diese Tatsache macht das besondere Interesse verständlich, das sich nach Verbesserung der Diagnostik und der chirurgischen Therapie in jüngster Zeit für diese Krankheit entwickelt hat.

α) Historische Daten

Bereits 1836 vermutete Bright [15] auf Grund des häufigen Zusammentreffens von Herzmuskelhypertrophie und allgemeiner Arterienwandverdickung bei chronischen Nierenkrankheiten einen Zusammenhang zwischen Nierenerkrankung und Hochdruck. Eine erste experimentelle Stütze erhielt diese Vermutung, als Tigerstedt und Bergman 1898 [90] durch intravenöse Injektion von Nierenextrakten bei Kaninchen einen Blutdruckanstieg hervorrufen konnten. Sie nannten das blutdruckwirksame Prinzip „Renin". 1905 gelang es Katzenstein [50], durch kurze Unterbrechung der Nierendurchblutung bei Kaninchen und Hunden vorübergehende Blutdrucksteigerungen zu erzeugen.

1909 löste JANEWAY [48] bei Hunden durch Verminderung der Nierendurchblutung einen bis zu Wochen andauernden Blutdruckanstieg aus. 1929 vermutete ASK-UPMARK [4] einen Zusammenhang zwischen schwerer Hypertonie und Nierenveränderungen. VOLHARD unterschied eine rote sog. essentielle und eine blasse nephrogene Form des Hochdrucks und sprach 1928 die Vermutung aus [93, 94], daß die Niere auf Ischämie mit Ausschüttung eines noch nicht identifizierten blutdrucksteigernden Stoffes reagiere. Aus seiner Schule veröffentlichte HARTWICH [39] 1930 Befunde über die Erzeugung einer vorübergehenden Hypertonie beim Hund durch Unterbindung einzelner Nierenarterienäste. GOLDBLATT, LYNCH, HANZAL und SUMMERVILLE [35] gelang es dann 1934, durch Anlegen von Drosselungsklemmen an die Nierenarterien beim Hund einen andauernden Hochdruck zu erzeugen. 1939 bzw. 1940 entdeckten schließlich unabhängig voneinander BRAUN-MENÉNDEZ mit seinen Mitarbeitern [13] und PAGE und HELMER [67] den sog. Renin-Angiotensin[1]-Mechanismus.

LEADBETTER und BURKLAND [55] erreichten 1938 erstmals durch Entfernung einer Niere mit Arterienstenose bei einem Hochdruckkranken die Normalisierung des Blutdrucks. Trotz weiterer Einzelbeobachtungen dieser Art (Lit. bei [57]) und obwohl mit der Entwicklung der Aortographie grundsätzlich bereits die Möglichkeit zur Darstellung von Nierenarterienstenosen geschaffen war, hat man erst in jüngster Zeit, angeregt durch die Möglichkeiten der chirurgischen Revascularisierung des Organs, begonnen, Hypertoniekranke konsequent auf dieses Krankheitsbild hin zu untersuchen [71]. 1954 berichteten FREEMANN u. Mitarb. [32] nach zweijähriger Nachbeobachtungszeit erstmals von der erfolgreichen Behandlung eines Hochdruckkranken durch ausgedehnte Thrombendarteriektomie bei einem Verschlußleiden, das die Aorta abdominalis einschließlich einer Nierenarterie und der Aa. iliacae betroffen hatte. Mit fortschreitender Entwicklung der diagnostischen Mittel und der gefäßchirurgischen Methoden haben sich die Mitteilungen über die Normalisierung des Blutdrucks bei Hypertonikern nach Entfernung ein- oder doppelseitiger Nierenarterienstenosen gehäuft (Lit. bei [41]).

β) Ätiologie

Die dem Hypertonus zugrunde liegende Lumenminderung der Nierenarterie kann in einer Kompression von außen und in einer embolischen Verlegung bestehen oder, weit häufiger, durch eine primäre Erkrankung oder Mißbildung des Gefäßes hervorgerufen werden (s. Tabelle 39). Am häufigsten ist die *arteriosklerotische Gefäßwanderkrankung,*

Tabelle 39. *Mit Hochdruck verbundene Nierenarterienveränderungen*

Autor	Gesamt-zahl	1 Arterio-sklero-tische Stenosen	2 Fibro-muskuläre Stenosen	3 Aneu-rysmen	4 Kongenitale Mißbildungen bzw. Hypo-plasien	5 Idio-pathische Thrombosen	6 Embolien
MORRIS u. Mitarb. Circulation 27, 346 (1963).	200	166	26	8	—	—	—
POUTASSE J. Urol. 82, 403 (1959).	93	67	18	3	—	5	—
PERLOFF u. Mitarb. Circulation 24, 1286 (1961).	54	34	15	—	4	—	1
SPENCER u. Mitarb. Ann. Surg. 154, 674 (1961).	27	14	11	2	—	—	—
Gesamtzahl	374	281	70	13	4	5	1
In Prozent	100	75,1	18,7	3,5	1,1	1,3	0,3

[1] BRAUN-MENÉNDEZ und PAGE [14] kamen 1958 überein, die durch die gleichzeitige Verwendung der ursprünglichen Bezeichnung „Angiotonin" bzw. „Hypertensin" entstandene Verwirrung durch die Wortbildung „Angiotensin" zu beenden.

die dem Charakter des Grundleidens entsprechend vorwiegend bei Männern im höheren Lebensalter auftritt. Die Veränderungen sind gewöhnlich im ersten Drittel der Nierenarterie lokalisiert. In einem Teil der Fälle greift der stenosierende Prozeß von einem hohen Aortenverschluß auf die Nierenarterienostien über. Die Arteriosklerose und die noch zu nennenden Erkrankungen können auch Stenosen in „akzessorischen" Arterien (s. Fußnote auf S. 428) und Segmentarterien hervorrufen. Eine besondere Häufung von Stenosen in akzessorischen Gefäßen scheint jedoch nicht vorzuliegen [34].

In den letzten Jahren häufen sich die Mitteilungen über sog. *fibromuskuläre Stenosen* [47, 51, 68]. Es handelt sich dabei um teils fibröse, teils muskuläre Verdickungen der Media und der Intima, die zu haustrenartigen Einschnürungen des Gefäßlumens vor allem im mittleren und distalen Drittel der Nierenarterie führen und die nicht selten auf die Segmentarterien übergreifen. Es ist bisher nicht geklärt, ob es sich hierbei um eine kongenitale Fehlbildung oder um ein erworbenes Leiden handelt. Man vermutet [51], daß ein ziehharmonikaähnliches Stauchen und Strecken der Nierenarterie bei besonders beweglichen Nieren ursächlich von Bedeutung sein könnte. Auffallenderweise sind Frauen unter 45 Jahren besonders häufig betroffen [47, 70, 72].

Gegenüber diesen beiden Gefäßwanderkrankungen treten die übrigen Ursachen in den Hintergrund. DANARAJ u. Mitarb. [23, 24] konnten bei zwölf Fällen das Übergreifen einer primären *Arteriitis* der Aorta auf die Nierenarterienostien beobachten. *Kongenitale Mißbildungen* können als umschriebene Stenosen oder als Hypoplasie der ganzen Nierenarterie bzw. einzelner Segmentarterien auftreten. In gleicher Weise kann eine dicht oberhalb der Nierenarterienabgänge lokalisierte *Coarctatio aortae* (s. S. 750) Hochdruckursache sein [85]. Eine weitere Ursache sind die meist erworbenen, seltener angeborenen *Aneurysmen,* die durch Thrombosierung oder embolische Verschleppung wandständiger Thromben eine Einengung des Gefäßlumens hervorrufen können. Denkbar ist ferner eine Beeinträchtigung der Nierendurchblutung infolge Blutstromturbulenz im Bereich des Aneurysmas. Ein Hochdruck scheint sich nur bei einem Drittel dieser Kranken zu entwickeln (s. S. 678). *Arterio-venöse Fisteln* der Nierengefäße sind sehr selten [76], stellen aber neben ihren besonderen Auswirkungen auf das Herz-Kreislauf-System (s. S. 522) im Rahmen der bisher genannten Erkrankungen der Nierenarterien deshalb eine Besonderheit dar, weil bei ihnen keine anatomische Stenose vorliegt. Hier wirkt der Druckabfall distal der Fistel als Ursache der Durchblutungsbeeinträchtigung (s. S. 94). Eine etwas häufigere Ursache für einen Drosselungshochdruck ist die *Nierenarterienembolie,* die meistens als Folge eines Mitralvitiums auftritt und in kurzer Zeit zur Ausbildung eines Hochdrucks führen kann. Eine Kompression der Nierenarterie durch raumfordernde Prozesse kann durch Tumoren in der Niere selbst oder in ihrer Umgebung, in seltenen Fällen auch durch ein Bauchaortenaneurysma hervorgerufen werden [1, 16, 20, 57].

Allen genannten Veränderungen ist gemeinsam, daß sie durch eine Beeinträchtigung der Nierendurchblutung einen arteriellen Hochdruck verursachen können. Da sie in wesentlichen pathogenetischen, pathophysiologischen, diagnostischen und therapeutischen Gesichtspunkten übereinstimmen, sollen sie im folgenden unter dem Begriff der „Nierenarterienstenose" zusammengefaßt werden.

γ) Häufigkeit

BLACKMAN [10] glaubte, in einem Sektionsgut von 50 Hypertonikern in 86% eine Einengung der Nierenarterien durch arteriosklerotische Wandveränderungen nachgewiesen zu haben gegenüber nur 10% in einer normotonen Kontrollserie. LISA u. Mitarb. [59] wiesen aber darauf hin, daß der auffallend hohe Prozentsatz wahrscheinlich auf ein Kunstprodukt der Fixiertechnik zurückzuführen ist (s. a. [99]). Sie fanden unter 56 Hypertonikern nur zweimal eindeutige Stenosen (3,57%). BARRIE u. Mitarb. [8] stellten durch sorgfältige katamnestische Untersuchungen unter 5000 Autopsien 9,38% Hypertoniker fest und konnten unter diesen in 2,35% einseitige Nierenatrophien auf Grund von Nierenarterienstenosen nachweisen. Diese Zahl liegt sicher zu niedrig, da die Autoren nur

schwere Hypertonieformen und nur Nierenarterienstenosen mit Nierenatrophie erfaßt
haben, keineswegs jede Nierenarterienstenose aber zu einer Nierenatrophie führen muß.
So berichteten SCOTT u. Mitarb. [78], daß unter 80 Hypertonikern mit Nierenarterienstenosen nur 56% Größendifferenzen der Nieren von mehr als 1,5 cm im Röntgenbild
zeigten. Nimmt man an, daß dieser Prozentsatz dem Anteil atrophischer Nieren bei allen
Nierenarterienstenosen entspricht, dann errechnet man für die Nierenarterienstenosen
eine Häufigkeit von 4,3% aller Hochdruckkranken (ohne Berücksichtigung doppelseitiger
Erkrankungen). Im eigenen Krankengut (s. a. [41]) fanden wir unter 62 Kranken nur
19mal eindeutige Nierenatrophien, dagegen häufig Größenunterschiede der beiden
Organe im Röntgenbild. Unter Zugrundelegung der Zahl von BARRIE u. Mitarb. ergibt
sich daraus ein gleichzeitiges Vorkommen von Hochdruck und Nierenarterienstenose in
7,8% aller Hypertoniker. Diese Schätzungen stimmen mit dem Befund von BROWN u.
Mitarb. [16] überein, die unter 160 nichtausgewählten Patienten mit schwerer Hypertension in 6,25% durch Aortographie Nierenarterienstenosen nachweisen konnten. *Man
muß demnach bei 5—10% aller Hochdruckkranken mit dem Vorliegen einer Nierenarterienstenose rechnen.* Angaben, die wesentlich über 10% hinausgehen, dürften sich auf ein
ausgewähltes Krankengut beziehen. So fanden VAN VELZER u. Mitarb. [91] bei der
Durchsicht von über 800 lumbalen Aortogrammen von Kranken mit fortgeschrittener
Arteriosklerose in 43,7% Nierenarterienstenosen mit gleichzeitigem Hypertonus und in
7% Einengungen der Nierenarterien ohne begleitenden Hochdruck. PERLOFF u. Mitarb.
[70] konnten unter 110 Hochdruckkranken, bei denen sie auf Grund besonderer Kriterien
Nierenarterienstenosen vermuteten, diese 54mal im Aortogramm nachweisen. PAGE [65]
ist der Ansicht, daß bei sorgfältig dafür ausgesuchten Patienten die Aortographie in 25%
eindeutige renale Gefäß- und Parenchymschäden ergibt. ASK-UPMARK [6] fand unter
82 Kranken 25mal entsprechende Veränderungen.

Die Frage, wie oft beim Zusammentreffen von Nierenarterienstenosen und Hochdruck
ein kausaler Zusammenhang im Sinne der „Goldblatt-Niere" vorliegt, ist schwierig zu
beantworten. Normalisiert die operative Beseitigung der Nierenarterienstenose den
Blutdruck, so dürfte der Kausalzusammenhang erwiesen sein. Andererseits spricht die
Persistenz des Hochdrucks nach technisch gelungener Operation nicht unbedingt gegen den
ursächlichen Zusammenhang, da ein lange bestehender Hypertonus durch arteriolosklerotische Veränderungen in der kontralateralen Niere fixiert sein kann. Wird ein
Hochdruckleiden anderer Genese sekundär durch eine arteriosklerotische Nierenarterienstenose kompliziert, so kann es durch diesen zusätzlichen Faktor verschlimmert werden.
Da man andererseits bei Normotonikern gelegentlich Nierenarterienstenosen beobachtet
[31, 91], ist das zufällige Zusammentreffen von Nierenarterienstenose und Hochdruck
nie völlig auszuschließen.

δ) Pathophysiologie des Drosselungshochdrucks

GOLDBLATT u. Mitarb. [35] hatten in ihren grundlegenden Versuchen am Hund festgestellt, daß Drosselung nur einer Nierenarterie lediglich zu einem vorübergehenden
Hochdruck führt. Erst bei gleichzeitiger Entfernung der kontralateralen Niere oder bei
beiderseitiger Nierenarteriendrosselung ließ sich ein Dauerhochdruck erzeugen. Demgegenüber fanden WILSON und BYRON [96], daß sich bei der Ratte schon bei einseitiger
Nierenarteriendrosselung ein Dauerhochdruck entwickelt. Hatten sich bei länger bestehendem Hochdruck Gefäßveränderungen in der nichtgedrosselten Niere gebildet, so
führte die Entfernung der gedrosselten Niere nicht mehr zu einer völligen Normalisierung
des Blutdrucks. Machte man die Drosselung jedoch rückgängig und entfernte die andere
Niere, so sank der Blutdruck wieder auf normale Werte (s. bei [95]). Daß die gedrosselte
Niere nicht nur für die Auslösung, sondern auch für die Unterhaltung des Hochdrucks
verantwortlich ist, bewiesen Experimente, in denen nach einseitiger Nephrektomie
durch Drosselung der verbliebenen Niere ein Dauerhochdruck herbeigeführt werden
konnte. Die Blutdruckwerte ließen sich selbst bei einer Hypertoniedauer von mehr als

einem Jahr normalisieren, wenn die Drosselung der Nierenarterie rückgängig gemacht wurde (s. bei [95]).

Wie sich inzwischen herausgestellt hat, entsprechen die an der Ratte gewonnenen Untersuchungsergebnisse den Verhältnissen des renovasculären Hochdrucks beim Menschen besser als die Befunde am Hund. Im Gegensatz zur Ratte erscheint allerdings die Blutdrucknormalisierung durch Revascularisation beim Kranken mit einseitiger Nierenarterienstenose nach längerer Hochdruckdauer auch ohne Beseitigung der kontralateralen Niere möglich zu sein [26].

Der Drosselungshochdruck beruht im ausgeprägten Stadium offenbar allein auf einer Zunahme des peripheren Gefäßwiderstandes durch arterioläre Vasoconstriction [33, 98]. Neuerdings wird diskutiert, ob im Beginn zunächst eine Vasoconstriction im Bereich der Venolen zu einer Blutvolumenverschiebung und damit zu einem erhöhten Herzminutenvolumen führt [95].

Während die experimentellen Bedingungen für das Auftreten einer Hypertonie eingehend geklärt sind, gehen die Meinungen über den Weg, der von der Niere zum Hochdruck führt, auseinander. Nach Aufklärung des Renin-Angiotensin-Mechanismus [14, 67] lag es nahe, im Renin den Mittler zwischen beeinträchtigter Nierendurchblutung und Hochdruck zu sehen. Demnach wäre in der gedrosselten Niere eine erhöhte Reninproduktion zu erwarten. Das Renin, das durch die Nierenvene in das Systemblut gelangt, setzt aus dem Plasma-Eiweißkörper Angiotensinogen das Dekapeptid Angiotensin I frei, das nach weiterer Umwandlung in das Oktapeptid Angiotensin II eine Blutdrucksteigerung durch Vasoconstriction hervorruft. Die bestechende Hypothese konnte jedoch bisher experimentell nicht einwandfrei bestätigt werden [69]. Neuere Arbeiten [37] weisen auf eine wesentliche, zumindest zusätzliche Rolle der Nebennierenrinde hin.

Auch über den Bildungsort und den adäquaten Bildungsreiz für das Renin besteht noch keine völlige Klarheit. Für die Entstehung werden Zellen in der Nähe der Glomerula (die sog. Polkissen [36]) und im distalen Tubulus [12] verantwortlich gemacht[1]. Während ursprünglich als adäquater Reiz für die Auslösung eines Hochdrucks eine verminderte Durchblutung angenommen wurde, ließ sich in der Folge zeigen, daß ein Hochdruck bereits durch eine Drosselung auszulösen ist, die noch nicht zu einer dauernden Verminderung der Nierendurchblutung führt. Auf Grund der Versuche von PAGE [64], der durch Einhüllen der Niere in Zellophan ohne Drosselung der Nierenarterie beim Hund ebenfalls eine Hypertonie hervorrufen konnte, wurde die Verminderung der Blutdruckamplitude als ursächlicher Reiz angenommen [65, 98]. In diesem Zusammenhang haben folgende Überlegungen bisher wenig Beachtung gefunden: Die Größe der Nierendurchblutung kann nur dann durch eine Stenose unbeeinflußt bleiben, wenn sich der Widerstand der Niere kompensatorisch vermindert. Es muß daher angenommen werden, daß beim Auftreten einer Stenose die für die Autoregulation verantwortlichen Vasa afferentia durch eine Tonusminderung die Nierendurchblutung konstant halten. Die Annahme liegt nahe, daß damit ein hochdruckauslösender Mechanismus in Gang gebracht wird.

Es konnte gezeigt werden [79], daß trotz gleichbleibender Durchblutung und Filtration bei geringgradiger Nierenarteriendrosselung bereits funktionelle Änderungen in der nachgeschalteten Niere auftreten. Die Faktoren, die diese Änderungen hervorrufen, könnten auch als Reiz für einen den Hochdruck auslösenden und unterhaltenden Mechanismus wirken. Allerdings fällt auf, daß sich diese Funktionsänderungen auch bei Nierenarterienstenosen ohne Hypertonie nachweisen lassen [31, 31a].

ε) Pathophysiologie der Niere

Die funktionellen Veränderungen, die durch eine mittelgradige Drosselung der Nierenarterie hervorgerufen werden, sind in Abb. 140 dargestellt. Im Vergleich zur Gegenseite werden Durchblutung und Glomerulumfiltrat vermindert. Die langsamere Passage des Primärharns und die veränderten intrarenalen Druckverhältnisse begünstigen die Wasser-

---

[1] In jüngster Zeit wird dem *juxtaglomerulären Apparat* immer größere Bedeutung zugesprochen [37, 95].

und Natriumrückresorption [*11, 79*]. Dabei ist von Bedeutung, daß die beiden Rück-
resorptionsvorgänge im distalen Tubulusabschnitt teilweise unabhängig voneinander
ablaufen. In diesem Abschnitt werden zudem für die rückresorbierten Natriumionen
vermehrt Kalium- und/oder Wasserstoffionen sezerniert. Schließlich verbessern verminderte Durchblutung und vermindertes Primärharnangebot die Bedingungen für die
osmotische Harnkonzentrierung im sog. Haarnadelgegenstromsystem [*30, 56*]. Aus diesem
Grunde ist die Wasserausscheidung prozentual stärker vermindert als das Filtrat, die
Natriumkonzentration im Endharn oft herabgesetzt, die relative Natriumausscheidung,
gemessen an der filtrierten Natriummenge, immer reduziert [*75, 79*]. Der Kaliumgehalt

und die osmotische Konzentration des End-
harns sind dagegen erhöht [*56*]. Bei leichten,
funktionell eben wirksamen Stenosen, tritt
noch keine meßbare Verminderung der Durchblutung und der Filtration ein. Trotzdem
ist die Natrium- und Wasserausscheidung
bereits reduziert, offenbar allein infolge veränderter intrarenaler Druckverhältnisse [*79*].
Bei zunehmender Drosselung geht zunächst
der günstige Effekt auf die osmotische Harnkonzentrierung verloren, schließlich können
irreversible Parenchymschäden auftreten.

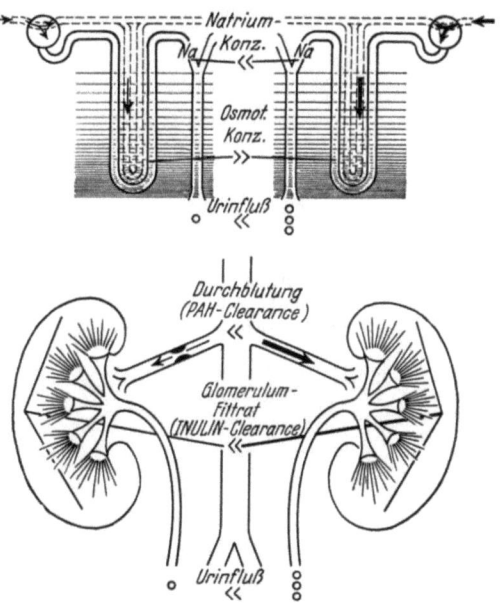

Abb. 140. Pathophysiologische Situation bei einseitiger Nierenarterienstenose rechts. Erklärung im
Text

Diese im Tierexperiment erhobenen Befunde sind inzwischen durch seitengetrennte
Nierenfunktionsprüfungen auch beim Menschen nachgewiesen (Lit. s. [*41*]). Ferner
konnte die zunächst rein funktionelle Natur
dieser Veränderungen bestätigt werden, da
sich nach Beseitigung der Stenose die Funktion häufig völlig normalisiert [*42*]. Aus den
genannten typischen Funktionsänderungen
ergeben sich einige diagnostische Hinweise
auf das Vorliegen einer Nierenarterienstenose
bei Hochdruckkranken. Da sie alle auf einem
Seitenvergleich beruhen, können sie bei doppelseitigen Nierenarterienstenosen versagen.
Aber auch doppelseitige Stenosen sind in der Regel funktionell nicht gleichwertig, so daß
sich meistens doch Unterschiede feststellen lassen.

ζ) Symptome

Während sich die essentielle Hypertonie meist allmählich über eine labile Zwischenform
entwickelt, setzt der Hypertonus infolge Nierenarterienstenose gewöhnlich plötzlich ein
oder verschlimmert einen bereits bestehenden leichten Hochdruck akut [*72* u. a.]. Im
übrigen unterscheiden sich die Auswirkungen des Hochdrucks kaum von denen anderer
arterieller Hochdruckformen. Wie bei allen schweren Hochdruckformen können Apo-
plexien auftreten. Schließlich geht das Krankheitsbild in die Form der malignen Hypertonie mit Niereninsuffizienz, allgemeiner Gefäßsklerose und Herzinsuffizienz über.

η) Diagnostische Maßnahmen

Die inzwischen zahlreichen und sehr wirksamen antihypertensiven Medikamente, die
in den letzten Jahren entwickelt wurden, dürfen nicht dazu verleiten, einen Hypertonus
medikamentös zu behandeln, bevor eine detaillierte und nur in der Klinik durchführbare
Diagnostik vorgenommen wurde. Besonders jeder jugendliche Hypertoniker ist nach
Ausschluß einer Coarctatio aortae stets auf eine einseitige Nierenparenchym- oder Nierenarterienerkrankung zu untersuchen. Die essentielle Hypertonie wird in der Regel zwischen

dem 30. und 50. Lebensjahr manifest. Man sollte jedoch bedenken, daß eine Nierenarterienstenose in jeder Altersstufe Ursache eines Hochdrucks sein kann. Da ein heredi-
tärer Anteil bei der Genese der essen-
tiellen Hypertonie so gut wie sicher ist,
kann die *Familienanamnese* einen Hinweis geben. Bei der *Blutdruckmessung*
nach RIVA-ROCCI sind besonders diastolisch erhöhte Werte (über 100 mm Hg)
für eine renale Genese der Hypertonie
bezeichnend. Neuerdings wurde über ein
geringeres Ansprechen des Blutdrucks
auf Angiotensin-Infusionen bei Hochdruckkranken mit Nierenarterienstenosen
und maligner Hypertonie gegenüber
Kranken mit anderen Hochdruckformen
berichtet [*48a*]. Vielleicht läßt sich hieraus ein relativ schonendes Suchverfahren
für den renovasculären Hochdruck entwickeln. Durch eine vergleichende Blutdruckmessung an allen vier Extremitäten
schließt man eine Coarctatio aortae aus.
Manchmal führt die Auskultation weiter:
Das in der Nierenarterie entstehende
Stenosegeräusch projiziert sich in die
Nabelgegend und das Nierenlager. Die
Angaben über die Häufigkeit des Befundes schwanken zwischen $^1/_3$ und $^3/_4$ der
untersuchten Kranken [*16, 47, 70*].

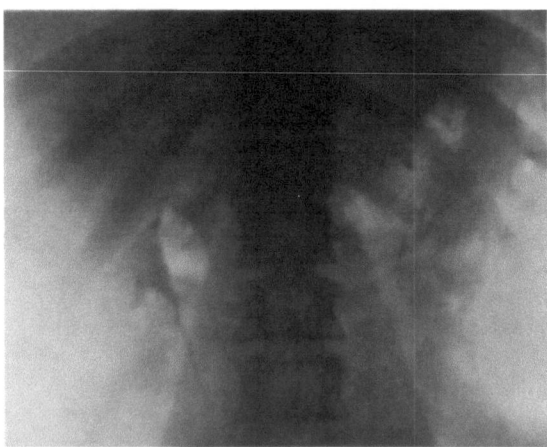

Abb. 141a. H. S., 34 Jahre, ♂. Frühurogramm 3 min p. i.
bei linksseitiger Nierenarterienstenose. Nierenschatten
links kleiner als rechts. Auf der linken Seite setzt die
Kontrastmittelausscheidung verzögert ein

(a) Laboruntersuchungen

Pathologische Serumbefunde sind nur
bei hochgradigen Stenosen oder bei lange
bestehender Hypertonie zu erwarten,
wenn es bereits zur Niereninsuffizienz
gekommen ist. Gelegentlich wird eine
Albuminurie beobachtet. In seltenen
Fällen scheinen stärker erniedrigte Ka-
lium-Serumwerte auftreten zu können,
wodurch sich differentialdiagnostische
Schwierigkeiten in der Abgrenzung gegen
einen primären Hyperaldosteronismus
ergeben [*53*].

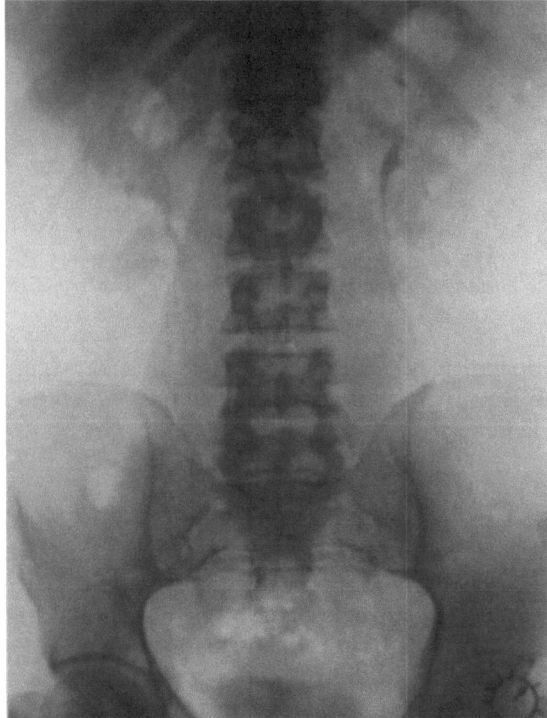

Abb. 141b. Urogramm 7 min p. i.: Während das Nieren-
becken und die Kelchhälse auf der rechten Seite gut
entfaltet sind, erscheint das linke Nierenbecken wie
,,spastisch'' enggestellt. Infolge vermehrter Flüssigkeits-
rückresorption ergibt sich auf der stenosierten linken
Seite eine höhere Kontrastmittelkonzentration

(b) Röntgenuntersuchung

Das Urogramm kann Hinweise auf
(vorwiegend) einseitige Nierenarterienstenosen aus Unterschieden der Nieren-
größe, des zeitlichen Verlaufs der Kontrastmittelausscheidung, der Kontrastmitteldichte und der Nierenbeckenform
ergeben. Die *Größe* bzw. das Volumen
der Niere ist infolge der reichen Vascularisation stark von der Durchblutung abhängig.
Schon GOLDBLATT u. Mitarb. beobachteten eine Abnahme des Nierengewichts nach

Drosselung der Arterie. POUTASSE und DUSTAN [74] machten 1956 erstmals auf dieses diagnostische Zeichen aufmerksam. Unterschiede in der Kontrastmittelausscheidung erklären sich aus den Funktionsänderungen der betroffenen Niere. Die gebräuchlichen trijodierten Kontrastmittel werden vorwiegend filtriert, zusätzlich wenig sezerniert und nicht rückresorbiert. Durch die Verminderung des Filtrats, die verlangsamte Tubuluspassage und die starke prozentuale Wasserrückresorption kommt es zu einer verzögerten, aber konzentrierten Kontrastmittelausscheidung. Entsprechend dem verminderten Harn-

volumen läßt sich außerdem ein schein-bar spastisch, tatsächlich aber *funktionell enggestelltes Nierenbecken* erkennen. Bei hochgradiger Stenose gelangt so wenig Kontrastmittel in die Niere, daß sie „stumm" bleibt oder erst auf sehr späten Aufnahmen sichtbar wird. Mit den beschriebenen Befunden kann bei 50—80% der Patienten mit Nieren-arterienstenosen gerechnet werden [31, 54, 61, 72].

Da der Ausscheidungsbeginn des Kontrastmittels 2—3 min nach der In-jektion liegt, bleiben geringe Ausschei-dungsverzögerungen im konventionel-len Urogramm, das 8 bis 10 min nach Injektion angefertigt wird, verborgen. SIGGERS [82] hat deshalb vorgeschlagen, nach rascher Kontrastmittelinjektion Aufnahmen bereits nach 1, 2, 3, 4 und 5 min zu machen (s. Abb. 141a—c). Noch bestehen keine ausreichenden Er-fahrungen mit diesem „*Frühurogramm*", doch lassen erste Ergebnisse im Zu-sammenhang mit den übrigen Kriterien eine wesentliche Verbesserung des Aus-sagewertes erwarten [2, 61].

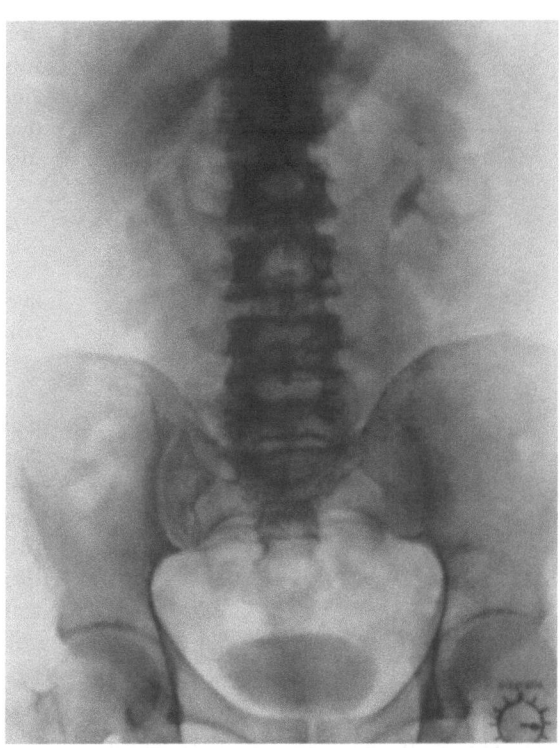

Abb. 141c. Urogramm 17 min p. i.: Typischer „Umkehr-effekt" auf der linken Seite: Bei zunächst verzögertem Be-ginn der Kontrastmittelausscheidung auf der stenosierten linken Seite zeigen die späten Aufnahmen eine stärkere Kontrastmitteldichte und eine verlängerte Kontrastanfär-bung als auf der gesunden rechten Seite, wo das Nieren-becken nur noch schwach zu erkennen ist

(c) Isotopennephrographie

Nach ersten Untersuchungen von KIMBELL und BÖRNER [52] entwickel-ten TAPLIN u. Mitarb. [88] im Tierexperiment eine Nierenfunktionsprüfung mit radioaktiven Stoffen. Sie injizierten markierte Substanzen, die in der Niere durch Filtration und Sekretion ausgeschieden werden und maßen deren Aktivitätskurve fortlaufend getrennt über beiden Nierenlagern mit Zählrohren. WINTER [97] führte diesen Test in die Klinik ein. Bei Nierenarterienstenosen mit verminderter Durchblutung und verlangsamter Ausscheidung lassen sich charakteristische Seitendifferenzen im Kurvenverlauf feststellen (s. Abb. 142). Nachdem man anfangs verschiedene radioaktiv markierte Röntgenkontrastmittel ver-sucht hatte, wird jetzt vor allem o-Jod[131]-Hippursäure verwendet. Das Verfahren ermög-licht die schnelle und schonende Untersuchung zahlreicher Patienten [61, 70, 76a, 100]. Ob der Test der sorgfältigen Anwendung des Urogramms mit Früh- und Spätaufnahmen überlegen ist, müssen größere Vergleichsserien zeigen.

(d) Nierenszintigraphie

Ähnlich wie beim Szintigramm der Schilddrüse läßt sich die Parenchymaktivität der Nieren mit Hilfe markierter Quecksilbersubstanzen, die eine längere Verweildauer in der

Niere haben, flächenhaft darstellen. STEWART u. Mitarb. [84] fanden mit dieser Methode in etwa 80% der Fälle auf der stenosierten Seite eine Verminderung der Isotopenkonzentration. Die erhaltenen Bilder lassen allerdings keine differentialdiagnostischen Schlüsse über die Ursache der Verminderung zu. Die Methode kann jedoch als Zusatzuntersuchung segmentale Erkrankungen und Veränderungen der nichtstenosierten Seite erfassen. Die Kombination mit dem Isotopennephrogramm, die sich schon methodisch anbietet, vergrößert den Aussagewert beider Untersuchungen wesentlich, da sowohl anatomische wie funktionelle Veränderungen der Nieren erfaßt werden. Werden beide Verfahren miteinander kombiniert, empfiehlt es sich, mit der Szintigraphie zu beginnen, weil damit gleichzeitig eine sichere Ortung der Meßköpfe über den Nieren gelingt [52a].

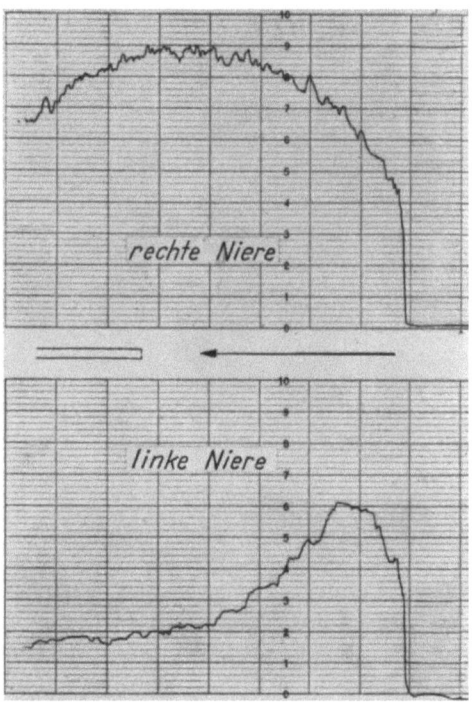

Abb. 142. S. H., 28 Jahre, ♂. *Isotopennephrogramm* (o-J131-Hippuran) bei aortographisch gesicherter rechtsseitiger Nierenarterienstenose. Blutdruck: 200/120 mm Hg. *Linke Niere:* Normale Durchblutungs-, Sekretions und Ausscheidungsphase. *Rechte Niere:* Geringere Steilheit der Durchblutungsphase als Zeichen der Blutstromverlangsamung. Sekretions- und Ausscheidungsphase infolge des verlangsamten Harnflusses und der erhöhten Harnkonzentrierung überhöht und verzögert (s. Pathophysiologie)

(e) Seitengetrennte Nierenfunktionsprüfung

Mit Hilfe seitengetrennter Harnsammlung lassen sich die beschriebenen Funktionsänderungen der poststenotischen Niere weitgehend erfassen. Für Clearance-Untersuchungen empfiehlt sich die Anwendung einer tiefen Spinalanaesthesie. Für die Ureteren-Katheterisierung verwendet man zweckmäßig obturierende Woodruff-Katheter. Werden Clearance-Bestimmungen mit Inulin und PAH durchgeführt, sind Vorperioden zur Gewinnung von Sammelurin beider Nieren aus der Blase vorteilhaft, weil bei den anschließenden seitengetrennten Perioden im Falle einer einseitigen „Anurie" aus dem Vergleich mit den Blasenwerten auf eine Funktionslosigkeit oder Abflußbehinderung der betroffenen Seite geschlossen werden kann.

Findet man auf einer Seite eine Verminderung der PAH- und Inulin-Clearance (als Maß für Durchblutung und Glomerulumfiltrat) und gleichzeitig eine prozentual stärker verminderte Urinausscheidung, so ist die Stenose der zugehörigen Nierenarterie praktisch gesichert (s. Abb. 143). Geringgradige Stenosen brauchen keine Unterschiede in der PAH- und Inulin-Clearance aufzuweisen, zeigen aber bereits Unterschiede in der Wasser- und Natriumausscheidung. Eine Diagnosestellung ist jedoch aus der seitengetrennten Nierenfunktionsprüfung allein hierbei nicht sicher möglich, weil im Seitenvergleich ähnliche Unterschiede durch leichte kontralaterale Tubulusfunktionsstörungen hervorgerufen sein können. Ähnliche differentialdiagnostische Schwierigkeiten können auftreten, wenn aberrierende Nierengefäße oder Segmentarterien stenosiert sind. Dabei werden für die befallene Seite Befunde wie bei einer Pyelonephritis beschrieben [29], die aber im allgemeinen auf Grund anderer Befunde ausgeschlossen werden kann. Obwohl die seitengetrennte Nierenfunktionsprüfung sehr zuverlässige diagnostische Aussagen vermittelt, stehen ihrer allgemeinen Anwendung einige Nachteile entgegen. Der Untersuchungsgang und die Auswertung sind aufwendig, die Möglichkeit einer Harnwegsinfektion bei der langen Untersuchungsdauer ist nicht ganz auszuschließen [41, 61].

(f) Howard-Test

Die verminderte Urinausscheidung bei vermindertem Natriumgehalt stellt die Grundlage des Tests dar. HOWARD u. Mitarb. [44] hatten 1956 bei Hochdruckkranken gefunden, daß bei Verminderung der Harnausscheidung um 50 % und des Harnnatriumgehaltes um 15 % gegenüber einer „gesunden" Gegenseite mit Normalisierung des Blutdrucks gerechnet werden kann, wenn die betroffene Niere entfernt wird. 4—5 Tage, nach vorausgegangener Saluretika-Therapie sogar 10 Tage vor der Untersuchung, sollen die Kranken eine normal gesalzene Kost bekommen. Eine Stunde vor der Untersuchung läßt man 800 ml Wasser trinken. Voraussetzung für die Verwertbarkeit des Tests ist außerdem: 1. gleichmäßiger Urinfluß auf beiden Seiten;

2. Natriumkonzentration im Harn auf keiner Seite unter 10 mval/l und Urinvolumen auf keiner Seite unter 1—2 ml/min; 3. keine großen Blutbeimengungen bei den Urinportionen. In der Folgezeit hat sich herausgestellt, daß der Test praktisch nur bei Nierenarterienstenosen positiv und auch bei diesen keineswegs immer gültig ist. Bei positivem Ausfall besitzt er tatsächlich prognostischen Wert, der negative Ausfall erlaubt keine Aussage [7, 19, 31a, 41, 61].

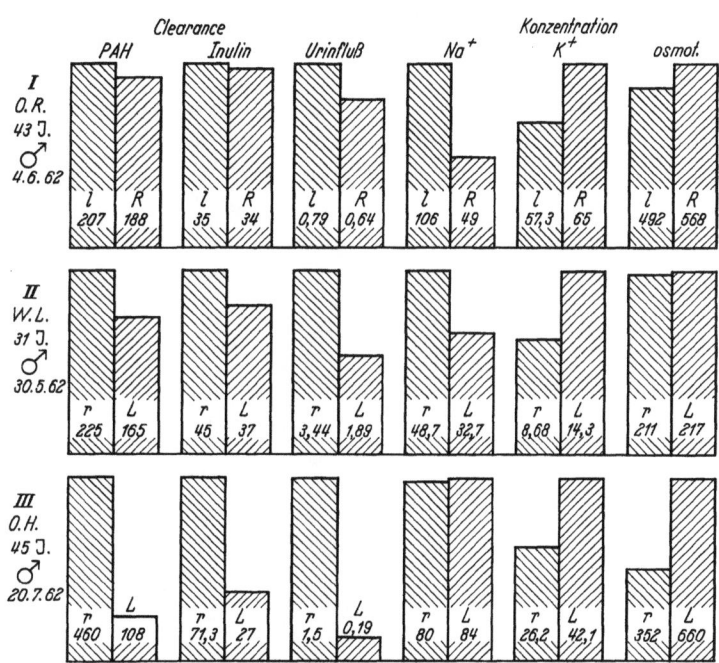

Abb. 143. Seitengetrennte Nierenfunktionsprüfungen bei drei Kranken mit einseitiger Nierenarterienstenose. Clearance: ml/min 1,73 m² Körperoberfläche. Urinfluß: ml/min. Konzentration: mval/l bzw. mmol/l. L bzw. l = linke Niere; R bzw. r = rechte Niere. Die Niere mit der stenosierten Arterie ist durch R bzw. L gekennzeichnet. Besprechung im Text

(g) Rapoport-Test

Ausgehend von der Tatsache, daß die Wasserrückresorption in den distalen Tubulusabschnitten bis zu einem gewissen Grad unabhängig von der Natriumrückresorption erfolgt, hat RAPOPORT [75] eine Modifikation des Howard-Tests angegeben. Dabei wird die Natriumausscheidung beider Nieren miteinander verglichen, jeweils bezogen auf die filtrierte Natriummenge. Der besondere Vorteil des Tests beruht darauf, daß man ohne exakte Urinvolumenmessung und ohne größere Harnmengen auskommt. Deshalb kann er ohne Spinalanaesthesie bei einer ohnehin vorgesehenen Blasenspiegelung oder retrograden Pyelographie auch in der Praxis durchgeführt werden. In den Urinproben braucht lediglich der Natrium- (Na) und Kreatiningehalt (Kr) bestimmt zu werden. Die Werte für die rechte (R) und linke (L) Seite werden in folgenden Ausdruck eingesetzt:

$$\frac{(\text{Na})_L \cdot (\text{Kr})_R}{(\text{Na})_R \cdot (\text{Kr})_L}.$$

Für Hypertoniker ohne Nierenarterienerkrankung ergaben sich Werte zwischen 0,6 und 1,6 bzw. 0,7 bis 1,45. Werte unter 0,6 weisen auf eine linksseitige, Werte über 1,6 auf eine rechtsseitige Nierenarterienstenose hin [2, 31, 75].

(h) Stamey-Test

STAMEY [83a] hat vorgeschlagen, die seitengetrennte Funktionsprüfung in Harnstoffdiurese bei gleichzeitiger Gabe von antidiuretischem Hormon (ADH) durchzuführen. Dabei sprechen Verminderung der Harnausscheidung um mindestens 65 % und Anstieg der PAH-Konzentration um mindestens 100 % für eine Stenose der Nierenarterie oder einer ihrer Hauptäste, während bei Stenosen der Segmentarterien die Harnmenge nur um mindestens 50 % vermindert und die PAH-Konzentration um mindestens 20 % vermehrt sein soll.

(i) Aortographie

Die bisher genannten Untersuchungsmethoden beruhen alle auf einem Seitenvergleich und können deshalb bei doppelseitigen, funktionell gleichwertigen Stenosen versagen.

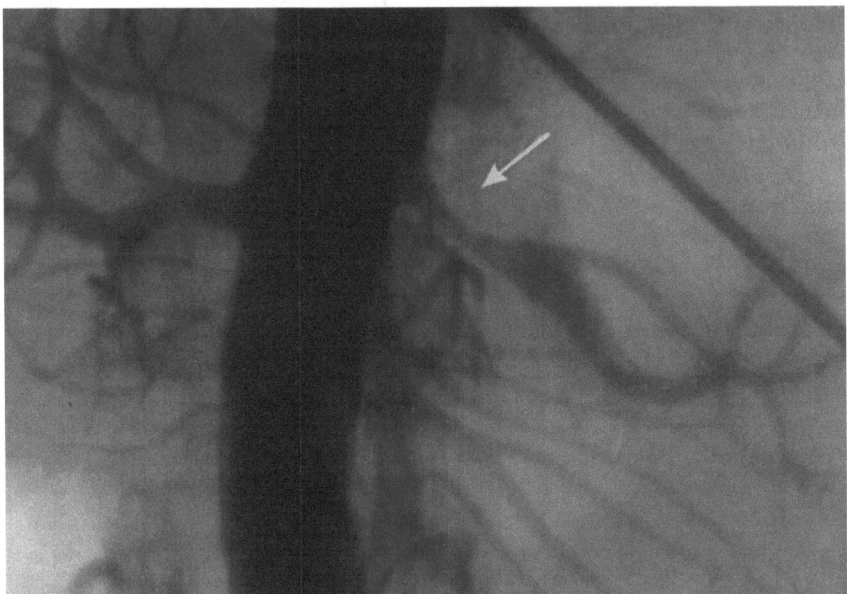

Abb. 144. H. S., 34 Jahre, ♂. Gleicher Patient wie in Abb. 141a—c: Translumbales Aortogramm. Linksseitige aortennahe Nierenarterienstenose mit poststenotischer Dilatation

Die zuverlässigste Untersuchungsmethode ist die Kontrastdarstellung der Nierenarterien (s. Abb. 144). Sie ist für die endgültige Sicherung der Diagnose und für die Bestimmung der Lokalisation und der Ausdehnung der Stenose unentbehrlich und bestimmt weitgehend die Auswahl der Operationsmethode. Die Indikationen für die verschiedenen Methoden der Aortographie sind auf S. 140 besprochen. Im Zusammenhang mit der Nierenarteriendarstellung sei lediglich auf die *selektive Nierenarteriographie* eingegangen (s. S. 146). Der Vorteil der Methode liegt zweifellos in der besonders kontrastreichen Darstellung bei weitgehender Vermeidung von Überlagerungseffekten. Dem stehen jedoch wesentliche Nachteile gegenüber: Man verzichtet auf den Seitenvergleich, vor allem in der nephrographischen Phase. Akzessorische Gefäße[1] oder früh von der Hauptarterie abzweigende Polgefäße können übersehen werden [38]. Stenosen direkt am Abgang von der Aorta können methodische Schwierigkeiten bereiten. Schließlich bringt die Injektion des konzentrierten Kontrastmittels Gefahren für die ohnehin geschädigten Gefäßwände, zumal dann, wenn die Katheterspitze die stenosierte Arterie obturiert, so daß kaum Blut nachfließen kann und so die Verweildauer des Kontrastmittels in den Gefäßen

---

[1] „Akzessorische Gefäße" im Sinne von zusätzlichen, aus der Aorta entspringenden Nierenarterien sind relativ häufig. GEYER und POUTASSE [34] fanden bei 400 Aortographien in 14,9 % und HELLSTRÖM [43] bei 200 Sektionen in 21,5 % solche Varianten. VOGLER und HERBST [92] geben ähnliche Zahlen an.

verlängert wird [*41*]. Aus diesen Gründen sollte die *selektive Nierenarteriographie nur ausnahmsweise* zur Klärung feinerer Veränderungen der peripheren Arterienäste herangezogen werden, wenn sich *nach vorausgegangener Übersichtsaortographie* die Notwendigkeit dazu ergibt.

Der röntgenologische Nachweis einer Stenose sagt noch nichts über deren funktionelle Wirksamkeit und über ihre ätiologische Verknüpfung mit einem bestehenden Hochdruck aus. Präoperativ können in dieser Hinsicht nur Methoden einen Hinweis erbringen, die auf einem funktionellen Seitenvergleich beruhen.

(k) Nierenbiopsie

Die *Nierenbiopsie*, in Lokalanaesthesie mit der Vim-Silberman-Kanüle durchgeführt, kann vor allem dann die übrigen Befunde wesentlich ergänzen, wenn bei lange bestehendem und sehr schwerem Hochdruck der Grad der manifesten Schäden sowohl in der poststenotischen Niere wie auf der Gegenseite festgestellt werden soll. Ein besonderer Gesichtspunkt ergibt sich bei jugendlichen Hypertonikern, wenn nach einer erfolgreichen Revascularisierung der erwartete Blutdruckabfall nicht eintritt. Lassen sich in diesem Fall in der kontralateralen Niere, die nicht durch eine Arterienstenose vor dem Hochdruck geschützt war, schwere arteriolosklerotische Veränderungen nachweisen, so muß die zusätzliche Nephrektomie auf dieser Seite erwogen werden. Bei jeder Revascularisation sollte der besseren Kontrolle wegen intraoperativ aus beiden Nieren eine Probeexcision entnommen werden.

(l) Wahl der diagnostischen Maßnahmen (s. Tabelle 40)

Ergeben die Suchverfahren (Frühurogramm, Rapoport-Test, Isotopennephrogramm) nach Ausschluß anderer Hochdruckformen den Verdacht auf eine Nierenarterienstenose, so wird man in jeder Altersgruppe versuchen, durch die eingreifenderen und aufwendigeren Methoden der Aortographie und der seitengetrennten Nierenfunktionsprüfung die Diagnose zu bestätigen. Verlaufen die Suchverfahren dagegen negativ, so wird man es von dem Alter und dem Zustand des Patienten abhängig machen, ob man trotzdem die zusätzlichen Untersuchungen veranlaßt. Je jünger der Patient und je schwerer die Hypertonie ist, um so wichtiger ist der Ausschluß der Nierenarterienstenose als Ursache. Soweit es praktisch durchführbar ist, sollte jeder Patient unter 40 Jahren mit erheblichem Hochdruck auch bei negativen Suchverfahren aortographisch untersucht werden, damit auf keinen Fall eine chirurgisch behandelbare Hochdruckursache übersehen wird. Selbstverständlich sind eingreifende Untersuchungen nur dann indiziert, wenn der Allgemeinzustand des Kranken eine Operation, wenigstens eine Nephrektomie, erlaubt.

Tabelle 40. *Vorgehen zum Nachweis von Nierenarterienstenosen bei Hochdruckkranken*

Vorher auszuschließende Erkrankungen	Auswählende Untersuchungsverfahren	Diagnosestellung	Zusatzuntersuchungen (Klärung der Operationsindikation und der Prognose)
Ein- und doppelseitige Nierenparenchymerkrankung	Anamnese Auskultation (Geräusch)		seitengetr. Nierenfunktionsprüfung + Howard-Test
Coarctatio aortae (Aortenisthmusstenose)			
	Isotopennephrogramm		
Phäochromocytom		Aortographie	Nierenbiopsie
	Urogramm mit Früh- und Spätaufnahmen		
Cushing-Syndrom			
Primärer Hyperaldosteronismus (Conn-Syndrom)	Rapoport-Test		Nierenszintigramm

ϑ) Behandlung

(a) Indikation zur konservativen und zur chirurgischen Behandlung

Hat man bei einem Kranken mit arterieller Hypertonie eine funktionell wirksame Nierenarterienstenose oder einen Nierenarterienverschluß nachgewiesen, so muß man sich für eine der drei therapeutischen Möglichkeiten entscheiden: *Konservative medikamentöse Behandlung, Nephrektomie* oder *revascularisierende Operation*. Läßt sich ein Zusammenhang zwischen Nierenarterienerkrankung und Hochdruck wahrscheinlich machen, so wird man die kausale chirurgische Behandlung der Revascularisierung oder der Nephrektomie wählen, solange der Allgemeinzustand des Kranken den Eingriff erlaubt und solange mit einer Beeinflussung des Hochdrucks zu rechnen ist. Leider gibt es bisher keine Untersuchungsverfahren, die eine sichere, prognostische Aussage ermöglichen [*31a*]. Für den Totalverschluß der Nierenarterie kommt nur die Nephrektomie in Betracht. Liegt eine Stenose vor, so wird man bei Risikopatienten den leichteren und kürzeren Eingriff, die Nephrektomie, vorziehen, bei den übrigen Kranken aber wenn irgend möglich eine Revascularisierung versuchen. Das gilt besonders für Patienten unter 40 Jahren. Bei älteren Kranken wird es darauf ankommen, das Risiko und die Erfolgsaussichten gegen die Unannehmlichkeiten einer medikamentösen Dauerbehandlung abzuwägen. Während die Arbeitsgruppe um DeBakey auch im 7. Lebensjahrzehnt die Indikation zur Operation stellt, neigen wir bei Kranken über 60 Jahren zur Zeit noch mehr zur medikamentösen Therapie. Man sollte aber stets bedenken, daß eine revascularisierende Operation oder die Nephrektomie auch einen seit vielen Jahren bestehenden Hochdruck „heilen" oder wenigstens insofern günstig beeinflussen kann, als die antihypertensiven Medikamente postoperativ besser wirken. Bei hochgradigen Stenosen, die bereits zur *Niereninsuffizienz* geführt haben oder zu führen drohen, ist die Revascularisierung immer angezeigt, auch wenn keine Hypertonie besteht [*63, 63a*].

(b) Chirurgische Behandlung

(α) Nephrektomie

Ist eine Nierenarterienstenose nachgewiesen, so ergibt sich die Indikation zur Nephrektomie nur noch in den folgenden drei Situationen: 1. Wenn die Rekonstruktion der Strombahn technisch nicht möglich ist (ausgedehnte, ungünstig gelegene Stenosen, Stenosierung mehrerer Segmentarterien). 2. Bei Patienten, denen eine revascularisierende Operation nicht mehr zugemutet werden kann, und 3. wenn eine hochgradige Atrophie der betroffenen Niere eine Erholung nach Revascularisation nicht mehr erwarten läßt. Im Einzelfall ist die Frage bei atrophischen Nieren nicht leicht zu beantworten. DeBakey u. Mitarb. [*26*] konnten mehrfach zeigen, daß auch bei hochgradiger Atrophie eine Erholung der Nieren möglich ist.

Von dem üblichen Vorgehen der retroperitonealen Nephrektomie von einem Lumbalschnitt aus wird man nur dann abweichen, wenn die Indikation präoperativ nicht eindeutig gestellt werden kann und zunächst noch der Versuch einer Revascularisierung unternommen werden soll.

(β) Partielle Nephrektomie

Bei hypoplastischen oder stenosierten akzessorischen Nierenarterien oder Segmentarterien, deren Rekonstruktion wegen ihres Kalibers nicht möglich ist, kann man durch Entfernung lediglich der betroffenen Nierenabschnitte das übrige, funktionell wertvolle Parenchym erhalten. Die früher angewandte einfache Ligatur der betroffenen Gefäße hat sich nicht bewährt [*27*]. Poutasse [*73*] empfiehlt für die partielle Nephrektomie den anterioren transperitonealen Zugang von einer subcostalen transversalen oder Mittellinienincision aus. Die Nierenarterienäste und die Niere selbst werden freigelegt. Nach Ligatur des betroffenen Nierenarterienastes verfärbt sich das zugehörige Nierengewebe dunkel und kann nach Entfernung der Kapsel und während kurzfristiger Abklemmung des

Nierenstiels teils scharf, teils stumpf entfernt werden. Ist man sich über die Ausdehnung des betroffenen Bezirks nicht im klaren, empfiehlt sich zur Markierung die Injektion von Indigocarmin in den zugehörigen Arterienast. Besteht nach Entfernung des Nierenteils noch Zweifel über die Randzone, kann in die benachbarten Arterienäste ebenfalls Indigo-carmin injiziert werden. Eine fehlende oder verminderte Anfärbung des Randgebietes zeigt die Notwendigkeit einer Nachresektion an. Nach Versorgung von Arterien, Venen und Kelchen wird die Kapsel über das Gebiet zurückgeschlagen und vernäht. Läßt sich die Blutung durch leichte Kompression nicht stillen, kann die Hauptarterie noch einmal abgeklemmt werden.

(γ) Revascularisierende Operationen

Als Zugang für alle revascularisierenden Operationen empfiehlt sich ein Medianschnitt vom Xiphoid bis unter den Nabel, dessen Länge man nach Ausdehnung des zu erwartenden Eingriffs wählen wird. Lediglich bei Benutzung der Milzarterie zur Revascularisierung kann ein querer Oberbauchschnitt Vorteile bringen. Die Freilegung der Aorta und der Nierenarterien erfolgt durch direkte Eröffnung des Retroperitoneums oder durch Abpräparieren der gleichseitigen Colonflexur. Auf der rechten Seite kann es schwierig sein, eine aortennahe Stenose darzustellen, da die V. cava inf. mit den Einmündungen beider Nierenvenen genau darüberliegt und oft nicht ausreichend nach rechts oder links zu mobilisieren ist. Sind die interessierenden Gefäßabschnitte freipräpariert, werden zunächst ergänzend *intraoperative diagnostische Maßnahmen* durchgeführt. Sie dienen dazu, eine präoperativ nicht eindeutige Diagnose zu klären und den Ausgangswert für die intraoperative Kontrolle des Revascularisierungserfolges festzulegen. Vielfach wird eine vergleichende Druckmessung nach Punktion der Aorta und der poststenotischen Nierenarterie empfohlen. Über den Aussagewert des durch die Stenose hervorgerufenen Druckgradienten sind die Meinungen allerdings geteilt: Während STEWART u. Mitarb. [84] nur oberhalb einer mittleren Druckdiffe-

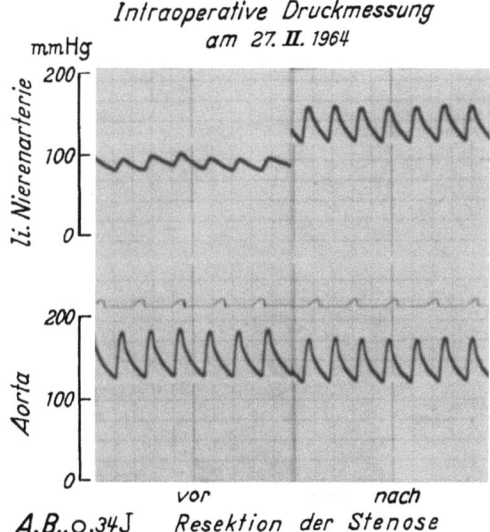

Abb. 145. Simultane Druckmessung in der Aorta und der linken Nierenarterie bei einer 34jährigen Kranken vor und nach Beseitigung der Stenose. Während zunächst Mitteldruck und Blutdruckamplitude in der Nierenarterie deutlich unterhalb der Werte in der Aorta liegen, ist der Druck zwischen beiden Gefäßen nach Resektion und End-zu-End-Naht völlig ausgeglichen

renz von 40 mm Hg die unbedingte Operationsindikation stellen und unterhalb einer mittleren Druckdifferenz von 10 mm Hg von der Operation abraten, weisen MORRIS u. Mitarb. [63], von deren Kranken 24% einen Druckgradienten unter 25 mm Hg aufwiesen, darauf hin, daß keine Beziehung zwischen dem gemessenen Druckgradienten und dem postoperativen Blutdruckverhalten besteht. Sie erklären das mit der Tatsache, daß überhaupt erst ein Druckgradient entsteht, wenn der Nierenarterienquerschnitt wenigstens um 50% vermindert ist (s. S. 56). Es muß ferner daran gedacht werden, daß vorausgehende Manipulationen am Nierenhilus zu einer so starken Vasoconstriction der nachgeschalteten Niere geführt haben, daß die Stenose wegen des verminderten Durchflusses nicht mehr funktionell wirksam erscheint [16]. CRAFOORD u. Mitarb. [21] empfehlen die Druckmessung nach Blutdrucknormalisierung durch Arfonad-Medikation. Waren die Befunde des Aortogramms *und* einer seitengetrennten Nierenfunktionsprüfung eindeutig, sollte die Revascularisation auch bei fehlendem Drucksprung durchgeführt werden.

Anzustreben ist eine simultane Druck- und Durchblutungsmessung (s. S. 58). Elektromagnetische Flußmesser (s. bei [89]) sind in dem engen Operationsfeld nicht immer zu verwenden. Von KATZ [49] wurde neuerdings die Änderung des elektrischen Widerstandes mit der Pulsamplitude im Nierengewebe als Maß für eine Nierenarterienstenose angegeben. Sollten sich die ersten günstigen Mitteilungen über diese Methode bestätigen, so stünde ein sehr einfaches Mittel für die intraoperative Diagnostik zur Verfügung.

Bevor man die Nierenarterie endgültig abklemmt, injiziert man 5 mg Heparin. Die *Abklemmzeit* sollte in Normothermie 45 min nicht überschreiten [21, 81]. Bei sorgfältiger

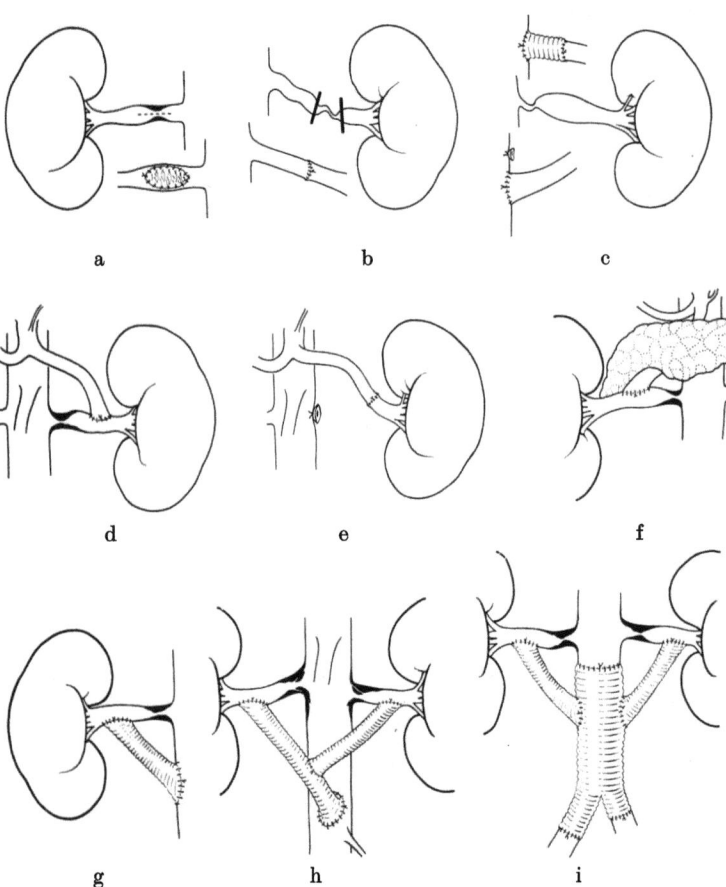

Planung des Eingriffs reicht im allgemeinen eine Abklemmzeit von ¹/₂ Std aus. Muß mit einer längeren Unterbrechung des Nierenkreislaufs gerechnet werden, sollte sicherheitshalber von den Möglichkeiten lokaler Oberflächen- oder intravasaler Kühlung Gebrauch gemacht werden [80, 86].

Thrombendarteriektomie. Bei den umschriebenen (meist arteriosklerotischen) Stenosen ist die End- bzw. Thrombendarteriektomie angezeigt. Nach Längsincision über der Stenose wird das einengende Material in typischer Weise ausgeräumt. Der Verschluß der Arterie erfolgt durch direkte Naht oder angioplastisch mit Hilfe eines Streifens (Patch), der aus einem autoplastischen Venen- bzw. Arterienstreifen oder aus Kunststoff besteht (Abb. 146a, 148a und c). Bei der engen Nachbarschaft der V. cava inf. liegt es nahe, den Ersatzstreifen diesem Gefäß zu entnehmen [18]. Es muß abgewartet werden, ob sich dieses Verfahren gegenüber

Abb. 146a—i. *Revascularisierung der Niere.* a Desobliteration und Streifenplastik (Patch). Rechts wegen Überlagerung durch die V. cava inf. häufig schwierig. b Resektion und End-zu-End-Naht. c Interposition einer Prothese (oben) oder Reimplantation (unten) bei aortennaher Stenose links. d Splenorenale End-zu-Seit-Anastomose links. e Splenorenale End-zu-End-Anastomose links. f Splenorenale End-zu-Seit-Anastomose rechts. A. lienalis *hinter* dem Pankreas. g—i Umgehung: g Aortorenale Umgehung rechts. h Aortorenale Umgehung beiderseits. i Aortorenale Umgehung beiderseits bei Aortenersatz

der Entnahme der V. saphena magna bewährt. Anatomisch scheint die Wand der V. saphena magna mit ihrer mehr zirkulären Struktur geeigneter als die der V. cava inf. mit vorwiegend längs gerichtetem Faserverlauf [9].

Plastische Erweiterung. Eine konzentrische (angeborene) Arterienverengung kann durch Längsincision und Einnähen eines ovalen Gewebsstücks angioplastisch beseitigt werden.

Resektion der Stenose (Abb. 146b). Ist die plastische Erweiterung einer hochgradigen Stenose nicht möglich, so kann ihre Resektion notwendig werden. Sie ist vor allem bei der fibromuskulären Form und bei umschriebenen Aneurysmen zu empfehlen. Die Wiederherstellung der Strombahn erfolgt durch zirkuläre End-zu-End-Naht oder bei aortennahem Sitz der Stenose durch Neuimplantation der Nierenarterie End-zu-Seit in die Aorta. Kann die Naht nicht spannungsfrei angelegt werden, so muß man eine Kunststoffprothese oder ein autoplastisches Arterien- bzw. Venentransplantat zwischenschalten (Abb. 146c). Damit werden aber zwei Anastomosen notwendig, die die Abklemmzeit der Nierenarterie verlängern und die Gefahr einer Thrombose steigern.

Splenorenale Anastomose. Sind die desobliterierenden Methoden nicht anwendbar, so wird man Verfahren vorziehen, die die Stenose umgehen. Ihre Durchführung wird durch die häufig vorhandene poststenotische Arteriendilatation wesentlich erleichtert. Auf der linken Seite bietet sich bei einseitiger Stenose die Milzarterie zur End-zu-End- oder End-zu-Seit-Anastomose an (Abb. 146d und e). VAN DONGEN [28] hält zusätzlich die Resektion des veränderten Gefäßstücks für indiziert, damit eine Ausbreitung des zugrunde liegenden Prozesses verhindert wird.

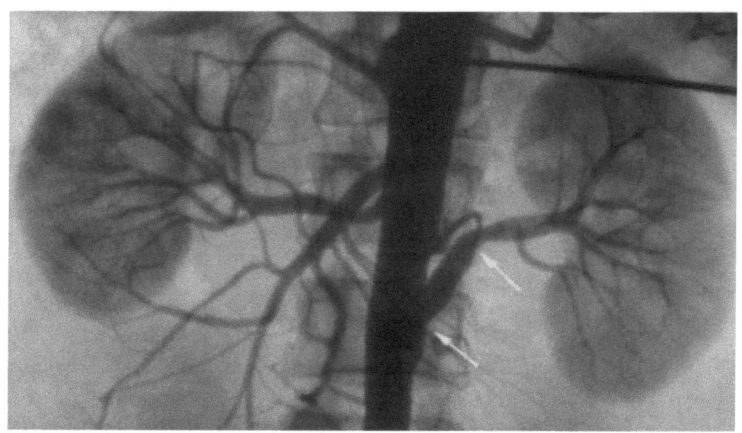

Die Milz braucht nach Angaben in der Literatur [60] nicht unbedingt entfernt zu werden, da sie über die Aa. gastricae breves in der Regel ausreichend versorgt ist. Trotzdem muß man damit rechnen, daß kleinere oder größere Infarkte entstehen, die unter anderem auch durch die freiwerdende Prothrombinaktivität eine Gefahr darstellen können (eigene Beobachtung). LUKE und LEVITAN [60] haben gezeigt, daß die Milzarterie bei genügender Länge auch für die

Abb. 147. E. H., 41 Jahre, ♂. Kontrollaortogramm 3 Jahre nach Revascularisierung der linken Niere durch aortorenale Umgehung (Dacron) wegen eines renalen Hypertonus bei arteriosklerotischer Nierenarterienstenose. Blutdruck ante op.: 265—170/185—100 mm Hg, 3 Jahre p. op.: 160/90 mm Hg (ohne Medikamente). Beginnende Stenose der rechten Nierenarterie?

rechte Seite Verwendung finden kann, ohne daß man sie an ihrem Abgang aus dem Tr. coeliacus durchtrennen muß (Abb. 146f). Nach querem Oberbauchschnitt und Freipräparation des hinteren Peritonealraums führten sie die Milzarterie unter dem Pankreas hindurch und vereinigten sie End-zu-Seit mit der rechten Nierenarterie. Das Verfahren erfordert einen beträchtlichen Zeitaufwand. Aus diesem Grund verwendet man die Milzarterie auf der rechten Seite besser als autoplastisches Transplantat für eine Umgehung.

Umgehung (Bypass) (Abb. 146g—i, 147, 148b). Man verwendet heute nur noch autoplastische Venen- und Arterientransplantate oder Kunststoffprothesen von mindestens 8 mm Durchmesser. Die Kunststoffprothesen haben für den Operateur den Vorteil, daß sie jeder Situation angepaßt werden können. Die geringe Länge der Umleitung und der normalerweise hohe Blutfluß durch die Niere (ca. 500 ml/min) schränken die Thrombosierung ein, die bei Verwendung kleinlumiger Kunststoffprothesen am Femoralispoplitea-Abschnitt so häufig sind. Ferner entfällt hier die mechanische Beanspruchung durch Abknickung [25, 26, 62, 63].

Zunächst wird ein Teil der Aorta unterhalb der Nierenarterienabgänge durch eine tangential angelegte Spezialklemme ausgeschaltet, incidiert und in typischer Weise mit der Prothese anastomosiert. Dann klemmt man die Nierenarterie ab und verbindet die Prothese distal von der Stenose End-zu-Seit mit der Nierenarterie. Auf eine besonders breite Anastomose mit schrägem Zuschnitt der Prothese ist Wert zu legen. Bei doppelseitigen Stenosen wird die zweite Seite mit einem Prothesenarm versorgt, den man vorher mit der Prothese End-zu-Seit verbunden hatte (Abb. 146h). Das Verfahren kann außerdem mit dem prothetischen Ersatz der terminalen Aorta bei hohem Aortenverschluß kombiniert werden (Abb. 146i).

Für eine vergleichende Beurteilung der verschiedenen Operationsverfahren reichen die Beobachtungszeiten noch nicht aus. Die Verhältnisse des Einzelfalls und die Erfahrungen des Operateurs werden die Wahl der Methode beeinflussen. Wir geben nach Möglichkeit den autoplastischen Verfahren den Vorzug.

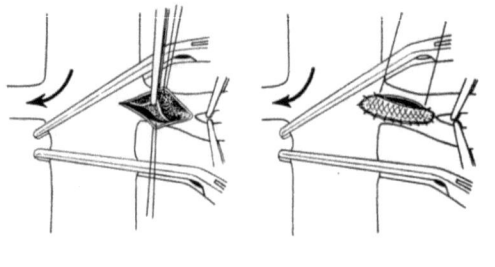

a

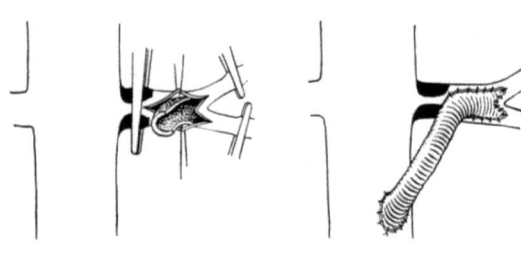

b

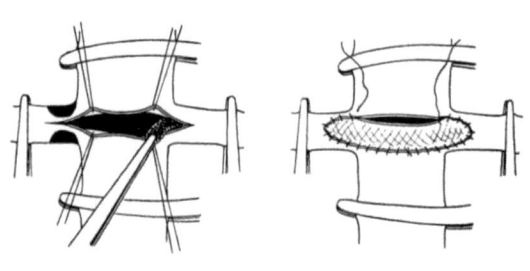

c

Abb. 148a—c. *Revascularisierung der Niere.* Technische Varianten: a Desobliteration und Streifenplastik. Beachte die Klemmenlage. b Desobliteration der Nierenarteriengabel.Angioplastische Erweiterung der Nierenarterienäste unter Benutzung der aortorenalen Umgehungsprothese als Streifenplastik. c Desobliteration beider Nierenarterienabgänge nach transversaler Aortotomie, Streifenplastik

(δ) Operationsergebnisse

Bei der Bewertung *revascularisierender Operationen* ist nicht nur die mittelbare Wirkung auf den Hypertonus, sondern auch die unmittelbare Wirkung auf die Nierenfunktion zu berücksichtigen. Zwar sind beide eng miteinander gekoppelt, doch ist aus Tierexperimenten bekannt, daß nach einer gewissen Hypertoniedauer trotz Normalisierung der Nierendurchblutung keine entscheidende Beeinflussung des Hochdruckleidens einzutreten braucht. Das ist dann der Fall, wenn die kontralaterale Niere bereits stärkere arteriolosklerotische Veränderungen aufweist (siehe S. 421). Ferner ist an einen „Entzügelungshochdruck" durch Veränderungen am Carotissinus (s. bei [98]) und an ein zufälliges Zusammentreffen von Nierenarterienstenose und Hochdruck zu denken. Andererseits kann nach völligem Fehlschlag der Revascularisierung durch Thrombose der operierten Nierenarterie eine sekundäre Nephrektomie zur Blutdrucksenkung führen. Aus diesem Grund sollte man die Durchgängigkeit der Arterie oder der Prothese immer dann aortographisch kontrollieren, wenn die Ursache der Hochdruckpersistenz nicht eindeutig geklärt ist. Ein Überblick über den Prozentsatz erfolgloser Revascularisationsversuche, bei denen sekundär eine Nephrektomie durchgeführt werden mußte, ist bisher aus der Literatur nicht sicher zu erhalten. Je nach Erfahrung des Chirurgen dürfte der Prozentsatz zwischen 5 und 20% liegen. Nach erfolgreicher Revascularisierung gehen die funktionellen Veränderungen zurück [42]. Bei einseitigen Stenosen weist die revascularisierte Niere eine bessere Funktion auf als die kontralaterale. Selbst bei hochgradiger Drosselung, bei der bereits mit Parenchymschäden zu rechnen ist, scheint eine weitgehende Rückbildung der Veränderungen nach Wiederherstellung der Strombahn möglich. Diese Tatsache rechtfertigt die Operationsindikation auch dann, wenn kein Hochdruck besteht oder seine Beeinflussung durch eine Operation nicht zu erwarten ist, die Nierenfunktion aber durch eine Stenose so beeinträchtigt wird, daß eine fortschreitende Niereninsuffizienz droht [63a].

Während SMITH [83] bei Hypertonikern mit einseitigen Nierenparenchymerkrankungen verschiedener Genese nur in 26 % der Fälle nach Nephrektomie eine Blutdrucksenkung fand (s. auch [2a, 41a]), sind die Operationsergebnisse bei Hochdruckkranken mit einseitigen Nierenarterienstenosen sehr viel günstiger (s. Tabelle 41 und 42, Abb. 149). Nicht alle Autoren haben ihre Ergebnisse nach revascularisierenden Operationen und Nephrektomien aufgeschlüsselt, die Ergebnisse betreffen allgemein beide Gruppen zusammen. Wesentliche Unterschiede in der blutdrucksenkenden Wirkung beider Verfahren bestehen offenbar nicht [2a, 17a]. Im Mittel wird man bei etwa 64 % der Kranken mit einer völligen Normalisierung des Blutdrucks rechnen können. Bei weiteren 19 % mit einer wesentlichen Besserung. Nur bei 10 % ist keine Beeinflussung des Hochdrucks zu erwarten. Die prognostischen Aussichten bezüglich der Blutdrucksenkung scheinen bei den fibro-muskulären Arterienstenosen besonders günstig zu sein [47]. Die Letalität revascularisierender Operationen liegt zur Zeit bei etwa 7 %; mit zunehmender Erfahrung, insbesondere bei der

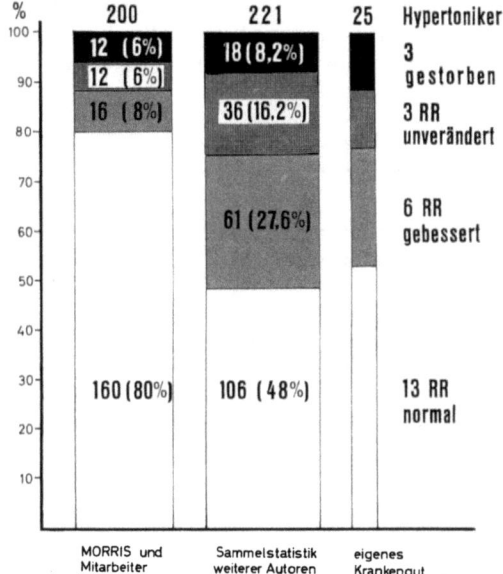

Abb. 149. Ergebnisse nach Operationen wegen Nierenarterienstenosen (Revascularisierung bzw. Nephrektomie) (aus [41a])

Tabelle 41. *Operationsergebnisse*

Autor	Anzahl		RR normal		RR gebessert		RR ungebessert		Gestorben		Nachbeobachtungszeit
MORRIS u. Mitarb. . . . . Med. Klin. **59**, 291 (1964).		254[1]	205		20		15		14		3 Monate bis 5 Jahre
POUTASSE . . . . J. Amer. med. Ass. **178**, 1078 (1961).		82	44		15		17		6		1—6 Jahre
PERLOFF u. Mitarb. . . . . Circulation **25**, 1286 (1961).		38	14		11		6		7		2 Monate bis 7 Jahre
STEWART u. Mitarb. . . . . Arch. Surg. **85**, 617 (1962).	Nephrekt. 14⎫ Revasc. 21⎭	35	7⎫ 8⎭	15	5⎫ 8⎭	13	2⎫ 3⎭	5	0⎫ 2⎭	2	2 Monate bis 2 Jahre
THOMPSON u. Mitarb. . . . . . . Surgery **55**, 42 (1964).	Nephrekt. 7⎫ Revasc. 22⎭	29	1⎫ 7⎭	8	5⎫ 13⎭	18	1⎫ 1⎭	2	0⎫ 1⎭	1	1 Monat bis 4 Jahre
SPENCER u. Mitarb. . . . . Ann. Surg. **154**, 674 (1961).		25	12		10		2		1		
CROCKER u. Mitarb. . . . . New Engl. J. Med. **267**, 794 (1962).		25[2]	21		2		1		1		mehr als 1 Jahr
BAKER u. Mitarb. . . . . New Engl. J. Med. **267**, 1325 (1962).	Nephrekt. 7⎫ Revasc. 16⎭	23	1⎫ 8⎭	9	3⎫ 3⎭	6	3⎫ 3⎭	6	0⎫ 2⎭	2	¹/₂ Jahr bis 3 Jahre
YENDT u. Mitarb. . . . . Amer. J. Med. **28**, 169 (1960).		20	10		4		2		4		
HUNT u. Mitarb. . . . . Proc. Mayo Clin. **37**, 181 (1962).		18[3]	12		6		0		0		6 Monate
Insgesamt		549	350		105		56		38		
In Prozent	100		63,8		19,1		10,2		6,9		

[1] Bis auf 10 Nephrektomien nur revascularisierende Operationen.
[2] Nur Nephrektomien.
[3] Nur fibromuskuläre Stenosen.

Indikationsstellung, ist eine weitere Verminderung des Operationsrisikos zu erwarten.

Unsere eigenen Erfahrungen erstrecken sich bis Dezember 1965 auf 43 operierte Kranke. Rekonstruktive Maßnahmen waren bei 32 möglich, dreimal mußte sekundär eine Nephrektomie vorgenommen werden. Bei den übrigen 11 Kranken wurde die poststenotische Niere primär entfernt. Unsere Ergebnisse sind durch sechs Frühtodesfälle belastet, die sich bezeichnenderweise ausnahmslos bei Kranken jenseits des 40. Lebensjahres ereigneten. Im übrigen entsprechen die Operationsergebnisse mit 22 Blutdrucknormalisierungen und 6 Besserungen den in Tabelle 41 und Abb. 149 zusammengefaßten Resultaten der Autoren mit größerem Krankengut.

Tabelle 42. *Operationsergebnisse ohne Todesfälle*

Autor	Anzahl	RR normal	RR gebessert	RR ungebessert	Nachbeobachtungszeit
Übertrag von Tabelle 41	511	350	105	56	s. Tabelle 41
MAXWELL[1] . . . . . Amer. J. Cardiol. 9, 126 (1962)	40	19	13	8	1 Jahr
Insgesamt . . .	551	369	118	64	
In Prozent . . .	100	67,0	21,4	11,6	

[1] Internistische Nachbeobachtungen.

(c) Konservative Behandlung

Mit der Entwicklung neuer antihypertensiver Medikamente ist heute die Möglichkeit gegeben, durch Kombination allgemeiner Maßnahmen der Lebens- und Ernährungsregulierung mit medikamentöser Therapie bei vielen Hochdruckkranken eine dauernde Senkung oder Normalisierung des Blutdrucks herbeizuführen. Inzwischen mehren sich bereits Berichte, daß der Blutdruck nach einer über Jahre konsequent durchgeführten Therapie auch nach Absetzen der Medikamente auf normalem Niveau bleibt [*66, 77*]. Besonders bei älteren Patienten mit erhöhtem Operationsrisiko wird man auf die konservative Therapie zurückgreifen. Sie ist ferner angezeigt bei den Kranken, bei denen die Operation zu keinem oder nur zu einem geringen Blutdruckabfall geführt hat. Diese Patienten scheinen auf Antihypertensiva postoperativ günstiger anzusprechen als vorher [*25, 26*]. Bleibt der Hochdruck trotz technisch gelungener Revascularisierung der Niere bestehen, muß besonders intensiv antihypertensiv behandelt werden, da es auf diese Weise gelegentlich noch gelingt, eine Umstellung des

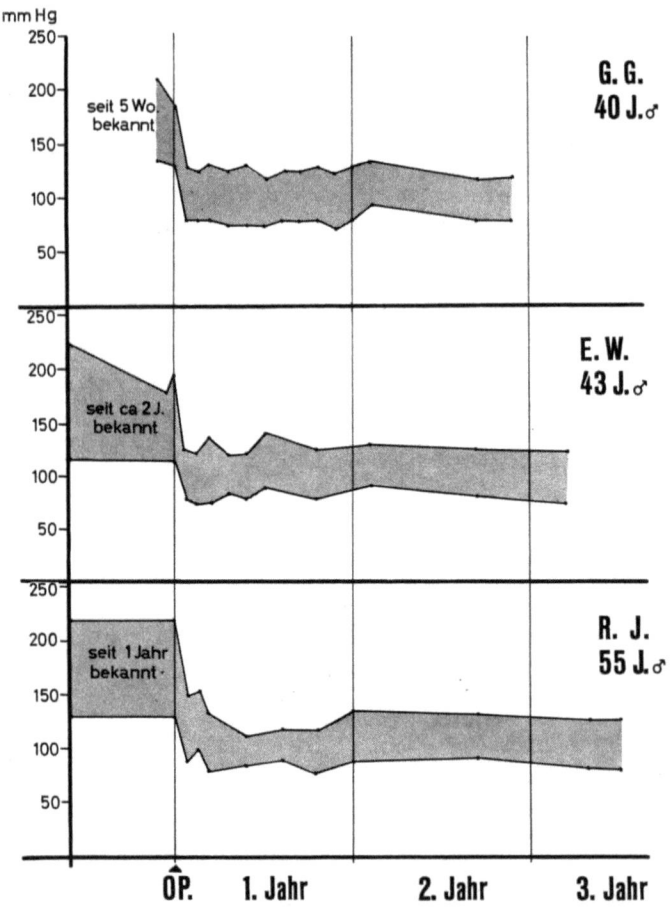

Abb. 150. Postoperatives Verhalten des Blutdrucks bei drei Kranken, bei denen eine Nierenarterienstenose durch Prothesenumleitung bzw. durch plastische Erweiterung (Dacron-Streifen) behoben wurde

verstimmten pressorischen Regelmechanismus zu erreichen und den Blutdruck zu normalisieren.

Die für die pharmakologische Therapie in Frage kommenden Medikamente werden nach ihren Angriffspunkten in die Gruppen der Saluretika, der Sympathikolytika, der Sympathicushemmer, der Ganglienblocker und der zentral angreifenden Stoffe eingeteilt. In Tabelle 43 sind die wichtigsten Vertreter dieser Gruppen, ihre Dosierung, mögliche Medikamentenkombinationen und die Reihenfolge ihrer Anwendung aufgeführt [3, 3a]. Ob man sich zur konservativen oder zur chirurgischen Therapie entschließt, wird im Einzelfall jedesmal wieder durch eine sorgfältige Differentialdiagnose und unter Abwägen allgemein klinischer Gesichtspunkte entschieden werden müssen. Auf jeden Fall muß jeder eindeutige Hypertonus einer intensiven Therapie zugeführt werden.

Tabelle 43. *Medikamentöse Hochdrucktherapie*

Stufe	Medikament	Anfangs-Tagesdosis	Änderung	Erhaltungsdosis
1	Thiazid oder Chlorthalidon	entsprechend 50 mg Hydrochlorthiazid	⟶	dto.
	+ Reserpin	0,75—1 mg	nach 3—7 Tagen	0,5 mg
2	Thiazid + Reserpin	⟶	wie bei 1	⟵
	+ Hydralazin	10 mg	Steigerung alle 5—10 Tage um 10 mg	50—100 mg
3	Thiazid	⟶	wie bei 1	⟵
	+ α-Methyldopa	0,75—1 g	Steigerung alle 2—3 Tage um 0,2—0,5 g	1—2,0 g
4	Thiazid	⟶	wie bei 1	⟵
	Guanethidin[1]	10 mg	Steigerung alle 3—5 Tage um 5—10 mg	20—50 mg

[1] Anwendung möglichst nur unter klinischer Überwachung.

Literatur

[1] ABRAHAMS, D. G., and E. H. PARRY: Hypertension due to renal artery stenosis caused by abdominal aortic aneurysm. Circulation 26, 104 (1962).

[2] ALBRECHT, K. F., H. G. SCHMITZ-DRÄGER u. F. W. EIGLER: Erfahrungen mit Frühurogramm und „Rapoport-Test" bei der Erfassung von Hochdruckkranken mit Nierenarterienstenosen. Verh. dtsch. Ges. Urol. 20. Tagg, 1963, S. 92.

[2a] — F. W. EIGLER u. F. W. LOHMANN: Hochdruck und einseitige Nierenerkrankungen. Urologe 4, 14 (1965).

[3] ARNOLD, O. H.: Die Therapie der malignen Hypertonie. Dtsch. med. J. 13, 502 (1962).

[3a] — Therapie der essentiellen Hypertonie. Dtsch. med. Wschr. 90, 38 (1962).

[4] ASK-UPMARK, E.: Über juvenile maligne Nephrosklerose und ihr Verhältnis zu Störungen in der Nierenentwicklung. Acta path. microbiol. scand. 6, 383 (1929).

[5] — On the pathogenesis of the hypertension in Takayashu's syndrome. Acta med. scand. 169, 467 (1961).

[6] — One sided kidney affections and arterial hypertension. Acta med. scand. 173, 141 (1963).

[7] BAKER jr., G. P., L. B. PAGE, and G. W. LEADBETTER: Hypertension and renovascular disease. A follow-up study of 23 patients, with an analysis of factors influencing the results of surgery. New Engl. J. Med. 267, 1325 (1962).

[8] BARRIE, H. J., A. I. MACRAE, and S. M. SHEA: Relation of hypertension to unilateral renal atrophy (a study of necropsy records). Lancet 1961 I, 193.

[9] BENNINGHOFF, A.: Venen. In: W. v. MÖLLENDORFF, Handbuch der mikroskopischen Anatomie, Bd. 6, Teil 1, S. 131—159. Berlin: Springer 1930.

[10] BLACKMAN jr., S. S.: Arteriosclerosis and partial obstruction of main renal arteries in association with "essential" hypertension in man. Bull. Johns Hopk. Hosp. 65, 353 (1939).

[11] BLAKE, W. D., R. WEGRIA, H. P. WARD, and C. W. FRANK: Effect of renal arterial constricton on excretion of sodium and water. Amer. J. Physiol. 163, 422 (1950).

[12] BOHLE, A.: Kritischer Beitrag zur Morphologie einer endokrinen Nierenfunktion und deren Bedeutung für den Hochdruck. Arch. Kreisl.-Forsch. 20, 193 (1954).

[13] BRAUN-MENENDEZ, E., J. C. FASCIOLA, L. F. LELOIR y J. M. MUÑOZ: La substancia hipertensiora de la sañgre del Rinon Isruemiado. Rev. Soc. argent. Biol. 15, 420 (1939).

[14] —, and I. H. PAGE: Suggested revision of nomenclature: angiotensin. Science 127, 242 (1958).

[15] BRIGHT, R.: Cases and observations illustrative of renal disease accompanied with the secretion of albuminous urine. Guy's Hosp. Rep. 1, 338 (1836).

[16] BROWN, I. I., W. S. PEART, K. OWEN, J. I. S. ROBERTSON, and D. SUTTON: The diagnosis and treatment of renal-artery stenosis. Brit. med. J. 1960 II, 327.

[17] BURBANK, M. K., J. C. HUNT, W. N. TAUXE, and F. T. MAHER: Radioisotopic renography; diagnosis of renal artery disease in hypertensive patients. Circulation 27, 328 (1963).

[17a] CALLOW, A. D., and R. A. DETERLING: Occlusive disease in renal arteries. Arch. Surg. 89, 856 (1964).

[18] CHUTE, R., E. T. O'HARA, R. N. GOLDMAN, J. D. HOUGHTON, and B. L. TOY: The inferior vena cava as a good source of tissue for renal artery patch grafting for renal revascularization for hypertension. J. Urol. (Baltimore) 89, 303 (1963).

[19] CONNOR, T. B., W. C. THOMAS, L. HADDOCK, and J. E. HOWARD: Unilateral renal disease as a cause of hypertension: Its detection by ureteral catheterization studies. Ann. intern. Med. 52, 544 (1960).

[20] COTTLER, Z. R., u. S. IMMERGUT: Obstruction of solitary kidney by aortic aneurysm. J. Urol. (Baltimore) 86, 510 (1961).

[21] CRAFFOORD, CL., ST. EKSTRÖM, and L. H. HANSSON: Surgical treatment of stenosis of the renal artery. 19. Congr. de la soc. internat. de chirurgie, Dublin 1961, p. 198.

[22] CREECH jr., O., M. E. DEBAKEY, G. C. MORRIS jr., and J. H. MOYER: Experimental and clinical observations on the effects of renal ischemia. Surgery 40, 129 (1956).

[23] DANARAY, T. J., and H. O. WONG: Primary arteritis of abdominal aorta in children causing bilateral stenosis of renal arteries and hypertension. Circulation 20, 856 (1959).

[24] — — and M. A. THOMAS: Primary arteritis of aorta causing renal artery stenosis and hypertension. Brit. Heart J. 25, 153 (1963).

[25] DEBAKEY, M. E.: Newer technics in the therapy of renal hypertension. N.Y. St. J. Med. 62, 1589 (1962).

[26] — G. C. MORRIS jr., E. S. CRAWFORD, and D. A. COOLEY: Surgical considerations of renal hypertension. J. cardiovasc. Surg. (Torino) 2, 435 (1961).

[27] DERRICK, J. R., and K. R. T. TYSON: The surgical significance of aberrant renal arteries in relation to systemic hypertension. Circulation 24, 1192 (1961).

[28] DONGEN, R. J. A. M. VAN: Gefäßersatz mit Nylon-Prothesen. Langenbecks Arch. klin. Chir. 292, 163 (1959).

[29] DUSTAN, H. P., E. F. POUTASSE, A. C. CORCORAN, and I. H. PAGE: Separated renal functions in patients with renal arterial disease, pyelonephritis and essential hypertension. Circulation 23, 34 (1961).

[30] EIGLER, F. W.: Über die physiologischen Grundlagen der Harnkonzentrierung. Z. Urol. 55, 117 (1962).

[31] — K. F. ALBRECHT u. G. HEBERER: Das „Frühurogramm" und der „Rapoport-Test" zur Erkennung von Hochdruckkranken mit Nierenarterienstenosen. Verh. Dtsch. Ges. Inn. Med., 69. Kongr. 1963, S. 685.

[31a] — — Funktionelle Untersuchungen zur Prognose des Hochdrucks bei „chirurgischen" Nierenerkrankungen. Langenbecks Arch. klin. Chir. 308, 567 (1964).

[32] FREEMAN, N. E., F. H. LEEDS, W. G. ELLIOTT, and S. I. ROLAND: Thromboendarterectomy for hypertension due to renal artery occlusion. J. Amer. med. Ass. 156, 1077 (1954).

[33] FREIS, E. D.: Hemodynamics of hypertension. Physiol. Rev. 40, 27 (1960).

[34] GEYER, J. R., and E. F. POUTASSE: Incidence of multiple renal arteries on aortographie (Report of a series of 400 patients, 381 of whom had arterial hypertension). J. Amer. med. Ass. 182, 120 (1962).

[35] GOLDBLATT, H., J. LYNCH, R. F. HANZAL, and W. W. SUMMERVILLE: Studies on experimental hypertension. J. exp. Med. 59, 347 (1934).

[36] GOORMAGHTIGH, N.: Existence of an endocrine gland in the media of the renal arterioles. Proc. Soc. exp. Biol. (N.Y.) 42, 688 (1939).

[37] GROSS, F.: Zur Pathophysiologie des experimentellen renalen Hochdrucks. In: Hypertonie. III. Symposion an der Med. Univ.-Klinik Münster (Westf.), S. 74—89. Stuttgart: Georg Thieme 1962.

[38] HAAGE, H.: Renovasographie nur gezielt? Fortschr. Röntgenstr. 97, 222 (1962).

[39] HARTWICH, A.: Der Blutdruck bei experimenteller Urämie und partieller Nierenausscheidung. Z. ges. exp. Med. 69, 462 (1930).

[40] HAYNIE, T. B., B. H. STEWART, M. M. NOFAL, E. A. CARR jr., and W. H. BEIERWALTES: Renal scintiscans in the diagnosis of renal vascular disease. J. nucl. Med. 2, 272 (1961).

[41] HEBERER, G., F. W. EIGLER, u. K. F. ALBRECHT: Diagnostische und chirurgische Möglichkeiten bei Hochdruckkranken mit Nierenarterienstenosen. Langenbecks Arch. klin. Chir. 302, 159 (1963).

[41a] — — Chirurgische Möglichkeiten bei Hochdruckerkrankungen. Langenbecks Arch. klin. Chir. 308, 548 (1964).

[42] HEIDER, C., A. N. BREST, and J. H. MOYER: Renal function changes following surgery for vascular hypertension. J. Amer. med. Ass. 183, 444 (1963).

[43] HELLSTRÖM, J.: Über die Varianten der Nierengefäße. Z. urol. Chir. 24, 253 (1928).

[44] HOWARD, J. E., M. BERTHRONG, D. M. GOULD, and E. R. YENDT: Hypertension resulting from unilateral renal vascular disease and its relief by nephrectomy. Bull. Johns Hopk. Hosp. **94**, 51 (1954).

[45] HULET, W. H., D. S. BALDWIN, A. W. BIGGS, E. A. GOMBOS, and H. CHASIS: Renal function in the separate kidneys of man. I. Hemodynamics and excretion of solute and water in normal subjects. J. clin. Invest. **39**, 389 (1960).

[46] HUMPHRIES, A. W., and E. F. POUTASSE: A technique of arterial grafting for renal artery stenosis causing hypertension. Surg. Gynec. Obstet. **105**, 764 (1957).

[47] HUNT, J. C., E. G. HARRISON, O. W. KINCAID, P. E. BERNATZ, and G. D. DAVIS: Idiopathic fibrous and fibromuscular stenoses of the renal arteries associated with hypertension. Proc. Mayo Clin. **37**, 181 (1962).

[48] JANEWAY, T. C.: Note on blood-pressure changes following reduction of renal artery circulation. Proc. Soc. exp. Biol. (N.Y.) **6**, 109 (1909).

[48a] KAPLAN, N. M., and J. G. SILAH: The effect of angiotensin II on the blood pressure in humans with hypertensive disease. J. clin. Invest. **43**, 659 (1964).

[49] KATZ, Y. J.: The pulse of the kidney, and identification of significant stenosis of the renal artery. J. Urol. (Baltimore) **87**, 16 (1962).

[50] KATZENSTEIN, M.: Experimenteller Beitrag zur Erkenntnis der bei Nephritis auftretenden Hypertrophie des linken Herzens. Virchows Arch. path. Anat. **182**, 327 (1905).

[51] KAUFMAN, J. J., and M. H. MAXWELL: Upright aortography in the study of nephroptosis, stenotic lesions of the renal artery, and hypertension. Surgery **53**, 736 (1963).

[52] KIMBEL, K. H., u. W. BÖRNER: Über den Verbleib von J[131]-Urografin im Körper. Naunyn-Schmiedebergs Arch. exp. Path. Pharmak. **226**, 262 (1955).

[52a] KUTZIM, H.: Szintigraphie der Nieren und Nephrographie. Dtsch. Arch. klin. Med. **210**, 132 (1965).

[53] LAIDLAW, J. C., E. R. YENDT, and A. G. GORNALL: Hypertension caused by renal artery occlusion simulating primary aldosteronism. Metabolism **9**, 612 (1960).

[54] LANG, E. K.: Renal angiography in the evaluation of hypertension. A comparative study of the value of renal arteriography and differential renal function studies. Amer. J. Roentgenol. **85**, 1120 (1961).

[55] LEADBETTER, W. F., and C. E. BURKLAND: Hypertension in unilateral renal disease. J. Urol. (Baltimore) **39**, 611 (1938).

[56] LEVINSKY, N. G., D. G. DAVIDSON, and R. W. BERLINER: Effects of reduced glomerular filtration on urine concentration in the presence of antidiuretic hormone. J. clin. Invest. **38**, 730 (1959).

[57] LINDER, F.: Experimentelle und klinische Untersuchungen zur Frage der Hypertonie bei chirurgischen Nierenerkrankungen. Langenbecks Arch. klin. Chir. **262**, 320 (1949).

[58] — Die operative Behandlung von Nierenarterienstenosen mit Hypertonie. Verh. dtsch. Ges. Kreisl.-Forsch. **28**, 209 (1962).

[59] LISA, J. R., D. ECKSTEIN, and C. SOLOMON: Relationship between arteriosclerosis of renal artery and hypertension; analysis of 100 necropsies. Amer. J. med. Sci. **205**, 701 (1943).

[60] LUKE, J. C., and B. A. LEVITAN: Renal arterial stenosis producing hypertension. Arch. Surg. **83**, 422 (1961).

[61] MAXWELL, M. H.: Reversible renal hypertension, clinical characteristics and predictive tests. Amer. J. Cardiol. **9**, 126 (1962).

[62] MORRIS, G. C., E. S. CRAWFORD, D. A. COOLEY, H. M. SELZMANN, and M. E. DEBAKEY: Renovascular hypertension. Experience with renal artery reconstruction in 115 patients. Amer. J. cardiol. **9**, 141 (1962).

[63] — M. E. DEBAKEY, D. A. COOLEY, and E. S. CRAWFORD: Experience with 200 renal artery reconstructive procedures for hypertension or renal failure. Circulation **27**, 346 (1963).

[63a] — P. G. KIRCHHOFF u. K. G. VON BUCH: Diagnostik und chirurgische Behandlung der renovaskulären Hypertonie. Med. Klin. **59**, 291 (1964).

[64] PAGE, I. H.: A method of producing persistent hypertension by cellophane. Science **89**, 273 (1939).

[65] — Die Mosaik-Theorie der Hypertonie. Essentielle Hypertonie. Symposion, S. 1. Berlin-Göttingen-Heidelberg: Springer 1960.

[66] —, and H. P. DUSTAN: Persistence of normal blood pressure after discontinuing treatment in hypertensive patients. Circulation **25**, 433 (1962).

[67] —, and O. M. HELMER: A crystalline pressor substance (Angiotonin). Resulting from the reaction between renin and renin-activator. J. exp. Med. **71**, 29 (1940).

[68] PALUBINSKAS, A. J., and E. J. WYLIE: Roentgen diagnosis of fibromuscular hyperplasia of the renal arteries. Radiology **76**, 634 (1961).

[69] PEART, W. S., J. I. S. ROBERTSON, and D. G. GRAHAME-SMITH: Examination of the relationship of renin release to hypertension produced in the rabbit by renal artery constriction. Circulat. Res. **9**, 1171 (1961).

[70] PERLOFF, D., M. SOKOLOW, E. J. WYLIE, D. R. SMITH, and A. J. PALUBINSKAS: Hypertension secondary to renal artery occlusive disease. Circulation **24**, 1286 (1961).

[71] POUTASSE, E. F.: Occlusion of renal artery as cause of hypertension. Circulation **13**, 37 (1956).

[72] — Diagnosis and treatment of occlusive renal artery disease and hypertension. J. Amer. med. Ass. **178**, 1078 (1961).

[73] POUTASSE, E. F.: Partial nephrectomy. J. Urol. (Baltimore) 88, 153 (1962).

[74] —, and H. P. DUSTAN: Urologic causes of hypertension. I. Hypertension due to renal artery lesions. Cleveland Clin. Quart. 23, 3 (1956).

[75] RAPOPORT, A.: Modification of the "Howard test" for the detection of renal artery obstruction. New Engl. J. Med. 263, 1159 (1960).

[76] RIEDER, W.: Sonderstellung arterio-venöser Aneurysmen der Nierengefäße im Rahmen operativer Behandlung schwerer Herz-Kreislaufschäden beim arterio-venösen Aneurysma. Chirurg 14, 609 (1942).

[76a] SCHOLZ, A., A. HAUGE u. K. OEFF: Die Bedeutung der Isotopenrenographie für die Diagnostik des renalen Hypertonus, insbesondere der operablen Formen. Dtsch. med. Wschr. 89, 1011 (1964).

[77] SCHROEDER, H. A., u. H. M. PERRY: Die Prognose der schweren, intensiv mit Hydralazin und Ganglienblockern behandelten Hypertonie. Essentielle Hypertonie. Symposion, S. 332. Berlin-Göttingen-Heidelberg: Springer 1960.

[78] SCOTT, R., G. C. MORRIS, F. B. SCOTT, H. M. SELZMAN, and J. R. FESTE: The diagnostic approach to renovascular hypertension. J. Urol. (Baltimore) 86, 31 (1961).

[79] SELKURT, E. E.: Effect of pulse pressure and mean arterial pressure modification on renal hemodynamics and electrolyte and water excretion. Circulation 4, 541 (1951).

[80] SEMB, G.: Renal tuberculosis and its treatment by partial resection of the kidney. Acta chir. scand. 98, 457 (1949).

[81] — J. KROG, and K. JOHANSEN: Renal metabolism and blood flow during local hypothermia, studied by means of renal perfusion in situ. Acta chir. scand. 253, 196 (1960).

[82] SIGGERS, R. L.: Early physiologic nephro-urography as a test of kidney function. Radiology 77, 452 (1961).

[83] SMITH, H. W.: Unilateral nephrectomy in hypertensive disease. J. Urol. (Baltimore) 76, 685 (1956).

[83a] STAMEY, T. A.: The diagnosis of curable unilateral renal hypertension by ureteral catheterization. Postgrad. Med. 29, 496 (1961).

[84] STEWART, B. H., M. S. DeWEESE, J. CONWAY, and R. J. CORREA jr.: Renal hypertension. Arch. Surg. 85, 617 (1962).

[85] STOKES, J. M., H. WOHLTMANN, and E. CARLSON: Coarctation of the abdominal aorta and renal artery. Ann. Surg. 152, 856 (1960).

[86] STUEBER, P., S. KOVACS, S. KOLETSKY, and L. PERSKY: Regional renal hypothermia. Surgery 44, 77 (1958).

[87] TAPLIN, G. V., O. M. MEREDITH, and H. KADE: The radioactive (J131-tagged) rose bengal uptake-excretion test for liver function using external gamma-ray scintillation counting techniques. J. Lab. clin. Med. 45, 665 (1955).

[88] — — — and C. C. WINTER: The radioactive renogram. J. Lab. clin. Med. 48, 886 (1956).

[89] THURAU, K., u. A. COHEN: Phasische Durchblutungsmessungen am uneröffneten Gefäß im chronischen Tierversuch sowie am Menschen mit dem electromagnetic flow meter. Langenbecks Arch. klin. Chir. 304, 768 (1963).

[90] TIGERSTEDT, R., u. P. G. BERGMAN: Niere und Kreislauf. Skand. Arch. Physiol. 8, 223 (1898).

[91] VELZER, D. A. van, C. H. BURGE, and G. C. MORRIS: Arteriosclerotic narrowing of renal arteries associated with hypertension. Amer. J. Roentgenol. 86, 807 (1961).

[92] VOGLER, E., u. R. HERBST: Angiographie der Nieren, S. 36. Stuttgart: Georg Thieme 1958.

[93] VOLHARD, F.: Die doppelseitigen hämatogenen Nierenerkrankungen. In: Handbuch der inneren Medizin, 2. Aufl., Bd. VI, Teil 1/2. Berlin: Springer 1931.

[94] — Über die Pathogenese des roten (essentiellen) arteriellen Hochdrucks und der malignen Sklerose. Schweiz. med. Wschr. 78, 1189 (1948).

[95] WILSON, C.: Experimental observations on the role of the kidney in the etiology of hypertension. Amer. J. Cardiol. 9, 685 (1962).

[96] —, u. F. B. BYRON: Renal changes in malignant hypertension. Experimental Evidence. Lancet 1939 I, 136.

[97] WINTER, C. C.: A clinical study of a new renal function test: The radioactive diodrast renogram. J. Urol. (Baltimore) 76, 182 (1956).

[98] WOLLHEIM, E., u. J. MOELLER: Hypertonie. In: Handbuch der inneren Medizin (Hrsg. G. v. BERGMANN, W. FREY u. H. SCHWIEGK). Berlin-Göttingen-Heidelberg: Springer 1960.

[99] YUILE, L. C.: Obstrutive lesions of the main renal artery in relation to hypertension. Amer. J. med. Sci. 207, 394 (1944).

[100] ZUM WINKEL, K., G. SCHÜTTERLE u. K. E. SCHEER: Die Isotopen-Nephrographie in der Diagnostik der Nierenkrankheiten. Dtsch. med. Wschr. 86, 1751 (1961).

b) Truncus coeliacus und Arteria mesenterica superior

α) Historische Daten

Schon zu Anfang des Jahrhunderts wurde man darauf aufmerksam, daß obliterative Veränderungen dieser Arterien unter bestimmten Bedingungen chronische Beschwerden hervorrufen können [21, 36]. SCHNITZLER und ORTNER [36] sprachen 1901 von einer

Dyspragia intermittens intestinalis arteriosclerotica. DUNPHY [*10*] bezeichnete das klinische Bild 1936 nach dem Leitsymptom der von der Nahrungsaufnahme abhängigen Schmerzen als *Angina abdominalis.* Nachdem seit 1958 [*37*] die rekonstruktive gefäßchirurgische Behandlung dieses Verschlußleidens mehrfach gelungen ist [*3, 7, 9, 16, 20, 23, 25, 27, 28, 29, 31, 32, 39, 41*], haben Früherkennung und rechtzeitige Behandlung angesichts der quälenden Symptome und der deletären Prognose besonderes Interesse gewonnen.

β) Anatomie

Der Tr. coeliacus und die A. mesenterica superior entspringen auf der Vorderseite der Aorta; sie haben einen nur wenige Zentimeter langen Stamm. Der Tr. coeliacus versorgt über seine Äste (Aa. gastrica sinistra, hepatica communis und lienalis) den Verdauungstrakt vom Magen bis zum unteren Drittel des Duodenum, die A. mesenterica superior die weiteren Darmabschnitte bis einschließlich Colon transversum, während die A. mesenterica inferior das absteigende Colon bis zum Rectum ernährt. Der Tr. coeliacus ist am oberen Rand des Pankreas, die A. mesenterica superior am unteren Rand zu finden. Die Arterien des Intestinaltrakts kommunizieren durch periphere Anastomosen: der Tr. coeliacus und die A. mesenterica superior über die Aa. pancreatico-duodenales, die Aa. mesenterica superior und inferior über die Endarkaden der Aa. colica media bzw. sinistra (Riolansche Anastomose). Verbindungen mit dem übrigen Arteriensystem bestehen an den Übergangszonen des Tr. coeliacus und der A. mesenterica inferior (Aa. rectales inferiores aus der A. iliaca interna), außerdem mit den Aa. phrenicae und lumbales.

γ) Ätiologie und Lokalisation

Ursache der chronisch intermittierenden Visceralischämie sind hauptsächlich *arteriosklerotische Stenosen*, die am Ostium und am Stamm der A. mesenterica superior und des Tr. coeliacus entstehen und durch Thrombose zum Totalverschluß führen können [*1, 7, 8, 11, 19, 21, 28*]. Die periphere Strombahn ist im allgemeinen wenig verändert. Selten ruft ein Aneurysma der oberen Bauchaorta mit Einbeziehung der A. mesenterica superior ähnliche Erscheinungen hervor, wie wir in einem Fall beobachten konnten. Entsprechend der Grundkrankheit ist die chronische viscerale Ischämie eine Erkrankung des fortgeschrittenen Lebensalters, die häufig mit anderen Manifestationen der Arteriosklerose einhergeht [*1, 22, 27, 30, 35*]. Der plötzliche Verschluß auf arteriosklerotischer Grundlage kann sich unter dem gleichen akuten Bild äußern wie eine Embolie [*3, 37, 40*].

δ) Häufigkeit

Obliterierende Veränderungen der Visceralarterien mit chronischer Symptomatik sind wahrscheinlich seltener als Verschlüsse anderer Organarterien, z.B. der Coronararterien und der extrakraniellen Hirngefäße. Die Häufigkeit der Angina abdominalis läßt sich nicht ohne weiteres aus der Zahl der bei der Obduktion oder Operation beobachteten Mesenterialverschlüsse ableiten. SCHETTLER [*35*] berichtete über 120 Obduktionen, bei denen man eine schwere Arteriosklerose der Aorta und der Abdominalarterien gefunden hatte. 50% der Fälle wiesen in der Vorgeschichte Leibschmerzen nach den Mahlzeiten, 63% eine allgemeine Dyspepsie, 20% Diarrhoe und andere Symptome der chronischen Intestinalarterieninsuffizienz auf. DERRICK u. Mitarb. [*8*] untersuchten 110 Aorten von Kranken zwischen 28—86 Jahren in einem unausgewählten Sektionsgut. In 44% war der Tr. coeliacus, in 37% die A. mesenterica superior durch arteriosklerotische Wandveränderungen stenosiert. Nach einer Statistik von FRUHLING und BATZENSCHLAGER [*13*] starben von 4234 Kranken 504 an arteriosklerotischen Veränderungen und ihren Folgen, davon hatten 16 einen Mesenterialinfarkt.

ε) Pathophysiologie

Der Darm gehört zu den gegenüber Sauerstoffmangel sehr empfindlichen Organen. Bei Experimenten zur auto- und homoioplastischen Darmtransplantation fanden LILLEʜᴇɪ u. Mitarb. [24], daß die Abklemmung der A. mesenterica superior bei erhaltenem Kollateralkreislauf $3^1/_2$ Std ohne Folgen blieb. Nach Kühlung auf Zimmertemperatur

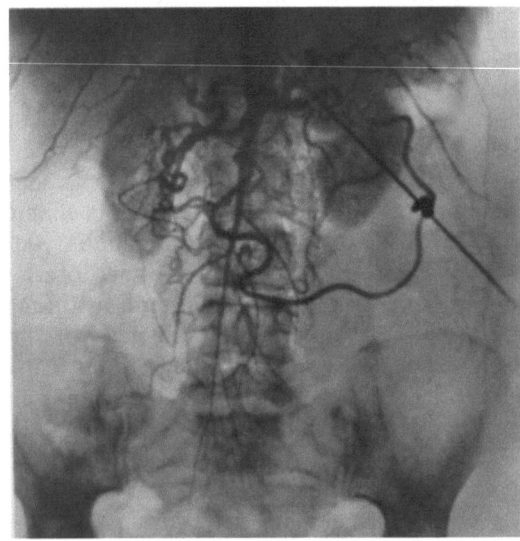 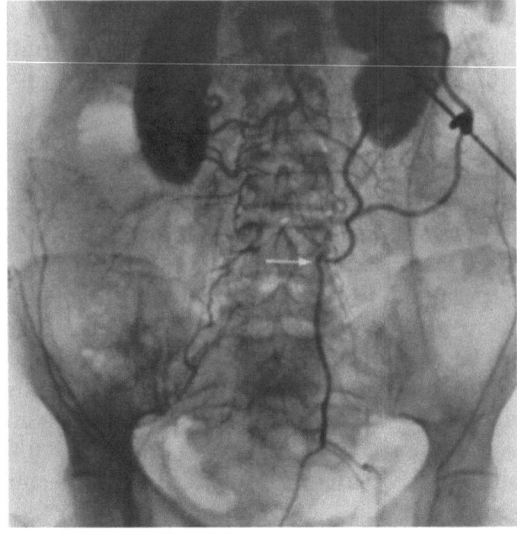

a

Abb. 151a u. b. *Riolansche Kollaterale, gebildet von den Aa. colicae media und sinistra. a N. G., 58 Jahre, ♀. Cranio-caudal durchströmt bei hohem Aortenverschluß mit Verlegung des Abgangs der A. mesenterica inferior. →: Einmündung der retrograd durchströmten A. colica sin. in den Stamm der A. mesenterica inf. b R. H., 37 Jahre, ♂. Caudo-cranial durchströmt bei Verschluß der A. mesenterica superior, deren Äste sich über die Kollaterale erst auffüllen, nachdem die Aorta bereits kontrastmittelfrei ist*

konnte der Dünndarm 2 Std, nach Kühlung auf 5° C 5 Std später noch reimplantiert werden. Bei Aneurysmaoperationen an der thorakoabdominalen Aorta konnte der Blutstrom in der A. mesenterica superior in mehreren Fällen bis zu etwa 1 Std ohne Schädigung unterbrochen werden. Während der akute Verschluß praktisch immer zur Darmgangrän führt, wenn er nicht rechtzeitig behoben wird [33, 40], kann der sich langsam entwickelnde Verschluß der A. mesenterica superior oder des Tr. coeliacus bzw. beider Gefäße über Kollateralbahnen kompensiert werden. Der Kollateralkreislauf kann aber bei zusätzlichen obliterativen Veränderungen der A. mesenterica inferior [4, 6], besonders aber bei vermehrtem Blutbedarf infolge der Funktionssteigerung des Darms und seiner Anhangsdrüsen nach Nahrungsaufnahme insuffizient werden, wodurch die typischen Symptome entstehen. Schließlich kann der Blutzufluß bei gleichbleibendem Bedarf aus hämodynamischen Gründen absinken, etwa, wenn der Blutdruck über längere Zeit unter die Norm fällt [8, 22], die Blutviscosität bei Dehydration zunimmt oder wenn ein erhöhter intraabdominaler Druck (Darmatonie, Meteorismus) den Strömungswiderstand steigert [14, 41].

ζ) Symptome und Prognose

Das charakteristische Symptom sind Leibschmerzen, die 20—30 min nach der Nahrungsaufnahme beginnen und 1—2 Std anhalten [16, 26, 28, 30, 41]. Der Schmerz ist kolikartig, er kann aber auch in Dauerbeschwerden übergehen. Meist ist er um den Nabel und im Epigastrium lokalisiert, seltener diffus im Unterbauch. Es kann zu schwerem, progressivem Gewichtsverlust kommen, teils durch Anorexie im Sinne einer schmerzbedingten Minderung der Nahrungsaufnahme, teils infolge Malabsorption durch herabgesetzte Sekretion der Darmanhangsdrüsen und der Darmschleimhaut, gelegentlich auch infolge häufigen Erbrechens. Eine schwere Obstipation kann mit Durchfällen abwechseln, die exzessive Fettmengen enthalten. Große Gasansammlungen im Darm verursachen Völlegefühl, Auftreibung und Flatulenz.

Katamnestische Untersuchungen ergaben, daß die Erscheinungen des chronischen Stadiums einem akuten Mesenterialverschluß Jahre bis Monate, manchmal auch nur Wochen oder Tage vor-
ausgehen können [7, 28]. MAVOR und LYALL [27] fanden nachträglich bei 15 klinisch nicht erkannten Fällen chronische Symptome von 1 Woche bis 15 Monaten Dauer. Gelegentlich ist nicht die Darmgangrän, sondern die chronische Unterernährung das Endschicksal der Patienten.

η) Diagnose

Die rechtzeitige Erkennung des Krankheitsbildes ist von größter Bedeutung, weil die Zeitspanne bis zum vollständigen Mesenterialarterienverschluß kurz sein kann. Die Diagnose ist schwierig, weil die klinische Untersuchung wenig ergibt und zahlreiche andere Erkrankungen abzugrenzen sind [29, 30]. Die *Anamnese* mit Leibschmerzen nach der Nahrungsaufnahme, progressivem Gewichtsverlust, Störung der Darmmotilität und Unverträglichkeit größerer Mahlzeiten lenkt den Verdacht auf eine „Angina abdominalis", besonders wenn der Kranke älter als 40 Jahre ist und Zeichen arteriosklerotischer Veränderungen in anderen Gefäßgebieten vorhanden sind. Außer dem Untergewicht findet sich häufig als einziger objektiver Hinweis ein paraumbilikales Ste-

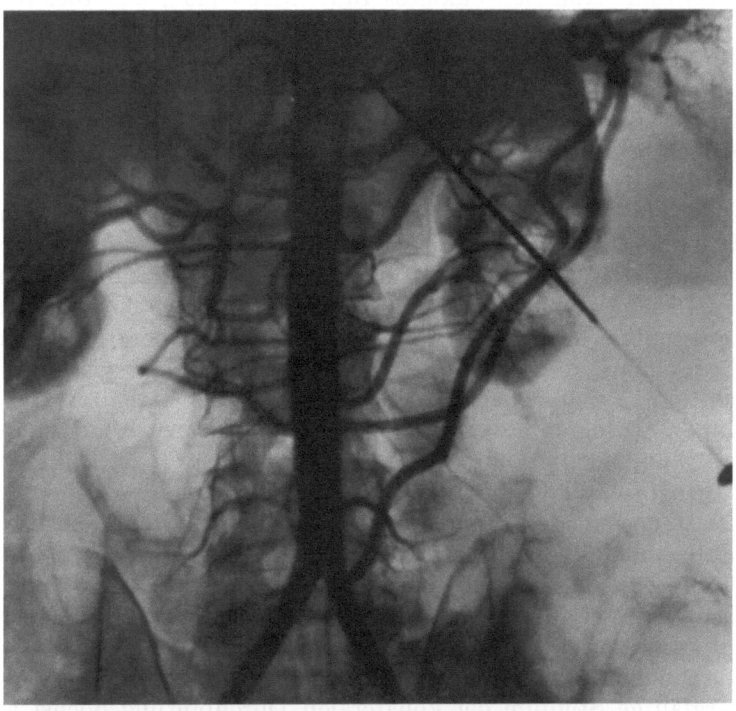

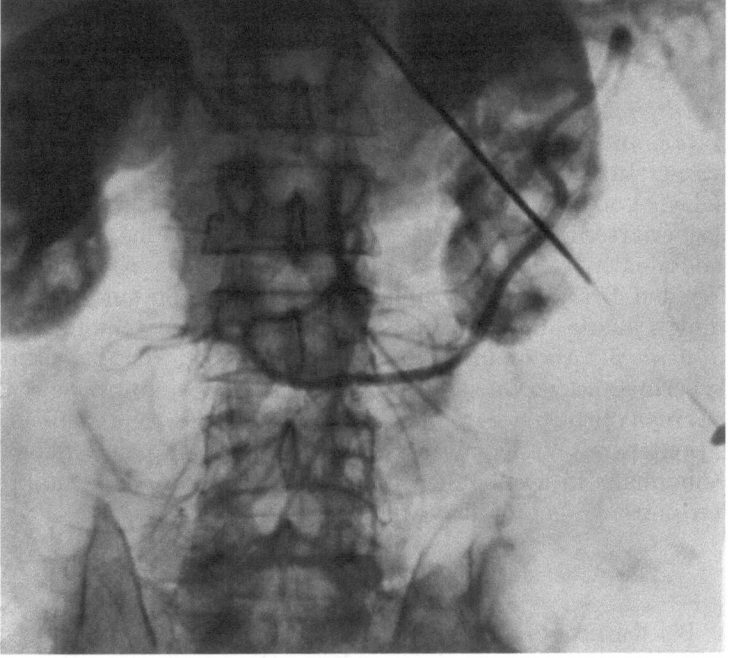

Abb. 151b

nosegeräusch. Es kann allerdings auch bei Kachexie anderer Ursache hörbar sein oder durch Nierenarterienstenosen hervorgerufen werden. Die *Laboratoriumsdiagnostik* umfaßt zunächst die eingehende Funktionsanalyse des gesamten Verdauungstraktes einschließlich seiner großen Drüsen. Der Nachweis unverdauter Fleischfasern und größerer Fettmengen im Stuhl als Malabsorptionssymptom wird unterschiedlich beurteilt. Auf keinen Fall schließt das Fehlen dieser Laborbefunde eine funktionell wirksame Mesenterialarterienstenose aus. Im Stuhl kann sich okkultes Blut finden [21], das aber nicht unbedingt Zeichen einer ischämischen Ulceration zu sein braucht [30]. Die weiteren Untersuchungen betreffen Eiweiß-, Elektrolyt- und Lipoidhaushalt, sowie Herz- und Nierenfunktion. Als Spezialuntersuchungen seien die Absorptionstests (Fett-, Glucose-, D-Xylosebelastung) zum Nachweis der Verwertungsfähigkeit genannt. Die Aussage dieser Untersuchungen ist jedoch begrenzt.

Röntgenologisch ergibt die Magen-Darm-Diagnostik ebenfalls keinen typischen Befund [15, 41]. Gelegentlich weisen Verzögerungen der Kontrastmittelpassage auf die Hypomotilität des Darms hin. Zum Ausschluß einer Nierenarterienstenose (Stenosegeräusch) sollte stets ein intravenöses Frühurogramm angefertigt werden.

Die entscheidende Maßnahme zur Sicherung der Diagnose, zur Klärung der Operationsindikation und Auswahl des geeigneten Operationsverfahrens ist die *Angiographie*. Bevor man eine selektive Arteriographie einzelner visceraler Bauchaortenäste ausführt, sollte man sich stets einen Überblick über die Verhältnisse aller Bauchaortenäste mittels hoher Aortographie verschaffen. Die Kathetermethoden sind, wenn durchführbar, der translumbalen Punktion überlegen, weil man bei Bedarf in der gleichen Sitzung die Aortographie und die selektive Darstellung des fraglichen Aortenastes ausführen kann. Da stenosierende Veränderungen fast immer in den von der Vorderwand der Aorta entspringenden und zunächst in der Sagittalebene verlaufenden Arterienstämmen lokalisiert sind, können sie am besten durch eine seitliche Darstellung im frontalen Strahlengang erfaßt werden [30]. Die Aufnahmen im sagittalen Strahlengang zeigen dagegen besonders gut die Entwicklung des Kollateralkreislaufs. Man wird also zweckmäßig Simultanaufnahmen in zwei Ebenen anfertigen. Gerade bei unvollständigen Verschlüssen ist das sorgfältige Studium der kollateralen Durchblutung höchst aufschlußreich (s. Abb. 151). (Einzelheiten zur Technik s. S. 144, 147.)

ϑ) Differentialdiagnose

Differentialdiagnostisch müssen Krankheiten ausgeschlossen werden, die zu langsamem Verfall und Gewichtsverlust führen, insbesondere solche, die mit Bauchschmerzen und Schmerzkrisen einhergehen und u. U. die Erscheinungen des akuten Abdomen verursachen. Von den vasculären Veränderungen seien erwähnt: der Mesenterialvenenverschluß, die Periarteriitis nodosa, das dissezierende, expansiv wachsende Aneurysma der thorakoabdominalen Aorta und eventuell die arterielle Embolie [2, 4, 5, 12, 21, 34, 38, 40]. Von den Erkrankungen umliegender Strukturen sind chronische Pankreatopathie (Fettstühle), akute Pankreatitis, Pankreasschwanzcarcinom, Cholecystitis und Altersulcus zu nennen. Abdominale Krisen kann neben der Tabes dorsalis auch die essentielle Hyperlipämie hervorrufen [35]. Ferner muß man an eine Ureteroder Gallensteinkolik, an einen Ileus oder an eine inkarzerierte Hernie denken. Rob [32] erwähnte vier Patienten mit Verlegung der A. mesenterica sup., bei denen die Symptome der Angina abdominalis in zwei Fällen durch ein Carcinom, eine Pankreatitis und eine tuberkulöse Peritonitis vorgetäuscht waren.

ι) Chirurgische Behandlung

(a) Operationsindikation

Bei der noch relativ geringen Zahl bisher durchgeführter Operationen kann die Anzeige noch nicht als fest umrissen gelten. Die ungünstige Prognose [40] und die Beschwerden sprechen für ein aktives Vorgehen. Es ist zu bedenken, daß nur in der Behebung der Arterienstenose eine Möglichkeit zur Senkung der hohen Letalität des akuten Mesenterialverschlusses gegeben ist. Die Aussichten für eine dauerhafte Revascularisation erscheinen nicht ungünstig, da der wiederhergestellte Arterienabschnitt relativ kurz ist und weil die große Kapazität des visceralen Strombetts einen guten Durchfluß garantiert.

(b) Operationsverfahren

Die *Thrombendarteriektomie* (Abb. 152a—c und h) der A. mesenterica superior wurde 1958 zum ersten Mal erfolgreich von SHAW und MAYNARD [37] durchgeführt. Über die ausgedehnte Thrombendarteriektomie der Aorta abdominalis einschließlich der Abgänge

der Aa. renales und mesenterica superior berichteten STARZL und TRIPPEL [39]. Die Thrombendarteriektomie wäre bei der Kürze des stenosierten bzw. obliterierten Mesenterica- und Coeliacastammes die ideale Methode, sie ist aber aus topographischen Gründen technisch schwierig. Außerdem besteht bei der tangentialen Abklemmung der Aorta in dieser Höhe die Gefahr einer Embolisierung von muralen Thromben, besonders in die Nierenarterien.

Umgehung (Bypass). Die Umleitung hat gegenüber der Thrombendarteriektomie den Vorzug, daß man sie in einem besser zugänglichen Gebiet ausführen kann [30]. Die Umgehung (s. Abb. 152d—f) des erkrankten Gefäßabschnitts mit einem Transplantat ist möglich, wenn die obliterativen Veränderungen im wesentlichen auf den Gefäßstamm beschränkt sind und das Gefäß distal von der Stenose für eine Anastomose genügend weit ist. Bei einem Verschluß des Tr. coeliacus wird die Anastomose am proximalen Abschnitt der A. lienalis, bei Verschluß der A. mesenterica superior am distalen Teil des Stamms oder am Ursprung der A. colica dextra angelegt. Die Blutstromableitung erfolgt am einfachsten an der Vorderfläche der infrarenalen Bauchaorta oder von der Aortenprothese, wenn

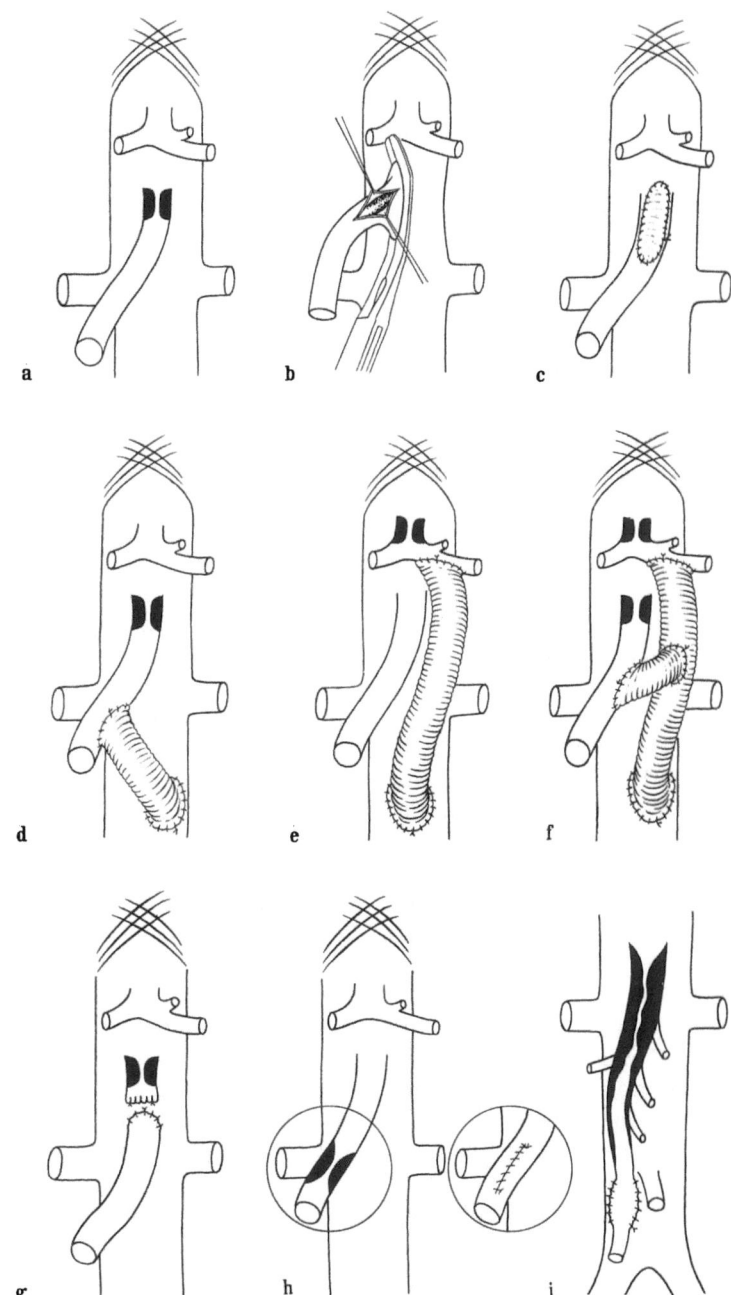

Abb. 152a—i. *Angina abdominalis. Rekonstruktive Behandlung.* a—c Stenose am Abgang der A. mesenterica superior: *Thrombendarteriektomie und Streifenplastik.* d—f Stenosen der A. mesenterica superior und des Tr. coeliacus: *Umgehung.* g Stenose der A. mesenterica superior: *Reimplantation.* h Umschriebene periphere Stenose der A. mesenterica superior: *Direkte Desobliteration und einfache Naht.* i Ausgedehnte Stenosierung der A. mesenterica superior: *Seit-zu-Seit-Anastomose der A. ileocolica mit der Aorta abdominalis*

gleichzeitig die Überbrückung eines Aorta-Iliaca-Verschlusses erforderlich ist. DERRICK u. Mitarb. [8] benutzten die Aorta thoracica descendens für die Anastomose, was aber einen Zweihöhleneingriff erfordert. MAVOR und LYALL [27] anastomosierten mit der A. iliaca communis dextra.

Reimplantation. Die distal vom Verschluß durchtrennte A. mesenterica superior wird mit der Aorta End-zu-Seit reanastomosiert [9, 23, 25, 29, 40a] (s. Abb. 152g).

Anastomose zwischen A. ileocolica und Aorta (s. Abb. 152i). RANGER und SPENCE [31] anastomosierten im Falle einer ausgedehnten Obliteration der A. mesenterica superior ihren Endast, die A. ileocolica, direkt mit der Vorderseite der Aorta abdominalis zwischen dem Abgang der A. mesenterica inferior und der Bifurkation Seit-zu-Seit. Das Verfahren verlangt keinen Arterienersatz.

Die *splenomesenteriale Anastomose* wurde u. W. bisher nicht durchgeführt. Sie erscheint, ähnlich wie die splenorenale Anastomose bei der Nierenarterienstenose, in ausgewählten Fällen anwendbar, wenn obliterative Veränderungen des Tr. coeliacus sicher auszuschließen sind. Die End-zu-Seit-Anastomose mit der A. mesenterica superior, eventuell nach Entfernung der Milz, erspart ebenfalls den Arterienersatz.

(c) Operationstechnik

Für den *Zugang* hat man die Wahl zwischen einer transversalen oder einer longitudinalen (medianen oder linksseitig paramedianen) Laparotomie, je nachdem, ob gleichzeitig ein Hindernis in der Strombahn der unteren Extremitäten beseitigt werden soll oder nicht (s. S. 356). Die Verlängerung der Incision in den linken achten Intercostalraum zur besseren Freilegung der thorakoabdominalen Aorta [8] dürfte den Eingriff ohne wesentliche Vorteile ausweiten. Die transversale Laparotomie gibt wegen der Begrenzung durch die umgebenden Strukturen in der Tiefe ebenfalls keine bessere Übersicht. Das weitere Vorgehen richtet sich nach der Wahl des Revascularisationsverfahrens. Bezüglich der selteneren Methoden sei auf die Originalmitteilungen verwiesen.

Für die Freilegung der Gefäße zur *Thrombendarteriektomie* kommen im wesentlichen die gleichen Wege wie für die Beseitigung akuter Mesenterialverschlüsse in Betracht [42] (s. S. 279). Autochthone Strombahnhindernisse sind aber meist weiter zentral lokalisiert als embolische. Es muß also Raum für eine vorübergehende partielle Abklemmung der Aorta geschaffen werden. Soll eine direkte Desobliteration der Gefäßstämme durchgeführt werden, so erhält man durch die Darstellung der retropankreatischen Fascie und durch Hochschlagen von Milz, Magen und Pankreas nach rechts oben eine bessere Übersicht [17]. MORRIS u. Mitarb. [30], die neben ROB [20] die größten Erfahrungen besitzen, umgehen diese Schwierigkeiten mit dem *Umleitungsverfahren*. Dabei muß nur der unmittelbar distal von der Obliteration gelegene Arterienabschnitt freigelegt werden. Von einer medianen Laparotomie aus wird eine Dacronprothese von 8 mm Durchmesser mit der gut zugänglichen Vorderwand der infrarenalen Bauchaorta termino-lateral vereinigt und retroperitoneal zur Anastomose mit der A. lienalis oder A. mesenterica superior distal vom Abgang der A. colica media herangeführt. Dank der günstigen Nahteigenschaften gestrickter Prothesen kann ein weiterer Arm angesetzt werden, falls beide Gefäße revascularisiert werden müssen (s. Abb. 152f). Wie bei der Wiederherstellung anderer Organarterien sind intraoperative simultane Druckmessungen zweckmäßig, nicht nur, um die pathophysiologische Bedeutung der Stenose zu klären, sondern vor allem zur Kontrolle des Operationseffektes.

Bei Verschlüssen mit akuter Symptomatik [2, 3, 37] muß die Vitalität des Darmes sorgfältig geprüft und notfalls die Resektion eines geschädigten Abschnittes angeschlossen werden. Die Überwachung der Darmtätigkeit erfordert p. op. größte Aufmerksamkeit.

(d) Operationsergebnisse

Die Revascularisation bei der chronischen und akuten Darmarterieninsuffizienz ist heute erst nach Frühergebnissen zu beurteilen. Nach den bisherigen Mitteilungen verschwinden in unkomplizierten Fällen die Beschwerden postoperativ schlagartig und es tritt eine rasche Gewichtszunahme ein. Letalität und Morbidität sind erst annähernd bekannt, da es sich um ein relativ neues Gebiet der Gefäßchirurgie handelt. Dem Risiko des Bauchhöhleneingriffs ist die Störung des Allgemeinzustands und die oft multilokuläre Manifestation der Arteriosklerose zuzurechnen. Auf jeden Fall ist aber die Gefahr bei einem selektiven Eingriff geringer als bei einer Notoperation im Stadium der Darmnekrose, bei der Toxinresorption, Schockzustand und Operationsausweitung infolge Darmresektion die Prognose trüben.

Ein kritischer Vergleich mit der Antikoagulantienprophylaxe [18] ist noch nicht möglich.

Literatur

[1] Asang, E., u. H. Mittelmeier: Die Bedeutung der End- und Thrombangiitis der inneren Organe für die Chirurgie. Bruns' Beitr. klin. Chir. **195**, 2 (1957).

[2] Baue, A. E., and W. G. Austen: Superior mesenteric artery embolism. Surg. Gynec. Obstet. **116**, 481 (1963).

[3] Brittain, R. S., and T. K. Earley: Emergency thrombendarteriectomy of the superior mesenteric artery. Ann. Surg. **158**, 138 (1963).

[4] Carter, R., R. Vannix, D. B. Henshaw, and C. E. Stafford: Acute inferior mesenteric vascular occlusion. A surgical syndrome. Ann. Surg. **98**, 271 (1959).

[5] Chalnot, P., J. Lochard, R. Frisch et I. M. Carolus: L'embolectomie méséntéric. Ann. Chir. **16**, 19 (1962).

[6] Demos, N. J., J. J. Bahuth, and P. D. Urnes: Comparative study of arteriosclerosis in the inferior and superior mesenteric arteries. Ann. Surg. **155**, 599 (1962).

[7] Derrick, J. R.: Clinical and pathological variability in patients with constriction of the superior mesenteric artery. Surgery **52**, 309 (1962).

[8] — H. S. Pollard, and R. M. Moore: The pattern of arteriosclerotic narrowing of the celiac and superior mesenteric arteries. Ann. Surg. **149**, 684 (1959).

[9] Descotes, J., A. Bouchet, A. Sisteron et P. George: La réimplantation de l'artère mésentérique supérieure dans le traitement de l'insuffisance artérielle intestinale. Lyon chir. **59**, 5 (1963).

[10] Dunphy, J. E.: Abdominal pain of vascular origin. Amer. J. med. Sci. **192**, 109 (1936).

[11] Fontaine, M., M. Kim et R. Kieny: Le traitement chirurgical des oblitérations des artères mésenteriques. Aspect clinique, artériographique et indications chirurgicales. Lyon chir. **58**, 642 (1962).

[12] Forty, F.: Mesenteric vascular occlusion. Brit. J. Surg. **44**, 458 (1957).

[13] Fruhling, L., et A. Batzenschlager: L'anatomie pathologique de l'athérosclérose. 33e Congr. français de méd., Paris 1961. Zit. v. Fontaine u. Mitarb. 1962.

[14] Gooding, R. A., and R. D. Couch: Mesenteric ischemia without vascular occlusion. Arch. Surg. **85**, 186 (1962).

[15] Hawkins, C. F.: Jejunal stenosis following mesenteric-artery occlusion. Lancet **1957 II**, 121.

[16] Heard, G., J. D. Jefferies, and D. K. Peters: Chronic intestinal ischaemia. Successful aorta-superior-mesenteric bypass. Lancet **1963 II**, 975.

[17] Hershey, F. B., and C. H. Calman: Atlas of Vascular Surgery. St. Louis: C. V. Mosby Co. 1963.

[18] Hess, H.: Organische Durchblutungsstörungen der Gliedmaßen. Therapiewoche **13**, 936 (1963).

[19] Hillenbrand, H. J.: Über die Beteiligung des Magen-Darm-Kanals bei der Endangitis obliterans (v. Winiwarter-Buergersche Erkrankung). Klin. Wschr. **34**, 635 (1956).

[20] Kinmonth, J. B., C. G. Rob, and F. A. Simeone: Vascular Surgery. London: E. Arnold Ltd. 1962.

[21] Klein, E.: Embolism and thrombosis of superior mesenteric artery. Surg. Gynec. Obstet. **33**, 385 (1921).

[22] Lansing, A. M., and T. D. McLarty: Mesenteric vascular insufficiency. Canad. med. Ass. J. **87**, 315 (1962).

[23] Larson, R. E., J. A. Spittel, and J. W. Kirklin: Insufficiency of superior mesenteric artery (so-called intestinal angina): Report of a patient successfully treated by endarterectomy. Proc. Mayo Clin. **38**, 436 (1963).

[24] Lillehei, R. C., B. Goott, and F. A. Fletcher: The physiological response of the small bowel of the dog to ischemia including prolonged in vitro preservation of the bowel with successful replacement and survival. Ann. Surg. **150**, 543 (1959).

[25] Linder, F., J. Vollmar u. W. Schmitz: Klinische Erfahrungen bei 350 alloplastischen Gefäßoperationen. Dtsch. med. Wschr. **88**, 766 (1963).

[26] Mandell, H. N.: Abdominal angina: Report of case and review of literature. New Engl. J. Med. **257**, 1035 (1957).

[27] Mavor, G. E., and A. D. Lyall: Superior mesenteric-artery stenosis treated by iliac-mesenteric arterial bypass. Lancet **1963 II**, 1143.

[28] Mikkelsen, W. P., and C. B. Berne: Intestinal angina. Surg. clin. N. Amer. **42**, 5 (1962).

[29] —, and J. A. Zaro jr.: Intestinal angina: Report of case with preoperative diagnosis and surgical relief. New Engl. J. Med. **260**, 912 (1959).

[30] MORRIS jr., G. C., E. S. CRAWFORD, D. A. COOLEY, and M. E. DEBAKEY: Revascularization of the celiac and superior mesenteric arteries. Arch. Surg. **84**, 95 (1962).

[31] RANGER, I., and M. P. SPENCE: Superior mesenteric artery occlusion treated by ileo-colic aortic anastomosis. Brit. med. J. **1962 II**, 95.

[32] ROB, C.: The indications for operation in occlusive disease of the visceral arteries. J. cardiovasc. Surg. (Torino) **3**, 223 (1962).

[33] —, and K. OWEN: Ligation of both the coeliac axis and superior mesenteric artery with survival of the patient. Brit. J. Surg. **44**, 247 (1956).

[34] SARIS, D. S., and J. F. URICCHIO: Superior mesenteric arterial embolectomy. Arch. Surg. **81**, 90 (1960).

[35] SCHETTLER, G.: Klinische Erscheinungen der Aortensklerose. Med. Welt **1962**, 2127.

[36] SCHNITZLER, M., u. J. ORTNER: Münch. med. Wschr. **14**, 552 (1901). Zit. v. ASANG u. MITTELMEIER 1957.

[37] SHAW, R. S., and E. P. MAYNARD: Acute and chronic thrombosis of the mesenteric arteries associated with malabsorption. A report of two cases successfully treated by thromboendarterectomy. N. Engl. J. Med. **258**, 874 (1958).

[38] —, and R. H. RUTLEDGE: Superior-mesenteric artery embolectomy in the treatment of massive mesenteric infarction. N. Engl. J. Med. **257**, 595 (1957).

[39] STARZL, TH. E., and O. H. TRIPPEL: Reno-mesentero-aortic-iliac thromboendarterectomy in patient with malignant hypertension. Surgery **46**, 556 (1959).

[40] UNGEHEUER, E., u. J. EISENBACH: Mesenterial-Arterienverschlüsse — ihre Symptomatik und Therapie. Med. Welt **1963**, 788.

[40a] VOLLMAR, J., H. HARTERT, H. M. HASSE, K. SCHRÖDER u. H. G. COERPER: Das chronische Verschluß-syndrom der Eingeweide-Schlagadern. Langenbecks Arch. klin. Chir. **305**, 473 (1964).

[41] WANG, C. C., and J. D. REEVES: Mesenteric vascular disease. Amer. J. Roentgenol. **83**, 895 (1960).

[42] ZUIDEMA, G. D.: Surgical management of superior mesenteric arterial emboli. Arch. Surg. **82**, 267 (1961).

C. Arterienverletzungen

I. Ätiologie und Häufigkeit

Arterienverletzungen entstanden früher vorwiegend durch Kriegseinflüsse, werden heute aber infolge ständig wachsender Unfallzahlen auch im zivilen Leben immer häufiger beobachtet, sowohl bei offener Gewebsdurchtrennung wie auch als Folge stumpfer Gewalteinwirkung bei Frakturen, Luxationen, Distorsionen und schweren Prellungen oder Quetschungen [23, 95]. Hierzu kommen Dezelerationsunfälle mit Einrissen der Brustaorta und Abrissen von Organarterien [118]. Mit der Erweiterung und zunehmenden Radikalität chirurgischer Eingriffe wächst auch die Zahl der iatrogenen Arterienschädigungen [63, 64, 88, 95, 97, 112, 126]. Die relative Häufigkeit der Arterienverletzungen läßt sich aus der Literatur nur grob abschätzen, sie dürfte nach DEBAKEY und SIMEONE [20] für die beiden Weltkriege etwa 1% der Verwundeten betragen, wenn man die sofort ihren Verletzungen Erlegenen nicht berücksichtigt. Im Korea-Krieg stieg diese Zahl auf 2,4% [48, 135]. Für die Friedenschirurgie geben die bisher veröffentlichten Berichte kein genaues Bild. Immerhin beobachteten MORRIS u. Mitarb. [79] und FERGUSON u. Mitarb. [34] innerhalb von 10 Jahren je 200 Arterienverletzungen.

II. Allgemeine Pathologie und Pathophysiologie

Der Begriff der Schlagaderverletzung umfaßt jede Form der anatomischen oder funktionellen Schädigung der Arterie durch äußere Gewalt. Man unterscheidet die Gefäßwand *perforierende* und *nichtperforierende* sowie *offene* und *geschlossene* Arterienverletzungen (s. Tabelle 44 u. Abb. 153).

Die *perforierende Verletzung* durch Schuß, Stich, Schnitt, durchspießende Fremdkörper und Knochenfragmente [50, 58, 104] oder durch Überdehnungseinriß [32, 56, 92, 100, 109] führt zur partiellen oder kompletten Unterbrechung der Gefäßkontinuität. Dabei sind vom kleinen Einriß oder Einschnitt über die glatte Querdurchtrennung bis zur ausgedehnten Zerreißung mit größeren Substanzverlusten alle Übergänge möglich. Schuß- und Stichverletzungen können bei großen Arterien zur Doppelperforation führen. Das Ausmaß der Wandschädigung nimmt mit Ausnahme glatter Schnittwunden von

Tabelle 44. *Arterien-Verletzungen*

akute   chronisch-rezidivierende

offene   geschlossene

perforierende   nichtperforierende

Einriß-Abriß   Arterienkontusion oder Zerrung
Durchtrennung   1. Binnenschädigung
Durchschuß oder   Intramurales Hämatom
Durchstechung   Intimariß
                                    Intima-Media-Riß
                                    Dissektion
                                    Thrombose
                                 2. Spasmus
                                 Arterienkompression
                                 (Sekundär: Thrombose oder Spasmus)

außen nach innen zu (Abb. 153a). Die Zerreißung der Media, intramurale Blutungen, Einrisse mit Ablösung und Einrollung der Intima können beträchtlich über den äußerlich erkennbaren Defekt hinausreichen [*59, 77, 107a*]. So kann auch der Abriß eines unbedeutenden Nebenastes den thrombotischen Verschluß des Hauptgefäßes verursachen, wenn die dabei entstehende Binnenschädigung das Lumen erreicht [*28*].

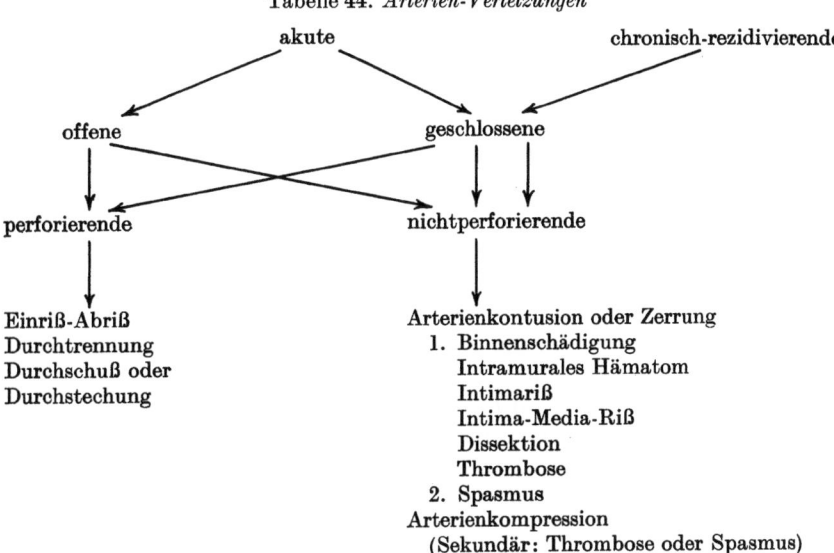
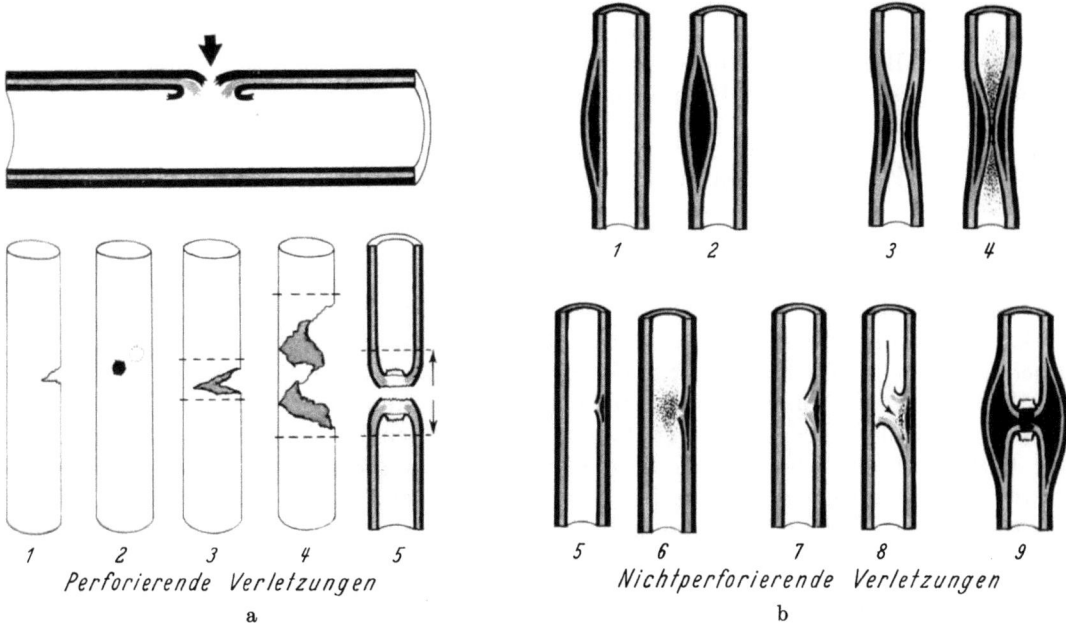

1   2   3   4   5
Perforierende Verletzungen
a

5   6   7   8   9
Nichtperforierende Verletzungen
b

Abb. 153. a *Perforierende Arterienverletzungen. 1* Kleiner Einriß (seitliche Naht, eventuell Streifenplastik [Patch]). *2* Schußperforation (seitliche Naht, eventuell Streifenplastik [Patch]). *3* Tiefer Querriß (Resektion und zirkuläre Naht). *4* Ausgedehnter Defekt (Resektion und Transplantat). *5* Querdurchtrennung mit Retraktion (Resektion und Naht).

b *Nichtperforierende Arterienverletzungen* (Arterienkontusion). *1* u. *2* Intramurale Blutung ohne und mit Stenosierung. *3* Spasmus (Wandblutung!) mit noch erhaltener Restströmung. *4* Spasmus und sekundäre Thrombose. *5* Kleiner Intimariß. *6* Folgezustand mit Sekundärthrombose. *7* Schwere Binnenschädigung (Intima und Media). *8* Schwere Binnenschädigung mit konsekutiver Dissektion. *9* Zirkulärer Innenwandriß mit beginnendem dissezierendem Aneurysma

Die *nichtperforierenden Arterienverletzungen* entstehen überwiegend durch Kontusion oder Kompression, seltener durch Überdehnung. Bei der *Kontusion* kommt es durch stumpfe äußere Gewalt oder durch Knochendislokation bei Frakturen und Luxationen zur Binnenschädigung der Arterie mit oder ohne begleitenden Spasmus [22, 23, 27, 30, 33, 36, 73, 95]. Es entstehen Blutungen in die Gefäßwand und Einrisse von Intima und Media, die in der Folge zum *thrombotischen Verschluß*, zur *traumatischen Dissektion* oder zur Bildung eines *falschen Aneurysmas* führen können (Abb. 153b). Die bei einem Durchschuß auftretende Druckwelle kann ebenfalls eine Arterienkontusion verursachen. Selbst bei schweren Binnenverletzungen kann die Arterie bis auf kleine, subadventitielle Blutungen, das Sistieren der arteriellen Pulswelle oder eine spastische Einschnürung äußerlich unauffällig sein. Der reine *traumatische Arterienspasmus* (s. S. 64) ohne faßbare morphologische Gefäßwandschädigung ist entgegen früheren Annahmen außerordentlich selten [34, 41, 80, 82, 88, 107]. Gelegentlich entstehen Veränderungen mit nachfolgender Thrombose auch durch chronische Mikrotraumen, wie rezidivierende Prellungen, chronischen Druck (Krücke) oder Tätigkeit mit vibrierenden Werkzeugen [44, 62, 94].

Zu den Gefäßverletzungen muß auch die *Arterienkompression* durch subfasciales Hämatom oder Ödem, schlecht sitzenden, insbesondere zirkulären Gipsverband und dislozierte Knochenfragmente gerechnet werden [19, 60]. Zwar fehlt zunächst eine morphologische Wandschädigung, bei längerem Bestehen führt die durch Kompression oder Abknickung bedingte Strömungsunterbrechung jedoch zu Gefäßwandischämie, sekundärer Thrombose und Spasmus, so daß der örtliche Befund und die periphere Mangeldurchblutung klinisch kaum von den Folgen einer Kontusion zu trennen sind.

Gleichzeitige Verletzungen von Arterien und Venen. Bei der engen Nachbarschaft von Arterie und Vene in der Gefäßscheide sind Verletzungen beider Gefäße besonders an den Extremitäten häufig. Hughes und Cohen [50] beobachteten in 60% der arteriellen Kriegstraumen gleichzeitig Läsionen der Begleitvenen. Dabei können *arterio-venöse Fisteln* entstehen, die meist nur wenig nach außen bluten. Ihre unmittelbare Prognose ist wegen des geringen Blutverlustes und der nur leichten peripheren Mangeldurchblutung im allgemeinen günstig. Bezüglich der Spätfolgen s. S. 474.

III. Verletzungen der Extremitätenarterien
1. Folgen der Arterienverletzung
a) Blutung

Die augenfälligste und unmittelbar bedrohlichste Folge einer perforierenden Arterienverletzung ist die *Blutung*. Bei offenen Wunden erfolgt sie vorwiegend nach außen, bei geschlossenen in Muskulatur, Subcutangewebe oder Retroperitonealraum. Arterien des Körperstamms können außerdem in das Mediastinum oder in die serösen Höhlen, in seltenen Fällen auch in ein Hohlorgan bluten. Auch bei der inneren Blutung kann der Blutverlust lebensbedrohliche Ausmaße annehmen. Zahlreiche Faktoren, wie Durchmesser und Wandbeschaffenheit der Arterie, Blutdruck, Größe des Defektes, Art der Verletzung und Weichteilbedeckung beeinflussen die spontane Blutstillung und damit das Ausmaß der Blutung. So kommt es bei völliger Querdurchtrennung einer Extremitätenarterie (muskulärer Typ) im günstigen Fall durch Retraktion des Stumpfes, Einrollen der Intima, spastische Kontraktion und nachfolgenden thrombotischen Verschluß zur definitiven Blutstillung [110]. Kleine seitliche Einrisse unterhalten wegen der fehlenden Retraktion der Gefäßwand häufig stärkere Blutungen als die völlige Kontinuitätstrennung [50]. Bei starrwandigen arteriosklerotischen Gefäßen versagt dieser Mechanismus. Dann kann wie bei den großen elastischen Arterien des Brust- und Bauchraumes nur der Widerstand des umgebenden Gewebes (Muskulatur, Fascien, Serosa, Haut) die Ausbreitung des periarteriellen Hämatoms aufhalten und eine Verblutung verhindern (Abb. 154). Kommt es bei *offenen* Arterienverletzungen mit kleiner äußerer Wunde, besonders bei glatten Schuß- oder Stichwunden, durch Schichtenverschiebung der Weichteile zum partiellen Wundverschluß, so ist die äußere Blutung trotz Bildung eines ausgedehnten Hämatoms oft gering. Wie bei den geschlossenen Arterienperforationen tritt mit steigendem Innendruck des Hämatoms und fallendem Blutdruck eine vorübergehende Blutstillung durch Tamponade und partielle örtliche Thrombosierung ein. Muskelbewegung, Lageänderung, Wiederanstieg des Blutdrucks oder Absinken des Hämatomdrucks führen jedoch oft zu schubweisen Nachblutungen. Bleibt eine offene Verbindung zwischen dem partiell thrombosierten Bluterguß und dem Arterienlumen bestehen, so bildet sich das *pulsierende Hämatom* (Abb. 154). Bei oberflächlicher Lage ist es unter Vorwölbung der Haut als rundlich-spindelige, pulsierende Auftreibung zu tasten. Im weiteren Verlauf ist vor allem die Blutung nach außen durch Ruptur der drucknekroti-

schen, oft entzündlich infiltrierten Weichteilbedeckung im Bereich der primären Wunde zu befürchten. Reicht der Widerstand des umgebenden Gewebes aus, um eine weitere Größenzunahme und die Ruptur zu verhindern, so entwickelt sich aus dem pulsierenden Hämatom durch bindegewebige Umwandlung der thrombosierten äußeren Schichten das Aneurysma falsum (s. S. 603). Eine weitere Gefahr droht durch den Druck des Hämatoms auf den Gefäß-Nerven-Strang: Durch Kompression der Arterie und der Kollateralen kann eine schwere periphere Durchblutungsstörung entstehen. Die gleichzeitige Venenkompression führt zu Stauungserscheinungen und durch Verringerung der arterio-venösen Druckdifferenz im Endstrombahngebiet zu weiterer Drosselung der Durchblutung. Eine Druckschädigung

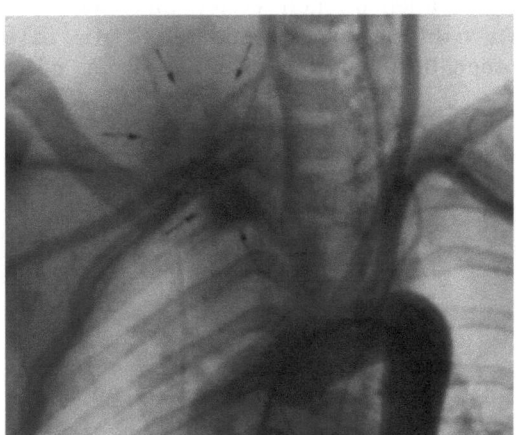

Abb. 154. H. R., 26 Jahre, ♂. Zerreißung der rechten A. subclavia durch Hufschlagverletzung. Großes pulsierendes Hämatom (→). Ligatur der Arterienstümpfe, da Rekonstruktion nicht möglich. Außerdem Ligatur der A. vertebralis zur Vermeidung eines Anzapfsyndroms. Ein Jahr p. op. beschwerdefrei

benachbarter Nerven kann durch die ischämiebedingten Ausfälle zunächst verdeckt werden und bei verspäteter Behandlung zu irreversiblen Dauerfolgen führen. Eine bedrohliche Komplikation entsteht durch Infektion des pulsierenden Hämatoms (s. S. 452).

b) Akute Durchblutungsstörung

Ein großer Teil der Arterienverletzungen führt zu einer akuten Unterbrechung der arteriellen Strombahn, die unbehandelt eine Gangrän oder eine irreversible Funktionseinschränkung der betroffenen Extremität oder des versorgten Organgebietes zur Folge hat. Bei geschlossenen Arterientraumen ist die periphere Mangeldurchblutung häufig der einzige Hinweis auf die Gefäßverletzung. Aber auch bei der offenen Perforation ohne stärkere arterielle Blutung kann die Ischämie zum wichtigsten Symptom werden. Die Strömungsunterbrechung entsteht durch Kontinuitätstrennung, aber auch durch Binnenschädigung, Spasmus und sekundäre Thrombose oder durch Kombination dieser Faktoren. Die für die primäre Blutstillung notwendige und erwünschte Thrombenbildung kann die Wiederherstellung erheblich gefährden, wenn sie — durch einen länger bestehenden Schockzustand begünstigt — innerhalb des nicht durchströmten Arterienabschnittes fortschreitet. War die Strombahn länger als 10 Std unterbrochen, so muß man mit einer oft ausgedehnten Appositionsthrombose rechnen, die auch auf Kollateralabgänge übergreifen und die periphere Ischämie verstärken kann. Eine Rekonstruktion der Gefäßkontinuität hat dann nur Aussicht auf Erfolg, wenn gleichzeitig eine restlose Beseitigung der verschließenden Gerinnsel gelingt. Auch hier hat der Zeitfaktor einen entscheidenden Einfluß, da die zunehmende Ausbreitung und Adhärenz des Thrombus seine Entfernung von Stunde zu Stunde mehr erschwert [*20, 51, 99, 135*]. Andererseits kann auch eine technisch gelungene Strombahnwiederherstellung die Gangrän oder ischämische Kontraktur bereits irreversibel geschädigter Muskelgruppen nicht verhindern [*37*].

Für das Ausmaß und die Auswirkungen der durch die Verletzungen bestimmter Schlagaderabschnitte ausgelösten Mangeldurchblutung gelten die gleichen Voraussetzungen wie bei akuten Durchblutungsstörungen anderer Genese (s. S. 261). Die Prognose wird aber bei Arterienverletzungen durch Weichteilwunden oder Frakturen getrübt, da für den Umgehungskreislauf wichtige Muskeläste zerstört oder durch das Wund- bzw. Frakturhämatom komprimiert werden.

c) Infektion

Bei allen offenen Verletzungen entsteht eine weitere Bedrohung aus der oft massiven bakteriellen Kontamination, die in dem zerfetzten, hämatomdurchtränkten und mangeldurchbluteten Gewebe einen günstigen Nährboden findet. Ausgedehnte und wegen der schlechten Durchblutung schwer beeinflußbare Eiterungen, die Umwandlung eines Weichteilhämatoms in eine Absceßhöhle oder eine Infektion mit Anaerobiern (Gasbrand!) können das Schicksal einer Extremität endgültig besiegeln. Dringen die Bakterien in die Gefäßwunde selbst, in das pulsierende Hämatom oder in den verschließenden Thrombus ein, so besteht die Gefahr einer Septikämie bzw. septischer Embolien mit Ausbildung metastatischer Abscesse (s. Abb. 155). Nicht selten kommt es durch proteolytische Bakterientoxine zur Auflösung des primären Verschlußthrombus und damit zur arteriellen Nachblutung, die wegen der inzwischen eingetretenen Erschlaffung der Gefäßwand das Ausmaß der primären Verletzungsblutung

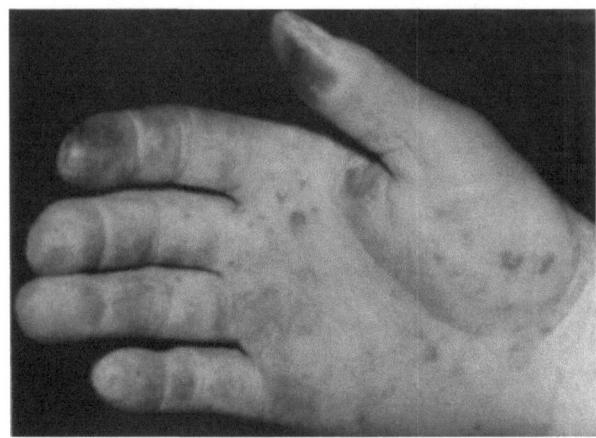

Abb. 155. K. R., 59 Jahre, ♂. Multiple septische Embolien ausgehend von einem infizierten pulsierenden Hämatom nach diagnostischer Punktion der A. brachialis. Mittel- und Endgliednekrose des Zeigefingers, Kuppennekrose des Daumens und des Mittelfingers

u. U. erheblich übersteigt [*4*]. Oft wird die lebensbedrohliche Nachblutung durch vorangehende kleinere Sickerblutungen („Signalblutungen") angezeigt. In gleicher Weise ist auch jeder rekonstruktive Eingriff nach offener Arterienverletzung durch die Möglichkeit einer Wundinfektion mit Nahtdehiszenz und Blutung bedroht.

2. Symptome und Diagnose

Die wichtigsten Symptome der akuten Arterienverletzung sind *Blutung* und *periphere Mangeldurchblutung*. Jedes der beiden Symptome ist bei entsprechendem Trauma als Hinweis auf eine arterielle Gefäßverletzung anzusehen, ihr Fehlen schließt diese jedoch nicht aus [*38*]. Wird die Blutung nach außen durch Weichteilverschiebung oder spontane Blutstillungsmechanismen gehemmt, so ist die Abgrenzung von einer venösen Blutung oft schwierig. Das Ausmaß des Blutverlustes ist häufig schwer abzuschätzen und daher als diagnostisches Kriterium nur von begrenztem Wert. Bei inneren Blutungen kann die allgemeine Kreislaufsituation entscheidende Hinweise geben. An den Extremitäten fällt eine zunehmende Umfangsvergrößerung auf, deren Bedeutung leicht unterschätzt wird. Nimmt der Durchmesser eines Oberschenkels in ganzer Länge nur um 2 cm zu, so entspricht dies bereits einer Volumenzunahme und damit einem Blutverlust von etwa 2000 ml! Der typische Tastbefund eines pulsierenden Hämatoms ist beweisend für die Diagnose, ebenso das Schwirren und Maschinengeräusch einer traumatischen arterio-venösen Fistel (Auskultation!). Die durch Blutungen in Brust- und Bauchhöhle, Mediastinum und Retroperitonealraum hervorgerufenen Symptome entsprechen der allgemeinchirurgischen Erfahrung. Sie werden jedoch vielfach erst bei entsprechendem Verdacht richtig gedeutet.

Die bei der Mehrzahl der perforierenden Arterienverletzungen gleichzeitig auftretende *Mangeldurchblutung* des versorgten Organs bestätigt die Diagnose. Die nichtperforierenden Arterienverletzungen sind, wenn man von den seltenen sekundären Gefäßwandrupturen absieht, überhaupt nur auf Grund des akuten peripheren Ischämiesyndroms zu diagnostizieren. Die Symptome gleichen denen einer arteriellen Embolie (s. S. 258). Blässe, Kälte, später livide Marmorierung der Haut sind die äußeren Zeichen, Sensibilitätsausfälle und Verlust der Muskelkraft geben Anlaß zur Verwechslung mit einer gleichzeitigen Nervenverletzung. Ischämische Schmerzen können als Folge eines peripheren Traumas (Prellung, Zerrung, Hämatom) fehlgedeutet oder durch die bei der Schockbehandlung verabfolgten Analgetika unterdrückt werden. Die wichtigste *diagnostische Maßnahme*, die in unklaren Situationen eine Entscheidung ermöglicht, ist die sorgfältige, seitenvergleichende Untersuchung der peripheren *Arterienpulse*. Ein normaler Pulstastbefund macht eine klinisch bedeutungsvolle Kontinuitätstrennung unwahrscheinlich. Fehlen die Pulse, so spricht dies für eine Blutstromunterbrechung, wobei die Frage nach dem Mechanismus (Gefäßdurchtrennung, Thrombose, Spasmus, Kompression) offen bleiben muß. Im Zweifelsfall, besonders bei geschlossenen Verletzungen, sollte die Klärung durch eine *Arteriographie* herbeigeführt werden [103, 107]. Handelt es sich um offene Weichteilwunden, so führt die *primäre chirurgische Exploration* der Arterie meist rascher und sicherer zum Ziel [41, 107]. Kann die Diagnose im Ausnahmefall aus klinischen Gründen in den ersten Stunden nicht eindeutig geklärt werden, so ist der Zustand des Verletzten und der betroffenen Extremität besonders sorgfältig zu überwachen.

3. Prognose

Die Überlebensaussichten eines Gefäßverletzten werden vor allem durch Ausmaß und Geschwindigkeit des Blutverlustes und die Auswirkungen der Begleitverletzungen und erst in zweiter Linie durch die örtlichen Folgen der Arterienverletzung und der arteriellen Mangeldurchblutung bestimmt. Wegen der individuell unterschiedlichen Bedeutung dieser Faktoren ist die Prognose nur von Fall zu Fall zu beurteilen. Die heutigen Möglichkeiten der Schockbekämpfung und des Blutersatzes haben die Aussichten wesentlich verbessert.

Für die *Prognose quoad extremitatem* ist der Zeitpunkt des Behandlungsbeginns entscheidend. Mit zunehmender Verzögerung wächst die Gefahr der fortschreitenden Thrombose, der Ausbreitung des Weichteilhämatoms, der Infektion und der irreversiblen ischämischen Organschädigung. In einer Serie von 473 Arterienverletzten des zweiten Weltkrieges betrug die Amputationsrate bei frühzeitigem Eingreifen (innerhalb der ersten 10 Std) 37%, bei Behandlung innerhalb 10—20 Std stieg sie auf 47% und nach mehr als 20 Std auf 63% [20]. Von größter Bedeutung für das Schicksal der Extremität ist weiterhin die Lokalisation der Verletzung, einerseits wegen der Größe des unterbrochenen Gefäßes, andererseits wegen der regional unterschiedlichen Kapazität des Umgehungskreislaufes. Allgemeine Angaben über die Amputationshäufigkeit nach Ligatur großer Schlagadern weichen wegen des uneinheitlichen Krankengutes oft erheblich voneinander ab. Die älteren Übersichten geben besonders durch die Einbeziehung von Spätligaturen bei arterio-venösen Fisteln und traumatischen Aneurysmen mit bereits entwickeltem Umgehungskreislauf ein relativ zu günstiges Bild. Nach neueren Erfahrungen aus dem zweiten Weltkrieg (1759 Verletzte [20]) und dem Korea-Krieg [48] liegt die Amputationsquote bei akuter Unterbindung größerer Schlagadern zumindest bei Kriegsverletzungen um 50%. Sie ist an der unteren Extremität etwa doppelt so hoch wie an der oberen. Die größte Gangrängefahr besteht bei Ligatur der A. femoralis comm. und der A. poplitea mit 81% bzw. 72,5% (s. Abb. 156). Die Bedeutung der Aa. profunda brachii und femoris für die Erhaltung der Extremität zeigt sich an einer sprunghaften Abnahme der Amputationszahlen bei Verletzungen distal vom Abgang dieser Gefäße. Die auffallend niedrige Amputationsrate bei Verletzungen der Beckenarterien ist durch kriegsbedingte Umstände zu erklären, die bei diesen großen Arterien wahrscheinlich nur in besonders günstigen Fällen ein Überleben bis zum Behandlungsbeginn erlaubten. Verletzungen einzelner peripherer Arterien sind weniger bedrohlich: Die isolierte Durchtrennung oder Ligatur

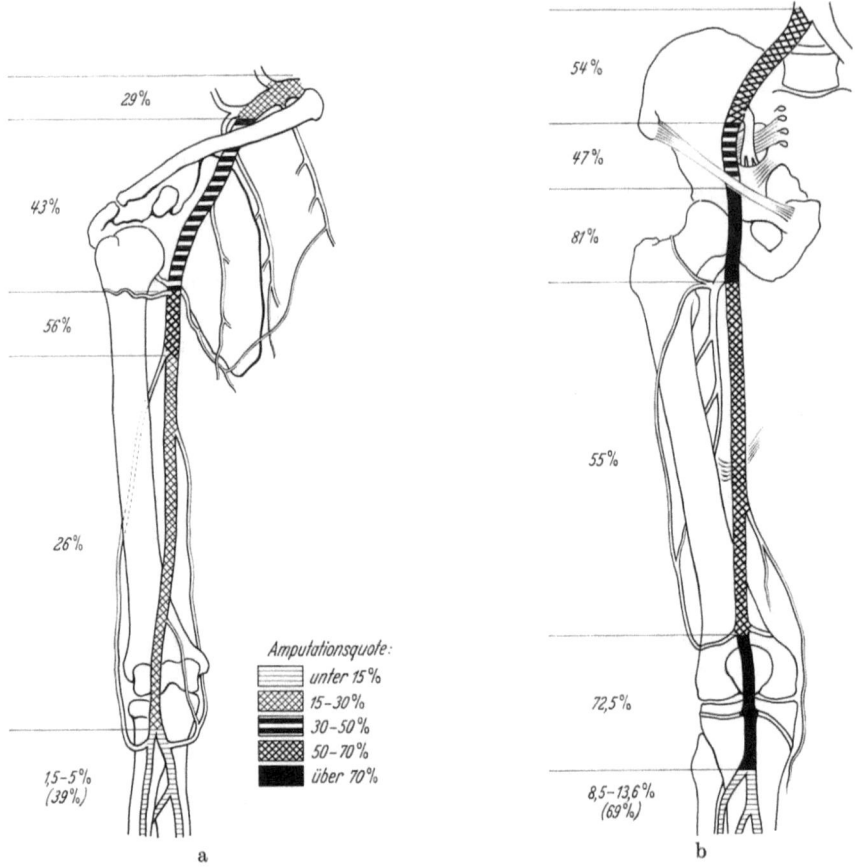

Abb. 156 a u. b. Amputationshäufigkeit bei Ligatur verschiedener Schlagaderabschnitte nach Verletzungen im zweiten Weltkrieg (DEBAKEY und SIMEONE 1955 [20]). Die eingeklammerten Zahlen beziehen sich auf die Ligatur beider Arterien. a Arm; b Bein, s. Text

der A. radialis führte nur in 5%, die der A. ulnaris nur in 1,5% zur Gangrän. Bei Verletzung beider Arterien stieg die Amputationsquote jedoch auf 39%! Ebenso macht am Unterschenkel der Verlust der A. tibialis anterior oder posterior nur in 8,5% bzw. 13,6% der Fälle eine Amputation erforderlich, nach dem Ausfall beider Arterien mußte dagegen bei 69% der Verletzten amputiert werden. Die Prognose einer Arterienverletzung wird weiterhin von der Ausdehnung der Weichteilwunde beeinflußt. Ausgedehnte Zerreißungen der Muskulatur schränken die Möglichkeiten zur Entwicklung eines über die Muskeläste verlaufenden Umgehungskreislaufes erheblich ein [20, 119, 122]. Frakturen erhöhen die Amputationshäufigkeit fast um die Hälfte [20]. Verschlimmernd wirkt hier neben der Zerstörung potentieller Kollateralen die Gefäßkompression durch das Hämatom und dislozierte Knochenfragmente. 20% der Amputationen des zweiten Weltkrieges auf amerikanischer Seite hatten ihre Ursache in Arterienverletzungen [20]. Für die meist durch geringere Gewalteinwirkung entstehenden Friedensverletzungen mit rascher Behandlungsmöglichkeit ergibt sich im allgemeinen eine bessere Prognose.

4. Behandlung perforierender Arterienverletzungen

a) Blutstillung und Schockbekämpfung

Erste Maßnahme bei einer offenen perforierenden Arterienverletzung ist die vorläufige *Blutstillung*. An den Extremitäten und am Hals gelingt es meistens, durch digitale Kompression der zuführenden Arterie oder direkte Drucktamponade in der offenen Wunde die Blutung zum Stillstand zu bringen. Die Kompressionspunkte der Arterien entsprechen den typischen Freilegungsstellen (s. Abb. 4, 5, 7 und 8). Bei Blutungen aus Ästen der A. subclavia (z. B. der A. vertebralis) wird diese in der Scalenuslücke gegen die erste Rippe abgedrückt. Bei Verletzungen der Beckenarterien kann man die Aorta abdominalis manuell oder durch Umschnürung gegen die Wirbelsäule komprimieren. Sobald wie möglich wird das blutende Gefäß in der Wunde aufgesucht und proximal wie distal dicht an der Verletzungsstelle abgeklemmt. Eine blinde Abklemmung ist zur Vermeidung von Nebenverletzungen wichtiger Arterienäste, der Begleitvene oder von Nerven nach Möglichkeit zu unterlassen. Ist eine Abklemmung nicht möglich, so kann die manuelle Blutstillung an den Extremitäten für den Transport durch einen straffen Kompressionsverband ersetzt werden. Ist die Blutung so nicht zu beherrschen, muß proximal der Verletzung eine zirkuläre Blutsperre mit einer pneumatischen Manschette, einer 4—6 cm breiten Gummibinde oder einem Weichgummischlauch von 8—15 mm Durchmesser angelegt werden. Der Schlauch wird (zum Schutz der Haut über einem Tuch) in 4—8 Touren angewickelt. Im Notfall ist jede Art von Tourniquet verwendbar, allerdings oft um den Preis einer größeren örtlichen Schädigung. Der häufigste Fehler beim Anlegen einer arteriellen Blutsperre besteht in einer unzureichenden Umschnürung, die durch Stauung die venöse Blutung verstärkt, ohne die arterielle Blutung zum Stehen zu bringen. Man muß sich darüber im klaren sein, daß man mit dem Anlegen einer zirkulären arteriellen Blutsperre eine komplette Durchblutungsunterbrechung erzeugt. Deshalb ist immer höchste Eile geboten! Folgende Grundregeln müssen bei Verwendung eines arteriellen Tourniquets beachtet werden:

1. Der Zeitpunkt der Abschnürung muß schriftlich fixiert und dem behandelnden Arzt mitgeteilt werden.

2. Die Angaben über die höchstzulässige Dauer einer arteriellen Blutsperre sind nicht einheitlich. Sie sollte nach Möglichkeit 2 Std nicht überschreiten, kann aber als Ausnahme 4—6 Std betragen. In jedem Fall tritt die Erhaltung der Extremität vor der Erhaltung des Lebens zurück.

3. Das Tourniquet sollte nur unter klinischen Bedingungen gelöst werden und nur dann, wenn nach einer wirksamen Schockbehandlung mit Auffüllung des Kreislaufs die sofortige chirurgische Kontrolle der Blutungsquelle gesichert ist. Gleichzeitig müssen alle Vorkehrungen zum Ausgleich eines erneuten Blutverlustes getroffen sein. Die früher häufig geübte intermittierende Lockerung des Tourniquets ist bei noch bestehendem oder drohendem Schock gefährlich.

Tourniquet-Schock. Beim Lösen eines länger liegenden Tourniquets oder bei der Freigabe des Blutstromes nach Wiederherstellung der Strombahn kann die plötzliche Wiederdurchblutung einer über Stunden von der Zirkulation abgeschnittenen Extremität gelegentlich zu schweren Allgemeinerscheinungen führen. Der abrupte Anschluß eines zusätzlichen Versorgungsgebietes mit ischämiebedingter Vasodilatation und die gleichzeitige massive Einschwemmung toxischer Stoffwechsel- und Zellzerfallsprodukte in den Kreislauf kann einen schweren, in einzelnen Fällen irreversiblen Schock auslösen [49]. Die Freigabe der Strombahn darf deshalb immer nur mit größter Vorsicht und unter fortlaufender Blutdruckkontrolle erfolgen. Anschließend können massive Plasmaverluste als Folge eines ischämischen Capillarschadens im Schockgeschehen erhebliche Bedeutung gewinnen.

Ein schockbedingtes Nierenversagen (Oligurie, Anstieg des Serum-Kalium- und Harnstoffspiegels, Verwirrtheit, Somnolenz) erfordert eine unter Umständen wiederholte extrakorporale Hämodialyse [11]. Macht die Wiederdurchströmung fraglich lebensfähiger Muskelgruppen die Beseitigung des Schockzustandes trotz energischer Maßnahmen unmöglich, so muß im Ausnahmefall die sekundäre Amputation der Gliedmaße erwogen werden [50].

Unmittelbar nach der vorläufigen Blutstillung, spätestens aber bei der Ankunft im Krankenhaus und auf jeden Fall vor der endgültigen chirurgischen Versorgung muß die

Schockbekämpfung einsetzen. Blutdruck, Puls und Urinausscheidung (bei Bewußtlosen Dauerkatheter!) sind fortlaufend zu kontrollieren. Die Behandlung darf dann als erfolgreich angesehen werden, wenn der systolische Blutdruck über 100 mm Hg, die Pulsfrequenz unter 100/min liegt und wenn die Urinausscheidung mindestens 30—50 ml/Std beträgt. Bleibt die Nierenfunktion auch nach Wiederherstellung des Blutdrucks unzureichend, sind Mannit-Infusionen angezeigt (s. S. 375).

Eine Extremität mit verletzter Arterie wird entsprechend den allgemeinchirurgischen Regeln ruhiggestellt. Bei sicherer Blutstillung kann die Durchblutung durch Tieflagerung verbessert werden, bei unzureichender primärer Blutstillung dagegen ist der Blutverlust durch Hochlagerung zu verringern (Transport!).

b) Operationsindikation

Jede Verletzung einer größeren Arterie bis einschließlich der A. poplitea und der A. brachialis erfordert unabhängig von der Stärke der Blutung und dem Ausmaß der Mangeldurchblutung eine unverzügliche chirurgische Wiederherstellung [*34, 40, 49, 99, 120*]. *Die Ligatur dieser sog. kritischen Arterien ist wegen der hohen Gangrängefahr nicht zu vertreten (s. Abb. 156).* Auch eine pulsierende Rückblutung aus dem peripheren Gefäßstumpf (Zeichen von Henle-Lexer-Coenen) garantiert nicht immer die Lebensfähigkeit der Gliedmaße, zumindest ist in der Regel mit einer erheblichen funktionellen Mangeldurchblutung zu rechnen. Die Ligatur kommt daher nur in folgenden Ausnahmefällen in Betracht:

1. Wenn andere Verletzungen im Vordergrund stehen und das Leben des Patienten durch die Dauer eines rekonstruktiven Eingriffs gefährdet würde.

2. Wenn keine Weichteildeckung möglich ist.

3. Bei Nachblutung infolge von Wundeiterungen nach primärer Rekonstruktion.

4. Zur Zeitersparnis bei Katastrophenfällen.

Auch an den nichtkritischen Arterien des Unterarms und Unterschenkels sollte die Rekonstruktion angestrebt werden. Die Indikation wird auch hier zwingend, wenn eine bedrohliche periphere Ischämie eintritt, z.B. bei Verletzung mehrerer Arterien einer Extremität [*16, 68, 80, 89*].

c) Operationsverfahren

Der Erfolg jedes rekonstruktiven Eingriffs bei Schlagaderverletzungen hängt von der Beachtung folgender Grundregeln ab:

1. Ausgiebige Excision und Spülung größerer Weichteilwunden.

2. Ausreichende Resektion der verletzten Gefäßwand (Binnenschädigung!) und spannungslose Naht.

3. Vermeidung jeder Einengung oder Abknickung.

4. Sicherung einer offenen peripheren Strombahn.

5. Ausreichende Weichteildeckung.

6. Sichere Ruhigstellung von Frakturen.

Offene Wunden werden nach allgemeinchirurgischen Regeln behandelt. Bei größeren Gewebszerstörungen ist die ausgiebige Wundexcision und die Spülung mit physiologischer Kochsalzlösung wichtig. Nach der Wundreinigung sollten Handschuhe und Instrumente gewechselt werden. Kleinere Stich- und Schußverletzungen müssen zur Freilegung der Arterien erweitert werden. Unter Umständen ist in diesen Fällen ebenso wie bei geschlossenen, perforierenden Verletzungen (Frakturen, Luxationen) eine unabhängige Incision am Ort der Wahl vorzunehmen. Weitere Blutverluste lassen sich durch eine vor der Revision angelegte pneumatische Blutleere vermeiden. Größere Hämatome werden ausgeräumt. Die ausreichende Mobilisierung der häufig retrahierten proximalen und distalen Gefäßstümpfe ist Voraussetzung für eine spannungsfreie Naht. Im Wundgebiet abzweigende Nebenäste werden nach Möglichkeit geschont (Umgehungskreislauf!) und lediglich zur vorübergehenden Drosselung angeschlungen. Wegen der Häufigkeit gleichzeitiger venöser Verletzungen sollte die Begleitvene immer mitrevidiert und gegebenenfalls wiederhergestellt werden. Bei Gefäßzerreißungen knapp distal der Leistenbeuge oder Achselhöhle und am Stamm ist die Blutstillung oft nur durch Freilegung und Drosselung der Arterie proximal von der Verletzung zu erreichen.

Vor der Wiederherstellung muß die Durchgängigkeit der Strombahn gesichert sein. Bei unzureichender Blutung aus dem proximalen und distalen Gefäßstumpf muß nach weiteren Verletzungen oder nach einem thrombotischen Sekundärverschluß gesucht werden, der instrumentell, mit Hilfe von Ballonsonden (s. S. 264), durch Saugkatheterisierung oder retrograde Durchspülung entfernt wird ([51], s. auch S. 267). Unmittelbar nach der endgültigen Abklemmung werden 1000 E Heparin in 10 ml physiologischer Kochsalzlösung in die periphere Strombahn injiziert.

Längsrisse werden entweder wie eine Arteriotomie durch fortlaufende Naht oder zur Vermeidung von Stenosen besonders bei kleinerem Gefäßdurchmesser mit Einzelnähten bzw. mit einem aufgesetzten Venen- oder Kunststoffstreifen verschlossen.

Kleine *Querrisse* oder Einschüsse, soweit sie ein Drittel des Gefäßumfangs nicht überschreiten, können meist ohne kritische Einengung des Querschnitts durch einfache Naht (Abb. 153a) versorgt werden. Dabei müssen über den äußerlich sichtbaren Defekt hinausreichende Intima-Media-Einrisse von der Naht miterfaßt werden, um

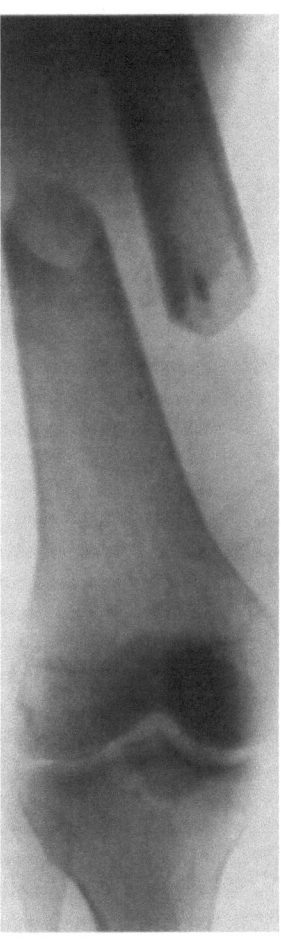
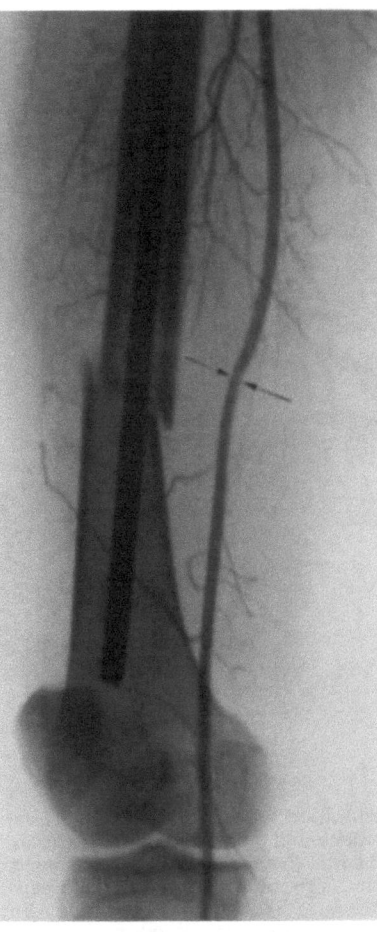

a   b

Abb. 157a u. b. W. K., 36 Jahre, ♂. Zerreißung der A. femoralis superficialis bei Femurschaftbruch (Verkehrsunfall). Behandlung: Küntscher-Nagelung und zirkuläre Arteriennaht a Unfallbild; b Kontrollarteriogramm 4 Wochen p. op. (Arteriennaht →)

eine anschließende Thrombosierung, Nahtinsuffizienz oder Dissektion zu verhüten. Bei größeren Querrissen werden die verletzten Arterienanteile vollends durchtrennt oder besser reseziert und die Gefäßstümpfe durch eine zirkuläre End-zu-End-Naht wieder vereinigt. Nur an den kleinen Arterien des Unterarms und des Unterschenkels ist immer eine direkte Naht vorzuziehen.

Auch die *Querdurchtrennung* wird nach ausgiebiger Resektion der verletzten Gefäßwandabschnitte durch zirkuläre End-zu-End-Naht versorgt (Abb. 157). Das gleiche gilt für *ausgedehntere Zerreißungen* oder *Substanzverluste*, sofern sie nicht mehr als 2 cm betragen. Die direkte Anastomosierung ist in der Regel möglich, wenn man beide Arterienstümpfe ausreichend mobilisiert. Dabei müssen u.U. kleinere, die Verschiebung behindernde Nebenäste geopfert werden. Bei arteriosklerotisch geschlängelten Arterien gelingt die spannungslose Überbrückung auch größerer Substanzverluste [95]. Wegen der besseren Spätergebnisse (s. S. 469) ist die direkte Naht nach Möglichkeit der Transplantation vorzuziehen. Die Zwischenschaltung eines *Transplantats* läßt sich jedoch meist nicht umgehen, wenn der Gefäßdefekt größer als 2 cm ist. Bei Verletzungen von größeren Stammarterien finden alloplastische Gefäßprothesen Verwendung. Verletzungen der kaliberschwächeren und tief in die Muskulatur eingebetteten Extremitätenschlagadern dagegen werden vorzugsweise durch ein autologes Venentransplantat überbrückt [49].

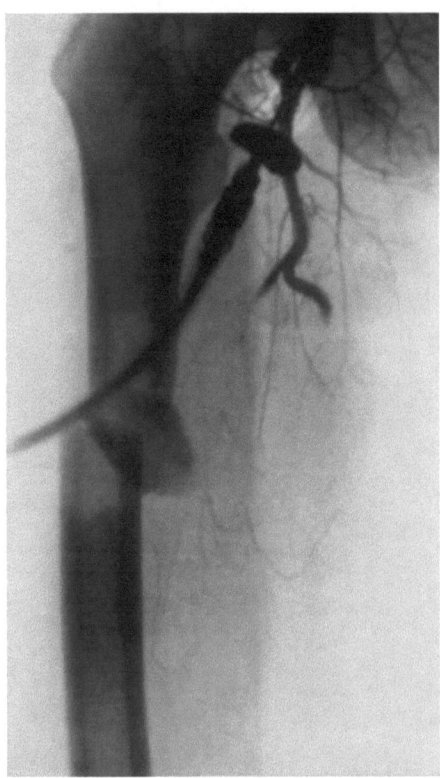

Abb. 158. C. K., 63 Jahre, ♂. Schwerer Verkehrsunfall mit multiplen Frakturen, ausgedehnter Zerreißung der Oberschenkelmuskulatur, Verschluß der A. femoralis superficialis durch Intimariß und Dissektion, Abriß der A. profunda fem. Wiederherstellung der A. femoralis superficialis durch Interposition eines Stücks der A. profunda fem.

An der unteren Extremität empfiehlt es sich, die V. saphena magna des nichtbetroffenen Beines zu verwenden, um die Infektionsgefahr in der Umgebung der Gefäßanastomose nicht durch eine zusätzliche Wunde zu vergrößern und bei eventuellen Mitverletzungen der Begleitvene eine zusätzliche Schädigung des venösen Kreislaufes zu vermeiden [42]. Spezielle Technik der Gefäßnaht und Transplantation s. S. 224.

Frakturen im Bereiche der Arterienverletzung müssen reponiert und nach Möglichkeit durch *operative Osteosynthese* fixiert werden (z. B. Marknagelung [123]) (Abb. 157). Die notwendigen Maßnahmen sollten, wenn möglich, *vor der Gefäßrekonstruktion* erfolgen, um eine erneute Traumatisierung oder Überdehnung des wiederhergestellten Gefäßes zu vermeiden. Wichtig ist eine ausreichende Weichteilinterposition zwischen gebrochenem Knochen und Arterie. Voraussetzung für den Erfolg ist bei jeder Wiederherstellung, besonders aber bei der Verwendung von Transplantaten, eine gute äußere Weichteildeckung im Verletzungsbereich. Das Gefäß soll von durchblutetem Gewebe und nicht von Fascie umgeben sein [50, 51, 55, 124]. Ist dies bei größeren Gewebszerreißungen oder Infektionen nicht möglich, so muß die partielle Verlagerung der Arterie in gesunde Gewebsschichten erwogen werden (Abb. 159). Bei ausgedehnten Weichteilhämatomen, stark verschmutzten und zerrissenen Wunden oder verzögertem Behandlungsbeginn legt man eine Redon-Saugdrainage zur kontinuierlichen Entfernung des Wundsekretes ein. In Einzelfällen wird man nach ausreichender Weichteildeckung auf den primären Wundverschluß verzichten. Anschließend gibt man sofort ein Breitspektrum-Antibioticum und sorgt für Ruhigstellung und geeignete Lagerung nach allgemeinchirurgischen Grundsätzen. *Unter keinen Umständen darf ein zirkulärer Gips angelegt werden.*

Läßt sich die *Arterienligatur* nicht umgehen, so sollte sie bei größeren Gefäßen nach Resektion des verletzten Abschnitts in Form der Durchstechungsligatur im Gesunden ausgeführt werden. Auch bei fehlender Rückblutung muß stets der periphere Gefäßstumpf mit unterbunden werden. Eine funktionelle Mangeldurchblutung kann u. U. später durch eine sekundäre Rekonstruktion der Strombahn behoben werden.

Die *primäre Amputation* einer Extremität ist nur dann angezeigt, wenn die Ausdehnung der gleichzeitigen Weichteilwunden oder eine nicht mehr zu beherrschende Infektion einen angioplastischen Eingriff von vornherein aussichtslos erscheinen lassen. In letzter Zeit wurde wiederholt versucht, eine traumatisch amputierte Extremität durch plastische Wiederherstellung der Kontinuität zu erhalten: MATHIESEN und GAMMEL-GAARD [72] konnten bei einem 16jährigen Jungen den dicht unterhalb des Collum humeri bis auf eine dorsale Brücke völlig abgequetschten Oberarm durch Marknagelung, Arterien-, Venen- und sekundäre Nervennaht mit Erfolg readaptieren. Über einen ähnlichen Fall wurde aus Boston berichtet [70].

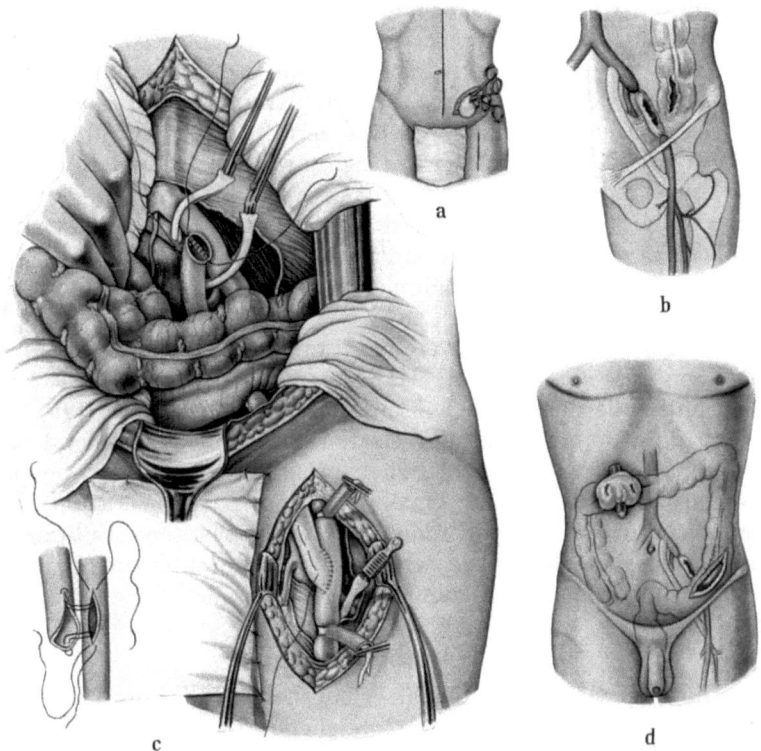

Abb. 159 a—d. B. J., 54 Jahre, ♂. *Verletzung der A. iliaca ext. und des Colon desc. bei Fisteloperation nach Nephrektomie.* Verlegung mit angelegten Gefäßklemmen und tamponierter Wunde aus einem auswärtigen Krankenhaus 4 Std nach der Verletzung. a Schnittführung. b und c Ligatur der Arterie proximal und distal von der Verletzung, Umgehung des infizierten Wundbereichs mit einer homoioplastischen iliaco-femoralen Umleitung nach Thrombarteriektomie der A. femoralis comm. d Ausschaltung des Colon desc. durch Anus praeter (Rückverlagerung nach 8 Monaten). Nachuntersuchung nach 6 Jahren: Transplantat durchgängig, Patient beschwerdefrei

5. Behandlung nichtperforierender Arterienverletzungen

Bleibt an der verletzten Extremität auch nach Rekompensation eines schockbedingten Blutdruckabfalls eine arterielle Mangeldurchblutung bestehen und führt die Extension bzw. Reposition einer Fraktur oder Luxation nicht zu einer raschen Besserung, so ist die unverzügliche chirurgische Exploration des verdächtigen Arterienabschnitts, wenn möglich nach vorheriger Arteriographie, erforderlich. Konservative Maßnahmen bedeuten dann nur unnötigen Zeitverlust. Bei offenen äußeren Wunden in Nähe des Gefäßverlaufs wird die Arterie bei dem geringsten Verdacht auf eine arterielle Strömungsunterbrechung im Rahmen der primären Wundversorgung revidiert und ihre Durchgängigkeit gesichert. Im Zweifelsfall, z.B. bei glatten Schuß- oder Stichwunden ohne äußere Blutung, kann auch hier eine Arteriographie angezeigt sein [103]. Abbruch oder starke Abschwächung der arteriellen Pulswelle weisen auf den Gefäßbinnenschaden hin, auch wenn die Arterie gelegentlich in Aussehen und Kaliber äußerlich unauffällig ist.

Findet sich ein umschriebener *traumatischer Spasmus*, so kann man versuchen, ihn durch Umspritzung oder Befeuchten mit 2,5%iger Papaverinlösung zu beheben [57]. Eine andere Möglichkeit besteht in der mechanischen Aufdehnung: Körperwarme

physiologische Kochsalzlösung wird unter Druck in den proximal und distal abgeklemmten kontrahierten Schlagaderabschnitt injiziert [*84*]. Der traumatische Spasmus der
großen Arterien wird nicht vom sympathischen System unterhalten [*57, 82*] (s. S. 64).
Von einer Sympathicusblockade bzw. einer Sympathektomie ist daher eine Lösung der
spastischen Kontraktion nicht zu erwarten. Günstigenfalls ist eine relative Besserung
durch Erweiterung des Umgehungskreislaufes möglich. Führt die Beseitigung des Spasmus nicht zum Wiederauftreten der peripheren Arterienpulse, so muß eine zusätzliche
Binnenschädigung mit oder ohne sekundäre Thrombose angenommen und die Arteriotomie angeschlossen werden. Ein stenosierendes intramurales Hämatom, eine traumatische Dissektion, ein Innenschicht-Media-Riß mit Sekundärthrombose werden durch
Resektion entfernt, die Kontinuität wird durch zirkuläre End-zu-End-Naht oder Interposition eines Transplantats wiederhergestellt (s. Abb. 158) [*17, 28, 60, 127*]. Manchmal
genügt auch die einfache Arteriotomie mit Ausräumung der abgelösten Wandschichten,
Anheftung der Ränder zur Vermeidung einer weiteren Dissektion, Absaugung oder Aus-
spülung peripherer Thromben und angioplastischem Verschluß mit einem Venen- oder
Prothesenstreifen [*5, 30*].

Gelegentlich entstehen durch Zerreißung multipler kleinster Arterien nach Quet-
schungsverletzungen ausgedehnte harte Hämatome, die schließlich die Zirkulation vollständig drosseln und außerdem den venösen Rückstrom behindern [*10, 120*]. Läßt sich
die Durchblutung durch Hochlagern der Extremität nicht ausreichend bessern, so muß
man versuchen, durch *Fasciotomie* eine Druckentlastung einzuleiten, bevor es zur definitiven ischämischen Muskelschädigung gekommen und die Kreislaufunterbrechung durch
Sekundärthrombose irreversibel geworden ist. Noch erhaltene Fußpulse dürfen nicht
über die Gefahr hinwegtäuschen. Die örtliche Muskeldurchblutung kommt bereits zum
Erliegen, wenn der Hämatom- oder Ödemdruck den kritischen Verschlußdruck der Arteriolen übersteigt!

6. Nachbehandlung

Bleibt die Durchblutung auch nach Wiederherstellung der Strombahn und der
Rekompensation des Kreislaufs noch unzureichend, und ist ein zweiter Eingriff zur
Eröffnung der Gefäßperipherie (Ballonkatheter, retrograde Durchspülung, Absaugung
von Sekundärthromben) nicht erfolgversprechend oder nicht zumutbar, so versucht
man, durch Sympathicusblockade oder -resektion eine Verbesserung des Umgehungskreislaufs herbeizuführen.

Zur Verringerung der Nachblutungs- und Infektionsgefahr nach rekonstruktiven
Eingriffen bei Arterienverletzungen wird die betroffene Extremität für 5 — 10 Tage
ruhiggestellt, wenn die begleitende Weichteil- oder Knochenverletzung nicht ohnehin
eine längere Immobilisierung erfordert. Bei allen offenen Verletzungen ist die Infektionsprophylaxe mit einem Breitspektrum-Antibioticum oder Penicillin in bactericider Dosierung
besonders wichtig.

Eine Nachbehandlung mit Antikoagulantien ist wegen der erhöhten Nachblutungsgefahr in den ersten postoperativen Tagen im allgemeinen nicht zu empfehlen, bei Gefäßverletzungen am Stamm sogar kontraindiziert. Bei thrombotischen Sekundärverschlüssen
kann, wenn operative Maßnahmen keinen Erfolg versprechen, eine vorsichtige Fibrinolyse
angezeigt sein (s. S. 165). Kommt es nach Wiederherstellung der Durchblutung zu einem
postischämischen Muskelödem mit Abdrosselung der Zirkulation (Unterschenkel, Unterarm), so muß durch frühzeitige Fasciotomie eine Druckentlastung herbeigeführt werden [*47, 88*].

Machen Gangrän oder fortschreitende Wundinfektion eine *Sekundäramputation* erforderlich, so darf die Schnittführung nicht zu nahe an den demarkierten oder infizierten
Gewebsanteil heranreichen, da die Durchblutung in diesem Grenzgebiet oft gerade noch
für den Ruhestoffwechsel, aber nicht mehr für eine komplikationslose Wundheilung ausreicht. Gelegentlich kommt man am Unterarm oder Unterschenkel mit der Entfernung
einzelner nekrotischer Muskelgruppen unter Erhaltung der Extremität aus [*49, 68*].

IV. Verletzungen der Aorta und der Aortenbogenäste

1. Ätiologie und Pathophysiologie

Verletzungen der Aorta sind wegen des meist ungewöhnlich hohen Blutverlustes immer lebensgefährlich und häufig tödlich. Ursache der schweren Blutung sind die fehlende äußere Muskelbedeckung, die hohe Spannungsbelastung der Gefäßwand und die bei Arterien vom elastischen Typ und derartigem Kaliber kaum wirksame Spontanblutstillung. Die unmittelbare Prognose einer Aortenverletzung hängt weitgehend davon ab, ob eine völlige Durchtrennung aller Wandschichten vorliegt und ob umgebende Strukturen (Perikard, Pleura, mediastinale Schwarten) der Ausdehnung des Hämatoms vorübergehend Einhalt gebieten. Andererseits können die Blutansammlungen in Pleura, Mediastinum, Bauchhöhle oder Retroperitonealraum ihrerseits bedrohliche Kompressions- und Verdrängungserscheinungen verursachen. Schließlich hat eine traumatische Strömungsunterbrechung der Aorta wegen der kurzen Wiederbelebungszeit der versorgten Organe sehr rasch irreversible Gewebsschädigungen zur Folge (Gehirn, Rückenmark, Nieren!).

2. Traumatische Aortenruptur

2,8 % aller Verkehrtstoten einer deutschen Großstadt von 1951—1961 erlitten eine Aortenruptur infolge eines stumpfen Thoraxtraumas [101]. Dabei waren Fußgänger und Kraftfahrer etwa gleich häufig betroffen. Bei den über 100000 tödlichen Verkehrsunfällen der Jahre 1950—1959 in der Bundesrepublik ist deshalb mit etwa 3000 Aortenzerreißungen allein im Straßenverkehr zu rechnen! Der Einriß oder die völlige Querzerreißung der Aorta durch stumpfe Gewalt erfolgt überwiegend im Brustabschnitt, und zwar gehäuft an zwei Punkten: In mehr als der Hälfte aller Fälle liegt die Ruptur in der Grenzzone zwischen Aortenbogen und Aorta descendens unmittelbar distal vom Abgang der A. subclavia sin. in Höhe des Lig. arteriosum. Bei besonders heftiger Gewalteinwirkung, vor allem bei Absturz aus großer Höhe, kommt es auch zu Einrissen der Aorta ascendens unmittelbar oberhalb der Klappenebene (etwa 20 %). Einrisse an der Bogenkonvexität sind seltener, sie entstehen z.B. durch den Abriß eines Aortenbogenastes [3]. Auch Verletzungsrupturen der deszendierenden und abdominalen Aorta treten gegenüber den beiden klassischen Lokalisationen in den Hintergrund (s. Abb. 160).

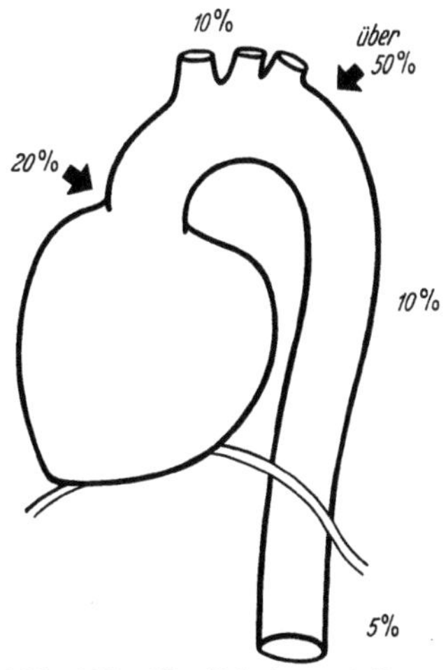

Entgegen früheren Annahmen kann auch die morphologisch vollkommen intakte Aortenwand einreißen, wenn Berstungsdrucke zwischen 600 und 2500 mm Hg auftreten, das entspricht 0,8 — 3 atü, also dem Füllungsdruck eines Autoreifens [128]. Nach den Untersuchungen von ZEHNDER [128, 131] entstehen die Risse im Isthmusbereich vorwie-

Abb. 160. Häufigkeitsverteilung der Aortenrupturen nach stumpfer Gewalteinwirkung: 537 Fälle (nach STRASSMANN [114], PARMLEY [90], WEBER [121], ZELDENRUST [133] und SIMON [101]). Zahlen zum besseren Überblick aufgerundet, genaue Werte: 20,9 %, 10 %, 53 %, 11,1 % und 5 %

gend durch Biegungsbersтung. Eine plötzliche Deformierung des blutgefüllten Aortenbogens mit Verkleinerung des Krümmungsradius (Überbiegung) führt zur Dehnungsbeanspruchung der Bogenkonvexität, die in Höhe des Lig. arteriosum quer einreißt. Die bei einer abrupten horizontalen Dezeleration durch die Massenbeharrung des Aortenbogens nach vorn entstehenden Scherkräfte wirken ebenfalls im Sinne einer Überdehnung im Isthmusbereich, da hier der relativ bewegliche Bogen gegen die an der Brustwirbelsäule (Intercostalarterien!) fixierte Aorta descendens gezerrt wird [6, 131]. Im Unfallgeschehen hat daher das Zusammentreffen von stumpfem Thoraxtrauma und plötzlicher Bremswirkung die größte Bedeutung:

1. Beim Auffahren eines Kraftfahrzeugs auf ein Hindernis, insbesondere beim Frontal-
zusammenstoß, kommt es bei kürzestem Bremsweg (Deformierung der Karosserie und
Abstand Thorax—Steuersäule) nahezu gleichzeitig zur Verzerrung des Aortenbogens nach
vorn und durch den Aufprall auf die Lenksäule zur Thoraxkompression mit Überbiegung
des Arcus aortae durch Verlagerung des Herzens nach hinten (s. Abb. 161a). Die gleichen
Mechanismen gelten auch für alle anderen Unfallsituationen, die mit plötzlicher Aufprall-
Abbremswirkung verbunden sind, z.B. Flugzeugabstürze, Herausschleudern aus einem

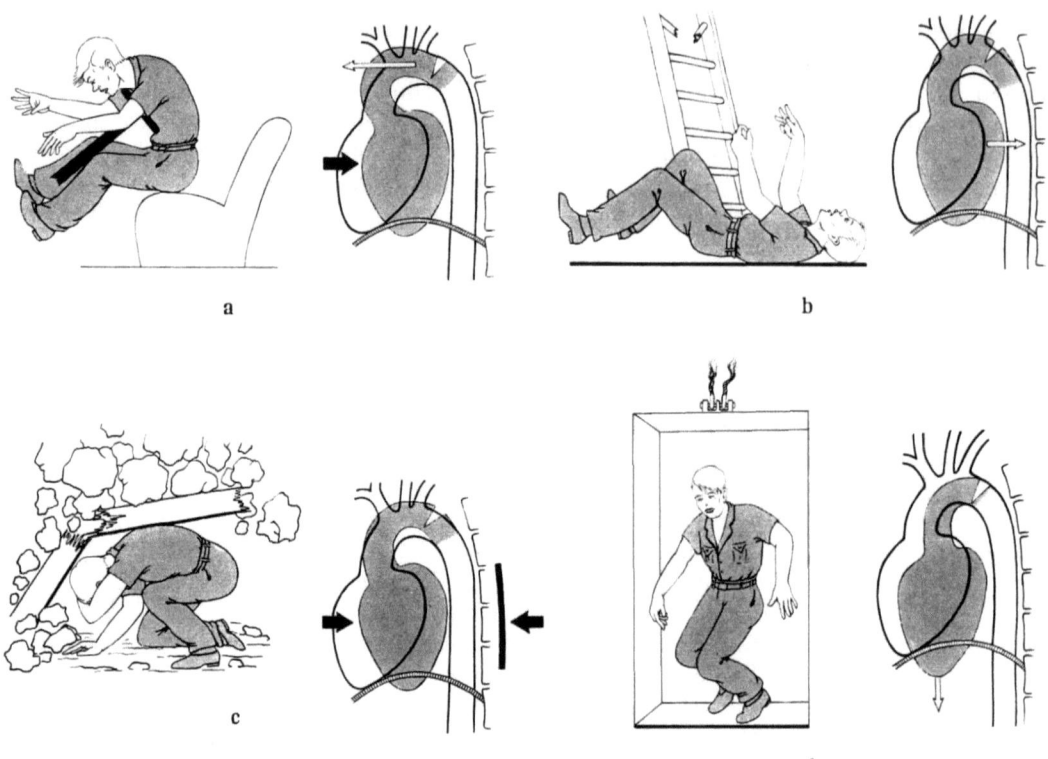

Abb. 161a—d. Unfallmechanismen bei traumatischer Aortenruptur. (Nach ZEHNDER [131], s. Text.) a *Kom-
biniertes Kompressions-Dezelerationstrauma* (Frontalaufprall — Steuersäule): Überbiegung des Aortenbogens
durch abrupte Verkürzung des sagittalen Thoraxdurchmessers und Zerrung des distalen Bogenanteils durch
Massenbeharrung. b *Rückwärts-Dezeleration* (Sturz auf den Rücken, direkter Anprall von hinten): Reine
Überbiegungsruptur durch Massenbeharrung des Herzens. c *Reine Thorax-Kompression oder -Kontusion* (Verschüttung, Quetschung, Explosion und ähnliches): Reine Überbiegungsruptur durch Verkürzung des sagittalen
Thoraxdurchmessers. d *Vertikale Dezeleration* (Liftabsturz, Baugerüst usw., Höhe mehr als 10—15 m): Kom-
binierte Überbiegungs-Zerrungs-Ruptur durch vertikale Massenbeharrung des Herzens. ➡ Kompression;
⇒ Fliehkraft

Fahrzeug, Frontalaufprall bei Rad-, Reit- und Wintersportunfällen u. ä. [130]. Da nach
Berechnungen von ZEHNDER die Zerreißfestigkeit der Aortenwand bei der reinen horizontalen Vorwärtsdezeleration erst bei Geschwindigkeiten von 300 km/Std überschritten
wird, ist von Flugzeugunfällen abgesehen immer der kombinierte Kompressions-Dezelera-
tionsvorgang anzunehmen.

2. Auch entgegengesetzt angreifende Kräfte können eine Aortenruptur verursachen.
Beim Sturz auf den flachen Rücken (Rückwärtsdezeleration) oder bei direktem Aufprall
von hinten (Fußgänger—Auto) genügen wegen des kurzen Bremswegs (etwa 10 cm: Rückenmuskulatur, Schulterblätter, Ausgleich der Wirbelsäulenkrümmung) bereits erheblich
geringere Geschwindigkeiten, um die zum Einriß erforderliche Überbiegungsbeanspru-
chung des Aortenbogens zu erreichen (s. Abb. 161b). So wurde bereits bei einem Sturz auf
den Rücken aus nur 5 m Höhe eine tödliche Aortenruptur beobachtet [128]. Dabei

spielt die durch Massenbeharrung verursachte Verlagerung des Herzens nach dorsal eine wesentliche Rolle.

3. Eine häufige Rupturursache ist auch die reine Thoraxkompression oder -kontusion mit oder ohne Verformung der Brustwirbelsäule durch Pufferverletzung, Überfahrenwerden, Schlag, Explosion oder Verschüttung. Sie führt durch abrupte Verkleinerung des sagittalen Thoraxdurchmessers ebenfalls zur Überbiegungszerreißung des Aortenbogens im Isthmusbereich (s. Abb. 161 c).

4. Beim Absturz mit Aufprall auf Beine oder Becken (Liftabsturz, Unfall am Baugerüst usw.) werden durch die infolge der Massenträgheit caudalwärts gerichtete Bewegung des Herzens erhebliche Zugkräfte am Aortenbogen wirksam. Da der Bremsweg bei diesem Aufprallmechanismus länger ist, muß erst bei einer Sturzhöhe über 10—15 m mit Einrissen an typischer Stelle gerechnet werden ([128], s. Abb. 161 d).

Bei heftigen Kompressionsunfällen begünstigt der plötzliche Anstieg des intraaortalen Drucks die Ruptur. Eine reine Berstung durch Druckerhöhung ist jedoch nur ausnahmsweise anzunehmen, wenn bei Verschüttungsunfällen das gesamte Arteriensystem schlagartig in die Aorta ausgepreßt wird [90].

Rupturen der deszendierenden thorakalen und abdominalen Aorta sind im Gegensatz zur Isthmusruptur meist auf direkte stumpfe Gewalteinwirkung mit Abquetschung gegen die Wirbelsäule zurückzuführen.

a) Prognose

Soweit die unterschiedlichen und vorwiegend aus Sektionsstatistiken entnommenen Literaturangaben eine Beurteilung der Prognose zulassen, werden etwa 20% aller Aortenrupturen im Isthmusbereich so lange überlebt (mehr als 1 Std), daß eine Behandlung möglich wäre [7, 90, 101, 114]. Durch schwere Begleitverletzungen anderer Organe sinkt jedoch der für eine chirurgische Behandlung infrage kommende Anteil auf 10% ab [90, 101]. Infolge Verbesserung der Schockbekämpfung ist aber in Zukunft mit einer Zunahme der Zahl behandlungsfähiger Verletzter zu rechnen. Für die nicht selten mit Verletzungen des Herzens kombinierten Rupturen der ascendierenden Aorta sind die Aussichten wesentlich ungünstiger. Sie erreichen nur im Ausnahmefall klinische Behandlung [74, 90, 93].

b) Klinischer Verlauf der Aortenruptur im Isthmusbereich

Eine unmittelbar zur freien Blutung in die linke Pleurahöhle führende Aortenruptur kann im allgemeinen nur dann temporär überlebt werden, wenn durch den Gegendruck des entstehenden Hämatothorax, sinkenden Blutdruck und thrombotischen Verschluß der Pleuraruptur eine provisorische Blutstillung eintritt. Nicht selten bleibt aber die Adventitia partiell erhalten oder die umgebende mediastinale Pleura bietet genügend Widerstand, um zunächst eine Verblutung in die Pleurahöhle zu verhindern [13, 129, 132]. Es entsteht ein subadventitielles oder periaortales mediastinales Hämatom, das im günstigsten Fall später durch Thrombosierung und Organisation der äußeren Schichten in ein traumatisches Aneurysma übergeht (s. S. 612). Meist breitet sich die Blutung jedoch im Verlauf von Stunden und Tagen unter Verdrängung der Mediastinalorgane weiter aus, nach einem „stummen Intervall" kommt es (am häufigsten innerhalb der ersten 4 bis 6 Wochen) zur sekundären Ruptur in die linke Pleurahöhle, zum Hämatothorax und schließlich zum Verblutungstod [6]. Der „kritische Zeitraum" von der Sekundärruptur bis zum Eintritt des Todes kann wenige Minuten bis mehrere Stunden betragen, so daß u. U. auch in dieser Endphase noch ein chirurgischer Eingriff möglich ist.

c) Symptome und Diagnose

Bei jedem dem Hergang nach adäquaten Brustkorbtrauma oder Dezelerationsunfall muß an die Möglichkeit einer Aortenzerreißung gedacht werden, auch dann, wenn äußere Verletzungen und Frakturen des knöchernen Thorax fehlen, wie dies bei Jugendlichen nicht selten vorkommt. Die meist vorhandenen Begleitverletzungen können die differentialdiagnostische Zuordnung des von einem wachsenden mediastinalen Hämatom ausgehenden paravertebralen, retrosternalen oder basalen Brustschmerzes sehr erschweren. Auch ein linksseitiger Hämatothorax ist nicht beweisend, er wird beim Vorliegen von Rippenbrüchen leicht auf eine Verletzung der Aa. intercostales oder der A. thoracica int. bezogen. Verletzungen der Lungengefäße müssen ebenfalls ausgeschlossen werden. Bei fortschreitender mediastinaler Blutung werden die Trachea mit der Bifurkation nach rechts, der Oesophagus nach hinten abgedrängt und komprimiert (s. Abb. 162). Dyspnoe und Dysphagie können dann wesentliche klinische Hinweise geben. Die Schluckbeschwerden werden besonders ausgeprägt, wenn das dissezierende Hämatom den Hiatus oesophagicus erreicht und einengt (,,Hiatus-Dysphagie"). Bei Rechtsverschiebung des Mediastinum werden die Herztöne rechts vom Sternum am deutlichsten hörbar. Gelegentlich entstehen über dem Mediastinum Gefäßgeräusche, die der Kranke sogar selbst wahrnehmen kann. In seltenen Fällen, meist erst im späteren Verlauf, kommt es durch linksseitige Recurrens-Parese zur Heiserkeit [75]. Etwas häufiger ist ein einseitiges, anfangs oft paradoxes Hornersches Syndrom, zunächst durch Reizung, dann durch Lähmung des Sympathicus infolge Druckwirkung des Hämatoms. Auch eine Einflußstauung der oberen Hohlvene wird gelegentlich beobachtet. Bei seitenvergleichender Blutdruckmessung findet sich nicht selten links ein geringerer Druck als rechts. Manchmal kommt es zu einem *Coarctations-Syndrom* mit Blutdrucksenkung oder Mangeldurchblutung in der unteren Körperhälfte, hervorgerufen durch Dissektion (s. Abb. 210) oder Hämatom-Kompression der Aorta descendens [*29, 69, 108*].

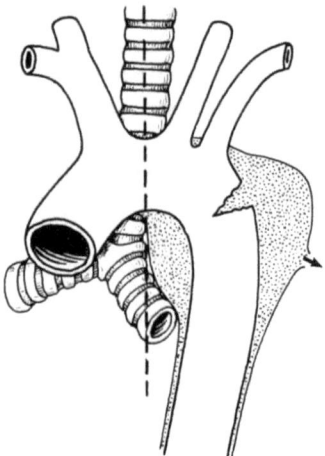

Abb. 162. Ausbreitung des Mediastinalhämatoms bei traumatischer Aortenruptur an typischer Stelle mit Verdrängung der Trachea nach rechts und Sekundärruptur in die linke Pleurahöhle

Die genannten differentialdiagnostischen Schwierigkeiten lassen zunächst nur eine Verdachtsdiagnose zu. Die *Röntgenuntersuchung* des Thorax hat daher bei jedem Brustkorbtrauma entscheidende diagnostische Bedeutung. Auf der Übersichtsaufnahme fällt die Mediastinalverbreiterung, zumindest die Verbreiterung des suprakardialen Gefäßbandes und eine Doppelkontur des Aortenbogens auf. Im linken schrägen Durchmesser stellen sich die Veränderungen noch deutlicher dar, auch eine Trachealverdrängung ist in dieser Position schon im Anfangsstadium erkennbar. Im Oesophagogramm (frontaler und sagittaler Strahlengang), das man bei Bewußtlosen mittels Schlundsonde anfertigen kann, ist eine suprakardiale Impression pathognomonisch. Ein gleichzeitig bestehender Hämatothorax kann die Beurteilung des Mediastinum unmöglich machen. Die Entleerung zu diagnostischen Zwecken darf bei Verdacht auf Aortenruptur jedoch nur unter Bereitstellung ausreichenden Blutersatzes und in Thorakotomiebereitschaft erfolgen. Die Angiokardiographie ist im akuten Stadium in der Regel aus Zeitmangel nicht ausführbar (s. unten). Wegen der gelegentlich erst nach Tagen eintretenden röntgenologischen Veränderungen sind bei anfangs negativem Befund wiederholte Röntgenkontrollen zu empfehlen [76].

d) Chirurgische Behandlung

Die *Operationsindikation* ist mit der Stellung der Diagnose, aber auch bei ausreichendem Verdacht auf eine Aortenruptur gegeben. Besteht bereits ein Hämatothorax, so ist die Thorakotomie noch während der Auffüllung des Kreislaufs (mehrere weitlumige Venenkatheter!) unter Bereitstellung weiterer Blutkonserven (5 — 10 Liter!) als Noteingriff vorzunehmen. Ist im Stadium des mediastinalen Hämatoms ohne intrapleurale Blutung die Diagnose noch zweifelhaft und läßt sich der primäre Schock erfolgreich behandeln, so kann u. U. eine zweite Röntgenkontrolle abgewartet werden. Ergeben sich röntgenologisch Hinweise für eine Vergrößerung des Hämatoms oder verschlechtert sich der klinische Zustand, so muß sofort operiert werden. Gelegentlich kann im Zweifelsfall die Aortographie eine Entscheidung herbeiführen. Dabei wird entweder nach Punktion der rechten A. axillaris ein Katheter in die Aorta ascendens eingeführt oder das Kontrastmittel über einen Venenkatheter in die A. pulmonalis bzw. nach transseptaler Punktion und Kathetereinführung in den linken Ventrikel injiziert.

Das *Operationsverfahren* entspricht weitgehend dem des traumatischen Aneurysmas (s. S. 625). Allerdings ist die Gefahr einer plötzlichen tödlichen Blutung während der Freilegung der Aorta noch größer. Man versucht deshalb zunächst, die Aorta proximal, wenn möglich auch distal von der Verletzungsstelle abzuklemmen. Der *Zugang* erfolgt über eine linksseitige posterolaterale Thorakotomie im 4. oder 5. Intercostalraum. Kommt es bereits durch die Druckentlastung eines Hämatothorax zur Blutung, so versucht man diese durch direkte Kompression im Rupturbereich oder durch manuelle Abdrosselung der proximalen und distalen Aorta gegen die Wirbelsäule provisorisch zum Stehen zu bringen, bis Klemmen angelegt werden können. Wegen der Gefahr einer ischämischen Rückenmarks- oder Nierenschädigung darf die Abklemmung der thorakalen Aorta keinesfalls länger als 20 min dauern (s. S. 205). In dieser kurzen Zeit können bestenfalls partielle Einrisse durch direkte Naht versorgt werden. Da das Ausmaß des Defektes und die mutmaßliche Dauer der notwendigen Strömungsunterbrechung vorher nur selten festzustellen sind, sollte nach Möglichkeit nur unter dem Schutz einer den Defekt überbrückenden Blutumleitung operiert werden. Wenn der Zustand des Patienten die für die Vorbereitungen notwendige Verzögerung erlaubt, geschieht dies am sichersten mit Hilfe eines extrakorporalen Pumpen-Bypass vom linken Vorhof zur A. femoralis (s. S. 191). Ist dies nicht möglich oder ist die notwendige Heparinisierung mit Rücksicht auf anderweitige Verletzungen (Schädeltrauma, Frakturen) nicht durchführbar, so kann der Defekt auch mit einem in die A. subclavia sinistra und die untere Brustaorta eingebundenen Silikon-Kautschuk-Schlauch oder einer Gefäßprothese temporär überbrückt werden (s. S. 189) [75, 85]. KRAFT-KINZ [60a] gelang die extraluminale Wiederherstellung einer belastungsfähigen Aortenwand innerhalb der ersten 24 Std nach dem Unfall ohne Unterbrechung des Blutstromes: Er umhüllte die Aorta in der Ausdehnung des subadventitiellen Hämatoms mit einer längsaufgeschnittenen und dann wieder vernähten Gefäßprothese und vereinigte deren Enden proximal und distal mittels durchgreifender zirkulärer Naht (alle Schichten!) von außen mit der unversehrten Gefäßwand.

ZEHNDER [129] schlug vor, die Rißstelle nach doppelter Abklemmung möglichst rasch freizulegen und durch einen intraluminalen Shunt zu überbrücken: über einem proximal und distal in die Gefäßstümpfe eingeführten und durch Tourniquets oder Spezialklemmen gesicherten Kunststoffrohr kann die Aorta zirkulär genäht werden. Anschließend entfernt man das Verbindungsstück durch eine Arteriotomie distal von der Anastomose und näht die Aortenwand nach Anlegen einer exkludierenden Klemme. Die Unterbrechung des Blutstromes kann dann auf die Zeit der Aortenpräparation beschränkt werden. In jedem Fall sollte man das Lumen der Aorta sorgfältig untersuchen, da nicht selten weitere Innenwandeinrisse vorliegen. Ist eine direkte Wiedervereinigung der Aortenstümpfe nicht möglich, so muß in üblicher Weise eine Gefäßprothese End-zu-End zwischengeschaltet werden.

Erscheint in kleineren chirurgischen Stationen das Risiko eines solchen Noteingriffs wegen der äußeren Umstände (gefäßchirurgische Ausrüstung, Assistenz, Blutersatz!) größer als die unmittelbare Dringlichkeit, so ist die sofortige Verlegung (Hubschrauber!) in eine entsprechend eingerichtete größere Klinik zu erwägen.

3. Offene perforierende Aortenverletzungen

Für Schuß- und Stichverletzungen der Aorta besteht, wenn sie klinische Behandlung erreichen, in etwa einem Drittel der Fälle begründete Aussicht auf erfolgreiche

Wiederherstellung [2]. Die Verletzungen der intraperikardialen Aorta ascendens haben dabei im allgemeinen eine bessere Prognose als die übrigen, weil die rasch entstehende Herztamponade durch venöse Einflußbehinderung zum Blutdruckabfall führt und damit den vorübergehenden Verschluß des Aortendefektes durch Druckangleich oder Gerinnselbildung ermöglicht. Bei einer von NISSEN [87] beobachteten rechtsventrikulären Schußwunde wurde so durch Herztamponade die tödliche Verblutung aus der gleichzeitig durchschossenen Aorta descendens verhindert. Die sofortige Operationsindikation ist bei intraperikardialer Verletzung gegeben, wenn das Hämoperikard zunimmt oder nach Perikardpunktion wieder auftritt. Ebenso muß man bei allen übrigen Verletzungen eingreifen, wenn Anzeichen eines fortschreitenden periaortalen Hämatoms bzw. einer zunehmenden intrapleuralen oder intraabdominalen Blutung vorliegen. Voraussetzung für eine erfolgreiche Operation sind ein rascher quantitativer Blutersatz (5 — 10 Liter!) und ein übersichtlicher Zugang. Da gleichzeitig Hohlvenenzerreißungen bestehen können, sollte die Blutinfusion bei thorakalen Verletzungen möglichst über die Beinvenen, bei abdominalen Traumen von den Armen aus erfolgen. Zur Freilegung ist die mediane Sternotomie bzw. die ausgedehnte mediane Laparotomie am besten geeignet. Es empfiehlt sich, eine Herz-Lungen-Maschine oder wenigstens einen Pumpen-Bypass bereitzuhalten. Nach primärer Blutstillung durch manuelle Kompression wird die Aorta freipräpariert und angeschlungen bzw. abgeklemmt. Häufig gelingt der Wundverschluß durch laterale Naht unter Verwendung einer exkludierenden Klemme. Bei Oberbauchverletzungen ist eine genügend rasche Abklemmung in dem blutdurchtränkten, schwierig zu präparierenden Gewebe oft nicht möglich. Man führt dann die auf S. 648 beschriebene subdiaphragmale Notabklemmung der Bauchaorta aus oder klemmt nach zusätzlicher Thorakotomie die thorakale Aorta descendens ab [65].

4. Verletzungen der intrathorakalen Aortenbogenäste

Perforierende Verletzungen des Tr. brachiocephalicus oder der aortennahen Abschnitte der linken A. subclavia und A. carotis können außer durch direkte Perforation (Schuß, Stich) in seltenen Fällen auch durch Abriß vom Aortenbogen bei Brustkorbkompression, besonders bei gleichzeitiger Drehung des Halses nach der Gegenseite auftreten [3, 15]. Die Blutung in das Mediastinum kann zur Entstehung traumatischer Aneurysmen führen. Bei freier Blutung in die Pleura oder nach außen ist höchste Eile geboten. In der Regel kann nur die sofortige Thorakotomie das Leben retten [111]. Von einem antero-lateralen Zugang im dritten Intercostalraum aus wird das blutende Gefäß gegen die Brustwand komprimiert. Eine bessere Übersicht gewährt die mediane Sternotomie [12, 18, 111], die bei Subclaviaverletzungen durch subperiostale Teilresektion der Clavicula erweitert werden kann. Je nach Art der Verletzung wird man eine seitliche Naht, eine Streifenplastik, eine End-zu-End-Anastomose oder die Implantation einer Gefäßprothese vornehmen, bei Verletzungen des Tr. brachiocephalicus möglichst mit Hilfe eines intraluminalen Shunts oder unter dem Schutze der Hypothermie [15], um Hirnkomplikationen zu vermeiden (s. S. 188).

5. Verletzungen der Halsschlagadern

Verletzungen der A. carotis communis oder interna sind wegen der Störung der Hirndurchblutung stets besonders bedrohlich. Schwierigkeiten der Diagnose entstehen im Gegensatz zu den offenen perforierenden Verletzungen, die leicht zu erkennen sind, nur bei den Binnenverletzungen mit *posttraumatischer Carotis-Thrombose*, wie sie durch direkte Kontusion (Boxhieb) oder durch abrupte Überdehnung, z.B. bei gewaltsamer Lateralflexion, Zerrung oder Hyperextension des Halses entstehen [43]. Auch im Rahmen schwerer Schädeltraumen kann es durch die Schleuderwirkung des Gehirns oder durch direkte Einwirkung einer Basisfraktur zur Quetschung der A. carotis interna mit nachfolgender Thrombose kommen [43]. Die Symptome (Hemiplegie, Aphasie, Bewußtseinsverlust,

Hirnnervenausfälle) treten meist nach einem deutlichen „stummen Intervall" (Stunden bis Tage) auf. Die Differentialdiagnose gegenüber den Folgen einer Hirnkontusion, einer epi- oder subduralen Blutung oder anderen intrakraniellen Prozessen ist schwierig und mit Sicherheit nur durch die Carotis-Angiographie möglich.

Behandlung. Vor der Ligatur der verletzten Arterie ist eindringlich zu warnen. Sie hat in bis zu 70% der Fälle eine Hemiparese zur Folge [117]. Häufig treten gleichzeitig Hirnnervenausfälle auf. Nahezu alle Kranken zeigen, wenn auch manchmal erst nach vielen Jahren, eine deutliche Hirnleistungsschwäche und vielfach psychische Auffälligkeiten infolge hirnatrophischer Veränderungen, die im Pneumencephalogramm nachweisbar werden [66]. Angaben über die Häufigkeit neurologischer Ausfälle nach Unterbindung von nur 30 — 40% sind auf Miterfassung der chronischen Gefäßveränderungen (Aneurysma, arterio-venöse Fistel) zurückzuführen, bei denen die Prognose infolge des inzwischen entwickelten Umgehungskreislaufes erheblich besser sein kann! Die Behandlung muß nach angiographischer Klärung, wenn irgend möglich, in der *sofortigen* Wiederherstellung der arteriellen Strombahn durch seitliche Naht [12, 14, 80), End-zu-End-Anastomose [67, 80] oder Implantation einer Gefäßprothese bestehen. Früher wurde auch die A. carotis externa oder die A. subclavia in Form einer Umkipp-Plastik als Ersatz für die A. carotis interna bzw. für die A. carotis communis verwendet. Wegen der hohen Ischämieempfindlichkeit des Gehirns, die eine Gefäßabklemmung von mehr als 8 bis 10 min bei Normothermie nicht erlaubt, müssen längere Eingriffe in Hypothermie oder besser mit Hilfe eines intraluminalen Shunts durchgeführt werden (s. S. 316). Läßt sich die Ligatur der A. carotis communis nicht umgehen, so sollte nach Möglichkeit die Carotisgabel erhalten bleiben, um die retrograde Durchströmung von den Externa-Ästen der Gegenseite zu ermöglichen [14, 64]. Bei Binnenverletzungen durch Kontusion gelingt gelegentlich die Entfernung des posttraumatisch entstandenen Gerinnsels und die gleichzeitige Wiederherstellung oder Entfernung des geschädigten Wandabschnitts [9, 83]. Sogar noch Stunden, ja gelegentlich Tage nach dem Auftreten der Lähmungen ist durch eine erfolgreiche Thrombektomie eine nahezu vollkommene Rückbildung der Ausfälle möglich [39, 134]. Einige Autoren glauben auch nach Halsgrenzstrangblockaden bei Carotis-Thrombosen eine zumindest partielle Besserung beobachtet zu haben [46, 52]. Über die Aussichten und Gefahren einer thrombolytischen Behandlung ist noch keine endgültige Aussage möglich (s. S. 176).

V. Verletzungen der Arteria pulmonalis

Isolierte Verletzungen der A. pulmonalis haben nach den spärlichen Angaben der Literatur klinisch offenbar nur geringere Bedeutung. So fanden sich unter 261 Obduktionen mit Mediastinalverletzungen nach stumpfen Thoraxtraumen nur 12 Einrisse der A. pulmonalis gegenüber 77 Aortenrupturen [121]. Bei 33 offenen Mediastinalverletzungen war die Lungenschlagader viermal betroffen. KEMMERER u. Mitarb. [56a] untersuchten 585 Straßenverkehrsunfälle mit tödlichen Thoraxverletzungen: Bei 58 Fällen war die Verletzung einer großen intrathorakalen Arterie Todesursache, aber nur viermal war die Pulmonalarterie rupturiert.

Bei dem niedrigen Blutdruck im kleinen Kreislauf sind Spontanheilungen besonders bei kleineren und intraperikardialen Rissen möglich [21]. Gleichzeitige Bronchusverletzungen verschlechtern die Prognose erheblich (Blutaspiration, Erstickung!). Verletzte Lappenarterien am Lungenhilus können seitlich genäht, notfalls aber auch gefahrlos unterbunden werden [45, 86, 96]. Querrisse des rechten oder linken Hauptastes der Pulmonalarterie sollten unter temporärer Abklemmung End-zu-End reanastomosiert werden. Bei Einrissen wird in der Regel eine seitliche Naht möglich sein [36a]. Verletzungen des Stammes müssen mittels tangentialer Abklemmung oder mit Hilfe des extrakorporalen Kreislaufes operiert werden, möglichst nach vorhergehender Angiokardiographie.

30*

Bezüglich der Behandlung von arteriell-venösen Doppelverletzungen mit Fistelbildung und traumatischer Aneurysmen der Lungenschlagadern [*116*] s. S. 516 und S. 679.

Über die u. W. erste — zumindest temporär — erfolgreiche Naht einer Schußwunde des Stammes der A. pulmonalis berichtete Martin 1913 [*71*].

VI. Operationsergebnisse

Während des ersten und besonders während des zweiten Weltkrieges wurden in Europa zwar schon zahlreiche Schlagaderverletzungen rekonstruktiv behandelt (s. S. 670), die wiederherstellende Gefäßchirurgie bei Arterienverletzten hat sich aber in großem Umfang erst seit den Erfahrungen des Korea-Krieges durchgesetzt. Noch im zweiten Weltkrieg wurde im amerikanischen Kriegskrankengut eine Gefäßnaht nur in 81 von

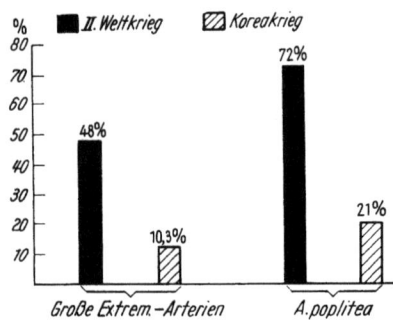

Abb. 163. Amputationen nach Arterienverletzungen im zweiten Weltkrieg und im Koreakrieg: Rückgang der Amputationsquote unter dem Einfluß der rekonstruktiven Gefäßchirurgie. (Nach Jahnke und Howard 1953 [*54*])

2471 Fällen mit einer Amputationsrate von fast 36% durchgeführt [*20*]. Im Korea-Krieg konnte die Amputationsquote nach Verletzungen der großen Extremitätenarterien durch beschleunigten Verwundetentransport (Hubschrauber!), den Fronteinsatz erfahrener Gefäßchirurgen bei konsequenter Wiederherstellung der Gefäßkontinuität von fast 50% im zweiten Weltkrieg auf 10,3% gesenkt werden (s. Tabelle 45). Für die besonders gefährlichen Verletzungen der A. poplitea sank die Amputationszahl von 72% auf 32%, in einzelnen Serien sogar bis auf 21% ab (Abb. 163) [*54, 55*]! Damit war die Überlegenheit der kontinuitätserhaltenden Operation gegenüber der Ligatur selbst unter den ungünstigen Kriegsbedingungen erwiesen. Die bisher vorliegenden Behandlungsergebnisse unfallbedingter Arterienver-

letzungen im Frieden ergeben mit Erfolgen der wiederherstellenden Operation von 80—100% das gleiche Bild [*34, 60, 80, 88, 102, 105, 115, 122*]. Einen Überblick über die

Tabelle 45. *Gegenüberstellung der Behandlungsergebnisse von Arterienverletzungen*
Zusammengestellt nach Hughes [*47*], Jahnke und Howard [*54*], Jahnke und Seeley [*55*], Morris u. Mitarb. [*79*], Sinkler und Spencer [*102*], Spencer und Grewe [*107a*], Ziperman [*135*].

	Nach Ligatur				Nach Wiederherstellung					
	2. Weltkrieg 2330 Verletzte		Koreakrieg u. Unfallverletzte 1950—1960 123 Verletzte		Koreakrieg 363 Verletzte		Unfallverletzte 1950—1960 182 Verletzte		Insgesamt 1950—1960 545 Verletzte	
	Anzahl	Amput.[1]	Anzahl	Amput.[1]	Anzahl	Amput.[1]	Anzahl	Amput.[1]	Anzahl	Amput.[1]
A. carotis	10	30%	5	60%	9	22%	13	15%	22	18%
A. subclavia	21	29%								
A. axillaris[2]	74	43%	8	25%	29	7%	18	5,5%	47	6%
A. brachialis comm. . . .	97	56%			10	0%			10	0%
A. brachialis superficialis .	209	26%			33	3%			33	3%
A. brachialis[3]	601[4]	27%	29	17%	70	3%	58	5%	128	4%
A. iliaca	43	47—54%	1	(100%)	9	11%	15	40%	24	29%
A. femoralis comm. . . .	106	81%	1	(100%)	14	29%			14	29%
A. femoralis superficialis .	177	55%	5	20%	90	17%	14	7%	104	15%
A. femoralis[3]	517[4]	53%	6	33%	18	33%	33	9%	51	18%
A. poplitea	502	73%	9	56%	81	32%	14	14%	95	30%
Aa. radialis oder ulnaris .	168	1,5—5%	36	0%			15	0%	15	0%
Aa. tibialis ant. oder post.	394	8—14%	23	13%			2	0%	2	0%

[1] Sekundäre Amputation oder Tod.
[2] In einigen Serien sind hierin einzelne Subclaviaverletzungen mitenthalten.
[3] Genaue Lokalisation nicht angegeben.
[4] Gesamtzahl einschließlich der beiden vorigen.

Ergebnisse rekonstruktiver Eingriffe bei Verletzungen verschiedener Arterienabschnitte gibt Tabelle 45. Das Ergebnis hängt vom Zeitpunkt des Behandlungsbeginns ab. Nach den Erfahrungen des Korea-Krieges war bei Behandlung innerhalb der ersten 10 Std nur in 10 % der Fälle eine Amputation notwendig, bei Therapiebeginn zwischen 10. und 20. Std dagegen in 28 % [135]. Bei Friedensverletzungen waren innerhalb der ersten 12 Std in neun von zehn Fällen günstige Ergebnisse zu erzielen, nach mehr als 12 Std jedoch nur noch bei drei von acht Verletzten [115].

Die Nachuntersuchung von 115 primär wiederhergestellten Arterienverletzungen des Korea-Krieges ergab, daß in 33 Fällen ein erneuter Gefäßverschluß eingetreten war, eine sekundäre Amputation wurde jedoch in keinem Fall notwendig [53]. Trotz des Wiederverschlusses waren die peripheren Pulse bei 11 Verletzten tastbar, nur bei 12 Patienten bestand eine arterielle Belastungsinsuffizienz. In neun Fällen konnte sie durch sekundäre Wiederherstellung der Strombahn beseitigt werden. Die günstigsten Ergebnisse hatte die direkte End-zu-End-Anastomose mit nur 19 % Spätthrombosen, dann folgten die laterale Naht und das autologe Venentransplantat mit 44 bzw. 48 % Spätthrombosen. Die prognostisch schlechtesten homoioplastischen Arterientransplantate (71 % Thrombosen) sind inzwischen ohnehin verlassen.

Tabelle 46. *Erfolgreiche Frühoperationen bei traumatischer Aortenruptur*[1]

Autor und Jahr	Intervall	Art der Ruptur	Operation	Hilfsmittel
FORSEE u. BLAKE 1958 [35] . .	3 Tage	Isthmus	Teflon-Prothese	Pumpen-Bypass
PASSARO u. PACE 1959 [91] . .	1—2 Tage	Isthmus	laterale Naht + Teflonpatch	doppelte Abklemmung (17 min)
DONOVAN 1959 [25]	6 Std	Isthmus	laterale Naht	tangent. Abklemmung
SENNING 1960 [98]		Isthmus	Anastomose	
SENNING 1960 [98]		Isthmus	Teflon-Prothese	
BINET u. Mitarb. 1962 [3] . . .	7 Tage	Arcus aortae Abriß d. Truncus brachiocephalicus	laterale Naht, Reimplantation d. Truncus	EKZ + tiefe Hypothermie (11°)
KÜMMERLE u. RICHTER 1963 [61]	22 Tage	Isthmus	Teflon-Prothese	Pumpen-Bypass
KRAFT-KINZ 1964 [60a]	24 Std	Isthmus	Umhüllung mit Teflon-Prothese	—

[1] Inzwischen wurden weitere sechs erfolgreiche Frühoperationen mitgeteilt [34a, 36b]. Eine eigene Beobachtung s. Abb. 210 auf S. 613.

Eine *traumatische Aortenruptur* konnte bisher u. W. erst achtmal im Frühstadium erfolgreich operiert werden (s. Tabelle 46). Einige weitere Kranke, bei denen die Rekonstruktion ebenfalls gelungen war, starben postoperativ z. T. aus anderer Ursache [29, 31, 75, 85]. Nach der ersten erfolgreichen Naht einer *Schußwunde* der intraperikardialen, thorakalen Aorta durch DSHANELIDZE 1922 [26] und der abdominalen Aorta durch WILDEGANS 1926 [125] erschienen weitere Berichte über geglückte Eingriffe. BEALL u. Mitarb. [1, 2] konnten 1962 24 gelungene Operationen aus der Literatur und zehn eigene Erfolge zusammenstellen. Inzwischen wurden weitere Fälle publiziert [8, 59, 65, 67, 113]. Auch Doppelverletzungen von Aorta und A. pulmonalis, rechtem Ventrikel oder den großen Venen mit Ausbildung traumatischer Kurzschlußverbindungen sind wiederholt mit Erfolg operiert worden [2, 24, 36c, 56b, 81, 87, 106].

Literatur

[1] BEALL jr., A. C.: Penetrating wounds of the aorta. Amer. J. Surg. **99**, 770 (1960).

[2] — W. R. ROOF, and M. E. DeBAKEY: Successful surgical management of through-and-through stab wound of the aortic arch. Ann. Surg. **156**, 823 (1962).

[3] BINET, I. P., J. LANGLOIS, J. M. CORMIER, and G. DE SAINTFLORENT: A case of recent traumatic avulsion of the innominate artery at its origin from the aortic arch. J. thorac. Surg. **43**, 670 (1962).

[4] BLOCK, W.: Periphere Gefäße, einschließlich Thrombose und Embolie. In: BÜRKLE DE LA CAMP u. M. SCHWAIGER, Handbuch der gesamten Unfallheilkunde, Bd. I. Stuttgart: Ferdinand Enke 1963.

[5] BONNEY, G.: Thrombosis of the femoral artery complicating fracture of the femor. J. Bone Jt Surg. B 45, 344 (1963).

[6] BOWEN, D. A. L., and R. D. TEARE: Delayed traumatic rupture of aorta. Thorax 17, 150 (1962).

[7] BRADFORD jr., B., and F. L. JOHNSTON: Traumatic rupture of the aorta. Report of case in which patient survived for 81 days. Surgery 28, 893 (1950).

[8] BRADHAM, G. B., D. B. NUNN, and L. E. BRAILSFORD: Successful repair of a bullet wound of the abdominal aorta. Ann. Surg. 155, 86 (1962).

[9] BRENNER, H., F. GERSTENBRAND u. H. SPÄNGLER: Beitrag zum Problem der traumatischen Karotisthrombose beim geschlossenen Schädeltrauma. Mschr. Unfallheilk. 65, 136 (1962).

[10] BRINTNALL, E. S., R. C. HICKEY, R. L. LAWTON, F. D. STAAB, and S. H. WALKER: Current concepts of acute arterial injuries. J. Amer. med. Ass. 161, 1547 (1956).

[11] BUCHBORN, E.: Schock und Kollaps. III. Die Schockniere. In: Handbuch der inneren Medizin, Bd. 9, Teil 1. Göttingen-Heidelberg: Springer 1960.

[12] BUCKNER, F., C. LYONS, and R. PERKINS: Management of lacerations of the great vessels of the upper thorax and the base of the neck. Surg. Gynec. Obstet. 107, 135 (1958).

[13] CAMMACK, K., R. L. RAPPORT, J. PAUL, and W. C. BAIRD: Deceleration injuries of the thoracic aorta. Arch. Surg. 79, 244 (1959).

[14] CARAYON, A., L. CORNET et L. PARODI: Les plaies des artères carotides primitive et interne, perspectives actuelles du traitement à propos de 20 observations personnelles. J. Chir. (Paris) 76, 241 (1958).

[15] CARLSSON, E., and T. SILANDER: Rupture of the subclavian and the innominate artery due to nonpenetrating trauma of the chest. Acta chir. scand. 125, 294 (1963).

[15a] CARSTENSEN, G., L. HEINRICHS u. H. ZILLMER: Zur Klinik der gedeckten traumatischen Aortenruptur. Chirurg 32, 219 (1961).

[16] CHASE, M. D., and S. I. SCWARTZ: Suture anastomosis of small arteries. Surg. Gynec. Obstet. 117, 44 (1963).

[17] COLLINS, H. A., and J. K. JACOBS: Acute arterial injuries due to blunt trauma. J. Bone Jt Surg. A 43, 193 (1961).

[18] COOK, F. W., and J. A. HALLER: Penetrating injuries of the subclavian vessels with associated venous complications. Ann. Surg. 155, 370 (1962).

[19] DASH, U. N., and D. H. HANDLER: A case of compression of subclavian vessels by a fractured clavicle treated by excision of the first rib. J. Bone Jt Surg. A 42, 798 (1960).

[20] DEBAKEY, M. E., and F. A. SIMEONE: Acute battle-incurred arterial injuries. In: D. C. ELKIN and M. E. DEBAKEY, Vascular Surgery in World-War II. 1955.

[21] DERRA, E.: Verletzungen des Mediastinums und seiner Organe. In: H. BÜRKLE DE LA CAMP, Handbuch der gesamten Unfallheilkunde, Bd. II. Stuttgart: Ferdinand Enke 1955.

[22] DIMTZA, A.: Begutachtung und Behandlung einiger posttraumatischer Arterienschäden. Z. Unfallmed. Berufskr. 55, 48 (1962).

[23] — Über 200 Arterienverletzungen (Kriegsverletzungen ausgeschlossen). J. cardiovasc. Surg. (Torino) 4, 270 (1963).

[24] DIVELEY, W. L., R. A. DANIEL jr., and H. W. SCOTT jr.: Surgical management of penetrating injuries of the ascending aorta and aortic arch. J. thorac. Surg. 41, 22 (1961).

[25] DONOVAN, T. J.: Persönliche Mitteilung. Zit. nach ZEHNDER. Helv. chir. Acta 26, 442 (1959).

[26] DSHANELIDZE, I. I.: Zit. nach H. LILIENTHAL, The Surgical Treatment of Thoracic Disease, Bd. I, S. 489. Philadelphia: W. B. Saunders Co. 1926.

[27] DUBOURG, G., P. BROUSTET et F. FONTAN: Artérites traumatiques. Sem Hôp. Paris 35, 3098 (1959).

[28] EDWARDS, W. S., and C. LYONS: Traumatic arterial spasm and thrombosis. Ann. Surg. 140, 318 (1954).

[29] EISEMAN, B., and W. G. RAINER: Clinical management of posttraumatic rupture of the thoracic aorta. J. thorac. Surg. 35, 347 (1958).

[30] ELLIOT, I. A.: Acute arterial occlusion: An unusual cause. Surgery 39, 825 (1956).

[31] ELLIS, F.: Surgical repair of traumatic rupture of the thoracic aorta. Brit. J. Surg. 46, 495 (1959).

[32] EPFELBAUM, R.: Les ruptures de l'artère poplitée par traumatisme fermé. J. Chir. (Paris) 85, 575 (1963).

[33] FELTEN, H.: Traumatische Arterienverschlüsse als Komplikation bei Nervenläsionen nach stumpfen Traumen. Mschr. Unfallheilk. 62, 171 (1959).

[34] FERGUSON sr., I. A., W. M. BIRD, and D. K. MCAFEE: Experiences in the management of arterial injuries. Ann. Surg. 153, 980 (1961).

[34a] FLEISCHAKER, R. J., J. H. MAZUR, and B. F. BAISCH: Surgical treatment of acute traumatic rupture of the thoracic aorta. J. thorac. cardiovasc. Surg. 47, 289 (1964).

[35] FORSEE, J. H., and H. A. BLAKE: The recognition and management of closed chest trauma. Surg. Clin. N. Amer. 38, 1545 (1958).

[36] GANSAU, H.: Traumatischer Verschluß der A. iliaca externa bei einem 9jährigen Mädchen. Z. Geburtsh. Gynäk. 144, 104 (1955).

[36a] GJÖRES, J. E.: Traumatic rupture of the pulmonary artery. Acta chir. scand. 127, 173 (1963).

[36b] GWATHMEY, O., and C. W. BYRD: Clinical experience with acute traumatic rupture of the thoracic aorta in a general hospital. Ann. Surg. 159, 846 (1964).

[36c] GERBODE, F., R. E. HACKETT, Z. FREEMAN, G. T. BENNESS, and J. B. JOHNSTON: A case of aortico-right ventricular fistule following a closed chest injury. J. thorac cardiovasc. Surgery, 48, 1016 (1964).

[37] HARDY, E. G., and D. J. TIBBS: Acute ischaemia in limb injuries. Brit. med. J. 1960 I, 1001.

[38] HARDY, J. D.: Surgery of the aorta and its branches. VII. Traumatic injuries. Amer. Practit. 11, 621 (1960).

[39] — On the reversibility of strokes: Case of carotid artery repair with prompt recovery after hemiplegia and coma for two days. Ann. Surg. 158, 1035 (1963).

[40] HEBERER, G.: Fortschritte und Probleme der Wiederherstellungschirurgie großer Arterien. Langenbecks Arch. klin. Chir. 287, 276 (1957).

[41] HERSHEY, F. B., and A. D. SPENCER: Surgical repair of civilian arterial injuries. Arch. Surg. 80, 953 (1960).

[42] — — Autogenous vein grafts for repair of arterial injuries. Arch. Surg. 86, 836 (1963).

[43] HOCKADAY, T. D. R.: Traumatic thrombosis of the internal carotid artery. J. Neurol. Neurosurg. Psychiat. 22, 229 (1959).

[44] HOFFMANN, T., u. F. ROBERT: Traumatische Schädigungen der Arterien und Spätfolgen. Zbl. Chir. 85, 1709 (1960).

[45] HOHLWEG, E.: Operativ geheiltes Aneurysma einer Lungenarterie. Chirurg 19, 373 (1948).

[46] HÜBNER, K., u. P. SCHAPS: Die Thrombose der Carotis interna nach stumpfer Gewalteinwirkung. Zbl. Chir. 86, 2373 (1961).

[47] HUGHES, C. W.: Acute vascular trauma in Korean war casualities: An analysis of 180 cases. Surg. Gynec. Obstet. 99, 91 (1954).

[48] — Arterial repair during the Korean war. Ann. Surg. 147, 555 (1958).

[49] —, and W. F. BOWERS: Traumatic Lesions of Peripheral Vessels. Springfield (Ill.): Ch. C. Thomas 1961.

[50] —, and A. COHEN; The repair of injured blood vessels. Surg. Clin. N. Amer. 38, 1529 (1958).

[51] INAHARA, T.: Arterial injuries of the upper extremity. Surgery 51, 605 (1962).

[52] ISFORT, A.: Traumatische Karotisthrombosen. Mschr. Unfallheilk. 65, 257 (1962).

[53] JAHNKE jr., E. J.: Late structural and functional results of arterial injuries primarily replaced. Surgery 43, 175 (1958).

[54] —, and J. M. HOWARD: Primary repair of major arterial injuries. Arch. Surg. 66, 646 (1953).

[55] —, and S. F. SEELEY: Acute vascular injuries in Korean war. Ann. Surg. 138, 158 (1953).

[56] JOHNSTON, G. W., and J. H. LOWRY: Rupture of the axillary artery complicating anterior dislocation of the shoulder. J. Bone Jt Surg. B 44, 116 (1962).

[56a] KEMMERER, W. T., W. G. ECKERT, J. B. GATHRIGHT, K. REEMTSMA, and O. CREECH: Patterns of thoracic injuries in fatal traffic accidents. J. Trauma 1, 595 (1961).

[56b] KING, H., and H. B. SHUMACKER: Surgical repair of a traumatic aortic-right ventricular fistula. J. thorac. Surg. 35, 734 (1958).

[57] KINMONTH, J. B.: The physiology and relief of traumatic arterial spasm. Brit. med. J. 1952 I, 59.

[58] KIRKUP, J. R.: Major arterial injury complicating fracture of the femoral shaft. J. Bone Jt Surg. B 45, 337 (1963).

[59] KLEINERT, H. E.: Homograft patch repair of bullet wounds of the aorta. Arch. Surg. 76, 811 (1958).

[60] KOSKINEN, E. V. S.: Vascular lesions associated with injuries of the bones and joints. J. int. Coll. Surg. 39, 447 (1963).

[60a] KRAFT-KINZ, J., L. KRONBERGER u. H. TSCHERNE: Primäre operative Versorgung bei querem, traumatischem Abriß der Aorta thoracalis an typischer Stelle. Zbl. Chir. 88, 1112 (1963).

[61] KÜMMERLE, F., u. G. RICHTER: Traumatische Ruptur der thorakalen Aorta. Dtsch. med. Wschr. 88, 422 (1963).

[62] LANGER, E., u. W. VETHACKE: Gefäßveränderungen nach rhythmischen Erschütterungen. Mschr. Unfallheilk. 60, 129 (1957).

[63] LICHTBLAU, P. O., and P. D. WILSON: Possible mechanism of aortic rupture in orthopaedic correction of rheumatoid spondylitis. J. Bone Jt Surg. A 38, 123 (1956).

[64] LORD jr., J. W., P. W. STONE, W. A. CLOUTIER, and L. BREIDENBACH: Major blood vessel injury during elective surgery. Arch. Surg. 77, 282 (1958).

[65] LOVE, C. R., and S. S. EVANS: Gunshot wound of the abdominal aorta and anoxic cardiac arrest: report of a survival. Ann. Surg. 158, 131 (1963).

[66] LUDWIG, K., u. H. ROSENHAGEN: Spätschäden nach posttraumatischer Karotis-Ligatur. Med. Sachverst. 54, 52 (1958).

[67] MACLEAN, L. D.: The diagnosis and treatment of arterial injuries. Canad. med. Ass. J. 88, 1091 (1963).

[68] MADARAS jr., J. S., and M. A. CLAMAN: Sudden occlusion of the anterior tibial artery. Surgery 49, 392 (1961).

[69] MALM, J. R., and R. A. DETERLING jr.: Traumatic aneurysm of the thoracic aorta simulating coarctation. J. thorac. cardiovasc. Surg. 40, 271 (1960).

[70] MALT, R. A., and F. McKHANN: Replantation of severed arms. J. Amer. med. Ass. 189, 716 (1964).

[71] MARTIN, G.: Ein Fall von Naht einer Schußwunde der Lungenschlagader. Med. Korresp.-Bl. Württemberg. ärztl. Landesvereins 83, 333 (1913).

[72] MATHIESEN, F. R., and A. GAMMELGAARD: Traumatic arterial injuries. J. cardiovasc. Surg. (Torino) 4, 308 (1963).

[73] MAVOR, G. E.: The diagnosis of traumatic main-vessel thrombosis. Brit. J. Surg. 44, 337 (1957).

[74] MAZZITELLO, W. F.: Traumatic involvement of the thoracic aorta. Arch. intern. Med. 100, 894 (1957).

[75] McBurney, R. P., and R. H. Vaughan: Rupture of the thoracic aorta due to nonpenetrating trauma. Ann. Surg. **153**, 670 (1961).

[76] Menzi, P.: Aortenruptur bei stumpfem Thoraxtrauma. Schweiz. med. Wschr. **93**, 563 (1963).

[77] Moore jr., H. G., L. M. Nyhus, E. A. Kanar, and H. N. Harkins: Gunshot wounds of major arteries. Surg. Gynec. Obstet. **98**, 129 (1954).

[78] Montagnani, C. A., and F. A. Simeone: Observations on the liberation and elimination of myohemoglobin and of hemoglobin after release of muscle ischemia. Surgery **34**, 169 (1953).

[79] Morris jr., G. C., A. C. Beall jr., W. R. Roof, and M. E. DeBakey: Surgical experience with 220 acute arterial injuries in civilian practice. Amer. J. Surg. **99**, 775 (1960).

[80] — O. Creech jr., and M. E. DeBakey: Acute arterial injuries in civilian practice. Amer. J. Surg. **93**, 565 (1957).

[81] — R. P. Foster, J. R. Dunn, and D. A. Cooley: Traumatic aortico-ventricular fistula. Report of 2 cases successfully repaired. Ann. Surg. **24**, 883 (1958).

[82] Mosimann, R.: Traumatismes artériels. Helv. chir. Acta, Suppl. **10**, 30 (1963).

[83] Murphy, F., and J. H. Miller: Carotid insufficiency and surgical treatment. A report of twenty-one cases. J. Neurosurg. **16**, 1 (1959).

[84] Mustard, W. T., and Ch. Bull: A reliable method for relief of traumatic vascular spasm. Ann. Surg. **155**, 339 (1962).

[85] Nettleship, A., and J. D. Finfrock: Rupture of the thoracic aorta. Arch. Surg. **83**, 257 (1961).

[86] Nissen, R.: Die operative Indikation bei Verletzungen von Lungen und Bronchien. Langenbecks Arch. klin. Chir. **173**, 464 (1932).

[87] — Effect of reduced blood flow in a case of combined cardio-aortic injury. Exp. Med. Surg. **18**, 124 (1960).

[88] Owens, J. C.: The management of arterial trauma. Surg. Clin. N. Amer. **43**, 371 (1963).

[89] Ortner, A. B., H. F. Berg, and A. Lebendiger: Limb salvage through small-vessel surgery. Arch. Surg. **83**, 414 (1961).

[90] Parmley, L. F., T. W. Mattingly, W. C. Manion, and E. J. Jahnke jr.: Nonpenetrating traumatic injury of the aorta. Circulation **27**, 1086 (1958).

[91] Passaro jr., E., and W. G. Pace: Traumatic rupture of the thoracic aorta. Surgery **46**, 787 (1959).

[92] Raffensperger, J. G., and J. Hinkamp: Compound dislocation of the knee with popliteal artery injury. Arch. Surg. **79**, 799 (1959).

[93] Ramage, J. H., and J. B. Morgan: Traumatic aortic incompetence. Scot. med. J. **2**, 299 (1957).

[94] Rob, C. G., and A. Standeven: Closed traumatic lesions of the axillary and brachial arteries. Lancet **1956 I**, 597.

[95] Rob, Ch.: Arterial wounds. Acute ischemia of the limbs. J. cardiovasc. Surg. (Torino) **4**, 249 (1963).

[96] Sauerbruch, F.: Die Verletzungen der großen Blutgefäße des Mittelfellraumes. In: Chirurgie der Brustorgane, Bd. 2, S. 315. Berlin: Springer 1925.

[97] Seeley, S. F., C. W. Hughes, and E. J. Jahnke jr.: Major vessel damage in lumbar disc operation. Surgery **35**, 421 (1954).

[98] Senning, A.: Zit. nach Zehnder. Thoraxchirurgie 8, 1 (1960).

[99] Shaw, R. S.: Reconstructive arterial surgery in upper-extremity injuries. J. Bone Jt Surg. A **41**, 665 (1959).

[100] Shuck, J. M., and D. S. Trump: Nonpenetrating abdominal trauma with injury to blood vessels. Amer. Surg. **27**, 693 (1961).

[101] Simon, E.: Aortenrupturen nach stumpfen Verletzungen: Probleme der Früherkennung und -behandlung. Inaug. Diss. Köln 1963.

[102] Sinkler, W. H., and A. D. Spencer: The importance of early exploration of vascular injuries. Surg. Gynec. Obstet. **107**, 228 (1958).

[103] — — The value of peripheral arteriography in assessing acute vascular injuries. Arch. Surg. **80**, 300 (1960).

[104] Smith, E. H. J.: Primary rupture of brachial artery and median nerve in supracondylar fracture of the humerus. J. Bone Jt Surg. B **38**, 736 (1956).

[105] Smith, R. F., D. E. Szilagyi, and J. R. Pfeifer: Arterial trauma. Arch. Surg. **86**, 825 (1963).

[106] Smyth, N. P. D., P. C. Adkins, G. A. Kelser, and J. Calatayud: Traumatic aortic-right ventricular fistula. Surg. Gynec. Obstet. **109**, 566 (1959).

[107] Spencer, A. D.: The reliability of signs of peripheral vascular injury. Surg. Gynec. Obstet. **114**, 490 (1962).

[107a] Spencer, F. C., and R. V. Grewe: The management of arterial injuries in battle casualties. Ann. Surg. **141**, 304 (1955).

[108] — P. F. Guerin, H. A. Blake, and H. T. Bahnson: A report of fifteen patients with traumatic rupture of the thoracic aorta. J. thorac. cardiovasc. Surg. **41**, 1 (1961).

[109] Spohn, K., u. K. Schreier: Subtotale Dünndarmresektion nach Abriß der A. mesenterica cranialis unter besonderer Berücksichtigung postoperativer Stoffwechselveränderungen. Klin. Wschr. **36**, 468 (1958).

[110] Staubesand, J.: Zum Spontanverschluß verletzter Arterien. Medizinische **1957**, 1663.

[*111*] Steenburg, R. W., and M. M. Ravitch: Cervico-thoracic approach for subclavian vessel injury from compound fracture of the clavicle. Ann. Surg. **157**, 839 (1963).

[*112*] Stein jr., A. H.: Arterial injury in orthopaedic surgery. J. Bone Jt Surg. A **38**, 669 (1956).

[*113*] Stelzner, F., u. K. Horatz: Erfolgreiche Naht einer Schußverletzung der extraperikardialen Aorta ascendens. Thoraxchirurgie **10**, 632 (1963).

[*114*] Strassmann, G.: Traumatic rupture of the aorta. Amer. Heart J. **33**, 508 (1947).

[*115*] Svane, H., and P. Ottosen: Traumatic vascular lesions. J. cardiovasc. Surg. (Torino) **4**, 303 (1963).

[*116*] Symbas, P. N., and H. W. Scott jr.: Traumatic aneurysm of the pulmonary artery. J. thorac. cardiovasc. Surg. **45**, 645 (1963).

[*117*] Trostdorf, E., u. U. Venzlaff: Die neuro- und psychopathologischen Folgen der posttraumatischen Karotisligatur unter besonderer Berücksichtigung der Spätfolgen. Fortschr. Neurol. Psychiat. **25**, 297 (1957).

[*118*] Ulvestad, L. E.: Repair of laceration of superior mesenteric artery acquired by non-penetrating injury to abdomen. Ann. Surg. **140**, 752 (1954).

[*119*] Veroft, R.: Traumatismes artériels. Acta chir. belg. **55**, 698 (1956).

[*120*] Vogt, B.: Allgemeine Gesichtspunkte bei der Behandlung von Arterienverletzungen. Praxis **52**, 364 (1963).

[*121*] Weber, W.: Die Verletzungen des Mediastinums. Langenbecks Arch. klin. Chir. **293**, 167 (1959).

[*122*] Wertheimer, P., J. Sautot, J. Descotes et R. Poulat: La chirurgie conservatrice dans les traumatismes artériels de la pratique civile. Lyon chir. **57**, 161 (1961).

[*123*] West, J. P., E. M. Winant, and C. R. Blair: Femoral-artery reconstruction in a patient with a compound fracture of the femor. J. Bone Jt Surg. A **39**, 1394 (1957).

[*124*] Whitaker jr., W. G., W. F. Durden, and I. A. Ferguson: Acute arterial injuries. Surg. Gynec. Obstet. **99**, 129 (1954).

[*125*] Wildegans, H.: Verletzungen der Aorta. Dtsch. med. Wschr. **52**, 1810 (1926).

[*126*] Wolfman jr., E. F., and D. E. Boblitt: Intramural aortic dissection as a complication of translumbar aortography. Arch. Surg. **78**, 629 (1959).

[*127*] Wood, N. E., and F. L. Stutzman: Intimal separation in arterial injuries. Angiology **14**, 265 (1963).

[*128*] Zehnder, M. A.: Zerreißfestigkeit und Elastizität der Aorta. Beitrag zur traumatischen Aortenruptur. Schweiz. med. Wschr. **85**, 203 (1955).

[*129*] — Aortenruptur bei stumpfem Thoraxtrauma. Helv. chir. Acta **26**, 442 (1959).

[*130*] — Zwei weitere Fälle von Aortenruptur bei stumpfem, geschlossenem Thoraxtrauma. Schweiz. med. Wschr. **90**, 1282 (1960).

[*131*] — Unfallmechanismus und Unfallmechanik der Aortenruptur im geschlossenen Thoraxtrauma. Thoraxchirurgie **8**, 47 (1960).

[*132*] — Symptomatologie und Verlauf der Aortenruptur bei geschlossener Thoraxverletzung anhand von 12 Fällen. Thoraxchirurgie **8**, 1 (1960).

[*133*] Zeldenrust, J.: Traumatische aorta-ruptuur bij verkeersongevallen. Ned. T. Geneesk. **106**, 464 (1962).

[*134*] Zettel, H., R. Zoller u. K. Meyer: Beitrag zur operativen Behandlung der traumatischen Karotisthrombose. Chirurg **34**, 372 (1963).

[*135*] Ziperman, H. H.: Acute arterial injuries in the Korean war. Ann. Surg. **139**, 1 (1954).

D. Kurzschlußverbindungen des großen und kleinen Kreislaufs

Sieht man von den intrakardialen Kurzschlüssen ab, so lassen sich die Kurzschlußformen, bei denen zumindest einer der beiden kurzgeschlossenen Kreislaufabschnitte dem Gefäßsystem angehört, in vier Gruppen unterteilen:

1. *Der arterio-venöse (a.-v.) Kurzschluß des großen Kreislaufs:*
   a) die erworbene a.-v. Fistel (s. S. 474),
   b) die angeborene a.-v. Fistel (s. S. 502), Sonderfall: Syndrom von F. P. Weber (s. S. 508).

2. *Der a.-v. Kurzschluß des kleinen Kreislaufs:*
   a) die angeborene a.-v. Fistel der Lungenstrombahn (s. S. 525),
   b) die erworbene a.-v. Fistel der Lungenstrombahn (s. S. 526).

3. *Der Kurzschluß zwischen der arteriellen Seite des großen und der arteriellen Seite des kleinen Kreislaufs:*
   a) angeborene Formen:
      der Ductus arteriosus apertus (s. S. 542),
      der aortopulmonale Septumdefekt (s. S. 568),
      der Fehlabgang einer Coronararterie von der Pulmonalarterie (s. S. 585);

b) erworbene Formen:
 Perforation eines Aortenbogenaneurysmas, eines
 Aneurysmas der Aortenbogenäste (s. S. 516) oder eines
 Aneurysmas der Sinus Valsalvae (s. S. 592) in die A. pulmonalis.
4. *Der Kurzschluß zwischen der arteriellen Seite des großen Kreislaufs und einer Herzhöhle:*
 a) die angeborene oder erworbene a.-v. Fistel zwischen den arteriellen und venösen Coronargefäßen (s. S. 578),
 b) die Verbindung einer Coronararterie mit einer Herzhöhle (s. S. 578),
 c) die angeborene oder erworbene Verbindung zwischen einem Sinus Valsalvae und einer Herzhöhle (s. S. 592).

I. Erworbene arterio-venöse Fistel des großen Kreislaufs
1. Historische Daten

Bevor W. HUNTER 1757 zum erstenmal den a.-v. Kurzschluß als pathophysiologisches Substrat der a.-v. Fistel erkannte und beschrieb, wurde das Krankheitsbild als isolierte Erkrankung der Arterie angesehen und meist als arterielles Aneurysma behandelt. HUNTER, der 1762 einen zweiten Fall veröffentlichen konnte (bei beiden Kranken war die a.-v. Fistel nach einem Aderlaß in der Ellbeuge aufgetreten), kannte bereits das pathognomonische Schwirren und wies darauf hin, daß es durch Kompression der zuführenden Arterie zu unterdrücken sei. Er beschrieb ferner die Erweiterung der zuführenden Arterie und die Pulsation der Venen. Von ihm stammt die Bezeichnung „aneurysm by anastomosis". Bereits 1817 vermutete sein Landsmann HODGSON [54], daß es sich bei der von HUNTER beobachteten Dilatation der zuführenden Arterie um eine Reaktion des Gefäßes auf den vermehrten Durchfluß handeln könne und verglich das Phänomen mit der Erweiterung der Arterien maligner Geschwülste. Diese Auffassung verdient besonderes Interesse, da sie durch neuere Untersuchungen wieder sehr aktuell geworden ist und an Wahrscheinlichkeit gewonnen hat (s. S. 94). Die folgenschweren Rückwirkungen der Kurzschlußverbindung auf den Gesamtkreislauf und auf das Herz blieben den Beschreibern dieser Epoche noch verborgen und wurden erst über 100 Jahre später bekannt. 1875 beschrieb NICOLADONI [101] die nach ihm und dem Zweitbeschreiber BRANHAM [6] benannte bradykarde Reaktion nach Kompression der zuführenden Fistelarterie. 1877 wies J. ISRAEL [74] zum erstenmal auf den zusammen mit dieser Bradykardie auftretenden Blutdruckanstieg hin, mit dem sich GUNDERMANN [44] ausführlich befaßte. In der Publikation von NICOLADONI stößt man zum erstenmal auf den Begriff der Hypertrophie des Herzens, wenn auch deren Ursache ebenso wie in der ausgezeichneten Beschreibung von J. ISRAEL in einem erhöhten peripheren Widerstand gesucht wurde. Die Tatsache verdient insofern hervorgehoben zu werden, als BRAMAN (1886) in seiner Zusammenstellung von 159 Fällen noch keine kardialen Veränderungen erwähnt hat. Erst in der nächsten großen Übersicht von STEWART [136] wurde die Vergrößerung des Herzens nicht nur angeführt, sondern ausführlich diskutiert und in richtiger Erkenntnis der Zusammenhänge auf eine fistelbedingte Volumenbelastung des Herzens zurückgeführt. STEWART ging außerdem auf die Rückbildung dieser Herzvergrößerung nach Fistelverschluß ein und betonte, daß das Ausmaß der Herzbelastung von dem Kaliber der betroffenen Gefäße, von der Entfernung der Fistel vom Herzen und von der Größe der Fistelöffnung abhängig sei. Seitdem häufen sich die Publikationen klinischer Beobachtungen und tierexperimenteller Untersuchungen zu der Frage des Zusammenhangs zwischen Kurzschluß und Herzbelastung [12, 13, 31, 32, 35, 45, 72, 115, 116], an deren Lösung HOLMAN [56—62] entscheidend beteiligt war.

2. Ätiologie

Unter den erworbenen Kurzschlußverbindungen ist das Krankheitsbild der traumatisch entstandenen a.-v. Fistel des großen Kreislaufs am häufigsten. Die zugrunde liegende Verletzung erfolgt in der Regel durch einen spitzen oder scharfkantigen

Fremdkörper (Metall, Glas). Besonders häufig entstehen a.-v. Fisteln bei Kriegshandlungen durch Schuß- und Granatsplitterverletzungen. In Friedenszeiten treten Schußverletzungen durch Kleinkaliber- und Schrotgeschosse, Schnitt- und Stichverletzungen (Messer, Schere, Sichel, Axt u.a.) in den Vordergrund. Ein Beispiel für die letztgenannte Art der Verletzung ist der „Ausbeinstich" in die Leiste als berufstypischer Unfall der Metzger. Sehr viel seltener werden a.-v. Fisteln nach Verletzungen beobachtet, die ohne Durchtrennung der Integumente ablaufen. So wurden a.-v. Fisteln nach Luxationen oder nach einer Kontusion mit Decollement und/oder Hämatombildung beschrieben. Die letzte Form zeichnet sich häufig durch multiple, kleine a.-v. Verbindungen aus, wodurch im Endzustand ein Bild entstehen kann, das dem des angeborenen a.-v. Angioms klinisch und angiographisch zum Verwechseln ähnlich ist. Schließlich sind noch a.-v. Fisteln nach Anspießung der Gefäße durch Knochensplitter (Frakturen, Osteochondrome) zu erwähnen [67, 81, 106]. Unter die a.-v. Fisteln traumatischer Genese müssen ferner Kurzschlüsse eingereiht werden, die als Komplikation operativer Eingriffe, etwa nach Massenligatur des Gefäßstammes bei Organexstirpationen oder ganz besonders häufig im Anschluß an eine lumbale Laminektomie auftreten können (Nephrektomie: [23, 25, 29, 48, 55, 97, 122, 126], Nephrolithotomie: [143], Hysterektomie: [14, 18, 26, 146], Splenektomie: [10], Mastektomie: [42], Strumektomie: [22, 37, 95, 110, 119, 125, 145], Cholecystektomie: [109], Extremitätenamputation: [8, 80, 92, 100, 137], Meniscusresektion: [25], Punktion: [25, 33, 109], Arthrodese: [41, 119], Knochennagelung bzw. -operation: [38, 119], Laminektomie: [11, 21, 30, 34, 40, 47, 63, 66, 68, 88, 93, 121, 124, 132, 135, 138, 140]). Gelegentlich entstehen a.-v. Fisteln infolge infektiöser Gefäßwandveränderungen oder auf Grund einer spontanen Aneurysmaperforation in eine Vene.

3. Lokalisation

Obwohl ein traumatisch bedingter a.-v. Kurzschluß überall dort entstehen kann, wo Arterie und Vene in enger Nachbarschaft verlaufen, sind erfahrungsgemäß oberflächlich

Tabelle 47. *Lokalisation von 593 a.-v. Fisteln traumatischer Genese* [27]

Lokalisation	Anzahl	%	Lokalisation	Anzahl	%
			Übertrag	498	84
Arme					
A. subclavia	19	3,2	*Kopf und Hals*		
A. axillaris	33	5,6	A. carotis	48	8,1
A. brachialis	30	5,1	A. vertebralis	13	2,1
A. radialis	2	0,3	Arterien der Kopfschwarte	9	1,5
A. ulnaris	9	1,5	A. lingualis	1	0,2
A. interossea comm.	1	0,2	A. occipitalis	1	0,2
A. transversa colli	2	0,3	A. temporalis superficialis	5	0,8
A. suprascapularis	2	0,3	Gesamt	77	12,9
A. circumflexa humeri posterior	1	0,2			
Gesamt	99	16,7	*Rumpf*		
			Aorta — V. cava	2	0,3
Beine			Truncus brachiocephalicus	1	0,2
A. femoralis	144	24,3	A. thoracica interna	1	0,2
A. profunda femoris	19	3,2	A. subscapularis	2	0,3
A. profunda femoris, Äste	2	0,3	A. thoraco-acromialis	1	0,2
A. poplitea	102	17,2	A. iliaca comm. et ext.	9	1,5
Aa. tibiales	87	14,7	A. iliaca interna	1	0,2
A. fibularis	25	4,2	A. obturatoria	1	0,2
A. glutaea superior	3	0,5	Gesamt	18	3,1
A. glutaea inferior	1	0,2	Summe	593	100
A. circumflexa femoris lateralis	1	0,2			
A. genu	5	0,8			
Wadenmuskeläste	4	0,7			
Aa. plantares	6	1,0			
Gesamt	399	67,3			

liegende, leicht verletzbare Gefäße, deren Kaliber Bleistiftdicke nicht unterschreitet, besonders gefährdet. Aus den statistischen Zusammenstellungen ergibt sich übereinstimmend [12, 13, 27, 28, 69, 136, 142] die besondere Häufigkeit der Fistellokalisation im Verlauf der stammnahen Gefäße der Extremitäten und des Halses (s. Tabelle 47).

Die auffallende Häufigkeit der Brachialarterienfistel (64 von 159 Fällen = 39,6%) in der ältesten Übersichtsarbeit von BRAMAN [5] findet als Folge des seinerzeit vielgeübten Aderlasses ihre Erklärung.

In der Regel handelt es sich um solitäre Fisteln. Gelegentlich aber, besonders häufig nach Granatsplitter- und Schrotschußverletzungen sowie nach Verletzungen im Bereich von Gefäßgabeln, können multiple Fisteln entstehen (Abb. 175 und 176).

Pathophysiologie: s. S. 90.

4. Pathologische Anatomie

Gewöhnlich sind Arterie und Vene durch einen einzigen Fistelgang miteinander verbunden, nur selten findet man mehrere Öffnungen oder multiple schwammartige Gefäß-

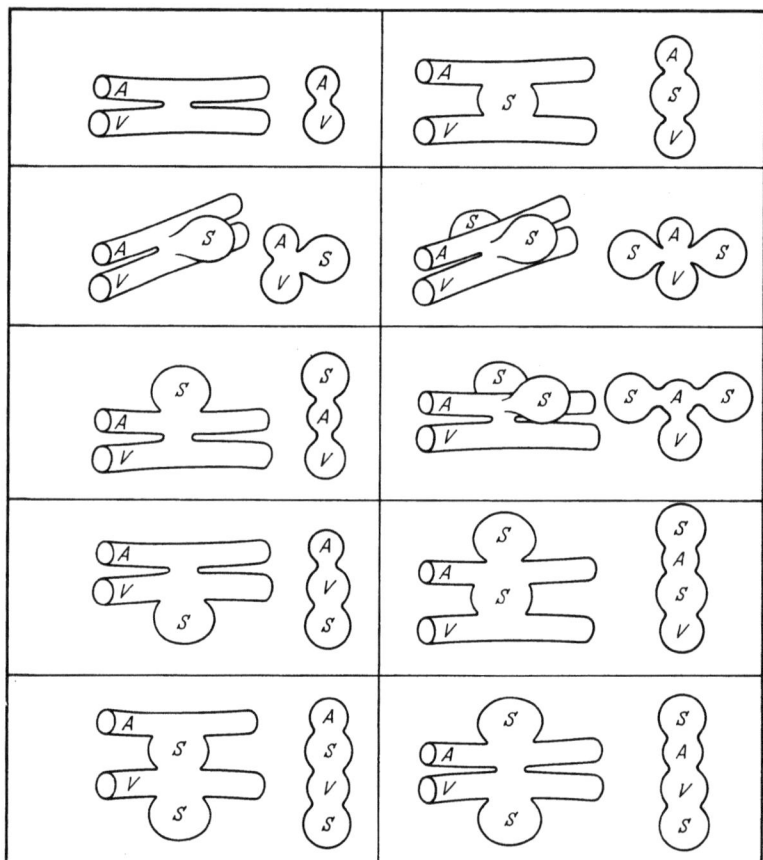

Abb. 164. Die verschiedenen Formen der Aneurysmabildung bei a.-v. Fisteln (nach [27])
A = Arterie, V = Vene, S = Aneurysmasack

kommunikationen. Solange die Wachstumspotenz der arteriellen Gefäßwand hämodynamisch nicht überfordert war, stellt man eine proportionierte Vergrößerung der zuführenden Arterie mit echter Zunahme der Gefäßwandmasse bei annähernd normaler Verteilung der verschiedenen Bauelemente fest. Im späteren Stadium rücken die Zeichen der Degeneration in den Vordergrund. Nach Rarefizierung der Muskelfasern und der elastischen Elemente besteht die auffallend dünne Gefäßwand fast ausschließlich aus kollagenen Fasern (vasculäre Dekompensation). An der Intima bilden sich arteriosklerotische Veränderungen [2, 56—58, 72, 73, 115]. Die mit zunehmendem Querschnitt anwachsende Wandspannung und die Reduktion spannungstragender Gefäßwandelemente haben eine progrediente Erweiterung zur Folge und ergeben günstige Voraussetzungen für die Entwicklung von Aneurysmen.

Auffallenderweise findet man an der abführenden Vene keine analogen Degenerationsvorgänge. Obwohl auch sie auf die hämodynamische Belastung mit einer Zunahme des Lumens, d.h. einem Oberflächenwachstum der Wand reagiert, scheinen ihre Wachstumspotenzen bei geringerer Druckbelastung nicht überfordert zu sein. Es kommt zu einem Dickenwachstum der Gefäßwand (Arterialisation), der histologisch eine Verdickung der Intima mit Vermehrung elastischer Faserelemente und eine Dickenzunahme der Media mit Einlagerung zahlreicher neugebildeter Muskelfasern entspricht [5, 53, 133].

Im Bereich der Fistel können sich einzeln oder in Kombination verschiedene Formen von Aneurysmen bilden, über deren Lokalisation Abb. 164 unterrichtet. Bei den zwischen Arterie und Vene liegenden Aneurysmen (Aneurysma varicosum) handelt es sich meist um falsche Formen, die sich aus dem traumatisch entstandenen Hämatom entwickelt haben. Auch die an der Arterie oder der Vene selbst entstehenden Aneurysmen können dieser Gruppe angehören (Traumatisierung auch der gegenüberliegenden Gefäßwand bei penetrierenden Verletzungen), bilden sich aber häufig als echte Aneurysmen unter dem Einfluß der krankhaften hämodynamischen Gefäßwandbelastung (Varix aneurysmaticus).

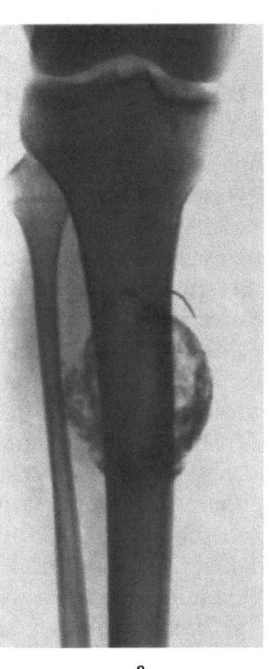 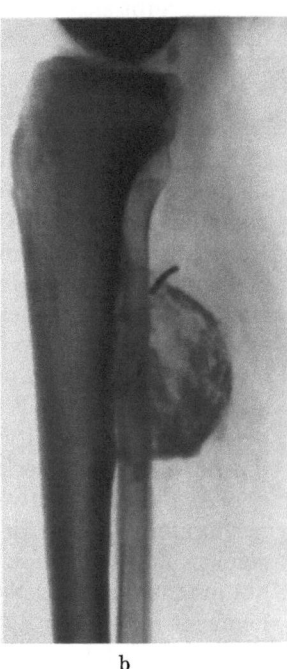

a   b

Abb. 165a u. b. W. R., 25 Jahre, ♂. Verkalktes „Aneurysma varicosum" bei traumatischer a.-v. Fistel der rechten A. tibialis posterior. Verletzung vor 17 Jahren. Operation: Transaneurysmatische Naht der Arterie, Unterbindung der Vene

5. Diagnose und präoperative Behandlung der akuten arterio-venösen Fistel

An das Vorliegen einer a.-v. Fistel sollte man im Rahmen einer Verletzung stets denken, wenn sich eine arterielle Blutung leicht und allein durch vorübergehende Kompression stillen läßt. Ein weiterer Hinweis ist das Mißverhältnis zwischen einem geringfügigen Blutverlust und einem schweren Kreislaufkollaps. Sucht man auf Grund dieser keineswegs regelmäßig vorhandenen Symptome nach der Fistel, so läßt sie sich leicht an dem charakteristischen Schwirren und an ihrem Geräusch erkennen. Die Früherkennung des Krankheitsbildes ist in den Fällen von großer Bedeutung, bei denen sich infolge außergewöhnlicher Fistelgröße ein lebensgefährliches peripheres Kreislaufversagen ausbildet. Ist eine Kompression der Fistel oder der zuführenden Arterie aus Gründen der Lokalisation nicht möglich, so können Hochlagerung und straffes Einwickeln der betroffenen Extremität lebensrettend sein. Auch bei geringen Blutverlusten können größere Infusionsmengen (1—2 Liter Blut oder Blutersatzmittel) in kurzer Zeit nötig sein, um das entstandene Mißverhältnis zwischen Kapazität des krankhaft veränderten Gefäßraumes und vorhandenem Blutvolumen zu beseitigen. Der Effekt vasoconstrictorischer

Substanzen ist bei der bereits reflektorisch vorhandenen Engstellung der Peripherie meist unzureichend. Die aufgezählten Maßnahmen dürfen nur dazu dienen, den Verletzten in einen transportfähigen und operablen Zustand zu bringen. Die Therapie, die bei bedrohlichen Fällen umgehend eingeleitet werden muß, besteht heute in der sofortigen chirurgischen Beseitigung des Kurzschlusses (s. S. 486).

6. Chronische arterio-venöse Fistel

Die Diagnose der chronischen a.-v. Fistel läßt sich aus Anamnese und klinischem Untersuchungsbefund ohne jeden apparativen Aufwand stellen. Die klinische Symptomatik ergibt sich zwanglos aus den zugrunde liegenden pathophysiologischen Zusammenhängen (s. S. 90).

a) Vorgeschichte und Symptome

Der Kranke wird in der Regel, durch eine pulsierende, schwirrende Schwellung beunruhigt, den Arzt aufsuchen und Angaben über das verursachende Trauma machen können. Bezeichnenderweise erfährt man häufig, daß eine spritzende Blutung bestanden hat, die allein durch Kompression und ohne operative Behandlung gestillt werden konnte. Die traumatische Verbindung zwischen Arterie und Vene verhindert eine schwere äußere Blutung und die Bildung eines pulsierenden Hämatoms. Der Schweregrad des Kollapszustandes, über den ein Teil der Kranken berichtet, kann in auffallendem Gegensatz zu einem geringen Blutverlust stehen. Eine sofort nach dem Trauma auftretende, schnell zunehmende Schwellung der Extremität ist pathognomonisch. Das Ödem bildet sich zunächst rasch, aber nie vollständig zurück. Das Auftreten von Krampfadern an der betroffenen Extremität wird meist in einem zeitlichen Abstand von Monaten oder sogar Jahren nach der Verletzung beschrieben. Es ist nur in einer Minderzahl der Fälle mit der Ausbildung schwerheilender und immer wieder aufbrechender venöser Geschwüre verbunden. Neben den durch die venöse Abflußstauung hervorgerufenen Beschwerden spielen Zeichen einer arteriellen Zuflußstörung (Kältegefühl, Claudicatio intermittens) kaum eine Rolle. Das bezeichnende Schwirren wird meist schon kurz nach der Verletzung bemerkt. Es kann zu äußerst unangenehmen akustischen Empfindungen Anlaß geben, wenn die Fistel kopfnahe lokalisiert ist. Gelegentlich beschreibt der Kranke Positionen der Extremität oder des Körpers, die das Geräusch verschwinden lassen.

Beschwerden von seiten des Herzens treten meist erst einige Jahre nach dem Trauma auf. Zunächst wird nur über „Stiche" geklagt, dann aber über starkes Herzklopfen, zunehmende körperliche Leistungsminderung und schließlich über Atemnot bei Belastung und flachem Liegen. In seltenen Fällen bleibt die Grundkrankheit bis zum Auftreten der Herzbeschwerden oder einer Stauungsinsuffizienz unerkannt; Arzt und Patient vermuten ein primäres Herzleiden, das erfolglos behandelt wird.

Jeder pulsierende, schwirrende Tumor, eine anhaltende und einseitige Schwellung einer Extremität, insbesondere aber jede ungeklärte einseitige Varicose und schließlich eine Herzinsuffizienz unklarer Genese, die mit den Zeichen einer vermehrten Volumenbelastung des Herzens einhergeht, müssen den Verdacht auf das Vorliegen einer Fistel wecken und sollten zu gezielten Untersuchungen Anlaß geben.

b) Lokalbefund

Am Ort der Fistel fällt in der Regel ein prallelastischer, *pulsierender „Tumor"* auf, der leicht mit einem Aneurysma zu verwechseln ist und in dessen Bereich die aufgelegte Hand ein kontinuierliches und intensives, pulssynchrones *Schwirren* fühlt. Die zur Sicherung der Diagnose wichtigste Maßnahme ist die *Auskultation*. Dabei hört man ein charakteristisches *Dauergeräusch*, das sich pulssynchron verstärkt. Sein Punctum maximum entspricht in der Regel der Lokalisation der Fistel. Das Geräusch des arteriellen Aneurysmas ist dagegen, wenn überhaupt vorhanden, leise und weniger rauh, es führt nur selten zu Schwirren und bleibt immer auf die Systole beschränkt. Das Fistelgeräusch ist in abnehmender Intensität in mehr oder minder weiter Umgebung der Fistel zu hören, besonders deutlich über den zu- und abführenden Gefäßen. Diagnostische Schwierigkeiten können entstehen, wenn der Abtransport des kurzgeschlossenen Blutes nicht direkt über die proximale Fistelvene, sondern über einen ausgedehnten und weit nach distal reichenden venösen Kollateralkreislauf erfolgt (Abb. 166b und c). Infolge

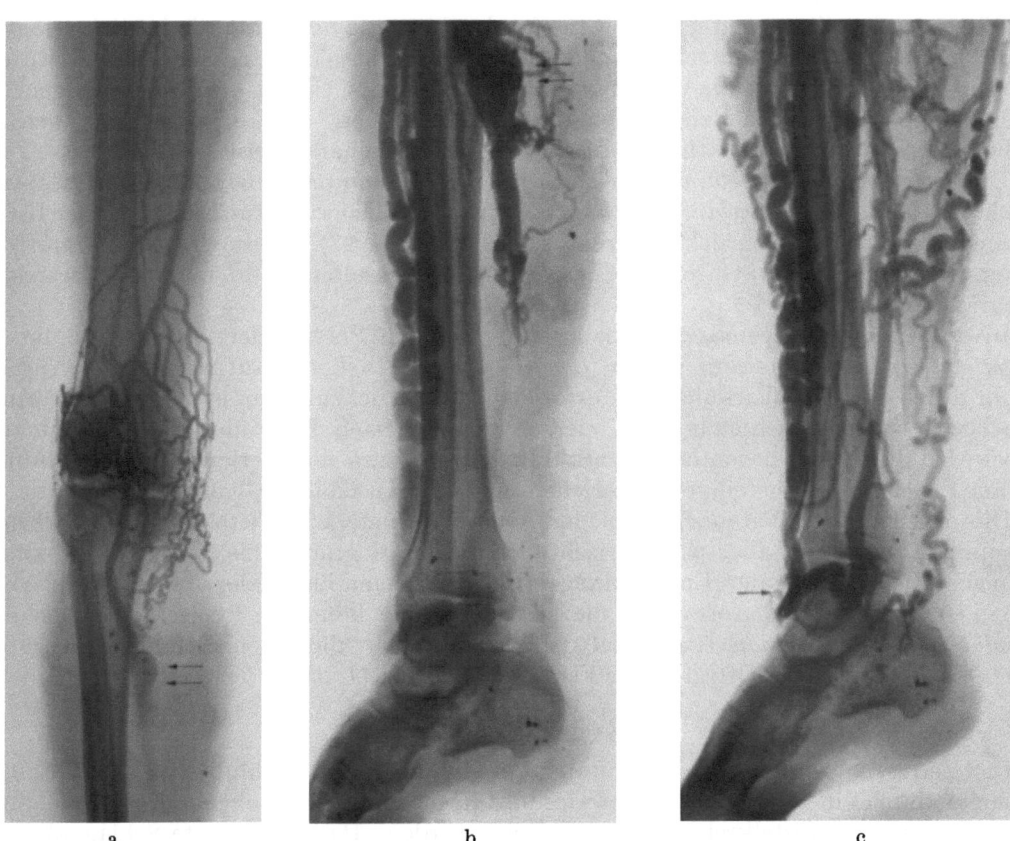

a   b   c

Abb. 166a—c. E. M., 36 Jahre, ♂. Seit 17 Jahren bestehende traumatische a.-v. Fistel der rechten A. tibialis posterior (⇌). Kurz nach der Verletzung Ligatur der A. poplitea. a Die verschlossene A. poplitea wird von einem außergewöhnlich starken Kollateralnetz überbrückt, das von Ästen der A. femoralis superficialis, der A. profunda femoris und der proximalen A. poplitea gebildet wird. b und c Das Kontrastmittel fließt in erweiterten und elongierten Venen fußwärts, bevor es über oberflächliche Venen der Wade die V. saphena magna erreicht. Vor dem inneren Knöchel war über der stark gekrümmten Vene (→) ein lautes Dauergeräusch zu hören

Turbulenz, die an den scharfen Biegungen der varicös entarteten Venen entsteht (s. Pfeil in Abb. 166c), können Geräuschphänomene auftreten, die einen weiteren Kurzschluß vortäuschen. Die Auskultation bei gezielter und alternierender Kompression der verschiedenen beteiligten Gefäße wird die Situation auf einfache Weise klären.

Beispiel: Pat. E. M., 36 Jahre, ♂ (Abb. 166).

Erstes Geräuschmaximum über der Wade, zweites Geräuschmaximum über dem inneren Knöchel. Nach Kompression des geräuschführenden Gefäßes am inneren Knöchel geringe Intensitätsminderung des Geräusches über der Wade, nach umschriebener Kompression der Wade Verschwinden des Geräusches am Knöchel.

Diagnose: A.-v. Fistel der A. tibialis post. mit ausgedehnter venöser Kollateralbildung.

Regelmäßig stellt man im Bereich der Fistel und vor allem distal davon eine *Umfangs-vermehrung* fest. Anfangs handelt es sich um ein Ödem als Folge des venösen Hypertonus, später ist diese Umfangsvermehrung, ähnlich der Entwicklung beim postthrombotischen Syndrom, mehr und mehr auf eine echte Gewebsvermehrung im Sinne eines Sklerödems zurückzuführen, das in seltenen Einzelfällen elephantiasisartige Ausmaße annehmen kann. Die oberflächlich verlaufenden *Venen* sind *prall gefüllt* und stehen *unter erhöhtem Druck*, wovon man sich durch Anheben der Extremität über Vorhofniveau überzeugen kann. Sichtbare *Pulsationen der Venen* sind zwar pathognomonisch, aber sehr selten. Die im Laufe der Jahre in den fistelabhängigen Gebieten sich entwickelnde *Varicosis* greift beim Sitz der Fistel an der unteren Extremität gelegentlich auch auf die kontralaterale Seite über. In gleicher Weise wie bei dem varicösen Symptomenkomplex bilden sich distal von der Fistel infolge Stase und Stauung *trophische Störungen der Haut*, die im Schweregrad vom hämosideringebräunten, schuppenden Ekzem bis zur ausgedehnten, therapieresistenten, venösen Ulceration reichen. Wie die postthrombotischen Ulcera cruris bevorzugen die fistelbedingten Ulcera an den Beinen die Knöchelgegend, sie kommen aber auch an Stellen vor, die für das postthrombotische Syndrom uncharakteristisch sind.

Die *arteriellen Pulse distal von der Fistel* können *abgeschwächt* sein oder *fehlen*. Als Ausdruck der *arteriellen Mangeldurchblutung*, die auf das reduzierte Druckgefälle in der fistelabhängigen Peripherie zurückzuführen ist (Abb. 45, S. 93), ist die *Hauttemperatur* der Acren im Vergleich zur Gegenseite *herabgesetzt*. Nur selten kann man eine arterielle Gangrän beobachten.

In auffallendem Gegensatz zu der kühlen Haut im Bereich der Acren steht die *gesteigerte Oberflächentemperatur in der Umgebung der Fistel*, die auf vermehrte Wärmezufuhr durch das schnellzirkulierende arterielle Blut zurückzuführen ist. Der überwärmte Hautbezirk erstreckt sich stets mehr oder minder weit nach distal über die Fistel hinaus. Dabei wird die Grenze gegen den unterkühlten Hautbezirk von Verlauf und Ausdehnung der am Fistelkreislauf beteiligten arteriellen und venösen Kollateralgefäße bestimmt.

Die degenerativen Veränderungen der Arterie sind stets in Fistelnähe am stärksten ausgeprägt, lassen sich aber palpatorisch oder im Arteriogramm bis weit nach proximal verfolgen. In zentripetaler Entwicklung erreichen sie im Laufe der Jahre häufig vom Arm oder Bein aus die Aorta, auf die sie übergreifen können. Typische Zeichen der *vasculären Dekompensation* sind nach den vorliegenden klinischen Erfahrungen selten früher als 2 Jahre nach Auftreten der Fistel zu erwarten [1, 2].

c) Kreislauf und Herz

Der Verlust an peripherem Widerstand, der durch den Kurzschluß entsteht (s. S. 90), kann nur durch eine Vermehrung der Gesamtblutmenge bei erheblicher Beschleunigung der Umlaufzeit im „Fistelkreislauf" kompensiert werden. Das vergrößerte Schlagvolumen ergibt bei niedrigem peripheren Widerstand eine charakteristische Pulsqualität (Pulsus altus et celer) und eine große Blutdruckamplitude mit leichtem Anstieg der systolischen Druckspitzen und deutlichem Abfall der diastolischen Grenzwerte. Diese charakteristische Eigenart des Pulses und des Blutdrucks fehlt bei kleinen, hämodynamisch wenig wirksamen Fisteln, kann im akuten Stadium vorhanden sein und mit zunehmender Kompensation der Kreislaufverhältnisse verschwinden, läßt sich aber gelegentlich durch körperliche Belastung wieder provozieren.

Infolge der chronisch vermehrten Volumenbelastung kann es im Rahmen physiologischer Anpassungsvorgänge zu einer Vergrößerung des Herzens kommen, die der Größenzunahme des Sportherzens vergleichbar ist und nicht mit einer myogenen Dilatation verwechselt werden sollte (s. S. 94). Die Gefahr einer Schädigung des Herzmuskels besteht erst dann, wenn das Herzgewicht im Rahmen des adaptativen Organwachstums das kritische Gewicht von 500 g überschreitet, womit die Voraussetzung für eine relative Insuffizienz der Coronardurchblutung gegeben ist. Bester Indicator für eine bereits vorliegende Schädigung des Myokards bei Herzvergrößerung dürfte das Elektrokardiogramm sein, da die im physiologischen Rahmen bleibende Vergrößerung des Herzens ohne pathologische EKG-Veränderungen einhergeht.

Mit eintretender Myokardinsuffizienz findet man die bekannten Zeichen des Rechts- und Linksversagens. Im fortgeschrittenen Stadium der Herzmuskelschädigung tritt infolge Vorhofüberdehnung Vorhofflimmern mit absoluter Arrhythmie auf. Schließlich werden bei zunehmender Dilatation des Organs die Mitral- und Tricuspidalklappen

insuffizient. Schon am unge-
schädigten Fistelherzen fallen
bei der Auskultation häufig
systolische Geräusche wechselnder Intensität auf. Sie entsprechen den turbulenzbeding-
ten Systolika anderer Krankheitsbilder mit großen Schlagvolumina (Anämie, Thyreo-
toxikose) und haben keine
krankhafte Bedeutung. Diastolische Geräusche dagegen haben
immer Krankheitswert und sollten stets an eine komplizierende
Endokarditis denken lassen.

d) Diagnostische Maßnahmen

α) Kompression der Fistel (Nicoladoni-Branhamsches Zeichen)

Unterbricht man den Kurz-
schluß durch Kompression der
Fistel oder der zuführenden
Arterie, so wird damit der ursprüngliche periphere Widerstand wiederhergestellt, und
es kommt zu einem Blut-
druckanstieg (s. S. 92), der
reflektorisch eine Bradykardie
auslöst. Dieses Phänomen ist
pathognomonisch für die a.-v.
Fistel. Das Ausmaß der brady-
karden Reaktion entspricht
etwa der Größe der Fistel und
des Shuntvolumens. Der Wert
der Untersuchung wird da-
durch eingeschränkt, daß nur
der positive Ausfall etwas aus-
sagt, während das negative
Ergebnis nicht verwertbar ist.
Bei kleinen bis mittelgroßen
Fisteln kann der Fistelverschluß ohne eine entsprechende
Kreislaufreaktion bleiben. Ferner wird die Frequenz des absolut arrhythmisch schlagenden
Herzens bei Vorhofflimmern
durch den Fistelverschluß nur
wenig beeinflußt.

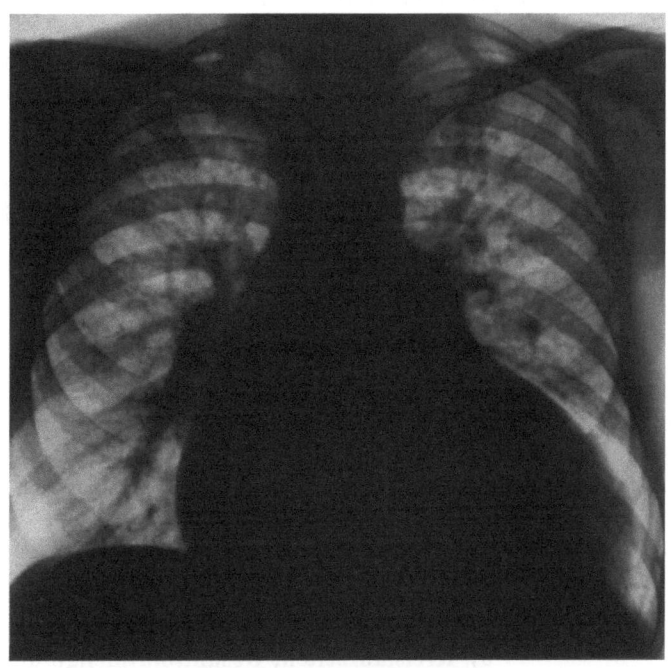

a

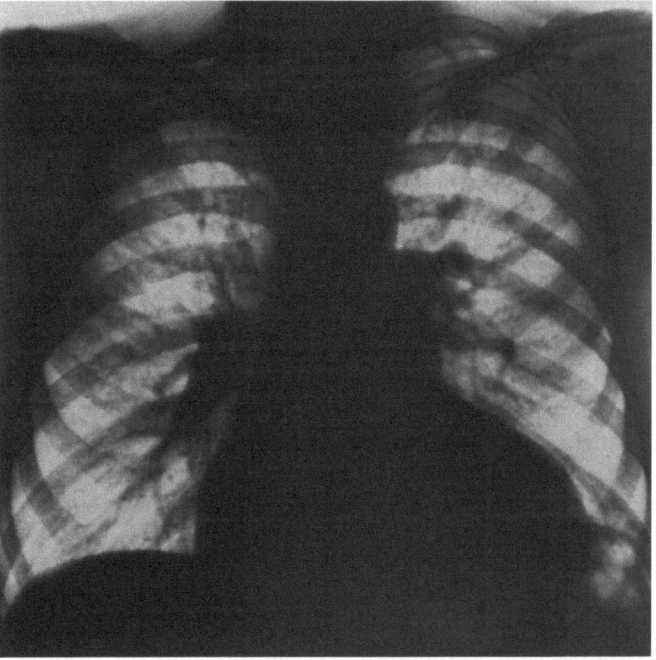

b

Abb. 167a u. b. A. P., 51 Jahre, ♂. Seit 30½ Jahren bestehende a.-v. Fistel der rechten Femoralisgefäße. Herzfernaufnahme a vor der Operation (schwere Herzinsuffizienz), b 3 Monate nach Beseitigung des Kurzschlusses. Während sich der myokardiale Anteil des Herzschattens deutlich verkleinert hat, besteht die fistelbedingte Ektasie der Aorta, des Pulmonalisstammes und der zentralen Lungenarterien weiter

β) Oscillographie

Das Oscillogramm ergibt nur dann Hinweise für eine a.-v. Fistel, wenn diese so lokalisiert ist, daß proximal und distal von der Fistel eine Manschette angelegt werden kann. Proximal und im Bereich der Fistel sind die Amplituden gegenüber der kontralateralen Abnahmestelle auffallend erhöht, distal von der Fistel dagegen finden sich ähnliche Veränderungen wie distal von einer arteriellen Obliteration oder Stenose: Amplitudenreduktion und Rechtsverschiebung des oscillometrischen Index. Wird die Fistel unter Erhaltung der arteriellen Strombahn entfernt, so gehen die Oscillationen proximal von der ehemaligen Fistel deutlich zurück, sie sind jedoch immer noch höher als an der kontralateralen Abnahmestelle. Distal von der ehemaligen Fistel dagegen normalisiert sich der oscillometrische Index, und die Amplitudenhöhe gleicht sich der gegenüberliegenden Seite an oder kann diese sogar übertreffen.

γ) Oxymetrie

Beweisend für die Diagnose ist der Befund stark sauerstoffgesättigten, annähernd arteriellen Blutes in den Venen des Fistelkreislaufs. Bedient man sich dieser Untersuchung, so ist zu beachten, daß das Blut in den fistelabhängigen Venen der Extremität, durch die nicht der direkte oder kollaterale Rückstrom des kurzgeschlossenen Blutes erfolgt, keine erhöhte Sauerstoffsättigung aufweist und gelegentlich sogar niedriger sauerstoffgesättigt sein kann als das Venenblut der kontralateralen Seite. Die Erhöhung der Sauerstoffsättigung betrifft allein die am Fistelkreislauf beteiligten Venen.

δ) Kreislaufzeiten, Gesamtblutmenge und Herzzeitvolumen

Die Bestimmung der Kreislaufzeiten, der Gesamtblutmenge und des Herzzeitvolumens ist für die Diagnostik der a.-v. Fistel entbehrlich, für die quantitative Erfassung ihrer Folgen aber von Bedeutung.

In dem gesamten Fistelkreislauf, d.h. in der zuführenden arteriellen, in der abführenden venösen Strombahn und in der Lungenstrombahn, läßt sich bei entsprechender Fistelgröße eine Verkürzung der Kreislaufzeiten nachweisen, gleichgültig, an welcher Stelle man den Indicator eingibt und wo man den Receptor plaziert. Die Beschleunigung des Blutstroms ist dabei, bezogen auf die normale Strömungsgeschwindigkeit, um so größer, je weiter sich der Fistelkreislauf vom übrigen Kreislauf trennt, d.h., sie erreicht ihr Maximum in der fistelnahen Arterie und Vene, am geringsten ist sie in der Lungenstrombahn, in der herznahen Hohlvene und Aorta, weil hier das Zeitvolumen des Fistelkreislaufs nur einen geringen Anteil der strömenden Gesamtblutmenge ausmacht (s. S. 97).

Die Zunahme der Gesamtblutmenge läuft der Fistelgröße annähernd parallel und erlaubt somit einen gewissen Rückschluß auf die hämodynamische Wirksamkeit der Fistel und die resultierende Herzbelastung. Einen objektiven Wert der fistelbedingten Herzbelastung kann aber nur die Bestimmung des pro Zeiteinheit bewegten Anteils der Gesamtblutmenge, des Herzzeitvolumens, ergeben.

ε) Röntgenuntersuchung

Da die chronische Volumenbelastung gesetzmäßig zu einer Vergrößerung der am Fistelkreislauf beteiligten Kreislaufabschnitte führt, kann man röntgenologisch bei ausreichend großer Fistel neben einer Herzvergrößerung vor allem eine verstärkte pulmonale Gefäßzeichnung mit auffallend weiten zentralen Lungenarterien, eine Prominenz des Pulmonalbogens und des Aortenknopfes nachweisen. Kymographisch ergeben sich an den Ventrikeln und den großen Arterien vergrößerte Bewegungszacken, an den Pulmonalgefäßen gelegentlich auch Eigenpulsationen.

ζ) Angiographie

Für die klinische Diagnostik der a.-v. Fistel ist die Angiographie zwar entbehrlich, im Hinblick auf die operative Behandlung interessieren den Chirurgen jedoch folgende Punkte, die sich mit Sicherheit nur angiographisch klären lassen:

1. Die genaue Lokalisation der Fistel.
2. Die genaue Anzahl der Kurzschlüsse.
3. Die Beschaffenheit der zuführenden Fistelarterie.

Die Wahl des chirurgischen Vorgehens wird von diesen Punkten so entscheidend beeinflußt, daß man bei jeder länger als 2 Jahre bestehenden Fistel, bei der mit Veränderungen der proximalen Arterie zu rechnen ist, auf der präoperativen Durchführung einer Arteriographie bestehen sollte. Der von dem Chirurgen geforderte Aussagewert des Bildes und die Kenntnis der pathologischen Hämodynamik der a.-v. Fistel erfordern eine Anpassung der angiographischen Methodik an die hier vorliegenden besonderen Verhältnisse. Die Injektionsstelle des Kontrastmittels muß ausreichend weit proximal gewählt werden, damit die zuführende Fistelarterie in ganzer Länge, möglichst von ihrem Abgang von der Aorta an, dargestellt wird. Bei a.-v. *Fisteln der Arme* empfiehlt sich die Katheterisierung mit dem Instrumentarium von SELDINGER von der A. femoralis aus. Zur Darstellung von *Fisteln des Beines* kann die gleiche Methode Verwendung finden, jedoch sollte immer die gesunde, kontralaterale Arterie zur Einführung des Katheters benutzt werden, da an der pathologisch veränderten Arterie der kranken Seite mit Komplikationen zu rechnen ist. Die Katheterspitze wird zur Injektion des Kontrastmittels nur bis knapp oberhalb der Bifurkation vorgeführt. Ergeben sich Schwierigkeiten bei der Einführung des Katheters, kann man auch die *tiefe* translumbale Aortographie ausführen. Die hohe lumbale Aortographie würde das Kontrastmittel, von der Nierenbelastung abgesehen, nur unnötig verdünnen. Von der direkten Punktion der zuführenden Fistelarterie ist im Stadium der vasculären Dekompensation dringend abzuraten. Die schweren degenerativen Veränderungen der Arterienwand können zu bedrohlichen Blutungen führen. Außerdem verzichtete man bei diesem Vorgehen auf die wichtige Darstellung des zentralen Arterienabschnittes. Für die Darstellung von a.-v. *Fisteln im Bereich des Abdomens oder des kleinen Beckens* eignet sich am besten die lumbale Aortographie bzw. ein gezieltes Verfahren nach der Methode von SELDINGER. Man kann auch einen Katheter von der linken A. axillaris in die lumbale Aorta vorführen. Bei a.-v. *Fisteln der thorakalen Aortenäste* wird man auf die thorakale Aortographie zurückgreifen, denn selbst die gezielte Angiokardiographie liefert in den wenigsten Fällen befriedigende Ergebnisse.

Da die hohe Strömungsgeschwindigkeit im „Fistelkreislauf" das Kontrastmittel stark verdünnt, und da erheblich erweiterte Gefäße einschließlich des Kollateralkreislaufs aufzufüllen sind, ist eine optimale Kontrastdarstellung nur zu erreichen, wenn man größere Kontrastmittelmengen, als sonst bei der Arteriographie üblich, möglichst rasch, also mit Hilfe eines Druckinjektionsgerätes, injiziert. Außerdem sind für die exakte angiographische Darstellung der komplizierten Strömungsverhältnisse Serienaufnahmen mit schneller Bildfolge dringend erforderlich. Einzelaufnahmen des komplexen Füllungsablaufes können zu schwerwiegenden Irrtümern führen. Für die Zeit des Kontrastmitteldurchtritts durch die Fistel wird man mindestens 3 Aufnahmen/sec für genügend lange Zeit (4—7 sec) anfertigen.

Für die richtige Deutung der Arteriogramme müssen einige Besonderheiten bekannt sein. Mitunter wird das in der zuführenden Arterie heranströmende Kontrastmittel nicht sofort in der zugehörigen und benachbarten Vene nach zentral wieder abgeführt, sondern es strömt in der Vene nach distal weiter, um schließlich über venöse Kollateralen um die Fistel herum in die abführende Hauptvene zurückzufließen (Abb. 166). Ursache hierfür ist die kinetische Energie des unter großer Beschleunigung in die Fistel strömenden Blutes, die eine sofortige Umkehr der Strömungsrichtung nicht erlaubt, gelegentlich auch die Kompression der zugehörigen Vene durch die dilatierte Fistelarterie. Der Blutstrom in der distalen Fistelarterie kann erheblich reduziert und verlangsamt sein, so daß es häufig auch hier nicht zu einer ausreichenden Kontrastmittelfüllung kommt (Abb. 166 und 168).

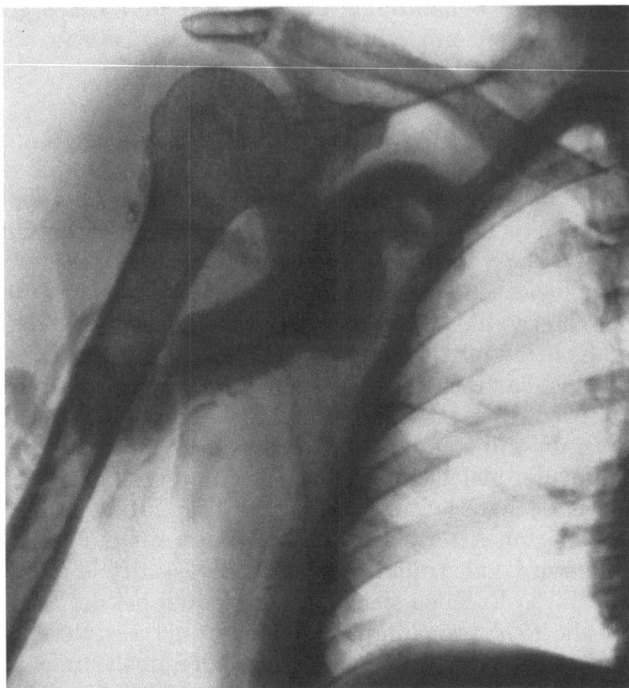

Abb. 168. E. O., 42 Jahre, ♂. Seit 21 Jahren bestehende a.-v. Fistel der rechten A. brachialis. Fehlende Kontrastmittelfüllung der Arterie distal von der Fistel als Zeichen eines großen Kurzschlusses. Das Kontrastmittel strömt infolge seiner großen kinetischen Energie in der Vene nicht nach proximal, sondern nach distal und fließt über ausgedehnte venöse Kollateralen zurück. Die nicht dargestellte distale Arterie und proximale Vene waren bei der Operation normal durchgängig

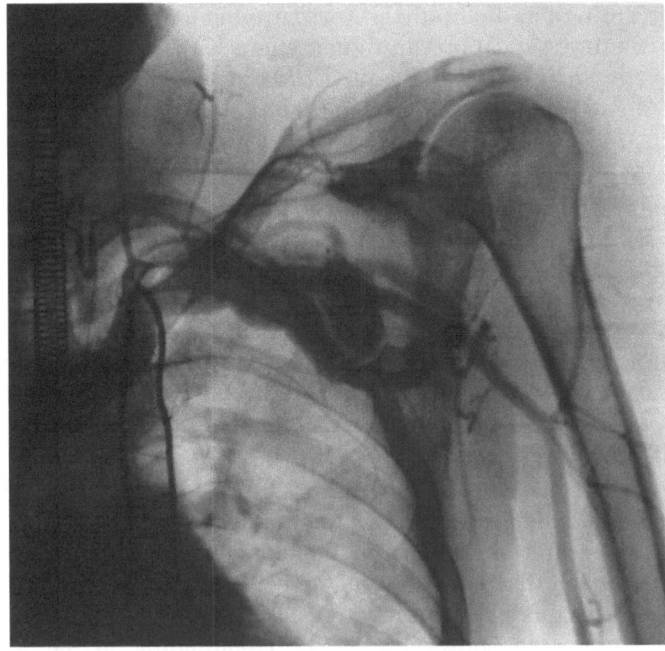

Abb. 169. F. P., 33 Jahre, ♂. Seit 16 Jahren bestehende a.-v. Fistel der linken A. axillaris. Gute Kontrastmittelfüllung der Arterie distal von der Fistel als Zeichen eines kleinen Kurzschlusses. Fehlende Kontrastmittelfüllung der distalen Vene, die intraoperativ normal durchgängig war

Stellt sich dagegen der distale Arterienabschnitt gut dar (Abb. 169), so läßt sich auch ohne Kenntnis des klinischen Befundes sagen, daß eine hämodynamisch wenig wirksame Fistel vorliegen muß. Keinesfalls darf die fehlende Darstellung des distalen Arterienabschnittes oder des proximalen Venenabschnittes zur Annahme einer Obliteration verleiten. Unter Umständen kann der über Kollateralen gefüllte distale Arterienabschnitt noch sichtbar gemacht werden, wenn man im Anschluß an die schnelle Aufnahmeserie noch einige Spätaufnahmen anfertigt.

7. Komplikationen und Prognose

Abgesehen von den bereits beschriebenen krankheitstypischen Befunden der *vasculären* und *kardialen Dekompensation* und der trophischen Störungen distal von der Fistel muß mit weiteren Komplikationen gerechnet werden. *Aus den varicös entarteten Venen* kann es spontan, häufiger nach einer oberflächlichen Verletzung, zur lebensbedrohlichen, weitgehend arteriellen *Blutung* kommen. In Fistelnähe entstehen an der Stelle der stärksten hämodynamischen Belastung sowohl an der Arterie wie auch an der Vene gelegentlich schon früh *aneurysmatische Aussackungen*, die bei zunehmender Überdehnung Druckerscheinungen auslösen und gelegentlich ebenfalls spontan rupturieren können. Meist erst Jahre nach der Verletzung bilden sich an der vasculär dekompensierten proximalen Fistelarterie Aneurysmen. Die Bedrohung des Fistelträgers durch die vasculär dekompensierte proximale Arterie ist außerordentlich groß, wie eine Zusammenstellung von v. UELFT-LORBACH [142] ergeben hat. Bei insgesamt 123 Fisteln, die mindestens 10 Jahre bestanden hatten, kam es auf Grund der vasculären Dekompensation durch Aneurysmabildung, Ruptur oder Thrombose der zuführenden Arterie in über 16% der Fälle zu schweren, zum Teil tödlichen Komplikationen (s. Tabelle 48). Fistelträger erkranken ferner weit häufiger als es der zufälligen Verteilung entspricht an einer bakteriellen Endokarditis und/oder Endarteriitis [4, 17, 18, 20, 27, 46, 52, 64, 75, 77, 84, 86, 87, 89, 105, 108, 118, 131, 134, 141, 147].

Nach den Untersuchungen von LILLEHEI u. Mitarb. [84, 86, 87] tritt im Tierexperiment Monate bis Jahre nach Anlage einer aortocavalen oder einer bilateralen Iliaca-Fistel bei 70% der Tiere spontan eine Endokarditis der Mitral- oder Aortenklappe auf. Durch

Tabelle 48. *Operationsverfahren und Häufigkeit der durch die Degeneration der zuführenden Fistelarterie hervorgerufenen postoperativen Komplikationen (Ruptur, Aneurysmabildung, Thrombose) bei 123 a.-v. Fisteln, die länger als 10 Jahre bestanden.* (Literaturübersicht seit 1900 [142])

	Zahl	% von 123	Komplikationen		
			Früh-	Spät-	tödliche
A. Operationen mit Erhaltung der arteriellen Gefäßkontinuität					
Seitliche Arteriennaht	31	25,2	1	6	2
mit Erhaltung der Vene	19	15,4	—	4	1
mit Opferung der Vene	12	9,8	1	2	1
Transvenöse Naht der Arterie	5	4,1	1	—	—
Ligatur der Fistel	4	3,3	1	—	1
Zirkuläre End-zu-End-Naht der Arterie	8	6,5	—	1	—
Arterienresektion, autologes Venentransplantat	1	0,8	—	—	—
Zusammen	49	39,8	3	7	3
B. Operationen mit Opferung der arteriellen Gefäßkontinuität					
Bramannsche Operation	50	40,7	2	4	—
Vierfache Ligatur der Arterie und Vene ohne Resektion	11	8,9	—	1	—
Doppelte Ligatur der Arterie, Resektion der Vene. . .	1	0,8	—	—	—
Ligatur der zuführenden Arterie	12	9,8	2	1	1
Zusammen	74	60,2	4	6	1
Gesamt	123		20 = 16,3%		4 = 3,3%

intravenöse Injektion von Bakterien nach Anlage der a.-v. Fistel ließ sich mit großer Regelmäßigkeit und in kürzester Frist eine Endokarditis erzeugen. Dabei war eine End-arteriitis im Fistelbereich häufige Begleiterscheinung, aber nicht Conditio sine qua non für eine Endokarditis. GOWDY u. Mitarb. [43] konnten im Tierexperiment nach Anlage einer aortocavalen Fistel anatomisch-histologisch Veränderungen an den Herzklappen nachweisen, die aus kleinen Blutungen und Knötchen bestanden. Darüber hinaus zeigten sie, daß die Bakterienclearance, d.h. die normale Elimination bestimmter, durch intra-venöse Injektion eingebrachter Bakterienmengen verzögert war. Sie erklärten diese Verzögerung damit, daß ein wesentlich größerer Teil der Gesamtblutmenge pro Zeit-einheit das Portalsystem umgeht als unter normalen Verhältnissen. Insgesamt scheinen solche Untersuchungen gemeinsam mit den klinischen Beobachtungen darauf hinzuweisen, daß die extreme hämodynamische Belastung besonders exponierter Punkte der kardialen oder vasculären Strombahn (Herzklappen und Fistel) diese empfänglicher macht für die Ansiedlung von Keimen, selbst wenn sie in einer Konzentration im Blut auftreten, die nor-malerweise komplikationslos vertragen wird [120]. Die gesteigerte Strömungsgeschwindig-keit eines umschriebenen Blutstrahls (Septumdefekt, Ductus arteriosus) oder des gesamten Blutstroms (a.-v. Fistel) führt zu einer Zunahme der Schubkräfte an der Innenfläche der Gefäße und des Herzens. Die vermehrte Scherung scheint das Endothel strukturell oder funktionell so zu schädigen, daß eine Keimansiedlung begünstigt wird.

Jede anhaltende fieberhafte Erkrankung und jeder Schüttelfrost bei einem Fistel-träger sollten daher an eine derartige Komplikation denken lassen. Ihre Früherkennung ist von größter Bedeutung, da die endokarditische Infektion nach Resektion der meist ebenfalls infizierten Fistel unter konsequenter Antibioticabehandlung meist rasch zum Abklingen gebracht werden kann. Die Behandlung verspricht aber nur dann zu einer Restitutio ad integrum zu führen, wenn sie eingeleitet wird, bevor es zu irreparablen Schäden an dem Klappenapparat oder zu einer infektionsbedingten Ruptur der Fistel-gefäße gekommen ist.

8. Operationsindikation

Als Folge einer oder mehrerer der aufgezählten Komplikationen ist bei fast allen Fistelträgern mit einer vorzeitigen Reduktion der körperlichen Leistungsfähigkeit, bei einem großen Teil zudem mit einer beträchtlichen Einschränkung der Lebenserwartung zu rechnen. Die Operationsindikation ist daher stets mit der Diagnosestellung gegeben. Nur in einzelnen Fällen sind Spontanheilungen bekannt geworden [130, 139].

9. Chirurgische Behandlung

a) Historische Daten

HUNTER vertrat in der Behandlung der a.-v. Fistel einen konservativen Standpunkt. Die nach ihm benannte *Unterbindung der zuführenden Arterie* („Huntersche Operation") wandte er ausschließlich zur Behandlung arterieller Aneurysmen an. Die erste Veröffent-lichung einer Arterienligatur zur gezielten Behandlung der a.-v. Fistel scheint von BRE-SCHET [7] zu stammen, der über zwei Fälle berichtete, bei denen im Anschluß an die Operation eine Gangrän auftrat. Die einfache Ligatur der zuführenden Fistelarterie ist an großen Organ- oder Extremitätenarterien außerordentlich gefährlich, da sie zwar die Blutzufuhr zur Fistel drosselt, die Fistel selbst aber unverändert bestehen läßt. Das über Kollateralbahnen die distale Fistelarterie erreichende Blut kommt nicht der Peripherie zugute, sondern strömt entlang dem Weg des geringsten Widerstandes über die Fistel in die Venen ab, wodurch es in der Peripherie zur akuten Ischämie und zur Gangrän kommen kann (Abb. 170b). Trotzdem ist man auch heute noch bei unzugänglichen Fisteln der Orbita oder des Schädelinneren auf diese Methode angewiesen. Der Vorschlag DUPUY-TRENs [24], neben der *zuführenden Arterie auch die abführende Vene zu ligieren*, konnte die Erfolgsaussichten nicht grundlegend verbessern, da hierbei ebenfalls der retrograde

Weg zur belassenen Fistel bestehenblieb. Dagegen stellte die schon 1843 von NORRIS [*102*] vorgeschlagene und geübte Methode der *zweifachen Arterienligatur proximal und distal der Fistel* einen konsequenten Fortschritt dar, da hierdurch der retrograde Blutfluß zur Fistel unterbrochen wurde (Abb. 170 c). Nach zweifacher Ligatur erhält die Fistel nur noch Blut über Gefäße, die die Arterie zwischen den beiden Ligaturen erreichen. Das übrige, über Kollateralgefäße zur distalen Fistelarterie hingeführte Blut steht der Peripherie ohne Einschränkung zur Verfügung. Wenn auch durch dieses Verfahren die Gefahr eines Rezidivs nicht endgültig beseitigt wird, da die Fistel selbst bestehenbleibt und über anfangs kleine, langsam aber wachsende Kollateralgefäße schließlich wieder größere Mengen Blut erhalten kann, so ist doch die Gefahr der akuten Ischämie und der Gangrän bedeutend vermindert.

Wollte man darüber hinaus jede Möglichkeit eines Rezidivs der Fistel mit Sicherheit vermeiden, so mußte die Fistel selbst entfernt werden, eine Konsequenz, die erst BRA-MANN 1886 [*5*] zog. Mit der nach ihm benannten Methode der *vierfachen Ligatur und der H-förmigen Resektion der fisteltragenden Gefäße* konnte er eine a.-v. Fistel des linken Oberarms endgültig heilen, ohne eine bedrohliche Durchblutungsstörung der Extremität zu erzeugen. Die vierfache Ligatur mit Excision der Fistel wurde danach zur Methode der Wahl und blieb es 60 Jahre lang, für einen großen Teil der Chirurgen sogar bis zum Ende des zweiten Weltkrieges. Die auch dieser Methode noch anhaftende Gefahr der Gangrän versuchte man möglichst gering zu halten, indem man es sich zur Regel machte, keine Fistel früher als 6 Monate nach der Verletzung

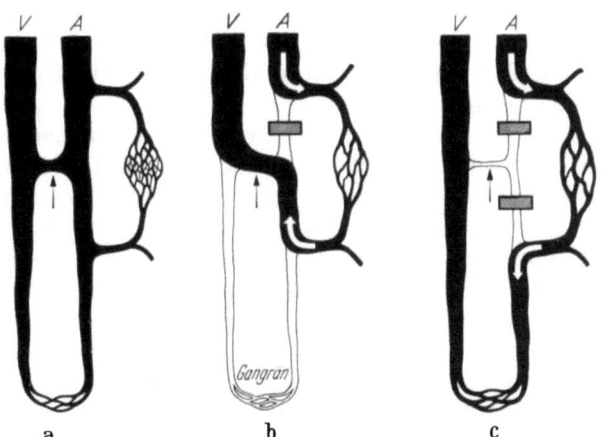

a   b   c

Abb. 170. a A.-v. Fistel (↗) mit angedeutetem Kollateralkreislauf. *A* Arterie, *V* Vene. b Ligatur der Arterie proximal von der Fistel: Gangrän der Extremität. Der Kollateralkreislauf versorgt die Fistel. c Ligatur der Arterie proximal und distal von der Fistel: Die Blutversorgung der Peripherie ist über den Kollateralkreislauf gesichert

zu operieren, um dem Kollateralkreislauf ausreichend Zeit zur Entwicklung zu lassen. Aber auch hierdurch war die Gefahr der Gangrän oder einer funktionseinschränkenden Mangeldurchblutung nicht gebannt, da gerade kleine Fisteln aus hämodynamischen Gründen (s. S. 99) keinen Kollateralkreislauf entwickeln.

Deshalb suchte man nach Operationsmethoden, die es gestatten, die Kontinuität der Arterie nach Beseitigung der Fistel zu erhalten oder wiederherzustellen. Notwendige Voraussetzung hierfür war die Weiterentwicklung der Nahtmaterialien und des Instrumentariums, die zu Ende des 19. Jahrhunderts einsetzte, sowie die Erkenntnis, daß bei entsprechender Technik Arteriennähte ausgeführt werden konnten, ohne daß diese regelmäßig eine Thrombose auslösen mußten (s. S. 218). 1895 berichtete als erster v. ZOEGE-MANTEUFFEL [*148*] über die erfolgreiche *seitliche Naht einer Femoralarterie* im Rahmen einer Fisteloperation. Weitere Mitteilungen einer erfolgreichen Anwendung dieser Methode stammen von MARCHAND [*90*], PEUGNIEZ [*107*] und GARRÉ [*39*]. Man war bei diesen neuen Verfahren auf eine im Fistelbereich gut erhaltene Arterienwand ohne wesentliche degenerative Veränderungen angewiesen. Das gleiche galt auch für die *transvenöse seitliche Naht* der Arterie, ein Verfahren, das in Anlehnung an die von MATAS [*91*] ausgearbeitete Methode der Endoaneurysmorrhaphie von seinem Assistenten BICK-HAM 1903 [*3*] auch für die chirurgische Versorgung von a.-v. Fisteln empfohlen wurde. Der Zugang zur arteriellen Fistelöffnung erfolgt dabei über den eröffneten Varix aneurysmaticus oder über die eröffnete gesunde Vene. 1897 gelang MURPHY [*99*] nach sorgfältigen tierexperimentellen Vorbereitungen die erste *zirkuläre End-zu-End-Naht einer Arterie* (damals noch nach der Invaginationsmethode) nach Resektion einer a.-v. Fistel. Die zirkuläre End-zu-End-Naht wurde zu Anfang des Jahrhunderts zu einer Standardmethode ausgearbeitet und fand zunehmende Verwendung. Unbefriedigende Ergebnisse waren allerdings dann zu erwarten, wenn man gezwungen war, mit dem Aneurysma oder der Fistel einen größeren Arterienabschnitt zu resezieren. Zwar gelang auch unter diesen Bedingungen die Überbrückung des Defektes in vielen Fällen durch einfache zirkuläre Naht nach entsprechender Mobilisierung der proximalen und distalen Gefäße und in Beugestellung der Gelenke, die Mißerfolge mußten aber mit der Größe des Defektes zunehmen. Nachdem LEXER 1907 [*82*] zum erstenmal das autoplastische Venentransplantat mit Erfolg zur Überbrückung eines Arteriendefektes verwendet hatte — ein Verfahren, das COENEN 1913 [*15*] für die Behandlung der a.-v. Fistel übernahm —, war im Prinzip bereits der heutige Stand der Gefäßchirurgie erreicht. Bei aller Anerkennung der weiterhin geleisteten technischen Vervollkommnung darf man die Tatsache nicht übersehen, daß seit dieser ersten Venentransplantation, abgesehen von der Verwendung homoioplastischer Gewebe und von Kunststoffmaterialien, keine prinzipiell neuen Möglichkeiten gefunden wurden.

Die nach der Jahrhundertwende gewonnenen Erfahrungen führten dazu, daß sich in den europäischen Arbeitskreisen die Forderung nach der gefäßerhaltenden Operation arterieller Verletzungen im allgemeinen und der a.-v. Fistel im besonderen mehr und mehr durchsetzte, so daß bereits ein großer Prozentsatz der während des ersten Weltkrieges entstandenen a.-v. Fisteln in dieser Weise versorgt werden konnte [*80, 82, 83*] (s. S. 663). Auf diesen umfangreichen Erfahrungen weiterbauend, wurden im zweiten Weltkrieg a.-v. Fisteln, wenn irgend möglich, arterienerhaltend operiert. Dabei verdienen besonders die Ergebnisse der autoplastischen Venentransplantation in den Händen damit vertrauter Operateure Beachtung. Die Tatsache muß um so mehr hervorgehoben werden, als das arterienerhaltende Operationsverfahren zu dieser Zeit noch keineswegs allgemeine Anerkennung gefunden hatte, was sich daraus ergibt, daß die führenden amerikanischen Kriegschirurgen noch bis zum Ende des zweiten Weltkrieges die Bramansche Operation bevorzugten und als Methode der Wahl bezeichneten [*19, 27*].

Nach der großen Zusammenstellung von ELKIN u. SHUMACKER [*27*], in der insgesamt 585 a.-v. Fisteln des zweiten Weltkrieges zusammengefaßt sind, wurde nur bei 34, d.h. bei 5,8%, die arterielle Gefäßkontinuität erhalten bzw. wiederhergestellt. Die Bramansche Operation dagegen fand bei 526 Fällen, d.h. in 90%, Anwendung. Erst nach dem zweiten Weltkrieg begann sich auch in den Vereinigten Staaten die Tendenz zur arterienerhaltenden Fisteloperation durchzusetzen [*36, 128, 129*]. Während des Koreakrieges (1950/53) wurden bereits 71% der a.-v. Fisteln arterienerhaltend operiert [*123*]. Nachuntersuchungen bestätigten den überragenden funktionellen Vorteil dieser Methode. HUGHES u. JAHNKE [*69*] wiesen an Hand der Kontrollen außerdem darauf hin, daß, wenn irgend möglich, auch die Kontinuität der Vene erhalten bleiben sollte, da es nach Durchtrennung der Vene häufig zu chronischen Schwellungen und Varicose kommt.

Nach Abschluß dieser sich über 50 Jahre erstreckenden Entwicklung kann die Ansicht bezüglich der operativen Behandlung der *akuten, frühzeitig erkannten und vasculär noch nicht dekompensierten Fistel* heute als einheitlich bezeichnet werden. Wenn irgend möglich, *sollte die Fistel unter Erhaltung oder Wiederherstellung von Arterie und Vene beseitigt werden*. Dieses Ziel ist bei der Fistel im Stadium der vasculären Kompensation ohne wesentliche degenerative Veränderungen der zuführenden Arterie mit den heute zur Verfügung stehenden Mitteln der Gefäßchirurgie an den großen Arterien praktisch immer zu erreichen.

Problematisch bleibt aber auch heute noch die chirurgische Behandlung der chronischen Fistel, die sich bereits im Stadium der vasculären Dekompensation befindet und deren zuführende Arterie fortgeschrittene degenerative Veränderungen und eine bisweilen geradezu groteske Elongation und Ektasie aufweist. Auf die Schwierigkeiten und auf die

Gefahren bei der Operation derartiger Fälle wurde mehrfach hingewiesen [2, *49—51, 76, 80, 94, 144*]. Nach unserer Ansicht *sollte auch bei der vasculär dekompensierten Fistel das Ziel der chirurgischen Therapie stets eine zumindest die Arterie erhaltende Operation sein.* Dabei muß jedoch dem degenerierten zentralen Arterienabschnitt eine besondere Beachtung zuteil werden, da er durch Aneurysmabildung, Ruptur oder Thrombose zu schweren und zum Teil tödlichen Zwischenfällen intra oder post operationem Anlaß gibt [*142*].

b) Allgemeines

Jede Fisteloperation, besonders aber die Operation vasculär schwer dekompensierter Fisteln, kann zu unerwarteten, bedrohlichen Blutungen führen und sollte deshalb nicht ohne Bereitstellung ausreichender Mengen von Blut und Blutersatzmittel begonnen werden. Trotz der Blutungsgefahr möchten wir davon abraten, eine a.-v. Fistel in Blutleere zu operieren. Das Auffinden der Fistel, die Kontrolle des Operationsergebnisses und die Überwachung der blutstillenden Maßnahmen sind nur bei freiem Blutstrom möglich. Es empfiehlt sich aber zur raschen Beherrschung von Blutungszwischenfällen, zunächst die zuführende Arterie zentral an einer Stelle aufzusuchen und freizulegen, wo man mit Sicherheit eine noch einwandfreie Gefäßwand erwarten und jederzeit abklemmen kann. Erst wenn Arterie und Vene proximal wie distal in ausreichender Entfernung von der Fistel präpariert und angeschlungen sind, erfolgt die Freilegung der eigentlichen Fistel mit äußerster Sorgfalt und unter möglichster Schonung aller arteriellen Gefäßäste. Gelegentlich kann es trotz sorgfältiger präoperativer Lokalisation der Fistel schwierig sein, die Kurzschlußverbindung in der Tiefe der Muskulatur aufzufinden. Einen zuverlässigen Hinweis ergibt das Kaliber der Arterie. Die Fistel findet sich stets dort, wo die erweiterte proximale Fistelarterie in die normale oder u. U. verengerte distale Fistelarterie übergeht. Außerdem laufen die heftigen Pulsationen der zuführenden Arterie, die sich optisch und palpatorisch wahrnehmen lassen, nicht über den Ort der Fistel nach distal hinaus. Am sichersten findet man die Fistel, wenn man, mit Hilfe des palpierenden Fingers dem Schwirren folgend, auf den Kurzschluß zu präpariert. Nur selten wird das Schwirren so wenig intensiv und so schwer wahrnehmbar sein, daß man sich akustisch orientieren muß. In solchen Situationen leistet ein sterilisierbares Stethoskop gute Dienste.

Nach Beendigung der eigentlichen Fisteloperation und vor Verschluß der Wunde wird man sich sorgfältig optisch, palpatorisch und, wenn nötig, auch akustisch von dem Verschluß der Fistel überzeugen und nach eventuell übersehenen, weiteren Kurzschlußverbindungen suchen, durch die der Erfolg der Operation in Frage gestellt werden könnte.

Verständlicherweise lassen sich für das zu verwendende Operationsverfahren keine allgemeingültigen Empfehlungen geben. Die Operationsmethode muß in jedem Einzelfall der Situation angepaßt werden. Sie läßt sich meist erst nach Präparation und Inspektion der Fistel und der zuführenden Arterie bestimmen. Dabei kommt folgenden Punkten entscheidende Bedeutung zu:

1. dem Kaliber der betroffenen Gefäße,
2. dem Sauerstoffbedarf und der potentiellen Kollateralversorgung der von ihnen abhängigen Gewebe,
3. den anatomischen und topographischen Gegebenheiten,
4. den krankhaften Veränderungen der Gefäße und ihrer Umgebung (infolge des Kurzschlusses oder des dem Kurzschluß zugrunde liegenden Traumas).

c) Arterio-venöse Fistel ohne vasculäre und kardiale Dekompensation

Das Ziel jeder operativen Behandlung sollte stets die arterien- und venenerhaltende Beseitigung der Fistel sein. Auf die Erfüllung dieser Forderung darf man nur dann verzichten, wenn die kleine Dimension der betroffenen Gefäße eine Erhaltung oder Wiederherstellung der Kontinuität nicht gestattet und wenn von der Unterbrechung der Kontinuität keine Gefahr für die von diesen Gefäßen abhängigen Gewebe zu befürchten ist.

Die einzige Ausnahme von dieser Regel ist die infizierte Fistel, bei der man zur Behandlung des Infektes u. U. eine ausgedehnte Gefäßresektion ausführen muß, ohne daß bei der Infektionsgefahr eine prothetische Überbrückung möglich ist.

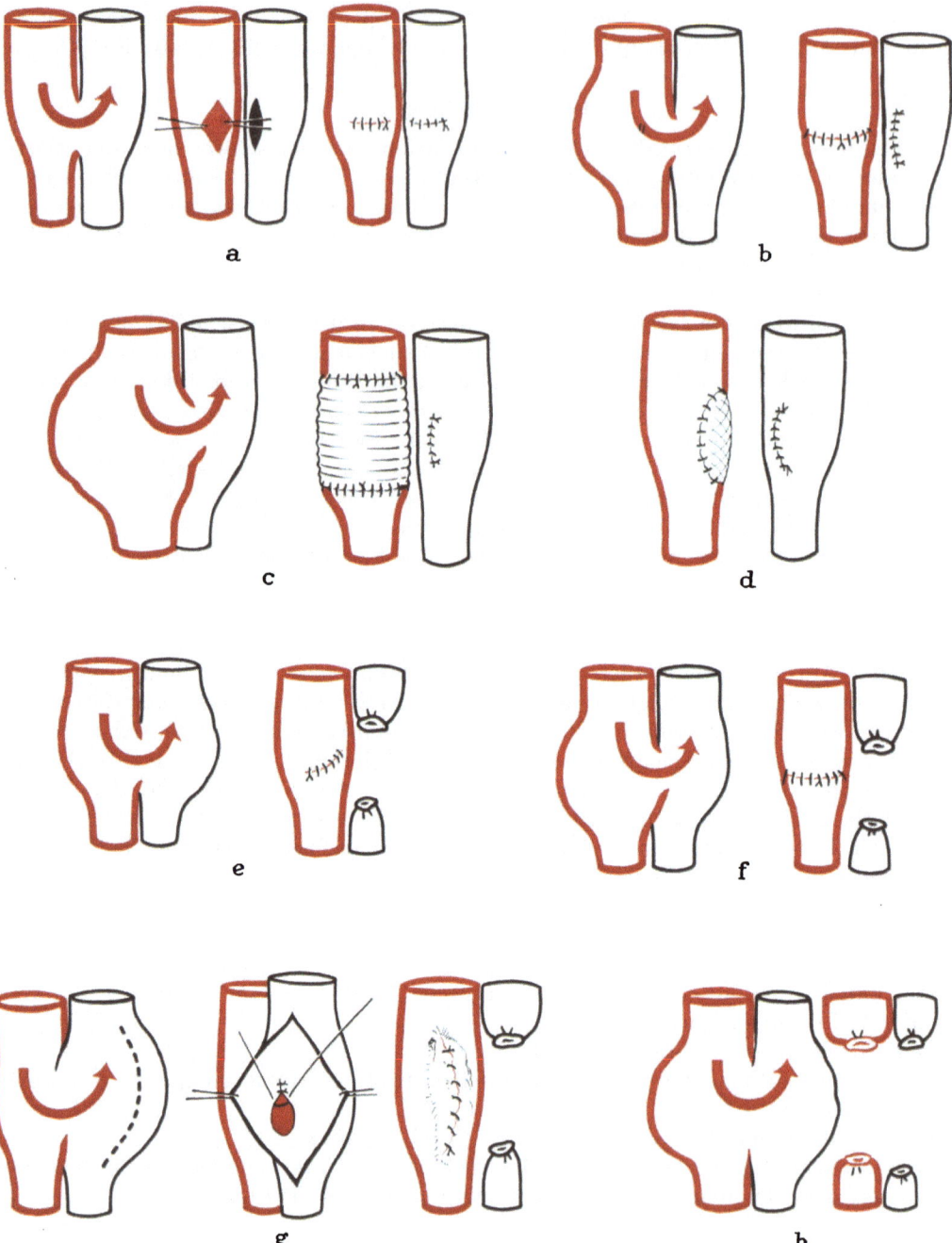

Abb. 171. Die verschiedenen Verfahren zur Beseitigung einer a.-v. Fistel. Einzelheiten im Text

Bevor die einzelnen, heute üblichen Operationsverfahren besprochen werden, sei noch einmal darauf hingewiesen, daß die folgenden vier Methoden in keinem Fall verwendet werden dürfen:

1. die einfache Ligatur der zuführenden Fistelarterie (Ausnahme: intrakranielle oder intraorbitale Fisteln),

2. die einfache Ligatur des Fistelganges,

3. die doppelte Ligatur der Arterie proximal und distal der Fistel ohne Ligatur der Vene und ohne Excision der Fistel,

4. die Ligatur der zuführenden Arterie und der abführenden Vene unter Belassung der Fistel.

Das einfachste Verfahren, mit dem sich das geforderte Operationsziel erreichen läßt, ist stets das beste. Besteht eine unkomplizierte Fistel ohne Zwischenschaltung eines falschen Aneurysmas und ohne wesentliche aneurysmatische Veränderung der betroffenen Gefäße, so führt die einfache *Durchtrennung des Fistelganges* mit anschließender *seitlicher Naht beider Gefäße* zu dem gewünschten Ergebnis (Abb. 171a). Wird der nach Durchtrennung des Fistelganges an der Arterie entstehende Defekt so groß, daß ein direkter Verschluß ohne Stenosierung des Gefäßlumens nicht möglich ist, so läßt sich die Öffnung unter Zuhilfenahme eines *Kunststoff- oder Venenstreifens (patch)* decken (Abb. 171d). Beim Vorliegen echter oder falscher Aneurysmen *variabler Lokalisation* (Abb. 164) stehen verschiedene Wege des Vorgehens offen. Bei einem isolierten falschen Aneurysma (Varix aneurysmaticus), das zwischen den beiden Gefäßen liegt und den Kurzschluß vermittelt, wird man nach der Resektion meist mit den bereits genannten Nahtmethoden auskommen. Finden sich aber darüber hinaus echte oder falsche Aneurysmen der betroffenen Gefäße, so muß deren Lokalisation und Ausdehnung das weitere Vorgehen bestimmen. Wenn nur die Arterie aneurysmatisch verändert ist, wird ihre Kontinuität nach Resektion der Fistel und des Aneurysmas entweder durch *direkte zirkuläre End-zu-End-Naht* (Abb. 171b) oder unter Vermittlung eines *Venentransplantates* bzw. einer *Gefäßprothese* (Abb. 171c) wiederhergestellt. Hat sich dagegen an der Vene ein Aneurysma entwickelt, so wird man häufig auf die Erhaltung der Kontinuität verzichten müssen (Abb. 171e u. f).

Die *transvenöse Naht der arteriellen Fistelöffnung* nach MATAS-BICKHAM ist besonders dann zweckmäßig, wenn sich bei Fisteln kleinkalibriger Gefäße (Unterarm, Unterschenkel) eine direkte seitliche Naht der Arterie nicht ausführen läßt. Auch wenn es nicht gelingt, die mit der Umgebung stark verbackene Arterie freizupräparieren, kann dieses Verfahren das einzig mögliche sein (Abb. 171g).

Die *Bramannsche Methode* der *vierfachen Ligatur und Fistelexcision* (Abb. 171h) sollte nur dann angewendet werden, wenn die arterielle Kontinuität bei kleinem Gefäßkaliber oder unter besonderen lokalen Verhältnissen auf keinen Fall zu erhalten ist oder wenn die von der Arterie versorgte Peripherie kollateral so gut durchblutet ist, daß der für ein arterienerhaltendes Verfahren notwendige Aufwand nicht gerechtfertigt erscheint. Zur Behandlung von Fisteln kleinster Gefäße, etwa im Bereich der Digitalarterien oder kleiner Muskeläste, ist die Bramansche Operation auch heute noch das beste Verfahren.

d) Arterio-venöse Fistel mit vasculärer und kardialer Dekompensation

Mit irreversiblen degenerativen Gefäßwandschäden der zuführenden Fistelarterie muß bereits gerechnet werden, wenn der Kurzschluß 1—2 Jahre bestanden hat [1, 2], besonders dann, wenn das Kurzschlußvolumen groß ist. Mit zunehmendem Alter der Fistel breitet sich die vasculäre Dekompensation zentripetal aus und führt schließlich zu einer hochgradigen Elongation und Ektasie der ganzen zuführenden Strombahn. Die betroffenen Arterien haben im extremen Einzelfall an ihrem Ursprung von der Aorta einen Querschnitt, der dem Aortenkaliber annähernd entspricht (Abb. 172—176). Die Gefäßwand wird bei dieser progressiven Überdehnung um so dünner und zerreißlicher, je größer ihre Oberflächenzunahme ist. Der mechanisch schwächste Punkt ist deshalb in Fistelnähe zu erwarten, wo die Arterie die weitaus stärkste Vergrößerung des Durchmessers und die größte Längenzunahme aufweist. Wegen der Gefahren, die sich aus der erhöhten Zerreißbarkeit der Gefäßwand ergeben, wurde zeitweise von der Operation der vasculär dekompensierten Fistel überhaupt abgeraten oder empfohlen, sich in diesem Stadium auf eine Bramannsche Operation zu beschränken und auf keinen Fall eine Erhaltung oder die Wiederherstellung der arteriellen Gefäßkontinuität anzustreben. Unseres Erachtens besteht heute kein Grund mehr, sich diesem Standpunkt anzuschließen. Eine Indikation zur Beseitigung der Fistel ist mit deren Diagnose unter Berücksichtigung der ihr innewohnenden lokalen und allgemeinen Komplikationen in jedem Fall gegeben. Entschließt man sich aber zur Operation, so ist das Risiko einer Komplikation von seiten der ektatischen Fistelarterie bei Ligatur des Gefäßes auf keinen Fall geringer als bei einer arterienerhaltenden Operation, die aus diesem Grund in jedem Fall versucht werden sollte.

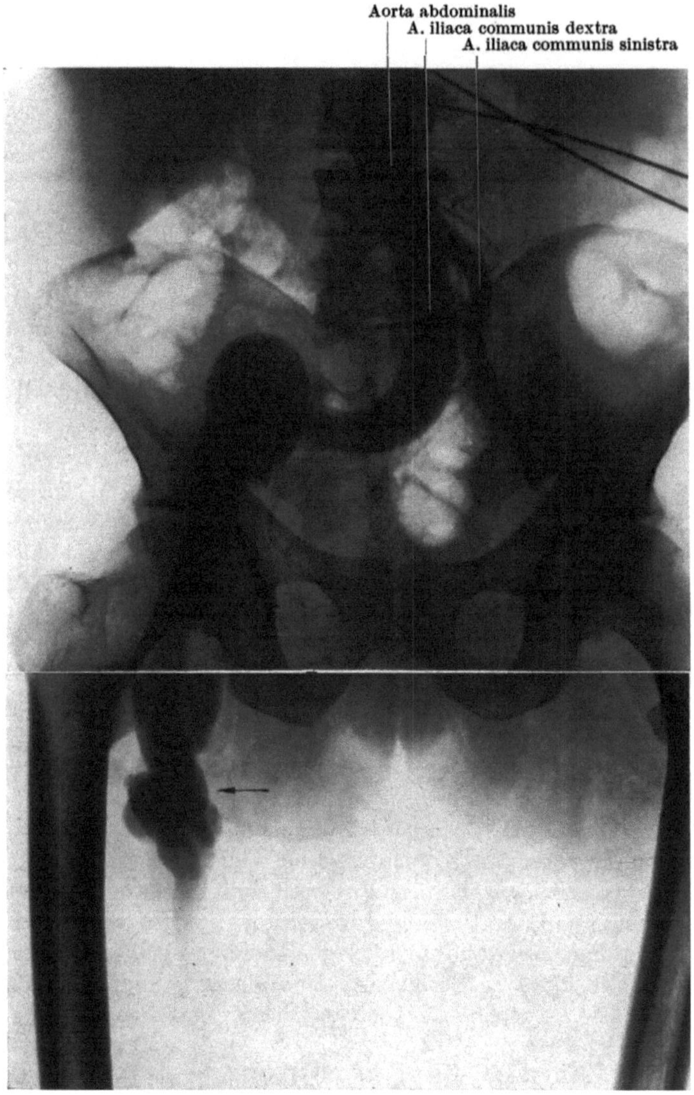

Es ist von Interesse, daß auch LERICHE, der zunächst die Ligatur der dekompensierten Arterie empfahl und vorübergehend sogar die Operation der Fistel in diesem Stadium ablehnte, seine Ansicht später konsequent änderte. Nachdem er eine tödliche Nachblutung infolge Nahtinsuffizienz nach Ligatur der Fistelarterie erlebt hatte, schrieb er in seiner Monographie [80]:

«De cette observation, j'avais conclu, il y a quatre ans, à l'inopérabilité de certains vieux anévrysmes artérioveineux. Aujourd'hui, mieux averti, je pense qu'ils peuvent être opérés. Mais *ils ne doivent l'être que par les procédés qui conservent la continuité artérielle*» und «*Donc pas d'excision quand les voies artérielles sus-jacentes sont dilatées. La reconstruction de la voie artérielle est alors un impératif catégorique*».

Abb. 172. A. P., 59 Jahre, ♂. Translumbales Aortogramm bei traumatischer a.-v. Fistel der rechten A. femoralis superficialis (←). Weitere Angaben in der Legende zu Abb. 173

Weitere Erfahrungen haben inzwischen die Richtigkeit seiner Ansicht bestätigt und gezeigt, daß es auch bei jahrzehntealten Fisteln noch gelingt, die arterielle Kontinuität zu erhalten [49—51, 76]. Der Eingriff muß allerdings unter besonderen Kautelen erfolgen und erfordert häufig eine von den typischen Verfahren abweichende Operationstechnik. Noch wichtiger als bei der vasculär nicht dekompensierten Fistel ist es, zunächst die zuführende Arterie proximal von der Fistel in einem Bereich mit möglichst gut erhaltener Gefäßwand aufzusuchen und durch Umschlingung zu sichern. Erst nach Präparation der

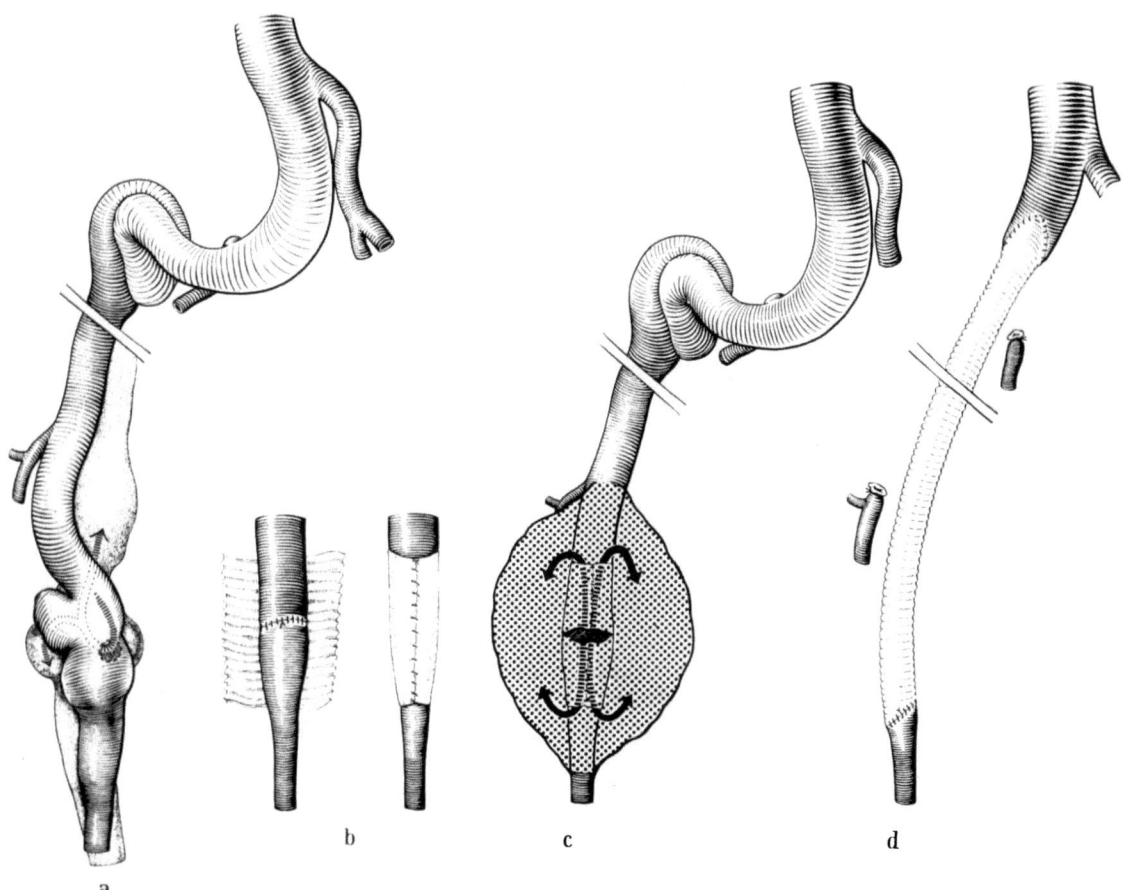

Abb. 173. A. P., 59 Jahre, ♂. a Seit 30¹/₂ Jahren bestehende traumatische a.-v. Fistel der rechten A. femoralis superficialis mit schwerer Herzinsuffizienz (s. auch Abb. 167 u. 172). Zuführende arterielle Strombahn von der terminalen Aorta bis zur Fistel (↗) stark dilatiert und elongiert. A. iliaca ext. schlingenförmig aufgeworfen und aneurysmatisch erweitert. b Erste Operation: Resektion des fisteltragenden Arterienabschnitts, zirkuläre End-zu-End-Anastomose, Teflonumhüllung. Seitliche Naht der Vene. c Ruptur der Anastomose 8 Monate nach der Operation. d Zweite Operation: Resektion der dilatierten zuführenden Arterie, Defektüberbrückung mittels Dacronprothese. 6 Jahre p. op. Bein normal durchblutet. Nahtaneurysma an der distalen Anastomose

Abb. 174a u. b. H. St., 37 Jahre, ♂. Seit 19 Jahren bestehende traumatische a.-v. Fistel zwischen rechter A. iliaca communis und linker V. iliaca communis. Schwere Herzinsuffizienz. Zustand nach Endokarditis — Endarteriitis. a Operationsbefund: Ektasie der terminalen Aorta, die rechte A. iliaca communis ist bis knapp oberhalb der Iliacagabel auf Aortenkaliber erweitert, Aneurysma varicosum der linken V. iliaca communis. Die Wand der A. iliaca communis war so dünn, daß weder eine seitliche oder zirkuläre Naht noch die Implantation einer kurzen Dacronprothese gelang. b Daraufhin erweiterte Arterienresektion einschließlich der Aortenbifurkation, Defektüberbrückung mit einer Dacron-Bifurkationsprothese. Seitliche Naht der V. iliaca communis.
4 Jahre p. op. normale Durchblutung beider Beine

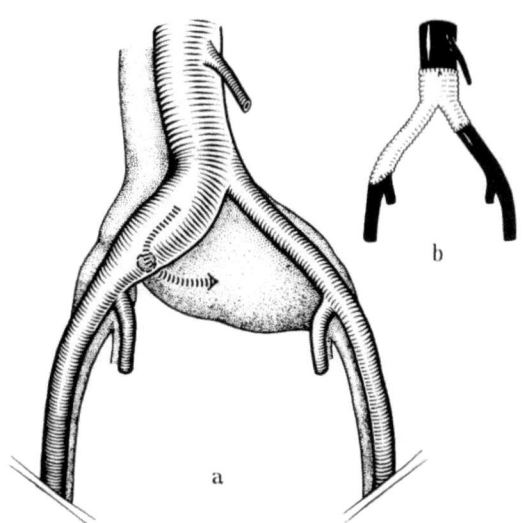

Fistel kann man entscheiden, ob eventuell doch noch eines der bereits besprochenen Verfahren angewendet werden kann. Schwierig wird die Situation, wenn die degenerierte Gefäßwand keine stabile Naht erlaubt. Erzwingt man unter diesen Umständen die direkte Naht bzw. Anastomose, so ist nicht nur mit vermehrten Komplikationen im Bereich der Nahtstelle, sondern darüber hinaus Jahre bis Monate später auch mit Komplikationen von seiten der schwerveränderten Arterie zu rechnen. Die einzige Lösung, die zu dem gewünschten Erfolg führen kann, ist die *ausgedehnte Resektion der proximalen Arterie* so weit nach zentral, bis nahtfähiges Gewebe erreicht wird. Die Gefäßwandveränderungen nehmen ebenso wie die sie verursachende hämodynamische Belastung zentralwärts an jeder größeren Gefäßgabelung sprunghaft ab (s. S. 97). So wird man bei der häufigsten Lokalisation der Fistel an den Femoralgefäßen die Resektion bis zur A. iliaca comm. ausdehnen, im Notfall sogar die Aortenbifurkation in die Resektion einbeziehen und durch eine entsprechende Gefäßprothese ersetzen (Abb. 174). An der distalen Fistelarterie läßt sich die Prothese in der Regel ohne Schwierigkeiten annähen, da hier keine Gefäßwandveränderungen vorliegen. Der große Vorteil dieses radikalen Verfahrens ist darin zu sehen, daß zusammen mit der a.-v. Fistel auch der ständige Gefahrenherd der ektatischen Arterie entfernt und damit eine prognostische Belastung von beträchtlichem Gewicht beseitigt wird [*142*].

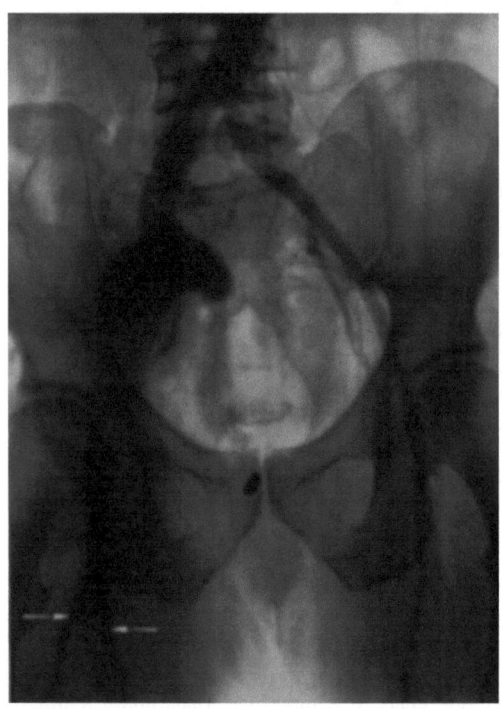

Abb. 175. W. Sch., 58 Jahre, ♂. Translumbales Aortogramm bei traumatischer a.-v. Doppelfistel der rechten A. femoralis superficialis und der A. profunda femoris (→). Weitere Angaben in der Legende zu Abb. 176

Besteht als weitere Komplikation eine *Herzinsuffizienz*, so wird man zunächst versuchen, den Zustand des Kranken durch eine konsequente internistische Therapie zu bessern. Stauungsergüsse in Pleura und Peritonaeum sind notwendigenfalls durch Punktion zu entleeren. Wenig sinnvoll sind Aderlässe, da der Kranke zur Stabilisierung des Kreislaufs auf die Vermehrung der Gesamtblutmenge angewiesen ist. Läßt sich nach 3—4wöchiger Behandlung keine vollkommene Rekompensation des Herzens erreichen, so bedeutet jede Fortführung der konservativen Therapie einen unnötigen Zeitverlust, da erfahrungsgemäß nach dieser Zeitspanne das Mögliche erreicht ist. Eine Kontraindikation wegen kardialer Insuffizienz braucht in keinem Falle ausgesprochen zu werden. Auch bettlägerige, schwer dyspnoische und orthopnoische Kranke mit Zeichen der feuchten Dekompensation können unter Wahrung bestimmter Vorsichtsmaßregeln mit Erfolg operiert werden. Der Effekt des Fistelverschlusses ist in solchen Fällen besonders eindrucksvoll.

ASCHENBRENNER [*1*] unterschied nach dem kardialen Zustand drei Stadien der a.-v. Fistel: 1. Stadium: kardial kompensiert, 2. Stadium: relative kardiale Dekompensation (*Rechtsinsuffizienz*), 3. Stadium: absolute kardiale Dekompensation (*Rechts- und Linksinsuffizienz*).

Im Sinne einer internationalen Vereinheitlichung der Klassifikation ziehen wir es vor, die Einteilung der New York Heart Association zugrunde zu legen:
Stadium 1: Volle Leistungsfähigkeit, keine Dyspnoe.
Stadium 2: Leistungsminderung und Dyspnoe bei körperlicher Belastung.

Stadium 3: Leistungsminderung und Dyspnoe schon bei leichter körperlicher Belastung.

Stadium 4: Leistungsunfähig, an Stuhl und Bett gebunden.

Bei kardialer Insuffizienz ist der narkotisierte Patient auf dem Operationstisch besonders sorgfältig zu lagern. Soweit es die Lokalisation der Fistel zuläßt, wird man den Oberkörper erhöhen und die Beine herabhängen lassen. Die wichtgste Maßnahme im Rahmen der intraoperativen Überwachung des kardial dekompensierten Fistelträgers ist die häufige, wenn irgend möglich kontinuierliche Messung und Registrierung des arteriellen und venösen Blutdrucks. Größte Aufmerksamkeit ist dem arteriellen Blutdruckanstieg zu schenken, der fast regelmäßig im Augenblick des endgültigen Fistelverschlusses oder bei Abklemmung der zuführenden Arterie auftritt. Es hat sich bei schwer herzkranken Patienten bewährt, zur Vermeidung eines akuten Herzversagens infolge dieser zusätzlichen Druckbelastung den arteriellen Mitteldruck im Augenblick, der endgültigen Unterbrechung des Kurzschlusses durch einen rasch ausgeführten, am besten arteriell entnommenen Aderlaß nach

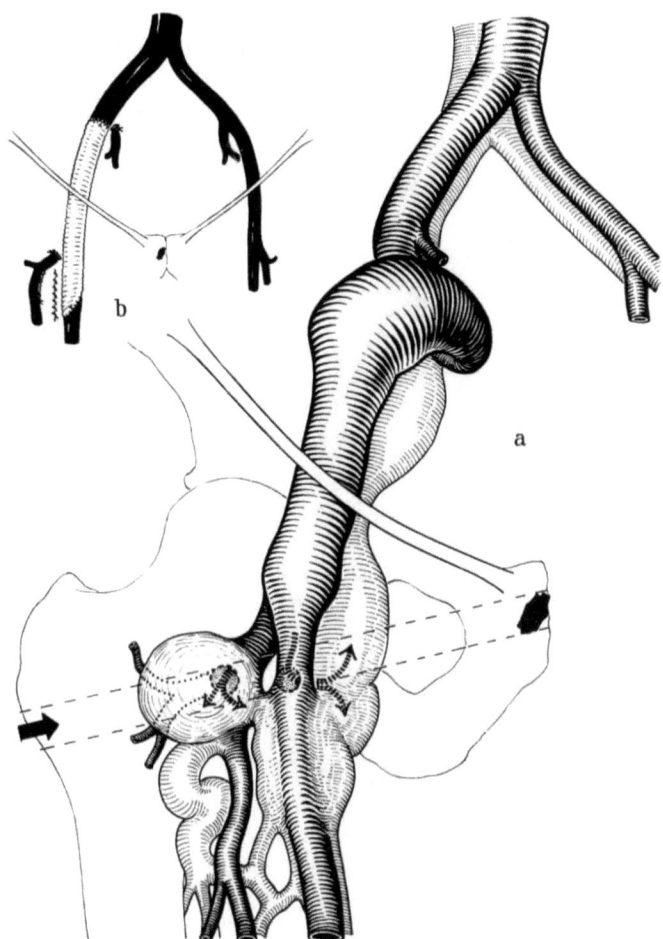

Abb. 176. W. Sch., 58 Jahre, ♂. a Seit 16 Jahren bestehende traumatische Doppelfistel der A. femoralis superficialis und der A. profunda femoris (↗) mit starker Elongation und aneurysmatischer Ektasie der zuführenden Arterie. b Operation: Seitliche Naht der A. profunda femoris und der Begleitvene nach Durchtrennung der Fistel. Resektion der dilatierten zuführenden Arterie und der Femoralisfistel, Defektüberbrückung mit einer Dacronprothese, seitliche Naht der V. femoralis. 5 Jahre p. op. normale arterielle Durchblutung des Beins, postthrombotisches Syndrom

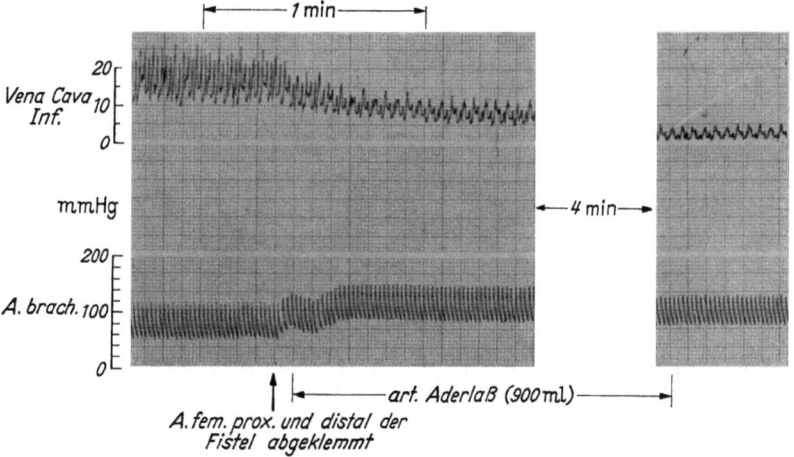

Abb. 177. Verhalten des arteriellen und venösen Druckes nach Fistelverschluß und arteriellem Aderlaß. Gleicher Patient wie Abb. 167, 172 und 173

Möglichkeit auf seine Ausgangswerte zu reduzieren (Abb. 177). Die Menge des hierbei zu entnehmenden Blutes ist im Einzelfall nicht vorauszusagen und sollte sich allein nach den arteriellen und venösen Blutdruckwerten richten. Blutentnahmen bis zu $1^1/_2$ Liter und mehr können notwendig werden. Weitere Aderlässe sind gelegentlich in den ersten postoperativen Tagen indiziert.

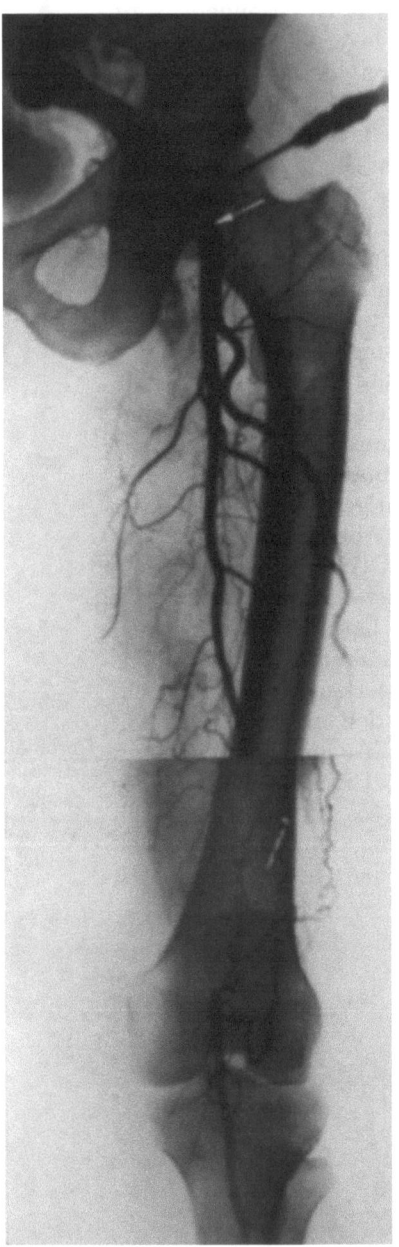

a   b

Abb. 178a u. b. E. W., 52 Jahre, ♂. Zustand nach traumatischer a.-v. Fistel der linken A. poplitea. a Arteriogramm 8 Jahre nach Verschluß der während 8 Jahren offenen Fistel durch seitliche Naht der Arterie. Aneurysmatische Degeneration der zuführenden Arterie bis zum Ort der früheren Fistel (←). Vgl. Abb. 179a. b Arteriogramm weitere 4 Jahre später. Das nach Resektion der A. femoralis superficialis eingesetzte autologe Venentransplantat ist obliteriert. Abgangsstenose der A. profunda femoris (←). Weitere Angaben in der Legende zu Abb. 179

e) Operationsergebnisse und Begutachtung

Bei frühzeitiger Entfernung der Fistel darf mit einer vollkommenen Wiederherstellung des Kranken gerechnet werden. Die Prognose quoad vitam wird in der Regel in keiner Weise beeinträchtigt, wenn der Verschluß innerhalb der ersten 2 Jahre nach seinem Auftreten beseitigt wird. Auch die Prognose quoad functionem der betroffenen Extremität ist ungetrübt, vorausgesetzt, daß die arterielle und venöse Gefäßkontinuität erhalten

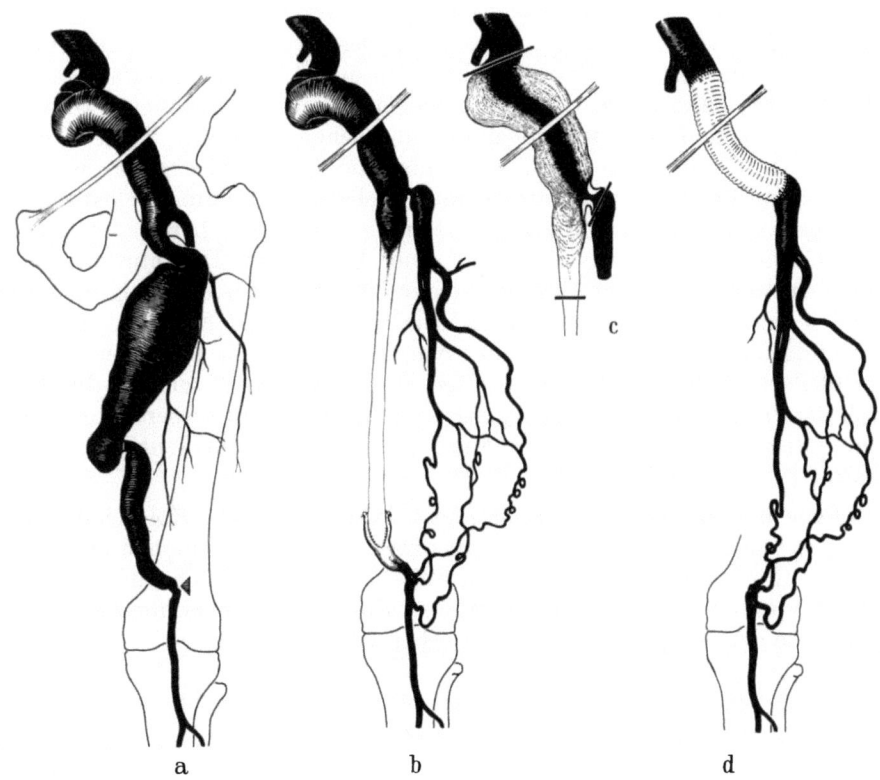

Abb. 179a—f. E. W., 52 Jahre ♂. Nur 8 Jahre lang offene Fistel der linken A. poplitea. Verursachendes Trauma 1941. *Erste Operation:* Fistelresektion, End-zu-End-Naht der Arterie 1949. Danach Bildung eines Aneurysmas der A. femoralis superficialis. a und Abb. 178a: Arteriogramm Oktober 1957: Extreme Elongation und Ektasie der gesamten zuführenden arteriellen Strombahn bis zum Ort der früheren Fistel (↗). Schlingenbildung und Aneurysma der Aa. iliaca ext. und femoralis superficialis. *Zweite Operation:* Resektion des Femoralisaneurysmas, Defektüberbrückung mit einem autologen Venentransplantat (Prof. Dr. KAUTZKY). b und Abb. 178b: 1961 zunehmende arterielle Durchblutungsstörung des Beins (Claudicatio intermittens) durch Thrombose des Venentransplantats und arteriosklerotische Abgangsstenose der A. profunda femoris. c und d *Dritte Operation:* Resektion der aneurysmatisch erweiterten, partiell thrombosierten Aa. iliaca ext. und femoralis communis, plastische Erweiterung der durch die Kollateralfunktion dilatierten A. profunda femoris, Implantation einer Dacronprothese zwischen Iliacagabel und A. profunda femoris. 5 Jahre p. op. arbeitsfähig. Leichte Claudicatio intermittens

werden konnte. Nur selten werden verbleibende Symptome der venösen Klappeninsuffizienz eine für die berufliche Leistung wesentliche Funktionsminderung der betroffenen Extremität zur Folge haben, zumal durch Tragen eines Stützverbandes oder durch verödende Maßnahmen Hilfe möglich ist. Anders liegen die Verhältnisse jedoch, wenn der venöse Abfluß bei der Operation unterbrochen werden mußte und infolgedessen eine bleibende venöse Abflußbehinderung entsteht, die als mittelbare Schädigung durch die Grundkrankheit zu betrachten ist.

Das gleiche gilt selbstverständlich für eine operativ entstandene arterielle Durchblutungsinsuffizienz mit einer entsprechenden Funktionsminderung, wie sie nach Ligatur oder Thrombose der Arterie auftreten kann.

Ist jedoch die zeitliche Grenze von 2 Jahren überschritten, so muß man um so regelmäßiger mit Spätkomplikationen durch eine dekompensierte Fistelarterie rechnen, je länger der Kurzschluß bestanden hat. Die Arteriosklerose kann an dem vorgeschädigten Gefäß besonders progredient verlaufen und zu frühzeitigen Verschlüssen führen. Zwischenfälle durch Aneurysmabildung (Abb. 173 u. 179), Ruptur oder Thrombose der ektatischen Arterie sind auch noch Jahre nach erfolgreicher Fisteloperation möglich [9, 142] und müssen bei der Begutachtung im Zusammenhang mit der Grundkrankheit gesehen werden.

Gleiches gilt für die fistelbedingte Schädigung des Myokards. Solange keine klinischen Insuffizienzsymptome festgestellt werden konnten und der Kurvenverlauf im EKG regelrecht geblieben ist, kann auch das röntgenologisch bereits vergrößerte Herz des Fistelträgers als gesund und voll leistungsfähig angesehen werden. Nach Fistelverschluß nimmt es gewöhnlich in kurzer Zeit seine normale Größe wieder an, wobei im EKG höchstens Positionsänderungen ablaufen und Zeichen der Volumenbelastung verschwinden. Hat dagegen eine Herzinsuffizienz bestanden und wurde bereits ein pathologisches EKG beobachtet, so muß auch dann mit einer bleibenden Herzmuskelschädigung gerechnet werden, wenn sämtliche Symptome der Insuffizienz nach erfolgreicher Operation verschwunden sind. Eine vollkommene Normalisierung des EKG wird in diesen Fällen nur selten eintreten. Die bleibenden elektrokardiographischen Veränderungen sind Ausdruck des bleibenden Schadens. Jede weitere Belastung des Myokards durch Krankheit oder durch den individuellen Alterungsprozeß addiert sich zu dieser bereits bestehenden Schädigung, wobei die Summation zu einer verfrühten Beeinträchtigung der Funktion führen kann.

Eine seltene Komplikation, die aber selbst Jahre nach der erfolgreichen Entfernung der Fistel noch manifest werden kann und deren Kausalzusammenhang bei der Begutachtung erkannt werden sollte, ist das chronische Cor pulmonale auf dem Boden einer pulmonalen Hypertonie, deren Ursache in einer durch die Volumenbelastung induzierten Arteriolosklerose der Lungenstrombahn zu sehen ist [56, 61].

Literatur

[1] Aschenbrenner, R.: Operative Behandlung schwerer Herz- und Kreislaufdekompensation. Beitrag zur Klinik der Spätfolgen arteriovenöser Aneurysmen. Klin. Wschr. **13**, 689 (1934).

[2] Bätzner, K., F. Kaiser u. L. Walz: Klinische Erscheinungen bei längerer Zeit bestehenden arteriovenösen Fisteln und deren Behandlung. Langenbecks Arch. klin. Chir. **266**, 152 (1950).

[3] Bickham, W. S.: Arteriovenous aneurisms. Ann. Surg. **39**, 767 (1904).

[4] Birnstingl, M.: Subacute bacterial infection in a traumatic arteriovenous fistula. Proc. roy. Soc. Med. **53**, 229 (1960).

[5] Bramann, F.: Das arteriell venöse Aneurysma. Langenbecks Arch. klin. Chir. **33**, 1 (1886).

[6] Branham, H. H.: Aneurysmal varix of the femoral artery and vein following a gun shot wound. Int. J. Surg. **3**, 250 (1890).

[7] Breschet, G.: Mémoire sur les aneurysmes. Mém. Acad. Méd. (Paris) **3**, 101 (1833).

[8] Brooks, B.: Comment on 9. Ann. Surg. **127**, 789 (1948).

[9] Bross, W., u. J. Słowikowski: Spätkomplikationen nach radikaler Resektion eines Ilio-femoral-Aneurysma. Zbl. Chir. **87**, 1808 (1962).

[10] Buchholz, R. R.: Arteriovenous fistula of the splenic vessels. Report of a case following splenectomy. Ann. Surg. **149**, 590 (1959).

[11] Burchell, H. B.: Unusual forms of heart disease. Circulation **10**, 577 (1954).

[12] Callander, C. L.: Study of arteriovenous fistula with an analysis of 449 cases. Johns Hopk. Hosp. Rep. **19**, 259 (1920).

[13] — Study of arteriovenous fistula with analysis of 447 cases. Ann. Surg. **71**, 428 (1920).

[14] Camp, O. B.: Arteriovenous fistula following hysterectomy. Amer. J. Surg. **86**, 240 (1953).

[15] Coenen, H.: Zur Indikationsstellung bei der Operation der Aneurysmen und bei den Gefäßverletzungen. Zbl. Chir. **40**, 1913 (1913).

[16] — Diskussionsbeitrag zu E. Lexer: Ideale Aneurysmaoperation und Gefäßtransplantation. Verh. dtsch. Ges. Chir. **42**, 116 (1913).

[17] COHN, R., and L. LIPSITCH: A case of bacterial endarteriitis and heart failure superimposed on a long standing femoral arteriovenous fistula cured by excision. Stanf. med. Bull. 9, 70 (1951).

[18] CURTIN, J. A., R. G. PETERSDORF, and J. L. BENNETT: Acquired arteriovenous fistula complicated by pseudomonas aeruginosa endarteriitis and endocarditis. Bull. Johns Hopk. Hosp. 101, 140 (1957).

[19] CUTLER, E.: In: R. LERICHE, Anévrysmes artériels et fistules artérioveineuses. Paris: Masson & Cie. 1949.

[20] CUTLER, S. S., and J. WOLF: Acquired arteriovenous fistula with coexistent subacute endocarditis and endarteriitis. Ann. intern. Med. 25, 972 (1946).

[21] DEBAKEY, M. E., D. A. COOLEY, G. C. MORRIS, and H. COLLINS: Arteriovenous fistula involving the abdominal aorta: Report of 4 cases with successful repair. Ann. Surg. 147, 646 (1958).

[22] DOWNES, W. A.: Arteriovenous aneurysm of the superior thyreoid artery and vein. Ann. Surg. 59, 789 (1914).

[23] DUBOST, CH., et P. MATHIS: Un cas de anévrysme artérioveineux réno-rénal après néphrectomie. Mém. Acad. Chir. 82, 132 (1956).

[24] DUPUYTREN, G.: Klinisch chirurgische Vorträge. Bearbeitet von E. BECK u. R. LEONHARDI, Bd. I. 1855.

[25] ELKIN, D. C.: Aneurysm following surgical procedures. Ann. Surg. 127, 769 (1948).

[26] — and E. A. BANNER: Arteriovenous aneurysms following surgical operations. J. Amer. med. Ass. 131, 1117 (1946).

[27] —, and H. B. SHUMACKER: Arterial aneurysms and arteriovenous fistulas. General considerations. In: D. C. ELKIN and M. E. DEBAKEY, Vascular Surgery in World War II, p. 149. Washington, D. C.: Office of the Surgeon General Department of the Army, 1955.

[28] —, and J. V. WARREN: Arteriovenous fistulas. J. Amer. med. Ass. 138, 1524 (1947).

[29] ELLIOT, J. A.: Post-nephrectomy arteriovenous fistula. J. Urol. (Baltimore) 85, 426 (1961).

[30] FALCONER, M. A., M. MCGEORGE, and A. C. BEGG: Surgery of lumbar intervertebral disk protrusion: A study of principles and results based upon 100 consecutive cases submitted to operation. Brit. J. Surg. 35, 225 (1948).

[31] FICK, W.: Kreislaufwirkung arteriovenöser Aneurysmen. Langenbecks Arch. klin. Chir. 173, 773 (1932).

[32] — Kreislaufwirkung arteriovenöser Aneurysmen. Dtsch. Z. Chir. 240, 113 (1933).

[33] FONTAINE, R., et P. BUCK: Aneurysme artérioveineux du triangle de Scarpa. Strasbourg méd. 108, 165 (1948).

[34] FORTUNE, C.: Arteriovenous fistula of the left common iliac artery and vein. Med. J. Aust. 1956, 659.

[35] FRANZ, D.: Klinische und experimentelle Beiträge betreffend das Aneurysma arteriovenosum. Langenbecks Arch. klin. Chir. 75, 572 (1905).

[36] FREEMAN, N. E.: Arterial repair in the treatment of aneurysms and arteriovenous fistulas. Ann. Surg. 124, 888 (1946).

[37] FRENCH, W. R., R. W. PATTON, and R. A. WISE: Arteriovenous fistula of the superior thyreoid artery and vein. Ann. Surg. 150, 149 (1959).

[38] GAMM, K. E.: Arteriovenous fistula. J. Amer. med. Ass. 119, 134 (1942).

[39] GARRÉ, C.: Seitliche Naht der Arterie bei Aneurysmaexstirpation. Dtsch. Z. Chir. 82, 287 (1906).

[40] GLASS, B. A., and H. C. ILGENFRITZ: Arteriovenous fistula secondary to operation for ruptured intervertebral disk. Ann. Surg. 140, 122 (1954).

[41] GLASSER, S. T., and H. P. BRAY: Arteriovenous fistula. A case report emphasizing etiology. Industr. Med. Surg. 18, 329 (1949).

[42] GLENN, F., and J. STEINBERG: Arteriovenous fistula of the right internal mammary vessels following radical mastectomy. Visualization by angiocardiography. J. thorac. Surg. 33, 719 (1957).

[43] GOWDY, R. A., S. P. MARTIN, G. P. KERBY, and W. C. SEALY: Pathogenesis of valvular endocarditis. Arch. Surg. 65, 271 (1952).

[44] GUNDERMANN, W.: Kriegschirurgischer Bericht aus der Gießener Klinik. Bruns' Beitr. klin. Chir. 97, 515 (1915).

[45] HALSTED, W. S.: Congenital arteriovenous and lymphaticovenous fistulae. Proc. nat. Acad. Sci. (Wash.) 5, 76 (1919).

[46] HAMMAN, L., and W. F. RIENHOFF: Subacute streptococcus viridans septicemia. Bull. Johns Hopk. Hosp. 57, 219 (1935).

[47] HARBISON, S. P.: Major vascular complications of intervertebral disk surgery. Ann. Surg. 140, 342 (1954).

[48] — F. J. GREGG, and I. Z. GUTTIERREZ: Arteriovenous fistula following nephrectomy: Report of a case complicated by severe azotemia and congestive failure. Ann. Surg. 152, 281 (1960).

[49] HEBERER, G.: Probleme der Spätoperation traumatischer arteriovenöser Fisteln. Langenbecks Arch. klin. Chir. 298, 354 (1961).

[50] —, u. G. RAU: Gefäßersatz bei traumatischen arteriovenösen Fisteln mit vaskulärer Dekompensation. Langenbecks Arch. klin. Chir. 300, 717 (1962).

[51] — G. RAU u. H. J. EBERLEIN: Die vaskulär und kardial dekompensierte Form der arteriovenösen Fistel traumatischer Genese. Teil II: Symptomatologie, Diagnostik und chirurgische Behandlung. Langenbecks Arch. klin. Chir. 299, 254 (1962).

[52] HECKLER, G. B., and I. J. TIKELIS: Acquired arteriovenous fistula with subacute bacterial endocarditis and endarteriitis. J. Amer. med. Ass. **150**, 1301 (1952).

[53] HERMANNES, P.: Zur Frage der arterialisierten Venen beim arteriovenösen Aneurysma. Bruns' Beitr. klin. Chir. **130**, 40 (1924).

[54] HODGSON, J.: Krankheiten der Arterien und der Venen. Aus dem Englischen übersetzt von A. KOBERWEIN. Hannover: Gebr. Hahn 1817.

[55] HOLLINGSWORTH, E. W.: Arteriovenous fistula of the renal vessels. Amer. J. med. Sci. **188**, 399 (1934).

[56] HOLMAN, E.: Arteriovenous Aneurysm. New York: Macmillan & Co. 1937.

[57] — Clinical and experimental observations on arteriovenous fistulae. Ann. Surg. **112**, 840 (1940).

[58] — The anatomic and physiologic effect of an arteriovenous fistula. Surgery **8**, 362 (1940).

[59] — Roentgenologic and kymographic studies of the heart in the presence of an arteriovenous fistula and their interpretation. Ann. Surg. **124**, 920 (1946).

[60] — Problems in the dynamics of blood flow. I. Conditions controlling collateral circulation in the presence of an arteriovenous fistula, following ligation of an artery. Surgery **26**, 889 (1949).

[61] — New Concepts in Surgery of the Vascular System. Springfield (Ill.): Ch. C. Thomas 1955.

[62] —, and G. TAYLOR: Problems in the dynamics of blood flow. II. Pressure relations at site of an arteriovenous fistula. Angiology **3**, 415 (1952).

[63] HOLSCHER, E. C.: Vascular complication of disk surgery. J. Bone Jt Surg. A **30**, 968 (1948).

[64] HOOK, E. W., H. S. WAINER, J. McGEE, and T. F. SELLERS: Acquired arteriovenous fistula complicated by bacterial endarteriitis and endocarditis. J. Amer. med. Ass. **164**, 1450 (1957).

[65] HORTON, B. T., and H. W. MEYERDING: Two traumatic arteriovenous fistulas involving the deep femoral artery and vein and the femoral artery and vein. Proc. Mayo Clin. **14**, 4 (1939).

[66] HORTON, R. E.: Arteriovenous fistula following operation for prolapsed intervertebral disk. Brit. J. Surg. **49**, 77 (1961).

[67] HUDSON, O. C.: Traumatic aneurysm of popliteal artery due to osteochondroma. Amer. J. Surg. **90**, 528 (1955).

[68] HUFNAGEL, C. A., B. J. WALSH, and P. W. CONRAD: Iliac-caval arteriovenous fistula following operation for herniated disc. Angiology **12**, 579 (1961).

[69] HUGHES, C. W., and E. J. JAHNKE: The surgery of traumatic arteriovenous fistulas and aneurysms. Ann. Surg. **148**, 790 (1958).

[70] HUNTER, W.: The history of an aneurysm of the aorta with some remarks on aneurysms in general. Tr. med. Obst. Soc. Phys. (Lond.) **1**, 323 (1757).

[71] — Further observations upon a particular species of aneurysm. Med. Obs. and Ing. **2**, 390 (1762).

[72] ISRAEL, A.: Veränderungen der Kreislauforgane bei arteriovenösen Aneurysmen. Langenbecks Arch. klin. Chir. **157**, 109 (1929).

[73] — Über einige Spätfolgen von Aneurysmen. Dtsch. Z. Chir. **234**, 211 (1931).

[74] ISRAEL, J.: Angiectasie im Stromgebiete der A. tibialis antica. Langenbecks Arch. klin. Chir. **21**, 109 (1877).

[75] KAHN, J. W., S. F. LIVINGSTON, and R. CARET: Arteriovenous fistula and septicemia cured by excision and antibiotics. Amer. J. Surg. **86**, 175 (1953).

[76] KREMER, K., u. H. MOHR: Traumatische arteriovenöse Fisteln und Aneurysmen. Bruns' Beitr. klin. Chir. **198**, 484 (1959).

[77] LEAMAN, W. G.: The prognoses in heart disease with reference to curable types. New. int. Clin. **3**, 130 (1939).

[78] LEE, S. H., B. FISHER, E. R. FISHER, A. LITTLE: Arteriovenous fistula and bacterial endocarditis. Surgery **52**, 463 (1962).

[79] LERICHE, R.: Sur les anévrismes artérioveineux traumatiques des membres. Bull. Soc. nat. Chir. **53**, 1397 (1927).

[80] — Anévrismes artériels et fistules artérioveineuses. Paris: Masson & Cie. 1949.

[81] LESSER, A. J., and C. E. GREELEY: Femoropopliteal arteriovenous aneurysm caused by fractured osteochondroma of the femur. J. Amer. med. Ass. **167**, 1830 (1958).

[82] LEXER, E.: Die ideale Operation des arteriellen und des arteriellvenösen Aneurysma. Langenbecks Arch. klin. Chir. **83**, 459 (1907).

[83] — Operation eines arteriell-venösen Anonyma-Aneurysma. Schweiz. med. Wschr. **64**, 645 (1934).

[84] LILLEHEI, C. W., J. R. R. BOBB, and M. B. VISSCHER: The occurrence of endocarditis with valvular deformities in dogs with arteriovenous fistulas. Ann. Surg. **132**, 577 (1950).

[85] — — — Effect of arteriovenous fistulas upon pulmonary arterial pressure, cardiac index, blood volume, and the extracellular fluidspace. Amer. College of Surgeons. Surgical Forum 1950. Philadelphia: W. B. Saunders Co. 1951, p. 275.

[86] — HAMMERSTROM, R. N., J. D. WARGO, and B. J. CLAWSON: Experimental Bacterial Endocarditis and Glomerulonephritis. Rheumatic Fever — A Symposium. Minneapolis: University Minnesota Press 1952.

[87] — J. M. SHAFFER, W. W. SPINK, J. R. R. BOBB, J. D. WARGO, and M. B. VISSCHER: Role of cardiovascular stress in the pathogenesis of endocarditis and glomerulonephritis. Arch. Surg. **63**, 421 (1951).

[88] LINTON, R. R., and P. D. WHITE: Arteriovenous fistula between the right common iliac artery and the inferior vena cava. Report of case of its occurence following operation for ruptured intervertebral disk with cure by operation. Arch. Surg. **50**, 6 (1945).

[89] LIPTON, S., and H. MILLER: Streptococcus viridans septicemia — subacute bacterial endartcriitis of an arteriovenous aneurysm. J. Amer. med. Ass. **126**, 766 (1944).

[90] MARCHANT, G.: Bull. Soc. Chir. Paris, Juli (1898).

[91] MATAS, R.: An operation for the radical cure of aneurysm based upon arteriorrhaphy. Ann. Surg. **37**, 161 (1903).

[92] MASON, J. M., R. M. POOL, and J. P. COLLIER: The treatment of traumatic arteriovenous aneurysms. Sth. med. J. (Bgham, Ala.) **29**, 248 (1936).

[93] MIXTER, W. J.: Pitfalls in the surgery of the ruptured intervertebral disk. J. Fla med. Ass. **39**, 159 (1952).

[94] MÖRL, F.: Zur Grundlagenforschung der Arteriendilatation beim arteriovenösen Aneurysma. Langenbecks Arch. klin. Chir. **277**, 586 (1954).

[95] MORA, J. M.: Arteriovenous aneurysm of left superior thyreoid vessels. Surg. Gynec. Obstet. **48**, 123 (1929).

[96] MOVITZ, D.: Postoperative arteriovenous aneurysm in mesentery after small bowel resection. J. Amer. med. Ass. **173**, 42 (1960).

[97] MULLER, W. H., and W. E. GOODWIN: Renal arteriovenous fistula following nephrectomy. Ann. Surg. **144**, 240 (1956).

[98] MUNELL, E. R., C. R. MOTA, and W. B. THOMPSON: Iatrogenic arteriovenous fistula: Report of a case involving the superior mesenteric vessels. Amer. Surg. **26**, 738 (1960).

[99] MURPHY, J. B.: Resection of arteries and veines injured in continuity — end-to-end suture — experimental and clinical research. Med. Rec. (N.Y.) **51**, 73 (1897).

[100] NAYLOR, A.: Arteriovenous fistula complicating amputation stump. Brit. med. J. **1950** II, 928.

[101] NICOLADONI, C.: Phlebarteriectasie der rechten oberen Extremität. Langenbecks Arch. klin. Chir. **18**, 252 (1875).

[102] NORRIS, G. W.: Varicose aneurysm at the bend of the arm; Ligature of the artery above and below the, sac; secondary hemorrhages with a return of the aneurysmal thrill at the tenth day; cure. Amer. J. med. Sci. **5**, 27 (1843).

[103] NUSSELT, H.: Über ein erfolgreich operiertes Aneurysma der A. mesenterica superior. Zbl. Chir. **72**, 835 (1947).

[104] — Über einige bemerkenswerte Beobachtungen bei 224 Aneurysmen. Langenbecks Arch. klin. Chir. **261**, 557 (1949).

[105] PARMLEY, L. F., J. A. ORBISON, C. W. HUGHES, and T. W. MATTINGLY: Acquired arteriovenous fistulas complicated by endarteriitis, and endocarditis lenta due to streptococcus faecalis. New Engl. J. Med. **250**, 305 (1954).

[106] PAUL, M.: Aneurysm of popliteal artery from perforation by cancellous exostosis of femur: Report of case. J. Bone Jt Surg. B **35**, 270 (1953).

[107] PEUGNIEZ: Gaz. méd. de Picardie (Amiens) **18**, 16, 85 (1900).

[108] PORTER, W. B., and G. Z. WILLIAMS: Subacute streptococcus viridans infection of an arteriovenous aneurysm and the aortic valve. A case report. Trans. Ass. Amer. Phycns **54**, 359 (1939).

[109] PRIDGEN, W. R., and J. K. JACOBS: Postoperative arteriovenous fistula. Surgery **51**, 205 (1962).

[110] RANSOHOFF, J. L.: Arteriovenous aneurysm of superior thyreoid artery and vein. Surg. Gynec. Obstet. **61**, 816 (1935).

[111] REAMS, G. B.: A middle colic arteriovenous fistula developing as a postgastrectomy complication. Arch. Surg. **81**, 757 (1960).

[112] REID, M. R.: The treatment of abnormal arteriovenous communications. Arch. Surg. **11**, 237 (1925).

[113] — Studies on abnormal arteriovenous communications acquired and congenital. Report of series of cases. Arch. Surg. **10**, 601 (1925).

[114] — The origin and nature of arteriovenous aneurysms, cirsoid aneurysms and simple angiomas. Arch. Surg. **10**, 996 (1925).

[115] — The effects of abnormal arteriovenous communications on the heart, blood vessels and other structures. Arch. Surg. **11**, 25 (1925).

[116] — The effect of arteriovenous aneurysma upon the heart. Ann. Surg. **95**, 578 (1932).

[117] —, and J. McGUIRE: Arteriovenous aneurysms. Ann. Surg. **108**, 643 (1938).

[118] RIENHOFF, W. F., and L. HAMAN: Subacute streptococcus viridans septicemia cured by excision of an arteriovenous aneurysm of the external iliac artery and vein. Ann. Surg. **102**, 905 (1935).

[119] ROB, C. G., and H. H. G. EASTCOTT: Five unusual arteriovenous fistulae. Brit. J. Surg. **42**, 68 (1954).

[120] RODBARD, S.: Blood velocity and endocarditis. Circulation **27**, 18 (1963).

[121] SCHULZE, W., E. SCHÜRMEYER u. F. BENDER: Über arterio-venöse Fisteln im Bauchraum. Med. Welt **46**, 2450 (1956).

[122] SCHWARTZ, J. A., A. A. BORSKI, and E. JANSKE: Renal arteriovenous fistula. Surgery **37**, 951 (1955).

[123] Seeley, S. F., C. W. Hughes and E. J. Jahnke: Direct anastomosis versus ligation in traumatic arteriovenous fistulas and aneurysms. Surg. Forum, Amer. College of Surgeons, New York, Sept. 23, 1952, p. 152.

[124] — — — Major vessel damage in lumbar disk operation. Surgery 35, 421 (1954).

[125] Selman, J. J., and S. O. Freedlander: Arteriovenous aneurysm of the thyroid vessels. Amer. J. Surg. 17, 99 (1932).

[126] Shirey, E. K.: Cardiac disease secondary to post-nephrectomy arteriovenous fistula. Cleveland Clin. Quart. 26, 188 (1959).

[127] Shumacker, H. B.: Multiple arteriovenous aneurysms. Surgery 18, 646 (1945).

[128] — The problem of maintaining the continuity of the artery in the surgery of aneurysms and arteriovenous fistulae. Ann. Surg. 127, 207 (1948).

[129] —, and K. L. Carter: Arteriovenous fistulas and arterial aneurysms in military personnel. Surgery 20, 9 (1946).

[130] —, and E. E. Wayson: Spontaneous cure of aneurysms and arteriovenous fistulas, with some notes on intrasaccular thrombosis. Amer. J. Surg. 79, 532 (1950).

[131] — N. T. Welford, and K. L. Carter: Streptococcus viridans septicemia from vegetations in femoral arteriovenous aneurysm. Report of a case cured by surgical excision of the aneurysm. Ann. Surg. 124, 123 (1946).

[132] Smith, V. M., C. W. Hughes, O. Sapp, R. J. T. Joy, and T. W. Mattingly: High output circulatory failure due to arteriovenous fistula. Complication of intervertebral disk surgery. Arch. intern. Med. 100, 833 (1957).

[133] Spurry, O. M., and J. A. Pierce: Cardiac output in systemic arteriovenous fistulas complicated by heart failure. Amer. Heart J. 61, 21 (1961).

[134] Statland, M. and T. G. Orr: Streptococcus viridans endarteriitis of an arteriovenous aneurysm. J. Lab. clin. Med. 34, 221 (1949).

[135] Steinberg, J., F. Glenn, S. T. Carver and D. S. Lukas: Angiographic and hemodynamic studies of a postlaminectomy iliac arterial inferior vena caval fistula. Amer. J. Med. 31, 310 (1961).

[136] Stewart, F. T.: Arteriovenous aneurysm treated by angeiorrhaphy. Ann. Surg. 57, 574 (1913).

[137] Stuart, D. W.: Arteriovenous aneurysm following amputation. Brit. med. J. 1929 II, 346.

[138] Sze, K. C., H. K. Tsuji, R. Schobinger, J. Kneisel, and P. Cooper: Arteriovenous fistula between the common iliac vessels. Report of a case corrected surgically. Arch. Surg. 80, 258 (1960).

[139] Takaro, T., and S. M. Scott: Spontaneous closure of a traumatic arteriovenous fistula of seven years duration. J. Amer. med. Ass. 81, 965 (1960).

[140] Taylor, H., and E. Williams: Arteriovenous fistula following disk surgery. Brit. J. Surg. 50, 47 (1962).

[141] Touroff, A. S. W., H. Lande, and J. Kroop: Subacute streptococcus viridans septicemia cured by excision of an infected traumatic arteriovenous aneurysm. Surg. Gynec. Obstet. 74, 974 (1942).

[142] Uelft-Lorbach, U. v.: Ergebnisse der Spätoperation bei peripheren arteriovenösen Fisteln traumatischer Genese. Inaug.-Diss. Köln 1963.

[143] Vest, S. A.: Renal arteriovenous fistula, post-nephrolithotomy. Urologists Correspondence Club Letter. Dec. 6, 1954.

[144] Vollmar, J.: Zentrale Gefäßektasie bei lange bestehenden arteriovenösen Fisteln. Langenbecks Arch. klin. Chir. 294, 627 (1960).

[145] — Aneurysma der A. thyreoidea inferior nach Schilddrüsenoperation. Chirurg 34, 280 (1963).

[146] Wideman, G. L., L. C. Gravlee, and W. N. Jones: Arteriovenous aneurysm of the uterine artery and vein following total abdominal hysterectomy. Amer. J. Obstet. Gynec. 78, 200 (1959).

[147] Williams, M. H.: Traumatic arteriovenous aneurysm associated with streptococcus septicemia. J. Amer. med. Ass. 148, 726 (1952).

[148] Zoege-Manteuffel, W. v.: In Gluck, Indikation und Technik des seitlichen Klemmenverschlusses und der Naht der Blutgefäße. Berl. klin. Wschr. 32, 746 (1895).

II. Angeborene arterio-venöse Fistel des großen Kreislaufs

1. Historische Daten und Definition

Die seltene Erwähnung einer angeborenen a.-v. Fistel[1] in der älteren Literatur ist wohl darauf zurückzuführen, daß die Eigentümlichkeiten des Krankheitsbildes erst Anfang dieses Jahrhunderts erarbeitet und seine Symptome lange Zeit als Ausdruck einer

---

[1] *Synonyma:* Angioma arteriale racemosum, Angioma arteriale serpentinum, Aneurysma serpentinum, varicöses Aneurysma, zirsoides Aneurysma, pulsierendes Angiom.

rein venösen Erkrankung oder einer Gefäßgeschwulst fehlgedeutet wurden. Nach RIEN-
HOFF [31] geht die erste Beschreibung einer kongenitalen Fistel auf Sir PRESCOTT
HEWITT [13] zurück, der bei einem Kinde mit einer Fistel der rechten A. iliaca comm.
ein bereits bei der Geburt verlängertes Bein beobachtete. Man findet aber schon in dem
Buch von HODGSON [14] die angeborene a.-v. Fistel und in einer Publikation von GIRAL-
DES [10] die Hemihypertrophie erwähnt. GHERINI konnte 1867 die Symptomatik eines
kongenitalen a.-v. Angioms der Hand durch Ligatur der Aa. ulnaris und radialis bessern.
1899 berichtete v. EISELSBERG [6] über eine 20jährige Patientin mit einer kongenitalen
Fistel der A. poplitea, bei der man schon im Alter von 4 Jahren eine Verlängerung des
Beines bemerkt hatte. Die Ligatur der A. femoralis und der V. saphena hatte die Gangrän des Beines zur Folge. Über eine Patientin von HALSTED, bei der ein angeborenes
a.-v. Angiom der rechten Hals- und Gesichtsseite nach zweimaliger Operation (1912 und
1918) wieder rezidivierte, erschien kürzlich eine Publikation von RAVITCH u. GAERTNER
[29], die durch eine dritte Operation (1959) eine endgültige Heilung erreicht zu haben
glauben. RIENHOFF selbst konnte 1924 zu einer eigenen Beobachtung 22 ältere Beschreibungen zusammenstellen. REID [30] fand 1925 in seinem Krankengut unter 33 a.-v.
Fisteln sechs Fälle der angeborenen Form.

Wir wissen heute, daß die kongenitale Form der a.-v. Fistel keineswegs so selten ist,
wie man lange Zeit angenommen hatte. Die Entscheidung, ob eine a.-v. Fistel angeboren
oder erworben ist, kann im Einzelfall schwierig sein, da die angeborenen Kurzschlüsse manchmal erst im 2. und 3. Lebensjahrzehnt manifest werden. Im Zweifelsfall sprechen folgende
Punkte für die kongenitale Form des Krankheitsbildes:

1. Zusätzliche Gefäßmißbildungen: Gefäßnaevi, capilläre Angiome, „Muttermale".
2. Vielzahl der Kurzschlußverbindungen.
3. Fehlendes Trauma in der Anamnese.
4. Auftreten der Symptome bereits im Kindesalter.

Besondere Schwierigkeiten können sich bei der Abgrenzung gegenüber der durch Kontusion und Decollement entstandenen, erworbenen Form der a.-v. Fistel ergeben, die
ähnliche Struktur und Lokalisation aufweist. Mit Recht wurde die Frage aufgeworfen,
ob nicht ein großer Teil der zirsoiden a.-v. Fisteln der Kopfschwarte Folge einer bei der
Geburt erlittenen Abscherungsverletzung sein kann.

Auch die Grenze zu anderen kongenitalen Gefäßmißbildungen wie den kavernösen
oder capillären Angiomen ist manchmal nicht mit Sicherheit festzulegen. Trotzdem
besteht u.E. keine Berechtigung, das kavernöse und das capilläre Angiom als Varianten
der angeborenen a.-v. Fistel zu beschreiben und aus der Geschwulstgruppe herauszuneh-
men [22]. Definiert man die Fistel funktionell und fordert man einen nachweisbaren
a.-v. Kurzschluß mit entsprechenden Rückwirkungen auf die zu- und abführenden Gefäße,
so läßt sich das reine Angiom ohne Schwierigkeiten von der a.-v. Fistel auch kleiner
Dimension abtrennen. Während bei der Fistel eine Fehlentwicklung der Endstrombahngefäße mit Persistenz embryonaler a.-v. Verbindungen vorliegt und die Varicose eine
Reaktion auf die krankhafte hämodynamische und hämostatische Belastung darstellt,
ist die Varicose des kavernösen Angioms eine echte primäre Fehlbildung des Venensystems.

2. Ätiologie

Die Voraussetzung für eine angeborene Kurzschlußverbindung zwischen der arteriellen
und venösen Seite des großen Kreislaufs ist in dem undifferenzierten, netzförmigen,
capillären Embryonalzustand des Gefäßsystems zu suchen, aus dem sich, z.T. anlagemäßig, z.T. funktionellen Reizen folgend, die komplexe Form des Kreislaufs mit Arterien,
Venen und Endstrombahn entwickelt. Krankhafterweise aus der embryonalen Ent-
wicklungsperiode persistierende a.-v. Kommunikationen scheinen das anatomische Substrat des Krankheitsbildes zu sein. Die Ursache dieser Persistenz ist nicht bekannt.

3. Lokalisation

Häufigster Sitz der angeborenen a.-v. Fistel sind die Extremitäten, vor allem mit über 50% der Fälle die Beine (Tabelle 49). In der Reihenfolge der Häufigkeit folgen dann Arme, Kopf und Hals. An den Extremitäten sind Prädilektionsstellen Knie, Knöchel, Ellbogen und Hand, wobei die Reihenfolge der Aufzählung etwa der jeweiligen Häufigkeit des Befalls entspricht [12, 22]. Im übrigen können angeborene Fisteln ebenso wie erworbene praktisch an jeder vascularisierten Stelle des Körpers vorkommen (Abb. 180). Besonderer Erwähnung bedürfen ihrer klinischen und therapeutischen Besonderheiten wegen die intrakraniellen, intraossären und renalen Lokalisationsformen des Krankheitsbildes.

Tabelle 49. *Lokalisation bei 69 Fällen mit angeborener arterio-venöser Fistel der Extremitäten* [4]

	Rechts	Links	Zusammen
Arm	7	10	17
Bein	20	31	51
Arm und Bein . .	1	0	1
Gesamt	28	41	69

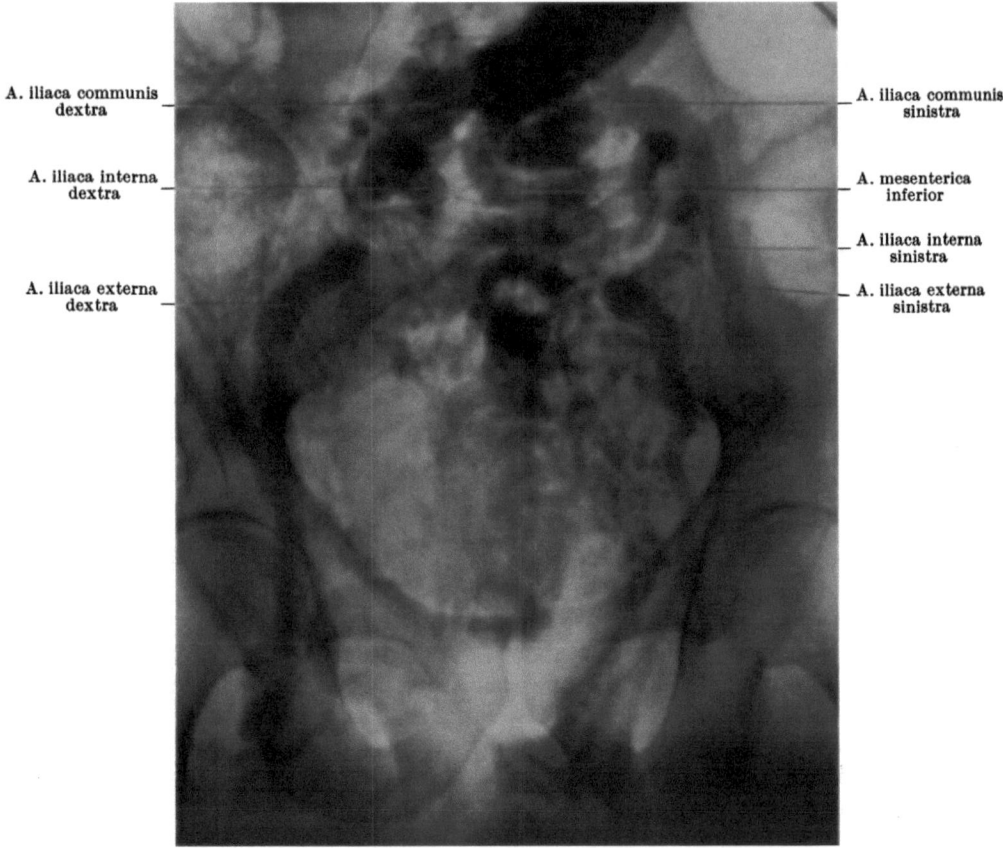

Abb. 180. G. P., 47 Jahre, ♂. Große kongenitale Fistel im kleinen Becken. Symptome (pulsierender Tumor, Schwirren, Geräusch) erst seit 2 Jahren. Der Kurzschluß wird von der A. mesenterica caudalis, von den beiden Aa. iliacae internae und von den rechtsseitigen Aa. circumflexae femoris gespeist. Durch Ligatur der A. mesenterica caudalis und der beiden Aa. iliacae internae konnte der Befund erheblich gebessert, die Kurzschlußsymptomatik aber nicht vollständig beseitigt werden

4. Pathologische Anatomie

Der kongenitale Kurzschluß besteht in der Regel aus einem kaum zu entwirrenden Geflecht varicös entarteter Gefäßräume, die von zahlreichen Arterien gespeist und von multiplen Venen drainiert werden. Zu- und abführende Gefäße weisen die gleichen anatomischen Veränderungen auf, wie sie bereits für die erworbene a.-v. Fistel beschrieben wurden. Nach dem Vorschlag von RIENHOFF lassen sich anatomisch zwei Formen der kongenitalen Fistel unterscheiden:

1. Die a.-v. Querverbindungen liegen proximal von den eigentlichen Endaufzweigungen der Arterie.

2. Die a.-v. Verbindungen befinden sich im Endstrombahnbereich der Arterie.

5. Vorgeschichte und Symptome

Die Fistel manifestiert sich in der Regel erst einige Jahre nach der Geburt und selten vor der Gehfähigkeit des Kindes. Es ist bis heute nicht geklärt, welche Faktoren die Manifestation zeitlich bestimmen und warum Symptome bei dem einen Patienten schon in den ersten Lebensjahren oder -tagen, bei dem anderen erst im 2. oder 3. Lebensjahrzehnt auftreten. Der gesteigerten körperlichen Belastung und vor allem der Gravidität kommt offensichtlich auslösende Bedeutung zu. Das erste auffallende Symptom ist eine zunehmende Varicose, die auf eine Extremität oder einen umschriebenen Bezirk des Körpers beschränkt bleibt. Oft bemerken die Angehörigen bei den Kindern eine Wachstumsdifferenz der Extremitäten, wobei verständlicherweise zunächst nicht die größere, sondern die kontralaterale, kleinere Extremität für die kranke gehalten wird. Ist der Kurzschluß beträchtlich, so können wie bei der erworbenen Fistel schließlich infolge der venösen Stase und Drucksteigerung Ödem und trophische Störungen auftreten, die gelegentlich zu Ulcerationen, selten sogar zu Gangrän führen.

6. Lokalbefund

Folgende Befunde müssen an eine angeborene a.-v. Fistel denken lassen und erfordern eine entsprechende gezielte Diagnostik:

1. Die umschriebene juvenile Varicose.

Tabelle 50. *Klinische Zeichen bei 69 Patienten mit konnatalen Fisteln der Extremitäten* [4]

	Zahl	%		Zahl	%
Hypertrophie	55	79,7	Ulcera	13	18,8
Erhöhte Oberflächen-			Schwirren	13	18,8
temperatur	50	72,5	Ödem	11	15,9
Varicen	39	56,5	Nicoladoni-Branham . .	10	14,5
Geräusch	24	34,8	Fehlende oder schwache		
Naevus	20	29	periphere Pulse . . .	8	11,6
Sekundäre Stauungs-					
symptome der Haut .	18	26,1			

2. Das einseitige vermehrte Längenwachstum und die Umfangsvermehrung einer Extremität (Hemihypertrophie).

3. Die umschriebene Steigerung der Oberflächentemperatur.

1. *Die umschriebene Varicose*, besonders wenn sie schon in kindlich-jugendlichem Alter in Erscheinung tritt und eine ungewöhnliche Lokalisation aufweist, ist außerordentlich verdächtig auf das Vorliegen einer a.-v. Fistel. Häufig besteht allerdings noch keine ausgesprochene Varicose, man bemerkt nur bei seitenvergleichender Untersuchung ein dichteres und auffallend gut gefülltes Netz subcutaner Venen, das unter erhöhtem Innendruck steht.

2. *Das isolierte vermehrte Längenwachstum* einer Extremität (Abb. 181) (selten die Hypertrophie einer ganzen Körperhälfte) ist nur zu beobachten, wenn der a.-v. Kurzschluß vor

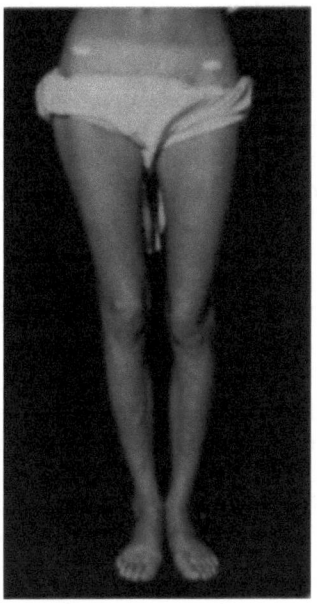

Abb. 181. D. D., 23 Jahre, ♀. Arteriographisch gesicherte connatale a.-v. Fistel am rechten Bein in Höhe des Fußgelenkes. Verlängerung des rechten Beines um 3 cm. Venen am rechten Bein prall gefüllt

dem Verschluß der Epiphysen schon hämodynamisch wirksam war. Man findet das Symptom daher nicht bei angeborenen Fisteln, die erst nach Epiphysenverschluß manifest wurden, andererseits kann man es aber auch bei erworbenen Fisteln antreffen, wenn sie vor dem Epiphysenverschluß entstanden sind. Die Ursachen des wachstumsfördernden Einflusses der a.-v. Fistel sind bis heute nicht mit Sicherheit geklärt (s. S. 510). Der Effekt tritt so regelmäßig auf, daß er bereits zur orthopädischen Korrektur einseitig im Wachstum zurückgebliebener Extremitäten erfolgreich Verwendung fand [2, 18].

3. Die *umschriebene Erhöhung der Oberflächentemperatur* wurde schon bei der erworbenen a.-v. Fistel besprochen (s. S. 480).

7. Herz und Kreislauf

Wenn auch bei der angeborenen Form der a.-v. Fistel die gleichen hämodynamischen Rückwirkungen auf Kreislauf und Herz bekanntgeworden sind wie sie im Kapitel der erworbenen a.-v. Fistel besprochen wurden (Vermehrung der Gesamtblutmenge, Zunahme des Schlagvolumens, zunächst funktionelle Herzvergrößerung, dann myogene Dilatation und Insuffizienz), so müssen solche Beobachtungen doch als Ausnahmen gelten. Bei den meisten Kranken ist das Kurzschlußvolumen nicht so groß, daß wesentliche Rückwirkungen auf die Gefäße des Fistelkreislaufs oder auf den Herzmuskel zu beobachten sind.

8. Diagnostische Maßnahmen

Eine wichtige Maßnahme ist die sorgfältige *Auskultation* der ganzen kranken Extremität, wenn auch die Methode bei den angeborenen Formen nicht einmal in der Hälfte der Fälle Anhaltspunkte liefert (s. Tabelle 50). Liegen multiple kleine Kurzschlüsse vor, wie es die Regel ist, und bleibt das gesamte Kurzschlußvolumen klein, so ist die entstehende Turbulenz so geringfügig, daß sie zur Erzeugung eines wahrnehmbaren Geräusches oder eines Schwirrens nicht ausreicht. Gelegentlich gelingt es, das charakteristische Fistelgeräusch durch verstärkten Druck des Stethoskops zu erzeugen.

Aus den gleichen Gründen sind *Nicoladoni-Branhamsches Phänomen* und *Blutdruckanstieg* bei Kompression der zuführenden Arterie nur selten nachzuweisen. Im *Oscillogramm* treten meist keine signifikanten Veränderungen auf.

Um so größere Bedeutung kann im Einzelfall die *venöse Oxymetrie* haben. Ergibt die Bestimmung der O_2-Sättigung im Blut oberflächlicher Venen bei Vergleich mit der Gegenseite keine pathognomonische Differenz (kleines Kurzschlußvolumen), so bedient man sich mit Vorteil der von VEAL und McCORD [37] empfohlenen Segmentoxymetrie. Der liegende Kranke erhebt die Beine so lange über die Horizontale, bis die Venen leergelaufen sind. Dann legt man am erhobenen kranken Bein in verschiedener, beliebig zu wählender Höhe Tourniquets an, welche die gesamte Extremität in mehrere Segmente unterteilen. Die Spannung der Tourniquets soll sorgfältig so gewählt werden, daß der arterielle Zufluß ungestört bleibt und nur der venöse Abfluß behindert ist. Das Bein wird nun wieder in die Horizontale gebracht oder der Patient wird aufgestellt. Wenn sich die Venen der einzelnen Segmente aufgefüllt haben, erfolgt die segmentale Blutentnahme und die Oxymetrie. Das Verfahren bewährt sich in zweifacher Hinsicht: 1. Es erlaubt den Nachweis auch kleiner a.-v. Kurzschlüsse. 2. Es ermöglicht eine Aussage über die Lokalisation der Fistel, die klinisch häufig nicht zu bestimmen ist.

Arteriographie. Gelegentlich gelingen der Nachweis und die Lokalisation der multiplen Kurzschlüsse nur mit Hilfe der Arteriographie. Wird eine operative Therapie in Erwägung gezogen, so kann man auf die Anfertigung des Arteriogramms ebensowenig wie bei der traumatischen a.v. Fistel verzichten. Operationsindikation und Wahl des Verfahrens werden ausschließlich vom Arteriogramm bestimmt. Darüber hinaus kommt dem Verfahren größte Bedeutung bei der oft schwierigen differentialdiagnostischen Abgrenzung zu.

Da die zuführende Arterie in den seltensten Fällen in Mitleidenschaft gezogen ist, wird man meist auf ihre Darstellung von der Aorta an verzichten können. Für die Extremitäten genügt ein peripheres Arteriogramm (Abb. 182). Die Diagnose einer angeborenen a.-v. Fistel darf nur dann ausgesprochen werden, wenn mit Sicherheit zumindest an umschriebener Stelle eine *venöse Frühfüllung* zu beobachten ist und wenn einige, meist kleine *Arterien* und ihre Äste als Zeichen des gesteigerten Durchflusses *erweitert und elongiert* sind. Füllen sich dagegen erweiterte venöse Räume phasengerecht auf und fehlen die beschriebenen Arterienveränderungen, so handelt es sich nicht um eine a.-v. Fistel, sondern um ein kavernöses Angiom.

Da das Kurzschlußvolumen selten ein größeres Ausmaß erreicht, wird man angiographisch die Folgen einer Druckminderung distal vom Kurzschluß vermissen. Das arterielle Gefäßsystem ist bis in die Peripherie einwandfrei dargestellt, ein arterieller Kollateralkreislauf läßt sich nicht nachweisen.

9. Prognose

In der Mehrzahl der Fälle ist der Verlauf quoad vitam und quoad functionem der betroffenen Extremität gutartig. Nur selten führen arterielle und venöse Durchblutungsstörungen und deren Folgen zu einer Funktionsminderung, zur venösen Ulceration oder zur arteriellen Nekrose. Gelegentlich kann das Kurzschlußvolumen so groß werden, daß eine physiologische Herzvergrößerung oder sogar eine Herzinsuffizienz entstehen.

10. Komplikationen

Die häufigsten Komplikationen der angeborenen a.-v. Fistel fanden bereits Erwähnung (s. S. 505). Selten wurde eine Fraktur beobachtet, die auf einer Arrosion des Knochens durch Fistelgefäße beruhte. Bei der intrakraniellen Lokalisation kann die Perforation der beteiligten Gefäße einen lebensbedrohlichen Zustand hervorrufen. Gelegentlich entsteht bei intrarenalen Formen der a.-v. Fistel ein renaler Hypertonus oder das Bild einer „essentiellen Hämaturie", deren wahre Ursache allein durch die Nierenarteriographie zu klären ist.

11. Chirurgische Behandlung

Ebenso wie bei der erworbenen a.-v. Fistel ist eine vollständige Beseitigung der kongenitalen a.-v. Kurzschlüsse nur auf chirurgischem Wege möglich. Man wird versuchen,

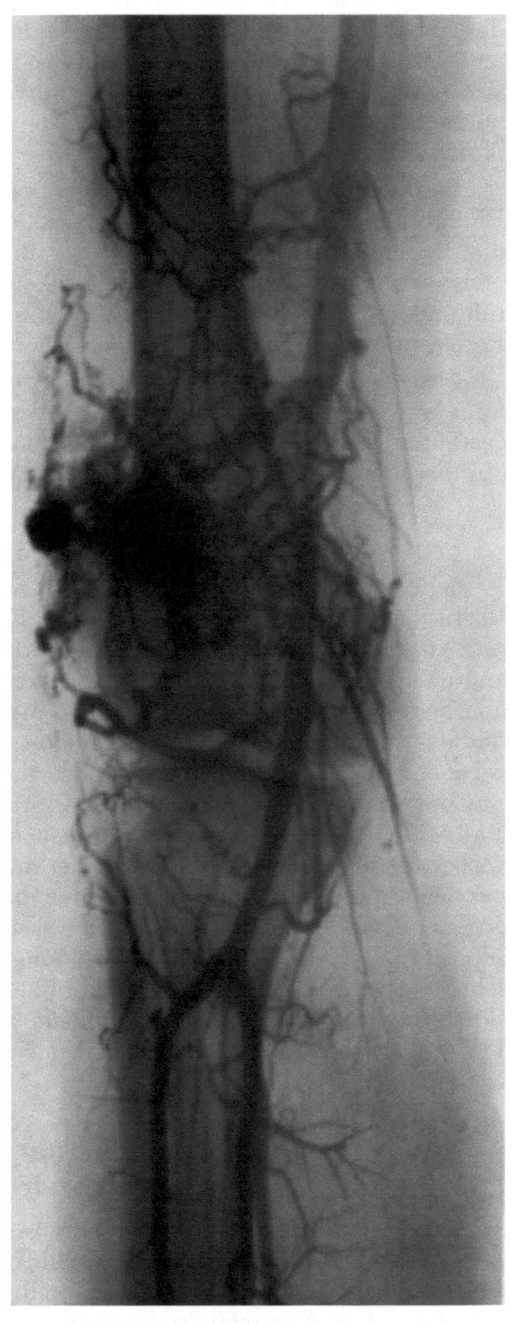

Abb. 182. F. W., 30 Jahre, ♂. Femoralis-Arteriogramm. Connatale a.-v. Fistel im Bereich des rechten Knies (F. P. Weber-Syndrom). Ausgeprägte „Hypertrophie" der Extremität mit einer Verlängerung um 6 cm gegenüber dem gesunden linken Bein

sämtliche zu- und abführenden Gefäße zu unterbinden und das evtl. vorhandene Gefäß-konvolut zu resezieren. Die Vielzahl der Kurzschlußverbindungen, ihre Ausdehnung und ihre Lokalisation machen aber häufig die radikale operative Ausräumung schwierig, wenn nicht unmöglich. Kleinste a.-v. Verbindungen sind oft während der Operation gar nicht zu finden und wachsen nach Beseitigung der benachbarten großen Kurzschluß-verbindungen im Laufe der Zeit zu größeren Fisteln heran. Verbindungen zu intraossären oder intrakraniellen Gefäßen lassen sich meist nicht ausreichend unterbrechen. Aus diesen Gründen ist die postoperative Rezidivneigung bei der angeborenen a.-v. Fistel außerordentlich groß, und die Notwendigkeit von Zweit- und Drittoperationen ergibt sich häufig. Lassen sich schwere Rezidive nicht verhindern, so bleibt in extremen Fällen keine andere Lösung als die Amputation der betreffenden Extremität oder ihres kranken Abschnitts.

Besondere Probleme stellen intraabdominale konnatale a.-v. Fisteln (Abb. 180). Eine totale Ausräumung gelingt fast nie, da man bei Ligatur der sie versorgenden Arterien die Durchblutung der ebenfalls von ihnen abhängigen Organe berücksichtigen muß. Meist wird man sich darauf beschränken müssen, durch die Ligatur eines Teils der zu-führenden Arterien das Kurzschlußvolumen so weit zu reduzieren, daß die kardialen Reserven auf die Dauer nicht überfordert werden.

Ausgedehnte zirsoide a.-v. Fisteln der Kopfschwarte lassen sich am sichersten ent-fernen, wenn man den gesamten betroffenen Bezirk der Kopfhaut umschneidet, als gestielten Lappen aufklappt und das Gefäßgeflecht unter sorgfältiger Ligatur aller zu- und abführenden Gefäße von der Haut abpräpariert [26].

12. Konservative Behandlung

Sehr gute Dienste leistet der Stützverband in Form eines dauernd zu tragenden, elastischen Strumpfes aus Gummi oder Kunststoffgewebe (Jobst-Supports[1]). Im Gegen-satz zu operativen Maßnahmen, die an der Fistel selbst oder an der zuführenden Arterie angreifen, versucht man mit dem Stützverband den venösen Abfluß zu beeinflussen, in-dem man die oberflächlichen Venen komprimiert, den Abflußwiderstand dadurch steigert und das Blut in die tiefen Venen umleitet. Der hämodynamische Effekt des Kurzschlusses wird eingeschränkt, die venöse Stase der oberflächlichen Venen beseitigt. Trophische Störungen und sogar ausgedehnte Ulcerationen pflegen sich unter dieser konservativen Maßnahme meist rasch zurückzubilden und treten bei regelmäßigem Tragen des Stütz-verbandes im allgemeinen nicht wieder auf. Gelegentlich wurden sogar Fälle beschrieben, bei denen der Kurzschluß allein unter dieser Behandlung spontan obliterierte. Sind die degenerativen Prozesse an den Venen weiter fortgeschritten und besteht bereits eine aus-geprägte Varicose, so können Verödungsmaßnahmen von Nutzen sein. Die Methode scheint aber häufiger zu Komplikationen zu führen (Hautnekrosen) als die Verödung einfacher Varicen [22]. Es empfiehlt sich daher, bei der Verödung fistelbedingter Varicen vorsichtig vorzugehen und in jeder Sitzung nur kleine Abschnitte zu behandeln.

13. Das Syndrom von KLIPPEL-TRENAUNAY und das Syndrom von F. P. WEBER

KLIPPEL und TRENAUNAY beschrieben 1900 [20] unter dem Namen „*Naevus vari-queux osteo-hypertrophique*" ein Krankheitsbild, bei dem sie regelmäßig die Symptomen-trias: Naevus, Knochen- und Weichteilhypertrophie und Varicosis an einer Extremität antrafen. *A.-v. Kurzschlußverbindungen dagegen gehören nicht zu diesem Syndrom.* Gerade durch das Fehlen pathologischer a.-v. Anastomosen unterscheidet es sich von dem nach

[1] The Jobst Institute, Inc. 1803 Jefferson Avenue, P.O. Box 653 Toledo, 1, Ohio, U.S.A. Vertretung in Deutschland: Firma Wilhelm Vogel, Gießen.

F. P. WEBER benannten Syndrom, das durch Naevus, Weichteil- und Knochenhypertrophie, Varicosis und a.-v. Kurzschlüsse charakterisiert ist. F. P. WEBER, der seine Beobachtung zum erstenmal 1907 [*38*] mitteilte, sprach von einer *hämangiektatischen Hypertrophie mit kongenitaler Phlebarteriektasie und Varicosis*. Leider wurde die Grenze zwischen diesen beiden zu Anfang klar definierten Krankheitsbildern, die mit besonderer Häufigkeit an der unteren Extremität vorkommen, im übrigen aber an jeder Stelle des Körpers beobachtet worden sind, in der folgenden Zeit mehr und mehr verwischt, bis man sie schließlich sogar für identisch erklärte und sie als Klippel-Trenaunay-Weber-Syndrom zusammenfaßte [*24*]. Obwohl in einzelnen Fällen eine genaue Zuordnung schwierig sein kann und gelegentlich Überschneidungen vorkommen, muß im Interesse einer

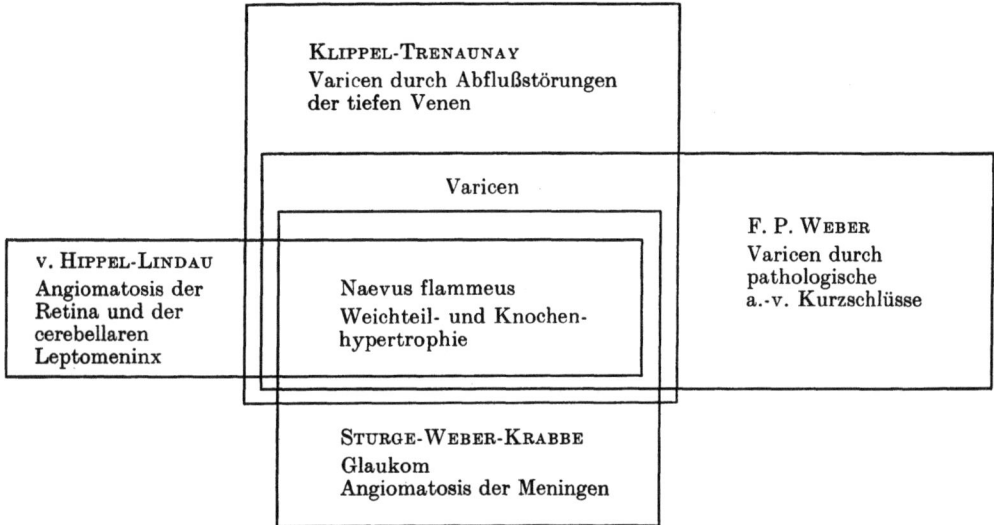

Abb. 183. Das Syndrom von F. P. WEBER und ihm nahestehende Gefäßanomalien. (Nach SCHNYDER und KELLER 1954)

exakten Diagnostik, einer zutreffenden Prognose und einer wirksamen Therapie auf eine klare Differenzierung der beiden Formen gedrungen werden. Aus Abb. 183 ist zu ersehen, wie weitere Syndrome vasculärer Mißbildungen (von HIPPEL-LINDAU, STURGE-WEBER-KRABBE) in engster Nachbarschaft zu den genannten einzuordnen sind, wobei gelegentlich durchaus Überschneidungen vorhanden sein können. Von den vier aufgezählten Syndromen gehört sinngemäß nur dasjenige von WEBER auf Grund seiner pathologischen a.-v. Verbindungen zu der angeborenen a.-v. Fistel. Das Syndrom von KLIPPEL-TRENAUNAY soll aber aus Gründen der Differentialdiagnose und einer klaren Gegenüberstellung miterörtert werden. Beiden Krankheitsbildern ist gemeinsam, daß die zur Grundsymptomatik gehörende Varicose sekundärer Natur ist. Während beim F. P.-Weber-Syndrom die Varicen als Folge der kongenitalen a.-v. Kurzschlüsse entstehen, handelt es sich beim Syndrom von KLIPPEL-TRENAUNAY um eine Varicose, die pathogenetisch derjenigen des postthrombotischen Syndroms gleichzustellen ist. Insbesondere französische Autoren [*1, 34, 35*] konnten phlebographisch in diesen Fällen mit großer Regelmäßigkeit Mißbildungen (Stenosen, Aplasie) der tiefen Beinvene oder der Beckenvenen [*24*] nachweisen.

Eine eindeutige diagnostische Einreihung stößt gelegentlich auf Schwierigkeiten, wenn die Symptome nicht vollzählig vorhanden sind. So kann sowohl bei dem einen wie bei dem anderen Syndrom der Naevus fehlen oder, statt wie üblich am kranken, am gesunden Bein oder an einer anderen Körperstelle lokalisiert sein. Die Varicen werden manchmal vermißt oder sie sind nur angedeutet. Der a.-v. Kurzschluß ist bisweilen so unbedeutend, daß er sich dem Nachweis entzieht. JOUVE und BOURDE [19] glauben sogar typische Fälle eines Weber-Syndroms zusammen mit Mißbildungen der tiefen Venen gefunden zu haben. Schließlich können beide Syndrome mit weiteren Mißbildungen kombiniert sein, etwa einer umschriebenen Hypertrichose oder einem lymphatischen Ödem, selten sogar einer ausgeprägten lymphatischen Elephantiasis. Fehlen Naevus und alle weiteren Mißbildungen, so geht das Syndrom von WEBER in der Gruppe der gewöhnlichen, angeborenen a.-v. Fisteln auf, der es um der wesentlichen Gemeinsamkeiten willen ohnehin untergeordnet werden sollte.

Bestehen differentialdiagnostische Unklarheiten, so empfiehlt sich in jedem Falle die Durchführung einer Arteriographie, die beim Weber-Syndrom direkte oder indirekte Zeichen des a.-v. Kurzschlusses demonstrieren wird. Fehlen diese Zeichen, was bereits für die Diagnose eines Klippel-Trenaunay-Syndromes spricht, so kann ergänzend durch eine Phlebographie nach den für dieses Syndrom typischen Mißbildungen oder Abflußstörungen der tiefen Venen gesucht werden.

Ungeklärt bleibt die Pathogenese der Weichteil- und Knochenhypertrophie, die den beiden Syndromen gemeinsam ist. Ein Teil der begrifflichen Verwirrung ist darauf zurückzuführen, daß zeitweise angenommen wurde, der a.-v. Kurzschluß und die darauf zurückzuführende Arterialisation eines Teils des venösen Blutes sei eine Conditio sine qua non für die umschriebene Wachstumssteigerung. Die Hemihypertrophie findet sich aber nicht nur in Verbindung mit einer a.-v. Fistel, sondern auch ohne diese gelegentlich bei der essentiellen Varicose, bei Restzuständen nach Phlebitis und schließlich bei dem besprochenen Syndrom von KLIPPEL und TRENAUNAY, wenn die Varicose vor dem knöchernen Verschluß der Epiphysenfugen manifest geworden ist. Sucht man nach einer Eigenschaft, die den aufgezählten, mit Hypertrophie einhergehenden Gefäßerkrankungen gemeinsam ist, so kann es nur die venöse Stase mit Druckerhöhung und Hypoxie sein. Diesen Faktoren wurde die entscheidende Bedeutung für die Wachstumssteigerung der Gewebe zugesprochen [16, 21, 34, 35]. Ergebnisse experimenteller Untersuchungen [35] scheinen die Richtigkeit der Hypothese zu bestätigen, doch kann die Diskussion bis heute keineswegs als abgeschlossen gelten.

Die differentialdiagnostische Problematik der beiden Syndrome gestaltet sich dadurch noch komplizierter, daß auch bei primären und sekundären Varicen arteriographisch, phlebographisch und mikroskopisch kleinste a.-v. Kurzschlüsse nachgewiesen werden konnten [1, 7, 11, 28]. PRATT [28] sprach geradezu von „arterial varices". Es scheint sich hierbei jedoch um eine sekundäre Ausweitung physiologischer a.-v. Anastomosen (sog. Sucquet-Hoyerscher Kanäle) zu handeln [23, 27], der in der Pathogenese dieser Varicenform keine wesentliche Bedeutung zuzusprechen ist. Sie sind Folgeerscheinung des venösen Hypertonus, nicht aber seine Ursache.

Prognostisch unterscheidet sich das Syndrom von KLIPPEL-TRENAUNAY durch seine Gutartigkeit prinzipiell von dem häufig progredient verlaufenden Weber-Syndrom. Die im Einzelfall manchmal außerordentlich bedrohliche Entwicklung des Weber-Syndroms ist auf den hämodynamisch äußerst wirkungsvollen Kurzschluß zurückzuführen, der die Tendenz hat, sich mit zunehmendem Alter und bei steigender körperlicher Belastung zu vergrößern. Fortschreitende Ulcerationen oder Gangrän der Acren, die auf eine venöse Stase bzw. auf eine arterielle Mangeldurchblutung zurückzuführen sind, oder aber die drohende kardiale Dekompensation verlangen dringend nach einer wirkungsvollen Therapie, die leider bisweilen nur in einer Amputation der betroffenen Extremität bestehen kann. Der Verlauf des Leidens ist um so maligner, die Entwicklung um so rascher, je früher die ersten, zunächst noch harmlosen Symptome auftreten. Andererseits kann das Krankheitsbild, gerade wenn es erst in der späten Adoleszenz manifest wird, relativ gutartig verlaufen. Seine Auswirkungen lassen sich dann allein durch die für die angeborene Fistel besprochenen konservativen Maßnahmen in tragbaren Grenzen halten.

Literatur

[1] BOURDE, C., E. BOURDONCLE et A. JOUVE: Documents sur les fistules artérioveineuses des membres. Essai de classification. Arch. Mal. Cœur 8, 775 (1955).

[2] COOLEY, J. C., R. D. MUSSEY, and J. C. T. ROGERS: Femoral arteriovenous fistula creation in the treatment of the short leg. Arch. Surg. 80, 838 (1960).

[3] CORDONNIER, T.: De l'hypertrophie du membre inférieur dans l'aneurysme artérioveneux. Thèse Paris 1864, No 57.

[4] COURSLEY, G., J. C. IVINS, and N. W. BARKER: Congenital arteriovenous fistulas in the extremities. An analysis of 69 cases. Angiology 7, 201 (1956).

[5] DAVIS, G. G.: Arteriovenous aneurysm of the femoral artery and vein. Trans. Philad. Acad. Surg. 17, 212 (1915).

[6] EISELSBERG, v.: Beiträge zur Behandlung der peripheren Aneurysmen. Langenbecks Arch. klin. Chir. 79, 515 (1906).

[7] FONTAINE, R.: Du rôle physiopathologique des canaux de dérivation artérioveineuse, dits de Sucquet, dans certaines affections vasculaires. Lyon chir. 49, 806 (1954).

[8] FRANZ, D.: Klinische und experimentelle Beiträge betreffend das Aneurysma arteriovenosum. Langenbecks Arch. klin. Chir. 75, 572 (1905).

[9] GHERINI: Zit. nach W. F. RIENHOFF, Congenital arteriovenous fistula. An embryological study, with the report of a case. Bull. Johns Hopk. Hosp. 35, 271 (1924).

[10] GIRALDES, M.: Presentation de malade. Bull. Soc. Chirurgie Paris 4, 22 (1853/54).

[11] GIUS, J. A.: Arteriovenous anastomoses and varicose veins. Arch. Surg. 81, 299 (1960).

[12] GOETZ, R. H.: Arteriovenous fistulae. In: S. S. SAMUELS, The Diagnosis and Treatment of Diseases of the Peripheral Arteries. New York: Oxford University Press 1956.

[13] HEWITT, P.: A case of congenital aneurysmal varix. Lancet 1867 I, 146.

[14] HODGSON, J.: Krankheiten der Arterien und Venen. Aus dem Englischen übersetzt von A. KOBERWEIN. Hannover: Gebr. Hahn 1817.

[15] HORTON, B. T.: Hemihypertrophy of extremities associated with congenital arteriovenous fistula. J. Amer. med. Ass. 98, 373 (1932).

[16] INGEBRIGTSEN, R., J. KROG, and S. LERAND: Circulation distal to experimental arterio-venous fistulas of the extremities. Acta chir. scand. 125, 308 (1963).

[17] ISRAEL, J.: Angiectasie im Stromgebiete der A. tibialis antica. Langenbecks Arch. klin. Chir. 21, 109 (1877).

[18] JANES, J. M., and W. KENNETH-JENNINGS: Effect of induced arteriovenous fistula on leg length: 10 year observations. Proc. Mayo Clin. 36, 1 (1961).

[19] JOUVE, A., et C. BOURDE: Données actuelles sur la pathologie des communications artérioveineuses des membres. Angéiologie 9, 2 (1957).

[20] KLIPPEL, M., et P. TRENAUNAY: Du naevus variqueux ostéohypertrophique. Arch. gén. méd. 3, 641 (1900).

[21] LERICHE, R.: A propos des 12 cas d'anévrysme cirsoide. Lyon chir. 46, 5 (1951).

[22] LYNN, R. B.: Arteriovenous fistulae. In: P. MARTIN, R. B. LYNN, J. H. DIBLE, and I. AIRD: Peripheral Vascular Disorders. Edinburgh and London 1956.

[23] MALAN, E.: Considerazioni sulle fistole arterovenose congenita degli arterie. Boll. Soc. Piemontesa chir. 5, 3 (1954).

[24] MARTORELL, F., and J. MONSERRAT: Atresic iliac vein and Klippel-Trenaunay syndrome. Angiology 13, 265 (1962).

[25] NICOLADONI, C.: Phlebarteriectasie der rechten oberen Extremität. Langenbecks Arch. klin. Chir. 18, 252 (1875).

[26] OLDFIELD, M. C., and N. V. ADDISON: Cirsoid aneurysms of the scalp. Brit. med. J. 1962 II, 23.

[27] PIULACHS, P., and F. VIDAL-BARRAQUER: Pathogenic study of varicose veins. Angiology 1, 59 (1953).

[28] PRATT, G.: Arterial varices, a syndrome. Amer. J. Surg. 77, 456 (1949).

[29] RAVITCH, M. M., and R. A. GAERTNER: Congenital arteriovenous fistula in the neck — 48 years follow-up of a patient operated upon by Dr. Halsted in 1911. Bull. Johns Hopk. Hosp. 107, 31 (1960).

[30] REID, M. R.: Studies on abnormal arteriovenous communications, acquired and congenital. I. Report of series of cases. Arch. Surg. 10, 601 (1925).

[31] RIENHOFF, W. F.: Congenital arteriovenous fistula. An embryological study, with the report of a case. Bull. Johns Hopk. Hosp. 35, 271 (1924).

[32] SCHNYDER, U. W.: Zur Klinik und Histologie der Angiome. 2. Mitt.: Die Feuermäler (Naevi teleangiectatici). Arch. Derm. Syph. (Berl.) 198, 51 (1954).

[33] —, u. R. KELLER: Zur Klinik und Histologie der Angiome. 3. Mitt.: Zur Histologie und Pathogenese der senilen Angiome. Arch. Derm. Syph. (Berl.) 198, 333 (1954).

[34] SERVELLE, M.: Pathologie vasculaire médicale et chirurgicale. Masson & Cie. Paris 1952.

[35] — C. CORNU, P. LAURENS, J. FORMAN, F. BOUCHARD et Y. THÉPOT: L'hypertension veineuse des membres. Sem. Hôp. Paris 36, 2580 (1960).

[36] STEWART, F. F.: Arteriovenous aneurysm treated by angeiorrhaphy. Ann. Surg. **57**, 574 (1913).

[37] VEAL, J. R., and W. M. McCORD: Congenital arteriovenous anastomoses of the extremities with special reference to diagnosis by arteriography and by the oxygen saturation test. Arch. Surg. **33**, 848 (1936).

[38] WEBER, F. P.: Angioma formation in connection with hypertrophy of limbs and hemi-hypertrophy. Brit. J. Dermat. **19**, 231 (1907).

III. Arterio-venöse Fistel der Aorta
1. Historische Daten und Häufigkeit

Die a.-v. Fisteln der Aorta müssen als besondere Gruppe hervorgehoben werden, da sie einerseits auf Grund ihrer tiefen Lage gelegentlich diagnostische Schwierigkeiten bereiten, andererseits aber hämodynamisch von besonderer Bedeutung sind. Im Bereich der thorakalen Aorta kann das Blut zur V. cava superior zu einer der Vv. brachiocephalicae oder zur A. pulmonalis hin kurzgeschlossen werden, im Abdomen ist eine Kommunikation zur V. cava inferior oder in seltenen Fällen zu der die Aorta ventral kreuzenden V. renalis sinistra möglich [*13, 24, 37, 51, 60*]. Die erste Mitteilung über eine *thorakale Aortenfistel* scheint BEAVOR 1832/33 [*4*] publiziert zu haben. COSSY stellte schon 1845 [*16*] die wesentlichen diagnostischen Kriterien auf. Seither haben zahlreiche Autoren über das Krankheitsbild berichtet [*1, 2, 11, 23, 31, 33, 38, 41, 48, 50, 55, 57* u. a.].

Über die Perforation eines thorakalen Aortenaneurysmas in die Pulmonalarterie liegen seit den ersten Beschreibungen von WELLS (1812), MUNRO (1839) und REID (1840) [*46*] etwa 100 Beobachtungen vor [*19, 36, 46, 54, 56*]. Das Aneurysma der ascendierenden Aorta perforiert etwas häufiger in die Pulmonalarterie als in die V. cava superior [*9*].

Besonders groß ist die Zahl der Arbeiten über die *abdominale Aortenfistel*. Schon BRAMANN teilte 1886 [*10*] in seiner Zusammenstellung von 159 a.-v. Fisteln einmal die Lokalisation an der abdominalen Aorta mit. MATAS, der sich auf die Übersicht von BOINET stützte, konnte 1909 [*43*] bereits 20 solche Fälle sammeln. In der Folge erschienen zahlreiche Publikationen über das Krankheitsbild [*6, 8, 12, 15, 18, 19, 21, 22, 27, 30, 39, 44, 47, 52, 53, 58, 59, 61, 63* u. a.].

2. Ätiologie

Die Aortenfistel ist immer erworben; sie kann als Folge eines *Traumas* oder *spontan* entstehen. Im Gegensatz zu allen anderen Lokalisationen der Fistel kennt man an der Aorta (von dem offenen Ductus arteriosus und von dem aortopulmonalen Septumdefekt abgesehen) keine angeborene Form des a.-v. Kurzschlusses, zumindest keine, die mit dem Leben vereinbar ist. Unter den traumatisch entstandenen Fisteln, die in der Regel auf eine Verletzung der Gefäßwand durch Schuß oder Stich zurückzuführen sind, ist eine besondere iatrogene Form hervorzuheben: die a.-v. Fistel nach Laminektomie im Bereich der Lendenwirbelsäule. Sie betrifft die untere abdominale Aorta, die Aortenbifurkation oder weitaus am häufigsten die rechte A. iliaca comm. an der Stelle, wo sie ventral über die Wirbelsäule hinwegläuft. (Von 15 Fällen: 2 aortocavale Fisteln, 2 Fisteln zwischen A. iliaca comm. dextra und Cavagabel und 11 Fisteln zwischen A. iliaca comm. dextra und V. iliaca sinistra oder dextra [*20*]). Entsprechend der Häufigkeit des erst seit 2 Jahrzehnten geübten Eingriffs findet man in der Literatur eine Welle von Veröffentlichungen über diese Komplikation (s. S. 475). Aus der Publikation HARBISONs [*32*], der 30 im Verlaufe einer lumbalen Laminektomie entstandene Verletzungen der Aorta oder der A. iliaca comm. zusammenstellte, ergibt sich eindrucksvoll die Gefährlichkeit einer solchen Komplikation, die in 60% der Fälle zum Tode führte und bei insgesamt einem Fünftel der Kranken Anlaß zur Bildung einer a.-v. Fistel wurde. Eine weitere Zusammenstellung mit 106 Fällen von Gefäßverletzungen gab DESAUSSURE [*20*].

Die *spontan entstehende* a.-v. Fistel der Aorta ist fast ohne Ausnahme auf die Perforation eines Aneurysmas in eine benachbarte Vene oder in die A. pulmonalis zurückzuführen und wird demgemäß besonders häufig an den Prädilektionsstellen der Aneurysmen angetroffen: am Aortenbogen und an der infrarenalen abdominalen Aorta (Abb. 184). Dabei läßt sich entsprechend dem in den letzten Jahrzehnten abgelaufenen Wandel der Lokalisation der Aortenaneurysmen (s. S. 632) eine relative Häufigkeitsverschiebung der Aortenfisteln aus dem Brust- in den Bauchraum beobachten.

Die Aortenfistel ist ein außerordentlich seltenes Krankheitsbild und eine außergewöhnliche Komplikation des Aortenaneurysmas. DeBakey u. Mitarb. [18] geben folgende Zahlen an: Von 460 Aneurysmen der Aorta und ihrer großen Äste rupturierten insgesamt 44 = 9,6%. Nur bei vier dieser rupturierten Aneurysmen erfolgte durch Perforation in eine benachbarte Vene die Bildung einer Fistel (0,87%). Nach Franklin u. Pollock [26], die unter 2198 Aneurysmen der Aorta und ihrer großen Äste sogar nur zwei arterio-venöse Perforationen finden konnten, wäre der Prozentsatz sogar noch bedeutend niedriger.

3. Symptome

Verletzungen und Rupturen der Aorta verlaufen auch heute noch in der Mehrzahl der Fälle primär tödlich (s. S. 465). Entsteht bei dem Unfallereignis eine a.-v. Fistel, so ergibt sich hierdurch eine gewisse Überlebenschance für den Kranken, da er nicht nach außen oder in eine Körperhöhle, sondern in sein Venensystem hineinblutet. Bei entsprechender Größe der Fistel wird der Tod im Kreislaufversagen trotzdem unvermeidlich sein. Kleinere Fisteln aber können über längere Zeit vertragen werden [14], besonders wenn es dem Organismus gelingt, die erste, akute Phase zu überstehen und die auf S. 90 beschriebenen Kompensationsmechanismen einzuleiten.

Der Zeitpunkt der Fistelbildung, der bei dem traumatischen Typ durch die Verletzung belegt ist, kann auch bei den spontan entstehenden Fisteln von dem Kranken in der Regel angegeben werden. Meist kommt es unter heftigen, bisweilen mit einem Vernichtungsgefühl einhergehenden, plötzlich einsetzenden Schmerzen, die bei thorakaler Lokalisation zu der Verdachtsdiagnose eines Herzinfarktes Anlaß geben, zu einem mehr oder minder schweren Kreislaufkollaps. Gleichzeitig stellen sich häufig Orthopnoe und Dyspnoe ein. Das Fistelgeräusch kann von dem Kranken wahrgenommen werden. Die Schmerzen bestehen auch nach Stabilisierung der Kreislaufverhältnisse weiter und können über Wochen und Monate anhalten, sind dann allerdings häufig auf sekundäre Verdrängungserscheinungen durch die dilatierten Gefäße und das Aneurysma zurückzuführen. Der Schmerz der thorakalen Fistel wird am stärksten in der Brust und in der Schulter empfunden; bei der abdominalen Fistel projiziert er sich vorwiegend in den tiefen Rücken, häufiger nach links als nach rechts [35], aber auch in den Unterbauch und in die unteren Extremitäten.

4. Diagnose

Dem Untersucher fällt eine Stauung des abhängigen Venensystems mit einem manchmal sehr rasch entstehenden Ödem und petechialen Blutungen auf. Bei der *Fistel der abdominalen Aorta* erstrecken sich die venösen Stauungserscheinungen auf beide Beine und auf den unteren Stamm, d. h., der Befund entspricht qualitativ dem Bild der Cava-Thrombose bzw. einer beiderseitigen Beckenvenenthrombose, ohne allerdings quantitativ deren Ausmaß zu erreichen. In den prallgefüllten Venen der Bauchhaut, die einen Kollateralkreislauf zur oberen Hohlvene bilden, strömt das Blut caudokranial, was man durch ein kurzes Ausstreichen der Gefäße sichtbar machen kann. Sitz und Ausmaß der venösen Stauung an der *oberen Körperhälfte* werden von der Einmündungsstelle der Fistel in das Venensystem bestimmt. Eine Fistel der V. cava superior staut die ganze obere Körperhälfte auf, eine Fistel der V. brachiocephalica nur die entsprechende Seite und dann vor allem den Arm, der über einen schlechteren venösen Kollateralabfluß verfügt als der Kopf. Auch hier wird ein entsprechender Kollateralkreislauf über die Hautvenen der Schulter und des Brustkorbs sichtbar. Gelegentlich kann bei der Inspektion außerdem ein systolisches Pulsieren der Halsvenen auffallen. Die Kompression der Hohlvene durch das Aneurysma kann allerdings auch schon vor der Perforation zu einer venösen Einflußstauung führen.

Bei Perforation in die Lungenarterie entsteht zwar frühzeitig ein kardiales Ödem, es fehlen aber meist die beschriebenen Zeichen der oberen oder unteren Einflußstauung.

Bei der *palpatorischen Untersuchung* findet sich sowohl bei der thorakalen wie bei der abdominalen Fistel fast regelmäßig ein deutliches Schwirren. Bei der abdominalen Aortenfistel kann darüber hinaus ein pulsierender „Tumor" auffallen, bei der thorakalen eine Dämpfungszone rechts parasternal. Die entscheidende klinische Untersuchung ist auch hier wieder die *Auskultation*, die gerade bei den Aortenfisteln die Diagnose mit größter Sicherheit zu stellen erlaubt. Das Punctum maximum des systolisch verstärkten Dauergeräusches liegt meist im 2. ICR rechts parasternal, bei Perforation in die Lungenarterie auch in gleicher Höhe links parasternal. Eine weite *Blutdruckamplitude* mit niedrigen diastolischen Werten, ein Pulsus altus et celer und Capillarpulsationen sind bestätigend zu verwerten.

Die *Aortographie* bietet die Möglichkeit einer exakten Lokalisierung und einer annähernden Größenbestimmung der Fistel. Für die abdominale Lokalisation der Fistel kommt die hohe translumbale Aortographie oder, bei gesundem Gefäßsystem, auch eine retrograde Kathetermethode in Betracht. Für die Fisteln im Bereich der thorakalen Aorta wird man die gezielte Angiokardiographie oder, wenn normale Gefäßverhältnisse vorliegen, eine retrograde Kathetermethode von der A. axillaris oder A. femoralis aus anwenden.

5. Differentialdiagnose

Der Ductus arteriosus apertus und der aorto-pulmonale Septumdefekt können zu ähnlichen, wenn auch meist schwächeren Geräuschphänomenen führen. Es fehlt ihnen aber stets der für die Fistel so charakteristische akute und dramatische Beginn. Die Perforation eines Valsalva-Aneurysmas verläuft zwar meist ebenso akut, es fehlt aber auf dem Röntgenbild die Verschattung des Aortenaneurysmas, das der thorakalen Aortenfistel gewöhnlich zugrunde liegt. Die abdominale Aortenfistel verursacht kaum differentialdiagnostische Schwierigkeiten. In jedem Falle wird das Aortogramm Diagnose und Lokalisation des „Aortendefekts" klären.

6. Prognose und Komplikationen

Die Prognose der Aortenfistel ist außerordentlich ungünstig, die Lebenserwartung um so kürzer, je größer die Fistelöffnung ist und je weiter zentral sie liegt. Da das Kaliber der Aorta wesentlich größere Fistelöffnungen zuläßt als das der viel kleineren Extremitätenarterien und da besonders die Fistel der thorakalen Aorta sehr nahe am Herzen liegt, wird verständlich, daß die Gefahr des Herzversagens sehr viel häufiger und früher droht als bei allen anderen Fistellokalisationen. FRANKLIN u. POLLOCK [26] errechneten für 128 Fisteln der thorakalen Aorta eine mittlere Lebenserwartung von nur 42,2 Tagen (Streubreite: wenige Stunden bis maximal 526 Tage). Häufigste Todesursachen sind das akute Kreislaufversagen und die chronische Herzinsuffizienz. Wie bei allen Fisteln kann sich eine komplizierende Endokarditis entwickeln. Die Lebenserwartung für die Aneurysmaperforation in die A. pulmonalis ist kaum besser und wird von NICHOLSON (1943) mit 6 Wochen bis 4 Monate (maximal 4 Jahre) angegeben. Etwas günstiger sind die Lebensaussichten bei der herzfernen Fistel der abdominalen Aorta.

In diesem Zusammenhang ist die Zusammenstellung von 19 operierten abdominalen aorto-cavalen Fisteln von DEBAKEY u. Mitarb. [18] aufschlußreich: Nimmt man die Fisteln der Beckenarterien aus der Gruppe heraus, so bestand bei 6 von 12 abdominalen Aortenfisteln, also genau in der Hälfte der Fälle, eine Herzinsuffizienz. Dabei ergibt sich bezüglich des zeitlichen Auftretens der Herzinsuffizienz ein beachtenswerter Unterschied zwischen der Gruppe der spontan entstandenen und der traumatischen Fisteln. Die spontane, auf dem Boden des sklerotischen Aneurysmas entstehende Fistel führt rascher und mit größerer Regelmäßigkeit zur kardialen Insuffizienz als die traumatisch erworbene Fistel. Zum Teil mag hierbei der Altersverteilung der beiden Fisteltypen eine Bedeutung zukommen. Der wesentliche Grund jedoch dürfte in der unterschiedlichen Fistelgröße zu suchen sein. Während das Trauma eine umschriebene, meist kleine Öffnung in den Verband einer im übrigen gesunden Gefäßwand setzt, entsteht bei der Perforation eines Aneurysmas mit diffus geschädigter Gefäßwand in der Regel eine größere Öffnung.

Als seltene Komplikation einer suprarenalen Aortenfistel wurde von GRANT u. Mitarb. [*30*] ein Hypertonus vom Goldblatt-Typ beschrieben. Bei dem Patienten bestand neben der aorto-cavalen noch eine hepato-portale Fistel. Infolge des zweifachen Blut-abstroms aus dem arteriellen Windkessel oberhalb des Abgangs der Nierenarterien fiel offenbar der Blutdruck distal von der Aortenfistel unter den für die Auslösung des renalen Hypertonus kritischen Wert. Es handelt sich hierbei um die gleiche Komplikation, die mit wesentlich größerer Häufigkeit bei den a.-v. Fisteln der Nierenarterie zu beobachten ist.

7. Chirurgische Behandlung und Operationsergebnisse

Die geschilderten Gefahren und Komplikationsmöglichkeiten weisen eindringlich auf die Notwendigkeit einer möglichst frühzeitigen Behandlung hin, deren Ziel es sein muß, den Kurzschluß gefäßerhaltend zu beseitigen.

LEHMANN versuchte 1938 [*39*] zum erstenmal, eine Fistel der *abdominalen Aorta*, die durch Perforation eines luischen Aneurysmas entstanden war, mittels vierfacher

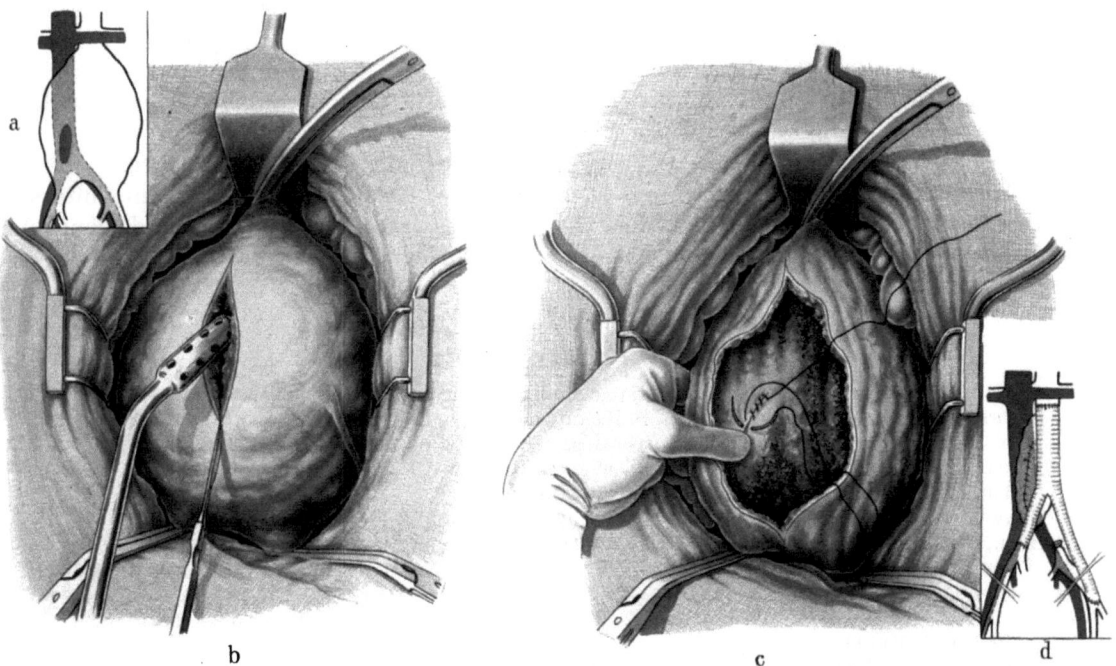

Abb. 184a—c. H. K., 60 Jahre, ♂. Aortocavale Fistel durch Perforation eines Bauchaortenaneusysmas in die V. cava inferior (a). b Eröffnung des Aneurysmas nach Abklemmen der Aorta abdominalis und der beiden Aa. iliacae communes. c Transaneurysmatische Naht der Fistelöffnung, die vorübergehend durch Fingerdruck verschlossen wird. d Zustand nach Resektion des Aneurysmas und Implantation einer Bifurkationsprothese aus Dacron. Patient 6 Monate p. op. beschwerdefrei

Ligatur zu behandeln. Der Kranke starb an den Folgen des Eingriffs. Auch dem zweiten Versuch von BIGGER [*6*], eine traumatische Fistel (Schußverletzung) der abdominalen Aorta durch Ligatur der Aorta und der V. cava und anschließenden Fistelverschluß zu behandeln, blieb der Erfolg versagt. Erst 1946 gelang es PEMBERTON, SEEFELD u. BARKER

33*

[47], eine kardial bereits dekompensierte Fistel durch Aortorrhaphie zu heilen. Die in den nächsten Jahren operierten Kranken wurden von DeBakey u. Mitarb. 1958 [18] in einer Übersichtsarbeit zusammengefaßt. Die Analyse dieser 19 Fälle, unter denen sich allerdings sieben Fisteln der Beckenarterie befinden, ergab, daß bei Verwendung einer die arterielle und venöse Gefäßkontinuität erhaltenden Methode (seitliche Naht der Gefäße oder Resektion und Prothesenersatz) bei zehn von elf Kranken ein gutes Resultat erzielt werden konnte. Der elfte Patient starb 6 Wochen postoperativ an einer Aortoduodenalfistel. Dagegen fanden sich unter sieben Kranken, bei denen der Kurzschluß durch Ligatur der Arterie proximal und distal von der Fistel versorgt wurde, zwei Todesfälle. Von den übrigen fünf boten drei postoperativ die Zeichen einer arteriellen Durchblutungsinsuffizienz, die einmal die Teilamputation des Fußes erforderlich machte. Inzwischen sind weitere erfolgreiche Operationen mitgeteilt worden [3, 35, 59].

Über die erfolgreiche chirurgische Behandlung der *thorakalen Aortenfistel* liegen erst sechs Mitteilungen vor [8, 14, 41, 45, 50, 57], bei denen es sich bezeichnenderweise um *traumatisch entstandene Fisteln* handelte, die durch seitliche Gefäßnaht versorgt werden konnten[1]. Abgesehen von der ersten gelungenen Operation eines *in die Pulmonalarterie perforierten Aortenaneurysmas* durch GIACOBINE u. COOLEY [28] (Abb. 223) ist uns keine erfolgreiche chirurgische Behandlung einer *Aortenfistel aneurysmatischer Genese* bekanntgeworden. Der meist rasch zum Tode führende Verlauf der Krankheit und die außergewöhnlichen technischen Schwierigkeiten der Operation scheinen jede Hilfe unmöglich zu machen.

Die a.-v. Fistel des Truncus brachiocephalicus wurde von LEXER [40] erstmals operativ versorgt. Wie auch in den beiden folgenden Fällen [23, 29] wurde die arterielle Kontinuität unterbrochen. Eine gefäßerhaltende Fistelbeseitigung gelang erstmals FRANKLIN u. MANKIN [25] durch seitliche Gefäßnaht. Insgesamt sind noch nicht zehn chirurgisch geheilte Fälle bekanntgeworden [42]. Die meisten Kranken waren vor der Operation schwer kardial dekompensiert.

Unter Berücksichtigung der Operationsergebnisse der Extremitätenfisteln sollte heute in jedem Fall und unter Einsatz aller Mittel der Gefäßchirurgie eine kontinuitätserhaltende Operation angestrebt werden. Die Operationstechnik stimmt mit derjenigen bei Aortenaneurysmen so weitgehend überein, daß hinsichtlich weiterer Einzelheiten auf dieses Kapitel verwiesen werden kann.

Literatur

[1] ALEX, M.: Rupture of aortic aneurysm into the superior vena cava. Amer. Heart J. **39**, 455 (1950).

[2] ARMSTRONG, E. L., C. B. COGGIN, and H. S. HENRICKSON: Spontaneous aneurysms of the thorax; a review of the literature with a report of two cases. Arch. intern. Med. **58**, 298 (1939).

[3] BEALL, A. C., D. A. COOLEY, G. C. MORRIS, and M. E. DEBAKEY: Perforation of arteriosclerotic aneurysms into inferior vena cava. Surgery **86**, 809 (1963).

[4] BEAVOR: Lancet **1832/33I**, 800.

[5] BECK, T. S.: Merkwürdiger Fall von Aneurysma der aufsteigenden Aorta, welche sich in den rechten Ventrikel öffnete mit einer Kommunikation zwischen beiden Ventrikeln. Med.-chir. Trans. **25**, 15 (1842).

[6] BIGGER, J. A.: Treatment of traumatic aneurysms and arteriovenous fistulas. Arch. Surg. **49**, 170 (1944).

[7] BOINET, E. in: ROGER, H., G. GOUGET et E. BOINET: Maladies des artères et de l'aorte. Paris: J.-B. Ballière & fils 1907.

[8] BORST, H. G., A. SCHAUDIG and W. RUDOLPH: Arterio-venous fistula of the aortic arch: repair during deep hypothermia and circulatory arrest. J. thorac. cardiovasc. Surg. **48**, 443 (1964).

[9] BOYD, L. J.: A study of 4.000 reported cases of aneurysms of the thoracic aorta. Amer. J. med. Sci. **168**, 654 (1924).

[10] BRAMANN, F.: Das arteriell venöse Aneurysma. Langenbecks Arch. klin. Chir. **33**, 1 (1886).

[11] BUCHSTAB, L., u. M. v. TIESENHAUSEN: Zur Kasuistik der Perforation von Aortenaneurysmen in die obere Hohlvene. Z. klin. Med. **68**, 434 (1909).

[12] BULGRIN, J. G., and G. JACOBSON: Aortographic demonstration of an aortocaval fistula. Radiology **71**, 409 (1958).

---

[1] Auch traumatische Kurzschlußverbindungen zwischen Aortenwurzel und rechtem Ventrikel konnten mehrfach erfolgreich operiert werden [GERBODE u. Mitarb., J. thorac. cardiovasc. Surg. 48, 1016 (1964)].

[13] COMINOTTI, V.: Aneurysma der aufsteigenden Aorta mit Durchbruch in die obere Hohlvene. Wien. klin. Wschr. 14, 843 (1901).

[14] CONRAD, J. K., R. S. CARTWRIGHT, and E. M. MOSTYN: Arteriovenous fistula of the aortic arch. Report of a case with hemodynamic data. New Engl. J. Med. 267, 15 (1962).

[15] COOLEY, D. A.: Diskussion zu H. JAVID, W. S. DYE, J. W. GROVE u. O. C. JULIAN: Resection of ruptured aneurysms of abdominal aorta. Ann. Surg. 142, 623 (1955).

[16] COSSY, J.: Considérations sur un cas d'anévrysme spontané de l'aorte ascendante ouvert dans la veine cave supérieure. Arch. gén. Méd. 69, 33 (1845).

[17] CRAWFORD, E. S., D. J. TURELL and J. K. ALEXANDER: Aorto-inferior vena caval fistula of neoplastic origin. Circulation 27, 414 (1963).

[18] DEBAKEY, M. E., D. A. COOLEY, G. C. MORRIS, and H. COLLINS: Arteriovenous fistula involving the abdominal aorta: Report of 4 cases with successful repair. Ann. Surg. 147, 646 (1958).

[19] DECKER, P.: Traitement opératoire d'une fistule aorto-cave abdominale haute. Mém. Acad. Chir. 76, 453 (1950).

[20] DESAUSSURE, R. L.: Vascular injury coincident to disc surgery. J. Neurosurg. 16, 222 (1959).

[21] DUCHOSAL, P., C. FERERO, J. P. DORET et J. MAHAIM: Observation médico-chirurgicale d'un cas de fistule aorto-cave. Cardiologia (Basel) 15, 322 (1949/50).

[22] EISEMAN, B. and R. H. HUGHES: Repair of an abdominal aortic vena caval fistula caused by rupture of an atherosclerotic aneurysm. Surgery 39, 498 (1956).

[23] ELKIN, D. C.: Arteriovenous aneurysm: The approach to the innominate vessels. J. Amer. med. Ass. 129, 26 (1945).

[24] FRAENKEL, A.: Beiträge zur Pathologie und Therapie der Aortenaneurysmen. Dtsch. med. Wschr. 23, 85 (1897).

[25] FRANKLIN, R. B., and J. W. MANKIN: Arteriovenous aneurysms of the innominate vessels. Review of the literature and report of one case. Arch. intern. Med. 96, 413 (1955).

[26] —, and B. E. POLLOCK: Thoracic aorto-caval aneurysm. A review and the addition of 3 cases. Medicine (Baltimore) 34, 97 (1955).

[27] FREEMAN, N. E., and A. H. STORCK: Successful suture of abdominal aorta for arteriovenous fistula. Surgery 21, 623 (1947).

[28] GIACOBINE, J. W., and D. A. COOLEY: Surgical treatment of aortico-pulmonary fistula secondary to aortic arch aneurysm. J. thorac. cardiovasc. Surg. 39, 130 (1960).

[29] GORDON-TAYLOR, G.: Surgery of innominate artery, with special reference to aneurysms. Brit. J. Surg. 37, 377 (1950).

[30] GRANT, R. N., M. L. GLIEDMAN, and R. A. DETERLING: Coexisting traumatic arteriovenous fistulae between the aorta and vena cava, and the hepatic artery and portal vein, complicated by a Goldblatt kidney. Ann. Surg. 148, 286 (1958).

[31] GROSSE-BROCKHOFF, F., G. NEUHAUS u. A. SCHAEDE: Herzbelastung bei arteriovenösen Fisteln und venovenösen Anastomosen im großen bzw. kleinen Kreislauf. Z. Kreisl.-Forsch. 43, 388 (1954).

[32] HARBISON, P. S.: Major vascular complications of intervertebral disk surgery. Ann. Surg. 140, 342 (1954).

[33] HÖDLMOSER: Beitrag zur Kasuistik der Fremdkörper im Larynx. Wien. klin. Rdsch. 18, 332 (1905).

[34] HOPE, J.: A Treatise on Disease of the Heart and Great Vessels. Philadelphia: Lea & Blanchard 1842.

[35] HUFNAGEL, C. A., and P. CONRAD: Abdominal arteriovenous fistulas. Surg. Gynec. Obstet. 114, 470 (1962).

[36] KAPPIS, M.: Die Perforation eines Aortenaneurysmas in die Pulmonal-Arterie. Dtsch. Arch. klin. Med. 90, 505 (1907).

[37] KIESERITZKY, G.: Ein Fall von Perforation eines Aortenaneurysmas in die obere Hohlvene. Berl. klin. Wschr. 45, 1729 (1908).

[38] KRAUS, F.: Über einen Fall von Aneurysma varicosum der Aorta und der Vena cava superior. Prag. med. Wschr. 13, 119, 130 (1888).

[39] LEHMANN, E. P.: Spontaneous arteriovenous fistula between the abdominal aorta and the inferior vena cava. Ann. Surg. 108, 694 (1938).

[40] LEXER, E.: Operation eines arteriell-venösen Anonyma-Aneurysma. Schweiz. med. Wschr. 64, 645 (1934).

[41] McCOOK, W. W.: Arteriovenous fistula of aortic arch. J. thorac. Surg. 23, 299 (1952).

[42] McLEAN, L. D., and W. F. MAZZITELLO: Innominate arteriovenous fistula. A report of one case and review of the literature. J. thorac. cardiovasc. Surg. 39, 770 (1960).

[43] MATAS, R.: Surgery of the vascular system. In: W. W. KEEN, Surgery, its Principles and Practice, vol. 5, p. 293. Philadelphia: W. B. Saunders Co. 1909.

[44] MAVOR, G. E., and W. A. ANDERSON: Traumatic arteriovenous fistula involving the aorta. Brit. J. Surg. 47, 101 (1959).

[45] MEREDITH, J. H., and H. H. BRADSHAW: Fistula between aorta and superior vena cava. Report of traumatic case with surgical repair. J. thorac. Surg. 34, 278 (1957).

[46] NICHOLSON, R. E.: Syndrome of rupture of aortic aneurysm into the pulmonary artery: Review of the literature with report of two cases. Ann. intern. Med. 19, 286 (1943).

[47] PEMBERTON, J. DE J., P. H. SEEFELD, and N. W. BARKER: Traumatic arteriovenous fistula involving the abdominal aorta and the inferior vena cava. Ann. Surg. 123, 580 (1946).

[48] PEPPER, W., and J. P. GRIFFITH: Varicose aneurysm of the aorta and superior vena cava. Amer. J. med. Sci. 100, 329 (1890).

[49] PORTER, W. B.: The syndrome of rupture of an aortic aneurysm into the pulmonary artery. Amer. Heart J. 23, 468 (1942).

[50] PROCTOR, W. H.: Arteriovenous fistula of aortic arch: Report of a case with successful treatment. J. Amer. med. Ass. 144, 818 (1950).

[51] REINHOLD: Zwei Fälle von Durchbruch eines Aneurysmas der Aorta ascendens in die Vena cava superior. Dtsch. Arch. klin. Med. 71, 598 (1901).

[52] RYLE, J. A.: Arteriovenous fistula: An historical note. Guy's Hosp. Rep. 90, 129 (1940/41).

[53] SCHAFER, P. W., and C. A. HARDIN: The use of temporary polythene shunts to permit occlusion, resection and frozen homologous graft replacement of vital vessel segments, a laboratory and clinical study. Surgery 31, 186 (1952).

[54] SCHATTENBERG, H. J., and W. H. HARRIS: Aortic aneurysm with rupture into the pulmonary artery. Amer. Heart J. 25, 512 (1943).

[55] SCHWEIGER L. R., H. B. BURCHELL and A. H. BAGGENSTOSS: Spontaneous arteriovenous communication between aorta and superior vena cava. Ann. intern. Med. 19 1029 (1943).

[56] SCOTT R. W.: Aortic aneurysm rupturing into the pulmonary artery; report of two cases. J. Amer. med. Ass. 82, 1417 (1924).

[57] SEALY, W. C., and B. FAWCETT: Arteriovenous fistula of ascending aorta and left innominate vein. Report of case with successful surgical repair. Ann. Surg. 142, 302 (1955).

[58] SHUMACKER, H. B., and J. JONTZ: Rupture of abdominal aortic aneurysm into inferior vena cava. Successful surgical repair. Amer. Surg. 22, 1182 (1956).

[59] THISTLETHWAITE, J. R., R. K. HUGHES, N. P. SMYTH, and E. E. CORNWELL: Spontaneous arteriovenous fistula between the abdominal aorta and the vena cava. Arch. Surg. 81, 61 (1960).

[60] THURNHAM: Zit. nach REINHOLD: Zwei Fälle von Durchbruch eines Aneurysmas der Aorta ascendens in die Vena cava superior. Dtsch. Arch. klin. Med. 71, 598 (1901).

[61] VIAR, W. N., T. A. LOMBARDO: Abdominal aortic aneurysm with rupture into the inferior vena cava. Circulation 5, 287 (1952).

[62] WELLS, W. C.: A case of aneurysm of the aorta communicating with the pulmonary artery. Zit. nach R. E. NICHOLSON, Syndrome of rupture of aortic aneurysm into the pulmonary artery. Review of the literature with report of two cases. Ann. intern. Med. 19, 286 (1943).

[63] WILLIAMS, G. R., and J. A. WEBB: Arteriovenous fistula: Rupture of abdominal aortic aneurysm into the vena cava. J. Okla. med. Ass. 52, 387 (1959).

IV. Arterio-venöser Kurzschluß in das Portalsystem

Arterio-venöse Kurzschlüsse zwischen Systemarterien und V. portae oder einem ihrer Äste zeichnen sich durch eine charakteristische Symptomatik aus, die wesentlich von derjenigen anderer Fisteln abweicht. Sie sollen daher gesondert besprochen werden. Im wesentlichen lassen sich zwei Formen dieses seltenen Fisteltyps unterscheiden: die hepatoportale und die splenoportale a.-v. Fistel. Kleine Fisteln zwischen den Aa. mesentericae und dem Portalsystem, wie sie nach Operationen oder Verletzungen entstehen können [8, 20, 21, 23, 27, 36], führen in der Regel nicht zum Vollbild der Symptomatik; sie können aber besonders leicht übersehen werden.

1. Hepatoportale arterio-venöse Fistel

Eine a.-v. Fistel zwischen der A. hepatica propria bzw. einem ihrer Äste und der V. portae gehört zu den ganz seltenen Beobachtungen, ist aber bei der engen topographischen Beziehung der beiden Gefäße in ihrem Verlauf durch das Ligamentum hepatoduodenale und an der Leberpforte grundsätzlich möglich. Trotz seiner Seltenheit kommt dem Krankheitsbild im Einzelfall eine große differentialdiagnostische Bedeutung zu. Bei rechtzeitiger Erkennung kann es chirurgisch mit bestem Erfolg behandelt werden.

a) Historische Daten

Die Erstbeschreibung einer hepato-portalen Fistel stammt von SACHS [28]. Die Diagnose wurde in diesem Fall wie auch in dem zweiten, der erst 60 Jahre später von

STRICKLER u. Mitarb. [35] publiziert wurde, postmortal gestellt. 1954 konnten MADDING, SMITH u. HERSHBERGER [18] zum erstenmal die Diagnose intra vitam durch Probelaparotomie sichern und die Fistel durch Ligatur der A. hepatica propria, der beiden Hepaticaäste, der A. gastrica dextra und der A. gastroduodenalis isolieren und aus dem Kreislauf ausschließen. Der Patient starb am 6. postoperativen Tage an einer erneuten Blutung aus Oesophagusvaricen. 1957 gelang WHEELER u. WARREN [38] die erste erfolgreiche chirurgische Versorgung einer hepatoportalen Fistel, die infolge Perforation eines Hepatica-Aneurysmas entstanden war. Sie drahteten das Aneurysma und schlossen die Fistelöffnung durch eine von der V. portae aus angelegte Naht. Bald folgten weitere Mitteilungen über erfolgreiche Operationen [5, 7, 10, 12, 17]. In dem von SHUMACKER u. WALDHAUSEN [32] veröffentlichten Fall handelte es sich um eine intraparenchymal gelegene Fistel des linken Leberlappens, die durch Lappenresektion beseitigt wurde.

b) Ätiologie

Wenn auch erst wenige Fälle bekannt geworden sind, so scheint sich doch jetzt schon zu ergeben, daß man wie bei jeder anderen Lokalisation der a.-v. Fistel mit angeborenen [17, 18, 32] und erworbenen Formen rechnen muß und daß sich unter den erworbenen Fisteln traumatisch [5, 12] und spontan entstandene [10, 28, 35, 38] unterscheiden lassen. Häufigste Ursache des spontan auftretenden hepatoportalen Kurzschlusses dürfte das Aneurysma der A. hepatica mit Perforation in die V. portae sein. Als Ursache der traumatisch entstandenen Fistel kommen bei der geschützten Lage der Gefäße penetrierende Schuß- und Splitterverletzungen in Frage.

c) Pathophysiologie

Der venöse Hypertonus, der bei den übrigen Fistellokalisationen nur eine untergeordnete Bedeutung hat, rückt bei der hepatoportalen Fistel ganz in den Vordergrund. Die Besonderheit dieser Lokalisation ist darin zu sehen, daß sich zwischen der V. portae und dem Herzen die widerstandsreiche Endstrombahn der Leber befindet, die für das Kurzschlußblut ein Abflußhindernis darstellt. Es entsteht eine Abflußstauung im Einzugsgebiet der V. portae, wie sie vom intrahepatischen Block her bekannt ist. Das Mißverhältnis zwischen Durchflußvolumen und Abflußwiderstand kommt in diesem Falle nicht durch eine Steigerung des Abflußwiderstandes, sondern durch ein Anwachsen des Zuflusses zustande. Durch die Einschaltung des Widerstandes der Leberstrombahn zwischen Fistel und Herz muß der Druck im Portalsystem wesentlich höher ansteigen als im venösen Abflußgebiet jeder anderen Fistel gleicher Größe. So können sich die Symptome der portalen Hypertension entwickeln: Splenomegalie, Ascites, venöse Kollateralbildung mit lebensbedrohlichen Blutungen aus Oesophagusvaricen [18, 28, 35, 38]. Das Ausmaß der venösen Kollateralbildung wird von der Höhe des portalen Druckes, d.h. also von der Größe der Fistel einerseits und von der Dauer des Kurzschlusses andererseits abhängen. So wird es verständlich, daß bei lange bestehenden, angeborenen Fisteln und bei Perforationen von Aneurysmen fast immer die Symptome der portalen Hypertonie auftreten, während sie unter den traumatischen Fällen mit kleinen Fistelöffnungen bei frühzeitiger Diagnose und Behandlung vermißt werden.

Die bekannten Rückwirkungen auf den Kreislauf [5], auf die zuführende Arterie [32] und das Herz sind auch bei der hepatoportalen Fistel zu beobachten. Dabei übt das Capillarbett der Leber, das den verhängnisvollen portalen Hochdruck entstehen läßt, eine schützende Wirkung auf das Herz aus, indem es durch seinen Strömungswiderstand die Umlaufgeschwindigkeit im Fistelkreislauf und damit die Volumenbelastung des Herzens einschränkt. Trotzdem können multiple kongenitale a.-v. Angiome der Leber schon in den ersten Lebensmonaten zum Tod durch Herzinsuffizienz führen [6, 16, 17, 39].

d) Symptome und Diagnose

Häufiges Symptom sowohl der erworbenen wie der angeborenen Form ist ein heftiger paroxysmal auftretender, rechtsseitiger Oberbauchschmerz, der mit einer Cholecystitis oder einer Cholelithiasis verwechselt werden kann. Ikterus wurde bisher nie beobachtet. Mehrmals wurde man erst durch die lebensbedrohliche Blutung aus Oesophagusvaricen auf das Krankheitsbild aufmerksam. Nur in einem der bisher mitgeteilten Fälle fand sich bei der Untersuchung ein pulsierender Tumor rechts neben dem Nabel, der den berechtigten Verdacht auf ein Aneurysma aufkommen ließ. Sonst wurde kein auffälliger Tastbefund beschrieben, obwohl man bei ausreichender Fistelgröße Leberpulsationen erwarten sollte. Wichtigste klinische Untersuchungsmethode ist auch bei der hepato-portalen Fistel die *Auskultation*. In jedem Fall, bei dem bisher die Diagnose recht-zeitig gestellt werden konnte, beruhte sie auf der Feststellung eines typischen Fistel-geräusches bzw. eines fühlbaren Schwirrens. Durch eine *venöse Katheterisierung* kann die Lokalisation einer intraabdominalen a.-v. Fistel bestimmt werden, wenn es gelingt, die Organvenen zu sondieren und einen signifikanten Sauerstoffsättigungssprung nach-zuweisen. Zur exakten Lokalisation des Kurzschlusses wird man die *Serienaortographie*, u. U. die gezielte Darstellung des Tr. coeliacus, ausführen. Die Splenoportographie ist weniger aufschlußreich.

e) Chirurgische Behandlung

Die anzustrebende Behandlung, deren Durchführbarkeit von GRANT u. Mitarb. [12], COHEN u. DEBAKEY [5] bereits demonstriert wurde, sollte in der Beseitigung der Fistel mit Erhaltung der arteriellen und venösen Gefäßkontinuität bestehen. Dabei entscheiden die lokalen Verhältnisse über die einzuschlagende Technik. Nur wenn keine andere Möglichkeit der Fistelausschaltung besteht, darf man sich zur Ligatur der A. he-patica und ihrer Äste entschließen, da mit konsekutiven Leberparenchymschäden gerech-net werden muß [29, 30] (s. S. 675). Für die intrahepatisch gelegenen Fisteln ergibt sich neben der Ligatur des entsprechenden Hepaticaastes die bereits erwähnte Resektion des ganzen betroffenen Leberlappens [18, 32].

2. Splenoportale arterio-venöse Fistel

a) Historische Daten

Pathologisch-anatomisch wurde diese Lokalisation der Fistel bereits 1886 von WEIGERT [37] und 1889 von GOODHART [11] beschrieben, klinische Mitteilungen dagegen sind erst nach der Publikation von BLAKEMORE [2] häufiger geworden [1, 3, 4, 9, 13—15, 19, 22, 24, 25, 31, 33, 34].

b) Ätiologie

Was an klinischen Tatsachen über die hepatoportale Fistel gesagt wurde, läßt sich weitgehend auf die splenoportale Fistel übertragen. Auch hier kann der Kurzschluß kongenitalen Ursprungs oder erworben sein. Die größere Häufigkeit der splenoportalen gegenüber der hepatoportalen a.-v. Fistel dürfte in erster Linie durch die Tatsache be-gründet sein, daß die A. lienalis in besonderer Weise für die Entwicklung von Aneurysmen prädisponiert ist (s. S. 675), durch deren Perforation der Kurzschluß entstehen kann. Andererseits scheint aber auch die kongenitale Form in dem gefäßreichen Milzparenchym häufiger als im Lebergewebe vorzukommen [2, 34, 37]. Eine besondere Form ist die iatrogene splenoportale Fistel nach Milzexstirpation [3].

c) Pathophysiologie

Die *Pathophysiologie* entspricht vollständig derjenigen der hepatoportalen Fistel (s. S. 519).

d) Symptome und Diagnose

Meist ist das erste alarmierende Symptom die *Oesophagusvaricenblutung*. Man findet eine schmerzhafte Splenomegalie, jedoch nur in wenigen Fällen eine Lebervergrößerung oder einen Ascites [*4, 11, 24, 25*]. Die klinische Diagnose wird mit Hilfe der *Auskultation* mit großer Wahrscheinlichkeit möglich und durch das *Aortogramm* gesichert. Die Splenoportographie ergibt häufig keine eindeutigen Befunde und ist zudem wegen der Blutungsgefahr nicht ungefährlich.

e) Chirurgische Behandlung

Die chirurgische Behandlung ist im Vergleich zu derjenigen der hepatoportalen Fistel einfach, da auf eine Wiederherstellung der arteriellen und venösen Gefäßkontinuität verzichtet und die Fistel durch Splenektomie beseitigt werden kann, gleichgültig, ob der Kurzschluß im Parenchym, am Milzhilus oder im Verlauf der A. lienalis liegt.

Literatur

[1] ADAMS, H. D.: Congenital arteriovenous and cirsoid aneurysms. Surg. Gynec. Obstet. **92**, 693 (1951).

[2] BLAKEMORE, A. H.: Portocaval anastomosis for the relief of portal hypertension. Gastroenterology **11**, 488 (1948).

[3] BUCHHOLZ, R. R.: Arteriovenous fistula of the splenic vessels. Report of a case following splenectomy. Ann. Surg. **149**, 590 (1959).

[4] CASSEL, W. G., J. A. SPITTEL, F. H. ELLIS, and A. J. BRUWER: Arteriovenous fistula of the splenic vessels producing ascites. Circulation **16**, 1077 (1957).

[5] COHEN, A., and M. E. DEBAKEY: Successful repair of traumatic arteriovenous fistulas between hepatic artery and portal vein and right renal artery and inferieur vena cava. Surgery **48**, 548 (1960).

[6] CROCKER, D., and R. CLELAND: Infantile hemangio-endothelioma of the liver. Pediatrics **19**, 596 (1957).

[7] DUBOURG, G., P. BROUSTET, H. BRICAUD et F. FONTAN: Anévrisme artério-veineux hépatico-portal. Mém. Acad. Chir. **84**, 770 (1958).

[8] DURHAM, M. W., A. H. ROBNETT, H. P. HARTER, and R. YEKEL: Arteriovenous fistula of the mesenteric vessels. West. J. Surg. **70**, 9 (1962).

[9] EVANS, R. M.: Arteriovenous aneurysm in the spleen. Lancet **1955 II**, 344.

[10] FOSTER, J. H., and P. SANDBLOM: Portal hypertension secondary to an hepato-portal arteriovenous fistula. Ann. Surg. **154**, 300 (1961).

[11] GOODHART, J. F.: Arteriovenous aneurysm of splenic vessels, with thrombosis of mesenteric veins and localized acute colitis. Trans. path. Soc. Lond. **40**, 67 (1889).

[12] GRANT, R. W., M. L. GLIEDMAN, and R. A. DETERLING: Coexisting traumatic arteriovenous fistulae between the aorta and vena cava, and the hepatic artery and portal vein, complicated by a Goldblatt kidney. Ann. Surg. **148**, 286 (1958).

[13] KREBS, P.: Über einen Fall von arteriovenösem Aneurysma der A. lienalis. Ein Beitrag zur Differentialdiagnose der pancytopenischen Splenomegalie. Medizinische **13**, 526 (1958).

[14] LEGER, L.: Diskussion zu J. PATEL, Les fistules artérioveineuses occupant le pédicule splénique. Mém. Acad. Chir. **87**, 139 (1961).

[15] — P. DÉTRIE et J. FOURRÉ: Les anévrysmes artério-veineux spléniques. J. Chir. (Paris) **82**, 151 (1961).

[16] LEVICK, C. B., and J. RUBIE: Hemangio-endothelioma of the liver simulating congenital heart disease. Arch. Dis. Childh. **28**, 49 (1953).

[17] LE TAN VINH, RIVRON, A. G. OBALDIA, P. CANLORBE et M. LELONG: Hémangiome multi-nodulaire du foie exprimé cliniquement par un syndrome d'insuffisance cardiaque progressive et mortelle. — Démonstration de la fistule artérioveineuse intra-hépatique. Arch. franç. Pédiat. **16**, 808 (1959).

[18] MADDING, G. F., W. L. SMITH, and L. R. HERSHBERGER: Hepatoportal arteriovenous fistula. J. Amer. med. Ass. **156**, 593 (1954).

[19] MENDONCA, L. E.: Fistula arteriovenose entre a arteria e a veia esplenica. An. paul. Med. Cirurg. **68**, 73 (1954).

[20] MOVITZ, D., and B. FINNE: Postoperative arteriovenous aneurysm in mesentery after small bowel resection. J. Amer. med. Ass. **173**, 42 (1960).

[21] MUNNEL, E. R., C. R. MOTA, and W. B. THOMPSON: Iatrogenic arteriovenous fistula. Report of a case involving the superior mesenteric artery. Amer. Surg. **26**, 738 (1960).

[22] MURRAY, M. J., A. P. THAL, and R. GREENSPAN: Splenic arteriovenous fistulas as a cause of portal hypertension. Amer. J. Med. **29**, 849 (1960).

[23] NUSSELT, H.: Über ein erfolgreich operiertes Aneurysma arteriovenosum der Arteria mesenterica superior. Zbl. Chir. **72**, 835 (1947).

[24] PATEL, J., J. BOUSSER, D. CHRISTOL, J. M. CORMIER, G. BONS, M. BRASGARD et H. PIGUET: Les fistules artérioveineuses occupant le pédicule splénique. Presse méd. 69, 383 (1961).

[25] —, et J. M. CORMIER: Les fistules artério-veineuses occupant le pédicule splénique. Mém. Acad. Chir. 87, 139 (1961).

[26] RABHAN, N. B., J. G. GUILLEBEAU, and E. L. BRACKNEY: Arteriovenous fistula of the superior mesenteric vessels after a gunshot wound: Report of a case. New Engl. J. Med. 266, 603 (1962).

[27] REAMS, G. B.: A middle colic arteriovenous fistula developing as a postgastrectomy complication. Arch. Surg. 81, 757 (1960).

[28] SACHS, R.: Zur Casuistik der Gefäßerkrankungen. 2. Geplatzter Varix an der Cardia. Aneurysma der Arteria hepatica mit Durchbruch in eine Lebervene. Dtsch. med. Wschr. 18, 443 (1892).

[29] SCHILLING, J. A., F. W. McKEE, and W. G. WILT: Experimental hepatic-portal arteriovenous anastomoses. Surg. Gynec. Obstet. 90, 473 (1950).

[30] — — Late follow-up on experimental hepatic-portal arteriovenous fistula. Surg. Forum 4, 392 (1953).

[31] SCHOLZ, O.: Aneurysma der Arteria lienalis. Zbl. Chir. 81, 1768 (1956).

[32] SHUMACKER, H. B., and J. A. WALDHAUSEN: Intrahepatic arteriovenous fistula of hepatic artery and portal vein. Surg. Gynec. Obstet. 112, 497 (1961).

[33] SIGWART, H.: Portaler Hochdruck durch arteriovenöses Aneurysma der Milzgefäße. Chirurg 24, 318 (1953).

[34] STENER, B.: Arteriovenous shunt in the spleen diagnosed before operation. Case report. Acta chir. scand. 108, 344 (1955).

[35] STRICKLER, J. H., N. LUFKIN, and C. O. RICE: Hepatic portal arteriovenous fistula. A case report. Surgery 31, 583 (1952).

[36] SUMNER, R. G., P. C. KISTLER, W. F. BARRY, and H. D. McINTOSH: Recognition and surgical repair of superior mesenteric arteriovenous fistula. Circulation 27, 943 (1963).

[37] WEIGERT, V. C.: In die Milzvene geborstenes Aneurysma der Milzarterie. Virchows Arch. path. Anat. 104, 26 (1886).

[38] WHEELER, H. B., and R. WARREN: Duodenal varices due to portal hypertension from arteriovenous fistula. Ann. Surg. 146, 229 (1957).

[39] WINTERS, R. W., S. J. ROBINSON, G. BATES: Hemangioma of the liver with heart failure. A case report. Pediatrics 14, 117 (1954).

V. Arterio-venöse Fistel der Nierenarterie

Neben den allgemeinen kardiovasculären Folgen des Kurzschlusses kann die seltene a.-v. Fistel der Nierenarterie und ihrer großen Äste mit organspezifischen Symptomen wie Makro- und Mikrohämaturie, Nierenkolik und renalem Hypertonus einhergehen, die dem Krankheitsbild differentialdiagnostisch eine besondere Bedeutung geben.

1. Ätiologie

Ätiologisch lassen sich wie bei den anderen Fistellokalisationen *angeborene* und *erworbene Formen* unterscheiden. A.-v. Fisteln, die sich am Gefäßstiel nach Nephrektomie entwickeln [8a, 10—12, 15, 16, 18, 21, 23, 28, 35, 38, 38a], sollen in diesem Zusammenhang unberücksichtigt bleiben, da ihnen jede spezielle Symptomatik von seiten des Nierenparenchyms fehlt. Überblickt man nach Ausschluß dieser Gruppe die bisher[1] mitgeteilten 38 Beobachtungen [1, 2, 4—9, 14, 17, 19, 20, 22, 24—27, 29—37, 39—44], so fällt auf, daß die kongenitale Form im Gegensatz zu anderen Lokalisationen der Fistel mit etwa 50% einen besonders großen Anteil darstellt, eine Tatsache, die mit der intensiven Vascularisation der Nieren und der komplexen Entwicklungsgeschichte ihres Gefäßsystems in Zusammenhang zu bringen ist. Bezeichnenderweise liegen die angeborenen Fisteln oft innerhalb des eigentlichen Nierengewebes, häufig sind sie multipel [1, 5, 17, 26, 31, 34, 35, 37, 39, 41, 42]. Die erworbenen a.-v. Fisteln dagegen finden sich häufiger im Bereich des Nierenhilus oder im Verlauf des Nierenarterienstammes. Sie entstehen meist traumatisch [4, 6, 8, 26, 27, 32, 36, 43], seltener treten sie spontan auf. Ätiologisch kommt bei den spontan entstehenden Fisteln die Perforation eines Aneurysmas in die benachbarte Vene (neun Fälle [9, 22, 33, 35, 40]), die Arrosion der Gefäße durch einen Infekt [25] oder durch Tumorgewebe [1, 20, 24, 29, 36] in Betracht.

---

[1] Bis Dezember 1963

Berücksichtigt man, daß die Nierenarterie nur relativ selten Sitz eines Aneurysmas (s. S. 678) ist — GARRITANO fand bis 1957 [*13*] nur 172 Fälle in der Literatur —, daß von diesen Aneurysmen nur ein kleiner Teil rupturiert und ein noch kleinerer in die Vene perforiert, so wird die geringe Zahl mitgeteilter erworbener a.-v. Fisteln verständlich.

2. Anatomie

Die Betrachtung der *topographischen Beziehungen* zeigt, daß ein a.-v. Kurzschluß auf der linken Seite nur durch Kommunikation mit der gleichseitigen V. renalis und ihren Aufzweigungen entstehen kann, während rechts außerdem die Möglichkeit eines Kurzschlusses zwischen A. renalis und der sie ventral kreuzenden V. cava inf. besteht [*8, 44*].

3. Symptome

Sowohl angeborene wie erworbene Formen können zu einer außergewöhnlichen Belastung des Kreislaufs und des Herzens führen. In über 50% der Fälle bestand eine Herzinsuffizienz. Sie kann so sehr im Vordergrund des klinischen Bildes stehen, daß die Diagnose des ihr zugrunde liegenden Kurzschlusses erst auf Umwegen gestellt wird [*25, 39*].

Beschwerden und klinische Zeichen der renalen a.-v. Fistel werden durch die Rückwirkungen der krankhaften Hämodynamik auf das von der Fistel abhängige Nierenparenchym ausgelöst. Wie an der Extremität entwickelt sich auch in der Niere distal von der Fistel ein venöser Hypertonus mit venöser Abflußstauung, Dilatation und varicöser Entartung der Venen. Kleinste Blutaustritte durch die überdehnte Venenwand werden Anlaß zu einer *chronischen Mikrohämaturie*. Reißt ein solcher Varix ein und findet er Anschluß an die abführenden Harnwege, so treten bisweilen bedrohliche *Makrohämaturien* auf. Bleibt die Ruptur gedeckt, so kann ein *subcapsuläres oder retroperitoneales Hämatom* mit den Zeichen der *inneren Blutung* und dem Schmerz der *Nierenkolik* entstehen. Diese Symptome der intrarenalen venösen Stauung gehören mit solcher Regelmäßigkeit zu dem Krankheitsbild, daß sie bei den weitaus meisten Fällen der Literatur Anlaß zu diagnostischen Untersuchungen wurden.

Weniger regelmäßig tritt eine zweite charakteristische Komplikation auf: der *renale Hypertonus* des Goldblatt-Typs (s. S. 418). Distal vom Kurzschluß kommt es bei ausreichender Größe der Fistel zu einem systolischen und diastolischen Blutdruckabfall mit Verkleinerung der Blutdruckamplitude. Die hieraus resultierende Durchblutungsstörung des Nierenparenchyms löst den Renin-Hypertensin-Mechanismus (s. S. 421) aus. Ein Vorgang, der an der Extremität zur Gangrän führt, wird in der Niere Anlaß zur Entwicklung der arteriellen Hypertonie. Bei Durchsicht der z.Z. bekannten Fälle muß man mit dieser Komplikation bei rund 30% der Kranken rechnen. Die Komplikation erweist sich dann als besonders verhängnisvoll, wenn sie sich mit einer durch die chronische Volumenbelastung ausgelösten Herzinsuffizienz kombiniert.

4. Diagnose

Jede Mikro- oder Makrohämaturie, gleichgültig, ob sie erstmals oder rezidivierend auftritt, besonders Zustände, die unter dem Begriff der „essentiellen Hämaturie" beschrieben werden, sind verdächtig auf eine Gefäßerkrankung der Niere, sei es ein Angiom, ein Aneurysma oder eine a.-v. Fistel. Wesentlich für die Diagnose ist, daß man an die Möglichkeit einer a.-v. Fistel denkt. Das gleiche gilt für die Nierenkolik unklarer Genese. Bei dem größten Teil der Kranken konnte die Diagnose klinisch durch *Auskultation* wahrscheinlich gemacht werden. Das typische Fistelgeräusch projiziert sich am lautesten in den seitengleichen oberen Quadranten des Abdomens und in die Lendengegend in Höhe des kostovertebralen Winkels. Es ist aber keineswegs so konstant, daß sein Fehlen eine Fistel ausschließt. Der Palpationsbefund bleibt meist negativ, auch ein Schwirren wird bei der tiefen Lage des Kurzschlusses in der Regel vermißt.

Bei der *intravenösen* oder *retrograden Kontrastmitteldarstellung* der Niere und der ableitenden Harnwege ergeben sich immer krankhafte Befunde, die allerdings nicht charakteristisch für das Krankheitsbild der Fistel sein müssen und ohne Kenntnis des klinischen Befundes meist auf Tumoren oder Cysten zurückgeführt werden. In den bisher vorliegenden Publikationen wurden beschrieben: die Vergrößerung des Nierenschattens, die „stumme" Niere, die verzögerte und verminderte Kontrastanfärbung des Nierenparenchyms und der abführenden Harnwege, Verformungen und Füllungsdefekte des Nierenbeckens und Verlagerungen der Nieren. Eine *venöse Katheteruntersuchung* kann zur Diagnose beitragen, wenn es gelingt, in der betroffenen Nierenvene eine ungewöhnliche Arterialisierung des Blutes nachzuweisen [27, 36]. Die entscheidende diagnostische Maßnahme wird in jedem Fall die *Aortographie* bzw. die *gezielte Nierenarteriographie* sein, die praktisch ohne Ausnahme die Diagnose zu sichern erlaubt und darüber hinaus eine Aussage über die Lokalisation und die Anzahl der Kurzschlußverbindungen sowie über den Zustand der beteiligten Gefäße ermöglicht.

5. Chirurgische Behandlung

Durch Beseitigung der Fistel läßt sich der Blutdruck, wie die Angaben in der Literatur zeigen, meist wieder normalisieren, zumindest aber senken. Hat jedoch die Fistel schon lange bestanden, so kann ihre Entfernung ohne Einfluß auf den Blutdruck bleiben.

Von den bisher mitgeteilten Fällen wurden weitaus die meisten durch Nephrektomie geheilt. Eine Beseitigung der Fistel unter Erhaltung der Niere, d.h. mit Rekonstruktion der beteiligten Gefäße, gelang COHEN u. DeBAKEY [8]. Das rekonstruktive Verfahren muß jedoch auf die Fisteln der Nierenarterie oder ihrer großen Äste beschränkt bleiben. Die im Parenchym eingebetteten Kurzschlüsse sind einer rekonstruktiven chirurgischen Behandlung nicht zugänglich und lassen sich nur durch Nephrektomie oder Teilresektion der Niere beseitigen.

Literatur

[1] ABBOTT, C. E., and E. F. POUTASSE: Renal arteriovenous fistula: Occurence in renal-cell carcinoma. Report of a case. Cleveland Clin. Quart. **28**, 283 (1961).

[2] ADAMS, H. D.: Congenital arteriovenous and cirsoid aneurysms. Surg. Gynec. Obstet. **92**, 693 (1951).

[3] ARAVANIS, C., G. MICHAELIDES, C. N. ALIVIZATOS, and D. LAZARIDES: Renal arterio-venous fistula following nephrectomy. Ann. Surg. **156**, 749 (1962).

[4] BARON, G. J. and R. H. KOENEMANN: Arteriovenous fistula of the renal vessels. Radiology **64**, 85 (1955).

[5] BOHNE, A. W., and G. L. HENDERSON: Intrarenal arteriovenous aneurysm: Case report. J. Urol. (Baltimore) **77**, 818 (1957).

[6] BOIJSEN, E. and R. KÖHLER: Renal arteriovenous fistulae. Acta radiol. (Stockh.) **57**, 433 (1962).

[7] BRINK, A. J.: Vascular fistulae (with a report on cases of pulmonary, renal and peripheral arteriovenous fistulae). S. Afr. J. Lab. clin. Med. **6**, 158 (1960).

[8] COHEN, A., and M. E. DeBAKEY: Successful repair of traumatic arteriovenous fistulas between hepatic artery and portal vein and right renal artery and inferior vena cava. Surgery **48**, 548 (1960).

[8a] DUBOST, CH., et P. MATHIS: Un cas de anévrysme artérioveineux réno-rénal après néphrectomie. Mém. Acad. Chir. **82**, 132 (1956).

[9] EDSMAN, G.: Angionephrography and suprarenal angiography: Roentgenologic study of normal kidney, expansive renal and suprarenal lesions and renal aneurysms. Acta radiol. (Stockh.) Suppl. **155**, 104 (1957).

[10] ELKIN, D. C.: Aneurysm following surgical procedures. Ann. Surg. **127**, 769 (1948).

[11] —, and E. A. BANNER: Arteriovenous aneurysm following surgical operations. J. Amer. med. Ass. **131**, 1117 (1946).

[12] ELLIOT, J. A.: Post-nephrectomy arteriovenous fistula. J. Urol. (Baltimore) **85**, 426 (1961).

[13] GARRITANO, A. P.: Aneurysm of the renal artery. Amer. J. Surg. **94**, 638 (1957).

[14] — G. T. WOHL, C. K. KIRBY, and A. L. PIETROLUONGO: The roentgenographic demonstration of an arteriovenous fistula of renal vessels. Amer. J. Roentgenol. **75**, 905 (1956).

[15] GITLITZ, G. F., S. C. FELL, R. H. SAGERMAN, and E. S. HURWITT: Postnephrectomy arteriovenous fistula. Case report and review of literature. Ann. Surg. **157**, 511 (1963).

[16] GOKARN, A., and J. SWINNEY: Arteriovenous aneurysm of the renal artery after nephrectomy. Brit. J. Urol. **34**, 15 (1962).

[17] GRACE, J. T., W. STAUBITZ, F. LESSMANN, and R. EGAN: Intrarenal arteriovenous fistula. Arch. Surg. **81**, 718 (1960).

[18] GROSGOGEAT, Y., P. MAURICE et C. DUBOST: Insuffiance cardiaque par fistule artérioveineuse rénale. Guérison par traitement chirurgical. Arch. Mal. Cœur 54, 1150 (1961).

[19] GÜTGEMANN, A., F. GROSSE-BROCKHOFF u. K. KAISER: Hochdruck und Herzmuskelinsuffizienz bei traumatischer Fistel zwischen A. renalis und V. cava inferior und ihre operative Beseitigung. Z. Kreisl.-Forsch. 40, 321 (1951).

[20] HAMILTON, G. R., R. J. GETZ, and S. JEROME: Arteriovenous fistula of the renal vessels: Case report and review of the literature. J. Urol. (Baltimore) 69, 203 (1953).

[21] HARBISON, S. H., F. J. GREGG, and I. Z. GUTIERREZ: Arteriovenous fistula following nephrectomy. Report of a case complicated by severe azotemia and congestive failure. Ann. Surg. 152, 281 (1960).

[22] HOFFMAN, H. A., and H. FONTOURA: Arteriovenous aneurysm of the kidney. J. int. Coll. Surg. 29, 729 (1958).

[23] HOLLINGSWORTH, E. W.: Arteriovenous fistula of the renal vessels. Amer. J. med. Sci. 188, 399 (1934).

[24] JANTET, G. H., E. C. FOOT, and J. R. KENYON: Rupture of an intrarenal arteriovenous fistula secondary to carcinoma: A case report. Brit. J. Surg. 49, 404 (1962).

[25] JOUVE, A., P. AUGIER, H. PAYAN, R. GERARD, J. L. MEDVEDOWSKY et J. GUILLEMAUD: Les communications artério-veineuses rénales. Presse méd. 66, 1669 (1958).

[26] KIRBY, C. K., W. G. NICHOLS, A. P. GARRITANO, G. T. WOHL, and A. L. PIETROLUONGO: Arteriovenous fistula of the renal vessels. Surgery 37, 267 (1955).

[27] MILLOY, F., E. H. FELL, R. F. DILLON, and A. M. ZAYAS: Intrarenal arteriovenous fistula with hypertensive cardiovascular disease. Amer. J. Surg. 96, 3 (1958).

[28] MULLER, C. H., and W. E. GOODWIN: Renal arteriovenous fistula following nephrectomy. Ann. Surg. 144, 240 (1956).

[29] MYHRE, J. R.: Arteriovenous fistula of the renal vessels. A case report. Circulation 14, 185 (1956).

[30] NGUYEN-HUN, NGO-GIA-HY, and BUI-MONG-HUNG: Arteriovenous aneurysm of the renal vessels with the kidney in its normal place. Their role in arterial hypertension of renal origin. Acta med. vietnam. 4, 1205 (1961).

[31] PEARSE, R., R. L. MACMILLAN: Congenital aneurysm of the renal artery. J. Urol. (Baltimore) 58, 235 (1947).

[32] PELOT, G., G. PESSEREAU et B. DAFTARI: Hypertensions malignes et néphropathies unilaterales. A propos de 4 observations. J. Urol. méd. chir. 60, 245 (1954).

[33] PUCHLEW, A.: Zur Hämodynamik des arteriovenösen Aneurysma. Z. Kreisl.-Forsch. 34, 665 (1942).

[34] RIEDER, W.: Sonderstellung arteriovenöser Aneurysmen der Nierengefäße im Rahmen operativer Behandlung schwerer Herz-Kreislaufschäden beim arteriovenösen Aneurysma. Chirurg 14, 609 (1942).

[35] SAUTER, K. E., and J. W. SARGENT: Spontaneous rupture of intrarenal arteriovenous fistula: Report of a case. J. Urol. (Baltimore) 83, 17 (1960).

[36] SCHEIFLEY, C. H., G. W. DAUGHERTY, L. F. GREENE, and J. T. PRIESTLEY: Arteriovenous fistula of the kidney. New observations and report of three cases. Circulation 19, 662 (1959).

[37] SCHULZE-BERGMAN, G.: Über das arteriovenöse Aneurysma der Niere. Z. Urol. 47, 661 (1951).

[38] SCHWARTZ, J. W., A. A. BORSKI, and E. J. JAHNKE: Renal arteriovenous fistula. Surgery 37, 951 (1955).

[38a] SHIREY, E. K.: Cardiac disease secondary to post-nephrectomy arteriovenous fistula. Cleveland Clin. Quart. 26, 188 (1959).

[39] SLOMINSKI-LAWS, M. D., J. H. KIEFER, and C. W. VERMEULEN: Arteriovenous aneurysm of kidney: Case report. J. Urol. (Baltimore) 75, 586 (1956).

[40] THOMAS, R. G., S. GRIEVE, and B. LEWIN: Spontaneous renal arteriovenous fistula and contralateral renal artery aneurysm. Brit. J. Radiol. 35, 128 (1962).

[41] TWIGG, H. L., R. PRADHAN, and J. K. PERLOFF: Arteriovenous fistula of the renal vessels. Amer. J. Roentgenol. 88, 1148 (1962).

[42] VARELA, M. E.: Aneurisma arteriovenoso de los vasos renales y asistolia consecutiva. Rev. med. latino-amer. 14, 3244 (1928).

[43] VEST, S. A.: Renal arteriovenous fistula, post-nephrolithotomy. Urologists Correspondence Club Letter, Dec. 6, 1954.

[44] WINTER, B., J. J. KAUFMAN, B. J. ALLENSTEIN, and W. A. BECK: Arteriovenous fistula between right renal artery and inferior vena cava. Calif. Med. 91, 285 (1959).

VI. Arterio-venöse Fistel des kleinen Kreislaufs

1. Definition und Häufigkeit

Die a.-v. Fistel des kleinen Kreislaufs bzw. die a.-v. Lungenfistel[1] stellt einen Kurzschluß zwischen arterieller und venöser Seite der Lungenstrombahn dar, der in der

---

[1] Synonyma: (pulsierendes) a.-v. Aneurysma, a.-v. Varix, (arterioläres) Angiom oder kavernöses Hämangiom der Lunge, kavernöse bzw. kavernomatöse pulmonale Teleangiektasie, a.-v. hypoxämisierende Lungenangiomatose [59].

Mehrzahl der Fälle auf eine angeborene Gefäßanomalie zurückzuführen ist. Die Erkrankung tritt häufig als Teilerscheinung einer Teleangiectasia hereditaria haemorrhagica (RENDU-OSLER-WEBER) auf. Nur in wenigen Fällen wurde sie als erworbenes Leiden bekannt. Es handelt sich um ein seltenes Krankheitsbild, das nur etwa 0,1—0,3 % aller zur Untersuchung kommenden Herz-Gefäßmißbildungen ausmacht [40, 65, 85, 106]. Unter 15000 Autopsien fanden sich nur drei Fälle (0,2⁰/₀₀) mit a.-v. Lungenfisteln [138]. Beide Geschlechter sind in gleicher Häufigkeit betroffen.

2. Historische Daten

Die erste autoptische Beschreibung einer a.-v. Lungenfistel geht auf CHURTON [33] zurück. Er berichtete 1897 von einem 12jährigen Jungen, der unter Hämoptysen und Nasenblutungen gelitten hatte und an einer Herzinsuffizienz starb. Obwohl WILKENS bereits 1918 [157] den Symptomenkomplex a.-v. Lungenfistel, Cyanose, Herzinsuffizienz, Dyspnoe, Teleangiektasie und Epistaxis beschrieben und READING ihn 1932 [119] durch Erwähnung der Polyglobulie und der Trommelschlegelbildung vervollständigt hatte, wurden die pathophysiologischen Zusammenhänge erst 1938 von RODES [122] erkannt, der die Cyanose und deren Folgen auf den Kurzschluß in der Lungenstrombahn zurückführte. Bereits 1 Jahr später konnten SMITH und HORTON [139] die erste klinische Diagnose stellen. Dieser historischen Entwicklung parallel laufend war die Teleangiectasia hereditaria haemorrhagica (die Bezeichnung ist auf HANES [71] zurückzuführen) von RENDU 1896 [120], OSLER 1901 [113] und WEBER 1907 [154] als Krankheitseinheit herausgestellt worden, nachdem BABINGTON schon 1865 [8] eine erbliche Epistaxis und LEGG 1876 [89] eine erbliche Teleangiektasie beschrieben hatten. In der Folge erkannte man, daß die a.-v. Lungenfistel mit auffallender Häufigkeit bei den Trägern einer Teleangiectasia hereditaria haemorrhagica vorkommt und daß beiden Krankheitsbildern offenbar die gleiche Dysplasie des Gefäßsystems zugrunde liegt [62, 107, 108, 156, 159]. Nachdem mit den Fortschritten der Diagnostik und insbesondere durch die Möglichkeit der operativen Behandlung (erste erfolgreiche Operation am 14. Februar 1940 durch SHENSTONE und JAMES, mitgeteilt von HEPBURN und DAUPHINÉE [75]) das Interesse für das Krankheitsbild geweckt war, wurde die a.-v. Lungenfistel mit zunehmender Häufigkeit erkannt und beschrieben. So konnten BOSHER u. Mitarb. [19] auf älteren Literaturübersichten aufbauend [21, 59, 90, 102, 114, 117, 130, 131, 138, 155, 159] 1959 bereits 350 Fälle zusammenstellen.

3. Ätiologie

Den meisten a.-v. Lungenfisteln liegt ebenso wie den konnatalen Fisteln des großen Kreislaufs eine angeborene Gefäßmißbildung im Endstrombahnbereich zugrunde, deren Ursache unbekannt ist. Diese Fehlbildung kann auf den Lungenkreislauf beschränkt bleiben und liegt dann meist als Solitärfistel vor oder sie tritt generalisiert als Teleangiectasia hereditaria haemorrhagica auf und führt dann häufig zu multiplen a.-v. Lungenfisteln. Im ersten Fall pflegt keine familiäre Belastung vorzuliegen, während man im zweiten Fall nicht selten (nach MAJOR in einem Viertel der Fälle [102]) bei weiteren Familienmitgliedern eine a.-v. Lungenfistel findet, da sich die Grundkrankheit der Teleangiektasie und damit auch die Möglichkeit einer a.-v. Lungenfistel geschlechtsungebunden dominant weitervererbt [13—15, 44, 58, 60, 63, 64, 73, 76, 87, 107, 112, 138, 142, 143, 150]. Aus diesem Grund ist es verständlich, daß sich bei Kranken mit einer a.-v. Lungenfistel in 40—58 % [9, 58, 66, 77, 117] familienanamnestisch eine Teleangiektasie nachweisen läßt und bei den Trägern selbst sogar in 60—70 % manifest vorliegt [109, 117, 131].

Die seltene erworbene Form der a.-v. Lungenfistel kann als Folge eines Traumas entstehen [130].

Pathogenetisch völlig ungeklärt ist das mehrfach beschriebene Auftreten multipler kleinster a.-v. Lungenfisteln mit dem Vollbild der Erkrankung im Ablauf einer Lebercirrhose [*23, 26, 53, 67—69, 110, 123, 128, 148*] und einer Schistosomiasis [*54—56, 134*]. Schließlich kann die diffuse miliare Lungenmetastasierung eines Schilddrüsencarcinoms unter dem Bild multipler a.-v. Lungenfisteln in Erscheinung treten [*12, 115, 118*].

4. Pathologische Anatomie

Über die relative Häufigkeit isolierter und multipler a.-v. Lungenfisteln unterrichten die Tabellen 51 und 52, über ihre Verteilung in den einzelnen Lungenlappen die Tabelle 53 und Abb. 185. In Übereinstimmung mit früher geäußerten Ansichten [*102*] ist ein

Tabelle 51. *Relative Häufigkeit isolierter bzw. multipler arterio-venöser Lungenfisteln* [*19*]

	Zahl der Fälle	% von 329
Isolierte a.-v. Lungenfisteln . .	212	64,4
Multiple a.-v. Lungenfisteln . .	117	35,6
Gesamt	329	100

Tabelle 52. *Aufschlüsselung der multiplen arteriovenösen Lungenfisteln bei 72 Fällen* [*19*]

Anzahl der Fisteln	Zahl der Fälle
2	30
3	7
4	7
5	2
6	1
7	2
„zahlreiche"	23

bevorzugter Befall der unteren Lungenabschnitte und der rechten Seite nachweisbar. Gewöhnlich wird die eigentliche a.-v. Kommunikation von einem dünnwandigen, erbs- bis mandarinengroßen Sack gebildet, der mehrfach gekammert sein kann und meist subpleural im Lungenparenchym liegt (Abb. 190). Die Wand ist so dünn, daß man häufig die Turbulenz des Blutstroms bei der Operation direkt beobachten kann. Selten erfolgt die a.-v. Kommunikation über ein schwammartiges Gefäßkonvolut. Der Fistelsack wird in der Regel von *einer* Arterie gespeist und von *einer* Vene drainiert. In einem kleineren Teil der Fälle findet man mehrere Arterien und Venen einbezogen. Sämtliche am Kurzschlußkreislauf beteiligten Gefäße weisen eine beträchtliche Erweiterung und Schlängelung auf und können aneurysmatisch verändert sein. Während die Arterienwand auffallend dünn ist und Zeichen der Degeneration erkennen läßt, fällt an der Venenwand eine Dickenzunahme auf (Arterialisation) [*36, 149, 159*]. In den zu- und abführenden Gefäßen und besonders im Fistelsack selbst können sich wandständige Thromben und Wandverkalkungen bilden. Gelegentlich entspricht die zuführende Arterie nicht einer normalen, sondern einer akzessorischen Lungenarterie, die, ohne anderweitig mit dem Lungen-

Tabelle 53. *Lokalisation multipler arterio-venöser Lungenfisteln* [*19*]

Unilateral

1 Lungenlappen . .		22
li. Oberlappen . .	5	
li. Unterlappen . .	5	
re. Oberlappen . .	2	
re. Mittellappen .	3	
re. Unterlappen . .	7	
2 Lungenlappen . .		20
3 Lungenlappen . .		8
Gesamt		50

Bilateral

2 Lungenlappen . .	25
3 Lungenlappen . .	15
4 Lungenlappen . .	5
5 Lungenlappen . .	5
Gesamt	50

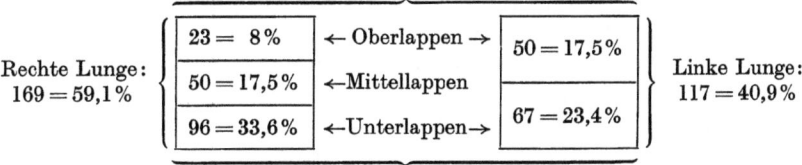

Beide Oberlappen und rechter Mittellappen: 123 = 43%

Rechte Lunge: 169 = 59,1% { 23 = 8% ← Oberlappen → 50 = 17,5%, 50 = 17,5% ← Mittellappen, 96 = 33,6% ← Unterlappen → 67 = 23,4% } Linke Lunge: 117 = 40,9%

Beide Unterlappen: 163 = 57%

Abb. 185. Lokalisation von 286 arterio-venösen Fisteln der Lunge [*108*]

parenchym Verbindung aufzunehmen, direkt zur Fistel führt. Entsprechendes gilt auch für die Vene. Manchmal wird die Fistel zusätzlich oder ausschließlich (dann keine Cyanose!)

von einer Systemarterie durchblutet, die entweder infolge einer Mißbildung als Ast der
Aorta, der mediastinalen, intercostalen oder diaphragmalen Arterien die Fistel speist oder
aber auf Grund einer Verletzung oder eines entzündlichen Prozesses Anschluß an die
Lungenzirkulation gefunden hat [*1, 10, 17, 19, 22, 27, 34, 39, 43, 64, 88, 101, 116, 127,
140, 153*]. In einigen Fällen wurde über eine auffallend kurze, zentral liegende, aneurysmatische Verbindung einer basalen Lungenarterie mit dem linken Vorhof berichtet [*57,
66, 98, 99, 138*], wobei einmal [*99*] gleichzeitig das Parenchym des rechten Mittel- und
Unterlappens fehlte.

5. Pathophysiologie

Über den Kurzschluß strömt ein Teil des venösen Blutes unter Umgehung der pulmonalen Endstrombahn, ohne Kontakt mit den Alveolen zu bekommen, sauerstoff-
ungesättigt in das linke Herz und den großen Kreislauf. Die Größe des Kurzschlußvolumens wird, da sich die Druckverhältnisse in der Regel nicht oder nur wenig ändern,
vorwiegend vom Strömungswiderstand, d.h. im wesentlichen von dem
Querschnitt der Fistel bestimmt. Die in der Literatur mitgeteilten
Shuntvolumina liegen meist unter oder um 50% des Gesamtlungen-
durchflusses [*5, 57, 70, 72, 97, 101, 108, 133, 138*], können aber auch
60—89% erreichen [*10, 46, 57, 65, 79, 90, 108, 138*]. Solange die zu-
und abführenden Gefäße noch nicht dilatiert sind, d.h. während der
Kindheit und in der Adoleszenz, beteiligen sie sich nicht unwesentlich
am Strömungswiderstand des Fistelkreislaufs. Die chronische Volumenbelastung induziert aber an allen Gefäßen, die an dem Kurzschluß beteiligt sind, d.h. an der Fistel selbst sowie an den zu- und abführenden Gefäßen, ein Gefäßwandwachstum, das zu einer Vergrößerung des
Lumens führt und dem sich später als Folge der dauernden krankhaften
hämodynamischen Beanspruchung eine degenerative Ektasie überlagert.

Tabelle 54. *Die
arterielle Sauer-
stoffsättigung im
großen Kreislauf bei
101 arterio-venösen
Lungenfisteln* [*19*]

% Sättigung	Zahl der Fälle
46— 55	1
56— 65	7
66— 75	24
76— 85	23
86— 90	26
91— 95	14
96—100	6

Der Strömungswiderstand der eigentlichen Lungenendstrombahn
wurde nur selten gemessen und häufiger erhöht [*57, 70, 72*] als er-
niedrigt oder normal gefunden [*97*]. Geht man von der Überlegung
aus, daß die Eröffnung eines funktionell wirksamen Kurzschlusses bei unverändertem
Herzzeitvolumen zu einem, wenn auch geringen Druckabfall in der Pulmonalarterie
führen muß und daß die Gefäßweite in der Endstrombahn der Lunge ein weitgehend
druckpassives Verhalten aufweist, so muß konsequenterweise ein Anstieg des Strömungswiderstandes im Bereich der pulmonalen Endstrombahn erwartet werden, der um so
größer ausfällt, je kleiner der Strömungswiderstand der Fistel ist. Unter diesem Gesichtspunkt erscheint die Hypothese multipler Mikroembolien [*121*] oder einer durch die
Hypoxie des großen Kreislaufs ausgelösten, reflektorischen Vasoconstriction für die
Erklärung der Widerstandserhöhung überflüssig.

Die aus dem Kurzschluß resultierende Sauerstoffuntersättigung des arteriellen Blutes
wird vom Organismus durch eine intensivere Ausschöpfung (Zunahme der a.-v. Sauerstoff-
differenz) und durch eine Steigerung der O_2-Kapazität (kompensatorische Polyglobulie)
ausgeglichen. Dabei können eine Erythrocytenzahl von über 11 Mill. [*62*], ein Hämoglobin-
wert bis zu 25 g-% und ein Hämatokritwert von 80% erreicht werden [*78*]. Das Ausmaß
der arteriellen Untersättigung (s. Tabelle 54) und damit auch der sichtbaren Cyanose
wird von drei Faktoren bestimmt: 1. von der Größe des Shuntvolumens, 2. von dem
Untersättigungsgrad des venösen Mischblutes und 3. von dem Hämoglobingehalt des
Blutes. Die Beziehungen zwischen diesen drei Größen sind in Abb. 186 dargestellt.
Eine sichtbare Cyanose (= 5 g-% reduziertes Hämoglobin) ist bei einem normalen
Hämoglobingehalt von 16 g-% und bei einer venösen Untersättigung von 60% (= 9,6%
reduziertes Hämoglobin) erst zu erwarten, wenn das Shuntvolumen mehr als 50% des
Herzzeitvolumens ausmacht. Bei einer geringeren venösen Untersättigung tritt die
Cyanose erst bei entsprechend höheren Shuntvolumina in Erscheinung. Liegt eine

kompensatorische Polyglobulie mit einem Hämoglobingehalt von 24 g-% vor, so kann bei einer venösen Untersättigung von 60% (= 14,4 g-% reduziertes Hämoglobin) bereits ein Shuntvolumen von wenig mehr als 35% zur sichtbaren Cyanose führen (Abb. 186). Wird der Kranke infolge einer durch die Grundkrankheit der Teleangiektasie hervorgerufenen Blutung anämisch (Hämoglobingehalt: 8 g-%), so kann auch bei größten Shuntvolumina keine Cyanose mehr entstehen.

Die Zunahme der Erythrocytenzahl bedingt eine manchmal beträchtliche Hypervoluminämie (bis zu 12,9 Liter [107]), an der sich das Plasma nur unwesentlich beteiligt. Eine Zunahme des Herzzeitvolumens, wie sie für die a.-v. Fistel des großen Kreislaufs typisch ist, wird in der Regel vermißt oder sie bleibt gering. Pathologisch hohe Herzzeitvolumina werden nur bei extrem großen Lungenfisteln oder — ohne direkten hämodynamischen Zusammenhang mit der Lungenfistel — als Folge einer sekundären Anämie

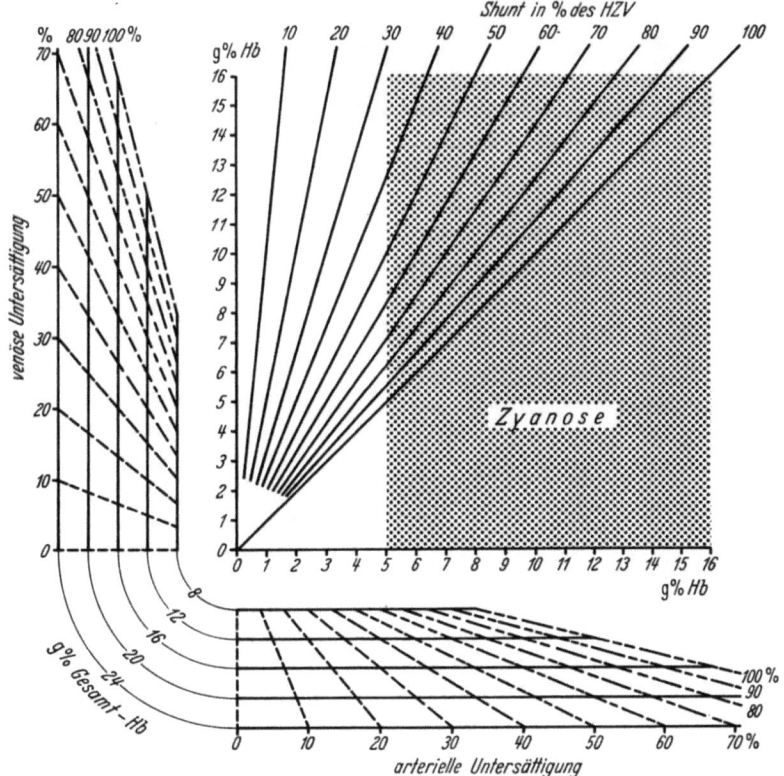

Abb. 186. Abhängigkeit der arteriellen O_2-Untersättigung bzw. der sichtbaren Cyanose (Abszisse) von der venösen O_2-Untersättigung (Ordinate) und dem Kurzschlußvolumen (Prozent des Herzzeitvolumens). Arterielle und venöse O_2-Untersättigung sind sowohl in Absolutwerten (g-% Hgb) als auch in Prozentwerten des jeweiligen Gesamt-Hgb. (8, 12, 16, 20 und 24 g-%) angegeben

gefunden. Da der Druckgradient über dem Kurzschluß relativ klein ist und eine druckpassive Engstellung der Lungenendstrombahngefäße eintritt, kann das Gesamtdurchflußvolumen der Lunge und damit auch das vorgegebene Herzzeitvolumen im Bereich der Norm bleiben. Infolgedessen sind auch die Großkreislaufzeiten meistens regelrecht. Die für die Fistel des großen Kreislaufs charakteristische Volumenbelastung des Herzens mit Größenzunahme und terminaler Insuffizienz dieses Organs wird nur in Ausnahmefällen beobachtet [1, 10, 18, 23, 33, 57, 108, 137, 157, 158].

6. Symptome

Bei typischer Ausbildung wird die a.-v. Lungenfistel durch die Symptomentrias der leichten bis starken Mischcyanose, der Polyglobulie und der Trommelschlegelbildung an

Fingern und Zehen (70—80%) gekennzeichnet (Abb. 187). In schweren Fällen kommt eine Belastungsdyspnoe hinzu, die sich auf die körperliche Leistungsfähigkeit zunächst nur in geringem Maße mindernd auswirkt. Auch bei ausgeprägter Cyanose besteht keine

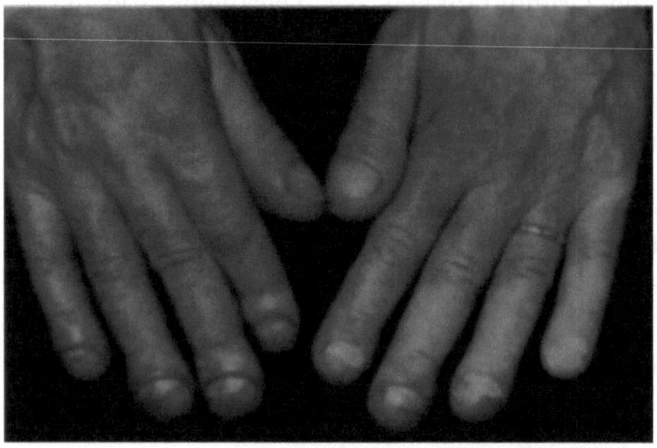

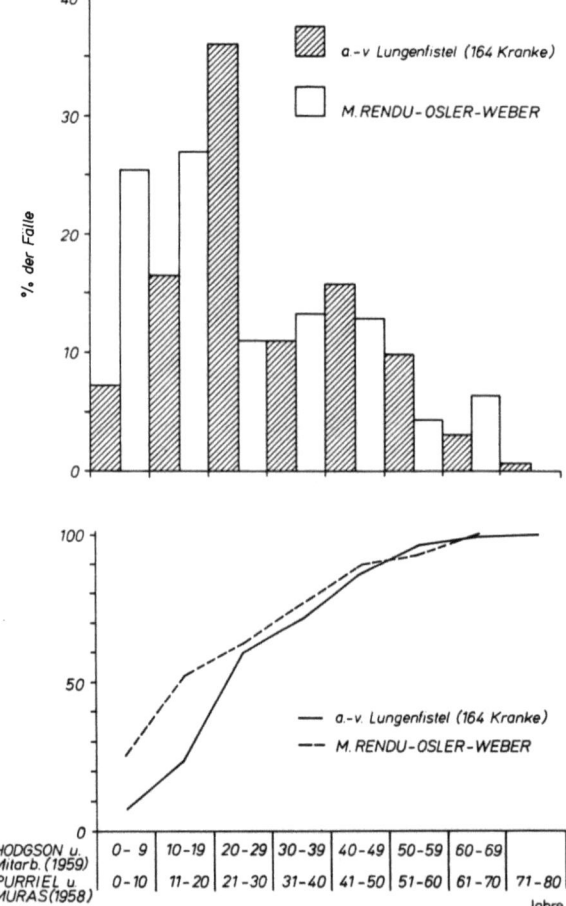

Abb. 187. A. R., 36 Jahre, ♂. Ausgeprägte Trommelschlegel-finger bei connataler a.-v. Fistel der Lunge. Heilung durch Segmentresektion

Abb. 188. Altersabhängigkeit der Manifestation bei connataler a.-v. Fistel der Lunge und bei Morbus-Rendu-Osler-Weber. Oberes Diagramm: Manifestation pro Jahrzehnt in Prozent der Gesamtzahl. Unteres Diagramm: Zunahme der manifesten Fälle in Prozent der Gesamtzahl

Orthopnoe. Geradezu bezeichnend ist die Diskrepanz zwischen einer hochgradigen Cyanose und einer relativ gut erhaltenen körperlichen Leistungsfähigkeit. Gelegentlich werden Thoraxschmerzen angegeben. Das Wachstum der cyanotischen Kinder ist in der Regel nicht gestört. Liegt dem Krankheitsbild eine Teleangiectasia hereditaria haemorrhagica zugrunde (in 70% der Fälle nach PURRIEL u. MURAS [117]), so werden anamnestisch häufig Blutungen verschiedenster Lokalisation angegeben (in 30—70% Nasenbluten, in 15—20% Hämoptysen, Blutungen aus dem Magen-Darm- oder Urogenitaltrakt). Eine Blutungsanämie kann die Cyanose zum Verschwinden bringen und so das Krankheitsbild maskieren (Abb. 186) [7, 126, 131]. Das klassische Syndrom fehlt bei Kurzschlüssen mit kleinem Shunt-volumen. Außerdem besteht es nur selten schon bei der Geburt (14% der Fälle) oder in den ersten Lebens-jahren, meist entwickelt es sich erst im Laufe des Lebens. Diese langsame Progredienz der Symptome muß man darauf zurückführen, daß die angeborenen Kurzschlußverbindun-gen zunächst funktionell bedeutungs-los sind, unter dem Reiz des chro-nisch vermehrten Durchflusses aber ebenso wie die sie versorgenden Ge-fäße wachsen und ihr Lumen ver-größern. Auf ein derartiges, hämo-dynamisch bedingtes Wachstum kleiner kongenitaler Kurzschlüsse müssen auch die sog. „Rezidive" nach operativer Beseitigung einer großen a.-v. Lungenfistel zurück-geführt werden [1, 9, 32, 93, 114, 124, 125, 138]. Aus Abb. 188 ist zu ersehen, daß die a.-v. Lungenfistel auffallend häufig im 3. Jahrzehnt manifest wird, also in der Zeit der stärksten körperlichen Aktivität. Während sich die Manifestations-häufigkeit der a.-v. Lungenfistel von derjenigen der Teleangiektasie in den ersten 3 Jahrzehnten deutlich unterscheidet, nähern sich die Zahlen vom 4. Lebensjahrzehnt an einander weitgehend.

Liegt keine Cyanose vor, so ist die Diagnose nur auf Grund eines auskultatorischen oder röntgenologischen Zufallsbefundes zu stellen. Besteht aber eine Cyanose, so muß eine a.-v. Lungenfistel auch bei negativem Auskultationsbefund immer dann erwogen werden, wenn der Herzbefund klinisch, röntgenologisch und elektrokardiographisch unauffällig ist und wenn eine Milzvergrößerung fehlt. Die Entscheidung, ob es sich um eine Mischcyanose, also um die Folge eines Kurzschlusses, oder um eine Diffusionsstörung handelt, läßt sich in der Regel durch die Kontrolle der arteriellen Sauerstoffsättigung vor und nach Sauerstoffatmung treffen. Die kurzschlußbedingte Sauerstoffuntersättigung wird im Gegensatz zu der diffusionsbedingten durch O_2-Atmung nicht vollständig behoben. Findet man bei dem Patienten selbst Teleangiektasien oder läßt sich familienanamnestisch eine Teleangiektasie eruieren, so gewinnt die Diagnose an Wahrscheinlichkeit.

7. Diagnostische Maßnahmen
a) Auskultation

Die beschriebene Symptomentrias wird im typischen Fall (69% der Fälle nach PuR-RIEL und MuRAS [117]) durch den Auskultationsbefund eines spätsystolisch akzentuierten Dauergeräusches ergänzt, dessen Intensität von der Lokalisation des Kurzschlusses abhängt. Das Geräusch wurde bereits von CHURTON 1897 [33] in der Erstbeschreibung erwähnt. Subpleural gelegene Fisteln sind ohrnahe und umschrieben, tiefer im Parenchym liegende Fisteln nur ohrfern und über einem größeren Bezirk der Thoraxwand zu hören. Kleinste Fisteln können vollkommen stumm bleiben, besonders wenn sie in der Tiefe des Lungengewebes liegen. Einatmung verstärkt, Ausatmung und Pressen vermindern die Intensität des Geräusches infolge Änderung des Fisteldurchflusses durch die atemabhängigen intrathorakalen Druckschwankungen. Ein Schwirren ist über der Fistel nur in Ausnahmefällen zu tasten. Fehlen Cyanose und Trommelschlegelbildung, so kann das Geräusch der einzige klinische Befund sein. Er wird dann häufig zu Fehlinterpretationen Anlaß geben (s. S. 533).

b) Elektrokardiogramm

Das Elektrokardiogramm bietet keinen für das Krankheitsbild charakteristischen Befund, spricht aber bei vorliegender klinischer Symptomatik dann für die Diagnose, wenn es normal ist.

c) Röntgenuntersuchung

Die *röntgenologische Routinediagnostik* [92] gestattet es in der Regel, die klinische Vermutungsdiagnose zu sichern (80—90% MOYER u. Mitarb. [108]) oder auszuschließen. Die Fistel stellt sich meist schon auf der frontalen Thoraxaufnahme als runde, ovale oder polycyclisch begrenzte Verschattung dar (Abb. 189), die durch einen breiten Strang („Kometenschweif") mit dem Hilus verbunden ist. Im Retrokardialraum oder in den beiden hinteren kostodiaphragmalen Winkeln gelegene Fisteln werden leicht übersehen, wenn nicht auch seitliche Thoraxaufnahmen angefertigt werden. Struktur des Fistelsackes sowie zu- und abführende Gefäße lassen sich durch das Tomogramm meist ausgezeichnet morphologisch isolieren (Abb. 189b). Verkalkungen im Bereich der Fistel wurden nur in wenigen Fällen beschrieben [10, 38, 48, 84, 138, 141]. Bei der Durchleuchtung können Fistel und zugehörige Gefäße Eigenpulsationen aufweisen. Sie nehmen beim Pressen (VALSALVA) an Größe ab, beim Schnupfversuch (MÜLLER) dagegen an Größe zu. Läßt sich trotz eindeutiger klinischer Symptomatik röntgenologisch keine a.-v. Lungenfistel nachweisen, so muß der dringende Verdacht auf multiple kleine a.-v. Lungenfisteln ausgesprochen werden [11, 23, 36, 69, 129, 147, 151, 155], die manchmal selbst angiographisch schwer zu erkennen sind.

d) Herzkatheteruntersuchung

Wesentliche Aufgabe der Herzkatheteruntersuchung ist der Ausschluß anderer, mit einer Cyanose einhergehender Angiokardiopathien. Mittels der *Ätherprobe* (DONZELOT) kann der Rechts-Links-Shunt nachgewiesen und in den Pulmonalbereich lokalisiert werden, *Indicatormethoden* ordnen ihn einem bestimmten Lungenlappen zu und geben den Befall mehrerer Lappen zu erkennen (CALLAHAN u. Mitarb. [*29*]). Ferner erlaubt die

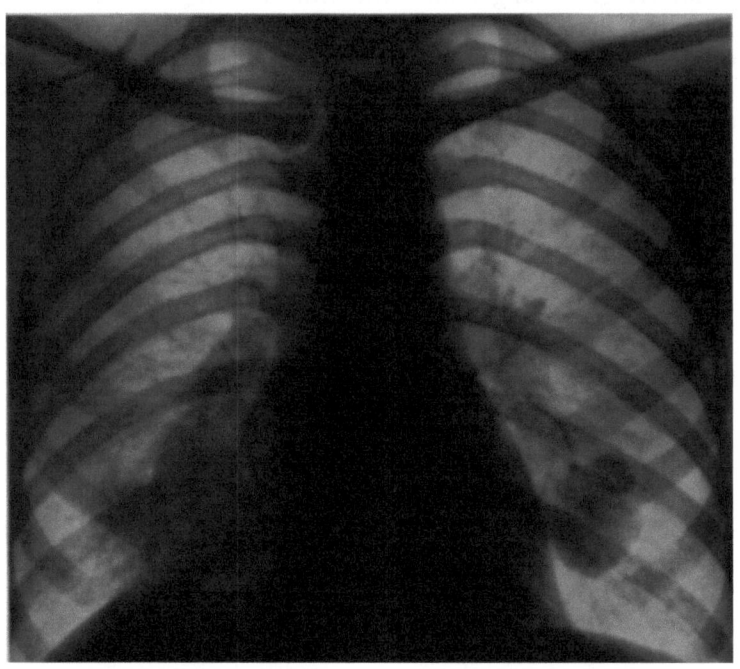

a

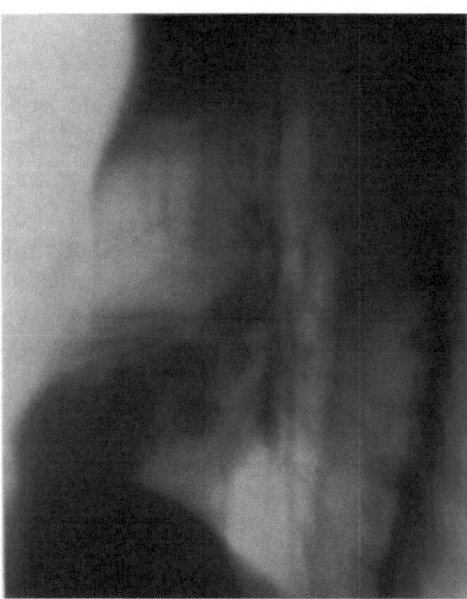

b

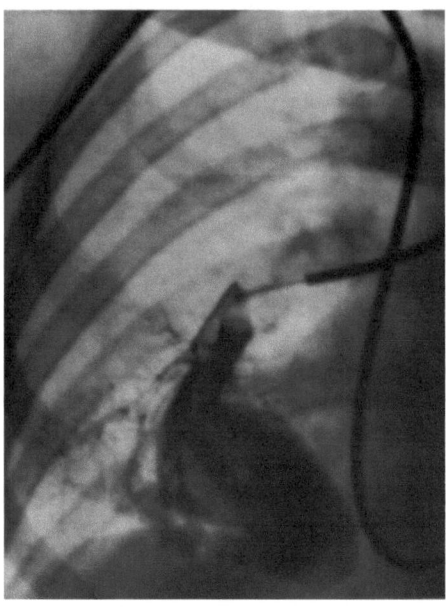

c

Abb. 189a—c. K. L., 24 Jahre, ♂. Bilaterale connatale a.-v. Fistel der Lunge (rechts: Mittellappen, links: Basis des Unterlappens) bei Morbus Rendu-Osler-Weber. a Thoraxaufnahme. b Seitliches Tomogramm der rechten Lunge. c Selektives Lungenangiogramm. Heilung durch Resektion des rechten Mittellappens und der basalen Segmente des linken Unterlappens. Vgl. Abb. 190

Katheteruntersuchung die Berechnung des Kurzschlußvolumens. Man sollte es möglichst vermeiden, die Fistel selbst bzw. deren Versorgungsarterie zu sondieren, da bei der Dünnwandigkeit dieser Gebilde die Gefahr einer Perforation mit schwerwiegenden Konsequenzen gegeben ist.

e) Angiographie

Jeder Kranke mit einer a.-v. Lungenfistel sollte einer angiographischen Untersuchung unterzogen werden, gleichgültig, ob man diese als i.v. Angiokardiographie oder als gezielte Lungenangiographie mit Injektion des Kontrastmittels in den Pulmonalisstamm durchführt. Serienaufnahmen mit schneller Bildfolge sind immer erforderlich. Abgesehen davon, daß diese Untersuchung eine genaue Lokalisation der meist bereits bekannten Fistel(n) erlaubt, kann man nur mit diesem Verfahren mit der nötigen Sicherheit den zusätzlichen Befall weiterer Lungenlappen erkennen oder ausschließen. Gerade aus diesem Grunde ist von einer *selektiven* Darstellung eines befallenen Lungenlappens dringend abzuraten. Ist der Kurzschluß groß, so führt er zur Darstellung eines Lävogramms, während das Kontrastmittel in der übrigen Lungenstrombahn erst die Venen erreicht hat. Selbst multiple kleine a.-v. Lungenfisteln, die auf dem Übersichtsbild nicht mit Sicherheit als solche zu erkennen sind, lassen sich mit der Angiographie meist noch nachweisen.

8. Differentialdiagnose

Der *Auskultationsbefund* kann an andere Herz- und Gefäßerkrankungen mit Geräuschen ähnlichen Charakters erinnern (Ductus arteriosus, Coarctatio aortae u.a.), die sich aber ohne Schwierigkeiten klinisch, elektrokardiographisch und röntgenologisch abgrenzen lassen. Es kann dagegen schwierig werden, eine a.-v. Fistel der Thoraxwand, des Mediastinum oder des Diaphragma, eine Fistel zwischen großem und kleinem Kreislauf im Bereich der Thoraxwand oder des Mediastinum oder aber multiple periphere Pulmonalarterienstenosen von einer acyanotischen a.-v. Lungenfistel zu unterscheiden. Eine sorgfältige röntgenologische Untersuchung, die Angiographie und die Prüfung der arteriellen Sauerstoffsättigung werden in der Regel eine Klärung ermöglichen.

Röntgenologisch kann die Differentialdiagnose schwierig sein, wenn Cyanose und Geräusch fehlen, aber ein Rundherd oder eine diffuse Verschattung mit Hilusverbindung gefunden wird. Häufige Fehldiagnosen sind dann Tuberkulom, Lungentuberkulose, Solitärmetastase, Bronchialcarcinom, seltener Bronchiektasen. Bei der Teleangiectasia hereditaria haemorrhagica können zudem passager Rundschatten im Lungenparenchym auftreten [109]. Andererseits kann fälschlicherweise bei einem entsprechenden Geräuschbefund röntgenologisch eine a.-v. Fistel diagnostiziert werden, obwohl es sich um ein Aneurysma der Pulmonalarterie oder um eine poststenotische Arteriendilatation bei multiplen peripheren Pulmonalarterienstenosen handelt. Die Suche nach dem breiten Gefäßband, das mit großer Regelmäßigkeit die Fistel mit dem Hilus verbindet, und die Kontrolle der arteriellen Sauerstoffsättigung führen hier weiter. Bestehen zahlreiche kleinste a.-v. Lungenfisteln, so kann die Röntgenuntersuchung mit Ausnahme der Angiographie in der Regel nichts zur Differentialdiagnose beitragen. Der Auskultationsbefund pflegt in diesen Fällen ebenfalls negativ zu sein [6, 20, 23, 36, 81].

Die *Cyanose* bei negativem Herzbefund kann zu der Fehldiagnose einer Polycythaemia vera verleiten, die sich aber in der Regel auf Grund der fehlenden Milzvergrößerung und durch die Kontrolle des übrigen Blutstatus ausschließen läßt. Von den angeborenen Herz- und Gefäßmißbildungen, die mit einer Cyanose einhergehen, hat nur die Fehlmündung der V. cava inf. in den linken Vorhof [96, 132] eine ähnliche Symptomatik, die sich ebenfalls durch das Fehlen eines krankhaften Herzbefundes auszeichnet.

9. Komplikationen

Eine lebensbedrohliche Komplikation ist die Ruptur der Fistel, die meist in den Pleuraspalt, seltener in das Lungenparenchym hinein erfolgt (*Pleuraruptur:* WILKENS [157],

BOWERS [20], RODES [122], ERF u. Mitarb. [52], HODGSON u. Mitarb. [77], PURRIEL u.
MURAS [117], HEYDE [76], ARMENTROUT u. Mitarb. [7], VERSÉ zit. in HODGSON u.
Mitarb. [77], BRUMMELKAMP [25], LIVINGSTON u. CARR [94]; *tödliche Hämoptysen:* RODES
[122], ERF u. Mitarb. [52], NAUWERCK u. Mitarb. zit. in PURRIEL u. MURAS [117],
ISRAEL u. Mitarb. [80], RUNDLES [126]). Sie ist bei rechtzeitiger Diagnostik einer
chirurgischen Therapie zugänglich [25, 94]. Kleinere Hämoptysen (in 50,3 % der Fälle
nach PURRIEL u. MURAS [117]) sind in der Regel durch Blutungen aus Teleangiektasien
der Bronchialschleimhaut hervorgerufen und sollten nicht als Symptom einer Ruptur
fehlgedeutet werden. Auffallend häufig (63 % der Fälle bei PURRIEL u. MURAS [117],
29 % bei MOYER [108] und STRINGER [145], 27 % bei PARKER u. STALLWORTH [114],
28 % bei SLOAN u. COOLEY [138]) sind mehr oder minder schwere, *cerebrale Komplikationen*
passagerer oder persistierender Natur (Kopfschmerz, Schwindel, Bewußtseinstrübung
oder -verlust, Sprach- und Sehstörungen, Parästhesien, passagere oder bleibende Paresen
oder Plegien, Krampfanfälle), die, von hypoxischen Schäden abgesehen, auf ortsständige,
im Rahmen der kompensatorischen Polyglobulie auftretende Thrombosen oder auf
thromboembolische Ereignisse aus dem Fistelsack zurückgeführt werden. Auch die Luftembolie wurde diskutiert [24, 92].

Besonderes Interesse verdient der *Hirnabsceß*, der mit 5 % bei Kranken mit a.-v.
Lungenfistel gehäuft auftritt und wahrscheinlich auf Mikroembolien durch losgelöste,
infizierte, wandständige Thromben aus der Fistel zurückzuführen ist [31, 51, 60, 74, 91,
95, 99, 109, 110, 114, 117, 119, 142, 144, 155, 158]. STEINBERG und MISCALL [143] beschrieben einen Kranken mit einem Leberabsceß. Thromboembolische Ereignisse können
selbstverständlich auch andere Organe in Mitleidenschaft ziehen. So wurden mehrere
Herzmuskelinfarkte mitgeteilt [3, 30, 137], die möglicherweise mit der Grundkrankheit
in Zusammenhang gebracht werden müssen.

Wie die Kranken mit einer echten Polycythämie neigen auch diejenigen mit einer
kompensatorischen Polyglobulie zu *Ulcerationen am Magen-Darm-Trakt*, besonders zu
Duodenalgeschwüren [103, 126, 155].

Sehr seltene Komplikationen sind im Gegensatz zu der a.-v. Fistel des großen Kreislaufs die bakterielle Endarteriitis der Fistel bzw. die Endokarditis und die Herzinsuffizienz
[83, 101, 104, 114].

10. Prognose

Die Prognose des Leidens ist ernst, da eine dieser zahlreichen Komplikationsmöglichkeiten häufig zu frühzeitiger Einschränkung der körperlichen und geistigen Leistungsfähigkeit führt. Die Mehrzahl der Kranken erreicht nicht das 50. Lebensjahr. Von
50 nicht operierten Kranken, die MURI [109] zusammenstellte, waren 20 gestorben, davon
12 an unmittelbaren Folgen der Grundkrankheit (7 Fistelrupturen, 5 Hirnabscesse).

11. Chirurgische Behandlung

Operationsindikation. Die a.-v. Lungenfistel ist nur durch chirurgische Behandlung
zu heilen. Bei *isolierten Fisteln* (64,4 % aller Kranken [19]) ist die Operationsindikation
unter Berücksichtigung der allgemeinen Operabilität immer gegeben, wenn ausgeprägte
Symptome vorliegen oder wenn bei asymptomatischer bzw. symptomarmer Fistel bereits
Komplikationen aufgetreten sind. Die Einstellung gegenüber symptomlosen Fisteln
ohne Komplikation ist unterschiedlich; nach Ansicht der meisten Autoren sollte man trotz
Einzelbeobachtungen, bei denen es über Jahre nicht zur Vergrößerung des Kurzschlusses
und zu keinem Zwischenfall gekommen ist [108], in Anbetracht der möglichen Komplikationen und der geringen Operationsletalität in der Regel aktiv vorgehen. Die gleiche
Indikationsstellung gilt für *multiple a.-v. Lungenfisteln*, wenn nur ein Lungenlappen
betroffen ist (22 % aller multiplen Fisteln [19]), meistens auch dann, wenn zwei Lungenlappen befallen sind (45 % aller multiplen Fisteln [19]), gleichgültig, ob es sich um eine
mono- oder bilaterale Fistelbildung handelt.

Sind mehr als zwei Lungenlappen befallen, so ist durch Lungenfunktionsuntersuchung und durch Angiographie zu prüfen, ob die Fisteln ohne gefahrvolle Verminderung des Lungenparenchyms entfernt werden können. Eventuell muß man sich in Grenzfällen auf die Entfernung eines Teils der Fisteln beschränken. Handelt es sich um disseminierte, über alle Lungenlappen verteilte multiple a.-v. Lungenfisteln, so ist jede Intervention erfolglos und kontraindiziert. Das *Alter* ist, soweit es sich nicht auf die allgemeine Operabilität auswirkt, ohne Bedeutung für die Indikationsstellung. Im 7. Lebensjahrzehnt wird man, wenn irgend möglich, nicht mehr operieren. Sonst entscheidet allein die Notwendigkeit und die Durchführbarkeit der Operation. Unter 17 von Bosher u. Mitarb. [*19*] zusammengestellten Kindern, die man wegen einer a.-v. Lungenfistel operiert hat, war das jüngste $^1/_2$ Jahr alt.

linker Lungenoberlappen   linker Lungenoberlappen

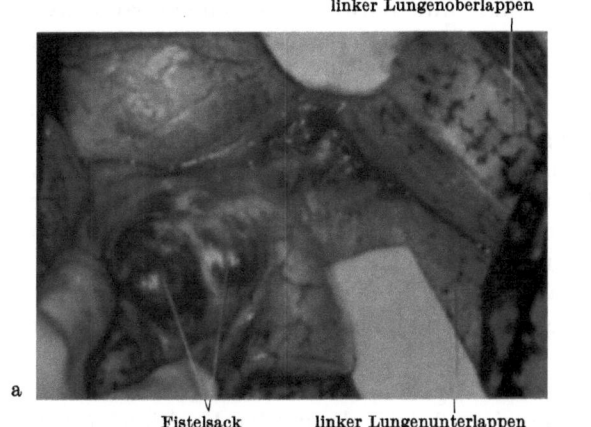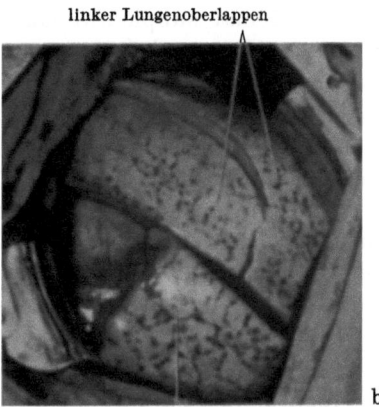

a   b

Fistelsack   linker Lungenunterlappen   Spitzensegment des linken Unterlappens

Abb. 190a u. b. K. L., 24 Jahre, ♂. Gleicher Patient wie in Abb. 189, Operationssitus. a Arterio-venöse Fistel in den basalen Segmenten des linken Lungenunterlappens. b Zustand nach Entfernung der Fistel durch Resektion der basalen Segmentgruppe

Eine besondere *Operationsvorbereitung* ist in der Regel nicht erforderlich. Es wurde empfohlen, eine schwere Polyglobulie wegen der damit verbundenen Thrombosegefahr durch Aderlaß und kompensatorische Plasmainfusion zu bessern. Die seltene bakterielle Endangiitis der Fistel sollte präoperativ nach Möglichkeit durch Antibioticagaben ausgeheilt werden. Einer kardialen Vorbehandlung bedürfen nur wenige Kranke, die infolge einer fistelbedingten Volumenbelastung rechtsinsuffizient geworden sind oder bei denen aus anderen Gründen (z. B. Vorhofflimmern) eine Glykosidbehandlung angezeigt erscheint. Ein komplizierender Hirnabsceß wird nach allgemeinchirurgischen Regeln behandelt, bevor man die a.-v. Lungenfistel operativ entfernt.

Die *Wahl des Operationsverfahrens* wird von der Anzahl, der Lokalisation und von den anatomischen Verhältnissen der Fisteln bestimmt. Sie muß bei jedem Kranken individuell entschieden werden. Eine präoperative Angiographie kann die Entschei-

Tabelle 55. *Operationsverfahren bei 239 Eingriffen* [*19*]

Operationsverfahren	Anzahl	%
Pneumonektomie	14	5,8
Lobektomie	125	52,3
Segmentresektion	43	18,0
Keilexcision	4	1,7
Lokale Fistelexcision	21	8,8
Andere Verfahren (Gefäßligaturen, Kombinationsverfahren)	32	13,4
	239	100

dung wesentlich erleichtern. Nach einer Zusammenstellung von Bosher u. Mitarb. [*19*] wurden etwa die Hälfte aller Fisteln bisher durch Lobektomie, rund 20 % durch Segmentresektion und etwa 10 % durch lokale Excision entfernt (s. Tabelle 55). Pneumonektomie, Keilexcision und einfache Ligatur der Fistelgefäße kamen wesentlich seltener zur Anwendung. Man wird stets bestrebt sein, möglichst parenchymschonend vorzugehen. Eine *Pneumonektomie*, durch die Shenstone und Janes 1940 [*75, 135*] zum erstenmal eine Fistel

erfolgreich entfernen konnten, wird man nur bei ausgedehntem Befall eines ganzen Lungenflügels verantworten können. Technisch am einfachsten ist sicher die von WHITTAKER [156]
bei diesem Krankheitsbild erstmals durchgeführte *Lobektomie*. Trotzdem sollte man heute
versuchen, wenn immer möglich noch parenchymschonender vorzugehen und mit einer
Segmentresektion oder mit einer *Keilexcision* auszukommen. JANES [82] wies schon
1944 an Hand eines erfolgreich operierten Falles darauf hin, daß auch die *lokale Excision*
der Fistel ohne jeden Parenchymverlust möglich ist. Das Verfahren hat aus operationstechnischen Gründen bisher relativ wenig Anwendung gefunden, verdient aber sicher
größere Beachtung. Für die isolierte Excision eignen sich obefflächlich liegende, nicht zu
große Fisteln, die nur von einer Arterie versorgt werden. BOSHER u. Mitarb. [19] stellten
durch katamnestische Untersuchungen fest, daß die Fistel bei 110 Kranken mit isoliertem
Kurzschluß 46mal subpleural lag und 43mal nur teilweise in Lungenparenchym eingebettet war. Demnach könnte man in 81% der isolierten Fisteln eine lokale Excision
versuchen.

Die einfache *Ligatur der zuführenden Arterie* mit oder ohne gleichzeitige Unterbindung
der abführenden Vene ist als Behandlungsverfahren heute abzulehnen, da nur ausnahmsweise eine Heilung zu erreichen ist und in der Regel mit einem Rezidiv gerechnet werden
muß. Die in situ belassene Kurzschlußverbindung erhält über benachbarte Lungenarterien
oder über Bronchialarterien erneut Anschluß an das Gefäßsystem. Ferner können nach
Gefäßligatur in der Lungenvene oder in dem Fistelsack entstehende Thromben Anlaß
zu einer Embolie in den großen Kreislauf geben. Eine Indikation ergibt sich für diese
Methode nur dann, wenn ein ganzer Lungenflügel befallen ist und eine Pneumonektomie
nicht ausgeführt werden kann [41, 102].

Die Ligatur des zuführenden Gefäßes ist dagegen immer dann Methode der Wahl,
wenn es sich um eine Fistel handelt, die von einer Arterie des großen Kreislaufs (atypischer
Ast der Aorta, A. intercostalis, A. thoracica interna, A. diaphragmatica) durchblutet
wird (s. S. 528) oder wenn eine der seltenen Kurzschlußformen zwischen Pulmonalarterie
und linkem Vorhof vorliegt, die das Lungenparenchym nicht einbeziehen (s. S. 528).

Auf die *Operationstechnik* soll, soweit es sich um Parenchymresektionen handelt, nicht
eingegangen werden. Sie unterscheidet sich nicht von der typischer Lungenresektionen.
Bei der Präparation ist auf atypisch verlaufende Lungenarterien zu achten, die bei diesem
Krankheitsbild häufiger als üblich vorkommen [93, 117].

Die lokale *Fistelexcision* erfolgt nach dem Vorschlag von CRAFOORD [37] in Blutleere
[19, 114]. Man präpariert die Arterie und die Vene des betroffenen Lappens oder der Lunge
und klemmt sie mit atraumatischen Gefäßklemmen ab. Zur Unterbrechung des Blut-
zuflusses über Bronchialarterien kann bei länger dauernden Eingriffen außerdem der
zugehörige Bronchus abgeklemmt werden. Es folgt nun in Analogie zur Aneurysmorrhaphie im großen Kreislauf (s. S. 487) die Spaltung des Fistelsacks. Die zu- und abführenden Gefäße lassen sich jetzt übersichtlich und vollständig darstellen und unterbinden. Der Fistelsack kann in situ verbleiben oder aus dem Parenchym herausgelöst
und entfernt werden. Multiple Fisteln eines Lungenflügels wird man in einer Sitzung zu
beseitigen versuchen. Liegen bilaterale Fisteln vor, so wird man den hämodynamisch
bedeutendsten Kurzschluß zuerst, die andere Seite in einer zweiten Sitzung operieren
(erste bilaterale Resektion durch JANES 1941 [82]).

Operationsergebnisse. Die vollständige Entfernung der Fistel bedeutet Heilung, d.h.
Beseitigung der Symptome Polyglobulie, Cyanose und Leistungsminderung. Dieses Ziel
ist bei allen isolierten Fisteln und auch bei den multiplen, auf einen Lungenlappen beschränkten Fisteln (zusammen etwa 70% aller Fälle) zu erreichen, darüber hinaus aber
auch bei einem großen Teil der Kranken mit Befall mehrerer Lungenlappen. Je zahlreicher, kleiner und diffuser verteilt die Fisteln auftreten, um so weniger ist eine Heilung möglich. Immerhin können auch diese Kranken häufig durch eine Teilentfernung
der hämodynamisch bedeutungsvollsten Kurzschlüsse gebessert werden.

Die *Operationssterblichkeit* wurde von MAJOR [*102*] mit 5—7% angegeben, SCHIRMER [*130*] und D'ALLAINES und DUBOST [*41*] errechneten 5% bzw. 7,4%. In der bisher größten Übersicht von BOSHER u. Mitarb. [*19*] verliefen von 239 Operationen 13 tödlich (5,4%). Ohne Zweifel ergibt diese aus einer Sammelstatistik abgeleitete Zahl ein falsches Bild. In erfahrenen Händen und an thoraxchirurgisch spezialisierten Kliniken läßt sich die Operationsletalität sicher weiter reduzieren, worauf die Ergebnisse von HODGSON und KAY [*78*] hinweisen, die 19 Operationen ohne tödlichen Zwischenfall durchführen konnten. Die Ursachen der Todesfälle unterscheiden sich nicht von denen bei anderen lungenchirurgischen Eingriffen. Im Vordergrund stehen Blutung, ,,Herzstillstand" und Infektion.

Verschiedentlich wurden nach scheinbar vollständiger Fistelresektion *Rezidive* beobachtet [*1, 9, 32, 57, 93, 114, 124, 125, 138*], die auf ein Wachstum bis dahin kleiner und unauffälliger Kurzschlußverbindungen beruhten. Die Ursache für das Wachstum kleinster Fisteln nach Entfernung eines großen Kurzschlusses ist nicht sicher geklärt, sie dürfte aber wahrscheinlich mit einem wenn auch geringen Druckanstieg in der Pulmonalarterie nach Resektion der widerstandsarmen Fistelstrombahn in Zusammenhang zu bringen sein. Führt die wachsende Fistel erneut zu Symptomen, so wird man eine zweite Operation in Erwägung ziehen. BAER u. Mitarb. [*9*] berichteten über einen Kranken, der erst nach dreimaliger Thorakotomie geheilt werden konnte.

Literatur

[*1*] ABBOTT, O. A., A. T. HAEBICH, and W. E. VAN FLEIT: Changing patterns relative to surgical treatment of pulmonary arteriovenous fistulas. Amer. Surg. **25**, 674 (1959).

[*2*] ADAMS, W. E., T. F. THORNTON, and L. EICHELBERGER: Cavernous hemangioma of the lung. Report of a case with successful treatment by pneumectomy. Arch. Surg. **49**, 51 (1944).

[*3*] ALEXANDER, L. L., and L. A. HARRINGTON: Multiple arteriovenous fistulas of lung. N. Y. St. J. Med. **55**, 2807 (1955).

[*4*] ALEXANDER, W. E.: Haemangioma of the lung. Report of a case showing polycythemia. N. Z. med. J. **44**, 180 (1945).

[*5*] ANSMEIER, F. J.: Die arteriovenöse Lungenfistel. Inaug.-Diss. Marburg 1959.

[*6*] APTHORP, G. H., and D. V. BATES: Report of a case of pulmonary teleangiectasia. Thorax **12**, 65 (1957).

[*7*] ARMENTROUT, H. L., and F. J. UNDERWOOD: Familial hemorrhagic telangiectasia with associated pulmonary arteriovenous aneurysm. Amer. J. Med. **8**, 246 (1950).

[*8*] BABINGTON, B. G.: Hereditary epistaxis. Lancet **1865 II**, 362.

[*9*] BAER, S., A. BEHREND, and H. L. GOLDBURGH: Arteriovenous fistulas of the lungs. Circulation **1**, 602 (1950).

[*10*] BAKER, C., and J. R. TROUNCE: Arteriovenous aneurysm of the lung. Brit. Heart J. **11**, 109 (1949).

[*11*] BEHREND, A., and S. BAER: Pulmonary arteriovenous fistula. Surg. Clin. N. Amer. **30**, 587 (1950).

[*12*] BEIERWALTES, W. H., P. C. JOHNSON, and A. J. SOLARI: Clinical Use of Radioisotopes. Philadelphia: W. B. Saunders Co. 1957.

[*13*] BENO, T. J., and R. DAS: Familial arteriovenous aneurysm of the lung: incidence in mother and son. Ann. Surg. **146**, 830 (1957).

[*14*] BERGQUIST, N., J. HESSÉN, and M. HEY: Arteriovenous pulmonary aneurysms in Osler's disease. Acta med. scand. **171**, 301 (1962).

[*15*] BIRD, R. M., J. F. HAMMARSTEN, R. A. MARSHALL, and R. R. ROBINSON: Family reunion: Study of hereditary hemorrhagic telangiectasia. New Engl. J. Med. **257**, 105 (1957).

[*16*] BJÖRCK, G., and C. CRAFOORD: Arteriovenous aneurysm on the pulmonary artery simulating patent ductus arteriosus. Thorax **2**, 65 (1947).

[*17*] BJÖRK, V. O., F. INTONTI, H. ALETRAS, and R. MADSEN: Varieties of pulmonary arteriovenous aneurysms. Acta chir. scand. **125**, 69 (1963).

[*18*] BOEREMA, I., and R. P. BRILMAN: Cavernous angioma of the right lung. J. thorac. Surg. **17**, 705 (1948).

[*19*] BOSHER, L. H., D. A. BLAKE, and B. R. BYRD: An analysis of the pathologic arteriovenous aneurysms with particular reference to the applicability of local excision. Surgery **45**, 91 (1959).

[*20*] BOWERS, W. F.: Rupture of visceral hemangioma as cause of death: with report of a case of pulmonary hemangioma. Nebr. St. med. J. **21**, 55 (1936).

[*21*] BOYD, L. J., and T. H. MCGAVACK: Aneurysm of pulmonary artery; review of literature and report of two new cases. Amer. Heart J. **18**, 562 (1939).

[22] BRAIN, R., and R. KAUNTZE: Systemic-pulmonary arteriovenous aneurysm of chest wall and lung. Guy's Hosp. Rep. **109**, 110 (1960).

[23] BRINK, A. J.: Teleangiectasis of the lungs. With two case reports of hereditary haemorrhagic telangiectasia with cyanosis. Quart. J. Med. **19**, 239 (1950).

[24] BROMAN, T.: Redogörelse för ett fall av Morbus Osler med neurologiska symptom. Nord. Med. **3**, 1502 (1944).

[25] BRUMMELKAMP, W. H.: Unusual complication of pulmonary arteriovenous aneurysm: Intrapleural rupture. Diss. Chest **39**, 1 (1961).

[26] BRUNNER, E., u. E. RISSEL: Klinik und Therapie der arteriovenösen Anastomosen der Lunge. Wien. Z. inn. Med. **42**, 437 (1961).

[27] BURCHELL, H. B., and O. T. CLAGETT: The clinical syndrome associated with pulmonary arteriovenous fistulas, including a case report of a surgical cure. Amer. Heart J. **34**, 151 (1947).

[28] BURFORD, T. H., and T. B. FERGUSON: Congenital lesions of the lungs and emphysema. In: J. H. GIBBON: Surgery of the Chest. Philadelphia and London: W. B. Saunders Co. 1962.

[29] CALLAHAN, J. A., H. F. HELMHOLZ, and J. W. KIRKLIN: Pulmonary arteriovenous fistula located by indicator dilution studies. Amer. Heart J. **52**, 916 (1956).

[30] CASTLEMAN, B., and B. U. KIBBE: Case reports of the Massachusetts General Hospital, Case 45231. New Engl. J. Med. **260**, 1180 (1959).

[31] CHAMBERS, W. R.: Brain abscess associated with pulmonary arteriovenous fistula. Ann. Surg. **141**, 276 (1955).

[32] CHARBON, B. C., W. E. ADAMS, and R. F. CARLSON: Surgical treatment of multiple arteriovenous fistulas in the right lung in a patient having undergone a left pneumonectomy seven years earlier for the same disease. J. thoracic. Surg. **23**, 188 (1952).

[33] CHURTON, T.: Multiple aneurysm of pulmonary artery. Brit. med. J. **1897 II**, 1223.

[34] CLAIBORNE, T. ST., and W. A. HOPKINS: Aorta pulmonary artery communication through the lungs. Circulation **14**, 1090 (1956).

[35] CLOUGH, D. M.: Multiple pulmonary arteriovenous fistulas: report of a case successfully treated by segmental resection. Guthrie Clin. Bull. (Sayre) **26**, 115 (1957).

[36] COOLEY, D. A., and D. G. McNAMARA: Pulmonary telangiectasia: report of case proved by pulmonary biopsy. J. thorac. Surg. **27**, 614 (1954).

[37] CRAFOORD, C.: Diskussion zu G. E. LINDSKOG, A. LIEBOW, H. KAUSEL u. A. JANZEN: Pulmonary arteriovenous aneurysm. Ann. Surg. **132**, 591 (1950).

[38] CRANE, P., H. H. LERNER, and E. A. LAWRENCE: The syndrome of arteriovenous fistula of the lung. Amer. J. Roentgenol. **62**, 418 (1949).

[39] CULLHED, I., L. BJÖRK, and V. O. BJÖRK: Congenital pericardial arteriovenous fistula. Amer. Heart J. **64**, 111 (1962).

[40] D'ALLAINES, F., E. DONZELOT, CH. DUBOST, N. DURAND, G. METIANU et R. HEIM DE BALZAC: Anévrysmes artério-veineux pulmonaires. Diagnostic par angio-cardiographie. Interventions. Mém. Acad. Chir. **76**, 713 (1950).

[41] —, et CH. DUBOST: Anévrysmes artério-veineux de l'artère pulmonaire.

[42] — M. DURAND et C. METIANU: Anévrismes artério-veineux pulmonaires. Présentation de trois cas opérés avec succes. Sem. Hôp. Paris **27**, 2685 (1951).

[43] DAVILA, J. C., G. B. HAMILTON, u. A. CHARBONNEAU: Systemic-pulmonary arterio-arterial fistula. Report of a case. Arch. Surg. **76**, 496 (1958).

[44] DEATON, W. R., and H. Z. LUND: Pulmonary arteriovenous aneurysm. N. C. med. J. **16**, 164 (1955).

[45] DENCK, H., F. OLBERT u. F. SCHMIDT: Ein langjährig beobachteter Fall eines angeborenen arteriovenösen Pulmonalisaneurysmas. Thoraxchirurgie 8, 406 (1960).

[46] DENOLIN, H., J. LEQUIME, and L. JONNART: Arteriovenous pulmonary aneurysm; a physiopathologic study. Acta cardiol. (Brux.) **5**, 144 (1950).

[47] DERRA, E.: Die angeborene arteriovenöse Pulmonalfistel und ihre Operationsmöglichkeit. Zbl. Chir. **76**, 1362 (1951).

[48] DIGNAM, B. S.: Arteriovenous aneurysm of a branch of the pulmonary artery. Amer. Heart J. **41**, 316 (1951).

[49] DUVOIR, M., G. PICOT, L. POLLET et M. GAULTIER: Angiome du poumon, lipomatose et malformations digitales. Étude clinique et radiologique. Bull. Soc. méd. Hôp. Paris **55**, 596 (1939).

[50] — L. POLLET, M. GAULTIER et G. L. DE CURSAT: Angiome du poumon. Angiomes viscéraux multiples. Lipomatose et lipome gastrique. Étude anatomique et pathogénique. Bull. Soc. méd. Hôp. Paris **55**, 605 (1939).

[51] ELKE, M., M. KLINGLER u. G. WOLFF: Hirnabszeß bei arteriovenösem Lungenaneurysma. Schweiz. med. Wschr. **93**, 885 (1963).

[52] ERF, L. A., I. FOLDES, F. V. PICCIONE, and F. B. WAGNER: Pulmonary hemangioma with pulmonary artery-aortic septal defect. Amer. Heart J. **38**, 766 (1949).

[53] EVANS, T. R., and W. SHELDON: Biliary cirrhosis with cyanosis and finger clubbing. Proc. roy. Soc. Med. **30**, 406 (1937).

[54] FARIA, J. L. DE: Pulmonary arteriovenous fistulas and arterial distribution of eggs of schistosoma Mansoni. Amer. J. trop. Med. 5, 860 (1956).

[55] — J. V. BARBAS, T. FUJIOKA, M. F. LION, V. DE ANDRADRE E SILVA, and L. V. DÉCOURT: Pulmonary schistosomatic arteriovenous fistulas producing a new cyanotic syndrom in Manson's schistosomiasis. Amer. Heart J. 58, 556 (1959).

[56] — J. CZAPSKY, M. LEITE, D. PENNOR, T. FUJOKA, and A. CINTRA: Cyanosis in Manson's schistosomiasis, role of pulmonary schistosomatic arteriovenous fistulas. Amer. Heart J. 54, 196 (1957).

[57] FRIEDLICH, A., R. J. BING, and S. G. BLOUNT: Physiologic studies in congenital heart disease. 9. Circulatory dynamics in the anomalies of venous return to the heart including pulmonary arteriovenous fistula. Bull. Johns Hopk. Hosp. 86, 20 (1950).

[58] GARLAND, H. G., and S. T. ANNING: Hereditary haemorrhagic teleangiectasia. Brit. med. J. 1950 I, 700.

[59] GIAMPALMO, A.: The arteriovenous angiomatosis of the lung with hypoxemia. Acta med. scand. 139, 248 (1950).

[60] GLENN, F.: Diskussion zu W. E. STERN u. H. C. NAFFZIGER: Brain abscess associated with pulmonary angiomatous malformations. Ann. Surg. 138, 521 (1953).

[61] — CH. S. HARRISON, and I. STEINBERG: Pulmonary arteriovenous fistula occuring in siblings. Report of two cases. Ann. Surg. 138, 886 (1953).

[62] GOLDMAN, A.: Cavernous hemangioma of the lung: secondary polycythemia. Dis. Chest 9, 479 (1943).

[63] — Pulmonary arteriovenous fistula with secondary polycythemia occuring in two brothers: Cure by pneumonectomy. J. Lab. clin. Med. 32, 330 (1947).

[64] — Arteriovenous fistula of the lung. Its hereditary and clinical aspects. Amer. Rev. Tuberc. 57, 266 (1948).

[65] GROSSE-BROCKHOFF, F., F. LOOGEN u. A. SCHAEDE: Arterio-venöse Lungenfistel. In: G. BERGMANN, W. FREY u. H. SCHWIEGK, Handbuch der inneren Medizin, Bd. IX/3. Berlin-Göttingen-Heidelberg: Springer 1960.

[66] — — u. H. VIETEN: Die Symptomatologie der angeborenen arteriovenösen Lungenfisteln. Dtsch. med. Wschr. 82, 134 (1957).

[67] GROTH, J. F., and S. FRIEDMAN: The occurence of cyanosis in chronic hepatic disease. Pediatrics 25, 63 (1960).

[68] GRUNG, P.: Teleangiectasia haemorrhagica hereditaria Osler with arteriovenous aneurysms of the lung and with hepatosplenomegalia. Acta med. scand. 150, 95 (1954).

[69] HALES, M. R.: Multiple small arteriovenous fistulae of lungs. Amer. J. Path. 32, 927 (1956).

[70] HAMM, J., u. H. KLEINSORG: Zur Frage der Hämodynamik bei arteriovenösem Lungenaneurysma. Klin. Wschr. 34, 868 (1956).

[71] HANES, F. M.: Multiple hereditary teleangiectases causing haemorrhage (hereditary haemorrhagic teleangiectasia). Bull. Johns Hopk. Hosp. 20, 63 (1909).

[72] HAUCH, H. J., u. C. W. HERTZ: Das arteriovenöse Lungenaneurysma. Thoraxchirurgie 1, 411 (1954).

[73] HEDINGER, C.: Familiäre arteriovenöse Lungenaneurysmen. Schweiz. med. Wschr. 89, 846 (1959).

[74] — W. H. HITZIG u. C. MARMIER: Über arteriovenöse Lungenaneurysmen und ihre Beziehungen zur Osler'schen Krankheit. Schweiz. med. Wschr. 81, 367 (1951).

[75] HEPBURN, H., and J. A. DAUPHINÉE: Successful removal of hemangioma of lung followed by disappearance of polycythemia. Amer. J. med. Sci. 204, 681 (1942).

[76] HEYDE, E. C.: Hereditary haemorrhagic teleangiectasia: Report of pulmonary arteriovenous fistulae in mother and son. Ann. intern. Med. 41, 1042 (1954).

[77] HODGSON, C. H., H. B. BURCHELL, C. A. GOOD, and O. T. CLAGETT: Hereditary haemorrhagic teleangiectasia and pulmonary arteriovenous fistula. Survey of a large family. New Engl. J. Med. 261, 625 (1959).

[78] —, u. R. L. KAYE: Pulmonale arteriovenöse Fisteln und hereditäre Teleangiektasien. Wien. Z. inn. Med. 41, 472 (1960).

[79] HULTGREN, H. N., and F. GERBODE: Physiologic studies in a patient with a pulmonary arteriovenous fistula. Amer. J. Med. 17, 126 (1954).

[80] ISRAEL, H. L., and E. GOSFIELD: Fatal hemoptysis from pulmonary arteriovenous fistula: report of a case in a patient with hereditary hemorrhagic telangiectasia. J. Amer. med. Ass. 152, 40 (1953).

[81] JAFFÉ, R. H.: Multiple hemangiomas of skin and of internal organs. Arch. Path. 7, 44 (1929).

[82] JANES, R. M.: Multiple cavernous hemangiomas of the lungs successfully treated by local resection of the tumors. Brit. J. Surg. 31, 270 (1944).

[83] JIMENEZ-DIAZ, C.: Aneurisma arteriovenoso pulmonar con telangiectasias. Rev. clin. esp. 44, 41 (1952).

[84] JONES, J. C., and W. P. THOMPSON: Arteriovenous fistula of the lung. Report of a patient cured by pneumonectomy. J. thorac. Surg. 13, 357 (1944).

[85] KEITH, J. D., R. D. ROWE, and P. VLAD: Heart Disease in Infancy and Childhood. New York: Macmillan Co. 1958.

[86] KÜMMERLE, F.: Zur operativen Behandlung seltener Lungenerkrankungen. Beitr. Klin. Tuberk. 124, 152 (1961/62).

[87] KUSHLAN, S. D.: Hereditary hemorrhagic telangiectasia with pulmonary arteriovenous aneurysm; possible etiology and prophylaxis. Conn. med. J. 16, 505 (1952).

[88] LAWRENCE, E. A., and W. R. RUMEL: Arteriovenous fistula of the lung. J. thorac. Surg. 20, 142 (1950).

[89] LEGG, J. W.: Case of hemophilia complicated with multiple naevi. Lancet 1876 II, 856.

[90] LEQUIME, J., H. DENOLIN, R. DELCOURT, A. VERNIORY et C. CALLEBAUT: Anévrysmes artérioveineux pulmonaires et angiomatose généralisée. Acta cardiol. (Brux.) 5, 63 (1950).

[91] LINDÉN, L.: Hjärnabscess som føljd arteriovenous paradoxal emboli. Nord. Med. 49, 255 (1953).

[92] LINDGREN, E.: Roentgen diagnosis of arteriovenous aneurysm of the lung. Acta radiol. (Stockh.) 27, 585 (1946).

[93] LINDSKOG, G. E., A. LIEBOW, H. KAUSEL, and A. JANZEN: Pulmonary arteriovenous aneurysm. Ann. Surg. 132, 591 (1950).

[94] LIVINGSTON, S. O., and R. E. CARR: Hereditary hemorrhagic telangiectasia. Report of a case with hemothorax. J. thorac. Surg. 31, 497 (1956).

[95] LODIN, H.: Tomographic analysis of arteriovenous aneurysm in the lung. Acta radiol. (Stockh.) 38, 205 (1952).

[96] LOOGEN..F., u. H. KREUZER: Einmündung der unteren Hohlvene in den linken Vorhof als isolierte Anomalie. Z. Kreisl.-Forsch. 51, 1033 (1962).

[97] —, u. H. MAJOR: Das arteriovenöse Pulmonalis-Aneurysma. Münch. med. Wschr. 97, 21 (1955).

[98] —, u. H. H. WOLTER: Über einen ungewöhnlichen arteriovenösen Kurzschluß im Lungenkreislauf. Z. Kreisl.-Forsch. 46, 328 (1957).

[99] LUCAS, R. V., G. W. LUND, and J. E. EDWARDS: Direct communication of a pulmonary artery with the left atrium. An unusual variant of pulmonary arteriovenous fistula. Circulation 24, 1409 (1961).

[100] LYONS, H. A., and E. P. MANNIX: Successful resections for bilateral pulmonary arteriovenous fistulas. New Engl. J. Med. 254, 969 (1956).

[101] MAIER, H. C., A. HIMMERLSTEIN, R. L. RILEY, and J. BUNIM: Arteriovenous fistula of the lung with superimposed endarteritis. J. thorac. Surg. 17, 13 (1948).

[102] MAJOR, H.: Angeborenes arteriovenöses Pulmonalisaneurysma. In: E. DERRA, Handbuch der Thoraxchirurgie, Bd. III. Berlin-Göttingen-Heidelberg: Springer 1958.

[103] MAKLER, P. T., and D. ZION: Multiple pulmonary hemangioma. Amer. J. med. Sci. 211, 261 (1946).

[104] MARCHAND, E. J., M. R. HEJTMANCIK, and G. R. HERRMANN: Extracardiac arteriovenous fistulas in the thorax. Amer. Heart J. 42, 682 (1951).

[105] MEACHAM, W. F., and H. W. SCOTT: Congenital pulmonary arteriovenous aneurysm complicated by Bacteroides abscess of brain: successful surgical management. Ann. Surg. 147, 404 (1958).

[106] METIANU, C.: In E. DONZELOT et F. D'ALLAINES: Traité des cardiopathies congénitales. Paris: Masson & Cie. 1954.

[107] MOYER, J. H., and A. J. ACKERMAN: Hereditary hemorrhagic telangiectases associated with pulmonary arteriovenous fistula in two members of a family. Ann. intern. Med. 29, 775 (1948).

[108] — G. GLANTZ, and A. N. BREST: Pulmonary arteriovenous fistulas. Physiologic and clinical considerations. Amer. J. Med. 32, 417 (1962).

[109] MURI, J.: Arteriovenous aneurysm of the lung. Amer. J. Surg. 89, 265 (1955).

[110] MURRAY, J. F., A. M. DAWSON, and S. SHERLOCK: Circulatory changes in chronic liver disease. Amer. J. Med. 24, 358 (1958).

[111] NAUWERCK, C.: Zit. von P. PURRIEL u. O. MURAS, Les anévrysmes artérioveineux du poumon. J. franç. Méd. Chir. thor. 12, 5 (1958).

[112] O'NEIL, J. E., H. FISHER, D. E. McDOWELL, and V. W. LAUBY: Pulmonary arteriovenous fistulas in sisters. J. thorac. Surg. 31, 286 (1956).

[113] OSLER, W.: On family form of recurring epistaxis, associated with multiple teleangiectases of skin and mucous membranes. Bull. Johns Hopk. Hosp. 12, 333 (1901).

[114] PARKER, E. F., and J. M. STALLWORTH: Arteriovenous fistula of the lung treated by dissection and excision without pulmonary excision. Surgery 32, 31 (1952).

[115] PIERCE, J. A., W. P. REAGAN, and R. W. KIMBALL: Unusual cases of pulmonary arteriovenous fistulas, with a note on thyroid carcinoma as a cause. New Engl. J. Med. 260, 901 (1959).

[116] PRUTZMAN, L. D., and J. B. FLICK: Pulmonary arteriovenous fistula with extensive thoracic wall collateral circulation. Bull. Amer. clin. Lab. 4, 23 (1954).

[117] PURRIEL, P., et O. MURAS: Les anévrysmes artérioveineux du poumon. J. franç. Méd. Chir. thor. 12, 5 (1958).

[118] RALL, J. E.: Radiation pneumonitis and fibrosis: complication of radioiodine treatment of pulmonary metastases from cancer of thyroid. J. clin. Endocr. 17, 1263 (1957).

[119] READING, B.: A case of congenital teleangiectasis of the lung, complicated by brain abscess. Texas St. J. Med. 28, 462 (1932).

[120] RENDU, M.: Epistaxis répétées chez un sujet porteur de petits angiomes cutanés et muqueux. Bull. Soc. méd. Hôp. Paris 13, 731 (1896).

[121] RICH, A. R.: A hitherto unrecognized tendency to the development of widespread pulmonary vascular obstruction in patients with congenital pulmonary stenosis (tetralogy of Fallot). Bull. Johns Hopk. Hosp. 82, 389 (1948).

[122] RODES, C. B.: Cavernous hemangiomas of lung with secondary polycythemia. J. Amer. med. Ass. 110, 1914 (1938).

[123] RODMAN, T., M. SOBEL, and H. P. CLOSE: Arterial oxygen saturation and the ventilation — perfusion defect of Laennec's cirrhosis. New Engl. J. Med. **263**, 73 (1960).

[124] RONALD, J.: Pulmonary arteriovenous fistula. Brit. Heart J. **16**, 34 (1954).

[125] ROUX, B. T. LE: Pulmonary arteriovenous fistulae. Quart. J. Med. **28**, 1 (1959).

[126] RUNDLES, R. W.: Hemorrhagic telangiectasis with pulmonary artery aneurysm. Amer. J. med. Soc. **210**, 76 (1945).

[127] RUNGSTÖRM, G., and K. SIGROTH: Two cases of vascular anomalies in the lung. Acta med. scand. **138**, 176 (1950).

[128] RYDELL, R., and F. W. HOFFBAUER: Multiple pulmonary arteriovenous fistulas in juvenile cirrhosis. Amer. J. Med. **21**, 450 (1956).

[129] SACREZ, R., R. FONTAINE, P. WARTER, C. LAUSECKER, M. KIM et R. KIENY: Angiomatose artério-veineuse, congénitale et diffuse, des deux poumons ou simples canaux dérivatifs artério-veineux du type glomique avec cyanose ? Apropos d'une observation personelle. Sem. Hôp. Paris **30**, 3585 (1954).

[130] SCHIRMER, H.: Über die arteriovenösen „Aneurysmen" in der Lunge. Bruns' Beitr. klin. Chir. **188**, 159 (1954).

[131] SCHLUDERMANN, H.: Über congenitale und erworbene periphere Aneurysmen der Arteria pulmonalis. Fortschr. Röntgenstr. **76**, 8 (1952).

[132] SCHÖLMERICH, P., E. STEIN, W. KLINNER u. R. ZENKER: Transposition der unteren Hohlvene mit Cyanose und Linkshypertrophie. Verh. dtsch. Ges. Kreisl.-Forsch. **28**, 321 (1962).

[133] SEGERS, M., M. REGNIER et H. DENOLIN: Tumeur pulmonaire pulsatile avec shunt artério-veineux. Acta cardiol. (Brux.) **5**, 156 (1950).

[134] SHAW, A. F. B., and A. A. GHARLEB: Pathogenesis of pulmonary schistosomiasis in Egypt with special reference to Ayerza's disease. J. Path. Bact. **46**, 401 (1938).

[135] SHENSTONE, N. S.: Experiences with total pneumonectomy. J. thorac. Surg. **11**, 405 (1942).

[136] SHUMACKER, H. B., and J. A. WALDHAUSEN: Pulmonary arteriovenous fistulas in children. Ann. Surg. **158**, 713 (1963).

[137] SISSON, J. H., G. E. MURPHY, and E. V. NEWMAN: Multiple congenital arteriovenous aneurysms in the pulmonary circulation. Bull. Johns Hopk. Hosp. **76**, 93 (1945).

[138] SLOAN, R. D., and R. N. COOLEY: Congenital pulmonary arteriovenous aneurysm. Amer. J. Roentgenol. **70**, 183 (1953).

[139] SMITH, H. L., and B. T. HORTON: Arteriovenous fistula of the lung associated with polycythemia vera: report of a case in which the diagnosis was made clinically. Amer. Heart J. **18**, 589 (1939).

[140] SOULIÉ, P., J. MATHEY, R. TRICOT, P. VERNANT, A. PITON et E. BIEDER: Les angiomes pulmonaires et leur traitement chirurgical. Bull. Soc. méd. Hôp. Paris **70**, 291 (1954).

[141] STEINBERG, I.: Diagnosis and treatment of pulmonary arteriovenous fistula. Surg. Clin. N. Amer. **41**, 533 (1961).

[142] —, and N. FINBY: Roentgen manifestations of pulmonary arteriovenous fistula: diagnosis and treatment of 4 new cases. Amer. J. Roentgenol. **78**, 234 (1957).

[143] —, and L. MISCALL: Pulmonary arteriovenous fistulas in mother and son with liver abscess complications in mother. Surgery **43**, 672 (1958).

[144] STERN, W. E., and H. C. NAFFZIGER: Brain abscess associated with pulmonary angiomatous malformation. Ann. Surg. **138**, 521 (1953).

[145] STRINGER, C. J., A. L. STANLEY, R. C. BATES, and J. E. SUMMERS: Pulmonary arteriovenous fistula. Amer. J. Surg. **89**, 1054 (1955).

[146] SÜSSE, H. J., W. OELSSNER, M. HERBST u. G. KUNDE: Das arteriovenöse Aneurysma der Lunge und die Darstellung seiner Kreislaufdynamik durch kinematographische Pneumangiographie. Fortschr. Röntgenstr. **79**, 498 (1953).

[147] SZUTRÉLYI, G., u. M. ERDÉLYI: A tüdőrevek arteriovenous fistulája. Magy. Radiol. **3**, 145 (1951).

[148] THIEL, E. V., J. HANSON et P. A. BASTENIE: Fistules arterioveineuses pulmonaires associées à une cirrhose juvenile. Acta cardiol. (Brux.) **13**, 625 (1958).

[149] THOENIES, H., u. P. SCHEID: Das arteriovenöse Aneurysma der Lunge. Z. Kreisl.-Forsch. **41**, 824 (1952).

[150] TOBIN, J. R., and T. C. WILDER: Pulmonary arteriovenous fistulas associated with hereditary hemorrhagic teleangiectasis. A report of their occurrence in father and son. Ann. intern. Med. **38**, 868 (1953).

[151] UEHLINGER, A., R. AMGWERD, E. BEELER, W. RUTISHAUSER, A. TSAKIRIS u. E. UEHLINGER: Multiple kleine arteriovenöse Lungenaneurysmen. Teleangiectasia multiplex miliaris pulmonum. Thorax-chirurgie **11**, 7 (1963).

[152] VERSE, H.: Zit. in C. J. STRINGER, A. L. STANLEY, R. C. BATES u. J. E. SUMMERS, Pulmonary arteriovenous fistula. Amer. J. Surg. **89**, 1054 (1955).

[153] WATSON, W. L.: Pulmonary arteriovenous aneurysm. Surgery **22**, 919 (1947).

[154] WEBER, F. P.: Multiple hereditary developmental angiomata (telangiectases) of skin and mucous membranes associated with recurring haemorrhages. Lancet **1907 II**, 160.

[155] WEISS, E., and B. M. GASUL: Pulmonary arteriovenous fistula and telangiectasia. Ann. intern. Med. **41**, 989 (1954).

[156] WHITTAKER, W.: Cavernous hemangioma of the lung. Thorax **2**, 58 (1947).

[157] WILKENS, G. D.: Ein Fall von multiplen Pulmonalisaneurysmen. Beitr. Klin. Tuberk. **38**, 1 (1918).

[158] WODEHOUSE, G. E.: Hemangioma of lung. A review of four cases, including two not previously reported, one of which was complicated by brain abscess due to haemophilus influencae. J. thorac. Surg. **17**, 408 (1948).

[159] YATER, W. M., J. FINNEGAN, and H. M. GRIFFIN: Pulmonary arteriovenous fistula (varix); Review of the literature and report of two cases. J. Amer. med. Ass. **141**, 581 (1949).

[160] ZENKER, R., G. HEBERER u. H. H. LÖHR: Die Lungenresektionen. Berlin-Göttingen-Heidelberg: Springer 1954.

VII. Ductus arteriosus apertus[1]

1. Häufigkeit und Geschlechtsverteilung

Die kongenitale Gefäßmißbildung des offenen Ductus arteriosus, die an Häufigkeit unter den kardiovasculären Mißbildungen nur noch von dem Vorhofseptumdefekt und der Pulmonalstenose übertroffen wird [185], gehört zu den hämodynamisch folgenschweren Kurzschlußverbindungen des Kreislaufs. ABBOTT [3] fand unter 1000 kongenitalen Herz-Gefäßmißbildungen 242 offene Ductus (24,2%), von denen 92 isoliert und 150 mit anderen Vitien kombiniert waren. Das entspricht einer Häufigkeit des isolierten Ductus von 9,2% aller kongenitalen kardiovasculären Mißbildungen. BULLOCK u. Mitarb. [31] geben 11,3% an. Diese Zahlen decken sich mit den klinischen Daten großer Herzzentren: GROSSE-BROCKHOFF: 10% [99], WOOD: 12,5% [185], KEITH u. Mitarb.: 12% [120]. Die Mißbildung wird zweimal häufiger beim weiblichen als beim männlichen Geschlecht angetroffen [3, 43, 51, 71, 83, 95, 99, 124, 128].

2. Ätiologie

Die *Ursache* der Ductuspersistenz ist in den meisten Fällen nicht zu klären. Gelegentlich scheint eine Virusinfektion (Rubeola) der Mutter in den ersten 3 Monaten der Schwangerschaft verantwortlich zu sein [71, 85, 91, 165, 175, 183]. Gehäuftes Vorkommen der Mißbildung in einer Familie weist auf hereditäre Faktoren hin [27, 35, 39, 71, 106, 127, 173]. Der Neugeborenenasphyxie dürfte nach den Untersuchungen von HELLSTRÖM u. Mitarb. [107] keine ursächliche Bedeutung zukommen.

3. Embryologie und Anatomie

Entwicklungsgeschichtlich entspricht der Ductus dem dorsalen Anteil der sechsten Kiemenbogenarterie (Abb. 286). Während sich die ventralen Abschnitte des sechsten Kiemenbogenarterienpaares an der Bildung der beiden Pulmonalarterien beteiligen, stellen ihre dorsalen Abschnitte als rechter und linker Ductus arteriosus eine Kommunikation zwischen der gleichseitigen Pulmonalarterie und der paarigen Aorta dorsalis dar. Der rechte Ductus wird frühzeitig abgebaut. Persistiert er (2% der offenen Ductus, DOERR [63, 64]), so verbindet er die rechte Pulmonalarterie oder den Pulmonalisstamm [17] mit der rechten A. subclavia. Der linke Ductus dagegen bleibt normalerweise während der Embryonalzeit offen und übernimmt die Funktion einer physiologischen Kurzschluß-verbindung, die das in die Pulmonalarterie einströmende Blut zur Aorta führt und die nicht belüftete Lunge weitgehend aus dem Kreislauf ausschließt. Sein *funktioneller Verschluß* erfolgt sofort nach der Geburt mit den ersten Atemzügen, die *anatomische Obliteration* kann dagegen einige Wochen bis Monate in Anspruch nehmen. CHRISTIE [41] fand bei einer Untersuchung von 558 Kindern am Ende der 2. Lebenswoche 65%, am Ende der 4. Woche 44%, am Ende der 8. Woche 12%, am Ende der 20. Woche 3%, am Ende der 32. Woche 2% und am Ende des ersten Lebensjahres noch 1% der Ductus offen.

---

[1] Der Ductus wurde nicht von dem Arzt LEONARDO BOTALLO (geb. um 1530), sondern 1561 von dem Paduaner Anatomen GABRIEL FALLOPPIO (1523—1562) und 1564 von dem Bologneser Anatomen G. CESARE ARANZIO (1530—1589) beschrieben, war aber auch GALEN (131—201 n. Chr.) bereits bekannt [71].

Über den *physiologischen Verschluß* des Ductus ist heute folgendes bekannt: Die Ductusinvolution setzt schon gegen Ende der Fetalzeit ein, wenn der Strömungswiderstand der heranwachsenden Lunge kontinuierlich abnimmt und der Lungendurchfluß ansteigt [46, 166]. Die hierdurch bedingte Verkleinerung des physiologischen Rechts-Links-Shunts kann bereits zu einer adaptativen Lumenminderung des Ductus führen. Durch die Unterbindung der Nabelschnur wird mit der Placentarzirkulation ein widerstandsarmes Gefäßbett aus dem großen Kreislauf ausgeschaltet, dessen Gesamtwiderstand dadurch ansteigt. Gleichzeitig eröffnen die ersten Atemzüge das bis dahin teilweise noch kollabierte und kontrahierte Gefäßbett der Lungenstrombahn, wodurch deren Strömungswiderstand beträchtlich sinkt. Da der arterielle Druck konsekutiv im großen Kreislauf steigt, im kleinen aber fällt, erfolgt zunächst ein Druckangleich und später eine Umkehr des Druckgefälles zwischen Pulmonalarterie und Aorta. Der pränatale physiologische Rechts-Links-Shunt wird zu einem postnatalen Links-Rechts-Shunt [12]. Mit Beginn der Lungenventilation (gleichgültig, ob spontan oder artifiziell) kontrahieren sich die starken, spiralig angeordneten Muskelbündel der Ductuswand [28, 59, 102] und führen einen weitgehenden funktionellen Verschluß herbei [15, 16]. Diese reflektorische Kontraktion läuft ohne Vermittlung des Zentralnervensystems auch nach vorheriger Ausschaltung von Gehirn, Rückenmark, Vagus und Sympathicus ab [16, 123], sie bleibt aber aus, wenn die Lunge nicht mit Luft bzw. Sauerstoff, sondern mit Stickstoff beatmet wird [24, 122]. Demnach ist die wesentliche Ursache für die Ductuskontraktion in dem postnatalen Anstieg der arteriellen Sauerstoffspannung zu suchen, die wahrscheinlich den direkten Kontraktionsreiz für die Ductusmuskulatur darstellt. Dem in den ersten Minuten nach der Geburt sich abspielenden *funktionellen Ductusverschluß* folgt der Wochen bis Monate in Anspruch nehmende *anatomische Ductusverschluß* [77, 81, 82]. Er zeigt weitgehende Ähnlichkeit mit den involutiven Abläufen, die an allen Arterien mit reduziertem Durchfluß [155, 177] zu beobachten sind (s. S. 34). Am Ende der Entwicklung steht die Umwandlung des Ductus in einen bindegewebigen Strang (Ligamentum arteriosum). Nach DOERR [63] kommen folgende *Faktoren für das Ausbleiben des Ductusverschlusses* in Betracht:

1. Der für den funktionellen Verschluß verantwortliche „neuromuskuläre Apparat" der Ductuswand ist nicht funktionstüchtig.

2. Die für den anatomischen Verschluß notwendige Intimaproliferation ist unzureichend.

3. Die „kritische Zeit" einer geringen Druckdifferenz zwischen Aorta und Pulmonalarterie und eines verminderten Ductusdurchflusses ist für den definitiven anatomischen Verschluß zu kurz.

4. Der Ductus ist zu weit und zu kurz und kann trotz normaler Voraussetzungen der Punkte 1—3 anatomisch nicht vollständig verschlossen werden.

Der letztgenannte Faktor dürfte im Sinne der echten Mißbildung wahrscheinlich die größte Bedeutung für die Pathogenese des offenen Ductus haben.

Der offene Ductus entspringt normalerweise aus der Pulmonalisgabel (von der Basis der linken Pulmonalarterie) und erreicht schräg aufwärts nach links und hinten verlaufend die Innenseite des Aortenbogens distal vom Abgang der linken A. subclavia und vom Isthmus aortae. Man unterscheidet nach GERHARDT [84]:

1. den *zylinderförmigen Ductus*, der sich in der Mitte sanduhrförmig verengern kann,

2. den *trichterförmigen Ductus*, dessen Kaliber sich zur Pulmonalarterie hin konisch verjüngt,

3. den kurzen, weiten, *fensterförmigen Ductus* (17% der Fälle nach KEYS und SHAPIRO [124]), der hämodynamisch besonders folgenschwer sein kann und operativ am schwierigsten zu versorgen ist.

Die durchschnittliche Länge des weitaus häufigsten, zylindrischen Ductus beträgt am Lebenden 6—15 mm (maximal 20 mm), der äußere Durchmesser wird meist mit 4—11 mm (bis 18 mm) angegeben. Im Gegensatz zum dickwandigen, muskelstarken, pränatalen

Ductus ist der persistierende Ductus dünnwandig, er besitzt eine nur dünne Intima und eine stark von Kollagen durchsetzte Media. Die der Ductusöffnung gegenüberliegende Pulmonalarterienwand zeigt häufig eine Intimaverdickung, die als Reaktion auf den dort auftreffenden Kurzschlußstrom gedeutet wird ("jet lesion" [70]) und ein Prädilektions- ort für endarteriitische Prozesse ist. Im Bereich der ductusnahen Aorten- und Pulmonal- arterienwand entwickeln sich degenerative Intimaveränderungen, die zu Kalkeinlage- rungen führen können.

4. Pathophysiologie

Die allgemeinen Folgeerscheinungen eines Kurzschlusses zwischen zwei Kreislauf- abschnitten mit unterschiedlichen Arbeitsdrucken wurden auf S. 90 besprochen, sie lassen sich auf den besonderen Fall des offenen Ductus übertragen. Sämtliche am „Fistel- kreislauf" beteiligten Herz- und Gefäßabschnitte: der Ductus selbst, die pulmonale Strombahn, linker Vorhof, linker Ventrikel und der Aortenbogen bis zum Abgang des Ductus erfahren unter der hämodynamischen Belastung des vermehrten Durchflusses eine anfangs wachstumsbedingte und reversible, später auf degenerativen Veränderungen beruhende, irreversible Größenzunahme, die als Dilatation in Erscheinung tritt und im Spätstadium mit schweren Strukturschäden der betroffenen Gefäßwände und Herz- abschnitte einhergehen kann. Zur Kompensation der Kreislaufsituation wird die gesamte Blutmenge nachweisbar vermehrt [74, 75, 110, 112], nach Beseitigung des Kurzschlusses um den entsprechenden Betrag reduziert. Die Größe des Kurzschlußvolumens ist durch den Strömungswiderstand des Ductus (d.h. durch seinen Querschnitt und seine Länge) und durch den Druckgradienten zwischen Aorta und Pulmonalarterie bestimmt. Es wurden in einzelnen Fällen maximale Shuntvolumina bis zu 75% [74, 75] und 80% [52] des links- ventrikulären Herzzeitvolumens angegeben, entsprechend einem Lungendurchfluß vom vier- bis fünffachen Wert der Norm. Körperliche Belastung verkleinert das Kurzschluß- volumen (gleichbleibender Aortendruck vorausgesetzt), sie ist demnach im Gegensatz zur artifiziellen Steigerung des Systemdrucks nicht zur Provokation oder Intensivierung des Ductusgeräusches geeignet [136, 176].

Legt man die Formel $P = R\dot{V}$ zugrunde (P = Mitteldruck in Pulmonalarterie, R = Strömungswiderstand der Lungenstrombahn, $\dot{V}$ = Durchflußvolumen der Lunge), so ergeben sich drei Möglichkeiten für das Zustandekommen einer pulmonalen Hypertonie:

1. Ohne Änderung von $\dot{V}$ oder R steigt P dann an, wenn der Druck im linken Vorhof und in den Lungenvenen höhere Werte annimmt (Mitralstenose, Linksinsuffizienz): *Rückstauungshypertonie.*

2. P steigt an, wenn bei unverändertem R der Durchfluß größer wird: *Durchfluß- hypertonie.*

3. P steigt an, wenn bei gleichbleibendem $\dot{V}$ der Strömungswiderstand R wächst: *Widerstandshypertonie.*

Unter Berücksichtigung dieser physikalischen Gegebenheiten hat WOOD (in [8]) folgende Unterteilung des pulmonalen Hypertonus vorgeschlagen:

Passiver Hypertonus: infolge Steigerung des Lungenvenendruckes.
Hyperkinetischer Hypertonus: infolge Durchflußsteigerung.
Obstruktiver Hypertonus: infolge Embolie und Thrombose der Lungengefäße.
Obliterativer Hypertonus: infolge Rarefizierung der Lungengefäße und
Vasokonstriktiver Hypertonus: infolge funktioneller Engstellung der Lungengefäße.

In Abhängigkeit vom Strömungswiderstand des Ductus lassen sich klinisch ver- schiedene Verlaufsformen des Krankheitsbildes unterscheiden (Abb. 191):

A. Diese Gruppe entspricht der *benignen Verlaufsform* des persistierenden Ductus, der die wenigen Fälle höheren Lebensalters zuzurechnen sind. Der Strömungswiderstand des meist kleinen und langen Ductus ist so erheblich, daß weder eine wesentliche Volumen- belastung des linken Herzens noch ein ins Gewicht fallender, durchflußbedingter Druckanstieg in der Pulmonalarterie auftritt (*A 1* in Abb. 191). Der Umbau des pulmonalen Gefäßbettes vom embryonalen zum adulten Typ läuft ungestört ab (*A 1→A 2* in Abb. 191). Da die normale Lungenstrombahn durch Eröffnung von Reservecapillaren und durch vasomotorische Anpassung den dreifachen Ruhedurchfluß aufnehmen kann, ohne daß ein wesentlicher Druckanstieg erfolgt [*36, 52, 62, 74, 75, 100, 137*], entwickelt sich in diesen Fällen während des ganzen Lebens keine pulmonale Hypertonie.

B. *Primär maligne Verlaufsform.* Der Ductus ist bereits bei der Geburt kurz und weit, sein Strömungswiderstand gering. Infolge des in den ersten Wochen erhöhten Strömungswiderstandes der Lungengefäße [*57, 58, 69, 130*] ergibt sich bei einem um den Links-Rechts-Shunt vergrößerten Durchfluß ein im wesentlichen durchflußbedingter pulmonaler Hypertonus (*B 1* in Abb. 191). In einem beträchtlichen Teil dieser Fälle führt die Volumenbelastung des linken Herzens in den ersten Monaten zum Tod durch akute Linksinsuffizienz. Bei einem anderen Teil, bei dem die Linksinsuffizienz ausbleibt oder allmählich überwunden wird, verhindert der krankhaft hohe Druck in den Lungenarterien den normalen Umbau der muskelstarken und widerstandsreichen embryonalen zur adulten Lungengefäßstruktur mit wesentlich niedrigerem Strömungswiderstand. Die fetale Gefäßanatomie persistiert [*42*] und wird darüber hinaus durch den bleibenden Hypertonus krankhaft verändert. Mediahypertrophie und Intimaproliferation lassen den Strömungswiderstand progredient ansteigen und verstärken den pulmonalen Hypertonus. Mit

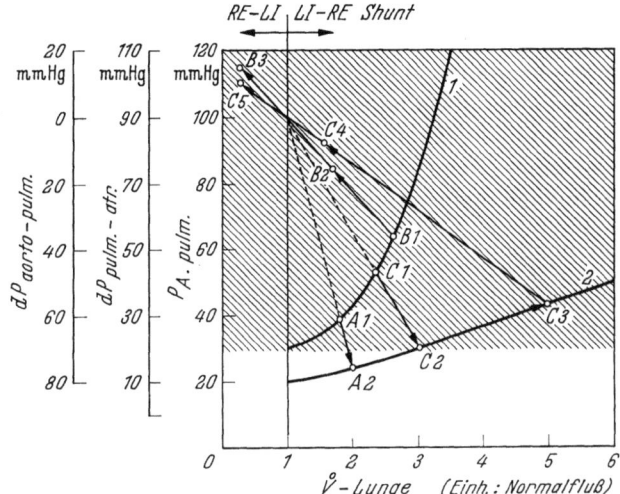

Abb. 191. Die drei Verlaufsformen des offenen Ductus arteriosus: *A 1→A 2* benigne Verlaufsform, *B 1→B 3* primär maligne Verlaufsform, *C 1→C 5* sekundär maligne Verlaufsform, *1* Druck-Durchflußbeziehung der Neugeborenenlunge, *2* Druck-Durchflußbeziehung der Erwachsenenlunge. Erklärung im Text

steigendem Pulmonalarteriendruck vermindert sich das Kurzschlußvolumen (*B 1→B 2* in Abb. 191). Gelegentlich kann es bei dieser Gruppe der *primären pulmonalen Widerstandshypertonie* schon im ersten Lebensjahr zur Shuntumkehr und zur Mischcyanose kommen (*B 2→B 3* in Abb. 191).

C. *Sekundär maligne Verlaufsform.* Die meisten Fälle dürften dieser dritten Gruppe entsprechen. Sie befinden sich in ihrer Ausgangssituation zwischen Gruppe A und B. Bei mittlerem Strömungswiderstand des Ductus ist das Kurzschlußvolumen so erheblich, daß ein durchflußbedingter Anstieg des Pulmonalarteriendruckes eintritt, der jedoch die Involution der embryonalen Lungengefäßstruktur nicht verhindert (*C 1→C 2* in Abb. 191). Mit sinkendem pulmonalem Strömungswiderstand fällt der Pulmonalarteriendruck, das Shuntvolumen nimmt zu. Im weiteren Verlauf wird der Ductus durch die jahrelange hämodynamische Belastung allmählich weiter, das Kurzschlußvolumen größer. Sobald der Durchfluß den dreifachen Ruhewert überschreitet, beginnt der Pulmonalarteriendruck längs der Druck-Durchflußbeziehung der normalen Lunge anzusteigen (*C 2→C 3* in Abb. 191). Diese Entwicklung führt den größten Teil der Kranken über die chronische Volumenbelastung in die Links- und sekundär in die Rechtsinsuffizienz des Herzens. Bei einem kleineren Teil induziert der durchflußbedingte pulmonale Hypertonus bei *C 3* die vielfach beschriebenen, anatomischen Veränderungen an den Arterien und Arteriolen der Lungenstrombahn, durch die der pulmonale Strömungswiderstand progredient wächst [*8, 40, 42, 57, 58, 76, 103—105, 142*].

Von diesem Punkt an (*C3*) folgen Fluß und Druck mit zunehmender Obliteration der kleinen Lungengefäße der Druck-Durchflußbeziehung des zugehörigen Ductus (*C3→C4* in Abb. 191), der Druck in der Pulmonalarterie steigt an: *sekundärer pulmonaler Widerstandshypertonus*. Mit zunehmendem Druckanstieg in der Pulmonalarterie treten die Symptome der Volumenbelastung des linken Ventrikels und dessen Insuffizienz in den Hintergrund und machen den Zeichen einer Druckbelastung des rechten Ventrikels Platz. Abgesehen von dieser Wende des Krankheitsbildes aus dem *ersten Stadium der volumenbedingten Linksbelastung* in das *zweite Stadium der druckbedingten Rechtsbelastung* läßt sich bei den Verlaufsformen B und C eine weitere Wende in das *dritte Stadium der Kurzschlußumkehr* beobachten [98]. Überschreitet der Strömungswiderstand der Lungenstrombahn den des großen Kreislaufs (*B2→B3, C4→C5* in Abb. 191), wird der Links-Rechts-Shunt von einem Rechts-Links-Shunt abgelöst; es kommt zur sekundären Mischcyanose, die nur selten im ersten Lebensjahr (*A2→A3* in Abb. 191), häufiger im späteren Leben nach einem beschwerdefreien Intervall angetroffen wird (*C4→C5* in Abb. 191) (cyanose tardive). Da in diesem Stadium ein Teil des vom rechten Herzen ausgeworfenen Blutvolumens über den Ductus in den großen Kreislauf abfließt, kann der Lungendurchfluß erheblich reduziert sein.

5. Symptome

Der *typische Ductus arteriosus apertus* wird in der Regel als Zufallsbefund bemerkt, da er bei Kindern und Jugendlichen selten Beschwerden verursacht. Liegen Beschwerden vor, die durch den Kurzschluß hervorgerufen werden, so stehen die Belastungsdyspnoe, die mangelnde körperliche Leistungsfähigkeit und die Neigung zu Infektionen des Respirationstraktes im Vordergrund. Eine körperliche Unterentwicklung ist häufig zu beobachten [71, 95].

6. Diagnostische Maßnahmen

a) Auskultation

Die Diagnose ist *im typischen Fall* auf Grund des charakteristischen Auskultationsbefundes zu stellen, der erstmals von GERHARDT [84], später wieder von GIBSON [85] beschrieben wurde und der sich in über 95% der Fälle findet [71, 96, 106]. Mit einem Punctum maximum im 1.—2. ICR links parasternal hört man ein in die linke Subclavicularregion und zum Rücken fortgeleitetes, systolisch-diastolisches Dauergeräusch das gegen den ersten Ton abgesetzt in der Systole beginnt, mit dem zweiten Ton sein Maximum erreicht und decrescendoförmig in der Diastole abklingt. Der zweite Pulmonalton kann ganz in dem Geräuschmaximum aufgehen, ist aber nicht selten betont hörbar. Häufig läßt sich am gleichen Ort ein Schwirren tasten, das in seiner Intensität der Lautstärke des Geräusches entspricht. Bei großem Kurzschlußvolumen können außerdem an der Herzspitze als Zeichen einer funk-

Tabelle 56. *Das EKG bei isoliertem Ductus arteriosus apertus [134]*

	Über 1 Jahr 357 Fälle	Unter 1 Jahr 26 Fälle
Hauptvektor:		
Normaltyp	342	21
Linkstyp	2	4
Rechtstyp	13	1
Mit Brustwandableitungen	246	26
keine Hypertrophiezeichen	154	5
Linkshypertrophie	69	6
Rechtshypertrophie	4	2
biventrikuläre Hypertrophie	19	12
WPW-Syndrom	—	1
Angehobene, nach oben konkave *ST*-Strecke, links präkordial	154	7
Tiefes *Q* in *V6*	33	2
Inkompletter Rechtsschenkelblock	10	3

tionellen Mitralstenose ein Diastolikum und eine Spaltung des zweiten Tones auftreten. Die für den großen Ductus charakteristische weite Blutdruckamplitude mit niedrigen diastolischen Werten, die sich als Pulsus altus et celer und als Capillarpuls erfassen läßt und für das Phänomen des Durozierschen Doppelgeräusches und des Traubeschen

Doppeltons verantwortlich ist, kann bei kleinem Ductus vollständig fehlen. Sie vermindert sich außerdem unter körperlicher Belastung [33].

Der atypische Ductus

1. Bei dem unkomplizierten, *kleinen, langen Ductus* fehlt gelegentlich die diastolische Geräuschkomponente. Sie läßt sich durch pharmakologische Steigerung des Systemdruckes [18, 55], nicht aber durch Belastung provozieren. Der Ductus ist in diesem Fall mit dem Katheter in der Regel nicht zu passieren, der Sauerstoffsprung in der Pulmonalarterie nicht signifikant. Im Zweifelsfall führt die retrograde Aortographie zur Klärung (Abb. 194).

2. *Im ersten Lebensjahr*, manchmal bis zum 3. oder sogar 5. Lebensjahr, bleibt das Ductusgeräusch infolge des noch geringen Druckgefälles zwischen Aorta und A. pulmonalis ebenfalls häufig auf die Systole beschränkt [83, 120, 149, 151, 162, 164]. Das gilt gerade auch für den weiten Ductus, der frühzeitig zur Linksinsuffizienz und zur Lungenstauung führt. Tritt im ersten Lebensjahr eine Herzinsuffizienz ohne Mischcyanose auf, so sind differentialdiagnostisch der große Ventrikelseptumdefekt, der Truncus arteriosus communis (anfangs in 50% acyanotisch [184]), die Coarctatio aortae und der Ductus arteriosus apertus in Erwägung zu ziehen. Da die Operation des Ductus auch in den ersten Lebenswochen und- monaten selbst im Stadium der therapieresistenten Herzinsuffizienz in erfahrenen Händen ein vertretbares Risiko hat (s. Tabelle 61) und zur endgülti-

Tabelle 57. *Geräusch, Schwirren und Blutdruckamplitude bei 435 Kranken mit isoliertem Ductus arteriosus apertus* [134]

	Über 1 Jahr 408 Fälle	Unter 1 Jahr 27 Fälle
Geräusch:		
typisches Dauergeräusch	364	7
systolisches und diastolisches Geräusch	20	4
systolisches Geräusch	20	16
nicht angegeben	4	—
Schwirren:		
vorhanden	268	13
fraglich	15	3
nicht vorhanden	68	9
nicht angegeben	57	2
Blutdruckamplitude:		
unter 40 mm Hg	31	—
40—49 mm Hg	74	3
50—59 mm Hg	92	1
60 mm Hg und mehr	192	10
nicht angegeben	19	13

gen Heilung führt, sollte in jedem dieser Fälle mit Hilfe des Herzkatheters oder der Kontrastdarstellung des Herzens eine diagnostische Entscheidung herbeigeführt werden, zumal nach ABBOTT [3, 4] die Letalität gerade im ersten Lebensjahr mit einem Fünftel der Kranken außerordentlich hoch liegt.

3. Der Ductus mit ausgeprägter *pulmonaler Widerstandshypertonie* und Shuntumkehr ist infolge seines uncharakteristischen Geräuschbefundes in der Regel nicht ohne Zuhilfenahme der Katheteruntersuchung oder der Kontrastdarstellung zu diagnostizieren.

4. Schließlich kann der Geräuschbefund mit zunehmender *Herzinsuffizienz* infolge eines partiellen oder totalen (infektiös)-*thrombotischen Verschlusses des Ductus* oder selten durch *Klappenbildungen im Ductus* [121] uncharakteristisch und inkonstant werden [171].

b) Elektrokardiogramm

Das EKG (s. Tabelle 56) ist bei kleinem Kurzschlußvolumen wenig charakteristisch. Mit wachsendem Kurzschlußvolumen treten die Zeichen einer Linksbelastung und Linksschädigung auf (s. Tabelle 56). Eine Rechtsbelastung spricht gegen die Diagnose eines unkomplizierten Ductus und muß den Verdacht auf komplizierende Fehlbildungen oder auf eine pulmonale Hypertonie wecken.

c) Röntgenuntersuchung

Die *röntgenologische Routineuntersuchung* ergibt die Zeichen einer Volumenbelastung der am Kurzschluß beteiligten Kreislaufabschnitte: Vergrößerung des linken Ventrikels und des linken Vorhofs (Abb. 192), Erweiterung des Pulmonalisstammes und der zentralen Lungenarterien mit Eigenpulsation (Kymogramm), Dilatation des Aortenbogens, der ebenso wie der linke Ventrikel vergrößerte Ausschläge im Kymogramm zeigt. Ein weiterer Hinweis ist, falls vorhanden, die Zweigipfligkeit bzw. die Aortenkonfiguration der kymographischen Bewegungszacken am Pulmonalisstamm. Gelegentlich läßt sich der Abgang des Ductus von der Aorta als zipfelförmige Ausziehung im Übersichtsbild darstellen [116]. Verkalkungen in der Wand des Ductus oder in der ductusnahen Aortenwand sind keine Seltenheit.

Beschränkt man sich präoperativ auf die aufgezählten Maßnahmen der „kleinen Diagnostik", so wird gelegentlich ein aortopulmonales Fenster, eine arteriovenöse Fistel

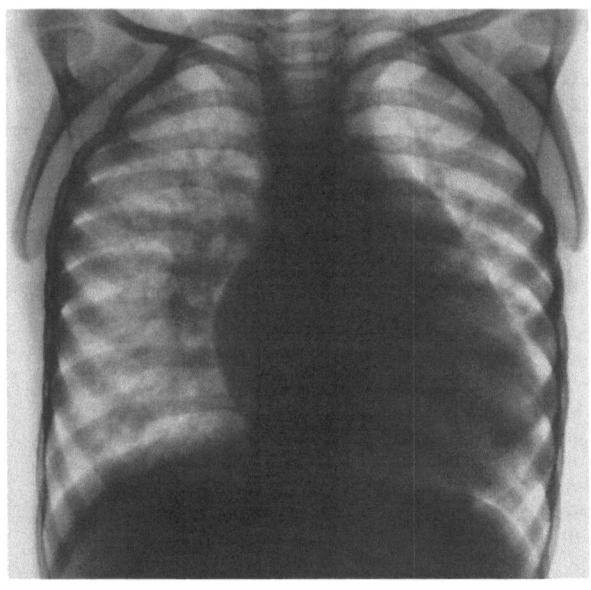 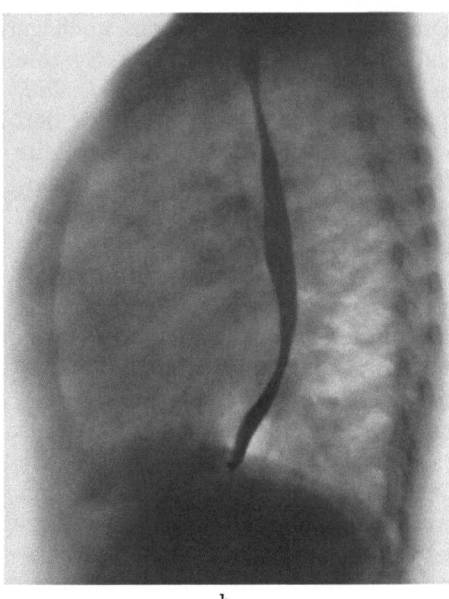

a   b

Abb. 192a u. b. M. A., 4 Jahre, ♂. Großer Ductus arteriosus apertus mit leichtem pulmonalem Hypertonus (Druck im Pulmonalisstamm: 38/21 mm Hg). a Übersichtsaufnahme des Thorax. b Seitliche Aufnahme des Thorax mit Oesophagogramm: Vergrößerung des linken Vorhofs, Cavadreieck ausgefüllt. Patient durch Operation geheilt

der Coronargefäße oder ein perforiertes Valsalva-Aneurysma unter der Fehldiagnose eines Ductus apertus operiert werden (1—2 Fälle auf 100 Ductusdiagnosen [185]), was in der Regel mit einer frustranen Thorakotomie gleichbedeutend ist. Die Krankheitsbilder sind jedoch so selten, daß sich die meisten kardiologischen Zentren bisher nicht dazu entschlossen haben, jeden klinisch typischen Ductus durch Katheteruntersuchung, Angiokardiographie oder Aortographie zu bestätigen. In jedem *atypischen Fall* müssen diese Verfahren jedoch einzeln oder in Kombination herangezogen werden, sei es, daß bei typischem Geräusch der Verdacht auf zusätzliche Mißbildungen besteht, sei es, daß das Geräusch nach Charakter oder Lokalisation atypisch ist.

d) Herzkatheteruntersuchung

Die Katheterpassage durch den Ductus in die Aorta, die dem Erfahrenen in 80—90% der Fälle gelingt, ist für die Diagnose praktisch beweisend. Für die wichtige *differentialdiagnostische Abgrenzung* gegenüber dem *hohen Ventrikelseptumdefekt* (mit und ohne Transposition der großen Gefäße) und dem *aortopulmonalen Fenster* ist die charakteristische Lage des Katheters von Bedeutung. Über den Ductus gleitet er in Richtung des Blutstroms in die descendierende Aorta (φ-Form im p.a. Strahlengang, Abb. 193b) [26, 163] oder selten rückläufig in den Aortenbogen, in die linke A. subclavia oder in die linke

A. carotis. Durch den hohen Ventrikelseptumdefekt und das aortopulmonale Fenster erreicht man dagegen die Aorta ascendens und sondiert den Aortenbogen in Stromrichtung, seltener entgegen der Stromrichtung. Bei einem extrem großen, bis in den Aortenbogen reichenden aortopulmonalen Fenster kann allerdings ebenfalls einmal die typische φ-Form zustande kommen [34, 99]. Die ergänzende Durchleuchtung im schrägen und seitlichen Strahlengang wird im Zweifelsfall die Situation klären. Gelingt die Ductuspassage nicht, so darf mit großer Wahrscheinlichkeit ein kleines Ductuskaliber angenommen werden, besonders dann, wenn sich in der Pulmonalarterie kein signifikanter

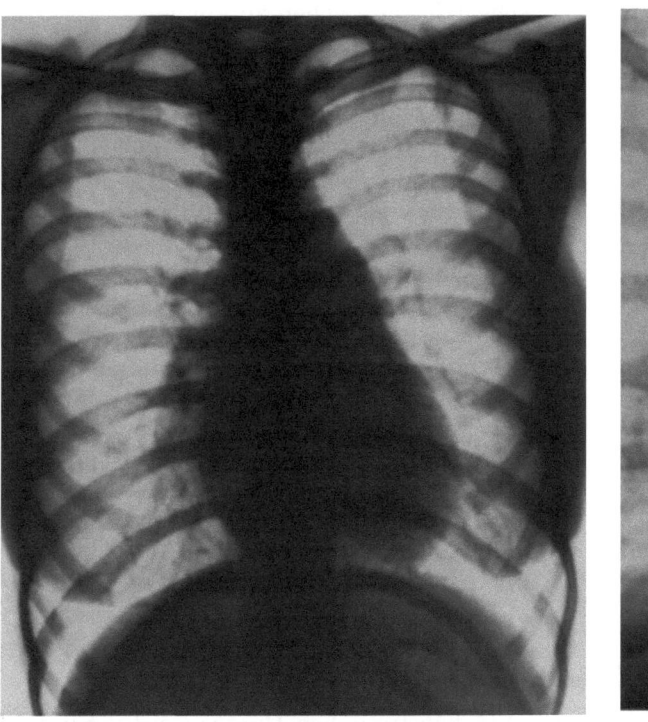 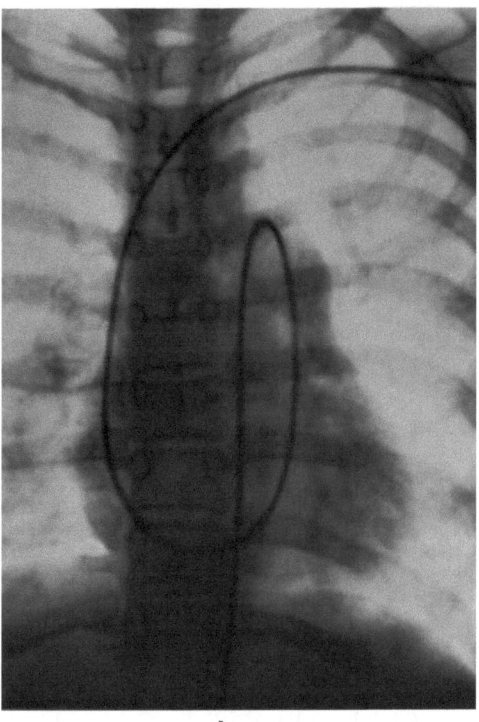

a   b

Abb. 193a u. b. K. M., 26 Jahre. ♀: „Stummer" Ductus arteriosus apertus mit pulmonalem Hypertonus (Mitteldruck in der A. pulmonalis: 96 mm Hg, in der Aorta: 90 mm Hg) und Shuntumkehr. a Thoraxübersicht: Die starke Dilatation der A. pulmonalis und der zentralen Lungenarterien steht im Gegensatz zur Gefäßarmut der Lungenperipherie. b Der Katheter ist über dem Ductus in die Aorta vorgeschoben

Sauerstoffsprung findet. Bei der Austastung des rechten Ventrikels erweist sich das Septum als fast mittelständig. Die Pulmonalisdruckkurve kann bei großem Ductus (analog der Doppelgipfligkeit der pulmonalen Bewegungszacken im Kymogramm) einen zweifachen Gipfel aufweisen [128]. Die Druckrückzugskurven ergeben für den Ductus und für das aortopulmonale Fenster die Folge: Aortendruck — Pulmonalisdruck — rechtsventrikulärer Druck, für den hohen Ventrikelseptumdefekt dagegen die Folge: Aortendruck — rechtsventrikulärer Druck. Bei Druckangleich läßt sich die aortopulmonale Kurzschlußverbindung dadurch beweisen, daß man den Katheter nach Rückzug aus der Aorta in die Lungenperipherie einführt, ohne daß zwischenzeitlich Ventrikeldrucke erhalten werden. Durch die Sauerstoffsättigungsbestimmung ist dagegen selten eine Differenzierung der drei Krankheitsbilder möglich.

Von großer Bedeutung ist die Herzkatheteruntersuchung in den Fällen mit pulmonaler Hypertonie oder mit Druckangleich zur Berechnung des Links-Rechts-Shunts bzw. zum Nachweis der Shuntumkehr. Für die prognostische Beurteilung genügt die alleinige Druckmessung nicht; sie muß stets zu der Durchflußgröße in Beziehung gesetzt werden, will man erfahren, ob ein echter Widerstandshochdruck oder ein vorwiegender Durchflußhochdruck vorliegt. Der Verschluß des Ductus mittels Ballonkatheter zur Überprüfung der arteriellen Drucke im großen und kleinen Kreislauf hat sich nicht allgemein durchgesetzt [6, 25, 125]. Als wertvolle Methode für den Nachweis und die Lokalisierung eines Rechts-Links-Shunts hat sich die Ätherprobe nach DONZELOT u. Mitarb. [65] erwiesen. Auch Indicatormethoden sind häufig nicht zu entbehren. Die Beobachtung des Pulmonalarteriendruckes bei O₂-Atmung [32, 87, 128] oder nach Acetylcholininjektion in die Pulmonalarterie [8] scheint prognostische Hinweise geben zu können.

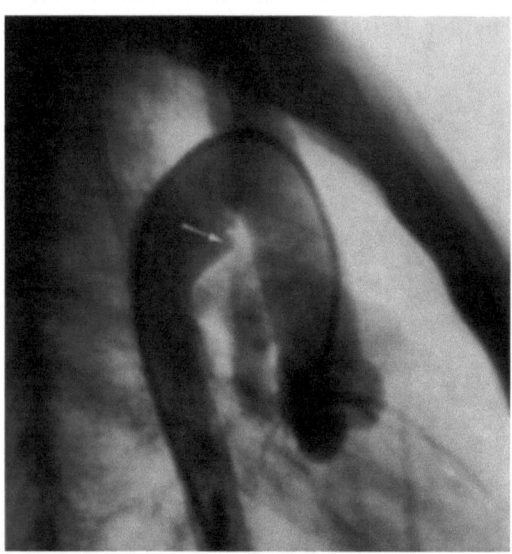

Abb. 194. A. K., 22 J. ♀. Kleiner Ductus arteriosus apertus mit uncharakteristischem, zeitweise rein systolischem Geräusch. Retrogrades Aortogramm: Infundibuläre Ausziehung der Aorta am Abgang des Ductus. Kontrastmittelübertritt in die A. pulmonalis und ihre Äste

e) Angiographie

Die *Kontrastdarstellung des Ductus* gelingt in der Regel nur bei Injektion des Kontrastmittels in die Aorta [116]. Sie kann über den venös eingeführten Katheter erfolgen, wenn dessen Spitze nach Passage des Ductus in der Aorta liegt, oder als retrogrades Aortogramm, das bei Erwachsenen mit dem Instrumentarium nach SELDINGER von der Femoralarterie aus, beim Kind durch Punktion der Brachialarterie [119] mit retrograder Kontrastmittelinjektion gewonnen wird (technische Einzelheiten s. S. 131). Mit der i.v. oder selektiven Angiokardiographie gelingt eine Kontrastmitteldarstellung des Ductus nur nach Shuntumkehr. Sonst ergeben diese Methoden nur indirekte, weniger eindeutige Hinweise.

7. Differentialdiagnose

Gleiche oder ähnliche Geräuschbefunde wie bei dem typischen Ductus werden bei den folgenden Krankheitsbildern beobachtet:

1. *Aortopulmonales Fenster* (s. S. 568). Geräusch meist lauter, Punctum maximum tiefer (3.—4. ICR) und näher dem Sternum. Häufig nur Systolikum oder getrenntes Systolikum und Diastolikum.

2. *Perforiertes Valsalva-Aneurysma* (s. S. 592). Geräusch besonders ohrnahe, lauter, meist weiter caudal und in größerer Ausdehnung zu hören.

3. *A.-v. Fistel der Coronararterie* (s. S. 578). Geräusch häufig ohrnahe, meist weiter caudal und über größerer Fläche zu hören.

4. *Aus der Pulmonalarterie entspringende Coronararterie* (s. S. 585). Geräusch ohrnahe, Lokalisation und Charakter aber manchmal wie bei dem Ductus.

5. *Kombination von Ventrikelseptumdefekt und Aorteninsuffizienz.* Geräusch meist weiter caudal im 3.—4. ICR. Systolikum rauher mit Maximum vor dem zweiten Herzton, Diastolikum dagegen abgesetzt, kein Dauergeräusch.

6. *A.-v. Fistel der Thoraxwand* [88, 109, 172]. Bei ductusähnlichem Klangcharakter wird meist ein Trauma in der Anamnese angegeben.

7. *A.-v. Fistel der Lungengefäße* (s. S. 525). Geräusch meist leise, an atypischer Stelle und über einer größeren Fläche zu hören.

8. *Periphere Pulmonalstenose.* Geräusch leise, meist diffus über die ganze betroffene Thoraxseite fortgeleitet.

9. *Kollateralgefäße bei Coarctatio aortae.* Geräusch leise, auch über der rechten Thoraxhälfte hörbar.

10. Schließlich hört man im Klangcharakter ähnliche Geräusche über dem oberen Thorax schwangerer oder stillender Frauen [*168*]. Das Geräusch entsteht in den zu den Mammae führenden, oberflächlichen Arterien und läßt sich durch den Druck des Stethoskops unterbrechen.

Die unter 1—5 genannten Krankheitsbilder können differentialdiagnostisch außerordentlich schwierig abzugrenzen sein. Bedeutsam für die Differentialdiagnose ist das röntgenologische Verhalten des Aortenbogens. Nur der linksseitige Ductus führt zu einer Dilatation des Aortenbogens, während die Dilatation bei den anderen Krankheitsbildern auf die ascendierende Aorta beschränkt bleibt oder ganz fehlt. Eine beweisende Differenzierung ist jedoch häufig nur mit Katheteruntersuchung und Kontrastdarstellung herbeizuführen.

Beim atypischen Ductus der ersten Lebensmonate (der charakteristische Geräuschbefund stellt sich gelegentlich erst nach dem 3. Jahr ein) sind differentialdiagnostisch alle nichtcyanotischen Vitien mit vermehrtem Lungendurchfluß, vor allem der Ventrikelseptumdefekt und der Truncus arteriosus communis, in Erwägung zu ziehen. Läßt sich phonokardiographisch eine Doppelung des zweiten Tones nachweisen, scheidet der Truncus communis aus. Fehlt die in diesem Lebensalter normale Rechtslage und Rechtshypertrophie im Elektrokardiogramm, wird das EKG linkstypisch, so spricht dies ebenso wie eine weite Blutdruckamplitude für einen offenen Ductus oder einen aortopulmonalen Septumdefekt.

Die Differentialdiagnose im Stadium 3 mit Shuntumkehr und Cyanose muß alle Krankheitsbilder mit pulmonaler Hypertonie und Cyanose in Betracht ziehen: Ventrikelseptumdefekt (EISENMENGER) und Vorhofseptumdefekt mit Shuntumkehr, Mitralstenose mit sekundärem pulmonalem Hypertonus, „primäre Pulmonalsklerose", Lungenerkrankungen mit sekundärer pulmonaler Hypertonie. Liegt keine primäre Lungenerkrankung vor, so ist die Klärung der Diagnose in der Regel nur durch Katheteruntersuchung mit Ätherprobe, durch Indicatorverfahren und gegebenenfalls mit Hilfe der Kontrastdarstellung möglich.

8. Zusätzliche kardiovasculäre Mißbildungen

In etwa 60% der Fälle ist der offene Ductus mit anderen kardiovasculären Mißbildungen kombiniert (ABBOTT [*1—4*]), von denen in diesem Rahmen nur das gleichzeitige Vorliegen einer Coarctatio aortae interessiert, die in 6% der klinisch diagnostizierten Ductus zu erwarten ist [*38*]. In der Regel ist der Ductus klein, die Symptomatik der Coarctatio steht so im Vordergrund, daß der Ductus erst bei deren Operation gefunden wird. Nach ABBOTT [*1*] haben 8,5% aller postduktalen Stenosen („adulter Typ") einen offenen Ductus (s. auch S. 716). Ein kleiner Ductus verursacht nur geringfügige Symptome, bei weitem Ductus sind aber schwerste hämodynamische Folgen zu erwarten, da der Hypertonus in der prästenotischen Aorta einen großen Links-Rechts-Shunt bedingt. Liegt die Coarctatio proximal vom offenen Ductus (in 4,5% der Fälle) („infantiler Typ"), so entwickelt sich in der Regel bei weitem Ductus und hohem Strömungswiderstand der Lungenstrombahn ein Rechts-Links-Shunt mit Cyanose der unteren, später auch der oberen Körperhälfte. Die typische Puls- und Blutdruckdifferenz zwischen Armen und Beinen fehlt. Die Diagnose kann klinisch außerordentlich schwierig, in den wenigen Fällen mit rein intraluminaler Aortenstenose sogar intraoperativ unmöglich sein [*38*]. Seltener bleibt der pulmonale Strömungswiderstand bei kleinem Ductus normal, der den Pulmonalarteriendruck übertreffende Aortendruck veranlaßt dann einen Links-Rechts-Shunt [*117*]. Die meisten Träger einer präduktalen Stenose mit weitem Ductus sterben bereits in den ersten Lebenstagen (ABBOTT [*4*]: von neun Fällen Höchstalter 9 Monate, [*5*]). Es sind aber auch Fälle in der Adoleszenz und im Erwachsenenalter beschrieben worden [*69, 83, 99, 112, 128*].

9. Komplikationen

Die *bakterielle Endarteriitis und Endokarditis* beim Ductus (vorwiegend verursacht durch Streptococcus viridans) findet sich im pathologischen Untersuchungsgut in bis zu 40% der Fälle [124], klinisch wird sie aber nur in 2—8% diagnostiziert. Der Prozeß pflegt im Ductus pulmonalisnahe seinen Anfang zu nehmen, er breitet sich von dort auf die gegenüberliegende Pulmonalarterienwand („jet lesion"), später auf die Pulmonalklappe und auf die Klappen des linken Herzens aus. Das Verschwinden des typischen Geräusches oder eine Änderung seines Klangcharakters können die ersten Zeichen einer Ductusobliteration durch entzündliche Granulome oder sekundäre Thromben sein. Nach GROSS [93, 95] wird die Endarteriitis-Endokarditis in der Kindheit selten, dagegen am häufigsten in der dritten bis vierten Dekade gefunden. Die von dem infizierten Ductus ausgehende *Thrombose* kann sich ebenso wie die seltener vorkommende blande Thrombose in die Aorta hinein fortsetzen und *Embolien im großen Kreislauf* auslösen oder durch appositionelles Wachstum in die Pulmonalarterie *Lungenembolien* hervorrufen [3, 87, 93]. Infolge einer emboliebedingten *Infarzierung* sind Teil- oder Totalresektionen einer Lunge notwendig geworden [19, 50].

Aneurysmen werden im Zusammenhang mit einem offenen Ductus an diesem selbst [13, 90, 112, 129, 140, 169], an der Pulmonalarterie und ihren Ästen [29, 61, 112, 124] und am Aortenbogen beobachtet. Unter 1043 operierten Fällen fanden WATERMAN u. Mitarb. [182] eine Aneurysmahäufigkeit von 7,1% (35 Pulmonalarterienaneurysmen, 31 Aortenaneurysmen und 8 Ductusaneurysmen). 23% der an sich außerordentlich seltenen Pulmonalarterienaneurysmen (ein Fall auf 13696 Autopsien) entstehen im Zusammenhang mit einem offenen Ductus [13, 29, 61]. Nicht selten findet der Pathologe außerdem erbs- bis kirschgroße „kongenitale" Aneurysmen des Ductus (1—2% [120]). Die Spätaneurysmen entstehen entweder mechanisch unter dem Einfluß der hämodynamischen Belastung oder auf dem Boden einer Infektion („mykotische" Aneurysmen). Die Frühaneurysmen dagegen scheinen mit den im Rahmen der Ductusinvolution beim Neugeborenen häufig zu beobachtenden intramuralen Blutungen in Zusammenhang zu stehen [143, 144].

Eine besondere Gruppe bilden die *postoperativ entstehenden (meist falschen) Aneurysmen*, die fast ausschließlich nach Ligatur des Ductus, nur selten nach seiner Durchtrennung beobachtet werden und stets mit einem Infekt des Ductus verbunden sind. Der Infekt kann schon präoperativ bestanden haben, bildet sich aber meistens erst als Folge der Operation (häufig Staphylococcus aureus) [60, 161]. Das postoperative Aneurysma kann schon 2—3 Wochen nach dem Eingriff nachweisbar werden und geht fast regelmäßig mit einer „Rekanalisation" des Ductus einher [161]. Jedes Aneurysma, gleich welcher Lokalisation, bedeutet für den Träger eine lebensbedrohliche Komplikation (Ruptur, Embolie, Infekt).

Die *akute oder subakute Linksinsuffizienz* mit Lungenstauung oder Lungenödem bleibt in der Regel auf das erste Lebensjahr beschränkt. Die *chronische Herzinsuffizienz* dagegen ist der häufigste Endzustand der nicht operierten Ductusträger.

Selten wird der linke Hauptbronchus zwischen dem Ductus, der descendierenden Aorta und dem erweiterten linken Vorhof derart komprimiert, daß eine Hypoventilation oder eine Atelektase der linken Lunge resultiert [30].

Der pulmonale Hypertonus mit und ohne Umkehr der Kurzschlußrichtung: Die Angaben über die Häufigkeit des pulmonalen Hochdrucks schwanken je nach Definition der Grenzwerte und nach der Zusammensetzung des Krankenguts um 11—17% der Fälle [72 135, 156]. Ist der Druckanstieg bei weitem Ductus im wesentlichen durchflußbedingt (hyperkinetische Form des Hypertonus), so entspricht das Krankheitsbild dem des typischen Ductus mit besonders schwerer Volumenbelastung des linken und zusätzlicher Druckbelastung des rechten Herzens. Der durchflußbedingte Hochdruck erreicht jedoch nie die exzessiven Werte des Widerstandshochdruckes und führt nicht zur Shuntumkehr. Je mehr der

Hypertonus im weiteren Verlauf widerstandsbedingt wird (obliterative und vasokon-
striktive Form), um so stärker weicht das Krankheitsbild von dem des typischen Ductus
ab, da die Zeichen der Linksbelastung in den Hintergrund treten und die Symptomatik
zunehmend von der Druckbelastung des rechten Herzens bestimmt wird. Mit steigendem
Pulmonalarteriendruck wird die diastolische Geräuschkomponente leiser und kürzer.
Solange noch eine diastolische Geräuschkomponente zu hören ist, darf trotz des Nach-
weises eines pulmonalen Hypertonus damit gerechnet werden, daß noch kein Widerstandsangleich der beiden Kreisläufe stattgefunden hat. *Für die Prognose ist es entscheidend, ob
ein pulmonaler Widerstandshypertonus vorwiegend durch eine funktionelle und reversible
Widerstandserhöhung oder durch eine anatomisch fixierte, irreversible Widerstandssteigerung
hervorgerufen wird.* Der Hypertonus des Säuglings im ersten Lebensjahr zeichnet sich
dadurch aus, daß er als Folge mangelnder Involution der embryonalen Lungengefäßstruktur und eines vorwiegend vasokonstriktiv erhöhten Strömungswiderstandes entsteht. Auch bei hohen Pulmonalarteriendrucken sind diese Fälle für eine Ductusunterbindung geeignet, da mit Beseitigung der Volumenbelastung der die Involution der embryonalen Struktur hemmende Faktor entfällt. Der frühkindliche pulmonale Hypertonus ist
in der Regel reversibel, zumal sehr oft eine ebenfalls rückbildungsfähige Komponente des
Rückstauhypertonus (passiver Hypertonus) durch Linksinsuffizienz mitspielt [*120*]. Je
älter der Ductusträger wird und je länger der pulmonale Hypertonus besteht, um so mehr
muß mit sekundär degenerativen, irreversiblen Gefäßwandveränderungen in der Lungenstrombahn gerechnet werden. Obwohl auch in diesen Fällen eine zusätzliche funktionelle
Komponente der Widerstandserhöhung gefunden werden konnte [*8, 32, 185*], überwiegt
doch immer der anatomisch fixierte Strömungswiderstand, der durch Unterbrechung
des Ductus nicht mehr zu beeinflussen ist. Wenn der Pulmonalarteriendruck bei diesen
Kranken trotzdem postoperativ sinkt, beruht dies lediglich auf dem Wegfall der hyper-
kinetischen und vasokonstriktiven Komponente.

Überschreitet der Strömungswiderstand der Lungenstrombahn den des großen Kreislaufs, so muß es zur Umkehr des Druckgefälles und der Shuntrichtung kommen (1—3%
der Fälle DONZELOT u. D'ALLAINES [*66*], 6% GROSSE-BROCKHOFF [*98, 99*]). Dieses *dritte
Stadium* des Krankheitsbildes läßt sich klinisch nicht mehr von dem des großen Ventrikelseptumdefekts oder Vorhofseptumdefekts mit Shuntumkehr oder von den Formen der
„primären Pulmonalsklerose" abgrenzen [*56, 67, 110, 114, 139, 187*]. Das Geräusch wird
uncharakteristisch, beschränkt sich auf die Systole oder verschwindet ganz und ändert
seinen Klangcharakter außerdem mit körperlicher Belastung, da das Druckgefälle bei fixier-
tem Widerstand der Lungenstrombahn mit wechselndem Widerstand des großen Kreislaufs
variieren kann. Der zweite Pulmonalton ist laut. Die Kranken sind in ihrer körperlichen
Leistungsfähigkeit stark eingeschränkt und werden bei der geringsten Belastung dyspnoisch,
ohne orthopnoisch zu sein. Häufig wird anamnestisch über pectanginöse Schmerzen
und Hämoptysen berichtet. Unter körperlicher Belastung nimmt der Anteil des Rechts-
Links-Shunts am Gesamtdurchflußvolumen des großen Kreislaufs zu, wodurch sich die
Cyanose und das systolische Geräusch intensivieren können. Bezeichnend, aber keineswegs regelmäßig erkennbar, ist das Überwiegen der Cyanose an den unteren Extremitäten.
Es kommt dadurch zustande, daß das kurzgeschlossene venöse Blut vorwiegend in die
untere Körperhälfte abfließt. Ein Vergleich der O_2-Sättigung des von der rechten Armarterie und von einer Femoralarterie abgenommenen Blutes kann die Diagnose ermöglichen. Nicht selten findet man eine auf die Zehen beschränkte Trommelschlegelbildung.

Im fortgeschrittenen Stadium gesellt sich zu der Mischcyanose eine pulmonale Cyanose
(Diffusionsstörung), die durch eine O_2-mangelbedingte Polyglobulie weiter verstärkt wird.
Die sklerotisch indurierte Lunge fixiert den Thorax in Inspirationsstellung. Sicht- und
fühlbare Pulsationen des Präkordiums weisen auf die Druckbelastung des rechten Ventrikels hin. Die systolischen Druckwerte in der Pulmonalarterie sind dem Aortendruck
angeglichen oder überschreiten diesen um höchstens 20—30 mm, diastolisch besteht
Druckangleich. Die große Blutdruckamplitude verschwindet, der Puls wird eher klein.

Die Überlaufwirkung des Ductus verhindert eine exzessive Steigerung des Pulmonaldruckes wie bei der „primären Pulmonalsklerose". Der pulmonale Durchfluß nimmt mit steigendem Strömungswiderstand progredient ab, zumal auch die mit der Polyglobulie wachsende Viscosität des Blutes sich ungünstig auf die Widerstandsverhältnisse auswirkt. Am Ende des Krankheitsverlaufs steht der Tod in Hypoxie.

Im *Elektrokardiogramm* bilden sich mit zunehmendem pulmonalen Hypertonus und besonders mit Eintritt der Shuntumkehr die Zeichen der Linksbelastung zurück; an ihrer Stelle erscheinen die Zeichen der Rechtsbelastung, die aber nur selten den Grad des pathologischen Rechtstyps oder des Rechtsschenkelblocks erreichen, da dem Druckanstieg im rechten Ventrikel durch den Überlauf des Ductus Grenzen gesetzt sind. Im *Röntgenbild* ist der Kontrast zwischen der extremen Dilatation des Pulmonalisstammes und der zentralen Pulmonalarterien (mit Pulsationen) einerseits und der auffallend verminderten Gefäßzeichnung in der Lungenperipherie andererseits charakteristisch (Abb. 193). Die Herzgröße kann im Frontalbild abnehmen, der Retrosternalraum ist ausgefüllt.

Die Beseitigung des Ductus in diesem Stadium kann die Situation nur verschlechtern, sie ist prinzipiell kontraindiziert. Mit Wegfall des Überlaufs muß der rechte Ventrikel für den Auswurf des venösen Angebotes Druckwerte aufbringen, die ihn in kürzester Zeit insuffizient werden lassen.

10. Prognose

Die Prognose (s. Tabelle 58) des unbehandelten Ductus ist sehr schlecht. Werden die Frühtodesfälle bei der Aufschlüsselung mit einbezogen, so ergibt sich eine durchschnittliche Lebenserwartung von nur 24 Jahren [3]. Bemerkenswerterweise stirbt nach ABBOTT [4] ein Fünftel der Ductusträger bereits im 1. Lebensjahr. Klammert man die Frühtodesfälle aus, so steigt das durchschnittliche Todesalter auf 30—40 Jahre an (s. Tabelle 58). Unter den Ursachen der Frühtodesfälle überwiegt die akute Linksinsuffizienz, unter denen der Spättodesfälle dagegen die Endarteriitis bzw. Endokarditis und die chronische Herzinsuffizienz (s. Tabelle 58). Einzelfälle, die trotz eines persistierenden Ductus ohne wesentliche Komplikationen ein hohes Alter erreichen [22, 78, 79, 108], dürfen über den Ernst der Prognose nicht hinwegtäuschen.

Tabelle 58. *Todesursachen und durchschnittliches Sterbealter*

	ABBOTT (1936) 92 Fälle *jeden Alters*	BULLOCK u. Mitarb. (1939) 80 Fälle *über 3 Jahre*	KEYS u. SHAPIRO (1943) 60 Fälle *über 17 Jahre*
Am Grundleiden gestorben . .	73,9%	86%	71,3%
Endarteriitis und Endokarditis	30,4%	53%	41,7%
Chronisches Herzversagen . .	26,1%	23%	28,3%
Akutes Herzversagen.	17,4%	6%	—
Aneurysmaruptur			Pulmonalarterie: 3,3% Aorta: 3,3%
Sterbealter	24 Jahre 21% unter 5 Jahren (1937: 20% im 1.Lebensjahr)	14% unter 14 Jahren 50% unter 30 Jahren 71% unter 40 Jahren	♂ 38,9 Jahre 36,3 Jahre ♀ 35,5 Jahre

11. Chirurgische Behandlung

a) Historische Daten

Die Behandlung des Ductus arteriosus apertus durch Ligatur, wie sie MUNRO [147] bereits 1907 vorgeschlagen hatte, wurde erstmals 1938 von STRIEDER [92] vorgenommen. Der Kranke überlebte den Eingriff jedoch nur 4 Tage. Noch im gleichen Jahr konnte GROSS [97] die ersten vier Operationen ohne Todesfall durchführen. Eine weitere erfolgreiche Ductusunterbindung bei einem 14jährigen Jungen wurde von E. K. FREY [80] ebenfalls aus dem Jahre 1938 berichtet. TUBBS [180] gelang 1939 die erste Ligatur eines infizierten Ductus, TOUROFF [178] 1940 die erste Durchtrennung des Gangs.

b) Operationsindikation

Bei der ungünstigen Prognose des unbehandelten Ductus arteriosus und bei dem relativ geringen Operationsrisiko (s. S. 561) ergibt sich in der Regel mit der Diagnose die Operationsindikation, selbst dann, wenn bis dahin keine Beschwerden oder Komplikationen aufgetreten sind. Besonders wichtig ist die *frühzeitige* Operation herzinsuffizienter Kinder im ersten Lebensjahr, die bei erfolgloser konservativer Behandlung schon in den ersten Lebenswochen notwendig werden und dann in dramatischer Weise lebensrettend sein kann. Nur bei Kranken, die ohne Schaden 50 Jahre und älter geworden sind, wird man mit der Operation zurückhaltend sein. Das optimale Operationsalter liegt zwischen dem 4. und 10. Lebensjahr. Der Nachweis einer pulmonalen Hypertonie erfordert größte Vorsicht bei der Indikationsstellung. In diesen Fällen wird man sich durch Berechnung der Durchflußgröße über den Strömungswiderstand der Lungenstrombahn unterrichten. Liegt ein reiner Durchflußhypertonus oder eine Mischform von Durchfluß- und Widerstandshypertonus vor, so ist die Operation immer angezeigt. Für Kranke mit eindeutiger Kurzschlußumkehr ergibt sich eine strikte Kontraindikation. Im Zweifelsfall muß die intraoperative Druckmessung in Aorta und A. pulmonalis vor und nach Abklemmen des Ductus über die Operabilität entscheiden. Besteht eine Herzinsuffizienz, so wird sie präoperativ nach den geltenden Regeln behandelt, läßt sie sich nicht beeinflussen oder nur partiell bessern, so muß die Unterbrechung des Ductus auch im Stadium der Dekompensation vorgenommen werden. Es empfiehlt sich, besonders bei Säuglingen und Kleinkindern, die kardiale Vorbehandlung nicht länger als 4 Wochen auszudehnen, da man nie sicher weiß, wann die Entwicklung einer irreversiblen Pulmonalsklerose einsetzt. Eine Endarteriitis oder Endokarditis sollte vor der Operation nach Möglichkeit mit Antibiotica ausgeheilt werden. Manchmal ist die Heilung aber erst durch Ausschaltung des Kurzschlusses möglich.

c) Wahl des Operationsverfahrens

Die Nachuntersuchung der ersten operierten Kranken zeigte schon die Problematik der zunächst fast ausschließlich vorgenommenen Unterbindung. Man fand einen erheblichen Prozentsatz mit Rekanalisation (bis zu 10% [96, 170]), die durch Einschneiden der Ligatur entstanden war. Hinzu kamen Mitteilungen von Aneurysmabildungen [161]. Möglicherweise ist für diese Mißerfolge eine vorher schon bestehende oder intraoperativ (infiziertes Nahtmaterial) entstandene bakterielle Endarteriitis verantwortlich zu machen. Weitere Mißerfolge waren dadurch zu erklären, daß man die Ligaturen wegen der Gefahr des Einschneidens nicht genügend fest geknüpft und den Ductus nur unvollständig obliteriert hatte. Änderungen der Unterbindungstechnik [21, 71, 167] haben die Ergebnisse erheblich verbessert, konnten aber die beschriebenen Komplikationen nicht völlig vermeiden. So sah EKSTRÖM [71] auch nach der Blalock-Ligatur (s. Abb. 197) in drei Fällen Aneurysmen. GROSS hat deshalb schon früh die Ligatur verlassen und die Durchtrennung als ideale Methode empfohlen [94]. Er konnte 1952 über 482 Fälle berichten, die auf diese Weise ohne Letalität operiert worden waren. Wichtige Modifikationen der Technik stammen von CRAFOORD [54], CONKLIN [47, 48] und POTTS [157—159]. Die Durchtrennung ist zwar schwieriger und erfordert größere Erfahrung, sie ist aber das zuverlässigere Verfahren. CRAFOORD [53] erlebte allerdings auch hierbei in einem Fall eine Rekanalisation mit Aneurysmabildung. Die Gefahr einer intraoperativen Blutung ist bei der Durchtrennung des Ductus kaum größer als bei der Ligatur. Da auch die Operationssterblichkeit bei beiden Methoden in erfahrenen Händen keinen wesentlichen Unterschied aufweist, entscheidet man sich bei der Wahl des Operationsverfahrens heute folgendermaßen: In der Mehrzahl der Fälle, vor allem aber bei einem kurzen, weiten Ductus, bei pulmonaler Hypertonie, Endarteriitis des Ductus, im höheren Lebensalter und wenn fortgeschrittene Gefäßveränderungen, unter Umständen mit Kalkeinlagerungen, vorliegen, ist die Durchtrennung vorzuziehen. Bei dem unkomplizierten, schmalen und

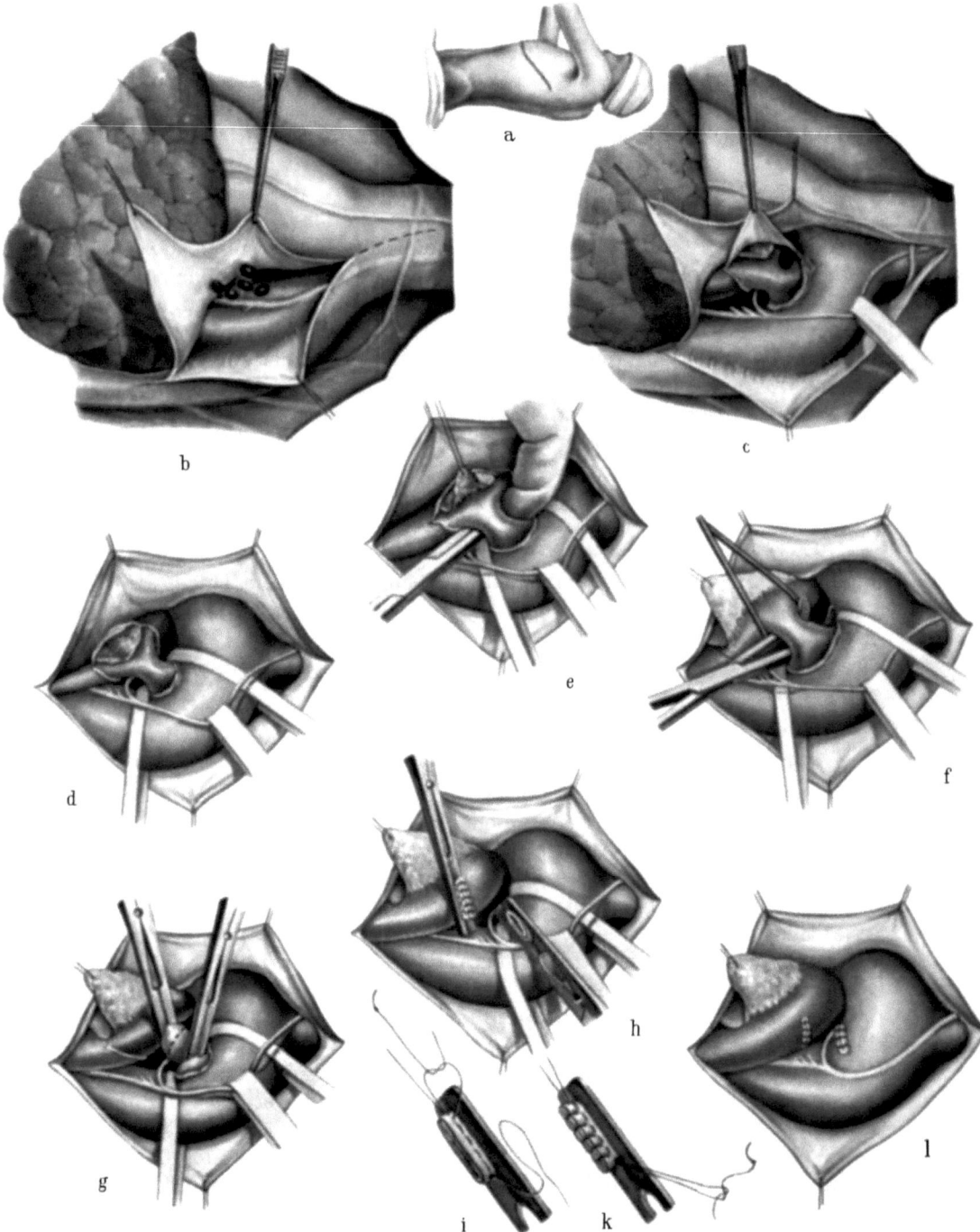

Abb. 195a—l. Operation des Ductus arteriosus apertus. a Anterolaterale Thorakotomie im 3. Interkostalraum links. b Längsspaltung der mediastinalen Pleura, die Lunge wird nach kaudal gezogen. c Nn. vagus und laryngeus recurrens werden zur Aorta hin abgeschoben, die Gefäßscheide wird über dem Ductus gespalten. d Freipräparieren der Aorta im prä- und postductalen Abschnitt und Anschlingen mit Nabelbändchen. e Abpräparieren des Perikardzipfels von der Vorderwand des Ductus und Umfahren desselben nach scharfer Durchtrennung von Bindegewebszügen an der Hinterwand. f Anschlingen des mobilisierten Ductus. g Anlegen mehrerer Ductusklemmen (3—4), von denen die mittleren entfernt werden. Dadurch bleibt ein ausreichend langes Ductusstück zwischen der aortalen und der pulmonalen Klemme bestehen, in dem die Durchtrennung urfolgt. h Nahtversorgung beider Ductusenden durch eine abwärts verlaufende Matratzennaht (i), die am enteren Ende mit einer Einzelnaht verknotet (i) und dann als überwendliche Naht zum oberen Ende zurückgeführt und hier erneut verknotet wird (k). l Zustand nach vollendeter Naht

langen Ductus des Jugendlichen entscheiden Ansicht und Erfahrung des Operateurs über das einzuschlagende Verfahren. Die Ligatur ist als einfacheres Verfahren zu verantworten, sollte dann aber immer nach der Technik von BLALOCK (s. Abb. 197) erfolgen. Wir haben allerdings auch in diesen Fällen stets die Durchtrennung ausgeführt. Bei der Operation des herzinsuffizienten Säuglings wird man die Ligaturtechnik vorziehen, da sie den Eingriff erleichtert und abkürzt.

d) Operationstechnik

Als *Zugangswege* zum Ductus arteriosus sind die transpleurale antero- oder posterolaterale Thorakotomie sowie die extrapleurale Freilegung möglich.

Die *anterolaterale Thorakotomie* wird in schräger Rückenlage durch den 3. Intercostalraum ausgeführt. Die Incision, bei Frauen unterhalb der Mamma angelegt, verläuft in die Achselhöhle. Nach Spreizung des M. serratus und Einkerbung des Latissimusrandes wird das Periost der 4. Rippe incidiert, mit einem Raspatorium abgeschoben und die Pleura in möglichst breiter Ausdehnung eröffnet. Der Zugang ist zeitsparend und kosmetisch günstig, hat aber den Nachteil eines zu begrenzten Operationsfeldes, wenn es zu einer Blutung kommt und eine Freilegung der Aorta erforderlich wird. Er eignet sich vor allem für die Ligatur im Kindesalter. Wir ziehen, wie die meisten Chirurgen, die *posterolaterale Thorakotomie* vor. In

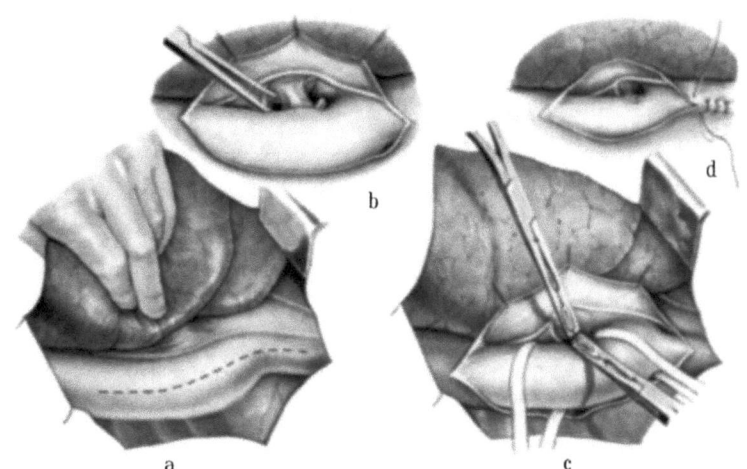

Abb. 196 a—d. Operation des Ductus arteriosus apertus. a Posterolaterale Thorakotomie im 4. Interkostalraum links, die Lunge wird nach vorne gezogen und die Pleura mediastinalis entlang der Aorta gespalten. b Freipräparieren des prä- und postductalen Aortenabschnittes und des Ductus. c Nach Anschlingen der Aorta erfolgt die Durchtrennung des Ductus zwischen Gefäßklemmen und die Nahtversorgung wie in Abb. 195. d Endzustand der Ductusversorgung und Verschluß der Pleura mediastinalis durch Einzelnähte

rechter Seitenlage wird ein Bogenschnitt unter dem linken Schulterblatt herumgeführt, die Muskulatur durchtrennt und der Thorax durch das Bett der 5. Rippe hindurch eröffnet, nachdem das Periost incidiert und von Oberkante und Rückseite der Rippe abgeschoben wurde.

Der *extrapleurale Zugang* von einer posterolateralen Incision im 4. Intercostalraum aus wurde für die Operation schwerkranker Kinder mit Lungenstauung und pneumonischen Schüben empfohlen (KING und MANDELBAUM [126]). Durch Abschieben der parietalen Pleura läßt sich eine genügende Übersicht im Bereich des Ductus und der Aorta descendens gewinnen.

Die *Lokalisierung* des Ductus gelingt durch Palpation des Aortenbogens und der Lungenarterie. Man tastet ein kräftiges Schwirren, das bei Kompression verschwindet. Ist der Ductus palpatorisch nicht zu finden, so folgt man dem Verlauf des N. vagus, von dem ausgehend der N. recurrens bogenförmig um den Ductus herumzieht. Bei dem üblichen transpleuralen Vorgehen gibt es zwei Möglichkeiten zur Freilegung des Ductus: 1. Die Lunge wird nach unten gezogen, die mediastinale Pleura längs zwischen N. phrenicus und N. vagus gespalten. Die Nn. vagus und recurrens schiebt man nach hinten zur Aorta ab (Abb. 195). Dieser Weg ist besonders bei der anterioren Thorakotomie angezeigt. 2. Die Lunge wird nach vorne gehalten, die Pleura hinter dem N. vagus über der Aorta descendens incidiert und dieser mit dem N. recurrens zur Pulmonalarterie hin abgeschoben (Abb. 196). Wir bevorzugen das zweite Vorgehen, da man die Aorta besser

und ohne Schädigung der Nerven mobilisieren kann. Es empfiehlt sich, dann zunächst
die Aorta proximal und distal vom Ductus freizupräparieren. Hierbei ist auf den Abgang
kleiner Bronchialarterien im distalen Aortenabschnitt zu achten, die sorgfältig zwischen
Ligaturen durchtrennt werden müssen, da es sonst zu unangenehmen Blutungen kommen
kann. Die Aorta, bei schwierigen Operationen auch die Pulmonalarterie, werden proximal und distal mit Nabelbändchen angeschlungen, um bei einer Ruptur des Ductus
ein rasches Abklemmen zu ermöglichen. Nun folgt der wichtigste Teil der Operation:
Die Präparation des Ductus. Eventuell aufgelagerte Lymphknoten sollen möglichst in
toto entfernt werden, da zurückgelassene Lymphknotenanteile Ursache einer postoperativen Mediastinitis werden können [71]. Ein den Ductus bedeckender Perikardzipfel
muß sorgfältig abpräpariert und beiseite geschoben werden. Vorsicht ist bei der Mobilisierung der Ductushinterwand geboten, bei der es leicht zu schwer stillbaren Blutungen
kommen kann. Das umgebende fibröse Gewebe ist fester als die Gefäßwand, sie reißt

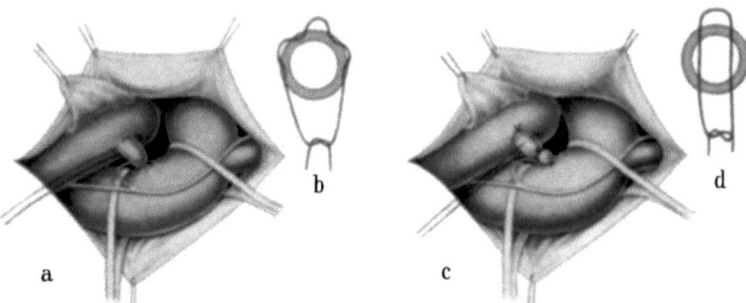

Abb. 197. Durchstechungsligatur des Ductus arteriosus apertus nach BLALOCK [21]. a Am aortalen und am
pulmonalen Ductusende wird je eine im periductalen Gewebe verankerte Ligatur angelegt (b). c Zusätzlich
wird der Ductus zwischen den beiden Ligaturen durch zwei Durchstechungsnähte (d) verschlossen

deshalb durch das übliche Spreizen einer Klemme leicht ein. Es empfiehlt sich, das
Umfahren der Hinterwand am aortennahen Ende des Ductus zu beginnen und dabei
zunächst entlang der widerstandsfähigeren Aortenwand vorzugehen. Dann erst setzt
man die weitere Ablösung der Hinterwand in Richtung auf die Pulmonalarterie hin
unter Sicht des Auges fort. Das Anheben der Aorta mit Hilfe der zuvor angelegten Zügel
erleichtert das Vorgehen sehr. Dem gleichen Zweck dient das Anschlingen des Ductus
mit einem Nabelbändchen. Durch sorgfältige Lösung aller Verwachsungen gewinnt der
Ductus oft erheblich an Länge, was die spätere Durchtrennung vereinfacht. Die Entfernung des gesamten perivasculären Gewebes ist auch erforderlich, um das Abrutschen
der Klemmen zu verhüten. Nun sollte der Ductus für 2—3 min abgeklemmt werden,
wobei man auf Veränderungen des Kreislaufgrößen achtet. Besteht ein pulmonaler
Hypertonus, so wird man die Aorten- und Pulmonalarteriendrucke vor und nach Abklemmung des Ductus blutig messen. Wenn der Pulmonalarteriendruck nach dem
Abklemmen steigt, der arterielle Systemdruck sinkt oder eine Cyanose auftritt, darf der
Gang nicht unterbrochen werden. Zur Obliteration des Ductus arteriosus werden verschiedene Methoden verwendet. Bei der *Unterbindung* (Abb. 197) reicht die einfache
Ligatur nicht aus. Man legt deshalb zwei Unterbindungen an, die erste am aortalen, die
andere am pulmonalen Ende des Ductus. BLALOCK [21] empfahl, die Ligatur im peri-
duktalen Gewebe zu verankern, um ein Abrutschen zu vermeiden. Er verstärkte die
Unterbindung durch zusätzliches Knoten eines Nabelbändchens. Den dazwischen liegenden Gefäßabschnitt kann man durch Injektion von 60%iger Glucose veröden [54] oder
besser durch ein bis zwei Durchstechungsnähte verschließen. Das Knüpfen der Fäden
muß sehr vorsichtig erfolgen, da sie sonst einschneiden. Diese Gefahr läßt sich verringern,
wenn man die Aorta unmittelbar vor dem Abgang des Ductus mit einer Crafoord-Klemme
während des Knüpfens kurzfristig verschließt. Dadurch sinkt der Druck, die gefährlichen
Pulsationen sind ausgeschaltet [54, 112].

Bei der *Durchtrennung* (Abb. 195 u. 196) haben wir früher die Pottsschen Ductusklemmen verwendet, die aber bei brüchiger Gefäßwand nicht ungefährlich sind. Wir ziehen heute Ductusklemmen mit atraumatischem Glovermaul vor (Abb. 195g—k). Zunächst setzt man ein oder zwei gerade Klemmen in der Mitte, dann zu beiden Seiten je eine weitere Gefäßklemme an, die bei einem kurzen Ductus ein Stück Pulmonalis- bzw. Aortenwand mitfassen. Nach Entfernung der beiden mittleren Klemmen wird der Ductus in der Mitte mit einer feinen geraden Schere oder einem Skalpell durchtrennt. Die Stümpfe weichen nach beiden Seiten zurück. Es muß darauf geachtet werden, daß eine ausreichende, etwa 2 mm breite und gleichmäßige Gefäßmanschette an jeder Klemme stehenbleibt. Diese wird zunächst an der Aorta, dann an der Lungenarterie durch Naht verschlossen. Dabei ist es vorteilhaft, die Klemmen gegen die Pulmonalarterie und die Aorta zu drücken, um ihr Abgleiten zu vermeiden und einen besseren Zugang für die Naht zu erhalten.

Ein 4·0 atraumatischer Seidenfaden wird am oberen Ende des aortalen Gefäßstumpfes geknüpft, er verläuft dann als fortlaufende Matratzennaht zum unteren Winkel, wo er mit einer Einzelnaht verknotet wird. Dann führt man ihn als überwendliche Naht zum Ausgangspunkt zurück und verknüpft die Fäden, die man zur Sicherung des Gefäßstumpfs zunächst lang läßt. Nach gleicher Versorgung des pulmonalen Gefäßstumpfs wird zunächst die hier liegende Klemme, dann die Klemme an der Aorta entfernt. Nach Kompression der Naht mit oxydierter Zellulose[1] für einige Minuten steht die Blutung in der Regel. Danach wird die Pleura mediastinalis durch Einzelnähte adaptiert, der Thorax nach Einlegen einer Bühlau-Drainage schichtweise verschlossen.

Bei der Durchtrennung eines breiten, kurzen Ductus mit brüchiger Gefäßwand kann das beschriebene Anlegen der Klemmen Schwierigkeiten bereiten. Für solche Fälle hat CONKLIN [48] die Verwendung einer modifizierten Potts-Smith-Gipson-Aortenklemme empfohlen (Abb. 198), wodurch Platz für die Naht des Ductusstumpfs ohne völlige Unterbrechung der Aorta gewonnen werden kann. Voraussetzung für das Anlegen der Klemme ist eine allseitige Mobilisierung der Aorta im Bereich der Ductuseinmündung. Am pulmonalen Ende des Ductus legt man eine der üblichen Klemmen an. Die Ductusenden werden so in verschiedenen Ebenen abgeklemmt, was jedoch keine technischen Schwierigkeiten bereitet. Durchtrennung und Naht erfolgen in der beschriebenen Weise.

Uns hat sich in dieser Situation das Vorgehen von CRAFOORD bewährt, das sich auch zur Beherrschung einer Blutung eignet. Man klemmt die Aorta descendens unmittelbar vor dem Abgang des Ductus mit einer atraumatischen Crafoord-Klemme ab. Der zuvor angelegte Zügel erleichtert das Vorgehen. Das Anlegen einer zweiten Klemme im distalen Abschnitt der Aorta unmittelbar hinter dem Abgang des Ductus ist nur dann erforderlich, wenn es retrograd stark blutet. Das pulmonale Ende des Ductus wird entweder durch eine Ductusklemme oder durch eine tangential an die Pulmonalarterie angesetzte Crafoord-Klemme verschlossen. Der Ductus wird dann so durchtrennt, daß ein für die Naht ausreichender Stumpf·am pulmonalen Ende bestehenbleibt, während die aortale Öffnung an der kollabierten Aorta rasch vernäht werden kann. Man muß bei dieser Technik darauf achten, daß der Blutstrom in der Aorta nicht länger als 10—15 min unterbrochen ist. Sollte die Naht einmal länger dauern, so muß man die noch bestehende Öffnung mit dem Finger verschließen und den Blutstrom in der Aorta durch Öffnen der Klemme vorübergehend freigeben.

Für sehr schwierige Fälle, besonders wenn bereits auf Grund des klinischen Befundes auf einen sehr kurzen, breiten oder aneurysmatisch erweiterten Ductus geschlossen werden kann oder wenn wegen einer pulmonalen Hypertonie mit einer leichten Verletzbarkeit der Pulmonaliswand gerechnet werden muß, bietet die Ausführung der Operation in *Hypothermie* von 28° C den Vorteil, daß ein gefahrloses Abklemmen der Aorta bis zu 30 min möglich ist [71, 72]. Durch *künstliche Blutdrucksenkung* mit Arfonad® läßt sich

---

[1] Surgicel® (USA), Tabotamp® (Deutschland).

die Gefahr einer größeren Blutung beim Anlegen der Klemmen an einem weiten Ductus oder bei Schwierigkeiten während der Naht herabsetzen, was besonders wichtig ist, wenn ein Hypertonus vorliegt [*180*].

Unter den *intraoperativen Komplikationen* kommt der Blutung die größte Bedeutung zu. Diese Gefahr besteht sowohl bei der Unterbindung als auch bei der Durchtrennung. Blutet es bei der Ligatur durch Einschneiden der Fäden, so sollte man sich wegen der Möglichkeit einer Aneurysmabildung zur Durchtrennung und Naht entschließen. Beim Freipräparieren der Ductushinterwand kann ebenfalls eine Blutung entstehen. Am besten komprimiert man die Blutungsquelle mit dem Finger, verschließt die Aorta proximal des Ductus mit einer Crafoord-Klemme und vollendet die Präparation unter Sicht. Das gleiche gilt für Verletzungen der Aortenwand während der Mobilisierung oder bei einer Blutung aus einem kurzen, mangelhaft vernähten aortalen Ductusstumpf.

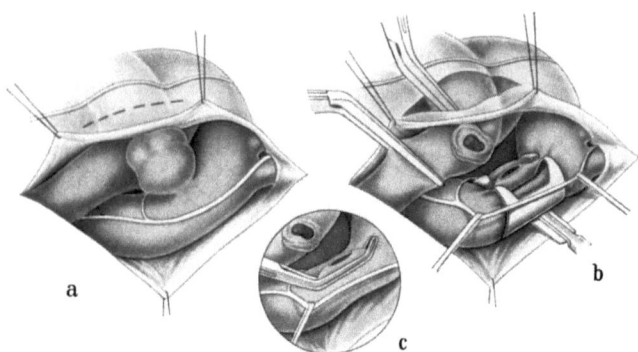

Abb. 198 a—c. Operation des Ductus arteriosus apertus. Vorgehen bei Risikosituationen (Beispiel: Aneurysma des Ductus). a Aorta, rechte Pulmonalarterie und Ductus mit Aneurysma sind freipräpariert. Schnittführung zur Eröffnung des Herzbeutels angedeutet. b Nach Eröffnung des Herzbeutels kann die rechte Pulmonalarterie proximal von der Ductusinsertion abgeklemmt werden. Mit Hilfe einer Potts-Smith-Gipson-Klemme (b) oder einer Exklusionsklemme (c) wird die Aorta im Bereich des Ductusansatzes seitlich partiell abgeklemmt. Das Aneurysma kann jetzt reseziert und der Ductus in üblicher Weise verschlossen werden

Im allgemeinen kann man den Defekt mit der beschriebenen Technik nach vorübergehender Freigabe der Blutstrombahn verschließen. Schwieriger wird die Situation bei einem ausgedehnten Eingriff an der Aorta, dessen Versorgung längere Zeit erfordert. Hier kann einmal die Anwendung eines extrakorporalen Umgehungskreislaufs vom linken Vorhof zur A. femoralis lebensrettend werden. Aufbau und Anschluß des Umgehungskreislaufs dauern nicht länger als 10 min, wenn das notwendige Instrumentarium steril bereitliegt.

Kommt es zu einer Blutung aus dem pulmonalen Ductusstumpf, so sollte man sie zunächst durch Fingerdruck stillen, dann nach einem Vorschlag von JOHNSON u. Mitarb. [*118*] das Perikard eröffnen und die linke Pulmonalarterie innerhalb des Herzbeutels abklemmen. Die Naht läßt sich so im blutleeren Operationsgebiet ausführen (s. Abb. 198). *Kammerflimmern* und *Herzstillstand* während der Operation wurden wiederholt beschrieben und mit der Anaesthesie, vor allem mit der Verwendung von Cyclopropan, in Verbindung gebracht.

Postoperative Komplikationen sind selten. Das Verhalten bei einer Nachblutung wurde bereits beschrieben. Eine Recurrensparese, die in höchstens 3—4% der Fälle eintritt, bildet sich meist wieder zurück, kann aber auch einmal wegen eines starken postoperativen Stridors zur Tracheotomie zwingen [*37*]. Rückenmarksschäden sind nach längerem Abklemmen der Aorta beobachtet worden [*71*]. Die Zeit der verträglichen Kreislaufunterbrechung ist unterschiedlich, sie sollte aber nicht länger als 15 min dauern. Schwierig gestaltet sich meist die *Nachoperation* wegen einer Rekanalisation oder einer Aneurysmabildung des Ductus (Abb. 198). Wegen der großen Rupturgefahr empfiehlt es sich, den Herzbeutel von vornherein zu öffnen, um jederzeit die linke Pulmonalarterie abklemmen zu können. Eine weitere, weiche Gefäßklemme wird dann distal der Ductuseinmündung extraperikardial an der linken A. pulmonalis angelegt.

Gelegentlich entwickelt sich nach dem Verschluß eines großen Ductus ein arterieller Hypertonus als Folge der Blutvolumenverschiebung aus dem kleinen in den großen Kreislauf. Er ist in der Regel kausal durch Aderlaß rasch zu beherrschen.

e) Operationsergebnisse

Die *Operationssterblichkeit* liegt für den isolierten unkomplizierten Ductus jenseits des 1. Lebensjahrs um oder unter 1 % (s. Tabelle 61). Auch im Kleinkindesalter bleibt die

Tabelle 59. *Operationssterblichkeit aufgeschlüsselt nach „Teaching Centers" und „Nonteaching Centers"* [113]

	„Teaching Centers"		„Nonteaching Centers"	
	Anzahl	Todesfälle	Anzahl	Todesfälle
Ligatur	1,476 = 37%	38 = **2,6**% (von 1476)	320 = 63%	12 = **3,75**% (von 320)
Durchtrennung . .	2212 = 63%	63 = **2,8**% (von 2212)	188 = 37%	18 = **9,57**% (von 188)
Gesamt	3688 = 100%	101 = **2,77**% (von 3688)	508 = 100%	30 = **5,9**% (von 508)

Operationssterblichkeit unter 2% [7, 44]. Im 1. Lebensjahr ist dagegen mit einer Letalität bis zu 10% zu rechnen, da meist im Zustand einer durch konservative Maßnahmen nicht zu beeinflussenden Herzinsuffizienz operiert werden muß [49, 83, 152, 154, 174]. Cooley u. Mitarb. [49] verloren 8 von 78 Säuglingen postoperativ. Allerdings hatten fast immer zusätzliche kongenitale Anomalien des Herzens oder anderer Organe vorgelegen. Diese optimalen Ergebnisse gelten nur für Zentren mit spezieller diagnostischer und operationstechnischer Erfahrung. In diesem Zusammenhang ist eine Zusammenstellung von Hotchkiss [113] (s. Tabelle 59) aufschlußreich. Sie zeigt, daß die Letalität an kardiovaskulär nicht spezialisierten Kliniken besonders für das Verfahren der Ductusdurchtrennung, aber auch für die Ductusligatur beträchtlich höher liegt als an spezialisierten Kliniken. Mit zunehmendem pulmonalem Strömungswiderstand

Tabelle 60. *Ursachen der Operationssterblichkeit* (1056 Fälle [182])

	Anzahl	%
Unstillbare intraoperative Blutung	29	66,0
Herzstillstand	6	13,6
Kammerflimmern.	1	2,3
Embolie.	1	2,3
Lungenödem	2	4,5
Gehirnblutung	2	4,5
Hyperpyrexie	2	4,5
Unklar	1	2,3
Gesamt	44	100

steigt das Operationsrisiko auf etwa 30 % und erreicht mit beginnender Kurzschlußumkehr 50 % und mehr [9, 68, 72, 185]. Eine Aufschlüsselung der Operationssterblichkeit nach den beiden gebräuchlichen Operationsverfahren der Ligatur und der Durchtrennung ergibt

Tabelle 61. *Operationssterblichkeit*

Autor	Jahr	Gesamtzahl	Todesfälle	%
Scott	1950	273 (Umstechungsligaturen)	7	2,5
Gross	1953	568 (Durchtrennungen)	10	1,7
		abzüglich Fälle mit Herzinsuffizienz und Infekt		unter 0,5
Potts	1953	370	0	0
Cade	1954	50	0	0
Ash und Fischer	1955	116 (davon 110 Ligaturen)	0	0
Mustard	1955	188	2	1,1
Tubbs	1955	93	2	2,2
Gerbode u. Mitarb.	1956	170	2	1,2
Glenn u. Mitarb.	1956	110	0	0
Nicks und Molloy	1956	138	3	2
Mozen	1957	141	3	2,14
		53 Ligaturen		
		88 Durchtrennungen		
D'Abreu	1958	141	0	0
Young u. Mitarb.	1958	163	2	1,2
Brain	1959	85	1	1,2
Ekström	1959	365	4	1,1
Pyörälä u. Mitarb.	1959	56	2	3,6

Tabelle 61 (Fortsetzung)

Autor	Jahr	Gesamtzahl	Todes-fälle	%
BICKFORD	1960	228	2	0,9
COHEN	1960	120	4	3,3
		92 unkompliziert	1	1,1
		28 kompliziert	3	10,7
ENGLE und HOLSWADE	1961	104 unkompliziert	0	0
KRAUSS u. Mitarb.	1961	74	8	10,8
		62 Pulmonalarteriendr. unter 40 mm Hg	3	4,8
		12 über 40 mm Hg	5	42
MAGOVERN	1961	203	5	2,5
		165 unkompliziert	1	0,6
		38 kompliziert	4	10,3
BAHNSON	1962	689	18	2,6
JACOBSON u. Mitarb.	1962	171	1	0,6
KROVETZ u. Mitarb.	1962	435	10	2,3
		15 von 1939—1943	3	20
		73 von 1944—1948	1	1,4
		141 von 1949—1953	3	2,1
		206 von 1954—1958	3	1,4
LORBEK	1962	74	4	5,4
		27 Ligaturen	3	11,1
		44 Durchtrennungen ohne pulmonalen Hypertonus	0	0
		3 Durchtrennungen mit pulmonalem Hypertonus	1	33,3
WADA u. Mitarb.	1962	46 eigene Fälle	5	10,9
		425 aus japanischer Literatur gesammelte Fälle	36	8,5
HEBERER u. Mitarb.	1965	69	3	4,3
Sammelstatistik von WATERMANN u. Mitarb.	1956	3986		
		2929 Kinder unter 14 Jahren:		
		Ligatur		2
		Durchtrennung		2,1
		1057 Erwachsene:		
		Ligatur		4,3
		Durchtrennung		5,2
Kinder unter 2 Jahren:				
CLATWORTHY (Literaturzusammenstellung)	1958	91	1	1,1
STERNS u. Mitarb.	1964	92	6	6,5
		69 unkompliziert	1	1,4
		23 kompliziert	5	21,7
Kinder unter 1 Jahr:				
COOLEY u. Mitarb..	1962	78	8	10
NOUAILLE u. Mitarb.	1960	51	6	11,8
		14 mit isoliertem Ductus	0	0
		37 mit pulmonaler Hypertonie	6	16,2

für die kardiovasculären Zentren keine sichere Differenz, für kardiovasculär nicht spezialisierte Kliniken dagegen einen erheblichen Unterschied zuungunsten der Durchtrennung (s. Tabelle 59). Unter den Todesursachen steht die unstillbare Blutung mit 66% weit an der Spitze (s. Tabelle 60).

Das Ergebnis der erfolgreichen Ductusunterbrechung äußert sich häufig in einer Zunahme der körperlichen Leistungsfähigkeit, bei Kindern außerdem in einer Beschleunigung der Größen- und Gewichtszunahme [133]. Das infolge Hypertrophie und/oder Insuffizienz vergrößerte Herz wird im Ablauf der ersten 9 postoperativen Monate deutlich kleiner [132]. Bei präoperativ herzinsuffizienten Kindern und Säuglingen setzt eine dramatisch rasche Normalisierung des Zustandes ein. Der reine pulmonale Durchflußhypertonus wird durch Unterbrechung des Ductus beseitigt [*179*]. Liegt außerdem bereits ein anatomisch fixierter Widerstandshypertonus vor, so erreichen die Druckwerte in der Pulmonalarterie nicht völlig normale Werte. Hat der Strömungswiderstand der Lungen den des großen Kreislaufs erreicht oder überschritten (gekreuzter bzw. reiner Rechts-Links-Shunt), so muß der Druck in der Pulmonalarterie nach Unterbrechung des Ductus unverändert bleiben oder weiter ansteigen. Der Kranke würde von einer in diesem Stadium zudem äußerst risikoreichen Operation nicht den geringsten Nutzen haben. Auch von einer allmählichen Drosselung des Ductus, wie sie BOEREMA [*23*] mit Hilfe von Laminaria vorgenommen hat, ist in diesem Stadium keine Besserung zu erwarten.

Literatur

[*1*] ABBOTT, M. E.: Coarctation of the aorta of the adult type. II. A statistical study and historical retrospect of 200 recorded cases with autopsy of stenosis or obliteration of the descending arch in subjects above age of 2 years. Amer. Heart J. **3**, 574 (1928).

[*2*] — Congenital Heart Disease. In: Nelson's loose leaf medicine, p. 306. New York: Thomas Nelson & Sons 1931.

[*3*] — Atlas of Congenital Cardiac Disease. Amer. Heart Ass. New York 1936, p. 32.

[*4*] — Nelson's new loose leaf medicine, p. 266. New York: Thomas Nelson & Sons 1937.

[*5*] ABRAMS, H. L.: Persistence of fetal ductus function after birth. The ductus arteriosus as an avenue of escape. Circulation **18**, 206 (1958).

[*6*] ACTIS-DATO, A., and A. TARQUINI: Evaluation of operability in patients with pulmonary hypertension by catheterization and occlusion of patent ductus arteriosus. Circulation **19**, 821 (1959).

[*7*] ADAMS, P., F. H. ADAMS, R. L. VARCO, J. F. DAMMANN, and W. H. MÜLLER: Diagnosis and treatment of patent ductus arteriosus in infancy. Pediatrics **12**, 664 (1953).

[*8*] ADAMS, W., and J. VEITH: Pulmonary Circulation. New York and London: Grune & Stratton 1959.

[*9*] ANDERSON, I. M., and H. M. T. COLES: Patent ductus arteriosus with pulmonary hypertension. A review of nine cases, including one with reversal of blood flow through the ductus. Thorax **10**, 338 (1955).

[*10*] ANDERSON, R. C., P. ADAMS, and R. L. VARCO: Patent ductus arteriosus with reversal of flow. Pediatrics **18**, 410 (1956).

[*11*] ASH, R., and D. FISHER: Manifestations and results of treatment of patent ductus arteriosus in infancy and childhood. An analysis of 138 cases. Pediatrics **16**, 695 (1955).

[*12*] ASSALI, N. S., N. SEHGAL, and S. MARABLE: Pulmonary and ductus arteriosus circulation in the fetal lamb before and after birth. Amer. J. Physiol. **202**, 536 (1962).

[*13*] AUNOY, R. D', and E. V. HAAM: Aneurysm of the pulmonary artery with patent ductus arteriosus. J. Path. Bact. **38**, 39 (1934).

[*14*] BAHNSON, H. T.: The aortic arch and the thoracic aorta. In: I. H. GIBBON: Surgery of the Chest. Philadelphia and London: W. B. Saunders Co. 1962.

[*15*] BARCLEY, A. E., K. J. FRANKLIN, and M. M. L. PRICHARD: The Fetal Circulation and Cardiac Vascular System and the Changes that they Undergo at Birth. Oxford: Blackwell Sci. Publ. Ltd. 1944.

[*16*] BARCROFT, J.: Researches on Prenatal Life. Springfield (Ill.): Ch. C. Thomas 1947.

[*17*] BARTHEL, H.: Kombination eines rechtsseitigen offenen Ductus Botalli mit einer Mitralstenose. Thoraxchirurgie **5**, 105 (1957).

[*18*] BELBENOIT, C., et G. FOSSATI: L'intérêt de l'injection d'un vaso-presseur dans le diagnostic de persistance du canal artériel. Arch. Mal. Cœur **54**, 787 (1961).

[*19*] BETTS, R. H., and T. THOMAS: Patent ductus arteriosus with endarteritis. Dis. Chest **23**, 166 (1953).

[*20*] BICKFORD, B. J.: Surgical aspects of patent ductus arteriosus. A review of 228 cases. Arch. Dis. Childh. **35**, 92 (1960).

[*21*] BLALOCK, A.: Operative closure of the patent ductus arteriosus. Surg. Gynec. Obstet. **82**, 113 (1946).

[*22*] BOE, J.: Patent ductus arteriosus Botalli in an octogenarian followed for five years. Acta med. scand. **167**, 73 (1960).

[*23*] BOEREMA, J.: Treatment of persistent ductus arteriosus with reversal of the shunt by means of slow ligation. J. int. Coll. Surg. **30**, 553 (1958).

[*24*] BORN, G. V. R., G. S. DAWES, J. C. MOTT, and B. R. RENNICK: The constriction of the ductus arteriosus caused by oxygen and by asphyxia in newborn lambs. J. Physiol. (Lond.) **132**, 304 (1956).

[*25*] BOUCHARD, F., E. BRIAL et C. CORNU: Étude hémodynamique peropératoire de l'occlusion du canal artériel. Arch. Mal Cœur **50**, 385 (1957).

[*26*] — V. RUBIO et R. LIMON: Cathétérisme du canal artériel: Diagnostic par passage de la sonde de l'artère pulmonaire à l'aorta au travers de celui-ci. Arch. Mal. Cœur **44**, 550 (1951).

[*27*] BOULAY, R. J.: Patent ductus arteriosus in identical twins. Amer. J. Cardiol. **7**, 270 (1961).

[*28*] BOYD, J. D.: Nerve supply of ductus arteriosus in the rabbit. J. Anat. (Lond.) **72**, 146 (1937).

[29] BOYD, L. J., and T. H. McGAVACK: Aneurysm of the pulmonary artery; a review of the literature and report of 2 cases. Amer. Heart J. 18, 562 (1939).

[29a] BRAIN, R. H. F.: The surgical treatment of presistent ductus arteriosus. Guy's Hosp. Rep. 108, 163 (1959).

[30] BRETON, A., C. DUPUIS, J. C. AVINÉE et S. GOETHALS: Hypoventilation pulmonaire gauche et canal artériel malin. Arch. Mal. Cœur 54, 1359 (1961).

[31] BULLOCK, L. T., J. C. JONES, and F. S. DOLLEY: The diagnosis and the effects of ligation of the patent ductus arteriosus; a report of eleven cases. J. Pediat. 15, 786 (1939).

[32] BURCHELL, H. B., H. J. C. SWAN, and E. H. WOOD: Demonstration of differential effects on pulmonary and systemic arterial pressure by variation of oxygen content of inspired air in patients with patent ductus arteriosus and pulmonary hypertension. Circulation 8, 681 (1953).

[33] —, and E. H. WOOD: Physiologic measurements in cardiac malformations. Mod. Conc. cardiov. Dis. 17, 25 (1948).

[34] BURGEMEISTER, G., u. H. W. RAUTENBURG: Beitrag zur speziellen Diagnostik des offenen Ductus Botalli. Z. Kreisl-Forsch. 48, 1 (1959).

[35] BURMAN, D.: Familial patent ductus arteriosus. Case report. Brit. J. Heart 23, 603 (1961).

[36] BURWELL, C. S., E. C. EPPINGER, and R. E. GROSS: The effects of patency of the ductus arteriosus on the circulation. J. clin. Invest. 19, 774 (1940).

[37] CADE, I. S.: The surgical treatment of patent ductus arteriosus. A review of 50 cases. Brit. J. Surg. 42, 1 (1954).

[38] CALDWELL, E. J., B. S. TABAKIN, J. S. HANSON, and R. L. NAEYE: Occult pre-ductal coarctation associated with a persistent ductus. Brit. Heart J. 24, 329 (1962).

[39] CARLETON, R. A., W. H. ABELMANN, and E. W. HANCOCK: Familial occurrence of congenital heart disease: Report of three families and review of the literature. New Engl. J. Med. 259, 1237 (1958).

[40] CHAPMAN, C. B., and S. L. ROBBINS: Patent ductus arteriosus with pulmonary vascular sclerosis and cyanosis. Ann. intern. Med. 21, 312 (1944).

[41] CHRISTIE, A.: Normal closing time of the foramen ovale and the ductus arteriosus. Amer. J. Dis. Child. 40, 323 (1930).

[42] CIVIN, H. W., and J. E. EDWARDS: The postnatal structural changes in the intrapulmonary arteries and arterioles. Arch. Path. 51, 192 (1951).

[43] CLAGETT, O. T., J. W. KIRKLIN, F. H. ELLIS, and J. C. COOLEY: Surgical treatment of patent ductus arteriosus. Surg. Clin. N. Amer. 35, 965 (1955).

[44] CLATWORTHY, H. W., and V. G. McDONALD: Optimum age for surgical closure of patent ductus arteriosus. J. Amer. med. Ass. 167, 444 (1958).

[45] COHEN, D.: Patent ductus arteriosus. Med. J. Aust. 47, 601 (1960).

[46] CONDORELLI, S., and C. UNGARI: The period of functional closure of the foramen ovale and the ductus Botalli in the human newborn. Cardiologica 36, 274 (1960).

[47] CONKLIN, W. S.: The treatment of patent ductus arteriosus. Dis. Chest 14, 317 (1948).

[48] —, and E. WATKINS: Use of the Potts-Smith-Gibson clamp for division of patent ductus arteriosus. J. thorac. Surg. 19, 361 (1950).

[49] COOLEY, D. A., S. BERMAN, and F. A. SANTIBANEZ-WOOLRICH: Surgery in the newborn for congenital cardiovascular lesions. J. Amer. med. Ass. 182, 912 (1962).

[50] COPE, J. A., and R. G. ELLISON: Infected patent ductus arteriosus with massive lung infarction. J. thorac. Surg. 34, 190 (1957).

[51] COSH, J. A.: Patent ductus arteriosus; a follow-up study of 73 cases. Brit. Heart J. 19, 13 (1957).

[52] COURNAND, A.: Recent observations on the dynamics of the pulmonary circulation. Bull. N.Y. Acad. Med. 23, 27 (1947).

[53] CRAFOORD, C.: Diskussion zu: R. E. GROSS, Complete division for the patent ductus arteriosus. J. thorac. Surg. 16, 322 (1947).

[54] — E. MANNHEIMER, and T. WIKLUND: The diagnosis and treatment of patent ductus arteriosus. Acta chir. scand. 91, 97 (1944).

[55] CREVASSE, L. E., and R. B. LOGUE: Atypical patent ductus arteriosus, the use of a vasopressor agent as a diagnostic aid. Circulation 19, 332 (1959).

[55a] D'ABREU, A. L.: A decade of cardiac surgery. Brit. med. J. 1958 I, 955.

[56] DAILEY, F. H., P. D. GENOVESE, and R. H. BEHNKE: Patent ductus arteriosus with reversal of flow in adults. Ann. intern. Med. 56, 865 (1962).

[57] DAMMANN, J. F., and C. FERENCZ: The significance of the pulmonary vascular bed in congenital heart disease. I. Normal lungs. II. Malformation of the heart in which there is pulmonary stenosis. Amer. Heart J. 52, 7 (1956).

[58] — — The significance of the pulmonary vascular bed in congenital heart disease. III. Defects between the ventricles or great vessels in which both increased pressure and blood flow may act upon the lungs and in which there is a common ejectile force. Amer. Heart J. 52, 210 (1956).

[59] DANESINO, L. V., S. R. M. REYNOLDS, and J. H. REHMAN: Comparative histological structure of the human ductus arteriosus according to topography, age, and degree of constriction. Anat. Rec. 121, 801 (1955).

[60] DAS, I. B., and J. T. CHESTERMAN: Aneurysms of the patent ductus arteriosus. Thorax 11, 295 (1956).

[61] DETERLING, R. A., and T. T. CLAGETT: Aneurysm of the pulmonary artery, review of the literature and report of a case. Amer. Heart J. 34, 471 (1947).

[62] DEXTER, L., J. W. DOW, F. W. HAYNES, J. L. WHITTENBERGER, B. G. FERRIS, W. F. GOODALE, and H. K. HELLEMS: Studies of the pulmonary circulation in man at rest. Normal variations and the interrelations between increased pulmonary "capillary" pressures. J. clin. Invest. 29, 602 (1950).

[63] DOERR, W.: Die Mißbildungen des Herzens und der großen Gefäße. In: Lehrbuch der speziellen pathologischen Anatomie von E. KAUFMANN (Herausg. M. STAEMMLER), S. 386. Berlin: W. de Gruyter & Co. 1954.

[64] — Pathologische Anatomie der angeborenen Herzfehler. In: Handbuch der inneren Medizin, Bd. IX/3, S. 70. Berlin-Göttingen-Heidelberg: Springer 1960.

[65] DONZELOT, E., A. M. EMAM-ZADE, R. HEIM DE BALSAC et S. COLLADE-MADERA: Étude de 25 cas de persistance du canal arteriel (isolée et compliquée). Acta cardiol. 5, 255 (1950).

[66] —, et F. D'ALLAINES: Traité des cardiopathies congénitales. Paris: Masson & Cie. 1954.

[67] DOUGLAS, J. M.: Systemic right ventricle in patent ductus arteriosus; report of a case with obstructive pulmonary vascular lesions. Proc. Mayo Clin. 22, 413 (1947).

[68] DUBOST, C., et C. D'ALLAINES: Attitude chirurgicale vis-à-vis des canaux artériels avec hypertension pulmonaire majeure. J. Chir. (Paris) 79, 525 (1960).

[69] EDWARDS, J. E.: The Lewis A. CONNER memorial lecture; functional pathology of the pulmonary vascular tree in congenital cardiac disease. Circulation 15, 164 (1957).

[70] — Congenital malformations. In: S. E. GOULD, Pathology of the Heart. Springfield (Ill.): Ch. C. Thomas 1960.

[71] EKSTRÖM, G.: The surgical treatment of patent ductus arteriosus. A clinical study of 290 cases. Acta chir. scand., Suppl. 169 (1952).
— Patent Ductus Arteriosus. In: Handbuch der Thoraxchirurgie, Bd. II, S. 439. Berlin-Göttingen-Heidelberg: Springer 1959.

[72] ELLIS, F., J. KIRKLIN, J. CALLAHAN, and E. WOOD: Patent ductus arteriosus with pulmonary hypertension. An analysis of cases treated surgically. J. thorac. Surg. 31, 268 (1956).

[73] ENGLE, M. A., and G. R. HOLSWADE: Surgical management of patent ductus arteriosus. Surg. Clin. N. Amer. 41, 369 (1961).

[74] EPPINGER, E. C., and C. S. BURWELL: The mechanical effects of patent ductus arteriosus on the heart. J. Amer. med. Ass. 115, 1262 (1940).

[75] — S. BURWELL, and R. GROSS: The effects of the patent ductus arteriosus on the circulation. J. clin. Invest. 20, 127 (1941).

[76] EVANS, W., and D. S. SHORT: Pulmonary hypertension in congenital heart disease. Brit. Heart J. 20, 529 (1958).

[77] EVERETT, N. B., and R. J. JOHNSON: Physiological and anatomical study of closure of ductus arteriosus in dog. Anat. Rec. 110, 103 (1951).

[78] FISHMAN, L.: Patent ductus arteriosus in a patient surviving to 74 years. Amer. J. Cardiol. 6, 685 (1960).

[79] —, and C. SILVERSTHORNE: Persistent patent ductus arteriosus in the aged. Amer. Heart J. 41, 762 (1951).

[80] FREY, E. K., u. G. KUETGENS: Die Chirurgie des Herzens und der großen Gefäße. Stuttgart: Ferdinand Enke 1956.

[81] GÉRARD, G.: (a) Le canal artériel. Étude anatomique. J. Anat. (Paris) 36, 1 (1900).

[82] — (b) De l'oblitération du canal artériel, les théories et les faits. J. Anat. (Paris) 36, 323 (1900).

[83] GERBODE, F., E. HOLMAN, H. HULTGREN, J. J. OSBORN, A. P. PURDY, S. J. ROBINSON, and A. SELZER: Atypical patent ductus. Results of surgical treatment in infants, patients with pulmonary hypertension, and patients with coarctation of the aorta. Arch. Surg. 72, 850 (1956).

[84] GERHARDT, C.: Persistenz des Ductus arteriosus Botalli. Jena. Z. Med. Naturw. 3, 105 (1867).

[85] GIBSON, G. A.: Persistence of the arterial duct and its diagnosis. Edinb. med. J. 8, 1 (1900).

[86] GIBSON, S., and K. LEWIS: Congenital heart disease following maternal rubella during pregnancy. Amer. J. Diss. Child. 83, 117 (1952).

[87] GILCHRIST, A. R.: Patent ductus arteriosus and its surgical treatment. Brit. Heart J. 7, 1 (1945).

[88] GLENN, F., and I. STEINBERG: Arteriovenous fistula of the right internal mammary vessels following radical mastectomy. Visualization by angiocardiography. J. thorac. Surg. 33, 719 (1957).

[89] GLENN, W. W. L., W. E. BLOOMER, and H. C. SPEAR: Operative closure of the patent ductus arteriosus. A report of 110 operations without mortality. Ann. Surg. 143, 471 (1956).

[90] GRAHAM, E. A.: Aneurysm of the ductus arteriosus, with a consideration of its importance to the thoracic surgeon. Report of two cases. Arch. Surg. 41, 324 (1940).

[91] GREGG, N. M.: Congenital cataract following German measles in the mother. Trans. ophthal. Soc. Aust. 3, 35 (1941).

[92] GRAYBIEL, A., J. W. STRIEDER, and N. H. BOYER: Attempt to obliterate ductus arteriosus in patient with subacute bacterial endarteritis. Amer. Heart J. 15, 621 (1938).

[93] GROSS, R. E.: Arterial embolism and thrombosis in infancy. Amer. J. Dis. Child. 70, 61 (1945).

[94] — Complete division for patent ductus arteriosus. J. thorac. Surg. 16, 314 (1947).

[95] GROSS, R. E.: The patent ductus arteriosus. Observations on diagnosis and therapy in 525 surgically treated cases. Amer. J. Med. **12**, 472 (1952).

[95a] — Surgery of Infancy and Childhood. Philadelphia: W. B. Saunders Co. 1953.

[96] —, and L. A. LONGINO: The patent ductus arteriosus. Observation from 412 surgically treated cases. Circulation **3**, 125 (1951).

[97] —, and J. P. HUBBARD: Surgical ligation of a patent ductus arteriosus: Report of first successful case. J. Amer. med. Ass. **112**, 729 (1939).

[98] GROSSE-BROCKHOFF, F.: Der Phasenwandel im Erscheinungsbild der angeborenen Herzfehler mit hohem pulmonalen Stromvolumen. Verh. dtsch. Ges. Kreisl.-Forsch. **23**, 201 (1957).

[99] — F. LOOGEN u. A. SCHAEDE: Angeborene Herz- und Gefäßmißbildungen. In: Handbuch der inneren Medizin, 4. Aufl., Bd. IX/3. Berlin-Göttingen-Heidelberg: Springer 1960.

[100] — G. NEUHAUS, u. A. SCHAEDE: Herzbelastung bei arteriovenösen Fisteln und veno-venösen Anastomosen im großen bzw. kleinen Kreislauf. Z. Kreisl.-Forsch. **43**, 388 (1954).

[101] HARA, M., W. T. DUNGAN, B. M. LINCOLN, and F. B. McCUTCHEON: Patent ductus arteriosus in early infancy. Surgery **52**, 396 (1962).

[102] HAYEK, H. v.: Der funktionelle Bau der Nabelarterien und des Ductus Botalli. Z. Anat. Entwickl.-Gesch. **105**, 15 (1935).

[103] HEATH, D., and J. E. EDWARDS: The pathology of hypertensive pulmonary vascular disease; a description of six grades of structural changes in the pulmonary arteries with special reference to congenital cardiac septal defects. Circulation **18**, 533 (1958).

[104] — H. F. HELMHOLZ, H. B. BURCHELL, J. W. DuSHANE, and J. E. EDWARDS: Graded pulmonary vascular changes and hemodynamic findings in cases of atrial and ventricular septal defect and patent ductus arteriosus. Circulation **18**, 1155 (1958).

[105] — H. J. C. SWAN, J. W. DuSHANE, and J. E. EDWARDS: The relation of medial thickness of small muscular pulmonary arteries to immediate postnatale survival in patients with ventricular septal defect or patent ductus arteriosus. Thorax **13**, 267 (1958).

[106] HEIM DE BALSAC, R.: Les communications aorto-pulmonaires. In: E. DONZELOT et F. D'ALLAINES, Traité des cardiopathie congenitales. Paris: Masson & Cie. 1954.

[107] HELLSTRÖM, B., and B. JONSSON: Late prognosis in asphyxia neonatorum. Acta paediat. (Uppsala) **42**, 398 (1953).

[108] HIGGINS, G. L.: Case reports. Patent ductus arteriosus with ventricular septal defect. Brit. Heart J. **20**, 421 (1958).

[109] HOLLAND, R. H.: Arteriovenous fistula of the left internal mammary vessels simulating a patent ductus arteriosus. J. thorac. cardiovasc. Surg. **39**, 767 (1960).

[110] HOLMAN, E.: Certain types of congenital heart disease interpreted as intracardiac arteriovenous and venoarterial fistulae. 1. Patent ductus arteriosus. Bull. Johns Hopk. Hosp. **36**, 61 (1925).

[111] — The surgery of congenital malformations of the heart and great vessels. Stanf. med. Bull. **6**, 227 (1948).

[112] — F. GERBODE, and A. PURDY: The patent ductus: A review of 75 cases with surgical treatment including an aneurysm of the ductus and one of the pulmonary artery. J. thorac. Surg. **25**, 111 (1953).

[113] HOTCHKISS, W. S.: Patent ductus arteriosus and the occasional cardiac surgeon. J. Amer. med. Ass. **173**, 244 (1960).

[114] HULTGREN, H., A. SELZER, A. PURDY, and F. GERBODE: The syndrome of patent ductus arteriosus with pulmonary hypertension. Circulation **8**, 15 (1953).

[115] JACOBSON, W. V., R. G. TROUT, B. D. IAIA, and J. C. DAVILA: Reappraisel of multiple ligation of the patent ductus arteriosus. Surg. Gynec. Obstet. **114**, 580 (1962).

[116] JÖNSSON, G., and G. F. SALTZMAN: Infundibulum of the patent ductus arteriosus studied by thoracic aortography. Acta radiol. (Stockh.) **37**, 445 (1952).

[117] JOHNSON, A. L., C. FERENCZ, F. W. WIGLESWORTH, and D. L. McRAE: Coarctation of the aorta complicated by patency of the ductus arteriosus. Physiologic considerations in the classification of coarctation of the aorta. Circulation **4**, 242 (1951).

[118] JOHNSON, J., W. A. JEFFERS, and A. MARGOLIES: The technique of the ligation of the patent ductus arteriosus. J. thorac. Surg. **11**, 347 (1942).

[119] KEITH, J. D., and C. FORSYTH: Aortography in infants. Circulation **2**, 907 (1950).

[120] — R. D. ROWE, and P. VLAD: Heart Disease in Infancy and Childhood. New York: Macmillan Co. 1958.

[121] KEITH, T. R., and J. SAGARMINAGA: Spontaneously disappearing murmur of patent ductus arteriosus. Circulation **24**, 1235 (1961).

[122] KENNEDY, J. A., and S. L. CLARK: Observations on the ductus arteriosus of the guinea pig in relation to its method of closure. Anat. Rec. **79**, 349 (1941).

[123] — — Observations on the physiological reactions of the ductus arteriosus. Amer. J. Physiol. **136**, 140 (1942).

[124] KEYS, A., and M. J. SHAPIRO: Patency of the ductus arteriosus in adults. Amer. Heart J. **25**, 158 (1943).

[125] KEZDI, P., R. R. J. HILKER, and P. SCHIMERT: Patent ductus arteriosus with pulmonary hypertension: Temporary obstruction of the ductus during cardiac catheterisation to evaluate indication for surgical closure. Dis. Chest **32**, 315 (1957).

[126] KING, H., and I. MANDELBAUM: Extrapleural approach for patent ductus arteriosus. Surgery 51, 277 (1962).

[127] KJAERGAARD, H.: Patent ductus Botalli in 3 sisters. Acta med. scand. 125, 339 (1946).

[128] KJELLBERG, S. R., E. MANNHEIMER, U. RUHDE, and B. JONSSON: Diagnosis of Congenital Heart Disease. Chicago: Year Book Publ. Inc. 1955 u. 1959.

[129] KNEIDEL, J. H.: A case of aneurysm of the ductus arteriosus with postmortem roentgenologic study after instillation of barium paste. Amer. J. Roentgenol. 62, 223 (1949).

[130] KÖNN, G.: Pulmonale Hypertonie. In: Forum cardiologicum 1, 1960, Boehringer & Söhne, Mannheim. Kreislauf-Symposium an der Med. Universitätsklinik Freiburg (Brsg.) Nov. 1959.

[131] KRAUSS, H., F. KÜMMERLE, W. OVERBECK, H. STEIM u. H. REINDELL: Erfahrungen und Ergebnisse beim Verschluß des offenen Ductus Botalli. Dtsch. med. Wschr. 86, 633 (1961).

[132] — K. MUSSHOFF, H. REINDELL u. H. KLEPZIG: Größen- und Formveränderungen des Herzens und der Lungengefäße nach Unterbindung eines offenen Ductus arteriosus Botalli. Dtsch. med. Wschr. 83, 530 (1958).

[133] KROVETZ, L. J.: Weight gain in children with patent ductus arteriosus. Dis. Chest 44, 3 (1963).

[134] —, and H. E. WARDEN: Patent ductus arteriosus. An analysis of 515 surgically proved cases. Dis. Chest 42, 46 (1962).

[135] LEQUIME, J., H. DENOLIN et J. HANSON: II. Congres de Cardiologie, Stockholm 1956. Résumés des communications. Acta cardiol. (Brux.) 12, 107 (1957).

[136] LEWES, D.: The exercise test in patent ductus arteriosus. Brit. Heart J. 14, 357 (1952).

[137] LOOGEN, F.: Der pulmonale Hochdruck bei angeborenen Herzfehlern mit hohem pulmonalem Stromvolumen. Arch. Kreisl.-Forsch. 28, 1 (1958).

[138] LORBEK, W.: Ergebnisse der chirurgischen Behandlung des offenen Ductus arteriosus Botalli. Klin. Med. (Wien) 17, 218 (1962).

[139] LUCAS, D. S., J. ARANJO, and I. STEINBERG: Syndrome of patent ductus arteriosus with reversal of the flow. Amer. Med. J. 17, 298 (1954).

[140] MACKLER, S., and E. A. GRAHAM: Aneurysm of the ductus Botalli as a surgical problem. J. thorac. Surg. 12, 719 (1943).

[141] MAGOVERN, G. G.: Patent ductus arteriosus. In: B. BLADES, Surgical Diseases of the Chest. St. Louis: C. V. Mosby Co. 1961.

[142] MEESEN, H.: Zur Pathogenese, Progredienz und Adaptation der angeborenen Herz- und Gefäßfehler. Verh. dtsch. Ges. Kreisl.-Forsch. 28, 188 (1957).

[143] MEYER, W. W., u. E. SIMON: Die präparatorische Angiomalacie des Ductus arteriosus Botalli als Voraussetzung seiner Engstellung und als Vorbild krankhafter Arterienveränderungen. Virchows Arch. path. Anat. 333, 119 (1960).

[144] MOLZ, G.: Ruptur des Ductus arteriosus Botalli bei einem Neugeborenen. Zbl. allg. Path. path. Anat. 102, 566 (1961).

[145] MONTOUCHET, M.: La persistance du canal artériel et son traitement. (A propos de 65 cas, dont 37 opérés.) Thèse Paris 1952.

[146] MOZEN, H. E.: Clinical experiences in the surgical treatment of 143 patients with patent ductus arteriosus. Amer. J. Surg. 93, 361 (1957).

[147] MUNRO, J. C.: Surgery of vascular system. I. Ligation of the ductus arteriosus. Ann. Surg. 46, 335 (1907).

[148] MUSTARD, W. T.: Mortality in congenital cardiovascular surgery. Canad. med. Ass. J. 72, 740 (1955).

[149] NADAS, A. S.: Pediatric Cardiology. Philadelphia and London: W. B. Saunders Co. 1963.

[150] NICKS, R., and P. J. MOLLOY: Surgery of persistent ductus arteriosus. Brit. med. J. 1956 II, 578.

[151] NOUAILLE, J., M. THIBERT, P. LUCET, M. GAUTIER, J. MATHEY, J. P. BINET et I. I. GALEY: La persistance du canal artériel chez le nourrisson. Étude clinique et hémodynamique; résultats opératoires. Arch. Mal. Cœur 53, 961 (1960).

[152] OCHSNER, J. L., D. A. COOLEY, D. G. McNAMARA, and A. KLINE: Surgical treatment of cardiovascular anomalies in 300 infants younger than one year of age. J. thorac. cardiovasc. Surg. 43, 182 (1962).

[153] OLDHAM, H. N., N. P. COLLINS, G. E. PIERCE, D. C. SABISTON, and A. BLALOCK: Giant patent ductus arteriosus. J. thorac. cardiovasc. Surg. 47, 331 (1964).

[154] PATE, J. W., and L. E. AINGER: Aggressive approach to malignant patent ductus arteriosus. Surgery 53, 811 (1963).

[155] PATTEN, B. M.: The development of the heart. In: S. E. GOULD, Pathology of the Heart. Springfield Ch. C. Thomas 1960.

[156] PEDERSEN, A., H. G. DAVIDSEN, J. FABRICUS et A. T. HANSEN: Hypertension pulmonaire dans le canal artériel. Acta cardiol. (Brux.) 12, 115 (1957).

[157] POTTS, W. J.: A new clamp for the surgical division of the patent ductus arteriosus. Quart. Bull. Northw. Univ. med. Sch. 22, 321 (1948).

[158] — Surgical division of the patent ductus arteriosus. Arch. Surg. 66, 468 (1953).

[159] — S. GIBSON, S. SMITH, and W. L. RIKER: Diagnosis and surgical treatment of patent ductus arteriosus. Arch. Surg. 58, 612 (1949).

[160] PYÖRÄLÄ, K., T. SEPPÄLÄ, and E. LAUSTELA: Surgical treatment of patent ductus arteriosus in adults. Ann. Chir. Gynaec. Fenn. 48, 369 (1959).

[161] Ross, R. S., F. P. Feder, and F. C. Spencer: Aneurysms of the previously ligated patent ductus arteriosus. Circulation 23, 350 (1961).

[162] Rossi, E.: Herzkrankheiten im Säuglingsalter. Stuttgart: Georg Thieme 1954.

[163] Rubio-Alvarez, V., R. Limon-Lason et F. Bouchard: Diagnostic de la persistance du canal artériel au moyen du cathétérisme de l'aorte à travers le canal. Présentation de 25 cas. Premier Congr. internat. de Cardiologie, Paris, Sept. 1950.

[164] Rudolph, A. M., F. E. Mayer, A. S. Nadas, and R. E. Gross: Patent ductus arteriosus. A clinical and hemodynamic study of 23 patients in the first year of life. Pediatrics 22, 892 (1958).

[165] Rutstein, D., R. J. Nickerson, and F. P. Heald: Seasonal incidence of patent ductus arteriosus and maternal rubella. Amer. J. Dis. Child. 84, 199 (1952).

[166] Sciacca, A., and M. Condorelli: Involution of the ductus arteriosus. A morphological and experimental study, with a critical review of the literature. Bibl. cardiol. (Basel) 10, 1 (1960).

[167] Scott, H. W.: Closure of the patent ductus by suture ligation technique. Surg. Gynec. Obstet. 90, 91 (1950).

[168] Scott, J. T., and E. A. Murphy: Mammary souffle of pregnancy. Report of two cases simulating patent ductus arteriosus. Circulation 18, 1038 (1958).

[169] Sellors, T. H.: Surgery of persistent ductus arteriosus. Lancet 1945 I, 615.

[170] Shapiro, M. J., and E. Johnson: Results in surgery in patent ductus arteriosus. Amer. Heart J. 33, 725 (1947).

[171] Shapiro, W., S. I. Said, and P. L. Nova: Intermittent disappearance of the murmur of patent ductus arteriosus. Circulation 22, 226 (1960).

[172] Shumacker, H. B., and K. L. Carter: Arteriovenous fistulas and arterial aneurysms in military personnel. Surgery 20, 9 (1946).

[173] Soulié, P., M. Servelle et A. Barreau: Persistance du canal artériel, intervention, guérison. Arch. Mal. Cœur 41, 557 (1948).

[174] Sterns, L. P., A. F. Bitash, and C. W. Lillehei: Cardiovascular surgery in infancy. Amer. J. Cardiol. 13, 153 (1964).

[175] Swan, C., A. L. Tostevin, and G. H. B. Black: Final observations on congenital defects in infants following infections diseases during pregnancy, with special reference to rubella. Med. J. Aust. 2, 889 (1946).

[176] Taylor, B. E., A. A. Pollack, H. B. Burchell, and O. Th. Clagett: Studies of the pulmonary and systemic arterial pressure in cases of patent ductus arteriosus with special reference to effects of surgical closure. J. clin. Invest. 29, 745 (1950).

[177] Thoma, R.: Über das Tractionsaneurysma der kindlichen Aorta. Virchows Arch. path. Anat. 122, 535 (1890).

[178] Touroff, A. S. W., and H. Vesell: Subacute streptococcus viridans endarteritis complicating patent ductus arteriosus. J. Amer. med. Ass. 115, 1270 (1940).

[179] Tsuji, H., M. Shapiro, O. Magidson, E. Dunne, P. Dykstra, and J. H. Kay: Surgical treatment of high pressure patent ductus arteriosus. Circulation 27, 652 (1963).

[180] Tubbs, O. S.: Surgical treatment of persistent ductus arteriosus. Brit. med. Bull. 11, 200 (1955).

[181] Wada, J., S. Ueda, and T. Itoh: Clinical results of patent ductus arteriosus. Surgery in Japan. Jap. Circulat. J. (Ni.) 26, 329 (1962).

[182] Waterman, D. H., P. C. Samson, and C. P. Bailey: Surgery of patent ductus arteriosus: Report of section on cardiovascular surgery. Dis. Chest 29, 102 (1956).

[183] Wesselhoeft, C.: Rubella (German measles) and congenital deformities. New Engl. J. Med. 240, 258 (1949).

[184] Wood, P. H.: Congenital heart disease. Brit. med. J. 1950 II, 639.

[185] — Diseases of the Heart and Circulation. London: Eyre E. Spottiswoode, Ltd. 1956.

[186] Young, W. P., G. G. Rowe, A. R. Curreri, and J. W. Gale: Surgical treatment of atypical patent ductus arteriosus. J. thorac. Surg. 36, 382 (1958).

[187] Yu, P. N., F. W. Lovejoy, H. A. Joos, R. E. Nye, and D. C. Boathy: Studies of pulmonary hypertension: The syndrom of patent ductus arteriosus with marked pulmonary hypertension. Amer. Heart J. 48, 544 (1954).

VIII. Aortopulmonaler Septumdefekt

1. Häufigkeit

Der aortopulmonale Septumdefekt (Synonyma: aortopulmonales Fenster, aortopulmonale Fistel) schließt sich pathophysiologisch und differentialdiagnostisch eng an den Ductus arteriosus apertus an, obgleich die beiden Mißbildungen, entwicklungsgeschichtlich betrachtet, grundsätzlich verschiedener Natur sind. Verglichen mit der Häufigkeit des offenen Ductus, wird das Krankheitsbild des aortopulmonalen Fensters außerordentlich selten beobachtet. Es entspricht im Sektionsgut 1% der kongenitalen kardio-vasculären Mißbildungen [1], wird aber klinisch, wahrscheinlich auf Grund der diffe-rentialdiagnostischen Schwierigkeiten, noch weit seltener festgestellt (3⁰/₀₀ der kardio-vasculären Mißbildungen bei GROSSE-BROCKHOFF [27], 2⁰/₀₀ bei GASUL u. Mitarb. [25]). Insgesamt sind bis heute [9, 32, 33, 35, 42 u. a.] annähernd 80 Fälle bekanntgeworden, von denen nur der kleinere Teil klinisch diagnostiziert werden konnte.

2. Historische Daten

Die erste pathologisch-anatomische Beschreibung wird ELLIOTSON 1830 zugesprochen. Erst über 100 Jahre nach seiner Publikation gelang 1949 GASUL u. Mitarb. [25] zum erstenmal die klinische Diagnose. Das von NEUFELD angegebene häufigere Vorkommen der Mißbildung beim männlichen Geschlecht (Verhältnis von fast 2:1) konnte von anderen Autoren nicht bestätigt werden.

3. Embryologie und pathologische Anatomie

Entwicklungsgeschichtlich entspricht der aortopulmonale Septumdefekt einem par-tiell persistierenden Truncus arteriosus communis [17, 20], wenn er sich auch klinisch von diesem wesentlich unterscheidet. Der in der Anlage gemeinsame Truncus arteriosus wird in der 5.—8. Fetalwoche durch das in kranio-caudaler Richtung herabwachsende Septum aortico-pulmonale in Aorta und Pulmonalarterie unterteilt. Grobe Verschmel-zungsstörungen mit dem gleichzeitig sich bildenden Bulbusseptum und mit den Endo-kardkissen des Ostium bulbo-truncale führen zu dem Bild des Truncus arteriosus comm. persistens [7], partielle Verschmelzungsstörungen dagegen zu einem aortopulmonalen Septumdefekt oder zu der Kombination eines aortopulmonalen Septumdefekts mit einem Ventrikelseptumdefekt [10]. Neben der primären Defektbildung wird auch die Möglichkeit einer sekundären Fenestration diskutiert [20]. Zwangsläufig ergibt sich, daß der stets fensterförmige aortopulmonale Septumdefekt dort lokalisiert sein muß, wo Aorta und Pulmonalarterie auch normalerweise enge topographische Beziehungen aufweisen: zwischen der Ventilebene des Herzens einerseits und der Aufzweigung des Pulmonalstamms in die beiden Pulmonalarterien andererseits. Der Defekt befindet sich auf der linken Circumferenz der Aorta (zwischen zwei virtuellen, durch die Coronarostien gelegten Vertikalen) und an der rechten Circumferenz des Pulmonalisstammes vor dem Ostium der rechten Pulmonalarterie. Da die Kommunikation in der Regel intraperi-kardial liegt, kann sie bei der Inspektion übersehen werden, wenn unter der Fehldiagnose eines offenen Ductus operiert wird. Der größte Durchmesser des meist runden oder ovalen, seltener schlitzförmigen Defektes beträgt gewöhnlich 1—2 cm; aber auch Durch-messer von 5—6 cm wurden beschrieben [5, 14, 23, 42]. Abgesehen von einem Kranken [6], bei dem zwei Defekte vorlagen, sind bisher nur Solitärdefekte mitgeteilt worden. Meist liegt der untere freie Rand des Defektes 5—15 mm oberhalb der Coronarostien. Nur selten fehlt das ganze Truncusseptum von der Klappenebene bis zur Pulmonalis-gabel, so daß anatomisch ein gemeinsamer Truncus besteht [5, 14]. Im Gegensatz zum echten Truncus arteriosus communis verfügt aber auch dann jeder Ventrikel stets über eine eigene Ausflußöffnung mit normal angelegter Aorten- und Pulmonalklappe.

4. Pathophysiologie

Die Pathophysiologie des aortopulmonalen Septumdefekts entspricht so weitgehend der des offenen Ductus arteriosus, daß auf das entsprechende Kapitel verwiesen werden kann. Bedingt durch die Größe des Defektes und das Fehlen eines eigentlichen Ganges wird der Strömungswiderstand der Kurzschlußverbindung in der Regel sehr niedrig, das Kurzschlußvolumen daher beträchtlich höher sein als beim offenen Ductus arteriosus. Eine lebenslänglich benigne Verlaufsform, wie man sie für den offenen Ductus kennt

(entsprechend *A 1→A2* in Abb. 191), ist daher praktisch nicht zu beobachten. Die bekanntgewordenen Kurzschlußvolumina sind auffallend groß und erreichen häufig den drei- bis
vierfachen Wert des Großkreislaufminutenvolumens. So wird es verständlich, daß ein
aortopulmonaler Septumdefekt ohne pulmonalen Hypertonus eine Ausnahme darstellt.
Es gibt nur die „primär maligne" (*B1→B3* in Abb. 191) und die „sekundär maligne"
Verlaufsform (*C1→C3* bzw. *C1→C5* in Abb. 191, S. 545).

5. Symptome

Beschwerdebild und klinische Symptomatik stimmen mit denjenigen eines großen
Ductus apertus überein und bedürfen daher keiner Besprechung (s. S. 546). In der Regel
bestehen jedoch beträchtlich stärkere Krankheitszeichen als bei Ductusträgern. Fast
ohne Ausnahme findet man eine körperliche Unterentwicklung mit Thoraxdeformation,
reduzierte körperliche Leistungsfähigkeit, Belastungsdyspnoe und Angaben über gehäufte
Infekte des Respirationstraktes. Bei unkompliziertem Verlauf ist der Kranke acyanotisch.
Infolge pulmonaler Widerstandssteigerung kann es jedoch schon in den ersten Monaten
oder aber im Verlauf des späteren Lebens (cyanose tardive) zur diffusen Cyanose mit
Trommelschlegelbildung an Fingern und Zehen kommen.

6. Diagnostische Maßnahmen

a) Auskultation

Der *Auskultationsbefund* scheint sich entgegen früher geäußerten Ansichten nicht
unwesentlich von dem des Ductus arteriosus zu unterscheiden. Das für den Ductus
bezeichnende Dauergeräusch ist weniger häufig zu hören. Bei der Mehrheit der Fälle
(79,7% bei MORROW u. Mitarb. [32], 83% bei NEUFELD u. Mitarb. [33]) auskultiert
man nur ein Systolicum vom Austreibungscharakter, dessen Punctum maximum etwas
tiefer (3.—4. ICR) und näher am Sternum als das des Ductusgeräusches lokalisiert werden
kann [9, 13, 32, 33, 42]. Ein ductusähnliches Dauergeräusch ist bei dem aortopulmonalen
Septumdefekt offenbar nur dann zu erwarten, wenn sein Durchmesser 5 mm nicht überschreitet oder wenn er durch einen offenen Ductus kompliziert ist. Das Fehlen der diastolischen Geräuschkomponente ist auf die Tatsache zurückzuführen, daß der diastolische
Durchfluß beim aortopulmonalen Septumdefekt im Gegensatz zum Ductus arteriosus
keine hörbaren Turbulenzen erzeugt. Auf keinen Fall darf allein aus dem Fehlen eines
diastolischen Geräusches auf einen Widerstandsangleich der beiden Kreisläufe geschlossen
werden. An der Herzspitze können die Phänomene einer relativen Mitralstenose hörbar
werden. Der zweite Ton ist über der Basis häufig gespalten und weist ein akzentuiertes
Pulmonalissegment auf. Wie beim offenen Ductus fühlt man ein Schwirren, wenn das
Geräusch genügend intensiv ist. Eine weite Blutdruckamplitude und deren Folgen
fehlen selten.

b) Elektrokardiogramm

Das *Elektrokardiogramm* ist im Gegensatz zu dem des offenen Ductus nur selten
normal. Da es infolge des beträchtlichen Kurzschlusses neben der linksventrikulären
Volumenbelastung meist auch zu einer rechtsventrikulären Druckbelastung (hyperkinetischer pulmonaler Hypertonus) kommt, findet man in der Regel die Zeichen einer
biventrikulären Hypertrophie. Mit wachsendem pulmonalem Strömungswiderstand treten
die Zeichen der rechtsventrikulären Druckbelastung zunehmend in den Vordergrund.
Für den aortopulmonalen Septumdefekt charakteristische Veränderungen existieren
nicht.

c) Röntgenuntersuchung

Die *röntgenologische Routineuntersuchung* ergibt die gleichen Veränderungen wie beim
offenen Ductus. Differentialdiagnostisch kann die Feststellung wertvoll sein, daß sich

Dilatation und verstärkte pulsatorische Randbewegungen der Aorta auf den ascendierenden Abschnitt beschränken, während sie sich beim Ductus bis zum Aortenisthmus erstrecken.

Die Diagnose eines aortopulmonalen Septumdefekts kann im Rahmen der „kleinen Diagnostik" immer nur vermutungsweise ausgesprochen werden. Da der Defekt im Gegensatz zum offenen Ductus nach den bisher vorliegenden Erfahrungen mittels extrakorporaler Zirkulation operiert werden sollte, muß die Diagnose stets durch zusätzliche spezielle Untersuchungsverfahren, d.h. in erster Linie durch die Aortographie, gesichert und gegenüber Mißbildungen ähnlicher Symptomatik abgegrenzt werden.

d) Herzkatheteruntersuchung

Die wesentlichen differentialdiagnostischen Kriterien, die sich bei der Katheteruntersuchung durch die Katheterlage und durch die Sauerstoffsättigungsbestimmung ergeben, wurden bei der Diagnostik des Ductus arteriosus besprochen (s. S. 548). Gelangt man mit dem Katheter in die Aorta, so sind neben dem offenen Ductus ein aortopulmonales Fenster, ein hochsitzender Ventrikelseptumdefekt, ein Truncus arteriosus communis oder eine partielle bzw. totale Transposition der großen Gefäße abzugrenzen. Abgesehen von den klinischen Unterscheidungsmöglichkeiten, erlauben Topographie der großen Gefäße und Verlauf des Katheters besonders bei Durchleuchtung im seitlichen Strahlengang weitgehende Rückschlüsse. Ein Sauerstoffsättigungssprung im Bereich des Pulmonalisstammes besitzt nur geringe Aussagekraft, da er in gleicher Weise durch den Ductus arteriosus apertus, durch einen hohen Ventrikelseptumdefekt oder durch eine aus der Pulmonalarterie entspringende Coronararterie hervorgerufen sein kann. Andererseits ist bei gleichzeitig bestehender Pulmonalklappeninsuffizienz ein Sauerstoffsättigungssprung bereits auf Ventrikelniveau zu erwarten. Die verschiedenen Indicatormethoden werden in der Regel eine Lokalisation des Defektes erlauben. Im Zweifelsfall kann man sich der Doppelkathetermethode bedienen [28]. Bei den großen Kurzschlußvolumina des aortopulmonalen Septumdefekts werden im Durchschnitt pulmonale Mitteldrucke von 70 bis 80 mm Hg gemessen [32]. Von wesentlicher Bedeutung ist bei der fast immer vorliegenden pulmonalen Hypertonie die im Rahmen der Katheteruntersuchung mögliche Bestimmung des pulmonalen Strömungswiderstandes, von dem die postoperative Prognose weitgehend abhängt.

e) Aortographie

Die Methode der Wahl zur Bestätigung bzw. zum Ausschluß der Diagnose eines aortopulmonalen Septumdefekts ist die Aortographie mit Injektion des Kontrastmittels in die ascendierende Aorta [13, 25, 32, 33, 37, 42]. Sie wird beim Erwachsenen nach der Kathetermethode von SELDINGER von der Femoralarterie aus vorgenommen. Bei Kindern unter 2 Jahren bewährt sich die retrograde Kontrastmittelinjektion über eine in die linke Brachialarterie eingeführte Kanüle [25, 29, 41]. Charakteristisch für den aortopulmonalen Septumdefekt ist die Kontrastierung des Pulmonalisstammes, noch bevor die Kontrastmittelsäule den Scheitel des Aortenbogens erreicht hat. Serienaufnahmen im Großformat mit schneller Bildfolge (3—6 Aufnahmen/sec) in zwei Ebenen sind deshalb dringend erforderlich. NEUFELD u. Mitarb. [33] empfehlen eine weitere Kontrastmittelinjektion in den linken Ventrikel, damit ein gleichzeitig vorliegender Ventrikelseptumdefekt oder eine subvalvuläre Aortenstenose erkannt werden können. Gelegentlich läßt sich der aortopulmonale Septumdefekt mit dem in der Aorta retrograd vorgeschobenen Katheter direkt sondieren, evtl. die Katheterspitze sogar in den rechten Ventrikel einführen.

7. Differentialdiagnose

Differentialdiagnostisch müssen neben dem offenen Ductus vor allem das perforierte Valsalvaaneurysma (s. S. 592) und die a.-v. Fistel der Coronargefäße (s. S. 578) in Betracht gezogen werden. Nur die Aortographie erlaubt eine einwandfreie Differenzierung der vier Krankheitsbilder. Im übrigen gelten die gleichen differentialdiagnostischen Probleme wie für den offenen Ductus.

8. Zusätzliche kardiovasculäre Mißbildungen und Komplikationen

Von den zahlreichen kardiovasculären Mißbildungen, die in Kombination mit einem aortopulmonalen Septumdefekt gefunden wurden, ist der offene Ductus besonders hervorzuheben, da er mit auffallender Häufigkeit vorzukommen scheint (in 8 % der Fälle nach NEUFELD [33]). Von besonderer Wichtigkeit ist ferner der Fehlabgang einer Coronararterie von der Vorderwand des Pulmonalisstammes nahe dem aortopulmonalen Septumdefekt, der bereits dreimal beschrieben wurde und der für die operative Korrektur besondere Probleme aufwirft [10, 32, 40].

Abgesehen von der im 1. Lebensjahr häufigen akuten und subakuten Linksinsuffizienz und der chronischen Stauungsinsuffizienz des Erwachsenen ist, ähnlich wie beim Ductus arteriosus, vor allem die progrediente Widerstandssteigerung im Lungenkreislauf mit pulmonalem Widerstandshypertonus und Shuntumkehr zu befürchten. Ist es über die Shuntumkehr zur permanenten Cyanose gekommen, so kann man versuchen, die Differentialdiagnose gegenüber dem Ductus mit Shuntumkehr mittels der vergleichenden Oxymetrie des Blutes der rechten Armarterie und einer Femoralarterie zu klären. Außerdem bewährt sich die Indicatormethode mit Injektion des Farbstoffs in die Cubitalvene und Abgriff der Farbstoffkurven an beiden Ohren oder an einem Finger jeder Hand [8]. Im übrigen gelten die auf S. 592 angestellten differentialdiagnostischen Überlegungen. Die subakute bakterielle *Endarteriitis* und *Endokarditis* [12] trifft man im Vergleich zum Ductus nur selten an.

Eine Aneurysmabildung der Pulmonalarterie [14] und die Ruptur der dissezierten Pulmonalarterie in das Perikard [23, 39] wurden beschrieben.

9. Prognose

Die Prognose des unbehandelten aortopulmonalen Septumdefekts ist außerordentlich ungünstig und im Durchschnitt beträchtlich schlechter als die des offenen Ductus. Die wesentlichen Todesursachen sind im 1. Lebensjahr die Linksinsuffizienz des Herzens, im späteren Leben die chronische Herzinsuffizienz infolge Volumenbelastung bzw. die Folgen des chronischen pulmonalen Hypertonus. Wie beim offenen Ductus stirbt ein beträchtlicher Teil der Patienten schon im 1. Lebensjahr (17,9 % unter 1 Monat, 28,6 % bis zum 1. Jahr). Bis zum 25. Lebensjahr sind bereits 75 % der Kranken an dem Grundleiden verstorben, nur zwei von den 28 Patienten in NEUFELDs (1962) Zusammenstellung lebten länger als 40 Jahre.

10. Chirurgische Behandlung
a) Operationsindikation

Die Operationsindikation ist mit der Diagnose gegeben, solange ein reiner Links-Rechts-Shunt vorliegt. Sobald dagegen ein Rechts-Links-Shunt nachweisbar wird, ergibt sich eine Kontraindikation. Daher ist eine genaue präoperative Klärung der Druck-Durchflußverhältnisse von größter Bedeutung, zumal die für den offenen Ductus empfohlene, probatorische Abklemmung mit vergleichender Druckmessung in Aorta und A. pulmonalis häufig aus anatomischen Gründen nicht möglich ist, außerdem bei der heute üblichen Operationsmethode mit extrakorporaler Zirkulation keinen Hinweis geben könnte.

Nach Möglichkeit wird man, ähnlich wie beim offenen Ductus, nicht vor dem 2. bis 3. Lebensjahr operieren. Andererseits kann aber chirurgische Hilfe schon vor diesem Alter wegen der bedrohlichen Linksinsuffizienz notwendig werden. Mit zunehmenden Operationserfahrungen wird auch diese Altersgruppe mehr und mehr erfaßt werden können.

b) Entwicklung der Operationsverfahren

1948 konnte GROSS [26] zum erstenmal einen aortopulmonalen Septumdefekt durch Ligatur verschließen. Diesem Verfahren, das in der Folge in verschiedener Form mehrfach Anwendung fand (Tabelle 62), haftet der große Nachteil an, daß ein vollständiger Verschluß der Kommunikation nur selten gelingt und das Einschneiden der Ligaturen zu lebensbedrohlichen Blutungen führen kann. Auch zusätzliche Durchstechungsligaturen und U-Nähte ermöglichen den Verschluß nur auf Kosten einer erhöhten Blutungsgefahr. Kann man zwei Klemmen anlegen und die Kommunikation zwischen ihnen durchtrennen, was SCOTT und SABISTON 1953 [38] erstmals gelang, so ist ein sicherer Verschluß gewährleistet. Trotzdem fand dieses Verfahren nur selten Anwendung, da die Klemmen aus anatomischen Gründen häufig nicht anzulegen sind oder die Gefäßwand einreißen und eine lebensbedrohliche Blutung hervorrufen können. Abgesehen von diesen Gefahren ist bereits bei der Präparation der Kurzschlußverbindung mit Blutungszwischenfällen zu rechnen. Die dünne Wand der Kommunikation wird besonders bei der Präparation der Hinterfläche leicht verletzt. Eine sichere Versorgung des Defektes erfolgt daher am besten bei temporärer Ausschaltung von Herz und Lunge aus dem Kreislauf (Tabelle 63). COOLEY [13] operierte am 28. Mai 1956 den ersten Kranken in Hypothermie und verschloß die Verbindung während einer Einflußokklusion der beiden Hohlvenen. Da die durch Hypothermie gewonnene Okklusionsdauer für die Korrektur der Mißbildung nicht immer ausreicht, konnte in der Folgezeit auch diese Methode nicht befriedigen. Die konsequente Weiterentwicklung der Operationstechnik führte zur Verwendung der extrakorporalen Zirkulation mit Herz-Lungen-Maschine, ein Verfahren, das wiederum COOLEY [13] am 13. Juni 1956 bei diesem Krankheitsbild zum erstenmal erfolgreich einsetzte. Die Technik wurde von einzelnen Autoren mit einer Coronarperfusion [33] oder mit einer selektiven Herzkühlung [32, 33] kombiniert (Tabelle 63). Über die Verwendung der allgemeinen tiefen Hypothermie in Verbindung mit der extrakorporalen Zirkulation liegen dagegen bisher keine Angaben vor, obwohl dieses Verfahren weitere Vorteile bieten würde (s. S. 203).

c) Operationstechnik

Nach den bisher vorliegenden Erfahrungen sollte ein aortopulmonaler Septumdefekt nicht operiert werden, ohne daß die Möglichkeit einer extrakorporalen Zirkulation vorbereitet ist. Der Kranke befindet sich in Rückenlage. Den besten Zugang verschafft eine mediane Sternotomie. Nach Spaltung des Perikards läßt sich die aortopulmonale Verbindung darstellen, die fast immer fensterförmig ist und keinen eigentlichen Gang bildet. Ist die Verbindung nicht mehr als bleistiftdick, so kann ein direkter Verschluß mittels einer Ligaturtechnik oder der Durchtrennung zwischen zwei Klemmen versucht werden, wie sie für den offenen Ductus beschrieben wurde (s. S. 559). Ist ihr Kaliber aber größer, so sollte man von diesem Versuch absehen und primär die extrakorporale Zirkulation anschließen. Erst wenn diese betriebsfertig ist, beginnt die Präparation der Aorta, der Pulmonalarterie und der Kommunikation. Zunächst werden die Vorderfläche und der Zwischenraum zwischen Aorta und A. pulmonalis ober- und unterhalb der aortopulmonalen Verbindung von der Adventitia und von den Umschlagsfalten des Perikards befreit. Dann folgt die gefahrvolle Freilegung der Hinterwand, die am besten gelingt, wenn man die Hinterfläche der ascendierenden Aorta von rechts freipräpariert, die Aorta aus ihrem Bett herauswälzt, um, zwischen Aortenhinterwand und Vorderwand der rechten Pulmonalarterie weiter präparierend, vorsichtig bis an die Hinterwand des Defektes zu gelangen. Kommt es in dieser kritischen Phase zu einem Gefäßwandeinriß, so läßt sich die Blutung durch Abklemmen der Aorta und Inbetriebnahme des totalen Bypass umgehend beherrschen. Ist die Präparation ohne Zwischenfall gelungen, so setzt man die extrakorporale Zirkulation jetzt in Gang. Nach totalem Bypass wird man versuchen, die Aorta im Bereich des Defektes mit einer gebogenen Gefäßklemme tangential zu verschließen,

was den großen Vorteil einer kontinuierlichen Coronarperfusion bietet. Läßt sich die
Klemme bei großem Defekt oder zerreißlicher Gefäßwand nicht tangential anlegen, so
muß die Aorta proximal des Truncusabganges quer abgeklemmt werden (Abb. 199).
Nun wird zunächst die vordere Circumferenz der Kommunikation durchtrennt, anschließend, nach sorgfältiger Überprüfung der anatomischen Beziehungen zur rechten Pulmonalarterie, auch deren Hinterwand. Um die Coronararterien möglichst bald wieder perfundieren zu können, wird zunächst der Aortendefekt durch U-Nähte und anschließende
überwendliche Naht verschlossen, worauf die Aortenklemme entfernt werden kann. Danach versorgt man den Defekt der Pulmonalarterie durch zwei Reihen einer fortlaufend

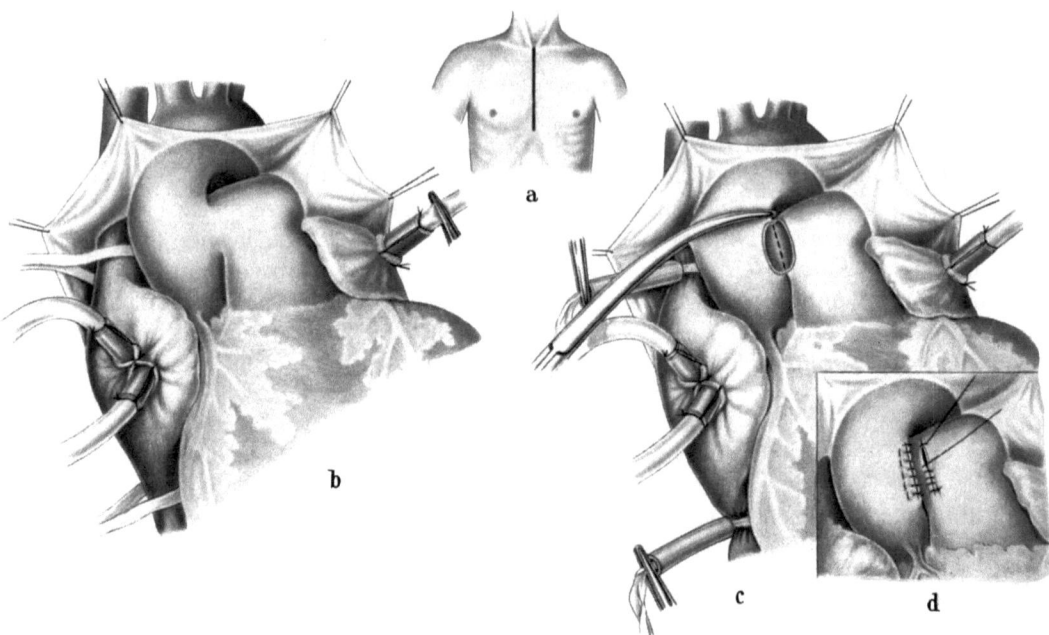

Abb. 199a—d. Operation des aortopulmonalen Septumdefektes mit Hilfe der extracorporalen Zirkulation.
a Mediane Sternotomie. b Operationssitus nach Einlegen der venösen Katheter in beide Hohlvenen und eines
Entlastungskatheters in das linke Herz. c Totaler kardiopulmonaler Bypass. Nach Abklemmen der Aorta
zwischen aortopulmonaler Verbindung und Abgang des Tr. brachiocephalicus ist die Vorderwand der Kommunikation durchtrennt worden. Es folgt unter sorgfältiger Beachtung der rechten Pulmonalarterie die Durchtrennung auch der hinteren Zirkumferenz. d Nach Beendigung der Naht an der Aorta kann die Aortenklemme
entfernt und damit die Durchblutung der Coronararterien freigegeben werden. Abschließend erfolgt die Naht der
A. pulmonalis

überwendlichen Naht. Ist der nach Durchtrennung der Kommunikation entstehende
Defekt in den Gefäßen so groß, daß eine direkte Naht zu einer funktionell wirksamen
Stenose führen würde, so ist das Einnähen eines Kunststoffstreifens (patch) in Erwägung
zu ziehen.

Besondere Verhältnisse ergeben sich dann, wenn eine Coronararterie von der Vorderwand der aortopulmonalen Verbindung oder von der A. pulmonalis entspringt. In
diesem Falle legt man die Schnittführung so weit in die Pulmonalarterienwand, daß die
Coronararterie bei der Naht des Aortendefektes der Aorta zugeteilt werden kann. Die
Entstehung eines kleinen Aortendivertikels ist dabei kaum zu umgehen. Der bei dieser
Technik in der Pulmonalarterienwand entstehende Defekt ist groß und muß evtl. plastisch
gedeckt werden, wenn man eine Stenosierung vermeiden will. Größte Sorgfalt ist auf die
Entfernung aller Luftblasen aus der ascendierenden Aorta und dem linken Ventrikel zu
verwenden. Ist nach Entfernung der Aortenklemme die Herzaktion wieder regelmäßig
in Gang gekommen, so kann die extrakorporale Zirkulation langsam reduziert werden.
Evtl. auftretendes Kammerflimmern wird durch Elektroschock unterbrochen.

d) Operationsergebnisse

In Tabelle 62 sind 30 Fälle zusammengestellt, bei denen der Verschluß des Defektes am *geschlossenen Kreislauf*, also ohne Verwendung der Hypothermie oder der extra-

Tabelle 62. *Operationen bei geschlossenem Kreislauf*

Autor	Jahr der Operation	An-zahl	Todes-fälle	Alter	Technik	Besonderheiten
GROSS (1952)	1948	1	0	4 Jahre	Ligatur	
VARCO (zit. bei SCOTT)	1949	1	0	3 Jahre	Ligatur	Geräusch persistiert. *Verschluß unvollständig.*
DAMMANN u. Mitarb. (1952)	1950	1	1	10 Monate	Probethorakotomie	Tod 4 Std p. op.
DOWNING (1950)	?	1	1	9 Jahre	—	*Bei der Präparation verblutet.*
NEUFELD u. Mitarb. (1962)	1950	1	1	11 Jahre	—	*Bei der Präparation verblutet.*
SCOTT u. SABISTON (1953)	1950	1	1	18 Monate	—	*Bei der Präparation verblutet.*
	1950	1	0	4 Jahre	Probethorakotomie	Verschluß nicht möglich.
NEUFELD u. Mitarb. (1962)	1951	1	0	14 Jahre	Ligatur	Verschluß unvollständig.
SCOTT u. SABISTON (1953)	1951	1	0	10 Monate	Durchtrennung zwischen Klemmen, Naht	Vorübergehender Herzstillstand.
ADAMS u.Mitarb. (1952)	1952	1	1	13 Jahre	—	*Bei der Präparation verblutet.*
BAILEY (1955)	1952	1	1	12 Jahre	Matratzennähte	Tod 1 Std p. op.
	1953	1	0	11 Jahre	Matratzennähte	
	1953	1	0	$3^9/_{12}$ Jahre	Matratzennähte	Naht mußte wieder geöffnet werden, da Herzaktion nach Defektverschluß nachließ.
D'HEER u. Mitarb. (1956)	1953	1	0	7 Jahre	Ligatur	Verschluß unvollständig, Geräusch persistiert.
NUBOER (1956)	1953	1	0	5 Jahre	Durchstechungsligatur	
DAVIS u.Mitarb. (1956)	1954	1	0	4 Monate	Ligatur	Verschluß unvollständig, Geräusch persistiert.
FLETCHER u. Mitarb. (1954)	1954	1	0	5 Jahre	Durchtrennung zwischen Klemmen, Naht	Kammerflimmern.
SKALL-JENSEN (1958)	1954	1	1	7 Jahre	Matratzennähte	Einschneiden der Naht, *p.op. verblutet.*
AUBRY (1955)	1954	1	1	21 Jahre	—	*Bei der Präparation verblutet.*
	1954	1	1	8 Jahre	Probethorakotomie	p. op. gestorben.
COHEN u.Mitarb. (1955)	?	1	1	?	—	*Bei der Präparation verblutet.*
SKALL-JENSEN (1958)	1956	1	0	4 Monate	Ligatur	
SHUMACKER [in COOLEY u. Mitarb. (1957)]	?	1	0	?	Ligatur	Coronararterie von der Vorderwand des Defektes entspringend.
BARONOFSKY u.Mitarb. (1960)	1958	1	0	11 Jahre	Durchtrennung zwischen Klemmen, Naht	2 Defekte.
SOMMERVILLE (1959)	?	5	4	?	?	
KUHLGATZ u. Mitarb. (1962)	1960	1	0	$5^6/_{12}$ Jahre	Ligatur	Ductus arteriosus apertus, aberrierende linke Pulmonalarterie.
		30	14			

korporalen Zirkulation versucht wurde. Von den 30 Kranken starben 14. Da sicher ein Teil der Todesfälle in der Literatur nicht niedergelegt ist, kann man die Operationssterblichkeit bei den geschlossenen Methoden eher noch höher ansetzen.

Bei den *offenen Verfahren* ist die Operationssterblichkeit geringer (Tabelle 63). Von 20 Kranken, die mittels Hypothermie oder extrakorporaler Zirkulation operiert wurden, starben nur vier. Da das Krankengut vorläufig klein und zudem von den anfänglichen Mißerfolgen belastet ist, die jeder neu erschlossenen chirurgischen Therapie eigen sind,

Tabelle 63. *Operationen bei offenem Kreislauf*

Autor	Jahr der Operation	An-zahl	Todes-fälle	Alter	Operationstechnik	Besonderheiten
				A. Hypothermie		
VAYSSE u. Mitarb. (1956)	1955	1	0	$2^6/_{12}$ Jahre	transpulmonale Naht	—
ROSS (1955)	?	1	1	?	?	—
COOLEY u. Mitarb. (1957)	1956	1	0	4 Jahre	Durchtrennung und Naht	—
MASON (1960)	?	1	0	8 Jahre	transpulmonale Naht	—
MORROW u. Mitarb. (1962)	?	2	0	14 u. 7 Jahre	Durchtrennung und Naht	—
		6	1			
				B. Extrakorporale Zirkulation		
COOLEY u. Mitarb. (1957)	1956	1	0	13 Jahre	Durchtrennung und Naht	—
	1956	1	0	3 Jahre	Durchtrennung und Naht	Gleichzeitig Verschluß eines Ventrikelseptumdefekts und pulmonale Valvulotomie.
BOSHER u. Mitarb. (1962)	1957	1	0	4 Jahre	Durchtrennung und Naht	
DUBOST u. Mitarb. (1960)	1959	1	0	7 Jahre	Durchtrennung und Naht	Vorschlag: in Zukunft transpulmonale Naht.
BURROUGHS u. Mitarb. (1962)	1959	1	1	16 Jahre	Durchtrennung und Naht	Transplantation der rechten, aus der Pulmonalarterie kommenden Coronararterie in die Aorta, Tod 50 Tage p. op. an Sepsis.
BOSHER u. Mitarb. (1962)	1960	1	1	15 Monate	Durchtrennung und Naht	Tod 12 Std p. op.
ZENKER (1960)	1960	1	0	6 Jahre	Durchtrennung und Naht	—
BOSHER u. Mitarb. (1962)	1961	1	0	3 Jahre	Durchtrennung und Naht	Externe Herzkühlung.
NEUFELD (1962)	?	1	1	$7^1/_2$ Monate	Durchtrennung und Naht	Normotherme Coronarperfusion, Tod 10 Tage p. op. an Bronchopneumonie.
NEUFELD (1962)	?	2	0	9 u. 10 Jahre	Durchtrennung und Naht	Hypotherme Coronarperfusion.
MORROW u. Mitarb. (1962)	?	3	0	10, 7 und 4 Jahre	Durchtrennung und Naht	—
		14	3			
A. und B zusammen		20	4			

darf man damit rechnen, daß die Operationssterblichkeit mit zunehmender Erfahrung auf einen Prozentsatz absinken wird, der demjenigen anderer „einfacher" Operationen mit extrakorporaler Zirkulation entspricht.

Über die *operativen Spätergebnisse* kann verständlicherweise noch nichts ausgesagt werden. Bei frühzeitiger Operation wird man eine echte Heilung erwarten dürfen. Der pulmonale Hypertonus bildet sich zurück, solange er durchflußbedingt ist. Operiert man dagegen in einem späteren Stadium, so sollten bereits anatomisch fixierte Schäden der am Kurzschluß beteiligten großen und kleinen Gefäße berücksichtigt werden, die sich belastend auf die Prognose auswirken können. Eine spätere Aneurysmabildung an der Pulmonalarterie oder eine fortschreitende Arteriolosklerose der Lungenstrombahn mit Entwicklung eines pulmonalen Widerstandshypertonus liegen im Bereich der Möglichkeit.

Literatur

[1] ABBOTT, M. E.: Atlas of Congenital Cardiac Disease, S. 60. New York: Amer. Heart Ass. 1936.

[2] ADAMS, F. H., A. DIEHL, J. JORGENS, and L. VEASY: Right heart catheterization in patent ductus arteriosus and aortic septal defect. J. Pediat. 40, 49 (1952).

[3] AUBRY, J.: Trois observations anatomo-cliniques de communication aorto-pulmonaire basse congénitale. Arch. Mal. Cœur 48, 685 (1955).

[4] BAILEY, C. P.: Surgery of the Heart, S. 122. Philadelphia: Lea & Febiger 1955.

[5] BAIN, C. W. C., and J. PARKINSON: Common aorto-pulmonary trunk: A rare congenital defect. Brit. Heart J. 5, 97 (1943).

[6] BARONOFSKY, J. D., A. J. GORDON, A. GRISHMAN, L. STEINFELD, and J. KREEL: Aorticopulmonary septal defect: Diagnosis and report of a case successfully treated. Amer. J. Cardiol. 5, 273 (1960).

[7] BARTHEL, H.: Mißbildungen des menschlichen Herzens. Entwicklungsgeschichte und Pathologie. Stuttgart: Georg Thieme 1960.

[8] BENDER, F., u. F. F. DOERR: Zur Diagnostik atypischer aortopulmonaler Kommunikationen. Z. Kreisl.-Forsch. 49, 695 (1960).

[9] BOSHER, L. H., and C. M. McCUE: Diagnosis and surgical treatment of aortopulmonary fenestration. Circulation 25, 456 (1962).

[10] BURROUGHS, J. T., K. J. SCHMUTZER, F. LINDER, and G. NEUHAUS: Anomalous origin of the right coronary artery with aortopulmonary window and ventricular septal defect. J. cardiovasc. Surg. 3, 142 (1962).

[11] COHEN, M., H. E. WARDEN, and C. W. LILLEHEI: A technique for the experimental creation of aortico-pulmonary fistula. J. thorac. Surg. 30, 66 (1955).

[12] COHEN, M.: Patent ductus in infancy. Amer. Heart J. 62, 139 (1961).

[13] COOLEY, D. A., D. G. McNAMARA, and J. R. LATSON: Aorticopulmonary septal defect: Diagnosis and surgical treatment. Surgery 42, 101 (1957).

[14] DADDS, J. H., and C. HOYLE: Congenital aortic septal defect. Brit. Heart J. 11, 390 (1949).

[15] DAMMANN, J. F., and G. G. SELL: Patent ductus arteriosus in the absence of continuous murmur. Circulation 6, 11 (1952).

[16] DAVIS, L., E. H. FELL, B. M. GASUL, and R. DILLON: Congenital vascular lesions imitating the patent ductus. Arch. Surg. 72, 838 (1956).

[17] DOERR, W.: Pathologische Anatomie der angeborenen Herzfehler. In: Handbuch der inneren Medizin, Bd. IX/3. Berlin-Göttingen-Heidelberg: Springer 1960.

[18] DOWNING, D. F.: Congenital aortic septal defect. Amer. Heart J. 40, 285 (1950).

[19] DUBOST, C., et J. L. CHEVRIER: A propos d'un cas de fistule aortopulmonaire traitée avec succès sous circulation extra-corporelle. J. Chir. (Paris) 79, 40 (1960).

[20] EDWARDS, J. E.: Congenital malformations. C. Malformations resulting from abnormalities in partitioning of truncus and conus arteriosus. In: S. E. GOULD, Pathology of the Heart, S. 354. Springfield (Ill.): Ch. C. Thomas 1960.

[21] EKSTRÖM, G.: Defect of the Aortico-pulmonary Septum. In: Handbuch der Thoraxchirurgie, Bd. II, S. 489. Berlin-Göttingen-Heidelberg: Springer 1959.

[22] ELLIOTSON, J.: Case of malformation of the pulmonary artery and aorta. Lancet 1830 I, 247.

[23] FLEMING, H. A.: Aorto-pulmonary septal defect with patent ductus arteriosus and death due to rupture of dissecting aneurysm of the pulmonary artery into the pericardium. Thorax 11, 71 (1956).

[24] FLETCHER, G., J. W. DUSSHANE, J. W. KIRKLIN, and E. H. WOOD: Aortic septal defect: Report of a case with surgical division along with successful resuscitation from ventricular fibrillation. Proc. Mayo Clin. 29, 285 (1954).

[25] GASUL, B. M., E. H. FELL, and R. CASAS: The diagnosis of aortic septal defect by retrograde aortography: Report of a case. Circulation 4, 251 (1951).

[26] GROSS, R. E.: Surgical closure of an aortic septal defect. Circulation 5, 858 (1952).

[27] GROSSE-BROCKHOFF, F., F. LOOGEN u. A. SCHAEDE: Angeborene Herz- und Gefäßmißbildungen. In: Handbuch der inneren Medizin, Bd. IX/3. Berlin-Göttingen-Heidelberg: Springer 1960.

[28] D'HEER, H. A. H., and C. L. C. VAN NIEWENHUIZEN: Diagnosis of congenital aortic septal defects; description of two cases and special emphasis on a new method which allows an accurate diagnosis by means of cardiac catheterization. Circulation 13, 58 (1956).

[29] KEITH, J. D., and C. FORSYTH: Aortography in infants. Circulation 2, 907 (1950).

[30] KUHLGATZ, G., u. U. SPAHN: Kombination von aorto-pulmonalem Septumdefekt, offenem Ductus arteriosus Botalli und Aberration der linken Arteria pulmonalis. Thoraxchirurgie 9, 539 (1962).

[31] MASON, G. A.: Closure of aortic-pulmonary septal defects. In: Modern Trends in Cardiac Surgery, Kap. 11, S. 136. New York: Paul B. Hoeber 1960.

[32] MORROW, A. G., L. J. GREENFIELD, and E. BRAUNWALD: Congenital aortopulmonary septal defect. Clinical and hemodynamic findings, surgical technic, and results of operative correction. Circulation 25, 463 (1962).

[33] NEUFELD, H. N., R. G. LESTER, P. ADAMS, R. C. ANDERSON, C. W. LILLEHEI, and J. E. EDWARDS: Aorticopulmonary septal defect. Amer. J. cardiol. 9, 12 (1962).

[34] NUBOER, J. F.: Aortic septum defect. Arch. chir. neerl. 8, 67 (1956).

[35] PERELMAN, H., and W. G. J. PUTSCHAR: Congenital communication between aorta and pulmonary artery; report of a case and review of the literature. Bull. int. Ass. med. Mus. 30, 1 (1949).

[36] ROSS, D. N.: Surgery of septal defects. The present position. Brit. med. Bull. 11, 193 (1955).

[37] SCHEPPOKAT, K. D., u. H. HARMS: Zur Bedeutung der Angiokardiographie bei Sinus valsalvae-Aneurysma, aorto-pulmonalem Septumdefekt und mit ASD kombiniertem VSD. Med. Klin. 56, 1795 (1961).

[38] SCOTT, H. W., and D. C. SABISTON: Surgical treatment for congenital aortico-pulmonary fistula: Experimental and clinical aspects. J. thorac. Surg. 25, 26 (1953).

[39] SHAW, R.: Diskussion zu: H. W. SCOTT and D. C. SABISTON, Surgical treatment for congenital aortico-pulmonary fistula. Experimental and clinical aspects. J. thorac. Surg. 25, 26 (1953).

[40] SHUMACKER, H. B.: Diskussion zu: D. A. COOLEY, D. G. McNAMARA and J. R. LATSON, Aorticopulmon-ary septal defect: Diagnosis and surgical treatment. Surgery 42, 101 (1957).

[41] SINGLETON, A. B., D. G. McNAMARA, and D. E. COOLEY: Retrograde aortography in the diagnosis of congenital heart disease in infants. J. Pediat. 47, 720 (1955).

[42] SKALL-JENSEN, J.: Congenital aorticopulmonary fistula. A review of the literature and report of two cases. Acta med. scand. 160, 221 (1958).

[43] SOMMERVILLE, J.: Aortopulmonary septal defect: Five cases treated by operation. Guy's Hosp. Rep. 108, 177 (1959).

[44] VARCO, R. L.: Zit. nach H. W. SCOTT and D. C. SABISTON, Surgical treatment for congenital aortico-pulmonary fistula: Experimental and clinical aspects. J. thorac. Surg. 25, 26 (1953).

[45] VAYSSE, J., C. D'ALLAINES, C. J. PERRIN, A. PEBRIER et G. RICORDEAU: Fermeture sous réfrigération d'une communication aortopulmonaire congénitale. Arch. Mal. Cœur 49, 42 (1956).

[46] ZENKER, R.: Persönliche Mitteilung.

IX. Kurzschlußverbindungen der Coronararterien

Unabhängig davon, in welchen Abschnitt des Herzens oder der herznahen Gefäße sie einmünden, haben sämtliche Kurzschlußverbindungen der Coronararterien die prin-zipiell gleichen und nur graduell verschiedenen hämodynamischen Auswirkungen. Sie führen zu einer permanenten Volumenbelastung der am Kurzschluß teilnehmenden Herz- und Gefäßabschnitte und gefährden die von der Fistelarterie abhängige Peripherie infolge der dort entstehenden arteriellen und venösen Durchblutungsstörungen. Eine Be-sonderheit liegt gegenüber den Fisteln anderer Lokalisation insofern vor, als beide Fak-toren, Volumenbelastung und Durchblutungsinsuffizienz, ein und dasselbe Organ, nämlich das Myokard, betreffen und sich in ihren Auswirkungen deshalb verhängnisvoll summieren.

Dem an sich seltenen Krankheitsbild kommt insofern Bedeutung zu, als es im Einzel-fall zu lebensbedrohlichen Zuständen Anlaß geben kann, rechtzeitig erkannt aber einer erfolgreichen Therapie zugänglich ist. Darüber hinaus ist es wegen seiner weitgehend ähnlichen Symptomatik stets in die differentialdiagnostischen Erwägungen einzu-beziehen, wenn der wesentlich weniger seltene offene Ductus arteriosus und andere Kurz-schlußvitien der Aorta diskutiert werden. Die häufig gebrauchte Bezeichnung „arterio-venöse Fistel der Coronararterien" wird in diesem Zusammenhang am besten vermieden, da sie für einen Teil dieser Kurzschlüsse, nämlich für die Verbindungen zum linken Vorhof und zum linken Ventrikel ihren Sinn verliert. Sinnvoller erscheint die auf die Lokalisation bezogene Bezeichnung „coronaro-kardiale Fistel" bzw. „coronaro-pulmonale Fistel".

Es empfiehlt sich, die ätiologisch nicht einheitlichen Formen der coronaren Kurz-schlußverbindungen aus der Sicht ihrer funktionellen Gemeinsamkeit zusammenfassend abzuhandeln. Dabei läßt sich, begründet durch ätiologische Differenzen und häufig vorhandene Verschiedenheiten im klinischen Verlauf, die Kurzschlußverbindung bei normal angelegten Coronararterien von der Kurzschlußverbindung unterscheiden, bei der eine der Coronararterien aus der A. pulmonalis entspringt.

1. Kurzschlußverbindungen bei normal angelegten Coronararterien

In dieser Gruppe sind fünf verschiedene Formen bekannt:

a) Kurzschlußverbindungen zwischen Coronararterien und Coronarvenen einschließlich des Sinus coronarius.

b) Kurzschlußverbindungen zwischen Coronararterien und rechtem Vorhof.

c) Kurzschlußverbindungen zwischen Coronararterien und rechtem Ventrikel.

d) Kurzschlußverbindungen zwischen Coronararterien und linkem Vorhof.

e) Kurzschlußverbindungen zwischen Coronararterien und linkem Ventrikel.

a) Häufigkeit und Lokalisation

Seitdem KRAUSE [49] 1865 zum erstenmal eine coronare Kurzschlußverbindung beschrieben hat — in seinem Fall bestand eine Fistel zwischen der rechten Coronararterie und der Pulmonalarterie —, sind insgesamt annähernd 100 Fälle dieses Krankheitsbildes bekanntgeworden. ABBOTT u. Mitarb. [3] konnten 1961 73 coronaro-kardiale Kurzschlüsse zusammenstellen (2 eigene Fälle, 71 Fälle aus der Literatur). 1962 haben BARCIA u. Mitarb. [9] aus der Mayo-Klinik, UPSHAW [78] und CARMICHAEL und DAVIDSON [18] über weitere sechs Kurzschlüsse berichtet. Kleinere Übersichtsarbeiten, deren Krankengut sich mit dem von ABBOTT u. Mitarb. (1961) weitgehend deckt, stammen von BOSHER u. Mitarb. [15] und von PORSTMANN u. GEISSLER [63]. Ergänzend müssen die Arbeiten von FIEHRING und PALKOSKA [30], von YENEL [82] angeführt werden, die bisher nicht berücksichtigt worden sind.

Tabelle 64. *Beteiligung der Coronararterien am Kurzschluß*

Rechte Coronararterie . .	32
Linke Coronararterie . .	31
Stamm 7	
Ramus descendens . . 12	
Ramus circumflexus . . 4	
Aberrierender Ast . . . 8	
Beide Coronararterien . .	4
	67

Tabelle 65. *Beteiligung der Herzhöhlen am Kurzschluß*

Rechter Vorhof	17 ⎫
Coronarvenen und Sinus coronarius	13 ⎬ 71 rechtes Herz
Rechter Ventrikel	41
Tr. pulmonalis	13 ⎭
Linker Vorhof	3 ⎫ 6 linkes Herz
Linker Ventrikel	3 ⎭
Gemeinsamer Ventrikel . .	1
	91

Darüber hinaus wird man unter den Aneurysmen der Coronararterien, besonders unter den sog. kongenitalen Aneurysmen, weitere verkannte Kurzschlußverbindungen der genannten Art vermuten dürfen, bei denen es sekundär infolge vermehrter hämodynami-

Tabelle 66. *Ursprung und Mündung der Kurzschlußverbindungen*

Ursprung						Mündung	Gesamt
Re. A. cor.	Li. A. cor.	Ram. desc.	Ram. circ.	Aberr. A. cor.	Beide Aa. cor.		
6	0	0	0	2	1	rechter Vorhof	9
13	1	8	2	5	2	rechter Ventrikel	31
3	4	0	0	1	0	Tr. pulmonalis	8
0	0	2	0	0	0	linker Vorhof	2
0	0	0	0	3	0	linker Ventrikel	3
5	2	0	2	0	1	Sinus coronarius	10
27	7	10	4	11	4		63

scher Beanspruchung zu einer aneurysmatischen Umwandlung der betroffenen Coronargefäße gekommen ist. Das Alter der Kranken lag im Augenblick der klinischen oder pathologisch-anatomischen Diagnosestellung zwischen 3 Wochen und 84 Jahren. Eine

37*

signifikante Geschlechtsbevorzugung scheint nicht vorzuliegen. Die Kurzschlußverbindungen weisen beträchtliche Größenunterschiede auf, die Angaben des Durchmessers schwanken zwischen 1 und 20 mm. Unter Berücksichtigung der genannten Arbeiten ergibt sich, daß rechte und linke Coronararterie in gleicher Häufigkeit an der Kurzschlußverbindung beteiligt sind (Tabelle 64). Nur selten sind beide Coronararterien betroffen.

Die Kurzschlußmündung erfolgt wesentlich häufiger in das rechte als in das linke Herz (Verhältnis: 71:6). An erster Stelle steht zahlenmäßig die Kommunikation mit dem rechten Ventrikel (Tabelle 65).

Von 63 Fällen, für die ausreichende Angaben vorlagen, ergab sich die aus Tabelle 66 ersichtliche anatomische Konstellation der Kurzschlüsse.

b) Ätiologie und Embryologie

Nur selten entstehen coronare Kurzschlußverbindungen traumatisch [53, 62], fast immer sind sie angeboren und damit den kongenitalen a.-v. Fisteln des großen Kreislaufs an die Seite zu stellen. Gleich diesen sind auch die pathologischen Kurzschlüsse am Herzen auf ein krankhaftes Persistieren frühembryonaler Verbindungen zwischen zunächst nicht wesentlich druckdifferenten Kreislaufabschnitten zurückzuführen. Der embryonale Herzschlauch verfügt zunächst nicht über ein eigenes nutritives Gefäßsystem, sondern wird in einer frühen Phase vom Lumen aus ernährt. Mit zunehmendem Dickenwachstum der Herzschlauchwand werden die Ernährungsverhältnisse komplizierter. Die Versorgung der tieferen Schichten erfolgt nun über intertrabeculäre Räume und über Sinusoide [39], die mit dem Lumen Verbindung aufrechterhalten. Erst am Embryo von 12 mm Länge werden erstmals die zapfenförmigen Anlagen der Coronararterien an der Wand des noch nicht septierten Truncus arteriosus sichtbar. Die sich ausbildenden arteriellen und venösen Gefäße gewinnen im Capillarbereich nicht nur untereinander, sondern auch mit den Sinusoiden und so mit den Herzhöhlen allerseits Verbindung. Durch Involution der Sinusoide und der intertrabeculären Räume nach der Differenzierung des Coronarkreislaufs werden die physiologischen coronaro-kardialen Kommunikationen allmählich verschlossen oder auf eine funktionell unbedeutende Dimension reduziert. Solche mikroskopischen Kommunikationen der Coronararterien mit den Herzhöhlen sind auch am normalen erwachsenen Herzen noch nachweisbar, sie haben aber auf Grund ihrer kleinen Abmessung und des damit verbundenen Strömungswiderstandes keinerlei Bedeutung. Bleiben jedoch bei mangelnder Rückbildung der Sinusoide [76] widerstandsarme, weite Verbindungen bestehen oder erweitern sich unbedeutende Verbindungen zwischen der Coronararterie und der Herzhöhle sekundär auf Grund pathologischer Druck- und Strömungsbedingungen, so ist damit die Grundlage für eine funktionell wesentliche Kurzschlußverbindung gegeben. Die Bevorzugung des rechten Herzens in der Verteilung der Kurzschlußformen ist wahrscheinlich darauf zurückzuführen, daß mit Eintreten der postnatalen Kreislaufverhältnisse das Druckgefälle zwischen Coronararterie und rechtem Herzen größer ist als das Druckgefälle zum linken Herzen. Kleinste präformierte Kommunikationen zum rechten Ventrikel werden hierdurch ein größeres Durchflußvolumen erhalten als gleiche Verbindungen zum linken Ventrikel, zu dem nur in der Diastole ein Druckgefälle besteht und dessen muskelstarke Wand allein durch die größere Länge der Kommunikation dem Durchfluß größeren Widerstand entgegensetzt. Gleich den angeborenen a.-v. Fisteln anderer Lokalisation sind auch die Kurzschlüsse der Coronararterien bei der Geburt nicht endgültig in ihrer Abmessung festgelegt, sondern sie können unter dem funktionellen Reiz des durchströmenden Blutes bis zu einem bestimmten Grad weiterwachsen. So erklärt es sich, daß zunächst symptomlose Kurzschlüsse durch allmähliche Zunahme des Querschnittes im Laufe der Zeit manifest werden.

Während sich die coronaro-kardialen Kurzschlüsse in der beschriebenen Weise auf physiologische Kommunikationen des embryonalen Capillarnetzes zurückführen lassen, ist die Voraussetzung für eine coronaro-pulmonale Kurzschlußverbindung die Fehlbildung eines zusätzlich aus der Pulmonalarterie entspringenden und gleich den anderen Coronararterien zum Myokard verlaufenden Gefäßes. Wahrscheinlich handelt es sich hierbei um eine zusätzliche dritte „akzessorische Coronararterie", die ursprünglich aus dem gemeinsamen Truncus arteriosus entsprungen ist und durch dessen Septierung der Pulmonalarterie zugeteilt wurde. Damit stellt der coronaro-pulmonale Kurzschluß einen kontinuierlichen Übergang zu der zweiten Form der coronaren Kurzschlußverbindungen dar, die durch den Fehlabgang einer der beiden Coronararterien aus der A. pulmonalis zustande kommt (s. S. 585).

c) Pathophysiologie

Die pathophysiologischen Konsequenzen des coronaren Kurzschlusses entsprechen weitgehend denjenigen der peripheren a.-v. Fisteln des großen Kreislaufs, wie sie im allgemeinen Teil (s. S. 90) dargestellt wurden. In den am Kurzschluß beteiligten Herz- und Gefäßabschnitten bildet sich ein privater Kurzschlußkreislauf, dessen Shuntvolumen um so größer sein wird, je weiter die Kurzschlußverbindung und je größer das Druckgefälle zwischen den kurzgeschlossenen Teilen ist. Bei gleicher Kurzschlußabmessung wird das Shuntvolumen zu den Gefäßen und Herzhöhlen mit dem niedrigsten Mitteldruck am größten sein. Nur selten übersteigt das Shuntvolumen den Systemfluß. Die gemessenen Shuntgrößen bewegen sich zwischen 0,59 und 8,7 Liter/min und m² Körperoberfläche [17, 28, 61, 79]. Die betroffenen Herz- und Gefäßabschnitte reagieren auf die vermehrte Volumenbelastung zunächst mit einem physiologischen Wachstum und erfahren später degenerative Veränderungen. An den besonders durchflußbelasteten Abschnitten des coronaren Gefäßsystems bilden sich im Laufe dieser Entwicklung schwerste aneurysmatische Ektasien. Histologisch wurde an den erweiterten zuführenden Arterien vor Auftreten degenerativer Veränderungen eine Verdickung der Media mit Zunahme vor allem der elastischen Fasern und der Muskelfasern beschrieben [61]. In den aneurysmatisch degenerierten Arterien finden sich häufig Wandverkalkungen und murale Thromben. In der sehr rasch und turbulent durchströmten Arterie kann es in Nähe des Kurzschlusses zu einem Blutdruckabfall kommen, dessen Folge eine Reduktion des Perfusionsdruckes für die von ihr abhängigen Myokardbezirke ist. Zu der permanenten Volumenbelastung einzelner Herzabschnitte addiert sich damit eine relative, wenn auch regionäre, coronare Durchblutungsinsuffizienz, deren Folge eine Myokardschädigung sein kann. Bei entsprechend großen Kurzschlußvolumina kann zunächst der betroffene Herzteil, schließlich auch das ganze Herz leistungsinsuffizient werden.

d) Symptome

Im Gegensatz zu den coronaren Kurzschlußformen, die infolge einer aus der Pulmonalarterie entspringenden Coronararterie entstehen und die meist schon im 2. Lebensmonat Symptome machen, bleiben die Kurzschlußverbindungen mit normal entspringenden Coronararterien häufig lange Zeit latent. Die Belastung durch den Kurzschluß wird über Jahre hinaus beschwerdefrei vertragen und führt meist erst mit zunehmendem Alter und steigender körperlicher Belastung zu Beschwerden. Häufig wird bis zur Manifestation und bis zur Diagnosestellung das Erwachsenenalter erreicht. Fällt der charakteristische Auskultationsbefund oder die beginnende Herzvergrößerung nicht zufällig auf und gibt Anlaß zu einer entsprechenden Durchuntersuchung, so wird die Diagnose meist erst gestellt, wenn die Patienten mit den Zeichen einer Belastungs- oder Ruheinsuffizienz des Myokards, seltener wegen pektanginöser Beschwerden den Arzt aufsuchen.

e) Diagnostische Maßnahmen
α) Auskultation

Charakteristisch ist ein lautes, nach ABBOTT u. Mitarb. [3] in 85% der Fälle hörbares, *systolisch-diastolisches Dauergeräusch*, das dem typischen Geräusch des offenen

Ductus arteriosus vollkommen gleichen kann und daher häufig zur Verwechslung Anlaß gibt. In der Lokalisation besteht allerdings in der Mehrzahl der Fälle insofern ein Unterschied, als das Geräusch des coronaren Kurzschlusses häufig über dem unteren rechtsparasternalen Bereich zu hören ist. Die Lokalisation des Punctum maximum soll Rückschlüsse auf den Ort der Kommunikation zulassen [3]. Kurzschlüsse zum rechten Vorhof und zum rechten Ventrikel haben ihr Punctum maximum eher über dem unteren Sternum und rechts parasternal, Kurzschlüsse zum linken Herzen dagegen eher im mittleren und unteren linken Parasternalbereich, Kurzschlüsse in die Ausflußbahn des rechten Ventrikels oder zur Pulmonalarterie über dem oberen Sternum oder dem typischen Auskultationsort des Ductus arteriosus. Gasul [33] wies ferner darauf hin, daß eine diastolische Verstärkung des Geräusches für eine Einmündung des Kurzschlusses in die rechte Herzkammer spricht, was er damit erklärt, daß das Druckgefälle über den Kurzschluß diastolisch größer ist als systolisch. Kurzschlüsse zum linken Ventrikel zeichnen sich durch ein rein diastolisches Geräusch aus und bieten aus diesem Grunde besondere differentialdiagnostische Schwierigkeiten. Ist die Lungenstrombahn in den Kurzschlußkreis einbezogen, so kann der zweite Pulmonalton betont und gespalten sein. Häufig entspricht dem meist lauten und ohrnahen Geräusch ein deutlich tastbares Schwirren.

β) Elektrokardiogramm

Das *Elektrokardiogramm* gibt in der Regel keinen charakteristischen Hinweis. Oft ist es unauffällig, manchmal zeigt es geringe Hypertrophiezeichen bestimmter Herzabschnitte. Im Stadium der Insuffizienz und insbesondere bei Kranken mit weiteren angeborenen oder erworbenen Herzerkrankungen können die verschiedensten unspezifischen Schädigungszeichen auftreten. In einem einzigen, allerdings weder angiographisch noch operativ belegten Falle wurde das Bild eines frischen Hinterwandinfarktes beschrieben [51].

γ) Röntgenuntersuchung

Röntgenologisch findet sich bei ausreichend großem Shuntvolumen eine Erweiterung der am Kurzschlußkreis teilnehmenden Herz- und Gefäßabschnitte. Die ascendierende Aorta kann dilatiert sein. Bei Beteiligung der Lungenstrombahn am Kurzschluß fallen ein prominenter Pulmonalbogen, eine verstärkte Lungengefäßzeichnung und evtl. ein Pulsieren der Hili auf. Ein dilatierter R. circumflexus der linken Coronararterie kann sich im sagittalen Strahlengang als umschriebene Vorbuckelung am linken oder rechten Herzrand darstellen [9, 77]. Gelegentlich ergibt sich durch schwerste aneurysmatische Gefäßdilatationen eine bizarre Herzform, in der kalkdichte Schatten auffallen können.

δ) Herzkatheteruntersuchung

Die *Katheterisierung* des rechten Herzens ist differentialdiagnostisch unergiebig, sollte aber zum Ausschluß zusätzlicher Komplikationen stets durchgeführt werden. Zwar wird sie bei Einmündung des Kurzschlusses in den Sinus coronarius, in den Vorhof, in den rechten Ventrikel oder in die A. pulmonalis unter der Voraussetzung eines ausreichend großen Shuntvolumens einen Sauerstoffsättigungssprung aufdecken, die Differentialdiagnose zum perforierten Aneurysma des Sinus Valsalvae, zum Ventrikelseptumdefekt und zum offenen Ductus arteriosus wird jedoch hierdurch in keiner Weise weitergeführt. Entscheidend für die Diagnose des Kurzschlusses und für die Bestimmung der Lokalisation ist die *Kontrastmitteldarstellung* [6, 9, 15, 18, 21, 26, 33, 38, 57, 61, 63, 78].

ε) Arteriographie

Die Durchblutung der am Kurzschluß beteiligten Coronargefäße ist derart gesteigert, daß zu ihrer Kontrastmitteldarstellung gewöhnlich keiner der für die eigentliche Coronararteriographie notwendigen Kunstgriffe (s. S. 136) erforderlich ist. Es genügt eine retrograde thorakale Aortographie nach der Methode von Seldinger (s. S. 131) mit Druckinjektion des Kontrastmittels in die Aorta ascendens direkt oberhalb der Klappenebene (Abb. 200). Die Sondierung der dilatierten, dünnwandigen Coronararterie sollte vermieden

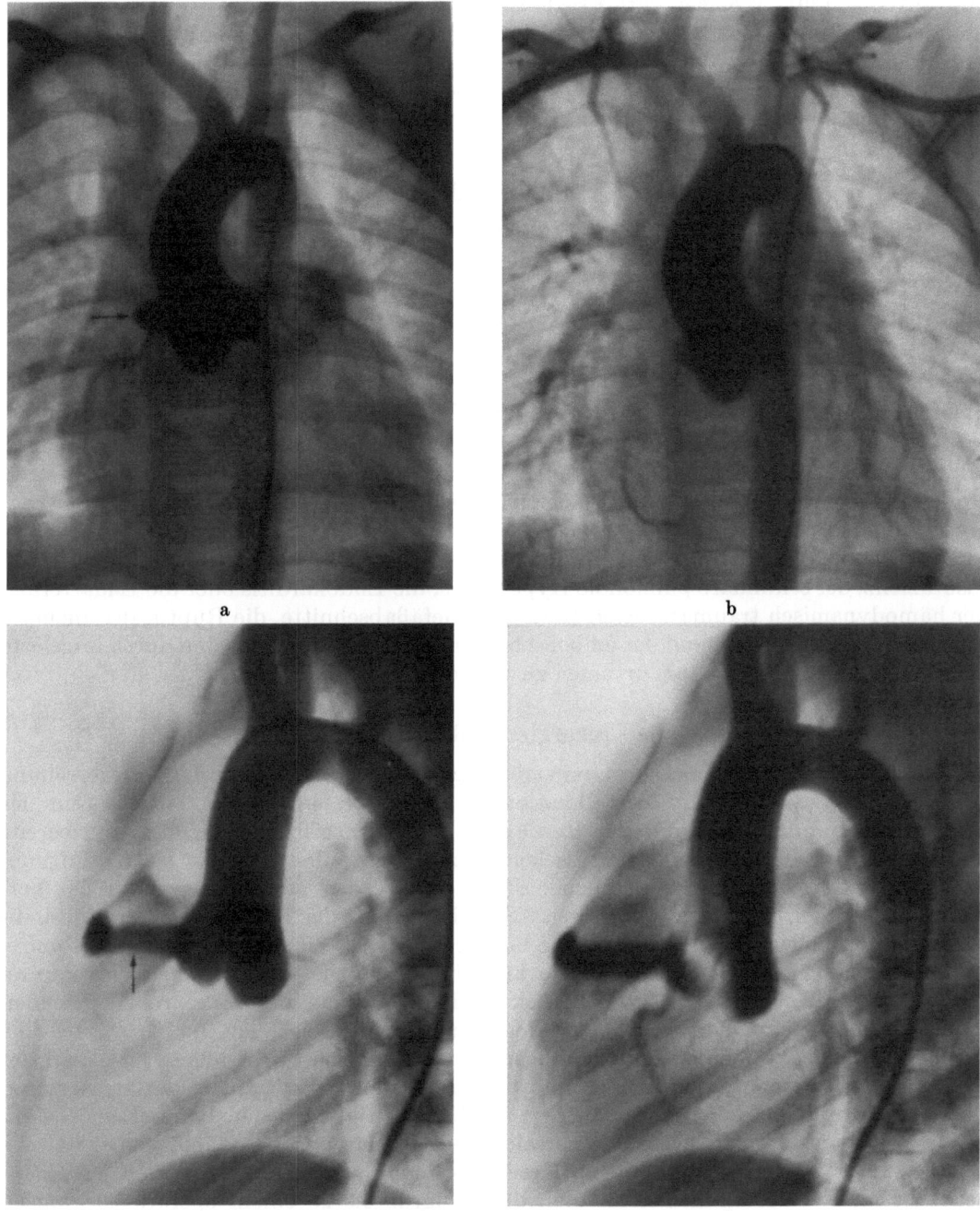

a   b

c   d

Abb. 200a—d. M. S., 5 Jahre, ♂. Arteriovenöse Fistel zwischen A. coronaria cordis dextra und rechtem Ventrikel. Retrogrades Aortogramm. a und b Frontale Aufnahmen. b und c Sagittale Aufnahmen. Über eine stark erweiterte rechte Coronararterie fließt das Kontrastmittel zunächst in die Ausflußbahn des rechten Ventrikels (a und c), später in die Pulmonalarterie (b und d). Das Kind wurde bereits unter der Diagnose eines offenen Ductus arteriosus operiert. Geheilt nach Unterbrechung des Kurzschlusses durch 2 Umstechungsligaturen und 1 Durchstechungsnaht

werden. Ist das Verfahren bei Kindern wegen des kleinen Arterienkalibers nicht durchführbar, so kann man das Kontrastmittel gegen den Blutstrom durch eine in die rechte Brachialarterie eingelegte Kanüle (s. S. 113), durch einen nach Arteriotomie bis in die

Aorta ascendens eingeführten Katheter oder aber in den linken Ventrikel injizieren (percutane Ventrikelpunktion s. S. 135), transseptale Punktion und Sondierung des linken Herzens s. S. 129). Weniger gute Ergebnisse sind wegen der Kontrastmittelverdünnung und der ausgesprochenen Überlagerungseffekte von einem Angiokardiogramm zu erwarten, selbst dann, wenn das Kontrastmittel gezielt in die A. pulmonalis injiziert wird. Wichtig ist wie bei jeder Kurzschlußdarstellung nicht allein die rasche Bildfolge, sondern zur Abgrenzung eines perforierten Aneurysmas der Sinus Valsalvae die großformatige Simultandarstellung in beiden Ebenen.

f) Differentialdiagnose

Differentialdiagnostisch sind in erster Linie der offene Ductus arteriosus, ferner alle Krankheitsbilder in Erwägung zu ziehen, die auch bei der Differentialdiagnose des offenen Ductus ausgeschlossen werden müssen (s. S. 550). Besondere Schwierigkeiten bereitet die Abgrenzung einer angeborenen a.-v. Fistel der Gefäße des Mediastinum oder des Diaphragma [40].

g) Zusätzliche kardiovasculäre Mißbildungen und Komplikationen

Nach UPSHAW [78] finden sich in fast 38% der Fälle zusätzliche kardiovasculäre Mißbildungen. Abgesehen von funktionell bedeutungslosen Anomalien wurde über das Vorkommen eines Ductus arteriosus apertus, eines Ventrikel- oder Vorhofseptumdefektes, einer Pulmonal- oder Aortenklappenatresie und eines gemeinsamen Ventrikels berichtet.

An sekundären Komplikationen sind, abgesehen von der bereits erwähnten Herzinsuffizienz, der sekundäre pulmonale Hypertonus, die Endokarditis oder die Endarteriitis der hämodynamisch traumatisierten Herz- und Gefäßabschnitte, die Ruptur der aneurysmatischen Coronararterie und der embolische Verschluß von Coronarästen durch losgelöste Thromben aus den Coronaraneurysmen zu nennen.

h) Chirurgische Behandlung

Die einzig wirksame, kausal angreifende Therapie ist die chirurgische Unterbrechung des Kurzschlusses. Man wird die Indikation zur Operation ohne Zögern stellen, wenn der Kranke Beschwerden im Sinne der Herz- oder Coronarinsuffizienz angibt, wenn bereits ein endokarditischer oder endarteriitischer Prozeß abgelaufen ist oder wenn röntgenologische Hinweise für eine zunehmende Herzvergrößerung oder aneurysmatische Veränderung der Coronararterien vorliegen. Schwieriger ist die Frage der Operationsindikation in den Fällen zu beantworten, die bis zur Diagnosestellung subjektiv symptomfrei geblieben sind und auch objektiv keine krankhaften Folgen der Volumenbelastung an Herz und Gefäßen zeigen. Unter Berücksichtigung der unvorhersehbaren, drohenden Komplikationen wird man sich in der Regel auch in diesen Fällen zur Operation entschließen, zumal die lokalen und die allgemeinen Operationsbedingungen im Laufe der Zeit nur ungünstiger werden können und um so eher mit irreversiblen kardiovasculären Schäden zu rechnen ist, je später operiert wird. Beseitigt man den Kurzschluß erst im Stadium der aneurysmatischen Degeneration der Coronararterie, so stellt das ektatische Gefäß, wie bei Fisteln des peripheren Kreislaufs, einen permanenten latenten Gefahrenherd dar. Selbstverständlich kann man den Eingriff bis zu einem operationstechnisch günstigen Alter verschieben, wenn die Diagnose bei symptomfreien Säuglingen oder Kleinkindern gestellt wird. Nach den bisher vorliegenden chirurgischen Erfahrungen bedeutet die Operation kein wesentliches Risiko, wenn bestimmte Vorsichtsmaßregeln eingehalten werden. Seit der ersten erfolgreichen Ligatur eines zur Pulmonalarterie hin kurzgeschlossenen Astes der linken Coronararterie durch BJÖRCK und CRAFOORD 1947 [12] wurden 27 Kranke operiert [3, 7, 9, 18, 26, 27, 61, 78]. In dieser Gruppe ereignete sich ein postoperativer Todesfall [15] bei einem Kind, bei dem gleichzeitig ein großer offener Ductus arteriosus und eine sekundäre pulmonale Hypertonie bestanden hatten.

Die Wahl des Zugangs hat sich nach der aortographisch oder angiokardiographisch ermittelten Lokalisation des Kurzschlusses zu richten und läßt sich nicht schematisieren. Da die komplizierten topographischen Beziehungen der Kurzschlußverbindungen meist einen weiten Zugang erfordern, bevorzugten einige Autoren [15, 77] die bilaterale Transsternotomie. Der Eingriff ist in der Regel am schlagenden Herzen ausführbar, kann aber im Einzelfall außerordentlich schwierig werden und sollte nicht begonnen werden, ohne daß die Vorbereitungen für einen Herzstillstand in Hypothermie oder bei extrakorporaler Zirkulation getroffen sind [29, 77]. Bei einem oberflächlich liegenden Kurzschluß zur Pulmonalarterie, zu den Coronarvenen oder zum Sinus coronarius genügt die doppelte Ligatur der meist solitären Verbindung mit anschließender Durchtrennung. Multiple kleine Verbindungen müssen durch zusätzliche Umstechungen ausgeschaltet werden. Auch die Einmündung in das Niederdrucksystem der Vorhöfe ist meist einfach zu beseitigen und gelingt gelegentlich durch Resektion eines Herzohrs [48]. Besondere Sorgfalt erfordern die Kommunikationen zu den beiden systolisch unter höherem Druck stehenden Kammern, vor allem dann, wenn die Kurzschlußarterie durch degenerative Veränderungen schon sehr dünnwandig geworden ist. Die Unterbrechung der Kurzschlußarterie durch Ligatur oder Naht sollte stets möglichst nahe ihrer Einmündung und unter Schonung auch kleinster Seitenäste erfolgen. Durch sorgfältige Präparation des Gefäßes verschafft man sich Klarheit über die anatomische Situation. Vor der endgültigen Unterbindung gibt die temporäre Abklemmung bei laufender EKG-Kontrolle Auskunft über die Durchblutungsverhältnisse des abhängigen Myokards. Besonders bei Kommunikationen mit den Ventrikeln ist es wichtig, neben der zuführenden Arterie auch die Mündungsstelle im Myokard sorgfältig zu verschließen, um einer Aneurysmabildung oder einer Ruptur vorzubeugen. Dabei bewährt sich bei bereits ektatischer Coronararterie die transaneurysmatische Versorgung der Kurzschlußöffnung. Der Versuch einer Aneurysmorrhaphie bei extrem ektatischer Coronararterie [77] führte zu beträchtlichen postoperativen Komplikationen. Die Operation am stillstehenden Herzen kann dann erforderlich werden, wenn die topographischen Verhältnisse besonders unübersichtlich sind oder wenn die Arterie, wie in dem Fall von SWAN u. Mitarb. [77], knapp proximal des eigentlichen Kurzschlusses noch einen für die Ernährung des Myokards unentbehrlichen Ast abgibt, der für die Ausführung des Fistelverschlusses vorübergehend abgeklemmt werden muß.

2. Fehlabgang einer Coronararterie aus der Pulmonalarterie (Syndrom von BLAND, WHITE und GARLAND)

Die besondere entwicklungsgeschichtliche Entstehungsweise und der meist wesentlich kompliziertere klinische Verlauf lassen eine Abtrennung dieser Kurzschlußform gerechtfertigt erscheinen, von der eine Verlaufsform bei *Kindern* und eine bei *Erwachsenen* bekannt ist.

a) Historische Daten und Häufigkeit

Während die pathologisch-anatomische Beschreibung des Fehlabgangs einer rechten Coronararterie aus der Pulmonalarterie schon 1886 durch BROOKS [16], der Fehlabgang einer linken Coronararterie aus der Pulmonalarterie 1908 von ABBOTT [1] und 1911 von ABRIKOSSOFF [4] erfolgte, konnte das Krankheitsbild klinisch erst 1933 durch BLAND, WHITE und GARLAND [13] umrissen werden. Die Häufigkeit entspricht nach KEITH [46, 47] 0,5 % aller zur Untersuchung kommenden kardiovasculären Mißbildungen. Insgesamt sind nach den Zusammenstellungen von JURISHICA [44], GEORGE u. Mitarb. [34] und SABISTON [68a—70] bis 1960 wenig mehr als 60 Fälle bekanntgeworden, von denen nur 17 das Erwachsenenalter erreicht haben. Inzwischen wurden weitere Beobachtungen bei Kindern mitgeteilt [11, 20, 43, 50, 54, 58, 71, 72, 72a]. Über je einen weiteren Erwachsenen mit dieser Fehlbildung berichteten LAMPE u. VERHEUGT [52] und

AGUSTSSON u. Mitarb. [5]. In etwa $^3/_4$ der Fälle handelt es sich um ein rein pädiatrisches und prognostisch ganz ungünstiges Krankheitsbild, das im 4.—13. Lebensmonat zum Tode führt. Nur etwa $^1/_4$ der bekannt gewordenen Kranken hat das Erwachsenenalter erreicht. Von 14 erwachsenen Kranken waren 10 männlichen, 4 weiblichen Geschlechts. Der Fehlabgang von der Pulmonararterie betraf zehnmal häufiger die linke als die rechte Coronararterie [24, 45, 74]. Nur selten entsprangen beide Coronararterien aus der Pulmonalarterie, ein Zustand, der nur bei komplexen kardialen Fehlbildungen vorübergehend mit dem Leben vereinbar ist.

b) Embryologie und Ätiologie

Die Anlage der beiden Coronararterien ist erstmals am Embryo von 12 mm Länge in Form kleiner Endothelzapfen zu erkennen, die sich an dem gemeinsamen Truncus arteriosus bilden. Zwei Möglichkeiten werden diskutiert, die zu dem Fehlabgang einer der beiden Coronararterien aus der Pulmonalarterie führen können. Entweder entwickelt sich die Anlage einer Coronararterie am Truncus arteriosus zu weit ventral und wird durch das normal einwachsende Truncusseptum der ventral liegenden, späteren Pulmonalarterie zugeteilt, oder aber die beiden normal lokalisierten Coronararterienanlagen werden infolge einer falschen Septumanlage voneinander getrennt. Dadurch kann die linke Coronararterie, die normalerweise aus dem linken Sinus Valsalvae der Aorta entspringt, in den linken Sinus der Pulmonalarterie (nur selten in den ventralen Sinus [72]), die rechte Coronararterie aus dem rechten Sinus Valsalvae in den rechten Sinus der Pulmonalarterie versetzt sein.

c) Pathophysiologie und pathologische Anatomie

Die Durchblutung der aus der Pulmonalarterie entspringenden Coronararterie und damit auch die Blutversorgung des von ihr abhängigen Myokards durchlaufen einen Phasenwandel, der auch den zeitlichen Ablauf der klinischen Symptome bedingt. Da sich die Differenz der Arbeitsdrucke im großen und im kleinen Kreislauf erst allmählich entwickelt und da der Mitteldruck in der Pulmonalarterie in den ersten Tagen (bis Wochen) nach der Geburt über dem normalen Wert liegt, wird die fehlentspringende Coronararterie zunächst unter ausreichendem Perfusionsdruck in orthograder Richtung durchströmt, allerdings mit venösem Blut. Durch maximale Coronardilatation und tiefe Sauerstoffausschöpfung des einströmenden Blutes kann der Sauerstoffbedarf des abhängigen Myokards gerade gedeckt werden. Der Säugling ist symptomfrei, das Elektrokardiogramm braucht noch nicht die charakteristischen Zeichen des Infarktes aufzuweisen. Normalisiert sich aber der Druck in der Pulmonalarterie und wird die Druckdifferenz zwischen großem und kleinem Kreislauf größer, so bildet sich über die normalerweise zwischen den Endaufzweigungen der Coronararterien bestehenden, capillären und präcapillären Anastomosen eine Kurzschlußdurchblutung aus, die in den ersten Lebenswochen mit steigender Druckdifferenz zwischen den beiden Kreisläufen kontinuierlich zunimmt. Den hämodynamischen Wachstumsgesetzen der Gefäßwand folgend, werden sich die intercoronaren Anastomosen über den Reiz der vermehrten Durchblutung erweitern und die Situation gleichsinnig beeinflussen. BROOKS [16] und später ABBOTT [1] äußerten bereits die Ansicht, daß die Stromrichtung in der fehlentspringenden Coronararterie umgekehrt ist, eine Vermutung, die neuerdings durch intraoperative Druck- und Sauerstoffsättigungsmessungen, durch Indicatormethoden und postmortale Injektionsverfahren einwandfrei bestätigt werden konnte [5, 8, 19, 22, 23, 25, 48, 54, 60, 66, 69]. Einen weiteren Beweis für die Umkehr der Stromrichtung ergibt die Kontrastmitteldarstellung: Durch Kontrastmittelinjektion in das rechte Herz oder in die Pulmonalarterie gelingt es nur selten, eine fehlentspringende Coronararterie darzustellen. Dagegen ist es möglich, das fehlabgehende Gefäß bei ausreichend großem Shuntvolumen durch eine retrograde thorakale Aortographie sichtbar zu machen [5, 54, 60].

Der Perfusionsdruck in der jetzt retrograd durchströmten fehlentspringenden Coronararterie kann bei genügender Zahl und ausreichender Weite der intercoronaren Anastomosen wieder ansteigen (s. hierzu Abb. 45), so daß die abhängigen Myokardbezirke besser durchblutet werden. Wird diese Entwicklung ohne Komplikationen durchlaufen, so kann der Kranke beschwerdefrei sein und das Erwachsenenalter erreichen.

Zwischen den beiden Phasen des Krankheitsbildes liegt das höchst kritische Übergangsstadium, das offenbar in der Regel im 2.—3. Lebensmonat beginnt und das nur ausnahmsweise überlebt wird. Der Perfusionsdruck in der zunächst noch orthograd durchströmten fehlentspringenden Coronararterie sinkt mit zunehmendem Alter des Säuglings, in ihrem Versorgungsgebiet kommt es zur Hypoxie und zum hypoxiebedingten Infarkt. Klinisch stellen sich die Symptome der Angina pectoris ein, im Elektrokardiogramm bilden sich die Zeichen des Infarktes aus. Wird das Stadium überlebt und die Phase der Stromumkehr noch erreicht, so führt die fehlentspringende Coronararterie zwar arterialisiertes Blut, zunächst aber unter einem so niedrigen Perfusionsdruck, daß eine normale Sauerstoffversorgung nicht gewährleistet ist. Selbst wenn das coronaro-pulmonale Kurzschlußvolumen zunächst klein bleibt, muß daher die für das Krankheitsbild charakteristische Ischämie der abhängigen Myokardbezirke bestehen bleiben. Entspringt die linke Coronararterie aus der Pulmonalarterie, so tritt diese Ischämie fast obligat auf; ist es die rechte Coronararterie, so ist der Verlauf auffallend benigne und symptomlos. Nur wenn dem Herzen genügend Kompensationsmechanismen zur Verfügung stehen, ist der Zustand über längere Zeit und bis zum Erwachsenenalter mit dem Leben vereinbar. Eine Kompensation kann über Kollateralen der normal entspringenden rechten Coronararterie erfolgen, besonders wenn diese anlagemäßig bereits größere Teile des linken Ventrikels als normalerweise versorgt. Weiterhin kann die Durchblutung der kritischen Myokardbezirke dadurch kompensiert werden, daß über persistierende und sich erweiternde, intertrabeculäre Räume und Sinusoide arterielles Blut aus der linken Kammer in ausreichender Menge die Kammerwand erreicht. Es dürfte hiermit zusammenhängen, daß von pathologisch-anatomischer Seite wiederholt auffallend weite Sinusoidalräume besonders im Bereich des interventrikulären Septum beschrieben wurden [35, 36, 42, 44, 67, 72a, 81]. Erreichen die Kranken das Erwachsenenalter, so kann sich das Shuntvolumen infolge des allmählichen Wachstums der intercoronaren Verbindungen erheblich vergrößern. Während die Ischämie infolge primärer Mangeldurchblutung bei der kindlichen Form pathophysiologisch ganz im Vordergrund steht, gewinnen bei den Kranken, die das 1. Jahr überleben, die Folgen der Kurzschlußdurchblutung, d.h. die Volumenbelastung und die sich daraus ergebenden Konsequenzen zunehmend an Bedeutung. Das Krankheitsbild entspricht mehr und mehr den im vorausgehenden Abschnitt beschriebenen Kurzschlußverbindungen bei normalem Coronararterienabgang. Entscheidend dafür, ob sich die zugrunde liegende Fehlbildung als *kindliche* oder *erwachsene Verlaufsform* manifestiert, ist die primäre Verteilung der myokardialen Blutversorgung. Nur wenn wesentliche Teile des linksventrikulären Myokards zum Versorgungsbereich der normal entspringenden rechten Coronararterie gehören, wird der im 1. Jahr zum Tode führende Herzinfarkt vermißt. Für die chirurgische Behandlung der Fehlbildung ergibt sich aus den Überlegungen die Schlußfolgerung, daß eine Unterbindung der fehlentspringenden Coronararterie nur dann sinnvoll ist, wenn es gelingt, in der Arterie einen retrograden Blutfluß, also einen aortopulmonalen Kurzschluß nachzuweisen. Ist dies nicht der Fall, so kann die Situation durch eine Ligatur keinesfalls gebessert, unter Umständen aber verschlimmert werden.

Pathologisch-anatomisch stehen bei der *kindlichen Form* die myokardialen Veränderungen im Vordergrund. Sowohl linker Ventrikel wie linker Vorhof sind extrem dilatiert und dünnwandig. Stets findet sich eine vorwiegend subendokardiale Fibrose, Fibroelastose oder Nekrose, in den meisten Fällen außerdem ein umschriebener, nicht immer transmuraler Vorderwandinfarkt. McKinley u. Mitarb. [55] beschrieben die Ruptur des linken Ventrikels bei einem 6 Wochen alten Kind mit dieser Fehlbildung. Es ist bemerkenswert, daß schwerwiegende Veränderungen immer nur dann gefunden wurden, wenn die linke Coronararterie aus der Pulmonalarterie abging, dagegen nicht, wenn die rechte Coronararterie fehl angelegt war. Bei der *Erwachsenenform* treten neben ähnlichen, aber weniger schweren Veränderungen am Myokard die Folgen der chronischen Volumenbelastung in den Vordergrund. Der linke Ventrikel ist nicht nur erweitert, sondern auch hypertrophiert, die am Kurzschluß beteiligten Coronargefäße sind elongiert und erweitert. Regelmäßig lassen sich zahlreiche, weite, intercoronare Anastomosen nachweisen. Während bei der normal angelegten Coronararterie die gleichen histologischen Veränderungen der Hypertrophie und später der Degeneration ablaufen, wie sie für die Kurzschlußarterie der coronaro-kardialen Verbindung berichtet wurden, fällt die fehlentspringende Coronararterie durch ihre zarte und venenähnliche Wandstruktur auf: ein weiterer Hinweis dafür, daß dieses Gefäß in der funktionellen Belastung einer abführenden Vene gleichzusetzen ist.

d) Symptome, Diagnose und Prognose

Beim *infantilen Typ* sind die Kinder während der ersten Lebensmonate beschwerdefrei, die ersten Symptome stellen sich in der Regel im 2. oder 3. Lebensmonat ein. Sie werden durch eine Coronar- und Herzinsuffizienz ausgelöst, die zunächst nur unter Belastung manifest wird. Zunächst fallen Schwierigkeiten bei der Nahrungsaufnahme auf. Die Kinder werden dyspnoisch, cyanotisch oder fahlblaß, schwitzen stark und schreien, wahrscheinlich infolge des pektanginösen Schmerzes. In schnellem Ablauf führt eine progrediente Herzinsuffizienz zum Tod, der meist zwischen dem 4. und 13. Monat eintritt. Die *Diagnose* wird auf Grund einer Kardiomegalie (Aneurysma des linken Ventrikels [5]) bei gleichzeitig bestehenden, elektrokardiographischen Zeichen des Vorderwandinfarktes gestellt. Der charakteristische Auskultationsbefund des Erwachsenentyps, das systolisch verstärkte Dauergeräusch, fehlt beim Säugling, da der Fluß durch die zahlreichen, kleinen intercoronaren Kommunikationen keine hörbare Turbulenz zu erzeugen braucht. Wenn Geräusche vorhanden sind, beschränken sie sich in der Regel auf die Systole (relative Mitralinsuffizienz). Das Symptom des infantilen Vorderwandinfarktes ist praktisch pathognomonisch. Es wird nur in ganz seltenen Fällen bei anderen Krankheitsbildern (infantile Calcifizierung der Coronararterien [37, 56], infantile Thrombose der Coronararterien, Transposition der großen Gefäße [10]) angetroffen.

Nimmt das Krankheitsbild nicht den infantilen Verlauf, werden seine Träger älter und erreichen sie das *Erwachsenenalter*, so kann die Diagnose außerordentlich schwierig werden, zumal keine schwerwiegenden Symptome aufzutreten brauchen, die den Kranken zum Arzt führen. Wenn sich nicht eine zunehmende kardiale Insuffizienz ausbildet, die Anlaß zu diagnostischen Maßnahmen gibt, fallen die Kranken nur durch den zufällig erhobenen Auskultationsbefund eines systolisch-diastolischen Dauergeräusches mit Punctum maximum im 3.—4. ICR links parasternal oder durch den röntgenologischen Nachweis einer Herzvergrößerung mit den Zeichen des gesteigerten Lungendurchflusses auf. Es ist bezeichnend, daß bei den bis jetzt beschriebenen 17 Kranken [5] des Erwachsenentyps die Diagnose meist erst pathologisch-anatomisch gestellt wurde (klinische Diagnose nur in drei Fällen [5, 52]). Sämtliche Patienten der Zusammenstellung von GEORGE u. Mitarb. [34] starben vor der Diagnosestellung, zehn davon akut aus vollem Wohlbefinden, teilweise bei körperlicher Anstrengung, teilweise aber auch bei unauffälligen Tätigkeiten. Dieser akute überraschende Tod stellt ein Charakteristikum der adulten Verlaufsform dar. Das Alter lag beim Tod zwischen 16 Jahren [65] und 60 Jahren [2]. Das durchschnittliche Sterbealter errechnet sich aus den wenigen, bisher publizierten Fällen mit 35 Jahren. Spezifische *elektrokardiographische Hinweise* existieren nicht. Wiederholt wurden Zeichen der Linkshypertrophie, der Linksschädigung und eine absolute Arrhythmie beschrieben. Röntgenologisch ist bei genauer Analyse eine Vergrößerung des linken Ventrikels und des linken Vorhofs zu bemerken. Der Pulmonalisbogen und die ascendierende Aorta können erweitert sein. Infolge des vermehrten Durchflußvolumens im kleinen Kreislauf sind pulsierende Hili und eine verstärkte Lungengefäßzeichnung zu erwarten.

Die *Diagnose* kann klinisch nur gestellt werden, wenn bei einer früh einsetzenden Herzinsuffizienz ohne Hinweis für eine Herzklappenaffektion und/oder bei Vorliegen eines dem Ductusgeräusch ähnlichen Auskultationsbefundes über dem Präkordium das Krankheitsbild in die differentialdiagnostischen Erwägungen einbezogen wird. Wie bei den übrigen coronaren Kurzschlußverbindungen führt auch hier die Katheterisierung des rechten Herzens nur bedingt weiter, da sie zwar die Diagnose einer arteriellen Blutbeimischung im Bereich der A. pulmonalis ermöglicht, jedoch keine Aussage über die Herkunft des arteriellen Kurzschlusses erlaubt. Wenn ein coronarer Kurzschluß in Betracht gezogen wird, so ist das diagnostische Verfahren der Wahl die retrograde thorakale Aortographie mit Kontrastmittelinjektion in die ascendierende Aorta oder die Kontrastmittelinjektion nach percutaner Punktion des linken Ventrikels bzw. nach transseptaler Punktion des linken Vorhofs. Die Differentialdiagnose entspricht derjenigen der anderen coronaren Kurzschlußverbindungen (s. S. 584).

e) Komplikationen

Die Komplikationen der infantilen Verlaufsform sind bei Besprechung der Klinik bereits erwähnt worden. Bei der Erwachsenenform sind neben der früh einsetzenden Herzinsuffizienz und dem akuten Herztod auch die sekundäre pulmonale Hypertonie, die Endokarditis und Endarteriitis sowie die aneurysmatische Degeneration der am Kurzschluß beteiligten Coronararterien mit ihren Folgen zu erwähnen.

f) Chirurgische Behandlung

Das therapeutische Vorgehen muß sich nach den pathophysiologischen Tatsachen richten, an denen ältere Verfahren (Anlage eines aorto-pulmonalen Fensters, künstliche Stenosierung der Pulmonalarterie distal des Coronararterienabgangs), die für die *kindliche Form* vorgeschlagen wurden, vorbeigingen. Die von MUSTARD [59] erstmals versuchte Anastomose der fehlabgehenden Coronararterie mit einer Systemarterie stellt sicher die folgerichtige Korrektur dar, sie ist aber bisher noch nicht gelungen. Der Eingriff ist technisch schwierig und stellt für die schwerkranken Kinder eine zu große Belastung dar. Ein ebenso folgerichtiges, aber einfaches Verfahren besteht in der Ligatur der fehlabgehenden Coronararterie nahe der Pulmonalarterie, die aber nur bei (angiographisch) nachgewiesenem aortopulmonalem Kurzschluß, also bei tretrogradem Blutfluß in der fehlentspringenden Coronararterie indiziert ist. Mit dieser Maßnahme wird das Leck im coronaren Gefäßsystem geschlossen und die Durchblutung des von der fehlabgehenden Arterie abhängigen Myokards verbessert. Die gut ausgeprägten, intercoronaren Anastomosen erlauben das Zustandekommen eines wirkungsvollen Kollateralkreislaufs, der eine weitere ischämische Schädigung des linksventrikulären Herzmuskels verhindert, insbesondere wenn durch eine Perikardektomie und eine Epikardiolyse [68a—70] zusätzliche arterielle Gefäßverbindungen zum Mediastinum und zu der Brustwand geschaffen werden. Bekanntlich ist die Versorgung des Herzens über eine einzige Coronararterie durchaus mit dem Leben vereinbar. Über die Anwendung der Ligatur beim infantilen Typ des Krankheitsbildes wurde mehrfach berichtet [11, 43, 60, 70]. Die Prognose so operierter Kinder muß allerdings mit Vorsicht gestellt werden, da auch eine frühzeitige Operation die Teilinfarcierung der linksventrikulären Vorderwand nicht verhindern kann. Es droht die Entwicklung des Herzwandaneurysmas und die progressive Herzmuskelinsuffizienz auf Grund der bereits eingetretenen Myokardfibrose. APLEY [8] hat als vorbeugende Maßnahme die Resektion des infarcierten Myokardbezirks vorgeschlagen, ein Eingriff, den man, wenn überhaupt, erst in einer zweiten Sitzung vornehmen kann.

Die erfolgreiche Operation des *Erwachsenentyps* ist erst wenige Male gelungen [*5, 54, 71*]. Auch hier besteht die Therapie in der Ligatur der aus der Pulmonalarterie entspringenden linken Coronararterie. Nach den bisher vorliegenden Mitteilungen liegt die Problematik hier weniger auf therapeutischem als vielmehr auf diagnostischem Gebiet.

Literatur

[1] ABBOTT, M. E.: Congenital cardiac disease. In: W. OSLER, Modern Medicine, ed. 3. Philadelphia: Lea & Febiger 1927.

[2] — Anomalies of the coronary arteries. In: W. OSLER, Modern Medicine, herausgeg. von O. W. McCRAE, vol. IV. Philadelphia: Lea & Febiger 1960.

[3] ABBOTT, O. A., C. H. RIVAROLA, and R. B. LOGUE: Surgical correction of coronary arteriovenous fistula. J. thorac. cardiovasc. Surg. 42, 660 (1961).

[4] ABRIKOSOFF, A.: Aneurysma des linken Herzventrikels mit abnormaler Abgangsstelle der linken Coronararterie von der Pulmonalis bei einem fünfmonatlichen Kinde. Virchows Arch. path. Anat. 203, 413 (1911).

[5] AGUSTSSON, M. H., B. M. GASUL, E. H. FELL, J. S. GRAETTINGER, J. P. BICOFF, and D. F. WATERMAN: Anomalous origin of left coronary artery from pulmonary artery. Diagnosis and treatment of infantile and adult types. J. Amer. med. Ass. 180, 15 (1962).

[6] AMPLATZ, K., J. AQUIRRE, and C. W. LILLEHEI: Coronary arteriovenous fistula into main pulmonary artery: Preoperative diagnosis by selective aortography. J. Amer. med. Ass. 172, 1384 (1960).

[7] ANSELMINI, G., S. MUNOZ, P. BLANCO, L. CARBONELL, and J. J. PUIGBO: Anomalous coronary artery connecting with the right ventricle associated with pulmonary stenosis and atrial septal defect. Amer. Heart J. 62, 406 (1961).

[8] APLEY, J., R. E. HORTON, and M. G. WILSON: The possible role of surgery in treatment of anomalous left coronary artery. Thorax 12, 28 (1957).

[9] BARCIA, A., O. W. KINCAID, H. J. C. SWAN, W. N. WEIDMAN, and J. W. KIRKLIN: Coronary artery to right ventricle communication. Report of two cases studied by selective angiocardiography. Proc. Mayo Clin. 37, 623 (1962).

[10] BERNREITER, M.: Myocardial infarction in an infant with transposition of the great vessels. J. Amer. med. Ass. 167, 459 (1958).

[11] BEUREN, A. J., u. H. E. HOFFMEISTER: Diagnose, Hämodynamik und chirurgische Therapie des Fehlabgangs der linken Koronararterie von der Arteria pulmonalis. Z. Kreisl.-Forsch. 52, 1088 (1963).

[12] BJÖRCK, O., and G. CRAFOORD: Arteriovenous aneurysm on the pulmonary artery simulating patent ductus arteriosus Botalli. Thorax 2, 65 (1947).

[13] BLAND, E. F., P. D. WHITE, and J. GARLAND: Congenital anomalies of the coronary arteries: Report of an unusual case associated with cardiac hypertrophy. Amer. Heart J. 8, 787 (1933).

[14] BOOKSTEIN, J. J.: Aberrant left coronary artery. Amer. J. Roentgenol. 91, 515 (1964).

[15] BOSHER, L. H., V. SVERRE, C. M. McCUE, and L. F. BELTER: Congenital coronary arteriovenous fistula associated with large patent ductus. Circulation 20, 254 (1959).

[16] BROOKS, H. S. J.: Two cases of an abnormal coronary artery of the heart arising from the pulmonary artery; with some remarks upon the effect of this anomaly in producing cirsoid dilatation of the vessels. J. Anat. (Lond.) 20, 26 (1886).

[17] BROWN, R. C., and J. D. BURNETT: Anomalous channel between aorta and right ventricle: Report of case. Pediatrics 3, 597 (1949).

[18] CARMICHAEL, D. B., and D. G. DAVIDSON: Congenital coronary arteriovenous fistula. Amer. J. Cardiol. 8, 846 (1961).

[19] CASE, R. B., A. G. MORROW, W. STAINSBY, and J. O. NESTOR: Anomalous origin of the left coronary artery. The physiological defect and suggested surgical treatment. Circulation 17, 1062 (1958).

[20] CUMMING, G. R., and C. C. FERGUSON: Anomalous origin of the left coronary artery from the pulmonary artery, functioning as a coronary arteriovenous fistula. Amer. Heart J. 65, 690 (1962).

[21] CURRARINO, G., F. N. SILVERMAN, and B. G. LANDING: Abnormal congenital fistulous communications of the coronary arteries. Amer. J. Roentgenol. 82, 392 (1959).

[22] EDWARDS, J. E.: Symposium on cardiovascular diseases: Functional pathology of congenital cardiac disease. Pediat. Clin. N. Amer. 1, 13 (1954).

[23] — Anomalous coronary arteries with special reference to arteriovenouslike communications. Circulation 17, 1001 (1958).

[24] — Anomalous origin of coronary arteries. In: S. E. GOULD, Pathology of the Heart, S. 425. Springfield (Ill.): Ch. C. Thomas 1960.

[25] — The direction of blood flow in coronary arteries arising from the pulmonary trunk. (Editorial) Circulation 29, 163 (1964).

[26] ENGLE, M. A., E. J. GOLDSMITH, G. R. HOLSWADE, H. P. GOLDBERG, and F. GLENN: Congenital coronary arteriovenous fistula. Diagnostic evaluation and surgical correction. New Engl. J. Med. 264, 856 (1961).

[27] ERNST, C. B., K. P. KLASSEN, and J. M. RYAN: Vascular malformation overlying the pulmonary artery simulating a patent ductus arteriosus. Circulation **23**, 759 (1961).

[28] ESPINO-VELA, J., T. VELAZQUEZ y A. FUENMAYOR: Amplia communicación congénita de la aorta con el ventrículo derecho a través de la arteria coronaria derecha anómala. Arch. Inst. Cardiol. Méx. **21**, 686 (1951).

[29] FELL, E. H., M. WEINBERG, A. S. GORDON, B. M. GASUL, and F. R. JOHNSON: Surgery for congenital coronary artery arteriovenous fistula. Arch. Surg. **77**, 331 (1958).

[30] FIEHRING, H., u. F. PALOSKA: Fehlbildungen von Aneurysmen der linken Coronararterien mit Perforation in den linken Ventrikel. Z. Kreisl.-Forsch. **49**, 1098 (1960).

[31] FRIEDBERG, C. K.: Erkrankungen des Herzens. Stuttgart: Georg Thieme 1959.

[32] FRIEDENBERG, M. J., A. F. HARTMANN, J. L. SILVERMAN, and T. B. BURFORD: Opacification from the pulmonary artery of an anomalous left coronary artery. Radiology **80**, 806 (1963).

[33] GASUL, B. M., R. A. ARCILLA, E. H. FELL, J. LYNFIELD, J. P. BICOFF, and L. L. LUAN: Congenital coronary arteriovenous fistula. Clinical, phonocardiographic, angiocardiographic and hemodynamic studies in 5 patients. Pediatrics **25**, 531 (1960).

[34] GEORGE, J. M., and D. M. KNOWLAN: Anomalous origin of the left coronary artery from the pulmonary artery in an adult. New Engl. J. Med. **261**, 993 (1959).

[35] GOULEY, B. A.: Anomalous left coronary artery arising from pulmonary artery: adult case. Amer. Heart J. **33**, 182 (1947).

[36] — Anomalous left coronary artery arising from pulmonary artery, adult type. Amer. Heart J. **40**, 630 (1950).

[37] GOWER, N. D., and J. R. H. PINKERTON: Idiopathic arterial calcification in infancy. Arch. Dis. Childh. **38**, 408 (1963).

[38] GRANT, R. P., R. J. SANDERS, A. G. MORROW, and E. BRAUNWALD: Symposium on diagnostic methods in the study of left-to-right shunts. Circulation **16**, 791 (1957).

[39] GRANT, R. T.: Development of the cardiac coronary vessels in the rabbit. Heart **13**, 261 (1926).

[40] GRAY, I. R., and H. P. WILLIAMS: Arteriovenous aneurysm of phrenic vessels simulating cardiac fistula. Circulation **26**, 434 (1962).

[41] HABERMANN, J. H., M. L. HOWARD, and E. S. JOHNSON: Rupture of the coronary sinus with hemopericardium. A rare complication of coronary arteriovenous fistula. Circulation **28**, 1143 (1963).

[42] HALPERT, B.: Arteriovenous communication between the right coronary artery and the coronary sinus. Heart **15**, 129 (1930).

[43] HUNK, W., and B. J. WALSH: Anomalous left coronary artery arising from the pulmonary artery. Report of a case diagnosed clinically and operated upon, with autopsy findings. Clin. Proc. Child. Hosp. (Wash.) **16**, 228 (1960).

[44] JURISHICA, A. L.: Anomalous left coronary artery: Adult type. Amer. Heart J. **54**, 429 (1957).

[45] KAUNITZ, P. E.: Origin of left coronary artery from pulmonary artery; review of the literature and report of two cases. Amer. Heart J. **33**, 182 (1947).

[46] KEITH, J. D.: The anomalous origin of the left coronary artery from the pulmonary artery. Brit. Heart J. **21**, 149 (1959).

[47] — R. D. ROWE, and P. VLAD: Heart Disease in Infancy and Childhood. New York: Macmillan & Co. 1958.

[48] KITTLE, C. F., A. M. DIEHL, and A. HEILBRUNN: Anomalous left coronary artery arising from the pulmonary artery: Report of case and surgical consideration. J. Pediat. **47**, 198 (1955).

[49] KRAUSE, W.: Über den Ursprung einer akzessorischen A. coronaria aus der A. pulmonalis. Z. rat. Med. **24**, 225 (1865).

[50] KRESBACH, E., M. FOSSEL u. R. BAUER: Abgang der linken Coronararterie aus der Arteria pulmonalis. Bericht über einen klinisch diagnostizierten und anatomisch gesicherten Fall. Z. Kreisl.-Forsch. **50**, 162 (1961).

[51] KULPE, W., u. G. NEUHAUS: Arteriovenöse Fisteln der Herzkranzgefäße. Z. Kreisl.-Forsch. **49**, 689 (1960).

[52] LAMPE, C. F., and A. P. VERHEUGT: Anomalous left coronary artery, adult type. Amer. Heart J. **59**, 769 (1960).

[53] LEVINE, S. A., and W. P. HARVEY: Clinical Auscultation of the Heart. Philadelphia: W. B. Saunders Co. 1958.

[54] LIEBMAN, J., H. K. HELLERSTEIN, J. L. ANKENEY, and A. TUCKER: The problem of the anomalous left coronary artery arising from the pulmonary artery in older children. New Engl. J. Med. **269**, 486 (1963).

[55] McKINLEY, H. J., J. ANDREWS, and C. A. NEILL: Left coronary artery from pulmonary artery: Three cases, one with cardiac tamponade. Pediatrics 8, 828 (1951).

[56] MORAN, J. J., and M. BECKER: Idiopathic arterial calcification in infancy. Report of 2 cases occuring in siblings, and review of the literature. Amer. J. clin. Path. **31**, 517 (1959).

[57] MUNKNER, T., O. PETERSON, and J. VESTERDAL: Congenital aneurysm of the coronary artery with an arteriovenous fistula. Acta radiol. (Stockh.) **50**, 333 (1958).

[58] MURRAY, R. H.: Single coronary artery with fistulous communication. Circulation **28**, 437 (1963).

[59] MUSTARD, W. T.: The anomalous origin of the left coronary artery from the pulmonary artery. Zit. von J. D. KEITH. Brit. Heart J. 21, 149 (1959).

[60] NADAS, A. S., R. GAMBOA, and P. G. HUGENHOLTZ: Anomalous left coronary artery originating from the pulmonary artery. Circulation 29, 167 (1964).

[61] NEUFELD, H. N., R. G. LESTER, P. ADAMS, R. C. ANDERSON, C. W. LILLEHEI, and J. E. EDWARDS: Congenital communication of a coronary artery with a cardiac chamber or the pulmonary trunk (,,coronary artery fistula"). Circulation 24, 171 (1961).

[62] PARKS, F. R., A. J. MOSS, and D. G. MULDER: Coronary artery to right ventricle fistula after closed pulmonary valvulotomy. Surgery 52, 520 (1962).

[63] PORSTMANN, W., u. W. GEISSLER: Über die arteriovenösen Fisteln der Koronararterien. Fortschr. Röntgenstr. 93, 143 (1960).

[64] REID, C.: Abnormal left coronary artery communicating directly with the cavity of the left ventricle near the apex. J. Anat. (Lond.) 57, 12 (1922).

[65] ROTTER, W.: Über den abnormen Abgang der linken Herzkranzarterie aus der Lungenschlagader. Zbl. allg. Path. path. Anat. 89, 160 (1952/53).

[66] ROWE, G. G., and W. P. YOUNG: Anomalous origin of the coronary arteries with special reference to surgical treatment. J. thorac. cardiovasc. Surg. 39, 777 (1960).

[67] RUDDOCK, J. C., and C. C. STEHLY: Anomalous origin of left coronary artery. U.S. nav. med. Bull. 41, 175 (1943).

[68] RUDOLPH, A. M., N. L. GOOTMAN, N. KAPLAN, and M. ROHMAN: Anomalous left coronary artery arising from the pulmonary artery with large left-to-right shunt in infancy. J. Pediat. 63, 543 (1963).

[68a] SABISTON, D. C.: Direct surgical management of congenital and acquired lesions of the coronary circulation. Progr. cardiovasc. Dis. 6, 299 (1963).

[69] — C. A. NEILL, and H. B. TAUSSIG: The direction of blood flow in anomalous left coronary artery arising from the pulmonary artery. Circulation 22, 591 (1960).

[70] — S. PELARGONIO, and H. B. TAUSSIG: Myocardial infarction in infancy: The surgical management of a complication of congenital origin of the left coronary artery from the pulmonary artery. J. thorac. cardiovasc. Surg. 40, 321 (1960).

[71] — R. S. ROSS, J. M. CRILEY, R. A. GAERTNER, C. A. NEILL, and H. B. TAUSSIG: Surgical management of congenital lesions of the coronary circulation. Ann. Surg. 157, 908 (1963).

[72] SAUERBREI, H. U., u. D. VEELKEN: Atypischer Abgang der linken Kranzarterie aus dem ventralen Sinus Valsalvae der Arteria pulmonalis. Arch. Kinderheilk. 160, 236 (1959).

[72a] SCHILDBERG, F. W.: Beitrag zum abnormen Ursprung der A. coronaria cordis sinistra aus der A. pulmonalis. Im Druck.

[73] SHAFFER, A. B., J. S. VILLE, and S. A. MACKLER: Coronary arteriovenous fistula with patent ductus arteriosus. Amer. Heart J. 65, 758 (1963).

[74] SOLOFF, L. A.: Anomalous coronary arteries arising from the pulmonary artery; report of a case in which the left coronary artery arose from the pulmonary artery. Amer. Heart J. 24, 118 (1942).

[76] STEINBERG, I., J. BALDWIN, and C. DOTTER: Coronary arteriovenous fistula. Circulation 17, 372 (1958).

[77] SWAN, H., J. WILSON, G. WOODWARK, and G. S. BLOUNT: Surgical obliteration of a coronary artery fistula to right ventricle. Arch. Surg. 79, 820 (1959).

[78] UPSHAW, C. B.: Congenital coronary arteriovenous fistula. Report of a case with an analysis of 73 reported cases. Amer. Heart J. 63, 399 (1962).

[79] WALTHER, R. J., G. W. B. STARKEY, E. ZERVOPOLUS, and G. A. GIBBONS: Coronary arteriovenous fistula. Clinical and physiologic report on 2 patients with review of the literature. Amer. J. Med. 22, 213 (1957).

[80] WILDER, R. J., and A. PERLMAN: Roentgenographic demonstration of anomalous left coronary artery arising from the pulmonary artery. Amer. J. Roentgenol. 91, 511 (1964).

[81] WÜTHRICH, R.: Über den Abgang der Arteria coronaria sinistra aus der Arteria pulmonalis: Zugleich ein Beitrag zum Problem des plötzlichen Todes. Cardiologia (Basel) 18, 193 (1951).

[82] YENEL, F.: Coronary arteriovenous communication. Report of a case and review of the literature. New Engl. J. Med. 265, 557 (1961).

X. Perforiertes Aneurysma eines Sinus Valsalvae

Der aorto-kardiale Kurzschluß, der durch die Perforation eines aneurysmatisch veränderten Sinus Valsalvae in eine der Herzhöhlen (nur selten in die A. pulmonalis) entsteht, ist außerordentlich selten. Trotzdem kommt der Erkennung des Krankheitsbildes im Einzelfall größte Bedeutung zu, da der Kurzschluß in der Regel nur für kurze Zeit mit dem Leben vereinbar, mit Hilfe der extrakorporalen Zirkulation aber einer kausalen und erfolgreichen Behandlung zugänglich ist.

1. Historische Daten und Häufigkeit

Der erste Fall wurde 1839 von JAMES HOPE mitgeteilt und 1 Jahr später von THURN-HAM ausführlich beschrieben. 1919 konnte ABBOTT [1] erst neun, 1936 [2] zwölf derartige Krankheitsbilder sammeln. ORAM und EAST stellten 1955 [65] zu zwei eigenen Fällen weitere 23 aus der Literatur zusammen. 1957 berichteten SAWYERS u. Mitarb. [71] über 37 autoptisch gesicherte Perforationen. Die Zahl stieg bis zu der nächsten Übersichtsarbeit von KEIFFER u. WINCHELL [48] auf 59 Fälle an, zu denen inzwischen etwa weitere 30 gekommen sind [12, 16—20, 22, 29, 31, 59, 60, 63, 66—70, 77, 78, 82, 85].

2. Ätiologie

Im weitaus größten Teil der Fälle [nach JONES u. LANGLEY (1945) 75%] ist der Kurz-schluß erworben, sehr viel seltener besteht er schon bei der Geburt. Zahlenangaben hierzu sind mit Vorsicht zu werten, da nicht jede erworbene Fistel eines Sinus Valsalvae durch ein initiales, akutes klinisches Ereignis gekennzeichnet zu sein braucht. Häufigste Ursache der erworbenen Form ist das angeborene Aneurysma der Sinus Valsalvae. Die große Seltenheit des angeborenen Aneurysmas geht aus den Obduktionsstatistiken hervor: SCHUSTER [72] fand es unter 3000 Obduktionen nur zweimal, HUNTER [39] unter 5896 Fällen ebenfalls nur zweimal. Insgesamt sind bis heute etwa 100 Fälle bekannt geworden, von denen 63 erst bei der Obduktion und 41 intra vitam diagnostiziert werden konnten [19, 44, 48, 71]. Vergleicht man die Zahl der angeborenen Valsalva-Aneurysmen mit der Zahl der bekanntgewordenen Perforationen, so ergibt sich die eindrucksvolle Tatsache, daß sich bei etwa 75—80% aller angeborenen Aneurysmen [48, 71] eine Per-foration ereignet. Sie verhalten sich demnach nicht anders als die übrigen Aneurysmen der Aorta: *Die Ruptur gehört fast regelmäßig zum Verlauf.* Sie unterscheiden sich dagegen von den übrigen Aortenaneurysmen wesentlich dadurch, daß die Perforation in der Regel zu einem aorto-kardialen Kurzschluß, also zu einer „Blutung in den Kreislauf" führt und nicht zu einer „Blutung aus dem Kreislauf". Der Zeitpunkt der Perforation weist große Unterschiede auf. ORAM u. EAST [65] errechneten bei einer Streuung von 20 bis 67 Jahren ein mittleres Perforationsalter von 42 Jahren, SAWYERS u. Mitarb. [71] dagegen fanden in ihrem Krankengut ein mittleres Perforationsalter von 31,2 Jahren. Inzwischen sind zahlreiche Perforationen schon im kindlichen und frühkindlichen Alter mitgeteilt worden [28, 50, 55].

Sowohl für das angeborene Aneurysma selbst wie auch für seine Perforation besteht eine ausgesprochene Bevorzugung des männlichen Geschlechts [82,6% bei ORAM u. EAST (1955), 80% bei KEIFFER und WINCHELL (1960)].

Die Ätiologie des *kongenitalen Valsalva-Aneurysmas* ist bis heute nicht sicher geklärt. MALL [58] und ABBOTT [1] vermuteten als Ursache eine inkomplette Verschmelzung der proximalen und distalen Endokardwülste im Bulbus. Bei Ausbleiben der Verschmel-zung resultiert ein hochsitzender Ventrikelseptumdefekt, bei unzureichender Verschmel-zung soll eine Gewebsschwäche an den Nahtstellen verbleiben, in deren Bereich sich druck-passiv ein Aneurysma entwickelt. Eine Stütze findet MALLs Ansicht in der Tatsache, daß besonders das Aneurysma des rechten Coronarsinus häufig mit einem Ventrikel-septumdefekt kombiniert ist und daß über 95% der Aneurysmen im rechten Coronar-sinus und im rechten Teil des hinteren coronarfreien Sinus entstehen, also auf den Ver-schmelzungsbereich der Endokardwülste beschränkt bleiben. Die Theorie des Verschmel-zungsdefektes wurde neuerdings von SAKAKIBARA [70] wieder aufgegriffen. EDWARDS u. BURCHELL [23] sehen die Ursache für die Aneurysmabildung in einem angeborenen Gewebsdefekt der Sinuswand, dem als anatomisch-histologisches Substrat eine Konti-nuitätsunterbrechung der Aortenmedia zwischen Aortenwurzel und Bindegewebsring des Herzskelets (Anulus fibrosus) entspricht. Sie konnten diesen Befund, der die von VENNING [88] ausgesprochene Vermutung einer Elasticaschwäche weitgehend bestätigt, bei sieben Fällen regelmäßig erheben. Auf Zusammenhänge mit der Embryonalentwicklung gehen sie nicht ein.

Eine besondere Form des Sinusaneurysmas, bei der zwar nicht das Aneurysma selbst, aber doch der zugrunde liegende Gewebedefekt angeboren ist, stellt das Aneurysma beim Marfan-Syndrom (s. S. 686) dar, das auf ein Übergreifen der für das Krankheitsbild bezeichnenden cystischen Medianekrose auf die Aortenwurzel zurückgeführt wird [19, 80, 81].

Unter den wesentlich selteneren, *erworbenen Sinusaneurysmen* steht das luische zahlenmäßig an erster Stelle. Weiterhin gibt es Aneurysmen auf dem Boden einer bakteriellen oder ulcerösen Endokarditis [74], einer Arteriosklerose oder einer rheumatischen Aortitis. Wenn die erworbenen Sinusaneurysmen intrakardial perforieren, kommunizieren sie in der Regel mit dem rechten Herzen oder mit der A. pulmonalis [19, 73, 79], seltener mit dem linken Herzen [74]. Im Gegensatz zum angeborenen Aneurysma findet die Perforation wie bei den übrigen Aortenaneurysmen jedoch vorwiegend extrakardial statt (s. S. 617).

3. Anatomie

Die drei Sinus Valsalvae buchten sich, von der Außenfläche der Semilunarklappen und von der Innenwand der Aortenwurzel begrenzt, sackförmig in die Herzbasis vor und liegen fast ganz intrakardial. Die heute allgemein angenommene Nomenklatur von WALMSLEY

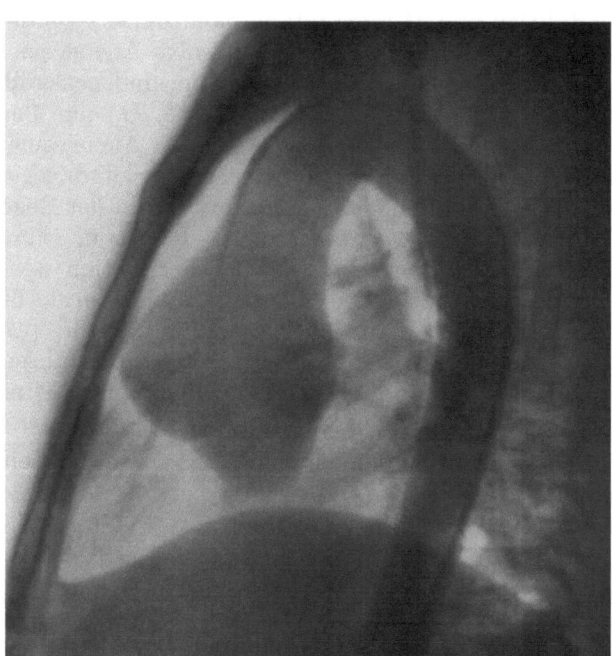

Abb. 201. K. B., 23 Jahre, ♂. Retrogrades Aortogramm. Ätiologisch ungeklärte Aneurysmen aller drei Sinus Valsalvae mit leichter Aorteninsuffizienz. Der Patient wurde zur Klärung des Aortenvitiums eingewiesen. Keine Beschwerden. Herz bei der röntgenologischen Routineuntersuchung unauffällig

[89] orientiert sich an dem Abgang der Coronararterien und unterscheidet einen rechten und einen linken Coronarsinus (coronary sinus) von einem hinteren coronarfreien Sinus (non-coronary sinus). Der rechte Coronarsinus grenzt infolge seiner intrakardialen Lage topographisch an den rechten Vorhof und an den rechten Ventrikel und ragt in die Ausflußbahn des rechten Ventrikels hinein. Der hintere coronarfreie Sinus liegt ventral vor den beiden Vorhöfen und wölbt sich in den rechten Vorhof hinein. Nur der linke Coronarsinus weist keine direkte Beziehung zu den Herzhöhlen auf. Er liegt links lateral außerhalb des rechten Ventrikels, aber noch intraperikardial. Aus bisher unbekannten Gründen wird der rechte Coronarsinus sowohl von der Aneurysmabildung wie auch von der Perforation weitaus am häufigsten betroffen. Dagegen sind Aneurysmen des linken Coronarsinus ausgesprochen selten

[48, 65, 71]. Der hintere coronarfreie Sinus liegt zahlenmäßig zwischen den beiden. So verteilt sich die Anzahl der kongenitalen Aneurysmen nach SAWYERS u. Mitarb. [71] wie 34:13:2, der perforierten Aneurysmen nach ORAM u. EAST [65] wie 14:7:2, nach KEIFFER u. WINCHELL [48] wie 42:16:1 auf die drei Sinus. Nicht selten bestehen aber gleichzeitig an zwei, ausnahmsweise auch an allen drei Sinus Aneurysmen [26, 48, 61].

Die Perforationsrichtung der Aneurysmen ist durch die geschilderten topographischen Verhältnisse gegeben. So perforiert das Aneurysma des rechten Coronarsinus weitaus am häufigsten in den rechten Ventrikel, seltener in den rechten Vorhof und nur ausnahmsweise in den linken Ventrikel, in die Pulmonalarterie oder in den Perikardbeutel. Das Aneurysma des hinteren coronarfreien Sinus kommuniziert dagegen vorwiegend mit dem rechten Vorhof, seltener mit dem rechten Ventrikel. Die drei bisher bekannt gewordenen Perforationen eines im linken Coronarsinus lokalisierten Aneurysmas [46, 48, 78] waren zweimal in den rechten Vorhof und einmal in den linken Vorhof gerichtet. Eine Übersicht über das von KEIFFER und WINCHELL [48] erfaßte Krankengut ergibt Tabelle 67. Danach

besteht in fast 90% ein Kurzschluß zum rechten Herzen (etwa 60% zum rechten Ventrikel und 30% zum rechten Vorhof). Gelegentlich perforiert ein Aneurysma in zwei Herzhöhlen (rechter Ventrikel und rechter Vorhof: [27, 65], beide Ventrikel: [25, 44]. Die Perforation in beide Ventrikel [25] ist ebenso wie auch die isolierte Perforation in den linken Ventrikel [90] in der Regel mit einer Dissektion des

Tabelle 67. *Ursprung und Mündung von 59 Valsalva-Fisteln* [48]

Ursprung		Mündung	
Rechter Coronarsinus .	42	Rechter Ventrikel . . .	31
		Rechter Vorhof	5
		Rechter Vorhof und rechter Ventrikel . .	1
		Linker Ventrikel . . .	2
		A. pulmonalis	1
		Perikardbeutel	2
Coronarfreier Sinus . .	16	Rechter Vorhof	13
		Rechter Ventrikel . . .	3
Linker Coronarsinus . .	1	Rechter Vorhof	1

interventrikulären Septum verbunden. Auch die Perforation in den linken Vorhof, die KAY u. Mitarb. [46] zum ersten und einzigen Mal beschrieben, ist bei dem Fehlen direkter topographischer Beziehungen nur durch Dissektion der Vorhofwand oder des Vorhofseptum möglich.

Makroskopisch hängen die meist sehr dünnwandigen Aneurysmen handschuhfingerartig in die betroffenen Herzhöhlen hinein. Sie können bis zu 5 cm lang werden [85] und haben an der Basis einen Durchmesser von 1—2 cm (Extremwerte 0,4—3,6 cm [71]), an ihrer Spitze von 2—8 mm. Die meist solitäre endständige Öffnung kann den Gesamtquerschnitt des „Windsacks" einnehmen. Seltener finden sich siebartig mehrere Perforationsstellen nebeneinander. In einigen Fällen wurden angeborene aorto-kardiale Kurzschlüsse ohne aneurysmatische Veränderung des betroffenen Sinus beschrieben [1, 11, 48]. Jedesmal fand sich ein endothelialisierter Fistelgang von 1,5—2,5 cm Länge.

4. Pathophysiologie

Der bei Perforation des Aneurysmas entstehende Kurzschluß führt zu einer Volumenbelastung der am Kurzschlußkreislauf beteiligten Herz- und Gefäßabschnitte, in der Regel also des rechten Ventrikels bzw. Vorhofs, der Lungenstrombahn, der linksseitigen Herzhöhlen und der Aortenwurzel. Bleibt Zeit zur Anpassung, so kann man die im allgemeinen Teil (s. S. 90) besprochenen Reaktionen am Herzen und an den Gefäßen beobachten. Es erfolgt eine physiologische Hypertrophie des Herzens und ein harmonisches Wachstum der Gefäße. Später kommt es zur myogenen Dilatation der betroffenen Herzkammern und zu einer degenerativen Ektasie der Gefäße. Die Größe des Shunts wird in erster Linie durch den Querschnitt der Perforationsöffnung bestimmt. Das Shuntvolumen schwankt nach den Angaben in der Literatur zwischen 2,3 und 11,9 Liter/min und soll bis zum 2,7fachen Wert des Systemzeitvolumens betragen können [9, 27, 54, 55, 62, 65, 68, 78]. Wie bei den Kurzschlüssen anderer Lokalisation wird der Zeitpunkt der kardialen Dekompensation durch die Größe des Shuntvolumens, d.h. letzten Endes durch den Querschnitt des Defekts bestimmt.

Entgegen der von TAUSSIG [84] geäußerten Ansicht, daß vorwiegend in der Diastole Blut über den Kurzschluß abströmt, konnten DÜX u. Mitarb. [19] durch Aortographie zeigen, daß der Kontrastmittelübertritt durch den Kurzschluß hauptsächlich während der Systole erfolgt.

5. Symptome

Nur etwa in $^1/_2$—$^3/_4$ der Fälle beginnt des Krankheitsbild mit dem oft als typisch angenommenen, akuten und dramatischen Ereignis. Meist bei einer körperlichen Anstrengung unter Beteiligung der Bauchpresse (Heben einer schweren Last, Defäkation, Bergsteigen), gelegentlich aber auch bei körperlicher Ruhe oder sogar während des Schlafes, spürt der Kranke plötzlich einen äußerst heftigen Schmerz in der Retrosternalgegend oder im oberen Abdomen, der an Heftigkeit dem Schmerz des Herzinfarktes gleicht, aber nie die Ausstrahlung in Schulter, Arm, Hals und Kiefer zeigt, die für den Infarkt typisch ist. Gleichzeitig kommt es zu den mehr oder weniger ausgeprägten Zeichen des Kreislaufkollapses. Atemnot ist häufig. Gelegentlich kann der Kranke das Schwirren des entstandenen Kurzschlusses selbst wahrnehmen. Nur selten geht dem Ereignis ein fieberhafter, als Endokarditis zu deutender Prozeß voraus. Wenn in dieser ersten Phase des Krankheitsbildes nicht der Tod (durch akutes Herzversagen oder Herzbeuteltamponade) eintritt, so pflegt sich der Zustand im Laufe der nächsten Stunden und Tage spontan allmählich zu bessern. Verfügt das Herz über ausreichende Reserven, so kann eine „Normalisierung" der Kreislaufverhältnisse und damit eine Wiederherstellung des Kranken eintreten. Damit ist das *zweite, symptomfreie Stadium* eines relativen Wohlbefindens erreicht, das sich je nach Größe des Kurzschlusses, nach Alter und Zustand des Patienten, über Wochen, Monate und sogar Jahre erstrecken kann. In der *dritten Phase des Verlaufs* stellen sich schließlich zunehmend Zeichen der Rechts- und Linksinsuffizienz ein, wobei die Kombination der Symptome einer Aorteninsuffizienz und einer Tricuspidalinsuffizienz bezeichnend ist.

Bei einem kleineren Teil der Kranken wird die pathognomonische, akute erste Phase des Verlaufs vermißt. Die Perforation verläuft entweder stumm oder die Kommunikation bestand bereits bei der Geburt. In der Anamnese findet man Angaben über häufige Infekte des Respirationstraktes. Im übrigen entspricht der Verlauf der zweiten und dritten Phase der erstgeschilderten Form.

6. Diagnostische Maßnahmen

a) Auskultation

Man hört ein lautes, oberflächliches, systolisch-diastolisches Dauergeräusch mit systolischer Akzentuierung oder ein systolisch-diastolisches Maschinengeräusch, das in seiner Qualität dem Geräusch des offenen Ductus arteriosus vollkommen entsprechen kann. Es unterscheidet sich von diesem durch die größere Lautstärke und durch eine andere Lokalisation. Während das Ductusgeräusch im 1.—2. Intercostalraum links parasternal am deutlichsten zu hören ist, liegt das Punctum maximum beim perforierten Sinusaneurysma tiefer, in Höhe des 3.—5. Intercostalraums über dem Sternum oder parasternal links, seltener auch rechts. Außerdem ist es über einer größeren Fläche wahrzunehmen. Nur selten fehlt der Auskultationsbefund, wie in dem Fall von KAY u. Mitarb. [46], bei dem kleinste Öffnungen keine hörbare Turbulenz entstehen ließen. Ganz atypisch kann der Geräuschbefund dann werden, wenn das Aneurysma in den linken Ventrikel perforiert, da die Druckverhältnisse nur einen diastolischen Rückstrom erlauben, dem ein Geräusch ähnlich dem der Aorteninsuffizienz entspricht. Je lauter das Geräusch ist, um so eher fühlt man auch ein deutliches Schwirren.

b) Puls und Blutdruck

Bei ausreichend großem Kurzschlußvolumen findet man ferner die typischen Zeichen des „lecken" Windkessels: Pulsus altus et celer mit schlagenden Arterien, Capillarpuls, große Blutdruckamplitude, deren diastolischer Wert häufig 0 erreicht, sowie Auskultationsphänomene über den großen Arterien, wie sie von der Aorteninsuffizienz bekannt sind: Traubescher Doppelton, Duroziersches Doppelgeräusch.

c) Elektrokardiogramm

Von dem *Elektrokardiogramm* sind keine charakteristischen Hinweise zu erwarten. Hypertrophie und Schädigungszeichen zunächst des linken, später auch des rechten Ventrikels, sind häufig, ebenso Überleitungsstörungen und intraauriculäre Erregungsausbreitungsstörungen. Penetriert das Aneurysma dissezierend in das interventrikuläre Septum, so kann es, gleichgültig, ob die Perforation eintritt oder nicht, durch Druck auf den Atrioventrikularknoten, auf den Stamm oder auf die Schenkel des Reizleitungssystems zu schweren Störungen der Erregungsausbreitung kommen. Schenkelblockbilder [*35, 50, 66, 90*], auch z.T. tödlich verlaufende totale AV-Blockierungen [*21, 53*] wurden beschrieben. Noch seltener führt die Kompression eines Coronarostiums oder einer Coronararterie durch ein Sinusaneurysma zum Herzinfarkt [*87, 88*].

d) Röntgenuntersuchung

Die routinemäßige Röntgenuntersuchung ergibt keinen charakteristischen Befund, wenn man von den Verkalkungen der erworbenen Sinusaneurysmen absieht. Kommen die angeborenen Aneurysmen ausnahmsweise zur Darstellung, so werden sie meist fehlgedeutet [*46, 47*]. Als Folge der Volumenbelastung besteht zunächst eine Vergrößerung des linken Ventrikels und des linken Vorhofs, häufig auch des rechten Ventrikels und, wenn er in den Kurzschlußkreislauf einbezogen ist, auch des rechten Vorhofs. Der Pulmonalbogen ist prominent und zeigt vermehrte Pulsation, die Lungengefäßzeichnung ist verstärkt und kann Eigenpulsationen aufweisen. Während die Aortenwurzel und die ascendierende Aorta dilatiert sein können, bleibt der Aortenbogen und damit auch der Aortenknopf stets klein, wodurch sich eine Unterscheidungsmöglichkeit gegenüber dem offenen Ductus arteriosus ergibt [*50*]. Im Kymogramm ist dementsprechend auf eine Diskrepanz der Ausschläge zwischen Aorta ascendens und übriger Aorta zu achten.

e) Herzkatheteruntersuchung

Die *Herzkatheteruntersuchung* ermöglicht die Lokalisation des Kurzschlusses und die Berechnung des Shuntvolumens. Neben einem erheblichen Sprung der O_2-Sättigung stellt man in der Regel einen deutlichen Druckanstieg in der Herzhöhle fest, in die der Kurzschluß mündet. Dieser Befund, besonders wenn er im rechten Vorhof erhoben wird, läßt zusammen mit dem typischen Geräusch die Diagnose mit großer Wahrscheinlichkeit vermuten, kann aber in Anbetracht der schwerwiegenden therapeutischen Konsequenzen, die sich ergeben, nicht als ausreichend angesehen werden.

f) Aortographie

Besteht klinisch der dringende Verdacht auf ein perforiertes Sinusaneurysma, so ist die diagnostische Methode der Wahl zur Bestätigung oder zum Ausschluß des Krankheitsbildes und zur Abgrenzung gegenüber Krankheitsbildern mit ähnlicher Symptomatik die *retrograde Aortographie* mit gezielter Kontrastmittelinjektion in die ascendierende Aorta und simultanen Serienaufnahmen in zwei Ebenen im Großformat mit genügend schneller Bildfolge (3—6 Aufnahmen/sec) [*9, 19, 26, 50, 55, 62, 82*]. Die Methode unterrichtet nicht nur über die anatomischen Verhältnisse der Aortensinus, sie erlaubt auch eine exakte Aussage über Ursprung und Mündung des Kurzschlusses. Sie schließt ferner den aorto-pulmonalen Septumdefekt, die coronare arterio-venöse Fistel und den Ductus arteriosus aus und gibt Auskunft über die Funktionstüchtigkeit der Aortenklappe.

7. Differentialdiagnose

Die Differentialdiagnose entspricht ganz der des offenen Ductus arteriosus (s. S. 550). Die a.-v. Fistel zwischen Aorta und A. pulmonalis nach Perforation eines Aortenaneurysmas kann eine weitgehend ähnliche klinische Symptomatik hervorrufen. Die Röntgenuntersuchung und im Zweifelsfall Herzkatheterisierung mit Kontrastmitteldarstellung (retrogrades Aortogramm) werden hier zur Klärung führen. Die präoperative Abgrenzung der intrakardialen Perforation eines Coronararterienaneurysmas [29] oder eines Ventrikelseptumdefekts, der über die Aortenklappenebene hinaufreicht und zu einem aorto-rechtsventrikulären Kurzschluß führt, ist kaum möglich. Die gleiche Symptomatik wird ferner durch den seltenen traumatischen aorto-kardialen Kurzschluß hervorgerufen, der sich aber durch die besonderen Begleitumstände der Verletzung erkennen läßt [30, 48a, 61a, 76]. Während das nicht perforierte Aneurysma des Sinus Valsalvae, wenn überhaupt, dann nur ein mesosystolisches Geräusch verursacht [79], kann es in Kombination mit einer Aorteninsuffizienz zu ähnlichen Geräuschphänomenen führen wie das perforierte Aneurysma. Auch hier wird man im Zweifelsfall die retrograde Aortographie zur Klärung heranziehen müssen.

8. Zusätzliche kardiovasculäre Mißbildungen und Komplikationen

Besonders häufig ist das Aneurysma des rechten Sinus Valsalvae mit einem hochsitzenden membranösen Ventrikelseptumdefekt, einer Aorteninsuffizienz (häufig Valvula bicuspidalis) oder einer Aortenstenose kombiniert. Außerdem wurde über das gleichzeitige Vorkommen einer Aortenisthmusstenose, einer Mitralstenose, einer subvalvulären Aortenstenose, einer valvulären Pulmonalstenose und über das Vorliegen einer einzigen Coronararterie berichtet [19, 44].

Die einzige wesentliche Komplikation des perforierten Valsalva-Aneurysmas ist, abgesehen von der bereits erwähnten Herzinsuffizienz, die Endokarditis, die in der Regel zu einer sprunghaften Verschlimmerung des Krankheitsbildes führt. Nach entsprechender antibiotischer Vorbereitung ist die operative Behandlung so bald wie möglich anzustreben, falls der Kranke überhaupt noch in den Zustand der Operabilität zu bringen ist. Die Endokarditis kann sich auch in einem noch nicht perforierten Aneurysma ansiedeln und zur Ursache der Perforation werden. Nur selten wird der Kurzschluß so lange toleriert, daß mit der Entwicklung einer sekundären Pulmonalsklerose und einer chronischen pulmonalen Hypertonie gerechnet werden muß.

9. Prognose

Einerseits wurde von Kranken berichtet, bei denen der Kurzschluß über 25 Jahre bestand [48], andererseits sind akut tödlich verlaufende Perforationen bekanntgeworden [34, 45]. In der Regel führt die Perforation, wenn sie sich als akutes Ereignis anamnestisch bestimmen läßt, in kurzer Zeit zur therapieresistenten Herzinsuffizienz. SAWYERS u. Mitarb. [71] haben in ihrem Krankengut eine durchschnittliche Überlebenszeit nach der Perforation von 3,9 Jahren errechnet, die sich nach Ausschluß von zwei ausnahmsweise lange überlebenden Fällen (10 und 15 Jahre) auf wenig mehr als 1 Jahr reduziert. Sie konnten außerdem im Experiment am Hund zeigen, daß aorto-rechtsauriculäre Kurzschlüsse bis zu 3—4 mm Durchmesser gut vertragen wurden, während solche mit einem Durchmesser von 5—10 mm schon nach wenigen Tagen zum Tode führten.

10. Chirurgische Behandlung und Operationsergebnisse

Ist die Diagnose eines perforierten Sinusaneurysmas gesichert, so ist die einzig wirksame, kausale chirurgische Behandlung auch dann indiziert, wenn noch keine kardialen Insuffizienzsymptome vorliegen. Der auf lange Sicht immer ungünstige Verlauf des Krankheitsbildes und die zu erwartenden Komplikationen berechtigen auch im symptomfreien Stadium zum aktiven Vorgehen.

Den ersten Versuchen, den Kurzschluß in *Normothermie* ohne Sicht zu verschließen, mußte der Erfolg versagt bleiben. Von fünf in Normothermie operierten Kranken [8, 38, 41, 43, 49] starben zwei während des Eingriffs, der dritte erlag postoperativ einer

Mesenterialarterienembolie, die von einer im Aortenlumen liegenden Naht ausgegangen war. Bei dem einzigen Patienten, der den Eingriff überstand, hatte die Ligatur des Aneurysmas den Kurzschluß nicht vollständig unterbrochen. Diese Mißerfolge zeigten eindeutig, daß eine erfolgreiche chirurgische Beseitigung des Kurzschlusses nur unter Sicht am eröffneten Herzen möglich sein würde.

Aber auch die ersten Versuche in *Hypothermie* konnten zu keinem befriedigenden Ergebnis führen, da die Dauer der möglichen Blutstromunterbrechung zu kurz war und die Ventrikulotomie in Hypothermie häufig ein irreversibles Kammerflimmern auslöste. Von sieben in Hypothermie operierten Kranken [*6, 10, 17, 18, 40, 62*] überlebten nur vier den Eingriff. Ein weiterer Patient verstarb an einer postoperativen Infektion.

Die Ergebnisse wurden erst besser, als die *extrakorporale Zirkulation* zur Verfügung stand und konsequent angewandt wurde. Nachdem ORAM und EAST (tödlicher Ausgang) [*65*], BAHNSON [*5*], COOLEY [*15*] und LILLEHEI [*54*] zum erstenmal die Herz-Lungen-Maschine zur Operation dieses Krankheitsbildes eingesetzt hatten, sind mit diesem Verfahren, das DUBOST [*18*] in fünf Fällen mit der tiefen Hypothermie kombinierte, bis heute annähernd 50 Kranke operiert worden. In der Literatur wurden drei tödliche Zwischenfälle mitgeteilt [*9, 43, 65*].

Ist das Aneurysma mit Sicherheit in den rechten Vorhof perforiert, so genügt eine rechtsseitige Thorakotomie im 4. ICR in Linksseitenlage. Besteht eine Kommunikation zum rechten Ventrikel oder ist man sich der Mündung des Kurzschlusses nicht sicher, so wird in Rückenlage eine mediane Sternotomie, seltener eine bilaterale transsternale

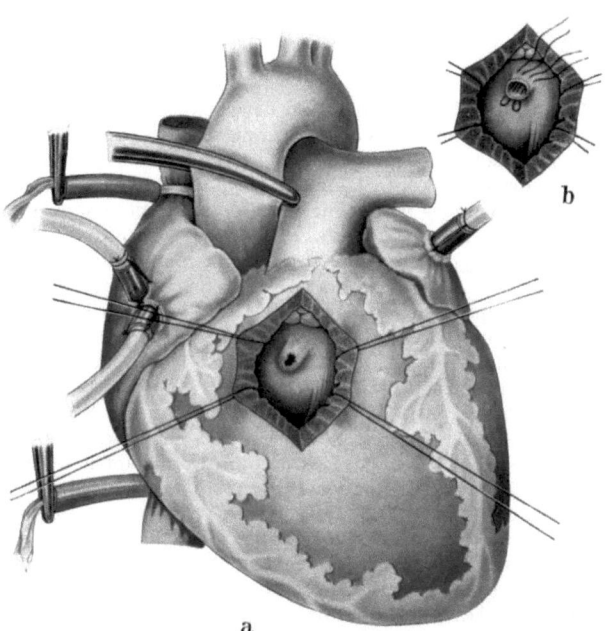

Abb. 202a u. b. Operation eines in den rechten Ventrikel perforierten Aneurysmas des rechten Sinus coronarius Valsalvae: a Extrakorporale Zirkulation mit totalem kardiopulmonalem Bypass. Entlastungskatheter im linken Herzen. Aorta ascendens abgeklemmt. Nach Ventrikulotomie wird das windsackartig sich vorwölbende Aneurysma sichtbar. Es wird an der Basis abgetragen. Der verbleibende Defekt wird durch U-Nähte verschlossen (b)

Thorakotomie als Zugang gewählt. Durch Palpation (Schwirren, Tastbefund) orientiert man sich, ob Aneurysma und Kurzschluß im rechten Vorhof oder im rechten Ventrikel liegen. Nach Atriotomie bzw. Ventrikulotomie stellt sich das windsackartige perforierte Aneurysma dar (Abb. 202). Es wird an der Basis abgetragen, der entstehende Defekt unter äußerster Schonung der Semilunarklappen durch U-Nähte verschlossen, wobei zu beachten ist, daß man die Media der Aortenwurzel gut mit dem Gewebe des Anulus fibrosus vereinigt. Bei größerem Querschnitt des Defektes empfiehlt sich die Sicherung der Naht oder der Verschluß der Öffnung mit einem Kunststoffflicken. Bei der Häufigkeit, mit der das Valsalva-Aneurysma mit einem Ventrikelseptumdefekt kombiniert auftritt, muß das Ventrikelseptum stets sorgfältig auf diese Komplikation hin untersucht werden. Besteht gleichzeitig ein Ventrikelseptumdefekt, so wird dieser in der üblichen Weise verschlossen. Ist hierzu ein Kunststoffstreifen erforderlich, so wird man ihn so zurechtschneiden, daß sich beide Defekte damit schließen lassen. Eine gleichzeitige Eröffnung der Aorta ist für den Verschluß der Perforation oder für die Einführung einer den Defekt obturierenden konischen Prothese [*62*] unter Verwendung der extrakorporalen Zirkulation nicht notwendig, wenn es sich um ein Aneurysma des rechten Coronarsinus oder des hinteren coronarfreien Sinus handelt. Nur das seltene, vom linken Coronarsinus ausgehende Aneurysma, das über eine Dissektion des Vorhofseptum in das rechte Herz perforiert ist, muß von der Aorta aus verschlossen werden, wobei wegen des Abgangs der linken Coronararterie größte Vorsicht geboten ist [75].

Soweit die kurzen Nachbeobachtungszeiten ein Urteil erlauben, sind die Operationsergebnisse gut. Gelingt es, den Kurzschluß vollständig zu unterbrechen, und liegen nicht bereits sekundäre Schädigungen des Klappenapparates vor, so kann mit einer vollständigen Heilung gerechnet werden. Die Symptome des lecken Windkessels sind behoben, und eine präoperativ vorhandene Herzinsuffizienz bildet sich in kürzester Zeit zurück.

Literatur

[1] ABBOTT, M. E.: Clinical and developmental study of a case of ruptured aneurysm of the right anterior aortic sinus of Valsalva. Contr. med. and biol. Research (Osler memorial) 2, 899 (1919).

[2] — Atlas of Congenital Cardiac Disease. New York: Amer. Heart Ass. 1936.

[3] ALETRAS, H., V. O. BJÖRK, J. CULLHED, and F. INTONTI: Ruptured congenital aneurysm of the sinus of Valsalva with ventricular septal defect. Thorax 18, 127 (1963).

[4] AZÉRAD, N., J. CARLOTTI, F. JOLY et P. LAURENS: Étude hémodynamique pré- et postopératoire des anévrysmes du sinus de Valsalva rompus dans le ventricule droit. Arch. Mal. Cœur 56, 843 (1963).

[5] BAHNSON, H. T.: The aortic arch and the thoracic aorta. In GIBBON, Surgery of the Chest, S. 549. Philadelphia and London: W. B. Saunders Co. 1962.

[6] BIGELOW, W. G., and W. T. BARNES: Ruptured aneurysm of aortic sinus. Ann. Surg. 150, 117 (1959).

[7] BLOOR, K., W. K. DOUGLAS, and A. G. RIDDELL: Successful repair of a ruptured aneurysm of the aortic sinus. Thorax 17, 146 (1962).

[8] BOSHER, L.: Diskussion zu J. L. SAWYERS, J. E. ADAMS and H. W. SCOTT, Surgical treatment for aneurysms of the aortic sinuses with aortico-atrial fistula. Surgery 41, 26 (1957).

[9] BROFMAN, B. L., and J. G. ELDER: Cardio-aortic fistula. Temporary circulatory occlusion as an aid in diagnosis. Circulation 16, 77 (1957).

[10] BROWN, J. W., D. HEATH, and W. WHITAKER: Cardioaortic fistula, a case diagnosed in life and treated surgically. Circulation 12, 819 (1955).

[11] BROWN, R. C., and J. D. BURNETT: Anomalous channel between aorta and right ventricle: Report of a case. Pediatrics 3, 597 (1949).

[12] BÜRGI, H., u. H. R. MOESCH: Rupturiertes Aneurysma des Sinus Valsalvae und Aneurysma dissecans bei cystischer Medianekrose der Aorta. Schweiz. med. Wschr. 90, 1311 (1960).

[13] BURCHELL, H. B., and J. E. EDWARDS: Aortic sinus aneurysm with communication into right ventricle and associated ventricular septal defect. Proc. Mayo Clin. 26, 336 (1951).

[14] BUZZI, A.: Evaluation of a precordial continuous murmur. Ruptur of aneurysm of sinus of Valsalva into the right ventricle. Amer. J. Cardiol. 4, 551 (1959).

[15] COOLEY, D. A.: Diskussion zu J. L. SAWYERS, J. E. ADAMS and H. W. SCOTT, Surgical treatment for aneurysm of the aortic sinus with aortico-atrial fistula. Surgery 41, 26 (1957).

[16] COSYNS, J., L. BRASSEUR, R. KREMER, F. MEERSSEMAN, and F. LAVENNE: A case of rupture of an aneurysm of the sinus Valsalva into the right ventricle. Acta cardiol. (Brux.) 15, 607 (1960).

[17] DUBOST, C., P. BLONDEAU et A. PIWNICA: Rupture des anévrismes des sinus de Valsalva dans les cavités cardiaques. J. Chir. (Paris) 75, 539 (1958).

[18] — — — Right aorta-atrial fistula resulting from a rupture of the sinus of Valsalva. J. thorac. cardiovasc. Surg. 43, 421 (1962).

[19] DÜX, A., H. H. HILGER, A. SCHAEDE u. P. THURN: Zum Marfan-Syndrom. Z. Kreisl.-Forsch. 50, 492 (1961).

[20] — — — — Aneurysma des Sinus Valsalvae. Fortschr. Röntgenstr. 96, 319 (1962).

[21] DUROS, P. F.: Heart block with aneurysm of the aortic sinus. Brit. Heart J. 6, 61 (1944).

[22] EDWARDS, J. E.: Congenital malformations. G. Aneurysms of the aortic sinuses (Valsalva). In: S. E. GOULD, Pathology of the Heart, II. edit., S. 435. Springfield (Ill.): Ch. C. Thomas 1960.

[23] —, and H. B. BURCHELL: The pathological anatomy of deficiencies between the aortic root and the heart, including aortic sinus aneurysms. Thorax 12, 125 (1957).

[24] — — and N. A. CHRISTENSEN: Specimen exhibiting the essential lesion in aneurysm of the aortic sinus. Proc. Mayo Clin. 31, 407 (1956).

[25] EPPINGER, H.: Pathogenese der Aneurysmen. Einschließlich des Aneurysma equi verminosum. Langenbecks Arch. klin. Chir. 35, 404 (1887).

[26] FALHOLT, W., and G. THOMEN: Congenital aneurysm of the right sinus of Valsalva diagnosed by aortography. Circulation 8, 549 (1953).

[27] FELDMAN, L., J. FRIEDLANDER, R. DILLON, and R. WALLYN: Aneurysm of right sinus of Valsalva with rupture into right atrium and into the right ventricle. Amer. Heart J. 51, 314 (1956).

[28] FOWLER, R. E. L., and H. H. BEVIL: Aneurysms of the sinuses of Valsalva, with report of case. Pediatrics 8, 340 (1951).

[29] FRASER, R. S., L. LOGAN, and G. S. BALFOUR: Aneurysm of the right coronary artery. Rupture into the right atrium with survival for one year. Amer. J. Cardiol. 6, 830 (1960).

[30] GERBODE, F.: Diskussion zu J. L. SAWYERS, J. E. ADAMS and H. W. SCOTT, Surgical treatment for aneurysms of the aortic sinuses with aortico-atrial fistula. Surgery 41, 26 (1957).

[31] — J. J. OSBORNE, J. B. JOHNSTON, and W. J. KERTH: Ruptured aneurysms of the aortic sinuses of Valsalva. Amer. J. Surg. 102, 268 (1961).

[32] GOTT, V. L., J. L. GONZALEZ, M. N. ZUHDI, R. L. VARCO, and C. W. LILLEHEI: Retrograde perfusion of the coronary sinus for direct vision aortic surgery. Experimental studies and application to reparative surgery for the aortic valve, ruptured sinus of Valsalva, aortic-pulmonary septal defect, and complete transposition of the great vessels in man. Surg. Gynec. Obstet. 104, 319 (1957).

[33] HALL, B., and S. D. PICKARD: Unsuspected rupture of aortic sinus aneurysm into the right atrium, associated coarctation of aorta, bicuspid aortic valve, aortic stenosis and bacterial endocarditis. Amer. J. Cardiol. 3, 404 (1959).

[34] HAUSER, H. v.: Aneurysma des Sinus Valsalvae mit Durchbruch in den rechten Vorhof. Dtsch. Z. ges. gerichtl. Med. 32, 490 (1940).

[35] HERSON, R. N., and M. SYMONS: Ruptured congenital aneurysm of posterior sinus of Valsalva. Brit. Heart J. 8, 125 (1946).

[36] HIGGINS, A. R.: Aneurysm of sinus of Valsalva with rupture into right auricle and death. U.S. nav. med. Bull. 32, 47 (1934).

[37] HOPE, J.: A Treatise in Diseases of the Heart and Great Vessels. London: J. H. Churchill 1893.

[38] HUFNAGEL, C. A.: Zit. von J. L. SAWYERS, J. E. ADAMS and H. W. SCOTT, Surgical treatment for aneurysm of the aortic sinus with aortico-atrial fistula. Surgery 41, 26 (1957).

[39] HUNTER: Zit. von W. FALHOLT and G. THOMEN, Congenital aneurysm of the right sinus of Valsalva diagnosed by aortography. Circulation 8, 549 (1953).

[40] HUSFELDT, E., and H. G. DAVIDSEN: Surgical treatment of congenital aneurysm of sinus Valsalvae. Acta chir. scand. 111, 280 (1956).

[41] JAHNKE, E. J.: Zit. von J. L. SAWYERS, J. E. ADAMS and H. W. SCOTT, Surgical treatment for aneurysm of the aortic sinus with aortico-atrial fistula. Surgery 41, 26 (1957).

[42] JICK, H., P. J. KASARJIAN, and M. BARSKY: Rupture of aneurysm of aortic sinus of Valsalva associated with acute bacterial endocarditis. Circulation 19, 745 (1959).

[43] JOHNSON, J.: Diskussion zu J. L. SAWYERS, J. E. ADAMS and H. W. SCOTT, Surgical treatment for aneurysms of the aortic sinuses with aortico-atrial fistula. Surgery 41, 26 (1957).

[44] JONES, A. M., and F. A. LANGLEY: Aortic sinus aneurysm. Brit. Heart J. 11, 325 (1949).

[45] KAVASAKI: Zit. von S. ORAM and T. EAST, Rupture of aneurysm of aortic sinus (of Valsalva) into the right side of the heart. Brit. Heart J. 17, 541 (1955).

[46] KAY, J. H., R. M. ANDERSON, R. R. LEWIS, and M. REINBERG: Successful repair of sinus of Valsalva — left atrial fistula. Circulation 20, 427 (1959).

[47] —, and O. MAGIDSON: The surgical repair of ruptured aortic sinus aneurysms using total cardiopulmonary bypass. West. J. Surg. 68, 365 (1960).

[48] KEIFFER, S. E., and P. WINCHELL: Congenital aneurysms of the aortic sinuses with cardioaortic fistula. Dis. Chest 38, 79 (1960).

[48a] KING, H., and H. B. SHUMACKER: Surgical repair of a traumatic aortic-right ventricular fistula. J. thorac. Surg. 35, 734 (1958).

[49] KIRKLIN, J. W.: Zit. von J. L. SAWYERS, J. E. ADAMS and H. W. SCOTT, Surgical treatment for aneurysms of the aortic sinuses with aortico-atrial fistula. Surgery 41, 26 (1957).

[50] KJELLBERG, S. R., E. MANNHEIMER, U. RUDHE, and B. JONSSON: Diagnosis of Congenital Heart Disease. Chicago: Year Book Publ., Inc. 1959.

[51] KRAMER, R. A., and N. E. SHUMWAY: Ruptured congenital aortic sinus aneurysm. Calif. Med. 96, 280 (1962).

[52] KUZUYA, T., H. TANABE, H. KURI-HARA, and K. KURAMOTO: A case of sinus of Valsalva — right ventricular fistula successfully repaired by surgery. Jap. Heart J. 1, 239 (1960).

[53] LEE, E. B., O. T. KRIEGER, and M. K. LEE: Congenital aneurysm of non-coronary sinus of Valsalva leading to complete heart block: Case report. Ann. intern. Med. 45, 525 (1956).

[54] LILLEHEI, C. W., P. STANLEY, and R. I. VARCO: Surgical treatment of ruptured aneurysms of the sinus of Valsalva. Ann. Surg. 146, 459 (1957).

[55] LIN, T. K., J. E. CROCKETT, and E. G. DIMOND: Ruptured congenital aneurysm of the sinus of Valsalva. Amer. Heart J. 51, 445 (1956).

[56] LIPPSCHUTZ, E. J., and L. W. WOOD: Rupture of an aneurysm of the sinus of Valsalva. Amer. J. Med. 28, 859 (1960).

[57] McGOON, D. C., J. E. EDWARDS, and J. W. KIRKLIN: Surgical treatment of ruptured aneurysm of aortic sinus. Ann. Surg. 147, 387 (1958).

[58] MALL, F. P.: Aneurysm of the membranous septum projecting into the right atrium. Anat. Rec. 6, 291 (1912).

[59] MICHAUD, P., M. PONT, E. SAUBIER, H. VIARD et H. TERMET: Anévrysme du sinus de Valsalva rompu dans l'oreillette droite. Guérison après traitement sous circulation extracorporelle. Lyon chir. **57**, 258 (1961).

[60] — — — — — P. COHEN, and J. GRAVIER: The left-right shunts caused by rupture of aneurysm of the sinuses of Valsalva. Apropos of a case ruptured into the right auricle during extracorporal circulation. Ann. Chir. **15**, 49 (1961).

[61] MICKS, R. H.: Congenital aneurysms of all three sinuses of Valsalva. Brit. Heart J. **2**, 63 (1940).

[61a] MORRIS, G. C., R. P. FORSTER, J. R. DUNN, and D. A. COOLEY: Traumatic aortico-ventricular fistula: report of two cases successfully repaired. Amer. Surg. **24**, 883 (1958).

[62] MORROW, A. G., R. R. BAKER, H. F. HANSON, and T. W. MATTINGLY: Successful surgical repair of a ruptured aneurysm of the sinus of Valsalva. Circulation **16**, 533 (1957).

[63] MUNTINGHE, O. G.: Aneurysma sinus Valsalvae posterioris aortae perforatum in atrio dextro cordis. Ned. T. Geneesk **100**, 3891 (1956).

[64] NEILL, C., and P. MOUNSEY: Auscultation in patent ductus arteriosus; with a description of 2 fistulae simulating patent ductus. Brit. Heart J. **20**, 61 (1958).

[65] ORAM, S., and T. EAST: Rupture of aneurysm of aortic sinus (of Valsalva) into the right side of the heart. Brit. Heart J. **17**, 541 (1955).

[66] PELTZER, F., u. M. PIROTH: Zur Klinik und Pathologie der idiopathischen Aneurysmen des Sinus Valsalva. Z. Kreisl.-Forsch. **48**, 475 (1959).

[67] PERÄSÄLO, O., P. HALONEN, L. TELLVUO, K. PYÖRÄLÄ, L. LOUHIMO, and E. MERKALLIO: Hypothermia with extracorporal circulation. Zit. nach F. THERKELSEN, J. FABRICIUS and H. G. DAVIDSEN, Aneurysm of the aortic sinus of Valsalva. Ruptured into the right ventricle and successful surgical repair. Acta chir. scand., Suppl. **283**, 129 (1961).

[68] ROSSALL, R. E., and R. S. FRASER: Ruptured sinus of Valsalva aneurysm. Clinical features. Amer. J. Cardiol. **6**, 1094 (1960).

[69] SAKAKIBARA, S., J. HATTORI, and S. KONNO: Successful surgical repair of aneurysm of the sinus of Valsalva. Operation **14**, 725 (1960).

[70] —, and S. KONNO: Congenital aneurysm of the sinus of Valsalva. Anatomy and classification. Amer. Heart J. **63**, 405 (1962).

[71] SAWYERS, J. L., J. E. ADAMS, and H. W. SCOTT: Surgical treatment for aneurysm of the aortic sinuses with aortico-atrial fistula. Surgery **41**, 26 (1957).

[72] SCHUSTER: Zit. von W. FALHOLT and G. THOMEN, Congenital aneurysm of the right sinus of Valsalva diagnosed by aortography. Circulation **8**, 549 (1953).

[73] SCOTT, R. W.: Aortic aneurysm rupturing into the pulmonary artery. J. Amer. med. Ass. **82**, 1417 (1924).

[74] SEGAL, E. L., J. C. BROADBENT, and J. E. EDWARDS: Cardio-aortic fistulas complicating bacterial endocarditis in a case of calcific aortic stenosis. Proc. Mayo Clin. **33**, 209 (1958).

[75] SHUMACKER, H. B., and W. E. JUDSON: Rupture of aneurysm of sinus of Valsalva into left ventricle and its operative repair. J. thorac. cardiovasc. Surg. **45**, 650 (1963).

[76] SMYTH, N. P. D., P. C. ADKINS, G. A. KELSER, and J. CALATAYUD: Traumatic aortic — right ventricular fistula. Surg. Gynec. Obstet. **109**, 566 (1959).

[77] SØRENSEN, E. W., and L. KOLSAKER: Ruptured aneurysm of sinus of Valsalva. Report of two cases. Acta med. scand. **172**, 369 (1962).

[78] SPENCER, F. C., H. A. BLAKE, and H. T. BAHNSON: Surgical repair of ruptured aneurysm of sinus of Valsalva in two patients. Ann. Surg. **152**, 963 (1960).

[79] STEINBERG, I., and N. FINBY: Clinical manifestations of the unperforated aortic sinus aneurysm. Circulation **14**, 115 (1956).

[80] —, and W. GELLER: Aneurysmal dilatation of aortic sinuses in arachnodactyly: Diagnosis during life in 3 cases. Ann. intern. Med. **43**, 120 (1955).

[81] — J. L. MANGIARDI, and W. J. NOBLE: Aneurysmal dilatation of the aortic sinuses in Marfan's syndrome. Angiocardiographic and cardiac catheterization studies in identical twins. Circulation **16**, 368 (1957).

[82] SZWEDA, J. A., and E. H. DRAKE: Ruptured congenital aneurysms of the sinuses of Valsalva. A report of 2 cases treated surgically. Circulation **25**, 559 (1962).

[83] TAGUCHI, K., T. KAI, S. OGAWA, Y. SEO, Y. KURIHARA, K. TUJIMURA, K. KATO, K. HIRANO, and M. OSEDO: Ruptured aneurysm of the sinus of Valsalva into the right ventricle combined with double coarctation of the aorta, bicuspid aortic valve and ventricular septal defect. Jap. J. thorac. Surg. **15**, 111 (1962).

[84] TAUSSIG, H. B.: Congenital Malformations of the Heart. Cambridge: Harvard University Press 1947.

[85] THERKELSEN, F., J. FABRICIUS, and H. G. DAVIDSEN: Aneurysm of the aortic sinus of Valsalva. Rupture into the right ventricle and successful surgical repair. Acta chir. scand., Suppl. **283**, 129 (1961).

[86] THURNAM, J.: On aneurisms and especially spontaneous varicose aneurisms of ascending aorta, and sinuses of Valsalva with cases. Tr. med.-chir. Soc. Edinb. **23**, 323 (1840).

[87] TRAFFELET, F.: Großes nicht rupturiertes Aneurysma des rechten Sinus Valsalvae mit rechtsseitiger Coronarstenose. Schweiz. med. Wschr. **87**, 643 (1957).

[88] VENNING, G. R.: Aneurysms of sinuses of Valsalva. Amer. Heart J. **42**, 57 (1951).

[89] WALMSLEY, T.: Quants Elements of Anatomy, Bd. IV/3. London 1929.

[90] WARTHEN, R. O.: Congenital aneurysm of the right anterior sinus of Valsalva. Amer. Heart J. **37**, 975 (1949).

[91] WIGLE, E. D., A. D. McKELVEY, and W. G. BIGELOW: Ruptured aneurysm of the sinus of Valsalva. Canad. med. Ass. J. **79**, 837 (1958).

E. Aneurysmen

I. Allgemeines

Der Begriff „Aneurysma" (ἀνευρύνειν = erweitern) war HIPPOKRATES noch nicht bekannt und scheint zum erstenmal bei RUFUS von Ephesus (1. Jahrhundert n. Chr.) nachweisbar zu sein [338, 395]. Man versteht unter einem Aneurysma eine mehr oder minder umschriebene konzentrische oder exzentrische Erweiterung der Arterie, die durch Erkrankung oder Verletzung der Arterienwand zustande kommt, mit dem Arterienlumen in Verbindung steht und mit Blut oder Thromben gefüllt ist. Nach der Struktur der Aneurysmawand lassen sich drei Formen unterscheiden: Das Aneurysma verum, das Aneurysma dissecans und das Aneurysma falsum oder spurium (Abb. 203). Wird eine umschrieben geschädigte Arterienwand durch den Blutdruck ausgeweitet, bildet aber noch mit wenigstens einem Teil ihrer Schichten die Wand des Aneurysmas, so spricht man von

einem *Aneurysma verum*. Es ist meist spindelförmig oder fusiform, kann aber auch zylindrisch, sackförmig oder kahnförmig sein oder als Aneurysma serpentinum in Erscheinung treten. Kommt es bei bestehender Mediaschwäche zu einer Aufspaltung der Gefäßwand und zu einem Einriß der innersten Gefäßwandschichten, so kann sich der Blutstrom in die Media hineinwühlen und es bildet sich das *Aneurysma dissecans*. Die dritte Form, das meist sackförmige *Aneurysma falsum oder spurium*, entwickelt sich aus einem pulsierenden

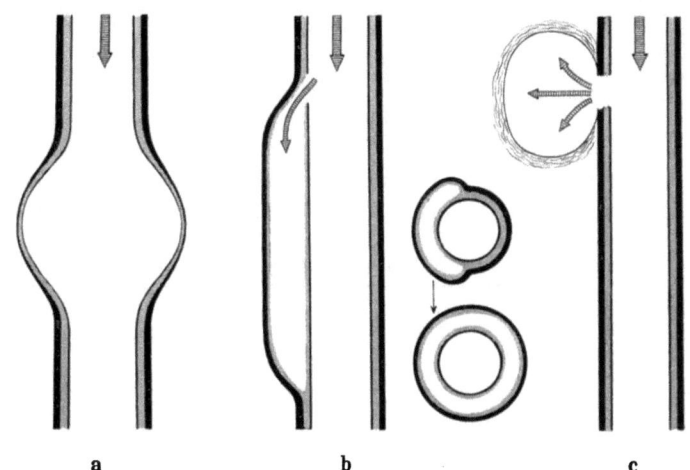

a   b   c

Abb. 203 a—c. Die drei Formen des Aneurysmas. a Aneurysma verum. b Aneurysma dissecans. c Aneurysma falsum oder spurium

Hämatom, das nach einer traumatischen Defektbildung der Gefäßwand entsteht. Seine Wand wird nicht durch Gefäßwandschichten, sondern von dem komprimierten, umgebenden Gewebe und von organisierten Thromben gebildet.

Die für die Entstehung eines Aneurysmas notwendige Schädigung der Gefäßwandstruktur läßt sich auf wenige *Ursachen* zurückführen. *Degenerative Gefäßwandschäden* sind sowohl für die weitaus häufigsten arteriosklerotischen Aneurysmen als auch für die seltenen Aneurysmen verantwortlich zu machen, die auf dem Boden einer Medianecrosis idiopathica cystica entstehen. Unter den durch eine *bakterielle Gefäßwandinfektion* hervorgerufenen Aneurysmen werden die syphilitischen gewöhnlich in einer Gruppe zusammengefaßt, während die übrigen bakteriellen Aneurysmen häufig noch unter der Bezeichnung „mykotische Aneurysmen" [448] beschrieben werden. Traumatische Aneurysmen entstehen durch direkte und indirekte *Verletzung der Gefäßwand*, die infolge der Gewalteinwirkung durchtrennt oder in ihren mechanischen Eigenschaften geschädigt wird. Kongenitale bzw. auf dem Boden einer *kongenitalen Gefäßwandschwäche* sich bildende Aneurysmen sind selten. Die in Kombination mit kardiovasculären Mißbildungen (Ductus arteriosus apertus, Coarctatio aortae) häufig zu beobachtenden Aneurysmen sind meist nicht kongenital, sondern haben sich als Folge der die Gefäßwand schädigenden krankhaften Hämodynamik entwickelt. *Experimentell* lassen sich Aneurysmen durch mechanische Schädigung der Gefäßwand [517], durch Vitamin-E-Mangel [378] oder durch Fütterung von Beta-Aminopropionitril [35, 355] hervorrufen.

Arterielle Aneurysmen können sich in jedem *Lebensalter* entwickeln, die Häufigkeit der erworbenen Formen nimmt aber mit dem Alter zu. Dabei haben arteriosklerotische,

syphilitische und bakterielle Aneurysmen ihren Häufigkeitsgipfel in verschiedenen Altersgruppen (Abb. 204). Da die Arteriosklerose heute die weitaus häufigste Ursache für nichtdissezierende Aneurysmen ist, findet man die meisten Kranken mit Aneurysmen entsprechend der altersbedingten Zunahme dieser Grundkrankheit im 7. Lebensjahrzehnt. Männer erkranken häufiger an Aneu-
rysmen als Frauen. Dies gilt für jede Altersstufe, jede Ätiologie und jede Lokalisation.

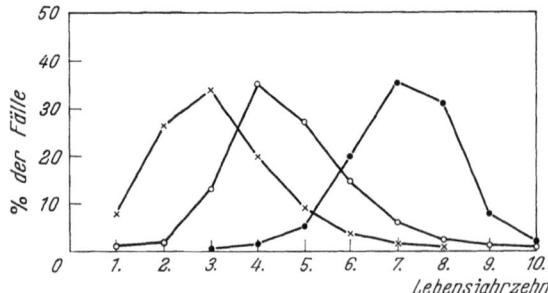

Abb. 204. Altersverteilung arterieller Aneurysmen verschiedener Ätiologie (Sammelstatistik). ×—× 316 bakterielle Aneurysmen [*219, 368, 480, 526, 540, 567*];
○—○ 5009 vorwiegend luische Aneurysmen der thorakalen und abdominalen Aorta [*64, 154, 219, 363, 526*];
•—• 673 vorwiegend arteriosklerotische Aneurysmen
der abdominalen Aorta [*28, 70, 79, 154, 170, 177, 219,
515, 526, 585, 612*]

Obwohl Aneurysmen an allen Arterien
des großen und kleinen Kreislaufs vorkommen können, haben sie doch von
Ätiologie und Alter des Patienten abhängige *Prädilektionsstellen*. Weitaus am
häufigsten ist die Aorta befallen.

Über die nichtdissezierenden Aneurysmen der Aorta (Tabelle 68), die im Sektionsgut durchschnittlich in 1,3 % der Fälle angetroffen werden, liegen große Statistiken vor.

KAMPMEIER [*317, 318*] fand in den Jahren von 1905—1935 unter 11 163 Aneurysmen 11 133
an der Aorta. Aus einer Zusammenstellung von LUCKE und REA [*382*] geht hervor, daß

Tabelle 68. *Häufigkeit der Aortenaneurysmen im Sektionsgut*

Autor	Sammelperiode	Anzahl der Sektionen	Anzahl der Aneurysmen	% der Aneurysmen
EPPINGER [*171*]	1868—1871	3 149	15	0,5
EMMERICH [*167*]	1870—1888	8 669	52	0,6
BOSDORFF [*62*]	1873—1888	5 353	28	0,52
NUNNELEY [*442*]	1841—1905	17 872	166	0,9
JUDA [*313*]	1851—1891	8 871	35	0,4
BRYANT [*75*]	1854—1900	18 678	325	1,7
MÜLLER [*428*]	1865—1900	10 360	69	0,67
VIX [*589*]	1862—1903	9 792	38	0,4
LUCKE u. REA [*382*]	1867—1916	12 000	278	2,3
BAULER [*32*]	1888—1908	9 570	58	0,6
RASCH [*474*]	1892—1896	3 165	28	0,9
OSLER [*448*]	vor 1905	2 200	60	2,7
SCHRÖTTER [*523*]	vor 1905	19 300	222	1,2
BOROWSKY [*60*]	1892—1909	19 646	66	0,34
DAHLEN [*116*]	1897—1906	2 325	22	0,95
LEMANN [*363*]	1905—1914	2 000	67	3,3
COMINOTTI [*95*]	vor 1901	26 495	156	0,6
GERNERT [*207*]	vor 1923	1 062	28	2,6
OGDEN [*446*]	1931—1938	9 000	118	1,3
RUFFIN u. Mitarb. [*501*]	1897—1940	9 600	68	0,7
PARKHURST u. DECKER [*455*] . .	1902—1951	22 792	260	1,14
BRINDLEY u. STEMBRIDGE [*70*] .	1892—1953	9 273	369	4,0
MANIGLIA u. GREGORY [*400*] . .	1906—1952	6 000	101	1,6
CRANLEY u. Mitarb. [*109*] . . .	1926—1952	17 168	243	1,4
BETTZIECHE [*43*]	1913—1955	30 610	278	0,9
HALPERT u. WILLMS [*246*] . . .	1949—1960	4 000 (aus- schließlich Männer)	249	6,2

von 321 Aneurysmen 4,7 % am Herzen und an den Herzklappen lokalisiert waren, 86,5 %
an der Aorta und 8,7 % an den peripheren Arterien und an der A. pulmonalis. MILLS

und Horton [415] geben in den Jahren 1925—1935 für die bei 596 Patienten gefundenen Aneurysmen folgende Verteilung an: Kopf 24%, Thorax 56,9%, Abdomen 13,4% und Extremitäten 3,5%. Im Krankengut von Goetz u. Mitarb. [220] finden sich hingegen unter 140 Aneurysmen nur 40 an der Aorta. Die Verteilung ausschließlich kriegstraumatischer bzw. bakterieller Aneurysmen geht aus Abb. 205 und 206 hervor.

In der jedem Aneurysma eigenen Tendenz zur Größenzunahme liegt seine erhebliche Gefahr. Nach dem Gesetz von Laplace (s. S. 24) wächst die in der Gefäßwand auftretende Spannung nicht nur mit der Höhe des Blutdrucks, sondern außerdem proportional dem Gefäßradius. Mit der Schädigung der Gefäßwand und ihrer ersten Ausweitung wird

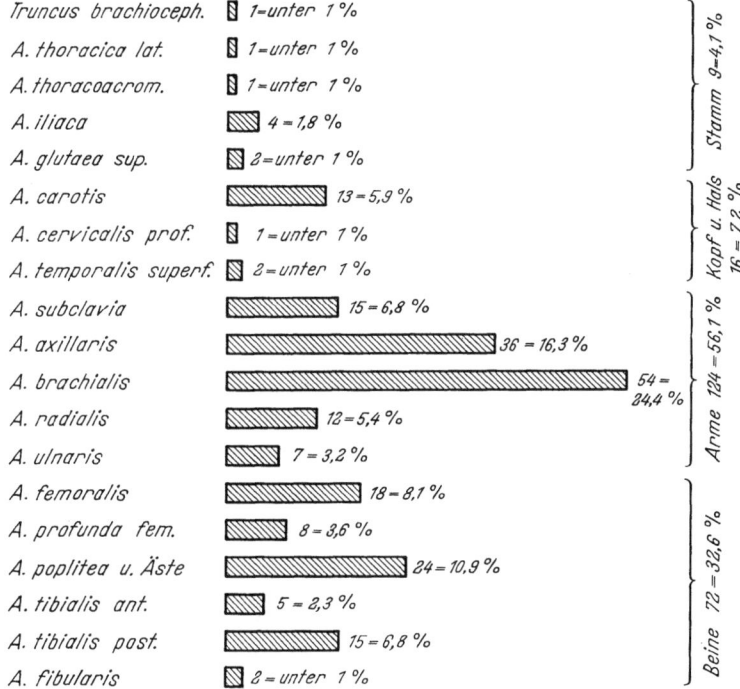

Abb. 205. Lokalisation von 221 traumatischen Aneurysmen des zweiten Weltkrieges.
(Nach Elkin und Shumacker [161])

demnach ein Prozeß der Dilatation eingeleitet, der nach physikalischen Gesetzen unaufhaltsam fortschreiten muß, wenn ihm nicht durch umliegende Strukturen Grenzen gesetzt werden. Die zu erwartenden *Komplikationen* lassen sich ableiten: Zunächst werden benachbarte Organe verdrängt und komprimiert, schließlich reißt die Aneurysmawand und es kommt zur lebensbedrohlichen Rupturblutung. Weitere typische Komplikationen sind die embolische Verschleppung intraaneurysmatischer Thromben, die Totalthrombose und die Sekundärinfektion des Aneurysmas.

Den drohenden Komplikationen ist nur durch frühzeitige *Entfernung* bzw. durch *Ausschaltung des Aneurysmas aus dem Kreislauf* wirkungsvoll zu begegnen. Diese Erkenntnis hatte sich schon im Altertum durchgesetzt[1]. Rufus von Ephesus und Galen (2. Jahrhundert n. Chr.) sollen bereits die therapeutische *Ligatur der zuführenden Arterie* zur Ausschaltung des Aneurysmas empfohlen haben. Antyllus hat im 2. Jahrhundert n. Chr. die *Ligatur der proximalen und distalen Arterie* mit Spaltung des Aneurysmasackes und Ausräumung der Thromben angegeben, während Philagrius im 4. Jahrhundert n. Chr. die *Exstirpation des Aneurysmas nach doppelter Ligatur* empfohlen haben soll, eine Methode, die Purmann im 17. Jahrhundert erneut ausführte. Die therapeutischen

---

[1] Die folgenden Angaben stützen sich weitgehend auf die Publikationen von Köhler [338] und Mahorner [395].

Erfahrungen des Altertums gerieten weitgehend in Vergessenheit, bis JOHN HUNTER im 18. Jahrhundert erneut die Ligatur der proximalen Arterie im gesunden Gewebe propagierte und mehrfach erfolgreich durchführte. Vor ihm war diese Operation im 6. Jahrhundert von AETIUS, 1594 von GUILLEMEAU und 1710 von DOMINIQUE ANEL angewandt worden, ohne daß sie eine weitere Verbreitung gefunden hätte. Die *isolierte Ligatur der distalen Arterie*, die BRASDOR im 18. Jahrhundert vorschlug und DESCHAMPS (1799) an der A. femoralis, ASTLEY COOPER (1804) an der A. iliaca externa und WARDROP (1828) am Truncus brachiocephalicus und an der Aorta ausführten, konnte zu keinen befriedigenden Ergebnissen führen, da sie das Aneurysma unter der Einwirkung des

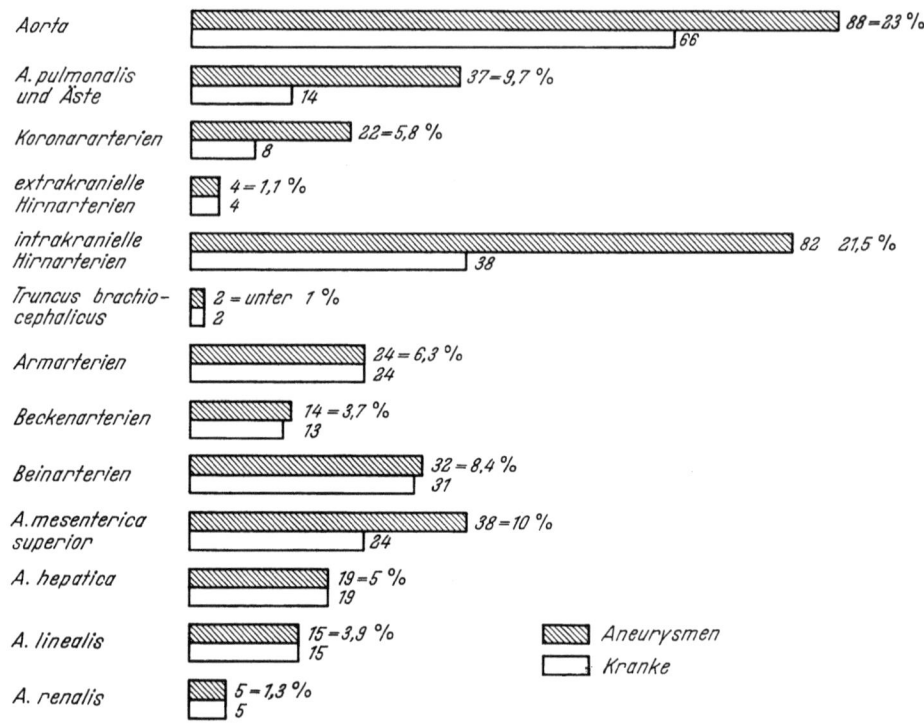

Abb. 206. Lokalisation von 382 bakteriellen Aneurysmen bei 264 Kranken. (Nach STENGEL und WOLFERTH [567])

arteriellen Blutdrucks beließ. Trotzdem wurde das Verfahren bei Aneurysmen des Truncus brachiocephalicus recht häufig angewandt. Am wirksamsten erwies sich die doppelte Ligatur der Arterie proximal und distal vom Aneurysma, die man zur Vermeidung eines Rezidivs mit dessen Resektion kombinierte. Das gleiche Ergebnis bei größtmöglicher Schonung der Kollateralgefäße ist durch die *obliterierende Endoaneurysmorrhaphie* zu erreichen, die MATAS [405, 406] 1888 zum erstenmal ausführte. Er umstach nach Eröffnung des Aneurysmasackes sämtliche in den Sack einmündenden oder aus ihm entspringenden Gefäße vom Lumen aus. Mit zunehmender Erfahrung wurde die Notwendigkeit einer die Gefäßkontinuität erhaltenden oder wiederherstellenden Operationsweise immer deutlicher. Die einfachste Form einer gefäßerhaltenden Operation war die *seitliche Naht der Arterie* nach Abtragung eines sackförmigen gestielten Aneurysmas. Zu dem gleichen Ergebnis führt die *restaurierende Endoaneurysmorrhaphie* nach MATAS [406, 407], bei der der Defekt in der Arterienwand nach Eröffnung des Aneurysmas von dessen Lumen aus verschlossen wird. Bei der ebenfalls von MATAS vorgeschlagenen *rekonstruktiven Endoaneurysmorrhaphie* wird aus dem Aneurysmasack über einem temporär in das Gefäß eingelegten Rohr eine neue Gefäßwand gebildet, ein Verfahren, das sich wegen der postoperativen Thromboseneigung nicht durchsetzen konnte. Wesentlich bessere Ergebnisse lieferte die *zirkuläre End-zu-End-Anastomose nach Resektion* des aneurysmatischen Arterienabschnittes, die ENDERLEN [168] 1907 zum erstenmal gelang und die v. HABERER [238, 239] bei traumatischen Aneurysmen des ersten Weltkriegs in großem Umfang ausführte. Zur Überbrückung eines größeren Defektes verwendete LEXER [369] 1907 ein *autologes Venentransplantat*. Dieses Vorgehen führte während beider Weltkriege in den Händen erfahrener Chirurgen zu sehr guten Ergebnissen [45, 46, 267—269, 371, 443, 475—477] und hat selbst nach Einführung der Homoioplastik und der synthetischen Gefäßprothesen für die Chirurgie peripherer Aneurysmen kaum an Bedeutung verloren.

Im Gegensatz zu den Aneurysmen der peripheren Arterien, die man im Altertum bereits mit Erfolg operieren konnte, wurden die *Aneurysmen der Aorta* und ihrer großen Äste erst in diesem Jahrhundert einer wirksamen Behandlung zugänglich. Erste, im 19. Jahrhundert unternommene Versuche, Aortenaneurysmen chirurgisch zu behandeln, beschränkten sich auf die *palliativen Verfahren* der partiellen oder totalen Thrombosierung des Aneurysmas oder der Aneurysmaumhüllung. 1831 versuchte VELPEAU [588] das Blut im Aneurysmasack durch Einbringen von Nähnadeln zu coagulieren. 1864 führten MOORE und MURCHISON [419] zu dem gleichen Zweck Drahtstücke in ein Aneurysma der Aorta ascendens ein. Das Verfahren wurde 1879 von CORRADI [395] durch zusätzliche Elektrokoagulation weiterentwickelt, eine Methode, die in verfeinerter Form in den dreißiger Jahren dieses Jahrhunderts von BLAKEMORE [55] und LINTON [375] noch einmal aufgegriffen und mit recht gutem Erfolg angewandt wurde, heute aber ganz verlassen ist. Auch die Umhüllung mit Cellophan, Polyäthylen oder Diacetylphosphat, die über eine Bindegewebswucherung zu einer Verstärkung der Aneurysmawand führen sollte, dürfte heute kaum noch Anwendung finden. Die in früheren Jahren gelegentlich ausgeführte Ligatur der Aorta proximal vom Aneurysma konnte sich nicht durchsetzen, da sie zu schweren Durchblutungsstörungen der unteren Körperhälfte, häufig sogar zu tödlichen Zwischenfällen führte. Die *Radikaloperation* gelang zuerst bei sackförmigen Aneurysmen mit schmalem Hals, deren Entfernung den geringsten technischen Aufwand verlangt, da für ihre Resektion die Aortenstrombahn nicht unterbrochen werden muß. TUFFIER [582] operierte bereits 1902 ein sackförmiges Aneurysma der ascendierenden Aorta. Der Kranke starb postoperativ an einer schweren Blutung, da der von TUFFIER nur ligierte Aneurysmahals nekrotisch wurde. Nachdem OCHSNER [444] 1944 ein sackförmiges Aneurysma der descendierenden thorakalen Aorta mit Erfolg entfernt hatte, gelangen MONOD [418] 1949, BAHNSON [23] 1953 und in Deutschland GÜTGEMANN [234] 1957 die ersten erfolgreichen Resektionen sackförmiger Ascendens-Aneurysmen. Für die Operation fusiformer Aortenaneurysmen mußten zusätzliche Probleme gelöst werden, die sich aus der Notwendigkeit einer Unterbrechung der Aortenstrombahn ergeben. Sie sind für die Abklemmung unterhalb der Nierenarterien von geringer Bedeutung, erfordern aber um so mehr Hilfsmaßnahmen zum Ausgleich der gestörten Hämodynamik, je näher am Herzen die Aorta abgeklemmt werden muß. Die Chirurgie der fusiformen Aneurysmen wurde von DUBOST [142, 143] eingeleitet, dem 1951 erstmals die Resektion eines infrarenalen Aortenaneurysmas mit anschließender Implantation einer homoioplastischen Aortenprothese gelang. Im gleichen Jahr und unseres Wissens als erste haben LAM und ARAM [356] den Versuch unternommen, ein fusiformes Aneurysma der descendierenden thorakalen Aorta zu operieren. Sie legten eine permanente Umgehung an und beließen das aus der Zirkulation ausgeschaltete Aneurysma an seinem Platz. Der Patient starb 3 Monate p. op. an den Folgen einer Sepsis, die von der Infektion des zurückgelassenen Aneurysmasackes ausgegangen war. Die erste erfolgreiche Operation an diesem Aortenabschnitt dürfte DEBAKEY [125] 1953 ausgeführt haben. Die erste Operation eines thorakoabdominalen Aneurysmas gelang 1956 ebenfalls DEBAKEY [130]. Während man zunächst versuchte, den hämodynamischen Folgen der Aortenabklemmung durch mäßige, allgemeine Hypothermie symptomatisch zu begegnen, haben sich mit zunehmender Erfahrung die verschiedenen Formen der Blutumleitung durchgesetzt, ohne die fusiforme Aneurysmen des Aortenbogens und der Aorta ascendens einer operativen Behandlung niemals zugänglich geworden wären. Über die erste gelungene Operation eines fusiformen Aneurysmas an der Aorta ascendens berichteten COOLEY und DEBAKEY [*101*] 1956. Weitaus am schwierigsten ist die Operation ausgedehnter und auf die großen Äste übergreifender Aneurysmen des Aortenbogens und klappennaher Aneurysmen der Aorta ascendens, für deren Resektion neben der Blutumleitung die selektive Perfusion der Coronar- oder/und Gehirnarterien erforderlich werden kann. An diesem Punkt ist die Entwicklung heute angelangt, ohne für die zuletzt genannte Lokalisation schon allgemeingültige Regeln des operativen Vorgehens ergeben zu haben. Die Vielzahl der angegebenen Operationsverfahren zeigt, daß die optimale Methode noch nicht gefunden ist und daß dieses Kapitel keineswegs als abgeschlossen angesehen werden darf.

II. Nichtdissezierende Aneurysmen

1. Aneurysmen der Aorta thoracica

a) Häufigkeit

In den älteren Sektionsstatistiken wurde die Häufigkeit des thorakalen Aortenaneurysmas mit 0,3 % (Schwankungsbreite 0,1—0,9 %) angegeben [*64, 363*]. Infolge der Abnahme der Syphilis bei gleichzeitiger Zunahme der Arteriosklerose ist jedoch der Anteil der thorakalen Aneurysmen an der Gesamtheit der Aortenaneurysmen in den letzten 2 Jahrzehnten deutlich zurückgegangen (Abb. 224). Während bis 1950 etwa 80 % aller Aortenaneurysmen an der thorakalen Aorta lokalisiert waren, sind es heute nur noch etwa 25 %. Bei vorwiegend luischer Genese waren früher 60—96 % aller Aneurysmen der thorakalen Aorta sackförmig [*70, 253, 318*], in dem gefäßchirurgischen Beobachtungsgut der letzten 10 Jahre nimmt dagegen das fusiforme Aneurysma zahlenmäßig an Bedeutung zu [*131*]. Die thorakalen Aortenaneurysmen sind in der Regel solitär, multiple Aneurysmen gelten als selten [*312a, 318*].

b) Alter, Geschlecht

Thorakale Aneurysmen wurden in jedem Lebensalter, sogar schon bei Säuglingen [*104, 611*] und Kleinkindern [*187, 408*] beschrieben. Die Verteilung der Häufigkeit entspricht der altersbedingten Morbidität der verschiedenen Grundkrankheiten (Abb. 204). Übereinstimmend ergibt sich aus den großen Sammelstatistiken, daß Männer etwa viermal häufiger an einem thorakalen Aortenaneurysma erkranken als Frauen [*64, 253, 415*]. Nach BOYD [*64*] besteht ein auffallender Geschlechtsunterschied in der Beziehung zwischen Häufigkeit und Alter.

c) Lokalisation

Es ist üblich, die thorakalen Aortenaneurysmen nach ihrer Lokalisation an der Aorta ascendens, am Aortenbogen und an der thorakalen Aorta descendens in drei Gruppen zu unterteilen (Abb. 207), da sich die Aneurysmen dieser drei Abschnitte in ihrer Symptomatologie voneinander unterscheiden und da für jeden der drei Abschnitte eine andere operative Technik einzuschlagen ist. In den älteren Statistiken mit vorwiegend luischen Aneurysmen ergibt sich ein bevorzugter Befall der ascendierenden Aorta [*43, 64, 70, 93, 109, 244, 318, 363, 415*]. Mit dem Rückgang der Lues und mit der zunehmenden Morbidität der Arteriosklerose in neuerer Zeit werden die beiden distalen Aortenabschnitte häufiger befallen [*312a*].

d) Ätiologie

Syphilis: Der weitaus größte Teil aller syphilitischen Aortenaneurysmen — nach HALPERT und WILLMS [*246*] 89 % — entsteht an der thorakalen Aorta, vorwiegend an ihrem ascendierenden Abschnitt. Während aber vor der Einführung der Penicillintherapie 70—90 % aller thorakalen Aortenaneurysmen luischer Genese waren [*43, 55, 70, 109, 455*], ist dieser Anteil seither auf 50 % und weniger zurückgegangen [*93, 120, 123, 164, 237,*

246, 312a, 492]. Trotzdem ist die Syphilis auch heute noch häufigste Ursache aller bakteriellen Aneurysmen. Im Spätstadium der Syphilis führt eine Mesaortitis und Periaortitis zum Verlust der elastischen Elemente und der Muskelfasern der Media, wodurch in der Regel 15—20 Jahre, selten auch 5 Jahre oder erst 30 Jahre nach dem Primäraffekt meist echte sack- oder spindelförmige Aneurysmen entstehen können (Abb. 209). Sie sind bei Männern über fünfmal häufiger als bei Frauen [*64*], werden in den Vereinigten Staaten bei Negern öfter beobachtet als bei Weißen [*79, 109, 363*] und finden sich am häufigsten im 4. Lebensjahrzehnt. Nur selten führt die connatale Lues bei Jugendlichen zur Ausbildung eines Aneurysmas [*36, 274*].

Jede *bakterielle Infektion* in der Arterienwand kann ein Aneurysma hervorrufen, gleichgültig, ob sie vom Endothel, von den Vasa vasorum oder der Adventitia her erfolgt. Der Infektionsweg über eine meist vorgeschädigte Intima ist für die sog. *primären* [*107*] oder kryptogenen [*56*] *bakteriellen Aneurysmen* bezeichnend, die fast ausschließlich an der ascendierenden thorakalen Aorta vorkommen. Häufiger entstehen die bakteriellen Aneurysmen großer Arterien als sog. *sekundäre Aneurysmen* durch Infektion der Gefäßwand über Vasa vasorum infolge einer septischen Embolie, besonders häufig im Rahmen einer bakteriellen Endokarditis. Die Erreger sind gewöhnlich nichthämolysierende Streptokokken, seltener Pneumokokken oder andere Bakterien [*56, 455, 540*]. Das wichtigste Beispiel für den Infektionsweg über die Adventitia ist das Übergreifen der Entzündung von einem benachbarten infizierten Lymphknoten. Auf diese Weise entstehen die meisten tuberkulösen Aneurysmen [*488, 570*]. Ferner wurde die hämatogene tuberkulöse Aortitis mit Ruptur und Herzbeuteltamponade beschrieben [*521*]. Sie kann mit einer tuberkulösen Endo- und Perikarditis kombiniert sein und tritt meist im Rahmen einer Miliartuberkulose auf. Von allen bakteriellen Aneurysmen ist etwa $^1/_5$ an der Aorta lokalisiert (Abb. 206). Ihr Anteil an der Gesamtheit der Aortenaneurysmen wird mit 1,2—4,4% angegeben [*368, 540, 567*]. Am häufigsten ist der Anfangsteil der Aorta befallen, gleichgültig, ob es sich um primäre oder sekundäre bakterielle Aneurysmen handelt [*203, 480, 567*].

Von den 27 rupturierten tuberkulösen Aneurysmen, die STIEFEL [*570*] 1958 zusammenstellte, waren 14 an der thorakalen Aorta lokalisiert. GELLERSTEDT und SÄFWENBERG [*203*] sahen unter 21 Fällen 10 an der Aorta ascendens und am Aortenbogen, 2 an der Aorta descendens und 9 an der Bauchaorta. Nur 6 Aneurysmen ihres Krankengutes waren nicht perforiert.

Auf dem Boden der *Arteriosklerose* entwickeln sich meist echte fusiforme Aneurysmen, deren Prädilektionsstellen die untere Bauchaorta, die Beckenarterien und die Aa. femorales und popliteae sind. Die Arteriosklerose, die noch zu Anfang dieses Jahrhunderts als ausgesprochen seltene Ursache thorakaler Aneurysmen galt [*43, 55, 64, 70, 109, 318, 455*], rückt zahlenmäßig um so mehr in den Vordergrund, je jünger die Zusammenstellungen sind.

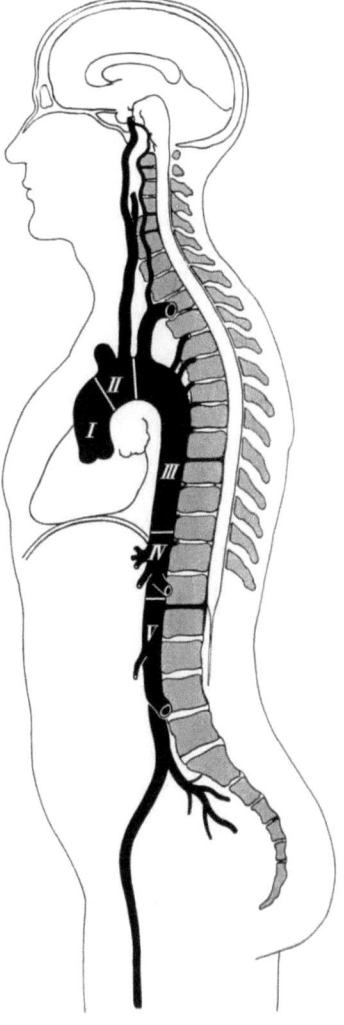

Abb. 207. Die fünf Abschnitte der Aorta. *Abschnitt I* beginnt an der Aortenklappe und endet vor dem Abgang des Truncus brachiocephalicus, *Abschnitt II* schließt daran an und endet zwischen den Abgängen der Aa. carotis comm. sin. und subclavia sin., *Abschnitt III* beginnt vor dem Abgang der linken A. subclavia und reicht bis knapp oberhalb des Zwerchfells, *Abschnitt IV* schließt daran an und endet distal vom Abgang der Nierenarterien, *Abschnitt V* beginnt distal von den Nierenarterienabgängen und reicht bis zur Aortenbifurkation

So fanden GWATHMEY u. Mitarb. [237] 3 von 13, ELLIS u. Mitarb. [164] 7 von 20, HALPERT und WILLMS [246] 25 von 73, DAVIS und WINSOR [120] 4 von 7, DEBAKEY [123] 49 von 95, JOYCE u. Mitarb. [312a] 78 von 107 und COLLINS [93] sogar 27 von 28 Aneurysmen arteriosklerotischer Genese. Eine absolute und relative Zunahme arteriosklerotischer Aneurysmen an der thorakalen Aorta innerhalb der letzten Jahre kann als erwiesen gelten, wenn auch nach wie vor nur ein geringer Teil aller arteriosklerotischen Aortenaneurysmen — 12% nach HALPERT und WILLMS [246] — intrathorakal entsteht. Im Gegensatz zu den luischen beobachtet man die arteriosklerotischen Aneurysmen der thorakalen Aorta vornehmlich an der Pars descendens und am distalen Aortenbogen.

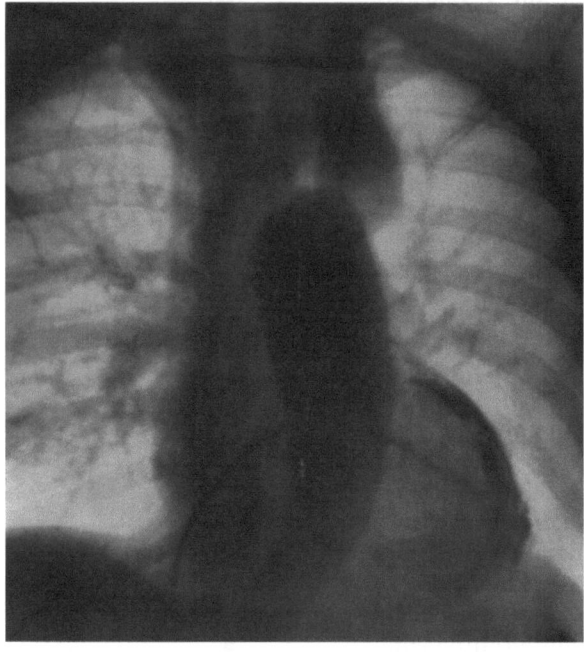 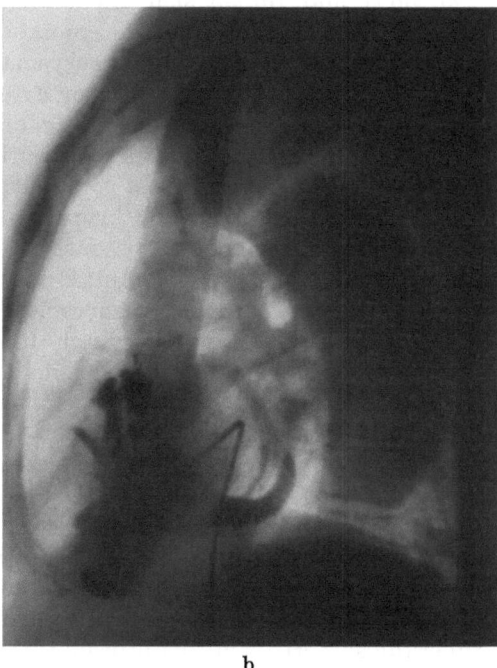

a   b

Abb. 208 a u. b. H. M., 40 Jahre, ♂. Coarctatio aortae mit prä- und poststenotischem fusiformem Aneurysma und aneurysmatischer Ektasie des linken Subclaviaabgangs (linker Arm infolge Kriegsverletzung im Schultergelenk exartikuliert). Nur angedeutete Rippenusuren. Aa. thoracicae int. nicht typisch erweitert und geschlängelt. RR rechter Arm: 200/110 mm Hg; RR rechtes Bein: 140/110 mm Hg. (Kontrastmittelinjektion in den linken Ventrikel nach transseptaler Punktion. Das große Myokarddepot führte zu einer vorübergehenden Kammertachykardie und zu einer umschriebenen reversiblen Ischämiereaktion im EKG.) Vgl. Abb. 256

Trauma: Die große Bedeutung der traumatischen Genese ist erst durch STRASSMANN [572], PARMELEY u. Mitarb. [456], GISSANE und BULL [215], ZEHNDER [614, 615] und RYAN [505] erkannt worden. ZEHNDER nimmt fünf Unfallmechanismen an (s. auch S. 461):

1. Die mit einer Thoraxkompression kombinierte horizontale oder vertikale Dezeleration (Straßen- und Flugverkehrsunfälle).

2. Die reine Form der Dezeleration ohne Thoraxkompression (Sturz aus großer Höhe, Liftunfall).

3. Die Dezeleration mit besonders kurzem Bremsweg (Sturz auf den Rücken, angefahrener Fußgänger).

4. Die direkte Thoraxkompression oder -kontusion ohne Dezeleration (Verschüttungsunfälle, Überfahrungen, Einklemmungen).

5. Die direkte stumpfe Gewalt gegen den Thorax (Schlag, Stoß, Explosion).

Die geschilderten Traumen führen zu Querrissen der Aorta, die nach den großen Statistiken von STRASSMANN [572] und PARMELEY [456] am häufigsten distal vom Abgang der linken A. subclavia zu finden sind. Als zweite bevorzugte Lokalisation folgt die Aorta ascendens im Verhältnis 1:2. Einrisse der Intima und eines Teils der Media können ohne

Folgen heilen [82]. Partielle oder zirkuläre Durchrisse der Aortenwand führen dagegen meist zu einem Aneurysma spurium, selten zu einem Aneurysma dissecans [257, 456, 481]. Bis jetzt ist nicht bekannt, in welchem Verhältnis die Anzahl der traumatischen Aneurysmen zur Gesamtzahl der traumatischen Aortenrupturen steht. Nach Untersuchungen von PARMELEY u. Mitarb. [456] überlebten unter 57 Verletzten nur 18 den Unfall um wenige Stunden bis zu 4 Monaten. In STRASSMANNs [572] Krankengut starben 81,7% der Unfallkranken in der 1. Std, nur 14,3% lebten bis maximal 18 Std (vgl. hierzu S. 461). ZEHNDER [614] konnte von 1944—1959 12 Fälle beobachten und aus der Literatur 37 weitere zusammenstellen. In den letzten Jahren mehren sich die Beobachtungen traumatischer Aneurysmen [309a, 384a, eigene Fälle).

Abgesehen von den *angeborenen Aneurysmen* der Sinus Valsalvae sind nur wenige sichere kongenitale bzw. in frühester Kindheit auf Grund eines kongenitalen Mediadefektes entstandene Aortenaneurysmen beschrieben worden [5, 408, 611]. Aneurysmen, die in Kombination mit einer *Coarctatio aortae* oder einem offenen *Ductus arteriosus* vorkommen, sind an anderer Stelle besprochen (s. S. 724). Die *Medianecrosis cystica idiopathica* ist eine der Hauptursachen für die dissezierenden Aneurysmen, sie kann jedoch gelegentlich — besonders bei Vorliegen eines Marfan-Syndroms (s. S. 686) — auch sackförmige oder fusiforme Aneurysmen hervorrufen [25, 389, 497, 579]. ABRAHAMS und COCKSHOTT [5] haben bei jungen Negern in Nigeria ätiologisch bisher völlig ungeklärte Aneurysmen beschrieben, die sich klinisch und histologisch nicht in die bekannten Formen einordnen lassen. Die nach *Gefäßoperationen* auftretenden Aneurysmen sind meist Folge einer unzureichenden Nahttechnik oder einer Nahtinfektion.

e) Symptome

Auch die Symptomatik der Aneurysmen wird von ihrer Ätiologie beeinflußt. Analog den Beobachtungen bei Bauchaortenaneurysmen läßt sich zeigen, daß arteriosklerotische Aneurysmen der thorakalen Aorta weniger subjektive Symptome verursachen als luische. JOYCE u. Mitarb. [312a] fanden bei 107 Patienten mit vorwiegend arteriosklerotischen Aneurysmen nur in 26% Klagen über Schmerzen.

Schmerzen werden bei luischen Aneurysmen dagegen in etwa $^2/_3$ der Fälle angegeben [109, 318], sie sind bei $^1/_3$ der Patienten führendes Symptom [64, 363]. Art und Lokalisation des Schmerzes lassen gewisse Rückschlüsse auf den Sitz des Aneurysmas zu. Bei den Aneurysmen der ascendierenden Aorta strahlt der Schmerz meist in die rechte Körperhälfte aus, die Aneurysmen des Bogens und die weiter distal lokalisierten Aneurysmen verursachen dagegen häufiger Schmerzen auf der linken Seite.

In $^1/_3$ der Kranken mit luischen Aneurysmen steht die *Atemnot* im Vordergrund des Beschwerdebildes [64, 415, 492]. Eine hochgradige Dyspnoe ist in der Regel auf die zunehmende Kompression der Trachea oder der großen Bronchen zurückzuführen. Sie kann anfallsweise auftreten und von der Lage des Patienten abhängig sein [64]. Seltener entsteht Atemnot durch Kompression der pulmonalen Gefäße.

Das dritte wichtige Symptom, der *Husten*, wird bei luischen Aneurysmen in 16—73% [109, 318, 363, 492] angegeben, er ist bei fast $^1/_5$ aller Fälle führendes Symptom [64, 415]. Die schwersten Hustenanfälle werden durch Irritation des N. recurrens hervorgerufen, leichtere Formen durch Kompression des Bronchialbaums. Auch die *Heiserkeit* (17—26% der Fälle) [109, 318, 415] ist auf eine Schädigung des N. recurrens zurückzuführen und kommt besonders häufig bei Aneurysmen des distalen Aortenbogens vor, wird aber auch bei Aneurysmen der Aorta ascendens beobachtet [318]. Die Kompression des N. recurrens erfolgt weit häufiger auf der linken als auf der rechten Seite [318]. Gelegentlich wird durch Druck des Aneurysmas auf den Sympathicus ein Hornerscher Symptomenkomplex ausgelöst. Nur selten sind motorische oder sensible Nerven der oberen Extremität geschädigt. Einzelne Fälle mit einer Kompressionsschädigung des Rückenmarks wurden beschrieben. Überraschend selten (1,2—12%) sind *Schluckbeschwerden* [64, 318, 363, 415, 492]. Sie werden durch Druck auf den Oesophagus hervorgerufen und finden sich am häufigsten bei Aneurysmen des Aortenbogens. *Hämoptysen* (8—13%) können bei Penetration des Aneurysmas in das Lungenparenchym in leichterer Form wiederholt auftreten, bei Einbruch in einen Bronchus oder in die Trachea werden sie lebensbedrohlich und verlaufen meist tödlich. Nur selten und dann meistens bei den Aneurysmen des Aortenbogens bemerkt der Kranke selbst einen (pulsierenden) Tumor [*109, 318, 415*].

Die *Symptomatik traumatischer Aneurysmen* unterscheidet sich im Frühstadium wesentlich von derjenigen nichttraumatischer Aneurysmen [*614, 615*]. Im Zustand der *primären gedeckten Ruptur* ist der interscapuläre, entlang der Wirbelsäule absteigende Rückenschmerz das konstanteste Symptom. Er wird vermutlich durch eine umschriebene

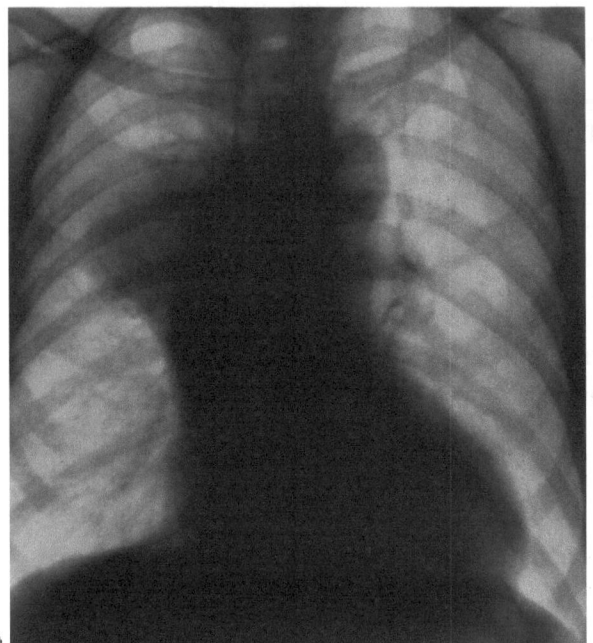

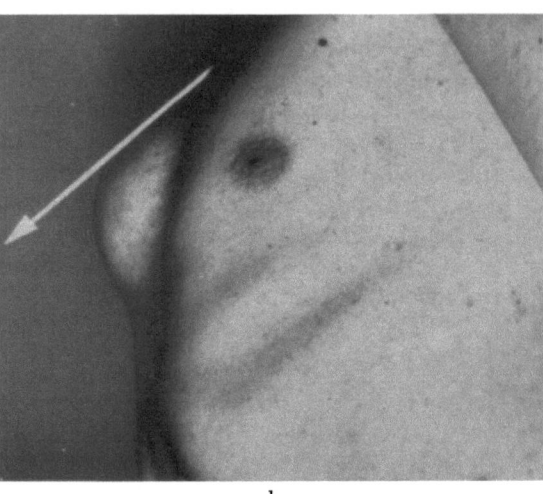

b

Abb. 209a u. b. R. B., 52 Jahre, ♂. Sackförmiges luisches Aneurysma der ascendierenden Aorta mit Penetration durch die vordere Thoraxwand. Excision des Aneurysmas nach tangentialer Abklemmung der Aorta. Exitus 4 Wochen p.op. an Ruptur der Aorta ascendens in Nähe der Aortennaht. Vgl. Abb. 214

a

Dissektion der Aortenwand hervorgerufen. Im weiteren Verlauf kommt es bei den meisten Fällen rasch zu einer *primären intra- oder extrapleuralen Ruptur.* Ist die Blutung nur gering, so kann der resultierende Hämothorax klinisch unbemerkt bleiben. Bei größeren Blutungen wird man die Diagnose auf Grund des Kreislaufkollapses und der Thoraxaufnahme stellen. Eine in der Gefäßwand fortschreitende dissezierende Blutung führt je nach Ausbreitungsrichtung zu Schmerzen, die in Arme und Hals ausstrahlen, oder zu Schlingbeschwerden („Hiatusdysphagie"). Erholt sich der Kranke von der primären Ruptur und bleibt der Zustand im *ersten freien Intervall* über Jahre stabil, so gleicht die Symptomatik im wesentlichen derjenigen anderer Aneurysmen gleicher Größe und Lokalisation. In der Regel aber dauert das erste freie Intervall nur Stunden bis Tage, es wird durch die meist akut einsetzende *sekundäre Ruptur* beendet. Die dabei auftretende, häufig intrapleurale Blutung äußert sich in einem bedrohlichen Kollaps, der vorübergehend durch Transfusionen zu beherrschen ist *(zweites freies Intervall)*, meist aber rasch zum Exitus führt, wenn der Kranke nicht innerhalb kurzer Zeit operiert wird.

f) Diagnose

Ein *nichtrupturiertes thorakales Aortenaneurysma* kann klinisch nur vermutet werden. Die Sicherung der Diagnose erfolgt durch die röntgenologische Untersuchung.

α) Klinische Untersuchung

Nur in seltenen Fällen kommt ein thorakales Aneurysma in einem Stadium zur Beobachtung, in dem es an der oberen Thoraxapertur oder nach Arrosion der Brustwand sichtbar und tastbar wird (s. Abb. 209). Die Palpation ergibt gelegentlich ein *Schwirren* [*318, 415*],
die Auskultation ein *systolisches Geräusch* am linken oder rechten Sternalrand, über der
Herzbasis oder auch interscapulär am Rücken [*205, 228, 312a*]. Bei Aneurysmen der Aorta

ascendens erhebt man nicht selten den Auskultationsbefund einer Aorteninsuffizienz. Die
Perforation in die Pulmonalarterie oder in
das System der oberen Hohlvene ist an dem
charakteristischen, meist rechts, selten links
parasternal lokalisierten Fistelgeräusch zu
erkennen. Weitere Befunde sind auf die Kompression oder auf Verdrängungserscheinungen
benachbarter Organe zurückzuführen. Durch
Verdrängung des linken Hauptbronchus entsteht das *Oliver-Cardarellische Zeichen*, das in
pulssynchronen Auf- und Abwärtsbewegungen
des Kehlkopfs besteht. Die Kompression
der Trachea, die CRANLEY [*109*] bei 11 von
37 Patienten beobachtete, führt in der Regel
zunächst zu einem exspiratorischen Stridor.
Der Verschluß des Hauptbronchus kann die
Atelektase und Abscedierung einer Lunge
verursachen [*257, 439*]. Eine Kompression der
A. pulmonalis läßt sich vermuten, wenn ein
thorakales Aneurysma mit dem Bild eines
chronischen [*460*] oder akuten [*152*] Cor pulmonale einhergeht. Die Verdachtsdiagnose ist
nur durch ein Angiokardiogramm zu sichern.
Die von der thorakalen Aorta abgehenden
Äste können durch Kompression stenosiert
oder verschlossen werden. Seltener wird ihre
Durchblutung dadurch reduziert, daß sie in
den aneurysmatischen Prozeß mit einbezogen
sind. Die auftretenden Symptome sind von
dem Ausmaß der Mangeldurchblutung und
der Empfindlichkeit des Versorgungsgebietes
abhängig. In leichten Fällen kommt es nur zu
Puls- und Blutdruckdifferenzen, in schweren
zur cerebralen Mangeldurchblutung mit bleibenden Schäden. Durch Verschluß der das
Rückenmark versorgenden Arterien können
Paraplegien entstehen. Bei etwa 10% [*318,*

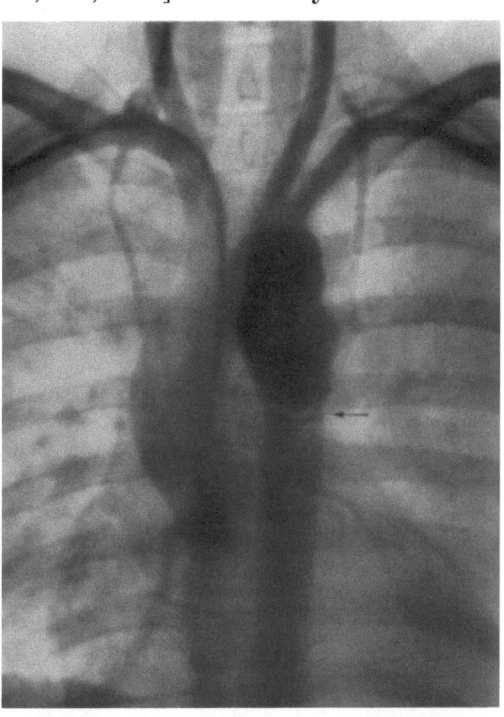

Abb. 210. K. H. G., 23 Jahre, ♂. Traumatischer
zirkulärer Aortenabriß mit Coarctationssyndrom.
Das Aortogramm zeigt unterhalb des Aneurysma
spurium die Einrollung der inneren Gefäßwandschichten (←). Unfallhergang: Als Sozius bei Kollision
vom Motorrad geschleudert. Der linksseitige Hämothorax wurde zunächst auf die Rippenfrakturen
bezogen. Mediastinum auf wiederholten Thorax-
Röntgenbildern unauffällig. Ein systolisches Geräusch über der Herzbasis und interscapulär am
Rücken sowie eine pathologische Blutdruckdifferenz
zwischen Armen und Beinen bei schlecht tastbaren
Beinpulsen begründeten den Verdacht auf eine
Aortenruptur. Bei der Operation (22 Tage nach dem
Unfall) fand man einen zirkulären Abriß des Intima-
Media-Schlauches in Höhe des Isthmus aortae.
Die Aortenkontinuität konnte unter atrio-femoraler
Blutumleitung durch Interposition einer 2 cm langen
gewebten Dacronprothese wiederhergestellt werden

415] der thorakalen Aneurysmen tritt eine venöse Einflußbehinderung der oberen Körperhälfte auf. Aneurysmen der Aorta ascendens verursachen durch Druck auf die obere Hohlvene das Syndrom der Einflußstauung in der gesamten oberen Körperhälfte (Stokesscher
Kragen) [*558*]. Aneurysmen des Aortenbogens können isoliert die Vv. brachiocephalica,
subclavia oder jugularis komprimieren und entsprechend umschriebene Rückstauungen
verursachen. Aneurysmen der Aorta descendens stauen gelegentlich die V. azygos [*64*].

Bei traumatischen Aneurysmen wird häufig eine Hypertonie festgestellt, die entweder
auf der Basis eines „Entzügelungshochdrucks" oder durch eine Stenose an der Rupturstelle entsteht. Das „*Coarctations-Syndrom*" ist an einer isolierten Hypertonie der oberen

Körperhälfte zu erkennen und beruht auf der Einengung der Aorta durch Einrollen der rupturierten Gefäßwand (Abb. 210 u. 256) oder durch Vorwölbung eines intramuralen Hämatoms in das Aortenlumen [311, 397]. Bei erheblicher Stenosierung können sogar die Pulse an der unteren Extremität verschwinden. Gelegentlich wurde als Folge der poststenotischen Mangeldurchblutung eine Anurie oder eine Paraplegie beschrieben [265].

β) Röntgenuntersuchung

Charakteristisch für das nichtdissezierende thorakale Aortenaneurysma ist die einbogig (seltener mehrbogig) begrenzte Mediastinalverbreiterung. Aneurysmen der *Aorta ascendens* wölben sich in der Regel im mittleren Mediastinum nach rechts und in den Retrosternalraum vor und reichen, wenn sie klappennahe entstehen, weit in den Herzschatten hinein. *Aortenbogen*aneurysmen führen zu einer Verbreiterung des oberen Mediastinums nach rechts, nach links oder nach beiden Seiten, während die Aneurysmen der *Aorta descendens* am linken Mediastinalrand, vor allem an seinem mittleren und unteren Abschnitt sichtbar werden, wobei sie sich weitgehend mit dem Herzschatten überlagern können. Die meist knapp distal des linken Subclaviaabgangs gelegenen traumatischen Aortenaneurysmen wölben sich in Höhe des Aortenbogens vor und können mit diesem eine Doppelkontur oder eine doppelbogige Begrenzung hervorrufen. Die durch das Aneurysma bedingte Mediastinalverbreiterung bildet mit dem Rand des normalen Aortenschattens meist einen rechten oder stumpfen Winkel. Spitzwinklig abgesetzte Verschattungen sind in der Regel nicht durch ein Aneurysma bedingt. Es spricht für ein Aneurysma, wenn das normale Aortenband in dem „Tumorschatten" nicht abzugrenzen ist, sondern sich an beiden

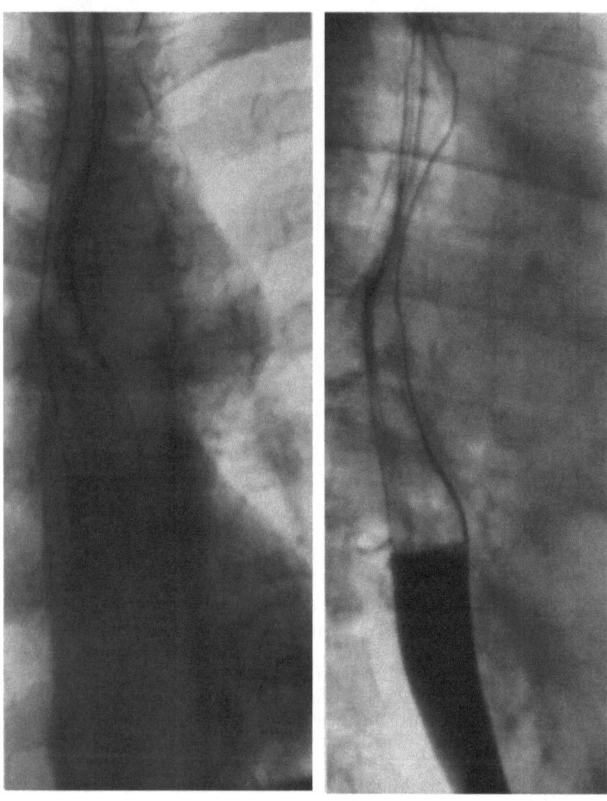

Abb. 211. W. G., 37 Jahre, ♂. Spindelförmiges traumatisches Aneurysma der thorakalen Aorta an typischer Stelle. Schwerer Autounfall vor 6 Jahren, Sturz beim Skifahren vor 1 Jahr. Verdrängung des kontrastgefüllten Oesophagus durch das Aneurysma. Operation: Resektion des Aneurysmas während atriofemoraler Blutumleitung. Interposition einer Teflonprothese. Seit 3 Jahren beschwerdefrei und arbeitsfähig

Polen in den „Tumorschatten" verliert. Nur gestielte sackförmige Aneurysmen heben sich ebenso wie extravasale Tumorbildungen deutlich von dem Aortenschatten ab. Geradezu pathognomonischen Wert besitzt der Befund eines (manchmal zwiebelschalenförmig geschichteten) Kalksaums am Tumorrand, der bei Mediastinalverbreiterungen anderer Genese außerordentlich selten vorkommt, aber auch nicht bei jedem Aneurysma zu finden ist. Zur einwandfreien Prüfung der genannten Kriterien sind neben der üblichen Thoraxübersichtsaufnahme stets Aufnahmen im frontalen Strahlengang und im zweiten Schrägdurchmesser, am besten mit Hartstrahltechnik erforderlich. Unentbehrlich ist eine sorgfältige Durchleuchtung, bei der man ergänzend Zielaufnahmen anfertigt. Hat man die Ebene ermittelt, in der die Verschattung am besten zur Darstellung kommt, so lassen sich durch Tomogramme in dieser Ebene weitere Aufschlüsse erhalten. Das Aneurysma zeigt, wenn seine Wand nicht durch Auflagerung von Thromben außerordentlich verdickt ist, bei der Durchleuchtung und im Kymogramm Gefäßpulsationen, die differentialdiagnostisch jedoch nur beschränkten Wert besitzen, da aortennahe sitzende Geschwülste oder Cysten mittlerer Größe mitgeteilte Pulsationen gleicher Art aufweisen können. Große Tumoren pulsieren dagegen nicht oder nur sehr schwach. Auch für das Kymogramm empfiehlt sich die Hartstrahltechnik, da sie es erlaubt, die Pulsationen der Aorta und des Aneurysmas auch innerhalb des Herzschattens zu übersehen. *Indirekte Hinweise* sind die Arrosion von Knochen (Wirbelkörper, Rippen, Sternum) und die Verdrängung von Nachbarorganen (vor allem Oesophagus und Trachea). Die Knochenarrosion ist gewöhnlich rundlich und glatt begrenzt, ihr Rand deckt sich mit der Kontur des Aneurysmaschattens. Oesophagus (Kontrastmitteldarstellung) und Trachea werden in der Regel nach der Gegenseite verdrängt, ein Befund, den das Aneurysma mit anderen Tumoren gemeinsam hat und dem weniger differentialdiagnostische als lokalisatorische Bedeutung zukommt (Abb. 211).

Gewöhnlich gelingt es mit den genannten Maßnahmen und unter Berücksichtigung der klinischen Befunde ein Aneurysma mit ausreichender Sicherheit zu erkennen. Bei allen Kranken, die operiert werden sollen, ist jedoch eine *Angiokardiographie* bzw. eine *Aortographie* unentbehrlich, da nur sie die für die Wahl des operativen Vorgehens notwendige exakte Auskunft über Lokalisation und Ausdehnung des Aneurysmas und die Einbeziehung der Aortenbogenäste geben kann. Wenn irgend möglich ist das Kontrastmittel proximal vom Aneurysma zu injizieren, ohne daß das Aneurysma selbst punktiert oder mit einem Katheter passiert wird (Gefahr der Rupturblutung und der Mobilisierung von Thromben!). Für Aneurysmen der Aorta ascendens und des Aortenbogens eignet sich am besten die Angiokardiographie mit Kontrastmittelinjektion durch einen auf venösem Weg eingeführten Katheter, dessen Spitze im Pulmonalarterienstamm oder, nach Punktion des Vorhofseptum, im linken Vorhof oder Ventrikel liegt. Aneurysmen des distalen Bogens und der Aorta descendens lassen sich gut durch einen percutan in die rechte A. axillaris eingeführten und in die Aorta ascendens vorgeschobenen Katheter darstellen. Die retrograde Kathetereinführung von der A. femoralis aus vermeiden wir nach Möglichkeit. Wählt man dieses Verfahren, so ist äußerste Vorsicht bei der Passage des Aneurysmas geboten. Diagnostisch am aufschlußreichsten ist eine Aufnahmeserie in zwei Ebenen. Steht nur eine Ebene zur Verfügung, so sollte man Aufnahmen im frontalen Strahlengang oder im zweiten Schrägdurchmesser anfertigen.

g) Differentialdiagnose

BOYD [64] gibt unter 4009 thorakalen Aneurysmen 130 Fehldiagnosen (3,2%) an. Im einzelnen wurden folgende Krankheitsbilder angenommen: Mediastinaltumor, chronische Bronchitis, Asthma, Angina pectoris, Herzinsuffizienz, Endokarditis, Rheumatismus, Tuberkulose. Die Differentialdiagnose beruht im wesentlichen auf der röntgenologischen Untersuchung, bei der vor allem maligne Tumoren (Lymphogranulom, Lymphosarkom, Endotheliom, mediastinale Metastasen), eine intrathorakale Struma und ein persistierender Thymus bzw. ein Thymom in Betracht zu ziehen sind. Seltener sind gutartige Tumoren wie Dermoid-, Coelom-, Mediastinal- oder Trachealcysten, Hamartome, Lipome, Lymphangiome, Granulome, Neurinome oder Meningocelen abzugrenzen, die ebenfalls dem Aneurysma ähnliche Befunde ergeben können. Gut- und bösartige Tumoren lassen sich manchmal durch Drehung des Kranken von dem Aortenband isolieren, dessen Kontur man durch den Tumorschatten hindurch verfolgen kann. Gelegentlich wird die Aorta verdrängt. Ein Pleuraerguß spricht für Malignom und nur dann für ein Aneurysma, wenn sich dieses im Stadium der Ruptur befindet oder wenn es sich um ein frisches traumatisches Aneurysma handelt. Nur selten wird ein geschrumpfter Oberlappen, die „Achter-Figur" bei Fehlmündung aller Lungenvenen, ein Wirbel- oder Mediastinalabsceß differentialdiagnostisch Schwierigkeiten bereiten.

Von besonderer Bedeutung ist die Abgrenzung einer pathologischen Verschattung, die der Aorta zugehört, ohne daß es sich um ein Aneurysma handelt. Hier ist die Entscheidung oft nur durch Aortographie möglich. In erster Linie ist an die diffuse Altersdilatation der Aorta, vor allem ihre extreme Form, die sogenannte „tiefe Rechtslage der Aorta" (s. S. 782) und an die kongenitale Elongation des Aortenbogens (s. S. 780) zu denken. Aneurysmatische Ektasien werden ferner bei der Coarctatio aortae (Druckdilatation der Aorta ascendens und des Aortenbogens, poststenotische Dilatation der Aorta descendens) und bei der Aortenklappenstenose (poststenotische Dilatation der Aorta ascendens) angetroffen. Auch das Aneurysma des Pulmonalarterienstamms kann auf der Übersichtsaufnahme ein Aortenaneurysma vortäuschen. (Röntgendiagnostik des pulsierenden Aortenhämatoms s. S. 464.)

h) Komplikationen und Prognose

Ähnlich wie die Prognose der unbehandelten Bauchaortenaneurysmen scheint sich diejenige der unbehandelten thorakalen Aortenaneurysmen mit der Ätiologie erheblich gewandelt zu haben (Abb. 212). Aus neuester Zeit liegt eine Zusammenstellung aus der Mayo-Klinik über die Lebenserwartung von 107 Patienten mit unbehandelten thorakalen Aortenaneurysmen vor, die zu 73% *arteriosklerotischer Genese* waren [312a]. Von den 107 Patienten lebten nach 3 Jahren noch 67 = 62,5%, nach 5 Jahren noch 49 = 45,8% und nach 10 Jahren noch 17 = 15,9%. Todesursachen waren, ähnlich wie bei den Bauchaortenaneurysmen, in 30% der Fälle die Ruptur des Aneurysmas, in 50% die Folgen einer coronaren oder cerebralen Mangeldurchblutung bei generalisierter Arteriosklerose.

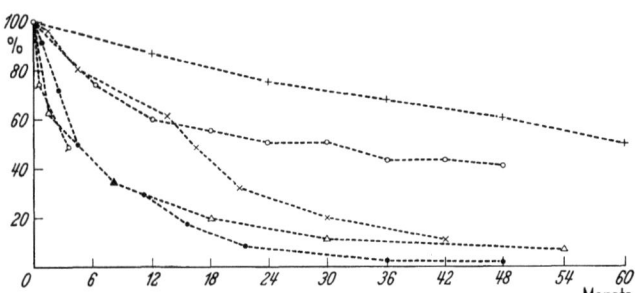

Abb. 212. Aneurysmen der thorakalen Aorta: Lebenserwartung bezogen auf den Zeitpunkt der ersten Symptome ohne Berücksichtigung der Ätiologie. ×—× LEMANN (1916) [363]: 84 Kranke; ▲—▲ BOYD (1924) [64]: 830 Kranke; •—• KAMPMEIER (1938) [318]: 186 Kranke; ○—○ BLAKEMORE und VOORHEES (1954) [55]: 70 Kranke; ℗—℗ BRINDLEY und STEMBRIDGE (1956) [70]: 91 Kranke; +—+ JOYCE u. Mitarb. (1964) [312a]: 107 Kranke. Aus den jüngeren Zusammenstellungen mit vorwiegend arteriosklerotischen Aneurysmen ergibt sich eine wesentlich bessere Lebenserwartung als aus den älteren Arbeiten mit vorwiegend luischen Aneurysmen

Wie bei den arteriosklerotischen Bauchaortenaneurysmen wird die Prognose auch bei den arteriosklerotischen thorakalen Aneurysmen außerdem von der Größe des Aneurysmas, vom Lebensalter und vom Zustand des Myokards bestimmt [312a]. Bei Kranken mit arteriosklerotischen Aneurysmen ist in einem erheblichen Prozentsatz mit typischen arteriosklerotischen Begleiterscheinungen zu rechnen. JOYCE u. Mitarb. [312a] fanden in etwa 50% eine Hypertonie, in 20% schwere Coronarerkrankungen, in je 15% schwere periphere und cerebrovasculäre Durchblutungsstörungen und in etwa 10% zusätzliche Bauchaortenaneurysmen.

Demgegenüber ist die durchschnittliche Lebenserwartung von Kranken mit unbehandelten *syphilitischen Aneurysmen* der thorakalen Aorta außerordentlich schlecht.

Bei den 532 nichttraumatischen thorakalen Aneurysmen von KAMPMEIER [318] sowie von BRINDLEY und STEMBRIDGE [70] wurde der Tod in mehr als ³/₄ der Fälle durch das Aneurysma selbst verursacht. Etwa 35% der Aneurysmen rupturierten, bei etwa 20% wurde als Todesursache eine Herzinsuffizienz angegeben. Tödliche Komplikationen von seiten des Respirationstraktes waren ebenfalls in etwa 20% zu beobachten (10% Stenosierung der Luftwege, 10% Pneumonie). HALL [244] gibt bei 133 tödlich verlaufenden Aortenaneurysmen in 40% der Fälle Rupturen, in 36% Herzversagen und in 14% Komplikationen von seiten des Respirationstraktes an. Eine unterschiedliche Prognose ist für die drei thorakalen Aortenabschnitte nicht festzustellen.

Über die Prognose *traumatischer Aneurysmen* ist wenig bekannt. Man weiß von Einzelfällen, daß kleine Aneurysmen mit zirkulären Wandverkalkungen röntgenologisch über

Jahre stationär bleiben [*312a, 564*]. Andererseits können auch lange symptomlos geblieben Aneurysmen plötzlich an Größe zunehmen und rupturieren.

Die *Symptomatik der Aneurysmaruptur* wird, abgesehen von dem regelmäßig vorhandenen heftigen Rupturschmerz, durch den Ort der Blutung bestimmt. Thorakale Aneurysmen perforieren am häufigsten in den Herzbeutel, in die beiden Pleurahöhlen und in den Oesophagus (Abb. 213); Aneurysmen der ascendierenden Aorta sogar in der Hälfte der Fälle in den Herzbeutel, außerdem besonders häufig in die Pulmonalarterie und in die V. cava superior. Aneurysmen des Aortenbogens perforieren in etwa gleicher Häufigkeit in den Herzbeutel, in die linke und rechte Pleurahöhle, in den Oesophagus, in den linken Hauptbronchus und in die Trachea, Aneurysmen der descendierenden Aorta vorzugsweise in die linke Pleurahöhle, den linken Hauptbronchus und in den Oesophagus. Die Ruptur in eine Pleurahöhle oder in den Herzbeutel führt meist innerhalb weniger Minuten oder Stunden durch Verblutung oder Herzbeuteltamponade zum Tode, da es sich fast immer um große Einrisse der Aortenwand handelt. Das Ereignis tritt in der Regel plötzlich und ohne Prodrome auf. Das klinische Bild wird von einem schweren, meist therapieresistenten Kollaps beherrscht. Im Gegensatz hierzu kommt es bei Ruptur in den Oesophagus, in die Trachea und in die Bronchen gelegentlich zu einem protrahierten Verlauf über Tage, Wochen oder sogar Monate [*43*], der durch wiederholte leichte oder schwere Blutungen mit freien Intervallen gekennzeichnet ist[1]. Die dabei auftretende Hämatemesis oder Hämoptyse kann zu vielfältigen Fehldiagnosen Anlaß geben. Durch Perforation des Aneurysmas in die A. pulmonalis [*403, 438*] entsteht eine aorto-pulmonale

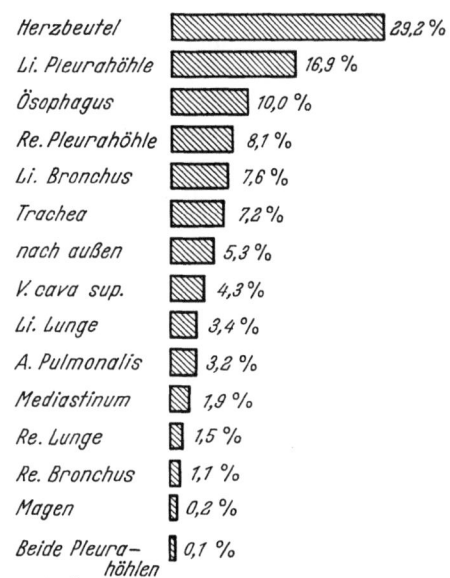

Abb. 213. Rupturrichtung von 2045 thorakalen Aortenaneurysmen. (Zusammengestellt nach BOYD [*64*], KAMPMEIER [*318*], LEMAN [*363*], BRINDLEY [*70*], HALL [*244*])

Fistel, die in der Regel nicht sofort zum Tode führt, da die Patienten nicht nach außen, sondern in ihren eigenen Kreislauf hinein bluten. Sie können die Ruptur Wochen, Monate [*438*], ausnahmsweise sogar Jahre [*89*] überleben und sterben an einer sekundären Herzinsuffizienz (s. S. 512).

Auch die Ruptur in die V. cava superior oder einen ihrer großen Äste verläuft nicht immer sofort tödlich. Die Symptomatik der dabei entstehenden aorto-cavalen Fistel ist auf S. 512 besprochen. 65% der in die V. cava perforierenden Aneurysmen sind sackförmig und an der Aorta ascendens lokalisiert [*190*]. Der Perforationsriß ist in etwa 40% der Fälle kleiner als 1 cm, nie größer als 4 cm, gelegentlich entstehen multiple Perforationsöffnungen. In etwa der Hälfte der Fälle bildet sich das volle Krankheitsbild innerhalb von 2 Std aus, in 15% innerhalb von 2—24 Std, in den übrigen Fällen erst später. Die durchschnittliche Lebenserwartung nach der Ruptur beträgt 42,2 Tage [*190*].

i) Chirurgische Behandlung

α) Operationsindikation

Die Operationsindikation muß die Prognose unbehandelter Patienten auf der einen, die Operationssterblichkeit und die Lebenserwartung erfolgreich operierter Kranker auf der anderen Seite berücksichtigen.

Während die *Prognose unbehandelter arteriosklerotischer Aneurysmen* der thorakalen Aorta bekannt ist [*312a*], fehlen hinreichende Angaben über die *Lebenserwartung erfolg-*

---

[1] Siehe Abb. 274 auf S. 736. — GARRETT u. Mitarb. [J. thorac. cardiovasc. Surg. **49**, 588 (1965)] konnten zwei Kranke mit Aneurysmaruptur in die Lunge erfolgreich operieren. Sie fanden in der Literatur zwei weitere Mitteilungen über chirurgische Interventionen und fünf Obduktionsberichte.

reich operierter Patienten. Geht man aber davon aus, daß sich unbehandelte arteriosklerotische Aneurysmen der thorakalen Aorta prognostisch nicht anders verhalten als unbehandelte arteriosklerotische Aneurysmen der Bauchaorta, und daß Todesfälle durch Ruptur und andere kardiovasculäre Erkrankungen in beiden Fällen etwa gleich häufig sind, so scheint die Schlußfolgerung berechtigt, daß auch die Lebenserwartung eines erfolgreich operierten Kranken mit einem arteriosklerotischen Aneurysma der thorakalen Aorta etwa der postoperativen Lebenserwartung eines Kranken mit einem arteriosklerotischen Bauchaortenaneurysma entspricht.

Die *Operationssterblichkeit* wird für das arteriosklerotische Brustaortenaneurysma wesentlich von seiner Lokalisation und Ausdehnung, daneben von den Folgen der generalisierten Arteriosklerose bestimmt (s. S. 616). Wie bei den Bauchaortenaneurysmen wird man bei der Indikationsstellung das Lebensalter, die Größe des Aneurysmas und den Zustand des Myokards mitberücksichtigen müssen.

Da die Prognose des arteriosklerotischen Brustaortenaneurysmas relativ gut, das Operationsrisiko an der thorakalen Aorta in der Regel aber größer ist als an der abdominalen Aorta, wird man mit der Operation zurückhaltender sein als bei Bauchaortenaneurysmen. Dagegen läßt die außerordentlich schlechte Prognose unbehandelter *syphilitischer Brustaortenaneurysmen* eine aktivere Einstellung berechtigt erscheinen.

Ein besonderes Problem stellen die *traumatischen Aneurysmen* der descendierenden thorakalen Aorta dar. Handelt es sich um Frühaneurysmen, so sollte man die operative Beseitigung unter allen Umständen anstreben, da die Wahrscheinlichkeit einer tödlichen Sekundärruptur in der ersten Zeit sehr groß ist. Wird ein traumatisches Aneurysma aber erst Jahre nach dem Unfallereignis entdeckt und hat es sich während jahrelanger Beobachtung nicht vergrößert, so erscheint eine abwartende Haltung unter regelmäßiger Kontrolle gerechtfertigt [312a, 564].

Lokalisation und *Form* des Aneurysmas haben insofern einen Einfluß auf die Operationssterblichkeit, als sie Art und Umfang z.T. risikoreicher operationstechnischer Maßnahmen bestimmen. Sackförmige Aneurysmen mit schmalem Hals jeder Lokalisation können ohne Unterbrechung des Aortenblutstromes exstirpiert werden, benötigen also keine Verfahren zur Blutumleitung und sollten deshalb immer abgetragen werden, wenn nicht allgemeine Kontraindikationen bestehen. Für fusiforme Aneurysmen sind die Eingriffe an der descendierenden thorakalen Aorta mit einem relativ kleinen operationstechnischen Aufwand und entsprechend geringem Operationsrisiko verbunden. Hingegen erfordern fusiforme Aneurysmen des Bogens und der Aorta ascendens eine komplizierte Operations- und Blutumleitungstechnik. Das Operationsrisiko ist daher beträchtlich, besonders wenn die Aortenklappen in den aneurysmatischen Prozeß miteinbezogen sind.

Erschwert wird die Indikationsstellung zur Operation eines thorakalen Aneurysmas durch das gleichzeitige Vorliegen eines Bauchaortenaneurysmas. Auf Grund theoretischer Vorstellungen wäre nach Möglichkeit das proximale Aneurysma zuerst zu beseitigen, da bei der Operation des distalen Aneurysmas ein Blutdruckanstieg in der proximalen Aorta zur Ruptur des proximalen Aneurysmas führen kann. SENDEROFF u. Mitarb. [530] verloren zwei Patienten, bei denen zuerst das distale Aneurysma operiert wurde. Andererseits erlebten DEBAKEY u. Mitarb. [131] die Thrombose eines Bauchaortenaneurysmas während der Operation des thorakalen Aneurysmas. Bei einem anderen Patienten erfolgte die Ruptur des Bauchaortenaneurysmas 36 Std nach der Operation des thorakalen Aneurysmas [131]. Vier weitere Fälle, bei denen sie zuerst das Bauchaortenaneurysma und erst in der zweiten Sitzung das thorakale Aneurysma operierten, verliefen ohne Komplikationen [131]. Die Erfahrungen zeigen, daß die Bedeutung eines Druckanstieges in der proximalen Aorta offenbar überschätzt wurde.

β) Operationsverfahren

Die normale Anatomie der Thoraxorgane kann durch die Aneurysmabildung außerordentlich stark verändert sein und deshalb unübersichtlich werden. Verwachsungen mit benachbarten Strukturen erfordern größte Vorsicht bei der Präparation. Eine besonders gefürchtete Komplikation ist die Verletzung der A. pulmonalis bei Operationen mit Hilfe des extrakorporalen Kreislaufs in Kombination mit einem Pumpenoxygenator, da hierbei die nicht durchblutete, kollabierte A. pulmonalis leicht übersehen wird. Es empfiehlt sich, für alle Operationen, die mit Hilfe der extrakorporalen Zirkulation, also unter Aufhebung der normalen Blutgerinnung durchgeführt werden, möglichst engmaschige Gefäßprothesen zu verwenden, um den Blutverlust durch die Prothese, besonders bei langen Perfusionszeiten mit Hypothermie, gering zu halten. Wir geben deshalb in diesen Fällen ausnahmsweise den *gewebten* Teflon-Prothesen vor den entsprechenden Dacron-Prothesen den Vorzug.

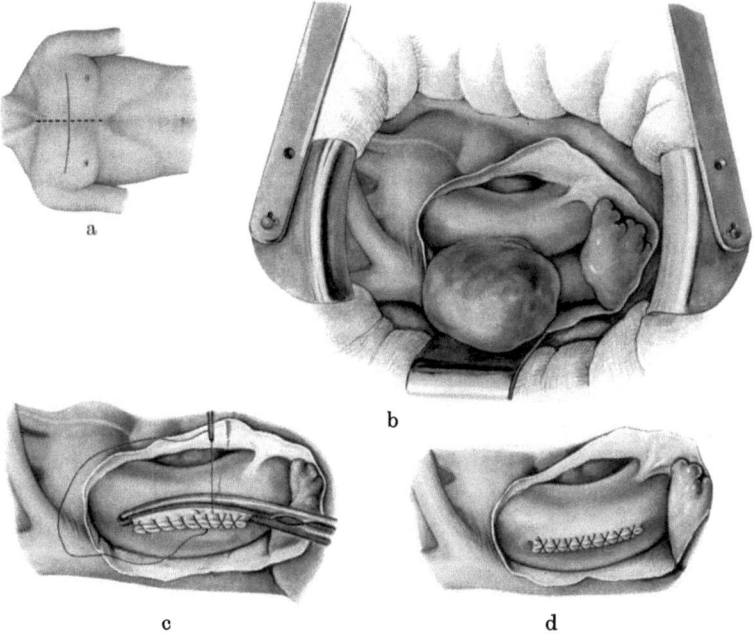

Abb. 214a—d. Operation eines sackförmigen Aneurysmas der Aorta ascendens. a Möglichkeiten der Schnittführung. b Operationssitus. c Aorta an der Basis des Aneurysmas tangential abgeklemmt, Aneurysma excidiert. Doppelläufige überwendlige Naht. d Endzustand. (Gleicher Patient wie Abb. 209)

(a) Sackförmige thorakale Aneurysmen

Sackförmige Aneurysmen mit *schmalem Hals*, der nicht mehr als die Hälfte der Aortencircumferenz umfaßt, lassen sich ohne besondere Hilfsmittel operieren (Abb. 214). Als Zugang eignet sich für alle Aneurysmen der ascendierenden Aorta und des Bogens entweder die mediane Sternotomie oder wegen der besseren Übersicht die bilaterale Thorakotomie im 3. oder 4. Intercostalraum. Distal vom Aortenbogen lokalisierte Aneurysmen sind durch eine linksseitige postero-laterale Thorakotomie im 4. bzw. 5. Intercostalraum am besten zu erreichen. Vor der Präparation des Aneurysmasackes sollte man stets die Aorta proximal und distal anschlingen und den Hals des Aneurysmas darstellen. Nach tangentialer Abklemmung der Aorta mit einer speziellen atraumatischen Gefäßklemme wird das Aneurysma vorsichtig exstirpiert und die Öffnung in der Aortenwand zweireihig durch fortlaufende Matratzennaht und fortlaufende überwendliche Naht verschlossen. Bei *Aneurysmen mit breitem Hals* würde das Aortenlumen durch eine direkte seitliche Naht stenosiert. In diesem Fall wird man entweder eine Gefäßplastik durch Einsetzen eines Kunststoffstreifens durchführen [110] oder aber den aneurysmatragenden Aortenabschnitt resezieren und eine Prothese zwischenschalten. Hierfür würde die Unterbrechung der Aortenstrombahn und damit die Anwendung von besonderen Hilfsmaßnahmen erforderlich, die im folgenden beschrieben sind.

(b) Fusiforme thorakale Aneurysmen

Die Operation fusiformer Aneurysmen der thorakalen Aorta erfordert — wenn man von der Methode des „temporären Shunts" (s. S. 188) und von dem „Umwandlungsverfahren" (s. S. 190) absieht — die Unterbrechung der Aortenstrombahn. Eine Aortenabklemmung ist aber nur dann für längere Zeit ohne schädliche Folgen möglich, wenn man die dabei entstehenden Veränderungen der Hämodynamik: die Hypertonie proximal und die

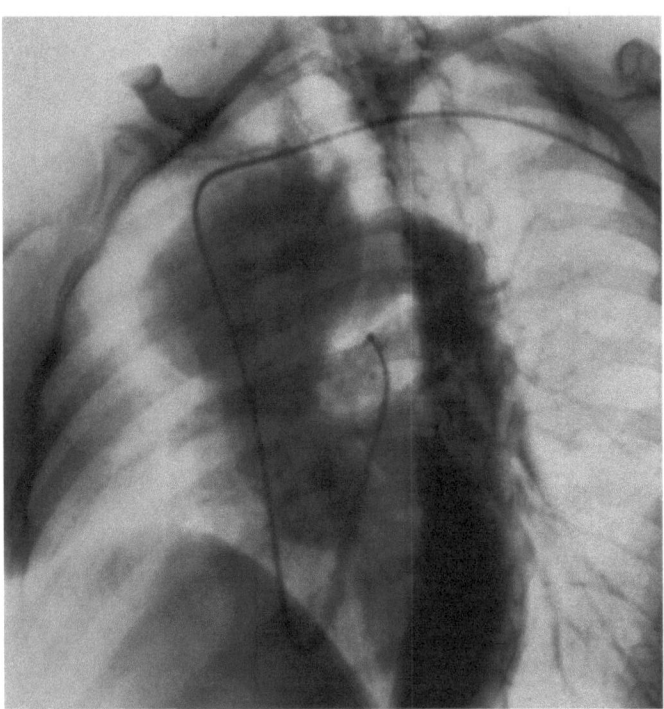

Hypotonie bzw. die daraus resultierende Mangeldurchblutung distal von der Strombahnunterbrechung, durch eine *Blutumleitung* ausgleicht oder wenn man die Abklemmung bei Kreislaufstillstand vornimmt, nachdem durch *tiefe Hypothermie* eine Stoffwechselsituation herbeigeführt wurde, die es erlaubt, für die Zeit des Eingriffs ohne Zirkulation auszukommen. Die Blutumleitung um den abgeklemmten Aortenabschnitt soll als hämodynamisch kausal angreifende Methode Blutdruck und Blutfluß in den getrennten Kreislaufbezirken proximal und distal von der Strombahnunterbrechung der Norm annähern. Je nach Sitz und Ausdehnung des Aneurysmas wird sie als einfache pumpenlose Umleitung, als Umleitung mit Pumpe oder schließlich, wenn der kleine Kreislauf in die Umleitung einbezogen werden muß, als kardiopulmonaler Bypass mit Pumpe und Oxygenator angewandt. Sie muß gegebenenfalls mit einer zusätzlichen Blut-

Abb. 215. J. H., 48 Jahre, ♀. Fusiformes luisches Aneurysma der Aorta ascendens mit Kompression des linken Hauptbronchus und gedeckter Ruptur in das Mediastinum und in den Herzbeutel. Resektion des Aneurysmas und Implantation einer Teflonprothese mit extrakorporaler Zirkulation in tiefer Hypothermie. Exitus am 4. Tag p. op. an pulmonaler Insuffizienz („alveolocapillärer Block"). Lävogramm und Aortogramm nach Kontrastmittelinjektion in den Tr. pulmonalis über einen venös eingeführten Katheter

umleitung zu den Coronar- und/oder Hirnarterien verbunden werden. Durch die teils obligate, teils fakultative Kombination der Methoden ergibt sich eine Vielzahl von Möglichkeiten. Im Augenblick ist noch nicht für jede Aneurysmalokalisation entschieden, welches der Verfahren zu den besten Ergebnissen führt. Aus diesem Grund soll das operationstechnische Vorgehen jeder in Frage kommenden Methode geschildert werden. Die Fragen der extrakorporalen Zirkulation und der Hypothermie sind auf S. 188 besprochen. Die *Wahl des Operationsverfahrens* wird entscheidend von dem Abstand des Aneurysmas von der Aortenklappe beeinflußt. Beträgt er weniger als 3 cm, so muß immer mit Hilfe eines Pumpenoxygenators oder des Drewschen Verfahrens operiert werden. Ist der Abstand dagegen größer als 3 cm, so läßt sich als Alternativmaßnahme ein temporärer oder definitiver äußerer Shunt anlegen. Bei Aneurysmen der thorakalen Aorta descendens wird man in der Regel eine Blutumleitung vom linken Vorhof zur A. femoralis bzw. zur A. iliaca ext. verwenden.

(α) Fusiforme Aneurysmen der Aorta ascendens, die weniger als 3 cm von den Aortenklappen entfernt sind

Die Operation erfolgt unter Anwendung der extrakorporalen Zirkulation mit Pumpenoxygenator entweder *in allgemeiner mäßiger Hypothermie bzw. in Normothermie mit*

Coronarperfusion oder *in allgemeiner tiefer Hypothermie ohne Coronarperfusion*. Im Augenblick ist noch nicht endgültig zu übersehen, welches Verfahren bessere Ergebnisse liefert. Es sollen daher beide beschrieben werden[1].

Nach medianer Sternotomie wird die Aorta zunächst distal vom Aneurysma präpariert und angeschlungen. Es folgt der Anschluß der extrakorporalen Zirkulation mit Einlegen eines Entlastungskatheters in den linken Ventrikel. Jetzt kann das Aneurysma freipräpariert werden. Will man *mit Coronarperfusion* arbeiten, so wird der Kranke zunächst im totalen Bypass auf 30° C abgekühlt. Dann wird die Aorta distal vom Aneurysma abgeklemmt und proximal vom Aneurysma durchtrennt. Nach Installation der Coronarperfusion in leichter oder tiefer Hypothermie zur intermittierenden oder kontinuierlichen Durchströmung der Coronarien reseziert man das Aneurysma. Die Aortenprothese wird zunächst mit dem distalen und dann erst mit dem proximalen Aortenstumpf anastomosiert. Die Coronarkanülen entfernt man unmittelbar vor Beendigung der proximalen Anastomose. Nach Freigabe des retrograden Blutstromes durch die Prothese erfolgt der Übergang auf partiellen Bypass und Übergabe der Perfusion an das Herz. Abstellen der Maschine, Entfernen der Katheter, Beendigung der Operation in üblicher Weise.

Soll *keine Coronarperfusion* verwendet werden, so stehen zwei Verfahren zur Verfügung:
1. Man kühlt den ganzen Patienten im partiellen Bypass auf etwa 10° C ab. Danach Abstellen der Perfusion, Resektion des Aneurysmas und Einsetzen der Prothese in allgemeinem Kreislaufstillstand bei 10° C. Aus Gründen der Übersichtlichkeit kann man hierbei die proximale vor der distalen Anastomose ausführen. Nach Beendigung des Eingriffs folgt die Aufwärmung des Kranken im totalen Bypass.

2. Nach Abkühlung des Patienten auf 10° C im partiellen Bypass wird das Herz durch Eispackungen selektiv gekühlt. Durch Abklemmen der Aorta schaltet man die Coronarzirkulation aus dem Kreislauf aus und perfundiert den übrigen Gesamtorganismus im totalen Bypass bei gleichzeitiger Wiedererwärmung bis zu 30° C. Während dieser Zeit erfolgt die Resektion des Aneurysmas und die Implantation der Prothese. Nach Beendigung der distalen Anastomose zunächst Freigabe des retrograden Blutstroms durch die Prothese. Nach Erwärmung des Patienten auf normale Temperaturen erfolgt der Übergang auf partiellen Bypass, schließlich die Übergabe der Zirkulation an das Herz. Abstellen der Maschine, Beendigung der Operation in der üblichen Weise. BAHNSON und SPENCER [26] empfehlen auch für Aneurysmen dieser Lokalisation und Ausdehnung das im folgenden geschilderte Verfahren:

(β) Fusiforme Aneurysmen der ascendierenden Aorta, die weniger als 3 cm von den Aortenklappen entfernt sind und die auf den Truncus brachiocephalicus übergreifen

Die Operation erfolgt in extrakorporaler Zirkulation mit Pumpenoxygenator *in allgemeiner mäßiger Hypo- bzw. in Normothermie mit obligater Coronarperfusion* und fakultativer Perfusion des Truncus brachiocephalicus oder *in allgemeiner tiefer Hypothermie ohne Coronar- und Hirnperfusion*. Man kann zunächst mit partiellem Bypass oder von Anfang an mit totalem Bypass arbeiten.

Beginn mit partiellem Bypass (Abb. 216): Der Aortenbogen wird zunächst zwischen Truncus brachiocephalicus und A. carotis comm. sin. freipräpariert und angeschlungen, die extrakorporale Zirkulation eingerichtet und in Normothermie als partieller Bypass in Betrieb genommen. Nach Präparation des Aneurysmas kann der Aortenbogen zwischen Truncus brachiocephalicus und A. carotis comm. sinistra abgeklemmt und durchtrennt werden. Dem Herzen läßt man nur noch so viel Blut zuströmen, daß es die Coronarzirkulation weiter übernehmen kann. Die Prothese, die einen Seitenarm für den Anschluß des Truncus brachiocephalicus erhält, anastomosiert man mit dem distalen Aortenstumpf. Dann wird der Seiten-

---

[1] Die von BRETSCHNEIDER u. Mitarb. [Verh. Dtsch. Ges. Kreislaufforsch. **30**, 11 (1964)] entwickelte neue Kardioplegie durch eine 5 min lange Perfusion des Coronarsystems mit einer sauerstoffgesättigten, Ca-freien, Na-armen, Procain-haltigen Lösung schafft nach den experimentellen Ergebnissen und klinischen Erfahrungen auch für diese Indikation besonders gute operative Bedingungen.

arm End-zu-Seit mit dem Truncus anastomosiert, wobei man eine nur partiell okkludierende
Klemme anlegt oder besser einen inneren Shunt einrichtet, damit der Blutstrom zum Gehirn
nicht für längere Zeit unterbrochen zu werden braucht. Klemmt man jetzt das proximale
Ende der Aortenprothese ab und löst die distale Aortenklemme, so kann die Perfusion des
Truncus brachiocephalicus von der Maschine übernommen und der Truncus proximal von
der Truncus-Anastomose durchtrennt werden. Der partielle Bypass wird dann in einen
totalen Bypass umgewandelt und ein Entlastungskatheter in den linken Ventrikel eingelegt. Es folgt die Durchtrennung der ascendierenden Aorta proximal vom Aneurysma

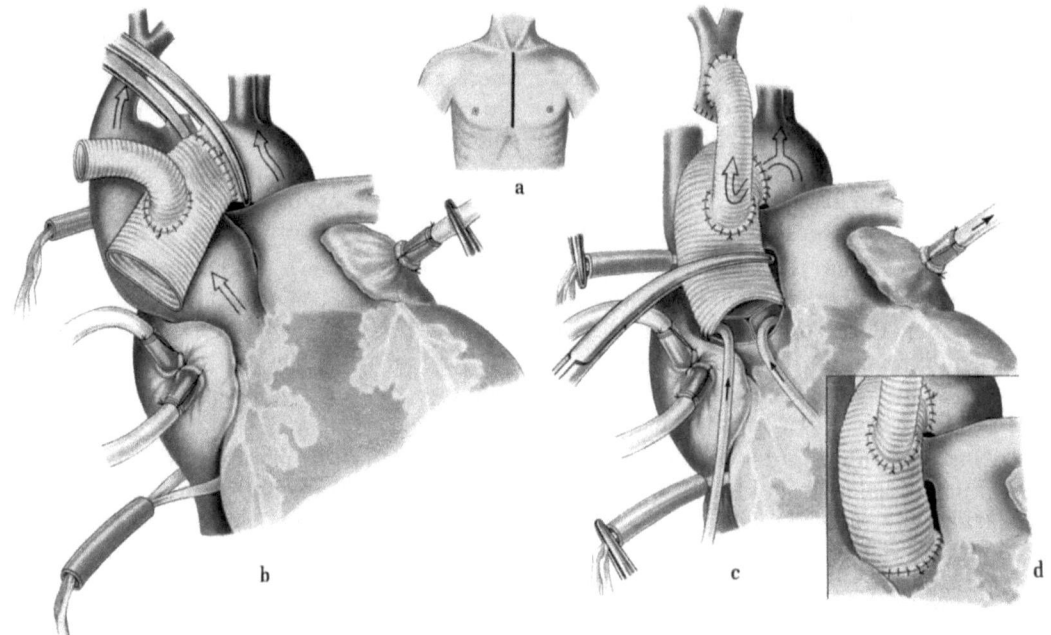

Abb. 216a—d. Operation eines fusiformen Aneurysmas der Aorta ascendens, das auf den Truncus brachiocephalicus übergreift. Methode nach BAHNSON und SPENCER [26]. a Schnittführung. b Extrakorporale Zirkulation mit partiellem Bypass. Aorta zwischen Tr. brachiocephalicus und A. carotis comm. sin. abgeklemmt
und durchtrennt. Coronararterien und Tr. brachiocephalicus vom Herzen durchblutet. Distale Aortenanastomose beendet. Seitenarm für Tr. brachiocephalicus aufgenäht. c Nach Beendigung der End-zu-Seit-Anastomose
zwischen Seitenarm und Tr. brachiocephalicus Resektion des Aneurysmas unter totalem Bypass. Entlastungskatheter im linken Herzen. Ausführung der proximalen Aortenanastomose unter selektiver Coronarperfusion.
d Endzustand

und die Einrichtung einer künstlichen, eventuell gekühlten Coronarperfusion. Jetzt kann
man das Aneurysma resezieren und die End-zu-End-Anastomose zwischen proximalem
Aortenstumpf und Prothese ausführen. Nach Entfernung der Coronarkanülen und Verschluß der Aorta ascendens wird die Operation in üblicher Weise fortgeführt und beendet.
Der Vorteil dieses Vorgehens besteht darin, daß kein zusätzlicher Kreislauf für die Gehirnperfusion erforderlich ist. Es ist jedoch von dem Risiko eines Herzversagens (Überdehnung, Flimmern) oder einer Ruptur des Aneurysmas belastet und erfordert große Erfahrung
in der Bedienung der Herz-Lungen-Maschine.

Beginn mit totalem Bypass: Dieses Verfahren entspricht dem im nächsten Absatz behandelten Vorgehen.

(γ) Fusiforme Aneurysmen der ascendierenden Aorta, die weniger als 3 cm von den Aortenklappen entfernt sind und die sich auf den gesamten Aortenbogen erstrecken

Die Operation erfolgt in extrakorporaler Zirkulation mit Pumpenoxygenator *in
allgemeiner tiefer Hypothermie ohne Coronar-, aber mit selektiver Hirnperfusion* oder *in
allgemeiner mäßiger Hypo- bzw. in Normothermie mit selektiver Coronar- und Hirnperfusion.*

Als Zugang eignet sich eine mediane Sternotomie oder eine bilaterale Thorakotomie im
3. bzw. 4. Intercostalraum. Nach Präparation und Anschlingen der Aorta distal vom
Aneurysma führt man je einen Katheter von etwa 4 mm Außendurchmesser in den Truncus
brachiocephalicus und in die A. carotis comm. sinistra zur selektiven Gehirnperfusion ein.

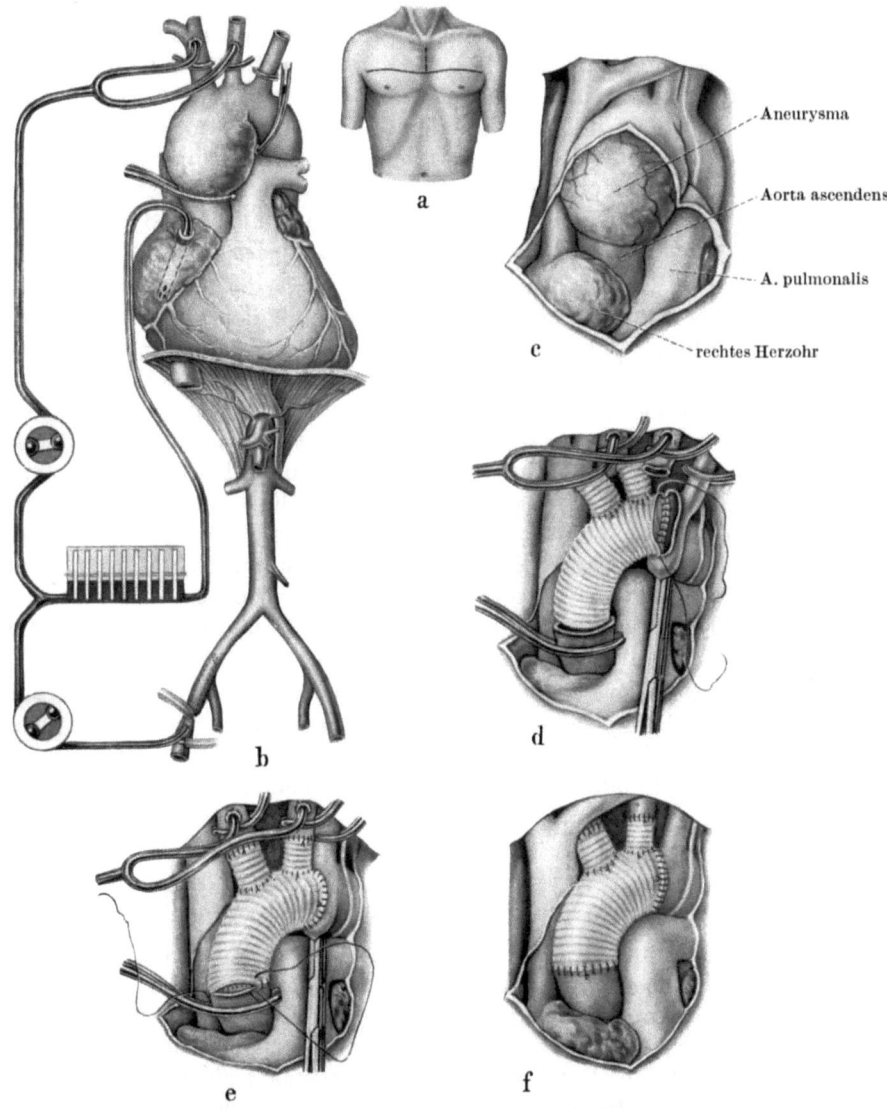

Abb. 217a—f. Operation eines fusiformen Aneurysmas der Aorta ascendens und des Aortenbogens mit Hilfe
der extrakorporalen Zirkulation (totaler Bypass) in tiefer Hypothermie bei selektiver Hirnperfusion (nach
DeBakey u. Crawford 1957 [*127*]). a Schnittführung. b Einrichtung der extrakorporalen Zirkulation und
der selektiven Hirnperfusion. Nach Kühlung des Kranken auf etwa 10° C Beginn der selektiven Hirnperfusion,
Beendigung der allgemeinen Körperperfusion. Abklemmen der Aorta proximal und distal vom Aneurysma
sowie der Aortenbogenäste. Resektion des Aneurysmas. c Operationssitus. d Anastomose der Prothese mit dem
distalen Aortenstumpf. e Nach Herstellung der Anastomosen mit den Aortenbogenästen Beendigung auch der
proximalen Aortenanastomose. Um die Coronararterien früher perfundieren zu können, wird man in der Regel
die proximale Aortenanastomose vor den Anastomosen mit den Aortenbogenästen ausführen. f Endzustand.
Vgl. hierzu Abb. 70

Die Katheter werden mit Tabaksbeutelnähten fixiert. Dann folgt die Einrichtung der
extrakorporalen Zirkulation, die als totaler Bypass in Betrieb genommen wird. In den
linken Ventrikel muß ein Entlastungskatheter eingelegt werden. Jetzt beginnt die Präparation des Aneurysmas, dessen Resektion man *in tiefer Hypothermie mit Herzstillstand*

und ohne Coronarperfusion oder *mit Coronarperfusion in Normo- oder mäßiger Hypothermie* vornehmen kann.

1. Operiert man *ohne Coronarperfusion* (Abb. 217), so kühlt man den Kranken im totalen Bypass auf etwa 10° C und beginnt dann mit der selektiven Hirnperfusion. Nach Abklemmen der Aorta distal vom Aneurysma, der A. carotis comm. sin. und des Truncus brachiocephalicus proximal von den eingelegten Perfusionskathetern, der A. subclavia sin. sowie der Aorta ascendens proximal vom Aneurysma, folgt die Resektion des Aneurysmas und die Implantation der mit zwei Seitenarmen versehenen Aortenprothese durch End-zu-End-Anastomose mit dem proximalen und distalen Aortenstumpf. Der retrograde Blutstrom wird möglichst bald freigegeben, um eine frühzeitige Coronarperfusion zu erhalten. Danach erst erfolgt der Anschluß der Aortenbogenäste. Nach Entfernung der selektiven Hirnperfusion kann die gesamte Zirkulation an den Systemkreislauf übergeben werden. Die Operation wird dann in der üblichen Weise beendet.

2. Operiert man *mit Coronarperfusion*, so wird die Körpertemperatur im totalen Bypass nicht unter 30° C gesenkt. Nach Aufnahme der selektiven Hirnperfusion werden die Aorta (distal vom Aneurysma), die A. carotis comm. sin. und der Truncus brachiocephalicus (proximal von den eingelegten Perfusionskathetern) und die A. subclavia sin. abgeklemmt. Es folgt die Durchtrennung der Aorta proximal vom Aneurysma und die Einrichtung der Coronarperfusion. Nach Resektion des Aneurysmas implantiert man die vorbereitete Aortenprothese durch End-zu-End-Anastomose zunächst mit dem distalen, dann mit dem proximalen Aortenstumpf. Kurz vor Beendigung der proximalen Aortenanastomose werden die Coronarkanülen entfernt. Dann kann die Coronarperfusion durch Öffnen der distalen Aortenklemme an den Systemkreislauf übergeben werden. Nun schließt man die Bogenäste an die entsprechenden Prothesenarme an und entfernt die selektive Hirnperfusion. Jetzt kann die gesamte Zirkulation vom Systemkreislauf übernommen und die Operation in der üblichen Weise beendet werden.

Ist die Aortenwand im Scheitel des Aortenbogens noch ausreichend stabil, so kann man daraus einen den Abgang des Truncus brachiocephalicus und der A. carotis comm. sin. enthaltenden Lappen bilden, den man als „patch" in einen entsprechenden Längsschnitt der Aortenprothese einnäht. Auf diese Weise umgeht man die beiden Anastomosen mit den Kopfgefäßen.

(δ) Fusiforme Aneurysmen der Aorta ascendens und des Bogens, die mehr als 3 cm von den Aortenklappen entfernt sind

Die Operation kann ohne Unterbrechung der Aortenstrombahn, d.h. ohne extrakorporale Zirkulation mit Hilfe eines *temporären externen Shunts* oder besser nach dem *Umwandlungsprinzip* ausgeführt werden. Der Zugang erfolgt über eine mediane Sternotomie oder eine bilaterale Thorakotomie im 3. bzw. 4. Intercostalraum. Nach Anschlingen der proximalen und distalen Aorta wird das Aneurysma freipräpariert, eine partiell okkludierende Spezialklemme tangential an die Aorta ascendens angelegt und die End-zu-Seit-Anastomose mit der vorbereiteten Aortenprothese ausgeführt, die einen Durchmesser von wenigstens 15—20 mm haben sollte. Nach seitlicher Abklemmung der Aorta distal vom Aneurysma wird auch das distale Prothesenende End-zu-Seit anastomosiert. Nun kann man den Blutstrom durch die Aortenprothese freigeben, deren Seitenarme vorläufig abgeklemmt bleiben. Für das weitere Vorgehen gibt es zwei Möglichkeiten, je nachdem ob man die so eingesetzte Prothese nur als *temporären externen Shunt* benutzen und wieder entfernen will oder ob man sie im Sinne des *Umwandlungsverfahrens* zur definitiven Aortenstrombahn macht. Für beide Verfahren braucht der Kranke nicht heparinisiert zu werden, was die Verwendung von gestrickten Dacron-Prothesen erlaubt. Da die Durchführbarkeit der beiden Verfahren präoperativ nie mit Sicherheit vorauszusagen ist, sollte immer die Möglichkeit der extrakorporalen Zirkulation mit selektiver Hirndurchblutung vorbereitet sein.

1. Bei der Operation mit Hilfe eines *temporären externen Shunts* (Abb. 218) führt man zunächst die End-zu-Seit-Anastomose der vorbereiteten Prothesenarme mit dem Truncus brachiocephalicus und der A. carotis comm. sin. aus, wobei man sich eines temporären inneren Shunts bedient. Die A. subclavia sin. kann notfalls geopfert werden. Nach Freigabe des Blutstroms durch die Prothesenarme klemmt man die Aorta proximal und distal vom Aneurysma, die Kopfgefäße proximal von den Prothesenanastomosen ab und reseziert das Aneurysma. Nun folgt die Implantation der endgültigen mit den entsprechenden Seitenarmen versehenen Bogenprothese durch End-zu-End-Anastomose und abschließend die schrittweise Entfernung des temporären Shunts. Hierzu wird die temporär eingenähte Prothese jeweils nahe der Anastomose abgeklemmt, durchtrennt und durch Naht so verschlossen, daß keine Stenose der Aorta entsteht.

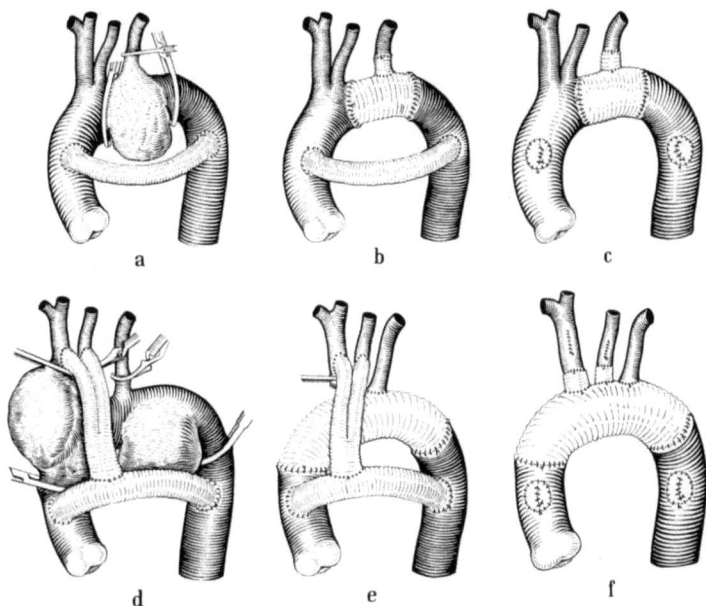

Abb. 218a—f. Operation von Aortenbogenaneurysmen mit Hilfe einer temporären Blutumleitung. Man wird heute in der Regel das Umwandlungsverfahren vorziehen (s. Abb. 64, S. 190)

2. Fortführung der Operation mit Hilfe des *Umwandlungsprinzips* (Abb. 219): Nach Einrichtung eines temporären inneren Shunts wird die End-zu-Seit-Anastomose zwischen einem Aortenbogenast und dem entsprechenden abgeklemmten Seitenast der Prothese ausgeführt. Dann kann der Blutstrom über die Prothese freigegeben und der Aortenbogenast proximal von der Anastomose abgeklemmt werden. Bei den übrigen Aortenbogenästen geht man in entsprechender Weise vor. Dann folgt das Abklemmen der Aorta distal von der proximalen und proximal von der distalen End-zu-Seit-Anastomose mit der Prothese, die Resektion des Aneurysmas und die Vernähung der Gefäßstümpfe. Auf die Wiederherstellung der ursprünglichen Aortenkontinuität wird hierbei verzichtet.

(ε) Fusiforme Aneurysmen der descendierenden thorakalen Aorta

Die Operation wird in extrakorporaler Zirkulation mit Pumpenbypass vom linken Vorhof zur A. femoralis comm. bzw. zur A. iliaca ext. ohne Hypothermie oder unter Hypothermie von 30° C ausgeführt (s. S. 192).

Die früher verwendete Oberflächenhypothermie (30° C) ohne Blutumleitung [*100, 131, 343, 345, 506*] kann nur als Palliativmaßnahme bezeichnet werden, da sie weder die durch die Aortenabklemmung alterierten Kreislaufverhältnisse korrigiert noch einen Kreislaufstillstand erlaubt. Ihrer Wirksamkeit sind dadurch enge zeitliche Grenzen gesetzt. Der

Hypertonus der oberen Körperhälfte und dessen schädliche Folgen bleiben bei dem Verfahren ganz unberücksichtigt. Vor *einer* Komplikation schützt allerdings weder die Hypo-

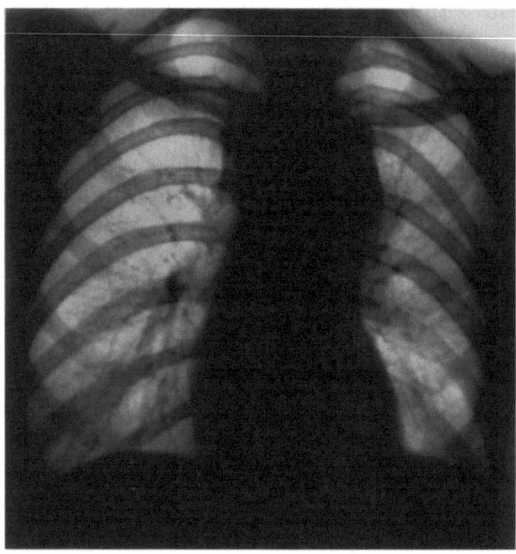

a

Abb. 219 a—d. M. B., 24 Jahre, ♀. Multiple luische Aneurysmen des Aortenbogens im Stadium der Ruptur mit Einbeziehung und Stenosierung der Astabgänge. Wegen heftiger retrosternaler Schmerzen, zunehmender Dyspnoe und Schwindelanfällen seit 2 Monaten bettlägerig. Auswärts Probethorakotomie unter der Diagnose eines Mediastinaltumors. Bei der Aufnahmeuntersuchung an den Armen und am Hals keine Arterienpulse tastbar, Blutdruck an den Armen nicht zu messen, Ruhedyspnoe, Heißerkeit. Der gesamte aneurysmatisch veränderte und an zwei Stellen in das hintere Mediastinum rupturierte Aortenbogen wurde nach dem Umwandlungsverfahren reseziert. Sämtliche Aortenbogenäste konnten über Seitenarme an die eingesetzte Dacronprothese angeschlossen werden. Die Patientin ist 1 Jahr p. op. beschwerdefrei und versieht ihren Haushalt wieder. a Präoperative Thoraxübersichtsaufnahme. Beiderseitige Verbreiterung des oberen Mediastinum mit Verdrängung der Trachea nach rechts. b u. c Präoperatives Aortogramm im sagittalen und frontalen Strahlengang. Der von der rechten V. femoralis hochgeführte Katheter liegt nach transseptaler Punktion mit der Spitze im linken Ventrikel. Die gedeckt rupturierten Aneurysmen sind partiell thrombosiert und daher nur teilweise mit Kontrastmittel gefüllt. Aortenbogenäste am Abgang stenosiert. Aorta ascendens diffus dilatiert.

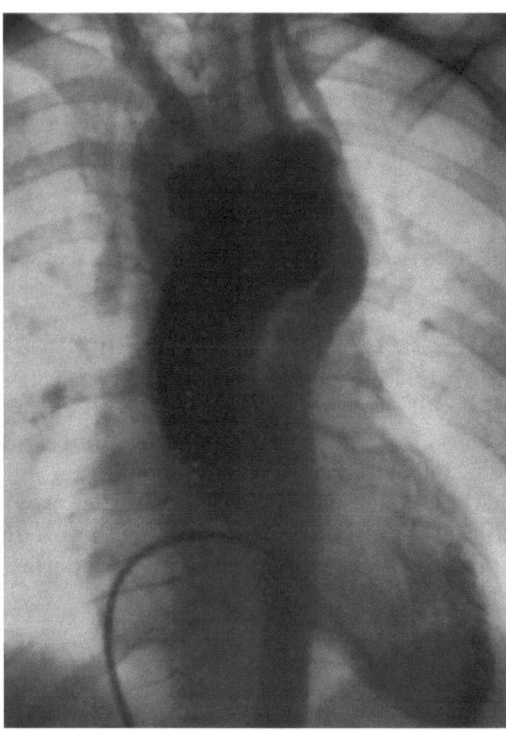

b

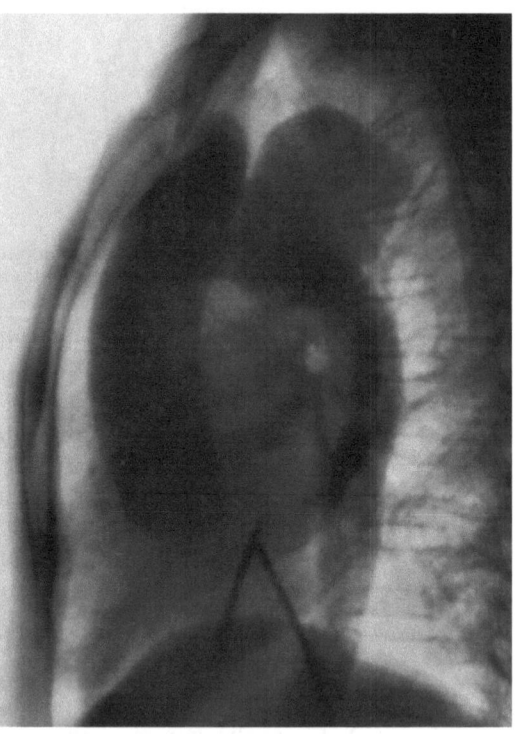

c

thermie noch die Blutumleitung: Entspringt eine der für die Rückenmarksversorgung wesentlichen Intercostalarterien aus dem ausgeschalteten und zu resezierenden Aortenabschnitt, so läßt sich bei der häufig unzureichenden kollateralen Durchblutung eine Rückenmarksschädigung nicht verhindern.

Der Zugang erfolgt über eine linksseitige posterolaterale Thorakotomie im 4. bzw. 5. Intercostalraum. Die Aorta wird proximal und distal vom Aneurysma freipräpariert und angeschlungen, die erreichbaren Intercostalgefäße werden unterbunden und durchtrennt. Nach Anschluß der Blutumleitung klemmt man die Aorta oberhalb und unterhalb des Aneurysmas ab, spaltet das Aneurysma längs und umsticht u. U. von außen nicht unterbundene Intercostalarterien vom Lumen her. Nun wird das Aneurysma reseziert und eine Kunststoffprothese durch End-zu-End-Anastomose mit den Aortenstümpfen eingesetzt. Der Blutstrom durch die Prothese kann dann unter sorgsamer Blutdrucküberwachung freigegeben werden. Nach Entfernung der extrakorporalen Zirkulation wird die Operation in der üblichen Weise beendet.

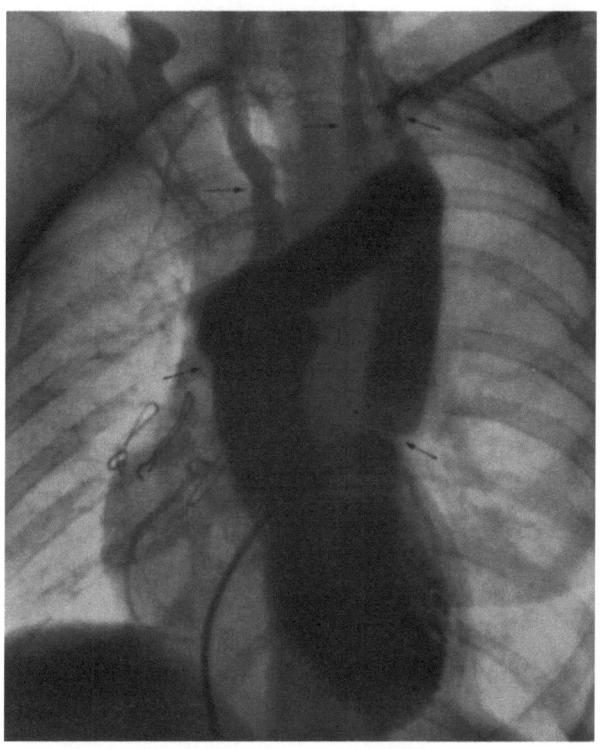

Abb. 219d. Kontrollaortogramm 8 Monate p.op. (zweiter Schrägdurchmesser). Die Pfeile markieren die Anastomosen zwischen Prothese und Aorta bzw. Aortenbogenästen

Für die seltenen kleinen und umschriebenen Aneurysmen der Aorta descendens, die so lokalisiert sind, daß zwischen dem Abgang der linken A. subclavia und dem Aneurysma ein für die Abklemmung und für die Anastomose geeigneter Aortenabschnitt frei bleibt, kann man auch einen pumpenlosen externen Shunt von der linken A. subclavia zur unteren Aorta descendens mittels eines Plastikrohres anlegen (s. S. 190) oder eine permanente Umgehung vom distalen Aortenbogen zur Aorta descendens oder abdominalis führen (Abb. 222).

(c) Traumatische thorakale Aneurysmen

Das operative Vorgehen bei den Aneurysmen traumatischer Genese entspricht im wesentlichen demjenigen für fusiforme Aneurysmen gleicher Lokalisation. Gelegentlich gelingt hier die Wiederherstellung der Aortenkontinuität ohne Interposition einer Prothese durch direkte End-zu-End-Naht [9, 10] (Abb. 210, 220, 221).

γ) Operationsergebnisse

Sackförmige Aneurysmen der Aorta ascendens sind von MONOD [418], BAHNSON [23], GÜTGEMANN [234], BICKFORD und GLENNIE [44], KLINE [332] und DUBOST [144] erfolgreich operiert worden. Von sieben Patienten VASKOs [586a] überlebten fünf den Eingriff über Jahre. Am *Aortenbogen* haben allein DEBAKEY u. Mitarb. [131] bis 1958 26 sackförmige Aneurysmen entfernt. Sie verloren sieben dieser Patienten. BICKFORD und GLENNIE [44] berichteten 1955 über einen 4¹/₂ Jahre zurückliegenden Eingriff mit gutem Ausgang. KREMER [344], GRAHAM und SHEPHARD-WILSON [229] BARNARD und SCHRIRE [26a], JOHANSSON [309a] teilten kürzlich ebenfalls erfolgreiche Operationen mit.

An der *descendierenden thorakalen Aorta* gibt es, abgesehen von den traumatischen Aneurysmen, wenig *sackförmige* Aneurysmen. OCHSNER [444] konnte 1944 das erste

40*

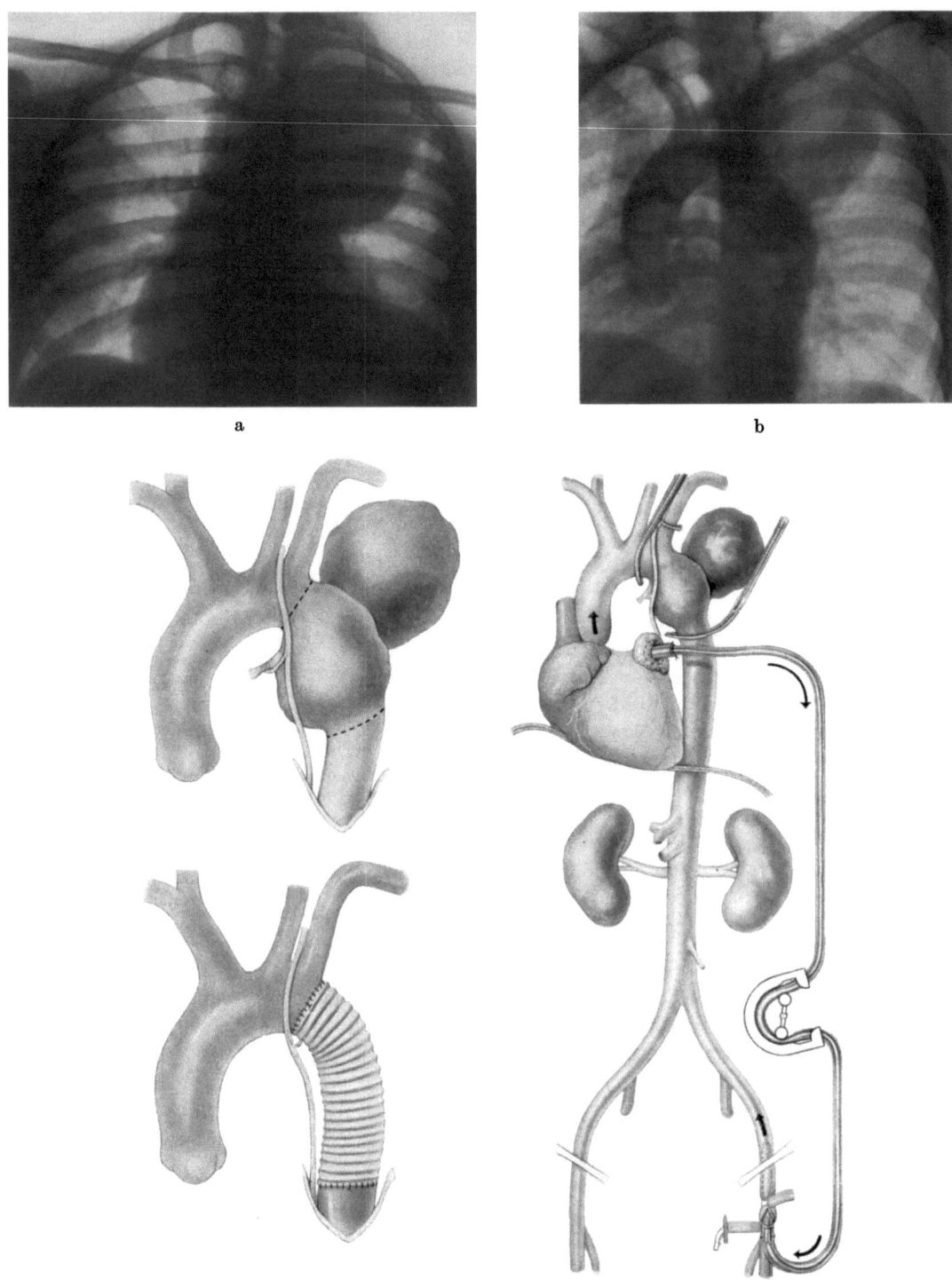

a

b

c

Abb. 220a—c. E. B., 20 Jahre, ♂. Traumatische Aortenruptur mit Bildung eines teils fusiformen, teils sackförmigen Doppelaneurysmas der thorakalen Aorta distal vom Abgang der linken A. subclavia. Unfallhergang:
Als Sozius bei Kollision vom Motorrad geschleudert und auf linke Schulter gestürzt. a Thoraxaufnahme am
Tag nach dem Unfall. Cyclisch begrenzte Verbreiterung des oberen Mediastinum nach links. Hämothorax.
b Aortogramm 2 Monate nach dem Unfall. c Operationsskizze: Das Aneurysma wurde mit Hilfe einer atriofemoralen Blutumleitung reseziert, der Aortendefekt mit einer Teflonprothese überbrückt. Der Kranke ist
heute, 7 Jahre p.op. beschwerdefrei und arbeitsfähig

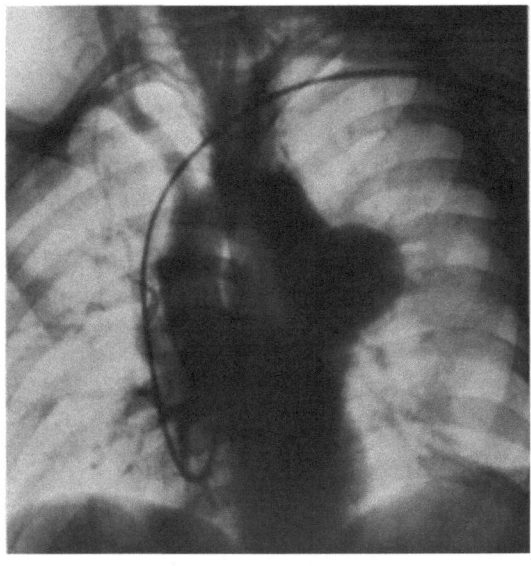
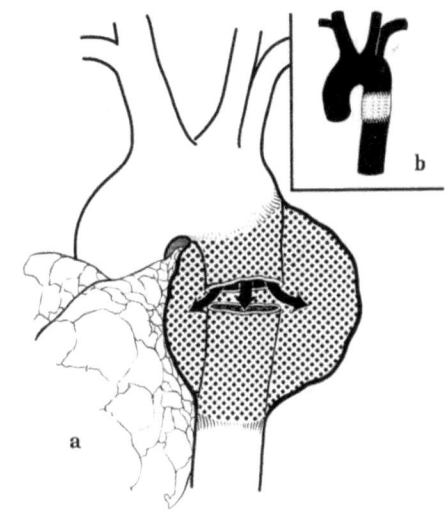

A   B

Abb. 221 A u. B. H. J. F., 24 Jahre, ♂. Spindelförmiges traumatisches Aneurysma der thorakalen Aorta. Vor 3¹/₂ Monaten schwerer Autounfall mit linksseitigem Hämothorax. Operation: Resektion des Aneurysmas während atrio-femoraler Blutumleitung und Implantation einer Teflonprothese. Die Aorta war zirkulär abgerissen. A Lävogramm und Aortogramm nach Kontrastmittelinjektion in den Pulmonalarterienstamm über einen venös eingeführten Katheter. B Operationsskizze. Patient seit 3 Jahren geheilt

Aneurysma dieser Art operieren. BICKFORD und GLENNIE [44] teilten 1960 einen Operationserfolg mit.

  Die erste erfolgreiche Operation eines *fusiformen Aneurysmas an der ascendieren-den Aorta* gelang COOLEY und DEBAKEY [101] 1956, später haben SPIEKERMAN und MCGOON [558], BAHNSON und SPENCER [26], VASCO u. Mitarb. [586a] sowie WHEAT und BARTLEY [602a] über weitere erfolgreiche Operationen berichtet. ELLIS u. Mitarb. [165] haben 1961 nach Resektion des Aneurysmas und Bicuspidalisation der Aortenklappen die Aorta ascendens durch End-zu-End-Anastomose erfolgreich wieder vereinigt. Sie halten die Bicuspidalisation für die beste Methode, um bei erweiterter Aorta ascendens die Schlußfähigkeit der Aortenklappen herzustellen und damit die gefürchtete postoperative Aorteninsuffizienz zu vermeiden. Bis 1957 verliefen alle Versuche, *fusiforme Aneurysmen des Aortenbogens* zu operieren, erfolglos. 1957 gelang dann DEBAKEY u. Mitarb. [134d] zum ersten Male der erfolgreiche Ersatz des ganzen Aortenbogens. In den folgenden Jahren wurden weitere erfolgreiche Aortenbogenresektionen mitgeteilt [49, 66, 134d, 135a, 283a, 326a, 344, 345, 431, 586b]. 1962 teilten

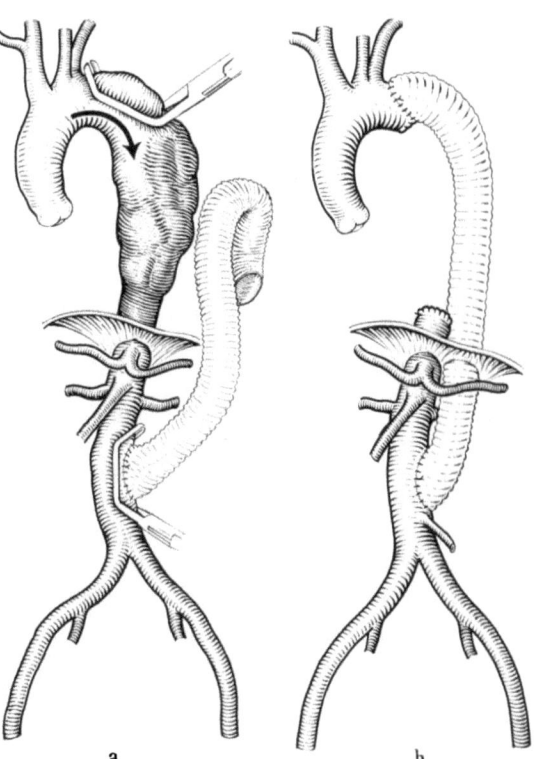

a   b

Abb. 222. Operation eines fusiformen Aneurysmas der Aorta descendens. Die End-zu-Seit angelegten Anastomosen der permanenten Umgehungsprothese erlauben die Resektion des Aneurysmas ohne Unterbrechung der Aortenstrombahn

DeBakey u. Mitarb. [134] ihre Operationsergebnisse bei 138 Aneurysmen des Aortenbogens mit, die allerdings nicht nach morphologischen Gesichtspunkten (sack- bzw.
spindelförmig) aufgeschlüsselt wurden. Die durchschnittliche Operationssterblichkeit betrug 22%. Bei den jüngeren Patienten lag sie wesentlich niedriger, vom 60. Lebensjahr
an stieg sie weit über diese Zahl an. Da gerade in dieser Altersgruppe im Gegensatz zu
den Verhältnissen bis zum 60. Lebensjahr mehr Frauen als Männer operiert wurden, ergab
sich für das weibliche Geschlecht eine höhere Operationssterblichkeit (35%) als für das
männliche (20%).

Wichtigste Todesursachen waren Herzinsuffizienz (55%) und Hirnschädigung (23%).
Die Operationssterblichkeit war unter den präoperativ herzgeschädigten Patienten mit

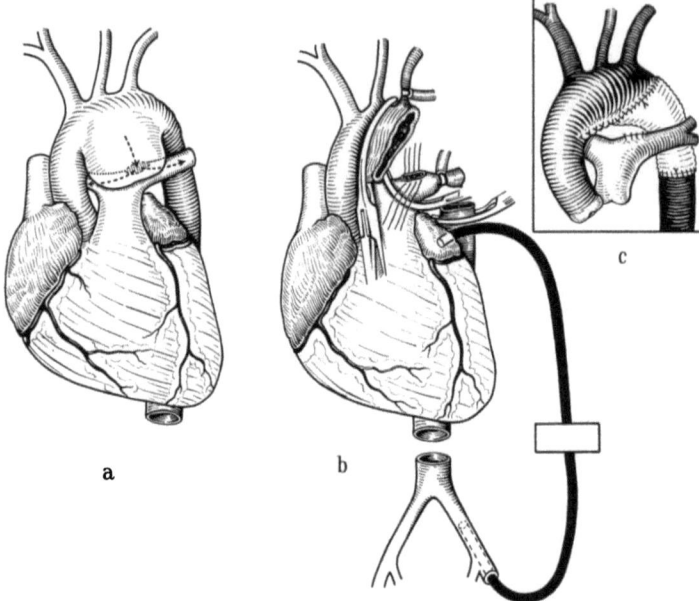

Tabelle 69. *Operationssterblichkeit
von 138 Kranken mit Aneurysmen
des Aortenbogens*
(DeBakey u. Mitarb. [134])

Alter in Jahren	Anzahl der Kranken	Todesfälle
12—39	26	2
40—49	30	3
50—59	44	10
60—69	33	14
70—78	5	2
Total . .	138	31 = 22%

Abb. 223a—c. Operation einer aorto-pulmonalen Fistel nach Perforation
eines breitbasigen sackförmigen Aneurysmas des Aortenbogens in die
linke Pulmonalarterie (Giacobine und Cooley [208]). a Situationsskizze.
b Blutumleitung vom linken Vorhof zur linken A. iliaca ext. Aorta proximal vom Aneurysma zwischen linker A. carotis communis und linker
A. subclavia schräg abgeklemmt. Außerdem Klemmen an der Aorta
distal vom Aneurysma und an der linken A. pulmonalis. Resektion des
Aneurysmas. Naht der A. pulmonalis. c Überbrückung des Aortendefektes
mit einer Gefäßprothese

45% wesentlich höher als
bei den herzgesunden (12%).
Auch die Ätiologie des Aneurysmas beeinflußte die
Operationssterblichkeit: Sie
war bei traumatischen Aneurysmen (junge, gefäßgesunde Patienten) wesentlich
niedriger (0 von 31 Kranken) als bei den luischen
(18 von 54 Kranken) und arteriosklerotischen Aneurysmen (12 von 44 Kranken).
Während die Operationssterblichkeit in den ersten

Jahren 41% betrug, konnte sie seit 1955 auf 20% gesenkt werden. Diese für Aortenbogenaneurysmen überraschend guten Operationserfolge sind z.T. dadurch zu erklären, daß
auch die am distalen Ende des Aortenbogens im Anfang des Abschnittes III lokalisierten
Aneurysmen mitgerechnet wurden. Vasko u. Mitarb. [586a], verloren 9 von 14 Patienten
mit Aneurysmen, die allein den Bogen befallen hatten.

An der *descendierenden Aorta* haben DeBakey u. Cooley 1953 [125] Adams 1955 [7]
sowie Sarot und Lazzarini 1955 [509] je einen Fall erfolgreich operiert. Cooley und
Taylor [104] teilten 1956 die gelungene Operation bei einem 11 Monate alten Kind mit.
Dubost [144] verlor von sieben Patienten drei, Murphy [432] von elf Patienten sieben,
Bahnson von acht Patienten zwei [586a]. Bis 1962 hatten DeBakey u. Mitarb. [134]
111 Aneurysmen dieser Lokalisation operiert. Sie geben für die ersten 33 Kranken eine
Sterblichkeit von 33%, für die folgenden 78 eine Sterblichkeit von 17% an. Es ließen sich
die gleichen ätiologisch bedingten Differenzen nachweisen wie für die Bogenaneurysmen:
Während von den Kranken mit arteriosklerotischen und luischen Aneurysmen 27%

bzw. 22% starben, verloren die Autoren keinen Patienten mit einem traumatischen Aneurysma der descendierenden Aorta. Die Operationssterblichkeit lag jenseits des 60. Lebensjahres mit 36% wesentlich höher als bei den jüngeren Kranken (12%), und war für Hypertoniker zweifach, für Herzkranke sogar sechsfach höher als für Normotone (13%) bzw. Herzgesunde (7%).

Traumatische Aneurysmen der Aorta thoracica. GERBODE u. Mitarb. [205] stellten 1957 die bis zu diesem Zeitpunkt in der Literatur veröffentlichten 13 operierten Fälle zusammen und konnten vier eigene hinzufügen. Von diesen 17 Kranken haben insgesamt zwölf die Operation ohne Schädigung überlebt, bei einem Patienten bestand postoperativ eine Paraplegie. 1958 teilten EISEMAN und RAINER [153a] eine weitere erfolgreiche Operation mit und 1959 veröffentlichten DEBAKEY und CRAWFORD [128] 13 erfolgreich behandelte Fälle. 1962 konnten DEBAKEY u. Mitarb. [134] bereits über 24, ohne tödlichen Zwischenfall operierte Kranke berichten. Weitere erfolgreiche Operationen sind von KREMER [343], SAEGESSER und PETER [506], DUBOST [144], VASCO u. Mitarb. [586a], MCCLENATHAN und BRETTSCHNEIDER (14 Fälle) [384b] und HEBERER (sieben Fälle) [261] mitgeteilt worden.

Die *Ruptur* eines thorakalen Aortenaneurysmas verläuft in der Regel so schnell letal, daß es bisher nur in wenigen Fällen gelungen ist, noch rechtzeitig operativ vorzugehen. 1962 berichteten DEBAKEY u. Mitarb. [134] über drei gelungene Operationen rupturierter Aortenbogenaneurysmen, bei denen allerdings der Bogen nicht ersetzt wurde. HEBERER u. Mitarb. [259a] konnten dann 1964 bei einer Patientin mit multiplen luischen Aneurysmen im Stadium der Ruptur den ganzen Aortenbogen nach dem Umwandlungsverfahren alloplastisch ersetzen (s. Abb. 219). JOHANSSON [309a] gelang die Operation eines in Oesophagus und Bronchus perforierten Aneurysmas der thorakalen Aorta. GIACOBINE und COOLEY [208] teilten die erfolgreiche Operation eines in die Pulmonalarterie perforierten Aortenaneurysmas mit. BORST [61] gelang die Resektion eines in die V. brachiocephalica perforierten falschen Aneurysmas des Aortenbogens.

2. Aneurysmen der Aorta abdominalis

a) Häufigkeit

Der Anteil der Bauchaortenaneurysmen an der Gesamtzahl der Aortenaneurysmen hat in den letzten Jahrzehnten auffallend zugenommen (Abb. 224). Diese Häufigkeitsverschiebung ist auf eine absolute Abnahme der syphilitischen thorakalen Aortenaneurysmen infolge der Penicillinbehandlung, aber auch auf eine absolute Zunahme der Bauchaortenaneurysmen zurückzuführen (Tabelle 70), die mit einer erhöhten Morbidität für die Arteriosklerose und mit der höheren Lebenserwartung in kausalem Zusammenhang steht. Nach HALPERT und WILLMS [246] sind 88%, nach BLAKEMORE und VOORHEES [55] 80% aller arteriosklerotischen, aber nur 11% bzw. 5% aller luischen Aortenaneurysmen an der abdominalen Aorta lokalisiert. Weitaus die meisten Aneurysmen der abdominalen Aorta sind fusiform, sackförmige Aneurysmen sind an diesem Abschnitt selten.

b) Alter, Geschlecht

Bauchaortenaneurysmen kommen in jedem Lebensalter vor. Die Häufigkeitsverteilung über die einzelnen Lebensdekaden hängt, wie die der thorakalen Aneurysmen, von der Ätiologie ab. Da die erst im höheren Lebensalter auftretende Arteriosklerose heute Hauptursache der Bauchaortenaneurysmen ist, kommen diese überwiegend bei älteren Patienten vor. Der Häufigkeitsgipfel liegt nach einer Zusammenstellung von HUEBER [288a] im 7. Lebensjahrzehnt. Solange der Syphilis ätiologisch eine wesentliche Bedeutung zukam, waren Bauchaortenaneurysmen bei Männern etwa viermal so häufig wie bei Frauen [75, 154, 287, 317, 415, 448, 523, 526]. Neuere Statistiken, in denen die Arteriosklerose als Ursache vorherrscht, ergeben ein Verhältnis von etwa 10:1 [134b, 252a, 586a].

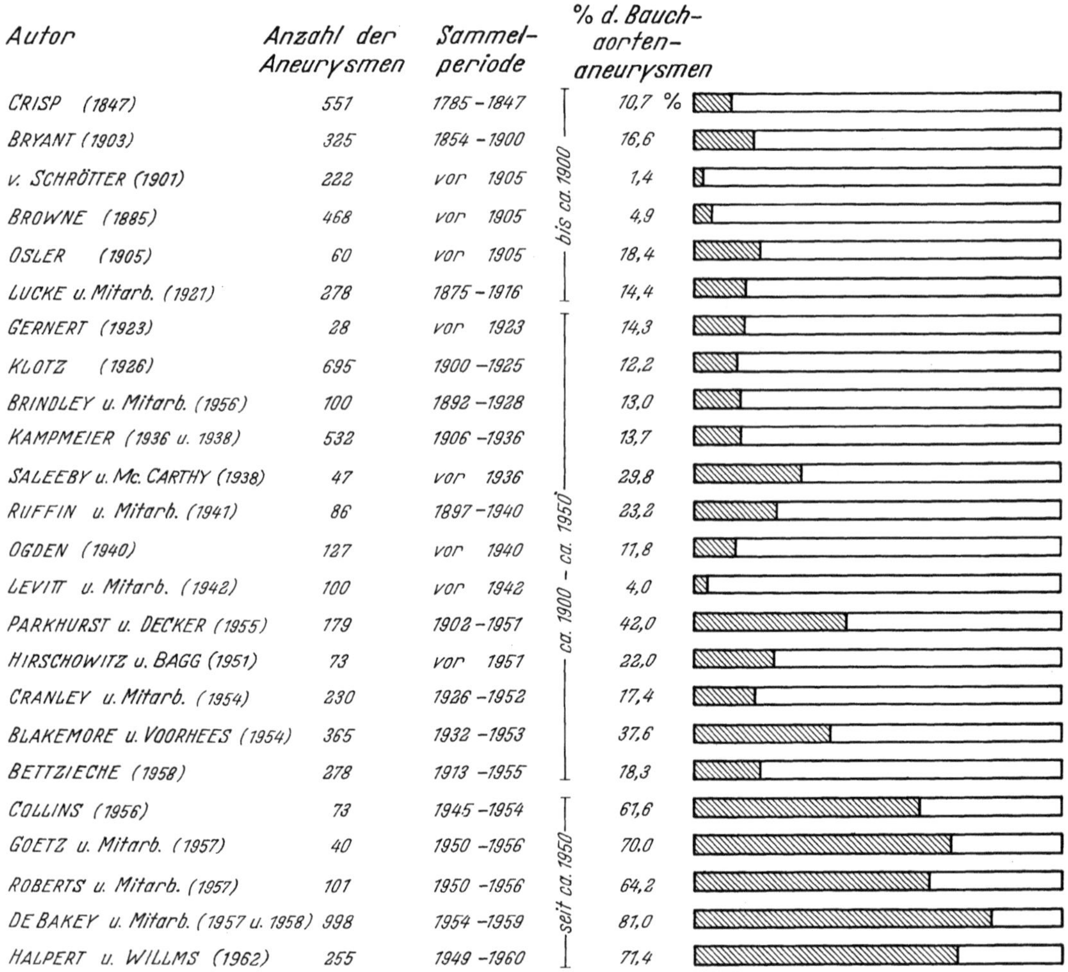

Autor	Anzahl der Aneurysmen	Sammelperiode	% d. Bauch-aorten-aneurysmen
CRISP (1847)	551	1785–1847	10,7 %
BRYANT (1903)	325	1854–1900	16,6
v. SCHRÖTTER (1901)	222	vor 1905	1,4
BROWNE (1885)	468	vor 1905	4,9
OSLER (1905)	60	vor 1905	18,4
LUCKE u. Mitarb. (1921)	278	1875–1916	14,4
GERNERT (1923)	28	vor 1923	14,3
KLOTZ (1926)	695	1900–1925	12,2
BRINDLEY u. Mitarb. (1956)	100	1892–1928	13,0
KAMPMEIER (1936 u. 1938)	532	1906–1936	13,7
SALEEBY u. Mc. CARTHY (1938)	47	vor 1936	29,8
RUFFIN u. Mitarb. (1941)	86	1897–1940	23,2
OGDEN (1940)	127	vor 1940	11,8
LEVITT u. Mitarb. (1942)	100	vor 1942	4,0
PARKHURST u. DECKER (1955)	179	1902–1951	42,0
HIRSCHOWITZ u. BAGG (1951)	73	vor 1951	22,0
CRANLEY u. Mitarb. (1954)	230	1926–1952	17,4
BLAKEMORE u. VOORHEES (1954)	365	1932–1953	37,6
BETTZIECHE (1958)	278	1913–1955	18,3
COLLINS (1956)	73	1945–1954	61,6
GOETZ u. Mitarb. (1957)	40	1950–1956	70,0
ROBERTS u. Mitarb. (1957)	101	1950–1956	64,2
DE BAKEY u. Mitarb. (1957 u. 1958)	998	1954–1959	87,0
HALPERT u. WILLMS (1962)	255	1949–1960	71,4

(Zeitgruppierung: bis ca. 1900 — ca. 1900 – ca. 1950 — seit ca. 1950)

Abb. 224. Anteil der Bauchaortenaneurysmen an allen Aortenaneurysmen

Tabelle 70. *Häufigkeit der Bauchaortenaneurysmen nach Sektionsstatistiken*

Autor	Jahr	Sektionsgut der Jahre	Überblickter Zeitraum (Jahre)	Gesamtzahl der Sektionen	Sektionen pro Jahr	Zahl der Bauch-aorten-aneurysmen	Häufigkeit der Bauch-aorten-aneurysmen (%)
BRYANT [75]	1903	1854—1900	47	18678	397	54	0,23
NUNNELY [442]	1906	1841—1905	65	17872	275	32	0,18
LUCKE u. REA [382]	1921	1867—1916	50	12000	240	40	0,33
SCHRÖTTER [523]	1901	1891—1900	10	19300	1930	3	0,015
BRINDLEY u. STEMBRIDGE [70]	1956	1892—1928	37	2291	62	13	0,57
RUFFIN u. Mitarb. [501]	1941	1897—1940	44	9600	218	30	0,31
KAMPMEIER [317]	1936	1906—1936	30	12053	402	38	0,31
MANIGLIA u. GREGORY [400]	1952	1906—1952	47	6000	127	31	0,52
BETTZIECHE [43]	1958	1913—1955	42	30600	712	51	0,17
CRANLEY u. Mitarb. [109]	1954	1926—1952	27	17168	636	42	0,24
SOMMERVILLE u. Mitarb. [553]	1959	1928—1958	30	20201	673	178	0,88
BRINDLEY u. STEMBRIDGE [70]	1956	1929—1942	14	4059	290	25	0,62
OGDEN [446]	1940	1931—1938	8	9000	1125	15	0,17
BARRATT-BOYES [28]	1957	1939—1947	9	2116	235	6	0,28
BRINDLEY u. STEMBRIDGE [70]	1956	1943—1953	11	2923	266	22	0,75
BURCH u. DEPASQUALE [79]	1960	1947—1957	10	26554	2655	158	0,59
BARRATT-BOYES [28]	1957	1948—1956	8	2855	317	27	0,95
CARROLL u. COLES [85a]	1962	1949—1959	11	1538	139	54	2,8

c) Lokalisation

Aus den Tabellen 71 und 72 geht hervor, daß nur 5% der arteriosklerotischen, aber 76% der luischen Bauchaortenaneurysmen oberhalb der Nierenarterienabgänge lokalisiert sind oder sich auf Abschnitt IV und V (Abb. 207) erstrecken. Geht man davon aus, daß Bauchaortenaneurysmen arteriosklerotischer Genese etwa 30mal häufiger sind also solche luischer Genese, so ergibt sich, daß weniger als 10% aller Bauchaortenaneurysmen am

Tabelle 71. *Lokalisation arteriosklerotischer Bauchaortenaneurysmen*

Autor	Jahr	Abschnitt		
		IV	V	IV + V
SCOTT [526]	1944	—	15	—
LINTON [374a]	1951	—	27	—
BAHNSON [23a]	1954	—	13	1
CRANLEY u. Mitarb. [109] . . .	1954	—	20	—
CRANE [107a]	1955	—	41	3
DEBAKEY u. Mitarb. [129a] . .	1955	—	101	—
WRIGHT u. Mitarb. [612] . . .	1956	9	73	—
COLLINS [93]	1956	—	45	—
GLIEDMAN u. Mitarb. [219] . .	1957	6	43	—
UEHLINGER [585]	1957	4	36	—
COCKETT u. NORMAN [89a] . . .	1958	—	4	—
McVAUGH u. ROBERTS [393] . .	1961	—	118	3
CARROLL u. COLES [85a]	1962	2	46	—
HALPERT u. WILLMS [246] . . .	1962	8	160	8
VOORHEES u. McALLISTER [590a]	1963	5	203	1
HUMPHRIES u. Mitarb. [294a] .	1963	—	180	8
		34	1125	24
		3%	95%	2%

Tabelle 72. *Lokalisation syphilitischer Bauchaortenaneurysmen*

Autor	Jahr	Abschnitt		
		IV	V	IV + V
SCOTT [526]	1944	41	9	—
CRANLEY u. Mitarb. [109] . . .	1954	18	2	—
DEBAKEY u. Mitarb. [129a] . .	1955	1	—	—
GLIEDMAN u. Mitarb. [219] . .	1957	6	8	—
HALPERT u. WILLMS [246] . . .	1962	3	3	—
		69	22	
		76%	24%	

Abschnitt IV der Aorta lokalisiert sind bzw. sich auf Abschnitt IV und V erstrecken, während über 90% auf die infrarenale Aorta beschränkt bleiben. DEBAKEY u. Mitarb. [131] fanden unter 22 Aneurysmen des Abschnittes IV 15 syphilitischer Genese. McVAUGH und ROBERTS [393] beobachteten bis 1961 unter 121 Bauchaortenaneurysmen 29 = 24% im Abschnitt IV. Von 54 Fällen BAHNSONs [24] waren hingegen nur drei im Abschnitt IV lokalisiert. Wir sahen bei 34 Kranken mit einem Bauchaortenaneurysma viermal eine hohe Lokalisation (s. Abb. 235).

d) Ätiologie

Wie die Übersichtsarbeiten der letzten Jahrzehnte zeigen (Tabelle 73), ist die wesentliche Ursache der Bauchaortenaneurysmen z.Z. die *Arteriosklerose*. Diese Tatsache steht im Gegensatz zu der früheren Ansicht, nach der die *Syphilis* Ursache der meisten

Bauchaortenaneurysmen war. KAMPMEIER [*317*] hielt noch 1936 die Arteriosklerose für eine extrem seltene Ursache.

Aus einer Zusammenstellung der Statistiken vor 1944, die bis zum Anfang dieses Jahrhunderts zurückreichen, läßt sich entnehmen, daß in 56% der Fälle die Syphilis als Ursache angegeben wird (Gruppe 1, Tabelle 73). Wieweit dieser hohe Prozentsatz für die Ära der symptomatischen Syphilisbehandlung tatsächlich repräsentativ ist, läßt sich schwer feststellen. In den Statistiken bis 1957, die meist einen Zeitraum von nur 20 bis 30 Jahren umfassen, ist eine Zunahme der Arteriosklerose bei deutlicher Abnahme der Syphilis — 11% der Bauchaortenaneurysmen — zu erkennen (Gruppe 2, Tabelle 73). Erst in den letzten 15 Jahren ist die Syphilis mit einer Beteiligung von 1,5% gegenüber der Arteriosklerose für die Ätiologie der Bauchaortenaneurysmen bedeutungslos geworden (Gruppe 3, Tabelle 73). Heute sind 98,5% aller Bauchaortenaneurysmen arteriosklerotischer Genese, um die Jahrhundertwende waren es nur 39%.

Tabelle 73. *Anteil arteriosklerotischer und syphilitischer Bauchaorten-aneurysmen in Sektionsstatistiken verschiedener Zeitabschnitte*

	Gesamtzahl	Arterio-sklerose*	Syphilis*
Gruppe 1: Sammelperiode vor 1944 [*287, 415, 501, 526*]	162	63 = 39%	90 = 56%
Gruppe 2: Sammelperiode vor 1957 [*28, 43, 55, 70, 79, 93, 109, 170, 177, 219, 275. 374a, 400, 455, 612*]	985	849 = 86%	112 = 11%
Gruppe 3: Sammelperiode von 1949 bis 1963 [*84a, 85a, 188a, 220, 246, 384a, 492, 515, 524, 585, 613*]	724	712 = 98,5%	11 = 1,5%

* Differenz zur Gesamtzahl: Aneurysmen anderer Ätiologie.

Bakterielle Aneurysmen sind an der Bauchaorta relativ selten. Unter 233 bakteriellen Aneurysmen [*441*] waren nur 7, unter 264 [*567*] nur 6 an der Bauchaorta lokalisiert. Unter den 23 von REVELL [*480*] aus der Literatur gesammelten bakteriellen Aneurysmen befanden sich nur zwei an der Bauchaorta. STIEFEL [*570*] hat aus der Literatur von 1895 bis 1958 13 rupturierte *tuberkulöse Aneurysmen* der Bauchaorta zusammengestellt, ohne die Zahl nichtrupturierter Aneurysmen zu berücksichtigen. Drei davon waren hämatogen entstanden, der Rest entwickelte sich nach Kontaktinfektion durch einen benachbarten tuberkulösen Lymphknoten. GELLERSTEDT und SÄFWENBERG [*203*] konnten neun Beschreibungen eines tuberkulösen Bauchaortenaneurysmas im Schrifttum sammeln. Weitere Mitteilungen stammen von VOLINI u. Mitarb. [*590*], OWENS und BASS [*451*], SCOTT u. Mitarb. [*525*], ROBB und EASTCOTT [*488*] und PENN [*464*].

Traumatische Aneurysmen der Bauchaorta sind außerordentlich selten. EBBINGHAUS [*149*] berichtete über einige mehr oder weniger gesicherte Fälle aus der Literatur und teilte eine eigene Beobachtung mit. RICEN und DICKENS [*482*] konnten bei einem jungen Mann 11 Monate nach einem stumpfen Bauchtrauma ein Aneurysma der Bauchaorta durch Laparotomie diagnostizieren, dessen Ruptur 27 Jahre später zum Tode führte. BÖTTCHER [*58*] beobachtete einen Kranken, der 6 Jahre nach einem stumpfen Bauchtrauma infolge Ruptur eines Bauchaortenaneurysmas ad exitum kam. DEBAKEY [*131*] fand unter 179 Aneurysmen nur 2 traumatische Aneurysmen der Bauchaorta im Abschnitt IV.

Den einzigen sicheren Fall eines *angeborenen Bauchaortenaneurysmas* scheint bisher HENTSCHER [*266*] beschrieben zu haben. Bei einem 4 Tage alten Säugling war das Aneurysma in das Duodenum perforiert. Vereinzelt wurden Kranke mit einem Marfan-Syndrom (s. S. 686) beschrieben, bei denen sich ein fusiformes Aneurysma der Bauchaorta entwickelt hatte [*271, 389*].

e) Symptome

Die Symptome des Bauchaortenaneurysmas sind außerordentlich vielgestaltig, sie können alle akuten und chronischen abdominalen Krankheitsbilder vortäuschen. Andererseits bleibt das Aneurysma in einem großen Prozentsatz bis zu seiner Entdeckung symptomlos: Klinische Statistiken geben im Mittel 24% bei einer Streubreite von 6—50% an [*28, 55, 70, 170, 220, 252a, 321a, 388a, 424a, 524, 553a, 562, 612*], Sektionsstatistiken im Mittel 67%, bei einer Streubreite von 30—93% [*177, 219, 515, 526, 553*]. Welche Symptome das klinische Bild bestimmen, hängt von der Lokalisation und von der Größe des Aneurysmas ab und wird entscheidend davon beeinflußt, ob sich das Aneurysma bereits im Stadium der Ruptur befindet oder nicht. Es lassen sich drei Stadien unterscheiden, die ohne chirurgischen Eingriff häufig nacheinander durchlaufen werden:

1. Das kleine, ruhende, nichtpenetrierende und nichtrupturierte Aneurysma, das keine Symptome macht.

2. Das wachsende, in die Umgebung eindringende, evtl. gedeckt rupturierte Aneurysma, das Schmerzen verursacht.

3. Das rupturierte Aneurysma mit den Zeichen der inneren Blutung.

α) Nichtrupturierte abdominale Aortenaneurysmen

Symptome und Befunde des nichtrupturierten Bauchaortenaneurysmas

Symptome

allgemeine:	Uncharakteristische, in den Rücken, in die Beine oder in das Genitale ausstrahlende Leibschmerzen, die nie unerträglich werden und oft lageabhängig sind. Völlegefühl besonders nach Nahrungsaufnahme.
gastrointestinale:	Blähungen, verstopfter oder durchfälliger Stuhlgang, Übelkeit, Erbrechen.
urologische:	Harndrang, Flankenschmerz, Nierenkolik.
neurologische:	In die Beine, häufiger links als rechts ausstrahlende Schmerzen („Ischias"), Paraesthesien der unteren Körperhälfte, evtl. Querschnittslähmung.
angiologische:	Akute oder chronische arterielle Durchblutungsstörung der Beine (Claudicatio intermittens), selten Beschwerden im Sinne eines Aortenbifurkationsverschlusses.

Befunde

allgemeine:	Expansiv pulsierender (selten nichtpulsierender) druckdolenter Tumor in der oberen Hälfte des Abdomens, mit oder ohne Geräusch und Schwirren, im Röntgenbild Kalksaum, manchmal Wirbelarrosionen.
gastrointestinale:	Meteorismus, selten Ileus, röntgenologisch Verdrängung von Magen, Duodenum, Dünn- und Dickdarm.
urologische:	Verdrängung, evtl. Kompression des linken, seltener auch des rechten Ureters im i.v. Urogramm. Gelegentlich Hydronephrose. Selten Oligurie oder Anurie.
neurologische:	Paraesthesien, Reflexausfälle, Wurzelsyndrom, selten Paraplegie.
angiologische:	Häufig Abschwächung oder Fehlen der peripheren Pulse. Zeichen der venösen Abflußbehinderung in der unteren Körperhälfte.

Die Symptome reichen vom Zeitpunkt der Diagnose selten länger als 1 Jahr zurück. Wichtigstes Symptom, das in etwa 50% der Fälle beobachtet wird [*70, 154, 275, 287, 317, 379, 492, 612*], ist der uncharakteristische abdominale *Schmerz*, der meist im Unterbauch öfter links als rechts angegeben und als tiefsitzend, bohrend oder stechend beschrieben wird. Er kann in den unteren Rücken, in Leiste, Gesäß und Oberschenkel, aber auch in die gesamte untere Körperhälfte oder in den Brustkorb ausstrahlen. Manche Kranke berichten über eine Verschlimmerung der Schmerzen während der Nacht oder geben an, daß sie nur in einer bestimmten Lage schmerzfrei sind und schlafen können [*317, 526*]. Gelegentlich be-

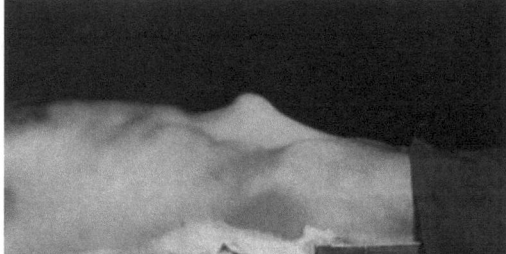

Abb. 225. B. L., 51 Jahre, ♂. Fusiformes in die Bauchdecken penetrierendes Aneurysma der Aorta abdominalis. Gleicher Patient wie Abb. 232

merken die Kranken selbst eine pulsierende, langsam an Größe zunehmende Geschwulst im Leib. *Beschwerden von seiten des Verdauungstraktes* sind etwa in einem Viertel der

Fälle zu beobachten [*28, 154, 177, 275, 317, 379, 492, 562, 612*] und äußern sich in *Völlegefühl* besonders nach Nahrungsaufnahme, *Meteorismus*, Übelkeit und Erbrechen, gelegentlich auch in Durchfällen. Die Lokalisation des Aneurysmas hat keinen erkennbaren Einfluß auf die Art der Symptome. Häufig scheint die Verdrängung von Darmabschnitten oder der Druck auf den N. splanchnicus für die Beschwerden verantwortlich zu sein. Nur selten führt die Kompression des Darms zum mechanischen Ileus und zum Stenoseerbrechen. Kompression des Ductus choledochus kann gelegentlich einen Verschlußikterus hervorrufen [*138*].

   Urologische Symptome. Die Irritation des Ureters kann kolikartige Schmerzen auslösen [*327, 465, 586*], die Kompression des Ureters oder dessen Verziehung aber auch zu einer echten Abflußbehinderung führen [*8, 108, 309*]. Sogar die Kompression beider Ureteren mit konsekutiver Hydronephrose oder bis zur Urämie führender Anurie wurden mehrfach beschrieben [*108, 544, 599*]. Die gleichen schwerwiegenden Folgen kann die Kompression des linken Ureters bei Solitärniere haben [*106*]. Nur selten wird der Ureter durch das Aneurysma arrodiert [*518*]. JAMES [*304*] und HALPRIN [*247*] beschrieben die Anurie durch Kompression beider Nierenarterien, HOWLAND u. Mitarb. [*286*] beobachteten eine Anurie durch Kompression der Nierenvenen. Die Nierenarterienkompression kann über den Goldblatt-Mechanismus die Entwicklung eines arteriellen Hochdrucks auslösen [*281*].

   Die *neurologischen Symptome* sind in der Regel harmlos und entstehen durch Reizung peripherer Nerven oder ihrer Wurzeln. Gelegentlich ist ein „therapieresistentes Wurzelsyndrom" erste Manifestation eines Bauchaortenaneurysmas [*513*]. Ernsthafte neurologische Komplikationen können durch Verletzung des Rückenmarks nach Arrosion der Wirbelsäule entstehen und bis zur Querschnittslähmung führen [*275*]. Wirbelarrosionen scheinen bei syphilitischen Aneurysmen häufiger als bei arteriosklerotischen vorzukommen [*28, 55, 173, 177, 275,*

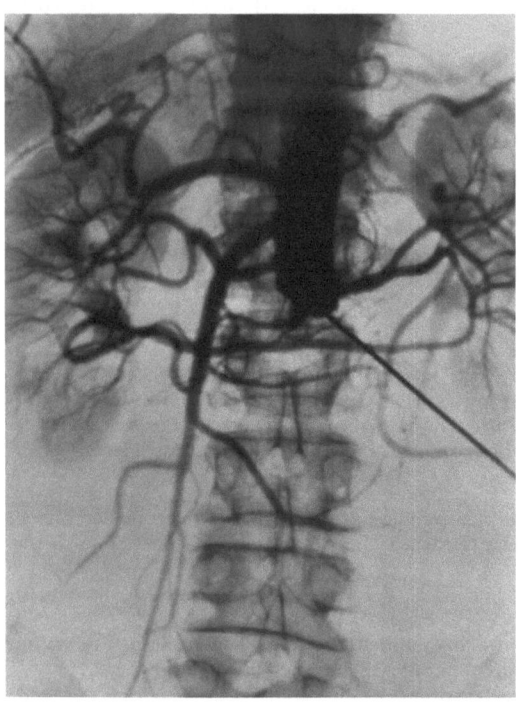

Abb. 226. R. W., 62 Jahre, ♂. Thrombosiertes Aneurysma der Bauchaorta im Abschnitt V. Der Kranke kam unter der Diagnose chronischer „hoher" Aortenverschluß mit Durchblutungsinsuffizienz der Beine im Stadium III zur Aufnahme. Klärung des Befundes erst durch die Operation. Resektion des Aneurysmas und Strombahnwiederherstellung durch Einsetzen einer aorto-femoralen Bifurkationsprothese (Dacron)

304, 526]. Sie betreffen in der Regel die untersten Brust- und die obersten Lendenwirbel [*318, 526, 581*]. UEHLINGER [*585*] beschrieb einen Kranken mit kompletter Querschnittslähmung ohne Wirbelarrosion. Die Autopsie ergab, daß das Aneurysma die arterielle Blutversorgung des Rückenmarks durch Kompression der segmentalen Arterien unterbrochen hatte.

   Eine akute oder chronische *arterielle Durchblutungsstörung* der Beine (Claudicatio intermittens) kann durch Thrombose des Aneurysmas, durch embolische Verschleppung von Thromben aus dem Aneurysmasack oder im Rahmen der Grundkrankheit durch zusätzliche arteriosklerotische Obliterationen in der Peripherie zustande kommen. Lösen sich größere Thromben aus dem Aneurysmasack oder thrombosiert das ganze Aneurysma, so kann das Bild eines akuten Bifurkationsverschlusses entstehen [*306, 529*]. Erfolgt die Thrombose des Aneurysmas allmählich und bestehen nur Zeichen einer chronischen Durchblutungsstörung, so wird man gewöhnlich klinisch und angiographisch (s. Abb. 226) die Diagnose eines chronischen Verschlusses der terminalen Aorta stellen und das Aneurysma erst intraoperativ diagnostizieren [260].

β) Rupturierte abdominale Aortenaneurysmen

Symptome und Befunde des rupturierten Bauchaortenaneurysmas

Symptome

allgemeine:	Plötzlich einsetzender oder plötzlich sich verstärkender unerträglicher Leibschmerz mit Ausstrahlung in den Rücken, in die Hüfte, in das Kreuz, in den Oberschenkel und in das Genitale. Schwächegefühl, evtl. Ohnmacht.
gastrointestinale:	Bei Ruptur in das Retroperitoneum Blähbauch und Darmlähmung, bei Perforation in den Magen-Darm-Trakt Bluterbrechen bzw. Blutstuhl.
urologische:	Bei Ruptur in das Retroperitoneum evtl. Nierenkolik, Anurie. Bei Perforation in die Blase starke Hämaturie.
angiokardiologische:	Bei Perforation in die V. cava Herzklopfen, Atemnot, Ödembildung der unteren Körperhälfte.

Befunde

allgemeine:	Kollaps und pulsierender Bauchtumor. Akutes Abdomen nur bei Ruptur in die freie Bauchhöhle, sonst subakutes Abdomen. Zeichen der Psoasreizung. Röntgenologisch kann der Psoasschatten unscharf begrenzt oder verwischt sein.
gastrointestinale:	Paralytischer Ileus. Bei Perforation in den Magen-Darm-Trakt Hämatemesis oder Meläna.
urologische:	Anurie (reflektorisch oder durch Kompression), bei Perforation in die Blase Makrohämaturie, evtl. Blasentamponade.
angiokardiologische:	Bei Perforation in die V. cava charakteristisches Fistelgeräusch (und Schwirren). Große Blutdruckamplitude, Pulsus altus et celer, rasch entstehende Rechtsinsuffizienz mit Zeichen der Volumenüberlastung des Herzens (,,high output failure").

Wichtigstes Anzeichen für die drohende Ruptur eines Bauchaortenaneurysmas ist das plötzliche Auftreten oder die Intensitätszunahme schon längere Zeit vorhandener Leibschmerzen, die sich im Augenblick der Ruptur zu unerträglichen *Vernichtungsschmerzen* steigern. Der Schmerz entsteht durch Zerreißung peri- und para-aortaler Nervengeflechte und des retroperitonealen Gewebes. Gelegentlich verläuft die Blutung schubweise, sie kommt dann vorübergehend infolge Tamponade durch das umgebende Gewebe zum Stehen. So ist es zu erklären, daß zwischen den Schmerzattacken schmerzfreie Intervalle von mehreren Stunden bis Wochen liegen können, die nicht über die Gefahr der Situation hinwegtäuschen dürfen. Je nach Ausmaß der Rupturblutung kommt es zu einem protrahiert verlaufenden oder akuten *Kollaps*, der häufig zum Exitus führt. Neben den *beiden Leitsymptomen, Schmerz und Kollaps*, wird das klinische Bild durch die Lokalisation der Ruptur und durch die sich hieraus ergebende Blutungsrichtung bestimmt. Die *Blutung* erfolgt in den weitaus meisten Fällen aus einer postero-lateral gelegenen Rupturstelle *in das Retroperitoneum* und verursacht — wahrscheinlich durch Reizung oder Lähmung der autonomen Nerven in der Umgebung des Aneurysmas — in der Regel einen *paralytischen Ileus*, manchmal eine reflektorische Anurie. Gelegentlich rupturiert das Aneurysma an der Vorderwand und blutet in die freie Bauchhöhle. Da hier im Gegensatz zum Retroperitonealraum keine Spontantamponade möglich ist, geraten die Kranken in wenigen Minuten in einen schweren, meistens irreversiblen Schock. Bezeichnend für die intraabdominale Blutung ist das akute Abdomen. Selten sind Perforationen in benachbarte Hohlorgane: in den Gastrointestinaltrakt [200a, 202, 256, 295, 347, 391, 452, 468, 496, 548, 591], in die V. cava inf. [83, 153], in die Blase oder in die Pleurahöhle [526].

Von den 73 gastrointestinalen Perforationen, die OZLU [452] beschrieb, erfolgten 80% in das Duodenum (70% in das unterste Drittel des Duodenum, 10% in Dünndarm und Magen). Auch Doppelrupturen in das Duodenum und das Colon bzw. in das Duodenum und das Ileum wurden beschrieben [202]. Die große Zahl der Duodenalperforationen ergibt sich durch die engen topographischen Lagebeziehungen zwischen dem dritten horizontalen bzw. dem vierten ansteigenden Abschnitt der Duodenalschleife und der infrarenalen

Bauchaorta. Ist die Perforationsöffnung groß, so kann der Tod unter heftigem Bluterbrechen in kürzester Zeit eintreten. Häufig gehen der terminalen Blutung kleinere, mehrfach rezidivierende Sickerblutungen in den Gastrointestinaltrakt voraus, die sich durch Teerstühle oder gelegentliches Bluterbrechen zu erkennen geben und bei kleinen, nicht palpablen Aneurysmen einziges Symptom sein können. Eine rechtzeitige Diagnose ist nur möglich, wenn bei unklaren, rezidivierenden Blutungen in den Gastrointestinaltrakt das perforierende Aneurysma in die differentialdiagnostischen Erwägungen einbezogen wird. Nach OZLU [452] wurde nur in 10% der in der Literatur mitgeteilten Fälle klinisch die richtige Diagnose gestellt.

Im eigenen Krankengut machten wir folgende Beobachtung: Die 65jährige Patientin L. K. erkrankte im Februar 1954 mit starken Kreuzschmerzen. Im Juli 1954 traten plötzlich Schmerzen im rechten Oberbauch auf, wenig später erbrach sie Blut. Das Bluterbrechen wiederholte sich im gleichen Jahr noch viermal, ohne daß eine Blutungsquelle gefunden werden konnte. Auch die Probelaparotomie, bei der wegen der Zeichen einer splenogenen Markhemmung eine Splenektomie vorgenommen wurde, brachte keine Klärung. Als die Patientin 4 Monate später erneut wegen einer Darmblutung eingeliefert wurde, stellte man die Verdachtsdiagnose eines in das Duodenum perforierten Aortenaneurysmas. Die Operation ergab ein taubeneigroßes sackförmiges Aneurysma der Bauchaorta nahe der Bifurkation, das in den dritten Abschnitt des Duodenum perforiert war. Es wurde tangential abgetragen und der Defekt an Aorta und Duodenum geschlossen [256, 258]. Die Kranke ist seit über 7 Jahren beschwerdefrei. McLEAN und COUVES [391] und LAW u. Mitarb. [359] haben über entsprechende Beobachtungen berichtet.

Durch die Perforation eines Bauchaortenaneurysmas in die V. cava inf. entsteht das Bild einer aorto-cavalen Fistel (s. S. 512 und Abb. 184). In Abhängigkeit von der Größe der Perforationsöffnung und von der Größe des Kurzschlußvolumens kommt es meist sehr schnell, selten erst im Ablauf von Wochen zu einer therapieresistenten Herzinsuffizienz mit den Zeichen der Volumenbelastung des Herzens („high output failure"). Bei besonders großer Fistel können die Kranken an den Folgen des Kreislaufkollapses sterben, bevor die Volumenbelastung zur Herzinsuffizienz geführt hat [230]. BEALL u. Mitarb. [34a] haben elf operativ behandelte Fälle (darunter vier eigene Beobachtungen) mit aorto-cavaler Fistel durch Perforation eines Aneurysmas in die untere Hohlvene zusammengestellt.

f) Diagnose

Die Diagnose des Bauchaortenaneurysmas ist ebenso wie die der Organarterienaneurysmen nur dann frühzeitig zu stellen, wenn das Krankheitsbild bei allen unklaren, mit Schmerzen einhergehenden abdominalen Erkrankungen in Erwägung gezogen wird. Die wichtigste Maßnahme der klinischen Untersuchung ist die sorgfältige *Palpation* des Abdomens. Sie ergibt in etwa zwei Drittel der Fälle [28, 75, 154, 170, 177, 275, 287, 317, 379, 492, 612] einen expansiv-pulsierenden und häufig druckschmerzhaften Tumor. Meist, wenn auch keineswegs regelmäßig, läßt sich über diesem Tumor ein *pulssynchrones, systolisches Geräusch* auskultieren, das auf die Turbulenz im Aneurysmasack zurückzuführen ist. Bei der Suche nach einem Bauchaortenaneurysma ist zu bedenken, daß die Aortenbifurkation etwa in Höhe des Nabels liegt und daß man infrarenal gelegene Bauchaortenaneurysmen im mittleren und oberen Abdomen palpiert. Die Abgrenzung eines infrarenalen von einem suprarenalen Aortenaneurysma läßt sich mit großer Sicherheit klinisch treffen: Ist das Aneurysma palpatorisch vom Processus xiphoides und vom Rippenbogen abzugrenzen, so liegt es infrarenal, ist diese Abgrenzung nicht möglich, so muß eine Ausdehnung auf den suprarenalen Abschnitt vermutet werden (Indikation zur Aortographie!). Ausschließlich am Abschnitt IV lokalisierte Aneurysmen der Bauchaorta sind der Palpation durch die Bauchdecken aus topographischen Gründen häufig nicht zugänglich. Aber auch infrarenale Aneurysmen müssen bei mittelstarken Bauchdecken einen Mindestdurchmesser von 5 cm haben, damit man sie als solche erkennen kann. Bei beleibten Kranken können sogar wesentlich größere Aneurysmen der Palpation entgehen.

Die *Blutdruckmessung* nach RIVA-
ROCCI ergibt bei den Patienten mit
einem Bauchaortenaneurysma an den
Beinen häufig niedrigere Werte als an
den Armen [*560*]. Ursache des Druckabfalls distal vom Aneurysma ist
eine organische oder hämodynamische
Stenose des Blutstroms im Bereich
des Aneurysmasacks.

Röntgenuntersuchung. Das Bauchaortenaneurysma ist häufig schon auf
der Abdomenleeraufnahme an einem
(manchmal zwiebelschalenförmig geschichteten) *Kalksaum* zu erkennen,
der oft noch besser im frontalen
oder schrägen Strahlengang zur Darstellung kommt. Ohne Kalksaum
wird ein kleines und mittelgroßes Aneurysma unbemerkt bleiben, das große
Aneurysma kann sich als ein die gas-
gefüllten Darmschlingen verdrängen-
der *Weichteilschatten* zu erkennen
geben. Man suche stets nach *Wirbelarrosionen*, die im frontalen Strahlengang und mit Hartstrahltechnik gut
zu erfassen sind. Die Ausdehnung des
meist schon klinisch als Aneurysma
erkannten Tumors wird durch Kontrastdarstellung der benachbarten Organe (Niere, Ureter, Magen und Darm)
abgegrenzt. Besonders der linke Ureter zeigt im intravenösen Urogramm
häufig eine bogenförmige Verlagerung
nach links. Die linke Niere kann nach
lateral oben angehoben und gekippt
sein. Reicht das Aneurysma nach
kranial nicht über den dritten Lendenwirbelkörper hinaus, so kann man annehmen, daß es ausschließlich infrarenal lokalisiert ist.

Im Gegensatz zum thorakalen
Aortenaneurysma wird die Diagnose
des Bauchaortenaneurysmas vorwiegend klinisch und nicht röntgenologisch gestellt. Auch seine Lokalisation
ist klinisch mit ausreichender Sicherheit möglich, so daß die Anfertigung

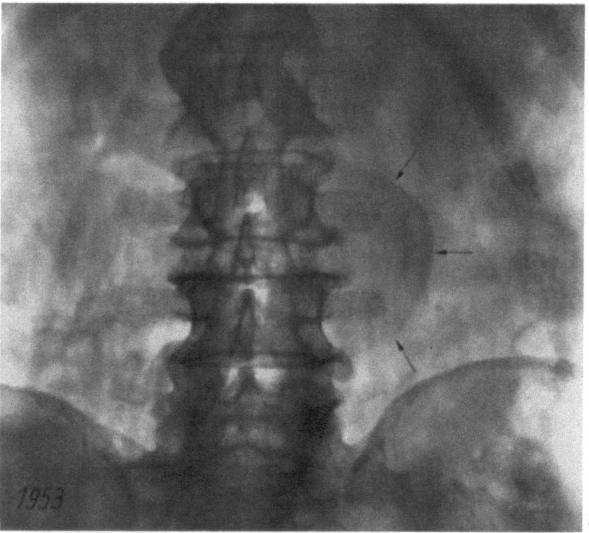

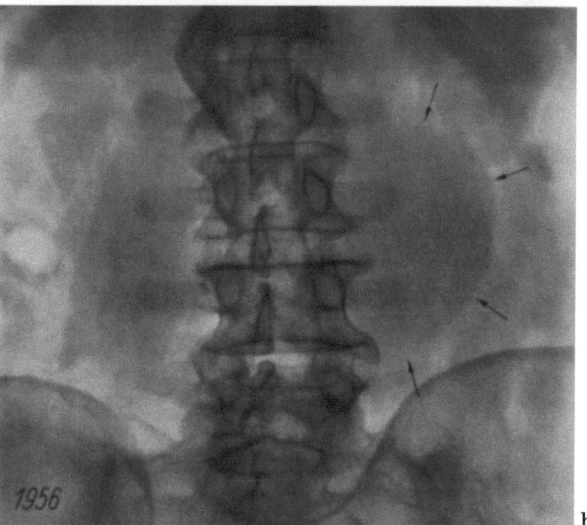

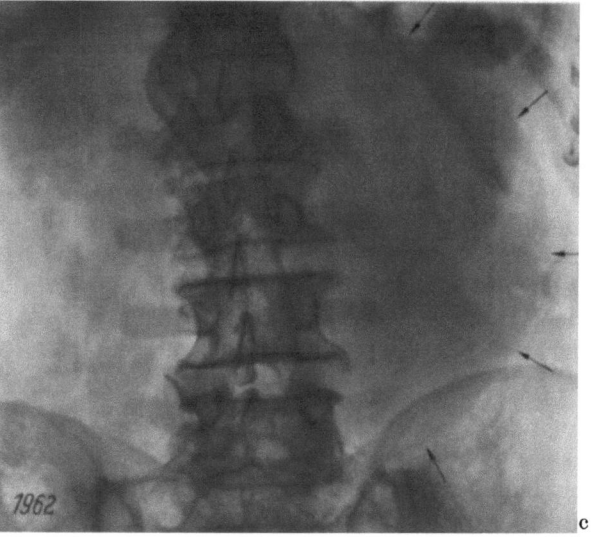

Abb. 227a—c. E. A., 67 Jahre, ♂. Infrarenales arteriosklerotisches Bauchaortenaneurysma.
Größenzunahme im Verlauf eines Jahrzehnts.
Operation: Resektion des Aneurysmas. Interposition einer Dacronprothese. Seit 3¹/₂ Jahren
beschwerdefrei

eines *Aortogramms* nur in besonderen Fällen notwendig wird. Aneurysmen, die nach
klinischen Kriterien infrarenal liegen, bedürfen keiner Kontraststarstellung, es sei denn,
diese wird zur Darstellung zusätzlicher Aneurysmen im Bereich der Beckenarterien
erforderlich. Nur Aneurysmen, die sich am Abschnitt IV entwickelt haben oder infrarenale Aneurysmen, die nach dem klinischen Befund auf die suprarenale Bauchaorta
übergegriffen haben, müssen zur Klärung des Operationsverfahrens aortographisch dargestellt werden. Dabei gilt wieder die Regel, daß man das Kontrastmittel proximal vom
Aneurysma (und nicht in das Aneurysma) injizieren soll, ohne das Aneurysma selbst zu
punktieren oder mit einem Katheter zu passieren (Gefahr der Rupturblutung und der

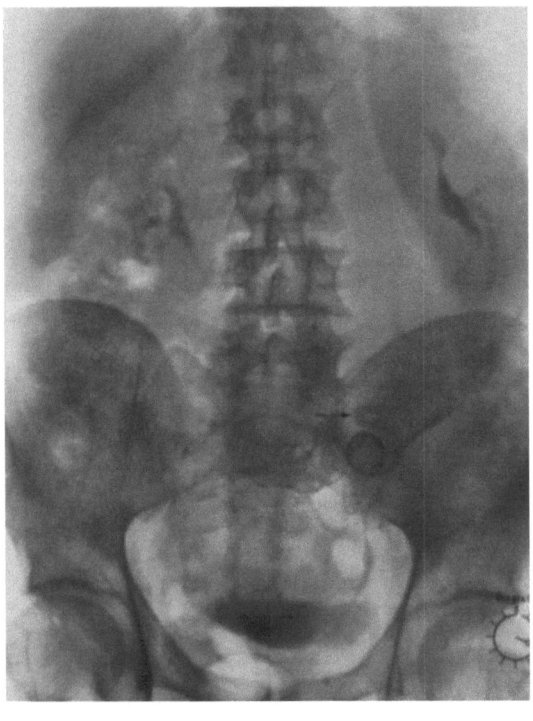
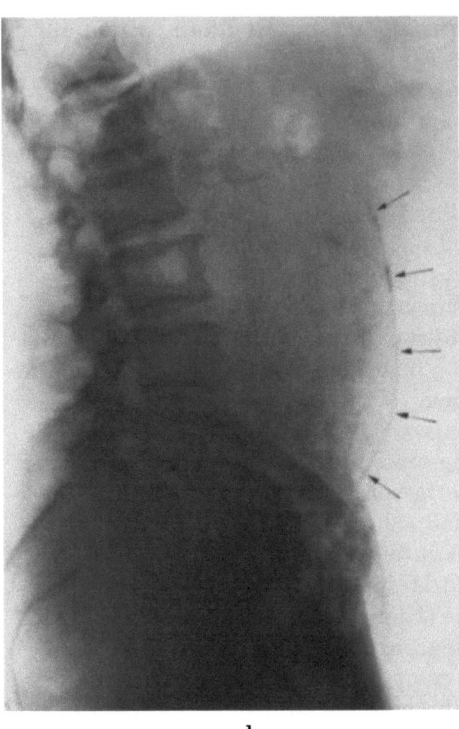

a   b

Abb. 228a u. b. W. T., 68 Jahre, ♂. Als palpatorischer Zufallsbefund aufgefallenes infrarenales arteriosklerotisches
Bauchaortenaneurysma mit Wandverkalkung. a i. v. Urogramm: Verdrängung und Schlingenbildung (→) des
linken Ureters. Der kalkdichte Ringschatten unterhalb der Ureterschleife entspricht der orthograd getroffenen
A. iliaca communis. b Seitliche Leeraufnahme des Abdomens. Operation: Resektion des Aneurysmas,
Interposition einer aorto-bifemoralen Bifurkationsprothese (Dacron)

Mobilisierung von Thromben). Aus diesem Grund verbietet sich für diese Fälle die hohe
translumbale Aortographie. Wir bevorzugen die percutane Kathetereinführung nach
SELDINGER in die A. axillaris. Vorzugsweise geht man links ein, da es von dieser Seite
gewöhnlich gelingt, den Katheter in die Aorta descendens zu dirigieren und das Kontrastmittel knapp oberhalb des Aneurysmas zu injizieren. Von rechts gelangt man gewöhnlich
in die Aorta ascendens, wo man ebenfalls die Kontrastmittelinjektion vornehmen kann.
Auch durch eines der Verfahren der Angiokardiographie ist die Darstellung von Bauchaortenaneurysmen möglich, aber wegen der stärkeren Verdünnung des Kontrastmittels
nicht mit der nötigen Sicherheit erreichbar.

Der Verdacht auf *Ruptur eines Bauchaortenaneurysmas* sollte bei jedem plötzlich auftretenden oder sich plötzlich verstärkenden Abdominalschmerz ausgesprochen werden,
insbesondere dann, wenn er mit einem Blutungskollaps einhergeht. Sind Schmerzanfall
und Kollaps mit einer Hämatemesis kombiniert, so wird die Diagnose eines in den Gastrointestinaltrakt perforierten Aneurysmas wahrscheinlich. Nur bei der Perforation in die

freie Bauchhöhle findet man die Zeichen des akuten Abdomens. Die Ruptur in den Retroperitonealraum, die am häufigsten vorkommt, und die Perforation in den Magen-Darm-Trakt führen nur zu einer mäßigen Bauchdeckenspannung. Die Diagnose wird gelegentlich dadurch erschwert, daß das Aneurysma in diesem Stadium nicht mehr zu tasten ist (Kollaps, Abwehrspannung, Meteorismus). Für umfangreiche diagnostische Maßnahmen steht meist keine Zeit zur Verfügung. Ein auf der Abdomenleeraufnahme sichtbarer Kalksaum kann die Verdachtsdiagnose sichern, ferner soll die unscharfe Begrenzung des Psoasschattens einen Hinweis für die retroperitoneale Blutung geben [39]. Die Thoraxübersichtsaufnahme erlaubt unter Umständen den Ausschluß eines an der thorakalen Aorta beginnenden Aneurysma dissecans. Häufig findet man eine ausgeprägte Leukocytose mit Werten bis über 20 000/mm³. Hämoglobin- und Hämatokritwert sind im Frühstadium noch nicht verändert, später weisen sie auf eine Blutung hin. Läßt sich das bedrohliche Krankheitsbild nicht mit Sicherheit auf eine andere Ursache zurückführen, so muß unverzüglich unter der Vermutungsdiagnose einer Aneurysmaruptur laparotomiert werden. Eine Aortographie ist nur dann indiziert, wenn wiederholt nicht lebensbedrohliche Blutungen unklarer Genese aufgetreten sind oder wenn eine aorto-cavale Fistel entstanden ist. Im Stadium der freien Ruptur ist sie kontraindiziert.

g) Differentialdiagnose

Es gibt kein abdominales Krankheitsbild, mit dem ein Bauchaortenaneurysma, insbesondere im Stadium der Ruptur, nicht verwechselt werden könnte. In der Literatur wurden folgende Fehldiagnosen mitgeteilt: Perforiertes Magen- oder Duodenalulcus [34, 379, 613], blutendes Ulcus oder Oesophagusvaricenblutung [496], akute Pankreatitis [154, 613], akute Cholecystitis [448] oder Cholelithiasis [138], Pankreastumor oder Pankreascyste [34, 317], Uretero- oder Nephrolithiasis [465, 607], Dermoidcyste [317], retroperitonealer Tumor [154, 317], Hypernephrom [154], Mesenterialarterienthrombose oder -embolie [154, 376], Volvulus [115, 613], Duodenalstenose [597], Psoasabsceß [150], akuter Ileus [302], strangulierte Inguinalhernie [42], Herzmuskelinfarkt [309, 379], paranephritischer Absceß [461, 504], Appendicitis acuta [183, 319]. Nicht selten haben derartige Fehldiagnosen zu vergeblichen Laparotomien geführt. Andererseits haben wir selbst bei zwei Kranken mit einem vermeintlich expansiv pulsierenden Tumor unter der klinischen Diagnose eines Bauchaortenaneurysmas (kein Aortogramm) laparotomiert und ein der Aorta aufsitzendes Magen- bzw. Pankreaskopfcarcinom vorgefunden. Wie schwierig die Differentialdiagnose sein kann, zeigen zwei Beispiele aus der Literatur, bei denen schwere arterielle Blutungen aus dem Gastrointestinaltrakt durch ein penetrierendes, die Aorta arrodierendes Duodenalulcus hervorgerufen wurden [569]. Bei 623 von uns aus der Literatur zusammengestellten Fällen wurde die richtige Diagnose klinisch in 42% gestellt [28, 39, 75, 154, 170, 173, 220, 275, 382, 526, 551, 585].

Bei dünnen, schlaffen Bauchdecken ist gelegentlich die normale Aorta so stark pulsierend zu tasten, daß die Verdachtsdiagnose eines Aneurysmas entsteht. Noch häufiger ist diese Fehldiagnose bei diffus arteriosklerotisch dilatierten und elongierten Aorten älterer Menschen. Außerordentlich schwierig kann es sein, die mitgeteilten Pulsationen eines der Aorta aufsitzenden Tumors palpatorisch von denen eines Aneurysmas zu unterscheiden. Einen differentialdiagnostischen Hinweis kann die Auskultation geben: Während das systolische Geräusch des Aneurysmas im Liegen und im Stehen in etwa gleicher Intensität zu hören ist, wird ein durch Tumorkompression hervorgerufenes Geräusch im Stehen leiser oder sogar unhörbar. Außerdem ist immer zu bedenken, daß ein von der Körperlage unabhängiges Systolikum im Bereich des Epigastrium auch durch Stenosen der großen Organarterien hervorgerufen werden kann.

h) Komplikationen, Prognose

Abb. 229 gibt die Lebenserwartung von Patienten mit unbehandelten Bauchaortenaneurysmen wieder, wie sie von verschiedenen Autoren beobachtet wurde. Die auffallende

Streuung der Kurven kann zum Teil davon abhängen, ob die Diagnose erst zum Zeitpunkt deutlicher Symptome oder im symptomfreien Stadium gestellt wurde. Andererseits aber scheint es berechtigt, für die unterschiedlichen Verlaufsformen ätiologische Momente verantwortlich zu machen. Während die Kurven mit einer schlechten Lebenserwartung denjenigen Statistiken entsprechen, die einen hohen Prozentsatz syphilitischer Bauchaortenaneurysmen enthalten, entstammen die Daten der oberen Kurven jüngsten Untersuchungen über fast ausschließlich arteriosklerotische Bauchaortenaneurysmen (vgl. Tabelle 73). Berücksichtigt man ferner, daß die Rupturquote vorwiegend luischer Aneurysmen etwa 60%, diejenige vorwiegend arteriosklerotischer Bauchaortenaneurysmen ca. 30% beträgt [288a], so liegt der Schluß nahe, daß sich die Prognose der Bauchaortenaneurysmen mit der Wandlung in der Ätiologie gegenüber früher erheblich gebessert hat. Nach neuen Statistiken sterben nur etwa ein Drittel der Patienten mit unbehandelten Bauchaortenaneurysmen innerhalb von 2 Jahren, zwei Drittel innerhalb von 5 Jahren.

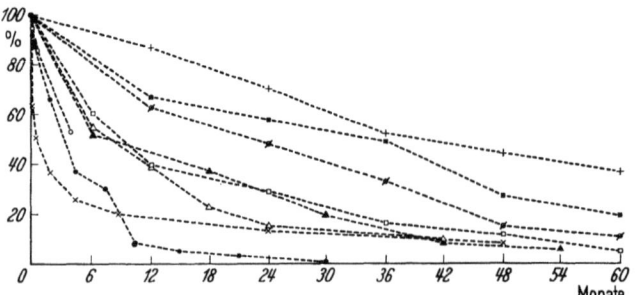

Abb. 229. Aneurysma der Aorta abdominalis: Lebenserwartung bezogen auf den Zeitpunkt der ersten Symptome ohne Berücksichtigung der Ätiologie. •—• KAMPMEIER (1936) [317]: 56 Kranke; ▪—▪ ESTES (1950) [177]: 91 Kranke; ▲—▲ BLAKEMORE und VOORHEES (1954) [55]: 13 Kranke; ∘—∘ BRINDLEY und STEMBRIDGE (1956) [70]: 40 Kranke; ▲—▲ BARRATT-BOYES (1957) [28]: 36 Kranke; ×—× GLIEDMANN u. Mitarb. (1957) [219]: 68 Kranke; ∅—∅ McVAUGH und ROBERTS (1961) [393]: 27 Kranke; +—+ SCHATZ u. Mitarb. (1962) [515]: 119 Kranke

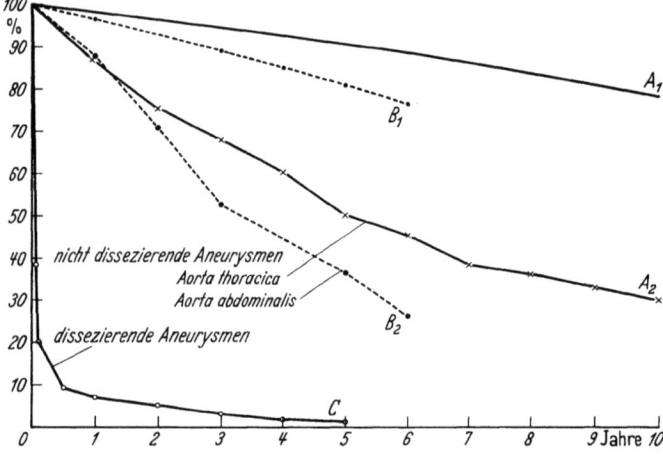

Abb. 230. A_2 Absterbekurve von 107 nicht chirurgisch behandelten Patienten mit vorwiegend arteriosklerotischen, nicht dissezierenden Aneurysmen der thorakalen Aorta. Durchschnittsalter: 59,3 Jahre. (Nach JOYCE u. Mitarb. [312a].) A_1 Absterbekurve eines Kontrollkollektivs gleicher Alters- und Geschlechtsverteilung. (Nach JOYCE u. Mitarb. [312a].) B_2 Absterbekurve von 137 unbehandelten Patienten mit nichtdissezierenden Bauchaortenaneurysmen fast ausschließlich arteriosklerotischer Genese. Durchschnittsalter: 67,8 Jahre. (Nach SCHATZ u. Mitarb. [515].) B_1 Absterbekurve eines Kontrollkollektivs gleicher Alters- und Geschlechtsverteilung. (Nach SCHATZ u. Mitarb. [515].) C Absterbekurve von Patienten mit dissezierenden Aortenaneurysmen. (Nach HIRST u. Mitarb. [279].) Der unterschiedliche Verlauf der Kurven A_2 und B_2 ist, wie die Absterbekurven A_1 und B_1 der zugehörigen Normalkollektive zeigen, nicht auf die Lokalisation des Aneurysmas zu beziehen, sondern altersabhängig: d.h. arteriosklerotische Aneurysmen der thorakalen und der abdominalen Aorta haben eine etwa gleiche Lebenserwartung

Der Einfluß der Ätiologie auf die Lebenserwartung des Patienten läßt sich auch noch an einem anderen Beispiel demonstrieren. Man war früher der Ansicht, daß thorakale Aortenaneurysmen eine bedeutend schlechtere Prognose hätten als Bauchaortenaneurysmen und machte hierfür nicht die unterschiedliche Ätiologie, sondern die Lokalisation des Aneurysmas verantwortlich. Berücksichtigt man hingegen die Ätiologie und vergleicht heute die Prognose unbehandelter arteriosklerotischer Aneurysmen der thorakalen und abdominalen Aorta miteinander, so ergibt sich eine weitgehend gleiche Lebenserwartung (Abb. 230).

Für die Möglichkeit einer chirurgischen Behandlung ist es wichtig, daß die Kranken die Ruptur in der Regel wenigstens 24 Std überleben (Abb. 231). 57% der Patienten sterben an Herzversagen oder an cerebralen Insulten, also an den Folgen der meist auch für das Aneurysma verantwortlichen Arteriosklerose [28, 43, 70, 109, 219]. Komplizierend wirkt sich in 60% der Fälle eine arterielle Hypertonie aus [28, 79, 107a, 177, 219, 232, 551, 585, 612]. Im gleichen Prozentsatz findet man bei der Sektion degenerative Veränderungen der Coronararterien, die z. T. zu schweren Myokardschädigungen geführt haben [107a, 170, 219, 551, 585, 612]. In etwa 15% muß mit cerebrovasculären Durchblutungsstörungen gerechnet werden [107a, 170, 551, 585, 612].

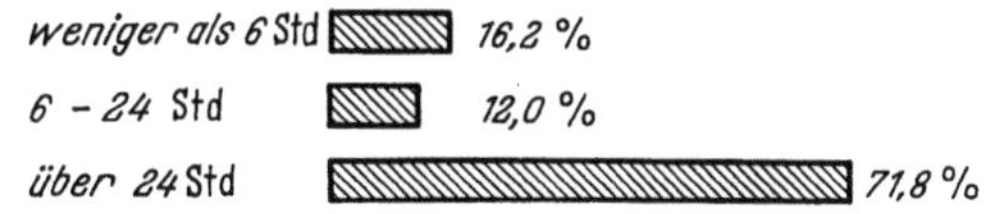

weniger als 6 Std ▨ 16,2 %
6 – 24 Std ▨ 12,0 %
über 24 Std ▨▨▨▨▨▨▨▨▨▨ 71,8 %

Abb. 231. Intervalle zwischen Rupturbeginn und Tod bei 117 Aneurysmen der Bauchaorta. Zusammengestellt nach Voyles u. Mitarb. [591], Farrar u. Mitarb. [182], Ozlu u. Mitarb. [452], Goldowsky [221], Barratt-Boyes [28], Wright u. Mitarb. [612], Bettzieche [43]

i) Chirurgische Behandlung

α) Operationsindikation

Jedes penetrierende und rupturierte Bauchaortenaneurysma sollte operiert werden, da der Patient ohne chirurgische Intervention sicher verloren ist. Eine Diskussion der Operationsindikation ergibt sich nur für asymptomatische Aneurysmen. Man muß sich darüber im klaren sein, daß eine Operation die Lebenserwartung nur bessert, wenn sie eine Aneurysmaruptur verhindert. Da im Mittel etwa 30% der arteriosklerotischen Bauchaortenaneurysmen rupturieren, wird die mittlere Lebenserwartung ohne Operation von derjenigen mit Operation nur um etwa diesen Prozentsatz unterschieden sein. Der zu erwartende Operationserfolg ist in Abb. 237 aus dem Abstand der Kurven B und C zu ersehen. Derartige Überlegungen sind für die Indikationsstellung wichtig, die von einer Gegenüberstellung der mittleren Lebenserwartung ohne Operation auf der einen und des Operationsrisikos auf der anderen Seite ausgehen muß. Nach den Untersuchungen von DeBakey u. Mitarb. [134b] wird die Operationssterblichkeit im wesentlichen vom Alter des Patienten und vom Zustand des Myokards, die Lebenserwartung ohne Operation aber entscheidend von der Größe des Aneurysmas bestimmt. Alter über 60 Jahre und Herzschaden (klinisch: Angina pectoris, Herzinfarkt, Herzinsuffizienz. EKG: Pathologischer Linkstyp, Linksschenkelblock, Infarkt) bedeuten beträchtlich erhöhtes Operationsrisiko. Der Zustand der cerebralen Durchblutung scheint von ähnlichem, wenn auch geringerem Einfluß zu sein. Die Größe des Aneurysmas ist für die Prognose von Bedeutung, da sich erfahrungsgemäß [28, 107a, 203a, 219, 515, 585, 604] bei Aneurysmen von mehr als 6 cm Durchmesser etwa viermal häufiger eine Ruptur ereignet als bei kleineren. Versucht man unter Kenntnis der Operationssterblichkeit, der postoperativen Lebenserwartung und der Lebenserwartung nicht operierter Kranker aus den entscheidenden drei Faktoren: Alter, Zustand des Myokards und Größe des Aneurysmas, die Indikationsstellung abzuleiten, so wird man zu folgendem Schluß kommen: Wenn kein Herzschaden vorliegt und die Aneurysmen groß sind (über 6 cm Durchmesser), wird man für junge Patienten eine absolute Operationsindikation stellen und auch bei älteren kaum zurückhaltender sein. Ist ein Herzschaden nachgewiesen, so wird die Indikation relativ: Je größer das Aneurysma, je jünger der Kranke, um so eher wird man sich auch dann noch zur Operation entschließen. Andererseits wird man bei kleinen Aneurysmen herzkranker Patienten jeder Altersstufe zunächst unter sorgfältiger Kontrolle abwarten.

β) Operationsverfahren

(a) Nichtrupturierte abdominale Aortenaneurysmen

Die Vorbereitung für den Eingriff ist die gleiche wie für andere Bauchoperationen. Vorsicht ist mit drastischen Abführmaßnahmen geboten.

(α) Infrarenale Aortenaneurysmen (Abschnitt V)

Der Kranke befindet sich in Rückenlage. Zur genauen Kontrolle der intra- und postoperativen Urinausscheidung wird ein Blasenkatheter eingelegt. Als Zugang eignet sich

41*

am besten eine mediane Laparotomie vom Processus xiphoides bis zur Symphyse. Der von CH. ROB [484] vorgeschlagene extraperitoneale Zugang zur abdominalen Aorta ist

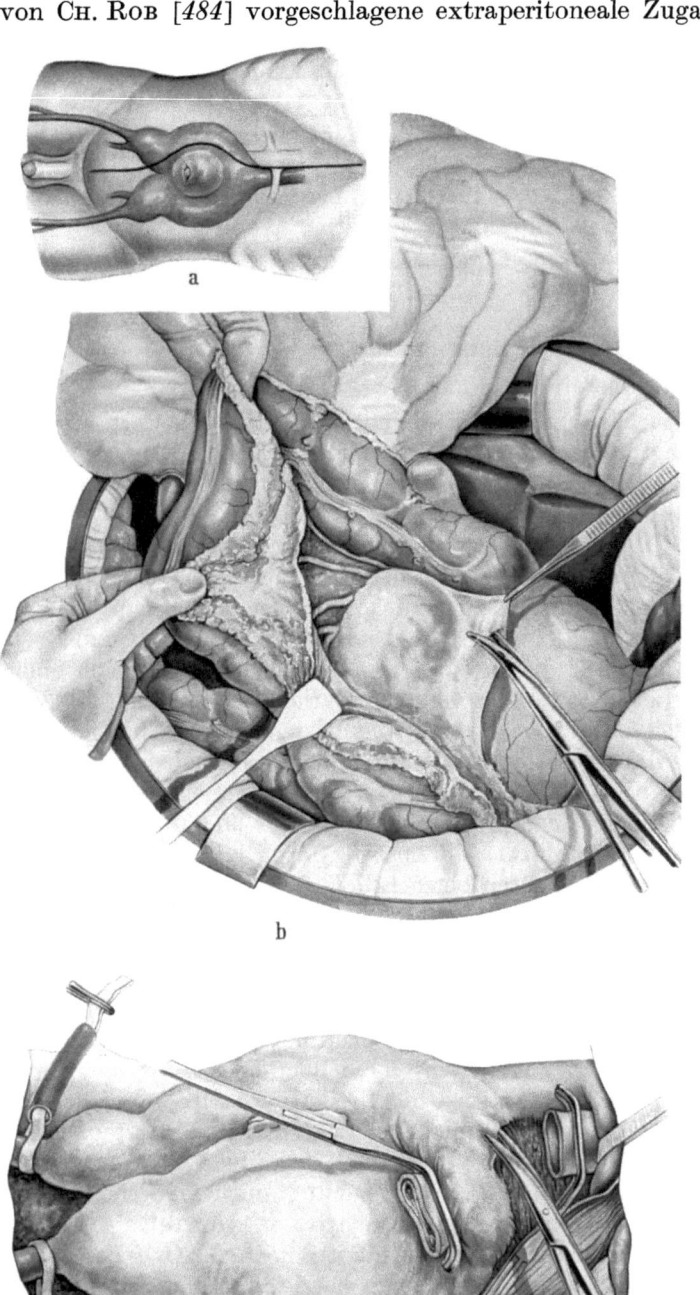

unseres Erachtens für große oder den Abschnitt IV einbeziehende Aneurysmen nicht geeignet. Nach Eröffnung der Bauchhöhle wird das Quercolon mit dem großen Netz kopfwärts gelegt, der gesamte Dünndarm mit dem Mesenterium auf die rechte Seite außerhalb des Bauchraums in feuchte Tücher oder in einen Plastikbeutel gelagert. Bei der Spaltung des hinteren Peritoneum zur Mobilisation des Duodenum und zur Darstellung des Aneurysmas ist darauf zu achten, daß am Duodenum ein für die spätere Deckung ausreichend breiter Peritonealrand stehenbleibt. Die Mobilisation des

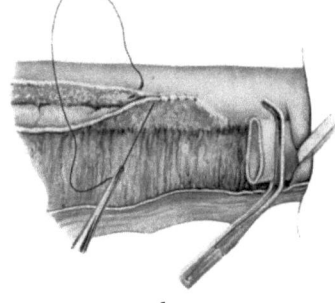

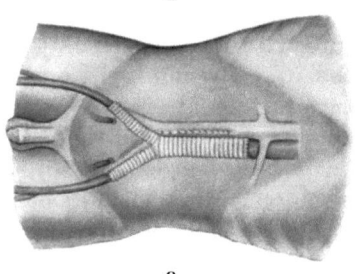

Abb. 232a—e. B. L., 51 Jahre, ♂. Fusiformes, in das Mesocolon und in die Bauchdecken penetrierendes Aneurysma der Aorta abdominalis im Abschnitt V. a Schnittführung. b Präparation des Aneurysmas aus dem Mesocolon. c Aorta oberhalb des Aneurysmas infrarenal abgeklemmt und durchtrennt. Das Aneurysma wird in kraniocaudaler Richtung mobilisiert, soweit wie möglich von der V. cava abpräpariert und anschließend reseziert. d Der mit der V. cava verbackene Anteil des Aneurysmasackes bleibt zurück. e Der entstandene Defekt ist durch eine Dacron-Bifurkationsprothese überbrückt. Der Patient befindet sich 6 Jahre nach dem Eingriff in gutem Zustand. Sein Bruder wurde 5 Jahre später ebenfalls wegen eines arteriosklerotischen Bauchaortenaneurysmas erfolgreich operiert

Duodenum kann schwierig sein, wenn es bei großen Aneurysmen verzogen und mit der Aneurysmawand verbacken ist. Das erste Ziel der Operation ist die Präparation und Anschlingung der Aorta proximal vom Aneurysma unmittelbar unterhalb der Nierenarterien, damit die Blutung im Falle der intraoperativen Ruptur durch Abklemmen der Aorta sofort beherrscht werden kann. Bei der Präparation der Aorta ist auf die ventral kreuzende linke Nierenvene zu achten. Die A. mesenterica inf. wird möglichst nahe ihrem Abgang zwischen zwei Ligaturen durchtrennt. Es folgt die Präparation und die Anschlingung der beiden Aa. iliacae comm. Handelt es sich um ein sackförmiges Aneurysma, so kann man versuchen, eine gebogene Gefäßklemme tangential an die Aorta anzulegen,

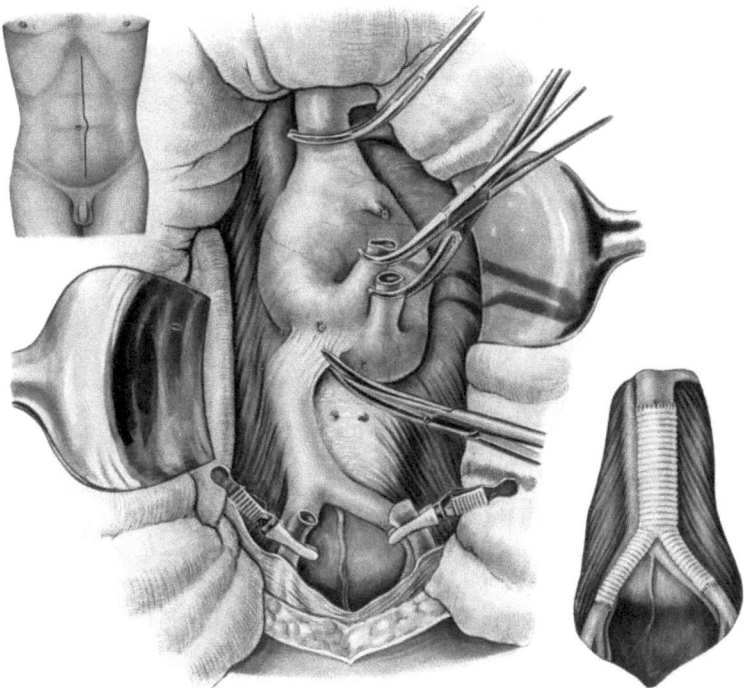

Abb. 233. Resektion eines infrarenalen Bauchaortenaneurysmas. Das Aneurysma wird nach Durchtrennung der beiden Aa. iliacae comm. von der V. cava abpräpariert. Schneller und ungefährlicher ist das in Abb. 184 gezeigte Verfahren

das Aneurysma abzutragen und die Aortenwand durch fortlaufende Matratzennaht und fortlaufende überwendliche Naht zu verschließen. Liegt dagegen ein fusiformes Aneurysma vor, so wird es reseziert und der entstehende Defekt durch eine Prothese überbrückt. Zu diesem Zweck präpariert und mobilisiert man das Aneurysma soweit wie möglich und durchtrennt die erreichbaren Lumbalarterien zwischen Ligaturen. Dabei muß man rechts auf die V. cava inf. achten, die häufig mit der Aneurysmawand verbacken ist. Auf der linken Seite sind die Lagebeziehungen des Ureters zu berücksichtigen. Die Aorta wird unterhalb der Nierenarterienabgänge abgeklemmt. Zur Vermeidung einer Thrombose in der aus der Zirkulation ausgeschlossenen distalen Strombahn injiziert man 10 mg Heparin in den Aneurysmasack. Danach erst erfolgt die Abklemmung der beiden Aa. iliacae comm. und die Resektion des Aneurysmas (Abb. 232 u. 233). Läßt sich das Aneurysma nicht ausreichend mobilisieren und können nicht alle Lumbalarterien von außen erreicht werden, so spaltet man den Aneurysmasack in der Längsachse, räumt die Thromben rasch aus und umsticht die Lumbalarterien, aus denen es stark bluten kann, vom Aortenlumen her (Abb. 184, S. 515). Anschließend entfernt man den eröffneten Aneurysmasack. Die mit dem umgebenden Gewebe und besonders mit der V. cava inf. verbackenen Teile der Hinterwand können belassen werden. Der entstandene Defekt wird durch

Implantation einer gestrickten Dacron- oder Teflon-Prothese überbrückt, die man End-zu-End mit den beiden Aortenstümpfen, distal u. U. auch mit den beiden Aa. iliacae oder femorales anastomosiert. Zwischen Duodenum und Gefäßprothese wird zur Vermeidung einer Anastomoseninsuffizienz durch Infektion oder einer aorto-enteralen Perforation ein Teil der verbleibenden Aneurysmawand oder ein gestielter Lappen des großen Netzes interponiert. Sind die Anastomosen nach Freigabe des Blutstroms trocken, so wird die Prothese mit Resten des Aneurysmasacks und mit Peritoneum vollständig gedeckt und das Abdomen in üblicher Weise verschlossen.

Zeigt sich nach Eröffnung der Bauchhöhle, daß die Nierenarterien oder die A. mesenterica sup. und die A. coeliaca in das Aneurysma einbezogen sind, so wird der Zugang nach Umlagerung des Patienten durch eine linksseitige Thorakotomie im 7. Intercostalraum bis zur mittleren Axillarlinie erweitert. Der weitere Verlauf der Operation gestaltet sich dann wie bei einem thorako-abdominalen Aneurysma:

(β) Abdominale Aortenaneurysmen des Abschnitts IV und thorako-abdominale Aortenaneurysmen

Operationen zur Resektion des Abschnitts IV der Aorta gehören zu den technisch schwierigsten Eingriffen der Gefäßchirurgie. Es wäre wünschenswert, die Durchblutung der aus dem Resektionsgebiet abgehenden Organarterien möglichst nur für die Dauer

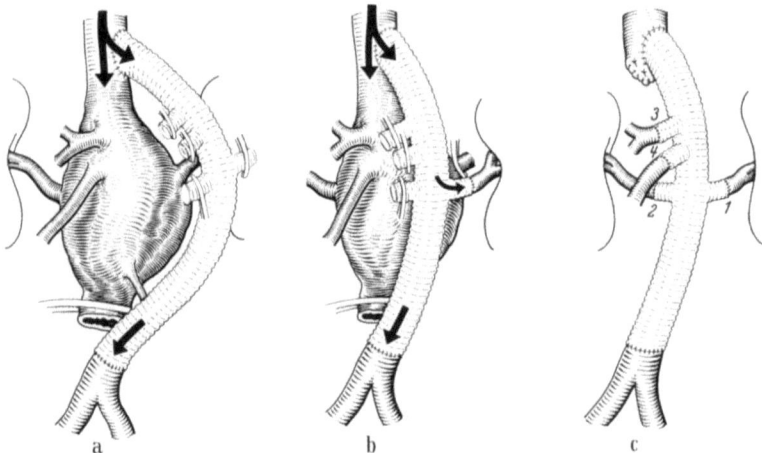

Abb. 234a—c. Operation eines thorako-abdominalen Aortenaneurysmas nach dem Umwandlungsverfahren [131]. 1—4 Reihenfolge der Anastomosen

ihrer Anastomosierung mit den Prothesenarmen zu unterbrechen. Aus topographisch-anatomischen Gründen kann jedoch nur die Anastomose der linken Nierenarterie vor der Resektion des Aneurysmas erfolgen, die übrigen Arterien können erst nach der Resektion mit den entsprechenden Prothesenarmen anastomosiert werden. Rasches und sicheres Operieren ist wichtigste Voraussetzung des Erfolges. DeBakey u. Mitarb. haben solche Operationen zunächst in Hypothermie, später mit externem Shunt [130], mit extrakorporaler Zirkulation [103] oder mit Hilfe des Umwandlungsprinzips [131] ausgeführt (s. auch S. 188). Das zuletzt genannte Verfahren soll hier beschrieben werden, da es sich am besten zu eignen scheint:

Der Kranke wird so gelagert, daß sich der Thorax in halber Rechts-Seitenlage, das Becken aber in Rückenlage befindet. Der Hautschnitt verläuft im 7. ICR von der mittleren Axillarlinie bis zur Medianlinie und von dort nach caudal bis wenige Zentimeter unterhalb des Nabels. Nach radiärer Spaltung des Zwerchfells bis zum Hiatus aortae präpariert man die Aorta oberhalb und unterhalb des Aneurysmas, die Nierenarterien, den Tr. coeliacus und die A. mesenterica sup. frei und schlingt sie an. Nach Darstellung des Aneurysmas wird die Aorta oberhalb tangential abgeklemmt und eine mit entsprechenden Seitenarmen versehene Aortenprothese aus Teflon oder Dacron End-zu-Seit mit ihr anastomosiert. Dann durchtrennt man die Aorta unterhalb des Aneurysmas zwischen zwei Klemmen und anastomosiert das distale Ende der Prothese End-zu-End mit dem distalen Aortenstumpf. Es folgt die Freigabe des Blutstroms durch die Prothese, deren Seitenarme abgeklemmt sind. Jetzt kann die linke Nierenarterie zwischen Klemmen durchtrennt und an den entsprechenden Prothesenarm End-zu-End angeschlossen werden. Mit Beendigung der Anastomose gibt man den Blutstrom zur linken Niere frei. Nach möglichst weitgehender Mobilisierung des Aneurysmas durchtrennt man die Aorta distal von der thorakalen End-zu-Seit-Anastomose und die restlichen Organarterien nahe am Aneurysmasack zwischen Klemmen und reseziert das Aneurysma. Nach Verschluß des proximalen Aortenstumpfes werden nacheinander die rechte Nierenarterie, die A. coeliaca und die A. mesenterica sup. End-zu-End an die Prothesenarme angeschlossen und so rasch wie möglich wieder durchblutet (Abb. 234). Die Unterbrechung des Blutstroms braucht in der linken Nierenarterie nicht länger als 10—15 min, in der rechten Nierenarterie nicht länger als 20—30 min, in den übrigen Organarterien nicht länger als 45—50 min zu dauern [131].

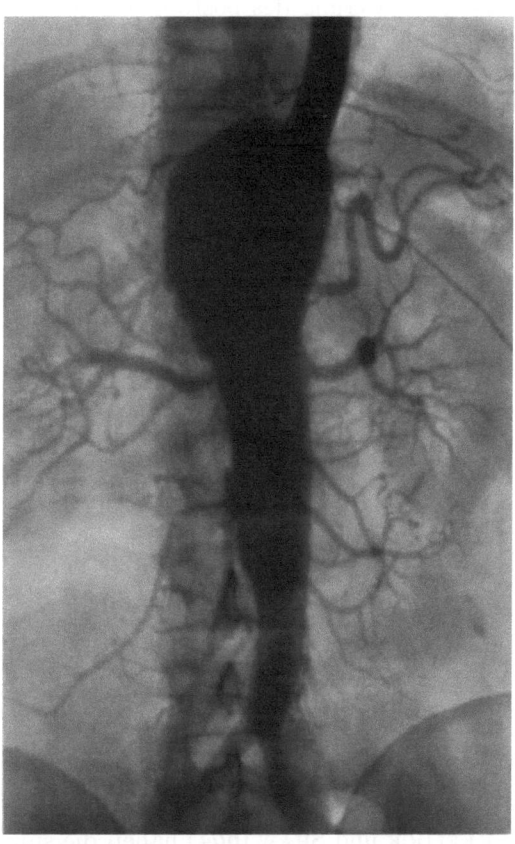

Abb. 235. G. K., 50 Jahre, ♂. Fusiformes arteriosklerotisches Bauchaortenaneurysma im Abschnitt IV mit diffuser Ektasie auch des Abschnitts V. Heftige Penetrationsschmerzen. Operation nach dem Umwandlungsverfahren. Tr. coeliacus und A. mesenterica sup. an die Prothese angeschlossen. Resektion des Abschnitts IV bis knapp oberhalb der Nierenarterien, die retrograd vom Abschnitt V durchblutet wurden. Am 3. Tag p.op. Exitus letalis an einer Nachblutung aus der rechten Nierenarterie

Die Prothesenarme für die vier großen Eingeweidearterien brauchen nicht unbedingt vorbereitet zu sein, sie können auch nach Implantation der Aortenprothese angebracht werden, da der Blutstrom zu den Organen durch die End-zu-Seit-Anastomose an der thorakalen Aorta nicht behindert ist. Das Verfahren hat den Vorteil, daß man Lage und Verlauf der Prothesenarme den anatomischen Verhältnissen besser anpassen kann. Die Prothesenarme sollten einen Durchmesser von 8—10 mm haben. Man kann auch je eine Bifurkationsprothese für beide Nierenarterien bzw. für den Tr. coeliacus und die A. mesenterica sup. End-zu-Seit an die Aortenprothese anschließen. Die für die Nieren vorgesehene Bifurkationsprothese kann ferner End-zu-End mit dem distalen Aortenstumpf anastomosiert werden, wenn man die Aortenprothese vorher End-zu-Seit an die terminale Aorta angeschlossen hat.

(b) Rupturierte abdominale Aortenaneurysmen

Ist die Ruptur erfolgt, so muß möglichst rasch operiert werden. Eine präoperative Normalisierung der Kreislaufverhältnisse ist unter diesen Umständen in der Regel nicht zu erreichen. Den besten Zugang ergibt eine ausgedehnte mediane Laparatomie. Das unmittelbare Ziel ist die Abklemmung der Aorta proximal der Rupturstelle, also oberhalb des Aneurysmas. Da das Aufsuchen des oberen Aneurysmapols auf dem üblichen Wege bei großen retroperitonealen Blutungen außerordentlich schwierig und zeitraubend ist, wurden von verschiedenen Autoren zwei andere Zugänge zur Aorta vorgeschlagen, die sich beide bewährt haben. JAVID u. Mitarb. [307], MERENDINO [412], SAVAGE [512] sowie STORER und SMITH [571] empfehlen, die Aorta transthorakal nach Eröffnung im 9. Intercostalraum links aufzusuchen und unmittelbar oberhalb des Zwerchfells abzuklemmen. Das Verfahren ist rasch und zuverlässig, bringt aber die zusätzliche Belastung einer Thorakotomie mit sich, die bei dem Allgemeinzustand des Patienten eine wesentliche Erschwerung des postoperativen Verlaufs bedeuten kann. Bei großen Aneurysmen ist trotzdem immer dieser transthorakale Zugang zu erwägen. STALLWORTH u. Mitarb. [562], SMITH und SZILAGYI [551] und JACKSON [301] haben vorgeschlagen, nach medianer Laparotomie das Lig. hepatogastricum zu durchtrennen, die beiden Zwerchfellschenkel am Hiatus aortae stumpf von der Aorta zu lösen und hier eine Klemme anzulegen. Dabei

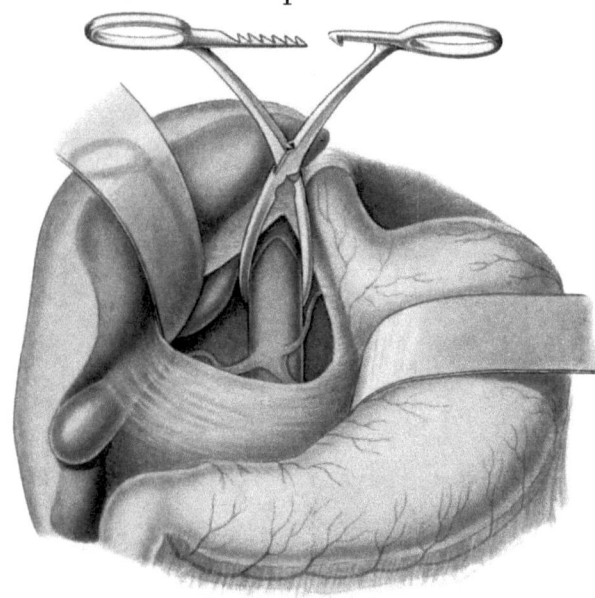

ist es nicht erforderlich, die Aorta vollständig zu mobilisieren (s. Abb. 236). Gelingt es auf diese Weise nicht, die abdominale Aorta subdiaphragmal abzuklemmen, so kann auf dem gleichen Wege nach Incision des Zwerchfells auch der unterste Abschnitt der thorakalen Aorta erreicht werden. Anschließend wird sofort die Aorta zwischen Nierenarterienabgang und Aneurysma freipräpariert und abgeklemmt, damit die suprarenale Aortenklemme entfernt und der Blutstrom in die Nieren wieder freigegeben werden kann. Dabei läßt sich Zeit sparen, wenn man zunächst den Aneurysmasack spaltet und für die Präparation der infrarenalen Aorta den Zeigefinger in das proximale Aortenlumen einführt. Bekanntlich kann die Durchblutung der Niere 20—30 min ohne Schädigung unterbrochen werden.

Abb. 236. Subdiaphragmale Notabklemmung der Bauchaorta nach Spaltung des Lig. hepatogastricum (bursa omentalis)

WHEELOCK und SHAW [604] haben die suprarenale Aorta bei zwei Patienten sogar 50 bzw. 70 min ohne Dauerschädigung der Niere oder des Rückenmarkes abgeklemmt. Auch DEBAKEY teilte komplikationslose Abklemmungszeiten bis zu 40 min mit.

Intra- und postoperative Komplikationen s. S. 374.

γ) Operationsergebnisse

(a) Infrarenale Aortenaneurysmen (Abschnitt V)

Das Operationsrisiko hängt entscheidend davon ab, ob der Eingriff noch vor oder erst nach der Ruptur des Aneurysmas ausgeführt wird. Aus einer Literaturzusammenstellung (s. Tabellen 74 u. 75) ergibt sich für die *nichtrupturierten Bauchaortenaneurysmen* eine mittlere Operationssterblichkeit von 9,5%, für die *rupturierten Bauchaortenaneurysmen* dagegen von 54%. JACKSON [301] gibt für die retroperitoneale Ruptur eine Operationssterblichkeit von 45%, für die Ruptur in die Bauchhöhle eine solche von 80% an. Die besten Überlebensaussichten haben Kranke mit einer Ruptur in die untere Hohlvene, wenn sie rechtzeitig erkannt und operiert wird. BEALL u. Mitarb. [34a] haben 1963 elf erfolgreich operierte Fälle (vier eigene Beobachtungen) zusammengestellt. Das Operationsrisiko ist bei 80jährigen Patienten mehr als doppelt so hoch wie bei Kranken vor dem 60. Lebensjahr [134b]. Patienten mit einem nachweisbaren Myokardschaden sterben an den Folgen der Operation bei rupturierten Bauchaortenaneurysmen etwa

Tabelle 74. *Operationsletalität bei nicht rupturierten Bauchaortenaneurysmen*

Autor	Jahr	Gesamtzahl	Todesfälle
ADA u. WEST (New York) [6a]	1956	3	0
WHEELOCK u. SHAW (Boston) [604]	1956	14	1
WRIGHT u. Mitarb. (New York) [612]	1956	14	5
BOYD u. BARTELS (Boston) [65a]	1957	19	5
COCKETT und NORMAN (London) [89a] . . .	1958	4	1
GWATHMEY u. Mitarb. (Washington) [237] . .	1958	16	3
SCOTT u. Mitarb. (Vanderbildt) [524]	1959	32	4
SHERANIAN u. Mitarb. (Mayo-Cl.) [538] . . .	1959	104	15
SHUMACKER (Cincinnati) [543a]	1959	107	12
FONTAINE u. Mitarb. (Strassbourg) [188a] . .	1960	3	1
GRYSKA u. Mitarb. (Boston) [232]	1961	124	12
LORD u. IMPARATO (New York) [380a] . . .	1961	44	2
McVAUGH u. ROBERTS (Philadelphia) [393] .	1961	92	10
MOORE und WANTZ (New York) [421a] . . .	1961	58	3
STALLWORTH u. Mitarb. (Carolina) [562] . . .	1962	48	7
BELL (Seattle) [39a]	1962	32	6
BJÖRK (Uppsala) [48]	1962	4	—
HUMPHRIES u. Mitarb. (Cleveland) [294a] . .	1963	180	16
PENN (Johannesburg) [464a]	1963	6	1
KENYON (London) [321a]	1963	73	6
VOORHEES u. McALLISTER (New York) [590a]	1963	170	31
VASKO u. Mitarb. (Baltimore) [586a]	1963	136	13
ENGELL u. MADSEN (Kopenhagen) [169a] . .	1963	4	2
CANNON u. Mitarb. (Los Angeles) [84a] . . .	1963	66	10
HARDIN (Kansas City) [252a]	1964	109	9
DEBAKEY u. Mitarb. (Houston) [134b] . . .	1964	1332	91
HEBERER (Köln)	1965	21	4
		2815	270 =9,6%

Tabelle 75. *Operationsletalität bei rupturierten Bauchaortenaneurysmen*

Autor	Jahr	Gesamtzahl	Todesfälle
WHEELOCK u. SHAW (Boston) [604]	1956	5	3
GWATHMEY u. Mitarb. (Washington) [237] . .	1958	16	13
SHUMACKER (Cincinnati) [543a]	1959	26	16
SHERANIAN u. Mitarb. (Mayo-Cl.) [538] . . .	1959	6	3
ELLIOT u. Mitarb. (Vancouver) [162]	1959	21	12
SCOTT u. Mitarb. (Vanderbildt) [524]	1959	8	4
SMITH u. SZILAGYI (Detroit) [551]	1961	32	15
GRYSKA u. Mitarb. (Boston) [232]	1961	26	15
McVAUGH u. ROBERTS (Philadelphia) [393] .	1961	26	22
MOORE u. WANTZ (New York) [421a]	1961	7	4
STALLWORTH u. Mitarb. (Carolina) [562] . . .	1962	23	13
BELL (Seattle) [39a]	1962	9	6
BJÖRK (Uppsala) [48]	1962	3	1
HUMPHRIES u. Mitarb. (Cleveland) [294a] . .	1963	58	31
HARRIS u. JEPSON (Adelaide) [254a]	1963	17	10
ENGELL und MADSON (Kopenhagen) [169a] .	1963	3	2
PENN (Johannesburg) [464a]	1963	2	—
VOORHEES u. McALLISTER (New York) [590a]	1963	34	26
BEALL u. Mitarb. (Houston) [34a]	1963	130	44
CANNON u. Mitarb. (Los Angeles) [84a] . . .	1963	34	20
HARDIN (Kansas City) [252a]	1964	12	8
HEBERER (Köln)	1965	9	5
		507	273 =54%

fünfmal, bei nichtrupturierten Bauchaortenaneurysmen etwa zehnmal häufiger als herzgesunde [134b]. Hingegen erhöht die Hypertonie allein die Operationssterblichkeit kaum
[134b]. Der Einfluß der zunehmenden Erfahrung einer Operationsgruppe hinsichtlich
Indikationsstellung und operativer Technik ergibt sich aus einer Aufstellung DeBakeys:
Bei einem Vergleich des Krankengutes der Jahre 1952—1954 und 1958—1961 reduzierte
sich die Operationssterblichkeit der rupturierten Bauchaortenaneurysmen von 41 auf
28%, die der nichtrupturierten von 13 auf 4%.

Häufigste *Ursachen der Operationssterblichkeit* bei *nichtrupturierten Bauchaortenaneurysmen* sind Myokardinfarkt, Herzversagen oder Nierenversagen [134b, 188a, 237,
393, 464a, 490, 492, 524, 538, 562, 586a, 590a, 604, 612]. Fehler der Nahttechnik oder
Ruptur des Ersatzgefäßes [538]
sind mit zunehmender operativer Erfahrung und mit der
Verwendung von Dacron- oder
Teflon-Prothesen selten geworden. Aus der Reihe der übrigen
Todesursachen muß die Darmgangrän hervorgehoben werden
(s. S. 376). Die Operationssterblichkeit der *rupturierten
Bauchaortenaneurysmen* ist in
erster Linie auf die unmittelbaren oder mittelbaren Folgen
des schweren Schockzustandes
zurückzuführen.

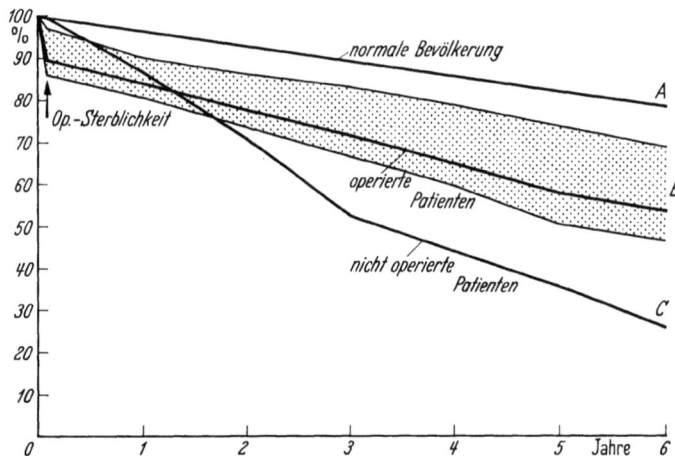

Abb. 237. *A* Absterbekurve eines Normalkollektivs, das nach Alter
und Geschlecht mit den Kollektiven der Kurven *B* und *C* vergleichbar
ist. *B* Absterbekurve aller Kranker, die wegen eines Bauchaortenaneurysmas operiert wurden; obere Begrenzung der Schraffur: Absterbekurve herzgesunder, operierter Patienten; untere Begrenzung:
Absterbekurve von Patienten mit schwerem Myokardschaden. *C* Absterbekurve nicht operierter Patienten mit Bauchaortenaneurysmen
fast gleicher Alters- und Geschlechtsverteilung. Man erkennt den
großen Einfluß ernster kardiovasculärer Erkrankungen auf Operationssterblichkeit und weitere postoperative Prognose. Der Abstand der
Kurven *B* und *C* ist bedingt durch eine für unbehandelte Bauchaortenaneurysmen spezifische Todesursache und dürfte fast quantitativ auf Aneurysmarupturen zurückzuführen sein, die etwa 30%
der Todesursachen unbehandelter Bauchaortenaneurysmen
ausmachen. (Nach DeBakey u. Mitarb. [134b])

Die Lebenserwartung von
Patienten, die wegen eines
Bauchaortenaneurysmas operiert wurden, geht aus Abb. 237
hervor, der Verlaufsbeobachtungen über 1432 Patienten
der Arbeitsgruppe in Houston
zugrunde liegen [134b]. Die
Ergebnisse entsprechen weitgehend denen anderer Autoren
[84a, 252a, 393, 421a, 524,
538, 590a].

Der Vergleich mit der Lebenserwartung unbehandelter Patienten zeigt, daß die Resektion des Bauchaortenaneurysmas die Lebenserwartung erheblich bessert, insbesondere
wenn man berücksichtigt, daß in der p. op. Absterbekurve der Abb. 237 die Operationsletalität enthalten ist. Gegenüber der Lebenserwartung eines „normalen" Patienten entsprechenden Alters sterben erfolgreich operierte Patienten im Mittel nur wenig früher.
Nur 12% der Spättodesfälle sind in DeBakeys Statistik auf chirurgische Komplikationen zurückzuführen. Eine Zusammenstellung der Spättodesfälle aus der übrigen
Literatur zeigt, daß im Mittel ein Fünftel der Kranken an Komplikationen der Prothese
oder Anastomoseninsuffizienzen stirbt [129a, 162, 237, 252a, 393, 524, 538, 586a, 590a,
604].

(b) Aneurysmen des Abschnitts IV und thorako-abdominale Aneurysmen

Bisher wurden nur wenige erfolgreiche Operationen von Aneurysmen dieser Lokalisation beschrieben [121, 131, 178, 297, 586a]. Über die größten Erfahrungen verfügen
auch hier DeBakey u. Mitarb. [131]. Sie hatten 1958 bereits 22 Patienten operiert, von
denen sie nur acht verloren. Die längste postoperative Beobachtungszeit betrug $2^{1}/_{2}$ Jahre.

Obwohl Leber, Niere, Darm und Magen während der Operation unter Normothermie teilweise bis zu 1 Std von der Zirkulation ausgeschlossen waren, kam es zu keinen nachweisbaren Schädigungen dieser Organe.

3. Aneurysmen der Aortenäste und der peripheren Arterien
(ausgenommen Bauchorganarterien, s. S. 672)

In diesem Abschnitt werden die nicht an der Aorta lokalisierten Aneurysmen des großen Kreislaufs zusammengefaßt. Unterschiede der Symptomatik, der Diagnostik und der chirurgischen Behandlung erfordern eine Unterteilung in folgende Gruppen:
1. Die intrathorakalen Aneurysmen der Aortenbogenäste.
2. Die Aneurysmen der Halsarterien.
3. Die Aneurysmen der Beckenarterien.
4. Die Aneurysmen der Extremitätenarterien.
5. Die Aneurysmen der Bauchorganarterien.

Die dem neurochirurgischen Arbeitsgebiet zugehörigen Aneurysmen der intrakranialen Arterien sollen hier nicht besprochen werden[1].

a) Häufigkeit und Ätiologie

Aneurysmen der Aortenbogenäste und der peripheren Arterien sind besonders in Friedenszeiten relativ selten (vgl. hierzu S. 448). MILLS [415] fand nur 3,5% von 396 Aneurysmen an den Extremitäten. Häufigste Ursache der Aneurysmabildung an den Aortenästen und an den peripheren Arterien ist die Arteriosklerose. Entsprechend ihrer alters- und geschlechtsgebundenen Häufigkeitsverteilung treten die meisten Aneurysmen jenseits des 50. Lebensjahres und zwei- bis dreimal häufiger bei Männern als bei Frauen auf [296]. GIFFORD u. Mitarb. [209] konnten aber auch bei einem erst 35 Jahre alten Mann ein arteriosklerotisches Poplitea-Aneurysma beobachten. Von 100 Poplitea-Aneurysmen [209] waren 92% arteriosklerotischer Genese. Bei 107 Kranken mit peripheren Aneurysmen [111] war die Grundkrankheit in 50% eine Arteriosklerose, in 24% ein Trauma. Die *arteriosklerotischen Aneurysmen* entwickeln sich an den Prädilektionsstellen der Grundkrankheit und befallen wie diese wesentlich häufiger die Arterien der unteren Extremität und des Beckens als die der Arme und des Halses. Besonders prädisponiert sind Gefäßstrecken, die ohne muskuläre Einhüllung über die Gelenke hinwegziehen und durch deren Funktion häufig und ausgiebig abgebogen werden: Die A. poplitea und die A. femoralis im Scarpaschen Dreieck. Die A. poplitea ist überhaupt nach der Aorta abdominalis häufigster Sitz arteriosklerotischer Aneurysmen. In der Zusammenstellung von CRAWFORD u. Mitarb. [111] waren 55% der peripheren Aneurysmen an der A. poplitea, 42% an der A. femoralis und an ihren Ästen lokalisiert. Bezeichnend für die arteriosklerotische Genese ist die Entwicklung multipler (54% der Fälle bei CRAWFORD u. Mitarb. [111], 60% der Fälle bei HUNTER u. Mitarb. [296]), oft bilateral symmetrisch auftretender Aneurysmen. Das arteriosklerotische Poplitea-Aneurysma tritt sogar etwa in der Hälfte der Fälle gleichzeitig an beiden Beinen auf (15 von 31 Kranken bei HUNTER u. Mitarb. [296], 31 von 69 Kranken bei GIFFORD u. Mitarb. [209]). Kombinationen mit einem Aneurysma der Becken- oder Oberschenkelarterien oder der Aorta abdominalis sind keine Seltenheit. Jenseits des 60. Lebensjahres sind Aneurysmen der Beinarterien fast ausschließlich arteriosklerotisch bedingt. Sie treten in gleicher Häufigkeit rechts wie links auf und sind oft sackförmig, während man an den Arterien des Beckens, der Arme und des Halses häufiger fusiforme arteriosklerotische Aneurysmen antrifft.

In Kriegszeiten ist das *Trauma* die wichtigste Ursache von Aneurysmen, wenn auch durch Schuß- oder Splitterverletzungen noch häufiger arterio-venöse Fisteln entstehen.

---

[1] Siehe hierzu: OLIVECRONA u. TÖNNIS: Handbuch der Neurochirurgie. Berlin-Göttingen-Heidelberg: Springer 1959—1962.

Meist bilden sich falsche, sackförmige Aneurysmen, die bei Verletzungen durch Explosiv-
geschosse multipel auftreten können. Die Häufigkeitsverteilung traumatischer Aneurysmen des letzten Weltkriegs ergibt sich aus Abb. 205, S. 605. Neben der häufigsten Form des
traumatischen Aneurysmas durch scharfe Verletzung (Metallsplitter, Geschoß, Schnitt-
und Stichwaffe) werden auch Aneurysmen nach stumpfen Verletzungen durch Stoß,
Schlag, Quetschung oder Explosionsdruck beobachtet. Gelegentlich führt die *Anspießung*
einer Arterie *durch ein Knochenfragment* zur Bildung eines Aneurysmas, eine Komplikation, die besonders häufig an der A. subclavia nach Clavicula-Frakturen beschrieben
wurde. Selten entsteht ein Aneurysma nach Verletzung der Arterie durch einen *osteo-
chondrotischen Sporn*. Bei den bisher mitgeteilten Beobachtungen handelte es sich fast
ausschließlich um Poplitea-Aneurysmen bei Osteochondromen des distalen Femur [*59,
135, 288, 296, 425, 458, 568*]. Schließlich sei die Entwicklung eines Aneurysmas nach
Punktion, Naht, Ligatur oder *iatrogener Verletzung* der Arterie [*111, 160, 531*] erwähnt. An
den Handarterien kann das chronische *Mikrotrauma* durch Stoß oder rhythmische Erschütterung (Preßlufthammer) auch ohne eigentliche Verletzung zur Bildung von Aneurysmen führen. Eine neue Form des Aneurysmas hat man nach Einführung der *homoioplastischen Gefäßtransplantate* kennengelernt. Durch degenerative Veränderung kann sich
im Laufe einiger Jahre eine diffuse Ektasie der Gastarterie mit multiplen Aneurysmen
entwickeln (s. Abb. 88 u. 89).

Hiervon abzutrennen sind die meist schon Tage oder Wochen nach der Operation im
Bereich von Gefäßnähten auftretenden Aneurysmen, die meist auf eine *Nahtinfektion* oder
auf eine *insuffiziente Nahttechnik* mit Bildung eines Nahthämatoms zurückzuführen sind.

Die an sich seltenen *bakteriellen* („mykotischen") Aneurysmen sind gehäuft an der
Aorta, an den intrakranialen Arterien und an den Organarterien zu finden (s. Abb. 206).
Sehr viel seltener sind die Arterien der Extremitäten und des Halses betroffen. Wie an
der Aorta treten auch die bakteriellen Aneurysmen der peripheren Arterien meist vor
dem 40. Lebensjahr auf [*433*]. Sie bevorzugen Arteriengabeln. Die zugrunde liegende
Bakteriämie ist in der Regel auf einen chronischen, seltener auf einen akuten Infektionsherd zurückzuführen. Häufigste Ursache ist die Endocarditis lenta (86% [*78*]). Autoptisch werden bei Kranken, die an einer Endokarditis verstorben sind, in 6—20%
bakterielle Aneurysmen gefunden. In der Literatur wurden außerdem folgende Infektions-
quellen angegeben: Cholangitis, Pneumonie, Otitis, Sinusitis und Colitis. Die folgenden
Erreger konnten isoliert werden: Streptokokken (weitaus am häufigsten Streptococcus
viridans), Staphylokokken, Pneumokokken, Influenza-Bacillus, Gonokokken, Fried-
länder-Bacillen, Diphtherie-Bacillen. *Tuberkulöse Aneurysmen* sind an der Aorta und
den Organarterien häufiger als an den peripheren Arterien, sie wurden aber auch an der
A. femoralis beschrieben [*549, 575*]. Der *tertiären Syphilis* kommt für die Entstehung von
Aneurysmen der peripheren Arterien heute nur noch geringe Bedeutung zu. Früher
waren die Aortenbogenäste, besonders der Truncus brachiocephalicus, häufig Sitz luischer
Aneurysmen. *Dissezierende Aneurysmen* auf dem Boden einer *Medianecrosis cystica
idiopathica* sind an den peripheren Arterien eine Seltenheit und können klinisch nur dann
erkannt werden, wenn gleichzeitig wenigstens einige Symptome eines Marfan-Syndroms
bestehen [*27, 212, 427*]. Sie führen in der Regel zu dem klinischen Bild des akuten Arterienverschlusses und werden meistens arteriographisch oder intraoperativ diagnostiziert
(s. S. 285). Im Ablauf einer *Periarteriitis nodosa* können an den Arterien mittleren und
kleineren Kalibers Aneurysmen entstehen, die in der Regel nur geringe Größe erreichen.
Auch jede andere Form der *nekrotisierenden Arteriitis* kann über eine Schädigung der
Gefäßwandstruktur die Entwicklung eines Aneurysmas einleiten. Die Entstehung der
poststenotischen Dilatation und ihre Bedeutung für die Entwicklung eines Aneurysmas
wurde bereits auf S. 83 dargestellt. Diese Aneurysmaform ist an der A. subclavia als
Komplikation einer *Halsrippe* oder einer Anomalie der ersten Rippe bekannt. Poststenotische Dilatationen mit aneurysmatischer Entartung können aber auch an jeder
anderen Stelle des arteriellen Systems durch Narbenstrikturen, durch angeborene oder

erworbene Arterienstenosen ausgelöst werden. Möglicherweise spielt dieser Ablauf auch für die an der A. poplitea
distal des Hunterschen Kanals oder des Ligamentum
arcuatum gelegenen Aneurysmen eine Rolle. Gelegentlich
entwickeln sich schon bei Säuglingen Aneurysmen der
peripheren Arterien, die nach Ausschluß anderer Ursachen gewöhnlich als *angeboren* bezeichnet werden.
Dieser Form scheint eine angeborene Schwäche oder das
Fehlen der Media zugrunde zu liegen [*566*]. FONTAINE
u. Mitarb. [*188*] beschrieben 1944 unter der Bezeichnung
„*Dystrophie polyanévrysmale*" ein Krankheitsbild, bei
dem es aus bisher unbekannter Ursache vorwiegend bei
alten Männern zum plötzlichen Auftreten multipler Aneurysmen kommt. Den Veränderungen scheint eine
Muscularisdegeneration mit anschließender Sklerose zugrunde zu liegen, für die von anderer Seite [*264*]
eine allergische Serumreaktion verantwortlich gemacht
wurde. Auffallenderweise können bei diesen Kranken
die üblichen Altersveränderungen (Atheromatose und
Mediaverkalkung) vollständig fehlen. PEMBERTON und
MAHORNER [*463*] haben darauf hingewiesen, daß im Ablauf der *Thrombangiitis obliterans* häufiger Aneurysmen
auftreten, als es der Wahrscheinlichkeit entspricht.

b) Symptome

Eine konsequente Trennung von Symptomen und
Komplikationen ist bei den Aneurysmen peripherer
Arterien nicht durchzuführen, da oft die Komplikation
erst auf das Aneurysma aufmerksam macht. Abgesehen
von den rein intrathorakalen Aneurysmen fällt dem
Kranken häufig eine pulsierende, manchmal schwirrende
Schwellung auf, die bei kopfnaher Lokalisation zu unangenehmen Geräuschphänomenen Anlaß geben kann.
Durch die Kompression begleitender Nerven können
heftige neuralgische Schmerzen und schließlich Nerven-
lähmungen mit Funktionsausfällen des abhängigen Er-
folgsorgans, Muskelatrophien, Gelenkversteifungen und
Kontrakturen entstehen. Die Kompression der benachbarten Venen führt zu einer venösen Abflußbehinderung.
Eine geringe periphere Ödembildung mit verstärkter
Füllung der oberflächlichen Venen ohne sonstige Beschwerden kann erster Hinweis für ein Aneurysma
sein. Durch Thrombose des Aneurysmasackes, durch

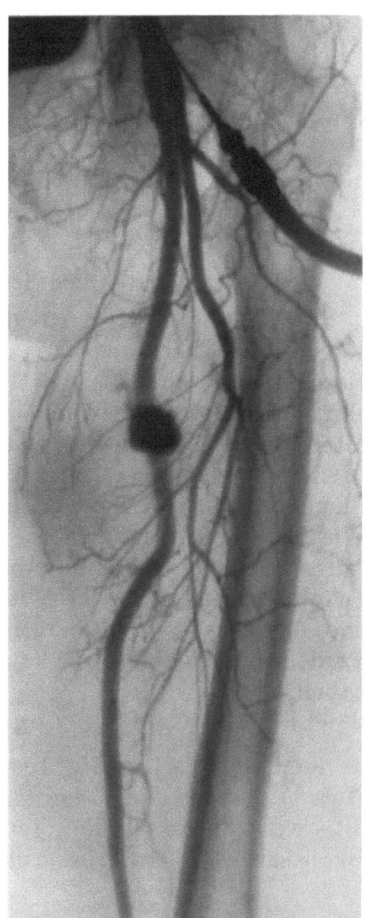

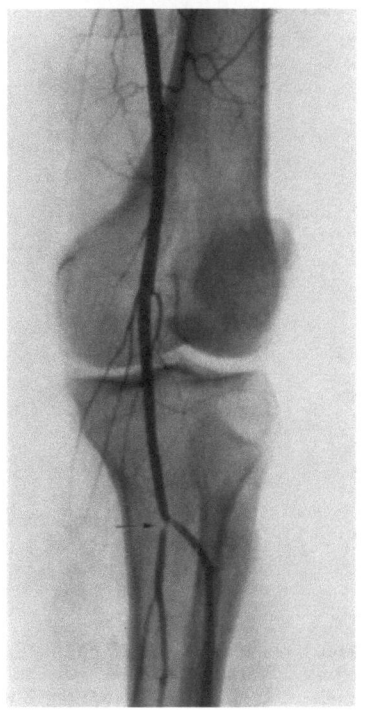

Abb. 238. W. W., 52 Jahre, ♂. Traumatisches Aneurysma der linken
A. femoralis nach Granatsplitterverletzung. 10 Jahre nach dem Trauma
akuter Arterienverschluß in Höhe der Popliteagabel (→) durch embolische Verschleppung thrombotischen Materials aus dem Aneurysma.
Zehen-Teilnekrosen, Claudicatio intermittens mit einer Gehstrecke von
100 m. Bei der Operation wurden das Aneurysma und ein 2 cm langes
Stück der A. femoralis reseziert. Wiederherstellung der Arterienkontinuität durch Interposition einer End-zu-End eingenähten Dacronprothese. Claudicatio intermittens unbeeinflußt. Seit der Operation
(1961) keine neue Embolie. (Bei Undurchführbarkeit einer End-zu-End-
Naht der Arterie würden wir heute ein autologes Venentransplantat
verwenden)

embolische Verschleppung intraaneurysmatischer Thromben (Abb. 238) oder durch Abknickung der aus dem Aneurysmasack abgehenden distalen Arterien können alle Stadien
der arteriellen Mangeldurchblutung von dem symptomlosen Fehlen peripherer Pulse bis zum
Gewebsuntergang entstehen. Nicht selten sind die ersten Beschwerden des Patienten auf
die Ruptur des Aneurysmas zurückzuführen. Bakterielle Aneurysmen entwickeln sich
meist auffallend akut, wachsen rasch und sind aus diesem Grund besonders schmerzhaft.

Das klinische Bild weist in Abhängigkeit von der Lokalisation wichtige Unterschiede auf:

α) Intrathorakale Aneurysmen der Aortenbogenäste

Von 1347 Aneurysmen und arterio-venösen Fisteln des brachiocephalen Stromgebietes, die KILLIAN [325] 1951 zusammenstellte, lagen 560 (etwa 40%) im oberen
Mediastinum. 400 (über 70%) dieser intrathorakalen Aneurysmen betrafen die A. subclavia, der Rest den Truncus brachiocephalicus oder den intrathorakalen Teil der A. carotis comm. Die Aneurysmen können zu einer pulsierenden Vorwölbung im Jugulum
oder in den Supraclaviculargruben führen. Reizung und Lähmung des N. recurrens, des
Plexus brachialis sowie des Hals- und Brustsympathicus (Horner-Syndrom) sind häufig.
Wie bei den Aneurysmen der Aorta ascendens und des Aortenbogens wird der Schmerz
retrosternal, im Hals und je nach Lage des Aneurysmas in der rechten oder in der linken
Schulter angegeben. Durch Kompression der Venen entwickelt sich ein einseitiger Hals-
und Armvenenstau. Die Kompression der oberen Hohlvene durch ein Aneurysma des
Truncus brachiocephalicus kann das Bild der bilateralen oberen Einflußstauung zur Folge
haben.

β) Aneurysmen der Halsarterien

KILLIAN [325] stellte 1951 787 Halsarterienaneurysmen zusammen. Davon waren
etwa ²/₅ (305) an der A. carotis comm., je ¹/₅ an der A. carotis int. (173) bzw. an der A. carotis ext. (36 am Stamm, 140 an den Ästen) und knapp ¹/₅ (126) an der A. vertebralis
lokalisiert. Das *Aneurysma der A. carotis comm.* führt zu einer Schwellung im Bereich

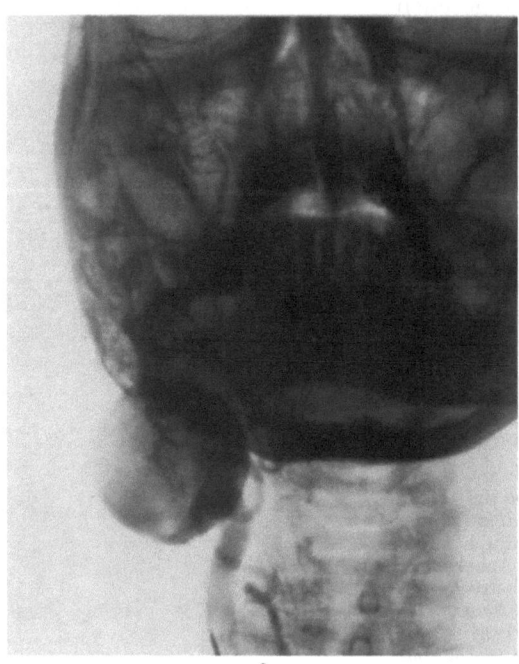
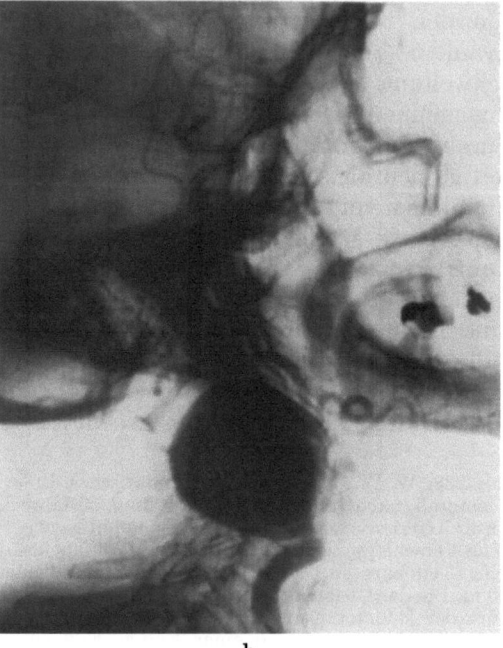

a   b

Abb. 239a u. b. K. St., 57 Jahre, ♀. Sackförmiges Aneurysma der rechten A. carotis interna, wahrscheinlich
arteriosklerotischer Genese. Operation: Resektion des Aneurysmas in mäßiger Hypothermie (30⁰ C) und
zirkuläre End-zu-End-Naht der Arterie. Seit 6 Jahren geheilt

des Halsansatzes, die nur selten in den Thorax hineinreicht. Durch Druck auf den Larynx entstehen Schluckstörungen und Reizhusten. Schmerzen werden in der Umgebung des Aneurysmas angegeben, sie können in den Hals, in den Kopf und in die Schulter ausstrahlen. Durch Kompression der Trachea kommt es zunächst nur bei Belastung, später aber auch in Ruhe zur Dyspnoe. An neurologischen Erscheinungen werden Irritationen und Lähmungen des N. recurrens, des N. hypoglossus, des Halssympathicus sowie der Plexus brachialis und cervicalis beobachtet. Ferner können sich als Folge einer Thrombose des Aneurysmas oder einer embolischen Thrombenverschleppung vorübergehende oder bleibende cerebrale Ausfallserscheinungen einstellen. Bei den selteneren *Aneurysmen der A. carotis int.* lassen sich auf Grund der Symptome zwei Lokalisationen unterscheiden: Die im proximalen Abschnitt gelegenen Aneurysmen führen vorwiegend zu Schluckstörungen und zu Irritationen des Kehlkopfes (Hustenreiz), die im distalen Abschnitt unter der Glandula parotis gelegenen Aneurysmen dagegen gehen besonders häufig mit Irritationen und Lähmungen der Nn. vagus, glossopharyngicus und hypoglossus, des Halssympathicus und der benachbarten Spinalnerven einher. Die cerebralen Symptome durch Thrombose und Embolie sind die gleichen wie bei den Aneurysmen der A. carotis comm. Häufig ergibt sich eine Zwangshaltung des Kopfes. Die Symptomatik des *Carotis-gabel-Aneurysmas* entspricht je nach Ausdehnung mehr derjenigen der Communis-Aneurysmen oder der Carotis interna-Aneurysmen. *Aneurysmen der A. carotis ext.* können, wenn sie gabelnahe sitzen, Symptome der Carotis interna-Aneurysmen hervorrufen, mit denen sie auch palpatorisch zu verwechseln sind. An der Verlaufsstrecke unter der Speicheldrüse sich entwickelnde Aneurysmen können Facialisschädigungen hervorrufen, sie fallen nicht immer als Tumor auf. *Aneurysmen der A. vertebralis* und der kleinen Arterien des Halses können in ihren Symptomen weitgehend den Carotis-aneurysmen entsprechender Höhe gleichen und sind klinisch oft von diesen nicht zu unterscheiden. Die meisten Vertebralis-Aneurysmen liegen im Abschnitt II des Gefäßes (Verlaufsstrecke durch die Querfortsätze des 6.—1. Halswirbels), Aneurysmen der Abschnitte I und III sind dagegen selten. Das Wachstum der Vertebralis-Aneurysmen erfolgt häufig nach lateral vom M. sternocleidomastoideus. Die Verdrängung des Kehl-

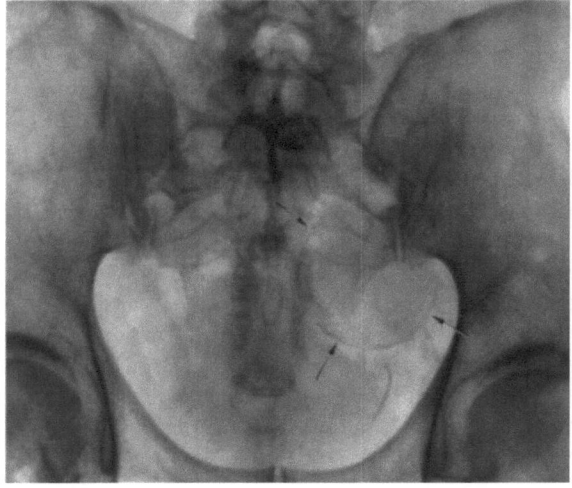 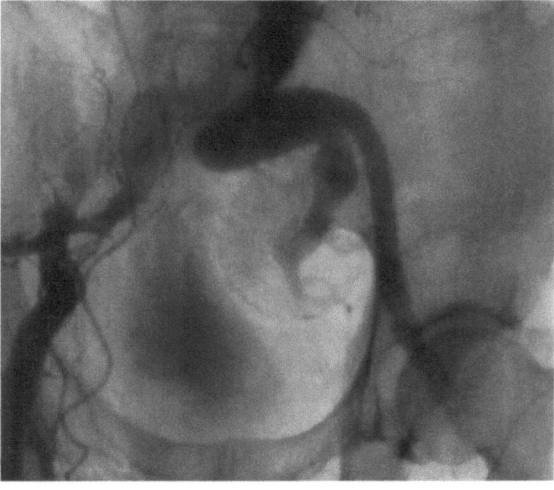

a   b

Abb. 240a u. b. C. R., 69 Jahre, ♂. Sackförmiges arteriosklerotisches Aneurysma der linken A. iliaca int. mit Verdrängung der Harnblase und des linken Ureters und Kompression des N. ischiadicus. *Beschwerden:* therapieresistentes linksseitiges Ischiassyndrom. *Operation:* Exstirpation des Aneurysmas nach Ligatur der zu- und abführenden Arterien. a Leeraufnahme: kreisförmiger Kalksaum in der Aneurysmawand (Pfeile). b Arteriogramm: Das thrombengefüllte Aneurysma wird nicht kontrastiert. Die Verdrängungserscheinungen der Aa. iliaca comm. und ext. weisen jedoch auf eine Zugehörigkeit zur A. iliaca int. hin (Verdrängung der Harnblase). (Eine bessere Darstellung als die hier gewählte retrograde Kontrastmittelinjektion in die Femoral-arterie ergibt in solchen Fällen die Kontrastmittelinjektion in die terminale Aorta nach translumbaler Punktion oder retrograder Kathetereinführung)

kopfes, der Trachea und des Oesophagus sowie die Irritation der Nn. vagus, recurrens und phrenicus sind aus diesem Grunde seltener, Kompressionserscheinungen des Plexus brachialis und des Grenzstranges eher häufiger zu beobachten als bei Aneurysmen der A. carotis.

γ) Aneurysmen der Beckenarterien

Die A. iliaca comm. ist selten isoliert aneurysmatisch verändert, wird aber häufig in das Aneurysma der abdominalen Aorta mit einbezogen. Aneurysmen der Aa. iliacae ext. und int. führen in der Regel über Kompressionseffekte zu Beschwerden (Abb. 240). Bekannt sind die aneurysmabedingte Ischiasneuralgie, die zunehmende Obstipation, die Hydronephrose oder die Nierenkolik durch Ureterkompression. Die Schmerzen können in den tiefen Rücken, in die Kreuzbeingegend und in die Harnblase ausstrahlen und mit Stuhl- und Harndrang, gelegentlich auch mit Harnverhaltung [189, 222] und schmerzhafter Miktion kombiniert sein. Aneurysmen im extrapelvinen Verlauf der *Glutäalarterien*, die meist traumatisch entstehen, führen zur Schwellung einer Gesäßhälfte, die heftige Schmerzen, eine Bewegungseinschränkung des Hüftgelenks und ein positives Laséguesches Zeichen hervorrufen kann. Fehlen bei tiefer Lage und kräftiger Kapsel die typischen Zeichen des Aneurysmas (Pulsation, systolisches Geräusch), so wird nicht selten die verhängnisvolle Fehldiagnose eines Sarkoms oder eines Abscesses gestellt.

δ) Aneurysmen der Extremitätenarterien

Bei der oberflächlichen Lage der meisten Extremitätenarterien werden die Aneurysmen von den Kranken häufig als pulsierende Geschwulst bemerkt. Mit zunehmender Größe komprimieren sie Venen und Nerven. Neurologische Symptome treten bei Aneurysmen der Armarterien fast immer auf, weniger regelmäßig bei Aneurysmen der Beinarterien, da die Hauptnervenstämme des Beines erst im Bereich der Kniekehle in die Nachbarschaft der Arterien gelangen, während sie am Arm vom Schultergürtel an zusammen verlaufen. Häufig sind die Symptome einer arteriellen Mangeldurchblutung erstes Krankheitszeichen. Bei den Poplitea-Aneurysmen, die weitaus am häufigsten sind, bestehen zum Zeitpunkt der ersten Untersuchung in $^1/_2$—$^3/_4$ der Fälle Zeichen einer Komplikation [209, 254]. Von den 31 Poplitea-Aneurysmen, die HUNTER u. Mitarb. [296] zusammenstellten, waren sogar nur 4 symptomfrei; 11 Aneurysmen waren bereits thrombosiert, 3 rupturiert und 3 hatten zu Embolien geführt. Als Folge der Komplikationen wurde in 16 Fällen eine Claudicatio intermittens angegeben, in 3 Fällen bestand Ruheschmerz und in 2 Fällen hatte sich bereits eine Gangrän entwickelt. Bei 17 Patienten waren keine Fußpulse mehr tastbar. Ähnlich dem Poplitea-Aneurysma führt auch das Aneurysma der A. subclavia bei Halsrippe oder bei Exostosen der 1. Rippe selten vor dem Auftreten peripherer Durchblutungsstörungen durch Embolie oder Thrombose zu Beschwerden, da nur bei einem Teil der Kranken ein typisches Schultergürtelsyndrom vorliegt (EDEN [151]: 48 Fälle; WICKHAM und MARTIN [605]: 9 Fälle). Hierdurch wird die Frühdiagnose außerordentlich erschwert. Ein Drittel aller Subclavia-Aneurysmen bei Halsrippe werden im 3., ein weiteres Drittel im 2. und 4. Jahrzehnt manifest [151]. Die Tatsachen weisen eindrücklich darauf hin, daß in jedem Falle einer peripheren arteriellen Durchblutungsstörung ein proximal liegendes Aneurysma in Erwägung gezogen werden sollte.

c) Diagnose

Die wichtigste klinische Maßnahme zur Erkennung eines Aneurysmas der Aortenäste und der peripheren Arterien ist die *Palpation*. Abgesehen von den Fällen rein intrathorakaler Lokalisation wird man in der Regel einen allseits gut abgrenzbaren, gleichmäßig runden, pulsierenden „Tumor" fühlen. Beweisend für das Aneurysma ist seine *expansive Pulsation*, die sich am besten prüfen läßt, indem man den Tumor zwischen beide

Hände oder zwischen zwei Finger nimmt. Ist das Aneurysma thrombosiert, so kann jede Pulsation fehlen. Ein auf den Tumor beschränktes Schwirren ist ein weiterer, allerdings nicht regelmäßig vorhandener Hinweis. Die Aneurysmen des Truncus brachiocephalicus und der intrathorakalen Abschnitte der Aa. subclavia und carotis erreichen häufig die obere Thoraxapertur und können hier palpiert werden. Aneurysmen der A. carotis sind stets von außen oder vom Pharynx aus zu fühlen. Dabei wölben sich die Carotis communis-Aneurysmen unterhalb oder in Höhe der Tonsillenloge vor, die Carotis interna-Aneurysmen dagegen oberhalb davon. Die Aneurysmen der Carotisgabel führen zu einer Schwellung in Höhe des Kieferwinkels. Vertebralis-Aneurysmen können palpatorisch meist nicht von Carotis-Aneurysmen abgetrennt werden. Kleine Beckenarterien-Aneurysmen sind bei adipösen Kranken kaum zu tasten. Mit zunehmender Größe und bei schlaffen, dünnen Bauchdecken dagegen werden sie der Untersuchung selten entgehen, besonders wenn man zusätzlich rectal oder vaginal untersucht. Eine lokalisatorische Differenzierung zwischen Aneurysmen der Aa. iliaca int. und ext. ist im allgemeinen palpatorisch nicht möglich. Jede, besonders die posttraumatische Schwellung einer Gesäßhälfte ist so lange als Aneurysma der Glutäalarterien anzusehen, bis dieses mit Sicherheit ausgeschlossen werden kann. Probepunktion mit dünner Nadel und Arteriogramm sind hierbei unentbehrlich. Das Aneurysma der A. poplitea tastet man am besten bei leichter Beugung des Knies. *Komprimiert man die zuführende Arterie* durch Fingerdruck, so kann das Aneurysma, wenn es nicht weitgehend mit Thromben ausgefüllt ist, kleiner werden und seine Pulsationen verlieren. Man beende die palpatorische Untersuchung nicht, ohne einen vollständigen *Pulstastbefund* erhoben und die übrigen großen Gefäßstämme auf das Vorliegen eines Aneurysmas untersucht zu haben. Ergänzend wird man bei Verdacht auf Subclavia-Aneurysmen die gezielte Untersuchung auf das Vorliegen eines Schultergürtel-Syndroms durchführen (s. S. 327).

Bei der *Auskultation* kann man oft ein pulssynchrones, auf die Systole beschränktes Geräusch an umschriebener Stelle feststellen. Das arterielle Aneurysma erzeugt nie ein Dauergeräusch und nur selten ein systolisches und ein diastolisches Geräusch.

Eine arterielle Mangeldurchblutung peripher vom Aneurysma ist meist durch den Pulstastbefund, die Lagerungsprobe, die Prüfung der Oberflächentemperatur und die Feststellung trophischer Störungen zu erkennen.

Im *Oscillogramm* fallen bei seitenvergleichender Untersuchung in Höhe des Aneurysmas besonders hohe, distal davon im Falle einer arteriellen Durchblutungsstörung niedrige Amplituden auf.

Röntgenuntersuchung. Nicht selten stellt sich das Aneurysma bereits auf einer Leeraufnahme durch Wandverkalkungen dar (Abb. 240). Knochenarrosionen sind bei Aneurysmen der peripheren Arterien die Ausnahme, sie werden am ehesten bei intrathorakal gelegenen Aneurysmen beobachtet. Die Thoraxübersichtsaufnahme ergibt bei Aneurysmen der Aortenbogenäste eine Verbreiterung des oberen Mediastinum nach der Seite der Lokalisation; Trachea und Oesophagus (Kontrastmitteldarstellung) werden nach der Gegenseite verdrängt, der Aortenbogen kann nach caudal verlagert sein. Das Truncusaneurysma führt außerdem zu einer Verlagerung der oberen Hohlvenen nach rechts. Bei der Durchleuchtung oder auf dem Kymogramm nachweisbare Gefäßpulsationen sind nur dann im Sinne eines Aneurysmas zu verwerten, wenn sie von außergewöhnlich hoher Amplitude sind, da auch Geschwülste und Cysten des oberen Mediastinum mitgeteilte Pulsationen aufweisen können. Bei Verdacht auf ein Subclavia-Aneurysma wird man stets nach Halsrippen oder nach Mißbildungen der 1. Rippe fahnden. Aneurysmen der Beckenarterien können indirekt durch Verdrängungseffekte (i.v. bzw. retrogrades Urogramm, Kontrasteinlauf, Magen-Darm-Passage) dargestellt werden. Bei einem Aneurysma der A. poplitea sollte stets das Osteochondrom des Femur ausgeschlossen werden.

Zur genauen Lokalisation des Aneurysmas und für die Beurteilung der distalen Strombahn und des eventuell bereits vorhandenen Kollateralkreislaufs, damit aber auch für die Wahl des Operationsverfahrens, ist eine *Arteriographie* erforderlich. Bei den intrathorakal gelegenen Aneurysmen der Aortenbogenäste ist nur durch die Kontrastdarstellung eine Mitbeteiligung der Aorta sicher auszuschließen. Auch die in operationstechnischer Hinsicht wichtige Abgrenzung eines Carotis-Aneurysmas von einem Aneurysma des ersten Subclavia-Abschnittes ist nur mit diesem Verfahren möglich. Nur bei unkomplizierten Extremitäten-Aneurysmen kann man gelegentlich auf die Arteriographie verzichten. Das Aneurysma selbst stellt sich, wenn es partiell thrombosiert ist, nur unvollständig dar. So entsteht das typische Bild eines harten Kontrastschattens im Zentrum eines größeren, durch Thromben hervorgerufenen Weichteilschattens (Abb. 241). Die früher häufig geübte direkte Punktion des Aneurysmas zur Kontrastmittelinjektion sollte nach Möglichkeit vermieden werden, da die Gefahr der Blutung, der Ruptur und der Mobilisierung von Thromben erheblich ist und heute andere Verfahren zur Verfügung stehen. Das Kontrastmittel muß proximal vom Aneurysma in die Blutbahn injiziert werden.

Für die *Darstellung der Aortenbogenäste* wird man die percutane Katheterisierung von der A. femoralis oder von der A. axillaris aus anwenden. Wenn irgend möglich vermeiden wir es, den Katheter durch das Aneurysma hindurch zu schieben (Gefahr der Perforation und der Mobilisation von Thromben), auf keinen Fall darf die Katheterspitze während der Kontrastmittelinjektion im Aneurysma liegen. Ist das arterielle Katheterverfahren nicht durchführbar, so muß man auf eines der Verfahren der Angiokardiographie zurückgreifen. Für die *Darstellung der Halsarterienaneurysmen* können die gleichen Methoden verwendet werden. Bei genügend hohem Sitz ist auch die direkte Punktion der Aa. carotis comm. oder axillaris möglich. Zur *Darstellung der Beckenarterien-Aneurysmen* kann man die hohe oder tiefe lumbale Aortographie verwenden. Die retrograde Injektion von der Femoralarterie aus hat sich nicht bewährt, da es nur selten gelingt, das Kontrastmittel über das Aneurysma hinaus genügend hoch in den proximalen Arterienabschnitt zu injizieren. Als Alternative steht die percutane Kathetermethode von der kontralateralen Femoralarterie aus zur Verfügung, wenn auf dieser Seite nicht ebenfalls obliterierende oder aneurysmatische Gefäßveränderungen vorliegen. Für die *stammnahen Extremitäten-Arterien* wird man eine der bereits genannten Methoden der Aortographie verwenden, während für die *stammfernen Aneurysmen* die einfache Extremitäten-Arteriographie ausreicht.

Der Diagnose eines Aneurysmas sollte stets eine weitgehende *ätiologische Klärung* folgen, da sich hieraus wichtige therapeutische und prognostische Konsequenzen ergeben. Das traumatische Aneurysma ist in der Regel aus der Anamnese zu erkennen. Fortgeschrittenes Alter, Vielzahl der Aneurysmen und Zeichen degenerativer Arterienokklusionen sprechen für Arteriosklerose; jugendliches Alter und ein sonst gesundes Arteriensystem dagegen für eine infektiöse Genese. Bei Verdacht auf ein bakterielles Aneurysma (Fieber, Schüttelfrost, Herzgeräusche) ist mit allen Mitteln nach den Zeichen und der Lokalisation der zugrunde liegenden Infektion, insbesondere nach einem Herzklappenfehler zu suchen. Vor Einleitung einer Behandlung mit Antibiotica müssen mehrere Blutkulturen angelegt werden. Die Syphilis sollte, obwohl sie in den seltensten Fällen Ursache sein wird, immer anamnestisch und serologisch ausgeschlossen werden.

d) Differentialdiagnose

Nur selten wird das Aneurysma mit einem *massiven Tumor* verwechselt, häufiger dagegen wird eine der Arterie aufsitzende Geschwulst als Aneurysma fehlgedeutet. Die Differentialdiagnose ist dadurch erschwert, daß auch ein infiltrierend wachsender Tumor zu Stenosierungen und zur Thrombose der Arterie führen kann [532]. In Gelenknähe täuschen vor allem *Hygrome* und *chronische Schleimbeutelentzündungen* ein Aneurysma vor. Die Pulsationen sind in diesen Fällen nicht so ausgeprägt wie bei echten Aneurysmen und erfolgen nicht expansiv. Verhängnisvolle Folgen können entstehen, wenn das Aneurysma unter der Fehldiagnose *Absceß* gespalten wird. Die beim frischen pulsierenden Hämatom oder beim Aneurysma im Stadium der Perforation meist vorhandenen Zeichen der Entzündung (Rubor, Calor, Dolor) verleiten zu diesem Irrtum

[*198*]. Die Spaltung eines Carotis-Aneurysmas unter der Diagnose Tonsillarabsceß endet in der Regel tödlich [*587*], die Probeexcision aus einem als Malignom fehlgedeuteten Glutäalarterien-Aneurysma kann zu lebensbedrohlichen Blutungen führen [*293*]. Als differentialdiagnostische Maßnahme empfiehlt sich im Zweifelsfall die Probepunktion mit dünner Nadel. Die *arterio-venöse Fistel*, die auch mit einem großen Aneurysma kombiniert sein kann (s. Abb. 165), ist im allgemeinen klinisch ohne Schwierigkeiten abzugrenzen. Schwirren und Geräusch sind fast ausnahmslos kontinuierlich und können über einem weiten Bereich, besonders auch über den zu- und abführenden Gefäßen, festgestellt werden. Die Kompression des Aneurysmas oder seiner zuführenden Arterie hat nie die für die Fistel typische Bradykardie mit Blutdruckanstieg zur Folge. Rückwirkungen auf das Herz, die von der Fistel bekannt sind, werden durch Aneurysmen der peripheren Arterien nicht hervorgerufen. Der *akute Arterienverschluß* sollte bei Fehlen einer kardialen Emboliequelle stets an die Mobilisation von Thromben aus einem Aneurysma denken lassen (Abb. 238). Aneurysmen der Aortenbogenäste und der Halsarterien können durch eine *Elongation* („Kinking", „Buckling") des Truncus brachiocephalicus, der Aa. subclavia und carotis oder der Aorta vorgetäuscht werden [*71*] (Abb. 110). Es ist bezeichnend für diese Arterienelongationen, daß sich die durch sie hervorgerufene pulsierende Schwellung im Bereich der oberen Thoraxapertur bei tiefer Inspiration verkleinert und in den Thorax hinein verlagert. Derartige Elongationen werden vorwiegend bei Frauen jenseits des 40. Lebensjahres gefunden, die an einer arteriellen Hypertonie leiden. Sie kommen sehr viel häufiger rechts als links vor. Das klinische Bild eines thrombosierten Aneurysmas mit konsekutiver peripherer Durchblutungsstörung kann auch durch eine *Cystenbildung in der Adventitia* vorgetäuscht werden („*Cystic adventitial degeneration*", s. S. 343) [*272*].

e) Komplikationen und Prognose

Die meisten Komplikationen wurden schon bei der Besprechung der Symptome aufgeführt. Man unterscheidet die *ungefährlichen Komplikationen* durch Verdrängung oder Kompression der Nachbarorgane (Venen, Nerven, Pharynx, Larynx, Trachea, Ureter, Darm) und die *das Leben oder doch die Existenz der Extremität bedrohenden schweren Komplikationen* durch embolische Verschleppung intraaneurysmatischer Thromben, durch Thrombose, Infektion oder Ruptur des Aneurysmas. Auch die sog. „Spontanheilung" durch vollständige Thrombose des Aneurysmas ist in Wahrheit eine schwere Komplikation und keineswegs wünschenswert, da sie zu einer Funktionsminderung der abhängigen Peripherie (Claudicatio intermittens), häufig zum Gewebsuntergang (Gangrän) oder an den Hirnarterien zu cerebralen Ausfällen oder zum Tod infolge cerebraler Ischämie führt. Lebensbedrohend sind vor allem Aneurysmen der Aortenbogenäste und der Kopfarterien. Die meist tödlich endende Ruptur der Aortenbogenäste erfolgt in das Mediastinum oder in die Pleura, den Oesophagus oder die Trachea. Die seltene Perforation des Truncus-Aneurysmas in die obere Hohlvene oder ihre Zuflüsse mit Ausbildung einer arterio-venösen Fistel ist auf S. 512 besprochen. Die Aneurysmen der A. carotis comm. und der A. carotis int. rupturieren primär in die Gefäßloge und von dort entweder nach außen oder in den Pharynx. WINSLOW [*610*] stellte 1926 106 Kranke mit Carotis-Aneurysmen zusammen. Von 35 unbehandelten Kranken starben 25 (71,5%), bei 3 Kranken kam es zu einer „Spontanheilung", 6 blieben stationär, bei 1 Patienten war der weitere Verlauf nicht bekannt. Daß auch die Aneurysmen kleiner Arterien zu tödlichen Komplikationen führen können, zeigt eine Beobachtung von FUKAL u. Mitarb. [*196*], die eine Patientin an einer unerkannten zweizeitigen Ruptur eines Aneurysmas der A. thyreoidea inferior in das Mediastinum und in die Pleurahöhle verloren. Die Ruptur der Extremitäten-Aneurysmen ist an einer sich schnell entwickelnden, meist sehr schmerzhaften Größenzunahme zu erkennen. Die Haut über dem pulsierenden Hämatom ist gespannt, gerötet, heiß und kann schließlich durch die Spannung nekrotisch werden, ein Zustand, dem innerhalb kurzer Zeit die Ruptur des Hämatoms nach außen folgt (s. Abb. 241). Das Hämatom kann die Arterie so weitgehend komprimieren, daß die Blutung

42*

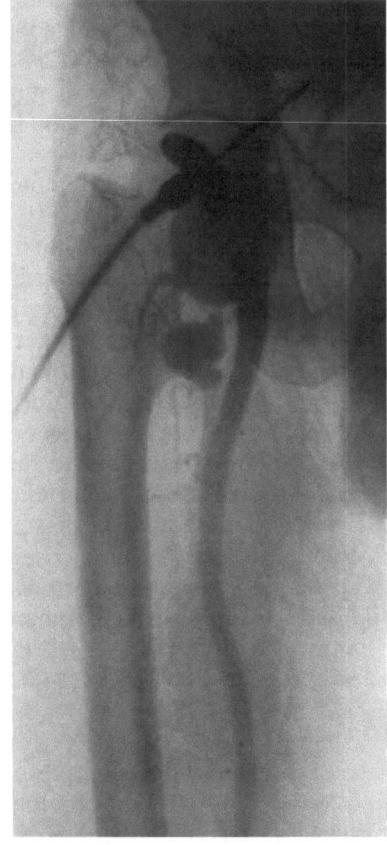

a

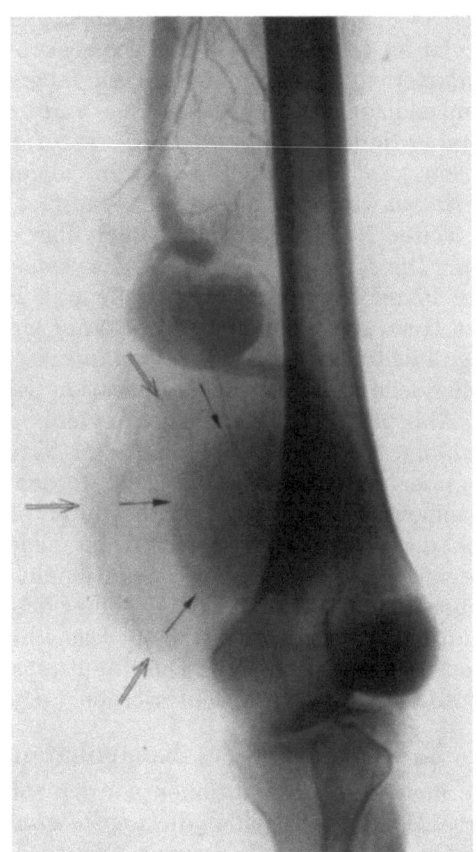

b

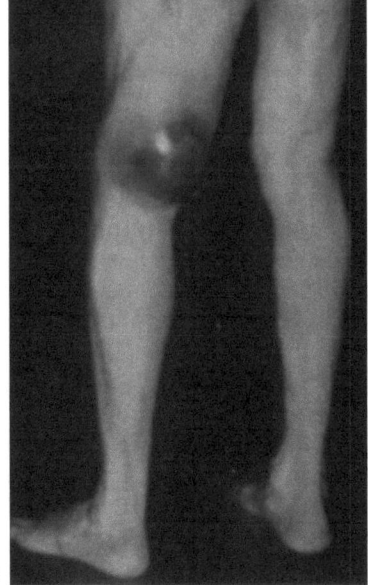

c

Abb. 241a—c. E. R., 67 Jahre, ♂. Multiple Aneurysmen bei diffuser Arteriosklerose („Dystrophie polyanévrysmale"). Der Kranke kam wegen des rupturierten Aneurysmas in der linken Kniekehle zur Aufnahme. Abgesehen von den vier dargestellten Aneurysmen hatte er sechs weitere Aneurysmen (Aorta abdominalis, rechte und linke Aa. iliacae communes et internae, rechte A. poplitea). a Arteriogramm des rechten und b Arteriogramm des linken Beins. Beachte die Doppelkontur (Pfeile) des partiell thrombosierten Popliteaaneurysmas. c Drohende Perforation des Popliteaaneurysmas durch die Haut

vorübergehend zum Stehen kommt und eine Durchblutungsstörung der Peripherie entsteht. Über das häufigste Aneurysma der Extremitätenarterien, das *Poplitea-Aneurysma*, liegen aufschlußreiche Zahlenangaben vor. 17 von 22 Poplitea-Aneurysmen [*374*], die nicht chirurgisch behandelt wurden, führten zu Komplikationen, die eine Amputation erforderlich machten. GIFFORD, HINES und JANES [209] teilten 1953 folgende Angaben über 100 Poplitea-Aneurysmen mit: In 49 Fällen bestanden zum Zeitpunkt der Erstuntersuchung schon schwere Komplikationen (20 Aneurysma-Thrombosen, 14 periphere Embolien, 12 Rupturen, 10 Fälle von Gangrän). Bei 20 % der Kranken mußte primär amputiert werden. Innerhalb der folgenden Jahre entwickelten sich bei weiteren 13 der 51 ursprünglich unkomplizierten Aneurysmen schwere Komplikationen. Die Amputationsquote war bei den konservativ behandelten Fällen dreimal so groß wie bei den operierten Patienten. 23 von 31 und 15 von 21 Poplitea-Aneurysmen, über die HUNTER u. Mitarb. [296] bzw. AUSTIN und THOMPSEN [15] berichteten, hatten zum Zeitpunkt der ersten Untersuchung zu schweren Komplikationen (Embolie, Thrombose, Ruptur) geführt. Im Vergleich mit Aneurysmen anderer Lokalisation hat das Poplitea-Aneurysma eine besondere Tendenz zur Thrombose, die bei der schlechten kollateralen Überbrückung des Gefäßabschnittes immer eine schwere Ischämie und meist die Amputation des Unterschenkels zur Folge hat.

Die Gefahr der Ruptur ist besonders groß bei primär infektiösen oder sekundär infizierten Aneurysmen. Sie erfolgt in diesen Fällen so schnell und überraschend, daß eine abwartende Haltung nur bei sorgfältiger klinischer Beobachtung erlaubt ist. Weitere durch die Grundkrankheit bedingte Komplikationen ergeben sich bei den Trägern eines arteriosklerotischen Aneurysmas durch die meist vorhandene Hypertonie ($^3/_4$ der Fälle nach HUNTER u. Mitarb. [296]), durch die bestehende Coronarsklerose sowie durch die Vielzahl der Aneurysmen. Von 32 Kranken mit Poplitea-Aneurysmen [209], die während einer Nachbeobachtungszeit bis zu 5 Jahren starben, erlagen 16 der für das An-

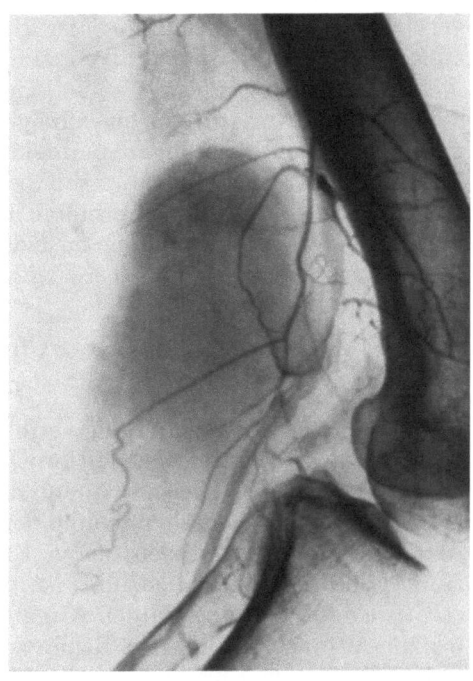

Abb. 242. K. Z., 50 Jahre, ♂. Kindskopfgroßes, die Arterie komprimierendes Aneurysma der linken A. poplitea bei seropositiver Lues latens. Operation: Resektion des Aneurysmas und eines 3 cm langen Stückes der Arterie. Überbrückung des Defektes durch Einsetzen einer Dacronprothese. Patient seit 2 Jahren beschwerdefrei

eurysma verantwortlichen Arteriosklerose (Herzmuskelinfarkt:6, Ruptur eines abdominalen:4, oder thorakalen Aortenaneurysmas:1, coronarsklerotische Herzinsuffizienz:3, cerebro-vasculäre Insuffizienz:2).

f) Chirurgische Behandlung

α) Operationsindikation

Unter dem Eindruck der drohenden Komplikationen wird man die Indikation zur chirurgischen Behandlung stellen, sobald die Diagnose bekannt ist. Kontraindikationen ergeben sich für Aneurysmen der Extremitäten, die notfalls in Lokalanaesthesie operiert werden können, kaum. Bei intrathorakalen oder intraabdominalen Aneurysmen sowie bei Aneurysmen der hirnversorgenden Arterien im Halsbereich kann jedoch ein beträchtlich reduzierter Allgemeinzustand (Herzinsuffizienz, schwere Coronarinsuffizienz, fortgeschrittene cerebro-vasculäre Insuffizienz, Insuffizienz parenchymatöser Organe) eine Kontraindikation darstellen, besonders dann, wenn der Kranke aller Wahrscheinlichkeit nach in absehbarer Zeit einem anderen Leiden erliegen wird.

Zeitpunkt der Operation. Arteriosklerotische und traumatische Aneurysmen sollten ohne wesentliche Verzögerung operiert werden, Aneurysmen im Stadium der Ruptur sind als lebensbedrohliche Notfälle umgehend der Operation zuzuführen. Auch frische pulsierende Hämatome kann man heute sofort und nicht erst nach Ausbildung einer bindegewebigen Kapsel, also im Zustand des falschen Aneurysmas, operieren. Die Präparation der verletzten Arterie und die Restauration oder Rekonstruktion ist im frischen Stadium einfacher und aussichtsreicher. Eine Ausnahme stellt nur das infizierte pulsierende Hämatom dar, bei dem man sich ähnlich wie bei den bakteriellen Aneurysmen verhält. Bei dem primär infektiösen oder dem sekundär infizierten Aneurysma ist vor der Operation die Beseitigung der Infektion durch adäquate antibiotische Behandlung anzustreben. Sie läßt sich aber häufig bei der Dringlichkeit des chirurgischen Eingriffs nicht durchführen. Solange keine Rupturgefahr besteht, wird man mehrere Blutkulturen anlegen und erst dann mit einer möglichst breiten antibiotischen Therapie beginnen, die man nach Identifizierung der Infektionserreger gezielt weiterführt. Solange sich der Zustand nicht verschlimmert, kann die Operation hinausgeschoben werden, bis man mehrfach negative Blutkulturen erhalten hat. Droht aber die Ruptur bzw. die Perforation, so muß man selbstverständlich zu jedem Zeitpunkt operativ eingreifen, auch wenn unter diesen Umständen mit postoperativen Komplikationen durch eine fortschwelende Infektion zu rechnen ist.

β) Operationsverfahren

(a) Allgemeines

Die chirurgische Behandlung verfolgt ein doppeltes Ziel: Das Aneurysma muß aus dem Kreislauf ausgeschaltet bzw. entfernt und die arterielle Strombahn soll nach Möglichkeit wieder hergestellt werden. Während das erste Ziel unter allen Umständen erreicht werden muß, gelingt die Wiederherstellung der Arterie nicht in jedem Fall. Sie sollte aber an den Arterien angestrebt werden, deren Unterbrechung erfahrungsgemäß immer oder häufig zu empfindlichen Ausfällen führt: Am Truncus brachiocephalicus, an den Aa. subclavia, carotis comm. und int., an den Armarterien wenigstens bis zur A. axillaris, wenn möglich bis zur A. brachialis, an den Beinarterien bis einschließlich der A. poplitea. An den Arterien distal vom Ellenbogen und vom Knie, an der A. carotis ext. und an der A. vertebralis, an der A. iliaca int. und an den übrigen Ästen der Hauptarterien ist man aus operationstechnischen Gründen meist zu einer Unterbrechung gezwungen und auf Grund der ausreichenden kollateralen Durchblutung auch berechtigt. Das nahe der Schädelbasis sitzende fusiforme Aneurysma der A. carotis int. ist häufig nur mit Unterbrechung der Strombahn zu beseitigen. Die Unterbrechung der stammnahen Hauptarterien sollte sonst nur dann erfolgen, wenn man sich prä- und intraoperativ einer ausreichenden Durchblutung der abhängigen Peripherie versichert hat.

Ist die Peripherie trotz fehlender distaler Pulse gut durchblutet oder bleiben die distalen Pulse auch bei Kompression der zum Aneurysma führenden Arterie tastbar, so besteht ein wirksamer Kollateralkreislauf. Einen weiteren Hinweis ergibt der Test von MATAS-MOSKOWICZ: Tritt die reaktive Hyperämie in der durch Auswickeln mit einer Esmarch-Binde anämisch gemachten Extremität unter Kompression der Hauptarterie am Ort der geplanten Unterbindung nach 1 min ein, so ist der Kollateralkreislauf gut, tritt sie erst nach 3 min ein, so ist er noch immer ausreichend. Intraoperativ verschafft man sich am besten durch Abklemmen der Arterie Klarheit über die kompensatorischen Durchblutungsmöglichkeiten. Aus diesem Grunde sollte der distale Abschnitt der Extremität für die Operation weder eingewickelt noch mit farbhaltigen Mitteln desinfiziert werden. Ein weiterer Hinweis für eine gute kollaterale Durchblutung ist der pulsierende, evtl. spritzende Blutaustritt aus dem distalen Arterienstumpf nach Durchtrennung der Arterie (Zeichen von HENLE-LEXER-COENEN-v. FRISCH). Von besonderer Bedeutung ist die Kontrolle der kollateralen Blutversorgung bei Operationen an den Aa. carotis comm. und int. Am besten eignet sich hierfür, abgesehen von der präoperativen Kompression des Gefäßes unter EEG-Kontrolle, die intraoperative intraarterielle Druckmessung distal der Abklemmung (s. S. 310).

Zeigen die beschriebenen Prüfungen, daß nach einer Unterbrechung der Arterie mit einer peripheren Durchblutungsstörung gerechnet werden muß, so sollte mit allen Mitteln eine Wiederherstellung des Gefäßes angestrebt werden. Bei Aneurysmen der hirnversorgenden Arterien ergibt sich für die Zeit des Eingriffs außerdem die Notwendigkeit einer wirkungsvollen Blutumleitung (s. S. 316).

Andererseits ist die Wiederherstellung der Strombahn nur sinnvoll und erfolgversprechend, wenn ein ausreichender Abfluß in die Peripherie gewährleistet ist. Zur Klärung dieser Frage ist bei pathologischem Pulstastbefund das Arteriogramm unentbehrlich. Ist die Hauptarterie distal vom Aneurysma embolisch oder arteriosklerotisch obliteriert, so ist eine Wiederherstellung nicht angezeigt, es sei denn, man kann sie mit einer Desobliteration der distalen Strombahn verbinden. Liegen nur Verschlüsse kleiner peripherer Arterien vor, so sollte man selbst auf die erhöhte Gefahr einer postoperativen Thrombosierung hin eine Rekonstruktion anstreben und den Abfluß durch eine gleichzeitig durchgeführte Sympathektomie zu verbessern versuchen.

Man mache es sich zur Regel, *zunächst die Arterie distal vom Aneurysma zu präparieren und anzuschlingen*, damit bei der weiteren Präparation losgelöste Thromben nicht in die Peripherie verschleppt werden können. *Dann folgt die Präparation der proximalen Arterie*, die im Falle einer Aneurysmaruptur jederzeit abgeklemmt werden kann. Erst nach diesen beiden Sicherungsmaßnahmen beginnt die Präparation des Aneurysmas. Berücksichtigt man diese Regeln, so ist keine Blutleere der Extremität erforderlich. Als zusätzliche Sicherung kann man am proximalen Extremitätenabschnitt eine aufblasbare Manschette anlegen.

(b) Spezielles

Die *Ausschaltung des Aneurysmas ohne Wiederherstellung der Strombahn* kann durch *Ligatur der proximalen Arterie* erfolgen, besser ist jedoch die *doppelte Ligatur der Arterie proximal und distal vom Aneurysma*, die man zur Vermeidung eines Rezidivs am besten mit der *Resektion des Aneurysmas* kombiniert. Das gleiche Ergebnis bei größtmöglicher Schonung der Kollateralgefäße ist durch die *obliterierende Endoaneurysmorrhaphie* von MATAS [406] zu erreichen, bei der sämtliche in den Aneurysmasack einmündenden oder aus ihm entspringenden Gefäße nach Eröffnung des Sackes vom Lumen aus umstochen werden. Dabei ist darauf zu achten, daß bei den Umstechungsligaturen keine Nerven oder Venen mitgefaßt werden. Häufig ist der Aneurysmasack derart mit Nerven und Venen verbacken, daß eine vollständige Entfernung nicht möglich ist. Der verbleibende Rest des oft starrwandigen Aneurysmas kann durch einen Muskellappen ausgefüllt werden.

Die einfachste Form einer *gefäßerhaltenden Operation* ist die *seitliche Naht der Arterie* nach Abtragung eines gestielten sackförmigen Aneurysmas. Zu dem gleichen Ergebnis führt die *restaurierende Endoaneurysmorrhaphie* nach MATAS [407], bei der der Defekt in der Arterienwand nach Eröffnung des Aneurysmas vom Lumen aus verschlossen wird. Reste des Sackes kann man zur Sicherung der Naht auf die Arterie steppen. Die *rekonstruktive Endoaneurysmorrhaphie* nach MATAS wird heute kaum noch angewandt, da das über einem inneren temporären Shunt aus dem minderwertigen Gewebe des Aneurysmasacks konstruierte neue Gefäß in der Mehrzahl der Fälle thrombosiert. Wesentlich bessere Ergebnisse liefert die *zirkuläre End-zu-End-Anastomose* nach Resektion des aneurysmatischen Arterienabschnittes, ein Verfahren, das nach seiner Einführung durch ENDERLEN 1907 [168] besonders durch v. HABERER [238, 239] und BIER [45, 46] während des ersten Weltkrieges im großen Umfang angewandt wurde und bis heute seinen Platz in der Aneurysmachirurgie behauptet hat. Bei den in Gelenknähe sitzenden Aneurysmen lassen sich durch Mobilisierung der ohnehin oft elongierten Arterie und durch Beugung der Extremität Defekte bis 3 cm ausgleichen. Das Gelenk sollte bis zur völligen Konsolidierung der Arteriennaht ruhiggestellt bleiben und wird vorteilhafterweise für eine Woche mit einer Gipsschiene fixiert. Zur Überbrückung größerer Defekte benutzte LEXER (1907) [369] zum ersten Male ein *autologes Venentransplantat*. Das Verfahren führte während des ersten und zweiten Weltkriegs in den Händen erfahrener Chirurgen zu ausgezeichneten Ergebnissen [*19, 20, 267, 370, 371, 475*]. Es ist unseres Erachtens auch heute noch an peripheren Arterien der Gefäßrekonstruktion durch synthetische Prothesen eindeutig überlegen. Wir bevorzugen das autologe Venentransplantat an den mittelgroßen Arterien (A. axillaris, A. brachialis, A. femoralis, A. poplitea). Gerade in Gelenknähe scheint es sich der mechanischen Beanspruchung wegen besser zu eignen als die synthetische Gefäßprothese. Dagegen wird man an den großen intrathorakalen, intraabdominalen oder stammnahen Arterien, zumal wenn Gefäßgabeln zu ersetzen sind, synthetische Prothesen bevorzugen.

Ein besonderes Problem stellt die *Rekonstruktion der Arterie bei primär bakteriellen oder sekundär infizierten Aneurysmen* dar. Während man früher der Ansicht war, daß in diesem Falle auf eine Wiederherstellung verzichtet und eine Resektion mit doppelter Ligatur der Arterie durchgeführt werden sollte, erschienen in den letzten Jahren häufiger Berichte über erfolgreiche Wiederherstellungen mit Venentransplantaten oder synthetischen Prothesen [*92, 420, 433, 486, 552*]. Ein Wiederherstellungsversuch ist angezeigt, wenn es gelingt, die Infektion vor der Operation durch antibiotische Behandlung auszuheilen und das infizierte in ein blandes Aneurysma umzuwandeln. Selbst nach erfolgreicher Behandlung der Bakteriämie können jedoch aus dem resezierten Aneurysma gelegentlich noch Keime gezüchtet werden. Ist die Infektion im Augenblick der Operation nicht abgeklungen, so kann eine Wiederherstellung nur dann zum Erfolg führen, wenn die Anastomosen fern vom Infektionsherd an der gesunden Arterie ausgeführt werden und wenn das Transplantat als Umgehung im gesunden Gewebe verlegt wird. Notfalls muß eine neue Gefäßloge geschaffen werden. Häufig notwendige Reoperationen [*486, 552*] weisen auf die Problematik dieses Vorgehens hin, über das ein abschließendes Urteil noch nicht gesprochen werden kann.

(α) Intrathorakale Aneurysmen der Aortenbogenäste[1]

Der größte Teil der tödlichen intraoperativen Zwischenfälle, besonders *die unbeherrschbare Blutung, ist gewöhnlich auf einen unzureichenden chirurgischen Zugang zurückzuführen.* Für die intrathorakalen Aneurysmen der Aortenbogenäste, oft auch für die stammnahen Arterien des Halses und der Arme ist eine Thorakotomie, häufig auch eine Teilresektion oder die Durchtrennung der Clavicula erforderlich. Subclaviaaneurysmen sollte man, besonders wenn sie am 1. oder 2. Abschnitt[2] lokalisiert sind, nie ohne Durchtrennung oder Teilresektion der Clavicula zu resezieren versuchen.

Zur Freilegung von kleineren Aneurysmen der rechten A. subclavia, bei denen angiographisch noch eine Abklemmung zwischen Truncusgabel und Aneurysma möglich erscheint, eignet sich der Zugang nach LEXER [*331*]: Der Hautschnitt verläuft fingerbreit oberhalb des Schlüsselbeins vom Acromion bis zum Jugulum, dann bogenförmig über das Manubrium und etwa in Höhe des 2. Intercostalraums zurück bis zur Achselhöhle. Die mediale Hälfte des Schlüsselbeins wird freipräpariert und an der Grenze zwischen innerem und mittlerem Drittel durchsägt. Nach Exartikulation des Sternoclaviculargelenks und nach Durchtrennung der Mm. sternocleidomastoideus, subclavius, pectoralis major und minor kann der entstehende Hautmuskellappen zusammen mit dem inneren Drittel des Schlüsselbeins nach lateral weggeklappt werden. Durchtrennt man jetzt noch den M. scalenus anterior an seinem costalen Ansatz, so ist die A. subclavia in ihrem ganzen Verlauf zu übersehen.

Ein ähnliches Verfahren hat E. REHN angegeben [*476*]. Der Hautschnitt führt vom Acromion bis zum Jugulum am oberen Rand der Clavicula entlang, die in der Mitte Z-förmig durchsägt wird. Nach Durchtrennung des M. sternocleidomastoideus exartikuliert man im Sternoclaviculargelenk. Zieht man jetzt das mediane Claviculafragment

---

[1] Abbildungen zu den in den folgenden Abschnitten beschriebenen Operationsverfahren befinden sich in [*331*].
[2] 1. Abschnitt: Verlauf vom Aortenbogen bzw. von der Truncusgabel bis zur Thoraxapertur. 2.Abschnitt: Verlauf in der Supraclaviculargrube. 3. Abschnitt: Verlauf zwischen Clavicula und erster Rippe.

zusammen mit dem M. pectoralis major nach unten und klappt das laterale Fragment nach oben und außen, so liegt nach Durchtrennung des M. scalenus ventralis die ganze A. subclavia frei.

Reicht das Aneurysma bis zum Abgang der A. subclavia vom Truncus oder ist die Truncusgabel in das Aneurysma einbezogen, so muß ebenso wie für die Aneurysmen des Truncus brachiocephalicus der knöcherne Thorax partiell eröffnet werden. Die Freilegung des Truncus nach SAUERBRUCH ohne Thoraxeröffnung ergibt keinen für eine Aneurysmaoperation ausreichenden Überblick. KILLIAN [331] hat hierfür die *Mediastinotomia sternoclavicularis* entwickelt:

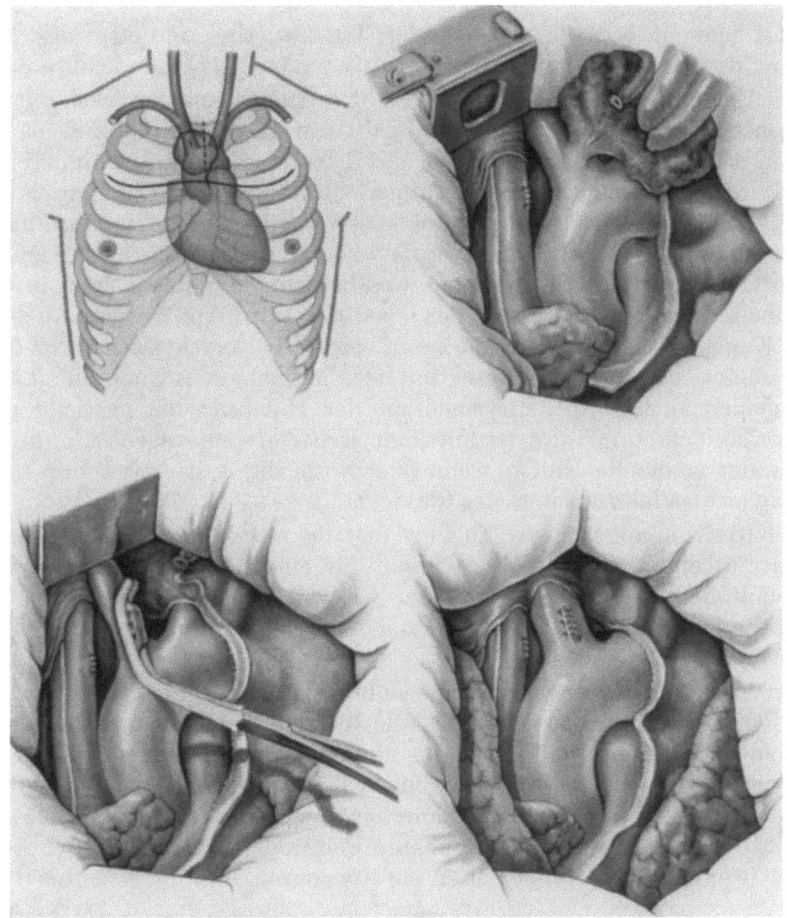

Abb. 243. H. L., 31 Jahre, ♂. Traumatisches, verkalktes, sackförmiges Aneurysma des Truncus brachiocephalicus. Excision des Aneurysmas nach tangentialer Abklemmung des Truncus und Naht der Gefäßwand. Patient seit 8 Jahren beschwerdefrei

Der S-förmige Hautschnitt verläuft zunächst entlang dem Vorderrand des M. sternocleidomastoideus bis zum Jugulum, dann bogenförmig über das Manubrium sterni und weiter am Unterrand der rechten Clavicula entlang bis zum Acromion, wo er nach caudal bis zum unteren Rand des M. pectoralis major bzw. seiner Sehne verlängert werden kann. Der M. pectoralis major wird von seinem Ansatz an der Clavicula gelöst. Dann präpariert man die Hinterwand des Sternum vom Jugulum aus stumpf so weit frei, daß man 4—5 cm unterhalb des Jugulum ein Bohrloch (Durchmesser $^1/_2$—1 cm) anlegen kann. Nun wird eine erste Gigliésäge durch das Bohrloch retrosternal bis zum linken Rand des Jugulum gelegt, eine zweite vom Bohrloch nach rechts oben geführt und zwischen Clavicula und 1. Rippe nach außen geleitet. Mit beiden Sägen kann man ein dreieckiges

Stück des Sternum mit dem Ansatz der 1. Rippe und dem intakten Sternoclavicular-gelenk heraussägen und nach seitlich oben aufklappen. Der M. subclavius läßt sich nach vorsichtiger Durchtrennung nach lateral wegpräparieren. Durchtrennt man jetzt die kleinen Halsmuskeln, so liegen die Vv. jugularis, subclavia und brachiocephalica frei, die zur Vermeidung einer Luftembolie angeschlungen werden. V. jugularis und M. scalenus anterior sind bei Bedarf zu durchtrennen. Hiernach sind der Truncus brachio-cephalicus, die ganze A. subclavia und der proximale Anteil der A. carotis comm. gut zu übersehen. Die Freilegung kann in symmetrischer Weise auf die linke Seite ausgedehnt werden, wo dann die Aa. subclavia sinistra und carotis comm. sinistra zu erreichen sind.

Die beste Übersicht für Aneurysmen der Truncusgabel und/oder des 1. Subclavia-abschnittes ergibt der von ELKIN [157] und SHUMACKER [541] entwickelte Zugang:

Die Schnittführung verläuft auf der Seite des Aneurysmas supraclaviculär von der Mitte der Clavicula bis zum Jugulum. Er wird dann in der Medianlinie bis zum 3. oder 4. ICR verlängert. Nach Durchtrennung des Platysma wird das innere Drittel der Clavicula auf der entsprechenden Seite subperiostal reseziert. Dabei muß der sternale Ansatz des M. sternocleidomastoideus durchtrennt werden. Auf der Seite der Clavicula-resektion werden außerdem die Mm. sternohyoideus und sternothyreoideus von ihren Ansätzen gelöst. Die mediane Sternotomie wird beiderseits in den 3. bzw. in den 4. Inter-costalraum hinein erweitert. Bei Ende der Operation wird das Periostbett der Clavicula, das man mit Knochenstücken ausfüllen kann, sorgfältig verschlossen. Für die Funktion der Schulter scheint sich durch die Resektion der Clavicula kein Nachteil zu ergeben. Die Autoren empfehlen auch für Aneurysmen an der Halsbasis die partielle subperiostale Resektion der Clavicula, und zwar des mittleren Drittels, wenn es sich um die Aa. axillaris und subclavia, der medianen Hälfte, wenn es sich um die A. carotis comm. handelt. Die Schnittführung erfolgt hierfür längs der Clavicula.

Der von KÜTTNER angegebene Zugang für die aortenbogennahen Abschnitte der linken Aa. carotis comm. und subclavia reicht für eine Aneurysmaoperation nicht aus. LEXER hat empfohlen, das Sternum an der Grenze zwischen Manubrium und Corpus quer zu durchtrennen und das Manubrium nach schräger Durchsägung beider Schlüssel-beine nach oben aufzuklappen.

Für Aneurysmen des Truncus brachiocephalicus genügt die von DEBAKEY [127] und COOLEY [96] bevorzugte cervico-thorakale Incision. Sie führt entlang dem M. ster-nocleidomastoideus bis zum Jugulum, dann über die Mitte des Sternum bis zum 2. oder 3. ICR und wird in diesem bis zur vorderen Axillarlinie fortgesetzt. Nach der Thorako-tomie im 2. oder 3. ICR und nach medianer, in den entsprechenden ICR verlängerter Spaltung des Sternum können auf der rechten Seite der Truncus und der Anfang seiner Äste, links der proximale Abschnitt der A. carotis comm. und der A. subclavia freigelegt werden.

(β) Aneurysmen der Halsarterien

Die Freilegung der Aa. carotis comm. und int. erfolgt durch einen Schnitt entlang dem vorderen Rand des M. sternocleidomastoideus. Bei der Präparation der Gefäße sind N. hypoglossus und N. vagus sorgfältig zu schonen. Der notwendige Gefäßersatz kann mit Hilfe eines autologen Venentransplantates, selten unter Verwendung einer synthetischen Prothese erfolgen, falls eine primäre End-zu-End-Anastomose nicht möglich ist. BOAT-MAN und BRADFORD [57] und WILSON u. Mitarb. [609] haben vorgeschlagen, den Defekt der A. carotis int. durch Verpflanzung der durchtrennten A. carotis ext. zu überbrücken. Der Vorschlag von E. REHN, durch Herunterschlagen der freipräparierten und durch-trennten A. carotis ext. einen Defekt der A. carotis comm. zu überbrücken, ist unter dem Eindruck neuer Methoden ebenso in den Hintergrund getreten wie die Empfehlung von KILLIAN, die hochgeklappte A. subclavia als Ersatz für die resezierte A. carotis comm. zu verwenden. Hochsitzende Aneurysmen der A. carotis int. lassen sich häufig erst nach einer Unterkieferdurchtrennung ausreichend freilegen. Ist das Aneurysma der A. carotis int. nahe der Schädelbasis lokalisiert, so ist eine Wiederherstellung in der Regel nicht, wenn überhaupt, nur durch intrasacculäre Implantation des Gefäßersatzes möglich. Aneurysmen der A. carotis ext. werden, wenn sie proximal der Glandula parotis liegen, nach doppelter Ligatur reseziert. Unter der Glandula parotis liegende Aneurysmen sind selten ohne Schädigung des N. facialis freizupräparieren. Sie werden aus diesem Grund besser durch Ligatur der A. carotis ext. direkt hinter der Carotisgabel sowie durch Ligatur der gleichseitigen A. occipitalis und A. temporalis oder aber durch doppelseitige Ligatur der A. carotis ext. aus dem Kreislauf ausgeschaltet.

Aneurysmen der A. vertebralis reseziert man ohne Wiederherstellung der Gefäßkontinuität. Bei normaler Gefäßversorgung des Gehirns hat der Ausfall einer A. vertebralis in der Regel keine schädlichen Folgen. Nur selten, meist bei älteren Kranken mit arteriosklerotischen Veränderungen der übrigen hirnversorgenden Arterien, treten bleibende cerebrale Ausfälle auf [1, 193]. Nach KÜTTNER [349] unterscheidet man an der extrakraniellen Verlaufsstrecke der A. vertebralis drei Abschnitte:

Abschnitt 1. Vom Ursprung aus der A. subclavia bis zum Eintritt in das Foramen costotransversarium des 6. (selten des 5. oder 7.) Halswirbelkörpers.

Abschnitt 2. Verlauf durch die Querfortsätze des 6.—1. Halswirbelkörpers.

Abschnitt 3. Vom Foramen costotransversarium des Atlas bis zur Schädelbasis.

Die Freilegung jedes dieser drei Abschnitte erfordert einen besonderen Zugang. *Abschnitt 1:* Gute Übersicht gibt der von DRÜNER [141] empfohlene Zugang: Der Patient befindet sich in Rückenlage. Winkelförmiger Hautschnitt von der Mitte des M. sternocleidomastoideus entlang seinem Hinterrand bis zum Schlüsselbein, dann abbiegend bis zum Jugulum. Durchtrennung des M. sternocleidomastoideus und des M. scalenus anterior an der Clavicula bzw. an der ersten Rippe. Legt man den Schnitt an den medialen Rand des M. sternocleidomastoideus, so kommt man häufig mit der Durchtrennung seines sternalen Ansatzes aus. Abschieben der V. jugularis int. nach median unter Schonung des N. phrenicus. Die A. thyreoidea inf. kreuzt das Operationsfeld. Ligatur, Durchtrennung und Resektion der vor der A. vertebralis liegenden V. vertebralis. Auf der linken Seite ist auf den ebenfalls vor der Arterie liegenden Ductus thoracicus zu achten.

Die von CHASSAIGNAC und KOCHER angegebenen Verfahren bieten einen weniger guten Überblick, da sie auf jede Muskeldurchtrennung verzichten.

Abschnitt 2. Zugang nach HERLYN [268, 269]: Patient in Rückenlage, Kopf zur Gegenseite gedreht, Hautschnitt vom claviculären Ansatz des M. sternocleidomastoideus bis zum Warzenfortsatz, bei Bedarf nach hinten abbiegend bis in Höhe des Foramen occipitale magnum. M. sternocleidomastoideus und die darunterliegenden Gefäße werden nach lateral, die Schilddrüse nach medial weggehalten. Bei Bedarf ist der M. omohyoideus, bei hochsitzenden Aneurysmen auch der M. sternocleidomastoideus am Warzenfortsatz zu durchtrennen. Die Querfortsätze der obersten und untersten Halswirbelkörper sind gut zu erreichen, wenn man den M. sternocleidomastoideus nach Einkerben seines Hinterrandes nach vorn zieht. Durchtrennung der Scalenusansätze an den Querfortsätzen. Durch Entfernung der vorderen Querfortsatzanteile mit der Knochenzange kann die A. vertebralis im gewünschten Abschnitt dargestellt werden. Verlängert man den Schnitt nach oben hinten, so läßt sich auch Abschnitt 3 erreichen. Im obersten Teil des Abschnitts 2 bestehen Verbindungen zu den Aa. occipitalis und cervicalis profunda, die sorgfältig ligiert werden müssen.

Außerordentlich schwierig ist der Zugang zum *Abschnitt 3* der Arterie, für den verschiedene Verfahren vorgeschlagen wurden.

Zugang nach KÜTTNER [350—352]: Der Patient befindet sich in Bauch- oder Seitenlage. Der 10 cm lange Hautschnitt verläuft bogenförmig am Hinterrand des Warzenfortsatzes. Der M. sternocleidomastoideus wird nach vorn gezogen. Anschließend erfolgt die Durchtrennung des M. splenius capitis und des darunterliegenden M. semispinalis. Der Atlasbogen ist jetzt zu fühlen und kann nach Ligatur des darüberliegenden Venennetzes freigelegt

werden, worauf man seinen oberen Rand mit dem Elevatorium freipräpariert. Die
A. vertebralis wird jetzt noch von dem N. suboccipitalis gekreuzt.

Zugang nach HERLYN [268, 269]: Schnittführung wie bei dem zuletzt beschriebenen
Verfahren. Der M. sternocleidomastoideus wird an seinem Hinterrand dicht unter dem
Warzenfortsatz unter Schonung des N. accessorius eingekerbt oder durchtrennt [157].
Anschließend Durchtrennung des M. splenius capitis und des M. semispinalis. Nach
Abklappen des Muskellappens wird der Processus transversus des Atlas zugänglich, an
dessen oberem Rand die A. vertebralis freipräpariert wird.

KILLIAN [324, 326] hat einen Zugang angegeben, der den großen Vorteil besitzt, den
obersten Abschnitt 2 und den Abschnitt 3 gemeinsam darzustellen: Hautschnitt und Präparation wie Zugang zum Abschnitt 2 nach HERLYN. Nach Freilegung des Atlasquerfort-
satzes wird dessen vorderer Anteil mit der Knochenzange abgetragen, wodurch der Zugang
zur A. vertebralis frei wird.

Ein anderer Zugang für die gleichzeitige Darstellung des Abschnittes 2 und 3, aber
auch 1, stammt von KÜTTNER [349—352]: Hautschnitt von der Basis des Warzenfortsatzes
entlang seinem Hinterrand und dem Hinterrand des M. sternocleidomastoideus bis fingerbreit
oberhalb der Clavicula. Der Schnitt kann je nach Lage des Aneurysmas an seinem oberen
Ende 3—4 cm nach hinten, an seinem unteren Ende 3—4 cm nach vorne erweitert werden.
Nun präpariert man zwischen M. sternocleidomastoideus und M. trapecius in die Tiefe.
Unter Schonung des N. accessorius wird die V. jugularis ext. unterbunden und durch-
trennt. Nach Durchtrennung des M. sternocleidomastoideus fingerbreit oberhalb der
Clavicula (evtl. auch nur seines claviculären Ansatzes) und des darunter sichtbar werdenden
M. omohyoideus, können der entstandene Hautmuskellappen, die A. carotis, die V. jugularis int. und der N. vagus nach medial weggehalten werden. Den Grenzstrang mit
Ganglion 1 und 2 zieht man nach medial und caudal. Nach Palpation des 6. Querfort-
satzes befreit man das Tuberculum caroticum von allen Muskelansätzen. Durchtrennt
man jetzt die Fascia colli, so läßt sich die A. vertebralis erreichen und bis zu ihrem Abgang
von der A. subclavia verfolgen. Zur Freilegung ihres oberen Verlaufes werden M. splenius
capitis und M. semispinalis quer durchtrennt und nach lateral gezogen. Die Querfortsätze 1—6 müssen von ihren Muskelansätzen befreit, die Zwischenräume zwischen den
Querfortsätzen freipräpariert werden. Die Freilegung des 3. Abschnittes wird dann in
der von HERLYN oder in der von KILLIAN angegebenen Weise angeschlossen.

Liegt das Aneurysma im letzten Abschnitt der A. vertebralis, so kann die Arterie
häufig zunächst nur proximal unterbunden werden. Die nach Eröffnung des Aneurysmasackes auftretende retrograde Blutung aus der distalen Arterie wird zunächst durch
Fingerdruck und Tamponade gestillt. Nach Abtragen des Sackes, nötigenfalls nach
Resektion der Querfortsätze der obersten Halswirbel, kann die Arterie auch distal gefaßt
und unterbunden werden.

(γ) Aneurysmen der Beckenarterien

Der operative Zugang entspricht, falls man nicht eine extraperitoneale Freilegung bevorzugt [291, 484], dem der Bauchaortenaneurysmen. Aneurysmen der Aa. iliacae comm.
und ext. werden stets unter Wiederherstellung der Gefäßkontinuität reseziert. Bei
Aneurysmen der A. iliaca int. oder einer ihrer Äste muß man sich häufig mit der Ligatur
der zuführenden Arterie begnügen [189]. Für Aneurysmen im extrapelvinen Verlauf
der Glutäalarterien hat sich folgendes Verfahren bewährt [293]: Der Kranke liegt auf der
gesunden Seite. Nach extraperitonealer Freilegung der Iliacagabel wird die A. iliaca int.
ligiert. Kollabiert darauf das Aneurysma, verschwinden Pulsationen und Geräusch, so
kann die Operation beendet werden. Bestehen aber weiterhin Pulsationen, so wird das
Aneurysma nach Abklemmung der A. iliaca comm. von einem zweiten Schnitt aus trans-
glutäal freigelegt und reseziert, oder, wenn es mit dem N. ischiadicus verbacken ist, durch
obliterierende Endoaneurysmorrhaphie versorgt. Steht die Blutung nach Freigabe des

Blutstroms durch die A. iliaca comm., so füllt man abschließend den verbleibenden
Aneurysmasack mit einem Muskellappen und beendet die Operation.

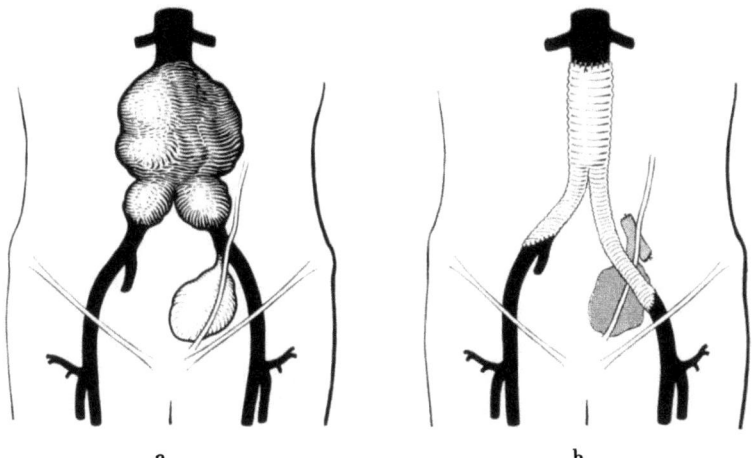

Abb. 244a u. b. W. T., 68 Jahre, ♂. a Fusiformes arteriosklerotisches Bauchaortenaneurysma im Abschnitt V
mit Einbeziehung beider Aa. iliacae communes und Aneurysma der linken A. iliaca interna. b Resektion
des Bauchaortenaneurysmas und prothetischer Ersatz der Aortenbifurkation (Dacron). Ausschaltung des
Aneurysmas an der A. iliaca interna. Patient seit 4 Jahren bis auf eine Claudicatio intermittens beschwerdefrei

(δ) Aneurysmen der Extremitätenarterien

Während der 1. Abschnitt der *A. subclavia* nur durch eine Thorakotomie in ausreichendem Umfang freigelegt werden kann, genügt für den 2. und 3. Abschnitt meist eine supra-
claviculäre Incision entlang dem Schlüsselbein. Der Zugang wird nötigenfalls durch eine
partielle subperiostale Resektion der Clavicula erweitert. Eine für die Aneurysmabildung
verantwortliche Halsrippe oder eine fehlgebildete 1. Rippe werden beseitigt bzw. korrigiert, der M. scalenus anterior durchtrennt. Nach Resektion des poststenotischen Aneurysmas gelingt häufig eine zirkuläre End-zu-End-Vereinigung der Arterienstümpfe.
Andernfalls muß man zum Gefäßersatz greifen. Daß es nicht genügt, die Halsrippe unter
Belassung des Aneurysmas zu entfernen, zeigen Beobachtungen von EDEN [*151*] und
EASTCOTT [*147*], bei denen sich 3 Monate bzw. 33 Jahre nach der Rippenresektion ein
Wachstum des Aneurysmas und schwere progrediente arterielle Durchblutungsstörungen
einstellten.

Schnittführung und Operationstechnik für die Aneurysmen der *Aa. axillaris* und
brachialis bedürfen keiner Erörterung (typische Freilegungen s. Abb. 4, S. 4). Die Wiederherstellung der arteriellen Kontinuität ist in jedem Fall anzustreben. Für die Freilegung der
A. cubitalis verwendet man zur Vermeidung von Kontrakturen einen S-förmigen Schnitt,
der das Gelenk in Richtung der Spaltlinien überquert (s. Abb. 4).

Hochsitzende *Aneurysmen der A. femoralis* werden durch einen das Leistenband
kreuzenden Längsschnitt, tiefer sitzende durch einen Schnitt entlang dem M. sartorius
freigelegt (s. Abb. 7). Gelingt die End-zu-End-Vereinigung der Arterienstümpfe nach Resektion des Aneurysmas nicht, so wird man in der Regel ein autologes Venentransplantat,
nur ausnahmsweise eine synthetische Prothese zwischenschalten.

Einer besonderen Besprechung bedürfen die zahlenmäßig weitaus im Vordergrund
stehenden Aneurysmen der *A. poplitea*. Der Zugang erfolgt entweder in Bauchlage des
Patienten durch einen S-förmigen Schnitt, der die Kniekehle in Richtung der Spalt-
linie überquert (s. Abb. 8, S. 8), oder in Rückenlage bzw. Halbseitenlage, bei leicht
gebeugtem und außenrotiertem Bein durch einen Schnitt an der medialen Seite des
Knies entlang dem hinteren Rand des M. sartorius [*157, 158*]. Der letztgenannte Zugang
hat den Vorteil, daß auch der oberste Abschnitt der A. poplitea und der distale Abschnitt
der A. femoralis superficialis erreicht werden können und daß man nötigenfalls ohne

wesentliche Umlagerung des Patienten eine lumbale Sympathektomie anschließen kann. Wenn irgend möglich, ist — evtl. unter Beugung des Knies — nach Resektion des aneurysmatischen Arterienabschnittes eine End-zu-End-Anastomose anzulegen. Wenn Gefäßersatz notwendig wird, geben wir dem autologen Venentransplantat den Vorzug vor der synthetischen Prothese. Gelingt die Wiederherstellung der Gefäßkontinuität nicht oder ist der Abfluß partiell verlegt, so wird man die lumbale Sympathektomie in der gleichen Sitzung anschließen.

Aneurysmen der *Fußsohlenarterien* wird man von einem Schnitt am medialen Fußrand zu erreichen versuchen, damit die belastete Fußsohle von Narben frei bleibt.

γ) Operationsergebnisse

Ohne Berücksichtigung der Lokalisation des Aneurysmas sind die Operationsergebnisse im allgemeinen bei jüngeren Patienten mit gesundem Arteriensystem, also besonders bei traumatischen Aneurysmen, am besten, vor allem dann, wenn bis zum Zeitpunkt der Operation noch keine Komplikationen (Embolie, Thrombose, Ruptur) aufgetreten waren.

Der Verschluß des *Truncus brachiocephalicus* durch Ligatur bzw. Naht (mit oder ohne Resektion des Truncus-Aneurysmas) ist wegen der damit verbundenen Ausschaltung der gleichseitigen Aa. carotis und vertebralis häufig von cerebralen Komplikationen belastet [*361, 577*], kann aber auch ohne schädliche Folgen vertragen werden [*52, 96, 223, 357, 503, 541, 542*]. Von 37 Fällen mit Truncus-Aneurysmen, die SHUMACKER [*541*] aus der Literatur zusammenstellte, überlebten nur 19 die Unterbrechung des Truncus. KIRBY und JOHNSEN [*328*] errechneten in einer Literaturübersicht für 51 durch Ligatur versorgte Truncus-Aneurysmen eine Operationssterblichkeit von 40 %. Im Gegensatz hierzu sind die Ergebnisse der Gefäßrekonstruktion nach Aneurysmaresektion bei optimalem Einsatz der protektiven Maßnahmen für das Gehirn fast immer und offenbar auch auf lange Sicht gut [*127*]. Für die übrigen intrathorakalen Aortenbogenäste gilt das gleiche. Über die erste erfolgreiche Resektion eines Truncus-Aneurysmas mit End-zu-End-Naht der Gefäßstümpfe berichteten KIRBY und JOHNSON 1953 [*328*].

Die Ligatur der *A. carotis comm.* führt nach ODRU [*445*] in 13 %, die der *A. carotis int.* dagegen, die gleichzeitig den Kollateralblutzufluß über die A. carotis ext. unterbricht, in 25,7 % der Fälle [*14*] zu cerebralen Komplikationen. Dementsprechend kam es bei 70 Carotis-Aneurysmen, die mit definitiver Unterbrechung der Strombahn operiert wurden, nur 46mal zur Heilung und 2mal zur Besserung, 22mal endete der Eingriff tödlich, 1mal stellte sich ein Rezidiv ein [*610*]. Die Operationsergebnisse haben sich mit den Fortschritten der modernen Gefäßchirurgie, die eine Wiederherstellung der Strombahn ohne längere Unterbrechung der cerebralen Zirkulation ermöglichen, inzwischen wesentlich verbessert [*57, 140, 251, 252, 534, 555, 557*]. KILLIAN [*325*] mußte bei 20 Aneurysmen der Halsarterien nur in einem Fall wegen der bestehenden Infektion die Arterie unterbinden, die übrigen Aneurysmen konnte er gefäßerhaltend entfernen.

Die Operationsergebnisse der *Vertebralis-Aneurysmen* konnten dagegen auch durch die Entwicklung neuerer Verfahren nur wenig verbessert werden, da eine Wiederherstellung bei der Dimension des Gefäßes nur selten in Betracht kommt. KILLIAN [*324*], der zu seinen eigenen vier Fällen 36 Ligaturen der A. vertebralis wegen Aneurysmen oder arterio-venöser Fisteln aus der Literatur zusammenstellte, errechnete eine Operationssterblichkeit von 10 %.

Die Ergebnisse der Aneurysmaoperationen an den *Beckenarterien* sind durchweg gut und entsprechen den Ergebnissen der chirurgischen Behandlung obliterativer Veränderungen am gleichen Gefäßabschnitt.

Die chirurgische Behandlung der *Extremitätenaneurysmen* erzielte auf europäischem Boden schon während des ersten und zweiten Weltkrieges sehr befriedigende Ergebnisse. v. HABERER [*239a*] stellte bis 1918 bei 216 Aneurysmen 157mal die Arterie durch seitliche oder zirkuläre Naht wieder her. Die Operationssterblichkeit betrug 6,1 %. 1948 [*243*] hatte er unter 290 Gefäßnähten nur zwei Aneurysmarezidive. E. REHN und SCHNEIDER berichteten über 90 freie Venentransplantationen bei 234 Aneurysmaoperationen. Die

Nachuntersuchung der Kranken durch KILLIAN und BÄTZNER zeigte, daß 80% der in die A. poplitea und 62% der in die A. femoralis implantierten autologen Venentransplantate noch durchgängig waren. HERLYN [267] führte unter 300 Arterienoperationen 50mal eine Venentransplantation durch.

Bei den im Zusammenhang mit einer Halsrippe entstandenen *Subclavia-Aneurysmen* werden die Operationsergebnisse weitgehend von dem Zustand der distalen Strombahn, d.h. von dem Ausmaß der präoperativ bereits abgelaufenen embolischen Verschlüsse bestimmt. Aber auch bei manifester Durchblutungsstörung scheint die strombahnerhaltende Resektion des Aneurysmas eine wesentliche Besserung der Armdurchblutung herbeiführen zu können [605]. Auf jeden Fall wird mit der Aneurysmaresektion die Gefahr weiterer Embolien behoben. Von 14 traumatischen Subclavia-Aneurysmen konnte E. REHN [476] 10 strombahnerhaltend operieren (3 seitliche Arteriennähte, 7 autologe Venentransplantate). 1 Fall war inoperabel, 3 Kranke wurden vor der Zeit der Venentransplantation durch Arterienligatur versorgt. Über erfolgreiche wiederherstellende Operationen bei traumatischen Kriegs-*Aneurysmen der A. axillaris* und *brachialis* hat besonders BÄTZNER [21] berichtet. Dagegen operierte man in den Vereinigten Staaten und in England noch bis zum Ende des zweiten Weltkrieges fast ausschließlich obliterierend [155, 159, 161, 360]. Erst nachdem FREEMAN und SHUMACKER [191, 192, 542] in mehreren Publikationen auf die Vorteile der gefäßerhaltenden Operation hingewiesen hatten, wurden die obliterierenden Verfahren mehr und mehr verlassen [111, 206, 292, 316, 487, 527]. CRAWFORD, DEBAKEY und COOLEY [111], die bei 107 Aneurysmen der peripheren Arterien fast in jedem Falle die Gefäßkontinuität wiederherstellten (60% Gefäßersatz, 13% Umleitung, 26% End-zu-End-Anastomose), erzielten in 4/5 der Fälle ein gutes Ergebnis. Die gleiche Arbeitsgruppe veröffentlichte 1961 ihre Operationsergebnisse von 88 *Aneurysmen der Aa. femoralis* (39) und *poplitea* (47) bei 72 Patienten. 14mal wurde ein Arterientransplantat, 4mal eine Nylon- und 56mal eine Dacron-Prothese verwendet. 4 Patienten verstarben, 6 mußten sekundär amputiert werden. Die Operationsergebnisse waren in 60% gut, wenn die peripheren Pulse präoperativ fehlten, dagegen in 97% gut, wenn die Pulse präoperativ tastbar waren. Die erwähnten Todesfälle und Komplikationen betrafen mit Ausnahme einer Amputation die erste Gruppe. Die Nachbeobachtungszeit erstreckte sich bis über 5 Jahre. Zur Zeit der Nachuntersuchung waren noch 60 Patienten am Leben, 6 litten an einer Claudicatio intermittens, bei 2 hatte sich ein Nahtaneurysma entwickelt, das erfolgreich entfernt werden konnte.

MATAS [407] führte bis 1920 bei 103 *Poplitea-Aneurysmen* die obliterierende Endoaneurysmorrhaphie durch und erlebte nur 6mal (5,8%) eine Gangrän, während man bei der Ligatur der zuführenden Arterie proximal vom Aneurysma in 10% der Fälle mit einer Gangrän rechnen muß. Die Gefahr der Gangrän läßt sich durch eine lumbale Sympathektomie, die einige Tage vor oder zusammen mit der Arterienligatur und der Aneurysmaresektion ausgeführt wird, wesentlich verringern [374]. GIFFORD u. Mitarb. [209] berichteten bei 23 von 26 Poplitea-Aneurysmen über gute oder sehr gute Operationsergebnisse, obwohl die Strombahn mit einer Ausnahme stets unterbrochen wurde. Zweimal mußten sie postoperativ amputieren. 23 der operierten Kranken konnten bis zu 5 Jahren nachbeobachtet werden, bei keinem kam es zur Amputation oder zu anderen Komplikationen, während bei 33% der 70 konservativ behandelten Kranken in der Nachbeobachtungszeit erhebliche Komplikationen auftraten und in 16% später amputiert werden mußte. Befriedigende funktionelle Ergebnisse sind jedoch auch an der A. poplitea nur von Operationen zu erwarten, die die Strombahn erhalten oder wiederherstellen. v. HABERER [239—243] konnte bereits bei 26 von 30 traumatischen Poplitea-Aneurysmen die Strombahn durch seitliche Naht (7) oder durch zirkuläre End-zu-End-Anastomose (19) erhalten. Nur in 4 Fällen war die Ligatur erforderlich. SCHNEIDER und BÄTZNER [520] stellten bei 17 traumatischen Aneurysmen und arterio-venösen Fisteln der A. poplitea die Arterie 10mal durch ein Venentransplantat, je 1mal durch seitliche bzw. zirkuläre Naht wieder her, 5mal mußten sie ligieren. HUNTER [296] gab bei 18 von 31 Extremitäten

(Nachbeobachtungszeit bis zu 7 Jahren) ein sehr gutes Operationsresultat (keine Claudicatio intermittens) und bei 8 weiteren ein gutes Resultat (Claudicatio intermittens) an. Dabei fällt auf, daß sehr gute Ergebnisse nur durch Operationen mit Gefäßersatz erzielt wurden und daß die Ergebnisse um so unbefriedigender wurden, je schlechter der Zustand der Extremität vor der Operation bereits war. FRIESEN u. Mitarb. [195] berichteten bei 18 Operationen mit Gefäßersatz (5 homoioplastische Arterien, 13 Teflon-Prothesen) über gute und befriedigende Ergebnisse. Gleichlautende Resultate wurden von BLAKEMORE [53], LINTON[1], SEELEY u. Mitarb. [528], JULIAN u. Mitarb. [314], AUSTIN und THOMPSON [15] und GREENSTONE u. Mitarb. [231] mitgeteilt.

4. Aneurysmen der Bauchorganarterien

Aneurysmen der Bauchorganarterien sind selten und werden noch seltener erkannt. Dabei ist die rechtzeitige Diagnose wegen der fast gesetzmäßig auftretenden lebensbedrohlichen Komplikationen und in Anbetracht der therapeutischen Möglichkeiten der

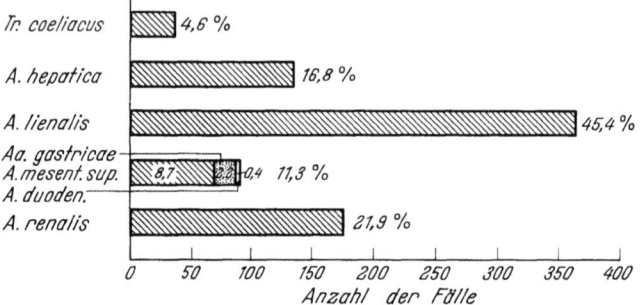

Abb. 245. Lokalisation von 803 Aneurysmen der Bauchorganarterien

modernen Gefäßchirurgie von außerordentlicher Bedeutung. Über die Häufigkeit der verschiedenen Bauchorgananeurysmen unterrichtet Abb. 245. Fast die Hälfte der Aneurysmen entsteht an der besonders langen und häufig schon früh arteriosklerotisch veränderten Milzarterie, etwa je ein Fünftel entfällt auf die Nierenarterien bzw. auf die A. hepatica.

a) Aneurysmen des Truncus coeliacus

Berücksichtigt man die geringe Länge des Gefäßes, so ist es mit 4,6% aller Bauchorgananeurysmen auffallend häufig betroffen. NAIKEN u. Mitarb. [434] stellten aus der Literatur 37 Fälle zusammen, von denen nur 11 ätiologisch geklärt waren (8 syphilitische, 3 traumatische Aneurysmen).

Die *Symptome* sind zunächst völlig uncharakteristisch und entsprechen am ehesten denen eines Tumors im Oberbauch. Schmerzen werden im Epigastrium, substernal oder in den Schultern angegeben. Gemeinsam mit Übelkeit und Brechreiz können sie eine Pankreatitis vortäuschen. Nur ausnahmsweise entsteht ein Ikterus. Die *Diagnose* wird klinisch erst möglich, wenn das Aneurysma als pulsierender Tumor tastbar wird. Ein pulssynchrones Geräusch im Epigastrium kann einen weiteren Hinweis ergeben. *Röntgenologisch* läßt sich das Aneurysma gelegentlich als zirkulärer Kalksaum oder als pulsierende Impression am breigefüllten Oesophagus nachweisen. Für die endgültige Diagnose und Lokalisation des Aneurysmas und zur Abgrenzung gegenüber Aneurysmen anderer Baucharterien ist eine abdominale Aortographie unumgänglich. Man wird sie bei allen Bauchorgananeurysmen mittels percutaner Kathetereinführung (nach SELDINGER) in eine A. femoralis oder in die linke A. axillaris oder nach hoher translumbaler Punktion

---

[1] EDMUNDS, L. H., R. C. DARLING, and R. R. LINTON [Circulation **32**, 517 (1965)]: 71 Arterienrekonstruktionen:. 21 mit homoioplastischer Arterie, 13 mit Gefäßprothesen, 3 durch End-zu-End-Naht, 29 mit V. saphena-Implantat, 3 mit V. poplitea-Implantat, 2 mit Venenstreifen. Die Autoren verwenden z. Z. ausschließlich die V. saphena magna zum Gefäßersatz.

der Aorta anfertigen. Eine selektive Darstellung der Organarterien kann notwendig sein. Häufig wird die Diagnose erst nach der *Ruptur* bzw. nach dem rupturbedingten Exitus gestellt. Da die Ruptur des Coeliaca-Aneurysmas wie die der meisten Aneurysmen an den Bauchorganarterien vorwiegend in den Peritonealraum oder in den Intestinaltrakt erfolgt, muß jedes mit den Zeichen eines inneren Blutverlustes einhergehende akute Abdomen und jede ungeklärte intestinale Blutung auf ein Aneurysma der Bauchorganarterien (oder der Aorta abdominalis) untersucht werden. Als außergewöhnliche Komplikation wurde eine durch Kompression bedingte Thrombosebildung in der unteren Hohlvene mit konsekutiver Lungenembolie beschrieben [354]. Wie ernst die *Prognose* des Leidens ist, zeigt am besten die Tatsache, daß unseres Wissens bisher erst vier Kranke durch Operation am Leben erhalten werden konnten [342, 546a, 579a].

Die *Operationsindikation* ist mit der Diagnose gegeben. Ziel der Operation sollte bei allen Bauchorgananeurysmen die Wiederherstellung der arteriellen Strombahn sein (Ausnahme: Milzarterie). Sackförmige Aneurysmen wird man unter seitlicher Naht der Arterie (eventuell mit angioplastischer Erweiterung) resezieren [579a]. Der bei der Resektion fusiformer Aneurysmen entstehende Arteriendefekt kann gelegentlich durch eine End-zu-End-Naht der Arterienstümpfe überbrückt werden [342, 546a], andernfalls muß man ihn durch Implantation einer autologen Vene oder Arterie (Milzarterie) bzw. eines Prothesenstückes überbrücken [342]. Aber auch obliterierende Operationsverfahren können an der A. coeliaca ohne Schaden angewandt werden, wenn die A. mesenterica sup., der wichtigste Kollateralenspender, normal durchblutet ist.

b) Aneurysmen der A. hepatica

Häufigkeit, Alter, Geschlecht. STEINBERG [565] konnte 1960 seit der Erstbeschreibung durch WILSON (1809) [608] bereits 127 Fälle von Hepatica-Aneurysmen aus der Weltliteratur zusammenstellen. Diese Zahl ist inzwischen durch die Mitteilungen von HEBERER [258], DICHTL [137], McCORRISTON u. Mitarb. [385], MacDONALD u. Mitarb. [386a] sowie SMYTH und TEIMOURIAN [552a] auf 144 angestiegen. Grundsätzlich kann die Erkrankung in jedem Lebensalter auftreten: Der jüngste Patient war 10, der älteste 83 Jahre alt [396]. Von 88 aus der Literatur zusammengestellten Kranken waren nur 25 unter 30 Jahren, aber 39 zwischen 30 und 50 Jahren und 24 über 50 Jahre alt. Während in den älteren Publikationen die Männer drei- bis viermal häufiger waren als die Frauen, errechnet sich nach Einbeziehung weiterer 23 Fälle eine Verteilung von 2,3:1.

Lokalisation, Ätiologie. Die Aneurysmen sind etwa dreimal häufiger an den extra- als an den intrahepatischen Arterienabschnitten lokalisiert. HESS und CELIO [270] gaben für 81 Aneurysmen folgende Verteilung an: 43 an der A. hepatica propria, 28 am Ramus dexter, 7 am Ramus sinister und 3 an der A. cystica. Es wurden Aneurysmen bis zu Kindskopfgröße beschrieben. Eine Aufschlüsselung nach falschen und echten Aneurysmen ist nach den Angaben im Schrifttum nicht möglich. Weitaus am häufigsten sind bakterielle („mykotische") Aneurysmen. HESS und CELIO [270] fanden unter 103 Fällen 49 bakterielle, 20 arteriosklerotische und 16 traumatische Aneurysmen (davon 5 Operationsverletzungen). Die 6 Fälle, die sie auf eine Cholelithiasis zurückführten, müssen wahrscheinlich ebenfalls der Gruppe der bakteriellen Aneurysmen zugerechnet werden, da weniger die Cholelithiasis als vielmehr die damit verbundene Cholecystitis für die Aneurysmabildung verantwortlich zu machen sein dürfte.

Symptome, Komplikationen, Diagnose, Differentialdiagnose. Die drei häufigsten *Symptome* des Hepatica-Aneurysmas [552a] sind *Schmerzen* im rechten Oberbauch oder im Epigastrium (70% der Kranken), die *Blutung* (62% der Kranken), die zur Hälfte in die Gallenwege oder in den Magen-Darmtrakt, zur Hälfte intraperitoneal erfolgt, und der *Verschlußikterus* (51% der Kranken). Besteht diese Symptomentrias (32% der Fälle), so sollte immer ein Hepatica-Aneurysma in die differentialdiagnostischen Erwägungen mit einbezogen werden. Aber auch bei Vorliegen eines oder der Kombination von zwei der drei

Symptome muß nach einem Aneurysma gefahndet werden, wenn sich keine der häufigeren Ursachen dafür nachweisen läßt. Die Diagnose gewinnt an Wahrscheinlichkeit, wenn im rechten Oberbauch ein pulssynchrones Geräusch zu hören und ein pulsierender Tumor zu tasten ist. Gelegentlich wird das Aneurysma auf der Abdomenleeraufnahme durch Wandverkalkungen sichtbar. Sonst wird die Diagnose nur selten vor der fast gesetzmäßig eintretenden *Ruptur* gestellt. Durch den thrombotischen Verschluß der Gallenwege kann es dabei zum Verschlußikterus kommen. Nur 19 von 103 autoptisch nachgewiesenen Aneurysmen waren nicht rupturiert. Ist die Rupturstelle klein und wird sie vorübergehend

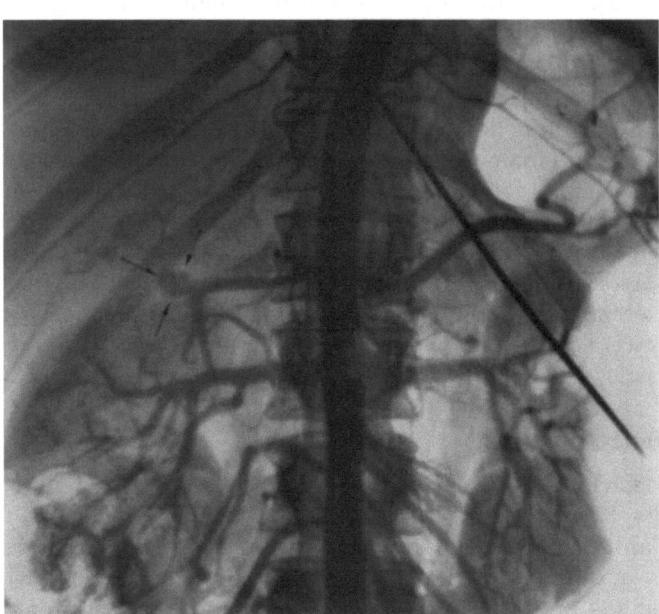

Abb. 246. E. V., 34 Jahre, ♀. Aneurysma der A. hepatica propria nach Cholecystektomie. 6 Wochen nach der Gallenoperation wiederholt schwere gastrointestinale Blutungen mit Verschlußikterus und cholangitischen Schüben. Die Aortographie ergab ein Aneurysma der A. hepatica propria (↗). Die Arterie füllte sich distal vom Aneurysma nicht mit Kontrastmittel, sie war bei der Cholecystektomie unterbunden worden oder durch ein thromboembolisches Ereignis aus dem Aneurysma obliteriert. Bei der 14 Monate nach Cholecystektomie durchgeführten Operation wurde das Aneurysma, das in den Ductus hepaticus communis und in das Duodenum perforiert war, nach Ligatur der A. hepatica communis reseziert. Die Kontinuität der Gallengänge konnte durch eine End-zu-End-Anastomose zwischen Hepaticus comm.-Stumpf und ausgeschalteter Jejunumschlinge wiederhergestellt werden [*258*]

wieder durch Thromben verschlossen, so können wiederholt Intestinalblutungen mit kolikartigen Schmerzen, Bluterbrechen und Teerstühlen auftreten. Die intraperitoneale Blutung macht das Bild des akuten Abdomen.

Wichtigste *diagnostische Maßnahme* bei Verdacht auf ein Hepatica-Aneurysma ist die abdominale Aortographie. Sie sollte in jedem Fall, der nicht eine sofortige Operation erfordert, ausgeführt werden, nicht nur zur Sicherung der Diagnose, sondern vor allem für die Planung der Operation. Am schonendsten fertigt man das Aortogramm mittels Kontrastmittelinjektion durch einen von der A. femoralis (oder von der linken A. axillaris) aus percutan eingeführten Katheter an, dessen Spitze in Höhe der unteren Brustaorta und auf jeden Fall oberhalb des 12. Brustwirbelkörpers liegt. Die Methode ist im Gegensatz zur hohen translumbalen Aortenpunktion auch am schwerkranken Patienten anwendbar.

Differentialdiagnostisch müssen Ulcus- und Oesophagusvaricenblutungen, die verschiedenen Formen des Verschlußikterus und vor allem das Malignom des Pankreaskopfes, der Gallenwege und der Papilla Vateri bedacht werden.

Die *Prognose* des unbehandelten Hepatica-Aneurysmas ist außerordentlich schlecht. Wird die Diagnose nicht rechtzeitig gestellt, so sterben 80 % der Kranken an der Ruptur des Aneurysmas [*222a*].

Chirurgische Behandlung. Die *Indikation* zur Operation ist beim nichtrupturierten Hepatica-Aneurysma wegen der drohenden Komplikationen praktisch immer gegeben, nach der Ruptur zwingt der lebensbedrohliche Blutverlust unter allen Umständen zur Operation. Ist die Blutung so erheblich, daß sich die Kreislaufsituation nicht mehr beherrschen läßt, so empfiehlt es sich, als erste Maßnahme nach Eröffnung des Abdomens das Lig. gastrohepaticum zu durchtrennen und die A. coeliaca, notfalls auch die abdominale Aorta knapp unterhalb des Zwerchfells so lange abzuklemmen (s. S. 648), bis das Aneurysma

bzw. die zuführende Arterie isoliert ist. Die Unterbindung der A. hepatica, wie sie
KEHR [320] erstmals erfolgreich zur Entfernung eines Aneurysmas ausführte, kann nur
an der A. hepatica comm., also proximal vom Abgang der A. gastroduodenalis gefahrlos
vorgenommen werden. In diesem Fall stehen die A. mesenterica sup. und die A. gastrica

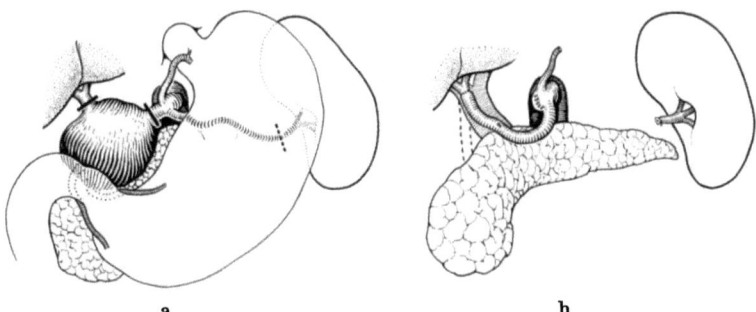

Abb. 247. Sackförmiges Aneurysma der Aa. hepaticae comm. und propria. Resektion des Aneurysmas.
Wiederherstellung der Strombahn unter Verwendung der Milzarterie. (Nach McCORRISTON u. Mitarb. [385])

Tabelle 76. *Erfolgreiche Operationen bei Aneurysmen der A. hepatica*

Ligatur der A. hepatica	Excision und Ligatur	Verfahren zur Obliteration	Kontinuitätserhaltende Operationen
1903 KEHR [320]	1955 KIRKLIN u. Mit-arb. [329]	1919 ANDERSON [12]	1951 PAUL [457] Excision, Wiederher-stellung der Arterie
1919 KADING [315]	1956 INUI u. Mitarb. [298]	1952 DWIGHT u. Mit-arb. [146]	1953 HESS u. CELIO [270]: transaneu-rysmale Arteriennaht
1921 COLMERS [94]	1957 HEJNAL [263]	1957 WHEELER [603]	1954 GIUSEFFI u. COLLINS [216]: trans-aneurysmale Arteriennaht
1954 QUATTLEBAUM [471]	1957 COSLO MONALDO [zitiert nach 552a]		1955 STEELQUIST [563]: in zwei Fällen reaktive, plastische Einhüllung
1956 HOUDARD [285]	1959 JONTZ [312]		1956 SHERIDAN [539]: transaneurys-male Arteriennaht
1956 MAINETTI (zwei Fälle) [394]	1959 BROWNING [73]		1958 RENE [zitiert nach 552a]: Cellophanumhüllung
1957 SPECTOR [554]	1959 HEBERER [285]		1959 REGOUT [zitiert nach 552a]: Excision, End-zu-End-Naht
1959 MACKAY u. PAGE [zitiert nach 552a]	1960 McCORRISTON u. Mitarb. (zwei Fäl-le) [385]		1959 JEWETT [zitiert nach 552a]: Aneurysmorrhaphie
	1960 GALLART-MONES u. Mitarb. [199a]		1959 HANSBROUGH u. LIPIN [249]: Ex-cision, Wiederherstellung der Kon-tinuität zwischen A. hepatica pro-pria und A. gastroduodenalis
	1964 SMYTH u. TEI-MOURIAN [552a]		1960 McCORRISTON u. Mitarb. [385]: Excision, Anastomose zwischen A. lienalis und A. hepatica
			1960 JESSEPH u. MAY [zitiert nach 552a]: Aneurysmorrhaphie
			1963 ZEPPA u. WOMACK [616]: Aneu-rysmorrhaphie
			1965 MACDONALD u. Mitarb. [386a]: Resektion, End-zu-End-Naht

sinistra als Kollateralenspender zur Verfügung. Die Ligatur distal vom Abgang der A. gastroduodenalis, also an der A. hepatica propria, kann zu tödlichen Lebernekrosen führen, wenn
keine ausreichenden Anastomosen zwischen Zwerchfell- und Leberarterien bestehen [308].
Wie MICHELS [414a] zeigen konnte, ist aber auch an dieser Gefäßstrecke eine ausreichende
kollaterale Blutversorgung möglich, da die A. gastrica dextra in 40,5% der Fälle von der
linken Leberarterie, die rechte Leberarterie in 11% von der A. mesenterica sup., die linke
Leberarterie in 10% von der A. gastrica sinistra entspringt und in 7% eine akzessorische
Arterie von der A. mesenterica sup. zur normalen A. hepatica dextra zieht bzw. in 18%

eine akzessorische linke Leberarterie aus der A. gastrica sinistra kommt. Eine Verbesserung der Überlebenschance hat zweifellos die Anwendung hoher Dosen von Antibiotica gebracht [403a]. Trotzdem ist eine Ligatur der Leberarterie nur zu verantworten, wenn eine Wiederherstellung mit keinen Mitteln zu erreichen ist. Ist das Aneurysma sackförmig, so kann die seitliche Naht der Arterie gelingen, die man am schonendsten transaneurysmal ausführt. Muß mit dem Aneurysma ein Stück der Arterie reseziert werden, so wird man zunächst eine End-zu-End-Naht der Stümpfe versuchen. Gelingt sie nicht, so kann man in Analogie zur Revascularisierung der Nierenarterie (s. S. 433) die Milzarterie mit der Leberarterie verbinden (Abb. 247). Das Verfahren hat den Vorteil, daß man mit einer Anastomose auskommt, während man bei Implantation einer autologen Vene oder eines Prothesenstückes zwei Anastomosen herstellen muß. Bei Ruptur in die Gallenwege können schwierige Probleme bei deren Wiederherstellung entstehen, besonders wenn das Aneurysma auf Grund einer vorausgegangenen Gallenoperation entstanden ist (s. Abb. 246). Die Zahl der erfolgreich operierten Fälle hat sich seit der Mitteilung von HESS und CELIO [270], die über die siebte erfolgreiche Operation berichteten, in 10 Jahren auf 37 erhöht (Tabelle 76).

c) Aneurysmen der A. lienalis

Häufigkeit, Geschlecht. Das Milzarterienaneurysma ist nach den Aneurysmen der Bauchaorta und der Beckenarterien das häufigste Aneurysma des Bauchraums. Seit der Erstbeschreibung vor fast 200 Jahren durch BEAUSSIER [37] sind 364 Beobachtungen mitgeteilt worden. SHEPS [537] fand in der Literatur unter 103360 Obduktionen 51 Fälle (= 0,05%) und im Obduktionsgut der Mayo-Klinik unter 28512 Sektionen 47 Fälle (= 0,16%). Der größte Teil der Aneurysmen entwickelt sich am proximalen Drittel der Arterie [450]. Im Gegensatz zu den Aneurysmen jeder anderen Lokalisation sind Milzarterienaneurysmen bei Frauen (68%) zweimal häufiger als bei Männern.

Ätiologie. 77% der Milzarterienaneurysmen sind arteriosklerotischer Genese [450], bei den übrigen handelt es sich vor allem um bakterielle oder sogenannte „kongenitale" Aneurysmen. Die immer wieder bestätigte Häufung von Milzarterienaneurysmen in der Schwangerschaft wird auf die intraabdominale Drucksteigerung, auf hormonale oder hämodynamische Faktoren zurückgeführt.

Symptome, Komplikationen, Diagnose, Differentialdiagnose. Ein großer Teil der Milzarterienaneurysmen bleibt zeitlebens symptomlos und wird gar nicht oder zufällig auf Grund eines röntgenologisch auffallenden cyclischen Kalkschattens im linken Oberbauch diagnostiziert. Gelegentlich werden uncharakteristische linksseitige Oberbauchschmerzen geäußert. Nach OWENS und COFFEY [450] soll in 44% der Fälle ein Milztumor zu tasten sein, der in 20% der Fälle mit einer portalen Hypertension einhergeht. Die Schmerzen können kolikartig exacerbieren und in die linke Schulter, in das Nierenlager oder zum Sternum hin ausstrahlen. Den klinischen Verdacht auf ein Milzarterienaneurysma kann man nur beim Nachweis eines pulsierenden (selten auch schwirrenden) Tumors und eines pulssynchronen Geräusches aussprechen. Der Nachweis des Aneurysmas muß durch Aortographie erfolgen. Die Ansichten über die Rupturgefahr des Milzarterienaneurysmas sind nicht einheitlich [421, 594]. Eine Schwangerschaft scheint die Ruptur, die am häufigsten in die Bursa omentalis, gelegentlich in das Pankreas, die Leber und den Magen und nur selten in das Retroperitoneum hinein erfolgt, zu begünstigen. Je stärker die Aneurysmawand verkalkt ist, um so geringer wird die Gefahr einer Ruptur. *Differentialdiagnostisch* müssen entsprechend den vielfältigen Nachbarschaftsbeziehungen Magen- oder Duodenalulcera, Cholecystitis, Pankreatitis, Nieren- oder Harnleiterkolik, Mesenterialinfarkt, Extrauteringravidität, Lungen- oder Herzinfarkt ausgeschlossen werden.

Chirurgische Behandlung. Die Ruptur eines verkalkten Milzarterienaneurysmas ist derart selten, daß eine Operationsindikation nur bei starken Beschwerden oder prophylaktisch im gebärfähigen Alter oder bei arterieller Hypertonie gegeben ist. Unverkalkte Aneurysmen dagegen sollten, wenn sie überhaupt vor der Ruptur erkannt werden, immer operiert werden, solange es der Allgemeinzustand des Kranken erlaubt. Gegenüber den Aneurysmen anderer Organarterien ergibt sich der Vorteil, daß die Arterienkontinuität nicht unbedingt erhalten werden muß. Das Aneurysma kann bei hilusnahem Sitz zusammen mit der Milz exstirpiert werden. Aneurysmen im proximalen Abschnitt der Milzarterie werden nach doppelter Ligatur der Arterie reseziert, wobei die Milz in situ belassen werden kann, vorausgesetzt, daß die Aa. gastricae breves nicht unterbunden werden mußten. Sind die Verhältnisse unübersichtlich, so kann man sich ausnahmsweise auf die Ligatur des Milzarterienstammes beschränken und das Aneurysma belassen. Will man die Kontinuität der Arterie wiederherstellen, so läßt sich bei der Elongation des Gefäßes meist eine End-zu-End-Naht ausführen.

d) Aneurysmen der Magen- und Darmarterien

Häufigkeit, Ätiologie. An den ausgedehnten Netzen der Magen- und Darmarterien bilden sich verhältnismäßig selten Aneurysmen. Bisher sind erst 97 Fälle mitgeteilt worden, von denen allein 70 im Ausbreitungsgebiet der A. mesenterica sup. lokalisiert

waren. Auffallend ist die Häufung bakterieller Aneurysmen (über 50% der Fälle). Allein 10% aller bakteriellen Aneurysmen entwickeln sich an der A. mesenterica sup. und ihren Ästen (Abb. 206). An zweiter Stelle folgt ätiologisch die Arteriosklerose, selten sind Aneurysmen auf dem Boden eines Trauma, nichtarteriosklerotischer Gefäßwanddegenerationen oder kongenitale Aneurysmen. Unter den Aneurysmen im Bereich des Magens finden sich elf Fälle, bei denen Blutungen aus miliaren Aneurysmen zum Tode führten.

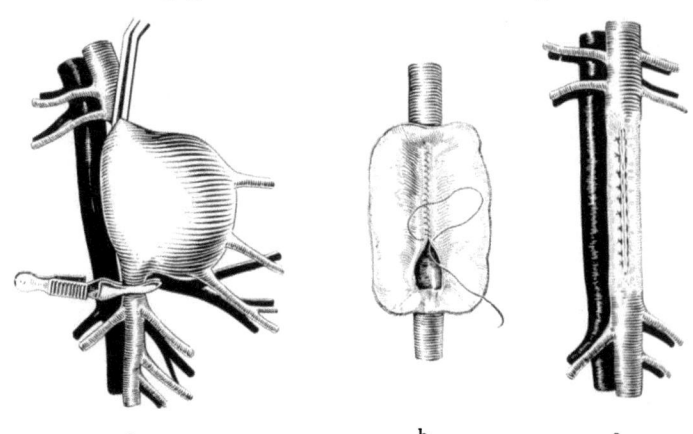

a   b   c

Abb. 248. Breitbasiges sackförmiges Aneurysma der A. mesenterica sup. Erhaltung der Arterienkontinuität durch „restaurierende Endoaneurysmorrhaphie"

Neuerdings hat GIERSBERG [208a] auf Grund von drei eigenen Beobachtungen Zweifel geäußert, ob es sich hierbei überhaupt um Aneurysmen und nicht vielmehr um Arrosionsblutungen durch akute Ulcera gehandelt hat.

Symptome, Komplikationen, Diagnose, Differentialdiagnose. In der Regel bleibt das Aneurysma bis zum Zeitpunkt der Ruptur symptomlos. Große Aneurysmen der A. mesenterica sup. können jedoch vor der Ruptur Oberbauchbeschwerden auslösen, die man aber nur beim Nachweis eines pulsierenden Tumors oder eines pulssynchronen Geräuschs auf ein Aneurysma zurückführen wird. Fast immer erfolgt die Ruptur in die Bauchhöhle oder in den Intestinaltrakt. Das akute Abdomen mit den Zeichen des inneren Blutverlustes und die mit den üblichen Mitteln nicht zu klärende Darmblutung sind auf eine Aneurysmaruptur verdächtig. Bei der Röntgenuntersuchung des Magen-Darm-Trakts können das Fehlen anderer Blutungsquellen, ein zirkulärer Kalkschatten oder cyclische Verdrängungserscheinungen besonders im Verlauf der Duodenalschleife auf ein Aneurysma hinweisen. Eine endgültige Klärung ist jedoch in der Regel nur durch die abdominale Aortographie möglich. Im Rupturstadium entspricht die Differentialdiagnose derjenigen des akuten Abdomen oder der Intestinalblutung. Das nichtrupturierte Aneurysma kann auf Grund des Geräuschbefundes mit einer Darm- oder Nierenarterienstenose verwechselt werden.

Chirurgische Behandlung. Die Operationsindikation ist meist schon wegen der bedrohlichen Rupturblutung gegeben. Nichtrupturierte Aneurysmen dieser Lokalisation sollten in Anbetracht der ungünstigen Prognose in jedem Fall operiert werden. Die Aneurysmen des Mesentericastamms und der großen Äste müssen kontinuitätserhaltend operiert werden, da bei Ligatur der Arterie die Gangrän ausgedehnter Darmabschnitte unvermeidlich ist. Im günstigen Fall kann die Arterie durch seitliche Naht oder Aneurysmorrhaphie wiederhergestellt werden. Ist man zur Resektion eines Arterienstücks gezwungen, so kann man bei der Beweglichkeit des Gefäßes eine End-zu-End-Naht versuchen, bevor man sich zur Implantation eines autologen Venen- oder Arterienstücks entschließt. Aneurysmen der peripheren Äste, an denen kein gefäßchirurgischer Eingriff möglich ist, werden nach doppelter Gefäßligatur reseziert. Werden die abhängigen Darmpartien ischämisch, so kann deren Resektion entweder sofort oder nach dem Vorschlag von BUCHMAN und MARTIN [76] als „second look" Operation 18—24 Std später bei deutlicher Demarkation ausgeführt werden. Blutende Mikroaneurysmen des Magens werden durch eine adäquate Magenresektion entfernt. Da die sog. miliaren Aneurysmen sich vorzugsweise in Kardianähe finden, muß bei unklarer Blutung gerade dieses Gebiet besonders eingehend inspiziert werden. Seitdem DEBAKEY und COOLEY [125a] 1953 erstmals ein Aneurysma der A. mesenterica sup. erfolgreich operiert haben, sind erst vier weitere erfolgreiche Eingriffe mitgeteilt worden [76].

e) Aneurysmen der A. renalis

Häufigkeit, Lokalisation, Ätiologie. Die Nierenarterie ist zweithäufigste Lokalisation der Bauchorgananeurysmen. Im Sektionsgut beträgt die Häufigkeit 0,01—0,05%. Seit der Erstbeschreibung durch ROUPPE [zit. nach *199a*] sind über 200 Fälle bekannt geworden.

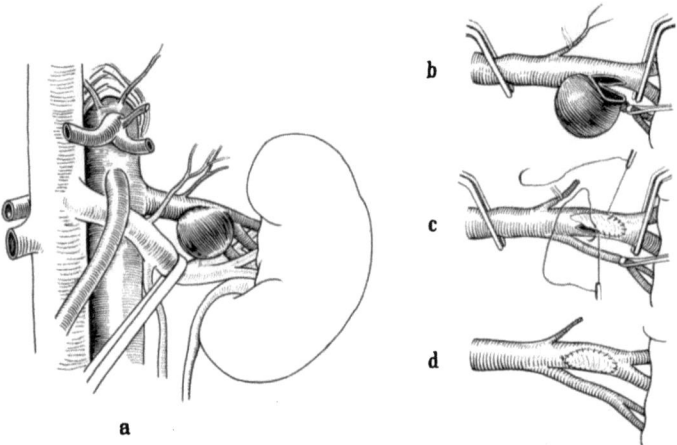

1951 stellte ABESHOUSE [4] 115 Fallberichte aus der Weltliteratur zusammen, denen er drei eigene Beobachtungen hinzufügte, 1957 berichtete GARRITANO [201] über weitere 59 Fälle aus der Literatur und über drei neue Beobachtungen. Inzwischen sind weitere Publikationen über wenigstens 27 Patienten erschienen [6, 145, 197, 255, 299, 467]. Aneurysmen, die im Zusammenhang mit einer arterio-venösen Fistel entstanden sind, sollen hier nicht berücksichtigt werden (s. S. 522). Zwei Drittel der Aneurysmen sind an der Bifur-

Abb. 249a—d. Sackförmiges Aneurysma der linken Nierenarterie (a), Abtragung des Aneurysmasackes (b) und angioplastische Wiederherstellung der A. renalis mit Hilfe eines Venenstreifens (c u. d)

kation der Nierenarterie oder distal davon lokalisiert, nur ein Drittel sitzt am Nierenarterienstamm. Als Ursachen werden degenerative Gefäßwanderkrankungen, Infektionen, Traumen und poststenotische Dilatationen angeführt, ohne daß genaue Zahlen mitgeteilt werden. GARRITANO vermutete bei 21 der von ihm zusammengestellten 62 Fälle eine arteriosklerotische Genese.

Symptome, Komplikationen, Diagnose, Differentialdiagnose. Das Nierenarterienaneurysma kann lange Zeit, sogar zeitlebens symptomlos bleiben. Als häufigste Symptome fanden sich bei 175 Kranken 93mal Schmerzen, 50mal eine Hämaturie, 41mal eine Hypertonie. Geräusche wurden nur bei 17 Kranken beschrieben und waren bei sechs auf eine arterio-venöse Fistel zurückzuführen. Bei 30% der Kranken soll ein Tumor tastbar sein. Eine Vermutungsdiagnose kann bei der Vieldeutigkeit der genannten

Symptome nur ausgesprochen werden, wenn man einen pulsierenden Tumor fühlt oder über dem Nierenlager oder in der Nabelgegend ein pulssynchrones Rauschen hört, oder wenn sich das Aneurysma auf Grund von Wandverkalkungen röntgenologisch zu erkennen gibt. Nur das zur Klärung jeder kryptogenen Hämaturie obligate Aortogramm kann die Diagnose sichern. Die Rupturgefahr scheint bei Aneurysmen der Nierenarterie geringer zu sein als bei den meisten anderen Aneurysmen. Bisher wurden nur 24 Rupturen ausschließlich nichtverkalkter Aneurysmen beschrieben. Als weitere folgenschwere Komplikation ist die Entstehung eines renovasculären Hochdrucks (über den Goldblattmechanismus) anzuführen (s. S. 421).

Chirurgische Behandlung. Kleine verkalkte Aneurysmen ohne Hypertonus bedürfen keiner Operation. Unverkalkte Aneurysmen sollten dagegen wegen der Rupturgefahr möglichst früh operiert werden. Besteht ein Hochdruck, so ist die Operationsindikation in jedem Fall gegeben. Die früher häufig geübte Nephrektomie sollte heute nach Möglichkeit vermieden und nur im Notfall angewendet werden. Sackförmige Aneurysmen lassen sich unter seitlicher Naht der Arterie resezieren (Abb. 249). Im übrigen können in Abhängigkeit von der jeweiligen Situation die bei der Nierenarterienstenose beschriebenen Verfahren (s. S. 431) Anwendung finden. HOCHENEGG [280] berichtete 1891 erstmals über eine Heilung durch Exstirpation eines traumatischen Aneurysmas bei einem 51jährigen Kranken. Seither wurden unseres Wissens insgesamt 128 Kranke operiert, davon 94 mit Nephrektomie (vier postoperative Todesfälle). Verschiedene konservative Operationsverfahren fanden ohne Zwischenfall Anwendung [201]. Auch bei den bisher durchgeführten Wiederherstellungsoperationen wurden keine Todesfälle beschrieben [197].

5. Aneurysmen der Arteria pulmonalis

a) Häufigkeit, Lokalisation

Aneurysmen der A. pulmonalis sind sehr selten. Bis 1950 wurden insgesamt 152 gesicherte Fälle beschrieben [50]. BOYD und McGAVACK [65] fanden in 66% zusätzliche kardiovasculäre Mißbildungen, und zwar bei 22% der Kranken einen offenen Ductus arteriosus, bei einem großen Teil einen Ventrikelseptumdefekt. Fusiforme und sackförmige Aneurysmen werden etwa in gleicher Häufigkeit beobachtet. Die Unterscheidung einer diffusen Dilatation der A. pulmonalis infolge Volumen- oder Druckbelastung oder als Effekt einer Preßstrahlwirkung von einem fusiformen Aneurysma ist oft schwierig, zumal beide Veränderungen gehäuft bei zusätzlichen kardiovasculären Mißbildungen auftreten. In etwa 85% der Fälle sind die Aneurysmen am Stamm der A. pulmonalis, in etwa je 7% an der rechten und an der linken Pulmonalarterie lokalisiert. Gelegentlich wurden bilaterale multiple Aneurysmen beschrieben.

b) Alter, Geschlecht

Das Durchschnittsalter der Patienten liegt zum Zeitpunkt der Diagnose um 40 Jahre, über ein Drittel aller Pulmonalarterienaneurysmen tritt jedoch schon vor dem 30. Lebensjahr in Erscheinung. Sie verteilen sich im Gegensatz zu den Aortenaneurysmen gleichmäßig auf beide Geschlechter, was darauf hindeutet, daß unterschiedliche ätiologische, funktionelle und anatomische Momente für die Pathogenese von Bedeutung sind.

c) Ätiologie

Noch zu Anfang des Jahrhunderts glaubte man an eine vorwiegend syphilitische Genese. Die zusammenfassenden Statistiken der letzten Jahre zeigen aber, daß bei höchstens einem Drittel der Fälle eine Lues nachweisbar ist. Gelegentlich entstehen die Aneurysmen durch eine *bakterielle Infektion*, wobei als Infektionsquelle eine floride Endokarditis der Tricuspidal- oder Pulmonalklappen [84, 185, 598] oder des offenen Ductus arteriosus in Frage kommt. Die meisten bakteriellen Aneurysmen entwickeln sich in den peripheren Pulmonalarterienästen. Als Erreger kommt vorwiegend Streptococcus viridans in Betracht [453]. Schwere *arteriosklerotische Veränderungen* der Pulmonalarterie wurden in einem Viertel der Beobachtungen gefunden, ohne daß damit die arteriosklerotische Genese des Aneurysmas gesichert wäre. In der Regel dürfte es sich um eine sekundäre, auf dem Boden des pulmonalen Hypertonus entstandene Arteriosklerose handeln. Die häufige Kombination mit kardiovasculären Mißbildungen läßt vermuten, daß dem Pulmonalarterienaneurysma ein *kongenitaler Gefäßwanddefekt* zugrunde liegt oder daß sich die aneurysmatische Erweiterung sekundär infolge einer durch das Vitium hervorgerufenen Volumen-, Druck- oder Preßstrahl-Belastung entwickelt.

Über eine *traumatische Entstehungsweise* wurde unseres Wissens bisher erst in fünf Fällen berichtet. Die ersten Mitteilungen stammen von KONJETZNY [339a], MARBLE und WHITE [401] und HORMAERSCHE [283b]. HEBERER [257] beschrieb ein sackförmiges Aneurysma der linken A. pulmonalis nach schwerer Thoraxkontusion mit Bronchusruptur bei einem 10jährigen Mädchen (Abb. 251). HOHLWEG [282] berichtete über einen von ZUCKSCHWERDT operierten Soldaten, bei dem sich im Anschluß an eine Granatsplitterverletzung durch Abszeßbildung und Gefäßarrosion ein Aneurysma der linken Unterlappenarterie gebildet hatte. SYMBAS und SCOTT [576] konnten einen Kranken beobachten, bei dem das Aneurysma einer linksseitigen basalen Segmentarterie erst 26 Jahre nach der verursachenden Schußverletzung zu Symptomen führte.

Weiterhin kommen folgende Ursachen in Frage: Mesarteriitis rheumatica [88, 185, 561], Endoangiitis obliterans der Pulmonalarterie [580], Narbenverziehungen [401], Erdheimsche Medianekrose mit oder ohne Marfan-Syndrom [17]. In einigen Fällen bildeten sich dissezierende Aneurysmen der A. pulmonalis [13, 606].

d) Symptome

Kleine Aneurysmen bleiben in der Regel symptomlos. Werden sie so groß, daß sie Nachbarorgane verdrängen, so gleicht ihre Symptomatik weitgehend derjenigen der thorakalen Aortenaneurysmen. Im Vordergrund des klinischen Bildes stehen Schmerzen, Atemnot (besonders bei Belastung), Husten, Heiserkeit, Schluckbeschwerden und Hämoptysen.

e) Diagnose

Mit klinischen Mitteln wird man günstigenfalls die Diagnose eines thorakalen Aneurysmas stellen, nicht aber die sichere Differenzierung zwischen einem Aneurysma der Aorta und einem Aneurysma der Pulmonalarterie treffen können. Das häufig über dem Auskultationsort der Pulmonalarterie zu hörende Systolikum (gelegentlich mit Schwirren kombiniert) ist vieldeutig und kann nur Anlaß geben zu der allein weiterführenden Röntgenuntersuchung. Der *Röntgenbefund* des Pulmonalisaneurysmas entspricht im Übersichtsbild weitgehend dem eines thorakalen Aortenaneurysmas. Die durch das Aneurysma hervorgerufene, meist einbogig begrenzte Mediastinalverbreiterung liegt in der Regel in Höhe des Pulmonalarterienstammes, also am mittleren linken Mediastinalrand. Hat sich das Aneurysma, wie Durchleuchtung und Aufnahmen im frontalen Strahlengang zeigen, vornehmlich in den Retrosternalraum hineinentwickelt, so spricht dieser Befund für ein Pulmonalarterien- und gegen ein Aortenaneurysma, das in dieser Höhe als Ascendensaneurysma gewöhnlich am rechten Mediastinalrand sichtbar wird und als Descendensaneurysma im hinteren Thorax paravertebral liegt. Hartstrahlaufnahmen, Tomogramme und die Beachtung von Verdrängungserscheinungen am Oesophagus (Breischluck) und an der Trachea können die Lokalisation erleichtern. Das Kymogramm ist abgesehen von dem Nachweis der Gefäßpulsationen dann besonders wertvoll, wenn es gelingt, das unveränderte Aortenband innerhalb des Aneurysmaschattens sichtbar zu machen (Hartstrahltechnik). Für die Angiokardiographie wird man das Kontrastmittel durch einen venös eingeführten Katheter in den rechten Vorhof (oder Ventrikel) injizieren. Eine Kontrastmittelinjektion in die aneurysmatisch veränderte Pulmonalarterie ist nach Möglichkeit zu vermeiden.

f) Differentialdiagnose

Von 20 Fällen, die SCHLUDER-MANN [519] aus der Literatur zusammenstellte, waren nur zwei intra vitam diagnostiziert worden. Differentialdiagnostisch müssen vor allem die diffusen Ektasien des Pulmonalstamms abgegrenzt werden, die auf Grund eines pulmonalen Hypertonus fast regelmäßig entstehen und bei Mitralstenosen sowie bei großen intrakardialen oder aorto-pulmonalen Kurzschlußvitien mit sekundärem Anstieg des pulmonalen Strömungswiderstandes relativ häufig zu finden sind. Ferner sind hämodynamisch bedingte Ektasien des Pulmonalstamms zu berücksichtigen, die durch eine Volumenbelastung bei Kurzschlußvitien oder als poststenotische Dilatation beim Vorliegen einer valvulären Pulmonalstenose auftreten. Auch Stenosen des Pulmonalstamms, der beiden Pulmonalarterien oder peripherer Pulmonalarterienäste können zu aneurysmatischen poststenotischen Dilatationen führen (s. Abb. 284). Die Abgrenzung einer arteriovenösen Lungenfistel kann gelegentlich röntgenologisch schwierig sein, sie ist jedoch auf Grund des klinischen Bildes in der Regel leicht zu erkennen.

g) Komplikationen und Prognose

Gelegentlich kommt es zur Thrombenbildung im Aneurysmasack, die zu Lungenembolien oder

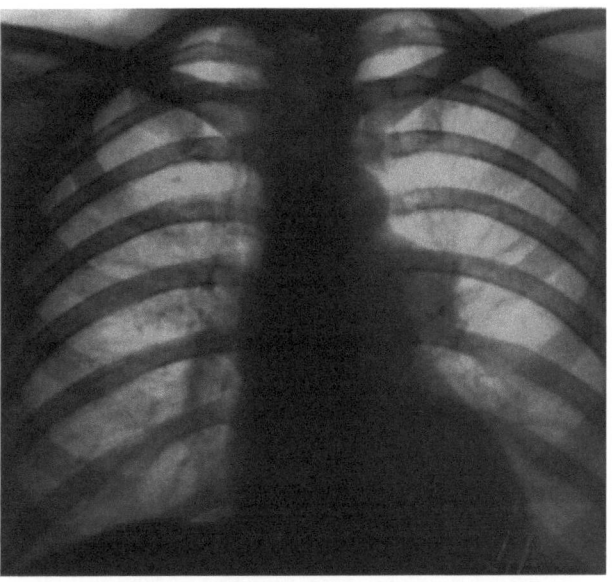

a

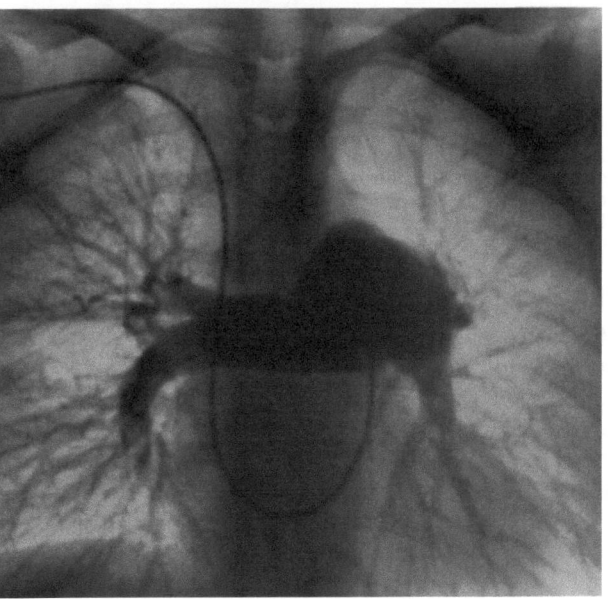

b

Abb. 250a u. b. C. S., 47 Jahre, ♀. Fusiformes Aneurysma des Truncus pulmonalis und der A. pulmonalis sinistra bei leichter valvulärer Pulmonalstenose. Systolischer Druckgradient zwischen rechtem Ventrikel und Pulmonalarterie: 10 mm Hg. a Thoraxübersichtsaufnahme. b Lungenarteriogramm

durch eine hochgradige Verlegung des Pulmonalarterienstamms zu einem chronischen Cor pulmonale und schließlich zum Rechtsversagen führen kann [364, 561]. Die häufigste und schwerste Komplikation auch der pulmonalen Aneurysmen ist ihre Ruptur, die meist in die Bronchen, in den Herzbeutel oder in die Pleurahöhle erfolgt. Genaue Angaben über die Lebenserwartung von Kranken mit Pulmonalarterienaneurysmen sind nicht bekannt. Tödliche Komplikationen werden seltener durch das Aneurysma selbst als durch die verursachende Grundkrankheit (Endokarditis, kardiovasculäre Mißbildungen, pulmonaler Hypertonus) hervorgerufen.

h) Chirurgische Behandlung

Mitteilungen über eine erfolgreiche chirurgische Behandlung sind spärlich. Meistens wurde die zuführende Arterie unterbunden [50] oder das Aneurysma mit dem abhängigen Lungenlappen bzw. -segment reseziert [282, 576]. HEBERER [257] berichtete über eine erfolgreiche Entfernung eines sackförmigen traumatischen Aneurysmas der linken A. pulmonalis. Das Gefäß wurde abgeklemmt, das Aneurysma excidiert und der Defekt der

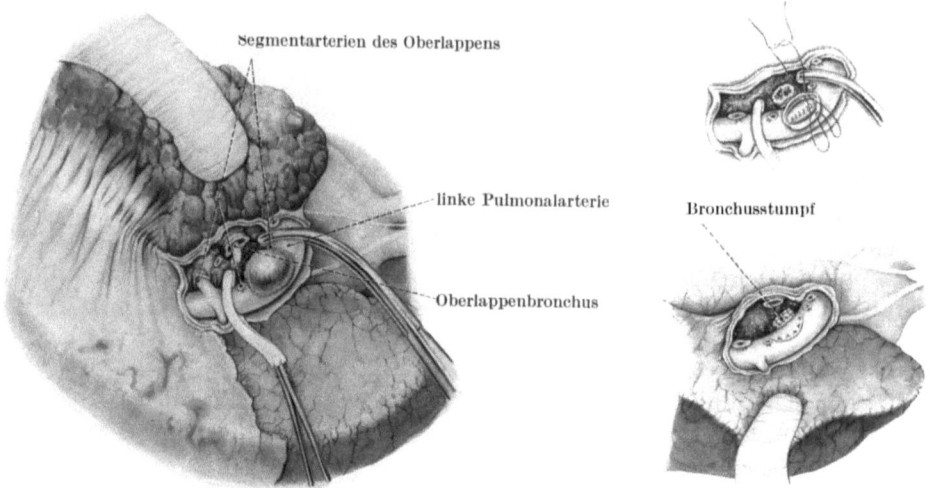

Abb. 251. B. V., 10 Jahre, ♀. Traumatisches sackförmiges Aneurysma der linken Pulmonalarterie und Abriß des linken Oberlappenbronchus nach Thoraxkompression. Operation (4 Wochen nach dem Unfall): Resektion des atelektatischen Oberlappens, Dekortikation des Unterlappens. Excision des daumenendgliedgroßen falschen Aneurysmas und seitliche Naht der Arterie. Ein Pulmonalarteriogramm 2 Jahre p. op. zeigte die linke Pulmonalarterie durchgängig und nicht stenosiert. Seit 8 Jahren geheilt [257]

Pulmonalarterie durch fortlaufende Naht verschlossen (Abb. 251). Zwei Jahre nach der Operation war die Arterie bei einer angiographischen Kontrolle durchgängig. Operationen unter Verwendung homoioplastischer oder synthetischer Gefäßprothesen beim Menschen wurden bisher nicht bekannt. Tierexperimentell hat man versucht, die A. pulmonalis durch autologe Venen [422], homologe Arterien [493], autologes Perikard [511] oder Teflon-Prothesen [210] zu ersetzen. Die Ergebnisse sind bisher wenig ermutigend, da bei allen Versuchen ein hoher Prozentsatz von Thrombosen auftrat.

III. Dissezierende Aneurysmen der Aorta

a) Definition

Unter einem Aneurysma dissecans versteht man eine meist in der Media auftretende Spaltung der Arterienwand, die in der Längsrichtung und in der Circumferenz des Gefäßes mehr oder weniger weit fortschreitet. Der entstehende Spaltraum ist von Blut oder Thromben ausgefüllt und kommuniziert in der Regel, aber nicht immer, einfach oder mehrfach mit dem Gefäßlumen. Wir beschränken uns in der Besprechung auf die *dissezierenden Aneurysmen der Aorta*, da die sehr seltenen dissezierenden Aneurysmen der peripheren Arterien klinisch und häufig auch arteriographisch nicht als solche zu erkennen sind. Außerdem entspricht ihre Symptomatologie und ihre Behandlung weitgehend derjenigen akuter oder chronischer arterieller Verschlüsse (s. S. 285). Es wurden dissezierende

Aneurysmen der *Coronararterien* [*218, 381, 469, 473*], der *A. carotis int.* [*473*], der *A. temporalis* [*114*], der *A. renalis* [*213, 373, 473*], der *A. mesenterica sup.* [*31, 473*], der *A. iliaca* [*69, 435, 485, 573*] und der *A. femoralis* [*211, 427*] beschrieben.

b) Historische Daten

Die erste anatomische Beschreibung eines Aneurysma dissecans soll der von NICHOLLS [*437*] 1761 verfaßte Autopsiebericht Georg II. von England sein; aus dem gleichen Jahr stammt eine Schilderung von MORGAGNI [*423*], der sich auf den Autopsiebefund einer 1708 verstorbenen Frau bezieht. Der Begriff „Aneurysma dissecans" scheint erst seit LAENNEC (1819) in die offizielle Nomenklatur eingegangen zu sein, obwohl er bereits 1802 von MAUNOIR gebraucht wurde. SHEKELTON [*535*] berichtete 1822 erstmals über ein chronisches, spontan geheiltes Aneurysma dissecans mit doppeltem Aortenlumen („double-barrel-aorta"). 1856 wurde durch SWAINE und LATHAM [*574*] zum ersten Mal die klinische Diagnose gestellt. Umfassende Übersichtsarbeiten stammen von SHENNAN [*536*] (17 eigene Fälle, 300 Fälle aus der Literatur), MCGEACHY und PAULLIN [*387*] (6 eigene Fälle, 137 Fälle aus der Literatur), SCHNITKER und BAYER [*522*] (1 eigener Fall, 580 Fälle aus der Literatur) und von HIRST u. Mitarb. [*279*] (505 Fälle aus der Literatur von 1933—1954).

c) Häufigkeit

HIRST u. Mitarb. [*279*] errechneten aus den Angaben von 31 Autoren im Sektionsgut eine mittlere Häufigkeit von 1:363 bzw. von 2,8‰. Die von ihnen herangezogenen Originalarbeiten aus den Jahren 1934—1953 zeigen eine Streubreite von 1:140 bis 1:1032, innerhalb derer auch neuere Arbeiten skandinavischer Autoren liegen [*440, 553b*]. HIRST u. Mitarb. errechneten ferner eine mittlere Häufigkeit unter den Krankenhauseinweisungen von 1:10756 bzw. von 0,09‰. Nach den gleichen Autoren beträgt der Anteil der dissezierenden Aneurysmen an der Gesamtzahl der Aortenaneurysmen im Sektionsgut 12—25%, während sie im klinischen Krankengut DEBAKEYS [*133*] 6% von 1281 Aortenaneurysmen und 20% der thorakalen Aorten-

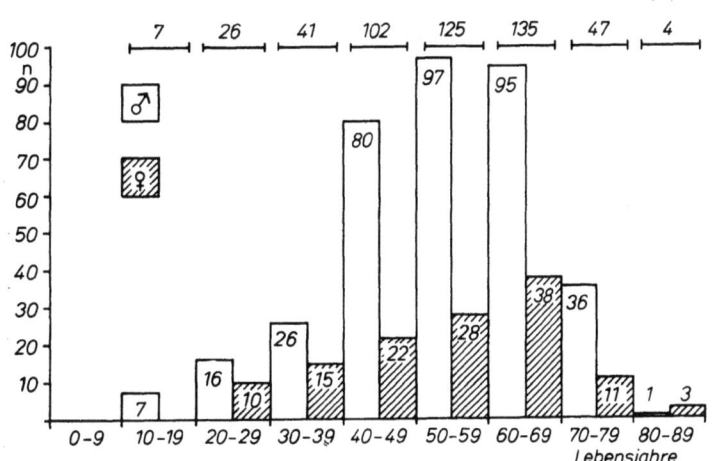

Abb. 252. Alters- und Geschlechtsverteilung von 485 dissezierenden Aortenaneurysmen. (Nach HIRST u. Mitarb. [*279*])

aneurysmen ausmachten. In den letzten Jahrzehnten scheint das Krankheitsbild, möglicherweise im Zusammenhang mit dem Anstieg der mittleren Lebenserwartung, häufiger als früher vorzukommen [*80, 118, 218, 279, 330*].

d) Alter, Geschlecht, Rasse

Dissezierende Aneurysmen wurden in jedem Lebensalter beschrieben. Der jüngste Patient war 14 Monate, der älteste 100 Jahre alt [*366*]. Die meisten dissezierenden Aneurysmen kommen jedoch in der 6. und 7. Lebensdekade vor (Abb. 252). In den jüngeren Altersgruppen treten sie besonders häufig in Verbindung mit anderen kardiovasculären Mißbildungen, mit dem Marfan-Syndrom oder während der Schwangerschaft auf. Nach Sektionsstatistiken kommen dissezierende Aneurysmen im Gegensatz zu den nichtdissezierenden nur zwei- bis höchstens dreimal so häufig beim männlichen wie beim weiblichen Geschlecht vor. Nur von der 8. Dekade an ergibt sich infolge der höheren Lebenserwartung der Frau eine Umkehr in der Geschlechtsverteilung. DE BAKEY [134c] sah in seinem klinischen Krankengut ein Verhältnis von 5:1. Das von einigen Autoren angegebene häufigere Vorkommen bei den Negern der Vereinigten Staaten [294, 365, 387, 483] ist wahrscheinlich auf die Prädisposition dieser Rasse zum arteriellen Hypertonus zurückzuführen.

e) Pathologische Anatomie

Der primäre Intimaeinriß liegt in 60—70% der Fälle im Verlauf der Aorta ascendens (Abb. 253), meist innerhalb der ersten 4 cm (Tabelle 77), in etwa 20% an der oberen descendierenden thorakalen Aorta. Die übrigen Einrisse entstehen vorwiegend am Aorten-

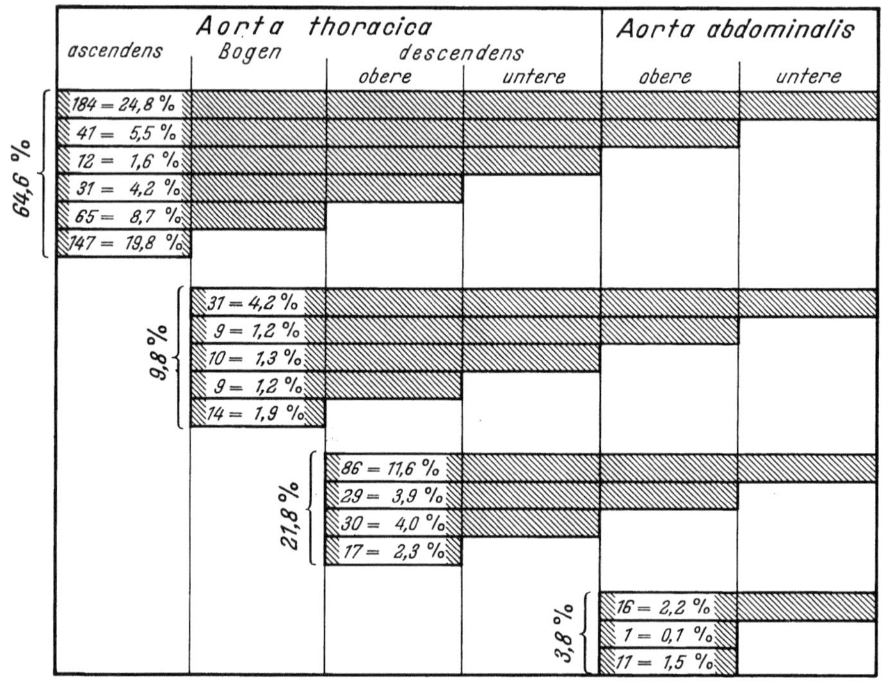

	Aorta thoracica			Aorta abdominalis	
ascendens	Bogen	descendens obere	untere	obere	untere
184 = 24,8 %					
41 = 5,5 %					
12 = 1,6 %					
31 = 4,2 %					
65 = 8,7 %					
147 = 19,8 %					
	37 = 4,2 %				
	9 = 1,2 %				
	10 = 1,3 %				
	9 = 1,2 %				
	14 = 1,9 %				
		86 = 11,6 %			
		29 = 3,9 %			
		30 = 4,0 %			
		17 = 2,3 %			
				16 = 2,2 %	
				1 = 0,1 %	
				11 = 1,5 %	

(Randbeschriftung: 64,6 %, 9,8 %, 21,8 %, 3,8 %)

Abb. 253. Lokalisation und Ausdehnung von 743 dissezierenden Aortenaneurysmen. Die schraffierten Balken zeigen Anfang und Ende der Dissektion an. Alle Prozentangaben beziehen sich auf die Gesamtzahl. (Nach SHENNAN 1934 [536] und HIRST u. Mitarb. 1958 [279])

bogen, gelegentlich an der abdominalen Aorta [8a, 310]. Bei einem Teil der Fälle (7% bei GORE und SEIWERT [227], 4% bei HIRST u. Mitarb. [279], 1,9% bei HUME und PORTER [294]) findet man keinen Intimaeinriß. ROTTINO [499] hat bei 210 Routinesektionen makroskopisch normaler Aorten in sieben Fällen histologische Veränderungen gefunden, die denjenigen bei dissezierenden Aneurysmen entsprachen. Ähnliche Befunde erhoben BAUER und HIRSCH [30] sowie KLOTZ und SIMPSON [335]. Es war bereits BABES und MIRONESCU [16] 1910 bekannt und wurde von KRUKENBERG [346] 1920 bestätigt, daß ein dissezierendes Hämatom der Aortenwand allein durch eine Blutung aus den Vasa vasorum in die vorgeschädigte Media entstehen kann. Nur in $\frac{1}{5}$ der Fälle bleibt die Dissektion umschrieben, meistens erstreckt sie sich auf die ganze distale Aorta, selten nur auf einen Teil ihres Verlaufs (Abb. 253). Neben der Dissektion nach distal wird häufig auch eine Dissektion nach proximal beobachtet. Sie kann sich, gleichgültig in welcher Höhe der Aorta der Intimaeinriß erfolgt, bis zum Aortenklappenring ausdehnen und führt dann in der Regel zur tödlichen Herzbeuteltamponade. Während aber die an der ascendierenden Aorta oder am proximalen Aortenbogen beginnenden Aneurysmen beinahe gesetzmäßig nach proximal bis zum Aortenklappenring dissezieren, ist die retrograde Dissektion bei den am distalen Bogen oder an der Aorta descendens beginnenden Aneurysmen sehr viel seltener (1 von 17 Fällen [294]). Diese Tatsache erklärt die größere Überlebenschance der distal von der A. subclavia beginnenden dissezierenden Aneurysmen. Aus dem gleichen Grund sind diese im chirurgischen Krankengut häufiger als die dissezierenden Aneurysmen der ascendierenden Aorta [133]. Entwickelt sich die Dissektion vorzugsweise in der Längsrichtung des Gefäßes, so wird man zwei nebeneinanderliegende Lumina beobachten, hat sie dagegen die ganze Circumferenz ergriffen, so kann man über eine größere Strecke einen inneren in einen äußeren Gefäßschlauch eingebettet finden. Reißt der dissezierte Intima-Media-Schlauch zirkulär ab, so kann er durch den Blutstrom in das distale Aortenlumen eingestülpt werden [290a]. Eine „Spontanheilung" tritt dann ein, wenn das dissezierende Aneurysma an seinem distalen Ende in das echte Gefäßlumen hinein rupturiert. Wird die Dissektion

Tabelle 77. *Entfernung des Intimaeinrisses von der Aortenklappe bei 200 an der Aorta ascendens beginnenden dissezierenden Aneurysmen [279]*

Entfernung (cm)	Zahl der Fälle	%
0 —1	52	26,0
1,1—2	53	26,5
2,1—3	34	17,0
3,1—4	34	17,0
4,1—5	10	5,0
5,1—6	7	3,5
6,1—7	4	2,0
7,1—8	2	1,0
Übergang Bogen	4	2,0

ausreichend lange überlebt, so kann das falsche Lumen mit Endothel ausgekleidet werden und sehr rasch arteriosklerotische Veränderungen entwickeln [602]. Häufig greift die Dissektion auch auf die Äste der Aorta über. HIRST u. Mitarb. [279] machten hierzu folgende Zahlenangaben: A. iliaca: 132 = 31,5%, Truncus brachiocephalicus: 67 = 16%,

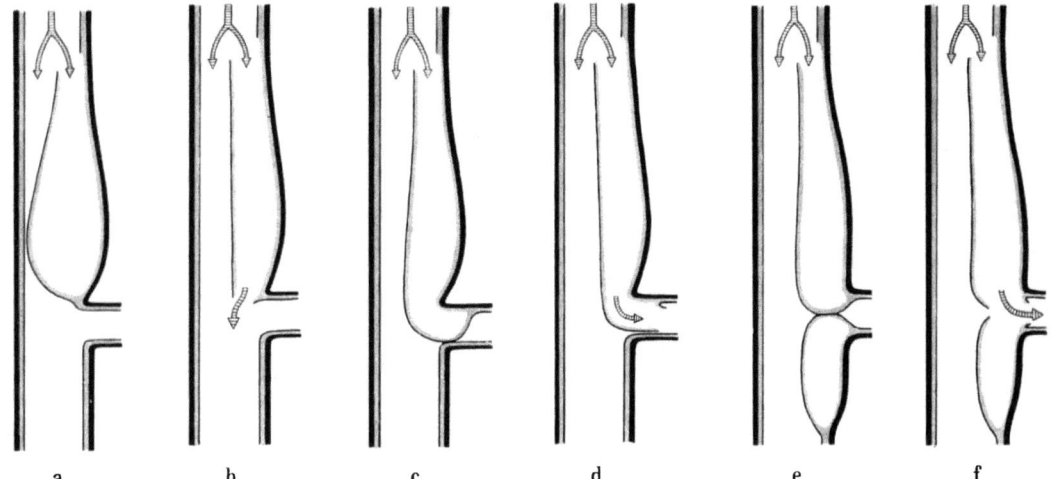

Abb. 254a—f. Verschiedene Verlaufsformen dissezierender Aneurysmen: a Okklusion des dissezierten Gefäßes. b „Spontanheilung" durch Reperforation am distalen Ende der Dissektion. c Okklusion eines Seitenastes durch Dissektion. d „Spontanheilung" durch Reperforation in das echte Lumen des Seitenastes. e Okklusion eines Seitenastes durch zirkuläre Dissektion um den Gefäßabgang. f „Spontanheilung" durch zirkulären Abriß der inneren Wandschichten am Astabgang

A. renalis: 63 = 15%, A. subclavia: 57 = 13,5%, A. coronaria: 39 = 9,3%, A. mesenterica sup. 32 = 7,6%, A. coeliaca: 17 = 4,6%, A. mesenterica inf.: 11 = 2,5%. Auffallenderweise ist die linke Nierenarterie wesentlich häufiger betroffen als die rechte [330].

f) Ätiologie

Die frühere Ansicht, daß die *Arteriosklerose* häufig Ursache der Dissektion sei (nach PEACOCK [459] in 42% der Fälle), ist heute verlassen. Die Dissektion beginnt in der Regel gerade an den von der Arteriosklerose besonders selten befallenen proximalen Abschnitten der Aorta. Gelegentlich auf dem Boden einer Arteriosklerose entstehende

Dissektionen bleiben meist auf einen kleinen Bezirk beschränkt und erreichen nur selten und dann vorwiegend bei älteren Hypertonikern ein größeres Ausmaß [*122, 358, 377, 440*].

Die Mehrzahl der dissezierenden Aneurysmen ist nach heutiger Ansicht auf eine *primäre Erkrankung der Media* zurückzuführen [*25, 199, 218, 224, 226, 227, 300, 424, 470, 491, 498, 499, 507, 522, 536, 584*]. Die zugrunde liegenden Veränderungen beruhen auf einem degenerativen Prozeß [*224, 226, 227, 498, 499, 522, 584*], der sich im histologischen Bild unterschiedlich darstellt. Die von GSELL [*233*] und ERDHEIM [*175, 176*] beschriebene *Medianecrosis idiopathica cystica* scheint dabei ätiologisch die größte Rolle zu spielen [*25, 218, 499, 522*], sie ist in der Mehrzahl der Fälle histologisch nachweisbar. GORE [*224*] glaubt aber, von der Erdheimschen Nekrose abweichende histologische Bilder gesehen zu haben. Auch ROTTINO [*498*] hat in zwölf Fällen Veränderungen beschrieben, die zwar degenerativer Natur waren, aber nicht denen der Erdheimschen Nekrose entsprachen.

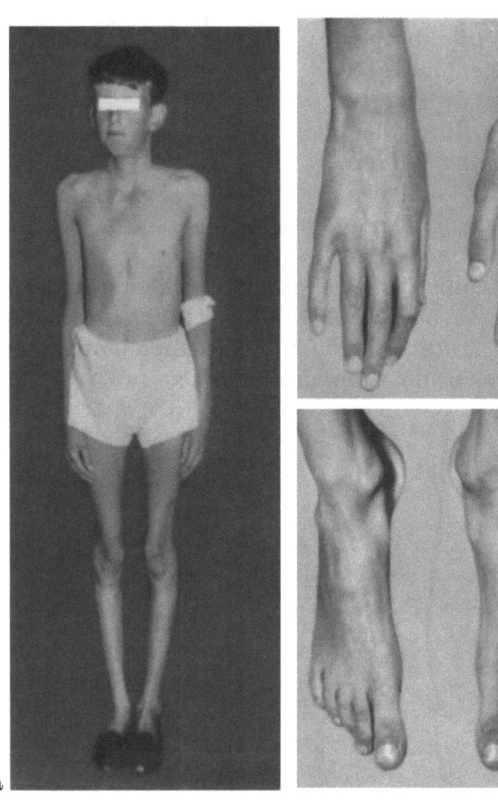

Abb. 255. H. Sch., 10 Jahre, ♂. Marfan-Syndrom

Die Marfansche Erkrankung, die durch das Syndrom: Spinnenfingrigkeit, Subluxatio lentis, Myopie, Dolichocephalie, hoher Gaumen, Pectus excavatum und carinatum gekennzeichnet ist, wird besonders häufig durch ein auf dem Boden der Medianecrosis cystica idiopathica entstehendes dissezierendes Aneurysma der Aorta thoracica kompliziert. Die Dissektion kann eine makroskopisch unveränderte oder aber eine bereits infolge der Erkrankung aneurysmatisch erweiterte Aorta befallen [*389*]. Fast immer bleibt die Dissektion bei diesem Krankheitsbild auf die Aorta ascendens beschränkt. Die Erkrankung betrifft meist Jugendliche, sie kann schon in den ersten Lebensmonaten beginnen und tritt nie später als im 6. Jahrzehnt auf. Nach den Erfahrungen von McKUSICK [*389*] läßt sich bei Kranken unter 40 Jahren mit einem dissezierenden Aneurysma fast immer ein Marfan-Syndrom als Ursache feststellen, wenn die Familienanamnese genügend sorgfältig erhoben wird. Die Symptomatologie gleicht derjenigen anderer dissezierender Aneurysmen. Die Diagnose wird durch die Merkmale der Erkrankung erleichtert. Auch beim Turner-Syndrom wurden neuerdings dissezierende Aneurysmen beschrieben [*11a*].

Auffallend oft sind dissezierende Aneurysmen mit *kongenitalen kardiovasculären Mißbildungen* kombiniert, besonders häufig mit einer Coarctatio aortae und mit einer bicuspidalen Aortenklappe [*199, 227, 522*]. 10% der unbehandelten Kranken mit einer Coarctatio aortae starben an einer Aortenruptur mit Dissektion und Hämoperikard [*2, 80, 478*]. Ferner wurde das gleichzeitige Vorkommen eines Ventrikel- oder Vorhofseptumdefektes, einer Aortenhypoplasie, eines offenen Ductus arteriosus oder einer Mißbildung der Tricuspidalklappe mitgeteilt [*179, 226, 227, 294, 380, 390, 595*]. Diese Tatsache braucht jedoch nicht unbedingt im Sinne eines ebenfalls angeborenen Mediadefektes zu sprechen, da bei der Coarctatio aortae, bei der bicuspidalen Aortenklappe und bei dem offenen Ductus arteriosus infolge der veränderten Hämodynamik auch Sekundärschädigungen der Aortenwand auftreten.

Mechanische Traumen können zu einem Einriß, Durchriß oder Abriß der Aorta führen, sind aber extrem selten Ursache eines dissezierenden Aneurysmas (Abb. 256) [*149, 365, 522, 592*]. Bei der Aortographie können durch Verletzung der Aortenwand oder durch intramurale Kontrastmittelinjektion dissezierende Aneurysmen entstehen (s. S. 143).

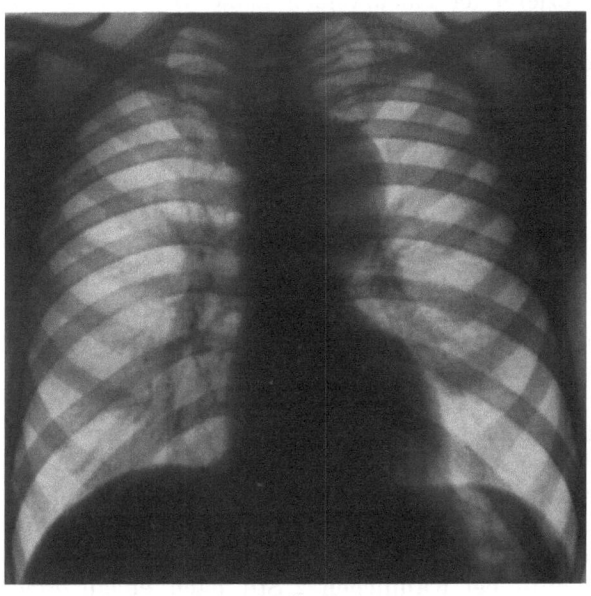

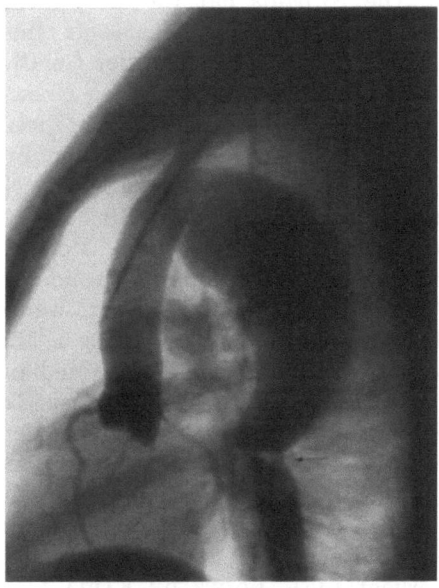

a   b

Abb. 256a—c. W. T., 41 Jahre, ♂. Fusiformes Aneurysma der descendierenden thorakalen Aorta distal vom Abgang der linken A. subclavia mit membranöser Aortenstenose am distalen Ende des Aneurysmas. Pathologische Blutdruckdifferenz zwischen Armen und Beinen nur nach Belastung. Vor 19 Jahren schwere Thoraxkompression. Präoperative Diagnose: Traumatisches Aortenaneurysma mit „Coarctationssyndrom". Intraoperativer Befund: Traumatisch entstandenes Aneurysma dissecans der Aorta thoracica descendens. Teilresektion und Interposition einer Teflonprothese. Patient 2 Jahre p.op. arbeitsfähig. a Thoraxübersichtsaufnahme. b Seitliches Aortogramm, der Pfeil markiert die membranöse

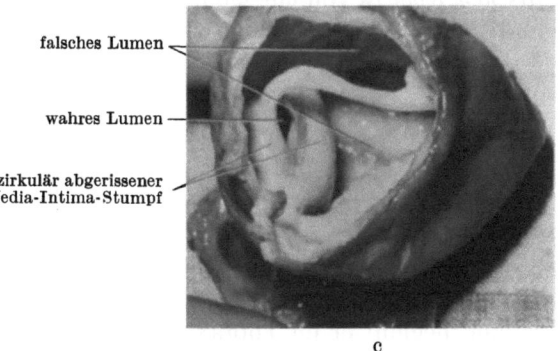

c

Aortenstenose. c Resektionspräparat: Blick von kranial in das Aneurysma, in dem der zirkulär abgerissene Media-Intima-Zylinder liegt. Vergleiche hierzu Abb. 208, S. 610.

Die Annahme, daß *körperliche Anstrengung* allein zu einer Dissektion der Aortenwand führen könne, wurde durch die Untersuchungen von HIRST u. Mitarb. [*279*] und von CHERRY und CHERRY [*87*] eindeutig widerlegt. Selbstverständlich ist damit nicht ausgeschlossen, daß eine körperliche Anstrengung bzw. die damit verbundene Blutdruckerhöhung im Einzelfall eine Dissektion auf dem Boden einer bereits bestehenden Gefäßwanddegeneration beschleunigen kann [*91*].

In einem auffallend hohen Prozentsatz der Kranken lassen sich direkte oder indirekte Zeichen einer *Hypertonie* nachweisen. HIRST u. Mitarb. [*279*] fanden in 30% entsprechende anamnestische Angaben, in 63% wurde ein Hochdruck gemessen, in 72% konnte man eine hypertoniebedingte Herzhypertrophie klinisch, in 61% röntgenologisch und in 86% bei der Autopsie nachweisen. Bei 92% aller Kranken war wenigstens eines dieser Kriterien positiv. Ferner tritt das Aneurysma dissecans bei Hochdruckkranken mit

0,7—2 % [279] wesentlich häufiger auf als bei normotonen Kranken. Nur die Patienten mit einem Marfan-Syndrom haben in der Regel keinen Hypertonus. Die Koinzidenz von arteriellem Hochdruck und Aneurysma dissecans braucht jedoch nicht auf einen direkten Kausalzusammenhang hinzuweisen. Der Hochdruck scheint die für eine Dissektion notwendige Erkrankung der Media oder der Vasa vasorum nicht auszulösen, wohl aber zu verschlimmern und die Dissektion zu beschleunigen.

Die *Syphilis* hat für die Genese dissezierender Aneurysmen keine Bedeutung [80, 284, 387, 522], sie scheint sogar einen gewissen Schutz gegen eine Dissektion auszuüben, da sie zu einer Verlötung der Gefäßwandschichten führt. Auch andere *bakterielle Infektionen* sind nur äußerst selten Ursache einer Dissektion [8a, 29].

Immer wieder wurde auf den Zusammenhang zwischen *Schwangerschaft* und Aneurysma dissecans hingewiesen. Von den Frauen unter 40 Jahren, die SCHNITKER und BAYER [522] (49 Fälle), MANDEL u. Mitarb. [398] (70 Fälle) und HIRST u. Mitarb. [279] (25 Fälle) zusammenstellten, waren 49 %, 51 % bzw. 48 % schwanger. Die Dissektion erfolgt mit auffallender Häufung im 3. Monat der Schwangerschaft [279, 522]. Als Ursache der Komplikation wurden die besonderen Kreislaufverhältnisse und eine hormonal bedingte Auflockerung der Aortenwand während der Schwangerschaft diskutiert. Für die letzte Theorie könnte der von HIRST u. Mitarb. [279] erhobene Befund typischer histologischer Veränderungen im Sinne einer Medianekrose in den Aorten gesunder Schwangerer sprechen.

Experimentell lassen sich bei Ratten durch Fütterung mit *Betaaminopropionitril*[1], einer Substanz, die in die normalen Stoffwechselvorgänge eingreift, Knochenveränderungen und dissezierende Aneurysmen erzeugen. Die bei Menschen gelegentlich in Zusammenhang mit dissezierenden Aneurysmen vorkommenden Knochenveränderungen (Marfan-Syndrom) können in diesem Zusammenhang darauf hinweisen, daß auch hier eine diätetisch, metabolisch oder genetisch bedingte Störung von Stoffwechselvorgängen vorliegt [35]. LOPEZ DE FARIA [180] konnte bei Kaninchen 2 Std nach einem *orthostatischen Kollaps* von 60—90 min Dauer eine Medianecrosis aortae nachweisen. BEAVEN und MURPHY [38] haben unter 44 mit *Hexamethonium* behandelten Patienten neunmal die Bildung eines Aneurysma dissecans beobachtet und vermuten einen kausalen Zusammenhang.

g) Symptome

Die Dissektion der Aortenwand verläuft nur ausnahmsweise symptomlos [133, 148, 386, 416, 491, 595, 602], gewöhnlich führt sie zu dramatischen Krankheitszeichen. Bei etwa 85 % der Kranken [174, 365, 387] löst sie einen äußerst heftigen, vernichtenden, reißend, bohrend oder stechend empfundenen *Schmerz* aus, der sich rasch steigert und schneller als der Schmerz eines Myokardinfarktes sein Maximum erreicht. Bei $2/3$ der Kranken beginnt er im Thorax retrosternal, präcordial, im Rücken oder am Halsansatz [118, 133, 380, 416], bei $1/3$ im Abdomen [105, 133, 184, 218, 365]. Ausdehnung und Intensität des Schmerzes gehen dem Vorgang der Dissektion etwa parallel. So kann der Schmerz im Thorax beginnend mit fortschreitender Dissektion auf das Abdomen, die Beine, die Flanken, die Arme und auch auf den Kopf übergreifen, eine Entwicklung, die gelegentlich in Stunden, oft aber in Sekunden oder Minuten abläuft. Bei 87 % der Kranken mit abdominalem Schmerzbeginn kann man mit einer Dissektion der Aorta abdominalis rechnen [279]. Die Schmerzintensität ist lageunabhängig. Die unruhigen Kranken suchen vergeblich durch Lagewechsel, Aufsitzen oder Herumgehen Erleichterung. Im allgemeinen nimmt man an, daß die klinischen Erscheinungen durch das plötzliche Eindringen des Blutes in die Media zustande kommen. BAUER und HIRSCH [30] haben jedoch in einem Fall das klinische Bild einer Dissektion beobachtet, bei der Sektion jedoch kein dissezierendes Aneurysma, sondern lediglich eine Spaltung der Media gefunden. In $1/4$ der Fälle tritt zusammen mit dem Schmerz ein *Kreislaufkollaps* auf, der auffallenderweise häufig mit gut meßbaren Blutdruckwerten einhergeht. Er entsteht wahr-

---

[1] Lathyrusfaktor

scheinlich zunächst reflektorisch durch den Schmerz oder durch eine Reizung der Pressoreceptoren, kann aber auch auf eine Ruptur des Aneurysmas oder auf eine Herzbeuteltamponade zurückzuführen sein. Die in vielen Fällen (33%) beobachtete *Dyspnoe* [*118, 365, 454*], die mit einer *Orthopnoe* verbunden sein kann, ist in ihrer Entstehung nicht sicher geklärt. Sie scheint nur selten Ausdruck einer direkten Beteiligung der Atmungsorgane, viel häufiger reflektorisch oder psychisch bedingt zu sein. Die *Cyanose* ist ein seltenes Symptom, sie kann aber infolge des Kollapses oder einer Einflußstauung durch das Aneurysma entstehen. Selten kommt es zu *Hämoptysen* (6%) [*279*], die auch dann, wenn sie diskret verlaufen, ein ominöses Zeichen sind und die bevorstehende Ruptur anzeigen. *Meläna* (2,8%) [*279*] oder *Hämatemesis* (2,4%) [*279*] können Folge einer Ruptur in den Magen-Darm-Trakt oder einer Infarzierung des Magen-Darm-Trakts (durch Dissektion oder Kompression der Organarterien) sein oder durch Verschlucken von Blut (Hämoptyse) zustande kommen. Gelegentlich wurde *Heiserkeit* (N. recurrens) oder ein *Oliver-Cardarellisches Zeichen* beschrieben.

Unter den *neurologischen Symptomen*, die sich fast in jedem Fall nachweisen lassen, unterscheidet man Schädigungen des Gehirns, des Rückenmarks und der peripheren Nerven. *Cerebrale Symptome* treten in 20% der Fälle auf und führen in 9% zur Ohnmacht [*279*]. Eine cerebro-vasculäre Insuffizienz kommt im typischen Fall durch Einbeziehung des Truncus brachiocephalicus und der A. carotis comm. sin. in den dissezierenden Prozeß zustande, kann aber auch allein durch den Kollaps hervorgerufen werden. Beschrieben wurden leichte Sehstörungen, Schwindel, Hemiplegien, Krämpfe und mehr oder weniger tiefe Bewußtlosigkeit. Seltener sind Symptome, die man auf die *Ischämie des Rückenmarks* zurückführen muß. Es wurden Querschnittslähmungen beobachtet [*91, 133, 273, 358, 366, 416, 583*], die durch Kompression, Verschluß oder Abriß der Intercostal- und Lumbalarterien entstanden waren. Die *Ischämie der peripheren Nerven* äußert sich in Sensibilitätsstörungen, Paraesthesien, Paresen und Reflexausfällen. Die neurologischen Symptome sind ähnlich wie der Pulstastbefund häufig durch Flüchtigkeit und raschen Wechsel charakterisiert [*199*]. Motorische und sensible Störungen können außerdem durch temporären oder anhaltenden Verschluß der Extremitätenarterien entstehen, sie sind aber dann mit den übrigen Zeichen der arteriellen Mangeldurchblutung kombiniert.

Infolge Vagusreizung und cerebraler Mangeldurchblutung können Übelkeit, Erbrechen und Durchfälle auftreten. Gelegentlich wurde das Bild eines Ileus [*410, 502*] oder eines Mesenterialarterienverschlusses [*283, 321, 366*] vorgetäuscht, was bereits zu fehlindizierten Laparotomien Anlaß gegeben hat [*184, 366, 367, 502*].

Der Übergang der Dissektion auf die Nierenarterien kann ebenso wie die Irritation des Nierenstiels durch die Dissektion der A. renalis das Bild einer Nierenkolik hervorrufen [*51, 68, 77, 340, 494*]. Heftiger Flankenschmerz und eine häufig zu beobachtende Hämaturie täuschen einen Ureterstein vor. Zur Oligurie mit Anstieg des Reststickstoffs und schließlich zur Anurie kann es kommen, wenn beide Nierenarterien in den Prozeß einbezogen werden [*91, 119, 247*] oder wenn die Arterie einer Restniere bzw. einer Solitärniere verschlossen wird [*333*]. Auch ein Goldblatt-Hochdruck wurde in Zusammenhang mit einem dissezierenden Aneurysma beschrieben [*449*].

h) Diagnose

Perkutorisch läßt sich gelegentlich eine Verbreiterung des oberen Mediastinum nach rechts nachweisen, häufig auch eine Herzvergrößerung, die auf einen Hypertonus oder auf eine Volumenbelastung des Herzens durch eine im Rahmen des Krankheitsbildes entstandene Aorteninsuffizienz zurückzuführen ist. Nur in 3% der Fälle [*279*] kann ein abdominaler *Tastbefund* erhoben werden. *Auskultatorisch* können über dem Herzen systolische, diastolische oder perikarditische Geräusche auftreten. Die systolischen Geräusche sind auf die im Aneurysma entstehenden Turbulenzen zurückzuführen und können auch am Rücken hörbar sein. Ein Diastolikum über dem Herzen (23%) ist in der Regel durch eine Aorteninsuffizienz verursacht. Das plötzliche Auftreten eines Aorteninsuffizienz-geräusches sollte in Zusammenhang mit den geschilderten Symptomen immer an ein dissezierendes Aneurysma denken lassen. Nach DeBakey [128] konnte bei 8 von 72 Patienten die Diagnose auf diese Weise gestellt werden. Die Klappeninsuffizienz entsteht meistens durch eine Überdehnung des Klappenrings, seltener durch den Abriß einer Klappe [366]. Perikarditische Geräusche (4%) werden durch Fibringerinnsel infolge einer intraperikardialen Sickerblutung hervorgerufen.

Von größter Bedeutung ist eine genaue und wiederholte Kontrolle des *Pulstast-befundes*. Die Pulse sind in 34% der Fälle [279] asynchron oder abgeschwächt, sie können überhaupt fehlen. Charakteristisch für das Aneurysma dissecans ist die Inkonstanz des Tastbefundes [199, 366, 377, 454]. Vorher fehlende Pulse treten wieder auf, bisher tast-bare Pulse sind plötzlich nicht mehr zu fühlen. Im akuten Stadium findet man in 45%, im chronischen in 26% der Fälle Zeichen einer arteriellen Durchblutungsstörung. Entsprechend wechselnde Befunde ergeben sich auch für die *Blutdruckmessung*. Ferner findet sich in vielen Fällen ein *Hypertonus*, der entweder schon vor der Dissektion bestanden hat [80, 118, 366, 416] oder durch den Vorgang der Dissektion als „Entzügelungshochdruck" entsteht [366]. Im *Elektrokardiogramm* fällt manchmal eine ausgesprochene Sinus-Brady-kardie auf, die wahrscheinlich reflektorisch bedingt ist [366]. Greift die Dissektion auf die Coronararterien über oder werden die Coronarien durch das Aortenwandhämatom komprimiert, so kann es zu dem Bild eines Myokardinfarktes [119, 365, 593, 601], zu Rhythmusstörungen oder zu Blockbildern [366] kommen. Häufig bestehen Zeichen einer Linkshypertrophie und einer coronaren Mangeldurchblutung [366]. In Zusammenhang mit perikarditischen Reibegeräuschen lassen sich gelegentlich Frühveränderungen einer Perikarditis nachweisen.

Gewöhnlich besteht eine ausgeprägte *Leukocytose*. Das *Hämoglobin* zeigt nur bei Blutungen eine Tendenz zum Absinken. *Temperaturanstieg* gehört nicht zum Bild des unkomplizierten Aneurysma dissecans. *Hämaturie* und *Anurie* sprechen für die Aus-dehnung der Dissektion bis in Höhe des Nierenarterienabgangs. In jedem Fall muß die klinisch vermutete Diagnose durch eine Röntgenuntersuchung gesichert werden.

Röntgenuntersuchung. Die frische Aortendissektion beeinträchtigt den Zustand des Kranken derart, daß sich die Röntgenuntersuchung auf wenige Maßnahmen beschränken muß. Durchleuchtung (oft nur im Liegen möglich) und Übersichtsaufnahme zeigen eine der Aorta zugehörige vorwiegend suprakardial gelegene Mediastinalverbreiterung, die sich je nach Ausdehnung der Dissektion von der Aortenwurzel bis zum Diaphragma erstreckt oder auf einen Teil der thorakalen Aorta beschränkt bleibt. Wie bei dem nichtdissezieren-den Aneurysma wird man auch hier Aufnahmen im zweiten Schrägdurchmesser und im frontalen Strahlengang in Hartstrahltechnik anfertigen. Bezeichnend, wenn auch nicht regelmäßig vorhanden, ist eine Doppelkontur des Aortenschattens mit einem kontrast-stärkeren inneren (echtes Lumen) und einem kontrastschwächeren äußeren Anteil (falsches Lumen). Die Verschattung kann in ihrer ganzen Ausdehnung dem Aortenband parallel verlaufen, ist aber bei expansiven Aneurysmen auch bogig oder polycyclisch und oft unscharf begrenzt. Geradezu pathognomonisch ist das Übergreifen der Verschattung und der Doppelkontur auf einen oder mehrere der Aortenbogenäste. Ist es bereits zu Sicker-blutungen in das Mediastinum gekommen, so können die normalen Aortenpulsationen weitgehend aufgehoben sein. Sickerblutungen in die Pleurahöhle (links häufiger als rechts) treten als Erguß in Erscheinung. Verdrängungserscheinungen von Oesophagus (Kontrastdarstellung) und Trachea können gelegentlich die Lokalisation des Aneurysmas erleichtern. Fast immer findet man eine durch Hypertonie, Aorteninsuffizienz oder Hämoperikard bedingte Verbreiterung des Herzschattens, häufig als Ausdruck der be-ginnenden Linksinsuffizienz Zeichen der pulmonalen Stauung.

Die für die Wahl des Operationsverfahrens notwendige Kenntnis vor allem der proxi-malen Dissektionsgrenze ist mit der gewünschten Sicherheit nur durch ein *Aortogramm* zu erhalten. Kann dem Kranken eine Kontrastmitteldarstellung zugemutet werden, so läßt sie sich am schonendsten durch Angiokardiographie mit Kontrastmittelinjektion durch einen venös eingeführten Katheter ausführen, dessen Spitze im Pulmonalarterienstamm oder nach transseptaler Punktion im linken Herzen liegt. Wünschenswert ist eine Aufnahmeserie in zwei Ebenen. Steht nur eine Ebene zur Verfügung, so sollte man Aufnahmen im frontalen Strahlengang oder im zweiten Schrägdurchmesser anfertigen. Typischerweise stellt sich auch im Aortogramm eine Doppelkontur dar, die dadurch

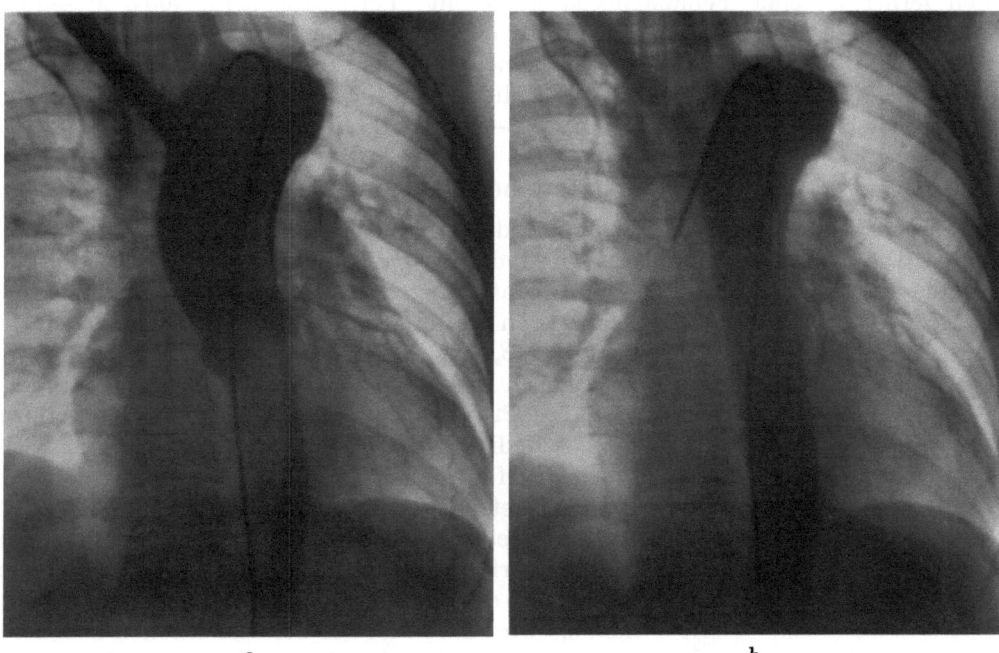

a   b

Abb. 257a u. b. S. W., 42 Jahre, ♀. Aneurysma dissecans der descendierenden Aorta. Kein Marfan-Syndrom, kein Hypertonus, kein Zusammenhang mit Schwangerschaft oder Partus. Beginn der Dissektion distal vom Abgang der linken A. subclavia. Die Dissektion dehnte sich in das Abdomen bis zur Aortenbifurkation aus. a und b Aortogramm. a Der retrograd von der A. femoralis aus eingeführte Katheter liegt in Höhe der Aorta thoracica descendens im falschen Lumen, er erreicht aber über den Intimaeinriß das echte Lumen der Aorta ascendens (Gefahr dieser Methode! Angiokardiographie ist vorzuziehen). Aorta ascendens unauffällig. Aorta descendens distal vom Abgang der linken A. subclavia erweitert. Es füllt sich zunächst das komprimierte, schmale echte Lumen der descendierenden Aorta. b Erst später kommt es zur Kontrastmittelfüllung auch des unregelmäßig begrenzten, größeren falschen Lumens. Falsches und echtes Lumen werden durch die dissezierte Intima-Media-Lamelle deutlich voneinander getrennt. Operation (vgl. Abb. 260): Teilresektion des Aneurysmas, Obliteration des falschen Lumens am distalen Aortenstumpf durch fortlaufende Naht, Einsetzen einer Dacronprothese mit Hilfe einer partiellen Blutumleitung vom linken Vorhof zur A. iliaca externa. Die vorher mit heftigen Rückenschmerzen bettlägerige Patientin ist 8 Monate p.op. beschwerdefrei

zustande kommt, daß sich echtes und falsches Aortenlumen in Abhängigkeit von den Strömungsverhältnissen unterschiedlich stark, oft auch zeitlich different mit Kontrastmittel füllen (s. Abb. 257).

i) Differentialdiagnose

Differentialdiagnostisch muß in erster Linie der *Herzmuskelinfarkt* elektrokardiographisch und fermentchemisch ausgeschlossen werden [*18, 74, 105, 218, 321*]. Jede akute arterielle Durchblutungsstörung der Extremitäten kann ein Hinweis für eine Dissektion sein, an die man besonders dann denken sollte, wenn sich keine Emboliequelle finden läßt. Abgesehen von der absoluten Arrhythmie ereignen sich arterielle Embolien besonders häufig nach Herzmuskelinfarkten, können also auch mit heftigen Thoraxschmerzen einhergehen. Die Zeichen des arteriellen Verschlusses folgen dem Schmerzbeginn beim Herzinfarkt in der Regel in deutlichem zeitlichem Abstand, während sie sich beim Aneurysma dissecans mit oder bald nach Schmerzbeginn entwickeln. Besteht eine Dyspnoe, so ist ein Spontan-Pneumothorax oder eine Pleuritis abzugrenzen. Reibegeräusche über dem Herzen können zu der Fehldiagnose Perikarditis verleiten. Von den abdominalen Krankheitsbildern können Ulcusperforation [18, 105, 184] und akute Pankreatitis [105, 365] zu ähnlich schweren Symptomen Anlaß geben. Besonders schwierig ist die Diagnose, wenn es sich um ein atypisches Aneurysma dissecans handelt, bei dem urologische, gastrointestinale oder neurologische Symptome im Vordergrund stehen. In der Literatur wurden ferner folgende Fehldiagnosen mitgeteilt: Peritonitis [218, 365], Mesenterialarterienverschluß [365], Ileus [18], Nierenstein, Herzinsuffizienz, Urämie, arterielle Embolie [18, 105, 218]. Während die richtige Diagnose klinisch früher nur selten (1,8—6,6%) gestellt wurde [218, 366, 507, 536], wird die Dissektion heute bei besserer Kenntnis des Krankheitsbildes wesentlich häufiger (25—83%) erkannt [18, 105, 118, 366, 380, 600].

k) Komplikationen und Prognose

Ein großer Teil der Komplikationen wurde bereits bei Schilderung der Symptome besprochen. Die wichtigste Komplikation ist die fast gesetzmäßig auftretende Ruptur des dissezierenden Aneurysmas durch die Adventitia nach außen, die in der Regel zum Tod führt. Etwa 70% der Aneurysmen perforieren im Bereich der Aorta ascendens in den Herzbeutel [118, 225, 522, 536], weitere 10% vornehmlich im Bereich der Aorta descendens in die Pleurahöhlen [118, 224, 225, 283, 536] oder in Höhe des Aortenbogens in das Mediastinum bzw. in die Lunge [218]. Selten führen Perforationen in Höhe der abdominalen Aorta zu einem retroperitonealen Hämatom [118, 224, 225].

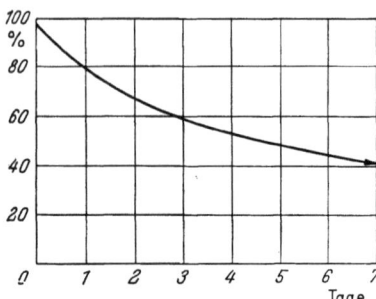

Abb. 258. Absterbekurve von Kranken mit einem Aneurysma dissecans in der 1. Woche nach der Dissektion (425 Fälle) [279]. Langfristige Absterbekurve s. Abb. 230, S. 642

Eine Heilung des dissezierenden Aneurysmas durch Spontanperforation in das echte Lumen oder durch Thrombose des falschen Lumens ist ausnahmsweise möglich, sie wird aber fast nur bei Dissektionen beobachtet, die distal der linken A. subclavia beginnen. Die Reperforation in das echte Lumen, die am häufigsten in Höhe der abdominalen Aorta oder der Beckenarterien erfolgt, schützt keineswegs regelmäßig vor einer späteren Ruptur nach außen.

Gewöhnlich liegt zwischen dem Dissektionsereignis und der tödlichen Ruptur ein mehr oder minder langes, manchmal sogar symptomloses Intervall. Die durchschnittliche Lebenserwartung unbehandelter Fälle zeigen Abb. 230 und 258. Eine Woche nach der Dissektion sind nur noch 38% der Kranken am Leben, nach einem Monat noch 20%, nach einem halben Jahr nur 9% und nach 5 Jahren nur noch 1%. Die Todesursache ist in der Regel die Ruptur des Aneurysmas, seltener sind cerebro-vasculäre Insuffizienz, Rückenmarksschäden oder Myokardinfarkt. Von größter Bedeutung für die Möglichkeit einer chirurgischen Behandlung ist die Tatsache, daß nur 3% der Patienten dem Leiden sofort erliegen. Auch nach 24 Std ist erst $1/_5$ der Kranken gestorben. Zeitlich ist also chirurgische Hilfe durchaus möglich, wenn die Diagnose frühzeitig gestellt wird und die notwendigen technischen Voraussetzungen vorhanden sind.

l) Chirurgische Behandlung

α) Operationsindikation

Die geringe Lebenserwartung unbehandelter Kranker und die bereits vorliegenden Operationsergebnisse weisen eindrücklich darauf hin, daß ein Aneurysma dissecans im akuten oder subakuten Stadium wenn irgend möglich operiert werden sollte, sobald die Diagnose gestellt und das Aneurysma lokalisiert ist. Eine Kontraindikation ergibt sich bei fortgeschrittener Cerebralsklerose, bei schwerer coronarer Mangeldurchblutung oder Herzinfarkt sowie bei ausgeprägter Insuffizienz der parenchymatösen Organe und der

Atemfunktion. Auf Grund der neuesten Erfahrungen kann man auch dissezierende Aneurysmen der operativen Behandlung zuführen, die bis zur Aortenklappe reichen oder bereits zu Sickerblutungen in den Herzbeutel geführt haben.

Schwieriger ist die Entscheidung bei chronischen, u. U. schon über Jahre verlaufenden dissezierenden Aneurysmen, da ihre Prognose bisher nicht ausreichend bekannt ist. Nach Einzelberichten scheint der Tod häufig infolge anderer Ursachen einzutreten. Man wird in diesen Fällen die Entscheidung nicht nur vom Alter, sondern vor allem von der Lokalisation und Ausdehnung des Aneurysmas abhängig machen. Besteht die Aussicht, das Aneurysma operativ vollständig zu entfernen, so wird man sich eher zu einem Eingriff entschließen als bei Aneurysmen, die nur eine Teilresektion oder andere palliative Operationsverfahren zulassen. Damit wird die Indikationsstellung von dem Ergebnis der Aortographie abhängig, die es allein erlaubt, präoperativ Lokalisation und Ausdehnung des Aneurysmas zu klären.

β) Operationsverfahren

Die erste chirurgische Behandlung eines Aneurysma dissecans führten GURIN u. Mitarb. [236] 1935 aus: Sie nahmen eine Fensterung an der A. iliaca vor. 1953 versorgte JOHNS [310] ein dissezierendes Aneurysma der Aorta abdominalis durch direkte Naht der Intima. Dann beginnt die rasche Entwicklung der operativen Technik, die zu den heutigen Erfolgen führte. 1955 fensterte SHAW [533] ein dissezierendes Aneurysma der Aorta abdominalis. Im gleichen Jahr resezierte DEBAKEY [129] ein dissezierendes Aneurysma der deszendierenden thorakalen Aorta und beschrieb die Fensterung für Aneurysmen, die an der Aorta ascendens oder am Aortenbogen beginnen. Heute können auch Aneurysmen der Aorta ascendens mit und ohne Aortenklappeninsuffizienz radikal operiert werden.

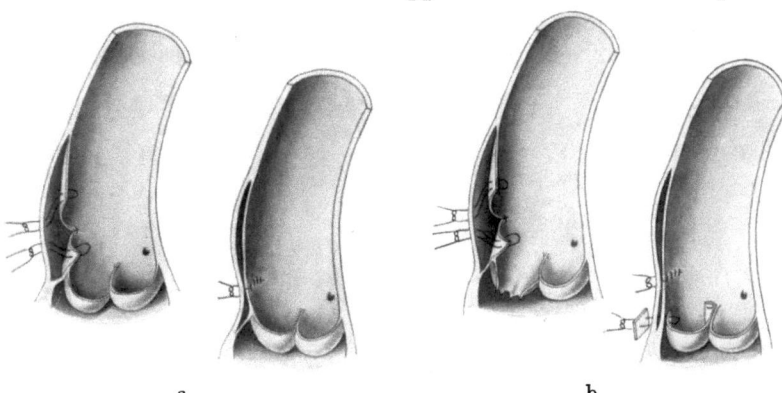

a   b

Abb. 259a u. b. Dissektion der Aorta ascendens mit Intimaeinriß knapp über der Klappenebene und Ablösung einer Taschenklappe. a Die transmurale Naht des Intimaeinrisses verschließt das falsche Lumen und bringt die Klappe wieder in funktionsfähige Stellung. b Die abgelöste Taschenklappe ist außerdem eingerissen. Korrektur durch Naht des Intimaeinrisses und Einsetzen einer Taschenklappenprothese (Silikon-Kautschuk). (Nach HUFNAGEL und CONRAD [289, 290])

Es wurden mehrere Operationsverfahren entwickelt, die je nach Lokalisation und Ausdehnung des dissezierenden Prozesses von palliativen Maßnahmen bis zur totalen Entfernung des Aneurysmas reichen:

1. Die *Totalresektion* des Aneurysmas ist grundsätzlich als die beste Methode anzustreben. Sie ist bisher aber nur möglich, wenn das Aneurysma auf die ascendierende oder descendierende thorakale Aorta beschränkt bleibt. Das operative Vorgehen entspricht in diesen Fällen dem für fusiforme Aneurysmen gleicher Lokalisation (s. S. 621, 625). MULLER u. Mitarb. [429] konnten 1960 die ersten Erfolge mit diesem Verfahren mitteilen. Sie korrigierten die gleichzeitig bestehende Aorteninsuffizienz durch Bicuspidalisation der Klappe nach Resektion des coronarfreien Segels und eines Teils des Anulus fibrosus bzw. bei kongenitaler Valvula bicuspidalis durch Raffung der beiden Commissuren.

2. Die *Naht des Intimaeinrisses*. HUFNAGEL und CONRAD [*289, 290*] schlugen vor, bei dissezierenden Aneurysmen, die auf die Aorta ascendens begrenzt sind, lediglich den Intimaein-

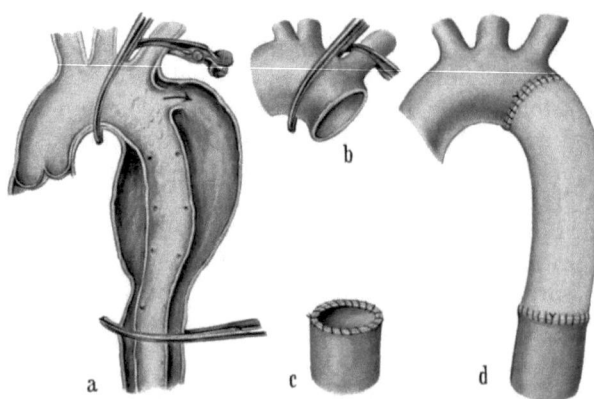

riß zu vernähen, ohne das Aneurysma zu resezieren (Abb. 259). Bestehen gleichzeitig Einrisse an der Aortenklappe, so kann diese prothetisch oder homoioplastisch ersetzt werden.

3. Die *Teilresektion*. Bei ausgedehnten Aneurysmen läßt sich die Ruptur durch eine Teilresektion weitgehend verhindern, wenn es gelingt, den Anfangsteil des Aneurysmas zu resezieren und damit den Intimaeinriß gleichzeitig mit dem am schwersten veränderten Aortenabschnitt zu entfernen (Abb. 260 u. 261). Vor Implantation der Prothese verschließt man das falsche Lumen am distalen Aortenstumpf durch eine fortlaufende überwendliche Naht. Gelegentlich ist die Aorta so stark elongiert, daß sogar eine End-zu-End-Anastomose ohne Zwischenschaltung einer Prothese möglich ist. Hinsichtlich der für den

Abb. 260a—d. Teilresektion eines dissezierenden Aortenaneurysmas. a Aneurysma dissecans der Aorta thoracica descendens mit Intima-Mediaeinriß distal vom Abgang der linken A. subclavia. Unter Verwendung einer partiellen Blutumleitung vom linken Vorhof zur A. iliaca externa werden Aorta und linke A. subclavia proximal bzw. distal vom Einriß abgeklemmt. b und c Teilresektion des Aneurysmas mit der Einrißstelle. Falsches Lumen am distalen Aortenstumpf durch fortlaufende Naht verschlossen. d Überbrückung des Aortendefektes durch Einsetzen einer Gefäßprothese

Eingriff notwendigen Hilfsmittel gelten die gleichen Regeln wie für die Resektion der fusiformen Aneurysmen (s. S. 625). Das Verfahren der Teilresektion wird weitaus am

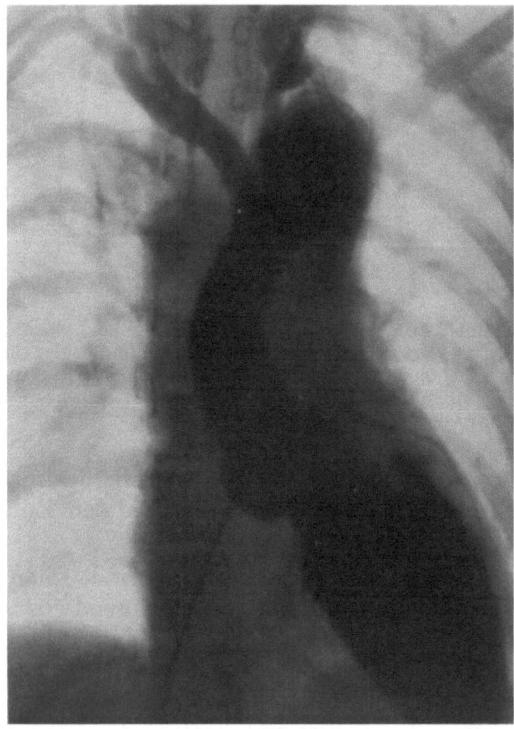

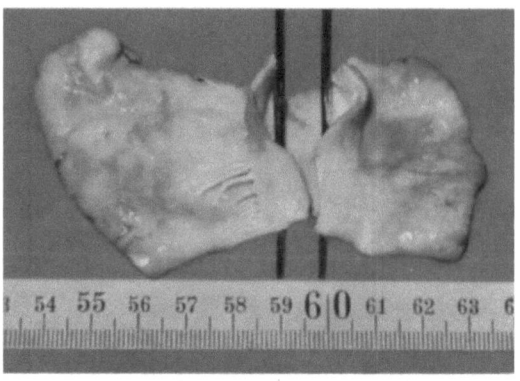

Abb. 261 a u. b. A. D., 23 Jahre, ♀. Aneurysma dissecans der Aorta bei einer Kranken mit Marfan-Syndrom, aufgetreten unter der Geburt. Beginn der Dissektion distal vom Abgang der linken A. subclavia. Die Dissektion erstreckte sich bis in die Aa. iliacae comm. Operation: Teilresektion des Aneurysmas und Einsetzen einer Dacronprothese unter extrakorporaler Zirkulation mit Blutumleitung vom linken Vorhof zur A. iliaca ext. Die Patientin starb 8 Monate p. op. an einer zweiten Dissektion der Aorta ascendens mit Aorteninsuffizienz und terminaler Ruptur in den Herzbeutel. a Präoperatives Aortogramm: Aorta ascendens und Aortenbogen mit Astabgängen unauffällig. Sinus Valsalvae etwas erweitert. Distal vom Abgang der linken A. subclavia Kontrastanfärbung des falschen Aortenlumens. b Resektionspräparat, echtes und falsches Lumen längs aufgeschnitten: Pinzette im echten Lumen, beiderseits davon falsches Lumen, durch das Bindegewebssträgne und kleine Arterien ziehen

häufigsten angewandt. Es eignet sich vor allem für Aneurysmen der descendierenden thorakalen Aorta, die sich auf die abdominale Aorta ausgedehnt haben. Der Nachteil des Verfahrens besteht darin, daß ein großer Teil des Aneurysmas in situ belassen wird, was besonders dann gefährlich werden kann, wenn das falsche Lumen über eine distale Reperforation mit dem echten Lumen in Verbindung steht.

Die gleiche Überlegung gilt auch für das im folgenden beschriebene, von DeBakey [134c] angegebene Operationsverfahren:

4. Nach Durchtrennung der dissezierten Aorta vernäht man das falsche Lumen am proximalen und distalen Aortenstumpf und vereinigt die Gefäßstümpfe wieder durch zirkuläre Naht. DeBakey operierte auf diese Weise Aneurysmen, deren Intimaeinriß knapp über der Aortenklappe lag und die sich über die Aorta ascendens hinaus erstreckten.

5. Die *Fensterung* ist das älteste Operationsverfahren. Sie besteht in der Nachahmung der „Spontanheilung" durch distale Perforation des Aneurysmas in das echte Aortenlumen. Die *Fensterung sollte stets so hoch wie möglich,* also in der Regel an der thorakalen Aorta (distaler Bogen oder Aorta descendens) durchgeführt werden, damit der größte Teil des falschen Lumens aus der Zirkulation ausgeschlossen wird. Muß man wegen eines Bifurkationsverschlusses mit einer abdominalen Fensterung beginnen, so kann gelegentlich eine zusätzliche thorakale Fensterung notwendig werden. Die Aorta wird (im thorakalen Bereich unter Zuhilfenahme einer Blutumleitung) zwischen zwei Klemmen quer durchtrennt (Abb. 262). Am distalen Stumpf verschließt man das falsche Lumen

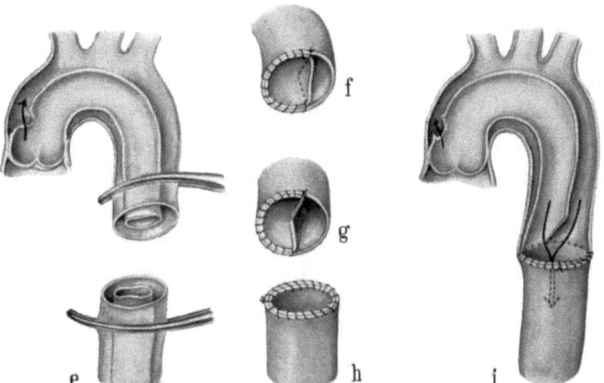

Abb. 262e—i. Fensterung eines dissezierenden Aortenaneurysmas mit Intimaeinriß in Höhe der Aorta ascendens. e Durchtrennung der Aorta thoracica descendens zwischen zwei Klemmen unter partieller Blutumleitung vom linken Vorhof zur A. iliace ext. f Falsches Lumen am proximalen Aortenstumpf durch fortlaufende Naht partiell verschlossen. Gestrichelte Linie: Schnittführung für die Fensterung. g Das Fenster ist ausgeschnitten. h Falsches Lumen am distalen Aortenstumpf durch fortlaufende Naht an der ganzen Circumferenz verschlossen. i Wiedervereinigung der so präparierten Aortenstümpfe durch zirkuläre Naht

durch fortlaufende Naht an der ganzen Circumferenz, am proximalen Stumpf nur an $^1/_2$ bis $^3/_4$ der Circumferenz. Die verbleibende Öffnung wird durch Ausschneiden der Intima und Media zu einem Loch von 4—6 cm² erweitert. Anschließend erfolgt die Wiedervereinigung der Aortenstümpfe durch zirkuläre Naht. Bei Fensterung an der terminalen Aorta kann das Verfahren mit einer Resektion und Prothesenimplantation kombiniert werden, wenn schwere arteriosklerotische Wandveränderungen es erfordern. Auch Fensterungen von Aortenästen können notwendig werden und wurden mehrfach erfolgreich durchgeführt. GILMAN und BAILEY [214] haben für Aneurysmen der Aorta thoracica descendens eine Modifikation der Technik angegeben, bei der das falsche Lumen des proximalen Aortenstumpfes im ganzen Umfang bestehen bleibt. Die Bildung eines Fensters ist dann nicht nötig.

Das Verfahren der Fensterung ist im Vergleich mit den anderen geschilderten Eingriffen operationstechnisch relativ einfach und wurde bisher von vielen Autoren erfolgreich angewandt [40, 47, 214, 250, 489]. Es ist jedoch in der Regel eine Palliativmaßnahme. DeBakey, der 1955 die erste erfolgreiche Operation dieser Art beschrieben hatte, ist heute, 1965, weitgehend von ihr abgekommen und zieht radikalere Maßnahmen vor [134c]. BENSON [40] macht darauf aufmerksam, daß die Methode außerdem eine Dissektion bisher nicht dissezierter Abschnitte der Aorta begünstigen kann.

Die Anwendbarkeit der beschriebenen Operationsverfahren hängt weitgehend von der Lokalisation des Intimaeinrisses und der Ausdehnung des Aneurysmas ab. Etwa 65%

aller dissezierenden Aortenaneurysmen beginnen an der Aorta ascendens (Abb. 253), etwa 20% bleiben auf diesen Abschnitt der Aorta beschränkt. In diesen Fällen kommen die Totalresektion oder die Naht des Intimaeinrisses als Operationsverfahren in Frage. Greift die Dissektion auf den Aortenbogen oder weiter distal gelegene Aortenabschnitte über, was in etwa 45% der Fälle beobachtet wird, so wird allenfalls eine Teilresektion mit Entfernung des Einrisses möglich sein. DeBakey wendet in diesen Fällen das unter Punkt 4 (S. 695) beschriebene Verfahren an.

Den besten Zugang zu allen Aneurysmen, die an der Aorta ascendens beginnen, ergibt die mediane Sternotomie, die auch DeBakey in allen Fällen anwandte. Hume und Porter [294] haben darauf hingewiesen, daß man für die extrakorporale Zirkulation in diesen Fällen den venösen Katheter nicht in den rechten Vorhof, sondern über die V. femoralis in die untere Hohlvene einlegen sollte. Das Vorgehen hat den Vorteil, daß die extrakorporale Zirkulation bereits betriebsbereit ist, bevor die Präparation des Herzens beginnt, so daß die Aorta bei einer drohenden oder bereits eingetretenen Blutung in den Herzbeutel umgehend abgeklemmt werden kann.

In einem hohen Prozentsatz der an der Aorta ascendens beginnenden Dissektionen muß mit einer Einbeziehung der Aortenklappen in den Dissektionsprozeß gerechnet werden. Die Beseitigung einer durch die Dissektion entstandenen Aorteninsuffizienz entscheidet in vielen Fällen über den Operationserfolg. Je nach Ursache der Klappeninsuffizienz kommen verschiedene Rekonstruktionen in Betracht. Liegt eine Aorteninsuffizienz durch Ausweitung des Klappenrings vor, so kommen die Anuloplastik [134c, 495, 556], die Bikuspidalisation [62a, 134c, 138a, 429] und die Verringerung der Circumferenz der proximalen Aortenmanschette bei der Anastomosierung mit der Prothese [26] in Frage. Besondere Maßnahmen sind erforderlich, wenn die Klappen durch die Dissektion direkt in Mitleidenschaft gezogen wurden, wenn sie eingerissen oder abgelöst sind. In solchen Fällen hat sich die Naht des Intimaeinrisses und das Annähen der Klappen bewährt [134c, 290, 290a, 293a]. Gelegentlich müssen einzelne Klappentaschen [62a, 290] oder die ganze Klappe [62a, 134c, 602a] allo- oder homoioplastisch ersetzt werden.

Etwa 22% aller dissezierenden Aortenaneurysmen beginnen an der Aorta thoracica descendens direkt unterhalb des Abgangs der A. subclavia sinistra (Abb. 253). Bleiben sie auf die thorakale Aorta beschränkt, was nur in 6% der Fälle beobachtet wird, so kann man sie total resezieren. In den übrigen Fällen wird man eine Teilresektion vorziehen. Bei den bis in die terminale Aorta reichenden Prozessen hat DeBakey [134c] in einigen Fällen den gesamten Abschnitt III und V der Aorta durch Prothesen ersetzt, ohne ernsthafte neurologische Ausfallssymptome zu beobachten.

Etwa 10% aller Dissektionen beginnen am Aortenbogen. In diesem Fall wird die Fensterung distal vom Abgang der linken A. subclavia das Verfahren der Wahl bleiben, wenn man sich nicht dazu entschließen will, den Aortenbogen zu resezieren (s. S. 624).

γ) Operationsergebnisse

In den letzten Jahren erschienen zunehmend Mitteilungen über Erfahrungen bei der Operation dissezierender Aortenaneurysmen [25, 62a, 128, 134c, 214, 250, 290, 290a, 294, 485, 577a, 602a]. Die meisten dieser Autoren haben nur einzelne Fälle beobachtet. Aufschlußreiche Angaben über Operationssterblichkeit und postoperative Lebenserwartung lassen sich daher nur aus den Publikationen DeBakeys [128, 134a, 134c] entnehmen, der 179 dissezierende Aneurysmen operierte, dabei 38 Patienten an den Folgen des Eingriffs verlor.

Großen Einfluß auf die Operationssterblichkeit hat die Erfahrung des Operateurs und die Wahl des Operationsverfahrens. In der Statistik von DeBakey starben in den Jahren 1961—1964 nur noch 12 von 97 Patienten an den Folgen der Operation, davor (1954 bis 1957) dagegen 13 von 32 Patienten. Heute überwiegen als Todesursache die postoperative Herzinsuffizienz und der Herzinfarkt. Eine präoperative Hypertonie oder ein schwerer

Herzmuskelschaden erhöhen das Operationsrisiko, wenn auch nicht so ausgeprägt wie bei den arteriosklerotischen, nicht dissezierenden Aneurysmen. Auffallend und nicht geklärt ist die Beobachtung, daß die Operationssterblichkeit für Patienten unter 50 Jahren größer ist als für ältere Kranke. Das gilt unabhängig von der Lokalisation des Intimaeinrisses und von der Ausdehnung des Aneurysmas, die ihrerseits das Operationsrisiko deutlich beeinflussen. Von den Patienten, deren Aneurysma an der Aorta ascendens beginnt, sterben etwa $1/3$, von den Patienten, bei denen es an der Aorta descendens beginnt, nur etwa $1/5$ an der Operation. An der Aorta ascendens haben akute Dissektionen bei DeBakey eine zweifach höhere Sterblichkeit als chronische, während an der Aorta descendens kein derartiger Unterschied besteht.

Eine Analyse der postoperativen Lebenserwartung der von DeBakey u. Mitarb. operierten Patienten ergab, daß 21 % an der Operation starben und daß von den erfolgreich operierten nach 1 Jahr 30 %, nach 3 Jahren 41 %, nach 5 Jahren 50 % und nach 10 Jahren 83 % nicht mehr am Leben waren. Trotzdem ist die Lebenserwartung beträchtlich besser als die unbehandelter Patienten. Es muß allerdings berücksichtigt werden, daß die klinische Statistik mit der pathologisch-anatomischen nicht ohne weiteres vergleichbar ist. Das Kollektiv von Hirst u. Mitarb. [279] enthielt 80 % akute Fälle, das DeBakeys nur 30 %. Bei Hirst u. Mitarb. finden sich die Einrisse in 70—80 %, bei DeBakey in nur 25—30 % an der Aorta ascendens. Aber selbst unter Berücksichtigung dieser Unterschiede und der Tatsache, daß akute und chronische Aneurysmen der Aorta ascendens eine besonders hohe Operationssterblichkeit haben, ergibt sich für Patienten mit dissezierenden Aortenaneurysmen im Mittel eine so deutliche Besserung der Lebenserwartung durch die Operation, daß man berechtigt ist, in allen akuten und subakuten Fällen eine Operationsindikation auszusprechen.

Literatur

[1] Abbott, K. H., D. V. Hubell, and P. J. Vogel: The surgical treatment of vertebral aneurysms. Report of one case. Bull. Los Angeles neurol. Soc. 26, 79 (1961).

[2] Abbott, M. E.: Coarctation of the aorta of the adult type. Amer. Heart J. 3, 381, 574 (1928).

[3] Abel, H., u. L. V. Habighorst: Tödliche Ruptur eines Aneurysmas der Arteria gastroepiploica dextra unter dem Bild des akuten Abdomen. Bruns' Beitr. klin. Chir. 205, 454 (1962).

[4] Abeshouse, B. S.: Aneurysm of the renal artery. Report of two cases and review of the literature. Urol. cutan. Rev. 55, 451 (1951).

[5] Abrahams, D. G., and W. P. Cockshott: Multiple non-luetic aneurysms in young nigerians. Brit. Heart J. 24, 83 (1962).

[6] Acker, E. D., J. V. Dooley, and W. F. Herman: Multiple aneurysms of the right renal artery: A case report. J. Urol. (Baltimore) 87, 759 (1962).

[6a] Ada, A. E. W., and J. P. West: Excision of aortic aneurysms with restauration of circulation by aortorrhaphy or arterial graft. Ann. Surg. 143, 57 (1956).

[7] Adams, H. D.: Shunt graft with resection for aneurysm of arch of aorta. J. Amer. med. Ass. 159, 1195 (1955).

[8] Albers, D. D., and A. Bettaglio: Ureteral obstruction from an unsuspected aortic aneurysm. J. Urol. (Baltimore) 85, 249 (1961).

[8a] Alivisatos, C. N., and D. P. Lazarides: Dissecting aneurysm of hydatic origin of the bifurcation of the abdominal aorta. J. cardiovasc. Surg. 6, 20 (1965).

[9] Alley, R. D., L. H. S. van Mierop, E. Y. Li, H. W. Kausel, and A. Stranahan: Traumatic aortic aneurysm: Graftless excision, anastomosis. Arch. Surg. 83, 300 (1961).

[10] — — — — — Traumatic aortic aneurysm: Excision and anastomosis without a graft. Dis. Chest 43, 200 (1963).

[11] Amer, N. C., H. C. Schaeffer, R. T. Domingo, P. N. Sawyer, and S. A. Wesolowski: Aortic dissection presenting as iliac-artery occlusion. New Engl. J. Med. 266, 1040 (1962).

[11a] Anabtawi, I. N., R. B. Ellison, T. J. Yeh, and D. P. Hall: Dissecting aneurysm of aorta associated with Turner's syndrome. J. thorac. cardiovasc. Surg. 47, 75 (1964).

[12] Anderson, E. M.: Aneurysm. Report of cases. Amer. J. Surg. 33, 129 (1919).

[13] Anderson, M., and H. R. Pratt-Thomas: Marfan's syndrom. Amer. Heart J. 46, 911 (1953).

[14] Arnulf, G.: Pathologie et chirurgie des carotides. Paris: Masson & Cie. 1957.

[15] Austin, D. J., and J. E. Thompson: Excision and arterial grafting in the surgical management of popliteal aneurysms. Sth. med. J. (Bgham, Ala.) 51, 43 (1958).

[16] BABES, V., u. T. MIRONESCU: Über dissezierende Arteriitis und Aneurysma dissecans. Beitr. path. Anat. 48, 221 (1910). Zit. nach T. SHENNAN, Dissecting aneurysm. Spec. Rep. Ser. med. Res. Coun. (Lond.) 193, 7 (1934).

[17] BAER, R. W., H. B. TAUSSIG, and E. H. OPPENHEIMER: Congenital aneurysmal dilatation of the aorta associated with arachnodactyly. Bull. Johns Hopk. Hosp. 72, 309 (1942).

[18] BAER, S.: Varied manifestations of dissecting aneurysm of the aorta. J. Amer. med. Ass. 161, 689 (1956).

[19] BÄTZNER, K.: Über die Chirurgie der Arterienverletzungen und die Frage des Venentransplantates. Chirurg 17/18, 345 (1947).

[20] — Zur Frage der freien Venentransplantation. Zbl. Chir. 72, 721 (1947).

[21] — Das Aneurysma der Arterien der oberen Gliedmaßen, seine Erscheinungen und Behandlung. Chirurg 19, 294 (1948).

[22] BAHNSON, H. T.: Considerations in the excision of aortic aneurysms. Ann. Surg. 138, 377 (1953).

[23] — Definitive treatment of saccular aneurysms of the aorta with excision of sac and aortic suture. Surg. Gynec. Obstet. 96, 383 (1953).

[23a] — Treatment of abdominal aortic aneurysm by excision and replacement by homograft. Circulation 9, 494 (1954).

[24] — Surgical treatment of aneurysms of arteriosclerotic origin. Minn. Med. 38, 922 (1955).

[25] —, and A. R. NELSON: Cystic medial necrosis as a cause of localized aortic aneurysms amenable to surgical treatment. Ann. Surg. 144, 519 (1956).

[26] —, and F. C. SPENCER: Excision of aneurysm of the ascending aorta with prosthetic replacement during cardiopulmonary bypass. Ann. Surg. 151, 879 (1960).

[26a] BARNARD, C. N., and V. SCHRIRE: The surgical treatment of acquired aneurysm of the thoracic aorta. Thorax 18, 101 (1963).

[27] BARNES, W. T., and G. E. JACOBY: Aneurysm of the common carotid artery due to cystic medial necrosis treated by excision and graft. Ann. Surg. 155, 82 (1962).

[28] BARRATT-BOYES, B. G.: Symptomatology and prognosis of abdominal aortic aneurysm. Lancet 1957 II, 716.

[29] BARTOL, G. M., J. E. EDWARDS, and M. E. LAMB: Mycotic and dissecting aneurysms of the aorta complicating bacterial endocarditis. Arch. Path. 35, 285 (1943).

[30] BAUER, F. C., and E. F. HIRSCH: Spontaneous longitudinal cleavage of the wall of the aorta. Arch. Path. 59, 219 (1955).

[31] BAUERSFELD, S. R.: Dissecting aneurysm of aorta: Presentation of fifteen cases and review of recent literature. Ann. intern. Med. 26, 873 (1947).

[32] BAULER: Untersuchungen über die Rolle der Syphilis. Basel 1908. Zit. nach B. LUCKE u. M. H. REA, Studies on aneurysm. I. General statistical dates on aneurysms. J. Amer. med. Ass. 77, 935 (1921).

[33] BAYLEY, R. H., and L. A. MONTE: Acute, local, ventricular ischemia, or impending infarction caused by dissecting aneurysm. Amer. Heart J. 25, 262 (1943).

[34] BAZY, L., et J. CALVET: Syndrome abdominale aigu par apoplexie pancréatique coincidant avec un anévrysme de l'aorte abdominale. Mém. Acad. Chir. 61, 1336 (1935).

[34a] BEALL, A. C., D. A. COOLEY, G. C. MORRIS, and M. E. DEBAKEY: Perforation of arteriosclerotic aneurysms into the inferior vena cava. Arch. Surg. 86, 809 (1963).

[35] BEAN, W. B., and I. V. PONSETI: Dissecting aneurysm produced by diet. Circulation 12, 185 (1955).

[36] BEARD, H. W., and R. G. THOMPSON: Aneurysm of the ascending aorta caused by congenital syphilis. Amer. Heart J. 56, 313 (1958).

[37] BEAUSSIER: Zit. nach J. C. OWENS u. R. J. COFFEY, Collective review: Aneurysm of splenic artery, including report of six additional cases. Int. Abstr. Surg. 97, 313 (1953).

[38] BEAVEN, D. W., and E. A. MURPHY: Dissecting aneurysm during methonium therapy. A report on nine cases treated for hypertension. Brit. med. J. 1956 I, 77.

[39] BEEBE, R. T., S. R. POWERS, and E. GINOUVES: The early diagnosis of ruptured abdominal aneurysm. Ann. intern. Med. 48, 834 (1958).

[39a] BELL, J. W.: The influence of surgery on the survival of patients with abdominal aortic aneurysm. Bull. Soc. int. Chir. 21, 191 (1962).

[40] BENSON, W. R., J. E. HAMILTON, and C. E. CLAUGUS: Dissecting aneurysm of aorta: Report of a case treated by fenestration procedure. Ann. Surg. 146, 111 (1957).

[41] BERGAN, J. J., and O. H. TRIPPEL: Management of giant popliteal aneurysm. Arch. Surg. 86, 146 (1963).

[42] BETTS, J. W., and B. C. ROWLAND: Leaking abdominal aneurysms. Two unusual cases. Brit. med. J. 1953 I, 73.

[43] BETTZIECHE, H.: Protrahierter Verlauf rupturierter Aortenaneurysmen. Z. ges. inn. Med. 21, 862 (1958).

[44] BICKFORD, B. J., and J. S. GLENNIE: Excision of saccular aneurysm of the thoracic aorta. Thorax 15, 309 (1960).

[45] BIER, A.: Chirurgie der Gefäße; Aneurysmen. Bruns' Beitr. klin. Chir. 96, 556 (1915).

[46] — Über Kriegsaneurysmen Dtsch. med. Wschr. 122, 157 (1915).

[47] BIRT, A. B.: A brief review of dissecting aneurysm of the aorta and a report of the successful treatment of a case. Proc. roy. Soc. Med. 52, 603 (1959).

[48] BJÖRK, V. O.: Successful surgical treatment of ruptured aneurysm in the abdominal aorta. Acta chir. scand. 124, 304 (1962).

[49] — Successful replacement of the total aortic arch for aneurysm. J. thorac. cardiovasc. Surg. 45, 817 (1963).

[50] BLADES, B., W. FORD, and P. CLARK: Pulmonary artery aneurysms. Circulation 2, 565 (1950).

[51] BLAIN, A., T. P. GLYNN, and T. HIRATZKA: Dissecting aortic aneurysm involving a renal artery and simulating acute nephrolithiasis. J. Urol. (Baltimore) 53, 753 (1945).

[52] BLAKEMORE, A. H.: The surgical aspects of aneurysm of the aorta. Trans. sth. surg. Ass. 59, 27 (1947).

[53] — Restorative endoaneurysmorrhaphy by vein graft inlay. Ann. Surg. 126, 841 (1947).

[54] —, and B. G. KING: Electrothermic coagulation of aortic aneurysm. J. Amer. med. Ass. 111, 1821 (1938).

[55] —, and A. B. VOORHEES: Aneurysm of the aorta: A review of 365 cases. Angiology 5, 209 (1954).

[56] BLUM, L., and E. B. C. KEEFER: Cryptogenic mycotic aneurysm. Ann. Surg. 155, 398 (1962).

[57] BOATMAN, V. K., and V. A. BRADFORD: Excision of an internal carotid aneurysm during pregnancy employing hypothermia and a vascular shunt. Ann. Surg. 148, 171 (1958).

[58] BÖTTCHER, K.: Über ein traumatisches Aneurysma der Bauchaorta. Zbl. Chir. 51, 2405 (1960).

[59] BOPPE: Anévrysme circonscrit de la région axillaire gauche. Arch. Méd. Pharm. milit. 1912, Reg. 901.

[60] BOROWSKY: Die Perforationsrichtung der Aneurysmen der Aorta thoracica. Breslau 1910. Zit. nach B. LUCKE u. M. H. REA, Studies on aneurysm. I. General statistical dates on aneurysms. J. Amer. med. Ass. 77, 935 (1921).

[61] BORST, H. G., A. SCHAUDIG, and W. RUDOLPH: Arteriovenous fistula of the aortic arch: repair during deep hypothermia and circulatory arrest. J. thorac. cardiovasc. Surg. 48, 443 (1964).

[62] BOSDORFF, E.: Über Häufigkeit und Vorkommen der Aneurysmen. Kiel 1899. Zit. nach B. LUCKE u. M. H. REA, Studies on aneurysm. I. General statistical dates on aneurysms. J. Amer. med. Ass. 77, 935 (1921).

[62a] BOSHER jr., L. H., J. W. BROOKS, and A. J. POIS: The surgical treatment of dissecting aneurysm of the ascending aorta. Ann. Surg. 159, 829 (1964).

[63] BOURNE, G., and P. J. W. MILLS: Dissecting aneurysm of aorta, with cardiograms suggestive of cardiac infarction. Brit. Heart J. 8, 181 (1946).

[64] BOYD, L. J.: A study of 4000 reported cases of aneurysm of the thoracic aorta. Amer. J. med. Sci. 168, 654 (1924).

[65] —, and T. H. McGAVACK: Aneurysm of the pulmonary artery. Amer. Heart J. 18, 562 (1939).

[65a] BOYD, D. P., and C. C. BARTELS: Surgical treatment of aneurysms of the abdominal aorta. Postgrad. Med. 21, 477 (1957).

[66] BRADHAM, G. B., and J. T. BUXTON: Successful resection of syphilitic aneurysm of aortic arch. Arch. Surg. 87, 521 (1963).

[67] BRAUN, H.: Ein Fall von Aneurysma der rechten Carotis communis nicht-luetischer Genese. Z. Kreisl.-Forsch. 40, 303 (1951).

[68] BREBNER, H.: Dissecting aneurysm of aorta with renal complications. Brit. med. J. 1951 I, 394.

[69] BREWER, K. A.: Dissecting aneurysm of left common iliac artery; report of case. J. Okla. med. Ass. 34, 465 (1941).

[70] BRINDLEY, P., and V. A. STEMBRIDGE: Aneurysms of aorta: A clinico-pathologic study of 369 necropsy cases. Amer. J. Path. 32, 67 (1956).

[71] BROWN, G. E., and L. G. ROWNTREE: Right-sided carotid pulsations in cases of severe hypertension. J. Amer. med. Ass. 84, 1016 (1925).

[72] BROWNE, O.: Aneurysms of the aorta with especial reference to their position, direction and effect. Cambridge 1885. Zit. nach B. LUCKE u. M. H. REA, Studies on aneurysm. I. General statistical dates on aneurysms. J. Amer. med. Ass. 77, 935 (1921).

[73] BROWNING, L. D., R. H. CLAUSS, and W. F. MacFEE: Aneurysm of the hepatic artery. Report of two cases. Ann. Surg. 150, 320 (1959).

[74] BRUMFIT, W., and N. E. RANKIN: An unusual case of dissecting aneurysm of the aorta. Lancet 1954 II, 792.

[75] BRYANT, J. H.: An aneurysm of the abdominal aorta. Clin. Invest. 23, 71, 89 (1903).

[76] BUCHMAN, R. J., and G. W. MARTIN: Management of mycotic aneurysm of the superior mesenteric artery. Ann. Surg. 155, 620 (1962).

[77] BUCKLEY, T. I.: Hematuria associated with dissecting aneurysms of the abdominal aorta. J. Urol. (Baltimore) 44, 816 (1940).

[78] BULITTA, A., u. G. BERG: Das mykotische Aneurysma bei Endocarditis lenta. Ärztl. Wschr. 11, 576 (1956).

[79] BURCH, G. E., and N. DE PASQUALE: Study of incidence of abdominal aortic aneurysms. J. Amer. med. Ass. 172, 2011 (1960).

[80] BURCHELL, H. B.: Aortic dissection (dissecting hematoma: Dissecting aneurysm of the aorta). Circulation 12, 1068 (1955).

[81] —, and T. E. KEYS: The heart of George II. of England. Bull. med. Libr. Ass. 30, 198 (1942).

[82] BUSSE, O.: Über Zerreißungen und traumatische Aneurysmen der Aorta. Virchows Arch. path. Anat. **183**, 440 (1906).

[83] BUZZI, H., J. HENRY, D. ROSSI: Aneurisma de la aorta abdominal con ruptura en la vena cava inferior. Pren. méd. argent. **44**, 1527 (1957).

[84] CALENOFF, L.: Multiple mycotic pulmonary artery aneurysms. Amer. J. Roentgenol. **91**, 379 (1964).

[84a] CANNON, J. A., J. VAN DE WATER, and W. F. BARKER: Experience with the surgical management of 100 consecutive cases of abdominal aortic aneurysms. Amer. J. Surg. **106**, 128 (1963).

[85] CAROLI, J., A. PARAF et B. CHEVREL: Les anévrysmes des branches intrahépatiques de l'artère hépatique. Nécessité de l'aortographie pour leur diagnostic. Sem. Hôp. Paris **31**, 1508 (1963).

[85a] CARROLL, S. E., and J. C. COLES: 77 aortic aneurysms at Westminster Hospital noted during autopsy 1949—1959 inclusive. Canad. J. Surg. **5**, 158 (1962).

[86] CHASSAIGNAC: Zit. nach N. GULEKE, Die allgemein chirurgischen Eingriffe am Halse. In: M. KIRSCHNER, Allgemeine und spezielle Operationslehre, Bd. V. Berlin-Göttingen-Heidelberg: Springer 1953.

[87] CHERRY, C. B., and K. T. CHERRY: Dissecting aneurysm of aorta: Evaluation of role of exertion in its production. Industr. Med. Surg. **10**, 525 (1941).

[88] CHIARI, H.: Zur Kenntnis der Aneurysmen der großen Lungenschlagaderäste. Wien. klin. Wschr. **50**, 691 (1937).

[89] CLERC, P., M. BASCOURRET et R. FROYEZ: Communication entre l'aorte et l'artère pulmonaire par rupture d'anévrysme avec survie de plus de quatre ans. Bull. Soc. méd. Hôp. Paris **47**, 1288 (1931).

[89a] COCKETT, F. B., and A. G. NORMAN: Late results of direct surgery of the aortic bifurcation and its major branches. Brit. med. J. **1958 I**, 727.

[90] COENEN, H.: Zur Indikationsstellung bei der Operation der Aneurysmen und bei den Gefäßverletzungen. Zbl. Chir. **40**, 1913 (1913).

[91] COHN, R.: Rupture of dissecting aneurysm of the aorta. The relationship of effort to onset. Calif. Med. **92**, 13 (1960).

[92] COLIN, A., et P. GODEAU: Les anévrysmes des endocardites bactériennes. Sem. Hôp. Paris **36**, 2505 (1960).

[93] COLLINS, D. C.: Aneurysms of the aorta with a review of 73 instances in the past decade. Med. Tms (N.Y.) **84**, 133 (1956).

[94] COLMERS, F.: Intrahepatisches Aneurysma und Gallenfistel nach Leberzerreißung. Heilung durch Unterbindung der Arteria hepatica communis. Bruns' Beitr. klin. Chir. **122**, 324 (1921).

[95] COMINOTTI, V.: Aneurysma der aufsteigenden Aorta mit Durchbruch in die obere Hohlvene. Wien. klin. Wschr. **14**, 843 (1901).

[96] COOLEY, D. A., and M. E. DEBAKEY: Surgical considerations of intrathoracic aneurysms of the aorta and great vessels. Ann. Surg. **135**, 660 (1952).

[97] — — Surgical treatment of aneurysms of the abdominal aorta. Surg. Gynec. Obstet. **97**, 252 (1953).

[98] — — Ruptured aneurysm of the abdominal aorta. Medicine (Baltimore) **16**, 334 (1954).

[99] — — Resection of the thoracic aorta with replacement by homograft for aneurysms and constrictive lesions. J. thorac. Surg. **29**, 66 (1955).

[100] — — Hypothermia on the surgical treatment of aortic aneurysm. Bull. intern. Chir. **15**, 206 (1956).

[101] — — Resection of entire ascending aorta in fusiform aneurysm using cardiac bypass. J. Amer. med. Ass. **162**, 1158 (1956).

[102] — —, and O. CREECH: Surgical treatment of aortic aneurysms. Amer. Surg. **22**, 1043 (1956).

[103] — —, and G. C. MORRIS: Controlled extracorporeal circulation in surgical treatment of aortic aneurysm. Ann. Surg. **146**, 473 (1957).

[104] —, and F. M. TAYLOR: Aneurysm of thoracic aorta in an infant treated by resection and arterial homograft. J. Pediat. **49**, 185 (1956).

[105] COPPING, G. A., and G. SZENAS: Dissecting aortic aneurysm. Canad. med. Ass. J. **80**, 336 (1959).

[106] COTTLER, Z. R., and S. IMMERGUT: Obstruction of solitary kidney by aortic aneurysm. J. Urol. (Baltimore) **86**, 510 (1961).

[107] CRANE, A. B.: Primary multilocular mycotic aneurysm of the aorta. Arch. Path. **24**, 634 (1937).

[107a] CRANE, C. H.: Arteriosclerotic aneurysm of the abdominal aorta. New Engl. J. Med. **253**, 954 (1955).

[108] CRANE, J. F.: Ureteral involvement by aortic aneurysm. J. Urol. (Baltimore) **79**, 403 (1958).

[109] CRANLEY, J. J., L. G. HERMAN, and R. M. PREUNINGER: Natural history of aneurysms of the aorta. Arch. Surg. **69**, 185 (1954).

[110] CRAWFORD, E. S., M. E. DEBAKEY, and F. W. BLAISDELL: Simplified treatment of large, sacciform aortic aneurysms with patch grafts. J. thorac. cardiovasc. Surg. **41**, 479 (1961).

[111] — — and D. A. COOLEY: Surgical considerations of peripheral arterial aneurysms. Arch. Surg. **78**, 226 (1959).

[112] — W. H. EDWARDS, M. E. DEBAKEY, D. A. COOLEY, and G. C. MORRIS: Peripheral arteriosclerotic aneurysm. J. Amer. Geriat. Soc. **9**, 1 (1961).

[113] CRISP, E.: Structure, Diseases and Jnjuries of Blood Vessels. London: J. Churchill 1847.

[114] CROSBY, R. C., and R. C. WADSWORTH: Temporal arteritis. Arch. intern. Med. **81**, 431 (1948).

[115] CUNY, J.: Rupture d'un anévrysme de l'aorte abdominale simulant un volvulus du côlon pelvien. Lyon chir. **34**, 58 (1937).

[116] DAHLEN, B.: Über einen Fall von Aortenaneurysma mit Durchbruch in den linken Vorhof, nebst einigen Bemerkungen über Aortenaneurysma, die fibröse Aortitis und Lues. Z. klin. Med. 58, 163 (1907).

[117] DAS, J. B., and J. T. CHESTERMAN: Aneurysms of the patent ductus arteriosus. Thorax 11, 295 (1956).

[118] DAVID, P., E. M. McPEAK, E. VIVAS-SALAS, and P. D. WHITE: Review of 17 autopsied cases of acute dissecting aneurysm encountered at Masachusetts General Hospital from 1937 to 1946 inclusive 8 of which were correctly diagnosed ante mortem. Ann. intern. Med. 27, 405 (1947).

[119] DAVIS, D. M., L. B. BALDWIN, and F. BUTTMAN: A case of dissecting aneurysm of the aorta. Southwestern Med. 16, 81 (1932).

[120] DAVIS, J. G., and P. WINSOR: Roentgen findings in aneurysm of the descending thoracic aorta. Amer. J. Roentgenol. 81, 819 (1959).

[121] DAVIS, J. H., J. W. BENDSON, and R. C. MILLER: Thoracoabdominal aneurysm involving celiac, superior mesenteric and renal arteries. Arch. Surg. 75, 871 (1957).

[122] DEANGELIS, E.: Dissecting aneurysm of the abdominal aorta. Amer. Heart J. 26, 124 (1943).

[123] DEBAKEY, M. E.: Changing concepts in thoracic vascular surgery. J. thorac. Surg. 38, 145 (1959).

[124] — Changing concepts in vascular surgery. J. cardiovasc. Surg. (Torino) 1, 3 (1960).

[125] —, and D. A. COOLEY: Successful resection of aneurysm of thoracic aorta and replacement by graft. J. Amer. med. Ass. 152, 673 (1953).

[125a] — — Successful resection of mycotic aneurysm of superior mesenteric artery: case report and review of literature. Amer. Surg. 19, 202 (1953).

[126] —, u. R. GIESSLER: Indikationen und Spätergebnisse des alloplastischen Gefäßersatzes. Langenbecks Arch. klin. Chir. 298, 294 (1961).

[127] —, and E. S. CRAWFORD: Resection and homograft replacement of innominate and carotid arteries with use of shunt to maintain circulation. Surg. Gynec. Obstet. 105, 129 (1957).

[128] — — Surgical considerations of acquired diseases of the aorta and major peripheral arteries. I. Aortic aneurysms. Mod. Conc. cardiov. Dis. 28, 557 (1959).

[129] — D. A. COOLEY, and O. CREECH: Surgical considerations of dissecting aneurysm of the aorta. Ann. Surg. 142, 586 (1955).

[129a] — D. A. COOLEY, and O. CREECH: Aneurysms and occlusiv diseases of the aorta: Analysis of 203 cases treated by resection and homograft replacement. J. Amer. med. Ass. 157, 203 (1955).

[130] — O. CREECH, and G. C. MORRIS: Aneurysm of thoraco-abdominal aorta involving the celiac, superior mesenteric and renal arteries. Ann. Surg. 144, 549 (1956).

[131] — D. A. COOLEY, E. S. CRAWFORD, and G. C. MORRIS: Aneurysms of the thoracic aorta. Analysis of 179 patients treated by resection. J. thorac. Surg. 36, 393 (1958).

[132] — — G. J. MAGOVERN, and P. C. ADKINS: Thoracic aorta and great vessels. In: B. BLADES, Surgical Diseases of the Chest. St. Louis: C. V. Mosby Co. 1961.

[133] — W. S. HENLY, D. A. COOLEY, E. S. CRAWFORD, and G. C. MORRIS: Surgical treatment of dissecting aneurysm of the aorta. Analysis of 72 cases. Circulation 24, 290 (1961).

[134] — — — — and A. C. BEALL: Aneurysma of the aortic arch: Factors influencing operative risk. Surg. Clin. N. Amer. 42, 1543 (1962).

[134a] — — — G. C. MORRIS, E. S. CRAWFORD, and A. C. BEALL jr.: Surgical management of dissecting aneurysm involving the ascending aorta. J. cardiovasc. Surg. 5, 200 (1964).

[134b] — E. S. CRAWFORD, D. A. COOLEY, G. C. MORRIS, T. S. ROYSTER, and W. P. ABBOTT: Aneurysm of abdominal aorta: Analysis of results of graft replacement therapy one to eleven years after operation. Ann. Surg. 160, 622 (1964).

[134c] — W. S. HENLY, D. A. COOLEY, G. C. MORRIS, E. S. CRAWFORD, and A. C. BEALL: Surgical management of dissecting aneurysms of the aorta. J. thorac. cardiovasc. Surg. 49, 130 (1965).

[134d] — E. S. CRAWFORD, D. A. COOLEY, and G. C. MORRIS: Successful resection of fusiform aneurysm of aortic arch with replacement by homograft. Surg. Gynec. Obstet. 105, 657 (1957).

[135] DENMAN, F. R., T. O. SHINDLER, J. HAMPTON, and L. HANSON: Aneurysm of the popliteal artery caused by osteochondroma of the femur. J. Bone Jt Surg. A 41, 1526 (1956).

[135a] DERRICK, J. R., and D. C. SPENCER: Technical considerations in the resection of aneurysms of the ascending aorta, transverse arch an upper descending thoracic aorta. Amer. J. Surg. 103, 536 (1962).

[136] DETERLING, R. A., and O. T. CLAGETT: Aneurysm of the pulmonary artery: Review of literature and report of a case. Amer. Heart J. 34, 471 (1947).

[137] DICHTL, K.: Das Aneurysma der Arteria hepatica. Wien. med. Wschr. 110, 151 (1960).

[138] DICKINSON, W. L.: Aneurysm of abdominal aorta compressing common bile tract on rupturing into duodenum. Trans. path. Soc. Lond. 42, 77 (1891).

[138a] DILLARD, D. H., R. R. VETTO, R. A. BRUCE, and K. A. MERENDINO: Correction of aneurysm of the ascending aorta and of aortic insufficiency in Marfan's syndrome. Amer. J. Surg. 104, 337 (1962).

[139] DIMTZA, A.: Über die Frage der Anerkennung eines beruflich entstandenen lokalen Arterienschadens. Schweiz. Z. Unfallmed. 46, 100 (1953).

[140] — Aneurysms of the carotid arteries. Angiology 7, 218 (1956).

[141] DRÜNER: Zit. in N. GULEKE, Die allgemeinchirurgischen Eingriffe am Halse. In: M. KIRSCHNER, Allgemeine und spezielle Operationslehre, Bd. V. Berlin-Göttingen-Heidelberg: Springer 1953.

[142] DUBOST, CH., H. ALLARY et N. OECONOMOS: Anévrysme de l'aorte abdominale traité par resection et greffe. Arch. Mal. Cœur 44, 848 (1951).

[143] DUBOST, CH., H. ALLARY et N. OECONOMOS: Resection of an aneurysm of the abdominal aorta; reestablishment of the continuity by a preserved human arterial graft, with result after five months. Arch. Surg. 64, 405 (1952).

[144] — PH. BLONDEAU, A. PIWNICA et J. P. CACHERA: Traitement chirurgical des anévrysmes de l'aorte thoracique, à propos de 25 cas explorés chirurgicalement. J. Chir. (Paris) 83, 331 (1962).

[145] DÜX, A., u. P. THURN: Das Aneurysma der Arteria renalis. Fortschr. Röntgenstr. 96, 471 (1962).

[146] DWIGHT, R. W., and I. W. RATCLIFFE: Aneurysm of the hepatic artery. Surgery 31, 915 (1952).

[147] EASTCOTT, H. H. G.: Reconstruction of the subclavian artery for complications of cervical-rib and thoracic outlet syndrome. Lancet 1962 II, 1243.

[148] —, and D. SUTTON: Chronic dissecting aneurysm of the aorta diagnosed by aortography. Lancet 1958 II, 73.

[149] EBBINGHAUS, K. D.: Zur Symptomatologie und traumatischen Entstehung des Aneurysmas der Aorta abdominalis. Ärztl. Wschr. 9, 41 (1954).

[150] ECKERT, G. A., and R. E. BAKER: Rupture of aneurysm of abdominal aorta from surgical viewpoint. U.S. nav. med. Bull. 26, 667 (1931).

[151] EDEN, K. C.: The vascular complications of cervical ribs and first thoracic rib abnormalities. Brit. J. Surg. 27, 111 (1939/40).

[152] EICHLER, B. A., and S. N. HELLER: Aneurysm of aorta with compression of pulmonary artery and left auricle. Ann. intern. Med. 23, 652 (1945).

[153] EISEMAN, B., and R. H. HUGHES: Repair of an abdominal aortic vena caval fistula caused by rupture of an atherosclerotic aneurysm. Surgery 39, 498 (1956).

[153a] —, and W. G. RAINER: Clinical management of posttraumatic rupture of the thoracic aorta. J. thorac. Surg. 35, 347 (1958).

[154] ELIASON, E. L., and H. G. MCNAMEE: Abdominal aneurysms. Amer. J. Surg. 56, 590 (1942).

[155] ELKIN, D. C.: Vascular injuries of warfare. Ann. Surg. 120, 284 (1944).

[156] — Arteriovenous aneurysms. J. Amer. med. Ass. 129, 26 (1945).

[157] — Exposure of blood vessels. J. Amer. med. Ass. 132, 421 (1946).

[158] — The treatment of aneurysms and arteriovenous fistulas. Bull. N.Y. Acad. Med. 22, 81 (1946).

[159] — Traumatic aneurysms. Surg. Gynec. Obstet. 82, 1 (1946).

[160] — Aneurysm following surgical procedures. Ann. Surg. 127, 769 (1948).

[161] —, and H. B. SHUMACKER: Arterial aneurysms and arteriovenous fistulas. In: D. C. ELKIN and M. E. DEBAKEY, Vascular Surgery in World War II. Office of the Surgeon General Department of the Army. Washington D.C. 1955.

[162] ELLIOT, I. A., A. D. MCKENZIE, and W. B. CHUNG: Ruptured abdominal aortic aneurysm. Surgery 46, 605 (1959).

[163] ELLIS, F. H., and J. W. KIRKLIN: Aneurysm and thrombotic occlusion of the abdominal aorta. Postgrad. Med. 20, 494 (1956).

[164] — — and A. J. BRUWER: Surgical experiences in the treatment of aneurysms of the thoracic aorta. Surg. Gynec. Obstet. 106, 179 (1958).

[165] ELLIS, P. R., D. C. COOLEY, and M. E. DEBAKEY: Clinical considerations and surgical treatment of anulo-aortic ectasia. J. thorac. Surg. 42, 363 (1961).

[166] ELLISON, R. G., J. A. COPE, and W. H. MORETZ: Technical problems in the surgical repair of intrathoracic aneurysms. J. thorac. cardiovasc. Surg. 39, 486 (1960).

[167] EMMERICH, O.: Über die Häufigkeit der inneren Aneurysmen in München. Zit. in B. LUCKE and M. H. REA, Studies on aneurysm. I. General statistical dates on aneurysms. J. Amer. med. Ass. 77, 935 (1921).

[168] ENDERLEN: Ein Beitrag zur idealen Operation des arteriellen Aneurysmas. Dtsch. med. Wschr. 34, 1581 (1908).

[169] —, u. BORST: Beiträge zur Gefäßchirurgie und zur Organtransplantation. Münch. med. Wschr. 36, 1865 (1910).

[169a] ENGELL, H. C., and C. M. MADSEN: Aneurysms of the abdominal aorta: Seven surgically treated cases. Ann. Chir. Gynaec. Fenn. 52, 526 (1963).

[170] ENSELBERG, C. D.: The clinical picture of aneurysm of the abdominal aorta. Ann. intern. Med. 44, 1163 (1956).

[171] EPPINGER, H.: Pathogenesis und Ätiologie der Aneurysmen einschließlich des Aneurysma equi verminosum. Berlin: Hirschwald 1887.

[172] — Pathogenesis (Histogenesis und Ätiologie) der Aneurysmen einschließlich des Aneurysma equi verminosum. Langenbecks Arch. klin. Chir. 35, 404 (1887).

[173] EPSTEIN, J.: Aneurysms of abdominal aorta. Ann. intern. Med. 22, 252 (1945).

[174] ERB, B. D., and I. F. TULLIS: Dissecting aneurysm of the aorta. The clinical features of thirty autopsied cases. Circulation 22, 315 (1960).

[175] ERDHEIM, J.: Medionecrosis aortae idiopathica. Virchows Arch. path. Anat. 273, 454 (1929).

[176] — Medionecrosis aortae idiopathica cystica. Virchows Arch. path. Anat. 276, 187 (1930).

[177] ESTES, J. E.: Abdominal aortic aneurysm: A study of 102 cases. Circulation 2, 258 (1950).

[178] ETHEREDGE, S. N., J. YEE, J. V. SMITH, S. SCHONBERGER, and M. J. GOLDMAN: Successful resection of a large aneurysm of the upper abdominal aorta and replacement with homograft. Surgery 38, 1071 (1955).

[179] Evans, B., and T. M. Dauncey: Dissecting aneurysm of the aorta associated with congenital pulmonary valvular stenosis. Brit. Heart J. 21, 139 (1959).

[180] Faria, J. L. de: Medianecrosis aortae after collapse in rabbits. Schweiz. Z. allg. Path. 21, 103 (1958).

[181] Farrar, T., M. A. Adson, J. W. Kirklin, W. J. Martin, and N. W. Barker: Surgical treatment of acute rupture of abdominal aortic aneurysms. Report of two cases. Proc. Mayo Clin. 31, 299 (1956).

[182] —, and R. L. Sanders: The diagnosis of perforating arteriosclerotic abdominal aortic aneurysms. A review of cases. Amer. Surg. 22, 623 (1956).

[183] Fernbach, P. A., L. Berman, and B. Cohen: Intraperitoneal rupture of iliac aneurysm with survival following surgical treatment. Report of a case. Ann. Surg. 135, 570 (1952).

[184] Finkelstein, R., and M. Jacobi: Dissecting aneurysm of the aorta with a case report. Ann. intern. Med. 13, 1991 (1940).

[185] Fleischl, P.: Über Aneurysmen der Arteria pulmonalis. Thoraxchirurgie 7, 279 (1959).

[186] Fleming, H. A.: Aorto-pulmonary septal defect with patent ductus arteriosus and death due to rupture of dissecting aneurysm of the pulmonary artery into the pericardium. Thorax 11, 71 (1956).

[187] Foley, M. M., W. R. Probert, and R. M. E. Seal: False aneurysm of ascending thoracic aorta complicating tuberculous pericarditis. Tubercle (Edinb.) 37, 183 (1956).

[188] Fontaine, R., L. Fruhling et J. Grey: La dystrophie polyanévrysmale ou variqueuse des artères à évolution thrombosante. Lyon chir. 39, 575 (1944).

[188a] — M. Kim et R. Kieny: La rupture des anévrismes de l'aorte, principalement abdominale, une urgence chirurgicale trop fréquemment encore méconnue. Plaidoyer en faveur de son traitement opératoire. Strasbourg méd. 11, 18 (1960).

[189] Frank, J. N., H. T. Thompson, and S. J. Schwartz: Aneurysm of the internal iliac artery. Arch. Surg. 83, 956 (1961).

[190] Franklin, R. B., and B. E. Pollock: Thoracic aorta-caval aneurysm. A review and the addition of 3 cases. Medicine (Baltimore) 34, 97 (1955).

[191] Freeman, N. E.: Arterial repair in the treatment of aneurysms and arteriovenous fistulae. Ann. Surg. 124, 888 (1946).

[192] —, and H. B. Shumacker: Arterial aneurysms and arteriovenous fistulas: Maintenance of arterial continuity. In: D. C. Elkin and M. E. DeBakey, Vascular Surgery in World War II, Office of the Surgeon General Departement of the Army, Washington, D. C., 1955.

[193] French, L., and G. Haines: Unilateral vertebral artery ligation. Report of a case ending fatally with thrombosis of the basilar artery. J. Neurosurg. 7, 156 (1950).

[194] Friedenwald, J., and K. H. Tannenbaum: Aneurysm of the hepatic artery. Amer. J. med. Sci. 165, 11 (1923).

[195] Friesen, G., J. C. Ivins, and J. M. Janes: Popliteal aneurysms. Surgery 51, 90 (1962).

[196] Fukal, J., F. Gazarek u. J. Mutafčieva: Ruptur des Aneurysma der Arteria thyreoidea caudalis während der Geburt. Zbl. Gynäk. 81, 2043 (1959).

[197] Fuller, C. H., and M. P. C. Peters: Aneurysm of the renal-artery bifurcation. New Engl. J. Med. 267, 757 (1962).

[198] Gage, M.: Inflamed arterial popliteal aneurysm simulating acute abscess. Ann. Surg. 145, 893 (1957).

[199] Galbraith, B. T., and S. L. Norman: Dissecting aneurysm of the aorta. A diagnostic approach. New Engl. J. Med. 250, 670 (1954).

[199a] Gallart-Mones, F., and P. Piulachs: Aneurysm of the hepatic artery. Arch. Mal. Appar. dig. 49, 913 (1960).

[200] Garrè, C.: Seitliche Naht der Arterie bei Aneurysmaexstirpation. Dtsch. Z. Chir. 82, 287 (1906).

[200a] Garrett, H. E., A. C. Beall jr., G. L. Jordan jr., and M. E. DeBakey: Surgical consideration of massive gastrointestinal tract hemorrhage caused by aorto-duodenal fistula. Amer. J. Surg. 105, 6 (1963).

[201] Garritano, A. P.: Aneurysm of the renal artery. Amer. J. Surg. 94, 638 (1957).

[202] Garzón, F. L., J. S. Wilson, and J. U. Gunter: Aneurysms with double rupture into the digestive tract. Gastroenterology 34, 509 (1958).

[203] Gellerstedt, N., u. O. Säfwenberg: Zur Kenntnis der Aortatuberkulose und des tuberkulösen Arrosionsaneurysmas der Aorta. Upsala Lök.-Fören. Förh. 38, 165 (1933).

[203a] Gerbode, F.: The surgical treatment of abdominal aortic aneurysms: Report of a case treated by resection of the aneurysm with restoration of the aorta by homograft. Stanf. med. Bull. 11, 179 (1953).

[204] Gerbode, F.: Ruptured aortic aneurysm. A surgical emergency. Surg. Gynec. Obstet. 98, 759 (1954).

[205] — M. Baimbridge, J. J. Osborn, M. Hood, and S. French: Traumatic thoracic aneurysms: Treatment by resection and grafting with the use of an extracorporal bypass. Surgery 42, 975 (1957).

[206] — E. Holman, E. H. Dickenson, and F. C. Spencer: Arteriovenous fistulas and arterial aneurysms. Surgery 32, 259 (1952).

[207] Gernert, E. R.: Abdominal aortic aneurysm. Kentucky med. J. 21, 405 (1923).

[208] Giacobine, J. W., and D. A. Cooley: Surgical treatment of aortico-pulmonary fistula secundary to aortic arch aneurysm. Report of successful case. J. thorac. Surg. 39, 131 (1960).

[208a] Giersberg, O.: Über tödliche arterielle Blutungen aus dem Fundusbereich des Magens. Langenbecks Arch. klin. Chir. 229, 654 (1962).

[209] GIFFORD, R. W., E. A. HINES, and J. M. JANES: An analysis and follow-up study of 100 popliteal aneurysms. Surgery 33, 284 (1953).

[210] GILBERT, J. W., W. P. CORNELL, and T. COOPER: An experimental study of pulmonary artery replacement. J. thorac. Surg. 40, 667 (1960).

[211] GILES, C.: Dissecting aortic aneurysm presenting as a cerebral catastrophe. Brit. med. J. 1956 II, 700.

[212] GILES, R. C.: A case report of dissecting aneurysm of the femoral artery of undetermined etiology and with unusual symptomatology. Milit. Surg. 97, 460 (1945).

[213] GILFILLAN, R. S., W. R. SMART, and W. L. BOSTICK: Dissecting aneurysm of renal artery. Arch. Surg. 73, 737 (1956).

[214] GILMAN, R. A., and C. P. BAILEY: Surgical treatment of dissecting aneurysm. J. thorac. Surg. 33, 670 (1957).

[215] GISSANE, W., and J. P. BULL: Traumatic rupture of the heart. Brit. med. J. 1961 II, 1430.

[216] GIUSEFFI, J., and C. C. COLLINS: Successful cure of a false aneurysm of the hepatic artery. Surgery 36, 125 (1954).

[217] GLANTON, J. B., and R. L. PARSONS: Renal artery aneurysm producing renal infarction with resultant hypertension. J. Amer. med. Ass. 171, 2089 (1959).

[218] GLENDY, R. E., B. CASTLEMAN, and P. D. WHITE: Dissecting aneurysm of the aorta. A clinical and anatomical analysis of 19 cases (13 acute, with notes on differential diagnosis). Amer. Heart J. 13, 129 (1937).

[219] GLIEDMAN, M. L., W. B. AYERS, and B. L. VESTAL: Aneurysms of the abdominal aorta and its branches. A study of untreated patients. Ann. Surg. 146, 207 (1957).

[220] GOETZ, R. H., J. H. LOUW, and A. B. BULL: Diagnosis and treatment of abdominal aneurysms with special reference to resection and grafting. S. Afr. med. J. 31, 741 (1957).

[221] GOLDOWSKY, S. J.: Spontaneous rupture of the abdominal aorta. R. I. med. J. 35, 604 (1952).

[222] GOODWIN, W. E., and H. B. SHUMACKER: Aneurysm of the hypogastric artery producing urinary tract obstruction. Report of a case. J. Urol. (Baltimore) 57, 839 (1947).

[222a] GORDON-TAYLOR, G.: Rare cause of severe gastrointestinal haemorrhage, with note on aneurysm of hepatic artery. Brit. med. J. 1943 I, 504.

[223] — The surgery of the innominate artery, with special reference to aneurysm. Brit. J. Surg. 37, 377 (1950).

[224] GORE, I.: Pathogenesis of dissecting aneurysm of aorta. Arch. Path. 53, 142 (1952).

[225] — Dissecting aneurysms of the aorta in persons under forty years of age. Arch. Path. 55, 1 (1953).

[226] — Lesions of the aorta. In: F. GOULD, Pathology of the Heart. Springfield (Ill.): Ch. C. Thomas 1960.

[227] —, and V. J. SEIWERT: Dissecting aneurysms of the aorta; an analysis of eighty-five fatal cases. Arch. Path. 53, 121 (1952).

[228] GOYETTE, E. M., and P. W. PALMER: Cardiovascular lesions in arachnodactyly. Circulation 7, 373 (1953).

[229] GRAHAM, A. J., and W. SHEPHERD-WILSON: Successful resection of a saccular aneurysm of the aortic arch. Cent. Afr. J. Med. 7, 81 (1961).

[230] GREENSTONE, S. M., T. MASSELL, and E. C. HERINGMAN: Spontaneous rupture of an abdominal aortic aneurysm into the superior vena cava. J. Amer. med. Ass. 169, 1754 (1959).

[231] — — — Arteriosclerotic popliteal aneurysms. Circulation 24, 23 (1961).

[232] GRYSKA, P. F., C. G. WHEELER, and R. R. LINTON: A review of seven year's experience with excision and graft replacement in 150 ruptured and unruptured aneurysms of the abdominal aorta. New Engl. J. Med. 264, 639 (1961).

[233] GSELL, O.: Wundnekrosen der Aorta als selbständige Erkrankung und ihre Beziehung zur Spontanruptur. Virchows Arch. path. Anat. 270, 1 (1928).

[234] GÜTGEMANN, A., u. W. RICHTER: Diagnostik und Therapie der Aortenaneurysmen. Med. Klin. 16, 642 (1957).

[235] GULEKE, N.: Die allgemein-chirurgischen Eingriffe am Halse. In: M. KIRSCHNER, Allgemeine und spezielle Operationslehre, Bd. V. Berlin-Göttingen-Heidelberg: Springer 1953.

[236] GURIN, D., J. W. BULMER, and R. DERBY: Dissecting aneurysm of aorta. Diagnosis and operative relief of acute arterial obstruction due to this cause. N.Y. med. J. 35, 1200 (1935).

[237] GWATHMEY, O., H. C. PIERPONT, and B. BLADES: Clinical experiences with the surgical treatment of acquired aortic vascular disease. Surg. Gynec. Obstet. 107, 205 (1958).

[238] HABERER, H. v.: Kriegsaneurysmen. Langenbecks Arch. klin. Chir. 107, 611 (1916).

[239] — Gefäßchirurgie im gegenwärtigen Kriege. Langenbecks Arch. klin. Chir. 108, 513 (1917).

[239a] — Diagnose und Behandlung von Gefäßverletzungen. Münch. med. Wschr. 65, 405 (1918).

[240] — Ein klinisch und operativ interessanter Aneurysmafall. Dtsch. Z. Chir. 196, 215 (1926).

[241] — Über die Behandlung der traumatisch entstandenen Aneurysmen. Chirurg 11, 270 (1939).

[242] — Aus dem Fragenkomplex der Gefäßverletzungen und ihrer Behandlung. Dtsch. Z. Chir. 259, 139 (1944).

[243] — Weitere Erfahrungen auf dem Gebiete der Gefäßchirurgie. Zbl. Chir. 73, 230 (1948).

[244] HALL, F. DE: Intrathoracic aneurysm. Lancet 1913 I, 803, 869, 945.

[245] HALPERT, B., and C. A. BROWN: Dissecting aneurysms of the aorta. Arch. Path. 60, 378 (1955).

[246] —, and R. K. WILLMS: Aneurysms of the aorta. Arch. Path. 74, 163 (1962).

[247] HALPRIN, H.: Dissecting aneurysm of entire aorta with partial bilateral renal artery occlusion, report of a case. U.S. nav. med. Bull. 41, 1098 (1943).

[248] HAMBURGER, M., and E. B. FERRIS: Dissecting aneurysm; a study of six recent cases. Amer. Heart J. 16, 1 (1938).

[249] HANSBROUGH, E. T., and R. I. LIPIN: Hepatic artery aneurysm with excision of celiac axis. Ann. Surg. 149, 273 (1959).

[250] HARA, M., and J. H. GROWDON: Surgical treatment of aortic dissecting aneurysm. Angiology 9, 233 (1958).

[251] HARDIN, C. A.: Cervical aneurysms and tumors. Management and restoration of the carotid artery. Arch. Surg. 82, 435 (1961).

[252] — Carotid body tumors and aneurysms. Angiology 12, 597 (1961).

[252a] — Survival and complications after 121 surgical treated abdominal aneurysms. Surg. Gynec. Obstet. 118, 541 (1964).

[253] HARE, H. A., and C. H. HOLDER: Some facts in regard to aneurysm of the aorta. Amer. J. med. Sci. 118, 399 (1899).

[254] HARLEY, H. R.: Popliteal aneurysm. Guy's Hosp. Rep. 90, 255 (1940/41).

[254a] HARRIS, J. D., and R. P. JEPSON: Acute abdominal aneurysms. Aust. N. Z. J. Surg. 33, 16 (1963).

[255] HARROW, B. R., and J. A. SLOANE: Aneurysm of renal artery: Report of five cases. J. Urol. (Baltimore) 81, 35 (1959).

[256] HEBERER, G.: Diagnose und chirurgische Behandlung des abdominalen Aortenaneurysma. Dtsch. med. Wschr. 82, 562 (1957).

[257] — Intrathorakale Aneurysmen. Langenbecks Arch. klin. Chir. 289, 534 (1958).

[258] — Zur Chirurgie von Aneurysmen der Bauchaorta, der Milz- und Leberarterie. Chirurg 30, 193 (1959).

[259] — Zur operativen Behandlung traumatischer Rupturen und Aneurysmen der thorakalen Aorta. Langenbecks Arch. klin. Chir. 301, 673 (1962).

[259a] —, u. F. W. EIGLER: Ersatz des Aortenbogens bei multiplen luischen Aneurysmen. 16 mm Magnettonfilm. Kongr. der Dtsch. Ges. für Chirurgie 1965.

[260] —, u. R. GIESSLER: Probleme der Wiederherstellungschirurgie bei Verschlußkrankheit am Aorta-iliaca-Abschnitt. Verh. dtsch. Ges. Kreisl.-Forsch. 29, 133 (1963).

[261] — — und E. SIMON: Behandlung von Aortenrupturen nach stumpfem Körpertrauma. Hefte Unfallheilk. H. 81, 25 (1964).

[262] —, u. B. SCHLEGEL: Aneurysmen der Aorta und der großen Schlagadern. In: Klinik der Gegenwart; Handbuch der praktischen Medizin, Bd. 7, S. 309. München u. Berlin: Urban & Schwarzenberg 1958.

[263] HEJNAL, J.: Pripod aneurysmatu arteriae hepaticae. Rozhl. Chir. 36, 420 (1957).

[264] HELD, L.: Multiple Aneurysmen an großen Arterien. Bericht über ein seltenes Krankheitsbild. Med. Klin. 53, 2020 (1958).

[265] HENNING, B. H., and A. R. AGMAR: Traumatic rupture of thoracic aorta. Milit. Surg. 103, 260 (1948).

[266] HENTSCHER: Inaug.-Diss. Kiel 1893. Zit. in M. STEINGRÄBER u. M. RADEMACHER, Über angeborene Aneurysmen und über ein angeborenes Aneurysma der Arteria subclavia. Kinderärztl. Prax. 25, 153 (1957).

[267] HERLYN, K. E.: Über die Erkennung und Behandlung von Gefäßverletzungen. Bruns' Beitr. klin. Chir. 33, 439 (1942).

[268] — Zur Freilegung der Arteria vertebralis. Chirurg 15, 713 (1943).

[269] — Zit. in N. GULEKE, Die allgemein-chirurgischen Eingriffe am Halse. In: M. KIRSCHNER, Allgemeine und spezielle Operationslehre, Bd. V. Berlin-Göttingen-Heidelberg: Springer 1953.

[270] HESS, W., u. A. CELIO: Das Aneurysma der Arteria hepatica. (Ein durch Aneurysmorrhaphie geheilter Fall.) Helv. chir. Acta 22, 286 (1955).

[271] HEYDE, M. N. VAN DER, and A. ZWAVELING: Resection of an abdominal aortic aneurysm in a patient with Marfan's syndrome. J. cardiovasc. Surg. 2, 359 (1961).

[272] HIERTONN, T., and K. LINDBERG: Cystic adventitial degeneration of the popliteal artery. Acta chir. scand. 113, 72 (1957).

[273] HILLS, C. S., and J. M. VASQUEZ: Massive infarction of spinal cord and vertebral bodies as a complication of dissecting aneurysm of the aorta. Circulation 25, 997 (1962).

[274] HINRICHSEN, J.: Cardiovascular involvement in congenital syphilis. A review of the literature. Amer. J. Syph. 27, 319 (1943).

[275] HIRSCHOWITZ, B. I., and L. BAGG: Aneurysm of the abdominal aorta with a report of four unusual cases. Gastroenterology 18, 361 (1951).

[276] HIRST, A. E.: Zit. in I. GORE, Lesions of the aorta. In: F. GOULD, Pathology of the Heart. Springfield (Ill.): Ch. C. Thomas 1960.

[277] —, and H. L. BAILEY: Arachnodactyly with associated healed dissecting aneurysm. Calif. Med. 84, 355 (1956).

[278] —, and B. H. BARBOUR: Dissecting aneurysm with hemopericardium. New Engl. J. Med. 258, 116 (1958).

[279] — V. J. JOHNS, and S. W. KIME: Dissecting aneurysm of the aorta: a review of 505 cases. Medicine (Baltimore) 37, 217 (1958).

[*280*] HOCHENEGG, J.: Beiträge zur Nierenchirurgie. Aneurysma traumaticum arteriae renalis dextrae. Wien. klin. Wschr. **26**, 471 (1891).

[*281*] HOFFMAN, B. J.: Renal ischemia produced by aneurysm of abdominal aorta. J. Amer. med. Ass. **120**, 1028 (1942).

[*282*] HOHLWEG, E.: Operativ geheiltes traumatisches Aneurysma einer Lungenarterie. Chirurg **19**, 373 (1948).

[*283*] HOLLAND, L. F., and R. H. BAYLEY: Dissecting aneurysm. Report of nineteen cases with review of recent american literature. Amer. Heart J. **20**, 223 (1940).

[*283a*] HON, Y. L.: Transplantation of the aortic arch. Zhong. Waike Z. **12**, 27 (1964).

[*283b*] HORMAERSCHE, P.: Aneurysm of pulmonary artery. Rev. méd. Urug. **27**, 316 (1924).

[*284*] HORNE, G. O.: Dissecting aneurysm of the aorta. Brit. J. vener. Dis. **30**, 88 (1954).

[*285*] HOUDARD, C.: Un cas d'anévrysme de l'artère hepatique. Mém. Acad. Chir. **80**, 460 (1956).

[*286*] HOWLAND, E. S., and B. E. SPROFKIN: Saccular aneurysm of the abdominal aorta. Amer. J. med. Sci. **206**, 363 (1943).

[*287*] HUBENY, M. J., and S. POLLACK: Saccular abdominal aortic aneurysm. An analysis of fourty-eight cases. Amer. J. Roentgenol. **43**, 385 (1940).

[*288*] HUDSON, O. C.: Traumatic aneurysm of popliteal artery due to osteochondroma. Amer. J. Surg. **90**, 528 (1955).

[*288a*] HUEBER, R.: Das Krankheitsbild des Bauchaortenaneurysmas und seine Behandlung. Diss. Köln 1965.

[*289*] HUFNAGEL, C. A., and P. W. CONRAD: Direct repair of dissecting aneurysms of the aorta. Circulation **25**, 568 (1962).

[*290*] — — Dissecting aneurysms of the ascending aorta: direct approach to repair. Surgery **51**, 84 (1962).

[*290a*] — — Intimo-intimal intussusception in dissecting aneurysms. Amer. J. Surg. **103**, 727 (1962).

[*291*] HUGHES, C. W., and W. F. BOWERS: Traumatic Lesions of Peripheral Vessels. Springfield (Ill.): Ch. C. Thomas 1961.

[*292*] —, and E. J. JAHNKE: The surgery of traumatic arteriovenous fistulas and aneurysms. Ann. Surg. **148**, 790 (1958).

[*293*] HULTBORN, K. A., and TH. KJELLMAN: Gluteal aneurysm. Report of three cases and review of the literature. Acta chir. scand. **125**, 318 (1963).

[*293a*] HUME, M., and G. KROSNICK: Dissecting aneurysm in pregnancy associated with aortic insufficiency. New Engl. J. Med. **268**, 174 (1963).

[*294*] HUME, D. M., and R. R. PORTER: Acute dissecting aortic aneurysms. Surgery **53**, 122 (1963).

[*294a*] HUMPHRIES, A. W., V. G. DEWOLF, F. A. LE FLORE, and R. C. BRITTON: Arteriosclerotic abdominal aortic aneurysms. Postgrad. Med. **28**, 236 (1963).

[*295*] HUNT, H. H., and C. V. WELLER: The syndrom of abdominal aortic aneurysm rupturing in the gastro-intestinal tract. Amer. Heart J. **32**, 571 (1946).

[*296*] HUNTER, J. A., J. C. ORMAND, J. HUSHANG, and W. S. DYE: Arteriosclerotic aneurysms of the popliteal artery. J. cardiovasc. Surg. **2**, 404 (1961).

[*297*] HURWITT, E. S., B. SEIDENBERG, S. C. FELL, and D. S. ABELSON: Resection of aneurysm of thoraco-abdominal aorta. Involvement of celiac and superior mesenteric arteries with rupture into psoas muscle. Arch. Surg. **76**, 239 (1958).

[*298*] INUI, F. K., and T. A. FERGUSON: Aneurysm of the right hepatic artery, preoperative diagnosis and successful excision. Ann. Surg. **144**, 235 (1956).

[*299*] IPPOLITO, J. J., and H. H. LEVEEN: Treatment of renal artery aneurysms. J. Urol. (Baltimore) **83**, 10 (1960).

[*300*] JACKSON, A., and M. SLAVIN: Dissecting aneurysm of the aorta. Report of 6 cases with etiopathologic and diagnostic considerations. Angiology **4**, 357 (1953).

[*301*] JACKSON, T. L.: Ruptured aneurysm of abdominal aorta. Angiology **14**, 43 (1963).

[*302*] JAFFE, H.: Rupture of abdominal aneurysm simulating acute intestinal obstruction. Brit. med. J. **1925 I**, 1173.

[*303*] JAMES, C.: Ruptured aneurysm of the splenic artery. Amer. J. Surg. **96**, 18 (1958).

[*304*] JAMES, T. G. I.: Uraemia due to aneurysm of abdominal aorta. Brit. J. Urol. **7**, 157 (1935).

[*305*] JANES, J. M., and J. C. IVENS: A method of dealing with arteriosclerotic popliteal aneurysms. Surgery **29**, 398 (1951).

[*306*] JANNETTA, P. J., and B. ROBERTS: Sudden complete thrombosis of an aneurysm of the abdominal aorta. New Engl. J. Med. **264**, 434 (1961).

[*307*] JAVID, H., W. S. DYE, W. J. GROVE, and O. C. JULIAN: Resection of ruptured aneurysms of the abdominal aorta. Ann. Surg. **142**, 613 (1955).

[*308*] JEFFERSON, N. C., M. I. HASSAN, H. L. POPPER, and H. NECHELES: Formation of effective collateral circulation following excision of hepatic artery. Amer. J. Physiol. **184**, 589 (1956).

[*309*] JELLINEK, E. H.: Aneurysm of the abdominal aorta with anuria. Lancet **1956 II**, 922.

[*309a*] JOHANSSON, L.: Surgery of aortic aneurysms. Analysis of 36 operative cases. Acta chir. scand. **128**, 630 (1964).

[*310*] JOHNS, T. N. P.: Dissecting aneurysm of the abdominal aorta. Report of a case with repair of the perforation. Ann. Surg. **137**, 232 (1953).

[311] JOHNSON, F. E.: Injury from blunt trauma to the chest: Its management in the community hospital. J. Lancet 78, 124 (1958).

[312] JONTZ, J. W.: Hepatic artery aneurysm. Surgery 46, 896 (1959).

[312a] JOYCE, J. W., J. F. FAIRBAIRN II, O. W. KINCAID, and J. C. JÜRGENS: Aneurysms of the thoracic aorta. A clinical study with special reference to prognosis. Circulation 29, 176 (1964).

[313] JUDA, D.: Die Beziehungen zwischen Aneurysmen und Tuberkulose. Erlangen 1892. Zit. in B. LUCKE u. M. H. REA, Studies on aneurysm. I. General statistical dates on aneurysms. J. Amer. med. Ass. 77, 935 (1921).

[314] JULIAN, O. C., W. S. DYE, H. JAVID, and W. J. GROVE: The use of vessel grafts in the treatment of popliteal aneurysms. Surgery 38, 970 (1955).

[315] KADING, K.: Ein geheilter Fall von intrahepatischem Aneurysma mit besonderer Berücksichtigung der traumatischen Leberarterienaneurysmen. Dtsch. Z. Chir. 150, 82 (1919).

[316] KAHLE, R.: Treatment of peripheral aneurysms. Ann. Surg. 24, 233 (1958).

[317] KAMPMEIER, R. H.: Aneurysm of the abdominal aorta; a study of 73 cases. Amer. J. med. Sci. 192, 97 (1936).

[318] — Saccular aneurysm of the thoracic aorta: A clinical study of 633 cases. Ann. intern. Med. 12, 624 (1938).

[319] KARABIN, J. E.: Ruptured abdominal aortic aneurysm with retroperitoneal hemorrhage simulating acute appendicitis. Ann. Surg. 18, 1116 (1952).

[320] KEHR, H.: Der erste Fall von erfolgreicher Unterbindung der Arteria hepatica propria wegen Aneurysma. Münch. med. Wschr. 50, 1861 (1903).

[321] KENNEDY, A. R.: Dissecting aneurysm of the aorta. Lancet 1934 II, 872.

[321a] KENYON, J. R.: Aortic aneurysms. Ann. roy. Coll. Surg. Engl. 32, 116 (1963).

[322] KILLIAN, H.: Über die Indikation zur Frühoperation von Gefäßverletzungen und Aneurysmen. Langenbecks Arch. klin. Chir. 204, 355 (1943).

[323] — Die Mediastinotomia sternoclavicularis; ein neuer Zugang zum oberen Mediastinalraum, zur Arteria anonyma und subclavia. Zbl. Chir. 73, 480 (1948).

[324] — Das extracranielle Vertebralisaneurysma. Langenbecks Arch. klin. Chir. 263, 437 (1950).

[325] — Aneurysmen des brachiocephalen Stromgebietes und weitere Erfahrungen mit der Mediastinotomia sternoclavicularis. Langenbecks Arch. klin. Chir. 269, 200 (1951).

[326] — Zit. in N. GULEKE, Die allgemein-chirurgischen Eingriffe am Halse. In: M. KIRSCHNER, Allgemeine und spezielle Operationslehre, Bd. V. Berlin-Göttingen-Heidelberg: Springer 1953.

[326a] KIMOTO, S., T. WADA, A. SUZUKI, Y. MAMYAMA, and Y. HARADA: Surgical treatment of aneurysm of the aortic arch. Report of two operated cases with synthetic prostheses. Jap. Heart. J. 2, 119 (1961).

[327] KING, R. C., and J. O. ROBINSON: Rupture of intraabdominal aneurysm simulating renal colic. Lancet 1956 I, 1047.

[328] KIRBY, CH. K., and J. JOHNSON: Innominate artery aneurysm treated by resection and end-to-end anastomosis. Surgery 33, 562 (1953).

[329] KIRKLIN, J. W., E. SHOCKET, M. W. COMFORT, and K. A. HUIZENGA: Treatment of aneurysm of the hepatic artery by excision (Report of case). Ann. Surg. 142, 110 (1955).

[330] KIRKPATRICK, N.: Dissecting Aneurysm of the Aorta. Thesis, Graduate School, University of Minnesota 1949.

[331] KIRSCHNER, M.: Allgemeine und spezielle chirurgische Operationslehre, Bd. V. Berlin-Göttingen-Heidelberg: Springer 1953.

[332] KLINE, J. L., and J. DURANT: Surgical resection of a tuberculous aneurysm of the ascending aorta. Report of a case. New Engl. J. Med. 265, 1185 (1961).

[333] KLINGELHÖFFER, F., u. G. F. LUCIUS: Anurie bei Aneurysma dissecans. Z. Urol. 52, 68 (1959).

[334] KLOTZ, O.: Concerning aneurysms. University of Toronto Studies, Path. Series No 7, 1926.

[335] —, and W. SIMPSON: Spontaneous rupture of the aorta. Amer. J. clin. Sci. 184, 455 (1932).

[336] KNEISZL, F.: Durch das Aneurysma eines Magengefäßes bewirkte tödliche Blutung. Gastroenterologia (Basel) 96, 383 (1961).

[337] KOCHER, TH.: Zit. in N. GULEKE, Die allgemein-chirurgischen Eingriffe am Halse. In: M. KIRSCHNER, Allgemeine und spezielle chirurgische Operationslehre, Bd. V. Berlin-Göttingen-Heidelberg: Springer 1953.

[338] KÖHLER, A.: Beitrag zur Geschichte der Exstirpatio aneurysmatis. Langenbecks Arch. klin. Chir. 81, 333 (1906).

[339] KÖNN, G.: Die pathologische Morphologie der Lungengefäßerkrankungen und ihre Beziehungen zur chronischen pulmonalen Hypertonie. Ergebn. ges. Tuberk.- u. Lung.-Forsch. 14, 101 (1958).

[339a] KONJETZNY, T.: Mitt. Grenzgeb. Med. Chir. 30, 671 (1918). Zit. von [576].

[340] KONTOFF, H. A., and B. R. SEARS: Dissecting aneurysm of abdominal aorta simulating renal disease: case diagnosed ante-mortem. J. Urol. (Baltimore) 65, 364 (1951).

[341] KOSITCHEK, R. J.: Dissecting aneurysm treated successfully by sympathectomy. Postgrad. Med. 9, 514 (1951).

[342] KRAFT, R. O., and W. J. FRY: Aneurysms of the celiac artery. Surg. Gynec. Obstet. 117, 563 (1963).

[343] KREMER, K.: Die chirurgische Behandlung thorakaler Aneurysmen. Zbl. Chir. 84, 1845 (1959).

[344] KREMER, K.: Über den totalen und partiellen Ersatz des Aortenbogens bei angeborenen und erworbenen Erkrankungen der Aorta. Thoraxchirurgie 8, 69 (1960).

[345] — Diagnostische und chirurgische Probleme erworbener Erkrankungen der Aorta. Thoraxchirurgie 9, 318 (1961).

[346] KRUKENBERG, E.: Beiträge zur Frage des Aneurysma dissecans. Beitr. path. Anat. 67, 329 (1920).

[347] KUBOTA, N., and V. MORAGUES: Ruptured abdominal aortic aneurysm with massive gastrointestinal hemorrhage. Amer. Heart J. 58, 547 (1959).

[348] KÜTTNER, H.: Neue Erfahrungen in der Kriegschirurgie der großen Blutgefäßstämme. Klin. Wschr. 53, 132 (1916).

[349] — Die Verletzungen und traumatischen Aneurysmen der Vertebralgefäße am Halse und ihre operative Behandlung. Bruns' Beitr. klin. Chir. 108, 1 (1917).

[350] — Ein typisches Verfahren zur Unterbindung der Arteria vertebralis in der Suboccipitalregion. Zbl. Chir. 44, 305 (1917).

[351] — Zur Frage der Vertebralisunterbindung. Zbl. Chir. 44, 822 (1917).

[352] — Zit. in N. GULEKE, Die allgemein-chirurgischen Eingriffe am Halse. In: M. KIRSCHNER, Allgemeine und spezielle chirurgische Operationslehre, Bd. V. Berlin-Göttingen-Heidelberg: Springer 1953.

[353] LAENNEC, R. T. H.: Traité de l'auscultation médicale. Paris: J. A. BROSSON & J. S. Chaudé 1819.

[354] LAIPPLY, T. C.: Syphilitic aneurysm of celiac artery. Amer. J. med. Sci. 206, 453 (1943).

[355] LALICH, J. J.: Production of aortic rupture in rats fed purified diets and beta-aminopropionitrile. Arch. Path. 61, 520 (1956).

[356] LAM, C. R., and H. H. ARAM: Resection of the descending thoracic aorta for aneurysm. Ann. Surg. 134, 743 (1951).

[357] LANE, J. D., and E. D. PEIRCE: Endoaneurysmorrhaphy for spontaneous innominate artery aneurysm. Surgery 29, 709 (1951).

[358] LANGE-COSACK, H., u. K. KÖHN: Ischämische Rückenmarksschädigung bei Aneurysma dissecans der Aorta. Münch. med. Wschr. 104, 410 (1962).

[359] LAW, S. W., H. E. GARRETT, and M. E. DEBAKEY: Gastrointestinal hemorrhage due to rupture of abdominal aortic aneurysm. Gastroenterology 43, 680 (1962).

[360] LEARMONTH, J. R.: Vascular injuries in war. Proc. roy. Soc. Med. 39, 488 (1946).

[361] LEE, W. E., C. F. MITCHELL, and A. B. PEACOCK: Traumatic aneurysm of the subclavian artery. Ann. Surg. 100, 87 (1934).

[362] LEGER, L., M. MOUKTAR et P. GUYET: Anévrysmes de l'artère splénique. Leur rôle possible dans la détermination d'un syndrome d'hypertension portale. J. Chir. (Paris) 77, 153 (1958).

[363] LEMANN, I. I.: Aneurysm of the thoracic aorta: its incidence, diagnosis and prognosis. A statistical study. Amer. J. med. Sci. 152, 210 (1916).

[364] LENÈGRE, J., J. ROUDINESCO et G. MARQUIS: Deux cas de dilatation segmentaire congénitale de l'artère pulmonaire. Arch. Mal. Cœur. 36, 55 (1943); 37, 12 (1944).

[365] LEVINSON, D. C., D. T. EDMEADES, and G. C. GRIFFITH: Dissecting aneurysm of the aorta. Its clinical, electrocardiographic and laboratory features. A report of 58 autopsied cases. Circulation 1, 360 (1950).

[366] — — — Abdominal pain in dissecting aneurysm of the aorta. Amer. J. Med. 8, 474 (1950).

[367] LEVITT, H., and C. B. IRELAND: Aortic aneurysms, analysis of 100 cases. Urol. cutan. Rev. 46, 119 (1942).

[368] LEWIS, D., and V. L. SCHRAGER: Embolomycotic aneurysms. J. Amer. med. Ass. 53, 1808 (1909).

[369] LEXER, E.: Die ideale Operation des arteriellen und des arteriell-venösen Aneurysma. Langenbecks Arch. klin. Chir. 83, 459 (1907).

[370] — Ideale Aneurysmaoperation und Gefäßtransplantation. Verh. dtsch. Ges. Chir. 42, 113 (1913).

[371] — Die Operation der Gefäßverletzungen und der traumatischen Aneurysmen. Dtsch. Z. Chir. 135, 437 (1916).

[372] — Zit. in N. GULEKE, Die allgemein-chirurgischen Eingriffe am Halse. In: M. KIRSCHNER, Allgemeine und spezielle chirurgische Operationslehre, Bd. V. Berlin-Göttingen-Heidelberg: Springer 1953.

[373] LIEBOW, I. M., T. CLINE, R. S. POST, and L. PERSKY: Isolated bilateral simultaneous dissections of the renal arteries. Amer. J. Med. 21, 151 (1956).

[374] LINTON, R. R.: The arteriosclerotic popliteal aneurysm; a report of fourteen patients treated by a preliminary lumbar sympathetic ganglionectomy and aneurysmectomy. Surgery 26, 41 (1949).

[374a] — Intrasaccular wiring of abdominal arteriosclerotic aortic aneurysms by the "pack" method. Angiology 2, 485 (1951).

[375] —, and I. B. HARDY: Treatment of thoracic aortic aneurysms by the "Pack" method of intrasaccular wiring. New Engl. J. Med. 246, 847 (1952).

[376] LIPSCHUTZ, B., and R. J. CHODOFF: Diagnosis of ruptured abdominal aneurysm. Report of a case. Arch. Surg. 39, 171 (1939).

[377] LODWICK, G. S.: Dissecting aneurysms of the thoracic and abdominal aorta. Amer. J. Roentgenol. 69, 907 (1953).

[378] LOEWI, G.: A lesion in the aorta of vitamin-E-deficient animals. J. Path. Bact. 70, 246 (1955).

[379] LOEWENTHAL, J., G. W. MILTON, and G. V. SHEAD: Differential diagnosis of leaking retroperitoneal aneurysm. Med. J. Aust. 46, 137 (1959).

[380] LOGUE, R. B.: Dissecting aneurysm of aorta. Amer. J. med. Sci. **206**, 54 (1943).

[380a] LORD, J. W., and A. M. IMPARATO: The abdominal aortic aneurysms. J. Amer. med. Ass. **176**, 93 (1961).

[381] LOVITT, W. V., and W. J. CORZINE: Dissecting intramural hemorrhage of anterior descending branch of left coronary artery. Arch. Path. **54**, 458 (1952).

[382] LUCKE, B., and M. H. REA: Studies on aneurysm. I. General statistical dates on aneurysms. J. Amer. med. Ass. **77**, 935 (1921).

[383] LUDIN, H.: Physical considerations regarding pathogenesis of dissecting aneurysm. Med. thorac. **20**, 267 (1963). .

[384] — P. WAIBEL, and S. SCHEIDEGGER: Medionecrotic dissecting aneurysm of the abdominal aorta. Acta radiol. (Stockh.) **55**, 177 (1961).

[384a] MAAMIES, T., K. E. J. KYLLÖNEN, and L. VIRKKULA: Clinical observations on the surgery of aortic aneurysms. Acta chir. scand. **128**, 641 (1964).

[384b] McCLENATHAN, J., and L. BRETTSCHNEIDER: Traumatic thoracic aortic aneurysms. J. thorac. cardiovasc. Surg. **50**, 74 (1965).

[385] McCORRISTON, J. R., G. E. ALLIN, and D. E. CROWELL: Splenohepatic arterial anastomosis for aneurysm of hepatic artery. Surgery **47**, 636 (1960).

[386] MacCUISH, R. K.: Dissecting aortic aneurysm: a varied clinical picture. Brit. med. J. **1953 I**, 71.

[386a] MacDONALD, J. A., C. B. BAKER, and W. K. WELSH: Hepatic artery aneurysm. Ann. Surg. **161**, 94 (1965).

[387] McGEACHY, T. E., and J. E. PAULLIN: Dissecting aneurysm of aorta. J. Amer. med. Ass. **108**, 1690 (1937).

[388] MacKENZIE, D. A., and O. T. CLOGETT: Unusual aneurysm of a pulmonary artery. J. thorac. Surg. **25**, 524 (1953).

[388a] — Abdominal aortic aneurysm. Intact and ruptured. Amer. J. Surg. **100**, 176 (1960).

[389] McKUSICK, V. A.: Heritable Disorders of Connective Tissue. St. Louis: C. V. Mosby Co. 1956.

[390] — R. B. LOGUE, and H. T. BAHNSON: Association of aortic valvular disease and cystic medial necrosis of the ascending aorta. Circulation **16**, 188 (1957).

[391] MacLEAN, W. A., and C. M. COUVES: Rupture of aortic aneurysm into duodenum: A successfully treated case. Canad. J. Surg. **4**, 570 (1961).

[392] MacMAHON, E., and D. H. KELLER: Congenital saccular aneurysm of the aortic ring. Circulation **26**, 290 (1962).

[393] MacVAUGH, H., and B. ROBERTS: Results of resection of abdominal aortic aneurysm. Surg. Gynec. Obstet. **113**, 17 (1961).

[394] MAINETTI, I. M., and J. AMENDOLARA: Aneurysma de la arteria hepatica. Bol. Soc. Cirug. (La Plata) **40**, 173 (1956).

[395] MAHORNER, H.: Historic and modern methods of treating aneurysms. Surg. Gynec. Obstet. **105**, 105 (1957).

[396] MALLOY, H. R., and R. S. JASON: Aneurysm of the hepatic artery. Amer. J. Surg. **57**, 359 (1942).

[397] MALM, J. R., and R. A. DETERLING: Traumatic aneurysm of the thoracic aorta simulating coarctation. J. thorac. cardiovasc. Surg. **40**, 271 (1960).

[398] MANDEL, W., E. W. EVANS, and R. L. WALFORD: Dissecting aortic aneurysm during pregnancy. New Engl. J. Med. **251**, 1059 (1954).

[399] MANDELBAUM, I., G. G. KAISER, and R. E. LEMPKE: Gastric intramural aneurysm as a cause for massive gastro-intestinal hemorrhage. Ann. Surg. **155**, 199 (1962).

[400] MANIGLIA, R., and J. E. GREGORY: Increasing incidence of arteriosclerotic aortic aneurysms, analysis of 6000 autopsies. Arch. Path. **54**, 298 (1952).

[401] MARBLE, H. C., and P. D. WHITE: A case of traumatic aneurysm of the pulmonary artery. J. Amer. med. Ass. **74**, 1778 (1920).

[402] MARFAN, B. J. A.: Un cas de déformation congénitale des quatre membres, plus prononcée aux extrémités, characterisée par l'allongement des os avec un certain degré d'amincissement. Bull. Soc. méd. Hôp. Paris **13**, 220 (1896).

[403] MARK, H., R. S. AARON, K. ELIAS, and E. S. HURWITT: Rupture of aortic aneurysm into left pulmonary artery. Amer. J. Cardiol. **1**, 757 (1958).

[403a] MARKOWITZ, J., A. RAPPAPORT, and A. C. SCOTT: Prevention of liver necrosis following ligation of hepatic artery. Proc. Soc. exp. Biol. (N.Y.) **70**, 305 (1949).

[404] MASON, ST. A.: Dissecting aneurysm of the abdominal aorta treated by wiring. Angiology **12**, 113 (1961).

[405] MATAS, R.: Traumatic aneurysm of the left brachial artery. Failure of direct and indirect pressure; ligation of the artery immediately above tumor; return of pulsation on the tenth day; ligation immediately below tumor; failure to arrest pulsation; incision and partial excision of sac; recovery. Med. News (N.Y.) **53**, 462 (1888).

[406] — An operation to the radical cure of aneurysm based upon arteriorrhaphy. Ann. Surg. **37**, 161 (1903).

[407] — Endoaneurysmorrhaphie. Surg. Gynec. Obstet. **30**, 456 (1920).

[108] MATZANDER, U., u. P. W. HÖER: Aneurysma an der Aorta thoracalis und der Arteria subclavia sinistra bei einem zweijährigen Jungen. Thoraxchirurgie **9**, 230 (1961).

[409] MAUNOIR, J. P.: Mémoires physiologiques et pratiques sur l'anévrisme et la ligature des artères. Genf: J. J. Paschoud 1802.

[410] MAYO, H. W.: Dissecting aneurysm simulating large bowel obstruction. Amer. J. Surg. 82, 522 (1951).

[411] MEEHAN, J. J., B. H. PASTOR, and A. V. TORRE: Dissecting aneurysm of the aorta secondary to tuberculous aortitis. Circulation 16, 615 (1957).

[412] MERENDINO, K. A.: Ruptured abdominal aneurysm: transthoracic control. Surg. Gynec. Obstet. 103, 639 (1956).

[413] MERTEN, C. W., N. FINBY, and I. STEINBERG: The antemortem diagnosis of syphilitic aneurysm of the aortic sinuses. Amer. J. Med. 20, 345 (1956).

[414] MEYER, A., D. MONOD, M. BRUNEL, J. P. NICO et J. M. DUBOIS: Résection d'un anévrisme de la crosse de l'aorte avec conservation du cours du sang dans le vaisseau. Bull. Soc. méd. Hôp. Paris 64, 278 (1948).

[414a] MICHELS, N. A.: Blood Supply and Anatomy of the Upper Abdominal Organs. Philadelphia: J. B. Lippincott Co. 1955.

[415] MILLS, J. H., and B. T. HORTON: Clinical aspects of aneurysm. Arch. intern. Med. 62, 949 (1938).

[416] MOERSCH, F. P., and G. P. SAYRE: Neurologic manifestations associated with dissecting aneurysm of the aorta. J. Amer. med. Ass. 144, 1141 (1950).

[417] MONOD, C., et J. VANVERTS: Du traitement des anévrismes artériéls. Documents et remarques. Rev. Chir. (Paris) 30, 163, 407, 729 (1910).

[418] MONOD, O.: Résection d'un anévrisme de la crosse de l'aorte. Suture latérale de l'aorte et conservation du cours du sang dans le vaisseau. Mém. Acad. Chir. 75, 52 (1949).

[419] MOORE, CH. H., and CH. MURCHISON: On a new method of procuring the consolidation of fibrin in certain incurable aneurysms. Med.-chir. Trans. 47, 129 (1864). Zit. in H. MAHORNER, Historic and modern methods of treating aneurysms. Surg. Gynec. Obstet. 105, 105 (1957).

[420] MOORE, H. D., and M. TELLING: Resection of the aortic bifurcation for relief of a mycotic aneurysm of the left common iliac artery and its replacement by preserved arterial graft. Brit. J. Surg. 42, 420 (1955).

[421] MOORE, S. W., and R. J. LEWIS: Splenic artery aneurysm. Ann. Surg. 153, 1033 (1961).

[421a] —, and G. WANTZ: Abdominal aortic aneurysms. Surg. Clin. N. Amer. 41, 497 (1961).

[422] MOORE, T. C., I. L. HEIMBURGER, and S. TERAMOTO: Pulmonary artery replacement: II. Use of frech autogenous systemic artery. Arch. Surg. 80, 173, 1033 (1960).

[423] MORGAGNI, G. B.: De sedibus et causis morborum per anatomen indigatis libri quinque. Venedig: Typogr. Remondiniana 1761. Zit. in S. SAILER, Dissecting aneurysms of the aorta. Arch. Path. 33, 704 (1942).

[424] MORITZ, A. R.: Medionecrosis aortae idiopathica cystica. Amer. J. Path. 8, 717 (1932).

[424a] MORRIS, K. N.: Aneurysms of the abdominal aorta. Aust. N.Z.J. Surg. 27, 183 (1958).

[425] MOSENTHIEN, H.: Seltene Komplikationen multipler kartilaginärer Exostosen. Z. Chir. 128, 241 (1914).

[426] MOTE, C. D., and J. L. CARR: Dissecting aneurysm of the aorta. Amer. Heart J. 24, 69 (1942).

[427] MOVITZ, D.: Dissecting aneurysm of the femoral and popliteal artery. Surgery 45, 834 (1959).

[428] MÜLLER, E.: Zur Statistik der Aneurysmen, Jena 1902. Zit. in B. LUCKE and M. H. REA, Studies on aneurysms. I. General statistical dates on aneurysms. J. Amer. med. Ass. 77, 935 (1921).

[429] MULLER, W. H., J. F. DAMMANN, and W. D. WARREN: Surgical correction of cardiovascular deformities in Marfans syndrome. Ann. Surg. 152, 506 (1960).

[430] — R. F. RILEY, and H. V. LIDDLE: Excisional treatment of arterial deformities. Amer. J. Surg. 92, 261 (1956).

[431] — W. D. WARREN, and F. S. BLANTON: A method for resection of aortic arch aneurysms. Ann. Surg. 151, 225 (1960).

[432] MURPHY, T. O.: Surgery of major arterial aneurysms. Northw. Med. (Seattle) 57, 183 (1958).

[433] NABSETH, D. C., and R. A. DETERLING: Surgical management of mycotic aneurysms. Surgery 50, 347 (1961).

[434] NAIKEN, V. S., J. H. SHAPIRO, and M. TELLEN: Celiac axis aneurysm. Report of a fatal case with rupture into the right pleural cavity. Angiology 13, 138 (1962).

[435] NEUHOF, H.: Infected dissecting aneurysm of the iliac artery following arterio-venous fistula of femoral vessels. Ann. Surg. 120, 41 (1944).

[436] NICHOLLS, F.: Phil. Trans. B 52, 265 (1761). Zit. nach S. SAILER, Dissecting aeurysms of the aorta. Arch. Path. 33, 704 (1942).

[437] — Phil. Trans. B 52, 265 (1761).

[438] NICHOLSON, R. E.: Syndrome of rupture of aortic aneurysm into the pulmonary artery; review of the literature with report of two cases. Ann. intern. Med. 19, 286 (1943).

[439] NICKS, R.: Thoracic aortic aneurysm and lung suppuration. Aust. N. Z. J. Surg. 27, 271 (1958).

[440] NIELSEN, N. C.: Aneurysma dissecans aortae. Nord. Med. 65, 778 (1961).

[441] NIXON, J. A.: Abdominal aneurysm in a girl aged twenty due to congenital syphilis, with tables of collected cases of abdominal aneurysm. St. Barth. Hosp. J. 47, 43 (1911/12).

[442] NUNNELY, F. P.: Aneurysm of the Abdominal Aorta. London: Baillière, Tindall & Cox 1906.

[443] NUSSELT, H.: Über einige bemerkenswerte Beobachtungen bei 224 Aneurysmen. Langenbecks Arch. klin. Chir. 261, 557 (1949).

[444] OCHSNER, A.: Personal communication. In: D. A. COOLEY and M. E. DEBAKEY, Surgical considerations of intrathoracic aneurysms of the aorta and great vessels. Ann. Surg. **135**, 680 (1952).

[444a] O'DONAVAN, T. P. B., P. J. OSMUNDSON, and W. S. PAYNE: Painless dissecting aneurysm of the aorta. Report of a case. Circulation **29**, 782 (1964).

[445] ODRU: Pronostic immédiat des ligatures des gros troncs artériels du cou. Thèse Paris 1928.

[446] OGDEN, M. A.: Aneurysm of aorta. Clinico-pathological analysis of 127 necropsies. Urol. cutan. Rev. **44**, 731 (1940).

[447] OLIVECRONA, H., u. W. TÖNNIS: Handbuch der Neurochirurgie. Berlin-Göttingen-Heidelberg: Springer 1959—1962.

[448] OSLER, W.: Aneurysms of the abdominal aorta. Lancet **1905 II**, 1089.

[449] OWEN, G. D., and P. N. COLEMAN: Dissecting aneurysm of the aorta associated with Goldblatt-kidney. Brit. Heart J. **21**, 570 (1959).

[450] OWENS, J. C., and R. J. COFFEY: Collective review: Aneurysm of splenic artery, including report of six additional cases. Int. Abstr. Surg. **97**, 313 (1953).

[451] OWENS, J. N., and A. D. BASS: Tuberculous aneurysm of the abdominal aorta. Report of a case. Arch. intern. Med. **74**, 413 (1944).

[452] OZLU, C., and J. D. ALLEN: Arteriosclerotic aneurysm of abdominal aorta rupturing into the third portion of duodenum. Amer. J. Gastroent. **36**, 656 (1961).

[453] PALMER, H. D., and M. KEMPF: Streptococcus viridans bacteremia following extraction of teeth. J. Amer. med. Ass. **113**, 1788 (1939).

[454] PANNHORST, R.: Symptomatologie und Diagnose der Aortenruptur und des Aneurysma dissecans. Dtsch. Arch. klin. Med. **175**, 115 (1933).

[455] PARKHURST, G., and J. P. DECKER: Bacterial aortitis and mycotic aneurysm of the aorta. A report of 12 cases. Amer. J. Path. **31**, 821 (1955).

[456] PARMELEY, L. F., T. W. MATTINGLY, W. C. MARION, and E. J. JAHNKE: Nonpenetrating traumatic injury to the aorta. Circulation **14**, 980 (1956).

[457] PAUL, M.: A large traumatic aneurysm of the hepatic artery. Brit. J. Surg. **39**, 278 (1951).

[458] — Aneurysm of the popliteal artery from perforation by a cancellous exostosis of the femur. Report of a case. J. Bone Jt Surg. B **35**, 270 (1953).

[459] PEACOCK: Report on cases of dissecting aneurysm. Trans. path. Soc. Lond. **14**, 87 (1863).

[460] PEARSON, J. R., and E. S. NICHOL: The syndrom of compression of the pulmonary artery by a syphilitic aortic aneurysm resulting in chronic cor pulmonale with report of a case. Ann. intern. Med. **34**, 483 (1951).

[461] PEEL, J. H.: Rupture of aneurysm of abdominal aorta. Lancet **1932 I**, 512.

[462] PEDDWITZ, P., and A. PERELL: Aneurysms complicated by pregnancy. Amer. J. Obstet. Gynec. **73**, 720 (1957).

[463] PEMBERTON, J. DE J., and H. R. MAHORNER: Aneurysms associated with thrombo-angiitis obliterans. Surg. Clin. N. Amer. **12**, 893 (1932).

[464] PENN, J.: Tuberculous aneurysm of the abdominal aorta. Brit. J. Surg. **50**, 288 (1962).

[464a] — Abdominal aortic aneurysm in the african patient. Brit. J. Surg. **50**, 598 (1963).

[465] PINCK, B. D.: Aneurysms of the aorta simulating urologic disease. J. Urol. (Baltimore) **86**, 798 (1961).

[466] POUTASSE, E. F.: Surgical treatment of renal hypertension: Results in patients with occlusive lesions of renal arteries. J. Urol. (Baltimore) **82**, 403 (1959).

[467] — Diagnosis and treatment of occlusive renal artery disease and hypertension. J. Amer. med. Ass. **178**, 1078 (1961).

[468] PRATT-THOMAS, H. R.: Aneurysm of the abdominal aorta with rupture into the duodenum. Report of three cases. Amer. J. clin. Path. **14**, 405 (1944).

[469] PRETTY, H. C.: Dissecting aneurysm of coronary artery in woman aged 42; rupture. Brit. med. J. **1931 I**, 667.

[470] PUDERBACH, W. J.: Dissecting aneurysm of the aorta and its relation to the acute conditions of the abdomen. Amer. J. Surg. **87**, 887 (1954).

[471] QUATTLEBAUM, I. K.: Aneurysm of the hepatic artery: Report of three cases. Ann. Surg. **139**, 743 (1954).

[472] QUINN, J. L., and J. F. MARTIN: Hepatic artery aneurysm. Case report. Amer. J. Roentgenol. **87**, 284 (1962).

[473] RALSTON, L. S., and W. A. WASDAHL: Isolated dissecting aneurysms. Arch. intern. Med. **105**, 935 (1960).

[474] RASCH, C.: Über die Beziehungen der Aortaaneurysmen zur Syphilis. Arch. Derm. Syph. (Berl.) **47**, 15 (1899).

[475] REHN, E.: Zur Gefäßchirurgie im Feld speziell bei Schußverletzungen der Hals- und Schlüsselbeingefäße. Zbl. Chir. **46**, 298 (1919).

[476] — Das Aneurysma der Arteria subclavia durch Schußverletzung und seine Idealoperation mit freier Venenüberpflanzung. Zbl. Chir. **69**, 1262 (1942).

[477] — Zit. nach N. GULEKE, Die allgemein-chirurgischen Eingriffe am Halse. In: M. KIRSCHNER, Allgemeine und spezielle chirurgische Operationslehre. Berlin-Göttingen-Heidelberg: Springer 1953.

[478] REIFENSTEIN, G. H., S. A. LEVINE, and R. E. GROSS: Coarctation of the aorta: A review of 104 autopsied cases of the "adult type", two years of age or older. Amer. Heart J. **33**, 146 (1947).

[479] REISINGER, J. A.: Dissecting aneurysm of the aorta. Arch. intern. Med. **65**, 1097 (1940).

[480] REVELL, S. T. R.: Primary mycotic aneurysms. Ann. intern. Med. **22**, 431 (1945).
[481] RICE, W. C., and K. P. WITTSTRUCK: Acute hypertension and delayed traumatic rupture of the aorta. J. Amer. med. Ass. **147**, 915 (1951).
[482] RICEN, E., and P. F. DICKENS: Traumatic aneurysm of abdominal aorta of 27 years duration; case report. U.S. nav. med. Bull. **40**, 692 (1942).
[483] RIDER, J. A., J. W. CHRISS, and G. R. HERRMANN: Dissecting aneurysms of aorta: A ten year study. Texas St. J. Med. **46**, 311 (1950).
[484] ROB, C. G.: Extraperitoneal approach to the abdominal aorta. Surgery **53**, 87 (1963).
[485] —, and J. R. KENYON: Dissecting aneurysms. Brit. med. J. **1960 I**, 1384.
[4 86] —, u. V. NGU: Myokotische Aneurysmen unklarer Ätiologie. Dtsch. med. Wschr. **85**, 1157 (1960).
[487] — Arterial aneurysms. Ann. roy. Coll. Surg. Engl. **14**, 35 (1954).
[488] —, and H. H. G. EASTCOTT: Aortic aneurysm due to tuberculous lymphadenitis. Brit. med. J. **1955 I**, 378.
[489] —, and J. A. KENYON: Dissecting aneurysms. Brit. med. J. **1960 I**, 1384.
[490] —, and J. P. WILLIAMS: The diagnosis of aneurysms of the abdominal aorta. (An analysis of 100 patients.) J. cardiovasc. Surg. **2**, 55 (1961).
[491] ROBERTS, J. T.: Medionecrosis aortae idiopathica cystica. Report of a case with "healed" dissecting aneurysm. Amer. Heart J. **18**, 188 (1939).
[492] ROBERTS, B., G. DANIELSON, and W. S. BLAKEMORE: Aortic aneurysm. Report of 101 cases. Circulation **15**, 483 (1957).
[493] ROBINSON, G., P. GLOTZER, M. GILBERT, and E. S. HURWITT: Aortic homograft replacement of the main pulmonary artery. J. thorac. Surg. **36**, 555 (1958).
[494] ROGERS, H.: Dissecting aneurysm of the aorta. Amer. Heart J. **18**, 67 (1939).
[495] ROHMAN, M., R. H. GOETZ, and D. STATE: Surgical treatment of dissecting aneurysms of the aorta with cardiac tamponade. J. thorac. cardiovasc. Surg. **46**, 498 (1963).
[496] ROLL, W. A., and W. B. CANDELL: Rupture of abdominal aortic aneurysm into the duodenum. Arch. Surg. **72**, 295 (1956).
[497] ROTTINO, A.: Medial degeneration in a nonruptured aorta appearing syphilitic macroscopically. Arch. Path. **27**, 320 (1939).
[498] — (a) Medial degeneration of the aorta as seen in twelve cases of dissecting aneurysm. Arch. Path. **28**, 1 (1939).
[499] — (b) Medial degeneration of the aorta: A study of 210 routine autopsy specimens by a serial block method. Arch. Path. **28**, 377 (1939).
[500] — Medial degeneration, cystic variety, in unruptured aortas. Amer. Heart J. **19**, 330 (1940).
[501] RUFFIN, M. DE G., B. CASTLEMAN, and P. D. WHITE: Arteriosclerotic aneurysms and senile ectasia of the thoracic aorta. Amer. Heart J. **22**, 458 (1941).
[502] RUKSTINAT, G. J.: Intraabdominal symptoms due to aneurysms. Amer. J. Gastroent. **25**, 333 (1956).
[503] RUNDLE, F.: Aneurysm of innominate artery treated by surgery. Report of 3 cases and records of 22 cases collected from literature. Brit. J. Surg. **25**, 172 (1937).
[504] RUSCHE, C., and S. K. BACON: Ruptured abdominal aneurysm simulating perinephritic abscess. Brit. J. Urol. **7**, 330 (1935).
[505] RYAN, J. A.: An unsusual case of traumatic mediastinal aneurysm in a closed chest injury. Brit. J. Surg. **50**, 210 (1962).
[506] SAEGESSER, F., et M. Y. PETER: Anévrismes de l'aorte thoracique. Helv. chir. Acta **29**, 75 (1962).
[507] SAILER, S.: Dissecting aneurysms of the aorta. Arch. Path. **33**, 704 (1942).
[508] SALEEBY, E. R., and P. A. McCARTHY: Aneurysms: A statistical study of 84 cases from the surgical department of the Philadelphia General Hospital. Penn. med. J. **41**, 969 (1938).
[509] SAROT, I. A., and A. A. LAZZARINI: Resection of aneurysm of aortic arch and descending aorta: Permanent bypass homograft. Trans. Amer. Coll. Cardiol. **5**, 175 (1955).
[510] SAUERBRUCH, F.: Zit. nach N. GULEKE, Die allgemein-chirurgischen Eingriffe am Halse. In: M. KIRSCHNER, Allgemeine und spezielle chirurgische Operationslehre, Bd. V. Berlin-Göttingen-Heidelberg: Springer 1953.
[511] SAUVAGE, L. R., A. M. RUDOLPH, and R. E. GROSS: Replacement of the main pulmonary artery bifurcation by autogenous pericardium. J. thorac. Surg. **40**, 56 (1960).
[512] SAVAGE, C. R.: Transthoracic aortic control in the management of acute rupture of an abdominal aortic aneurysm. Brit. J. Surg. **47**, 257 (1959).
[513] —, and E. J. GALLAGHER: Lower limb pain in chronic rupture of abdominal aneurysms. Brit. med. J. **1960 I**, 1542.
[514] —, and J. C. HARRIS: Ruptured abdominal aortic aneurysms. Lancet **1960 II**, 466.
[515] SCHATZ, I. J., J. F. FAIRBAIRN, and J. L. JUERGENS: Abdominal aortic aneurysms. Circulation **26**, 200 (1962).
[516] SCHILDT, P. J.: Rupture of aneurysm of renal artery. J. Urol. (Baltimore) **82**, 206 (1959).
[517] SCHLICHTER, G. J.: Experimental medionecrosis of the aorta. Arch. Path. **42**, 182 (1946).
[518] SCHLOSS, W. A., and B. J. KAPLAN: Spontaneous extravasation from ureter secondary to aneurysm of the abdominal aorta. New Engl. J. Med. **249**, 892 (1953).
[519] SCHLUDERMANN, H.: Über kongenitale und erworbene periphere Aneurysmen der Arteria pulmonalis. Fortschr. Röntgenstr. **76**, 8 (1952).

[520] SCHNEIDER, H., u. K. BÄTZNER: Die Behandlung des Aneurysmas der Arteria poplitea und ihrer Äste. Zbl. Chir. 70, 965 (1943).

[521] SCHNELLER, W.: Tuberkulose des Herzens und der Aorta mit Aortenruptur. Zbl. allg. Path. path. Anat. 102, 252 (1960).

[522] SCHNITKER, M. A., and C. A. BAYER: Dissecting aneurysm of the aorta in young individuals, particularly in association with pregnancy with report of case. Ann. intern. Med. 20, 486 (1944).

[523] SCHRÖTER, L. v.: Erkrankungen der Gefäße. In NOTHNAGEL, Spezielle Pathologie und Therapie, Bd. XV, Teil 2. Wien: Hölder 1901.

[524] SCOTT, H. W., J. H. FOSTER, J. A. KIRTLEY, and R. J. CARLSON: Follow-up study of patients with arteriosclerotic aneurysm of the abdominal aorta treated by resection and freeze-dried homograft. Surgery 45, 445 (1959).

[525] SCOTT, J. W., E. S. MAXWELL, and A. E. GRIMES: Tuberculous false aneurysm of the abdominal aorta with rupture into the stomach. A case report with review of the literature. Amer. Heart J. 37, 820 (1949).

[526] SCOTT, V.: Abdominal aneurysms: A report of 96 cases. Amer. J. Syph. 28, 682 (1944).

[527] SEELEY, S. F.: Vascular surgery at Walter Reed Army Hospital. U.S. armed Forces med. J. 5, 8 (1954).

[528] — C. W. HUGHES, and E. J. JAHNKE: Surgery of the popliteal artery. Ann. Surg. 138, 712 (1953).

[529] SEIDENBERG, B., J. STERN, and E. S. HURWITT: Thrombotic occlusion of abdominal aortic aneurysm following distal embolization. Circulation 25, 995 (1962).

[530] SENDEROFF, E., L. BLUM, and J. D. BARONOFSKY: An analysis of rupture of thoracic aneurysms subsequent to abdominal aneurysmectomy. Surg. Gynec. Obstet. 108, 567 (1959).

[531] SENN, A., P. LUNDSGAARD-HANSEN u. R. WÄLTI: Die heutigen Möglichkeiten der wiederherstellenden Arterienchirurgie. Schweiz. med. Wschr. 88, 275 (1958).

[532] SERVELLE, M.: Pathologie vasculaire médicale et chirurgicale. Paris: Masson & Cie. 1952.

[533] SHAW, R. S.: Acute dissecting aortic aneurysm. Treatment by fenestration of the internal wall of the aneurysm. New Engl. J. Med. 253, 331 (1955).

[534] SHEA, P. C., L. E. GLOSS, W. A. REID, and A. HARLAND: Anastomosis of common and internal carotid arteries following excision of mycotic aneurysm. Surgery 37, 829 (1955).

[535] SHEKELTON, J.: Dissections of aneurysm. Dublin Hosp. Rep. 3, 231 (1822).

[536] SHENNAN, T.: Dissecting aneurysms. Medical research council. Spec. Rep. Ser. med. Res. Coun. (Lond.) 193, 7 (1934).

[537] SHEPS, S. G., J. A. SPITTEL, I. F. FAIRBAIRN, and J. E. EDWARDS: Aneurysms of splenic artery with special reference to bland aneurysms. Proc. Mayo Clin. 33, 381 (1958).

[538] SHERANIAN, L. O., J. E. EDWARDS, and J. W. KIRKLIN: Late results in 110 patients with abdominal aortic aneurysm treated by resectional placement of aortic homograft. Surg. Gynec. Obstet. 109, 309 (1959).

[539] SHERIDAN, J. T.: Hepatic artery aneurysm. Report of a case and review of the literature. Arch. Surg. 72, 300 (1956).

[540] SHNIDER, B. I. v., and N. J. COTSONAS: Embolic mycotic aneurysms, a complication of bacterial endocarditis. Amer. J. Med. 16, 246 (1954).

[541] SHUMACKER, H. B.: Surgical cure of innominate aneurysm. Surgery 22, 729 (1947).

[542] — The problem of maintaining the continuity of the artery in the surgery of aneurysms and arteriovenous fistulae. Ann. Surg. 127, 207 (1948).

[543] — Operative exposure of the blood vessels in the superior anterior mediastinum. Ann. Surg. 127, 464 (1948).

[543a] SHUMACKER, H. B.: Surgical treatment of aortic aneurysms. Postgrad. Med. 25, 535 (1959).

[544] —, and R. GARRETT: Obstructive uropathy from abdominal aortic aneurysm. Surg. Gynec. Obstet. 100, 758 (1955).

[545] —, and J. JANTZ: Rupture of abdominal aortic aneurysm into inferior vena cava. Amer. Surg. 22, 1187 (1956).

[546] —, and H. KING: Surgical treatment of ruptured aortic aneurysms. Arch. Surg. 71, 768 (1955).

[546a] —, and H. SIDERYS: Excisional treatment of aneurysm of the celiac artery. Ann. Surg. 148, 885 (1958).

[547] SILBERMANN, S., and M. GREENBLATT: Primary mycotic aneurysm of the aorta. Angiology 14, 372 (1963).

[548] SKROMAK, S. J., J. F. O'NEILL, E. F. CICCONE, and R. J. SNYDER: Aneurysm of abdominal aorta; two cases with rupture into the gastrointestinal tract. Gastroenterology 33, 575 (1957).

[549] SMITH, G., and H. E. HUTCHISON: Lymph borne infection and aneurysm formation. Surg. Gynec. Obstet. 104, 722 (1957).

[550] SMITH, R. F., and D. E. SZILAGYI: Ischemia of the colon as a complication in the surgery of the abdominal aorta. Arch. Surg. 80, 806 (1960).

[551] — — Ruptured abdominal aortic aneurysms: Problems of diagnosis and management. Ann. Surg., Suppl. 154, 175 (1961).

[552] — — and J. M. COLVILLE: Surgical treatment of mycotic aneurysms. Arch. Surg. 85, 663 (1962).

[552a] SMYTH, N. P. D., and B. TEIMOURIAN: Resection of hepatic arterial aneurysm following intraperitoneal rupture. Ann. Surg. 160, 61 (1964).

[553] SOMMERVILLE, R. L., E. V. ALLEN, J. E. EDWARDS: Bland and infected arteriosclerotic abdominal aortic aneurysms: Clinicopathologic study. Medicine (Baltimore) 38, 207 (1959).

[553a] SONDHEIMER, F. K., and I. STEINBERG: Gastrointestinal manifestations of abdominal aortic aneurysms. Amer. J. Roentgenol. **92**, 1110 (1964).

[553b] SØRENSEN, H. R., and H. OLSEN: Ruptured and dissecting aneurysm of the aorta. Incidence and prospects of surgery. Acta chir. scand. **128**, 644 (1964).

[554] SPECTOR, N.: Ligation of the right hepatic artery in hemobilia; report of a case with recovery. Ann. Surg. **145**, 244 (1957).

[555] SPENCER, F. C.: Aneurysm of the common carotid artery treated by excision and primary anastomosis. Ann. Surg. **145**, 254 (1957).

[556] —, and H. BLAKE: A report of the successful surgical treatment of aortic regurgitation from a dissecting aortic aneurysm in a patient with the Marfan syndrome. J. thorac. cardiovasc. Surg. **44**, 238 (1962).

[557] SPERLING, M., u. G. VIEHWEGER: Extracranielle Aneurysmen der Arteria carotis interna und ihre Behandlung. Chirurg **34**, 369 (1963).

[558] SPIEKERMAN, R. C., and D. C. McGOON: Aneurysm of the ascending aorta with obstruction of the superior vena cava: Report of case with resection using extracorporeal circulation. Dis. Chest **37**, 675 (1960).

[559] SPITTEL, J. A., J. F. FAIRBAIRN, D. W. KINCAID, and W. H. REMINE: Aneurysm of the splenic artery. J. Amer. med. Ass. **175**, 452 (1961).

[560] —, and E. A. HINES: A comparison of arm and tigh blood pressures in patients with abdominal aortic aneurysms. Angiology **11**, 1 (1960).

[561] SPITZBARTH, H., u. H. G. FASSBENDER: Über die Komplikation eines Falles von solitärem Aneurysma des rechten Hauptstammes der Arteria pulmonalis mit Lungentuberkulose. Z. Kreisl.-Forsch. **38**, 78 (1949).

[562] STALLWORTH, J. M., R. G. PRICE, J. C. HUGHES, and E. F. PARKER: Surgical treatment of ruptured abdominal aortic aneurysms. Ann. Surg. **155**, 711 (1962).

[563] STEELQUIST, J. H.: Aneurysm of the hepatic artery. Report of three cases. Amer. J. Surg. **89**, 1241 (1955).

[564] STEINBERG, I.: Chronic traumatic aneurysm of the thoracic aorta. New Engl. J. Med. **257**, 913 (1957).

[565] — Diagnosis of aneurysms of the hepatic and splenic arteries by intravenous abdominal aortography. New Engl. J. Med. **263**, 341 (1960).

[566] STEINGRÄBER, M., u. M. RADEMACHER: Über angeborene Aneurysmen und über ein angeborenes Aneurysma der Arteria subclavia. Kinderärztl. Prax. **25**, 153 (1957).

[567] STENGEL, A., and C. WOLFERTH: Mycotic (bacterial) aneurysms of intravascular origin. Arch. intern. Med. **31**, 527 (1923).

[568] STEVENSON, C. A., and J. J. ZUSKA: Aneurysm of the popliteal artery from perforation by a solitary exostosis of the femur. J. Bone Jt Surg. A **39**, 431 (1957).

[569] STICH, E.: Duodenalgeschwür mit Durchbruch in die Aorta abdominalis. Dtsch. Arch. klin. Med. **13**, 191 (1874).

[570] STIEFEL, J. W.: Rupture of a tuberculous aneurysm of the aorta. Arch. Path. **65**, 506 (1958).

[571] STORER, J., and R. C. SMITH: The management of the ruptured aortic aneurysm. Arch. Surg. **79**, 711 (1959).

[572] STRASSMANN, G.: Traumatic rupture of the aorta. Amer. Heart J. **33**, 508 (1947).

[573] SUTTON, D.: Arteriography in the diagnosis of dissecting aneurysm. Clin. Radiol. **11**, 85 (1960).

[574] SWAINE, K., and P. M. LATHAM: A case of dissecting aneurysm of the aorta. Trans. path. Soc. Lond. **7**, 106 (1855/56).

[575] SWEETNAM, D. R.: Tuberculous aneurysm of the femoral artery. Brit. J. Surg. **45**, 274 (1957).

[576] SYMBAS, P. N., and H. W. SCOTT: Traumatic aneurysm of the pulmonary artery. J. thorac. cardiovasc. Surg. **45**, 645 (1963).

[577] SZÉCSÉNY, A.: Resection of luetic aneurysm of the innominate artery extending to the aorta. Minerva cardioangiol. europ. **2**, 738 (1956).

[577a] TABER, R. E., and C. R. LAM: Diagnosis and treatment of chronic dissecting aneurysm of the thoracic aorta. J. thorac. cardiovasc. Surg. **45**, 186 (1963).

[578] TALLGREN, L. G., and B. KUHLBÄCK: Ruptured aneurysm of the abdominal aorta involving the kidneys. Acta med. scand. **174**, 551 (1963).

[579] THOMAS, J., G. B. BROTHERS, R. S. ANDERSON, and R. J. CUFF: Marfans syndrome. A report of three cases with aneurysms of the aorta. Amer. J. Med. **12**, 613 (1952).

[579a] THOMPSON, J. F., S. F. MAZELLA, and J. R. THISTLETHWAITE: Aneurysm of the celiac artery. Ann. Surg. **161**, 83 (1965).

[580] THOMPSON, S. A., and B. GERSTLE: Thromboangiitis obliterans of pulmonary vessles associated with aneurysm of pulmonary artery. Arch. intern. Med. **77**, 614 (1946).

[581] TORKLUS, D. v.: Die Arrosion der Wirbelsäule im dorsolumbalen Übergang durch Aortenaneurysma. Arch. orthop. Unfall-Chir. **52**, 117 (1960).

[582] TUFFIER, TH.: Intervention chirurgicale directe pour un aneurysme de la crosse de l'aorte, ligature du sac. Presse méd. **1**, 267 (1902).

[583] TUOHY, E. L., P. G. BOMAN, and G. L. BERDEZ: Spinal cord ischemia in dissecting aortic aneurysm. Amer. Heart J. **22**, 305 (1941).

[584] TYSON, M. D.: Dissecting aneurysms. Amer. J. Path. **7**, 581 (1931).

[585] Uehlinger, A.: Das Aneurysma der Bauchaorta. Schweiz. med. Wschr. 87, 911, 946 (1957).

[586] Uhle, C. A. W.: Significance of aneurysm of abdominal aorta masquerading as primary urologie disease. J. Urol. (Baltimore) 45, 13 (1941).

[586a] Vasko, J. S., F. C. Spencer, and H. T. Bahnson: Aneurysm of the aorta treated by excision. Review of 237 cases followed up to seven years. Amer. J. Surg. 105, 793 (1963).

[587] Velebil, A.: Aneurysma der Arteria carotis interna. Zbl. Chir. 40, 1608 (1913).

[588] Velpeau, A. A. L. M.: Mémoire sur la piqure ou l'acupuncture des artères dans le traitement des anévrismes. Gaz. méd. Paris 2, 1 (1831).

[589] Vix, K.: Zur Lehre über die Aortenaneurysmen, Erlangen 1904. Zit. in B. Lucke and M. H. Rea, Studies on aneurysm. I. General statistical dates on aneurysms. J. Amer. med. Ass. 77, 935 (1921).

[590] Volini, F. I., R. C. Olfield, J. R. Thompson, and G. Kent: Tuberculosis of the aorta. J. Amer. med. Ass. 181, 78 (1962).

[590a] Voorhees, A. B., and F. F. McAllister: Long term results following resection of arteriosclerotic abdominal aortic aneurysms. Surg. Gynec. Obstet. 117, 355 (1963).

[591] Voyles, W. R., and W. H. Moretz: Rupture of aortic aneurysms into gastro-intestinal tract. Surgery 43, 666 (1958).

[592] Waibel, P., u. H. Ludin: Resektion der hohen thorakalen Aorta wegen traumatischem Aneurysma dissecans. Langenbecks Arch. klin. Chir. 308, 531 (1964).

[593] Wainwright, C. W.: Dissecting aneurysm producing coronary occlusion by dissection of coronary artery. Bull. Johns Hopk. Hosp. 75, 81 (1944).

[594] Ward-McQuaid, J. N.: Splenic aneurysms. Brit. J. Surg. 48, 646 (1961).

[595] Warren, R.: Diskussion zu Ch. A. Hufnagel and P. W. Conrad, Dissecting aneurysms of the ascending aorta: direct approach to repair. Surgery 51, 84 (1962).

[596] Warren, A. S., and A. L. McQuown: Dissecting aneurysms. Amer. J. med. Ass. 215, 209 (1948).

[597] Washburn, R. N., and D. L. Wilbur: Obstruction of the duodenum produced by aneurysm of the abdominal aorta. Proc. Mayo Clin. 11, 673 (1936).

[598] Wedler, D.: Multiple mykotische Aneurysmen an den Hauptästen der Arteria pulmonalis. Fortschr. Röntgenstr. 68, 188 (1943).

[599] Weerd, J. H. de, M. G. Ringer, Th. L. Pool, and E. E. Gambill: Aortic aneurysm causing bilateral ureteral obstruction. J. Urol. (Baltimore) 74, 78 (1955).

[599a] Weinberger, H. A., and H. J. Kesseler: Clothwrapping of unfavorable abdominal aortic aneurysms. Angiology 14, 191 (1963).

[600] Weisman, A. D., and R. D. Adams: Neurological complications of dissecting aortic aneurysm. Brain 67, 69 (1944).

[601] Weiss, S.: Dissecting aneurysm of the aorta. Two cases with unusual features. New Engl. J. Med. 218, 512 (1938).

[602] — T. D. Kinney, and M. M. Maker: Dissecting aneurysm of the aorta with experimental atherosclerosis. Amer. J. med. Sci. 200, 192 (1940).

[602a] Wheat, M. W., and T. D. Bartley: Aneurysms of the aortic root. Dis. Chest 47, 430 (1965).

[603] Wheeler, H. B., and R. Warren: Duodenal varices due to portal hypertension from arteriovenous aneurysm. Report of a case. Ann. Surg. 146, 229 (1957).

[604] Wheelock, F., and R. S. Shaw: Aneurysm of the abdominal aorta and iliac arteries. New Engl. J. Med. 255, 72 (1956).

[605] Wickham, J. E. A., and P. Martin: Aneurysm of the subclavian artery in association with cervical abnormality. Brit. J. Surg. 50, 205 (1962).

[606] Wilkonson, K. D.: Aneurysmal dilatation of the pulmonary artery. Brit. Heart J. 2, 255 (1940).

[607] Willis, P. W.: Ruptured aneurysm of abdominal aorta with left retrorenal hematoma; symptoms suggestive for a right ureteral calculus. Surg. Clin. N. Amer. 10, 1231 (1930).

[608] Wilson: Lecture on blood etc. before Royal College of Surgery, 1819, p. 379. Zit. nach J. Friedenwald and K. H. Tannenbaum, Aneurysm of hepatic artery. Amer. J. med. Sci. 165, 11 (1923).

[609] Wilson, J. R., and P. H. Jordan: Excision of an internal carotid artery aneurysm: Restitution of continuity by substitution of external for internal carotid artery. Ann. Surg. 154, 45 (1961).

[610] Winslow, N.: Extracranial aneurysm of the internal carotid artery. Arch. Surg. 12, 689 (1926).

[611] Womack, A. M., and B. Wolman: An unusual aortic aneurysm in an infant. Arch. Dis. Childh. 36, 565 (1961).

[612] Wright, J. S., E. Urdaneta, and B. Wright: Re-opening the case of abdominal aortic aneurysm. Circulation 8, 754 (1956).

[613] Zech, R. K., and K. A. Merendino: Study of 116 aneurysms of aorta and iliac arteries with remarks concerning surgical attitudes. Amer. Surg. 20, 1150 (1954).

[614] Zehnder, M. A.: Symptomatologie und Verlauf der Aortenruptur bei geschlossener Thoraxverletzung, an Hand von 12 Fällen. Thoraxchirurgie 8, 1 (1960).

[615] — Unfallmechanismus und Unfallmechanik der Aortenruptur im geschlossenen Thoraxtrauma. Thoraxchirurgie 8, 47 (1960).

[616] Zeppa, R., and N. A. Womack: Medial degeneration and aneurysm of the hepatic artery. Arch. Surg. 86, 252 (1963).

F. Anomalien der Aorta und der A. pulmonalis

I. Angeborene Stenosen der Aorta und der großen Arterien

Die angeborenen Stenosen des arteriellen Gefäßsystems lassen sich nach ihrer Lokalisation in folgende Gruppen unterteilen:

Die an Zahl und klinischer Bedeutung ganz im Vordergrund stehende, typische Coarctatio aortae bzw. die sog. „Aortenisthmusstenose"[1] (s. S. 716).

Die supravalvuläre Aortenstenose (s. S. 746).

Die Hypoplasie der Aorta ascendens (s. S. 747).

Die Stenose, die Hypoplasie und die Atresie des Aortenbogens (s. S. 748).

Die Stenose und die Atresie der Aorta thoracica descendens und der Aorta abdominalis (s. S. 750).

Die Stenosen der peripheren Arterien (s. S. 754).

Die Stenosen der Arteria pulmonalis (s. S. 754).

1. Typische Coarctatio aortae („Aortenisthmusstenose")

a) Historische Daten und Häufigkeit

MORGAGNI beschrieb 1760 erstmals eine herznahe Verengung der Aorta bei einem infolge Herzversagens verstorbenen 33 Jahre alten Mönch. Es handelte sich um eine Hypoplasie der Aorta ascendens. Die erste Mitteilung einer typischen Coarctatio aortae verdanken wir dem Anatomen PARIS (1789 und 1791). LEGRAND (1835) konnte als erster die Diagnose klinisch stellen. Weitere 100 Jahre später wurde die operative Behandlung der Coarctatio möglich: CRAFOORD (19. und 31. Oktober 1944) und GROSS (6. Juli 1945) führten die ersten erfolgreichen Operationen durch, nachdem sie die operative Technik im Experiment unabhängig voneinander entwickelt hatten. Seither ist die Literatur über diese Anomalie so angewachsen, daß das American College of Chest Physicians bereits 1957 über mehr als 1600 operierte Fälle berichten konnte.

Die typische Coarctatio aortae ist eine der häufigsten angeborenen Anomalien des kardiovasculären Systems. Man findet sie in 0,2—0,7% des allgemeinen Sektionsgutes [22, 231] und in rund 14% der pathologisch-anatomisch erfaßten Herzgefäßmißbildungen (3,7% oberhalb des Ductus, 10,5% unterhalb des Ductus [1]), während sie klinisch unter den angeborenen kardiovasculären Mißbildungen in 4—7% diagnostiziert wird [95, 124]. Das männliche Geschlecht ist drei- bis viermal häufiger betroffen als das weibliche.

b) Pathologische Anatomie und Einteilung

Die typische Coarctatio ist in unmittelbarer Nachbarschaft des Ductus arteriosus bzw. des Ligamentum arteriosum lokalisiert. Befindet sie sich oberhalb der Ductusmündung, so liegt sie zwischen dem Abgang der linken A. subclavia und dem Ductus, sie kann aber auch den Abgang der linken A. subclavia und einen Teil des Aortenbogens einbeziehen. Nur selten ist die Aorta direkt an der Insertion des Ligamentum arteriosum stenosiert. Die meisten typischen Stenosen haben ihren Sitz unterhalb der Ductusmündung und sind umschrieben. Die Stenose kann mit einem offenen oder geschlossenen Ductus verbunden sein. Sie ist meist sanduhrförmig mit einem Innendurchmesser von 1—8 mm.

---

[1] Nach anatomischer Definition wird nur der Aortenabschnitt zwischen Abgang der linken A. subclavia und Insertion des Ligamentum arteriosum als „Isthmus" bezeichnet. Da die Stenose in der Regel distal, nur ausnahmsweise proximal von der Insertion lokalisiert ist, geben wir der Bezeichnung „Coarctatio aortae" den Vorzug und sprechen zur Unterscheidung von den atypischen Lokalisationen von einer typischen Coarctatio.

Selten ist die Aorta vollständig obliteriert. Nur in 2% der Fälle werden atypische Stenosen im unteren Abschnitt der thorakalen Aorta oder in der Aorta abdominalis beobachtet.

Die Einteilung von BONNET [28] in einen „*Erwachsenentyp*" (kurze Stenose unterhalb des meist geschlossenen Ductus arteriosus) und einen „*kindlichen Typ*" (meist längere Stenose oberhalb des häufig offenen Ductus arteriosus) ist terminologisch irreführend, da die „Erwachsenenform" schon bei Säuglingen vorkommen muß, die „kindliche" Form aber áuch im Erwachsenenalter beobachtet wird. Schon im Jahre 1843 hat HAMERNJK [101] nach der Lokalisation eine Unterteilung in drei Gruppen angegeben:

1. Stenose am Isthmus aortae, d.h. zwischen A. subclavia sinistra und Ductus arteriosus,

2. Stenose an der Insertion des Ductus arteriosus und

3. Stenose unterhalb des Ductus arteriosus.

Wir schließen uns einer entsprechenden Einteilung von CLAGETT, KIRKLIN und EDWARDS [45] an (Abb. 263):

1. Stenose unterhalb des Ductus arteriosus („postduktale Stenose"),

   a) Ductus arteriosus offen,

   b) Ductus arteriosus obliteriert.

2. Stenose direkt an der Einmündungsstelle des Ductus arteriosus, der in diesem Fall stets obliteriert ist.

3. Stenose oberhalb der Einmündung des Ductus arteriosus („präduktale Stenose"),

   a) Ductus arteriosus offen,

   b) Ductus arteriosus obliteriert.

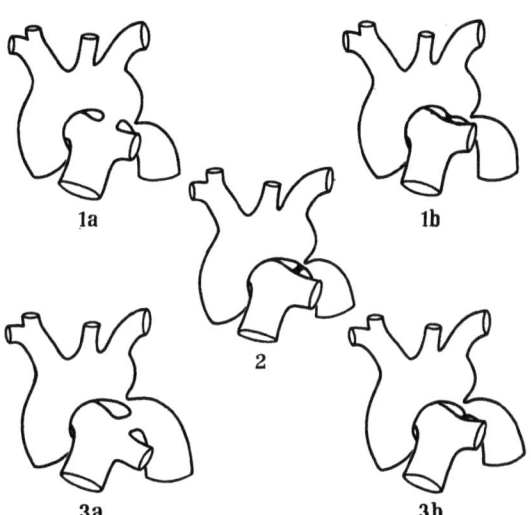

Abb. 263. Die verschiedenen Formen der Coarctatio aortae. *1* Stenose unterhalb der Ductusmündung („postduktale Stenose"). *1a* Ductus arteriosus offen. *1b* Ductus arteriosus obliteriert. *2* Stenose in Höhe der Ductusinsertion. Ductus arteriosus immer obliteriert. *3* Stenose oberhalb der Ductusmündung („präduktale Stenose"). *3a* Ductus arteriosus offen. *3b* Ductus arteriosus obliteriert. (Nach CLAGETT, KIRKLIN und EDWARDS 1954 [45])

c) Ätiologie

Die Entstehungsursache der Stenosen ist bis heute nicht eindeutig geklärt. Familiäre Häufung, Zusammenhänge mit dem Alter der Eltern oder einer Viruserkrankung der Mutter während der Schwangerschaft ließen sich nicht sichern. Nach der Ansicht von SKODA (1871) soll die Stenose dadurch entstehen, daß der Obliterationsprozeß des Ductus arteriosus auf die Aorta übergreift. Gegen diese Hypothese spricht die Beobachtung zahlreicher Stenosen mit offenem Ductus sowie die Tatsache, daß Säuglinge mit einer Coarctatio bereits mit voll ausgebildetem Kollateralkreislauf geboren werden. DOERR [59] und GROB [89] nehmen überschießende Rückbildungsvorgänge am embryonalen Aortenbogensystem als Ursache an. MEESEN [157] hält es für möglich, daß die an den primitiven Aortenbögen ablaufenden Obliterationsprozesse auch nach der Geburt noch fortschreiten. Die Involution der nur kurze Zeit durchströmten 5. linken Kiemenbogenarterie könnte für die Stenosen im Bereich des Arcus aortae („Fünferstenose"), die der rechten 4. Kiemenbogenarterie für Stenosen der Aorta descendens („Viererstenose") verantwortlich sein. Die am Isthmus gelegenen Verengungen werden außerdem mit der wachstumsbedingten, einander entgegengesetzten Verlagerung der A. subclavia sinistra und des Ductus arteriosus erklärt. Für die Entstehung langer kongenitaler Stenosen an der Aorta thoracica descendens und der Aorta abdominalis liegen bisher nur unbefriedigende Erklärungsversuche vor.

d) Pathophysiologie

Die wesentlichen pathophysiologischen Folgen der typischen Coarctatio sind:

1. die Hypertonie proximal von der Stenose,
2. die Hypotonie distal von der Stenose,
3. die Druckbelastung des linken Ventrikels,
4. die Bildung eines Kollateralkreislaufs.

Die Pathophysiologie der Druckverhältnisse bei einer Stenose der Aorta ist im allgemeinen Teil (s. S. 77) ausführlich besprochen. Der Hypertonus ist bei älteren Patienten

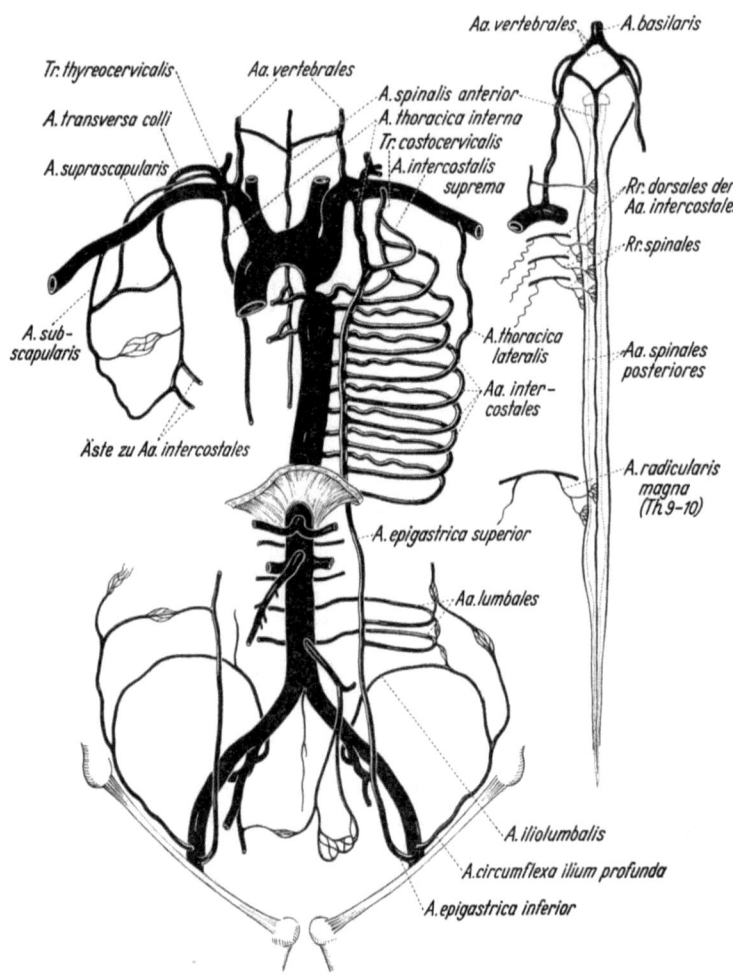

Abb. 264. Der Kollateralkreislauf der Coarctatio aortae. 1. Kreislauf über die A. thoracica interna und die Intercostalarterien bzw. die A. epigastrica inf. 2. Schulterblattkreislauf. 3. Spinalkreislauf. Weitere Erklärung im Text

meist stärker ausgeprägt als bei Kindern. In der Zeit der ersten körperlichen Belastung zwischen dem 10. und 20. Lebensjahr erreicht er häufig höhere Werte [*38*]. Dabei kann eine frühzeitig einsetzende Arteriosklerose der oberen Körperhälfte eine Rolle spielen, die spätestens mit dem 20. Lebensjahr nachweisbar wird. Bei jungen Menschen mit unkomplizierter Coarctatio beobachtet man trotz der Hypertrophie des linken Ventrikels nur selten eine myogene Dilatation und eine Herzinsuffizienz. Die Linksinsuffizienz ist deshalb bei Jugendlichen und jungen Erwachsenen ein Hinweis auf das Vorliegen einer Komplikation.

Die Ausbildung eines leistungsfähigen *Kollateralsystems* ist für Prognose und Therapie von großer Bedeutung. Ausführliche Beschreibungen des Kollateralkreislaufs stammen schon von MECKEL (1827) und HERXHEIMER (1909).

Der Kollateralkreislauf läßt sich anatomisch auf drei Hauptumleitungsbahnen zurückführen (Abb. 264):

1. den Kreislauf über die A. thoracica interna und die Intercostalarterien,
2. den Schulterblattkreislauf,
3. den Spinalkreislauf.

Im ersten Kreislauf fließt das Blut von beiden Aa. subclaviae über die Aa. thoracicae internae und die Intercostalgefäße in die absteigende Aorta oder durch die epigastrischen Gefäße in die Aa. iliacae externae. Die A. thoracica interna kann dabei bis zu kleinfingerdick werden. Durch Pulsationen der stark geschlängelten und erweiterten Intercostalgefäße entstehen die Druckusuren an den unteren Rippenrändern.

Der Schulterblattkreislauf beginnt am Truncus thyreocervicalis mit der A. suprascapularis, die ebenfalls mit den Intercostalgefäßen kommuniziert. Dazu kommt die A. subscapularis, die aus der A. axillaris entspringt.

Der Spinalkreislauf beginnt an der A. vertebralis. Durch die Rami spinales wird die A. spinalis versorgt, die durch die Foramina intervertebralia mit den Intercostal- und Lumbalarterien in Verbindung steht. Die Spinalarterie kann so stark erweitert und geschlängelt sein, daß es durch Kompression des Rückenmarks zu neurologischen Ausfallserscheinungen kommt [*42, 99, 110, 113*].

Auch bei der Coarctatio gelten die im allgemeinen Teil (s. S. 67) besprochenen Gesetzmäßigkeiten der Kollateralbildung. Die früher vertretene Ansicht, daß nur die unterhalb des Ductus liegende Stenose schon bei der Geburt über einen wirkungsvollen Kollateralkreislauf verfügt, die Stenose oberhalb des Ductus dagegen nicht, kann in dieser allgemeinen Formulierung nicht aufrechterhalten werden [*124*]. Das Ausmaß der Kollateralbildung wird von der Größe der Druckdifferenz zwischen prä- und poststenotischem Aortenabschnitt bestimmt. Liegt die Stenose oberhalb des Ductus, ist dieser eng und lang und ist der Lungenströmungswiderstand normal, so entspricht die Situation weitgehend der einer Stenose unterhalb des Ductus. Der Kollateralkreislauf wird funktionell gut sein. Nur bei weitem Ductus mit erheblicher Steigerung des pulmonalen Strömungswiderstandes, also hohen Druckwerten im Lungenkreislauf, wird die Kollateralbildung geringer bleiben als üblich. Sind die Kollateralbahnen nicht ausreichend ausgebildet, so können während der intraoperativen Aortenabklemmung durch die Blutdruckminderung in der unteren Körperhälfte irreparable Schäden an Niere und Rückenmark entstehen [*3*] (s. S. 205).

e) Symptome

Im ersten Lebensjahr führt die Coarctatio häufig zu schwerwiegenden kardialen Symptomen, die zu einer Untersuchung Anlaß geben. Die Stenose des Jugendlichen und des Erwachsenen dagegen wird meist als Zufallsbefund bei einer Blutdruckmessung oder Röntgenuntersuchung entdeckt. Die Anomalie kann vor allem im jugendlichen Alter ausgesprochen symptomarm verlaufen. Man hat sogar eine Coarctatio aortae bei Hochleistungssportlern gefunden [*187*]. Im Vordergrund stehen die durch den Hypertonus der oberen Körperhälfte hervorgerufenen Beschwerden, wie Kopfschmerzen, Kopfdruck, pulssynchrones Ohrensausen, Flimmern vor den Augen, Nasenbluten und Herzklopfen. Nur zu leicht werden diese Erscheinungen bei Jugendlichen als Symptome einer vegetativen Übererregbarkeit verkannt. Seltener sind Beschwerden, die sich auf die Hypotonie der unteren Körperhälfte beziehen lassen. Sie werden meist nicht spontan angegeben, sondern müssen erfragt werden. Es sind Folgen der arteriellen Durchblutungsstörung, die für das jugendliche Alter ungewöhnlich sind: kalte Füße, Wadenkrämpfe, seltener intermittierendes Hinken. Gelegentlich wird über Atemnot und pektanginöse Beschwerden

berichtet. Schmerzen der Thoraxwand können durch erweiterte Intercostalarterien entstehen.

Wir beobachteten zusammen mit H. E. Bock einen Kranken, dessen erstes Symptom
ein durch die Ruptur einer Intercostalarterie entstandenes Hämatom am Rücken war.
Selten sind neurologische Symptome (intrakranielle Blutungen, Druckschädigung des
Rückenmarks durch die erweiterte A. spinalis anterior) die ersten Anzeichen einer Coarctatio.

f) Diagnose

95% der typischen Fälle können in der Praxis ohne eingreifende klinische Untersuchungsmethoden rasch und sicher diagnostiziert werden. Die Anomalie wird nur
deshalb so häufig übersehen oder erst spät erkannt, weil die Coarctatio nicht regelmäßig
bei jeder arteriellen Hypertonie in die differentialdiagnostischen Erwägungen einbezogen
wird. Inspektion, Blutdruckmessung, Pulstastbefund und Auskultation ermöglichen die
Diagnose.

α) Inspektion

Bei der Inspektion fallen die starken Arterienpulsationen am Hals und in der Supraclaviculargrube auf, die man in ähnlicher Form bei der Aortenklappeninsuffizienz antrifft. Häufig lassen sich Capillarpulsationen nachweisen. Theoretisch wäre im Kindesalter
wegen der Minderdurchblutung eine Unterentwicklung der unteren Körperhälfte zu
erwarten. Konrad [133] hat jedoch statistisch nachweisen können, daß die untere
Körperhälfte nicht in der Entwicklung zurückbleibt, sondern daß die obere Körperhälfte,
beginnend mit dem 4.—5. Lebensjahr, einen Entwicklungsvorsprung aufweist.

β) Palpation

Die wichtigste palpatorische Maßnahme ist das vergleichende Tasten der Extremitäten-
pulse, das bei keiner Routineuntersuchung unterlassen werden sollte. Das Fehlen der
Fußpulse oder eine Abschwächung des Leistenpulses ist ein wichtiger Hinweis auf das
Bestehen einer Coarctatio. An der oberen Körperhälfte tastet man dagegen einen Pulsus
altus et celer. Die Pulsation der Kollateralen ist gelegentlich an der Thoraxwand, besonders zwischen den Schulterblättern, fühlbar. Einseitige Kollateralpulsationen weisen auf
eine Abgangsanomalie oder eine zusätzliche Einengung einer A. subclavia hin.

γ) Auskultation

Mit Punctum maximum im 2.—3. Intercostalraum parasternal links ist ein meist
ohrfernes, meso- bis spätsystolisches Stenosegeräusch zu hören, das gelegentlich in die
Carotiden fortgeleitet wird. Das Geräusch ist deutlich vom ersten Ton abgesetzt und
erstreckt sich häufig über den zweiten Ton hinaus in den Anfang der Diastole. Wegen der
dorsalen Lage der descendierenden Aorta ist es links paravertebral in Schulterblattnähe
meist deutlicher zu auskultieren als über dem Präkordium. Die Lokalisation des Geräusch-
maximums am Rücken ist bedeutungsvoll, da sie Rückschlüsse auf den Sitz der Stenose
zuläßt und die Verdachtsdiagnose einer atypischen Lokalisation erlaubt. Charakteristisch
sind weiterhin die zwar leisen, aber *pathognomonischen Gefäßgeräusche*, die in den Kollateralen infolge turbulenter Strömungen entstehen und am besten beidseits über dem unteren
seitlichen Thorax, in der Infraclaviculärregion und im Bereich beider Schultern zu hören
sind. Sie lassen sich ebenso wie das eigentliche Stenosegeräusch durch Kniebeugen verstärken bzw. auslösen. Das typische Stenosegeräusch ist leicht von dem rauhen, ohrnahen Geräusch einer Aorten- oder Pulmonalklappenstenose zu unterscheiden. Wegen
der Häufigkeit der Kombination suche man stets nach dem Maschinen- oder Dauergeräusch des offenen Ductus arteriosus sowie nach dem hochfrequenten und leicht über-
hörbaren diastolischen Decrescendogeräusch der Aorteninsuffizienz.

δ) Blutdruckmessung

Der wichtigste Hinweis für die Coarctatio aortae ist die Blutdruckdifferenz zwischen Armen und Beinen, für deren Registrierung sich der Kombitonograph [27] bewährt. Im allgemeinen wird man bei der Untersuchung eine Hypertonie an den oberen Extremitäten finden. Der Hypertonus ist jedoch keineswegs obligat. Gerade im jüngeren Alter mißt man gelegentlich in Ruhe normale Blutdruckwerte an den Armen. Von größter Bedeutung ist in diesen Fällen die Blutdruckmessung nach Arbeitsbelastung der Beinmuskulatur. Während es bei dem Gesunden höchstens zu einem Blutdruckanstieg von 20—40 mm kommt, reagiert der Kranke mit einer Coarctatio schon nach einer relativ geringen Belastung auf dem Fahrradergometer oder durch Kniebeugen mit einem Anstieg des systolischen Druckes in der oberen Körperhälfte um Werte bis 100 mm Hg. *Ursache dieser Belastungshypertonie ist die reduzierte Kapazität des prästenotischen Windkessels und dessen erhöhter Abflußwiderstand. Beide Faktoren gewinnen durch die belastungsbedingte Steigerung des Herzzeitvolumens an Bedeutung (s. S. 77).*

Die Blutdruckmessung sollte stets an *beiden* Armen erfolgen. Der Druck kann normal sein, wenn die rechte A. subclavia distal von der Stenose entspringt (Arteria lusoria) und wenn die linke A. subclavia in die Stenose mit einbezogen ist. Selten wurden Patienten mit einer Coarctatio beobachtet, bei denen an allen vier Extremitäten gleiche, normale Blutdruckwerte zu messen waren, da *beide* Aa. subclaviae distal von der Stenose entsprangen [33, 48, 58, 184]. Normalerweise mißt man den Blutdruck in der Kniekehle nach RIVA-ROCCI infolge der größeren Weichteilmasse unter der am Oberschenkel angelegten Manschette um 20—40 mm Hg höher als an den Armen, bei der Coarctatio ist der Wert dagegen niedriger, häufig gar nicht meßbar. Ist die Differenz nicht signifikant, so läßt sie sich im Falle der Stenose durch Beinarbeit leicht hervorrufen. Der Druck an den unteren Extremitäten fällt schon bei geringer Belastung infolge der peripheren Gefäßerweiterung stark ab. *Bei jeder fraglichen Coarctatio sollte daher der Blutdruck nach Belastung der Beine vergleichend an den oberen und unteren Extremitäten gemessen werden.*

Eine intraarterielle Druckmessung ist für die Diagnose nur ausnahmsweise erforderlich. Sie sollte vergleichend in der rechten A. brachialis und in der A. femoralis erfolgen. Außer den systolischen und diastolischen Druckdifferenzen fallen Unterschiede in der Form der Pulskurve auf. Der Puls der A. femoralis hat gegenüber dem Radialispuls eine Verspätung um mehr als 0,02 sec. Die Femoralispulskurve zeigt einen trägen Anstieg (Dauer des Anstiegs über 0,18 sec). Der absteigende Schenkel ist konvex und läßt die dikrote Welle vermissen.

ε) Oscillogramm

Die vergleichende Oscillographie an oberen und unteren Extremitäten zeigt die für eine Coarctatio aortae typischen Differenzen der Pulsamplitude. Präoperativ sind die Oscillationen an den Beinen deutlich abgeschwächt oder sie fehlen, während nach Wiederherstellung der Strombahn kräftige Pulsationen registriert werden können.

ζ) Elektrokardiogramm

Das Elektrokardiogramm ist bei Patienten mit Coarctatio oft uncharakteristisch und trägt nur wenig zur Diagnose bei. Meist wird ein linkstypisches EKG gefunden, häufig mit Zeichen der Linkshypertrophie, seltener mit Erregungsbildungsstörungen über dem linken Ventrikel. Im höheren Alter, oder wenn der linke Ventrikel bereits dilatiert ist, kann ein pathologischer Linkstyp vorliegen, gelegentlich mit Verbreiterung des QRS-Komplexes bis zum Linksschenkelblock. Im allgemeinen aber spricht ein schwerer Linksschaden in jugendlichem Alter *gegen* die Diagnose der *isolierten* Coarctatio. Steil- und Rechtsstellung des frontalen Hauptvektors (29,5% der Fälle [65]), Rechtshypertrophie (22,5% der Fälle [65]) und inkompletter Rechtsschenkelblock (20% der Fälle [65]) sind aus bisher ungeklärten Gründen so häufig, daß sie nicht als Hinweis für eine Belastung des rechten Ventrikels durch eine zusätzliche Anomalie verwertet werden können.

η) Phonokardiogramm

Das Phonokardiogramm gibt keine wesentlichen Hinweise. Diagnostisch wertvoll ist vor allen Dingen die zeitliche Zuordnung des Geräusches.

ϑ) Röntgenuntersuchung

Die Röntgenuntersuchung liefert einige charakteristische Befunde. Besonders wichtig sind die Thoraxübersichtsaufnahme, das Kymogramm und das Oesophagogramm mit Aufnahmen im sagittalen oder im zweiten schrägen Durchmesser. Bei der Durchleuchtung kann man im typischen Fall den stenosierten Abschnitt im sagittalen Strahlengang, besser noch im zweiten schrägen Durchmesser sehen. Aortenknopf und poststenotische Dilatation bilden am linken Mediastinalrand die Form einer 3. Auffallend ist der Abbruch der Aortenpulsationen im Bereich der Stenose, der im Kymogramm noch deutlicher wird. Häufig ist die stark dilatierte linke A. subclavia zu erkennen. Auf der Thoraxübersichtsaufnahme sieht man ein normal- oder aortenkonfiguriertes, selten ein vergrößertes Herz. Charakteristisch ist eine Verkleinerung oder das vollständige Fehlen des Aortenknopfs, seltener ist er prominent (Abb. 265). Nur bei atypisch tiefsitzenden Aortenstenosen ist der Aortenknopf normal ausgebildet. Ein weiteres Leitsymptom sind die Rippenusuren, Druckerosionen am unteren Rippenrand, die durch erweiterte und geschlängelte Intercostalarterien hervorgerufen werden. Anatomisch wurden sie von MECKEL (1827), röntgenologisch von RÖSLER [199] und von RAILSBACH und DOCK [188] erstmals beschrieben. Vor dem 8. Lebensjahr sind sie normalerweise noch nicht ausgebildet. Sie geben wichtige Hinweise auf die Lokalisation der Stenose und ihre Beziehung zu den Abgängen der Aa. subclaviae. Sind die Usuren nur rechts ausgebildet, so spricht dieser Befund für eine Einbeziehung der linken A. subclavia in die Stenose. Sind sie auf die linke Seite beschränkt, so muß man an einen poststenotischen Abgang der rechten A. subclavia (lusoria) denken. Fehlen die Usuren oder sind sie auf die untersten Rippenpaare beschränkt, so sollte man eine tiefe thorakale Aortenstenose oder eine Stenose der Aorta abdominalis in Erwägung ziehen. Die beiden ersten Rippen sind immer frei von Usuren, da die zugehörigen Intercostalarterien prästenotisch aus dem Truncus thyreocervicalis entspringen.

Besonders aufschlußreich ist eine *Kontrastmitteldarstellung des Oesophagus* im sagittalen Strahlengang oder im zweiten schrägen Durchmesser. Entsprechend der „3-Form" am linken Mediastinalrand entsteht am Oesophagus eine ε-förmige Doppelimpression durch den Aortenbogen und durch die poststenotische Dilatation, die eine genaue Höhenlokalisation und eine Beurteilung der Stenosenlänge erlaubt (Abb. 265 b u. c).

ι) Herzkatheteruntersuchung

Die Herzkatheteruntersuchung ist nur angezeigt, wenn begleitende Anomalien vermutet werden und der Klärung bedürfen.

κ) Angiokardiographie und Aortographie

Die Kontrastmitteldarstellung der thorakalen Aorta durch *Angiokardiographie oder Aortographie* gehört nicht zu den routinemäßig angewandten diagnostischen Maßnahmen. Sie ist nur dann indiziert, wenn die Diagnose der Coarctatio unsicher ist, wenn eine atypische Lokalisation vermutet wird oder wenn die Klärung begleitender Anomalien es erfordert. Erweist sich die Kontrastmitteldarstellung der Aorta als unumgänglich, so geben wir der selektiven Angiokardiographie mit Kontrastmittelinjektion in den Pulmonalarterienstamm den Vorzug. Das Lävokardiogramm nach Ventrikelpunktion oder nach transseptaler Punktion des linken Vorhofs gibt zwar bessere Kontraste, führt aber bei Kranken mit einer Coarctatio wegen der durch den Hypertonus bedingten Gehirngefäßschädigung häufiger zu cerebralen Zwischenfällen. Gleiches gilt für die Kontrastmittelinjektion in den Aortenbogen nach retrograder Kathetereinführung von einer Arm- oder Beinarterie aus.

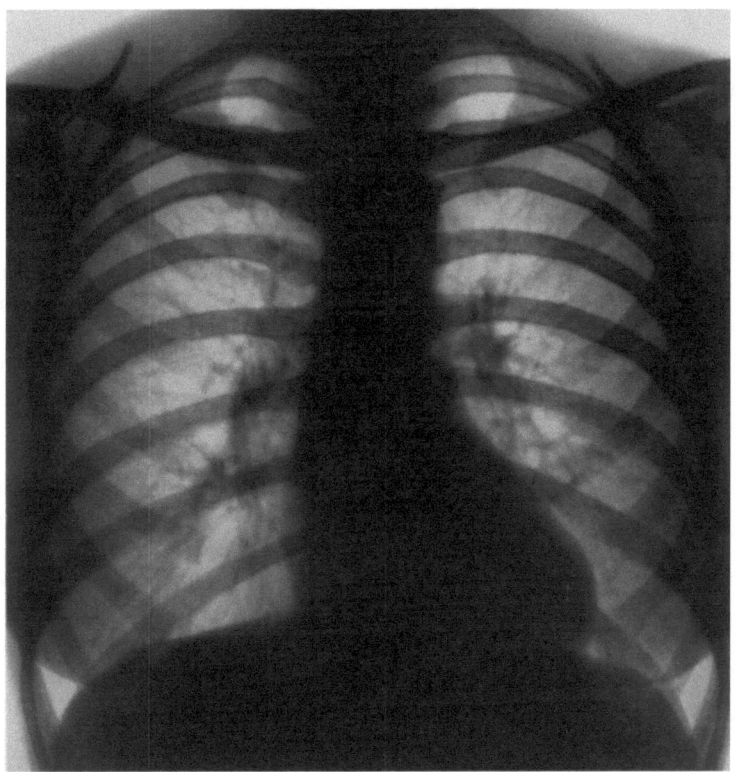

a

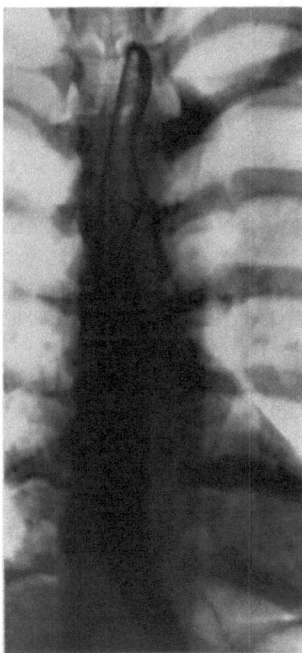

b

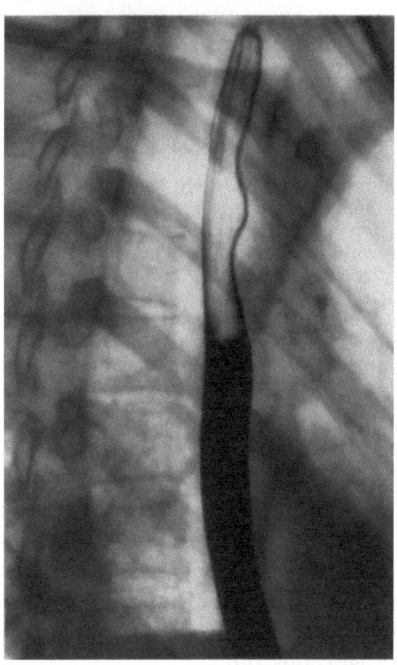

c

Abb. 265a—c. C. J., 26 Jahre, ♀. Typische, unkomplizierte Coarctatio aortae. Blutdruckwerte: rechter Arm: 170/110 mm Hg, linkes Bein: 135/110 mm Hg. a Thoraxübersichtsaufnahme: Nur gering ausgebildete Rippenusuren. Kleiner Aortenknopf, schmales Gefäßband. b und c Oesophagogramme im sagittalen (b) und im ersten schrägen Durchmesser (c). Typische ε-förmige Doppelimpression. Die obere Impression wird durch den distalen Aortenbogen, die untere durch die poststenotische Aortendilatation hervorgerufen

46*

g) Differentialdiagnose

Die *Elongation des Aortenbogens* [„kinking", „buckling", „Pseudo-Coarctatio" (s. S. 780)] kann zu ähnlichen auskultatorischen und röntgenologischen Symptomen wie die Coarctatio führen. Ein systolisches Geräusch wird durch die Turbulenz im Bereich der Gefäßabknickung hervorgerufen. Röntgenologisch kann der Befund dem der Coarctatio weitgehend gleichen. Außerordentlich selten ist eine Kompression der Aorta durch Mediastinaltumoren (z. B. Morbus Hodgkin) oder eine Stenose als Folge einer verkalkten Aortenwandthrombose [254a]. Die Diagnose wird in der Regel schon durch die Thoraxübersichtsaufnahme geklärt.

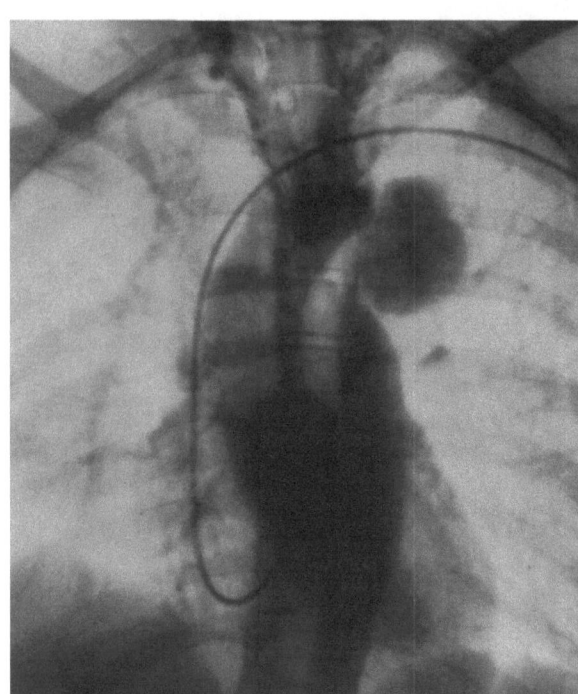

Abb. 266. M. G., 33 Jahre, ♀. Typische Coarctatio aortae mit großem sackförmigen Aneurysma der prästenotischen Aorta. Das Aortogramm wurde durch Kontrastmittelinjektion in den Tr. pulmonalis über einen venös eingeführten Katheter gewonnen. Operation: Resektion der Stenose und des Aneurysmas. Termino-terminale Implantation einer Dacronprothese. Blutdruck vor Operation: rechter Arm: 165/80 mm Hg, Beine: 135/100 mm Hg. Blutdruck 3 Jahre nach der Operation: rechter Arm: 160/110 mm Hg, Beine: 175/110 mm Hg. Die Patientin ist 4 Jahre p.op. gesund und hat inzwischen eine Schwangerschaft mit Spontangeburt komplikationslos überstanden

Die selten bei dem *Aortenbogensyndrom* [Takayasu-Krankheit, pulseless disease, umgekehrte Isthmusstenose (s. S. 304)] beobachteten Rippenusuren, die durch einen in umgekehrter Richtung funktionierenden Kollateralkreislauf entstehen, werden diagnostisch nicht irreführen, wenn der klinische Befund berücksichtigt wird. MUSSHOFF [169], STURM und LOOGEN [247] stellten eine Anzahl von seltenen Erkrankungen und Anomalien zusammen, bei denen ebenfalls Rippenusuren beobachtet wurden: Fallotsche Tetralogie und Pentalogie, luische Aortitis, Abgangsstenosen der A. subclavia, essentielle oder nephrogene Hypertonie, Aortenklappenerkrankungen, generalisierte Arteriosklerose, arterio-venöse Fisteln der Brustwand und der Lunge, Verlegung der V. cava superior mit Ausbildung eines venösen Kollateralkreislaufs.

Schließlich sei noch der symmetrische *Beckentyp der peripheren Durchblutungsstörung* mit Claudicatio intermittens, fehlenden Bein- und Fußpulsen und normalem oder erhöhtem Blutdruck an der oberen Extremität erwähnt. Anamnese, Beschwerden, das fehlende systolische Geräusch im Interscapularraum und schließlich die Arteriographie klären stets die Diagnose.

Die differentialdiagnostische Abgrenzung atypisch gelegener Stenosen an der tiefen thorakalen oder abdominalen Aorta ist häufig schon auskultatorisch möglich. Das Systolikum hat sein Punctum maximum in der Lendengegend oder über dem Abdomen, die typischen Rippenusuren fehlen oder sie beschränken sich auf die unteren Rippenpaare, der Aortenknopf ist normal ausgebildet und die ε-förmige Impression des linken Oesophagusrandes fehlt.

h) Komplikationen und Prognose

Wenn auch einzelne Kranke mit einer Coarctatio ohne Behandlung ein hohes Alter erreichen können, so ist die Prognose im allgemeinen doch sehr ungünstig. REIFENSTEIN, LEVINE und GROSS [190] fanden bei 104 Autopsien ein durchschnittliches Todesalter von

35 Jahren, ABBOTT [1] gab die durchschnittliche Lebenserwartung sogar nur mit 30 Jahren an. BLINZINGER [26] fand bei einer Literaturzusammenstellung nur acht Kranke, die älter als 65 Jahre geworden waren. Von den 323 Fällen, die BLACKFORD [22] zusammenstellte, starben 38,7% schon im 1. Lebensjahr, 34,7% zwischen 16. und 40. Lebensjahr, dagegen nur 5,3% zwischen 1. und 10. Lebensjahr. Die Sterblichkeit weist demnach eine erste Spitze im 1. Lebensjahr auf, sie liegt dann bis zum Ende der zweiten Dekade niedrig und steigt jenseits des 20. Lebensjahres zu einem zweiten Gipfel an.

Tabelle 78. *Todesursachen bei 104 Fällen von Coarctatio [190]*

Aortenruptur oder Aneurysmaruptur (meist im prästenotischen Bereich) .	23%
Bakterielle Endokarditis oder Aortitis (meist Streptococcus viridans) . . .	22%
Herzversagen.	18%
Intrakranielle Blutungen	11%
Exitus ohne direkten oder indirekten Zusammenhang mit dem Grundleiden	26%

Auffallenderweise tritt der Tod häufig aus scheinbar völliger Gesundheit heraus plötzlich ein. Es ist deshalb heute nicht mehr zu verantworten, einem Patienten deshalb von der Operation abzuraten, weil er subjektiv noch beschwerdefrei ist.

Eine Folge der Hypertonie und der konsekutiven arteriosklerotischen Gefäßwandveränderungen ist eine meist beträchtliche *Dilatation der Aorta ascendens*, die gelegentlich zur Entstehung einer *Aorteninsuffizienz* oder eines *prästenotischen Aneurysmas* führt.

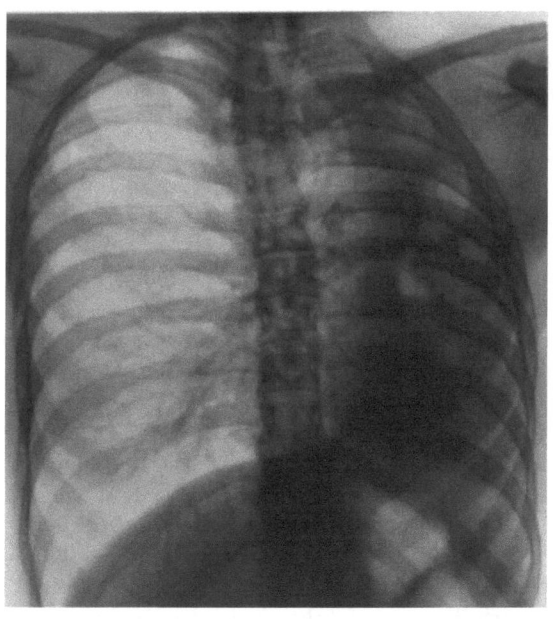
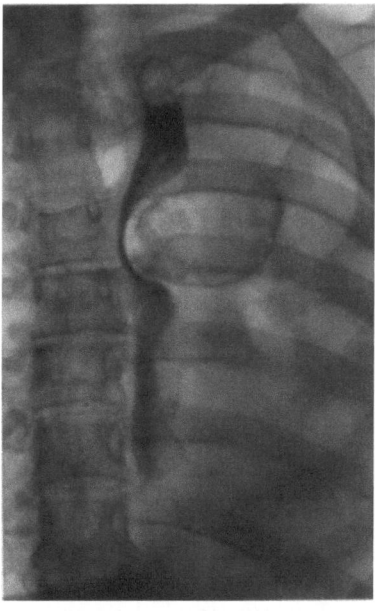

a   b

Abb. 267a u. b. C. F., 21 Jahre, ♀. Coarctatio aortae mit poststenotischem sackförmigem Aortenaneurysma. Seit 10 Jahren Atelektase der linken Lunge infolge Kompression des linken Hauptbronchus durch das Aneurysma. a Thoraxübersichtsaufnahme; b Oesophagogramm. Operation: Resektion der Stenose und des Aneurysmas. Überbrückung des Aortendefektes mit Hilfe eines termino-terminal eingesetzten homoioplastischen Aortentransplantats (Länge: 8 cm). Resektion der karnifizierten mit zahlreichen Zerfallshöhlen durchsetzten linken Lunge. Die Patientin befindet sich 8 Jahre nach dem Eingriff in gutem Zustand

Die Angaben über die Häufigkeit von *Aneurysmen bei Coarctatio aortae* weisen große Unterschiede auf. In größeren Sektionsstatistiken finden sich Zahlen von 19,5—23,1% [1, 190, 208]. Intraoperativ sieht man Aneurysmen erheblich seltener. Die Angaben schwanken zwischen 1% und 8,9% [45, 203]. Die Lokalisation von 122 Aneurysmen bei 106 Patienten zeigte folgende Verteilung [64, 231]: Prästenotische Aorta: 32% (Sinus Valsalvae: 8%, Aorta ascendens: 21%, Aortenbogen: 3%), poststenotische Aorta: 51%, Intercostalarterien: 10%, andere Arterien: 5%, Lokalisation nicht angegeben: 2%.

SCHUSTER und GROSS [212] fanden dagegen bei einer Aneurysmahäufigkeit von 9,2%
folgende Verteilung: Intercostalarterien (aortennahe): 75,3%, Intercostalarterien (aorten-
fern): 7%, Aorta prä- und poststenotisch: 15,7%, Abbottsche Arterie: 2%. Die Aneurysmen entstehen im allgemeinen erst jenseits des günstigsten Operationsalters, vorwiegend
im 3. und 4. Lebensjahrzehnt. Meist handelt es sich um ein Aneurysma verum, seltener
um ein Aneurysma dissecans. Das Aneurysma spurium tritt in der Regel nur als postoperative Komplikation auf. Die Pathogenese der poststenotischen Dilatation wird auf
S. 83 besprochen.

Nicht sicher geklärt ist die Ursache von intrakraniellen Aneurysmen, die nach
SCHWARTZ u. Mitarb. [214] bei 3,3% aller Patienten mit Coarctatio anzutreffen sind.
Es ist nicht entschieden, ob sie sekundär durch arteriosklerotische Wandveränderungen
als Folge der Hypertonie entstehen oder ob eine primäre Schwäche der Gefäßwand vorliegt.

Die *bakterielle Endokarditis* stellt eine prognostisch sehr ernste Komplikation dar.
Patienten mit einer zweizipfligen Aortenklappe neigen besonders zu dieser Infektion, die
häufig auf die Aorta übergreift. Unter 200 Sektionsfällen [1] war fast ¹/₄ aller Kranken
an den unmittelbaren und mittelbaren Folgen der bakteriellen Endokarditis oder Aortitis
gestorben. Von den erworbenen Herzklappenfehlern kommen die Aorten- und die Mitralstenose, seltener die Aorteninsuffizienz und die Tricuspidalstenose vor.

i) Zusätzliche kardiovasculäre Mißbildungen

In 8% aller Fälle finden sich zusätzliche Mißbildungen des Herz- und Gefäßsystems
[39], bei den oberhalb des Ductus liegenden Stenosen sogar in 27% [37]. Am häufigsten
ist die Kombination mit einer *bicuspidalen Aortenklappe*, die nach ABBOTT [1] in 23,5%,
nach BENKWITZ und HUNTER [13] in 25,3%, nach REIFENSTEIN, LEVINE und GROSS
[190] sogar in 42,7% und nach KEITH [24] im 1. Lebensjahr in 36%, nach dem 1. Lebensjahr in 17% der Fälle vorliegt. Primär kommt der Begleitanomalie keine Bedeutung zu,
doch neigt die zweizipflige Aortenklappe infolge der für die Coarctatio typischen Dilatation der aufsteigenden Aorta zur relativen Insuffizienz, zudem wird sie bevorzugt von
einer Endokarditis befallen.

Der Häufigkeit nach an zweiter Stelle steht die Kombination mit einem *Ductus
arteriosus apertus* (19,2% nach OWENS und SWAN [179], 30% im 1. Lebensjahr, 17%
jenseits des 1. Lebensjahres nach KEITH [124]). Mündet der offene Ductus proximal
von der Stenose, so besteht zunächst ein Links-Rechts-Shunt. Sekundär kann sich
eine pulmonale Hypertonie ausbilden, die zur Shunt-Umkehr und zur Rechtsbelastung
führt. Mündet der Ductus dagegen distal von der Stenose, so wird die Kurzschlußrichtung im offenen Ductus vom Druckgefälle zwischen poststenotischer Aorta und
Pulmonalarterie bestimmt. Ist der arterielle Blutdruck bei guter Ausbildung des Kollateralkreislaufs in der unteren Körperhälfte ausreichend hoch und der Strömungswiderstand
der Lungenstrombahn normal oder nur wenig erhöht, so entsteht ein Links-Rechts-Shunt
[35, 82]. Je schlechter der Kollateralkreislauf ausgebildet ist und je höher der Strömungswiderstand der Lungenstrombahn ansteigt, um so eher kommt es zu dem häufig beschriebenen Rechts-Links-Shunt mit pulmonaler Hypertonie [218].

Wichtig ist die gelegentlich vorkommende Kombination einer Coarctatio mit einer
valvulären oder subvalvulären Aortenstenose. Korrigiert man nur die Coarctatio, so kann
der resultierende Blutdruckabfall zu einer gefährlichen Minderdurchblutung der Coronararterien führen.

Patienten mit einem gleichzeitigen *Vorhof- oder Ventrikelseptumdefekt* haben wegen
des hohen Druckes im linken Ventrikel durchweg einen Links-Rechts-Shunt, sie sind
acyanotisch. Die Coarctatio sollte in einer ersten Sitzung reseziert werden. Gleichzeitig
kann man bei Säuglingen und Kleinkindern mit pulmonalem Hypertonus eine Drosselung
der Pulmonalarterie („banding") vornehmen. Den intrakardialen Defekt wird man zu
einem späteren Zeitpunkt korrigieren.

KARNELL, CRAFOORD und BRODÉN [123] berichteten über zwei Patienten mit einer Coarctatio und einer *in den linken Vorhof mündenden, persistierenden* linken oberen Hohlvene. Auch wir sahen ein 13jähriges Mädchen mit Coarctatio oberhalb des geschlossenen Ductus und persistierender linker oberer Hohlvene, die in den linken Vorhof mündete. Die linke Hohlvene füllte sich bei der Angiokardiographie retrograd vom linken Vorhof mit Kontrastmittel, ein Hinweis dafür, daß zeitweise ein Links-Rechts-Shunt über die fehlmündende Vene vorgelegen hat, der funktionell jedoch unbedeutend war. Außerdem mündete der Sinus coronarius zusammen mit der linken Hohlvene in den linken Vorhof, was entwicklungsgeschichtlich verständlich ist, da Sinus coronarius und linke obere Hohlvene aus einer gemeinsamen Anlage hervorgehen.

Bei einem 36jährigen Kranken fanden wir neben einer geringen, funktionell unbedeutenden Coarctatio aortae multiple beiderseitige periphere Pulmonalarterienstenosen mit einem pulmonalen Hypertonus von 70/20 mm Hg (Abb. 284).

Weitere gelegentlich zu beobachtende Mißbildungen sind das Aneurysma der Sinus Valsalvae [244] und die A. subclavia dextra lusoria (s. S. 775). Eine ausführliche Schilderung der übrigen bei einer Coarctatio beobachteten Mißbildungen des Herzens und der großen Gefäße findet sich bei EDWARDS [64a].

k) Chirurgische Behandlung

α) Operationsindikation

Die einzig wirksame und kausale Therapie der Coarctatio ist ihre operative Beseitigung. Deshalb ist die Operationsindikation praktisch immer mit der Diagnosestellung gegeben. Das günstige Operationsalter liegt zwischen dem 5. und dem 20. Lebensjahr, als optimal kann die Zeit zwischen dem 8. und dem 12. Lebensjahr gelten. In diesem Alter sollte auch dann operiert werden, wenn der Kranke beschwerdefrei ist, da die arteriosklerotischen und degenerativen Veränderungen der Aortenwand die Operation mit zunehmendem Alter technisch immer schwieriger gestalten. Auf die *Indikation im Säuglingsalter* soll wegen der speziellen Probleme gesondert eingegangen werden (s. S. 742). Noch bis 1958 vertrat man die Ansicht, Patienten jenseits des 35. Lebensjahres nicht mehr zu operieren. Die zunehmende operative Erfahrung und die Verwendung von alloplastischem Gefäßersatz haben die Altersbegrenzung der Operationsindikation inzwischen erheblich verschoben. Operationserfahrungen mit Kranken bis zum 6. Lebensjahrzehnt mehren sich in den letzten Jahren [30a, 91, 97, 120, 130, 163, 176]. Nach der uns zugänglichen Literatur war der älteste Patient, der mit gutem Resultat operiert werden konnte, 57 Jahre alt [130]. Wir haben seit 1959 15 Patienten im 4., sechs Patienten im 5. und einen Patienten im 6. Lebensjahrzehnt operiert und nur einen 40jährigen Kranken mit großem poststenotischem Aneurysma verloren. Das Operationsrisiko ist nach einer Zusammenstellung von BRAIMBRIDGE und YEN [30a] (31 Fälle) für Kranke jenseits des 40. Lebensjahres doppelt so hoch wie für jüngere Patienten.

Auf Grund dieser Erfahrungen sollten auch *Kranke im 4.—6. Lebensjahrzehnt* operativ behandelt werden. Dabei sind folgende Punkte zu beachten:

1. Herz und Kreislauf müssen der Belastung eines intrathorakalen Eingriffs gewachsen sein. Die früher befürchtete, zusätzliche kardiale Belastung durch einen Blutdruckanstieg während der Aortenabklemmung stellt keine Gefahr dar, da man notfalls die Operation in künstlicher Hypotension ausführen kann. Im allgemeinen ruft jedoch die Abklemmung der Aorta keinen nennenswerten Blutdruckanstieg hervor, solange die linke A. subclavia nicht vollständig aus dem Blutstrom ausgeschaltet wird.

2. Die Lungenfunktionsprüfung sollte ausreichende Reserven für die Durchführung eines intrathorakalen Eingriffs ergeben.

3. Ein „Erfordernishochdruck", der wegen der Gefahr einer cerebralen oder coronaren Mangeldurchblutung keine brüske Blutdrucksenkung erlaubt, muß ausgeschlossen werden. Zur Klärung dieser Frage kann man den erhöhten Blutdruck präoperativ probatorisch

durch Ganglienblocker vorübergehend senken. Der diastolische Ruheblutdruck sollte nicht über 100 mm Hg liegen, ein belastungsbedingter Blutdruckanstieg sollte den Ausgangswert nach wenigen Minuten wieder erreichen. Bestehen Symptome einer fortgeschrittenen coronaren oder cerebralen Mangeldurchblutung, oder findet sich eine nennenswerte Einschränkung der Nierenfunktion, so ist der Eingriff kontraindiziert.

GROVES [97] berichtete über einen 49jährigen Patienten, der postoperativ an einer anämischen Gehirnerweichung verstarb, obwohl der Blutdruck, der präoperativ bei 290/120 mm Hg gelegen hatte, nicht unter 140/90 mm Hg abgesunken war. Auch VOSSSCHULTE [257, 258a] verlor einen 46jährigen Kranken postoperativ an einer Hirnerweichung und einen 33jährigen Kranken an Coronarinsuffizienz. Wir selbst verloren 1956 einen 32jährigen Kranken mit fortgeschrittener Coronarsklerose, der in tabula an den Folgen einer Coronarinsuffizienz starb.

Begleitende angeborene oder erworbene Herzvitien stellen im Jugendlichen- und Erwachsenenalter nur selten eine Kontraindikation dar. Zusätzliche subvalvuläre, valvuläre oder supravalvuläre Aortenstenosen können die Symptome der Coarctatio verschleiern, indem sie eine ausgesprochene Hypertonie der oberen Körperhälfte verhindern. Präoperativ muß der Druckgradient zwischen linkem Ventrikel (percutane Ventrikelpunktion oder transseptale Punktion mit Kathetereinführung) und der prästenotischen Aorta (blutige Druckmessung in der rechten A. brachialis) bestimmt werden. Bei einem Druckgradienten unter 50 mm Hg darf man sich auf die Resektion der Coarctatio beschränken, liegt der Gradient über 50 mm Hg, so muß gleichzeitig die Aortenklappenstenose beseitigt werden, da die isolierte Resektion der Coarctatio postoperativ über eine coronare Mangeldurchblutung zum Tode führen kann [32, 75, 119].

Eine hämodynamisch wirksame *Mitralstenose* sollte ebenfalls vor der Resektion der Coarctatio gesprengt werden, am besten in der gleichen Sitzung.

Die Hämodynamik der *Aorteninsuffizienz*, insbesondere der relativen Aorteninsuffizienz, kann durch die Beseitigung der Coarctatio und des durch sie hervorgerufenen Hypertonus nur günstig beeinflußt werden.

Kranke mit elektrokardiographisch nachgewiesenem, fortgeschrittenem *Herzmuskelschaden* müssen individuell beurteilt werden. Für das Herz bedeutet die Beseitigung der Coarctatio immer eine Entlastung. Es bleibt nur die Frage, ob dem Patienten ein intrathorakaler Eingriff und eine Blutdrucksenkung zugemutet werden können.

Coarctatio und Schwangerschaft. Entgegen früheren Ansichten scheint eine Schwangerschaft bei Coarctatio kein extrem seltenes Ereignis zu sein. ROSENTHAL konnte bis 1955 [201] insgesamt 96 Fälle zusammenstellen, wir fanden in der Literatur von 1955—1960 noch weitere 98 Fälle, ohne den Anspruch auf Vollständigkeit erheben zu können. Bei 10 der 13 von HALONEN [100] beschriebenen Patientinnen wurde die Diagnose z.T. erst nach mehreren Geburten gestellt. Es ist anzunehmen, daß diese Frauen häufig unter der Diagnose einer „essentiellen Hypertonie" oder einer Präeklampsie behandelt werden [100, 160]. Während der Schwangerschaft nimmt das Herzzeitvolumen um etwa 30 % zu [57]. Der damit verbundene Blutdruckanstieg vergrößert die Gefahr der Aortenruptur. GOODWIN [85] fand bei 123 Schwangeren mit Coarctatio eine Sterblichkeit von 9,5 %, BENHAM [12], SOULIÉ [237] eine solche von 12 bzw. 14 %. Die Schwangerschaft stellt demnach eine erhöhte Gefahr dar. Aus diesem Grund wird man heute die operative Beseitigung der Coarctatio im 3. bis 5. Monat der Schwangerschaft fordern [57, 201]. Entdeckt man die Coarctatio jedoch erst zu einem späteren Zeitpunkt, so sollte die Schwangerschaft ausgetragen und die Operation auf einen späteren Termin verlegt werden. Todesfälle während der Geburt sind nicht bekanntgeworden. In unkomplizierten Fällen kann die Schwangerschaft durch eine vaginale Entbindung beendet werden [74], doch ist die Austreibungszeit möglichst kurz zu halten [85]. Eine Schnittentbindung ist indiziert, wenn der Blutdruck gegen Ende der Schwangerschaft ansteigt oder wenn sich Anzeichen für ein beginnendes Herzversagen einstellen [225]. Interruptio und Sterilisation sind heute nur noch in seltenen Ausnahmefällen angezeigt [57].

β) Operationsverfahren

(a) Resektion der Stenose und End-zu-End-Anastomose

Die von CRAFOORD [47] und GROSS [90] zuerst angewandte Operationsmethode ist auch heute noch für die meisten Fälle die Methode der Wahl. Bei jugendlichen Patienten ist fast immer eine End-zu-End-Vereinigung der Aortenenden nach Resektion der Stenose möglich. Die Aorta soll im Anastomosenbereich mindestens 70% ihres normalen Querschnitts erreichen [254]. Stärkere Kaliberunterschiede führen zu Wirbelbildungen und damit zu einem Blutdruckabfall distal von der Anastomose. Abgesehen davon, daß die Aorta im 8.—10. Lebensjahr bereits 50% ihres endgültigen Querschnitts, erreicht hat [167, 249], haben Tierexperimente gezeigt, daß die Anastomose bei geeigneter Nahttechnik mitwächst [115, 121, 205]. Wieweit diese Befunde auf den Menschen übertragbar sind, ist noch nicht endgültig geklärt. Moss u. Mitarb. [167] haben Kinder aortographisch nachuntersucht, die im Säuglingsalter operiert worden waren. Stets war eine geringe Einengung im Bereich der Anastomose vorhanden, die sich jedoch hämodynamisch nicht auswirkte. Der Durchmesser in Höhe der Anastomose betrug mehr als 50% des Durchmessers der gesunden Aortenabschnitte, die Blutdruckwerte lagen an den Beinen höher als an den Armen. MUSTARD [170, 171] konnte Kinder im 7. bis 9. Lebensjahr untersuchen, die im Säuglingsalter operiert worden waren. Eine wesentliche Differenz des Blutdrucks zwischen Armen und Beinen bestand nicht. Nur gelegentlich fand sich ein höherer Druck an den Armen.

GROSS [212] konnte noch bei 85,7%, KREMER [135] bei 85% seiner Kranken ohne Gefäßprothese auskommen. Mit der Ausweitung der Operationsindikation auf ältere Kranke wird dieser Prozentsatz zwangsläufig geringer. MORRIS u. Mitarb. [163] geben nur noch 58% direkte End-zu-End-Anastomosen an.

Die Indikation für die Crafoord-Grosssche Operation ergibt sich für:
1. die typische Coarctation im Säuglings- und frühen Kindesalter;
2. die Coarctation in den übrigen Altersgruppen, wenn eine End-zu-End-Vereinigung ohne erhebliche Spannung möglich ist.

Einzelheiten der Operationstechnik (Abb. 268). Als Zugang zur typisch lokalisierten Coarctatio bevorzugen wir eine postero-laterale Incision im 4. Intercostalraum links, die sich auch für die Stenosen des Aortenbogens eignet. Für die seltenen, tiefer gelegenen Stenosen muß ein entsprechend tieferer Intercostalraum gewählt werden. Die kräftigen Kollateralgefäße in der Zwischenrippenmuskulatur werden mit Zwirnligaturen versorgt. Die Resektion einer Rippe ist nicht erforderlich. Bei älteren Patienten mit starrem Thorax kann es jedoch nötig werden, von der 4. und 5. Rippe im hinteren Wundwinkel subperiostal ein etwa 1 cm langes Stück zu resezieren, um eine breite Thoraxöffnung zu erhalten. Der Zugang muß weit und die Sicht gut sein, damit eventuell entstehende Blutungen schnell und sicher beherrscht werden können.

Unter der Pleura mediastinalis wird die Coarctatio sichtbar. Man orientiert sich über den Sitz der Stenose und über ihren Abstand von der linken A. subclavia, über den Zustand der linken A. subclavia, über das etwaige Vorliegen eines offenen Ductus und seine anatomische Beziehung zur Stenose. Der Grad der Stenose ist von außen nicht zu beurteilen. Man beginnt die Incision der mediastinalen Pleura über der Aorta, wenige Zentimeter unterhalb der Stenose und erweitert die Incision mit der Schere über die Stenose hinweg bis kurz oberhalb des Abgangs der linken A. subclavia (Abb. 268b). Die V. thoracica longitudinalis sinistra accessoria, die meist über den Abgang der linken A. subclavia hinwegzieht, wird unterbunden und durchtrennt, der freie Rand der Pleura mediastinalis mit einigen Haltefäden aus dem Operationsgebiet herausgezogen. Dabei ist auf den N. vagus, der an der medialen Aortenwand verläuft, besonders zu achten. Die Isolierung der Aorta beginnt am zweckmäßigsten am Abgang der linken A. subclavia (Abb. 268c). Man suche immer nach der nicht regelmäßig vorhandenen Abbott'schen Arterie [212], die von der Hinterwand des distalen Aortenbogens oder der linken

A. subclavia abgeht und deren Verletzung zu schweren Blutungen Anlaß geben kann.
A. subclavia und Aorta werden mit einem Bändchen angeschlungen und nach lateral oben
gezogen. Dies erleichtert die Präparation des Ligamentum arteriosum bzw. des Ductus
arteriosus (Abb. 268d). Eine Verletzung des N. recurrens läßt sich vermeiden, wenn man

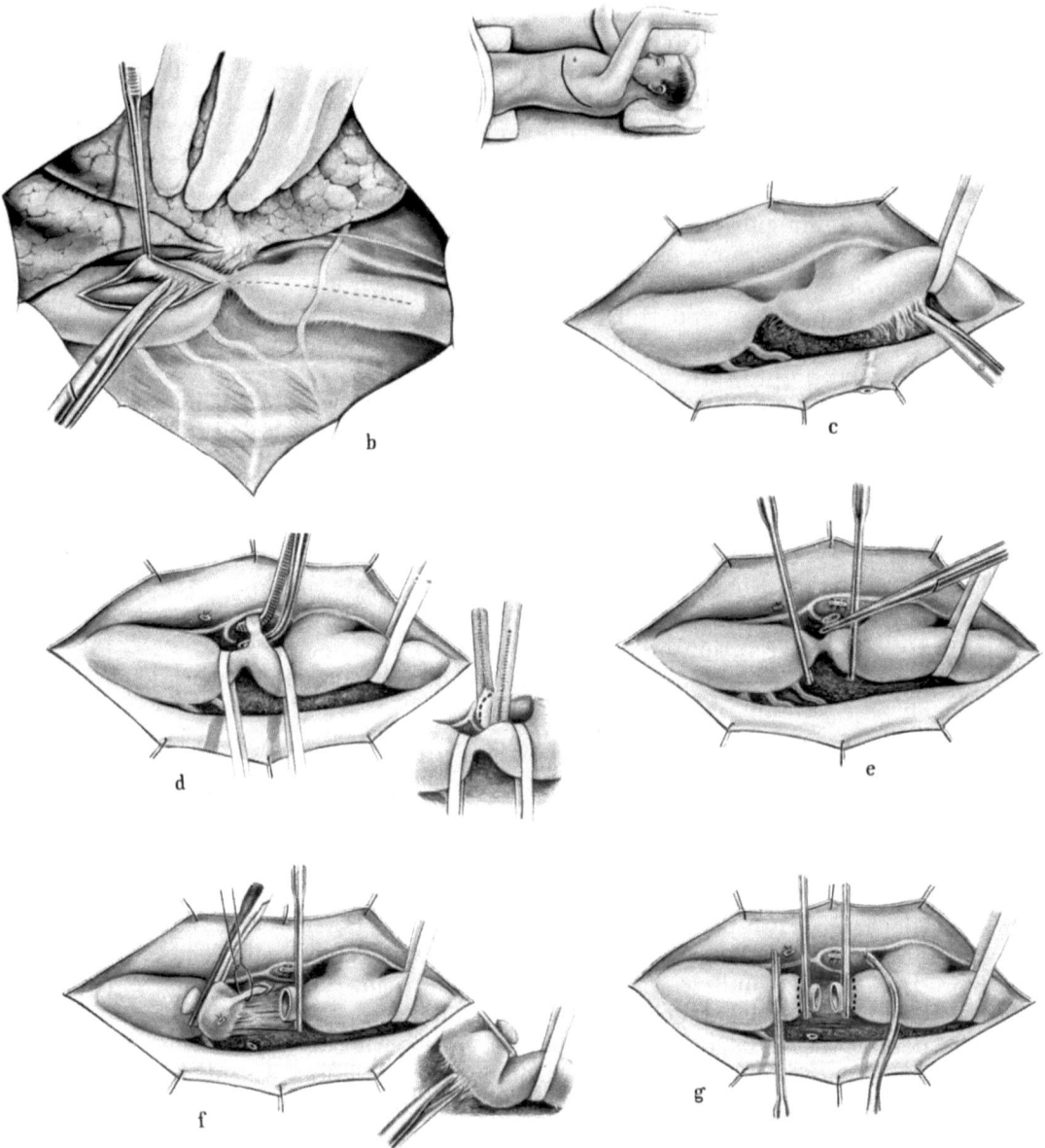

Abb. 268a—o. Resektion der Stenose und End-zu-End-Naht der Aorta. a Lagerung des Kranken und Schnittführung. b Spaltung der Pleura mediastinalis über Aorta und A. subclavia sin. c Freipräparation und Anschlingen der A. subclavia sin. d Präparation und Anschlingen des prä- und poststenotischen Aortenabschnitts
sowie des Ligamentum arteriosum. (Insert: ein offener Ductus arteriosus wird zwischen Klemmen durchtrennt). e Versorgung eines u.U. vorhandenen offenen Ductus arteriosus. Anlegen gerader Gefäßklemmen an
die Aorta unmittelbar proximal und distal von der Stenose. f Durchtrennung der Aorta im Bereich der Stenose.
Präparation der Aortenhinterwand nach Hochklappen der Aortenstümpfe, eventuell mit Unterbindung von
Intercostalarterien. g Anlegen von zwei weiteren Gefäßklemmen in ausreichender Entfernung von der Stenose.

entlang der Aortenwand vorgeht. Das Ligamentum arteriosum wird zwischen zwei
Klemmen durchtrennt, das pulmonale Ende mit einer Durchstechungsligatur versorgt.
Bei der Isolierung des poststenotischen Abschnitts sind die Intercostalarterien als Glieder

des Kollateralkreislaufs weitmöglichst zu schonen. Müssen sie durchtrennt werden, so wird man die Durchstechungsligatur in ausreichendem Abstand von der Aorta ausführen, da die aortennahen Abschnitte der Intercostalarterien meist degenerative Veränderungen aufweisen.

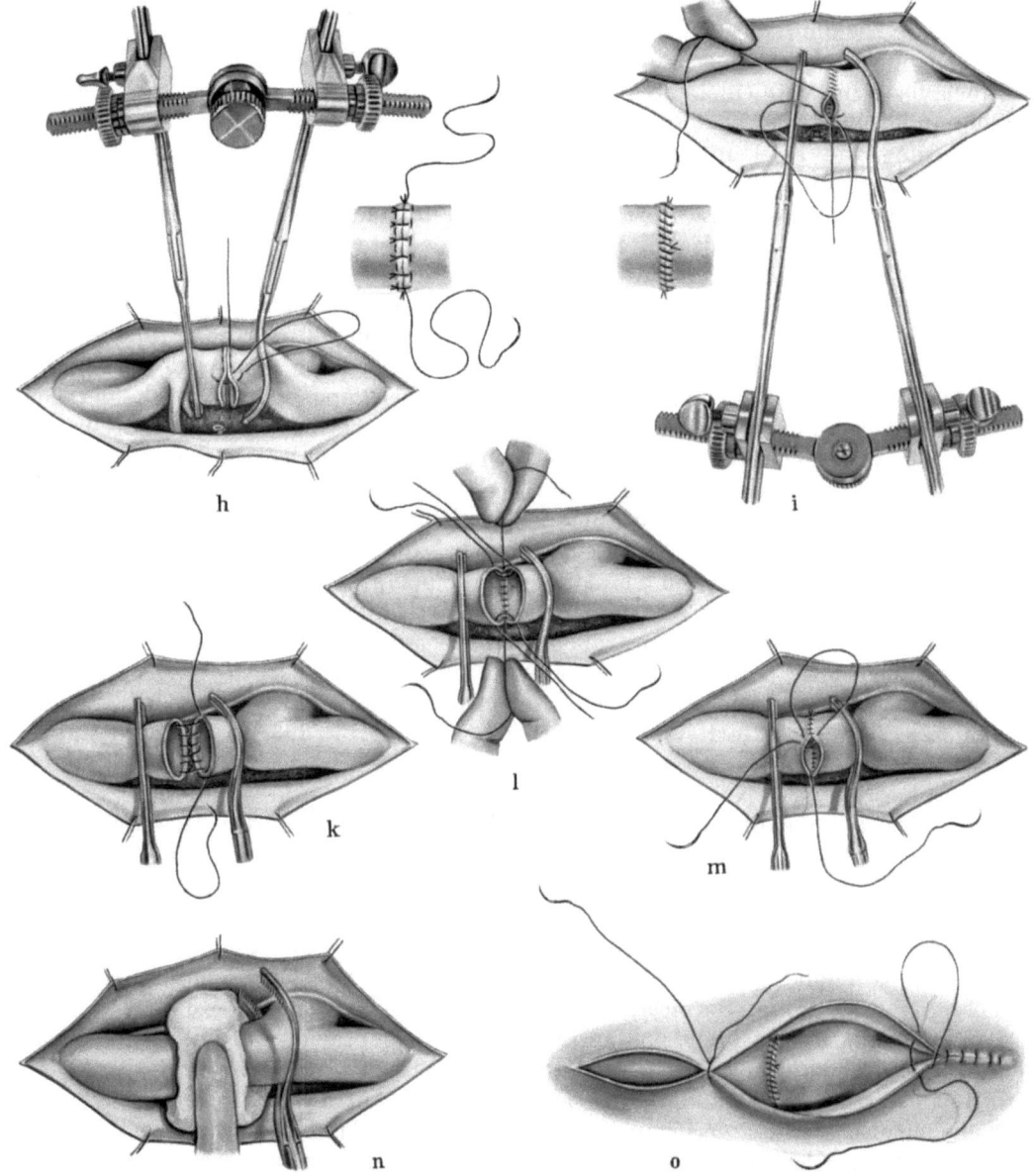

Resektion des verengten Aortenabschnitts. h Die beiden (eventuell mit Bromschem Adaptor fixierten) Klemmen werden nach ventral gekippt. Fortlaufende Matratzennaht (oder fortlaufende überwendliche Naht) der hinteren Aortencircumferenz. Bei Bedarf Verstärkung durch Einzelnähte. i Zurückklappen der Gefäßklemmen. Fortlaufende überwendliche Naht der vorderen Aortencircumferenz. k Alternativverfahren: Anlegen einer locker geführten fortlaufenden Matratzennaht an der Aortenhinterwand. l Adaptation der Aortenstümpfe, Anziehen der Matratzennaht. Das Ende des Fadens wird jeweils mit einer Einzelnaht verknüpft. m Fortlaufend überwendliche Naht der Vorderwand. n Distale Klemme entfernt. Langsames Öffnen der proximalen Klemme unter Kompression der Anastomose mit blutstillender Gaze. o Adaptation der Pleura mediastinalis durch Situationsnähte

Ist die Aorta ober- und unterhalb der Stenose genügend freipräpariert, so wird sie zunächst proximal, dann distal abgeklemmt (Abb. 268e). Dabei sind Blutdruck und Herzaktion ständig zu kontrollieren, da die Gefahr einer Überlastung des Herzens oder einer intrakraniellen Blutung infolge des plötzlichen und starken Blutdruckanstiegs droht. Ein übermäßiger Blutdruckanstieg kann mit Hilfe von Ganglienblockern abgefangen werden [48, 219, 254]. In den letzten Jahren sind wir jedoch von dieser Methode wieder abgekommen, da der Blutdruck meist nur kurzfristig um 30—40 mm Hg ansteigt und dann wieder auf seinen Ausgangswert zurückgeht.

Die obere Klemme soll so angelegt werden, daß sie den Abgang der linken A. subclavia nicht oder nur partiell einbezieht. Läßt sich die Unterbrechung des Blutstroms zur linken A. subclavia nicht vermeiden, so muß man den Druck in der distalen Aorta nach der Abklemmung blutig messen. Sinkt er unter 50—60 mm Hg, ist also keine ausreichende Durchblutung von Rückenmark und Niere gewährleistet, so wird ein partieller Umgehungskreislauf mit Hilfe einer Pumpe erforderlich. Intercostalarterien, die in das aus dem Blutstrom ausgeschaltete Aortensegment einmünden, müssen ebenfalls abgeklemmt werden. Nun wird die Stenose durchtrennt und der distale Aortenstumpf vorsichtig angehoben, um die Rückwand der Aorta in genügender Länge freipräparieren zu können. Dabei sind besonders die rechtsseitigen Intercostal- und Bronchialarterien zu beachten (Abb. 268f). In der gleichen Weise geht man am proximalen Aortenstumpf vor. Nach Anlegen zweier weiterer Aortenklemmen (Abb. 268g) reseziert man den stenosierten Aortenabschnitt. Die Resektion soll sparsam, aber wirkungsvoll sein, d.h. der Gefäßumfang im Anastomosenbereich muß mindestens 4 cm betragen, das entspricht einem Durchmesser von 1,3 cm [31a, 200]. GROSS [91] fordert, daß die Anastomose die gleiche Weite haben soll wie der Aortenbogen.

Als Nahtmaterial dient Dacron (Mersilene) mit atraumatischen Nadeln (für Erwachsene Stärke 3·0, für Säuglinge und kleine Kinder 5·0). Bei der Naht haben wir anfangs den Bromschen Adaptor verwendet. Mit größerer operativer Erfahrung kann man aber meist darauf verzichten. Ein Assistent hält die Aortenklemmen in der Weise, wie es auf Abb. 268k—m dargestellt ist. Zum Nähen der Hinterwand ist nur ein leichter Zug an den Aortenklemmen nötig (Abb. 268k). Erst beim Knüpfen der vorgelegten Naht wird die volle Adaptation erforderlich (Abb. 268l). Die Anastomose beginnt man an der hinteren Circumferenz mit einer fortlaufenden Matratzennaht (Abb. 268k). Sie wird mit einer Einzelnaht verknotet. Die Vorderwand vereinigt man bei Erwachsenen durch eine fortlaufende überwendliche Naht (Abb. 268m), bei Säuglingen und Kindern jedoch durch überwendliche Einzelnähte, um auf diese Weise ein Mitwachsen der Anastomose zu ermöglichen [205, 267]. Die Naht ist so anzulegen, daß die Wand der beiden Aortenstümpfe um etwa 2—3 mm gleichmäßig nach außen gestülpt wird, wobei Intima auf Intima zu liegen kommt. Diese Nahttechnik kann Thrombenbildung am besten verhindern. Die Intima bildet, besonders auch bei der Verwendung von Gefäßprothesen, einen stufenlosen Übergang.

Vor dem Öffnen der Aortenklemmen umhüllen wir die Anastomose mit einer Polyoxycellulosegaze (Tapotamp, Surgicel) und mit mehreren Lagen von Mull. Anschließend wird der Patient in die Trendelenburgsche Position gebracht und die distale Aortenklemme langsam geöffnet, wobei der Anaesthesist ausreichend Blut transfundiert. Gleichzeitig übt der Operateur ständig einen leichten Druck auf die Anastomose aus, um den anfänglichen Blutverlust geringzuhalten (Abb. 268n). Tritt ein Blutdruckabfall ein, so ist die distale Klemme wieder teilweise oder vollständig zu schließen. Hat sich der Kreislauf stabilisiert, ist die Blutung gering, so beginnt man vorsichtig und langsam mit dem Öffnen der proximalen Aortenklemme, während ständig Blut oder Blutersatzlösung infundiert wird. Durch Abnahme des peripheren Widerstandes erhöht sich das Herzzeitvolumen beträchtlich, zudem versackt Blut in den druckpassiv erweiterten Gefäßen der unteren Körperhälfte. Macht die Stabilisierung des Kreislaufs trotz Gaben vasokonstriktorischer Medikamente (z. B. Effortil®) Schwierigkeiten, so muß die proximale Aorta erneut teilweise oder ganz abgeklemmt werden. Die anfänglichen Sickerblutungen stehen meist im Laufe von 5—10 min, dann werden Mullkompressen und Polyoxycellulosegaze entfernt, gelegentlich sind ergänzend einige Einzelnähte notwendig. Wenn die Anastomose bluttrocken ist, und wenn sich der Kreislauf stabilisiert hat, wird die mediastinale Pleura mit einigen Situationsnähten verschlossen (Abb. 268o). Distal von der Anastomose läßt man eine kleine Lücke in der mediastinalen Pleura offen, damit eventuell nachsickerndes Blut freien Abfluß findet. Eine Drainage an tiefster Stelle der Thoraxhöhle und der schichtweise Verschluß des Thorax beenden den Eingriff.

Liegt die Coarctatio so nahe am Abgang der linken A. subclavia, daß dieses Gefäß während der Operation abgeklemmt werden muß, so besteht wegen des verminderten Kollateralkreislaufs die Gefahr einer ischämischen Schädigung des Rückenmarks und der Nieren. Vereinzelte Fälle mit vorübergehenden und dauernden Lähmungen der unteren Extremitäten nach der Operation wurden beobachtet [3, 9, 72, 91, 135][1]. Wir halten daher die extrakorporale Zirkulation zur partiellen Blutumleitung bereit, wenn mit einem Abklemmen der linken A. subclavia gerechnet werden muß. Ist der Mitteldruck in der distalen Aorta nach probatorischer Abklemmung der Aorta und der A. subclavia höher als 50—60 mm Hg, so erübrigt sich die Blutumleitung. Bei einem geringeren Mitteldruck sollte man eine partielle Blutumleitung vom linken Vorhof zur A. iliaca ext. vornehmen (s. S. 191).

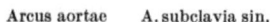

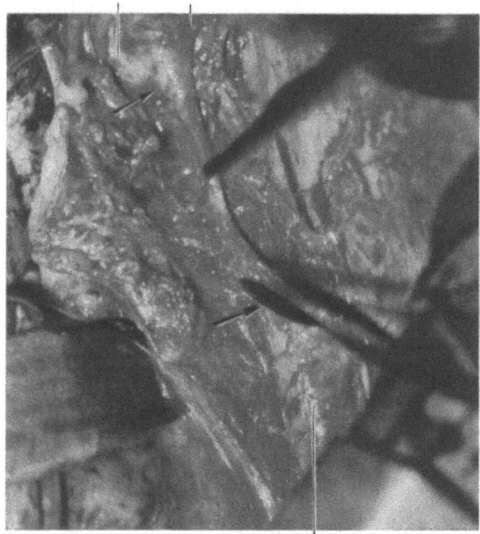

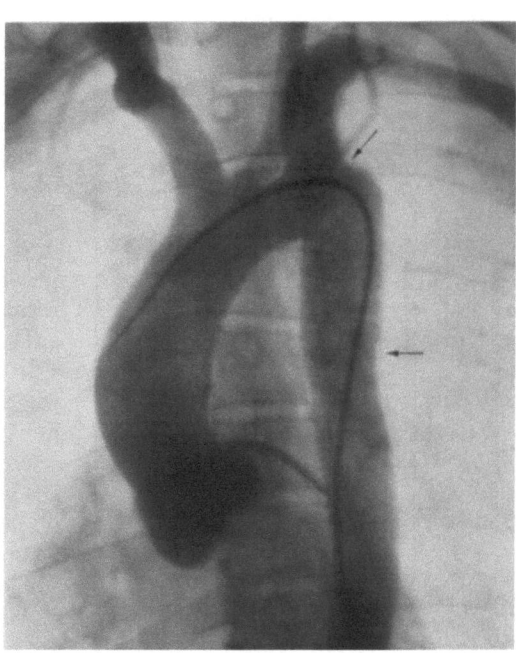

a   b

Abb. 269a u. b. H. B., 26 Jahre, ♂. Langstreckige Atresie der Aorta thoracica descendens. Operation: Resektion des verschlossenen Aortenabschnitts, Überbrückung des Defektes mit Hilfe einer termino-terminal eingesetzten Dacronprothese. a Operationssitus, Anfang und Ende der Atresie durch Pfeile markiert. b Kontrollaortogramm 5 Jahre p.op. Beide Anastomosen (Pfeile) sind weit durchgängig. Blutdruckwerte präoperativ: rechter Arm: 195/110 mm Hg, Beine: nicht meßbar. Blutdruckwerte 5 Jahre p.op.: rechter Arm: 170/90 mm Hg, Beine: 175/110 mm Hg. Der Patient ist 6 Jahre nach dem Eingriff voll leistungsfähig. Er steht unter medikamentöser antihypertensiver Therapie

(b) Operationen mit Verwendung einer Gefäßprothese

Die Gefäßprothese wird bei der Operation der Coarctatio als *Implantat* oder als *Umgehung (Bypass)* verwendet. Die Indikation für einen prothetischen Aortenersatz ergibt sich immer dann, wenn eine direkte End-zu-End-Anastomose nicht ausführbar ist:

1. bei ausgedehnter Stenose der Aorta, Hypoplasie bzw. Aplasie;

2. beim Vorliegen prä- und poststenotischer Aneurysmen oder Aneurysmen der Intercostalarterien;

3. bei Patienten im höheren Lebensalter mit stark degenerierter Gefäßwand;

---

[1] Nach einer Mitteilung von Borst [Wien. klin. Wschr. **77**, 405 (1965)] kam es bei 270 Kranken von Gross und bei 120 Kranken von Zenker in je zwei Fällen postoperativ zu einer Paraplegie der Beine.

4. bei irreparablen Gefäßwandeinrissen während der Operation;

5. bei einer Zweitoperation wegen Restenosierung oder wegen eines postoperativ entstandenen Aneurysmas.

Als erster setzte GROSS 1949 [*90, 91*] ein homoioplastisches Aortentransplantat mit End-zu-End-Anastomose ein und überbrückte damit einen Defekt, der nach Resektion einer ausgedehnten Coarctatio entstanden war. Während GROSS auch heute noch der Homoioplastik den Vorzug gibt [*212*], werden sonst fast ausschließlich synthetische Gefäßprothesen verwendet. MORRIS u. Mitarb. [*163*] benutzten bei 171 Operationen die End-zu-End-Anastomose im ersten Lebensjahrzehnt in 89%, zwischen dem 10. und 20. Lebensjahr in 63% und nach dem 20. Lebensjahr nur noch bei wenigen Patienten (Abb. 270). Der Vorteil der Prothesenimplantation besteht darin, daß man auch größere Defekte spannungsfrei schließen und dabei die Intercostalarterien weitgehend schonen kann. Alloplastische Prothesen werden eingepaßt, wie es in Abb. 271 und in Abb. 273 dargestellt ist. Sie werden zunächst zur Abdichtung der Maschen mit Blut getränkt. Durch ein schräges Anlegen der distalen Aortenklemmen lassen sich die Intercostalarterien fast immer erhalten, nur gelegentlich muß das oberste Paar unterbunden und durchtrennt werden. Während die Aorta im prästenotischen Abschnitt quer durchtrennt wird, reseziert man im poststenotischen Bereich schräg, entlang den Branchen der dort angelegten Klemme. Für die Anastomosen hat sich die fortlaufende überwendliche Naht bewährt. Man beginnt mit der proximalen Anastomose. Ist diese beendet, wird die Prothese für die distale Anastomose so zurechtgeschnitten, daß die Vorderwand um etwa 2 cm länger ist als die Hinterwand (Abb. 271). Abschließend sollte die Prothese vollständig von Pleura bedeckt werden, da von dieser aus Bindegewebszellen in die Maschen der Prothese einwachsen und eine Innenauskleidung bilden.

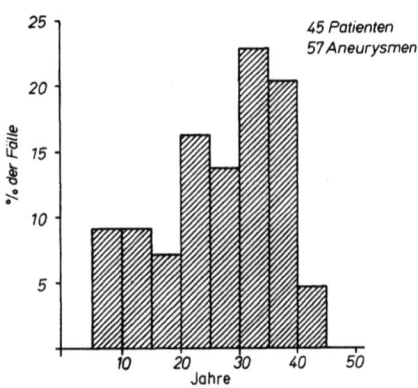

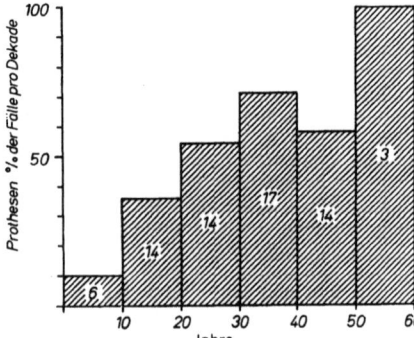

Abb. 270. Oben: Altersverteilung der Aneurysmen bei 45 Patienten von SCHUSTER und GROSS (1962). Unten: Prozentuale Häufigkeit der Prothesenverwendung in den einzelnen Dekaden (nach MORRIS u. Mitarb. (1960) [*163*])

Während die Gefäßprothese im allgemeinen nach Resektion der Stenose End-zu-End mit den Aortenstümpfen anastomosiert wird, schlug BAFFES [*7*] die *Umgehungsoperation mit einer Gefäßprothese* ohne Resektion des stenotischen Aortenabschnitts vor. MORRIS u. Mitarb. [*163*] haben bei einzelnen Kranken die Brauchbarkeit dieses Verfahrens bewiesen. Die proximale Anastomose wird man nach tangentialer Abklemmung des Gefäßes meist End-zu-Seit an der linken A. subclavia (Abb. 272), seltener am distalen Aortenbogen anlegen. Für die distale End-zu-Seit-Anastomose sollte nach Möglichkeit ein wenig degenerierter Abschnitt der poststenotischen Aorta gewählt werden. Der Eingriff ist zeitsparend und eignet sich vor allem für ältere Patienten mit erhöhtem Operationsrisiko, bei denen starke perivasculäre Gewebsreaktionen im Bereich der poststenotischen Dilatation die Präparation der Aortenhinterwand unmöglich machen. MORRIS u. Mitarb. [*163*] empfehlen die Technik außerdem für ausgedehnte Stenosen an typischer wie auch an atypischer Stelle. Weder Aorta noch linke A. subclavia brauchen während des Eingriffs ganz abgeklemmt zu werden. Die als Kollateralen funktionierenden Intercostalarterien bleiben erhalten.

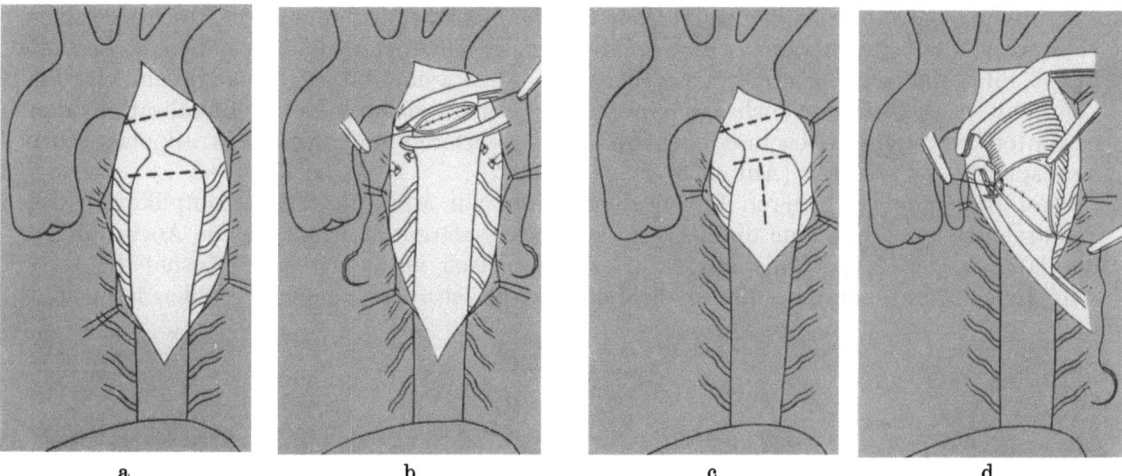

Abb. 271a—d. Gegenüberstellung der End-zu-End-Anastomose (a u. b) und der Prothesenimplantation (c u. d) nach Resektion der Coarctatio aortae. Die End-zu-End-Anastomose gelingt in der Regel nur nach Opferung der obersten Intercostalarterienpaare und unter starkem Zug an beiden Aortenstümpfen. Bei Verwendung von Gefäßersatz können durch schräges Anlegen der distalen Aortenklemme und schrägen Zuschnitt der Prothese alle Intercostalarterien erhalten werden. Ferner entfällt die besonders bei älteren Patienten gefährliche Spannungsbelastung der Anastomosen. (Nach MORRIS u. Mitarb. 1960 [*163*])

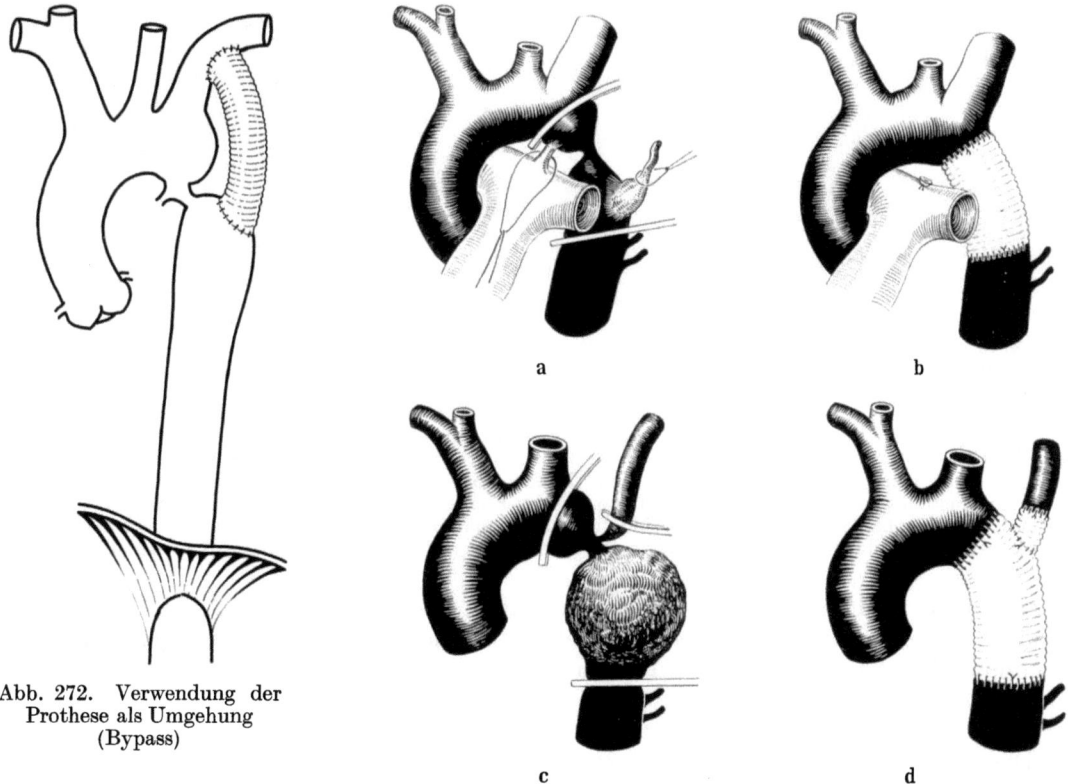

Abb. 272. Verwendung der Prothese als Umgehung (Bypass)

Abb. 273a—d. Prothesenverwendung bei Aneurysmabildung. a u. b Coarctatio aortae mit Aneurysma der obersten Intercostalarterie. c u. d Coarctatio aortae mit poststenotischem Aneurysma. Die aus der Stenose entspringende linke A. subclavia wird mit Hilfe einer zweiten Prothese an die Aortenprothese angeschlossen

Von größter Bedeutung ist die Prothesentechnik auch für die Fälle, bei denen prä- oder poststenotische Aneurysmen oder Aneurysmen der Intercostalarterien vorliegen. Die Aortenwand ist meist so stark degenerativ verändert, daß jeder Versuch einer direkten

Vereinigung der Aortenenden gefährlich ist. Versucht man, den nach Resektion eines
Intercostalarterienaneurysmas entstehenden Defekt der Aortenwand zu nähen, so besteht
die Gefahr, daß sich postoperativ erneut ein Aneurysma bildet. Aus diesem Grunde
empfiehlt es sich, beim Vorliegen eines Aneurysmas, gleich welcher Lokalisation, den
gesamten betroffenen Abschnitt der Aorta zu resezieren und durch ein alloplastisches
Transplantat zu ersetzen (Abb. 273).

Bei Patienten im höheren Lebensalter führen wir auch ohne die Komplikation des
Aneurysmas nur selten eine direkte End-zu-End-Anastomose durch, da die Aorta infolge
der langjährigen Hypertonie immer arteriosklerotisch verändert ist. Obwohl die Entscheidung, wann noch eine direkte End-zu-End-Anastomose versucht werden kann und

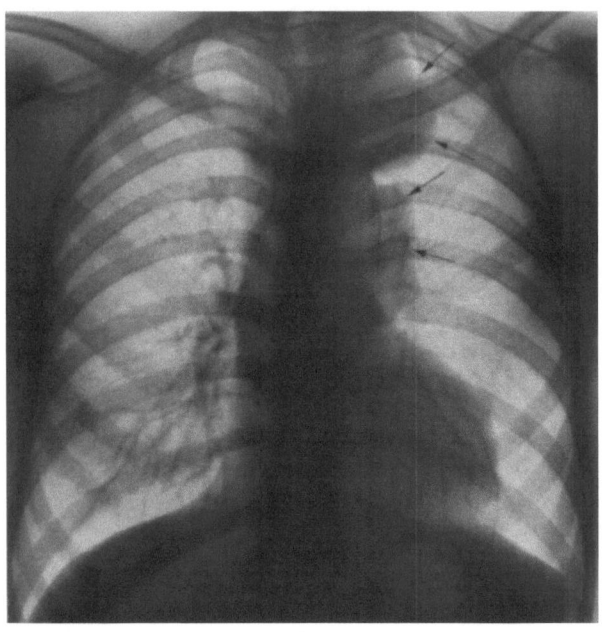 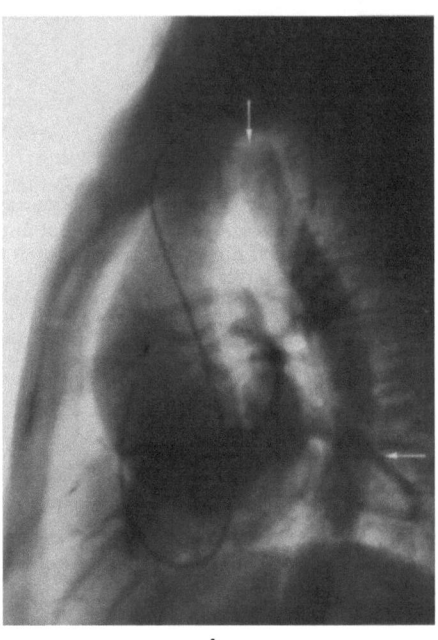

a   b

Abb. 274a u. b. H. F., 21 Jahre, ♂. Aneurysma der proximalen und der distalen Anastomose 5 Jahre nach
Resektion einer typischen Coarctatio aortae und Einsetzen eines homoioplastischen Aortentransplantats. Perforation des distalen Aneurysmas in das Spitzensegment des linken Lungenunterlappens. a Thoraxübersichtsaufnahme nach Ruptur des distalen Aneurysmas in die Lunge. Beide Aneurysmen sind durch Pfeile gekennzeichnet. Operation: Resektion des verkalkten Homoiotransplantats und der beiden Aneurysmen mit Hilfe
einer partiellen Blutumleitung vom linken Vorhof zur A. iliaca ext. Überbrückung des Aortendefektes durch
eine termino-terminal eingenähte Dacronprothese. b Kontrollaortogramm 8 Monate nach der zweiten Operation. Kontrastmittelinjektion in den Tr. pulmonalis über einen venös eingeführten Katheter. Die beiden
Anastomosen zwischen Prothese und Aorta sind durch Pfeile markiert. Der Patient ist 3 Jahre nach der zweiten
Operation gesund und berufstätig. Blutdruckwerte: rechter Arm: 160/80 mm Hg, rechtes Bein: 165/100 mm Hg.

wann primär eine Prothese benutzt werden muß, auch von der operativen Erfahrung
abhängt, sollte man die Indikation zum Gefäßersatz lieber zu weit stellen, um sichere und
spannungsfreie Nahtverhältnisse zu bekommen. Auch bei jüngeren Patienten kann sich
einmal die Notwendigkeit der Verwendung einer Prothese ergeben, wenn es während der
Präparation zu irreparablen Einrissen der Aortenwand kommt.

Die *Reoperation wegen eines Stenoserezidivs im Anastomosenbereich* gestaltet sich wegen
starker Verwachsungen gewöhnlich äußerst schwierig, die Präparation ist mühsam und
gefahrvoll. Es empfiehlt sich, von vornherein die Implantation einer Gefäßprothese zu
planen, die allein ein erneutes Rezidiv weitgehend verhindert. Glücklicherweise ist eine
Restenosierung ein seltenes Ereignis. Ihre Ursachen sind: zu sparsame Resektion oder
falsche Nahttechnik.

Die Verwendung der synthetischen Prothese empfiehlt sich auch bei der Operation
postoperativ entstandener Aneurysmen, die sich entweder an den früher verwendeten

homoioplastischen Transplantaten bilden oder infolge einer unter Spannung oder nicht
genügend dicht angelegten Naht als Aneurysma spurium an der Anastomose entstehen.
Wird die Rethorakotomie wegen eines Aneurysma spurium erst Monate bis Jahre nach der
ersten Operation durchgeführt, so besteht während des Abklemmens der Aorta die Gefahr
einer ischämischen Schädigung von Rückenmark und Niere, da sich der Kollateralkreislauf bereits zurückgebildet hat. In diesen Fällen ist nach Möglichkeit ein partieller
Umgehungskreislauf zu benutzen.

Ein vor 5 Jahren in einer anderen Klinik mit Implantation eines homoioplastischen
Aortentransplantates operierter, 21jähriger Kranker wurde, nachdem er 1 Liter Blut
„erbrochen" hatte, unter der Diagnose einer Magenblutung in ein auswärtiges Krankenhaus eingeliefert. Bei der Röntgenuntersuchung fand man sowohl an der unteren wie
an der oberen Anastomose ein Aneurysma (Abb. 274a). Erst nachdem eine zweite Blutung
aufgetreten und eindeutig als Hämoptoe erkannt worden war, wurde die Diagnose eines
in den Bronchialbaum perforierten Aneurysmas gestellt. Der Kranke konnte durch
Resektion des Homoiotransplantates und der beiden Aneurysmen mit anschließender
Implantation einer Teflonprothese unter Einsatz einer partiellen Blutumleitung vom
linken Vorhof zur linken A. iliaca externa erfolgreich operiert werden (Abb. 274b).

(c) Plastische Erweiterung der Coarctatio

BERNHARD schlug 1949 [16] zur Behandlung der hochsitzenden Coarctatio eine Seitzu-Seit-Anastomose zwischen der linken A. subclavia und der poststenotischen Aorta
unter Belassung der Stenose vor. VOSSSCHULTE [256] hat diese Methode modifiziert,
indem er den stenosierten Bezirk bis in die normale Aorta hinein längs incidierte und die
beiden Schnittränder quer vernähte (Abb. 275). Diese sog. *direkte Isthmusplastik* kann
bei kurzen, nicht hochgradigen Stenosen angewendet werden. Ihr Vorteil besteht darin,
daß eine Kontinuitätsunterbrechung der Aorta und damit eine zirkuläre Naht vermieden
wird. Bei jugendlichen Patienten ist diese Operation der Verwendung einer Gefäßprothese
vorzuziehen [257, 258]. Bei außergewöhnlich kurzen und engen Stenosen kann man eine
laterale Keilexcision mit querer Naht in Erwägung ziehen.

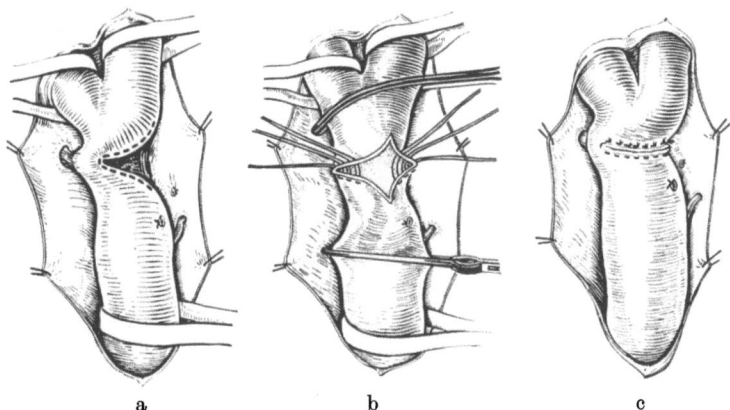

Abb. 275a—c. Direkte Isthmusplastik. a Aorta und A. subclavia sinistra angeschlungen. Schnittführung für
die Längsincision des stenosierten Aortenabschnittes eingezeichnet. b und c Die Längsincision wird durch
einzelne Matratzennähte quer vernäht, die Aorta hierdurch plastisch erweitert

Für längere Stenosen eignet sich auch die *indirekte Isthmusplastik* (Abb. 276), die
VOSSSCHULTE 1957 [256] empfohlen hat. Die Methode bewährte sich bei älteren Risikopatienten mit starken atherosklerotischen Veränderungen der Aortenwand und bei ausgedehnten, aber nicht hochgradigen Stenosen jugendlicher Patienten [127]. Der stenosierte Abschnitt wird bis in die normale Aortenwand hinein längs incidiert, ein eventuell
im Lumen liegendes Diaphragma reseziert und anschließend ein ovales Prothesenstück
eingenäht (patch-graft). Ist die Coarctatio direkt am Abgang der linken A. subclavia

lokalisiert, so muß die Incision bis in die A. subclavia hinein fortgeführt werden. Wesentliche Voraussetzung für die erfolgreiche Durchführung des Verfahrens ist, daß nach Spaltung des stenosierten Bereiches genügend Aortenwand vorhanden ist, damit beiderseits eine breitfassende Naht angelegt werden kann.

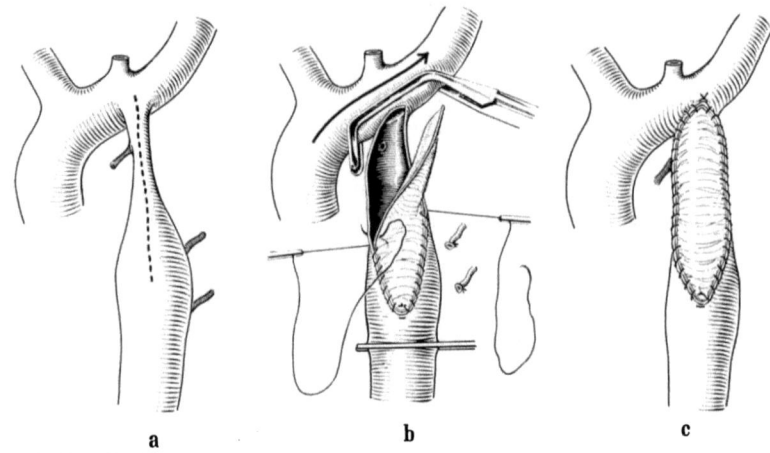

a   b   c

Abb. 276a—c. Indirekte Isthmusplastik. a Schnittführung für die Längsincision des stenosierten Aorten-abschnitts. b und c Nach Längsincision des stenosierten Aortenabschnitts plastische Erweiterung durch Ein-nähen eines Kunststoffstreifens. Auf eine ausreichende plastische Erweiterung des proximalen Stenoseendes ist dabei besonders zu achten. (Nach Vossschulte [256])

(d) Operationsverfahren nach CLAGETT

Bei der von CLAGETT [43] angegebenen Operationsmethode wird die stark erweiterte linke A. subclavia möglichst weit nach peripher präpariert, durchtrennt, heruntergeklappt und End-zu-End mit dem distalen Aortenende nach Resektion der Stenose anastomosiert. Eine Rundfrage des American College of Chest Physicians (1957) bei 36 namhaften Chirurgen der Welt ergab ungünstige Spätergebnisse dieser Operation. Sie wird deshalb heute von den meisten Chirurgen nicht mehr verwendet. Die Nachteile der Clagettschen Operation sind:

1. Der Kollateralkreislauf der gesamten linken Körperseite wird unterbrochen, die Durchblutung des linken Armes erheblich verschlechtert. In einem Fall [206] mußte sogar der linke Arm amputiert werden.

2. Da die linke A. subclavia um fast 180° nach unten abgewinkelt werden muß, ent-steht an ihrem Abgang ein Knick, der zur Stenose und Wirbelbildung führen kann [206].

3. Der Druckausgleich ist immer unvollständig. Es bleibt eine Reststenose zurück.

SHUMACKER [226] modifizierte diese Operationstechnik und resezierte ein Stück aus der linken A. subclavia, das er als autoplastisches Transplantat in den nach Resektion der Stenose entstehenden Defekt einsetzte. Die Methode ist heute durch die Verwendung der alloplastischen Gefäßprothese verdrängt.

(e) Operationsverfahren nach BLALOCK

Die Blalocksche Operation ist aus Tierversuchen schon seit 1944 [24] bekannt. Der stenosierte Bezirk wird nicht reseziert, die linke A. subclavia wird freipräpariert, möglichst weit peripher durchtrennt, nach unten geschlagen und End-zu-Seit mit der poststenoti-schen Aorta anastomosiert. Abgesehen von der vereinfachten Operationstechnik bestehen keine Vorteile gegenüber der Clagettschen Methode, die Nachteile sind dieselben.

γ) Postoperative Besonderheiten und Komplikationen

Ist die Coarctatio wirkungsvoll beseitigt, so sind die Fußpulse deutlich zu tasten. Der Blutdruck kann zunächst noch erhöht bleiben, meist fällt er aber im Laufe der nächsten

24—48 Std, in einigen Fällen auch erst nach weiteren Tagen oder Wochen ab. Wahrscheinlich beruht diese verzögerte Reaktion auf einer Störung des Pressoreceptorenmechanismus in Aorta und im Carotissinus, der auf einen schon jahrelang bestehenden Hochdruck eingestellt ist und sich allmählich dem neuen Blutdruck anpassen muß. In

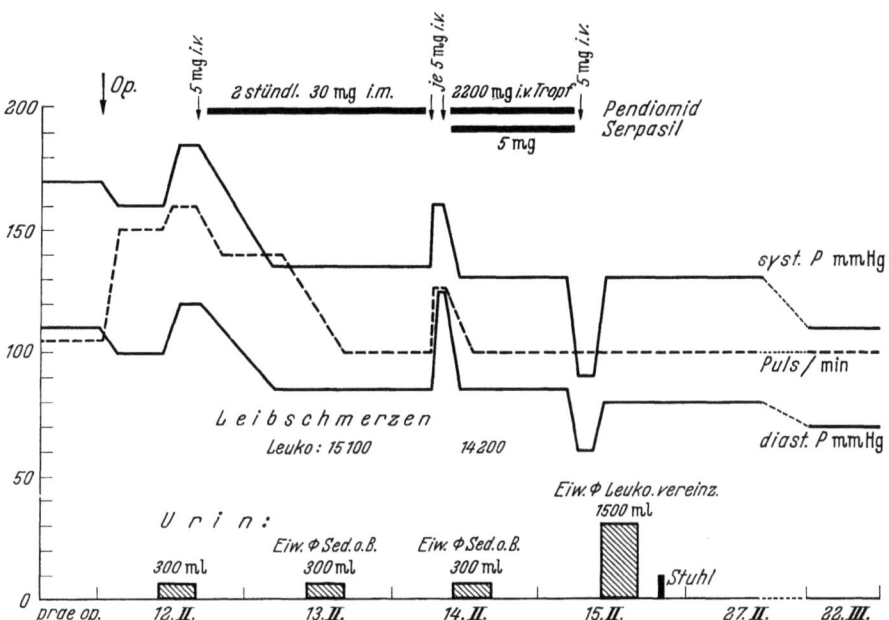

Abb. 277. H. J. K., 5 Jahre, ♂. Postoperative „paradoxe" Hypertonie und Abdominalsyndrom. Verlaufskurve unter Behandlung mit Ganglienblocker

ähnlicher Weise wird man auch die Tachykardie erklären müssen, die fast regelmäßig während der ersten postoperativen Tage auftritt und die auch durch reichliche Volumenzufuhr nicht zu beeinflussen ist. Bei *älteren Patienten* mit fortgeschrittener Arteriosklerose ist in den ersten postoperativen Tagen eine zu brüske Senkung des Blutdrucks zu vermeiden. Um eine ausreichende Coronar- und Cerebraldurchblutung zu gewährleisten, sollte man durch Transfusionen, Trendelenburgsche Position, Auswickeln der Beine und nötigenfalls auch durch Gaben vasoconstrictorischer Medikamente dafür sorgen, daß der Blutdruck systolisch nicht unter 140—150 mm Hg absinkt. Zur Unterstützung der Kreislaufadaptation, die bei den Kranken jenseits des 30. Lebensjahres einige Wochen in Anspruch nehmen kann, ist häufig eine Behandlung mit vasoconstrictorischen Medikamenten über längere Zeit notwendig.

Nachdem LORBER und LILLEHEI [146a] zum erstenmal über ileusartige Symptome berichtet hatten, die zusammen mit einer „paradoxen Hypertonie" in den ersten Tagen p.op. aufgetreten waren, sind mehrere Mitteilungen hierüber erschienen [56, 58, 76, 108, 114, 118, 137, 142, 152, 180, 183, 189, 192, 195, 217, 229]. Die Angaben über die Häufigkeit der Komplikation divergieren stark. RING [195] fand sie bei 28% seiner Patienten, OWENS und SWAN [179] dagegen nur bei 8,3%. Der Blutdruck steigt vor allem diastolisch über den präoperativen Wert an. Gleichzeitig können die Symptome eines akuten Abdomen auftreten (Leibschmerz, Erbrechen, Blähungen, fehlende Darmgeräusche, Abwehrspannung, Fieber und Leukocytose). Im Gegensatz zum präoperativen Befund wird jetzt auch an den unteren Extremitäten ein Hypertonus gemessen. Meist pflegen die Erscheinungen innerhalb weniger Tage wieder abzuklingen. Gelegentlich aber wurden Laparotomien wegen Darmnekrosen und Ulcusperforation nötig, Fälle mit tödlichem Ausgang sind bekannt geworden [14, 137, 142, 183, 223]. Pathologisch-anatomisch handelt es sich um eine *nekrotisierende Panarteriitis*, die einer Periarteriitis nodosa sehr ähnlich ist und mit multiplen hämorrhagischen Infarkten im Bereich des Dünndarms, der Leber, der Milz

47*

und der Nieren einhergeht [108, 195]. Ursache der Komplikation scheint der plötzliche Blutdruckanstieg in der unteren Körperhälfte zu sein. Möglicherweise bilden sich zuerst Intimaeinrisse mit Blutaustritt in die Media der visceralen Arteriolen, als deren Folge Mikrothrombosen und Gefäßspasmen entstehen. Vielleicht löst der Blutdruckanstieg in der unteren Körperhälfte aber auch primär einen Arteriolenspasmus aus, und die beschriebenen histologischen Veränderungen sind Folge der durch den Spasmus hervorgerufenen Durchblutungsstörung. Prophylaktisch ist ein langsames Öffnen der Aortenklemme von Bedeutung, wobei 10 min als Minimum zu fordern sind. Beim Auftreten einer paradoxen Hypertonie ist der Circulus vitiosus: erhöhter Blutdruck, Vasospasmus, weitere Blutdruckerhöhung durch eine Dauerinfusion von Ganglienblockern zu durchbrechen. Wir beobachteten eine paradoxe Hypertonie nur bei zwei Kranken (Abb. 277).

Eine weitere gefürchtete Komplikation, die ein rasches Eingreifen erforderlich macht, ist die Nachblutung infolge *Nahtinsuffizienz*. Als Ursache kommen in Frage:
1. das Einschneiden der Naht einer unter starker Spannung stehenden Anastomose;
2. eine Infektion im Bereich der Anastomose.

Nach einer Sammelstatistik von BAILEY [8a, 202] starben von 1536 operierten Patienten 28 = 1,8% an einer Anastomoseninsuffizienz. Die Kranken geben häufig einen plötzlich einsetzenden, stechenden Schmerz an und lassen schnell die Zeichen einer inneren Blutung erkennen. Neben der Nahtinsuffizienz kann das *Abrutschen einer Ligatur* an einer Intercostalarterie zur lebensbedrohlichen Blutung führen. Tritt die Nahtinsuffizienz erst nach einigen Tagen ein, so entsteht ein mediastinales, pulsierendes Hämatom, aus dem sich im Laufe der Zeit ein Aneurysma spurium entwickelt (Abb. 274). Diese in den ersten Jahren häufig beobachteten, falschen Aneurysmen treten heute bei einwandfreier Operations- und Nahttechnik kaum noch auf. Die meist röntgenologisch gestellte Diagnose eines postoperativ entstandenen Aneurysmas ergibt eine absolute Indikation zur Thorakotomie, da die Aneurysmen sonst ohne Ausnahme rupturieren [126, 198, 262].

Die *Reoperation* wegen einer Blutung ist ein schwieriger Eingriff, da eine einwandfreie Präparation in dem hämorrhagischen Gewebe kaum möglich ist. Zunächst sollte man versuchen, die Aorta proximal oder distal von der Anastomose freizupräparieren und abzuklemmen, das Hämatom oder Aneurysma zu eröffnen und zu entleeren. Erst dann kann man die Blutungsquelle (blutendes Intercostalgefäß, Anastomosenblutung) erkennen. Läßt sich die Anastomosenblutung nicht durch zusätzliche Nähte beherrschen, so sollte eine ausreichende Resektion durchgeführt und eine alloplastische Prothese eingesetzt werden.

δ) Operationsergebnisse

Die Angaben über die Operationssterblichkeit schwanken zwischen 2 und 15%. 1957 wurde in einer Sammelstatistik des American College of Chest Physicians bei 1601 operierten Aortencoarctationen eine Gesamtsterblichkeit von 8,6% errechnet [8a, 202]. Die Sterblichkeit war zunächst, bevor der alloplastische Gefäßersatz zur Verfügung stand, wohl auch infolge noch geringer Erfahrungen, relativ hoch. Inzwischen ist von einigen Kliniken die 2%-Grenze unterschritten worden [66, 192]. Die Operationssterblichkeit wird ganz wesentlich von der Alterszusammensetzung des Krankenguts bestimmt. So geben EIFRIG u. Mitarb. [67] für 51 Kranke jenseits des 30. Lebensjahres eine Sterblichkeit von 10% an. Wir haben von 108 Kranken bei den ersten 32 Eingriffen zwei verloren. Bei den letzten 76 Operationen hatten wir einen Todesfall (Tabelle 79). Die Todesursachen sind nach einer Sammelstatistik des American College of Chest Physicians in der Reihenfolge der Häufigkeit [8a, 202]:
1. Herzversagen mit Lungenödem 37,7%;
2. Anastomoseninsuffizienz 22,4%;
3. intraoperative Blutung 12,8%;
4. nekrotisierende Arteriitis mit Infarkten im Magen-Darm-Bereich (,,paradoxe Reaktion") 3,7%;
5. Hirnblutungen, Embolien, Infektionen 23,4%.

Für die Beurteilung der Spätergebnisse gibt es zwei Kriterien:
1. die Besserung des subjektiven Befindens und
2. das Verhalten des Blutdrucks.

Die subjektiven Beschwerden verschwinden fast immer unmittelbar nach der Operation. Der Blutdruck hingegen kehrt nicht immer zum Normalwert zurück. Unter 1230 Patienten wurde in 72 % an Armen *und* Beinen ein normaler Blutdruck gemessen; in 4,8 % blieb eine ausgesprochene Hypertonie bestehen; in 23,2 % fiel der Blutdruck zwar ab, er konnte jedoch nicht auf normale Werte gesenkt werden [*8a, 202*]. Im Krankengut von Derra sank der Blutdruck in 80 % der Fälle zur Norm [*135*]. Gross [*91, 92*] fand bei seinen Patienten nur in 13 % einen postoperativen systolischen Blutdruck von über 150 mm Hg, 37 % lagen zwischen 130 und 150 mm Hg und 50 % unter 130 mm Hg. Die Verhältnisse hatten sich bei späteren Nachuntersuchungen noch weiter gebessert: Nur noch 4 % der Kranken hatten einen Druck über 150 mm Hg, 36 % hatten Werte zwischen 130 und 150 mm Hg und 60 % lagen unter 130 mm Hg. Eine sehr sorgfältige Nachuntersuchung des Krankengutes von Keith [*188a*] ergab folgende Zahlen: Von 27 Kindern, die im Säuglingsalter operiert worden waren (Nachbeobachtungszeit: 6 Monate bis 11 Jahre), hatten 67 % normale Blutdruckwerte am rechten Arm, aber nur bei 44 % konnte am Bein ein höherer Blutdruck als am Arm gemessen werden. Von 95 Kindern, die jenseits des Säuglingsalters operiert worden waren (Nachbeobachtungszeit: 6 Monate bis 11 Jahre), wiesen 80 % normale Blutdruckwerte am rechten Arm auf; fast bei allen (78 %) konnte man am Bein höhere Werte als am Arm messen. Von 23 Kranken, die Linder operierte und Schütz 1960 [*210*] nachuntersuchte, zeigten 4 keinen Abfall des Blutdrucks zur Norm.

Tabelle 79

Autoren	Anzahl der Fälle	Todes- fälle	Operations- sterblichkeit %
DeBakey (Morris u. Mitarb. 1960) . . .	171	8	4,7
Bailey (Rey-Baltar 1960)	80	1	1,2
Linder (Schütz 1960)	50	3	6,0
Pott (De Boer 1961)	100	3	3,0
Efskind (1961)	130	—	—
Gross (Schuster u. Gross 1962) . . .	487	20	4,1
Fälle ohne zusätzliche Fehlbildungen .			2,1
Fälle nur in der optimalen Altersgruppe			1,6
Owens und Swan (1962)	120	3	2,5
McGoon 1962	140	3	2,1
Holmes u. Mitarb. (1963)	100	1	1
Irmer und Pathak (1964)			
unkompliziert	215	7	3,2
kompliziert	145	20	13,9
Braimbridge und Yen (1965)	119	7	6
Brom (1965)			
unter 1 Jahr	18	10	56
1—60 Jahre	530	18	3,4
Vossschulte und Knothe (1965) . . .	42	4	9,5
Zenker und Heberer (Marburg 1959) .	32	2	6,25
Heberer u. Mitarb. (Köln 1965)			
unter 1 Jahr	5	—	—
5—51 Jahre	71	1	1,4

Tabelle 80. *Blutdruck postoperativ (wenigstens 3 Monate p.op.) bei 71 Patienten des eigenen Krankengutes*

Alter (Jahre)	Blutdruck normal	Blutdruck erhöht, aber keine patho- logische Druckdiffe- renz zwischen Armen und Beinen	Blutdruck erhöht, mit patholo- gischer Druck- differenz zwischen Armen und Beinen	zusammen
0—1	2	—	2	4
1—10	3	—	2	5
11—20	14	1	1	16
21—30	13	9	4	26
31—40	5	9	—	14
41—50	3	2	—	5
über 50	—	1		1
zusammen	40	22	9	71

Von 71 Patienten des eigenen Krankengutes (Tabelle 80) hatten 40 bei der Nachuntersuchung normale Blutdruckwerte, bei 31 wurde ein erhöhter Blutdruck gemessen. Die vergleichende Blutdruckmessung zwischen Armen und Beinen ergab, daß nur bei neun von den Kranken mit Resthypertonus eine pathologische Druckdifferenz zwischen oberer und unterer Körperhälfte bestand, daß demnach eine Reststenose für den Hypertonus

wenigstens mitverantwortlich war. Bei den 22 Kranken mit Resthypertonus ohne
pathologische Druckdifferenz zwischen Armen und Beinen handelt es sich dagegen um
eine Fixierung des Hochdrucks nach erfolgreicher Beseitigung des Strömungshindernisses. Wie die Altersaufschlüsselung zeigt, muß mit diesem fixierten Resthypertonus
vom 20. Lebensjahr an mit zunehmender Häufigkeit gerechnet werden. Im Gegensatz
hierzu findet man die Fälle mit Resthypertonus infolge unzulänglicher Beseitigung des
Strömungshindernisses (pathologische Druckdifferenz zwischen Armen und Beinen)
gerade in den jüngsten Altersgruppen unter 10 Jahren. Hier sind operationstechnische
Schwierigkeiten und mangelndes Mitwachsen der Anastomose als Ursache der Reststenose zu diskutieren.

Normalisiert sich der Blutdruck nach mehreren Monaten nicht und besteht nach wie
vor eine relative Hypotonie der unteren Extremitäten, so ist mit Hilfe der Aortographie
nach einer anatomischen Ursache zu suchen (zu sparsame Resektion, Restenosierung,
thrombotischer Verschluß). Daneben ist eine fortgeschrittene Arteriosklerose häufiger
Grund des weiterbestehenden Hypertonus, wie sich aus der größeren Zahl der Mißerfolge
im höheren Alter erkennen läßt. Bis zu 30 Jahren waren nur 0,9 % der Ergebnisse nicht
zufriedenstellend, über 30 Jahre dagegen 7,2 % [8a, 202]. Im eigenen Krankengut war
der postoperative Blutdruck nur bei 8 von 20 Patienten jenseits des 30. Lebensjahres
normal (s. Tabelle 80).

Nur bei dem kleineren Teil der Kranken ist das typische Geräusch der Aortencoarcta-
tion postoperativ gar nicht mehr zu hören, meist wird es nur leiser, in wenigen Fällen
bleibt es sogar unverändert bestehen. Ein Zusammenhang zwischen der Abnahme des
systolischen Geräusches und der erzielten Blutdrucksenkung besteht nicht. Die erweiterten
Intercostalarterien können sich zurückbilden [107], die Rippenusuren bei jugendlichen
Patienten regenerieren [6, 122]. Eindrucksvoll ist die Normalisierung der Pulskurve in
der unteren Körperhälfte. Restenosierung oder Aneurysmabildung sind in größerem
zeitlichem Abstand von der Operation nicht mehr zu erwarten. Eine Ausnahme bilden
Patienten, bei denen Homoiotransplantate verwendet wurden (s. S. 236).

2. Coarctatio aortae im Säuglingsalter

Die besondere Bedeutung der Coarctatio aortae für den Säugling ergibt sich aus einer
Zusammenstellung von BLACKFORD [22], nach der 38,7 % aller von ihm erfaßten Kranken
mit einer Coarctatio schon im 1. Lebensjahr, in den nächsten 9 Jahren dagegen nur 5,3 %
verstarben. Nach GLASS [79] ist die Coarctatio die zweithäufigste Ursache der Herzinsuffizienz im Säuglingsalter, nach OCHSNER u. Mitarb. [175] steht sie an der Spitze der
chirurgisch behandelbaren kardiovasculären Todesursachen des Säuglings.

a) Symptome und Diagnose

Bei fast $^3/_4$ der im 1. Lebensjahr erkannten Coarctationen führt die *Herzinsuffizienz* zur Untersuchung und Diagnose [124]. Bei jedem herzinsuffizienten Säugling ist
daher an eine Coarctatio zu denken. Die Diagnose bereitet keine unüberwindlichen
Schwierigkeiten. In der Regel bestehen die typischen klinischen Zeichen der Herzinsuffizienz, wie Schwierigkeiten bei der Nahrungsaufnahme, Dyspnoe, Tachypnoe,
Orthopnoe und Husten. Die für eine Stenose oberhalb des Ductus theoretisch zu for-
dernde, isolierte Cyanose der unteren Körperhälfte wird selten beobachtet, dagegen
besteht in 25 % eine generalisierte Cyanose. Die unterhalb des Ductus lokalisierte Stenose
verläuft ohne Cyanose. Bei der Untersuchung findet man nur etwa in der Hälfte der
Fälle das typische Systolikum, fast immer bestehen die Zeichen der Herzdekompensation:
feuchte Rasselgeräusche über den Lungen (nur selten Lungenödem), eine ausgeprägte
Leberschwellung und gelegentlich periphere Ödeme. Stets sollte nach den Femoralis-
pulsen getastet werden, deren Fehlen die Diagnose bestätigt.

Die *Blutdruckmessung* bereitet im Säuglingsalter nach der üblichen Methode Schwierigkeiten. Die pathognomonische Blutdruckdifferenz zwischen Armen und Beinen kann zudem in der Phase der Herzinsuffizienz undeutlich werden, um erst nach erfolgreicher Digitalisierung wieder in Erscheinung zu treten. Gelingt die auskultatorische Blutdruckmessung nicht, so kann man die Methode von GOLDRING und WOHLTMANN [83] anwenden. Mit Hilfe einer Gummibinde wird das Blut aus der Extremität ausgewickelt, anschließend eine kleine Blutdruckmanschette um das Handgelenk bzw. das Fußgelenk gelegt und auf einen Wert aufgeblasen, der sicher über dem systolischen Blutdruck liegt. Beim Abwickeln der Gummibinde muß die Extremität weiß aussehen. Mit einer Geschwindigkeit von etwa 6—7 mm Hg/sec wird der Druck langsam von der Manschette abgelassen. Der Wert, bei dem erstmals eine reaktive Rötung der Extremität sichtbar wird, entspricht etwa dem systolischen Druck. Wir verwenden diese „optische Blutdruckmessung" in vereinfachter Form: Anlegen der Manschette am Oberarm bzw. am Oberschenkel. Aufblasen der Manschette auf 200 bis 250 mm Hg während 2—3 min. Ausmassieren des Blutes aus dem Capillarbett der Hand bzw. des Fußes in die Venenplexus, so daß Hand- bzw. Fußfläche ganz blaß sind. Langsames Senken des Manschettendrucks bis zum Auftreten der reaktiven Hyperämie. Der zugehörige Manschettendruck wird als systolischer Blutdruck abgelesen.

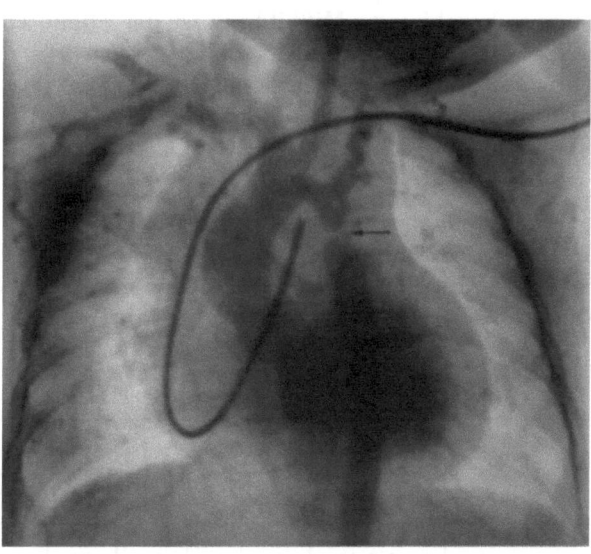

Abb. 278. U. H., 4 Monate, ♂. Säugling mit therapieresistenter Herzinsuffizienz bei typischer Coarctatio aortae. Lävo-Aortogramm nach Kontrastmittelinjektion in den Tr. pulmonalis über einen venös eingeführten Katheter. Blutdruckwerte (optische Methode) rechter Arm: 150 mm Hg, rechtes Bein: 60 mm Hg. Operation: Resektion der Stenose und End-zu-End-Naht der Aorta. Postoperativ rascher Rückgang der Herzinsuffizienz. Kind 9 Monate p.op. unauffällig, Somatogramm regelrecht. Blutdruckwerte: rechter Arm: 105 mm Hg, rechtes Bein: 110 mm Hg

Im *Elektrokardiogramm* wird meist, und zwar bei der Stenose oberhalb des Ductus noch häufiger als bei der Stenose unterhalb des Ductus, eine Rechtshypertrophie festgestellt. Besteht dagegen eine Linkshypertrophie, so spricht dieser Befund für eine Stenose unterhalb des meist offenen Ductus bzw. für eine Stenose oberhalb eines geschlossenen Ductus arteriosus. Unter den übrigen Befunden sind die Cyanose und eine früh (im 1. Monat) auftretende Herzinsuffizienz für die Diagnose der oberhalb des Ductus gelegenen Stenose zu verwerten.

Bei der *röntgenologischen* Beurteilung ist zu beachten, daß Rippenusuren im Säuglingsalter noch nicht zu erwarten sind. Die Vergrößerung des Herzens kann bei kardialer Dekompensation erheblich sein. Seine Konfiguration läßt keinen Rückschluß auf die Lokalisation der Stenose zu. Im Gegensatz zum Erwachsenen findet sich, da der Ductus arteriosus häufig noch durchgängig ist, eine verstärkte Hiluszeichnung, eventuell mit Eigenpulsationen der zentralen Lungengefäße. Als Folge der Stauung kann die Gefäßzeichnung auch in der Lungenperipherie verstärkt sein. Von großem diagnostischem Wert ist auch beim Säugling die Kontrastmittelfüllung des Oesophagus, oft sind die Kinder aber in so schlechtem Allgemeinzustand, daß sie kaum möglich ist.

Die *Aortographie* (Abb. 278 und 279) ist bei dem herzinsuffizienten Säugling besonders gefährlich und sollte nur nach sorgfältiger Indikationsstellung ausgeführt werden. Ist sie unumgänglich, so wird sie beim Säugling als *retrograde Kontrastmittelinjektion* über eine in die freigelegte linke Brachialarterie eingelegte Kanüle oder besser über einen in die

A. femoralis oder in die A. axillaris eingeführten Katheter durchgeführt, wenn man nicht einer selektiven Angiokardiographie mit Kontrastmittelinjektion in die A. pulmonalis oder in den rechten Ventrikel den Vorzug geben will.

b) Zusätzliche kardiovasculäre Mißbildungen

Ein großer Teil der oberhalb des Ductus gelegenen Coarctationen (nach KEITH [124] 40%, nach CALODNEY [37] 27%) ist mit zusätzlichen kardiovasculären Mißbildungen kombiniert. Sie werden dagegen bei der unterhalb des Ductus lokalisierten Coarctatio nur in 14% [124] gefunden. Die häufigste mit einer oberhalb des Ductus gelegenen Stenose kombinierte Mißbildung ist der offene Ductus arteriosus (95% der Fälle), in der Reihenfolge der Häufigkeit schließen sich an: der Ventrikelseptumdefekt in 15%, die Transposition der großen Gefäße in 5%, der Vorhofseptumdefekt in 4% und die Endokardfibrose in 3% der Fälle [77, 79, 96].

c) Prognose

Die *Prognose* der Coarctatio im 1. Lebensjahr ist, wenn sie eine Herzinsuffizienz verursacht, außerordentlich schlecht. Nach MUSTARD u. Mitarb. [171] sterben 89% der Säuglinge, deren Stenose oberhalb und 60% der Säuglinge, deren Stenose unterhalb des Ductus lokalisiert ist, wenn schon während des 1. Lebensjahres Symptome aufgetreten

Tabelle 81. *Sterblichkeit der Säuglinge und Kleinkinder unter 2 Jahren bei operativer [240] und bei konservativer Behandlung [166, 270, 171]*

		Präduktal			Postduktal			Lokalisation nicht angegeben			Gesamt		
		Anzahl	Todesfälle	%	Anzahl	Todesfälle	%	Anzahl	Todesfälle	%	Anzahl	Todesfälle	%
Operative Behandlung	0—2 Jahre	30	18	60	30	8	26,6	12	6	50	72	32	44,4
	unter 1 Jahr	36	26	72,2	41	11	26,8	101	26	25,7	178	63	35,3
	Gesamt	66	44	66,6	71	19	26,8	113	32	28,3	250	95	38
Konservative Behandlung			89			60					134	87	64,9

sind. Nach einer Literaturzusammenstellung von MORTENSEN [166] sind von 134 Säuglingen und Kleinkindern unter 2 Jahren mit einer Coarctatio 87 = 65% unter konservativer Behandlung gestorben. Im 1. Lebensjahr war das Verhältnis der präduktalen zu den postduktalen Typen wie 2:1, jenseits des 1. Lebensjahres dagegen wie 1:9,5. Diese erhebliche Verschiebung entsteht dadurch, daß im Säuglingsalter ein großer Teil der symptomlosen, unterhalb des Ductus liegenden Stenosen gar nicht erkannt wird, andererseits ein großer Teil der Säuglinge mit Stenosen oberhalb des Ductus stirbt. Die hohe Sterblichkeit der ersten Form beruht nicht auf den besonderen hämodynamischen Verhältnissen, sie muß vielmehr auf die häufigen Begleitanomalien des kardiovasculären Systems zurückgeführt werden.

d) Chirurgische Behandlung
α) Operationsindikation

Von manchen Autoren wird noch immer eine abwartende Haltung empfohlen [15, 138, 172, 212], da die operative Behandlung im Säuglingsalter mit einem beträchtlichen Risiko verbunden ist. GROSS [92, 212] ist der Ansicht, daß sich für Kinder mit einer isolierten Coarctatio nie eine Operationsindikation ergibt, da sie stets mit konservativen Maßnahmen über die kritische Zeit der ersten beiden Lebensjahre hinweggebracht werden können. Gelingt es, das Kind durch rein internistische Behandlung am Leben zu erhalten, seinen

Zustand zu bessern und damit den Operationstermin auf einen späteren, günstigeren Zeitpunkt zu verschieben, so ist auf jeden Fall viel gewonnen, da nach dem 1. Lebensjahr meist eine Stabilisierung eintritt.

Die herzinsuffizienten Säuglinge sollten unverzüglich digitalisiert und in ein Sauerstoffzelt gelegt werden. Eine Lagerung mit erhöhtem Oberkörper läßt sich durchführen, indem man die Unterlage um 30—45° schräg stellt und den Säugling, um sein Abrutschen zu verhindern, mit zwei am Rücken angeklebten Extensionspflastern am Kopfende des Bettes befestigt. · Jede motorische Aktivität muß gedämpft werden. Die Arbeit des Trinkens wird dadurch umgangen, daß man eine feine, weiche Magensonde einlegt, die eine Verabreichung der Nahrung in kleinen Portionen ermöglicht. Läßt sich die Herzinsuffizienz auf diese Weise beherrschen, so ist eine abwartende Haltung unter einer Dauerbehandlung mit Herzglykosiden angezeigt. Bessert sich der Zustand nicht, bleibt er aber stabil und ist er nicht lebensbedrohlich, so kann unter Digitalisbehandlung weitere 3—4 Tage gewartet werden. Kommt es in dieser Zeit nicht zu einer eindeutigen Besserung, so ist die Operation indiziert. Verschlechtert sich der Zustand trotz ausreichender Gaben schnell wirkender Glykoside rasch, so ist ohne Verzug zu operieren [11, 49, 105, 124, 166, 171, 260].

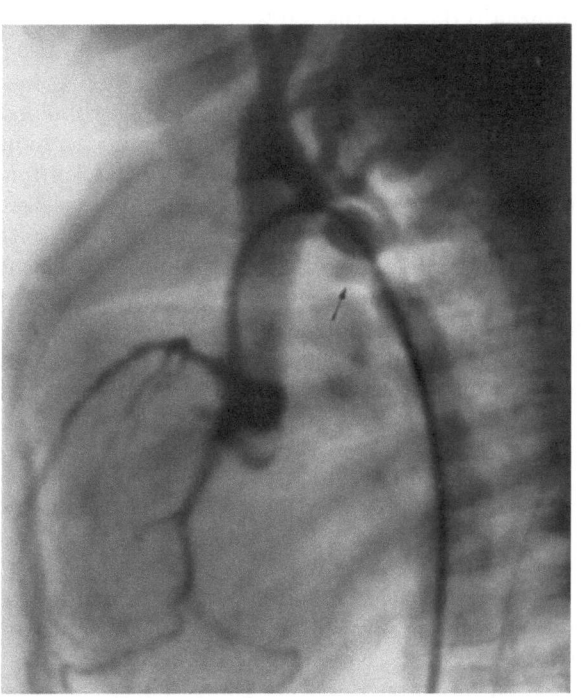

Abb. 279. B. K., 4 Monate, ♀. Coarctatio aortae (infantile Form = präductale Stenose) und Ductus arteriosus apertus (→). Aortogramm nach retrograder Kathetereinführung von der A. femoralis aus. Druck in der Aorta ascendens: 90/60 mm Hg, Druck in der Aorta descendens und im Tr. pulmonalis: 80/45 mm Hg. Operation: Durchtrennung des Ductus, Resektion der Coarctatio mit End-zu-End-Anastomose der Aorta. Druckwerte am Ende der Operation. Aortenbogen: 60/35 mm Hg, Aorta descendens: 40/30 mm Hg, Tr. pulmonalis: 40/25 mm Hg. Blutdruckwerte 4 Wochen p. op. (optische Methode): rechter Arm 100 mm Hg, linkes Bein: 100 mm Hg. Kind völlig unauffällig

β) Besonderheiten der Operation im Säuglingsalter

Da man praktisch immer unter den ungünstigen Bedingungen einer manifesten Herzinsuffizienz operieren muß, ist das kürzeste Verfahren stets das beste. Trotzdem wird man die vordere Circumferenz der Anastomose nur ausnahmsweise nicht mit Einzelnähten versorgen, sondern aus Gründen der Zeitersparnis fortlaufend nähen, da die Gefahr besteht, daß eine sich hieraus ergebende Restenosierung später einen zweiten Eingriff erfordert. WATERSTON [260] hat darauf hingewiesen, daß die übliche evertierende Naht bei den geringen Dimensionen der Säuglingsaorta eine Stenose erzeugt und daher besser nicht verwendet wird.

Findet man einen offenen Ductus arteriosus, so wird er zunächst probatorisch abgeklemmt und der Druck vergleichend in Pulmonalarterie und Aorta gemessen. Steigt er nach der Abklemmung in der Lungenarterie an, so darf der Ductus nicht verschlossen werden (s. S. 555).

Liegt ein intrakardialer Defekt mit einem erheblichen Kurzschlußvolumen vor, so ist eine artifizielle Stenosierung der Pulmonalarterie („banding") in Erwägung zu ziehen, wodurch die Lunge vor der chronischen Durchflußbelastung und ihren Folgen geschützt bleibt.

γ) Operationsergebnisse

Die *Operationssterblichkeit* ist im Säuglingsalter hoch, jedoch immer noch niedriger als die Sterblichkeit bei rein konservativer Behandlung, zumal die Operationsindikation bisher immer nur in wirklich verzweifelten Fällen gestellt wurde. Nach einer Literatur-zusammenstellung von STEC [240] starben von 250 unter 2 Jahren operierten Säuglingen 95 = 38% (Tabelle 81). Die Sterblichkeit liegt demnach beträchtlich unter dem entsprechenden Prozentsatz bei rein konservativer Behandlung (gesamt: 65,9%, Stenose unterhalb des Ductus: 60%, Stenose oberhalb des Ductus: 89%). Schlüsselt man weiter nach dem Sitz der Coarctatio auf, so ist die Prognose für die Stenose oberhalb des Ductus mit einer Operationssterblichkeit von 66,6% wesentlich ernster als für die Stenose unterhalb des Ductus, die eine Operationssterblichkeit von nur 26,8% aufweist. Die größere Gefährdung der ersten Gruppe findet in den häufigen und komplizierten kardiovasculären Begleitanomalien ihre Erklärung. Wir konnten fünf Säuglinge (darunter drei mit prä-ductaler Stenose) im Stadium der therapieresistenten Herzinsuffizienz erfolgreich operieren.

Treten im Säuglingsalter Symptome von seiten einer Coarctatio auf, so sollte in jedem einzelnen Falle in enger Zusammenarbeit zwischen dem Pädiater und dem Chirurgen eine operative Behandlung erwogen werden. Mit zunehmender Erfahrung sind auch auf diesem bisher wenig hoffnungsvollen Gebiet bessere operative Ergebnisse zu erwarten. Die bisher vorliegenden Spätergebnisse bis zu 11 Jahren nach der Operation scheinen denen bei Erwachsenen annähernd zu entsprechen [11, 188a].

3. Supravalvuläre Aortenstenose

Bisher sind etwa 50 Fälle dieser seltenen Anomalie beschrieben worden (Literatur bei [63, 86, 104, 129a, 174, 221, 227a, 238, 253, 265]). *Pathologisch-anatomisch* werden zwei Formen unterschieden:

1. Fibroelastische Bänder verlaufen unmittelbar oberhalb der Klappencommissuren quer durch das Aortenlumen. Sie verursachen im allgemeinen keine funktionell wirksame Stenose.

2. Am oberen Rand der Sinus Valsalvae befindet sich eine ringförmige Einengung, die eigentliche supravalvuläre Aortenstenose. Nicht selten sind die freien Ränder der Semilunarklappen teilweise mit dem stenosierenden Ring verwachsen [265].

Über die *Ätiologie* ist nichts Sicheres bekannt. Eine fetale Endokarditis [161] oder eine übermäßige Ausbildung eines normalerweise die obere Grenze der Sinus Valsalvae bildenden Gewebsringes werden verantwortlich gemacht. Das männliche Geschlecht scheint etwas häufiger betroffen zu sein als das weibliche. Debilität scheint gehäuft vorzukommen und kann als Hinweis verwertet werden. BEUREN u. Mitarb. [18] haben 1964 auf ein eigenartiges Syndrom aufmerksam gemacht, das eine supravalvuläre Aortenstenose, periphere Pulmonalarterienstenosen, geistige Retardierung und einen charakteristischen Gesichtsausdruck mit Gebißmißbildungen vereinigt. BLACK und CARTER [21] vermuten einen Zusammenhang mit einer durchgemachten frühkindlichen Hypercalcämie. GARCIA u. Mitarb. [77a] konnten einen Säugling mit supravalvulärer Aortenstenose bei idiopathischer Hypercalcämie beobachten.

Die *Symptomatik* unterscheidet sich nicht wesentlich von derjenigen einer valvulären Aortenstenose. Leitsymptom ist ein systolisches Austreibungsgeräusch mit Punctum maximum rechts parasternal im 2. ICR, wo häufig auch ein Schwirren zu tasten ist. Im Gegensatz zur valvulären Aortenstenose kann der zweite Ton deutlich oder sogar auffallend laut hörbar sein. In mehreren Fällen war links parasternal ein diastolisches Geräusch zu hören, das als Ausdruck einer gleichzeitig bestehenden Aortenklappeninsuffizienz gedeutet wurde. Das *Elektrokardiogramm* zeigt je nach Schweregrad alle Übergänge von normalem Kurvenverlauf bis zu dem Bild der Linkshypertrophie und der Linksschädigung [94]. Es besteht kein signifikanter Zusammenhang zwischen der Höhe des Druckgradienten im Bereich der Stenose und dem Ausmaß der elektrokardiographischen Veränderungen. Röntgenologisch kann das Herz aortenkonfiguriert sein, der Aortenschatten ist im allgemeinen schmal. Die für die valvuläre Stenose bezeichnende poststenotische Dilatation der ascendierenden Aorta fehlt in der Regel [94, 134], kann aber auch besonders stark ausgebildet sein [41]. Pathognomonisch ist das Verhalten der Druckkurven beim Rückzug des *Katheters* aus dem linken Ventrikel in die Aorta. An speziellen diagnostischen Verfahren stehen die *retrograde arterielle Katheterisierung*, die *Sondierung des linken Ventrikels nach transseptaler Punktion* des linken Vorhofs oder die *percutane Ventrikelpunktion* zur Verfügung. Jedes der drei Verfahren erlaubt die Messung des Druckgradienten an der Stenose und kann außerdem mit einer Lävokardiographie kombiniert werden. Das Verfahren der Wahl stellt die retrograde arterielle Katheterisierung dar, da sie die Registrierung der typischen Druckrückzugskurven ermöglicht [55, 150, 165, 253]. An zusätzlichen kardiovasculären Mißbildungen fand TREDE [253] bei 5 von 21 Kranken ein Marfan-Syndrom, ferner wurden Abgangsstenosen der A. subclavia mit Puls- und Blutdruckdifferenzen an beiden Armen, eine Coarctatio aortae und ein offener Ductus arteriosus beschrieben [263, 265]. Die mittlere *Lebenserwartung* unbehandelter Patienten soll 27 Jahre betragen [253], die älteste Kranke erreichte ein Alter von 70 Jahren [230]. Der Tod tritt meist durch Herzversagen ein.

Chirurgische Behandlung. Bei einem systolischen Druckgradienten von 40—50 mm und mehr zwischen prä- und poststenotischer Aorta ist die Indikation zur Operation gegeben, falls nicht allgemeine klinische Gesichtspunkte gegen den Eingriff sprechen [17, 19, 86]. Die erste erfolgreiche operative Korrektur einer supravalvulären Aortenstenose wurde am 2. August 1956 an der Mayo-Klinik bei einem 11jährigen Jungen von McGOON [150] durchgeführt. Seither sind über 40 Kranke operiert worden [52, 86, 104, 129a, 132, 150, 174, 221, 227a, 239, 253, 263, 265]. Die bisher beste Methode ist das Einnähen eines ovalen Kunststoffflickens nach Längsincision der Aorta im Bereich des stenosierten Bezirks. Eine digitale Dehnung der supravalvulären Aortenstenose hat sich nicht bewährt [134]. Obwohl auch schon der Herzstillstand bei tiefer Hypothermie benutzt wurde [86, 87], empfehlen doch die meisten Operateure mit eigener Erfahrung die Verwendung der extrakorporalen Zirkulation unter Einsatz einer Herz-Lungen-Maschine [150, 165, 221, 227a, 239, 253], eventuell in Kombination mit tiefer Hypothermie. Sicherheitshalber sollte eine Coronarperfusion oder eine isolierte Herzunterkühlung vorbereitet sein, damit bei länger dauernder Abklemmung der Aorta hypoxämische Schäden des Myokards vermieden werden können. Die Resektion der in das Aortenlumen vorspringenden Leiste sollte unterbleiben oder mit größter Vorsicht erfolgen, da die Commissuren der Semilunarklappen dabei beschädigt werden können. HARA [104] beschrieb die erfolgreiche Operation eines 9jährigen Jungen, bei dem der stenosierte Abschnitt völlig reseziert und eine End-zu-End-Anastomose durchgeführt wurde. Die Methode hat jedoch den Nachteil, daß die Aortenklappen neu fixiert werden müssen, wobei eine Aorteninsuffizienz entstehen kann [165][1]. Die Operationssterblichkeit konnte mit zunehmender Erfahrung auf 5—10% reduziert werden [129a, 227a]. Wird der stenosierte Aortenabschnitt ausreichend erweitert, so kann der pathologische Druckgradient weitgehend beseitigt, zumindest auf funktionell unbedeutende Werte reduziert werden. Die elektrokardiographischen Veränderungen können zurückgehen. Trotz erfolgreicher Operation weiter bestehende pektanginöse Beschwerden weisen auf zusätzliche degenerative Veränderungen der Coronararterien hin.

4. Hypoplasie der Aorta ascendens

Das auch unter der Bezeichnung „Aorta angusta" bekannte Krankheitsbild wurde 1761 von MORGAGNI erstmals beschrieben. Es ist außerordentlich selten und wurde von ABBOTT [2] nur in 2⁰/₀₀ der kardiovasculären Veränderungen, von IKEDA [115a] nur achtmal unter 14305 Sektionen gefunden. Eine familiäre Häufung wurde beschrieben. Als anatomisches Substrat besteht eine offenbar kongenitale Hypoplasie der ascendierenden Aorta, deren Querschnitt auf weniger als die Hälfte der Norm reduziert ist.

---

[1] Über die gleichzeitige Korrektur einer supravalvulären Aortenstenose und einer typischen Coarctatio aortae haben NAJAFI u. Mitarb. berichtet [J. thorac. cardiovasc. Surg. 48, 644 (1964)].

Diese Hypoplasie kann sich auch auf den Aortenbogen und seine Äste ausdehnen. Körperliche und geistige Unterentwicklung können vorliegen.

Das klinische Bild zeichnet sich durch eine nach mehr oder minder langem, symptomfreiem Stadium der Toleranz akut einsetzende therapieresistente Herzinsuffizienz bei Jugendlichen oder jungen Patienten im Alter von 15—30 Jahren aus. Bis zu diesem Zeitpunkt kann der erhöhte Strömungswiderstand des hypoplastischen Aortenrohres durch eine vermehrte Arbeitsleistung des linken Herzens offenbar überwunden werden. Die Auskultation ergibt bei den meisten Fällen ein leises, hochfrequentes Systolikum über der Aorta. Im EKG fällt eine in der Regel biventrikuläre Hypertrophie auf. Das Herz ist perkutorisch und röntgenologisch diffus und uncharakteristisch vergrößert. In auffallendem Gegensatz zur Herzgröße steht das schmale Gefäßband, das keinen Aortenknopf (auch keine Aortenimpression im Oesophagogramm) aufweist. Die Herzinsuffizienz führt, wenn sie manifest geworden ist, regelmäßig in 1—2 Jahren zum Tode. Eine operative Korrektur ist zur Zeit noch nicht möglich [173].

5. Stenose, Hypoplasie und Atresie des Aortenbogens

Bei 6% der von der Houston-Gruppe operierten 171 Kranken mit einer Coarctatio aortae war die Stenose im Verlauf des Aortenbogens lokalisiert [163]. Es kann sich hierbei um die sog. „Fünferstenose" handeln, für die überschießende Rückbildungsvorgänge der 5. Kiemenbogenarterie verantwortlich gemacht werden [59]. Besonders häufig liegen die Stenosen zwischen der linken A. carotis comm. und der linken A. subclavia (Abb. 280, 281). Die linke A. subclavia kann in die Stenose mit einbezogen sein. Eine besondere Seltenheit ist die Hypoplasie des gesamten Aortenbogens, die auch auf die Aortenbogenäste übergreifen kann [163].

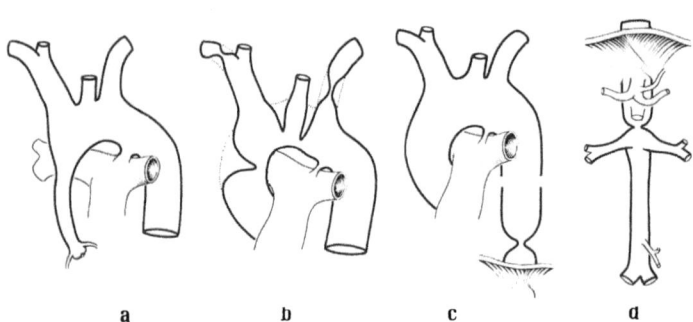

a   b   c   d

Abb. 280a—d. Seltene Lokalisationen angeborener Stenosen der Aorta und der großen Arterien. a Hypoplasie der Aorta ascendens. b Stenosen des Aortenbogens und seiner Äste. c Stenose der Aorta thoracica descendens. d Suprarenale Stenose der Aorta abdominalis

Die *Diagnose* einer atypisch im Bereich des Aortenbogens gelegenen Coarctatio ist zu vermuten, wenn eine meist nur an einem Arm nachweisbare Hypertonie vorliegt, die röntgenologischen Symptome der typischen Coarctatio (3-Konfiguration des linken Mediastinalrandes, ε-Impression am Oesophagus) aber fehlen. Besteht der berechtigte Verdacht auf eine atypische Coarctatio, so ist deren Sitz und Ausdehnung präoperativ durch Kontrastmitteldarstellung der Gefäße zu klären (s. S. 131). Der Kollateralkreislauf über die A. thoracica interna ist meist nur einseitig rechts ausgebildet, aus diesem Grunde fehlen die Rippenusuren auf der linken Seite.

Operation: Umschriebene Stenosen wird man wie bei der typischen Coarctatio durch Resektion und anschließende End-zu-End-Anastomose oder Implantation einer Prothese, gelegentlich durch plastische Maßnahmen beseitigen. Die Verwendung der Hypothermie oder einer extrakorporalen Zirkulation erübrigt sich, solange die linke A. carotis comm. nicht abgeklemmt werden muß. Die linke A. subclavia kann, da sie sich in der Regel nicht am Kollateralkreislauf beteiligt, ohne schädliche Folgen zeitweilig oder definitiv unterbrochen werden. Gelegentlich wird man die A. subclavia, selten auch die fehlabgehende A. vertebralis, neu in die Aorta oder in die Aortenprothese implantieren müssen (Abb. 273). Eine ausgedehnte Hypoplasie des Aortenbogens konnte DeBakey durch Anlegen einer Umgehungsprothese (Bypass) von der ascendierenden zur descendierenden Aorta erfolgreich behandeln [163] (s. Abb. 283a).

SUNDER-PLASMANN operierte 1961 [248] ein 7jähriges Mädchen mit einer Aortenbogenanomalie, die aus zwei Coarctationen im Bereich des Arcus und im Bereich des Isthmus, einem offenen Ductus arteriosus und einem linksseitigen Abgang der rechten A. subclavia unterhalb der zweiten Stenose und Aplasie der linken A. carotis bestand. Die Operation wurde in Hypothermie bei 29⁰ C durchgeführt, beide Stenosen konnten durch eine Teflon-prothese überbrückt und die linke A. subclavia End-zu-Seit in die Prothese einge-pflanzt werden.

Die *Atresie des Aortenbogens* wurde von STEIDELE 1777 [*241*] erstmals beschrieben. EVERTS-SUAREZ u. Mitarb. konnten 1959 [*70*] 16 Fälle, ROBERTS u. Mitarb. 1962 [*197*] bereits 53 Fälle dieser Anomalie zusammenstellen. In 26 von 50 Fällen war die Atresie

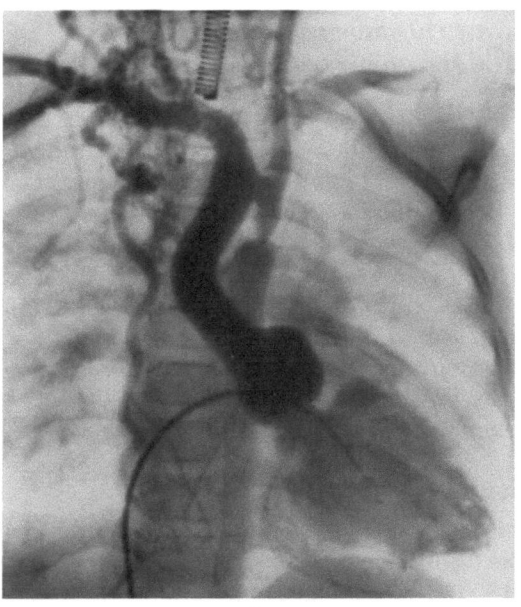 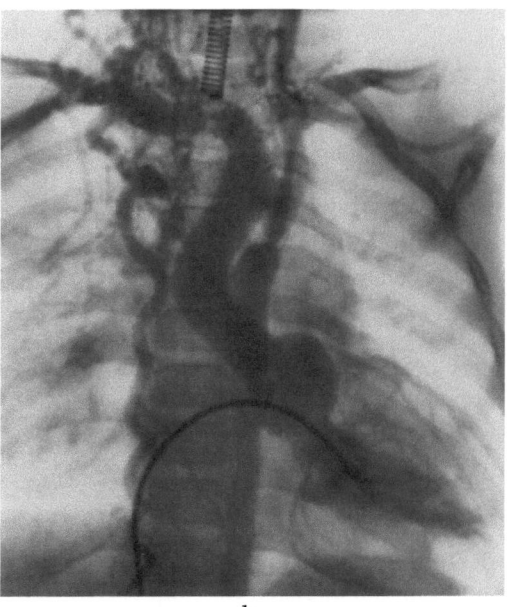

a   b

Abb. 281a u. b. H. H., 6 Jahre, ♂. Atypische Doppelstenose des Aortenbogens zwischen Tr. brachiocephalicus und A. carotis comm. sinistra und zwischen A. carotis comm. sinistra und A. subclavia sinistra. Anzapfsyndrom der linken A. vertebralis infolge des poststenotischen Abgangs der linken A. subclavia. Außerdem leichte sub-valvuläre Aortenstenose. Lävo-Aortogramm durch Kontrastmittelinjektion in den linken Ventrikel. Katheter transseptal vorgeführt. Blutdruckwerte: linker Ventrikel (blutige Druckmessung): 150 mm Hg, rechter Arm (Messung nach RIVA-ROCCI): 165/80 mm Hg, nach 20 Kniebeugen: 180/80 mm Hg, linker Arm: 110/80 mm Hg, Beine: 85/75 mm Hg. Operation in 1 bis 2 Jahren vorgesehen

zwischen linker A. subclavia und Ductusmündung („Isthmusatresie"), in 22 Fällen zwischen linker A. carotis comm. und linker A. subclavia lokalisiert. Nur zweimal lag die Atresie zwischen dem Truncus brachiocephalicus und der linken A. carotis communis. Die Fehlbildung ist regelmäßig mit einem weit offenen Ductus arteriosus und einem intra- oder extrakardialen Links-Rechts-Shunt (meist einem Ventrikelseptumdefekt) kombiniert[1]. Hämodynamisch bestehen zwei weitgehend getrennte Körperkreisläufe: Der vor der Atresie liegende Aortenabschnitt und seine Äste werden vom linken Ventrikel, die distal der Atresie liegende Aorta und ihre Äste dagegen vom rechten Ventrikel über den offenen Ductus arteriosus durchblutet. Es bestehen demnach hämodynamisch enge Beziehungen zu der Coarctatio oberhalb eines offenen Ductus. 76% der Kinder mit dieser Anomalie starben bereits im 1. Lebensmonat, nur 6 Kinder überlebten das 1. Jahr.

Die typischen *Symptome* einer Coarctatio fehlen, da es über den großen Ventrikel-septumdefekt zu einem Druckangleich beider Ventrikel und damit auch zu einem Druck-angleich zwischen oberer und unterer Körperhälfte gekommen ist. Wegen des großen Links-Rechts-Shunts besteht nur selten eine Differentialcyanose zwischen oberer und unterer Körperhälfte. Die vergleichende Oxymetrie des von der Femoralarterie und der

---

[1] PILLSBURY u. Mitarb. [Circulation, **30**, 749 (1964)] haben eine isolierte Atresie zwischen Tr. brachio-cephalicus und linker A. carotis communis ohne extra- oder intrakardialen Kurzschluß beobachten können. Die operative Korrektur gelang durch prothetische Überbrückung.

rechten Brachialarterie entnommenen Blutes kann dagegen signifikante Sauerstoffsätti-
gungsdifferenzen aufweisen. Wenn ein Geräusch beschrieben wurde, so war es stets auf
die Systole beschränkt. Die endgültige Diagnose ist bei den meist schwer herzinsuffizienten
Säuglingen nur mittels Herzkatheteruntersuchung und Angiokardiographie zu stellen.

Über den Versuch einer operativen Korrektur haben VILLALOBOS u. Mitarb. [255],
MERRILL u. Mitarb. [159], BLAKE u. Mitarb. [23] und ROBERTS u. Mitarb. [197] berichtet[1]. Die Kontinuität des Aortenbogens wird entweder durch eine direkte Anastomose
[159] oder durch Implantation einer Prothese [23, 197] hergestellt.

6. Stenose und Atresie der Aorta thoracica descendens und der Aorta abdominalis (The middle aortic syndrome [220a])

a) Häufigkeit

Atypisch lokalisierte Stenosen im Verlauf der descendierenden thorakalen und der
abdominalen Aorta werden nur selten beobachtet. Die erste Beschreibung einer thorakalen
Stenose gab SCHLESINGER (1835), die erste Beschreibung einer abdominalen Stenose
stammt von POWER (1861). SEN u. Mitarb. [220] konnte 1962 insgesamt 81 Fälle
zusammenstellen. Von 73 Stenosen waren 25 an der descendierenden Brustaorta, 6 an
der suprarenalen und 42 an der infrarenalen Bauchaorta lokalisiert [20]. Die Einteilung
in diese drei Abschnitte, die durch das Diaphragma und die Nierenarterienabgänge markiert werden, ist nicht immer streng anwendbar, da ein Teil der Stenosen diese
Grenzen überschreitet und sich in zwei der Abschnitte erstrecken kann und da außerdem multiple Stenosen zur Beobachtung kommen.

b) Ätiologie

Die Diskussion über die *Ätiologie* der atypisch lokalisierten Stenosen ist heute noch
nicht abgeschlossen. BAHNSON (1949) hielt die thorakalen Stenosen für erworben, die
abdominalen dagegen für angeboren. DOERR (1960) möchte dagegen gerade die thorakale
Form auf Störungen bei der embryonalen Rückbildung der vierten rechten Kiemenbogenarterie zurückführen („Viererstenose"). SENNING (1960) und MORRIS u. Mitarb.
(1960) halten angeborene Stenosen in allen drei Aortenabschnitten für möglich. Die in
den letzten Jahren häufiger durchgeführten histologischen Untersuchungen sprechen
jedoch immer deutlicher dafür, daß es sich nicht um ein angeborenes, sondern um ein
erworbenes Krankheitsbild handelt, dessen auslösende Ursache bis jetzt nicht gefunden
werden konnte [20, 116, 117, 153, 164, 220, 220a]. Für die postnatale Entwicklung der Stenosen spricht auch die Tatsache, daß ein beträchtlicher Teil der Kranken erst kurzfristig
Symptome angibt, deren Beginn zeitlich exakt zu fixieren ist. Außerdem können sich unter
ärztlicher Beobachtung im weiteren Verlauf Stenosen auch an bisher gesunden Arterien
entwickeln [153].

c) Pathologische Anatomie

Nur selten sind die Stenosen umschrieben, meist erstrecken sie sich über einen größeren
Abschnitt der Aorta. Im Bereich der Stenose abgehende Gefäßäste werden häufig ebenfalls eingeengt, was besonders an den Nierenarterien verhängnisvolle Folgen haben kann.
Bei der makroskopischen Untersuchung der stenosierten Bezirke fällt eine erhebliche,
vorwiegend konzentrische Verdickung der gesamten Gefäßwand mit entzündlicher
periaortaler Gewebsreaktion auf. Das Lumen der Aorta kann bis auf einen Durchmesser
von wenigen Millimetern eingeengt und durch zusätzliche wandständige Thromben ganz
verschlossen sein. Auch die klinisch als „Atresie" gedeuteten Fälle einer vollständigen
Unterbrechung der Aortenkontinuität [20, 144, 213] können demnach durch einen erworbenen Totalverschluß der Aorta zustande gekommen sein. *Histologisch* [20, 116, 117, 153,
164, 220, 220a] findet sich eine bindegewebige Verdickung der Adventitia. Die elastischen

---

[1] Siehe Fußnote auf S. 749.

Fasern der Media sind fragmentiert, rarefiziert und weitgehend durch kollagene Fasern ersetzt. Die Vasa vasorum zeigen perivasculäre Infiltrate aus mononucleären Zellen und eine proliferative Intimawucherung, die bis zur Obliteration führen kann. Auffallend ist die starke bindegewebige Proliferation der Aortenintima. Nach Ansicht von SEN u. Mitarb. [*220, 220a*] (1962) handelt es sich bei den Veränderungen, die weitgehend denjenigen beim Aortenbogensyndrom entsprechen (s. S. 304), um eine stenosierende Panarteriitis, wahrscheinlich allergischer Genese. Die Autoren halten eine Periarteriitis und eine Endarteriitis der Vasa vasorum für die primäre Läsion, aus der sich dann entzündliche, degenerative und narbige Herde in der Media bilden, während die fibröse Intimaproliferation schon eine sekundäre Reaktion auf die in den beiden Außenschichten der Gefäßwand ablaufenden Prozesse sein soll.

d) Pathophysiologie

Die atypischen Stenosen der thorakalen und der abdominalen Aorta können einen erheblichen arteriellen Hochdruck hervorrufen, die thorakale Form in gleicher Weise wie die typische Coarctatio auf hämodynamischem Wege, die tiefe abdominale Form über eine renale Minderdurchblutung durch Einbeziehung der Nierenarterienabgänge in die Stenose. Die hohe abdominale Stenose kann beide Wirkungsmechanismen in Gang setzen. Sowohl bei der thorakalen wie bei der hohen abdominalen Stenose ist der Kollateralkreislauf funktionell wesentlich weniger wirksam als bei der typischen Lokalisation. Ursache hierfür ist einerseits die Einbeziehung der Intercostalarterienabgänge in die Stenose, andererseits der Mangel an präformierten Kollateralgefäßen bei den atypischen Lokalisationen. Als Folge des unzureichenden Kollateralkreislaufs treten häufiger als bei der typischen Coarctatio Zeichen einer Mangeldurchblutung der Beine auf.

e) Symptome und diagnostische Maßnahmen

Ein Teil der Kranken ist bis zur Diagnosestellung beschwerdefrei, ein Teil gibt Symptome des arteriellen Hypertonus (Kopfschmerz, Kopfdruck, Ohrensausen, Folgen des Hirnödems oder cerebrale Ausfallserscheinungen) oder einer arteriellen Mangeldurchblutung der Beine (Claudicatio intermittens) an, die häufig erst seit wenigen Monaten bestehen und deren Beginn zeitlich umschrieben fixiert werden kann. Der Befund einer Hypertonie bei Fehlen oder Abschwächung der Femoralispulse muß den Verdacht auf eine Coarctatio aortae lenken, deren atypischer Sitz sich in der Regel schon aus dem Geräuschbefund ergibt. Bei der thorakalen Stenose hört man ein Systolicum links paravertebral über dem unteren Thorax oder über der Lendengegend, bei der abdominalen Stenose dagegen über dem Epigastrium oder über dem unteren Abdomen. Wird die Aorta durch zusätzliche Thrombose ganz verschlossen oder liegt eine echte Atresie vor, so braucht kein Stenosegeräusch hörbar zu sein. Sind deutliche Aortenpulsationen im Epigastrium zu tasten, so spricht das gegen eine thorakale und für eine abdominale Stenose. Bei der *Röntgenuntersuchung* vermißt man die Zeichen der typisch lokalisierten Coarctatio (s. S. 722). Rippenusuren fehlen oder bleiben auf die unteren Rippenpaare beschränkt. Die für eine operative Therapie unentbehrliche Klärung von Lokalisation und Ausdehnung der Stenose ist allein durch die *Aortographie* (Abb. 282) zu erhalten, die man am zweckmäßigsten durch Kontrastmittelinjektion in einen von der A. axillaris (oder von der A. femoralis) aus eingeführten Katheter anfertigen wird, der gleichzeitig die Registrierung der prä- und poststenotischen Arteriendrucke ermöglicht. Gelegentlich wird man die Untersuchung durch eine hohe translumbale Aortographie vervollständigen müssen. *Differentialdiagnostisch* ist bei infrarenalem Sitz der Stenose im höheren Alter die arteriosklerotische Obliteration der terminalen Aorta zu erwägen. Die Verschlüsse mit höherem Sitz müssen gegen die typische Coarctatio und gegen die atypischen Stenosen am Aortenbogen abgegrenzt werden, die sich in der Regel durch Blutdruckdifferenzen der beiden Arme zu erkennen geben.

f) Prognose

Die Prognose wird von der Lokalisation der Stenose und von der Progredienz des Grundleidens bestimmt. Die wesentlichen Komplikationen sind auf den hämodynamisch oder renal bedingten Hypertonus zurückzuführen, der in den meisten Fällen sehr ausgeprägt ist und häufig zu cerebralen Zwischenfällen führt. Ist die Stenose angeboren oder handelt es sich um eine zum Stillstand gekommene Panarteriitis, so kann das Krankheitsbild jede Progredienz vermissen lassen. Eine weiter schwelende Panarteriitis dagegen belastet die Prognose durch den fortschreitenden Befall bisher gesunder Arterien und führt nicht selten über eine cerebro-vasculäre Durchblutungsinsuffizienz zu Invalidität und Tod. Das Durchschnittsalter von zehn an ihrem Leiden Verstorbenen betrug 34 Jahre [50].

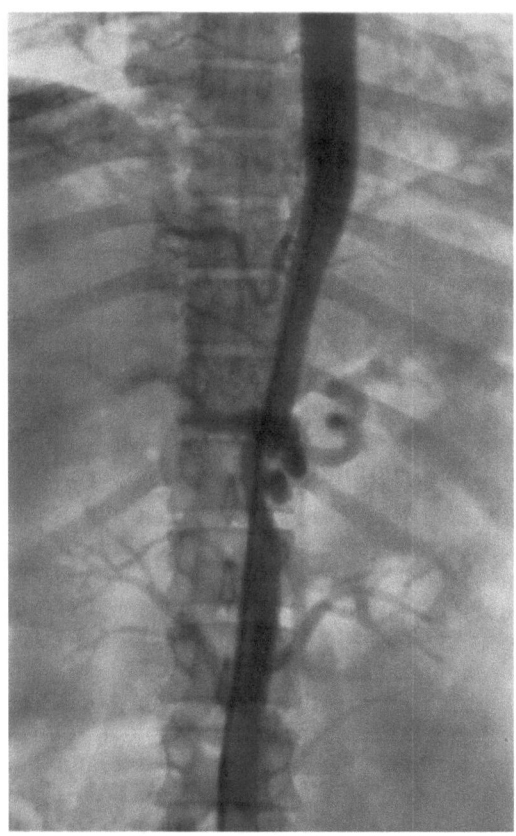

Abb. 282. O. H., 32 Jahre, ♂. Stenose der Aorta abdominalis im Abschnitt IV. Aortogramm nach percutaner retrograder Kathetereinführung von der A. femoralis aus. Keine Rippenusuren. Systolisches Geräusch am Rücken in Höhe der 11.—12. Rippe links. Blutdruckwerte: Arme: 210/110 mm Hg, Beine: 185/130 mm Hg. Der Kranke hat eine Operation abgelehnt

g) Chirurgische Behandlung

Besteht ein die Prognose belastender Hypertonus, so ist die Operationsindikation mit der Diagnose zu stellen, solange die anatomischen Verhältnisse einen Eingriff gestatten. Nur wenn die Stenose nicht zu bedrohlichen Symptomen geführt hat, ist eine abwartende Haltung erlaubt. In Frühfällen scheinen sich durch eine Langzeitbehandlung mit Corticosteroiden therapeutische Erfolge erreichen zu lassen. Der operative Zugang richtet sich nach der Lokalisation. Für die Stenosen der descendierenden thorakalen Aorta wählt man eine linksseitige Thorakotomie im 6. oder 7. Intercostalraum, bei suprarenalen abdominalen Stenosen wird eine linksseitige thorako-abdominale Incision mit retroperitonealer Freilegung der Bauchaorta, für infrarenale Stenosen eine mediane Laparotomie durchgeführt.

Folgende Operationsmethoden stehen zur Verfügung:

1. die Umgehung mit Hilfe der Milzarterie;

2. die Thrombendarteriektomie;

3. der direkte Ersatz des verengten Aortenabschnittes durch eine alloplastische Prothese;

4. die Umgehung mit Hilfe einer Prothese (Bypass);

5. die plastische Erweiterung der Stenose durch Einnähen eines ovalen Kunststoffstreifens (patch-graft).

Die erste erfolgreiche Operation wurde 1952 von GLENN durchgeführt, der eine Stenose der tiefen thorakalen Aorta nach thorako-abdominaler Incision im 8. ICR und nach Splenektomie durch Hochklappen der Milzarterie überbrückte. Ein wesentlicher Nachteil dieser Methode, die heute nur noch ausnahmsweise Verwendung findet, ist der geringe Querschnitt des Umgehungsgefäßes. Die *Thrombendarteriektomie* der stark proliferierten Intima wurde sowohl an der thorakalen [220] als auch an der abdominalen Aorta [153] mit Erfolg ausgeführt. Als Nachteil der Methode ist die Tatsache anzusehen, daß man eine im ganzen erkrankte und geschädigte Aortenwand zurückläßt, deren mechanische Qualitätsminderung im weiteren Verlauf zur Aneurysmabildung führen kann.

Die *Resektion* einer kurzen Stenose *mit End-zu-End-Naht* der thorakalen Aorta haben WITZ u. Mitarb. [264] mitgeteilt.

Der direkte *prothetische Ersatz* ist überall dort möglich, wo keine größeren Gefäße von dem stenosierten Abschnitt abgehen [20, 164]. Das trifft für den Bereich der descendierenden thorakalen Aorta zu, aber auch für Stenosen, die bis zum Tr. coeliacus reichen. Die Technik der *Resektion des stenosierten Aortenabschnittes und der Ersatz durch eine alloplastische Prothese* ist für die typisch lokalisierte Coarctatio ausführlich beschrieben worden (s. S. 734). Bei hochgradiger suprarenaler und thorakaler

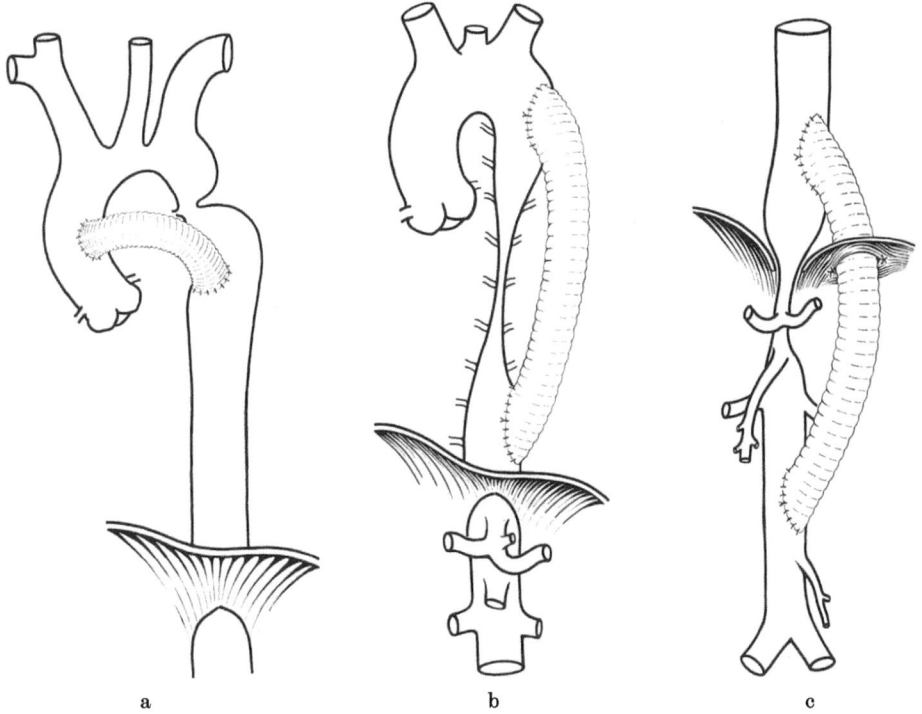

a   b   c

Abb. 283 a—c. Anwendungen des Umleitungsverfahrens: Ist die Stenose ausgedehnt oder entspringen von dem stenosierten Abschnitt lebenswichtige Arterien, so ist die Umgehungstechnik (Bypass) vorzuziehen. a Hypoplasie des Aortenbogens mit Coarctatio aortae. b Lange Stenose der Aorta thoracica descendens. c Stenose der suprarenalen Aorta abdominalis

Stenosierung kann die Aorta für den Akt der Implantation abgeklemmt werden, ohne daß man eine schädliche Hypotonie der unteren Körperhälfte befürchten muß. Bei geringgradigen Stenosen wird man vorsichtshalber in mäßiger Hypothermie operieren. Die chirurgische Behandlung der infrarenalen Stenose deckt sich mit der Operation arteriosklerotischer Obliterationen gleicher Lokalisation (s. S. 354), sie soll hier nicht besprochen werden.

Hat sich die Stenose bis über den Abgang großer Organarterien (Tr. coeliacus, A. mesenterica superior, Aa. renales) ausgedehnt, so ist eine *Umgehung mit Hilfe einer synthetischen Gefäßprothese (Bypass)* vorzuziehen [20, 20a, 78, 164, 198a, 220a, 246]. Sie kann selbstverständlich auch im Bereich der thorakalen Aorta verwendet werden [164] und bietet dann den Vorteil einer verkürzten Operationsdauer und der Schonung der Intercostalarterien (s. Abb. 283). Mit Hilfe von seitlich an die Aorta angelegten, gebogenen Gefäßklemmen kann man die Prothese End-zu-Seit anastomosieren, ohne daß der Blutstrom in der Aorta vollständig unterbrochen werden muß. Bei dem Umgehungsverfahren können außerdem noch Verzweigungen zu den Nierenarterien mit stenosiertem Anfangsteil abgeleitet werden. Wegen der Seltenheit von Eingriffen im thorako-abdominalen Aorten-abschnitt und wegen der Abweichungen von der Standardtechnik sei kurz auf die Über-brückungsoperation eingegangen. Die *Lagerung* erfolgt dazu zweckmäßig ähnlich wie zur Exstirpation eines Aneurysmas der thorako-abdominalen Aorta, nämlich in halb-rechter Seitenlagerung des Oberkörpers bei fast horizontaler Beckenlage. Auf diese Weise können die einzelnen Stadien der Operation — mediane Laparotomie, Lösung der Flexura lienalis coli und End-zu-Seit-Anastomose zwischen Prothese und Aorta abdomi-nalis, Spaltung des Zwerchfells und Durchzug der Prothese, Verlängerung der Incision in den 8. Intercostalraum, thorakale Anastomose und schließlich Reposition und retro-peritoneale Fixation der gelösten Organe und Wundverschluß — ohne Umlagerung und Zeitverlust durchschritten werden.

Für umschriebene, nicht hochgradige Stenosen, insbesondere dann, wenn sie am Ab-gang größerer Gefäße lokalisiert sind, hat sich die *plastische Erweiterung* durch Implan-tation eines ovalen Kunststoffstreifens (patch-graft) bewährt [164, 222]. Die Opera-tionstechnik stimmt mit derjenigen der indirekten Isthmusplastik überein (s. S. 738). Die in der Literatur mitgeteilten Operationsergebnisse entsprechen etwa denen bei Operation einer typischen Coarctatio. Bei richtiger Indikation und einwandfreier Tech-nik kommt es in einem großen Teil Fällen zu einem anhaltenden Blutdruckabfall.

7. Stenosen der peripheren Arterien

In Verbindung mit einer Coarctatio an typischer Stelle oder im Bereich des Aorten-bogens sind angeborene Stenosen der vom Aortenbogen abgehenden großen Arterien beschrieben worden [147, 204, 251]. Auch wurde über eine kindliche, im Ablauf der Nabel-arterienobliteration entstehende Stenose der A. iliaca berichtet [209]. Ätiologisch ist bei an-geborenen Stenosen oder Gefäßverschlüssen an eine fetale Endokarditis zu denken [209]. Für diese Stenosen ergeben sich bei der guten kollateralen Kompensationsmöglichkeit des kindlichen Kreislaufs keine therapeutischen Konsequenzen. Die chirurgische Be-handlung der Stenosen an den Aortenbogenästen wird auf S. 306 besprochen.

8. Stenosen der A. pulmonalis

Die Stenosen der A. pulmonalis sind nicht so selten, wie man zunächst nach der ersten pathologisch-anatomischen Beschreibung von OPPENHEIMER (1938) annahm. LÖHR u. Mitarb. konnten 1961 141 Fälle (darunter 11 eigene) zusammenstellen. AGUSTSSON u. Mitarb. haben 1962 [4] über 60 und 1964 [51] über 84 eigene Fälle berichtet. Nach SMITH (1958) unterteilt man die Stenosen entsprechend ihrer Lokalisation in drei Gruppen:
1. Stenosen der Lappen-, Segment- und Subsegmentarterien;
2. Stenosen der Hauptarterien und
3. Stenosen des Lungenarterienstammes.

Der weitaus größte Anteil der bekanntgewordenen Stenosen entfällt auf die zweite Gruppe. Beide Hauptarterien können stenosiert sein. Die Stenosen der ersten Gruppe treten häufig multipel auf. In über der Hälfte der Fälle sind die Stenosen mit anderen kardiovasculären Mißbildungen vergesellschaftet. Die Ätiologie des Krankheitsbildes ist nicht geklärt. Neben der von SØNDERGAARD (1954) aufgestellten Theorie, daß die Stenosen durch Übergreifen der am rechten oder linken Ductus arteriosus sich abspielen-den Rückbildungsvorgänge auf die Pulmonalarterie entstehen könnten, werden ange-borene Mißbildungen der Pulmonalarterien, multiple Embolien, ortsständige Thrombosen oder arteriitische Prozesse der Gefäßwand diskutiert.

Zu wesentlichen *pathophysiologischen Auswirkungen* kann es nur kommen, wenn der gesamte pulmonale Strömungswiderstand durch die Stenose(n) so stark ansteigt, daß eine prästenotische Hypertension und damit eine Druckbelastung des rechten Herzens ent-steht. Nur unter dieser Bedingung sind Angaben über *Beschwerden* wie Belastungs-dyspnoe, Herzklopfen und Belastungscyanose zu erwarten.

Bei der *klinischen Untersuchung* fällt ein systolisches Geräusch, seltener ein systolisch-diastolisches Dauergeräusch auf. Ist der Pulmonalisstamm stenosiert, so liegt das Punctum maximum des Geräusches im 2. Intercostalraum links parasternal. Von dem Geräusch der Pulmonalklappenstenose ist es durch den deutlichen, sogar akzentuiert hörbaren zweiten

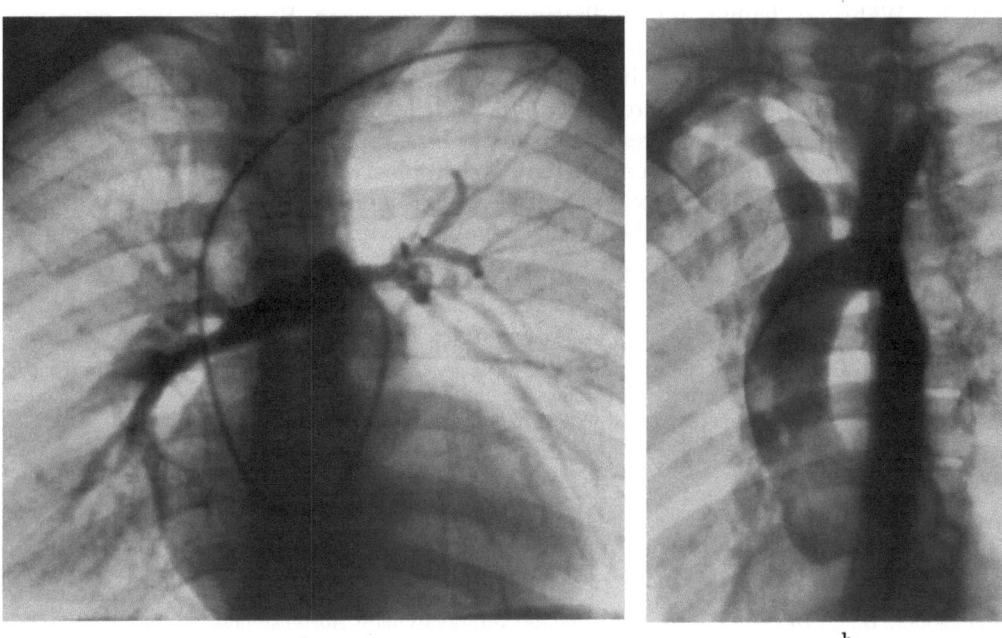

a   b

Abb. 284a u. b. H. V., 36 Jahre, ♂. Coarctatio aortae und multiple periphere Pulmonalarterienstenosen mit aneurysmatischen poststenotischen Arteriendilatationen. a Selektives Pulmonalarteriogramm. b Aortogramm nach percutaner retrograder Kathetereinführung. Druck im Tr. pulmonalis: 70/20 mm Hg. Druck in der prästenotischen Aorta: 165/80 mm Hg. Druck in der poststenotischen Aorta: 140/70 mm Hg

Ton zu unterscheiden. Je weiter peripher die Stenose liegt, um so mehr ist der Geräuschbefund atypisch lokalisiert. Das Geräusch der Lappenarterienstenosen ist häufig über weiten Bezirken des gleichseitigen Hemithorax zu auskultieren. Das *EKG* ergibt keine diagnostischen Hinweise. Bei der *Röntgenuntersuchung* kann eine verminderte Vascularisierung der betroffenen Lungenabschnitte auffallen. Gelegentlich ist eine poststenotische Pulmonalarteriendilatation, die sich besonders häufig in der ersten und in der zweiten Gruppe bildet, schon im Übersichtsbild zu erkennen. Meist aber ist die Diagnose nur durch *Herzkatheteruntersuchung und Angiokardiographie* zu stellen. Charakteristisch ist ein systolischer Drucksprung bei Passage des verengten Arterienabschnittes. Im Angiokardiogramm stellen sich die Stenose (und eine post-

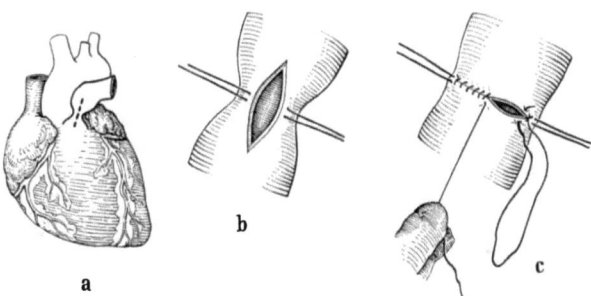

Abb. 285. Plastische Erweiterung einer Stenose des Tr. pulmonalis. (Nach THROWER u. Mitarb. 1960 [*252*])

stenotische Dilatation) meist in einer der beiden üblichen Ebenen dar (Abb. 284a). Die Stenosen im Bereich der Pulmonalisgabel lassen sich manchmal nur in leichter Schräglage des Patienten erfassen [*143*]. Die *Differentialdiagnose* muß bei der atypischen Lokalisation des Geräuschbefundes und bei röntgenologisch nachgewiesenen poststenotischen Dilatationen die arterio-venöse Fistel der Lungenstrombahn ausschließen. Gelegentlich wird auch die Fehldiagnose eines Ductus arteriosus gestellt, was bereits zu fehlindizierten Thorakotomien Anlaß gab [*68*].

48*

Chirurgische Behandlung: Die Indikation zur operativen Beseitigung der Stenose ergibt sich nur, wenn der Druck prästenotisch beträchtlich angestiegen ist und wenn die Stenose am Pulmonalisstamm oder in der Höhe der Bifurkation an den beiden Hauptästen liegt. Die peripheren Stenosen der ersten Gruppe sind einer chirurgischen Intervention nicht zugänglich. Während früher nur Palliativoperationen nach BLALOCK [25] oder nach POTTS [185] zur Verfügung standen, um den Blutzufluß zur Lunge zu verbessern, ist es heute möglich, die Stenose zu beseitigen. THROWER u. Mitarb. (1960) konnten bei zwei Patienten in Hypothermie eine direkte Plastik mit Längsincision des stenosierten Abschnittes und anschließender querer Naht der Schnittöffnung durchführen (Abb. 285). SENNING (1959) erweiterte den stenosierten Bezirk plastisch durch Implantation eines Kunststoffstreifens. Auch der experimentell inzwischen ausgearbeitete prothetische Ersatz der Pulmonalarterie [81] scheint zur Behebung von Gefäßanomalien der menschlichen Pulmonalarterie in Betracht zu kommen, jedoch fehlen hierzu noch ausreichende Erfahrungen.

Literatur

[1] ABBOTT, M. E.: Coarctation of the aorta of the adult type. A statistical study and historical retrospects of 200 recorded cases with autopsy, of stenosis or obliteration of the descending arch in subjects above the age of two years. Amer. Heart J. 3, 381, 574 (1928).

[2] — Atlas of Congenital Cardiac Diseases. New York: Amer. Heart Ass. 1936.

[3] ADAMS, H. D., and H. H. VAN GEETRUYDEN: Neurologic complications of aortic surgery. Ann. Surg. 141, 574 (1956).

[4] AGUSTSSON, M. H., R. A. ARCILLA, B. M. GASUL, J. P. BICOFF, S. I. NASSIF, and B. L. LENDRUM: The diagnosis of bilateral stenosis of the primary pulmonary artery branches based on characteristic pulmonary trunk pressure curves. A hemodynamic and angiocardiographic study. Circulation 26, 421 (1962).

[5] BACHMANN, D., F. DRESSLER u. H. SCHMUTZLER: Supravalvuläre Aortenstenose mit primärer Aortenhypoplasie und Koronararterienanomalie. Fortschr. Röntgenstr. 100, 460 (1964).

[6] BÄR, C. G., u. C. L. C. VAN NIEWENHUIZEN: Die Aortenisthmusstenose. Prä- und postoperative Untersuchungen. Z. Kreisl.-Forsch. 44, 791 (1955).

[7] BAFFES, T. G.: Adaption of homologous aortic grafts for surgical correction of infantile coarctation of the aorta. Surgery 38, 486 (1955).

[8] BAHNSON, H. T., R. N. COOLEY, and R. D. SLOAN: Coarctation of the aorta at unusual sites. Report of two cases with angiocardiographic and operative findings. Amer. Heart J. 38, 905 (1949).

[8a] BAILEY, C. P.: Report of the section on cardiovascular surgery, American College of Chest Physicians. Surgical treatment of coarctation of the aorta. Dis. Chest 31, 468 (1957).

[9] BEATTIE, E. J., F. N. COOKE, J. S. PAUL, and J. A. ORBISON: Coarctation of the aorta at the level of the diaphragm treated successfully with a preserved human blood vessels graft. J. thorac. Surg. 21, 506 (1951).

[10] — J. NOLAN, and J. S. HOWE: Paralysis following surgical correction of coarctation of the aorta. Surgery 33, 754 (1953).

[11] BEHRER, M. R., F. D. PETERSON, and D. GOLDRING: Follow-up studies upon infants with coarctation of the aorta and patent ductus arteriosus. Circulation 20, 668 (1959).

[12] BENHAM, G. H. H.: Pregnancy and coarctation of aorta. J. Obstet. Gynaec. Brit. Emp. 56, 606 (1949).

[13] BENKWITZ, K. B., and W. C. HUNTER: Combined infantile and adult coarctation of aorta with coincident occlusion of superior vena cava. Report of a case. Amer. J. Path. 13, 289 (1937).

[14] BENSON, W. R., and W. C. SEALY: Arterial necrosis following resection of coarctation of the aorta. Lab. Invest. 5, 359 (1956).

[15] BERNARD, R., G. VOUSSURE et A. VAN WIEN: La coarctation de l'aorte chez le jeune enfant. Acta paediat. belg. 15, 144 (1961).

[16] BERNHARD, F.: Die operative Behandlung der Isthmusstenose der Aorta. Chirurg 20, 145 (1949).

[17] BEUREN, A. J., J. APITZ, and D. HARMJANZ: Supravalvular aortic stenosis in association with mental retardation and a certain facial appearance. Circulation 26, 1235 (1962).

[18] — C. SCHULZE, P. EBERLE, D. HARMJANZ, and J. APITZ: The syndrome of supravalvular aortic stenosis, peripheral pulmonary stenosis, mental retardation and similar facial appearance. Amer. J. Cardiol. 13, 471 (1964).

[19] BIRCKS, W.: Angeborene und erworbene Stenosen im Bereich des Aortenursprungs (Klinik und operative Therapie). Z. Tuberk. 117, 182 (1961).

[20] — J. KORT u. K. KREMER: Die operative Behandlung tiefer Aortenstenosen. Thoraxchirurgie 10, 291 (1963).

[20a] BJÖRK, V. O., and F. INTONTI: Coarctation of abdominal aorta with right renal artery stenosis. Ann. Surg. 160, 54 (1964).

[21] BLACK, J. A., and R. E. B. CARTER: Association between aortic stenosis and facies of severe infantile hypercalcaemia. Lancet 1963 II, 745.

[22] BLACKFORD, L. M.: Coarctation of the aorta. Arch. intern. Med. 41, 702 (1928).

[23] BLAKE, H. A., W. C. MANION, and F. C. SPENCER: Atresia or absence of the aortic isthmus. J. thorac. cardiovasc. Surg. 43, 607 (1962).

[24] BLALOCK, A., and E. A. PARK: The surgical treatment of experimental coarctation (atresia) of the aorta. Ann. Surg. 119, 445 (1944).

[25] —, and H. B. TAUSSIG: The surgical treatment of malformations of the heart, in which there is pulmonary stenosis or pulmonary atresia. J. Amer. med. Ass. 128, 189 (1945).

[26] BLINZINGER, K.: Isthmusstenose der Aorta bei einer 85jährigen Frau. Zbl. allg. Path. path. Anat. 101, 113 (1960).

[27] BOCK, H. E., u. W. HOCHSTETTER: Über verbesserte Blutdruckmessung in der Praxis mittels Combitonographie. Med. Klin. 45, 471 (1950).

[28] BONNET, L. M.: Sur la lésion dite sténose congénitale de l'aorte dans la région de l'isthme. Rev. Méd. (Paris) 23, 108 (1903).

[29] BOURASSA, M. G., and L. CAMPEAU: Combined supravalvular aortic and pulmonic stenosis. Circulation 28, 572 (1963).

[30] BOYD, L. J., and S. C. WERBLOW: Coarctation of aorta, dissecting aneurysm, and aneurysmal dilatation of left vertebral artery: Report of case. Ann. intern. Med. 11, 845 (1937).

[30 a] BRAIMBRIDGE, M. V., and A. YEN: Coarctation in the elderly. Circulation 31, 209 (1965).

[31] BROM, A. G.: Diskussion zum Vortrag S. R. SCHUSTER und R. E. GROSS: Surgery for coarctation of the aorta. J. thorac. cardiovasc. Surg. 43, 54 (1962).

[31 a] — Narrowing of the aortic isthmus and enlargement of the mind. J. thorac. cardiovasc. Surg. 50, 166 (1965).

[32] BROWN, C. J. O., B. L. DEANS, J. M. GARDINER, A. V. JACKSON, H. B. KAY, and K. N. MORRIS: Congenital heart disease: III. Coarctation of the aorta. Med. J. Aust. 46, 857 (1959).

[33] BRYNOLF, I., C. CRAFOORD, and E. MANNHEIMER: Coarctation of the aorta proximal to both subclavian arteries. J. thorac. Surg. 35, 123 (1958).

[34] BUCH, K. G. v., H. J. EBERLEIN u. H. GEHL: Paradoxe Hypertonie nach Operation einer Aortenisthmusstenose. Thoraxchirurgie 10, 419 (1963).

[35] BURFORD, T. H., T. B. FERGUSON, D. GOLDRING, and M. R. BEHRER: Coarctation of the aorta in infants. J. thorac. cardiovasc. Surg. 39, 47 (1960).

[36] CALLOW, A. D., E. D. ABOULAFIA, and P. E. BALAS: The restrictive effect of bypass grafts upon the occluded major arterial channel and its collaterals. Surgery 49, 26 (1961).

[37] CALODNEY, M. M., and M. J. CARSON: Coarctation of the aorta in early infancy. J. Pediat. 37, 46 (1950).

[38] CAMPBELL, M., and J. H. BAYLIS: The course and prognosis of coarctation of the aorta. Brit. Heart J. 18, 475 (1956).

[39] —, and P. E. POLANI: The aetiology of coarctation of the aorta. Lancet 1961 I, 463.

[40] CHAMBERLAIN, and J. MAXWELL: Personal communication. In: E. L. MARSTON, H. H. BRADSHAW and I. H. MEREDITH, Agenesis of aortic isthmus. Surgery 42, 352 (1957).

[41] CHEU, S., M. J. FIESE, E. HATAYAMA: Zit. nach F. GROSSE-BROCKHOFF u. F. LOOGEN, Angeborene Aortenstenose. Dtsch. med. Wschr. 86, 417 (1961).

[42] CHRISTIAN, P., u. W. NODER: Akutes Rückenmarkssyndrom bei Isthmusstenose der Aorta als Folge eines pathologischen Kollateralkreislaufes über die A. spinalis anterior. Z. Kreisl.-Forsch. 43, 125 (1954).

[43] CLAGETT, O. T.: The surgical treatment of coarctation of the aorta. Proc. Mayo Clin. 23, 359 (1948).

[44] —, and J. W. DUSHANE: Diagnosis and management of coarctation of the aorta in children. Pediat. Clin. N. Amer. 1, 173 (1954).

[45] — J. W. KIRKLIN, and J. E. EDWARDS: Anatomic variations and pathologic changes in coarctation of the aorta. Surg. Gynec. Obstet. 98, 103 (1954).

[46] COSTA, A.: Obliterazione dell'aorta all'imbocco dell'aorta destra; rottura della prima intercostale aortica. Classificazione e patogenesi delle atresie e stretture dell'aorta. Arch. Pat. Clin. med. 9, 305 (1930).

[47] CRAFOORD, C., and G. NYLIN: Congenital coarctation of the aorta and its surgical treatment. J. thorac. Surg. 14, 347 (1945).

[48] D'ABREU, A. L., A. G. V. ALDRIDGE, R. ASTLEY, and M. A. C. JONES: Coarctation of the aorta proximal to both subclavian arteries producing reversible papilloedema. Brit. J. Surg. 48, 525 (1961).

[49] —, and C. PARSON: Surgical treatment of children with coarctation of the aorta. Brit. med. J. 1956 II, 390.

[50] — C. G. ROB u. J. F. VOLLMAR: Die Coarctatio aortae abdominalis. Langenbecks Arch. klin. Chir. 290, 521 (1959).

[51] D'CRUZ, I. A., M. H. AGUSTSSON, J. P. BICOFF, M. WEINBERG, and R. A. ARCILLA: Stenotic lesions of the pulmonary artery. Clinical and hemodynamic findings in 84 cases. Amer. J. Cardiol. 13, 441 (1964).

[52] DEBAKEY, M. E., and A. C. BEALL: Successful surgical correction of supravalvular aortic stenosis. Circulation 27, 858 (1963).

[53] DeBoer, A., L. Grana, W. J. Potts, and M. Lev: Coarctation of the aorta. Arch. Surg. 82, 39 (1961).

[54] Delaney, T. B., and A. S. Nadas: Peripheral pulmonic stenosis. Amer. J. Cardiol. 13, 451 (1964).

[55] Denie, J. J., and A. P. Verheugt: Supravalvular aortic stenosis. Circulation 18, 902 (1958).

[56] Derom, F., et A. Blancquaert: Syndrome d'artérite nécrosante et lésion médullaire après résection de coarctation de l'aorte. Acta chir. belg. 58, 515 (1959).

[57] Dieminger, H. J.: Aortenisthmusstenose und Schwangerschaft. Zbl. Gynäk. 82, 1818 (1960).

[58] Dodrill, F. D., and C. D. Benson: Coarctation of the aorta with both subclavian arteries arising from the distal segment complicated by postoperative intussusception. Surgery 51, 809 (1962).

[59] Doerr, W.: Morphogenese und Korrelation chirurgisch wichtiger, angeborener Herzfehler. Ergebn. Chir. Orthop. 36, 1 (1950).

[60] — Pathologische Anatomie der angeborenen Herzfehler. In: Handbuch der inneren Medizin, Bd. IX/3. Berlin-Göttingen-Heidelberg: Springer 1960.

[61] Downing, D. F.: The early diagnosis of congenital heart disease. Hahnemannian 93, 14 (1958).

[62] Dubost, C., et P. Blondeau: Les sténoses sous-isthmiques de l'aorte thoracique. J. Chir. (Paris) 74, 113 (1957).

[63] Düx, A., H. Hallerbach, H. H. Hilger, M. Ley, A. Schaede u. P. Thurn: Supravalvuläre Aortenstenose. Fortschr. Röntgenstr. 95, 649 (1961).

[64] Edwards, B. F., S. W. Gray, W. A. Hopkins, B. M. Davis, and J. E. Skandalakis: Coarctation of the aorta complicated by the formation of an aneurysm. Surgery 52, 444 (1962).

[64a] Edwards, J. E.: Congenital malformations of the heart and great vessels. In: S. E. Gould, Pathology of the Heart. Springfield: Ch. C. Thomas 1960.

[65] Effert, S., J. Karytsiotis, F. Loogen u. H. Vettermann: Elektrokardiographische Befunde bei der Aortenisthmusstenose und ihre Beziehungen zur Hämodynamik. Arch. Kreisl.-Forsch. 40, 117 (1963).

[66] Efskind, L., and A. Sanderud: Surgical treatment of coarctation of the aorta. Acta chir. scand. Suppl. 283, 182 (1961).

[67] Eifrig, D. E.: Review of cases of coarctation treated at the Johns Hopkins Hospital. Zit. in H. T. Bahnson, The aortic arch and the thoracic aorta. In: J. H. Gibbon, Surgery of the Chest. Philadelphia and London: W. B. Saunders Co. 1962.

[68] Eldridge, F., A. Selzer, and H. Hultgren: Stenosis of a branch of the pulmonary artery. Circulation 15, 865 (1957).

[69] Engler, H. S., L. T. Ellison, W. H. Moretz, J. G. Simpson, H. E. Gleaton, and R. A. Freemann: Shock following release of aortic cross-clamping. Arch. Surg. 86, 791 (1963).

[70] Everts-Suárez, E. A., and C. P. Carson: The triad of congenital absence of aortic arch (isthmus aortae), patent ductus arteriosus and interventricular septal defect. A trilogy. Ann. Surg. 150, 153 (1959).

[71] Falkenbach, K. H., N. Zheutlin, A. H. Dowdy, and B. J. O'Loughlin: Pulmonary hypertension due to pulmonary arterial coarctation. Radiology 73, 575 (1959).

[72] Flügel, F., W. Schiefer, E. E. Schmid u. J. Strauch: Rückenmarkschädigung bei Aortenisthmusstenose. Zbl. Chir. 85, 998 (1960).

[73] Frederiksen, T., and T. Poulsen: Poststenotic aneurysms complicating coarctation of the aorta. Acta chir. scand. 121, 13 (1961).

[74] Frick, M. H., and P. I. Halonen: Coarctation of the aorta. A study based on 110 patients. Ann. Med. intern. Fenn. 49, 137 (1960).

[75] Gammelgaard, A., and H. Baden: Operativ behandling af coarctatio aortae hos spaedborn. Nord. Med. 55, 288 (1956).

[76] —, and B. Friis-Hansen: Acute abdominal reactions following operation for coarctation of the aorta. Acta chir. scand. 119, 361 (1960).

[77] — F. Therkelsen, and I. Boesen: Coarctation of the aorta in infants. Diagnosis and operability. Acta chir. scand., Suppl. 245, 307 (1959).

[77a] Garcia, R. E., W. F. Friedman, M. M. Kaback, and R. D. Rowe: Idiopathic hypercalcemia and supravalvular aotic stenosis. New Engl. J. Med. 271, 117 (1964).

[78] Gerbasi, F. S., R. S. Kibler, and A. M. Margileth: Coarctation of the abdominal aorta. J. Pediat. 52, 191 (1958).

[79] Glass, I. H., W. T. Mustard, and J. D. Keith: Coarctation of the aorta in infants. Pediatrics 26, 109 (1960).

[80] Glenn, F., E. B. C. Keffer, D. S. Speer, and C. T. Dotter: Coarctation of the lower thoracic and abdominal aorta immediately proximal to celiac axis. Surg. Gynec. Obstet. 94, 561 (1952).

[81] Glotzer, P., and E. S. Hurwitt: Experimental infundibular bypass. J. thorac. cardiovasc. Surg. 43, 234 (1962).

[82] Goldring, D., H. Padilla, T. B. Ferguson, M. R. Behrer, A. F. Hartmann, B. Zwirn, and F. T. Kraus: Coarctation of the aorta and associated patent ductus arteriosus. J. Pediat. 56, 11 (1960).

[83] —, and H. Wohltmann: Flush method for blood pressure determination in newborn infants. J. Pediat. 40, 285 (1952).

[84] Goodwin, J. F.: Pregnancy and coarctation of the aorta. Lancet 1958 I, 16.

[85] — Pregnancy and coarctation of the aorta. Clin. Obstet. Gynec. 4, 645 (1961).

[86] GORDON, A. S.: The surgical management of congenital supravalvular, valvular and subvalvular aortic stenosis using deep hypothermia. J. thorac. cardiovasc. Surg. 43, 141 (1962).

[87] — B. W. MEYER, and J. C. JONES: Open-heart surgery using deep hypothermia without an oxygenator. J. thorac. Surg. 40, 787 (1960).

[88] GRISHMAN, A., M. L. SUSSMAN, and M. F. STEINBERG: Atypical coarctation of the aorta with absence of the left radial pulse. Amer. Heart J. 27, 217 (1944).

[89] GROB, M., M. STOCKMANN u. M. BETTEX: Lehrbuch der Kinderchirurgie. Stuttgart: Georg Thieme 1957.

[90] GROSS, R. E.: Surgical treatment for coarctation of the aorta. J. Amer. med. Ass. 139, 285 (1949).

[91] — Coarctation of the aorta. Circulation 7, 757 (1953).

[92] — The Surgery of Infancy and Childhood. Philadelphia and London: W. B. Saunders Co. 1953.

[93] —, and C. A. HUFNAGEL: Coarctation of the aorta. Experimental studies regarding its surgical correction. New Engl. J. Med. 233, 287 (1945).

[94] GROSSE-BROCKHOFF, F., u. F. LOOGEN: Angeborene Aortenstenose. Dtsch. med. Wschr. 86, 417 (1961).

[95] — — u. A. SCHAEDE: Aortenisthmusstenose. In: Handbuch der inneren Medizin, Bd. IX/3, S. 445. Berlin-Göttingen-Heidelberg: Springer 1960.

[96] GROVES, L. K.: Diskussion zu T. H. BURFORD, T. B. FERGUSON, D. GOLDRING and M. R. BEHRER, Coarctation of the aorta in infants. J. thorac. cardiovasc. Surg. 39, 47 (1960).

[97] —, and D. B. EFFLER: Problems in the surgical management of coarctation of the aorta. J. thorac. cardiovasc. Surg. 39, 60 (1960).

[98] GUASTAVINO, G. N., y L. BECU: Coarctaciones aórticas ubicadas por debajo del sitio habitual (un caso operado de doble coarctación). Resección y homoinjerto. Rev. Ass. méd. argent. 7, 347 (1956).

[99] HABERER, H.: Ein Fall von seltenem Kollateralkreislauf bei angeborener Obliteration der Aorta und dessen Folgen. Z. Heilk. 24, 26 (1903).

[100] HALONEN, P. I., T. SEPPÄLÄ, and S. PUNSAR: Coarctation of the aorta and pregnancy. Acta med. scand. 156, 85 (1956).

[101] HAMERNJK, J.: Bemerkungen über die Obliteration der Aorta. Vjschr. prakt. Heilk. 4, 61 (1848).

[102] HAMILTON, W. F., and M. E. ABBOTT: Coarctation of aorta of adult type. Amer. Heart J. 3, 383 (1928).

[103] HANSON, J., D. IKKOS, L. JOHANSSON, U. RUDHE, and Å. SENNING: Coarctation of the abdominal aorta. Case report and description of successful surgical treatment. Acta chir. scand. 245, 315 (1959).

[104] HARA, M., T. DUNGAN, and B. LINCOLN: Supravalvular aortic stenosis. Report of successful excision and aortic re-anastomosis. J. thorac. cardiovasc. Surg. 43, 212 (1962).

[105] HARBERG, F. J., and E. GOLDBLATT: Management of coarctation of the aorta during the first year of life. Circulation 20, 710 (1959).

[106] HASLER, L. H.: Über einen Fall von Verschluß der Aorta an ungewohnter Stelle. Inaug.-Diss. Leipzig 1911.

[107] HASSE, H. M., u. W. SCHOOP: Der Kollateralkreislauf vor und nach operativer Wiederherstellung der Strombahn bei Arterienverschlüssen. Z. Kreisl.-Forsch. 50, 242 (1961).

[108] HAYWARD, G.: Symposium on congenital heart disease. Coarctation: Complications of resection. Brit. Heart J. 20, 261 (1958).

[109] HEBERER, G., G. RAU, K. G. v. BUCH u. H. GEHL: Die chirurgische Behandlung der Coarctatio aortae (Aortenisthmusstenose) im höheren Lebensalter und bei zusätzlichen Herz- oder Gefäßanomalien. Dtsch. med. Wschr. 88, 773 (1963).

[110] HERRON, P. W., E. L. FOLTZ, F. PLUM, R. A. BRUCE, and K. A. MERENDINO: Partial-Brown-Séquard-syndrome associated with coarctation of the aorta: Review of literature and report of a surgically treated case. Amer. Heart J. 55, 129 (1958).

[111] HERXHEIMER, G.: In: E. SCHWALBE, Morphologie der Mißbildungen. Jena: Gustav Fischer 1909.

[112] HOFFMEISTER, H.-E., M. M. SANPRADIT u. H. SONNTAG: Über Kreislaufveränderungen bei der experimentellen Aortenisthmusstenose des Hundes. Thoraxchirurgie 10, 241 (1962).

[113] HOOD, J. H.: Coarctation of the aorta: Its incidence and X-ray diagnosis. Med. J. Aust. 2, 82 (1957).

[114] HURT, R. L., and W. J. HANBURY: Intestinal vascular lesions simulating polyarteritis nodosa after resection of coarctation of the aorta. Thorax 12, 258 (1957).

[115] HURWITT, E. S., and S. F. ALTMAN: Observation on the growth of aortic anastomoses in puppies: II. Comparative effects of silk and catgut sutures on the growth of vascular anastomoses. Angiology 5, 27 (1954).

[115a] IKEDA, K.: Hypoplasia of the aorta as a possible cause of cardiac failure. Minn. Med. 16, 172 (1933).

[116] INADA, K., H. SHIMIZU, and T. YOKOYAMA: Pulseless disease and atypical coarctation of the aorta with special reference to their genesis. Surgery 52, 433 (1962).

[117] — T. YOKOYAMA, and R. NAKAYA: Atypical coarctation of the aorta. Angiology 14, 506 (1963).

[118] INGOMAR, C., and E. TERSLEV: Hypertension after resection of coarctation of the aorta. Brit. Heart J. 23, 370 (1961).

[118a] IRMER, W., u. N. C. PATHAK: Bericht über 360 operierte Aortenisthmusstenosen und die Begleitfehler, Früh- und Spätkomplikationen sowie Zweitoperationen. Ergebn. Chir. Orthop. 46, 167 (1964).

[119] JACOBSON, G., R. S. COSBY, G. C. GRIFFITH, and B. W. MEYER: Valvular stenosis as a cause of death in surgically treated coarctation of the aorta. Amer. Heart J. 45, 889 (1953).

[120] JENSEN, N. K.: Diskussion zu T. H. BURFORD, T. B. FERGUSON, D. GOLDRING, and M. R. BEHRER, Coarctation of the aorta in infants. J. thorac. cardiovasc. Surg. **39**, 47 (1960).

[121] JOHNSON, J., C. K. KIRBY, M. W. ALLAM, and W. HAGAN: The growth of vascular anastomoses with continous posterior and interrupted anterior silk sutures. Surgery **29**, 721 (1951).

[122] JONES, M. D., and H. L. STEINBACH: Coarctation of the aorta with regression of rib notching following surgery. Radiology **63**, 248 (1954).

[123] KARNELL, J., C. CRAFOORD, and B. BRODÉN: Coarctation of the aorta. In: E. DERRA, Handbuch für Thoraxchirurgie. Berlin-Göttingen-Heidelberg: Springer 1959.

[124] KEITH, J. D., R. D. ROWE, and P. VLAD: Heart Disease in Infancy and Childhood. New York: Macmillan Co. 1958.

[125] KENWICK, A. N., and J. A. WILSON: Coarctation of the aorta and pregnancy. Amer. J. Obstet. Gynec. **67**, 419 (1954).

[126] KIEFFER, S. A., L. M. LINDE, S. M. KEGEL, and H. J. LATTA: Mycotic aneurysm distal to coarctation of the aorta. J. thorac. cardiovasc. Surg. **42**, 507 (1961).

[127] KING, H., G. KAISER, and R. KING: Repair of coarctation of the aorta by patch grafting. J. thorac. cardiovasc. Surg. **43**, 792 (1962).

[128] —, and J. A. WALDHAUSEN: Aortoplasty in infants with coarctation. Circulation **27**, 890 (1963).

[129] KIRKLIN, J. W.: Zit. in M. G. BOURASSA and L. CAMPEAU, Combined supravalvular aortic and pulmonic stenosis. Circulation **28**, 572 (1963).

[129a] — Diskussion zu [227a] 1965.

[130] KITTLE, C. F., J. E. CROCKETT, and E. G. DIMOND: Coarctation. Repair with relief of hypertension. Report of a case in a fifty-seven-year-old man. J. Amer. med. Ass. **168**, 2006 (1958).

[131] KNOTHE, W.: Die „Isthmusplastik" als Operationsverfahren zur Behandlung der Aortenisthmusstenose. Ärztl. Forsch. **15**, 366 (1961).

[132] KONCZ, J.: Zit. in A. J. BEUREN, C. SCHULZE, P. EBERLE, D. HARMJANZ and A. APITZ, The syndrome of supravalvular aortic stenosis, peripheral pulmonary stenosis, mental retardation and similar facial appearance. Amer. J. Cardiol. **13**, 471 (1964).

[133] KONRAD, R. M., A. R. FAHMY u. W. SCHULTE-BRINKMANN: Die körperliche Entwicklung von Kindern mit einer Aortenisthmusstenose. Langenbecks Arch. klin. Chir. **297**, 139 (1961).

[134] KREEL, I., R. REISS, L. STRAUSS, S. BLUMENTHAL, and I. D. BARONOFSKY: Supra-valvular stenosis of the aorta. Ann. Surg. **149**, 519 (1959).

[135] KREMER, K.: Aortenisthmusstenosen. Z. Tuberk. **117**, 171 (1961).

[136] — Die chirurgische Behandlung der angeborenen Fehlbildungen. Stuttgart: Georg Thieme 1961.

[137] LANDTMAN, B., and L. TUUTERI: Vascular complications in coarctation of the aorta. Acta paediat. (Uppsala) **48**, 329 (1959).

[138] LANG, H. T., and A. S. NADAS: Coarctation of the aorta with congestive heart failure in infancy — Medical treatment. Pediatrics **17**, 45 (1956).

[139] LEGRAND: Du rétrécissement de l'aorte, du diagnostic et du traitement de cette maladie suivi d'un cas de guérison d'aneurysme du coeur. Arch. gén. Méd. 8, 528 (1835).

[140] LINTON, R. R.: Peripheral vascular diseases. New Engl. J. Med. **260**, 272 (1959).

[141] LIPCHIK, E. O., C. G. ROB, and S. SCHWARTZBERG: Obstruction of the abdominal aorta above the level of the renal arteries. Radiology **82**, 443 (1964).

[142] LOBER, P. H., and C. W. LILLEHEI: Necrotizing panarteritis following repair of coarctation of the aorta. Surgery **35**, 950 (1954).

[143] LÖHR, H., F. LOOGEN u. H. VIETEN: Die periphere Pulmonalstenose. Fortschr. Röntgenstr. **94**, 285 (1961).

[144] LOOGEN, F., u. H. VIETEN: Atypische Symptomatologie einer Aortenatresie infolge zusätzlicher Gefäßanomalien. Fortschr. Röntgenstr. **93**, 730 (1960).

[145] — — Die Diagnose der supravalvulären Aortenstenose. Z. Kreisl.-Forsch. **49**, 439 (1960).

[146] —, u. E. WETZELS: Stenose der absteigenden Aorta. Z. Kreisl.-Forsch. **47**, 1061 (1958).

[146a] LORBER, P. H., and C. W. LILLEHEI: Necrotizing panateritis following repair of coarctation of aorta: Case report. Surgery **35**, 950 (1954).

[147] LOVE, W. S., and J. H. HOLMS: Coarctation of the aorta with associated stenosis of the right subclavian artery. Amer. Heart J. **17**, 628 (1939).

[148] LUAN, L. L., J. L. D'SILVA, B. M. GASUL, and R. F. DILLON: Stenosis of the right main pulmonary artery. Clinical, angiocardiographic, and catheterization findings in ten patients. Circulation **21**, 1116 (1960).

[149] McGOON, D. C.: The surgical treatment of coarctation of the aorta. In: E. V. ALLEN, N. W. BARKER and E. A. HINES, Peripheral Vascular Diseases, p. 836. Philadelphia and London: W. B. Saunders 1962.

[150] — H. T. MANKIN, P. VLAD, and J. W. KIRKLIN: The surgical treatment of supravalvular aortic stenosis. J. thorac. Surg. **41**, 125 (1961).

[151] MALM, J. R., S. BLUMENTHAL, A. G. JAMESON, and G. H. HUMPHREYS: Observations on coarctation of the aorta in infants. Arch. Surg. **86**, 96 (1963).

[152] MARCH, H. W., H. N. HULTGREN, and F. GERBODE: Immediate and remote effects of resection on the hypertension in coarctation of the aorta. Brit. Heart J. **22**, 361 (1960).

[153] MARIE, J., B. LEVÊQUE, J. P. BINET, C. FAURÉ, P. CORONE, R. PERELMAN, J. M. CORMIER et C. DE-
BAUCHEZ: Le rétrécissement de l'aorte abdominale. A propos d'une observation chez un enfant de
treize ans. Presse méd. **70**, 1483 (1962).

[154] MARSTON, E. L., H. H. BRADSHAW, and J. H. MEREDITH: Agenesis of the aortic isthmus. A case report,
discussion and different factors, and reclassification of coarctations. Surgery **42**, 352 (1957).

[155] MAUCK, H. P., J. YOUKER, R. G. LESTER, C. MARTIN, and C. McCUE: Complete interruption of the
aortic arch. Angiology **14**, 362 (1963).

[156] MECKEL, A.: Verschließung der Aorta am 4. Brustwirbel. Arch. Anat. Physiol. **1827**, 345.

[157] MEESEN, H.: Zur Pathogenese, Progredienz und Adaptation der angeborenen Herz- und Gefäßfehler.
Verh. dtsch. Ges. Kreisl.-Forsch. **23**, 188 (1957).

[158] MEHRIZI, A., and H. F. MORRISH: Interruption of the aortic arch. Bull. Johns Hopk. Hosp. **111**, 127 (1962).

[159] MERRIL, D. L., C. A. WEBSTER, and P. C. SAMSON: Congenital absence of the aortic isthmus. J. thorac.
Surg. **33**, 311 (1957).

[160] MILLER, R. L., and W. H. FALOR: Surgical approach to coarctation of the aorta complicating pregnancy.
J. Amer. med. Ass. **149**, 740 (1952).

[161] MÖNCKEBERG, J. G., F. HENKE u. O. LUBARSCH: Mißbildungen des Herzens. In: Handbuch der speziellen pathologischen Anatomie und Histologie. Berlin-Göttingen-Heidelberg: Springer 1924.

[162] MORGAGNI, G. B.: De sedibus et causis morborum. Venedig: Typogr. Remondiniana 1761.

[163] MORRIS, G. C., D. A. COOLEY, M. E. DEBAKEY, and E. S. CRAWFORD: Coarctation of the aorta with
particular emphasis upon improved techniques of surgical repair. J. thorac. Surg. **40**, 705 (1960).

[164] — M. E. DEBAKEY, D. A. COOLEY, and E. S. CRAWFORD: Subisthmic aortic stenosis and occlusive
disease. Arch. Surg. **80**, 87 (1960).

[165] MORROW, A. G., J. A. WALDHAUSEN, R. L. PETERS, R. D. BLOODWELL, and E. BRAUNWALD: Supravalvular aortic stenosis. Clinical, hemodynamic and pathologic observations. Circulation **20**, 1003
(1959).

[166] MORTENSEN, J. D., P. R. CUTLER, W. R. RUMEL, and L. G. VEASY: Management of coarctation of the
aorta. J. thorac. cardiovasc. Surg. **37**, 502 (1959).

[167] MOSS, A. J., F. H. ADAMS, B. J. O'LOUGHLIN, and W. J. DIXON: The growth of the normal aorta and
of the anastomotic site in infants following surgical resection of coarctation of the aorta. Circulation
19, 338 (1959).

[168] MOTSCH, K., J. BARTEL, S. IWANOFF u. W. PORSTMANN: Das Syndrom der supravalvulären Aortenstenose. Cardiologia (Basel) **43**, 379 (1963).

[169] MUSSHOFF, K.: Über ein ungewöhnliches Zeichen bei Fallotscher Tetralogie. Fortschr. Röntgenstr. **82**,
328 (1955).

[170] MUSTARD, W. T.: Diskussion zu J. L. OCHSNER, D. A. COOLEY, D. G. McNAMARA and A. KLINE:
Surgical treatment of cardiovascular anomalies in 300 infants younger than one year of age. J.
thorac. cardiovasc. Surg. **43**, 182 (1962).

[171] — R. D. ROWE, J. D. KEITH, and A. SIREK: Coarctation of the aorta with special reference to the first
year of life. Ann. Surg. **141**, 429 (1955).

[172] NADAS, A. S.: Pediatric Cardiology. Philadelphia and London: W. B. Saunders Co. 1963.

[173] NEUFELD, H. N., C. A. WAGENVOORT, P. A. ONGLEY, and J. E. EDWARDS: Hypoplasia of ascending
aorta. An unusual form of supravalvular aortic stenosis with special reference to localized coronary
arterial hypertension. Amer. J. Cardiol. **10**, 746 (1962).

[174] NORDSTRÖM, S., and T. SILANDER: The surgical treatment of supravalvular aortic stenosis based on two
cases. Thorax **17**, 154 (1962).

[175] OCHSNER, J. L., D. A. COOLEY, D. G. McNAMARA, and A. KLINE: Surgical treatment of cardiovascular
anomalies in 300 infants younger than one year of age. J. thorac. cardiovasc. Surg. **43**, 182 (1962).

[176] OEY, F. T. I., and J. A. NOORDIJK: Coarctation of the aorta in older patients. Thorax **16**, 169 (1961).

[177] OPPENHEIMER, E.: Partial atresia of the main branches of the pulmonary artery occuring in infancy and
accompanied by calcification of the pulmonary artery and aorta. Bull. Johns Hopk. Hosp. **63**, 261
(1938).

[178] ORELL, S. R., J. KARNELL, and F. WAHLGREN: Malformation and multiple stenoses of the pulmonary
arteries with pulmonary hypertension. Acta radiol. (Stockh.) **54**, 449 (1960).

[179] OWENS, J. C., and H. SWAN: Complications in the repair of coarctation of the aorta. Bull. Soc. int.
Chir. **21**, 216 (1962).

[180] PALTIA, V.: On postoperative abdominal complications in coarctation of the aorta. Acta chir. scand.
119, 206 (1960).

[181] PARIS: Zit. nach R. HEIM DE BALSAC, Sténoses et interruptions de l'aorte. In: E. DONZELOT et
F. D'ALLAINES, Traité des cardiopathies congénitales. Paris: Masson & Cie. 1954.

[182] PATEL, J., et J. FACQUET: Essais de cure des sténoses ectopiques de l'aorte. Presse méd. **61**, 743 (1953).

[183] PEREZ-ALVAREZ, J. J., and S. OUDKERK: Necrotizing arteriolitis of the abdominal organs as a postoperative complication following correction of coarctation of the aorta. Surgery **37**, 833 (1955).

[184] PORSTMANN, W., K. H. GÜNTHER u. W. GEISSLER: Aortenisthmusstenose mit atypischem Abgang
beider Aa. subclaviae und bidirektionaler Strömung in der A. subclavia dextra (A. lusoria). Fortschr.
Röntgenstr. **100**, 465 (1964).

[185] POTTS, W. J., S. SMITH, and S. GIBSON: Anastomosis of the aorta to a pulmonary artery. J. Amer. med. Ass. 132, 627 (1946).

[186] POWER, J. H.: Observations on diseases of the aortic valves, producing both constriction of the aortic orifice and regurgitation through it into the left ventricle, accompanied with abnormal enlargement of the two internal mammary arteries and atrophy of abdominal aorta and its iliac branches. Dublin Quart J. Med. Sci. 32, 314 (1861).

[187] PUNSAR, S., u. E. LAUSTELA: Kasuistischer Bericht über ungewöhnliche physische Leistungsfähigkeit trotz Aortenisthmusstenose. Z. Kreisl.-Forsch. 46, 913 (1957).

[188] RAILSBACH, O. C., and W. DOCK: Erosion of the ribs due to stenosis of the isthmus (coarctation) of the aorta. Radiology 12, 58 (1929).

[188a] RATHI, L., and J. D. KEITH: Post-operative blood pressures in coarctation of the aorta. Brit. Heart J. 26, 671 (1964).

[189] REID, H. C., and R. DALLACHY: Infarction of the ileum following resection of coarctation of the aorta. Brit. J. Surg. 45, 625 (1958).

[190] REIFENSTEIN, G. H., S. A. LEVINE, and R. E. GROSS: Coarctation of the aorta. Amer. Heart J. 33, 146 (1947).

[191] RENNER, K., u. H. HALLERBACH: Die Formen der Aortenisthmusstenose. Med. Welt 11, 531 (1964).

[192] REY-BALTAR, E., W. E. LEMMON y C. P. BAILEY: Experiencia con la coarctation aortica. Rev. clin. esp. 21, 150 (1960).

[193] RIBET, M., A. FOVET, A. HASSOUN, J. CARON et F. MAZEMAN: Sténose sous-isthmique double de l'aorte thoracique, résection et greffe sous hypothermie modérée. Presse méd. 69, 1725 (1961).

[194] RICORDEAU, G., J.-L. CHEVRIER, P. BLONDEAU et L. IRIS: Complications abdominales aigues après résection d'une coarctation de l'aorte. Presse méd. 46, 2189 (1963).

[195] RING, D. M., and F. J. LEWIS: Abdominal pain following surgical correction of coarctation of the aorta. J. thorac. Surg. 31, 718 (1956).

[196] ROB, C. G., A. L. D'ABREU u. J. F. VOLLMAR: Die Coarctatio aortae abdominalis. Langenbecks Arch. klin. Chir. 292, 285 (1959).

[197] ROBERTS, W. C., A. G. MORROW, and E. BRAUNWALD: Complete interruption of the aortic arch. Circulation 26, 39 (1962).

[198] ROBIZSEK, F., F. H. TAYLOR, and P. W. SANGER: Studies on the poststenotic dilatation. Angiology 12, 68 (1961).

[198a] — P. W. SANGER, and H. K. DAUGHERTY: Coarctation of the abdominal aorta diagnosed by aortography: Report of three cases. Ann. Surg. 162, 227 (1965).

[199] RÖSLER, H.: Beiträge zur Lehre von den angeborenen Herzfehlern. IV. Untersuchungen an zwei Fällen von Isthmusstenose der Aorta. Wien. Arch. inn. Med. 15, 521 (1928).

[200] ROMANOS, A. N., C. L. BRUINS, and A. G. BROM: Rare anomaly of the aortic arch combined with coarctation of the aorta. Dis. Chest. 31, 1 (1957).

[201] ROSENTHAL, L.: Coarctation of the aorta and pregnancy. Brit. med. J. 1955 I, 16.

[202] RUMEL, W., C. BAILEY, P. S. SAMSON, D. H. WATERMAN, and R. J. BING: Surgical treatment of coarctation of aorta. J. Amer. med. Ass. 164, 5 (1957).

[203] SANDERUD, A.: Arterial grafting for coarctation of the aorta. Acta chir. scand. 117, 156 (1959).

[204] SÁNDOR, S., u. H. KATALIN: Orv. Hetil. 102, 325 (1961).

[205] SAUVAGE, L. R., and H. N. HARKINS: Growth of vascular anastomoses: An experimental study of the influence of suture type and suture method with a note on certain mechanical factors involved. Bull. Johns Hopk. Hosp. 91, 276 (1952).

[206] SCHAD, N., u. M. BETTEX: Hämodynamische Ergebnisse nach Operation der Aortenisthmusstenose. Helv. paediat. Acta 12, 491 (1957).

[207] SCHLESINGER: Merkwürdige Verschließung der Aorta. Casper's Wschr. ges. Heilk. 31, 489 (1835).

[208] SCHNITKER, M. A., and C. A. BAYER: Dissecting aneurysms of the aorta in young individuals. Ann. intern. Med. 20, 486 (1944).

[209] SCHOENMACKERS, J.: Stenose der A. iliaca als Folge der Thrombose der Nabelarterie. Persönliche Mitteilung 1962.

[210] SCHÜTZ, W., u. W. SCHMITZ: Chirurgische Erfahrungen bei 50 operierten Aortenisthmusstenosen. Chirurg 31, 391 (1960).

[211] SCHUSTER, S. R.: Coarctation of the abdominal aorta. Ann. Surg. 158, 1012 (1963).

[212] —, and R. E. GROSS: Surgery for coarctation of the aorta. A review of 500 cases. J. thorac. cardiovasc. Surg. 43, 54 (1962).

[213] SCHWARTZ, M. B., C. H. KNIEP, and L. SCHAMROTH: Congenital atresia of the abdominal aorta. Amer. Heart J. 54, 605 (1957).

[214] SCHWARTZ, M. J., and I. D. BARONOFSKY: Ruptured intracranial aneurysm associated with coarctation of the aorta. Amer. J. Cardiol. 6, 982 (1960).

[215] SCHWARTZ, S. P., and D. GREENE: Coarctation of the aorta in children. The syndrome of constriction of the isthmus of the aorta, with involvement of the origin of the left subclavian artery. Amer. Heart J. 23, 99 (1942).

[216] SEALY, W. C.: Indications for surgical treatment of coarctation of the aorta. Surg. Gynec. Obstet. 97, 301 (1953).

[*217*] SEALY, W. C., J. S. HARRIS, W. G. YOUNG, and H. A. CALLAWAY: Paradoxical hypertension following resection of coarctation of aorta. Surgery **42**, 135 (1957).

[*218*] SEAMAN, W. B., and D. GOLDRING: Coarctation of the aorta with patent ductus arteriosus. J. Pediat. **47**, 588 (1955).

[*219*] SECHER, O., E. HUSFELDT, and F. THERKELSEN: Controlled hypotension during operation for coarctation of the aorta. Thorax **11**, 25 (1956).

[*220*] SEN, P. K., S. G. KINARE, T. P. KULKARNI, and G. B. PARULKAR: Stenosing aortitis of unknown etiology. Surgery **51**, 317 (1962).

[*220a*] — S. D. ENGINEER, and G. B. PARULKAR: The middle aortic syndrome. Brit. Heart J. **25**, 610 (1963).

[*221*] SENNING, Å.: Strip-graft technique. Acta chir. scand. **118**, 81 (1959).

[*222*] —, and L. JOHANSSON: Coarctation of the abdominal aorta. J. thorac. cardiovasc. Surg. **40**, 517 (1960).

[*223*] SERFAS, L. S., and B. A. RAYMOND: Perforated peptic ulcer as an early postoperative complication of resection of the coarctated aorta. Ann. Surg. **155**, 555 (1962).

[*224*] SEWART, M.: Congenital interruption of the aortic arch. Arch. Dis. Childh. **23**, 63 (1948).

[*225*] SHANAHAN, W. R., S. L. ROMNEY, and J. H. CURRENS: Coarctation of the aorta and pregnancy. J. Amer. med. Ass. **167**, 275 (1958).

[*226*] SHUMACKER, H. B.: Use of the subclavian artery in the surgical treatment of coarctation of the aorta. Surg. Gynec. Obstet. **93**, 491 (1951).

[*227*] — Surgical treatment of coarctation of the aorta. Amer. J. Surg. **89**, 1235 (1955).

[*227a*] —, and I. MANDELBAUM: Surgical considerations in the management of supravalvular aortic stenosis. Circulation **31**, Suppl. No 1, 36 (1965).

[*228*] — —, and H. KING: Extrapleural approach for coarctation of the aorta. J. thorac. cardiovasc. Surg. **44**, 204 (1962).

[*229*] SINGLETON, A. O., L. S. McGINNIS, and H. R. EASON: Arteriitis following correction of coarctation of the aorta. Surgery **45**, 665 (1959).

[*230*] SISSMAN, N. J., C. A. NEILL, F. C. SPENCER, and H. B. TAUSSIG: Congenital aortic stenosis. Circulation **19**, 458 (1959).

[*231*] SKANDALAKIS, J. E., B. F. EDWARDS, S. W. GRAY, B. M. DAVIS, and W. A. HOPKINS: Coarctation of the aorta with aneurysm. Surg. Gynec. Obstet. **111**, 307 (1960).

[*232*] SKODA, J.: Case of probable partial obliteration of the aorta. Lancet 1871 II, 13.

[*233*] SMITH, D. E., and M. B. MATTHEWS: Aortic valvular stenosis with coarctation of aorta with special reference to the development of aortic stenosis upon congenital biscuspid valves. Brit. Heart J. **17**, 198 (1955).

[*234*] SMITH, W. G.: Pulmonary hypertension and continous murmur due to multiple peripheral stenosis of the pulmonary arteries. Thorax **13**, 194 (1958).

[*235*] SNELLER, H. A., H. HARTMAN et C. HAHN: Problèmes diagnostiques et chirurgicaux dans les sténoses aortiques. Arch. Mal. Cœur **10**, 1081 (1961).

[*236*] SØNDERGAARD, T.: Coarctation of the pulmonary artery. Dan. med. Bull. **1**, 46 (1954).

[*237*] SOULIÉ, P., J. DI MATTEO, R. TRICOT et E. ELIACHAR: Sténose de l'isthme de l'aorte et grossesse. Sem. Hôp. Paris **27**, 593 (1951).

[*238*] SPENCER, F. C., C. A. NEILL, L. SANK, and H. T. BAHNSON: Anatomical variations in 46 patients with congenital aortic stenosis. Amer. Surg. **26**, 204 (1960).

[*239*] STARR, A., C. DOTTER, and H. GRISWOLD: Supravalvular aortic stenosis: Diagnosis and treatment. J. thorac. Surg. **41**, 134 (1961).

[*240*] STEC, J.: Indikationen und Ergebnisse der Operationen von Aortenisthmusstenosen mit besonderer Berücksichtigung für das Säuglingsalter und das höhere Lebensalter. Inaug.-Diss. Köln 1964.

[*241*] STEIDELE, R. J.: Sammlung verschiedener in der chirurgisch-praktischen Lehrschule gemachter Beobachtungen, Bd. 2, S. 114. 1777/78.

[*242*] STEIN, A. H., H. C. MORGAN, and R. PORRAS: The effect of an arteriovenous fistula on intramedullary bone pressure. Surg. Gynec. Obstet. **109**, 287 (1959).

[*243*] STEINBERG, I.: Aneurysm of the aortic sinuses with pseudocoarctation of the aorta. Brit. Heart J. **18**, 85 (1956).

[*244*] —, and N. FINBY: Congenital aneurysm of the right aortic sinus associated with coarctation of the aorta and subacute bacterial endocarditis. New Engl. J. Med. **253**, 549 (1955).

[*245*] STILLER, H.: Die Behandlung der Aortenisthmusstenose mit der Isthmotomie und Isthmusplastik. Dtsch. med. Wschr. **86**, 72 (1961).

[*246*] STOKES, J. M., H. WOHLTMANN, and E. CARLSON: Coarctation of the abdominal aorta and renal artery. Ann. Surg. **152**, 856 (1960).

[*247*] STURM, A., u. F. LOOGEN: Rippenusuren ohne Aortenisthmusstenose unter besonderer Berücksichtigung der Fallotschen Tetralogie und Pentalogie. Fortschr. Röntgenstr. **97**, 464 (1962).

[*248*] SUNDER-PLASSMANN, P., G. MENGES u. L. RULAND: Aorten-Arkusstenose mit abnormem Abgang aller Hals- und Armgefäße, Aplasie der A. carotis sin. und offenem Ductus arteriosus Botalli. Med. Klin. **56**, 574 (1961).

[*249*] SUTER: Zit. nach K. WEZLER u. A. BÖGER, Die Dynamik des arteriellen Systems. Ergebn. Physiol. **41**, 292 (1939).

[250] SWAN, H., J. M. TRAPNELL, and J. DENST: Congenital mitral stenosis and systemic right ventricle with associated pulmonary vascular changes frustrating surgical repair of a patent ductus arteriosus and coarctation of the aorta. Amer. Heart J. **38**, 914 (1949).

[251] TEMESVÁRI, A., u. A. ARVAY: Über einige klinische und pathologische Probleme der Coarctatio aortae. Chirurg **27**, 529 (1956).

[252] THROWER, W. B., W. H. ABELMANN, and D. E. HARKEN: Surgical correction of coarctation of the main pulmonary artery. Circulation **21**, 672 (1960).

[253] TREDE, M., u. F. LINDER: Die supravalvuläre Aortenstenose. Chirurg **33**, 155 (1962).

[254] TUBBS, O. S.: Surgical treatment in coarctation. Brit. med. Bull. **11**, 197 (1955).

[254a] ULLAL, S. R., and M. V. BRAIMBRIDGE: Acquired coarctation of the thoracic aorta due to calcified thrombus. Ann. Surg. **162**, 246 (1965).

[255] VILLALOBOS, M. C. R., D. P. DE BALDERRAMA, J. LOPEZ Y LOPEZ, and M. CASTELLANOS: Complete interruption of the aorta. Amer. J. Cardiol. **8**, 664 (1962).

[256] VOSSSCHULTE, K.: Isthmusplastik zur Behandlung der Aortenisthmusstenose. Thoraxchirurgie **4**, 443 (1956/57).

[257] — Erfahrungen mit der Isthmusplastik bei der Aortenisthmusstenose. Klin. Med. (Wien) **16**, 180 (1961).

[258] — Surgical correction of coarctation of the aorta by an ,,Isthmusplastik" operation. Thorax **16**, 338 (1961).

[258a] —, u. W. KNOTHE: Operative Korrektur der Aortenisthmusstenose durch Isthmusplastik. Dtsch. med. Wschr. **90**, 704 (1965).

[259] WALDHAUSEN, J. A., H. KING, D. L. NAHRWOLD, P. R. LURIE, and H. B. SHUMACKER: Management of coarctation in infancy. J. Amer. med. Ass. **25**, 270 (1964).

[260] WATERSTON, D. J.: Cardiac surgery in the first year of life. In: HARLEY, Modern Trends of Cardiac Surgery, p. 242, chap. 18. New York: P. B. Hoeber 1960.

[261] WEZLER, K., u. A. BÖGER: Die Dynamik des arteriellen Systems. Ergebn. Physiol. **41**, 292 (1939).

[262] WHYTE, D., and A. T. LU: Coarctation of the aorta with aneurysm and rupture into the esophagus. J. Pediat. **49**, 461 (1956).

[263] WILLIAMS, J. C. P., B. G. BARRATT-BOYES, and J. B. LOWER: Supravalvular aortic stenosis. Circulation **24**, 1311 (1961).

[264] WITZ, J. P., P. REYS, M. DORNER, F. KUNTZMANN et G. MIECH: Coarctation sous-isthmique en diaphragme de l'aorte thoracique basse, résection avec suture bout a bout, chylothorax post-opératoire. Ann. Chir. thorac. cardiovasc. **1**, 1 (1962).

[265] WOOLEY, C. F., D. M. HOSIER, R. W. BOOTH, W. MOLNAR, H. D. SIRAK, and J. M. RYAN: Supravalvular aortic stenosis. Amer. J. Med. **31**, 717 (1961).

[266] ZAROFF, L. I., I. KREEL, H.-J. SOBEL, and I. D. BARONOFSKY: Multiple and infraductal coarctations of the aorta. Circulation **20**, 910 (1959).

[267] ZECH, R. K., L. M. NYHUS, C. A. GRIFFITH, and H. N. HARKINS: The effect of suture technic upon the growth of arterial anastomoses. Amer. J. Surg. **92**, 462 (1956).

II. Vollständige und unvollständige Ringbildungen des Aortenbogens

1. Historische Daten und Häufigkeit

Die meisten Formen der vollständigen und unvollständigen Ringbildungen sind selten vorkommende Anomalien, von denen nur ein Teil Beschwerden verursacht und während des Lebens diagnostiziert wird. Die weitaus häufigste Anomalie dieser Gruppe ist die unvollständige Ringbildung durch eine *A. subclavia dextra lusoria*, die von HUNAULT 1735 [55] erstmals beschrieben wurde. BAYFORD[1] [9] sprach von einem ,,Lusus naturae" und prägte für das Krankheitsbild die terminologisch nicht einwandfreie Bezeichnung ,,*Dysphagia lusoria*". Die Anomalie, die in etwa gleichmäßiger Verteilung bei beiden Geschlechtern vorkommt, findet sich in 0,5—2% der klinisch oder pathologisch-anatomisch untersuchten Individuen [*1, 23, 29, 43, 59, 61*]. Bei der Fallotschen Tetralogie mit normalem linksliegendem Aortenbogen kann man sogar in 16% mit einer A. subclavia lusoria rechnen [*77*].

Eine weitere relativ häufige Anomalie ist der *rechtsseitige Aortenbogen*, der an sich keine Beschwerden hervorruft, gelegentlich aber durch ein linksseitiges Lig. arteriosum zu einem stenosierenden, Atmung und Schluckakt behindernden Ring vervollständigt wird.

---

[1] In BAYFORDs Fall verlief die A. lusoria zwischen Oesophagus und Trachea.

BIEDERMANN [*10*] fand den rechtsseitigen Aortenbogen bei 5000 Durchleuchtungen sieben-mal (0,14%), bei 20000 Sektionen achtmal (0,04%). SEGERS u. BROMBART [*98*] geben 12 Beobachtungen auf 8500 Röntgenuntersuchungen (0,14%), SCHMIDT [*96*] gibt 45 auf 75000 (0,06%) an. Die Geschlechtsverteilung ist etwa gleichmäßig. In der Statistik von ABBOTT (1936) kam er in 14% der angeborenen kardiovasculären Mißbildungen vor. Während der doppelte Aortenbogen nur selten mit weiteren kardiovasculären Miß-bildungen vergesellschaftet ist, tritt der rechtsseitige Aortenbogen fast nie als isolierte Anomalie auf. Wird gleichzeitig eine rechtsdescendierende Aorta festgestellt, so bestehen praktisch immer intrakardiale Mißbildungen [*7*]. Besonders häufig ist die Kombination mit der Fallotschen Tetralogie (20—32%) [*50, 59, 114*] und dem Eisenmenger-Komplex (25%) [*50*].

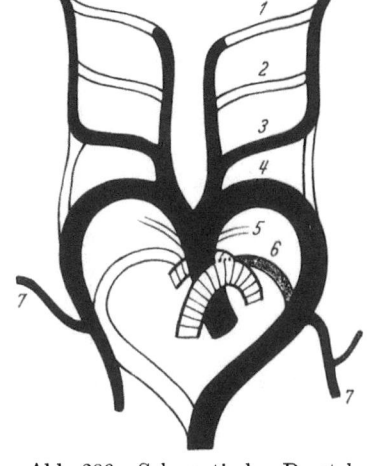

Der *doppelte Aortenbogen* ist noch seltener als die bereits erwähnten Anomalien. Er gewinnt aber dadurch größere Bedeutung, daß er fast immer zu ernsten, oft lebensbedrohlichen Symptomen führt. Seit der ersten Be-schreibung durch HOMMEL [*54*] sind nur etwa 100 Beob-achtungen bekannt geworden [*40, 59*]. Von 82 Fällen, die KEITH [*59*] zusammenstellte, hatte der weitaus größte Teil (64 Fälle = 78%) eine links-, der Rest eine rechts-descendierende Aorta. In der Regel ist der rechte Bogen stärker ausgebildet als der linke.

Von den übrigen Formen der vollständigen und unvoll-ständigen Ringbildungen liegen jeweils nur wenige Einzel-beschreibungen vor (Literatur bei EDWARDS [*28, 29*]).

Abb. 286. Schematische Darstel-lung der embryonalen Gefäßent-wicklung im Bereich des Aorten-bogens. Schwarz und schraffiert: Abschnitte mit bleibender Funk-tion. Weiß: normalerweise abge-baute Abschnitte. *1—6* Erstes bis sechstes Kiemenarterienpaar; *3* A. carotis int.; *4* links: Aorten-bogen; *4* rechts proximal: Truncus brachiocephalicus, distal: abge-baut; *6* ventral: Pulmonalarterie, dorsal links: Ductus arteriosus, rechts abgebaut; *7* A. subclavia

2. Embryologie und Anatomie

Das Verständnis der vielfältigen Mißbildungsmöglich-keiten am Aortenbogen wird erleichtert, wenn man sich die embryonale Entwicklungsgeschichte der herznahen Arterienstämme vor Augen hält (Abb. 286): In den ersten 6 Fetalwochen entstehen in zeitlicher Reihenfolge von kranial nach caudal sechs paarige Kiemenbogenarterien als Verbindungsglieder zwischen den beiden ventralen und den paarigen dorsalen Aorten. Nur ein Teil dieser Gefäßanlage bleibt für die normale definitive Gefäßanatomie erhalten. Wenn die 6. Kiemenbogenarterie entsteht (36. Tag), haben sich die 1. und 2. (23. Tag) bereits zurückgebildet. Die 3. Kiemenbogenarterie (31. Tag) wird beiderseits in den Verlauf der A. carotis int. eingebaut, die durch den kranialen Teil der dorsalen Aorta gebildet wird, während sich die ventrale Aorta zur A. carotis comm. und ext. umformt. Aus der 4. Kiemenbogenarterie (31. Tag) entwickelt sich links der Aortenbogen. Der ventrale Teil des rechten 4. Bogens bildet den Truncus brachiocephalicus, während sein dorsaler Anteil normalerweise obliteriert. Das 5. Bogenarterienpaar ist für den End-zustand ohne Bedeutung, es wird abgebaut. Der ventrale Anteil des 6. Kiemenbogen-arterienpaares beteiligt sich an der Bildung der Pulmonalarterien, der dorsale Anteil wird auf der linken Seite zum Ductus arteriosus, während er rechts obliteriert. Die dorsalen Aorten verlaufen in einem frühen Stadium getrennt bis zu den Beckenarterien, eine Anordnung, die in wenigen Fällen erhalten bleiben kann. Normalerweise beginnen die beiden dorsalen Aorten in der 4. Fetalwoche zu einem Gefäß zu verschmelzen.

Ausgehend von diesem Entwicklungsschema (Abb. 286) hat EDWARDS (1948) eine Einteilung der Aortenbogenanomalien vorgeschlagen, die später von KIRKLIN und CLAGETT (1950) sowie von ihm selbst [*29*] modifiziert wurde. Sie ermöglicht eine Rück-führung der vielfältigen Mißbildungen auf die Embryonalentwicklung. EDWARDS geht von einer hypothetischen, spiegelbildlich symmetrischen Gefäßanordnung mit doppeltem Aortenbogen, beiderseitigem Ductus arteriosus[1] und einer in der Mittellinie liegenden dorsalen Aorta aus (Abb. 287, oben). Durch eine Verlagerung der descendierenden Aorta nach links bzw. nach rechts von der Medianlinie lassen sich zwei Varianten dieser Grundform bilden (Abb. 287, Mitte). Entsprechende Mißbildungen mit linksdescendierender Aorta wurden beschrieben [11]. Durch Wegfall eines der beiden Ductus ergeben sich vier Untergruppen (Abb. 287 A, B, C und D):

A: Doppelter Aortenbogen mit linksdescendierender Aorta und linksseitigem Ductus arteriosus.

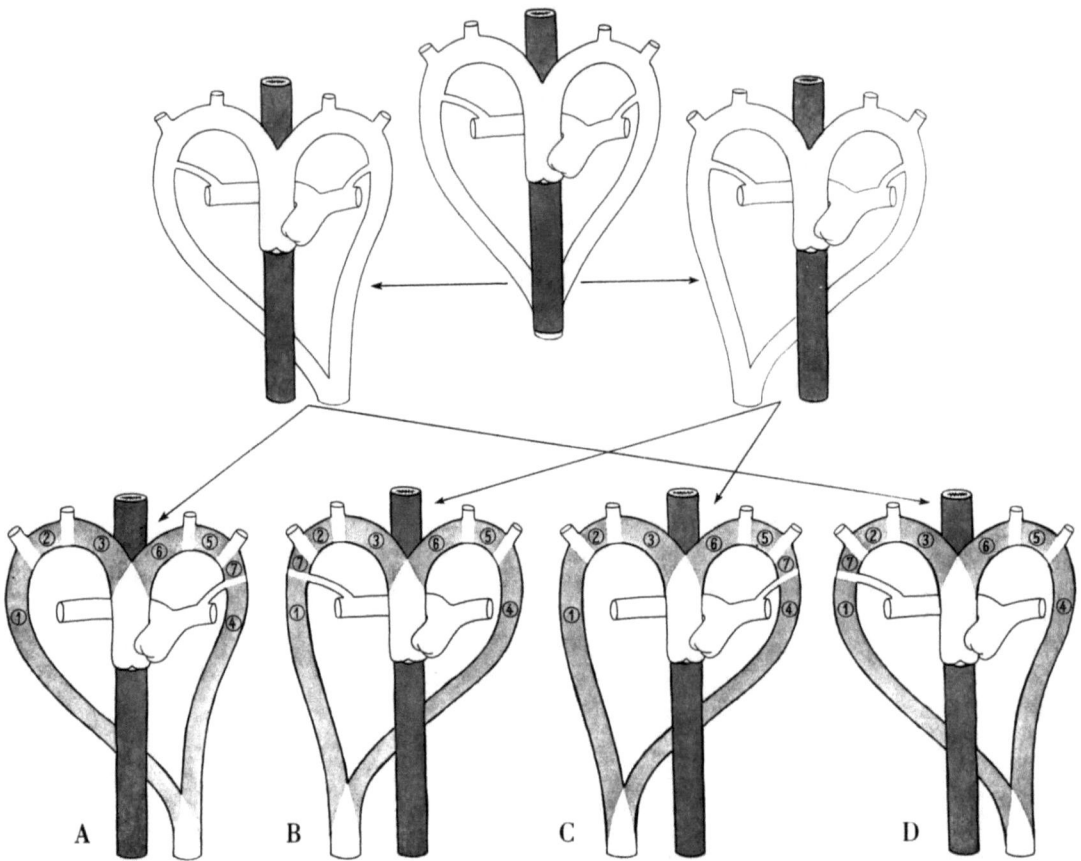

Abb. 287. Ableitung der vier Grundtypen des doppelten Aortenbogens (A, B, C, D) von einer spiegelbildlich symmetrischen Ausgangssituation mit doppeltem Aortenbogen und beiderseitigem Ductus arteriosus. Hell schraffiert: mögliche Obliterationsstrecken der Aortenbögen. Dunkel schraffiert (in der Medianlinie): Oesophagus. Erklärung im Text

B: Doppelter Aortenbogen mit rechtsdescendierender Aorta und rechtsseitigem Ductus arteriosus (Spiegelbild von A).

C: Doppelter Aortenbogen mit rechtsdescendierender Aorta und linksseitigem Ductus arteriosus. Die rechtsdescendierende Aorta der Gruppe B und C kreuzt in der Regel weiter caudal (meist in Höhe des 8. Brustwirbelkörpers) auf die linke Seite hinüber und tritt an normaler Stelle durch das Zwerchfell.

D: Doppelter Aortenbogen mit linksdescendierender Aorta und rechtsseitigem Ductus arteriosus (hypothetisches Spiegelbild von C).

---

[1] In der weiteren Diskussion wird nicht zwischen offenem Ductus arteriosus und Ligamentum arteriosum unterschieden, sondern einheitlich der Begriff Ductus arteriosus gebraucht. Bei den meisten Aortenbogenanomalien ist der Ductus obliteriert.

Tabelle 82. *Die vier Grundtypen des doppelten Aortenbogens und ihre Varianten* (nach EDWARDS [29]) (Zur Lokalisation der Aortenbogenunterbrechungen ①—⑦, s. Abb. 287)

	A	B	C	D
Ductus arteriosus: Aorta descendens:	links links	rechts rechts	links rechts	rechts links
I *Doppelter Aortenbogen*	häufig beschrieben, meist rechter Bogen stärker, seltener beide Bögen gleich oder linker Bogen stärker		mehrfach beschrieben, meist rechter Bogen stärker, seltener beide Bögen gleich oder linker Bogen stärker	
II *Ein Aortenbogen partiell strangförmig* (Atresie)	mehrfach beschrieben, Atresie vorwiegend im Verlauf des linken Bogens, meist bei ⑦ oder ④		einmal beschrieben (Atresie des linken Bogens bei ⑤)	
III *Isolierter linker Aortenbogen* (vollständige Rückbildung des rechten Aortenbogens)	a) *Normalfall*, die rechte A. subclavia entspringt von einem rechten Truncus brachioceph. (Unterbrechung ①) b) Die rechte A. subclavia *lusoria* entspringt als 4. Ast vom linken Bogen (Unterbrechung ②) c) wie b) in Kombination mit einer Coarctatio aortae (Unterbrechung ② und Stenose ④)	*retrooesophagealer Verlauf*[1] *des linken Bogens* a) Die rechte A. subclavia entspringt als 4. Ast zusammen mit dem Ductus arteriosus von einem Divertikel der Aorta descendens (Unterbrechung ②) b) Die rechte A. subclavia entspringt von einem rechten (prätrachealen) Truncus brachioceph. Der rechte Ductus art. mündet in die rechtsdescendierende Aorta (Unterbrechung ⑦)		
IV *Isolierter rechter Aortenbogen* (vollständige Rückbildung des linken Aortenbogens)	*retrooesophagealer Verlauf des rechten Bogens* a) Die linke A. subclavia entspringt als 4. Ast von einem Divertikel der Aorta descendens, von dem auch der Ductus arteriosus ausgehen kann (Unterbrechung ⑤) b) Die linke A. subclavia entspringt von einem linken (prätrachealen) Truncus brachiocephalicus (Unterbrechung ④)	a) *Spiegelbild des Normalfalles* (häufig mit Fallot'scher Tetralogie kombiniert). Die linke A. subclavia entspringt als 4. Ast von einem linken (prätrachealen) Truncus brachiocephalicus (Unterbrechung ④) b) Die linke A. subclavia *lusoria* entspringt als 4. Ast von einem Divertikel der Aorta descendens. Der Ductus arteriosus mündet zwischen rechter und linker A. subclavia in die Aorta. (Unterbrechung ⑤)	(Häufig mit Fallot'scher Tetralogie oder Eisenmenger-Komplex kombiniert) a) Der Ductus arteriosus verläuft retrooesophageal zur Aorta (Unterbrechung ⑦) b) Der Ductus arteriosus mündet in einen (prätrachealen) linken Truncus brachiocephalicus oder die daraus entspringende linke A. subclavia (Unterbrechung ④) c) Der Ductus arteriosus mündet in eine linke A. subclavia *lusoria* bzw. beide gehen von einem retrooesophagealen Divertikel der descendierenden Aorta aus (Unterbrechung ⑤) d) Der Ductus arteriosus mündet in eine isolierte linke A. subclavia (Unterbrechung ④ und ⑤)	

[1] Siehe hierzu SCHLAMOWITZ u. Mitarb. (1962) [93a].

Von jeder dieser vier Gruppen lassen sich durch Unterbrechung der Aortenbögen an den Abschnitten ①—⑦ (s. Abb. 287) zahlreiche Varianten ableiten, die z. T. bekanntgewordenen Beobachtungen entsprechen, z. T. hypothetischer Natur sind. Die Unterbrechungen können solitär oder in vielfältigen Kombinationen auftreten. Über das Vorkommen solcher Varianten orientiert Tabelle 82. Die Möglichkeiten der relativ häufigsten Gruppe A sollen erörtert werden:

A I und A II (s. Tabelle 82): Bleiben beide Aortenbögen als durchgängige Gefäße oder streckenweise als Bindegewebsstrang erhalten, so besteht eine *vollständige Ringbildung*. Man findet sie vorwiegend in der Anordnung der Gruppe A, also mit linksdescendierender Aorta und linksseitigem Ductus arteriosus, seltener in derjenigen der

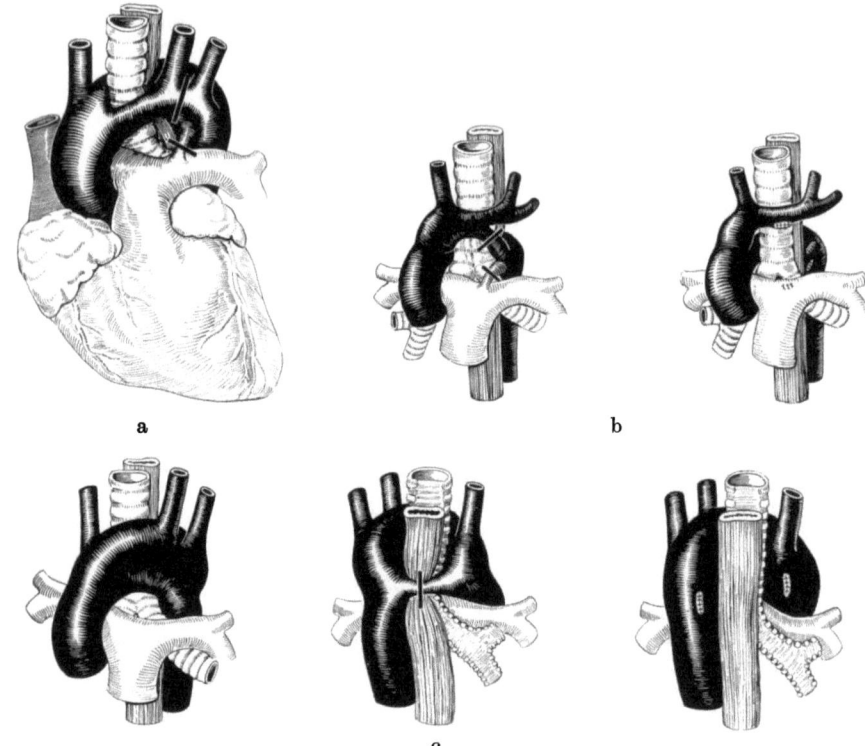

Abb. 288a—c. Vollständige Ringbildung durch doppelten Aortenbogen (Typ A I) und ihre operative Korrektur. a und b Rechter Bogen stärker ausgebildet; c linker Bogen stärker ausgebildet. (Zum Teil nach GROSS [*41*, *43*] und NUBOER [*75*])

Gruppe C mit rechtsdescendierender Aorta und linksseitigem Ductus arteriosus. In der Anordnung der Gruppen B und D ist sie bisher nicht bekannt geworden. Der kontralateral zur descendierenden Aorta liegende Aortenbogen muß stets retrooesophageal (Abb. 288 und 289) hinüberkreuzen. KEITH (1958) gibt hierzu folgende Zahlen an: doppelter Aortenbogen: 82 Fälle, davon Gruppe A: 64 Fälle = 78% (rechter Bogen stärker: 46 Fälle, linker Bogen stärker: 15 Fälle, nicht erwähnt: 3 Fälle). Gruppe C: 18 Fälle = 22% (rechter Bogen stärker: 15 Fälle, linker Bogen stärker: 2 Fälle, nicht erwähnt: 1 Fall). Insgesamt war demnach in 61 von 82 Fällen (74,4%) der rechte Bogen stärker ausgebildet.

A III (s. Tabelle 82 und Abb. 287): Bleibt der linke Aortenbogen allein erhalten, so ergeben sich für Abgang und Verlauf der rechten Bogenäste folgende Möglichkeiten:

a) Unterbrechung bei ① (Abb. 287a). *Normalfall*, der rechte Truncus brachiocephalicus wird erster Aortenbogenast.

b) Unterbrechung bei ②. Die *rechte A. subclavia lusoria* entspringt vom persistierenden distalen Abschnitt des rechten Aortenbogens (Abb. 290a), der als „*Restdivertikel*" (SCHMIDT) bestehenbleiben kann (60% SCHMIDT [*95*], 33 von 51 Fällen HOLZAPFELs [*53*]). (Bei der sehr viel selteneren linken A. subclavia lusoria mit rechtsseitigem Aortenbogen ist die Divertikelbildung fast regelmäßig vorhanden.) Bei dieser unvollständigen Ringbildung kreuzt die rechte A. subclavia in der Regel (80%) dorsal vom Oesophagus auf die rechte Seite hinüber, seltener verläuft sie zwischen Trachea und Oesophagus (15%) oder vor der Trachea (5%) [*53*]. Für die Entstehung der beiden präoesophagealen Verlaufsformen, die sich nicht aus dem Kiemenbogenschema der Abb. 286 ableiten lassen, wird die Persistenz capillarer Anastomosen zwischen den beiden Aortenbögen angenommen (SCHMIDT [*95*]).

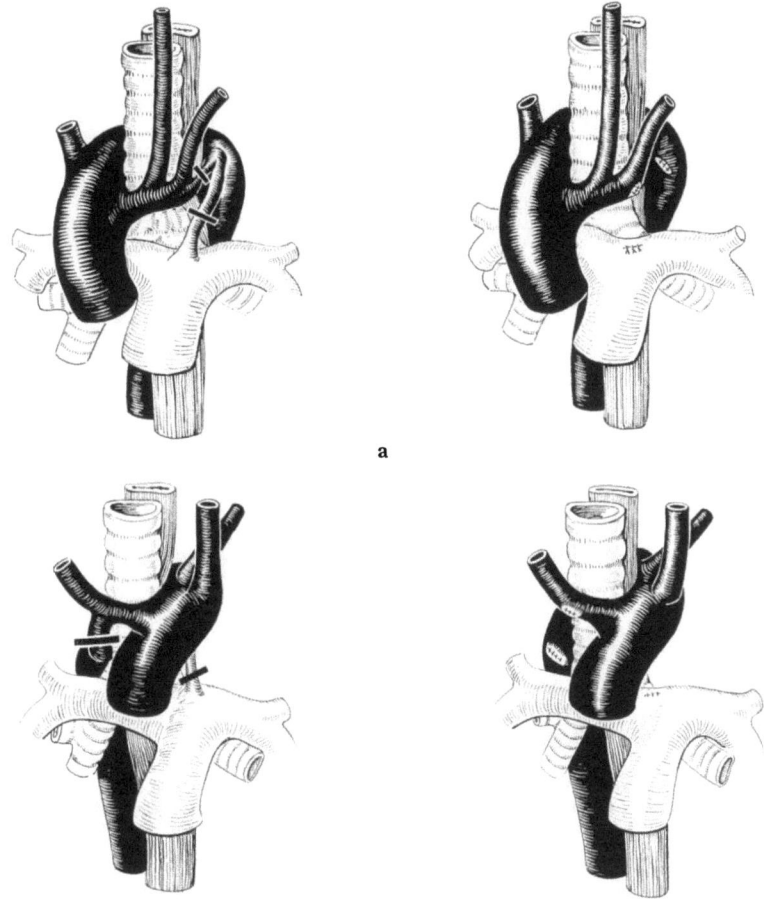

Abb. 289a u. b. Vollständige Ringbildungen durch doppelten Aortenbogen (Typ CI) und ihre operative Korrektur. a Rechter Bogen stärker ausgebildet; b linker Bogen stärker ausgebildet. (Zum Teil nach NUBOER [*75*] und GROSS [*41, 43*])

c) Zusätzlich zu der unter b) beschriebenen Form der Unterbrechung ② besteht eine typische Coarctatio aortae (Abb. 290b). Sie liegt in der Mehrzahl der Fälle proximal vom Abgang der A. lusoria, nur selten distal davon. SILANDER (1962) konnte 30 Fälle mit poststenotischem und nur 7 Fälle mit prästenotischem Abgang der A. lusoria zusammenstellen. Nach SCHMIDT (1953) entspringen im Falle einer A. lusoria dextra beide Carotiden in 30% der Fälle aus einem gemeinsamen „Truncus bicaroticus". Liegt eine A. lusoria vor, so schlingt sich der N. recurrens nicht um die A. subclavia herum, sondern er verläuft als N. laryngicus inf. hinter der A. carotis comm. direkt zum Kehlkopf.

d) Durch Unterbrechung bei ③ entsteht statt einer A. subclavia lusoria ein Truncus brachiocephalicus lusorius. Er darf nicht durchtrennt werden, da mit der gleichseitigen A. carotis int. und der A. vertebralis die Hälfte der cerebralen Gefäßversorgung ausfiele.

e) Wird zusätzlich zu der Unterbrechung ① auch der linke Aortenbogen bei ⑦ unterbrochen, so ergibt sich eine *Atresie des Aortenisthmus*, eine mehrfach beschriebene Anomalie, bei der die untere Körperhälfte häufig über einen offenen Ductus arteriosus durchblutet wird. Etwa gleich häufig wie bei ⑦ (44 %) wurde eine zusätzliche Unterbrechung auch bei ⑤ gefunden (52 %), während eine Unterbrechung bei ⑥, also proximal vom linken Carotisabgang, nur 4 % dieser Mißbildung ausmacht [55 von ROBERTS u. Mitarb. (1962) zusammengestellte Fälle]. In der Regel ist die Mißbildung nur mit dem Leben vereinbar, wenn ein intra- oder extrakardialer Links-Rechts-Shunt besteht (s. S. 749).

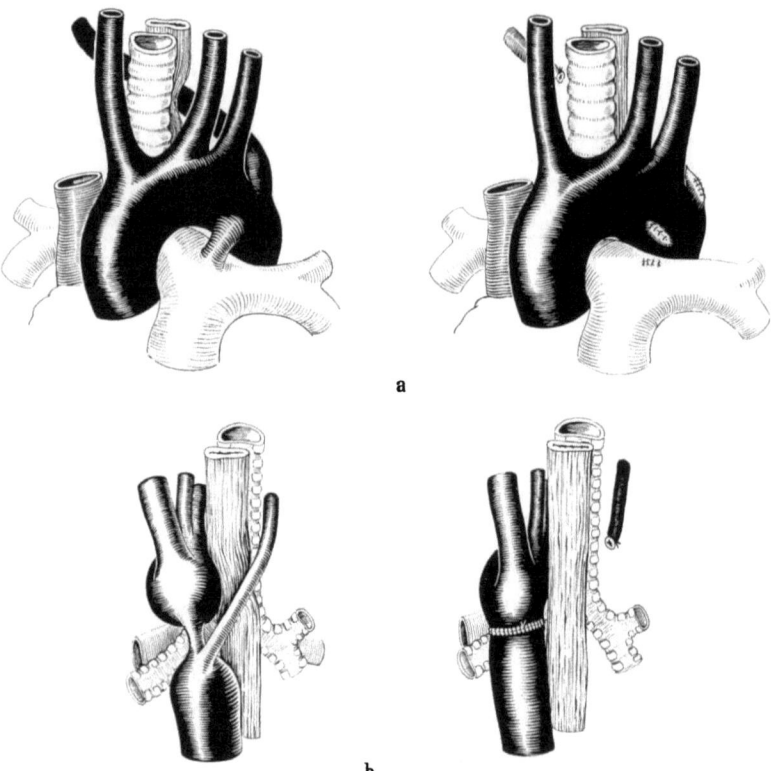

a

b

Abb. 290a u. b. A. subclavia lusoria dextra (Typ A III). a mit Ductus arteriosus apertus, ventrale Ansicht; b mit Coarctatio aortae, dorsale Ansicht. (Zum Teil nach GROSS [*41, 43*])

A IV (s. Tabelle 82): Bleibt der rechte Aortenbogen erhalten, so kommt es durch seinen retrooesophagealen Verlauf zu einer unvollständigen Ringbildung. Für die Äste des linken Aortenbogens und für den linksseitigen Ductus ergeben sich folgende Möglichkeiten:

a) Unterbrechung bei ④ (Abb. 287). Der linke Truncus brachiocephalicus wird erster Ast des Aortenbogens. Bei dieser häufigeren Variante (75 % von 144 Kranken mit cyanotischem Herzfehler [*11*]) entsteht kein vollständiger Gefäßring, da der Ductus in den ventral liegenden Truncus einmündet. Nur gelegentlich verläuft der Truncus retrooesophageal [*11*].

b) Unterbrechung bei ⑤. Während die linke A. carotis comm. als erster Ast vom rechten Bogen entspringt, kommt die linke A. subclavia vom persistierenden distalen Abschnitt des linken Aortenbogens, der meist als Restdivertikel an der descendierenden Aorta fortbesteht. In diesem Fall entsteht ein vollständiger Gefäßring, wenn der Ductus in das Divertikel bzw. in die linke *A. subclavia lusoria* einmündet. Ist die Verschmelzung der beiden dorsalen Aorten kranialwärts weiter als üblich fortgeschritten, so können auch die Abgänge des Ductus arteriosus und der A. subclavia lusoria in die gemeinsame Aorta mit einbezogen sein. Beide entspringen dann isoliert von der retrooesophageal kreuzenden, linksdescendierenden Aorta.

c) Eine andere Form der vollständigen Ringbildung ergibt sich durch eine Unterbrechung bei ⑦, die zu einem linken Truncus brachiocephalicus führt, den Ductus aber über den persistierenden distalen Abschnitt des linken Bogens der descendierenden Aorta zuordnet (25% von 144 Kranken mit Morbus coeruleus [11]).

d) Eine Unterbrechung bei ⑥ läßt den linken Ductus arteriosus und alle Äste des linken Bogens von der descendierenden Aorta entspringen und führt ebenfalls zu einer Ringbildung. Diese verschiedenen Formen der Ringkomplettierung durch einen Ductus arteriosus bzw. ein Lig. arteriosum sind auch für die Varianten der Gruppe C IV von größter Bedeutung (s. Tabelle 82 und Abb. 291 und 292).

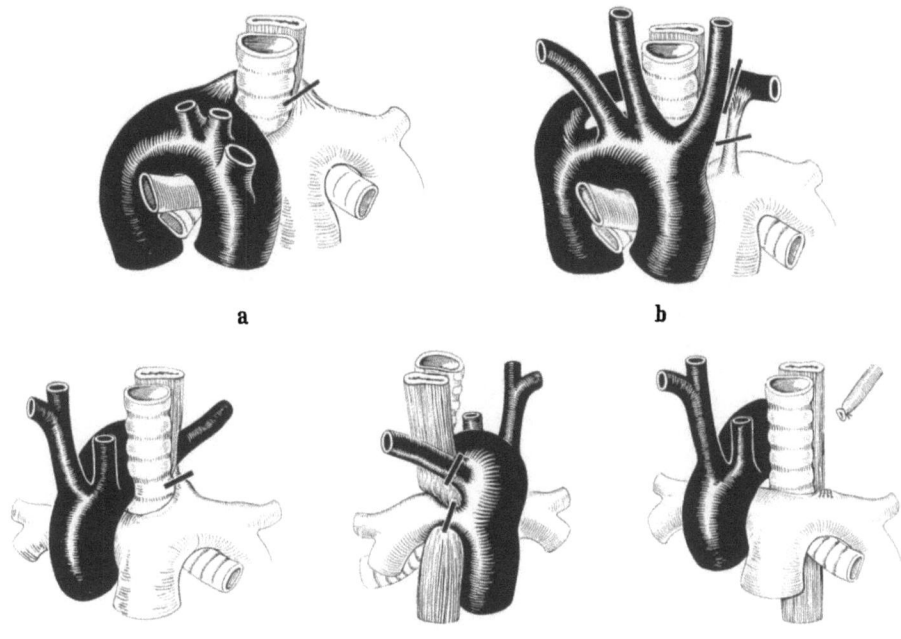

Abb. 291a—c. Vollständige Ringbildungen durch rechtsseitigen Aortenbogen und linksseitiges Lig.arteriosum (Typ CIV). a Linker Bogen bei C⑦ unterbrochen. b Linker Bogen bei C⑤ unterbrochen, A. subclavia sinistra lusoria. c Linker Bogen bei C⑤ unterbrochen, getrennter Abgang der A. subclavia sinistra lusoria und des Ductus arteriosus von der descendierenden Aorta. (Zum Teil nach GROSS [41, 43])

e) Schließlich kann der linke Aortenbogen bei ④ *und* bei ⑤ unterbrochen sein. Die linke A. subclavia entspringt dann von einem offenen Ductus arteriosus bzw. mit diesem direkt aus der Pulmonalarterie.

Mit Hilfe der Tabelle 82 und der Abb. 287 lassen sich in gleicher Weise die verschiedenen, bereits beobachteten oder hypothetischen Varianten der Gruppen B—D konstruieren.

3. Symptome

Die isolierten vollständigen und unvollständigen Ringbildungen haben keine Rückwirkung auf Herz und Kreislauf. Ihre Bedeutung liegt vielmehr darin, daß sie unter bestimmten Bedingungen durch Einengung von Oesophagus und Trachea Störungen der Nahrungsaufnahme und der Atmung hervorrufen.

Die *vollständige Ringbildung* durch einen *doppelten Aortenbogen* vom Typ A I und A II oder C I und C II führt fast immer und *schon in den ersten 6 Lebensmonaten* zu schweren Symptomen, während die Ringbildung durch einen *rechten Aortenbogen mit einem linken Lig. arteriosum* (Typ A IV und C IV) nicht regelmäßig manifest wird und häufig erst im 2. Lebensjahr oder später Symptome hervorruft, die selten so bedrohlich sind wie bei der ersten Form. Obwohl praktisch immer eine Einengung des Oesophagus nachzuweisen ist, werden Schluckstörungen nur bei etwa $^1/_2$—$^1/_3$ der Kinder beobachtet. Sie geben nie zu einer wesentlichen Ernährungsstörung Anlaß. Meist kann feste, manchmal aber auch flüssige Kost schlecht geschluckt werden. Durch Nahrungsrückstau vor der Oesophaguskompression droht die Aspiration. Im Vordergrund der Symptome steht die

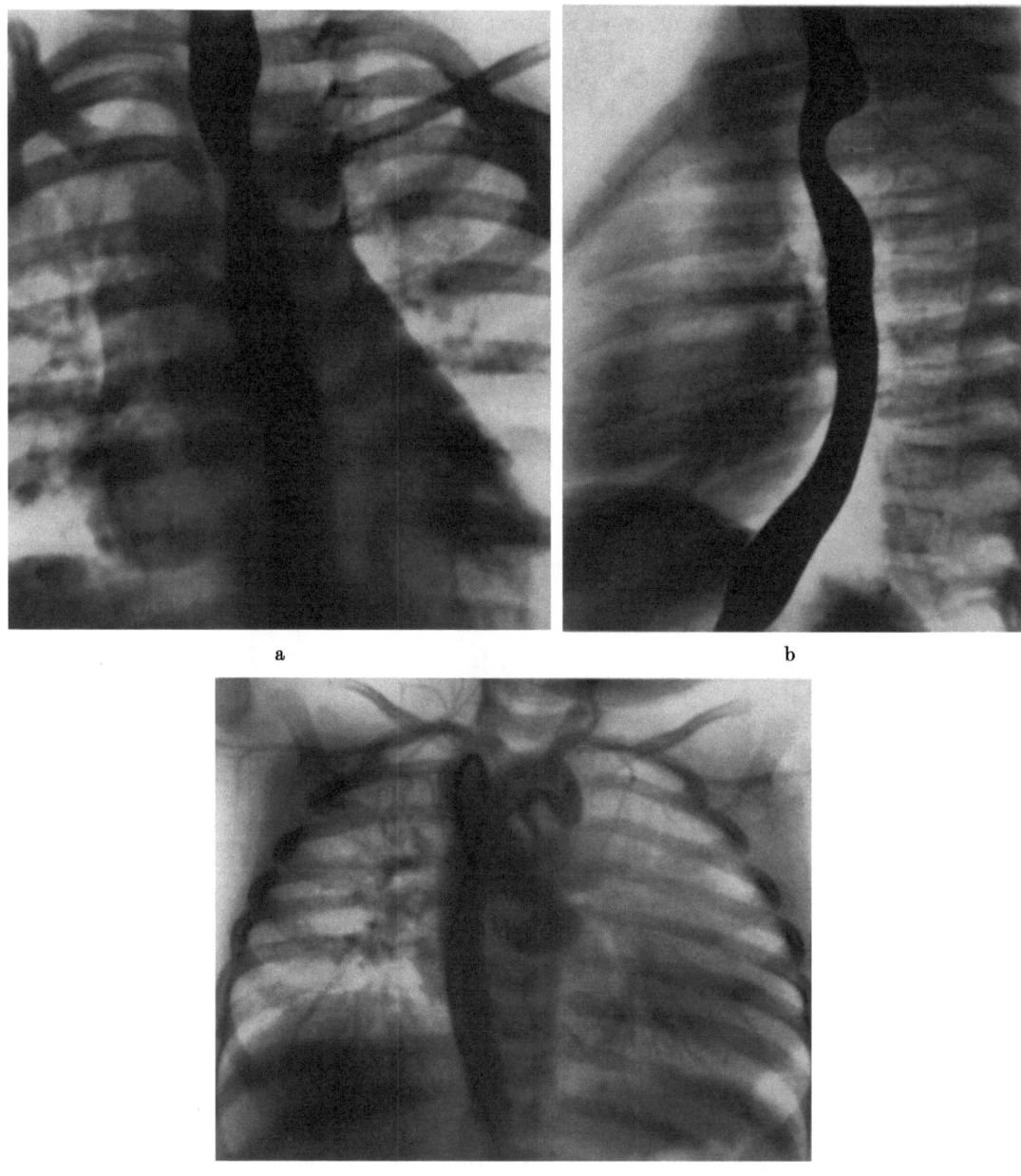

Abb. 292a—c. K. H., 1 Jahr, 4 Monate, ♀. Ringbildung durch rechtsseitigen Aortenbogen, rechtsdescendierende Aorta und Restdivertikel des linken Aortenbogens, von dem die linke A. subclavia und ein weiter Ductus arteriosus apertus abgehen (Typ C mit Unterbrechung bei ⑤ in Abb. 287). In der Vorgeschichte kein Stridor, keine Dysphagie. Therapieresistente Herzinsuffizienz infolge Volumenbelastung durch offenen Ductus arteriosus und großen Ventrikelseptumdefekt. Keine pulmonale Hypertonie. a u. b Oesophagogramme im frontalen und im sagittalen Strahlengang. Oesophagus dorsal durch Restdivertikel eingeengt (→). c Aortogramm nach retrograder Kathetereinführung von der A. femoralis aus: Von dem Restdivertikel des linken Aortenbogens entspringen die A. subclavia sinistra und der Ductus arteriosus apertus, über den sich die Pulmonalarterien mit Kontrastmittel anfärben. Operation: Unterbrechung des Ductus und Resektion des Restdivertikels bis zum Abgang der A. subclavia sinistra. Postoperativ rasche Besserung des Zustands mit Rückgang der Herzinsuffizienz

durch Stenosierung der Trachea hervorgerufene Atemnot, die meist schon in den ersten Lebenswochen auffällt, manchmal aber auch erst nach einigen Monaten in Erscheinung tritt und durch Anstrengung (Nahrungsaufnahme, Schreien) ausgelöst oder verstärkt wird. Immer findet man einen inspiratorischen, häufig auch einen exspiratorischen Stridor. Die Kinder atmen rasch, oft unter Betätigung der akzessorischen Atemmuskeln. Man hört ein schnarchendes, lautes Stenosegeräusch, dessen Entstehungsort mit dem Stethoskop unterhalb des Kehlkopfes in den oberen Thorax lokalisiert werden kann, was differentialdiagnostisch von größter Bedeutung ist. Cyanose ist selten. In einigen Fällen wurde Heiserkeit infolge Druckschädigung des N. recurrens beobachtet. Meist besteht ein chronischer bellender Husten, die Stimme ist rauh. Eine Sekretverhaltung unterhalb der Stenose läßt grobe Rasselgeräusche entstehen. Bei längerer Beobachtung zeigt sich eine ausgeprägte Neigung zu rezidivierenden bronchopneumonischen Infekten. Durch die inspiratorische Atembehinderung kommt es zur Einziehung des Jugulum, der Intercostalräume und des Epigastrium. Die Kinder nehmen spontan eine charakteristische Streckhaltung des Halses und des Kopfes ein, ähnlich dem Opisthotonus bei meningealer Reizung. Die Trachea ist in dieser Haltung so gestreckt, daß sie durch den Gefäßring weniger stark eingeengt werden kann. Beugt man Kopf und Hals nach vorne, so führt die Erschlaffung der Trachea zu bedrohlicher Atemnot. Gleiche Störungen der Atmung werden gelegentlich durch fehlabgehende und prätracheal kreuzende Aortenbogenäste (s. S. 779) oder durch eine fehlverlaufende linke Pulmonalarterie (s. S. 783) hervorgerufen.

Die Beschwerden durch retrooesophageal kreuzende Gefäße *ohne vollständige Ringbildung*, vor allem also durch die A. subclavia lusoria, sind wesentlich harmloser und beschränken sich auf Schluckstörungen verschiedenen Schweregrades.

Für die *Rechtslage des Aortenbogens* gab KOMMERELL (1936) folgende *klinische Zeichen* an: sichtbare und fühlbare Pulsation rechts parasternal im 1.—2. Intercostalraum und in der rechten Supraclaviculargrube, Dämpfung rechts parasternal, Punctum maximum des zweiten Aortentones über dem Köpfchen der rechten Clavicula.

Der isolierte Abgang der A. subclavia oder eines Truncus brachiocephalicus aus dem offenen Ductus bzw. der Pulmonalarterie kann auf Grund eines für den Ductus typischen Geräusches in Kombination mit abgeschwächten Pulsen und einer Cyanose an der entsprechenden Extremität klinisch vermutet werden [11]. Eine klinische Differenzierung der übrigen Formen der Aortenbogenanomalien ist dagegen nicht möglich.

4. Röntgenuntersuchung

Die Diagnose der Aortenbogenanomalien bleibt der Röntgenuntersuchung vorbehalten. Sie gründet sich auf den Nachweis des Gefäßverlaufs und der Kompressionseffekte an Oesophagus und Trachea bei der Durchleuchtung, auf Leeraufnahmen (Übersichts- und Schichtaufnahmen in zwei Ebenen, Kymogramm) und auf die Kontrastmitteldarstellung des Oesophagus (Aufnahmen in vier Ebenen). Eine Aortographie ist keineswegs immer erforderlich. Die erste röntgenologische Beschreibung eines doppelten Aortenbogens (Typ A I) verdanken wir ARKIN (1926), die der A. subclavia sinistra lusoria KOMMERELL (1936). Der weitere Ausbau der röntgenologischen Diagnostik der Aortenbogenanomalien ist vor allem das Verdienst von GROSS und NEUHAUSER [45, 46]. Da der Chirurg für die Wahl des Zugangs und des Vorgehens eine präoperative Klärung der Gefäßanatomie benötigt, eingreifende diagnostische Maßnahmen aber gerade bei den am stärksten bedrohten Säuglingen nicht möglich sind, ist eine exakte Abklärung der vorliegenden Fehlbildung mit möglichst einfachen Mitteln anzustreben. Von großer Bedeutung ist die Entscheidung, ob das zu durchtrennende Gefäß oder Ligament besser von der rechten oder linken Seite erreichbar ist. Wegen der Aspirationsgefahr dürfen für die Untersuchungen nur *wasserlösliche trijodierte Kontrastmittel* verwendet werden. Die Kontrastmitteldarstellung der Trachea (ebenso die Bronchoskopie) kann bei den atembehinderten Kindern zu Zwischenfällen führen und sollte, wenn irgend möglich, unterbleiben.

Zur röntgenologischen Differenzierung dienen folgende Kriterien (Abb. 293): Bei der Durchleuchtung fällt eine mangelnde Belüftung der Lungen während der Inspiration bei exspiratorischer Überblähung auf. Liegt eine *vollständige Ringbildung* vor, so ist immer, wenigstens in einer Bildebene, eine bilaterale Impression des Oesophagus nachweisbar. Der *doppelte Aortenbogen* führt häufig zu einer zirkulären Kompression mit ventraler Eindellung der Trachea. Die Impression durch den kräftiger entwickelten Bogen ist im frontalen Bild meist stärker ausgeprägt und höher lokalisiert als die des kleineren Bogens. Beide Impressionen weisen Pulsationen auf. In den weitaus meisten Fällen ist der rechte Bogen stärker ausgebildet, er kreuzt retrooesophageal (3.—4. Brustwirbelkörper) nach links hinüber und ruft in Höhe des rechts sichtbaren Aortenknopfes eine horizontal verlaufende, breite, pulsierende Eindellung an der Hinterwand des Oesophagus hervor (Abb. 293a). Trachea und Oesophagus sind nach vorn verlagert.

Wird der Ring bei *rechtsseitigem Aortenbogen* durch ein *linkes Ligamentum arteriosum* vervollständigt, so fehlt meist die ventrale Impression der Trachea. Der Aortenknopf liegt stets rechts. Descendiert die Aorta ebenfalls rechts, so erzeugt das Lig. arteriosum

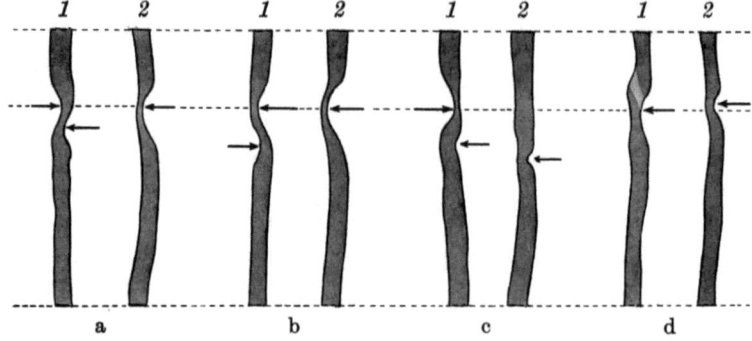

Abb. 293a—d. *Typische Oesophagusimpressionen* im sagittalen (*1*) und frontalen (*2*) Strahlengang. a Doppelter Aortenbogen mit größerem rechtem Bogen und links descendierender Aorta. b Doppelter Aortenbogen mit größerem linkem Bogen und rechts descendierender Aorta. c Rechtsliegender Aortenbogen, rechts descendierende Aorta. Ringbildung durch Ligamentum arteriosum. d Arteria subclavia lusoria dextra

meist etwas unterhalb der Aortenimpression an der Hinterwand des Oesophagus (weniger ausgeprägt an seiner linken Seite) eine 0,5—1 cm breite, scharf umschriebene Kontrastmittelaussparung, die keine Pulsationen aufweist (Abb. 293c). Liegt außerdem eine A. subclavia sinistra lusoria vor, so kann kranial davon eine zweite, schräg nach links oben verlaufende Aussparung sichtbar werden, die einem „Restdivertikel" (Abb. 292) oder der A. subclavia selbst entspricht. Gelegentlich ist das Restdivertikel von solcher Größe, daß es am linken Mediastinalrand schattengebend wird und eine Impression am linken Oesophagusrand hervorruft, wodurch eine normale Lage des Aortenbogens vorgetäuscht werden kann. Descendiert dagegen die Aorta links, so ruft sie die schon beschriebene, breite, horizontale Eindellung an der Rückseite des Oesophagus hervor. Links seitlich und etwas tiefer davon kann eine (nicht pulsierende) Eindellung durch das Lig. arteriosum sichtbar werden. Das Bild entspricht dann so weitgehend dem des doppelten Aortenbogens, daß eine sichere Differenzierung ohne Aortographie nicht immer möglich ist.

Handelt es sich um eine isolierte Rechtslage der Aorta ohne Ringbildung, so werden Oesophagus und Trachea bei rechts descendierender Aorta („hohe Rechtslage der Aorta" [7]) rechts eingedellt und nach links verlagert. Der Aortenbogen liegt rechts um eine Aortenbreite höher als bei normalem linksseitigem Verlauf, das Herz weist eine leichte Linksdrehung auf, wodurch der Pulmonalarterienstamm am linken Herzrand vermehrt sichtbar wird und die Herztaille ausfüllt [96]. Kreuzt die Aorta auf die Gegenseite über, um links zu descendieren (Arcus aortae dexter circumflexus), so kommt es zu der bereits beschriebenen, breiten, horizontalen Kontrastmittelaussparung an der Hinterwand des Oesophagus in Höhe des Aortenbogens oder im unteren Thorax.

Besonders sorgfältig ist bei der Röntgenuntersuchung nach einer Ringbildung mit starkem linksseitigem Aortenbogen und rechts descendierender Aorta zu suchen, da dies die einzige Situation ist, bei der man operativ von der üblichen linksseitigen Thorakotomie nur sehr schwierig das meist rechts liegende Gefäß oder Ligament erreicht, das zu durchtrennen ist. In diesem Fall sollte der Thorax von rechts eröffnet werden.

Unvollständige Ringbildungen: Wird der Oesophagus von dorsal durch ein pulsierendes Gefäß deformiert, so sind in erster Linie die A. subclavia lusoria oder der retrooesophageal verlaufende Aortenbogen zu diskutieren. Eine etwa bleistift- bis fingerdicke, von links unten nach rechts oben verlaufende Impression bei Linkslage des Aortenbogens und der descendierenden Aorta weist auf eine rechte A. subclavia lusoria hin (Abb. 293d und 294). Kann man dagegen den Aortenknopf rechts, die descendierende Aorta links nachweisen, ist der Oesophagus in Höhe des Aortenknopfes von dorsal breit und horizontal eingedellt, so ist dies beweisend für einen persistierenden rechten Aortenbogen mit links descendierender Aorta. Auch in diesem Fall kann kranial von der dorsalen Oesophagusimpression eine zweite Eindellung durch eine A. subclavia sinistra lusoria oder ein zugehöriges Aortendivertikel sichtbar werden. Verläuft die Impression von rechts unten nach links oben, so wird sie durch eine A. subclavia sinistra lusoria hervorgerufen, wenn Aortenbogen und descendierende Aorta rechts liegen. Befindet sich der Aortenknopf links, und descendiert die Aorta rechts, so handelt es sich um einen persistierenden linken Aortenbogen, der retrooesophageal auf die rechte Seite hinüberkreuzt. Im Gegensatz zu der meist tiefliegenden Ductusimpression liegt die Impression durch eine A. lusoria oberhalb der seitlichen Impression durch den Aortenbogen. Das „Lusoriaband" beginnt in der Regel am oberen Rand der Aorten-

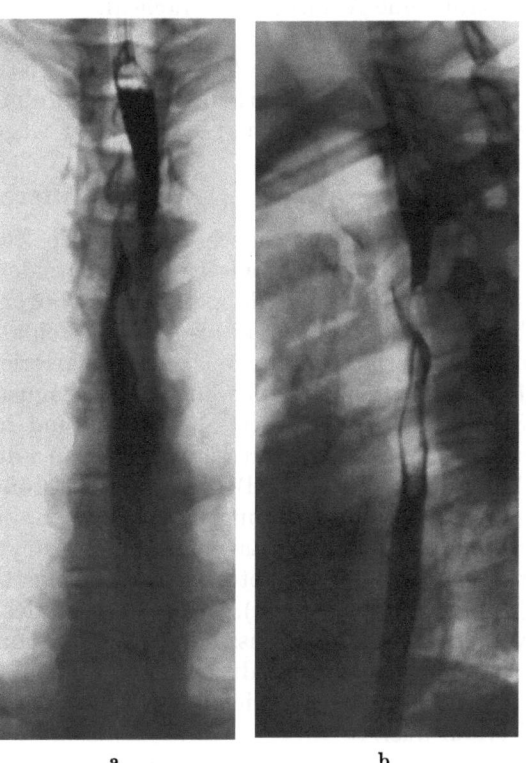

a   b

Abb. 294a u. b. S. O., 30 Jahre, ♂. Asymptomatische A. subclavia dextra lusoria. a Im sagittalen Strahlengang stellt sich das von links unten nach rechts oben verlaufende Lusoriaband dar; b im zweiten Schrägdurchmesser kommt das Lusoriabett am deutlichsten zur Darstellung

impression und liegt zwischen 6. Hals- und 4. Brustwirbelkörper (Abb. 294a). Das dorsal gelegene Lusoriabett (Abb. 294b) stellt sich am besten bei einer Drehung von 60—90° über den linken Schrägdurchmesser hinaus bei gleichzeitiger Rechtsneigung des Kranken dar. Infolge Impression und Verdrängung durch die fehlverlaufende Arterie weist der Oesophagus häufig eine Stufenbildung (umgekehrtes S) auf. Eine etwas tiefer liegende, ebenfalls von links unten nach rechts oben verlaufende, *ventrale* Oesophagusimpression kann durch den linken Hauptbronchus hervorgerufen sein.

Der seltene retrooesophageale Verlauf eines normal entspringenden Truncus kann ebenfalls zu einer dorsalen Impression Anlaß geben, aber auch das Bild eines Gefäßrings vortäuschen.

RAPHAEL, SCHNABEL u. LEOPOLD (1952) zeigten den retrooesophagealen Verlauf einer rechtsseitigen A. subclavia lusoria durch Einlegen eines schattengebenden Kunststoffkatheters von der rechten A. brachialis aus bei gleichzeitiger Kontrastdarstellung des Oesophagus.

Die *isolierte ventrale Kompression der Trachea* wird durch Fehlabgänge rechter Aortenbogenäste von der linken, bzw. linker Aortenbogenäste von der rechten Seite hervorgerufen (s. S. 779). Die Kompression liegt dann gewöhnlich in der Höhe des 4. Brustwirbelkörpers und im unteren Drittel der Trachea. Sie ist meist ausgedehnt, flach und nach caudal und kranial nicht scharf begrenzt. Läßt sich ein schräger Verlauf der Kontrastmittelaussparung (Tracheogramm) von links unten nach rechts oben erkennen, so spricht dies für einen Fehlabgang der linken A. carotis comm., der umgekehrte Verlauf dagegen entspricht einem Fehlabgang des rechten Truncus brachiocephalicus. Selten verläuft eine A. lusoria prätracheal.

Eine *Impression der Oesophagusvorderwand* und der *Trachealhinterwand* auf gleicher Höhe kann durch einen fehlverlaufenden Truncus brachiocephalicus, durch eine A. lusoria oder durch eine fehlverlaufende linke Pulmonalarterie (s. S. 783) hervorgerufen sein, die zwischen Oesophagus und Trachea zur Gegenseite ziehen.

5. Differentialdiagnose

Differentialdiagnostisch müssen alle Zustände in Betracht gezogen werden, die zu chronischen oder chronisch rezidivierenden Schluck- und Atemstörungen führen. In erster Linie sind der doppelte Aortenbogen, Ringbildungen bei Rechtslage des Aortenbogens, die A. subclavia lusoria, die Fehlabgänge von Aortenbogenästen (s. S. 779) und der Fehlverlauf der linken Pulmonalarterie (s. S. 783) gegeneinander abzugrenzen. Die Erkennung einer angeborenen Oesophagusatresie ist klinisch und röntgenologisch ohne Schwierigkeiten möglich. Weiterhin sind folgende Formen des kleinkindlichen Stridors auszuschließen: Kompression der Trachea durch eine vergrößerte Schilddrüse oder andere Tumoren (Röntgenbild), schlaffe, vergrößerte oder deformierte Epiglottis (Laryngoskopie), Membranbildung oder Polypen im Bereich des Kehlkopfes (Laryngoskopie), Stimmbandparalyse (Laryngoskopie), Laryngospasmus bei rachitogener Tetanie (Rachitissymptome), Glossoptosis bei Mikrognathie (typischer Aspekt), Zungengrundcysten (Palpation, Inspektion), Mißbildungen des ersten Halswirbelkörpers mit zusätzlichem ventralem Ossifikationszentrum (Palpation, Röntgenbild). Verlegung der Atemwege durch Fremdkörper, durch Glottisödem (Pseudocroup), diphtherische oder pseudodiphtherische Beläge zeichnen sich durch ihren meist plötzlichen Beginn und progredienten Verlauf aus.

6. Komplikationen und Prognose

Auch stärkere Schluckbeschwerden brauchen nicht zu einer Ernährungsstörung zu führen, da es in der Regel ohne Schwierigkeiten gelingt, eine dünne Ernährungssonde in den Magen einzulegen (Cave: Arrosionsblutung bei harten und dicken Sonden!). Eine ausgeprägte Dyspnoe durch Trachealkompression ist dagegen häufig nicht mit dem Leben vereinbar und bedarf sorgfältiger Überwachung, damit der günstige Zeitpunkt zum operativen Eingriff nicht versäumt wird. Besondere Gefahr droht dem Säugling durch pneumonische Prozesse, die sich bei mangelhafter Belüftung der Lungen infolge Sekretverhaltung und Aspiration entwickeln. Mit einer Spontanrückbildung der Symptome ist bei der vollständigen Ringbildung nicht zu rechnen. Je länger man unter konservativer Behandlung wartet, um so stärker wird die anatomische Deformierung der Trachea, die auch nach gelungener Operation ein gefahrvolles Atemhindernis darstellen kann. Die Prognose der unvollständigen Ringbildungen ist dagegen in der Regel besser, die durch sie hervorgerufene Gefährdung weniger bedrohlich. Eine abwartende Haltung ist deshalb eher gerechtfertigt, wenn entsprechende Vorsichtsmaßnahmen bei der Nahrungsaufnahme getroffen werden.

7. Konservative Behandlung

Die konservative Behandlung kann nur palliativ und prophylaktisch sein, hat aber für die Operationsvorbereitung wesentliche Bedeutung. Der Säugling wird mit gestrecktem Hals in einen Inkubator gelagert und erhält Antibiotica. Jede körperliche Anstrengung ist zu vermeiden. Die Kost soll flüssig sein und in kleinen, zahlreichen Portionen gereicht, notfalls über eine dünne Magensonde zugeführt werden. Nur bei sorgfältiger Überwachung ist in diesem kritischen Stadium eine abwartende Haltung erlaubt. Das Instrumentarium zur Maskenbeatmung und zur intratrachealen Intubation muß neben dem Bett bereitstehen. Jede Verschlechterung spricht für ein chirurgisches Vorgehen, das unter diesen Umständen mehr Überlebenschancen bietet als die konservative Behandlung.

Die nach dem 1. Lebensjahr manifest werdenden Anomalien führen praktisch nie zu so lebensbedrohenden Symptomen. Das Behandlungsschema ist im Prinzip das gleiche, kann aber im Einzelfall gelockert werden. Werden die Symptome subjektiv lästig oder lassen sie keine normale Lebensführung zu, so sollte man sich zur Operation entschließen, zumal die Operationssterblichkeit jenseits des 1. Lebensjahres unter 1% liegt.

8. Chirurgische Behandlung

Die erste erfolgreiche Operation einer Aortenbogenanomalie, die Arteriopexie einer prätracheal verlaufenden A. subclavia lusoria dextra führte GIRARD (1913) durch. Die anderen Formen der vollständigen und unvollständigen Ringbildung wurden von GROSS zum ersten Male erfolgreich operiert: der doppelte Aortenbogen am 9. Juni 1945, die Ringbildung durch rechtsseitigen Aortenbogen und linksseitiges Lig. arteriosum am 12. April 1948, die retrooesophageal verlaufende A. subclavia dextra lusoria am 26. November 1945, die Trachealimpression durch einen fehlentspringenden Truncus am 17. Oktober 1946 und die Trachealimpression durch eine fehlentspringende linke A. carotis comm. am 21. Mai 1947. Das Prinzip des operativen Vorgehens besteht bei den vollständigen Ringbildungen darin, daß man den Ring an einer für die Blutzirkulation bedeutungslosen Stelle unterbricht und eine verbleibende Umklammerung nötigenfalls durch Fixierung der ventralen Gefäße an der vorderen Thoraxwand oder Durchtrennung einer A. subclavia erweitert. Die Blutversorgung der Aortenbogenäste sollte durch die Kontinuitätsunterbrechung des Bogens nicht eingeschränkt werden. Bei den unvollständigen Ringbildungen mit prätrachealer Gefäßkreuzung wird das komprimierende Gefäß an der vorderen Thoraxwand fixiert, seltener durchtrennt. Kreuzt das Gefäß retrooesophageal oder zwischen Trachea und Oesophagus, so kann man es definitiv durchtrennen oder nach Durchtrennung und Umlagerung wieder End-zu-End anastomosieren (Fehlverlauf der linken Lungenarterie).

a) Operationsindikation

Die Operationsindikation ist bei den vollständigen Ringbildungen immer dann gegeben, wenn Stridor oder erhebliche Schluckbehinderung bestehen, da nur in den seltensten Fällen mit einer Spontanbesserung gerechnet werden kann und jedes Zuwarten das operative und postoperative Risiko vermehrt.

Bei der *Operationsvorbereitung* muß man für einen optimalen Ausgleich des Säure-Basen-, des Wasser- und Mineralhaushaltes sorgen. Eventuell bestehende bronchopneumonische Infekte sollen nach Möglichkeit durch eine intensive, gezielte Behandlung mit Antibiotica ausgeheilt werden.

Eine erhebliche Verantwortung hat der Anaesthesist vor, während und nach der Operation, da bei den Kindern besonders nach dem Eingriff oft lebensbedrohliche Anfälle von Atembehinderung durch Schleimhautschwellung in Trachea und Larynx oder durch verbleibende Trachealverformung auftreten können. Schon die Intubation für die Narkose kann bei einem engen Gefäßring außerordentlich schwierig sein. Es ist sorgfältig darauf zu achten, daß man die Stenose mit dem Trachealtubus überwindet, damit seine Öffnung jenseits der Stenose zu liegen kommt.

b) Zugang und Operationsverfahren

Über 90% aller Aortenbogenanomalien können von einer *linksseitigen Thorakotomie* aus operiert werden. Nur die seltenen Fälle eines dominierenden linken und kleinen rechten Aortenbogens mit rechts descendierender Aorta sind von links meist nicht oder nur mit großer Mühe zu versorgen. Ist ein derartiger Gefäßverlauf bekannt, so sollte man den Thorax von rechts eröffnen. Wurde der Verlauf aber nicht rechtzeitig erkannt, stellt sich nach linksseitiger Thorakotomie die Durchtrennung des Ringes als unmöglich heraus, so ist nach einem Vorschlag von NUBOER [75] in der gleichen Sitzung die rechtsseitige Thorakotomie anzuschließen. Dieses Vorgehen ist deshalb zu empfehlen, weil es nach erfolgloser linksseitiger Thorakotomie, wenn der Gefäßring nicht beseitigt ist, durch die Manipulationen im Mediastinum postoperativ akut zu einer tödlich endenden Verschlimmerung der Dyspnoe kommen kann (ein Todesfall von POTTS, zit. bei [85]).

Der Brustkorb wird durch eine antero-laterale [43] oder postero-laterale [30] linksseitige Thorakotomie im Bett der 4. Rippe eröffnet. GROSS zieht einen Schnitt im 3. Intercostalraum vor und durchtrennt den 2. und 3. Rippenknorpel. Nach Abdrängen der Lunge spaltet man die mediastinale Pleura zwischen N. phrenicus und N. vagus. Dem Verlauf des N. vagus nach caudal folgend sucht man den N. recurrens auf, der über die Lage des Lig. arteriosum orientiert. Nach Präparation des Ligamentes, der linken Pulmonalarterie und der descendierenden Aorta wird das Ligament in üblicher Weise durchtrennt und jeder Stumpf durch Nähte versorgt. Die Präparation der einzelnen Aortenbogenabschnitte und der davon abgehenden Äste im vorderen Mediastinum ist meist erst nach Resektion des größten Teils des Thymus möglich. Danach wird die mediastinale Pleura dorsal vom N. vagus und parallel zu ihm an einer zweiten Stelle gespalten und von diesem Zugang aus das hintere Mediastinum präpariert, was in der Regel ohne Schwierigkeiten bis über die Wirbelsäule nach rechts hinüber gelingt. Mit größter Sorgfalt ist dabei auf den Ductus thoracicus zu achten, der sich meist isolieren läßt. Sind alle Aortenbogenanteile und die davon abgehenden Äste im vorderen und hinteren Mediastinum übersichtlich dargestellt, so verschafft man sich Klarheit darüber, wo der Ring am günstigsten zu unterbrechen ist. Dies muß stets so erfolgen, daß die Blutzufuhr zu den Aortenbogenästen, wenigstens aber zu den Carotiden, uneingeschränkt bleibt. GROSS warnt davor, den kleineren linken Aortenbogen herzwärts vor dem Abgang der linken A. carotis comm. zu durchtrennen, da es hierbei besonders leicht zu schweren, unbeherrschbaren Blutungen kommen kann. In der Regel wird man den kleineren, linken Aortenbogen zwischen linker A. carotis comm. und linker A. subclavia unterbrechen, manchmal aber ist die Unterbrechung distal von der linken A. subclavia günstiger. Dann kann es erforderlich werden, den verbleibenden Abschnitt des linken Aortenbogens mit einigen Stichen an der vorderen Thoraxwand zu fixieren, um die Trachea ausreichend zu entlasten. Descendiert die Aorta bei kleinem linkem Bogen rechts, so muß außer dem Lig. arteriosum und dem linken Bogen auch die A. subclavia sinistra unterbrochen werden, da sonst keine ausreichende Erweiterung zu erzielen ist. Stets ist auch auf eine vollständige Durchtrennung der die Gefäße unter Umständen begleitenden Bindegewebsstränge zu achten. Stößt man auf einen rechtsseitigen Aortenbogen, der mit einem linken Lig. arteriosum einen Ring bildet, so wird neben dem Ligament auch immer die linke A. subclavia lusoria unterbrochen, wenn sie als 4. Ast vom Aortenbogen oder von einem „Restdivertikel" abgeht. Vor der endgültigen Durchtrennung des Gefäßes vergewissere man sich durch Augenschein und Pulstastbefund nach vorläufiger Abklemmung, ob nicht distal von der geplanten Unterbrechung eine A. carotis comm. abgeht, d.h., ob nicht ein Truncus brachiocephalicus lusorius vorliegt.

Das gleiche gilt besonders für die Unterbrechung einer isolierten rechten A. subclavia lusoria, die man im hinteren Mediastinum bis wenigstens zur Körpermitte hin verfolgt und dort durchtrennt.

Ist die Trachea ventral durch einen fehlentspringenden Aortenbogenast (Truncus brachiocephalicus oder A. carotis comm.) eingeengt, so wird das entsprechende Gefäß nach der Empfehlung von GROSS mit drei bis vier Seidennähten (3 · 0 oder 4 · 0) an die vordere Thoraxwand herangezogen und dort fixiert. Die Fäden dürfen nur die Adventitia fassen und nicht das Gefäßlumen erreichen. Sie können am Periost des Sternum geknüpft oder aber transsternal nach außen geführt und hier geknotet werden. Ein möglichst gleichzeitiger und gleichmäßiger Zug an allen Nähten verhindert das Ausreißen der Adventitia. Ob man eine Drainage einlegt oder nicht, bestimmen Erfahrung und Gewohnheit. GROSS verzichtet in der Regel auf jede Drainage.

c) Postoperative Betreuung

Alle Kinder, die präoperativ an Atemstörungen litten, sollten postoperativ besonders sorgfältig beobachtet werden, da nicht selten eine vorübergehende Verschlimmerung der Symptome durch Schleimhautschwellung und Infektion auftritt. Behandlung und Pflege müssen wie vor der Operation ausgeführt werden. Bestanden nur Schluckstörungen, so kann man schon bald mit der ersten Nahrungsaufnahme (zunächst kleine Mengen flüssiger oder breiiger Kost) beginnen.

d) Operationsergebnisse

Die Operationssterblichkeit liegt für den doppelten Aortenbogen zwischen 20 und 30 %. GROSS (1955) verlor von 26 Kindern 5, RIKER [85] von 18 Kindern ebenfalls 5. Die Ursachen dieser 10 Todesfälle waren: intraoperative Blutung (3), postoperative Anoxie (2), postoperative Pneumonie (2), Komplikationen der Tracheotomie (1), postoperatives Hirnödem (1), erfolglose linksseitige Thorakotomie bei kleinem rechtem Aortenbogen (1). Auch GAMMELGAARD [36a] verlor 7 von 10 Kindern. NUBOER [75] konnte 6, EKSTRÖM [30] 3 Kinder ohne Todesfall operieren. Für die Operation eines Ringes mit rechtsseitigem Aortenbogen und linkem Lig. arteriosum liegt die Sterblichkeit dagegen unter 1 %. GROSS [44] operierte 18, RIKER [85] 2 Kinder ohne Komplikationen. EKSTRÖM [30] verlor 1 von 2 Kindern. Auch für die prätracheal und für die retrooesophageal kreuzenden Gefäße liegt die Operationssterblichkeit unter 1 % [43, 44]. Erfolgreiche Operationen wurden im deutschen Schrifttum u. a. von DERRA [89, 90], KRAUSS [62], KONCZ [49], HANSSLER [48a] und GALL [36] mitgeteilt.

III. Fehlabgang von Aortenbogenästen

Bei normaler Lage des Aortenbogens kann der Truncus brachiocephalicus weiter distal, die linke A. carotis comm. weiter proximal vom Bogen entspringen als üblich. Beide Gefäße verlaufen dann schräg nach oben vor der Trachea und können durch Stenosierung zur Dyspnoe führen. Schluckstörungen werden durch diesen Arterienverlauf nicht verursacht. Differentialdiagnostisch ist eine vollständige Ringbildung durch die Röntgenuntersuchung auszuschließen. Die isolierte ventrale Eindellung der Trachea, wie sie für den Fehlabgang der Aortenbogenäste charakteristisch ist, wird nur ausnahmsweise von einer prätracheal verlaufenden A. subclavia lusoria hervorgerufen. Führt die Mißbildung überhaupt zu Symptomen, so treten sie meist schon im 1. Lebensjahr auf. Die operative Behandlung ist angezeigt, wenn die Beschwerden erheblich sind. Wie GROSS zeigte, lassen sie sich durch Fixation des ventral kreuzenden Gefäßes an das Periost des Sternum beheben (s. oben). Über die zahlreichen Varianten der Aortenbogenabgänge, die in der Regel asymptomatisch bleiben, und ihre relative Häufigkeit unterrichtet Abb. 295.

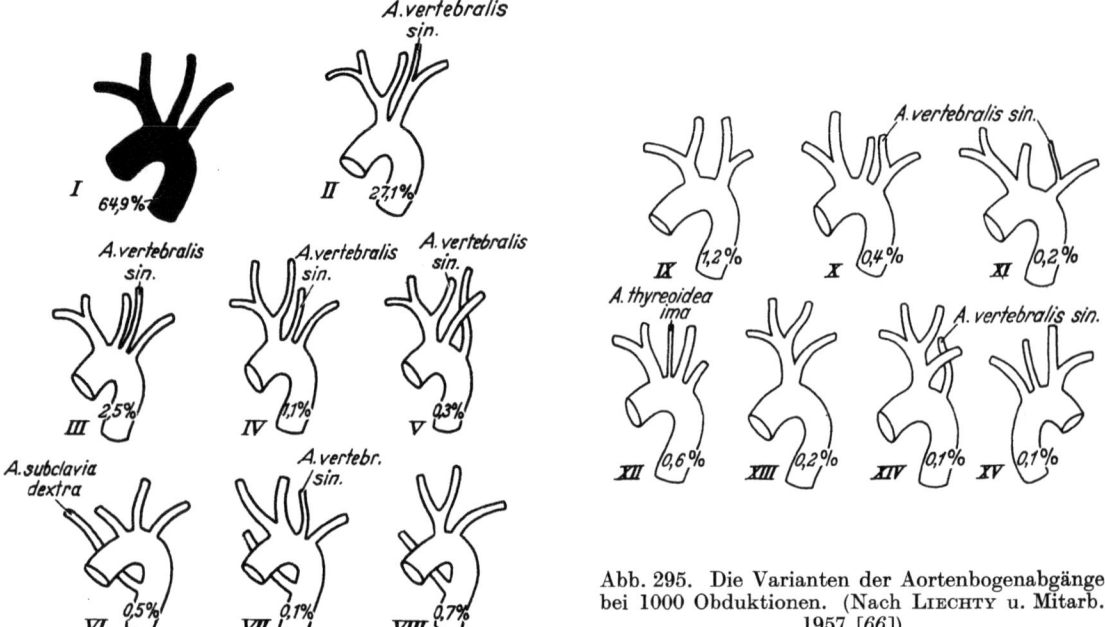

Abb. 295. Die Varianten der Aortenbogenabgänge bei 1000 Obduktionen. (Nach Liechty u. Mitarb. 1957 [66])

IV. Knickung der kongenital elongierten thorakalen Aorta (Pseudo-Coarctatio, Kinking, Buckling, Subclinical Coarctation, Arcus aortae bicurvatus)

Ätiologie und Pathogenese dieser Mißbildung, die bei beiden Geschlechtern in etwa gleicher Häufigkeit auftritt, sind bisher nicht geklärt. Die erste klinische Beschreibung stammt von Souders u. Mitarb. (1951), die ihre Beobachtung als ,,subclinical form of coarctation" bezeichneten. Als Synonyma sind die Bezeichnungen ,,Kinking" [22], ,,Pseudo-Coarctatio" [24], ,,Buckling" [16], ,,Arcus aortae bicurvatus" [105] vorgeschlagen worden. Bis heute wurden etwa 50 Fälle dieser Mißbildung bekannt, 19 wurden allein von Steinberg u. Mitarb. [108, 110], 10 von Bruwer u. Burchell [16] beschrieben.

1. Anatomie

Anatomisch besteht eine auffallende Elongation des Aortenbogens und der oberen descendierenden Aorta, die sich oberhalb und unterhalb eines durch die Insertion des meist kurzen Lig. arteriosum gegebenen Fixpunktes schlingenförmig aufwerfen. Dadurch bildet sich in Höhe des Isthmus ein Knick, dessen Konvexität nach vorne unten und leicht nach rechts gerichtet ist und der mit den beiden Schlingen eine 3 formt. Die Spitze des Knickes ist der kraniodorsalen Fläche der linken Pulmonalarterie zugewandt und kann diese und den linken Hauptbronchus nach vorne unten verdrängen. Auch der Oesophagus wird nach vorne und rechts verlagert. Oberhalb des fixierten Knickes kann sich der elongierte Aortenbogen bis in die Pleurakuppel aufwerfen. Unterhalb des Knickes verläuft die Aorta descendens zunächst horizontal nach hinten, wodurch sie im sagittalen Strahlengang orthograd getroffen wird und einen entsprechend dichten Rundschatten erzeugt. Die Aorta ist distal des Knickes, wahrscheinlich als Folge der hier auftretenden Turbulenzen (poststenotische Dilatation), meist spindelförmig erweitert. Entwicklungsgeschichtliche Beziehungen zur Coarctatio aortae scheinen trotz einiger röntgenologischer Gemeinsamkeiten nicht zu bestehen. Die angeborene Elongation kann sich, wie eine

Verlaufsbeobachtung über 14 Jahre zeigte [*111*], während des Lebens unter dem Einfluß der veränderten Strömungsverhältnisse verstärken und so erst im höheren Alter zu der eigentlichen Knickung führen.

2. Symptome und Diagnose

Da die Anomalie für sich allein keine Beschwerden zu verursachen pflegt, beruht ihre *Diagnose* auf dem *röntgenologischen Zufallsbefund*, falls nicht ein *Geräusch über der Herzbasis*, im linken Sternoclavicularwinkel oder links paramedian am Rücken in Schulterblatthöhe, das auf die Turbulenz in der geknickten Aorta zurückzuführen ist, u. U. auch der typische Auskultationsbefund einer begleitenden Aortenklappenstenose, eine diagnostische Durchuntersuchung veranlassen. In Ruhe besteht *keine signifikante Differenz der Blutdruckwerte an Armen und Beinen*, wie sie für die echte Coarctatio aortae bezeichnend ist. Vergleichende Blutdruckmessungen nach Belastung der unteren Körperhälfte liegen bisher nicht vor.

3. Röntgenuntersuchung

Bezeichnend für die Anomalie ist eine durch die Elongation und Dilatation der Aorta hervorgerufene Verbreiterung des oberen Mediastinum vor allem nach links. Bei der Durchleuchtung sieht man zwei halbrunde, sich z.T. überlagernde, gleichmäßig pulsierende Verschattungen am linken oberen Mediastinalrand, von denen die untere etwa dort

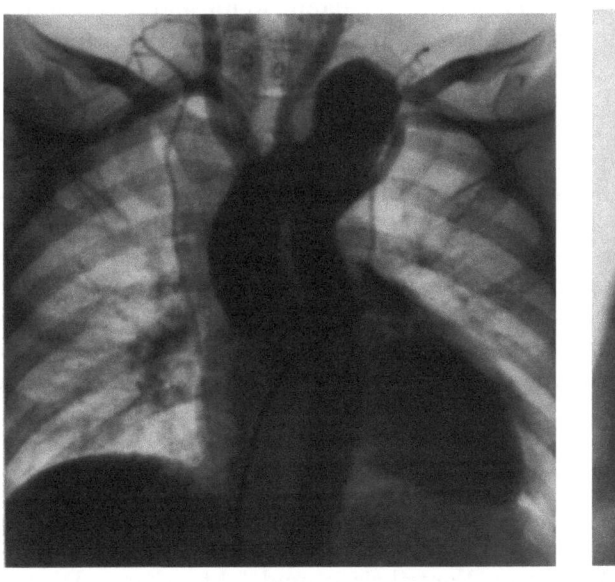 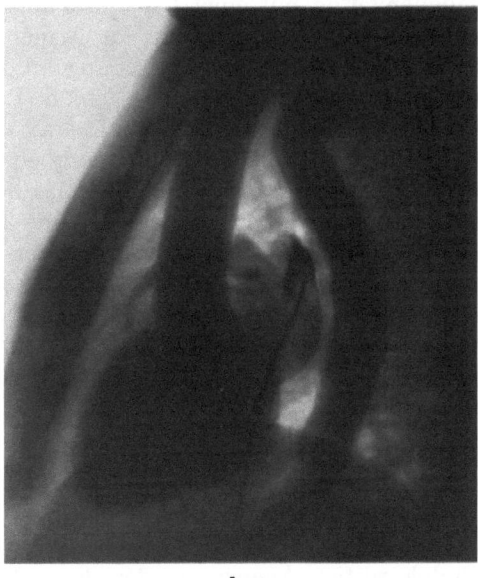

a   b

Abb. 296a u. b. G. S., 36 Jahre, ♀. Angeborene Elongation der Aorta thoracica. Die Kranke wurde unter dem Verdacht auf ein Aortenaneurysma untersucht. Lävo-Aortogramm durch Kontrastmittelinjektion in den linken Ventrikel (und den linken Vorhof) nach transseptaler Einführung des Katheters in das linke Herz. a Sagittaler Strahlengang. b Frontaler Strahlengang. Keine Operationsindikation

liegt, wo normalerweise der Aortenknopf zu erwarten ist. Bei der Kontrastdarstellung des Oesophagus finden sich der Konvexität der Rundungen gegenüberliegende Eindellungen, die sich im sagittalen Strahlengang oder im zweiten schrägen Durchmesser am besten darstellen lassen. Die oberste Impression ist in der Regel nur schwach, die untere dagegen auffallend stark ausgeprägt. Die oberste Vorwölbung, die ganz in Lungengewebe eingebettet und deshalb nur mäßig kontrastdicht ist, entspricht dem angehobenen Aortenbogen, die kontrastdichtere, untere der fast regelmäßig vorhandenen, direkt hinter der Insertion des Lig. arteriosum beginnenden, poststenotischen Dilatation der zunächst horizontal nach hinten verlaufenden Aorta descendens. Am besten und diagnostisch meist beweisend wird der geknickte Verlauf der Aorta durch Hartstrahlaufnahmen oder Tomogramme im zweiten schrägen Durchmesser erfaßt [78, 105]. Die nicht selten vorhandenen Kalkeinlagerungen in der Aortenwand kommen im seitlichen Strahlengang besser zur Darstellung. Der Untersuchungsbefund kann dem einer typischen Coarctatio mit außergewöhnlicher Erweiterung des Aortenbogens gleichen, die Elongatio aortae läßt sich aber auf Grund der fehlenden Rippenusuren und der Blutdruckwerte eindeutig abgrenzen. Eine Kontrastmitteldarstellung der Aorta entweder durch indirekte Aortographie mit gezielter Injektion des Kontrastmittels in den Pulmonalisstamm oder durch transseptale Lävokardiographie kann gelegentlich aus differentialdiagnostischen Gründen notwendig werden.

4. Differentialdiagnose

Der Röntgenbefund wird leicht als *Tumor* oder *Aneurysma* gedeutet und kann zu fehlindizierten Thorakotomien Anlaß geben [108, 110]. Die Diagnose eines Aneurysmas liegt bei der polycyclischen Begrenzung der Verschattung nahe, um so mehr, als Eigenpulsationen in der Regel nachzuweisen sind. Gerade die Aortenaneurysmen traumatischen Ursprungs stimmen in der Lokalisation mit der randbildenden Verschattung durch die elongierte Aorta weitgehend überein. Andererseits lassen auch die Tumoren des oberen Mediastinum häufig kräftige, mitgeteilte Pulsationen erkennen, da sie sich in engster Nachbarschaft zu den großen arteriellen Gefäßstämmen entwickeln. Verwechslungsmöglichkeiten mit einer *Coarctatio aortae* ergeben sich nur dann, wenn man der vergleichenden Blutdruckmessung an Armen und Beinen in Ruhe und nach Belastung der unteren Körperhälfte nicht genügend Beachtung schenkt. Selbst beim Vorliegen eines ähnlichen Geräuschbefundes fehlen Rippenusuren und pathognomonische Kollateralgeräusche über dem seitlichen Thorax und den Schulterblättern. Gelegentlich entstehen Schwierigkeiten bei der Abgrenzung einer an sich normal verlaufenden, arteriosklerotisch elongierten Altersaorta, die sich im mittleren Thorax aufstauchen und hinter dem Oesophagus eine Schlinge in den rechten Hemithorax bilden kann („tiefe Rechtslage der Aorta") [76, 87]. Hierdurch werden manchmal Schluckstörungen verursacht. Die Differentialdiagnose wird erleichtert, wenn man nach dem typischen, stets in Höhe des Lig. arteriosum lokalisierten Knick sucht, den die arteriosklerotische Elongation vermissen läßt. Die „tiefe Rechtslage" tritt außerdem fast ausschließlich bei alten Menschen jenseits des 70. Lebensjahres auf, während die Knickung bei angeborener Elongation früher manifest zu werden pflegt.

5. Zusätzliche kardiovasculäre Mißbildungen

An zusätzlichen Fehlbildungen bzw. sekundären Komplikationen wurden beschrieben [108, 110]: Bicuspidale Aortenklappen (mit Verkalkung, Stenosierung und bakterieller Endokarditis), Aneurysma der Sinus Valsalvae, Ventrikelseptumdefekt, offener Ductus arteriosus, infundibuläre Aortenstenose, Fibroelastose des Endokards, korrigierte Transposition der großen Gefäße bei Dextroversio cordis, Stenosierung der linken A. subclavia.

6. Behandlung

In der Regel erübrigt sich eine Behandlung, da die Träger der Anomalie beschwerdefrei sind. Sollten Fälle bekannt werden, bei denen Kompressionssyndrome auftreten, so wäre eine partielle Resektion der Aortenschlinge zu erwägen. Entsprechende Eingriffe sind an den Aortenbogenästen, die auf angeborener oder (häufiger) degenerativer Grundlage ähnliche Elongationen bilden können, bereits erfolgreich durchgeführt worden (s. S. 322). EDMUNDS u. Mitarb. [27] haben über drei Fälle berichtet, bei denen sich hinter der subklinischen Coarctatio im Bereich der poststenotischen Dilatation ein spindelförmiges Aneurysma der descendierenden thorakalen Aorta entwickelt hatte. Alle drei Patienten

wurden operiert. Der erste starb intra operationem, bei dem zweiten war nur eine Umhüllung des Aneurysmas möglich, bei dem dritten gelang die Resektion des Aortenaneurysmas mit anschließender Überbrückung des Defektes durch eine Kunststoffprothese.

V. Fehlabgang der linken Pulmonalarterie

In seltenen Fällen entspringt die linke Pulmonalarterie von der rechten Pulmonalarterie, sie verläuft dann rechts um die Trachealbifurkation herum und gelangt zwischen
Oesophagus und Trachea zur linken Lunge [20, 21, 38, 48, 52, 57, 64, 65, 70, 73, 74, 81, 82,
91, 93, 97, 99, 119, 120]. Die Mißbildung führt durch Kompression des rechten Hauptbronchus oder der untersten Trachea in den ersten Lebensstunden oder -wochen zu bedrohlicher Atemnot. Röntgenologisch wird man eine ventrale Impression des Oesophagus und
eine rechtsseitige und dorsale Impression der Trachea auf gleicher Höhe feststellen können,
wie sie in ähnlicher Weise nur noch durch eine atypisch verlaufende A. subclavia lusoria
oder einen falsch verlaufenden Truncus brachiocephalicus erzeugt wird. Bezeichnend ist
die emphysematöse Überblähung der rechten Lunge. Eine operative Behandlung kann
erforderlich werden. Sie wurde von POTTS u. Mitarb. (1954) und von CONTRO u. Mitarb.
(1958) erfolgreich durchgeführt.

Der Zugang erfolgt durch eine rechtsseitige Thorakotomie [20, 81]. Nach dem Vorschlag von POTTS u. Mitarb. (1954) wird man die fehlverlaufende Pulmonalarterie nach
sorgfältiger Präparation zwischen zwei Klemmen durchtrennen, den peripheren Stumpf
hinter der Trachea mobilisieren, über den linken Hauptbronchus leiten und mit dem
proximalen Stumpf durch zirkuläre Naht anastomosieren. POTTS wählte aus Zeitgründen
eine fortlaufende Naht. Für das Wachstum der Anastomose dürfte es wichtig sein,
wenigstens den halben Gefäßumfang mit Einzelnähten zu versorgen.

VI. „Aplasie" einer Pulmonalarterie

1. Häufigkeit

Die sog. „Aplasie" (auch „Hypoplasie", „Agenesie" oder „absence") einer der beiden
Pulmonalarterien ist ein seltenes angeborenes Krankheitsbild, von dem bisher etwa
100 Beobachtungen mitgeteilt wurden [79, 100]. Die Mißbildung betrifft ebenso oft die
linke wie die rechte Pulmonalarterie (Tabelle 83) und wird bei beiden Geschlechtern in gleicher Häufigkeit gefunden. Über die Ursache und die entwicklungsgeschichtliche Entstehungsweise der Fehlbildung sind verschiedene Theorien aufgestellt worden [3, 15, 17, 18, 19, 31, 67, 79, 80, 100, 112], ohne daß es gelungen wäre, eine endgültige Klärung herbeizuführen.

Tabelle 83. *Seitenlokalisation und zusätzliche kardiovasculäre Mißbildungen bei 78 Fällen von Lungenarterienaplasie* [79]

	Aplasie der rechten Pulmonalarterie	Aplasie der linken Pulmonalarterie	Gesamt
Isolierte Aplasie der Lungenarterie . . .	18	14	32
Mit Fallotscher Tetralogie	1	16	17
Mit Ductus art. apertus .	10	1	11
Mit Ventrikel- oder Vorhofseptumdefekt. . .	4	5	9
Mit anderen Mißbildungen	5	4	9
	38	40	78

2. Anatomie

Die erste anatomisch-pathologi-
sche Beschreibung wird FRAENTZEL
(1868) zugesprochen. MADOFF u.
Mitarb. (1952) konnten mit Hilfe der Angiokardiographie zum ersten Mal die klinische
Diagnose stellen. *Anatomisch* ist das Krankheitsbild dadurch gekennzeichnet, daß eine
Lungenarterie in ihrem proximalen Abschnitt am Abgang vom Pulmonalarterienstamm

unterbrochen ist, während die peripheren Lungengefäße vom Lungenhilus an vorhanden, wenn auch häufig hypoplastisch sind.

Die „Aplasie" beruht auf einer Rückbildung der ursprünglich angelegten Lungenarterie, d.h., des ventralen Abschnitts der 6. Kiemenbogenarterie. Sie liegt gewöhnlich auf der zum Aortenbogen kontralateralen Seite, also bei Linkslage des Aortenbogens rechts, bei Rechtslage des Aortenbogens links. Möglicherweise bestehen ätiologisch Beziehungen zu den Pulmonalarterienstenosen gleicher Lokalisation (s. S. 754). Die gegenseitige Lunge muß den gesamten venösen Blutfluß übernehmen. Auf Grund anatomisch-pathologischer und klinischer Merkmale lassen sich drei Varianten unterscheiden, denen unterschiedliche embryonale Fehlentwicklungen zugrunde liegen.

1. Am häufigsten ist die *Unterbrechung der rechten Pulmonalarterie* bei normaler Linkslage des Aortenbogens (bzw. das Spiegelbild: die isolierte Unterbrechung der linken Pulmonalarterie bei Rechtslage des Aortenbogens und Dextrokardie). Diese Form läßt in der Regel zusätzliche kardiale Mißbildungen vermissen, ist aber gelegentlich mit Mißbildungen des Aortenbogens (Ductus arteriosus apertus, Coarctatio aortae) kombiniert.

Tabelle 84. *Ursprung der die betroffene Lunge versorgenden System-arterie bei 26 Fällen der Form 3 [25, 39, 79, 116]*

	Vom ersten Ast des Aortenbogens	Vom letzten Ast des Aortenbogens	Von der Aorta ascendens
Aplasie der rechten Lungenarterie . . .	7	0	12
Aplasie der linken Lungenarterie . . .	5	3	0

Die stets normal angelegte, wenn auch unterentwickelte Lunge wird bei dieser wie bei der zweiten Form über die zu Kollateralgefäßen umgebauten Bronchialarterien oder andere Gefäße des großen Kreislaufs durchblutet, die Anschluß an das Lungenparenchym gefunden haben.

2. Weniger häufig wird die *Unterbrechung der linken Pulmonalarterie* bei Rechtslage des Aortenbogens und normaler Herzlage beobachtet, die im Gegensatz zu der ersten Form fast regelmäßig *mit einer Defektbildung des Ventrikelseptums* (meistens Fallotscher Tetralogie, seltener Eisenmenger-Komplex, ferner Truncus arteriosus persistens, Transposition der Lungenvenen) einhergeht. Dieser Variante gleichzusetzen ist ihr Spiegelbild: die mit einer Fallotschen Tetralogie kombinierte Unterbrechung der rechten Pulmonalarterie bei Linkslage des Aortenbogens und Dextrokardie. Die Durchblutung der betroffenen Lunge erfolgt über zahlreiche kleinkalibrige Kollateralgefäße, vor allem Bronchialarterien.

3. Die seltenste Form, die aber wegen der möglichen therapeutischen Konsequenzen besondere Bedeutung gewinnt, unterscheidet sich gerade in dem letzten Punkt wesentlich von den beiden ersten Formen. Die infolge der Unterbrechung von dem normalen Pulmonalkreislauf ausgeschlossene Lunge (häufiger die rechte Lunge bei Linkslage des Aortenbogens, selten die linke Lunge bei Rechtslage des Aortenbogens) wird in diesem Fall von *einer* großen Systemarterie durchblutet (Tabelle 84), die entweder aus dem ersten (seltener dem letzten) Aortenbogenast entspringt und dann einem persistierenden Ductus arteriosus entspricht, oder aber von der ascendierenden Aorta abgeht und als echte, fehlentspringende Pulmonalarterie aufzufassen ist [79, 80]. Während bei Form 1 und 2 in der Regel eine Mangeldurchblutung der aus dem Pulmonalkreislauf ausgeschlossenen Lunge vorliegt, kann die Lunge bei der dritten Variante vermehrt und unter Systemdruck durchblutet werden. Die weitlumige Systemarterie, deren Querschnitt nicht selten dem der Pulmonalklappe gleicht, ist Ursache eines sehr wirkungsvollen Kurzschlusses, der hämodynamisch dem eines offenen Ductus arteriosus entspricht und neben der betroffenen Lunge den linken Vorhof, den linken Ventrikel und die Aorta ascendens bis zum Abgang der „Pulmonalarterie" einbezieht. Die Kombination mit einem kontralateralen Ductus arteriosus apertus scheint auffallend häufig vorzukommen [6, 14, 17, 26, 39, 101]. Bei dem ersten, von FRAENTZEL (1868) mitgeteilten Fall bestand außerdem ein aortopulmonaler Septumdefekt.

3. Symptome und Diagnose

Form 1 kann, da in der Regel keine zusätzlichen kardiovasculären Mißbildungen vorliegen, bis in das hohe Alter symptomlos bleiben. Von 32 Fällen mit isolierter Aplasie einer Pulmonalarterie waren 27 am Leben und zwischen 14 und 63 Jahre alt, die restlichen fünf waren bereits innerhalb der ersten 14 Lebensmonate gestorben [79]. Häufig kommt es jedoch in der mangeldurchbluteten Lunge zu rezidivierenden bronchopneumonischen Infekten, die sekundär zu Bronchiektasien und Absceßbildungen führen und dadurch zur Untersuchung Anlaß geben. Außerdem scheint es aber in der gesunden Lunge infolge der schon bei Geburt vorhandenen Durchflußvermehrung zur Ausbildung einer Pulmonalsklerose und eines pulmonalen Hypertonus kommen zu können, der gerade für die Frühtodesfälle verantwortlich zu machen ist (Tabelle 85). Gelegentlich werden Hämoptysen, Leistungsminderung oder Belastungsdyspnoe angegeben. *Klinisch* beobachtet man auf der kranken Seite einen unterentwickelten Hemithorax (mit steilgestellten Rippen und engen Intercostalräumen), verminderte Atemexkursionen, eine Schallverkürzung und eine Abschwächung des Atemgeräusches, ferner die für die beschriebenen Sekundärveränderungen bezeichnenden Befunde. Gelegentlich ist am linken Sternalrand ein systolisches Geräusch hörbar. *Röntgenologisch* ist die mangeldurchblutete Lunge vermehrt strahlendurchlässig und geringer vascularisiert als die gesunde Lunge, es fehlt das Hiluskomma. Sie ist außerdem im Wachstum zurückgeblieben, die gesunde Lunge dagegen

Tabelle 85. *Letalität und Häufigkeit des pulmonalen Hypertonus bei 78 Fällen von Aplasie einer Lungenarterie* [79]

	Pulmonaler Hypertonus	Letalität
Isolierte Pulmonalarterienaplasie (32 Fälle)	19%	16%
Mit anderen kardiovasculären Mißbildungen kombinierte Pulmonalarterienaplasie (46 Fälle)	88%	64%

kompensatorisch vergrößert, was sich in einer mehr oder minder starken Verlagerung der Mediastinalorgane zur kranken Seite hin, einem Zwerchfellhochstand und häufig auch einer mediastinalen Hernienbildung der gesunden Lunge manifestiert. Hinzu kommen die röntgenologischen Befunde der sekundären Infektionen und ihrer Residuen. Die Hypoplasie der Lunge und die konsekutive Mediastinalverschiebung sind um so geringer ausgebildet, je besser die kollaterale Blutversorgung ist. Bei kräftig entwickelten Bronchialarterien kann die Thoraxübersichtsaufnahme bis auf das Fehlen der Hiluszeichnung weitgehend unauffällig sein. Entwickeln sich einige Kollateralen besonders stark, so entstehen pathophysiologisch und klinisch Übergänge zu Form 3. Auf Grund dieser Befunde und unter Zuhilfenahme *bronchospirometrischer* Untersuchungen [17, 33, 68, 103, 107, 109, 113] kann man die Diagnose mit großer Wahrscheinlichkeit stellen, die endgültige Bestätigung muß durch die Angiokardiographie erfolgen.

Form 2 wird klinisch deshalb selten vermutet, weil die Symptome des begleitenden Vitium im Vordergrund stehen. Beschwerden und Befunde entsprechen im übrigen denjenigen der Form 1. Auch hier wird die Diagnose durch die zur Klärung des Vitium ohnehin notwendige Angiokardiographie gesichert. Fast in jedem Fall und in der Regel schon früh entwickelt sich ein pulmonaler Hypertonus.

Form 3 bleibt im Gegensatz zu den beiden anderen Formen fast nie symptomlos. Hämoptysen aus der vom großen Kreislauf unter Systemdruck durchbluteten Lunge sind häufig. Durch den aortopulmonalen Kurzschluß kommt es oft schon in den ersten Lebensmonaten oder -jahren [6, 14, 26, 39, 58, 69, 101, 115], selten erst im späteren Leben [17, 35, 107] zunächst zu einer Links-, später zu einer Rechtsinsuffizienz des Herzens, an der die Kranken sterben. Histologisch wurden in der mit Systemdruck durchbluteten Lunge die typischen Veränderungen der Pulmonalsklerose (Mediahypertrophie und Intimaproliferation der mittleren und kleinen Arterien) gefunden. Ähnliche Befunde waren aber auch in der an sich normal durchbluteten Lunge zu erheben und sind hier Folge der seit Geburt bestehenden Durchflußvermehrung oder der kurzschlußbedingten Linksinsuffizienz mit rückläufiger Druckerhöhung in den Lungenvenen. *Klinisch* findet man bei den Kindern, die meist schon mit den Zeichen der Herzinsuffizienz und mit schwerer Dyspnoe eingeliefert werden, eine beträchtliche Herzvergrößerung. Bei der Auskultation fällt ein lautes Geräusch auf, das systolisch oder systolisch und diastolisch sein kann, gelegentlich auch als Dauergeräusch imponiert und über dem mittleren Sternum bzw. am Sternalrand am deutlichsten zu hören ist. Der Auskultationsbefund entspricht am ehesten dem eines aortopulmonalen Septumdefektes. Häufig findet man eine intermittierende oder persistierende Cyanose, die als Folge der Herzinsuffizienz zu deuten ist. Im *EKG* wird man zunächst eine linksventrikuläre, später eine biventrikuläre oder sogar vornehmlich rechtsventrikuläre Hypertrophie mit einer entsprechenden Vorhofüberlastung erwarten können. Die *röntgenologische* Routineuntersuchung ergibt keinen Hinweis, da die arteriell durchblutete Lunge von normaler Größe ist und eine für Form 1 und 2 typische Mediastinalverlagerung nicht besteht. Auch die *Herzkatheteruntersuchung* wird diagnostisch nicht weiterführen, wenn auch die Nichtsondierbarkeit der rechten Lungenarterie einen Hinweis geben kann. Die Diagnose ist nur durch *Angiokardiographie und Aortographie* endgültig zu klären.

4. Differentialdiagnose

Differentialdiagnostisch müssen in erster Linie primäre einseitige Lungenerkrankungen ausgeschlossen werden, die zu gleichen klinischen und röntgenologischen Befunden und sogar zu einer verminderten Lungendurchblutung führen können (unilaterales Emphysem, Bronchiektasen, Thrombose oder Embolie der Pulmonalarterie, mit Agenesie der Lunge verbundene Pulmonalarterienaplasie). Ein ähnliches Bild kann ferner durch hochgradige Stenosen einer Pulmonalarterie oder mehrerer ihrer Äste zustande kommen. Von den angeborenen kardiovasculären Mißbildungen können der Ductus arteriosus apertus, der aortopulmonale Septumdefekt und der Truncus arteriosus communis ähnliche Symptome hervorrufen. Liegt gleichzeitig ein Ductus arteriosus apertus vor, so besteht die Möglichkeit, daß nur dieser diagnostiziert, der Fehlabgang der rechten Pulmonalarterie aber übersehen wird. DUSHANE u. Mitarb. (1961) berichten über einen 2 Monate alten Säugling, der die alleinige Unterbrechung des offenen Ductus nur um wenige Stunden überlebte. Der erworbene Verschluß einer Pulmonalarterie (Embolie, Thrombose) ist in der Regel durch ein akutes Krankheitsgeschehen gekennzeichnet.

5. Chirurgische Behandlung

Eine chirurgische Behandlung ist für die *Varianten 1 und 2* bis heute nicht versucht worden, obwohl der Anschluß der intrapulmonalen Gefäße an den Pulmonalarterienstamm operationstechnisch durchführbar wäre. Bei einem symptomlosen Kranken wird man sich zu diesem nicht einfachen Eingriff vorläufig nicht entschließen können. Bestehen aber Symptome, wie rezidivierende Bronchopneumonien oder Hämoptysen, so erscheint in Zukunft der Versuch einer Korrektur angezeigt. Sind bereits schwere Sekundärveränderungen in der betroffenen Lunge entstanden, so sollte auf jede Vascularisierung verzichtet und eher eine Resektionsbehandlung in Erwägung gezogen werden. Gleichzeitig bestehende Kurzschlußverbindungen (Ductus arteriosus apertus, Septumdefekte) oder kombinierte Mißbildungen (Fallotsche Tetralogie) werden der operativen Behandlung zugeführt. Von besonderer Bedeutung ist die Pulmonalarterienaplasie für die Durchführung von Shuntoperationen zur Palliativbehandlung einer Fallotschen Tetralogie.

Für die *3. Variante* ist die Operationsindikation in jedem Fall gegeben. Die lebensbedrohliche therapieresistente Herzinsuffizienz, häufige Hämoptysen und die Gefahr einer progressiven Pulmonalsklerose erfordern ein aktives Vorgehen. CARO u. Mitarb. [17] führten die erste Korrektur dieser Mißbildung bei einem 23jährigen Kranken durch, der allerdings postoperativ an einer Blutung verstarb. Es gelang ihnen, nach Verschluß des offenen Ductus arteriosus die von der Aorta durchblutete Lunge mittels einer Gefäßprothese an den Pulmonalarterienstamm anzuschließen. Ein von ARMER u. Mitarb. [6] in ähnlicher Weise operiertes, 12$^{1}/_{2}$ Monate altes Kind konnte geheilt werden. Weitere Operationserfahrungen liegen unseres Wissens bisher nicht vor.

Literatur

[1] ABBOTT, M. E.: Congenital Heart Disease. In: Nelson's loose-leaf medicine, vol. IV. New York: Thomas Nelson & Sons 1932.

[2] — Atlas of Congenital Cardiac Diseases. New York: Amer. Heart Ass. 1936.

[3] ANDERSON, R. C., F. C. CHAR, and P. ADAMS: Proximal interruption of a pulmonary arch (absence of one pulmonary artery): Case report and a new embryologic interpretation. Dis. Chest 34, 73 (1958).

[4] ANSON, B. J., and W. G. MADDOCK: Callander's Surgical Anatomy. Philadelphia and London: W. B. Saunders & Co. 1958.

[5] ARKIN, A.: Totale Persistenz des rechten Aortenbogens im Röntgenbild. Wien. Arch. inn. Med. 12, 385 (1926).

[6] ARMER, R. M., H. B. SHUMACKER, and E. C. KLATTE: Origin of the right pulmonary artery from the ascending aorta. Report of a surgically corrected case. Circulation 24, 662 (1961).

[7] ASSMANN, H.: Die klinische Röntgendiagnostik der inneren Erkrankungen, 3. Ausgabe, S. 103. Leipzig: F. C. W. Vogel 1924.

[8] BARRY, A.: Aortic arch derivatives in human adult. Anat. Rec. 111, 221 (1951).

[9] BAYFORD, D.: An account of a singular case of obstructed deglutition. Mem. Med. Soc. Lond. 2, 275 (1794).

[10] BIEDERMANN, F.: Der rechtsseitige Aortenbogen im Röntgenbild. Fortschr. Röntgenstr. 43, 168 (1931).

[11] BLAKE, H. A., and W. C. MANION: Thoracic arterial arch anomalies. Circulation 26, 251 (1962).

[12] BLALOCK, A.: Technique of creation of an artificial ductus arteriosus in the treatment of pulmonary stenosis. J. thorac. Surg. 16, 244 (1947).

[13] — Surgical procedures employed and anatomical variations encountered in the treatment of congenital pulmonic stenosis. Surg. Gynec. Obstet. 87, 385 (1948).

[14] BOPP, F.: Anormale arterielle Gefäßversorgung der rechten Lunge. (Abgang der rechten Arteria pulmonalis aus der Aorta bei normaler Versorgung der linken Lunge durch die Pulmonalarterie). Zbl. allg. Path. path. Anat. 85, 155 (1949).

[15] BREMER, J. L.: On the origin of the pulmonary arteries in mammals. Anat. Rec. 3, 334 (1909).

[16] BRUWER, A. J., and H. B. BURCHELL: Kinking of aortic arch (pseudocoarctation, subclinical coarctation). J. Amer. med. Ass. 162, 1445 (1956).

[17] CARO, C., V. C. LERMANDA, and H. LYONS: Aortic origin of the right pulmonary artery. Brit. Heart J. 19, 345 (1957).

[18] COELHO, E., E. DE PAVIA, and A. NUNES: Malformation of the pulmonary artery and its branches including two cases of absence of the right pulmonary artery. Amer. J. Cardiol. 13, 462 (1964).

[19] CONGDON, E. D.: Transformation of the aortic-arch system during the development of the human embryo. Contr. Embryol. Carneg. Instn. 14, 47 (1922).

[20] CONTRO, S., R. A. MILLER, H. WHITE, and W. J. POTTS: Bronchial obstruction due to pulmonary artery anomalies (I. vascular sling). Circulation 17, 418 (1958).

[21] DERRICK, S., and H. STOECKLE: Bronchial obstruction secondary to an aberrant pulmonary artery. Amer. J. Dis. Child. 99, 830 (1960).

[22] DiGUGLIELMO, L., and M. GUTTADAURO: Kinking of aorta. Report of two cases. Acta radiol. scand. 44, 121 (1955).

[23] DOERR, W.: Pathologische Anatomie der angeborenen Herzfehler. In: Handbuch der inneren Medizin, Bd. IX, S. 3. Berlin-Göttingen-Heidelberg: Springer 1960.

[24] DOTTER, C. T., and I. STEINBERG: Angiocardiography in congenital heart disease. Amer. J. Med. 12, 219 (1952).

[25] DUNNILL, M. S., and H. B. ROSS: Absent right pulmonary artery as an isolated congenital defect. Lancet 1961 II, 185.

[26] DUSHANE, J. W., W. H. WEIDMAN, P. A. ONGLEY, H. J. C. SWAN, J. W. KIRKLIN, J. E. EDWARDS, and H. SCHMUTZLER: Clinical-pathologic conference. Amer. Heart J. 59, 782 (1960).

[27] EDMUNDS, L. H., J. E. McCLENATHAN, and C. A. HUFNAGEL: Subclinical coarctation of the aorta. Ann. Surg. 156, 180 (1962).

[28] EDWARDS, J. E.: Anomalies of the derivatives of the aortic arch system. Med. Clin. N. Amer. 32, 925 (1948).

[29] — Congenital malformations. H. Malformations of aortic arch system. In: S. E. GOULD, Pathology of the Heart, p. 438. Springfield (Ill.): Ch. C. Thomas 1960.

[30] EKSTRÖM, G.: Anomalies of the aortic arch with compression of the trachea or esophagus. In: E. DERRA, Handbuch der Thoraxchirurgie, Bd. II, S. 497. Berlin-Göttingen-Heidelberg: Springer 1959.

[31] EMANUEL, R. W., and J. N. PATTINSON: Absence of the left pulmonary artery in Fallot's tetralogy. Brit. Heart J. 18, 289 (1956).

[32] ENDERLIN, F.: Dysphagie durch doppelten Aortenbogen. Helv. chir. Acta 24, 380 (1957).

[33] FISHER, J. M., and E. F. VAN EPPS: Aplasia or hypoplasia of one pulmonary artery. Radiologic and pulmonary function studies. Amer. Heart J. 58, 26 (1959).

[34] FLEMING, H. A.: Absent left pulmonary artery and right sided aortic arch in Eisenmenger's complex. Thorax 13, 272 (1958).

[35] FRAENTZEL, O.: Ein Fall von abnormer Communication der Aorta mit der Arteria pulmonalis. Virchows Arch. path. Anat. 43, 420 (1868).

[36] GALL, F.: Der doppelte Aortenbogen und vaskuläre Ringbildungen. Thorax. vaskul. Chir. 10, 466 (1963).

[36a] GAMMELGAARD, A., F. THERKELSEN, and I. BOESEN: Surgical treatment of vascular aortic ring in infants. A follow-up examination. J. cardiovasc. Surg. 4, 502 (1963).

[37] GIRARD: Zit. von J. SCHMIDT, Die Arteria lusoria. Arch. Kreisl.-Forsch. 19, 1 (1953).

[38] GLAEVECKE, u. DOEHLE: Über eine seltene angeborene Anomalie der Pulmonalarterie. Münch. med. Wschr. 44, 950 (1897).

[39] GRIFFITHS, S. P., O. R. LEVINE, and D. H. ANDERSEN: Aortic origin of the right pulmonary artery. Circulation 25, 73 (1962).

[40] GRISWOLD, H. E., and M. D. YOUNG: Double aortic arch. Report of two cases and review of the literature. Pediatrics 4, 751 (1949).

[41] GROSS, R. E.: Surgical relief for tracheal obstruction from a vascular ring. New Engl. J. Med. 233, 586 (1945).

[42] — Surgical treatment for dysphagia lusoria. Ann. Surg. 124, 532 (1946).

[43] — Surgery of Infancy and Childhood. Philadelphia: W. B. Saunders Co. 1953.

[44] — Arterial malformations which cause compression of the trachea or esophagus. Circulation 11, 124 (1955).

[45] —, and E. B. D. NEUHAUSER: Compression of the trachea by an anomalous innominate artery. An operation for its relief. Amer. J. Dis. Child. 75, 570 (1948).

[46] — — Compression of the trachea or esophagus by vascular anomalies. Surgical therapy in 40 cases. Pediatrics 7, 69 (1951).

[47] GROSSE-BROCKHOFF, F., H. LOTZKES, A. SCHAEDE u. P. THURN: Verlaufsanomalien des Aortenbogens und der Arcusgefäße. Fortschr. Röntgenstr. 80, 314 (1954).

[48] HAHN, C. H. S., A. G. BROM et J. NAUTA: Chirurgie du coeur. Basel et New York: S. Karger 1962.

[48a] HANSSLER, H.: Beitrag zum Krankheitsbild des congenitalen Stridors bei doppeltem Aortenbogen. Arch. Kinderheilk. 160, 60 (1959).

[49] HECK, W., H. FINKE u. J. KONCZ: Zur Klinik des doppelten Aortenbogens. Medizinische 18, 672 (1957).

[50] HEIM DE BALSAC, R.: In: E. DONZELOT et F. D'ALLAINES, Traité des cardiopathies congénitales. Paris: Masson & Cie. 1954.

[51] HEINTZEN, P., u. I. TESKE: Die einseitige Agenesie der Lungenarterie. Arch. Kreisl.-Forsch. 32, 263 (1960).

[52] HILLER, H. G., and A. D. McLEAN: Pulmonary artery ring. Acta radiol. (Stockh.) 48, 434 (1957).

[53] HOLZAPFEL, G.: Ungewöhnlicher Ursprung und Verlauf der A. subclavia dextra. Anat. Hefte 12, 369 (1899).

[54] HOMMEL, L.: Zit. von H. E. GRISWOLD and M. D. YOUNG, Double aortic arch. Report of two cases and review of the literature. Pediatrics 4, 751 (1949).

[55] HUNAULT: Zit. von R. HEIM DE BALSAC, in: E. DONZELOT et F. D'ALLAINES: Traité des cardiopathies congénitales. Paris: Masson & Cie. 1954.

[56] IRMER, W., u. G. ROTTHOFF: Aortenringanomalien. Z. Tuberk. 117, 214 (1961).

[57] JACOBSON, J. H., B. C. MORGAN, D. H. ANDERSON, and G. H. HUMPHREYS: Aberrant left pulmonary artery. A correctable cause of respiratory obstruction. J. thorac. Surg. 39, 602 (1960).

[58] JEW, E. W., and P. GROSS: Aortic origin of right pulmonary artery and absence of transverse aortic arch associated with patency of interventricular septum and ductus arteriosus. Arch. Path. 53, 191 (1952).

[59] KEITH, J. D., R. D. ROWE, and P. VLAD: Heart Disease in Infancy and Childhood. New York: Macmillan & Co. 1958.

[60] KIRKLIN, J. W., and O. T. CLAGETT: Vascular "rings" producing respiratory obstruction in infants. Proc. Mayo Clin. 25, 360 (1950).

[61] KOMMERELL, B.: Verlagerung des Ösophagus durch eine abnorm verlaufende Arteria subclavia dextra (Arteria lusoria). Fortschr. Röntgenstr. 54, 590 (1936).

[62] KRAUSS, H.: Einengung von Trachea und Oesophagus durch kongenitale Mißbildung der Mediastinalgefäße und ihre Behandlung. Thoraxchirurgie 1, 25 (1953).

[63] LANGSCH, G.: Gefäßveränderungen und -anomalien in ihren Auswirkungen auf den Ösophagus. Z. ges. inn. Med. 16, 965 (1961).

[64] LELONG, M., LE TAN VINH et D. ALAGILLE: L'artère pulmonaire gauche anormale. Méd. et Hyg. (Genève) 492, 160 (1961).

[65] LE TAN VINH, D. ALAGILLE et NGUYEN VAN PHUOC: Artère pulmonaire gauche anormale. Arch. franç. Pédiat. 18, 248 (1961).

[66] LIECHTY, J. D., T. W. SHIELDS, and B. J. ANSON: Variations pertaining to aortic arches and their branches; with comments on surgically important types. Quart. Bull. Northw. Univ. med. Sch. **31**, 136 (1957).

[67] MCKIM, J. S., and F. W. WIGLESWORTH: Absence of the left pulmonary artery: A report of six cases with autopsy findings in three. Amer. Heart J. **47**, 845 (1954).

[68] MADOFF, I. M., E. A. GAENSLER, and J. W. STRIEDER: Congenital absence of the right pulmonary artery. Diagnosis by angiocardiography with cardio-respiratory studies. New Engl. J. Med. **247**, 149 (1952).

[69] MAIER, H. C.: Absence or hypoplasia of a pulmonary artery with anomalous systemic arteries to the lung. J. thorac. Surg. **28**, 145 (1954).

[70] MORSE, H. R., and S. GLADDING: Bronchial obstruction due to misplaced left pulmonary artery. Amer. J. Dis. Child. **89**, 351 (1955).

[71] MÜHLETHALER, J. P.: Über eine kongenitale Aplasie der linken Lungenarterie. Helv. paediat. Acta **15**, 391 (1960).

[72] NEIMANN, N., M. MANCIAUX, C. PERNOT, J. WERNER et P. VERT: Trajet aberrant de l'artère pulmonaire gauche et sténose bronchique. Arch. franç. Pédiat. **21**, 397 (1964).

[73] NGUYEN VAN PHUOC: L'artère pulmonaire gauche anormale. Thèse méd. Paris 1960.

[74] NIWAYAMA, G.: Unusual vascular ring formed by the anomalous left pulmonary artery with tracheal compression. Amer. Heart J. **59**, 454 (1960).

[75] NUBOER, J. F.: Die Chirurgie des doppelten Aortenbogens. Langenbecks Arch. klin. Chir. **284**, 204 (1956).

[76] OHARA, I., and A. TANNO: Abnormal mediastinal shadows caused by the tortuous thoracic aorta. Amer. J. Roentgenol. **80**, 231 (1958).

[77] PATTINSON, J. H., and R. W. EMANUEL: The aorta and pulmonary arteries in Fallot's tetralogy. Brit. Heart J. **19**, 201 (1957).

[78] —, and R. G. GRAINGER: Congenital kinking of the aortic arch. Brit. Heart J. **21**, 555 (1959).

[79] POOL, P. E., J. H. K. VOGEL, and S. G. BLOUNT: Congenital unilateral absence of a pulmonary artery. The importance of flow in pulmonary hypertension. Amer. J. Cardiol. **10**, 706 (1962).

[80] PORTER, D. D., R. V. CANENT, M. S. SPACH, and G. J. BAYLIN: Origin of the right pulmonary artery from the ascending aorta. Circulation **27**, 589 (1963).

[81] POTTS, W. J., P. H. HOLINGER, and A. H. ROSENBLUM: Anomalous left pulmonary artery causing obstruction to right main bronchus; report of case. J. Amer. med. Ass. **155**, 1409 (1954).

[82] QUIST-HANSEN, S. V.: Mutual compression of the right main bronchus and an anormal left pulmonary artery as causes of the death of a seven week old child. Acta paediat. (Uppsala) **37**, 87 (1949).

[83] RAPHAEL, R. L., T. G. SCHNABEL, and S. S. LEOPOLD: A new method for demonstrating an aberrant right subclavian artery. Radiology **58**, 89 (1952).

[84] RAYMOND, B. A., and J. H. FORSEE: Acquired unilateral pulmonary artery hypoplasia. Surgery **53**, 579 (1963).

[85] RIKER, W. L.: Anomalies of the aortic arch and their treatment. Pediat. Clin. N. Amer. **1**, 181 (1954).

[86] ROBERTS, W. C., A. G. MORROW, and E. BRAUNWALD: Complete interruption of the aortic arch. Circulation **26**, 39 (1962).

[87] RÖSLER, H., and P. D. WHITE: Unusual variations of roentgen shadow of elongated thoracic aorta. Amer. Heart J. **6**, 768 (1931).

[88] ROGET, J., A. BEAUDOING et Y. BERNARD: Un cas de double arc aortique chez un nouveau-né. Intervention. Guérison. Pédiatrie **16**, 276 (1961).

[89] ROTTHOFF, G.: Über die Aortenringanomalien und ihre operative Behandlung. In: K. KREMER, Die chirurgische Behandlung der angeborenen Mißbildungen. Stuttgart: Georg Thieme 1961.

[90] —, u. E. FERBERS: Über Aortenringanomalien und ihre operative Behandlung. Zbl. Chir. **85**, 1750 (1960).

[91] RUHDE, U., and P. ZETTERQUIST: Aberrant left pulmonary artery. Acta chir. scand. **117**, Suppl. **245**, 331 (1959).

[92] ŠARIC, S., V. VULETIC, V. GROZDANOVIC, and B. MARK: A case of kinking of the aortic arch. Circulation **21**, 1147 (1960).

[93] SCHEID, P.: Mißbildungen des Trachealskelettes und der linken Arteria pulmonalis mit Erstickungstod bei 7 Monate altem Kind. Frankfurt. Z. Path. **52**, 115 (1938).

[93a] SCHLAMOWITZ, S. T., S. DI GIORGIO, and G. G. GENSINI: Left aortic arch and right descending aorta. Amer. J. Cardiol. **10**, 132 (1962).

[94] SCHMIDT, J.: Die Arteria lusoria. Arch. Kreisl.-Forsch. **19**, 1 (1953).

[95] — Röntgendiagnostische Besonderheiten der Arteria lusoria. Fortschr. Röntgenstr. **86**, 188 (1957).

[96] — Besonderheiten der Herzgefäßfigur im sagittalen Röntgenbild beim Rechtsaortenbogen. Fortschr. Röntgenstr. **87**, 597 (1957).

[97] SCHUTT, W. H., and P. M. ROBB: Respiratory stridor produced by an aberrant pulmonary artery. Arch. Dis. Childh. **34**, 202 (1959).

[98] SEGERS, M., et M. BROMBART: L'oesophage en cardiologie. Paris: Masson & Cie. 1953.

[99] SHERMAN, F. E.: Anomalous course of the left pulmonary artery: a case of obstructive emphysema in infants. J. Pediat. **54**, 93 (1959).

[100] SHERRICK, D. W., O. W. KINCAID, and I. W. DUSHANE: Agenesis of a main branch of the pulmonary artery. Amer. J. Röntgenol. 87, 917 (1962).

[101] SIKE, H.: Unusual malformation of arterial trunk: Origin of a main branch of pulmonary artery from the aorta. Čas. Lék. čes. 91, 1366 (1952).

[102] SILANDER, T.: Anomalous origin of the right subclavian artery and its relation to coarctation of the aorta. Acta chir. scand. 124, 412 (1962).

[103] SMART, J., and J. N. PATTINSON: Congenital absence of the left pulmonary artery. Brit. med. J. 1956 I, 491.

[104] SOUDERS, C. R., C. M. PEARSON, and H. D. ADAMS: Aortic deformity simulating mediastinal tumor: Subclinical form of coarctation. Dis. Chest 20, 35 (1951).

[105] STECKEN, A., A. BEYER u. O. ERIBO: „Kinking" des Aortenbogens (Arcus aortae bicurvatus) und „forme fruste" der Aortenisthmusstenose. Fortschr. Röntgenstr. 94, 333 (1961).

[106] STEINBERG, I.: Aneurysm of the aortic sinuses with pseudocoarctation of the aorta. Brit. Heart J. 18, 85 (1956).

[107] — Congenital absence of a main branch of the pulmonary artery. Report of three new cases associated respectively with bronchiectasis, atrial septal defect and Eisenmenger's complex. Amer. J. Med. 24, 559 (1958).

[108] — Anomalies (pseudocoarctation) of the arch of the aorta. Report of 8 new and review of 8 previously published cases. Amer. J. Roentgenol. 88, 73 (1962).

[109] — C. T. DOTTER, and D. S. LUKAS: Congenital absence of a main branch of the pulmonary artery. J. Amer. med. Ass. 152, 1216 (1953).

[110] —, and J. W. C. HAGSTROM: Congenital aortic valvular stenosis and pseudocoarctation ("kinking, buckling,,) of the arch of the aorta. Report of 4 cases including an autopsy study on one case with parietal endocardial fibrosis and fibroelastosis. Circulation 25, 545 (1962).

[111] STEVENS, G. M.: Buckling of the aortic arch (pseudocoarctation, kinking): A roentgenographic entity. Radiology 70, 67 (1958).

[112] SWAN, H., J. C. OWENS, P. E. POOL, J. H. K. VOGEL, and S. G. BLOUNT: Absent left pulmonary artery and right-sided patent ductus arteriosus. Arch. Surg. 87, 196 (1963).

[113] TABAKIN, B. S., J. S. HANSON, P. K. ADNIKARI, and D. B. MILLER: Physiologic studies in congenital absence of the left main pulmonary artery. Circulation 22, 1107 (1960).

[114] TAUSSIG, H. B.: Congenital Malformations of the Heart. Vol. II: Specific malformations, p. 316. Cambridge: Harvard University Press 1960.

[115] THOMAS, H. W.: Congenital cardiac malformations. J. techn. Meth. 21, 58 (1941).

[116] TURPIN, R., J. CRUVEILLER, L. BOCQUET, R. GORIN et M. MALAFOSSE: Artère pulmonaire droite, branche de l'aorte ascendente. Ann. Pédiat. 9, 429 (1962).

[117] WAGENVOORT, C. A., H. N. NEUFELD, R. F. BIRGE, J. A. CAFFREY, and J. E. EDWARDS: Origin of right pulmonary artery from ascending aorta. Circulation 23, 84 (1961).

[118] WALLGREN, G. R.: Double aortic arch. Ann. Paediat. Fenn. 2, 128 (1956).

[119] WELSH, T. M., and I. B. MUNRO: Congenital stridor caused by an aberrant pulmonary artery. Arch. Dis. Childh. 29, 101 (1954).

[120] WITTENBORG, M. H., T. TANTIWONGSE, and B. F. ROSENBERG: Anomalous course of left pulmonary artery with respiratory obstruction. Radiology 67, 339 (1956).

Sachverzeichnis

Die *kursiven* Seitenzahlen weisen auf ausführliche Besprechung im Text hin

Pulmonalvenenthrombose und arterielle Embolie 253
Pulsierendes Hämatom, Verletzungen der Extremitätenarterien 451
Pulsus altus et celer, arteriovenöse Fistel der Aorta 514
Pulsless disease 304
Pulslose Krankheit 304
Pulstastbefund
    Aortenbogensyndrom 305
    chronische Durchblutungsstörungen der Beine 347
    chronische Verschlüsse der Armarterien 327
    Embolie der Extremitätenarterien 259
    erworbene arterio-venöse Fistel des großen Kreislaufs 480
    Hirnarterienembolie 282
    Verschluß der A. carotis interna 313
Pumpenbypass *191—195, 198—200*
Pumpenlose Blutumleitung *188—191*
Pumpenoxygenator *192—195,* Abb. 66
Punktion
    Aorta lumbalis 113, *140—144,* Abb. 53
        Komplikationen 143
    Aorta thoracica 113, 140
    A. axillaris 112—114
    A. brachialis 113, 114
    A. carotis cummunis 112
    A. femoralis 113
    A. subclavia 112—114
    A. vertebralis 112
    Extremitätenarterien 108—117
    hohe und tiefe der lumbalen Aorta 113, 140—142
    percutane des linken Ventrikels 135
Punktionskanülen, Arterien 109, 111
Pyrexal 169
Pyrifer 169
Pyrogene
    Dosierung 172
    Präparate 169

Querschnittsverhältnisse der einzelnen Kreislaufabschnitte, Abb. 18
Quick-Test 162, 164

Ramus communicans albus 48
Ramus communicans griseus 48
Randstrom-Geschwindigkeit 36
    Kollateralarterie 72
Rapidixkassette 121
Raynaud-Anfälle, symptomatische 332

Raynaud-Phänomen
    chronische Durchblutungsstörungen der Beine 349
    symptomatisch 63
Raynaud'sche Erkrankung 47, 349
Rebound-Effekt
    Extremitätenembolie nach Antikoagulantienbehandlung 271
    Unterbrechung der Cumarin-Behandlung 164
Recalcifizierungszeit 162
Rechtsfragen, bei Kontrastmitteluntersuchungen des Herzens und der großen Gefäße 109
Rechtsinsuffizienz, Embolie im kleinen Kreislauf 287, 289
Rechtslage des Aortenbogens 764
    Fallotsche Tetralogie 765
    Geschlechtsverteilung 765
    Häufigkeit 765
    kardiovasculäre Mißbildungen 765
    Röntgenuntersuchung 774
    Symptome 773
Rechtsseitiger Aortenbogen 764
Rectosigmoidoskopie, bei Verdacht auf Coloninfarkt 377
Recurrensparese,
    Aneurysmen der Aortenbogenäste 654
    — — Halsarterien 654
Reflektorische renale Vasoconstriction 374
— Wärmedilatation 49
Reflexdystrophisches Syndrom 65
    Sympathektomie 403
Reflexion der Pulsquelle, Arterienverschluß 60
Reflexsympathisches Syndrom 65
Regeneration der sympathischen Innervation nach Sympathektomie 400
Regulation der Gefäßweite *40—52*
    Einfluß der Temperatur 46
    hormonale Fernregulation 45
    nervale Fernregulation 43
    nutritive Lokalregulation 44
Regulative Dilatation des Herzens 95
— Herzvergrößerung 95
Reitender Embolus 254
Rekanalisation nach arterieller Embolie 257
Rekonstruktion der Arterie, allgemeines *218—240*
Rekonstruktive Endoaneurysmorrhaphie 663
Relative Coronarinsuffizienz, erworbene arteriovenöse Fistel des großen Kreislaufs 480
Renin 418, 422
    Bildungsort 422
    Bildungsreiz 422
    juxtaglomerulärer Apparat 422

Renin
    Polkissen 422
Renin-Angiotensin-Mechanismus 419, 422
Renovasculärer Hypertonus 421
    Aneurysmen der Aorta abdominalis 636
    — der Nierenarterie 420
    angeborene arterio-venöse Fistel des großen Kreislaufs 507
    antihypertensive Medikamente 436, 437
    arterio-venöse Fistel der Aorta 515
    arterio-venöse Fistel der Nierenarterie 420, 522, 523
    ascendierende Thrombose der Bauchaorta 345
    atypische Coarctatio aortae 420
    Cellophanniere 422
    Embolie der A. renalis 280, 420
    Entzügelungshochdruck 434
    Ganglienblocker 437
    Kompression der Nierenarterie 420
    nach Eingriffen am Aorta-iliaca-Abschnitt 374
    Nephrektomie der kontralateralen Niere nach Revascularisation 434
    Nierenarterienembolie 420
    Nierenarterienstenose 420, 421
    Nierenparenchymerkrankung 423
    Pathophysiologie 421
    — der Niere 422, Abb. 140
    Saluretica 437
    Stenose der Aorta abdominalis 751
    Sympathicolytica 437
    Sympathicushemmer 437
    zentral angreifende Medikamente 437
Reperforation bei arterieller Dissektion 286
Restaurierende Endoaneurysmorrhaphie 663
Restdivertikel 768
Rethrombosierung
    nach Embolektomie 256
    Ursache 266
Rethrombosierungsquote nach Embolektomie 257
Retinaveränderungen bei Aortenbogensyndrom 305
Retrograde Aortographie, thorakale 131
— Durchspülungstechnik *267*
— Embolektomie 264, 266
— flushing *267*
Retrograde Lävokardiographie 131
    Komplikationen 133

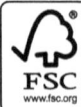